HANDBUCH DER UROLOGIE

BEARBEITET VON

R. BACHRACH-WIEN · V. BLUM-WIEN · H. BOEMINGHAUS-HALLE A.S. · H. BRÜTT-HAMBURG
TH. COLM-KÖNIGSBERG I. PR. · F. COLMERS-MÜNCHEN · H. FLÖRCKEN-FRANKFURT A. M.
P. FRANGENHEIM-KÖLN A. RH. · R. FREISE-BERLIN · H. GEBELE-MÜNCHEN · G. GOTTSTEIN-
BRESLAU · G. B. GRUBER-INNSBRUCK · TH. HEYNEMANN-HAMBURG · H. HOLTHUSEN-HAM-
BURG · R. HOTTINGER-ZÜRICH · P. JANSSEN-DÜSSELDORF · W. ISRAEL-BERLIN · E. JOSEPH-
BERLIN · P. JUNGMANN-BERLIN · W. LATZKO-WIEN · A. LEWIN-BERLIN · A. v. LICHTENBERG-
BERLIN · TH. MESSERSCHMIDT-HANNOVER · E. MEYER-KÖNIGSBERG I. PR. · FR. NECKER-WIEN
F. OEHLECKER-HAMBURG · R. PASCHKIS-WIEN · E. F. PFISTER-DRESDEN · ED. PFLAUMER-
ERLANGEN · H. G. PLESCHNER-WIEN · C. POSNER-BERLIN · A. RENNER-ALTONA · O. RINGLEB-
BERLIN · E. ROEDELIUS-HAMBURG · P. ROSENSTEIN-BERLIN · H. RUBRITIUS-WIEN
O. RUMPEL-BERLIN · C. R. SCHLAYER-BERLIN · P. SCHNEIDER-DARMSTADT · O. SCHWARZ-
WIEN · TH. SCHWARZWALD-WIEN · R. SEYDERHELM-GÖTTINGEN · R. SIEBECK-BONN
F. SUTER-BASEL · F. VOELCKER-HALLE A.S. · H. WALTHARD-BERN · E. WEHNER-KÖLN A. RH.
H. WILDBOLZ-BERN

HERAUSGEGEBEN VON

A. v. LICHTENBERG · F. VOELCKER
BERLIN   HALLE A. S.

H. WILDBOLZ
BERN

ERSTER BAND
ALLGEMEINE UROLOGIE I

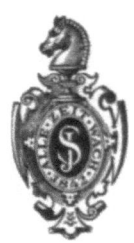

BERLIN
VERLAG VON JULIUS SPRINGER
1926

ALLGEMEINE UROLOGIE

ERSTER TEIL

CHIRURGISCHE ANATOMIE · PATHOLOGISCHE PHYSIOLOGIE · HARNUNTERSUCHUNG

BEARBEITET VON

H. BOEMINGHAUS · R. FREISE · P. JANSSEN · P. JUNGMANN
TH. MESSERSCHMIDT · ED. PFLAUMER · C. POSNER
C. R. SCHLAYER · O. SCHWARZ · R. SEYDERHELM
F. VOELCKER

MIT 312 ZUM TEIL FARBIGEN
ABBILDUNGEN

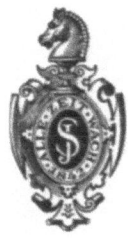

BERLIN
VERLAG VON JULIUS SPRINGER
1926

ISBN 978-3-642-88871-7   ISBN 978-3-642-90726-5 (eBook)
DOI 10.1007/978-3-642-90726-5

Vorwort.

Die Urologie als Heilfach hat in den letzten beiden Dezennien eine erfreuliche Entwicklung genommen. Es konnten in dieser Zeit die diagnostischen Errungenschaften, auf eine breite klinische Grundlage gestellt, Früchte tragen, welche unsere pathologischen und therapeutischen Anschauungen in vieler Hinsicht geändert und gefördert haben. Das Interesse der Chirurgen, Gynäkologen und Internisten war auf die Grenzgebiete dieser Fächer mit der Urologie gerichtet und hat eine reiche wissenschaftliche Ernte erzielt, welche die Arbeit der Fachurologen wirksam ergänzt und vervollständigt hat. Es lag nahe, an eine Zusammenfassung zu denken, da das einzige deutsche Handbuch für Urologie, längst vergriffen, durch den frühen Tod der Herausgeber verwaist, die Neuauflage, die zu ihrer Ergänzung dringend notwendig war, nicht erleben konnte. War dieses Werk größtenteils aus dem Wiener Boden entwachsen, so stellt unser Werk eine innige Zusammenarbeit der deutschen, österreichischen und schweizerischen urologischen Schulen dar, in der Bestrebung, alles zu erhalten, was aus diesen Sammelstellen klinischer Erfahrung entstanden, sich auf die Dauer als wertvoll erwiesen hat.

Man mußte auch dafür sorgen, daß demjenigen, der sich heute zum Facharzt für Urologie heranbilden will, eine umfassende Darstellung der Erkrankungen der Harnorgane in die Hand gegeben werden kann. Eine solche kann zwar die immer noch mangelnde gute Ausbildungsmöglichkeit nicht ganz ersetzen. Sie wird aber dazu beitragen, das Schulmäßige des Faches schärfer zu unterstreichen. Sie wird auch in mancher schwierigen Situation als Ratgeber dienen können.

Die handbuchmäßige Darstellung des ganzen zu beherrschenden Materials gehört zum wissenschaftlichen Handapparat eines jeden Faches. Es bestanden also auch in dieser Hinsicht Bedürfnisse, die befriedigt werden mußten.

So ist uns der Entschluß, ein neues Handbuch der Urologie herauszugeben, nicht schwer geworden. Auch unsere Mitarbeiter haben diese Idee mit freudiger Bereitwilligkeit aufgegriffen. Wir danken ihnen für die Förderung unserer gemeinsamen Ziele.

Daß sich die Verlagsbuchhandlung JULIUS SPRINGER zu Zeiten schwerster Not uns zu diesem Zwecke zur Verfügung gestellt hat, ist ihr nicht genügend hoch anzurechnen. Sie hat dadurch zur Erhaltung und Betonung der deutschen urologischen Schule wesentlich beigetragen. Darüber hinaus sind wir dem Verlag für die opferfreudige Sorge bei der Ausstattung des Werkes besonders verbunden.

Berlin, Halle a. S., Bern, im November 1926.

A. v. LICHTENBERG · F. VOELCKER · H. WILDBOLZ.

Inhaltsverzeichnis.

Chirurgische Anatomie und allgemeine Operationslehre.

Pathologische Physiologie.

Harnuntersuchung.

Chirurgische Anatomie und allgemeine Operationslehre.

Chirurgische Anatomie und allgemeine Operationslehre der Nieren.

Von

P. JANSSEN-Düsseldorf.

Mit 41 Abbildungen.

Topographische Anatomie.

Ein bedeutender Chirurg hat einst ex cathedra den Satz geprägt, „eine allzu eingehende Kenntnis der Anatomie lähme den Mut des Chirurgen". Es ist nicht wahrscheinlich, daß dieser Ausspruch jemals eine besondere Zustimmung erfahren hat außerhalb des Forums, vor dem er fiel: den vor ihrem Examen stehenden Kandidaten! Zum „vir intrepidus", als welcher der Operateur seinem Kranken gegenübertreten soll, kann ihn tatsächlich nur die genaueste Kenntnis der topographisch-anatomischen Beziehungen der einzelnen Organe zueinander machen. Wie bedeutsam diese Kenntnisse gerade bezüglich der *Nieren* sind, empfindet jeder Operateur, der einmal der operativen Entfernung eines mit seiner Nachbarschaft verwachsenen Nierentumors gegenübergestanden hat, oder der Exstirpation einer Pyonephrose mit schweren entzündlichen Veränderungen an ihrem Hilus.

Nicht der histologische Bau der Nieren soll in den Bereich der nachstehenden Erörterungen gezogen werden, so sehr seine genaue Kenntnis zum Rüstzeug auch des Operateurs gehört, sondern lediglich dasjenige, was für den Eingriff selbst dem *Chirurgen* von Wichtigkeit ist.

Die beiden *Nieren* stellen bohnenförmige Organe dar, die seitlich abgeflacht sind, und zwar so, daß die vordere Fläche stärker konvex gebogen ist als die rückseitige. Man unterscheidet an ihnen den lateralen, konvexen, und den medialen, konkaven Rand, an welchen sich das *Nierenbecken* anlagert und die durch jene Einkerbung, den *Hilus*, in die Niere ein- und austretenden Organe sich befinden: die Blutgefäße, die Nerven und die Lymphbahnen. Die Niere zeigt einen *oberen* und einen *unteren Pol*, der obere ist breiter als der untere und leicht nach vorn geneigt, der untere etwas nach hinten gerichtet.

Die *Länge* der Niere des Erwachsenen beträgt, von Pol zu Pol gemessen, etwa 10—11,6 cm, ihre größte *Breite* 5,5—6,5 cm, und ihre größte *Dicke* schwankt zwischen 3,5—4,5 cm. Diese Größenverhältnisse ändern sich unter pathologischen Bedingungen, sie werden geringer bei entzündlich-sklerosierenden Vorgängen im Organe und vergrößern sich nicht nur, wenn Neubildungen in der

Substanz sich entwickeln, sondern auch bei entzündlichen Vorgängen, bei Störungen der Blutzirkulation und bei Behinderung des Abflusses des Nierensekretes, ebenso dann, wenn beim Ausfall der Funktion der einen Niere, sei es, daß sie operativ entfernt wurde, sei es, daß sie infolge Erkrankung ihre Tätigkeit einstellen mußte, die übrig bleibende Niere die Gesamtarbeit für den Organismus aufgenommen hat, so daß eine Arbeitshypertrophie des Organs zustande kam. Das *Gewicht* der Niere schwankt entsprechend ihrer Größe beim Erwachsenen von 110—140 g.

Die *Farbe* der normalen Niere ist ein in das Bläuliche hinüberspielendes dunkles Rot.

Die Oberfläche des Organs ist nicht vollkommen glatt. Die Niere des Erwachsenen zeigt an ihrem konvexen lateralen Rande einige leichte *Einkerbungen*, verschieden an Zahl, und weitere 2—3 oberflächliche radiäre Einkerbungen gehen vom Hilus aus auf die Vorder- und Hinterfläche über, meist den lateralen Rand nicht erreichend. Die Oberfläche der Niere des jungen Kindes weist noch vielfache, tiefere, fast lappige Einkerbungen normalerweise auf. Diese *fetale Lappung persistiert* nicht selten auch bei der Niere des Erwachsenen und kann gelegentlich Veranlassung zu Verwechslungen mit cystischer Degeneration des Organs geben.

Die Niere wird überzogen von der *Nierenkapsel (Capsula propria renis)*, einer bald zarteren, meist aber derben fibrösen Membran. Sie ist mit der Oberfläche der Nierenrinde in ganzer Ausdehnung verwachsen. Normalerweise läßt sich diese Verwachsung leicht stumpf instrumentell oder mit dem darunter hin und her geführten Finger lösen. Gelegentlich jedoch ist die Verbindung eine festere, namentlich dann, wenn frische oder abgelaufene entzündliche Prozesse des Organs vorliegen. Die Nierenkapsel kann sich unter diesen Prozessen, aber auch ohne dieselben, verändern und *erheblich verdicken*, und ihre Verbindung mit dem Organ kann eine so feste werden, daß die Entfernung nur unter Läsion der äußeren Rindenschicht und unter Blutungen aus derselben vorgenommen werden kann. Blutungen aus der Nierenrinde irgend welcher Ursache (Trauma, Aneurysma usw.) können die Nierenkapsel *ganz oder teilweise abheben*, so daß ein *Hämatom* unter derselben entsteht. Die Nierenkapsel hat in neuester Zeit chirurgisches Interesse in gesteigertem Maße hervorgerufen. Das Organ hat *eine eigene Blutversorgung* und *eigene Lymphbahnen*, der Funktion ihrer dem sympathischen System entspringenden *nervösen Versorgung* scheint eine große, zur Zeit noch nicht völlig geklärte Bedeutung zuzukommen. Nach der Auffassung von Coenen und Silberberg stellt die Nierenkapsel ein *mehrschichtiges Blatt* dar, dessen einzelne Komponenten durch Flüssigkeitsergüsse entzündlicher Art auseinander gedrängt werden können, so daß eine *perirenale Hydronephrose* entstehen kann.

Die Nierenkapsel setzt sich einerseits auf das Nierenbecken fort, mit dessen Wandung sie verschmilzt, andererseits umscheidet sie vorn und hinten die Nerven und Gefäße des Hilus, mit denen sie vorn bis zur Aorta und Vena cava zieht, während das hintere Blatt mit dem Zwerchfell in Verbindung tritt. Wir werden dieser Anordnung bei der Besprechung der *Aufhängevorrichtungen der Niere* wieder begegnen.

Die außerordentliche Bedeutung der Nieren für den Stoffwechselhaushalt gebietet es, bei allen operativen Maßnahmen an ihrer Substanz mit der *größten Schonung des Parenchyms* vorzugehen. Die arteriellen Gefäße der Nierensubstanz sind *Endarterien*, d. h. sie anastomosieren nicht miteinander. Daraus geht hervor, daß die Durchtrennung oder Verlegung eines der arteriellen Endästchen zum mehr oder weniger großen Infarkt führt und den *Gewebstod* des von ihr versorgten Parenchymabschnittes zur Folge hat. Ein operatives Vorgehen, welches nicht stets diese Tatsache vor Augen hat und nicht bei genauer Kenntnis des Gefäßverlaufes in zartester Weise mit dem Parenchym umgeht, kann daher zu großen *Schädigungen des Stoffwechsels* führen, ganz besonders, wenn beiderseits etwa operiert werden mußte.

An der vom konvexen Rande her *gespaltenen Niere* bemerkt man außen die durch ihren Gefäßreichtum stärker rot gefärbte, leicht ins Bräunliche spielende

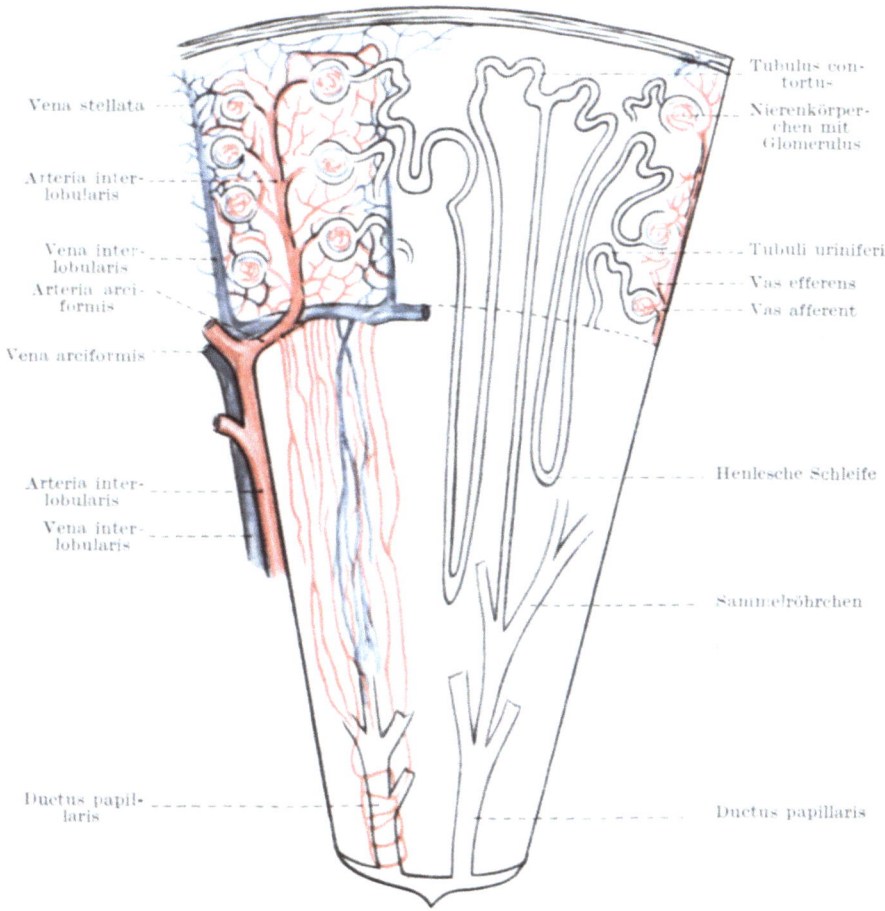

Abb. 1. Schematische Darstellung des feineren Baues der Niere.
(Aus VOELCKER - WOSSIDLO: Urologische Operationslehre.)

Rindensubstanz, welche die zentral gelegene *Marksubstanz* allerseits umgibt. Ihre Färbung ist infolge geringeren Gefäßreichtums eine mehr grau-rötliche. Man bemerkt in ihr die *Durchschnitte der Nierenpyramiden*, deren Basis rinden-wärts gelegen ist und deren Spitzen in der Zahl von 10—15 in das Nierenbecken ragen, wo sie von den *Calices zweiter Ordnung* umgeben sind.

Die vom Hilus her in das Organ eingetretene Nierenarterie, auf deren grö-beren Verlauf später eingegangen werden soll, spaltet sich in der Marksubstanz in mehrere Äste, die, ohne sich weiter hier zu verzweigen, als Arteriae inter-lobares bis an die Grenze von Mark- und Rindensubstanz vordringen, dort

1*

arkadenartig abbiegen und von diesen Bögen aus die *Arteriae interlobulares* zur Oberfläche hin abgeben. Diese letzteren Gefäße verzweigen sich nun in kleinste Endästchen, die sich in den Glomerulis als *Vas afferens* aufrollen, aus denen sie als *Vas efferens* neben ersteren wieder hinaustreten, um nun erst in die Anfänge des venösen Systems überzugehen. Den Glomerulus umgibt die Bowmansche *Kapsel*, eine zarte Membran, die das ganze Gefäßkonvolut zum Malpighischen *Körperchen* zusammenhält. Gegenüber der Ein- und Austrittsstelle der Gefäße treten die *Harnkanälchen* aus dem Glomerulus aus, verlaufen als *Tubuli contorti erster Ordnung* in der Rindensubstanz, steigen dann

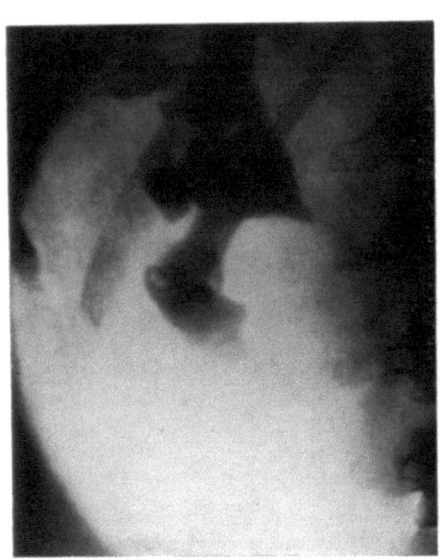

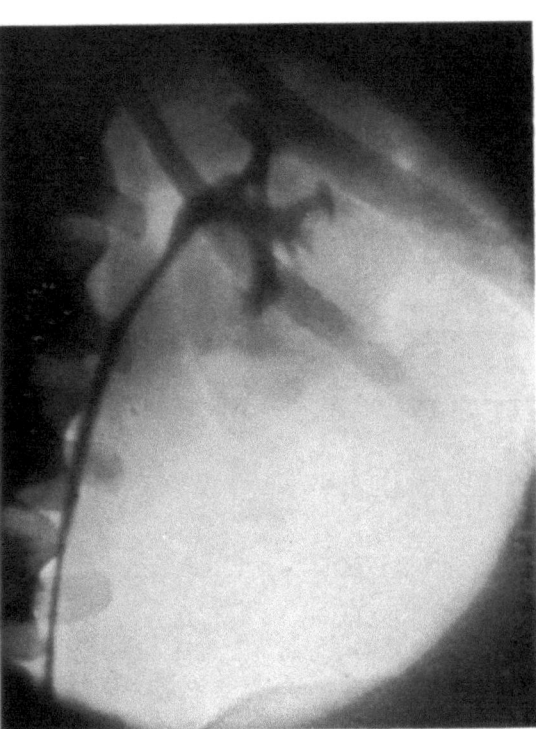

Abb. 2 a.   Abb. 2 b.

in die Marksubstanz hinab, um von dort aus unter Bildung der Henleschen *Schleife* auf geradem Verlaufe in die Rindenschicht zurückzukehren, hier die *Tubuli contorti zweiter Ordnung* zu bilden, an welche sich dann die wieder in die Markschicht zurückkehrenden *Tubuli recti* anschließen. Diese vereinigen sich unter spitzem Winkel zu den *Sammelröhrchen* des Harns, die sich ihrerseits in gleicher Weise zu den *Ductus papillares* verbinden, welche in Zahl von 8—12 auf jeder Spitze oder Papille der Markkegel in die Calices zweiter Ordnung des Nierenbeckens einmünden, in welche jene Papille wie ein Pfropfen hineinragt. (Abb. 1).

An dem *medialen* Rand der Niere, da wo sich zwischen dem oberen und dem unteren Pol ein halbmondförmiger Einschnitt der Kontur befindet, legt sich das *Nierenbecken (Pelvis)* an. Das Nierenbecken sammelt sich aus den *Kelchen erster Ordnung*, dem *Calix superior* und *Calix inferior*. Der obere ist gewöhnlich länger und enger als der untere. Diese Kelche können vor ihrem Zusammen-

treffen mehr oder weniger langgestreckt sein. Im ersteren Falle kann die Länge
der beiden Kelche eine so große sein, daß ihre Verschmelzung erst außerhalb
des eigentlichen Organes erfolgt, so daß man fast den Eindruck einer doppelten
Anlage des Nierenbeckens hat, ohne daß hier jedoch von einer Mißbildung
gesprochen werden dürfte. Gewöhnlich ist die Teilung weniger ausgesprochen,
jedoch meist so, daß der Eindruck des wesentlichen Ursprungs aus dem oberen
und aus dem unteren Pol der Niere unverkennbar ist, bevor der Zusammen-
schluß zum eigentlichen Pelvis erfolgt.

An diese Kelche schließen sich weiter parenchymwärts an die Calices *zweiter
Ordnung*, an Zahl 10—15, bald weniger, bald mehr, die mehr in die Nieren-

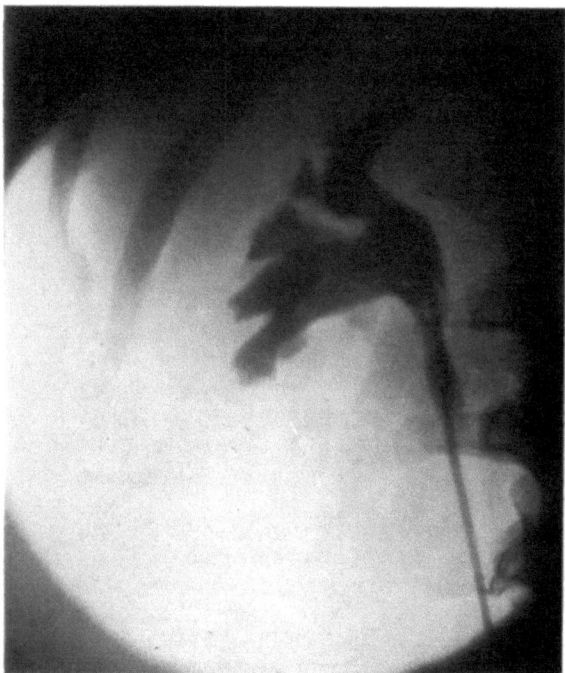
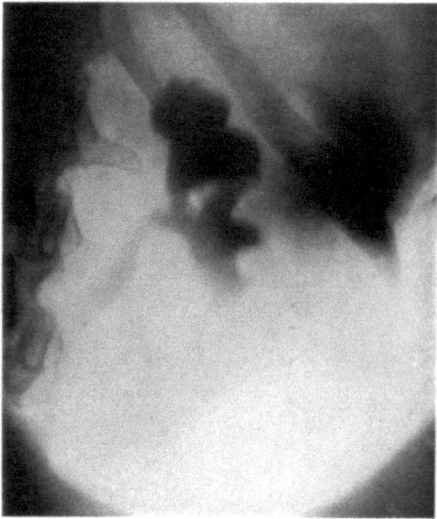

Abb. 2 c. Abb. 2 d.

Abb. 2 a—d. Darstellung des Nierenbeckens im Röntgenbild.

substanz eindringen, die Papillen der Markkegel der Niere umgeben und den
Harn aus den Sammelröhrchen aufnehmen. Die *Form* dieser Calices, wie sie
sich im *Röntgenbilde mit Kontrastmitteln* darstellt, läßt gewisse Rückschlüsse
auf pathologische Vorgänge im Nierenbecken zu (Abb. 2).

Je nach der Anordnung der Kelche erster Ordnung ist die Form des Nierenbeckens eine sehr variable: bald ist es länger gestreckt, entsprechend der Gestalt
der Niere, so daß es kaum aus der halbmondförmigen Incisur des inneren Nierenrandes hervorschaut, gewissermaßen *intrarenal* liegt, bald, und zwar meistens
tritt das Reservoir als Anhängsel der Niere deutlich medialwärts *hervor*. Während im ersteren Falle operative Manipulationen am Pelvis schwieriger auszuführen sind, präsentiert sich die normalere Gestaltung des Nierenbeckens recht
gut jenen Maßnahmen. Gewöhnlich hat das normale Nierenbecken die Form
eines *Dreieckes*, dessen größere Basis nach der Niere hin gelagert ist, dessen

Spitze, die nach dem Harnleiter hin gerichtet ist, sich an tiefster Stelle befindet. Hier geht das Pelvis in den *Ureter* über, und zwar so, daß der Hals des Nierenbeckens vor dem Übergang eine *Verengerung* aufweist. Dies ist der Ort, an welchem pathologische Prozesse der Nierenbeckenwandung und ihres Inhaltes sich oft abzuspielen pflegen, die höchst bedeutungsvolle *Veränderungen der Gestalt* des Nierenbeckens zur Folge haben können. Der Ureter nimmt nicht immer von der tiefsten Stelle des Nierenbeckens seinen Ausgang. Er kann höher inseriert sein und durch diese *angeborene Verlagerung* werden die Abflußbedingungen des Nierenbeckens verschlechtert, so daß durch die Störung seines Inhaltes eine Veränderung der Gestalt des Reservoirs zustande kommt.

Ganz abgesehen von diesen Fällen, die sich an der Grenze des Pathologischen halten können, ist das *Fassungsvermögen* des Pelvis ein verschiedenes, je nach seiner durch die Anordnung der Calices erster Ordnung bedingten Gestalt; die Kapazität läßt sich durch Auffüllen mit dem Ureterkatheter leicht im Einzelfalle feststellen und beträgt unter normalen Verhältnissen 6—8—10 ccm. Auf den Versuch, das Nierenbecken stärker auszudehnen, pflegt dieses sofort mit lebhaften, kolikartigen, oft stundenlang andauernden Schmerzen zu reagieren, die von chocartigen Zuständen begleitet sein können und durch vorsichtige, langsame Injektion vermieden werden können und müssen: das leichteste *Druckgefühl* in der Nierengegend ist der Indicator zu sofortiger Einstellung weiterer Injektion.

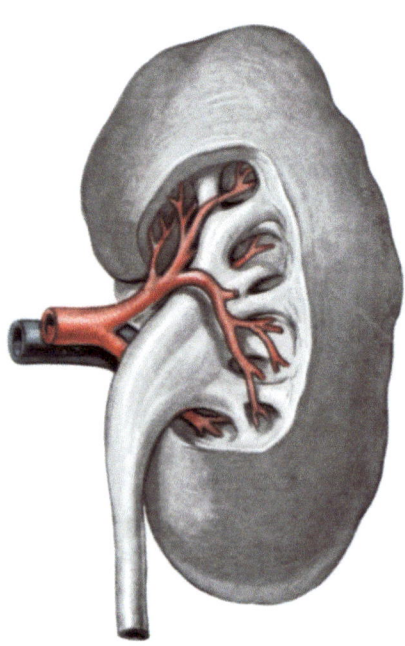

Abb. 3. Gefäße der Niere, des Nierenbeckens und Harnleiters. (Nach Spalteholz.)

Der sagittale Durchmesser des Nierenbeckens ist häufig ein mehrfach geringerer als der Längsdurchmesser. Die *Wandung des Nierenbeckens* ist ziemlich stark und enthält reichliche *glatte Muskulatur*, die in innerer Längslage und äußerer zirkulärer Lage angeordnet ist. Seine *Schleimhaut* trägt ein Übergangsepithel, dessen obere Schichten kubische Form haben und geschwänzt sind. Diese Zellformen werden vielfach bei ihrer gehäuften Anwesenheit im Harnsediment als pathognomonisch für entzündliche Vorgänge im Nierenbecken bezeichnet, ein Umstand, dem unseres Erachtens ein zu großer Wert beigelegt wird, da ähnliche Zellformen auch den tieferen Schichten der Blasenmucosa entstammen können. Jene Mucosa kleidet auch die Kelche zweiter Ordnung aus und geht auf die Papillen der Niere über, um welche die zirkulären Muskelfasern der Wandung einen *Ringmuskel* bilden, dessen Tätigkeit mit den physiologischen Vorgängen der Harnabsonderung in Verbindung steht. Die straffe, äußere bindegewebige Schicht der Wandung des Pelvis steht in Zusammenhang mit der Nierenkapsel.

In den Hilus der Niere treten gleichfalls die *Blutgefäße* ein und aus, und zwar so, daß sie der *Vorderfläche des Nierenbeckens anliegen*, die *Art. renalis* zunächst und am meisten *peritonealwärts die Nierenvenen* (Abb. 3, 4).

Die *Arteria renalis*, der das gesamte arterielle Gefäßsystem der Niere ent-

stammt, verläßt die *Aorta* beiderseits etwa in Höhe des oberen Randes des
ersten Lendenwirbels als kräftiger Gefäßstamm von 6—8 mm Lichtung. Dieser
normale Gefäßabgang ist nicht regelmäßig. Nach ZONDEK, dem wir eine sehr
genaue Kenntnis der Blutversorgung der Niere verdanken, gibt es in etwa
einem Drittel der Fälle jederseits nicht eine, sondern *mehrere Nierenarterien*,
die meist nahe beieinander, gelegentlich aber auch über 3,5 cm voneinander
entfernt aus der Aorta hervorgehen und in parallelem Zuge an das Organ herantreten.

Für den Operateur ist diese *häufige Anomalie* von der größten Bedeutung
bei der Nephrektomie. Er wird stets vor der Versorgung des Gefäßstieles sich
über das etwaige Vorhandensein akzessorischer Nierenarterien unterrichten
müssen, wenn der Eingriff nicht durch überraschende Blutungen kompliziert

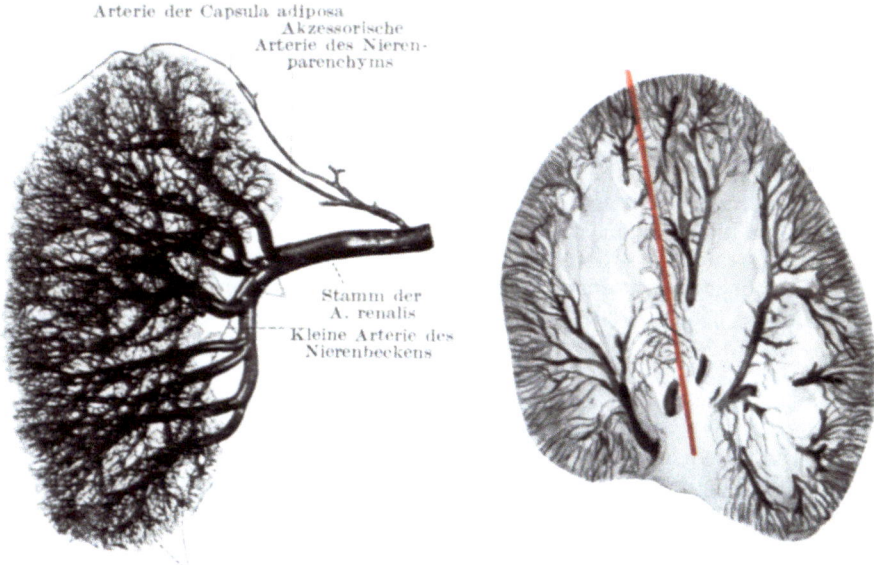

Abb. 4. Injektionspräparat der Nierenarterien.
(Nach ELZE aus: BRAUS, Anatomie, Bd. II.)

Abb. 5. Schnittführung durch die Niere
zur möglichsten Schonung der Arterien.

werden soll. Sind *zwei* Arterienstämme vorhanden, so kann es vorkommen,
daß der eine die *ventrale*, der andere die *dorsale* Nierenhälfte versorgt. Häufiger
ist es, daß, während der eine, kräftigere Stamm in den Hilus eintritt, ein zweiter
außerhalb des letzteren *direkt zum oberen oder zum unteren Pol* verläuft und
diesen so selbständig versorgt, daß die Trennung der Blutversorgung insofern
ihren Ausdruck finden kann, als bei subcutanen Nierenverletzungen der auf
diese Weise versorgte Pol von der übrigen Niere abreißen kann. Verläuft eine
isolierte Arterie oder auch ein vor dem Eintritt in den Hilus vom Hauptstamm
sich abzweigendes Gefäß direkt zum unteren Pol, so geschieht dies, wie manche
Beobachtungen in letzter Zeit gezeigt haben, und wie wir es auch mehrfach
antrafen, gelegentlich so, daß das Gefäß an der Ursprungsstelle des Ureters ventralwärts von diesem hinwegzieht und den *Ureter* in der Weise *abknickt*, daß es
zur Entwicklung einer Sekretstauung im Nierenbecken und zur Hydronephrose
kommen kann.

Auf den Umstand, daß die Nierenarterien *Endarterien* sind, wurde bereits hingewiesen: die Verstopfung eines größeren Arterienastes, etwa durch einen Embolus, wird also, da Anastomosen fehlen, einen großen Teil der Niere von der Ernährung ausschließen und zu einem ausgedehnten Infarkt führen.

Ist nur *ein* Arterienstamm vorhanden, so teilt sich dieser meist *kurz vor dem Hilus*, oft auch erst *innerhalb desselben*, oder auch auf dem Wege zwischen Aorta und Hilus in mehrere Äste, deren Zahl variieren kann. Gewöhnlich geschieht die Teilung in vier Äste, die also an der ventralen Fläche des Nierenbeckens verlaufen, so daß dessen Hinterfläche — bedeutungsvoll für die operative Eröffnung des Pelvis — *frei von Gefäßen* bleibt, doch kommen auch in dieser Verteilung Anomalien vor. Gewöhnlich treten zwei dieser Äste zur *vorderen*, die beiden anderen zur *hinteren* Hälfte der Niere, die von HYRTL als zwei in ihrer Gefäßanordnung ganz selbständige „*Gefäßschalen*" erkannt wurden.

Vom Hilus aus verteilen sich die Arterien in *radiärer Richtung* und streben dem lateralen, konvexen Nierenrande zu, und auch die weitere Aufteilung des Gefäßes geschieht in der Nierenrinde *immer radiär*. *Ein nahe dem Hilus in der Längsachse der Niere ausgeführter, auch kleiner Einschnitt würde also, da er stets mehrere starke Gefäßäste trifft, einen enormen Gewebsausfall zur Folge haben.* Der Ausfall würde sehr viel geringer werden, wenn weiter vom Hilus radiär incidiert werden würde, aber auch hier wäre der Gewebstod, den ein solcher Schnitt zur Folge haben würde, immer noch ein erheblicher, weil eine große Anzahl der radiär sich verteilenden kleinsten Gefäßäste verletzt werden müßte.

Somit müßte also eine Incision, die sich an der Grenze „der Gefäßschalen", an der *Konvexität* der Niere hielte, das *geringste Gewebsopfer* zur Folge haben.

Die schönen Injektionspräparate ZONDEKS haben nun gezeigt, daß dieser von ihm als „*Linie der natürlichen Teilbarkeit der Niere*" bezeichnete Raum *keineswegs der größten Konvexität* der Niere entspricht, also nicht dem Sektionsschnitt (Abb. 5.)

Die Untersuchungen haben gelehrt, *daß die ventrale arterielle Gefäßschale wesentlich dicker ist als die dorsale*, so daß beide nicht in der Höhe der größten Konvexität aneinanderstoßen, sondern *dorsalwärts von dieser* in einem Abstande von 0,5—1,5 cm in Höhe des Nierenbeckens, eine Entfernung, die in genannten Grenzen variiert nach der Dicke der Niere und der mehr oder weniger dorsalen Lage des Pelvis. Man darf sich diese gefäßarme Zone nun nicht etwa als eine Linie oder einen genau beschränkten Raum vorstellen, denn von vorn wie von hinten her *greifen Gefäßgebiete über*, aber man wird in praxi am wenigsten Gefäße treffen, *wenn man in einer Linie etwa 0,5—1 cm dorsal von der größten Konvexität des lateralen Nierenrandes in der Längsachse des Organs incidiert.* Wenigstens in der Höhe des Nierenbeckens, denn nach den Polen zu verläuft die gefäßarme Zone anders und hält jene Richtung nicht genau ein. Man wird also bei der Vornahme einer Nephrolithotomie die wenigsten Gefäße verletzen und den geringsten Gewebsverlust zu beklagen haben, wenn man *in Höhe des Nierenbeckens*, also in der Mitte des Organs 0,5—1 cm dorsal von seiner größten Konvexität die Nierenrinde incidiert und von hier aus *stumpf transrenal* in das Nierenbecken eindringt.

Die Nierenarterie gibt, wie wir später noch sehen werden, *Äste zur Fettkapsel der Niere* und *zur Nebenniere* ab.

Die *Venen* der Niere münden, in gleicher Höhe wie die Nierenarterien verlaufend, in die *Vena cava inferior* ein. Der Verlauf der letzteren rechts von der Wirbelsäule bedingt es, daß die *rechte* Vena renalis erheblich kürzer ist als die linksseitige. Dieser Umstand ist für die operative Entfernung der Niere von großer Bedeutung. Bei der Exstirpation von Nierentumoren oder von entzündlich veränderten Nieren mit paranephritischen Prozessen, insbesondere dann, wenn die Hilusdrüsen an dem Krankheitsvorgang beteiligt sind, wird man bei Versorgung des Stieles der *rechten* Niere mit der *größten Vorsicht* vorgehen müssen, *um eine Verletzung der Vena cava* zu vermeiden (Abb. 6).

Der Stamm der Nierenvene zeigt in der gleichen Weise Anomalien wie die Nierenarterien: auch hier treten isolierte Venen aus dem einen oder dem anderen Pol aus und verlaufen, eventuell mehrere Zentimeter voneinander entfernt, *direkt in die Cava.* Aber während die Arterien, wie wir sahen, völlig getrennte Gebiete in der Niere versorgen, ist dies bei den venösen Gefäßen keineswegs der Fall: sie kommunizieren alle miteinander und stellen so ein *gemeinsames, die ganze Niere durchziehendes Gefäßgeflecht* dar, eine Unterbrechung des einen

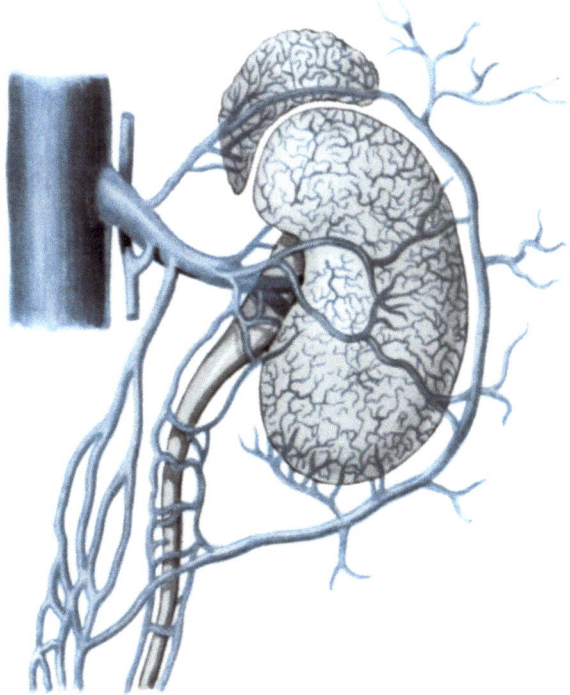

Abb. 6. Venen der Niere. (Nach ALBARRAN.)

oder anderen größeren Astes ist somit für die Durchblutung des Organs ohne wesentliche Bedeutung.

Die Nierenvene entnimmt aber nicht etwa, wie man nach dem Verlaufe der Arterien annehmen könnte, ihr Blut mit mehreren Ästen aus der vorderen und der hinteren „Gefäßschale", sondern es sammeln sich gewöhnlich, wenngleich auch hier die verschiedensten Variationen vorliegen können, die Venen in einem *oberen und einem unteren Hauptast.* Diese Hauptäste umgreifen das Nierenbecken und vereinigen sich an dessen *Vorderfläche,* wo der Endstamm der Vene oder die sich später erst treffenden Grundäste ihre Lage normalerweise *ventralwärts von der Arterie haben.*

Wir werden später sehen, daß die Nierenvene auch das Blut der *Nierenfettkapsel* und der *Nebenniere* aufnimmt, daß diese letzteren Gefäße wieder mit anderen Venen anastomosieren, die das Blut aus dem Nierenlager abführen, z. B. den *Zwerchfellvenen,* und daß auf diese Weise *unter der Zwerchfellkuppe* eine *venöse Verbindung zwischen dem Gefäßsystem der rechten und der linken Niere* zustande kommt, dem namentlich von französischen Autoren eine gewisse Rolle bei der späteren Infektion der zweiten Niere in Fällen von tuberkulöser Erkrankung des Harnsystems vindiziert wird.

Auch die *Lymphbahnen* der Niere kommunizieren mit denjenigen ihres Fettlagers. Innerhalb der Niere selbst findet man ein *Netz* von Lymphgefäßen

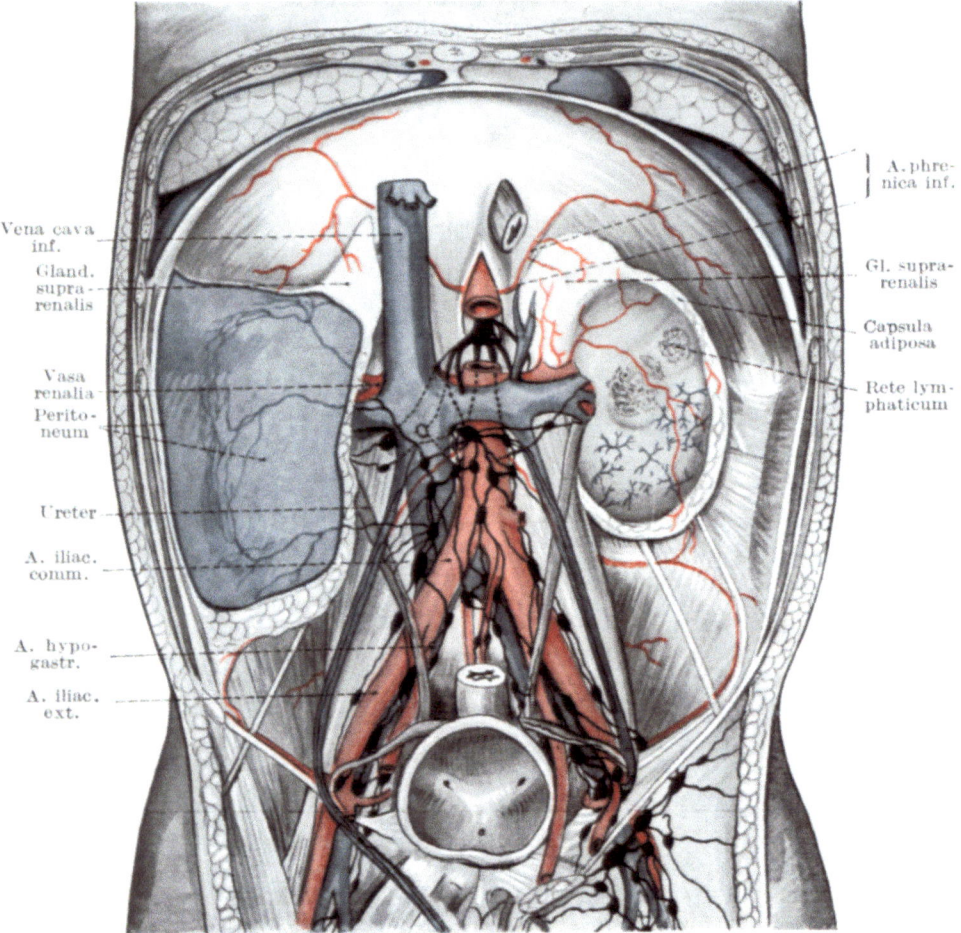

Abb. 7. Die Lymphbahnen der Niere. (Nach Bardeleben.)

unter der Capsula fibrosa, das in das Parenchym eindringt. Diese Lymphwege sammeln sich nach dem Hilus hin zu einer variablen Anzahl von Lymphbahnen, die ihren Inhalt zu den *paraaortalen Lymphdrüsen* der entsprechenden Körperhälfte führen und in die vor der Vena cava gelegenen Drüsen. Von hier aus bestehen anastomosierende Bahnen, die *paraureteral* verlaufen und mit den *Lymphwegen der Geschlechtsorgane* in Verbindung treten, so daß die Möglichkeit des Übertrittes einer z. B. tuberkulösen Infektion von der Epididymis aus unter Umgehung der Blase und des Ureters *allein auf den paraureteralen Lymphbahnen* durchaus in den Bereich der Wahrscheinlichkeit gerückt wird (Abb. 7).

Der Anatomie der *Nierennerven* ist in letzter Zeit besonderes Interesse entgegengebracht worden, nicht nur wegen der *Aufklärung der Partialfunktionen der Niere*, sondern auch deshalb, weil bei der Wirkung der Dekapsulation der Niere nicht nur die Druckentlastung des Organs in Frage kommt, sondern auch der *Ausfall von nervösen Funktionen*. Diese Auffassung geht so weit, daß man in gewissen Fällen, auf die einzugehen hier nicht der Ort ist, die *Entnervung* der Niere operativ vornimmt.

Diese Tendenzen der neueren operativen Chirurgie machen es notwendig, daß, wenn auch die Funktion des nervösen Apparates der Niere keineswegs als vollständig geklärt bezeichnet werden darf, der Operateur über die Anatomie der Nierennerven orientiert ist.

Die Nieren haben eine außerordentlich reiche Nervenversorgung. Sie tritt als ein Flechtwerk, *Plexus renalis*, welches die Nierenarterie umspinnt, an das Organ heran (Abb. 8). Seinen Ursprung nimmt dieser Plexus aus verschiedenen

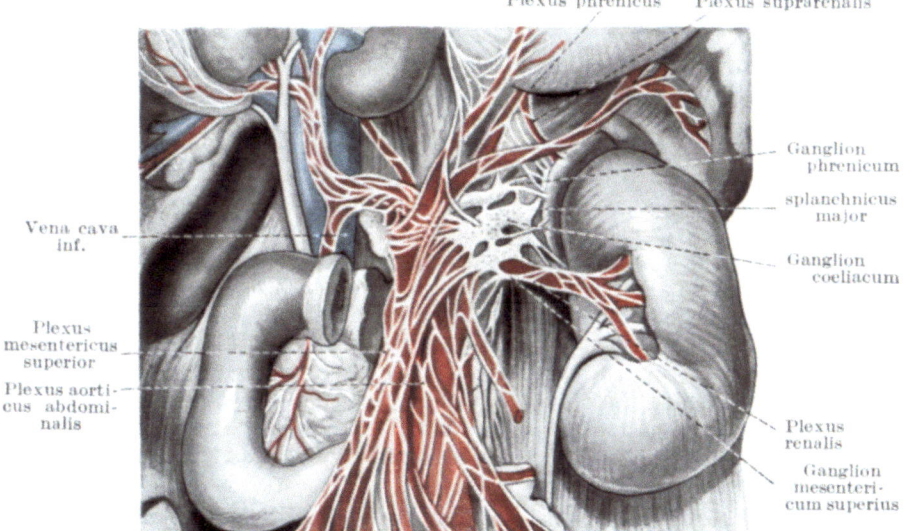

Abb. 8. Die Nerven der Nieren. (Nach Toldt.)

nervösen Systemen. Aus den *Dorsalwurzeln des* 11. *und* 12. *Spinalnerven* zum Teil hervorgehend, entnimmt er einen Teil seiner Bahnen den *Sympathicusfasern des Plexus aorticus*, die aus dem *Ganglion coeliacum* und dem *Ganglion mesentericum superius* stammen. Zum Plexus renalis treten ferner heran Elemente des *Splanchnicus* und *Plexus solaris*, ferner Äste des *Nerv. phrenicus* und des *Nerv. vagus*, besonders des rechten. Die immer zarter werdenden Nervengeflechte treten mit der Arterie in die Niere ein und umspinnen nicht nur die Verzweigungen der arteriellen Gefäße, der Capillaren und Venen, sondern auch die Harnkanälchen. Wenn man annimmt, daß neben *sensiblen* Fasern es sich im wesentlichen handelt um *vasoconstrictorische* und *vasodilatorische* Fasern, so wird dies der tatsächlichen Funktion des äußerst komplizierten Systems keineswegs vollkommen gerecht, auch *andere spezielle Funktionen* kommen in Frage, deren Erforschung jedoch noch nicht als abgeschlossen zu bezeichnen ist.

Auch die zahlreichen *Reflexvorgänge* von Niere zu Niere, von Blase zu Niere usw., die sich auf jenen Bahnen bewegen müssen, sind in ihrer Genese noch unbekannt, wenn man auch diesen Vorgängen näher zu kommen scheint. Das *Zentrum der Vasomotoren der Niere* ist an den *Boden des vierten Ventrikels* zu verlegen. Masius verlegt die Bahnen der *Vasoconstrictoren* in die *Halsvagi* und *Splanchnici*; ihr Reiz soll die Harnsekretion unterdrücken, so daß man daraufhin annehmen dürfte, daß eine Erregung der sensiblen Nerven der Niere — etwa intra operationem oder durch Einkeilung eines Steines im Nierenbecken oder Ureter — auf *reflektorischem Wege* die Vasoconstrictoren beider Nieren erregte und nun zu dem bekannten Vorgang der *reflektorischen Anurie* führe. — Man muß bei dieser Erklärung wohl mehr an eine Möglichkeit als an eine Wahrscheinlichkeit denken, denn es ist auffallend, daß man trotz des Bestehens jener Voraussetzungen dem Krankheitsbilde der reflektorischen Anurie doch *recht selten* begegnet!

Die Lage der Nieren.

Die Nieren liegen zu beiden Seiten der Wirbelsäule, an deren Übergang vom *Brust- zum Lendenteil im oberen Drittel der Fossa lumbalis.* Man bestimmt die Höhenlage der Nieren nach ihrer Situation zu fixen Punkten der Wirbelsäule. Vorausgesetzt, daß diese einen regelrechten Aufbau, d. h. keine Verbiegungen zeigt, erstreckt sich die *linke* Niere beim Erwachsenen *von der Mitte des Körpers des elften oder dem oberen Rande des zwölften Brustwirbels bis zum unteren Rande des zweiten oder der Mitte des dritten Lendenwirbels,* kleinere Abweichungen von dieser Lage gehören in den Bereich des Normalen. Die *rechte* Niere steht um etwa 1—2 cm *tiefer* als die linke, weil sich hier der rechte Leberlappen zwischen Zwerchfell und das Organ etwas einschiebt. Beim *Weibe* liegen die Nieren häufig, nicht regelmäßig, *um die Hälfte eines Wirbelkörpers tiefer* als beim Manne. Beim Säugling reicht die Niere tiefer an der Wirbelsäule hinab, nicht nur, weil jene in diesem Alter relativ größer ist, sondern auch weil die Länge der Wirbelsäule noch eine geringere ist. Die Lage der Niere nach ihrem Abstande von der Crista ossis ilei zu bestimmen, ist nicht angängig, weil dieser Knochen nicht selten abnorm steil gestellt ist, ohne daß die Lage der Niere verändert wäre, und anderseits bei langer Form des Rumpfes der Abstand zwischen Rippenbogen und Crista ein auffallend großer ist.

Die Lagerung der Nieren ist so, daß gewöhnlich der Margo medialis etwa mit dem Ende der Wirbelquerfortsätze abschneidet, doch kann auch die Niere mehr medialwärts dem Wirbelkörper anliegen, dies hängt vom Verhalten der Weichteile dieser Gegend ab (Abb. 9).

Die Längsachsen der Nieren verlaufen nicht etwa parallel, sondern *konvergieren nach oben hin,* so daß die oberen Pole etwa einen Abstand von 7 cm, die unteren einen solchen von 11 cm voneinander haben. Auch stehen die Nieren nicht etwa frontal mit ihrer Ebene, sondern die *Querachsen sind nach vorn derartig geneigt, daß sie sich in ihrer Verlängerung vor der Wirbelsäule schneiden würden,* ja nicht selten ist der Hilus renis vollständig nach vorn gerichtet, ohne daß deshalb von einer pathologischen Lagerung des Organs gesprochen werden dürfte.

Sehen wir zunächst ab von den Lagerverhältnissen der Niere zu ihren Nachbarorganen, die dem leicht läsiblen Organ zum Teil einen höchst bedeutsamen Schutz gewähren. Wir lernten als Umhüllung des Nierenparenchyms die Capsula fibrosa oder propria renis kennen, die auf den Hilus und in die Gefäßscheide des Nierenstieles übergeht. Es entstehen hierbei *zwei fibröse Blätter,* von denen das *vordere zu den Gefäßscheiden der Aorta und der Vena cava inferior* verläuft, während das *hintere* mit dem *Lumbalabschnitt des Zwerchfells* in Verbindung tritt. Durch diese Beziehungen gewinnen die Ausläufer

der Nierenkapsel und mit ihnen der Gefäßstiel eine höchst wichtige *Halte-
und Aufhängevorrichtung* für die Niere und ebenso erklärlich ist es, daß bei
einer Behinderung dieser Befestigung, sei es durch Nachgeben ihrer Zugfestig-
keit, sei es durch Veränderung des Gewichtes der Niere infolge von Tumoren,
Flüssigkeitsansammlung und Ausdehnung des Pelvis u. a., es durch Abknickung

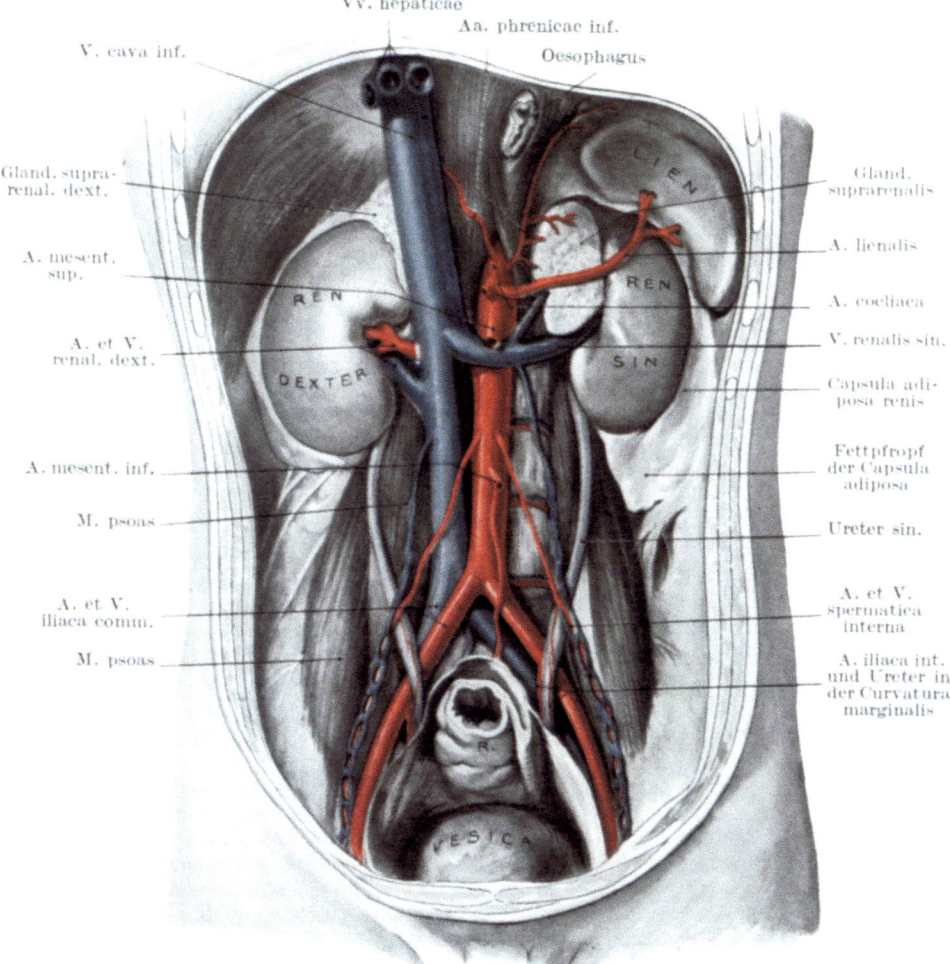

Abb. 9. Die Lage der Nieren. (Nach CORNING.)

des Gefäßstieles zu *Veränderungen im Zu- und Abfluß des Nierenblutes* kommen
kann und ihren Folgen, deren Besprechung nicht mehr in das Gebiet der normalen anatomischen Verhältnisse hinein gehört.

Die Niere und mit ihr die Nebenniere wird weiterhin von zwei anderen
Hüllen umfaßt, der *Nierenfettkapsel, Capsula adiposa renis* und der *Fascia
renalis*, die ihrerseits von dem Fettgewebe der Fossa lumbalis umgeben ist.
Man kann somit auch nach ZONDEK diese ganzen Fettmassen als die *eine* Fettkapsel der Niere auffassen, welche durch ein Fascienblatt, die Fascia renalis,

getrennt sind, indem man gleichzeitig den von dieser umschlossenen, der Niere
anliegenden Fettraum als die *epi-* oder *perirenale Kapsel*, den *außerhalb* der
Fascie liegenden als die *pararenale Kapsel* bezeichnet, eine Nomenklatur, die
dadurch an Bedeutung gewinnt, als sie bei pathologischen Prozessen, z. B.
Eiterungen oder Blutungen, von vornherein *Rückschlüsse auf deren Provenienz*
zuläßt. Beide Fettpolster bilden ein *wirksames Schutzlager* für die Niere bei
traumatischen Läsionen, in welches das Organ in recht weitem Grade *zurück-
federn* kann (Abb. 10).

Die *perirenale* Fettkapsel enthält ein *helleres,* viel *weicheres* Fettgewebe
als die pararenale Kapsel, dies fällt sofort deutlich ins Auge, wenn man bei
der lumbalen Freilegung der Niere, nachdem das Fett der Fossa lumbalis zu
Gesichte kam, die Fascia renalis durchtrennt. Das *perirenale* Fettgewebe zeigt

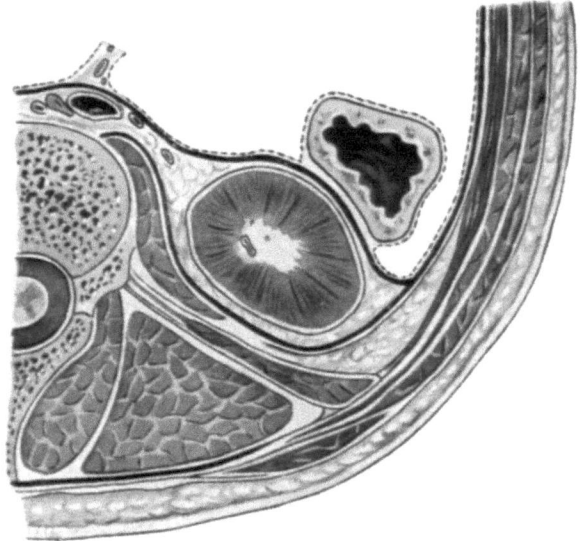

Abb. 10. Transversalschnitt durch die Niere. (Nach Gerota.)

eine *lappige Anordnung,* es ist besonders stark entwickelt an der *Dorsalseite*
der Niere und der Nebenniere, an der Vorderfläche ist es dagegen nur wenig
entwickelt und kann sogar ganz fehlen, so daß das Peritoneum der Niere direkt
anliegt. Die Menge dieser Fettmasse ist naturgemäß in hohem Grade abhängig von dem Erährungszustande, in welchem sich das Individuum befindet.
Kinder im ersten Jahrzehnt zeigen nur eine sehr geringe Ausbildung dieses
Fettlagers. Durch seine Anwesenheit gibt das perirenale Gewebe der Niere
einen *gewissen Halt,* besser gesagt: wenn das Fettlager fehlt, entbehrt die Niere
dieses Haltes, sie wird locker und bewegt sich, der Schwere folgend, innerhalb
der Fascia renalis, die nunmehr als ein schlaffer Sack die Niere umhüllt. Immerhin darf die Fettkapsel als Aufhängevorrichtung für die Niere nicht überschätzt
werden. Als solche erfüllt ihren Zweck sehr viel mehr neben der oben erwähnten
Fortsetzung der Capsula fibrosa renis auf die Adventitia der großen Bauch-
gefäße und auf die Pars lumbalis des Zwerchfells die *Fascia renalis.* Die Fettkapsel hat ihre eigenen *Arterien* von zum Teil ziemlich erheblichem Kaliber,
bis Stricknadeldicke, die aus der Arteria renalis hervorgehen, bevor sie in den

Hilus eintritt, zum Teil die Äste der Nierenarterie erst verlassen nach deren Eintritt in das Nierenparenchym, so daß sie also durch dieses hindurch und durch die Capsula propria in die Fettkapsel ziehen. Auch aus der *A. spermatica inf.* bzw. *A. ovarica* ziehen Zweige zur Capsula adiposa renis und anastomosieren mit den oben genannten Gefäßen. Den gleichen Verlauf können die Venen der Fettkapsel nehmen. Sie münden in die Vena renalis ein, zeigen aber zahlreiche Anastomosen mit den Lumbalvenen und den subdiaphragmatischen

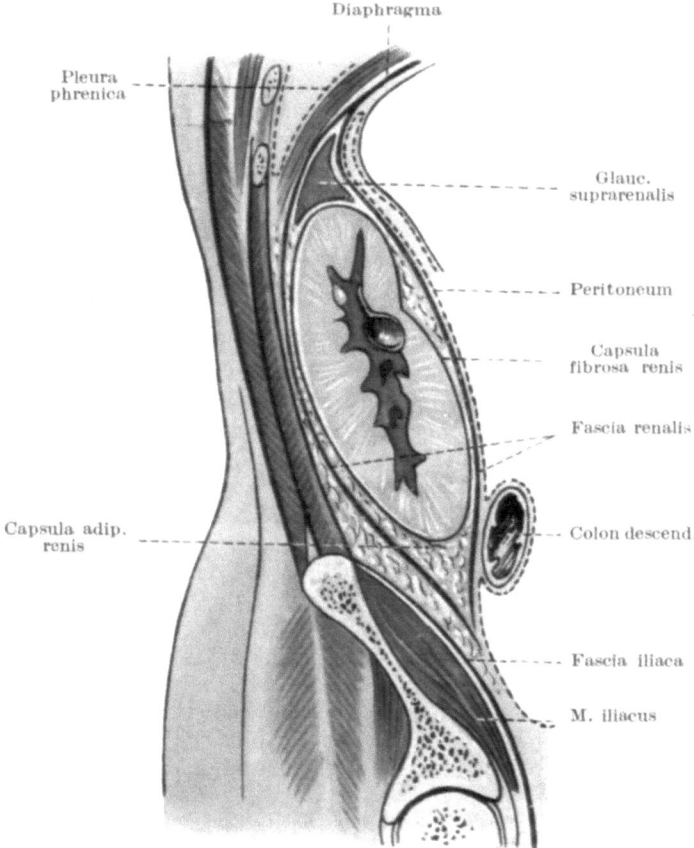

Abb. 11. Längsschnitt durch die Niere, Nebenniere und Fascia renalis. (Nach GEROTA.)

venösen Bahnen, die teilweise zur Fettkapsel der anderen Niere und somit zu diesem Organ selbst sich erstrecken.

An der *Fascia renalis*, einer Verdichtung des Bindegewebes an der Grenze der perirenalen und der pararenalen Fettschicht, unterscheidet man zwei Bindegewebsblätter: das *hintere* Blatt, welches von ZUCKERKANDL als *Fascia retrorenalis* bezeichnet wurde, und die *Fascia praerenalis* an der Vorderfläche der Niere, die von GEROTA beschrieben wurde und zumeist nach ihm benannt wird. Diese Blätter umhüllen also die Niere und Nebenniere mit ihrem Fettpolster derart, daß sie oberhalb der letzteren miteinander verschmelzen und sich hier an das Zwerchfell ansetzen. In Höhe der Niere selbst ist das *hintere* Blatt der

Fascia durch *bindegewebige Septa*, welche das pararenale Fettlager durchdringen, mit den Fascienscheiden der Mm. psoas und quadratus lumborum in gewisser Verbindung, medialwärts aber setzt sich die Fascia retrorenalis an das *Periost des Wirbelkörpers* an. Das *vordere* Blatt der Fascia aber geht vor den großen Gefäßen der Bauchhöhle hinweg und verschmilzt mit dem vorderen Blatt der Fascia renalis der anderen Seite. So vermag also die Fascie vermöge ihrer Anheftung die in ihr liegende Niere recht kräftig zu halten. Aber der Fascia renalis kommt noch eine andere höchst bedeutsame Eigentümlichkeit zu. Nach unten hin, zur Fossa iliaca, *können* beide Fascienblätter zwar sich vereinigen und so die Haltevorrichtung der Niere noch kräftiger gestalten; aber gewöhnlich vereinigen sie sich *nicht*, sondern laufen in das Fettpolster der Fossa iliaca aus. *So entbehrt der von der Fascia renalis gebildete Sack des Bodens* (Abb. 11)! Eine bezüglich ihrer Haltevorrichtungen gelockerte Niere oder ein infolge Volumzunahme (Tumor, Hydronephrose usw.) schwerer gewordenes Organ kann also nach unten hin *durchsacken*, gewissermaßen den von der Fascia renalis umhüllten Raum verlassen und in die Fossa iliaca hinabsinken: es entsteht die *Wanderniere*, für deren Bildung auf diese Weise auch ein Schwund des Nierenfettgewebes bei Abmagerung, ein Nachlassen der von unten her stützenden Muskulatur, z. B. nach häufigen Geburten usw. verantwortlich gemacht werden kann.

Die Lage der Niere im oberen Drittel der Fossa lumbalis bringt es mit sich, daß das Organ ganz außerordentlich gegen traumatische Insulte geschützt ist, ein Schutz, ohne welchen das blutreiche, kompliziert gebaute, höchst zerreißliche Gebilde jeden Augenblick in Gefahr käme, den Stoffwechselhaushalt des Körpers in der empfindlichsten Weise zu beeinträchtigen. So liegt der bei weitem größte Teil der Nieren *innerhalb der Brusthöhle*, wo er durch die federnden Rippenspangen und durch die Knochenmasse der Wirbelsäule mit ihren vorspringenden Wirbelfortsätzen geschützt ist, und nur der untere Pol der normal gelagerten Niere ist bestenfalls unter dem Rippenbogen abtastbar durch die kräftige Rumpf- und Bauchmuskulatur hindurch, die von hinten her als mächtige Masse dem Organ aufliegt, von der Seite und von vorn her wie ein Zeltdach dieses schützt in der Weise, daß bei jedem Insult die Muskulatur reflektorisch sich anspannt und einen brettharten Schutz darstellt. — Ob es gelingt, wenigstens den unteren Teil der Niere abzutasten, hängt also ab einmal von der Stärke und Spannung der Muskulatur, die aber bei Untersuchung im *heißen Bade* sich ausschalten läßt, und dann von der Konfiguration der bedeckenden Knochenteile, vor allem der Form des unteren Rippenbogens: der breite faßförmige Thorax des älteren Mannes wird diese Abtastung leichter ermöglichen, als etwa der langgestreckte schmale Rumpf und besonders Thorax, den man bei jugendlichen weiblichen Individuen häufig antrifft.

Bei dieser Lagerung der Niere vergesse man nie, daß auch die normal befestigte, d. h. nicht gelockerte Niere, *sich mit der Atmung bewegt*. Völlig falsch ist die Auffassung, der man gelegentlich noch begegnet, die Niere, als extraperitoneal gelegenes Organ, sei den Atmungsexkursionen nicht unterworfen! Das Gegenteil ist der Fall: die Niere steigt bei der Einatmung unter dem Rippenbogen hervor und wird hierdurch der tastenden Hand zugänglicher. Am besten treten diese Bewegungen der Niere in die Erscheinung, wenn man einen Nierenbeckenstein durch Radiographie auf der Platte fixiert: bei der gewöhnlichen Aufnahme sind seine *vertikalen* Konturen scharf, die *horizontalen* aber durch das Auf- und Absteigen der Niere mit der Atmung *verwischt*; die *Momentaufnahme bei Atemstillstand* dagegen zeigt, da die Aufnahme nur in *einer* Atmungsphase ausgeführt wurde, eine scharfe Konturierung des Steines nach *allen* Richtungen.

Lage der Niere zu den Organen der Bauchwand.

Von hinten her betrachtet, wird die mediale Hälfte der Niere oder ein noch etwas größerer Abschnitt bedeckt von der *langen Rückenmuskulatur (M. erector*

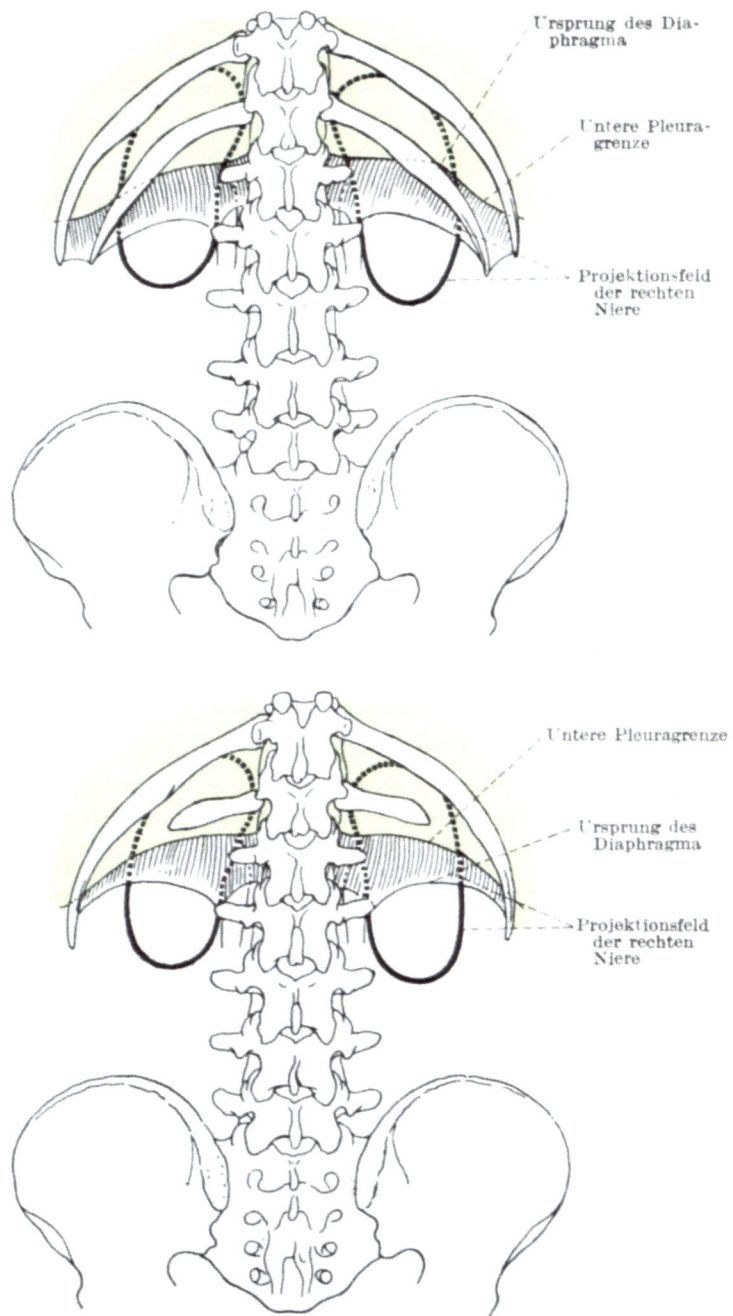

Abb. 12a und b. Beziehungen zwischen Niere, unterer Pleuragrenze und 12. Rippe. (Nach RÉCAMIER.)

trunci), deren seitlicher Rand ziemlich genau die Stelle markiert, an der man in der Tiefe auf den Margo lateralis der Niere trifft. Bedeckt wird der Erector trunci von der *Fascia lumbodorsalis*, von deren oberem Blatte aus der *M. latissimus dorsi* seinen Ursprung nimmt. Unter diesem begegnet man den von der Lamina profunda ausgehenden Muskelzacken des *Serratus posticus inferior*, dessen Anteile zur 10.—12. Rippe die Nierengegend überlagern und unter denen die Muskelzüge des an seiner Faserrichtung schräg nach außen-unten leicht erkennbaren *M. quadratus lumborum* hervortreten. Lateralwärts schließt sich in dieser Höhe des Muskelbildes der *M. obliquus internus* und darunter der *M. transversus* an, durch dessen Bündel die Vasa und Nervi intercostales XII schräg von oben-innen nach unten-außen aus der Tiefe heraustreten. Auf der vorderen Fläche des M. quadratus lumborum lagert die Niere zum großen Teile, reicht aber über seinen lateralen Rand hinüber, um hier dem M. transversus anzuliegen. An dieser letzteren Stelle wird die Niere zuerst bei der Freilegung aufgesucht. Man findet hier unter dem M. transversus und seitlich vom M. quadratus, nach Durchtrennung des ersteren, das pararenale Fettgewebe und sieht in der Tiefe die Fascia retrorenalis liegen, auf der der *N. ileoinguinalis* und *N. ileohypogastricus* mit begleitenden Gefäßen in schrägem Verlaufe von oben-innen nach unten-außen herabziehen. Die Durchtrennung der Fascia retrorenalis läßt das darunter gelegene, die Niere umhüllende Fettgewebe der Nierenfettkapsel in seiner charakteristischen hellen Farbe und gelappten Anordnung in die Erscheinung treten.

Zu etwa $^2/_3$ ihrer Hinterfläche liegt oben die Niere der Zwerchfellkuppe an, etwa in der Lücke zwischen dessen Pars costalis und lumbalis. Man darf sich das Zwerchfell hier keineswegs als einen festen muskulären Kuppelraum vorstellen, sondern es bestehen Defekte in seiner Muskelanordnung, die bisweilen so erheblich sein können, daß die *Pleurafalte* in das perirenale Fettgewebe hineinreicht, so daß ein Einreißen der Pleura bei unvorsichtigem Manipulieren verursacht werden kann. Die Niere wird von innen-oben nach außen-unten gekreuzt von der 11. und 12. *Rippe*. Es ist bekannt, wie große Anomalien diese Rippen in ihrer Länge aufweisen, man wird daher die größte Vorsicht walten lassen müssen bei einer zur Freilegung der Niere etwa notwendig werdenden *Rippenresektion*, um eine Verletzung der Pleura zu vermeiden, zu der es besonders dann leicht kommen kann, wenn bei abnormer Kürze der 12. Rippe man in der 11. jene vor Augen zu haben glaubt. Der zwischen Zwerchfell und die Hinterseite jener Rippen sich einschiebende *Komplementärraum der Pleura* ist so gelegen, daß die Umschlagsstelle des Rippenfelles normalerweise gleich unterhalb der Verbindung zwischen 12. Rippe und 12. Brustwirbel beginnt und in ganz leicht nach unten konkavem Verlauf die 12. bis 10. Rippe kreuzt. Dieser Umstand bringt es mit sich, daß der obere Teil einer normal gelegenen Niere vom Komplementärraum der Pleura *(Sinus phrenicocostalis)* hinten bedeckt wird, in dessen tiefste Stelle jedoch die Lunge selbst bei Inspiration nicht hineinreicht. Man hat somit nach Corning an der Hinterfläche der Niere zu unterscheiden eine obere Zone, die von Pleura nebst Lunge, eine mittlere, die nur von dem leeren Sinus phrenicocostalis überlagert wird, und eine untere, welche der hinteren Rumpfmuskulatur direkt anliegt (Abb. 12). — Die Länge der 12. Rippe wird als variierend zwischen 1,5 und 14 cm angegeben. Eine lange Rippe ragt über die Umschlagsfalte der Pleura hinaus, da sie schräg abwärts verläuft: ihren lateralen Abschnitt kann man, um die Niere freier zugänglich zu machen, resezieren, ohne die Pleura zu verletzen. Eine abnorm kurze 12. Rippe dagegen verläuft fast horizontal und wird vom Brustfell an ihrer ventralen Seite völlig überdeckt, so daß eine Verletzung der Pleura bei der Resektion in das Gebiet der Möglichkeit gehört.

Ihre Lagerung bringt die Niere in mancherlei *Beziehungen zu ihren Nachbarorganen.* Die innigste dieser Verbindungen ist diejenige mit den *Nebennieren
(Glandulae suprarenales)*, mit denen die Nieren durch die gemeinsame umhüllende Fettkapsel fast zu einem Ganzen vereinigt sind. Wenn auch beide
Organe in gar keinen funktionellen Beziehungen zueinander stehen und die
Nebenniere zu den Bestandteilen des uropoetischen Systems nicht zu rechnen
ist, so ist doch manche anatomische Erscheinung auf die Differenzierung wenigstens gewisser Abschnitte der Nebenniere (Rindensubstanz) aus dem gemeinsamen Ursprungsorgan, der *Urniere*, zurückzuführen. Das gilt vor allem von
der *arteriellen Versorgung*, die zu großem Teile als *Art. suprarenalis inf.* der
Arteria renalis entstammt, während daneben eine *Art. suprarenalis med.*
direkt aus der Aorta und eine *Art. suprarenalis sup.* aus der Art. phrenica inf.
hervorgeht, Verhältnisse, die übrigens gleichfalls den verschiedenartigsten Abweichungen unterliegen können.

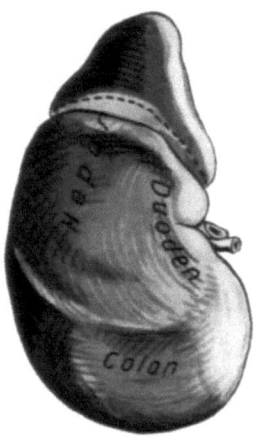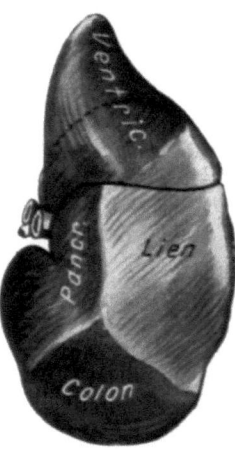

Abb. 13. Lage der Nieren zu den Bauchorganen. (Nach CUNNINGHAM.)

Die Nebennieren stehen in einer bindegewebigen Verbindung mit der Capsula
renalis propria, deren operative Lösung jedoch unschwer gelingt, bei der man
aber auf die arteriellen Verhältnisse im Gebiete der Art. suprarenalis inf. wohl
zu achten hat. Die Nebennieren sitzen dem oberen Pol der Nieren und einem
Teile ihrer ventralen Fläche auf. *Gestalt und Sitz* der Nebennieren rechts und
links weichen aber voneinander ab. Die *rechte* Nebenniere, von Gestalt einer
dreiseitigen Pyramide, sitzt helmartig auf dem oberen Nierenpol, den sie mit
ihrer Pyramidenbasis bedeckt, während die eine Seite ventral, die beiden anderen
dorsal-lateral und medianwärts gerichtet sind. Die *linke* Nebenniere liegt dagegen mehr wie eine abgeglittene Mütze nur teilweise dem Pol auf und bedeckt
mit ihrer größeren Masse halbmondartig die vordere obere Nierenfläche und
ihren medialen Rand bis kurz oberhalb des Hilus (Abb. 13). Auch hier sind
Anomalien der Lage ebenso häufig, wie solche der Gefäßversorgung. Auf besondere Veränderungen, Verlagerung neben die Wirbelsäule unter Aufgabe
der innigen Beziehung zur Niere, sowie auf das Vorkommen *akzessorischer*
Nebennieren einzugehen dürfte hier nicht der Ort sein.

Wenn wir im folgenden uns den *Lagebeziehungen der Nieren zum parietalen
Bauchfell und den Organen der Bauchhöhle* zuwenden, so bedingt es die innige
Verbindung zwischen Nieren und Nebennieren, daß wir die letzteren mit in
den Rahmen der Erörterungen einbegreifen. Diese Beziehungen sind rechts
und links naturgemäß ganz verschieden.

Man macht sich die Lageverhältnisse am besten klar, wenn man eine in situ frisch gehärtete Niere betrachtet, an deren ventraler Fläche die *Impressionen* auf diese Weise fixiert worden sind, welche die anliegenden Bauchorgane hier intra vitam gemacht haben. So bemerkt man an der der Bauchhöhle zugewandten Fläche der *rechten* Niere eine große flächenförmige leichte Eindellung, welche die Nebenniere und etwa ²/₃ der Niere mit Ausnahme ihres Margo medialis und der Gegend des unteren Pols einnimmt: sie wird hervorgerufen von dem *rechten Leberlappen (Facies hepatica).* Medial hiervon am Margo medialis liegt die durch die *Pars descendens duodeni* hervorgerufene Impression *(Facies duodenalis),* die über Hilus und Pelvis hinüberreicht, und am unteren Pol bemerkt man den von der *Flexura coli dextra* hervorgerufenen Eindruck: die

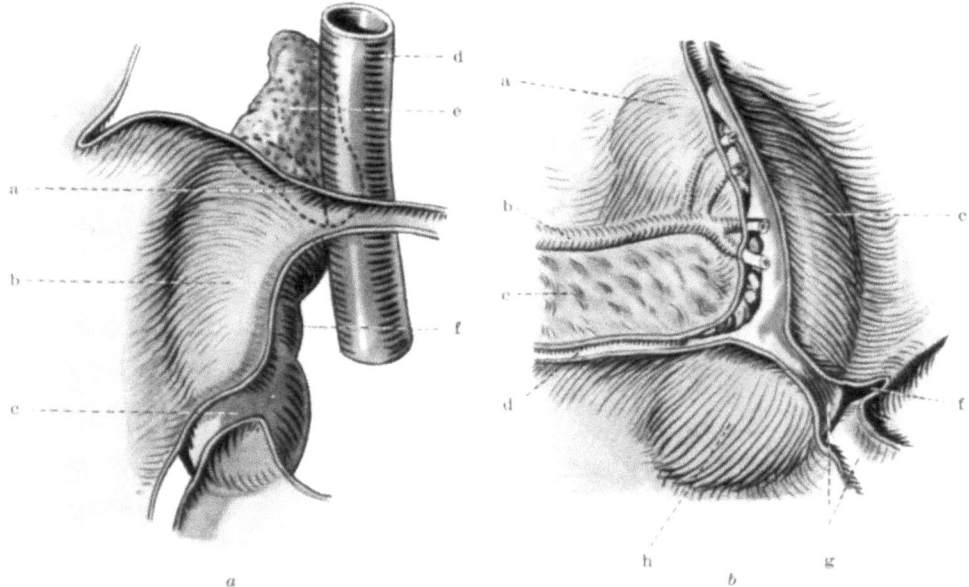

Abb. 14a und b. Beziehungen der Nieren zum Peritoneum. (Nach Cunningham.)

Abb. 14a: a Vom Periton. überzogene Fläche der Gland. suprarenalis. b Facies hepat. renis. c Direkte Anlagerung des Colon ascendens und der Flex. coli dextra. d V. cava inf. e Vordere Fläche der Gland. suprarenalis, sie entspricht der Impressio suprarenalis hepatis. f Hilus renis, direkte Anlagerungsfläche für die Pars descend. duodeni.

Abb. 14b. a Glandula suprarenalis (Facies gastrica). b A. lienalis. c Pankreas. d Mesocolon. e Facies lienalis. f Lig. phrenicocolium. g Anlagerungsfläche für das Colon descendens. h Facies colica.

Facies colica. Vergegenwärtigt man sich nun die Verhältnisse, in welchen die genannten Abschnitte jener Bauchorgane zum Peritoneum parietale stehen, so geht ohne weiteres daraus hervor, daß die Abschnitte des absteigenden Duodenum und der Flexura hepatica kein Mesenterium besitzen und der Nierenoberfläche *direkt* aufliegen mit Ausnahme des untersten Abschnittes des unteren Poles, der auf kurze Strecke einen Peritoneumüberzug aufweist. Die Facies hepatica dagegen zeigt, soweit der Peritonealüberzug der unteren Leberfläche reicht, Peritonealüberzug; das ist bis etwa zur Grenze von Niere und Nebenniere hinauf, während die letztere sich dem vom Bauchfellüberzug freien Abschnitt der Capsula hepatis direkt anlegt. Die obere Grenze des Peritoneums verläuft hier fast horizontal, zieht medianwärts von der Facies hepatica renis über das Duodenum und die anliegende V. cava inferior hinweg und bildet an dieser Stelle die hintere Begrenzung des *Foramen Winslowii.*

Komplizierter noch gestalten sich die nachbarlichen Verhältnisse der *linken* Niere. An der ventralen Fläche des oberen Pols und der Nebenniere legt sich der Magen mit seinem Fundus an *(Facies gastrica)*, hierunter schließt sich an die lateral gelegene *Facies lienalis* und medialwärts der Abschnitt, dem sich der Schwanzteil des Pankreas anlegt, der gleichfalls den Hilus bedeckt *(Facies pancreatica)*. Dem unteren Pol liegt die Flexura coli sinistra an *(Facies colica)*, aber diese Lagebeziehung ist sehr variabel, indem die Flexur manchmal auch erheblich höher liegt, ja sogar oberhalb des oberen Nierenpols, und ebenso gelegentlich unterhalb des unteren. Daraus ergibt es sich, daß man keineswegs bei der Feststellung der Provenienz eines Tumors jener Gegend allzu großes Gewicht auf sein Lageverhältnis zum Quercolon und der Flexura legen darf: *der von der Niere ausgehende Tumor zeigt durchaus nicht stets das Colon vor sich gelagert.* Die Hinterwand des Colon descendens liegt jedoch ziemlich regelmäßig dem äußersten Teile des Margo lateralis der Niere an, so daß man von einem Tumor, der diesen Abschnitt des Darmes nach außen liegen läßt, mit ziemlicher Sicherheit annehmen darf, daß er von der linken Niere seinen Ausgang genommen hat (Abb. 14).

So stehen also die Facies gastrica und die Facies lienalis mit dem Bauchfell in Verbindung; die Facies pancreatica dagegen nicht, die Pankreas verläuft mit ihrem Schwanzteil vielmehr zwischen den beiden Peritonealfalten der Bursa omentalis nach außen hin zum Hilus der Milz. Das Mesocolon transversum zieht am unteren Rande der Bauchspeicheldrüse quer über die Niere hinweg und unterhalb desselben ist bei normalen Verhältnissen der untere Pol der Niere vom Peritoneum wieder überzogen. Zondek macht darauf aufmerksam, daß bei Kindern und bei Erwachsenen mit tiefstehender Niere die Umschlagfalte des Peritoneums über den lateralen Rand hinwegreichen kann, ja manchmal die ganze Oberfläche der Niere überzieht: daraus ergibt sich die Notwendigkeit, in jenen Fällen bei Freilegung der kindlichen Niere und der tiefstehenden Niere des Erwachsenen links besonders vorsichtig zu Werke zu gehen, um die Peritonealhöhle nicht zu eröffnen.

Technik der Operationen an den Nieren.

Zwei *Arten der operativen Freilegung der Nieren* kommen in Betracht: der *transperitoneale* Weg mit Eingang von der Vorderfläche des Bauches, etwa von der pararectalen Incision aus und der *extraperitoneale oder lumbale* Weg.

Der transperitoneale Weg gilt im allgemeinen als verlassen. Er gefährdet den Kranken durch die mögliche Infektion der breit eröffneten Bauchhöhle nicht nur bei der ausgesprochenen Pyonephrose, die operativ angegriffen wird, sondern ebenso bei allen Fällen, in denen eine bakterielle Infektion der oberen Harnwege vorliegt, ohne daß eine eigentliche Eiterniere besteht. Transperitoneal wird von vereinzelten Operateuren noch vorgegangen, wenn es sich um die Entfernung *großer, verwachsener Tumoren* handelt, bei denen eine Freilegung des Nierenstieles zum Zwecke seiner Versorgung auf dem lumbalen Wege allerdings Schwierigkeiten machen kann. Aber auch hier gelingt es, durch Verlängerung des von vornherein bezüglich seiner Richtung in überlegter Weise angelegten Lumbalschnittes nach vorn ein genügend weites Operationsfeld zu erhalten. Gelingt dies nicht auf lumbalem Wege, so ist unseres Erachtens die Operation in einem solchen Falle überhaupt kontraindiziert: der *solide Tumor* ist entweder so weit vorgeschritten, daß seine Entfernung den Kranken in größte Lebensgefahr durch die wahrscheinliche Verletzung der großen Stammgefäße oder seine Verwachsung mit Organen der Nachbarschaft bringt, oder die Aussaat regionärer Metastasen ist eine so erhebliche, daß eine radikale Entfernung der Geschwulst als ausgeschlossen bezeichnet werden muß.

Handelt es sich aber um einen großen cystischen Tumor, so wird seine Verkleinerung durch Ablassen des Inhalts stets so vorgenommen werden können,
daß der lumbalen Entfernung Schwierigkeiten nicht erwachsen.

Es gibt Situationen, in denen man gezwungen ist, transperitoneal die Niere
freizulegen und sie eventuell auf diesem Wege zu entfernen; dann nämlich, wenn
z. B. *schwere Verletzungen der Bauchorgane* durch Laparotomie freigelegt wurden
und die Inspektion ergibt, daß eine *gleichzeitige Verletzung der Niere* vorliegt.

Ebenso wird man bei der operativen Behandlung der *Hufeisenniere* und
der *Beckenniere* den abdominalen Weg einschlagen; es handelt sich hier um
ganz spezielles operatives Vorgehen, dessen Beschreibung den Rahmen dieser
allgemeinen operativen Erörterungen überschreiten würde.

Sollte die Beschreitung des *transperitonealen* Weges aus irgendwelchen
der oben skizzierten Gründe als wünschenswert sich erweisen, so wird man

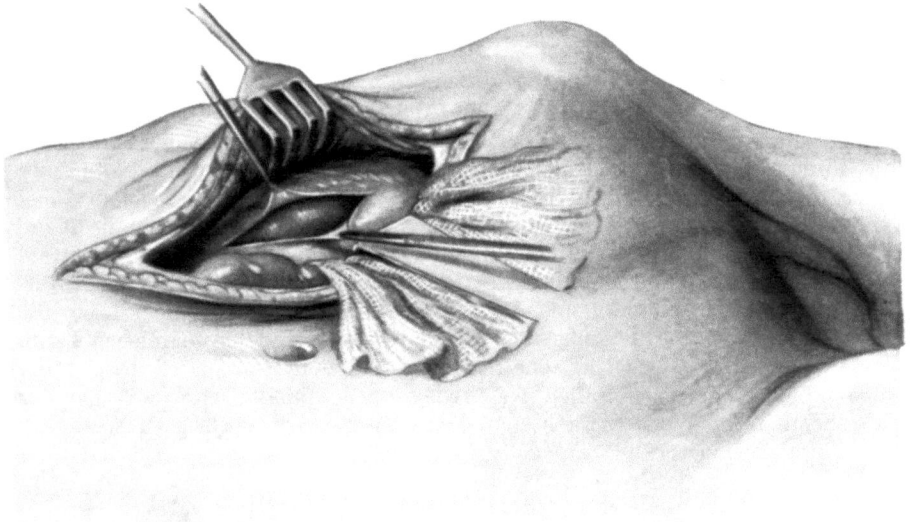

Abb. 15. Transperitoneale Freilegung der linken Niere.

bei dem in Rückenlage mit leichter Unterstützung der Lendengegend durch
ein viereckiges Polsterkissen gelagerten Kranken die Abdominalhöhle durch
einen am Rippenbogen beginnenden Schnitt am äußeren Rande des M. rectus
(Pararectalschnitt) von genügender Länge eröffnen; eventuell kann eine senkrecht
auf den Pararectalschnitt *lateralwärts* geführte Incision die Zugänglichkeit zur
Niere erweitern. Für das weitere Vorgehen wird man die *Lage des Colon* genau
beachten müssen. *Rechts* bedeckt dieses zumeist, wie wir sahen, nur den unteren
Pol der Niere, *links* dagegen überragt es als Flexura lienalis und Colon descendens den äußeren Nierenrand lateralwärts. Beim weiteren intraabdominalen
Vorgehen *muß das Mesocolon unbedingt geschont werden*: würde man durch
dieses hindurch die Niere zu erreichen suchen, so wäre nicht nur eine stärkere
Hämorrhagie die Folge, sondern vor allem würden die den Darm ernährenden
Gefäße durchtrennt werden, und eine *Gangrän des entsprechenden Darmabschnittes* wäre die Folge. Man wird also stets *das Colon medianwärts abdrängen*
und von seiner Außenseite her auf die Niere vorgehen. Bei größerer Volumzunahme der Niere durch Tumor oder Retentionsgeschwulst wird dieses Vorgehen schon dadurch erleichtert, daß die vergrößerte Niere das Colon medianwärts abzudrängen pflegt. Die Nachbarschaft der anderen Organe: links Milz

und Magen, rechts Leber und Duodenum, läßt sich durch Beiseitehaltung derselben gefahrlos gestalten. Der *Nachbarschaft der Vena cava* wird man bei der nun folgenden *Eröffnung des rückwärtigen Peritoneum parietale* besondere Aufmerksamkeit zuwenden. Dieser Eröffnung geht voraus die *Abstopfung der Bauchhöhle* mit warmen feuchten Kochsalzlösung-Kompressen in der ganzen Umgebung des Operationsfeldes. Von französischer Seite (PONCET) wurde geraten, die Peritonealhöhle zu „tunellieren“, d. h. die Incisionsränder des Peritoneums der vorderen Bauchwand mit denjenigen der hinteren zu vernähen, ein Verfahren, welches bei Operation eitriger Prozesse vielleicht von Vorteil sein könnte. Die *Incision des hinteren Peritonealblattes* macht man etwa 3—4 cm vom Colon entfernt, parallel dessen äußerem Rande, durchtrennt dann die Fascia praerenalis und das hier meist nur wenig entwickelte Fettlager der Niere und hat nun freie Hand für die weiteren Eingriffe (Abb. 15).

Auch ein *paraperitonealer Weg* ist angegeben worden (KRÖNLEIN) zur Freilegung der Niere. Zu diesem Zwecke wird der pararectale Schnitt etwas mehr

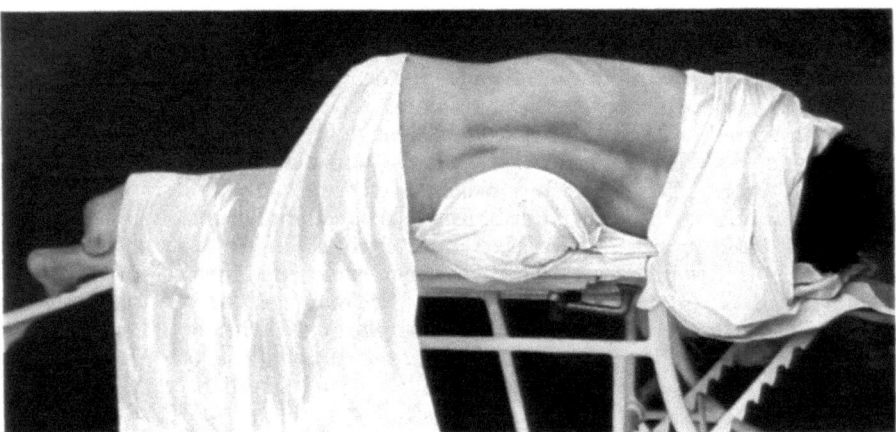

Abb. 16. Lagerung des Kranken zur lumbalen Freilegung der Niere.

nach außen angelegt und die muskuläre Bauchwand bis auf das präperitoneale Fettgewebe durchtrennt. In dieser Schicht wird das *Peritoneum stumpf abgelöst* und *uneröffnet* mit seinem Inhalt *medianwärts verschoben*.

Der *extraperitoneale, lumbale Weg* der Nierenfreilegung ist also heute als das *Verfahren der Wahl* zu bezeichnen, dem gegenüber auch neuerdings Verfechter des transperitonealen Verfahrens sich nicht durchzusetzen vermochten.

Lagerung des Kranken.

Einer besonderen *Lagerung des Kranken* bedarf es zur Durchführung der extraperitonealen Nierenfreilegung. Das zur Anlegung des Einschnittes zur Verfügung stehende Gebiet ist von sehr verschiedener Breite. Bei dem einen Kranken zeigt die langgestreckte Form des Thorax mit stark schräg abwärts gestellten Rippen einen tief in die Lendengegend hinabreichenden Rippenbogen, beim anderen, der einen breit seitlich ausholenden Brustkorb hat, stehen die Rippen mehr horizontal und der Rippenbogen verdeckt nicht die Lendengegend in der beschriebenen Weise. Bei dem einen Kranken reicht die Crista des steil stehenden Darmbeines hoch hinauf, beim anderen steht dieses, mehr schräg nach außen geneigt, tiefer mit seinem Rande. So ist der Abstand zwischen Crista ossis ilei und Rippenbogen in einem Falle ein weiter, im anderen oft ein recht kurzer.

In jedem Falle aber müssen die Verhältnisse *so günstig wie möglich her-gerichtet* werden, damit die *Freilegung*, d. h. die *Luxierung der Niere möglichst aus der Wunde heraus* durchgeführt werden kann, denn nur so ist ein über-sichtliches Manipulieren an dem Organ und seinem Stiele möglich.

Dies soll herbeigeführt werden durch eine Lagerung des Kranken, welche den *Abstand zwischen Crista ilei und Rippenbogen möglichst vergrößert* und so nicht nur das Operationsgebiet verbreitert, sondern auch die Niere *der Körper-oberfläche entgegendrückt* durch konvexe Ausbiegung ihres medialen Stütz-punktes: der Wirbelsäule. Eine solche Lagerung kann unüberwindlichen Schwierigkeiten begegnen, wenn die Wirbelsäule durch statische usw. Prozesse im Sinne einer skoliotischen oder kyphotischen Verbiegung deformiert ist; sie gelingt leicht unter normalen Verhältnissen. Dementsprechend wird zur Aus-führung der Operationen an den Nieren der Kranke *auf die gesunde Seite so gelagert*, daß durch eine hier in der Lendengegend untergeschobene Stütze der Brust- und Lendenabschnitt der Wirbelsäule in eine *nach der kranken Seite hin konvexe, skoliotische Haltung* gebracht und somit der Abstand zwischen Rippenbogen und Crista ilei hier verbreitert wird. Zu dieser Stütze sind von einigen Autoren *metallene Bänkchen* angegeben worden, die auf dem Operations-tisch befestigt werden können, entweder in der Art, daß diese Bänkchen nach den Umrissen des Körpers in dieser Stellung modelliert sind, indem sie gleich-zeitig ein seitliches Abgleiten vermeiden, oder daß, wie das von Franz König angegebene Modell, eine *metallene Halbrolle* auf dem Tische befestigt wird, die durch eine Kurbelvorrichtung in beliebiger Weise angehoben wird, und die gewünschte Lagerung herbeiführt. Eine solche Metallunterlage übt unseres Erachtens einen *zu erheblichen Druck auf die gesunde Niere* aus und es sind in der Tat Fälle beschrieben worden, in denen nach einer in dieser Weise aus-geführten Nephrektomie vorübergehende Schädigungen der gesunden Niere auftraten, die in Anwesenheit von Erythrocyten und Zylindern im Harn ihren Ausdruck fanden. Eine solche Schädigung der zurückbleibenden Niere, an die große funktionelle Anforderungen zunächst gestellt werden, muß aber un-bedingt vermieden werden, und dies geschieht dadurch, daß man sich einer *ziemlich fest gepolsterten* „*Nierenrolle*" von etwa 20 cm Durchmesser zu jener Stütze bedient. Den so hochkant gelagerten Körper, dessen Rücken mit dem seitlichen Rande des Operationstisches abschneidet, stützt von vorn ein gegen die Symphyse gelegter größerer Sandsack. Das der gesunden Seite entspre-chende Bein bleibt gestreckt, das der kranken entsprechende wird im Hüft-gelenk leicht gebeugt und stützt sich gegen jenen Sandsack. Einige Touren einer breiten Binde befestigen Becken und Beine an den Operationstisch und sichern die Lagerung (Abb. 16).

Der Operationstisch muß so in den Bereich der natürlichen oder der künst-lichen *Lichtquelle* gebracht werden, daß ein übersichtliches Manipulieren auch in den Tiefen des Nierenlagers möglich ist.

Der *Operateur* steht so, daß der liegende Kranke ihm den Rücken zuwendet, der Assistent auf der gegenüberliegenden Bauchseite leicht erhöht, damit auch er genügende Übersicht hat. Der eventuell zur Verfügung stehende zweite Assistent, dem im wesentlichen das Halten der Wundhaken zukommt, steht neben dem Operateur nach der Thoraxgegend hin, also bei Freilegung der rechten Niere links, der linken Niere rechts vom Operierenden.

Instrumentarium.

Was die für Operationen an den Nieren notwendigen Instrumente angeht, so bemühe man sich, einen *möglichst unkomplizierten Apparat* zu verwenden. Man denke daran, daß beim Arbeiten an einer infizierten Niere Instrumente, welche mit dem Innern des Nierenbeckens in Berührung kamen, oder welche zur Versorgung des Ureters benutzt wurden, ohne erneute Desinfektion *nicht weiter verwendet* werden dürfen. Ferner soll für die Versorgung der Wunde am Schlusse der Operation stets ein *sauberes Instrumentarium bereitgehalten* werden. Endlich soll bei komplizierten Eingriffen an der *rechten* Niere stets alles für eine *Gefäßnaht* gerichtet sein für den Fall, daß eine unbeabsichtigte operative Verletzung der Vena cava inf. sich ereignen sollte.

Neben den für größere Weichteiloperationen notwendigen gewöhnlichen Instrumenten für Gewebsdurchtrennung, Versorgung blutender Gefäße und die Naht sind bereit zu halten *Sonden*, insbesondere auch KOCHERsche Sonden

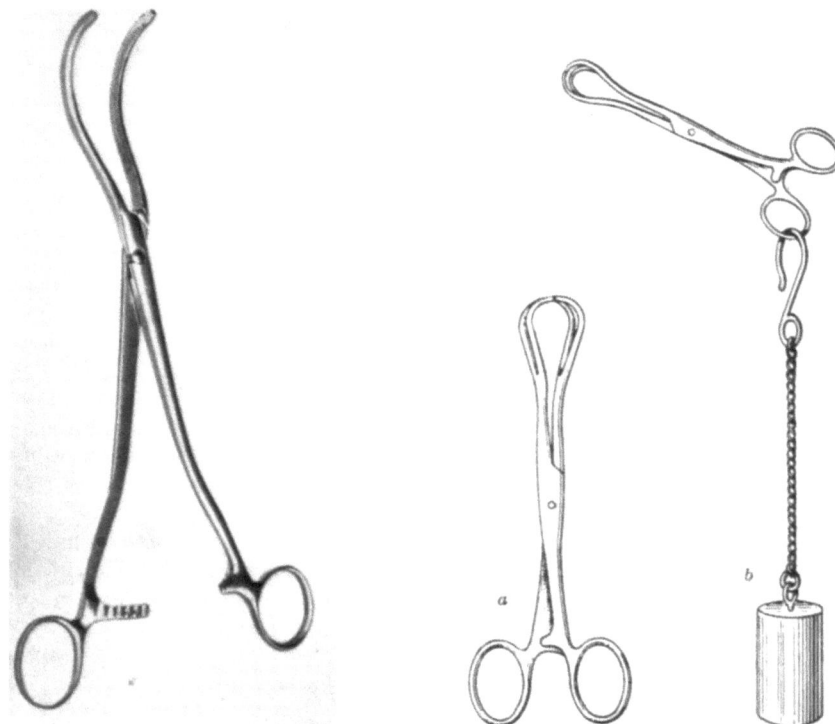

Abb. 17. Klemme zum Fassen des Nierenstiels. Abb. 18a u. b. Krallenzange nach KÜMMELL.

zur Lösung von Verwachsungen, eine lange, möglichst federnde *Knopfsonde* zur Sondierung des Ureters, *Ureterkatheter, breite stumpfe Wundhaken,* DES-CHAMPSsche Unterbindungsnadeln, eine *Rippenschere* und *Raspatorium* für den Fall der Notwendigkeit einer Resektion der 12. Rippe. Ferner sind notwendig *Klemmen* für die eventuelle *Abklemmung des Gefäßstieles der Niere,* und zwar eine *federnde gebogene Klemme* mit längsgerifelten Branchen, die eventuell noch durch übergezogenes Gummi- (Drain-) Rohr geschützt werden können für die *temporäre* Abklemmung und eine feste, winklig abgeknickte oder gebogene *feststellbare Zange,* um im Falle der unbeabsichtigten Verletzung einer Nierenarterie durch *schnelle Abklemmung des ganzen Stieles* die Blutung augenblicklich zum Stehen bringen zu können (Abb 17). — H. KÜMMELL beschreibt sehr praktische „*Krallenzangen*", an deren Handgriff Gewichte angebracht werden und die, in die Wundränder oder die Fettkapsel eingesetzt, die Wunde gut auseinander halten und die zweite Assistenz ersetzen (Abb. 18).

Als *Nahtmaterial* ist für Operationen an den Nieren mittelstarkes *Jodcatgut* zu bevorzugen, auch für die Naht der Bauchmuskulatur, eventuell Doppelfäden; lediglich für die Nähte, welche zur Fixation der Wandernieren die Kapsel der Niere an Rippe und Weichteile befestigen, dürfte mittelstarke *Seide* zu verwenden sein, da es sich um die Dauerwirkung der Naht zunächst handelt. Die Hautnaht kann mit beliebigem Material ausgeführt werden, wir ziehen die Naht mit *dünnem Aluminiumbronzedraht* derjenigen mit Seide oder Catgut, oder gar der Vereinigung mit Michelschen oder v. Herffschen Klammern vor, die bei Rumpfbewegungen des Kranken im Bette leicht die Adaption der Wundränder zu Schaden kommen lassen.

Dringend wünschenswert ist es, bei allen Operationen an den Nieren, wie auch bei den übrigen Eingriffen, Operateur und Assistenz sterile *Gummihandschuhe* tragen zu lassen, die leicht gewechselt werden können, wenn man mit infektiösem Material in Berührung kam. Lediglich bei dem Aufsuchen dünner, schalenförmiger Konkremente im Nierenparenchym sollte der Operateur ohne Handschuhe arbeiten, da diese das hier notwendige ungemein zarte Tastgefühl doch auch bei der größten Gewöhnung beeinträchtigen.

Schnittführung.

Es würde unrichtig sein, wollte der Operateur bei der lumbalen Freilegung der Niere sich auf *eine bestimmte* Schnittführung festlegen. Es ist ein großer Unterschied, ob man das Organ explorativ freilegen oder etwa die dystopische Niere zum Zwecke ihrer Fixation reponieren oder eine Nephrotomie, Pyelotomie, Dekapsulation ausführen will, oder ob man anderseits ein in seinem Volumen durch Tumor oder Hydronephrose vergrößertes Organ exstirpieren oder endlich etwa eine tuberkulöse Niere einschließlich ihres miterkrankten Ureters entfernen will: *die Incision wird man stets nach dem an der Niere beabsichtigten Eingriff anzulegen haben.*

In dieser Absicht ist eine außerordentlich große Anzahl von Schnittführungen angegeben worden, die häufig genug sich lediglich in der Hand ihres Erfinders bewährten, alle diese Variationen wiederzugeben, würde zu weit führen. Von Interesse ist es, die Schnittführung Simons zu kennen, dem wir die *erste Nephrektomie* verdanken; er legte eine vertikale, gerade Incision an, die, am äußeren Rande des M. sacrolumbalis verlaufend, von der 12. Rippe abwärts bis auf die Crista iliaca hinübergriff. Czerny verlegte den Schnitt etwas mehr nach vorn, ließ ihn von der Spitze der 12. Rippe beginnen und schräg nach vorn an den vorderen Teil des Beckenkammes verlaufen. Noch mehr wurde diese Schrägrichtung betont durch v. Bergmanns (1874) erste Incision, die von der 12. Rippe am äußersten Rande des M. ileocostalis beginnend, schräg nach vorn bis kurz über den höchsten Punkt des Darmbeinkammes verläuft. Dieser Schnitt gestattet einen guten Zugang zur operativen Entfernung von Tumoren der Niere, er hat auch den großen Vorzug, daß er, namentlich in der Modifikation von J. Israel, welche noch etwas mehr nach vorn-unten gerichtet ist, beliebig nach der Unterbauchgegend hin, an der Spina ant. sup. vorbei, verlängert werden kann zur gleichzeitigen extraperitonealen Freilegung des *Ureters.* Diese Incision, die den weitesten Zugang gewährt, ist auch wohl, wenigstens in Deutschland, die am meisten verbreitete. Wir würden sie für zu weitgehend halten für diejenigen Fälle, in denen lediglich die *Exploration* der Niere, ihre Freilegung etwa zur *Dekapsulation* oder zur *Nephrolithotomie* und *Pyelolithotomie* bei nicht vergrößertem Organ oder zur

Fixation der *Wanderniere* in Frage käme. Für diese Fälle würden wir der von
GUYON angegebenen Schnittführung den Vorzug geben. Dieser Schnitt beginnt am unteren Rande der 12. Rippe, drei Querfinger breit seitlich von der
Mittellinie, verläuft, um wenige Grade mit dem äußeren Rande der M. sacrolumbalis nach außen divergierend, etwa 8—10 cm abwärts, um dann im scharfen
Bogen nach vorn abzubiegen und etwa 3—4 cm oberhalb der Crista ilei dieser
parallel zu ziehen. — Bekannt ist auch der Türflügelschnitt BARDENHEUERS,
der zwar sehr weiten Überblick gestattet, aber komplizierte Wundverhältnisse

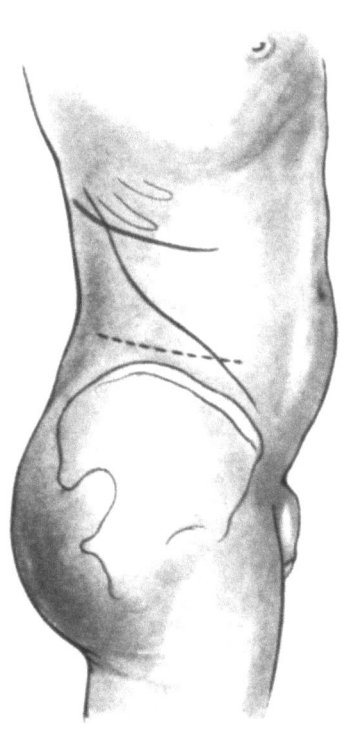

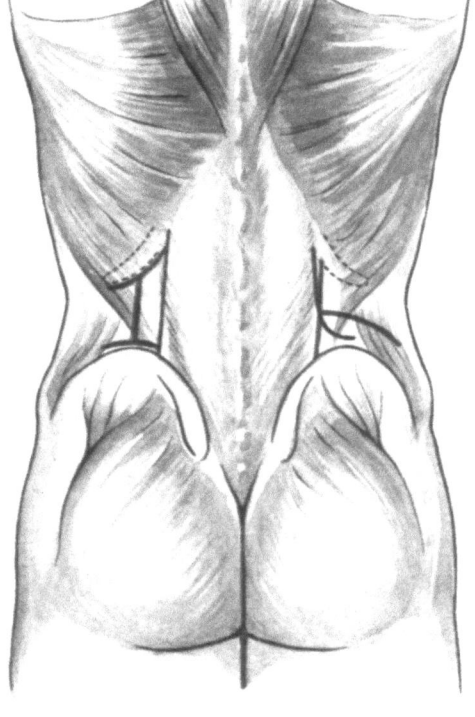

Abb. 19. Schnittführung zur lumbalen
Freilegung der Niere I.
——— v. BERGMANN-ISRAEL; ------ PÉAN;
———— Schnitt zur gleichzeitigen Freilegung der Gallenwege.

Abb. 20. Schnittführung zur lumbalen
Freilegung der Niere II.
Links: ——— SIMON, ———— BARDENHEUER.
Rechts: ——— GUYON, ———— v. BERGMANN I.

schafft. Sehr komplizierte, winkelförmige Incisionen sind vielfach von französischer Seite angegeben worden (CLÉMENT, POLAILLON, LÉCÈNE u. a.). PÉAN
schneidet einfach horizontal vom äußeren Rande des M. rectus in Nabelhöhe
zum Rande des Sacrolumbalis, MAJO ROBSON von der Spitze der 12. Rippe
zur Spina ant. sup., dem Faserverlauf des M. obliquus ext. entsprechend. —
Andere Schnittführungen wurden angegeben, um mit der Freilegung der Niere
andere operative Absichten zu verbinden. So empfahl JANSSEN jüngst für
die nicht seltenen Fälle von Enteroptose, in denen bei gleichzeitiger ausgesprochener Wanderniere eine Erkrankung der Gallenblase nicht auszuschließen
ist, die Incision vom M. sacrolumbalis beginnend, 1—2 Querfinger breit parallel
der untersten Rippe bis zur Linea axillaris anzulegen, nach Reposition und

Fixation der Wanderniere retroperitoneal die untere Leberfläche abzutasten und, im Falle des Vorhandenseins einer Cholelithiasis oder eines Hydrops vesicae felleae, unter geringer Verlängerung des Schnittes bis zur vorderen Achsellinie von hier aus die Gallenblase gleichzeitig zu entfernen (Abb. 19, 20).

Wir folgen bei den weiteren Erörterungen der am meisten verbreiteten Schnittführung, dem *lumbalen Schrägschnitt* v. BERGMANNS. In der angegebenen Richtung wird, nachdem man sich über *Länge und Verlauf der 12. Rippe* genau orientiert und die letztere mit der linken Hand markiert hat, die Haut und das Unterhautzellgewebe durchtrennt, ohne daß hierbei eine nennenswerte Blutung zustande käme, die sofort zu stillen wäre. Die nun zutage liegende

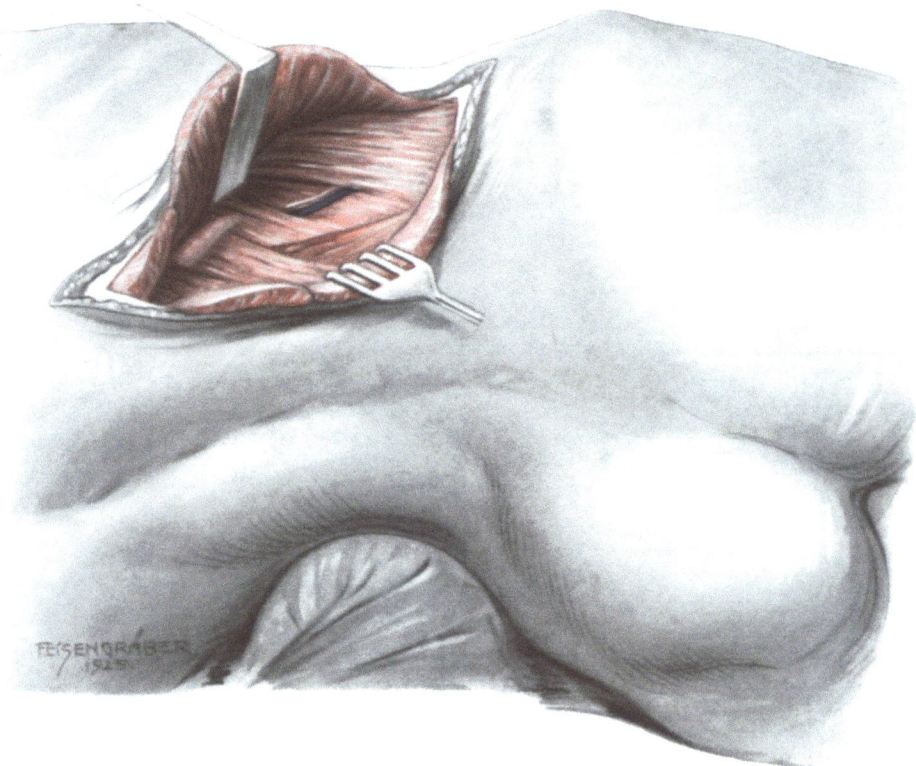

Abb. 21. Lumbaler Schrägschnitt zur Freilegung der Niere, oberflächliche Schicht.

Fascia lumbodorsalis wird gleichzeitig mit den darunter liegenden *M. latissimus dorsi* und *M. obliquus externus* mit *einem glatten* Schnitt, um eine Zerfetzung dieser Muskeln zu vermeiden, durchtrennt. Unter diesen Muskeln, die zu ihrer Schonung mit *stumpfen* breiten Haken auseinander gehalten werden, erscheinen nun nach hinten-oben die zu den unteren Rippen verlaufenden Zacken des *M. serratus post.*, nach hinten-unten, etwas schräg divergierend von der Senkrechten, die Fasern des *M. quadratus lumborum*, während nach vorn in leicht nach hinten konkavem Bogen der Rand des *M. obliquus internus* ein *Dreieck* zu umgrenzen hilft, an dessen Boden die horizontal verlaufenden Fasern des *M. transversus* zutage treten, bzw. dessen Aponeurose. Über ihr zieht von hinten-oben nach vorn-unten der N. intercostalis XII und die ihn begleitenden Gefäße hinweg. Diese Gebilde, insbesondere der Nerv ist *unbedingt zu schonen,* um Ausfälle seiner Funktion in der Versorgung der seitlichen Bauchwand-muskulatur zu vermeiden, die ein sehr unangenehmes Nachgeben dieser letzteren später zur Folge haben könnte. Das gleiche gilt von den etwas tiefer zur Crista ilei hin unter dem lateralen Rande des M. quadratus lumborum hervortretenden *Nn. ileohypogastricus* und *ileoinguinalis*, die in den Schnittbereich fallen, aber aus diesem leichter nach dem unverletzt bleibenden Muskelrande hin medial ab-gedrängt werden können (Abb. 21). Die Durchtrennung der Muskulatur wird im übrigen nicht ohne kleinere Blutungen einhergehen, deren *sofortige* defini-tive Stillung nicht genug empfohlen werden kann. Nach scharfer Durchtrennung des M. transversus bzw. seiner Aponeurose tritt das pararenale Fettgewebe

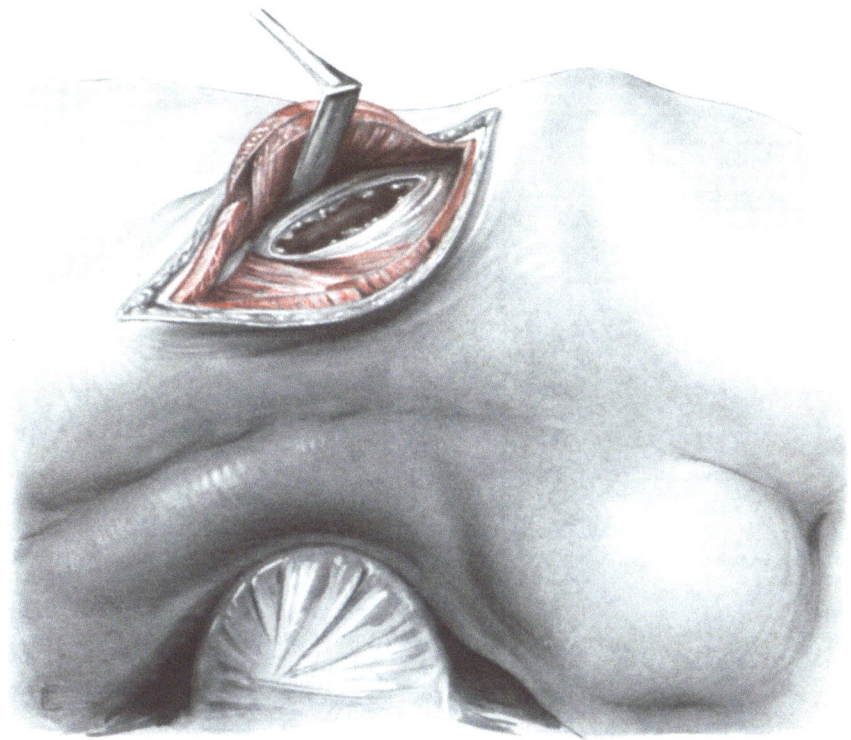

Abb. 22. Lumbaler Schrägschnitt zur Freilegung der Niere, tiefe Schicht.

zutage. Es ist ratsam, die Aponeurose zunächst nur an einer *umschriebenen Stelle* zu eröffnen und mit dem Finger unter dieselbe einzugehen und in der beabsichtigten Schnittrichtung *nach unten hin das Peritoneum abzudrängen*, nach oben hin sich zu vergewissern, daß nicht etwa eine *tiefstehende Umschlag-falte der Pleura* sich gegen die Schnittrichtung vordrängt: man vermeidet so am besten die Eröffnung des Bauchfell- oder Brustfellraumes. Sollte gleich-wohl jetzt oder im späteren Verlaufe das Bauchfell eröffnet werden, so wird man sich vergewissern, daß keine Organe seines Inhaltes eröffnet sind und die Stelle *sofort durch fortlaufende Naht schließen*; sorgfältige *Abdeckung* dieser Stelle mit feuchtwarmen Kochsalzlösungskompressen wird auch für den weiteren Verlauf der Operation das Peritoneum dann genügend schützen, wenn man an der Niere mit septischem Material in Berührung kommen sollte.

Auch eine *Verletzung des kompensatorischen Pleuraraumes* wird dem Operateur gelegentlich unterlaufen können, wenn er bei der Freilegung der Niere
oder ihrer späteren Loslösung nicht mit genügender Vorsicht arbeitet. Man
wird diese Verletzung sofort bemerken an dem *schlürfenden Geräusch*, mit
welchem die Luft bei Ein- und Ausatmung in den Pleuraraum ein- und ausstreicht, dessen Lunge sofort kollabiert. Besteht keine Schädigung der anderen
Lunge, so ist der Zufall gewöhnlich ungefährlich, wenn auch nicht so harmlos
wie die Läsion des Peritoneums. Auch die eröffnete Pleura ist *sofort durch die
Naht zu schließen*, aber nicht durch die fortlaufende, sondern durch Knopfnähte, da die Pleura ein sehr läsibles Gewebe darstellt, dessen Einriß sich leicht
erweitert, so daß man nach Möglichkeit *benachbarte Muskelabschnitte in eine
möglichst in mehreren Etagen anzulegende luftabschließende Naht* (am besten
Matratzennaht) einbezieht. Die Lunge dehnt sich unter Resorption der Luft
im Pleuraraum gewöhnlich bald wieder aus, ohne daß dieser Vorgang künstlich
durch Betätigung des Überdruckapparates während der Rekonvaleszenz oder
durch andere Maßnahmen zu unterstützen nötig wäre. Gelegentlich tritt auch
ein seröses *Pleuraexsudat* auf oder es bilden sich *Verwachsungen* im unteren
Abschnitt des Pleuraraumes, die folgenlos abheilen. Unter allen Umständen
ist durch Abstopfen der Nahtgegend und vorsichtiges Manipulieren an einer
nicht aseptischen Niere die *Infektion* des Pleuraraumes zu *vermeiden*, die begreiflicherweise sehr üble Folgen nach sich ziehen könnte.

Unter dem paranephritischen Fettgewebe wird nun das dorsale Blatt der
Fascia retrorenalis zum Vorschein kommen, nach deren Incision das sehr viel hellere,
lappig angeordnete *perirenale Fettgewebe* unverkennbar hervortritt (Abb. 22).

Ein Griff um die Fettkapsel wird über die *Gestalt* und *Größe* der eventuell
veränderten Niere orientieren, Die Incision der tiefen Muskelschichten wird
so weit vergrößert, daß ein *freies Manipulieren* an der Niere möglich ist, dessen
Zweck darin liegt, das Organ nach Möglichkeit *vor die Bauchwand zu luxieren*,
um einen genügend freien Überblick und ein freies Operieren am *Nierenstiel*
zu ermöglichen.

Nach stumpfer Durchtrennung der perirenalen Fettkapsel erscheint die
blaurot gefärbte Niere in der Tiefe der Wunde; eine *Verwechslung des Organs
mit dem Leberrande* beim Freilegen der rechten Niere wird man zu vermeiden
wissen, wenn man auf das Bauchfell achtet und im Auge behält, daß der Leberrand mit seiner Schärfe sich ganz anders anfühlt wie der breitere konvexe Rand
der Niere, wenn auch beide Organe dicht beieinander liegen.

Die Freilegung der Niere in der Tiefe der Wunde zum Zwecke einer Abtastung des Organes ist damit beendet. Die weiteren Manipulationen richten
sich danach, *welche Therapie auf Grund seiner Erkrankung eingeschlagen*
werden soll.

Einzelne Operateure sind der Auffassung, daß zur übersichtlichen Freilegung der Niere, und ganz besonders dann, wenn es sich um ein hoch in die
Zwerchfellkuppe hinaufreichendes Organ oder um seine Vergrößerung durch
Tumor oder Retentionsgeschwulst handle, die *Resektion der 12. Rippe*, oder
gar diejenige der 11. Rippe notwendig sei, und haben die hierauf bezügliche
Indikation sehr weit gesteckt. Wir können uns der Meinung von Kümmell
und vielen anderen nur rückhaltlos anschließen, daß die Entfernung der 12. Rippe
nur in *sehr seltenen* Fällen notwendig werden wird, die, wie aus den vorstehenden
anatomischen Erörterungen hervorgeht, stets eine, wenngleich überwindbare
Gefahr für die Verletzung der Pleura in sich birgt. Die Incision zur Nierenfreilegung soll und kann auch ohne Verletzung des Peritoneums, vorausgesetzt,
daß es sich nicht um schwere perirenale entzündliche Verwachsungen handelt,
so weit nach unten hin verlängert werden, daß die in die Wunde eingeführte

Hand alle Manipulationen für alle in Frage kommenden weiteren Eingriffe vornehmen kann. Sollte sich gleichwohl in vereinzelten Fällen, etwa für die Exstirpation besonders großer oder nach oben hin verwachsener *Tumoren*, oder für die Trennung besonders starker *entzündlicher Verwachsungen* die Resektion der 12. Rippe, die nach den hierfür geltenden operativen Richtlinien vorzunehmen wäre, als notwendig erweisen, so wird man sich zunächst sehr genau zu vergewissern haben wegen der Lageverhältnisse der Pleura, daß man *diese* 12., und nicht etwa bei abnormer Kürze der letzteren die 11. Rippe vor Augen hat. Man wird dann in vorsichtigster Weise stumpf die muskulären Weichteile und mit ihnen die etwa vorhandene, meist nicht zu Gesicht kommende Pleurafalte zurückschieben und bei dem weiteren Vorgehen stets im Gedächtnis haben, daß eine Verletzung des Brustfells bei einer aseptischen Operation zwar ein unangenehmes, weil nicht vorgesehenes Ereignis darstellt, welches den Heilungsverlauf unter normalen Verhältnissen nicht besonders kompliziert, daß aber die Vernähung der dauernd den Atembewegungen ausgesetzten sehr zarten und zerreißlichen Membran bzw. ihr luftdichter Abschluß gegen die eigentliche Wundhöhle sich *sehr schwierig gestalten kann* und daß beim Operieren unter den Verhältnissen der Infektion naturgemäß äußerst üble Komplikationen die Folge sein können.

Als einleitender Eingriff für weiteres Vorgehen an der Niere kann ferner gelten die *beabsichtigte Eröffnung des Peritoneums* von der Wunde her, die früher von den Operateuren allgemein vorgenommen wurde, um durch einen transperitonealen Griff sich von dem Vorhandensein einer zweiten Niere zu überzeugen. Heute kommt dies selten noch in Frage, da operatives Vorgehen auf eine Niere ohne Durchführung der cystoskopischen usw. Untersuchungen und ohne radiographische Darstellung der Nieren gemeinhin als ein *Vitium artis* bezeichnet werden muß. *Notwendig* aber kann das Vorgehen auch jetzt noch dann werden, wenn etwa eine *Verletzung* der Niere vorliegt, die wegen bedrohlicher Blutung *schleunigstes* operatives Vorgehen notwendig macht; man würde im Falle des Vorhandenseins nur *einer* Niere an dem verletzten Organ sich äußerst konservierend verhalten, dessen Exstirpation im anderen Falle das gegebene Verfahren darstellen würde. — Die Eröffnung des Bauchfellraumes hat vorsichtig zu geschehen, damit die Verletzung der Därme, vor allem des Dickdarms, vermieden wird: nach Anheben des Peritoneums zwischen zwei Pinzetten. Die transperitoneale Abtastung der zweiten Niere macht naturgemäß keine Schwierigkeiten, die Eröffnungsstelle des Bauchfellraumes wird vor weiterem Vorgehen sofort wieder verschlossen.

Die typischen Operationen an Niere und Nierenbecken.

Auf die typischen Operationen an Niere und Nierenbecken soll im Rahmen der vorliegenden Erörterungen lediglich von anatomischen Gesichtspunkten und denjenigen der Akiurgie aus eingegangen werden. Therapeutische Erwägungen stehen außerhalb der vorgezeichneten Richtlinien und werden in den entsprechenden Abschnitten des Handbuches behandelt werden.

Zunächst sei eines Eingriffes gedacht, der in vergangenen Zeiten nicht selten an dem nicht freigelegten Organe percutan vorgenommen wurde, der *Punktion der Niere*. Man pflegte sie aus diagnostischem Interesse vorzunehmen, um zu differenzieren, ob die vorliegende Intumescenz einen soliden Tumor oder eine Retentionsgeschwulst zur Ursache hatte. Zur Vermeidung einer Verletzung des Peritoneums oder des Inhaltes der Bauchhöhle wurde empfohlen, als Einstichstelle die Mitte einer Linie zu wählen, die man vom Ende der 12. Rippe

zu einem 6 cm hinter der Spina anterior superior gelegenen Punkt des Darmbeinkammes zog.

Das Verfahren wird heute, da andere diagnostische Vorgehen zur Verfügung
stehen, wohl nur selten noch angewandt. *Wir können vor seiner Anwendung
nicht dringend genug warnen.* Ganz abgesehen von der Gefahr einer Verletzung
der Peritonealhöhle bzw. ihres Inhaltes kann durch Verletzung eines größeren
Tumorgefäßes durch die Punktionsnadel eine höchst unangenehme Komplikation durch Blutung geschaffen werden und es kann durch die Punktion einer
Pyonephrose oder einer infizierten Hydronephrose eine schwere Infektion des
pararenalen Gewebes erfolgen.

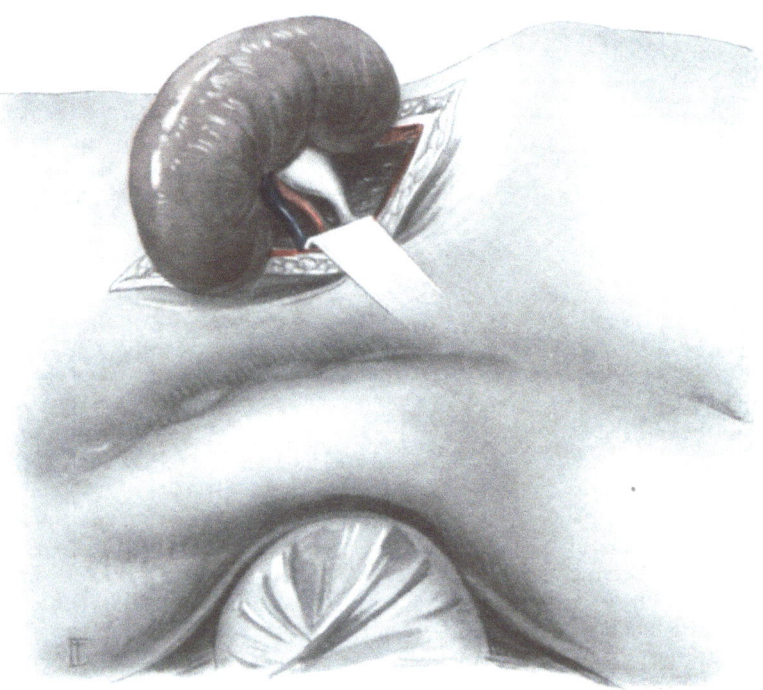

Abb. 23. Vorlagerung (Luxierung) der Niere vor die Wunde.

Für die weiteren Ausführungen setzen wir voraus, daß die Niere auf lumbalem
Wege retroperitoneal in der oben geschilderten Weise so freigelegt wurde, daß
ihre blaurote, von der Capsula fibrosa propria bedeckte Oberfläche in der Tiefe
der durchtrennten, mehr oder weniger dicken perirenalen Fettkapsel zutage
liegt.

Alle weiteren operativen Manipulationen, mögen sie sich an der Kapsel
des Organes abspielen oder an seinem Stiel, mag es sich handeln um die dauernde
Reposition einer dislozierten Niere oder um Eingriffe an ihrer Substanz, oder
endlich am Nierenbecken, setzen eins voraus: die *Luxierung der Niere*, d. h.
die Befreiung von ihren Verbindungen mit der Nachbarschaft, so daß es gelingt, wenn eben möglich, d. h. wenn nicht ein zu kurzer Gefäßstiel oder schwere
entzündliche Veränderungen in seinem Bereiche es verbieten, das Organ *vor
die äußere Wunde zu lagern* oder wenigstens nach Möglichkeit aus seiner Tiefe
herauszuwälzen. Nur so gelingt es, den notwendigen Überblick über die Niere
zu gewinnen, und nur so ist es möglich, Verhältnisse zu schaffen, die eine bei

der operativen Verletzung eines größeren intrarenalen Gefäßstammes etwa entstehende Blutung in Ruhe zu beherrschen gestatten.

In seinem Vorgehen zur Luxierung der Niere wird der Operateur unterstützt durch den ihm gegenüber an der Wunde stehenden Assistenten, der durch *leichten stetigen Druck vom Abdomen her* unter den Rippenbogen dem Operateur die Niere *entgegendrängt.*

Die Luxierung kann leicht ausführbar sein, wenn die Niere nicht vergrößert ist, namentlich wenn es sich um ein *bewegliches* Organ bei *Ren mobilis* handelt und wenn keine älteren Entzündungsprodukte dasselbe in der Tiefe festhalten. Sie kann außerordentliche Schwierigkeiten machen bei *kurzem Gefäßstiel,* bei *Vergrößerungen* und *entzündlichen Verwachsungen* des Organs.

Löst man die Niere aus, so wird man sich zunächst darüber klar sein müssen, ob es lediglich auf eine Befreiung des Organs aus seiner nächsten Nachbarschaft, der Fettkapsel, ankommt, oder ob der Krankheitsprozeß es wünschenswert erscheinen läßt, die *Fettkapsel* nach Möglichkeit ganz *mit zu entfernen.* Das letztere ist der Fall bei der Tuberkulose der Niere, namentlich dann, wenn das perirenale Gewebe innige Verbindungen mit tuberkulösen Herden in der Rindensubstanz nicht verkennen läßt. Eine Zurücklassung des Fettgewebes an diesen Stellen würde ein lokales Rezidiv der Tuberkulose sehr wahrscheinlich machen und ist gewiß häufig die Ursache einer langen Verzögerung der Wundheilung nach Nephrektomie wegen Nierentuberkulose. In anderen Fällen chirurgischer Nierenerkrankungen kommt der Entfernung der Fettkapsel nicht diese Bedeutung zu.

Bei der Luxierung der Niere aus ihrem Bette verfährt man wie bei der operativen Entwicklung eines Tumors aus seinen nachbarlichen Verwachsungen. Man löst die etwa bestehenden flächenförmigen Verlötungen stumpf mit der KOCHERschen Sonde oder der Schere ab. Stärkere Verwachsungsstränge werden durchtrennt, nachdem man sie vorher *doppelt unterbunden* hat; dies ist unbedingt notwendig, da nicht nur in den Verwachsungsgebilden, sondern auch in normalem Fettgewebe recht große venöse Gefäße verlaufen und man stets dessen gewärtig sein muß, daß anormal zur Niere hinziehende arterielle Gefäße, die, wie wir sahen, ihren Verlauf direkt von der Aorta nehmen oder die Stammarterie vor ihrem Eintritt in den Nierenhilus verlassen, im Fettgewebe sich verbergen. Vor allem wird man sich bemühen, *zunächst den oberen und den unteren Nierenpol frei* zu bekommen. Dabei ist es dringend anzuempfehlen, sich *vor allem anderen* über den *Verlauf des Ureters* zu unterrichten und ihn, wenn die Exstirpation der Niere beabsichtigt ist, mit einer *Longuette* anzuschlingen. Wir sahen, daß man ihn *am meisten nach hinten* von den Gebilden des Nierenhilus am unteren Ende des Pelvis antrifft. Es ist auch in gewissen Fällen *deshalb* von Bedeutung, die Lageverhältnisse des Ureters zunächst festzustellen, weil Stauungen des Harnabflusses aus dem Nierenbecken gelegentlich verursacht werden durch Abknickungen des Harnleiters, durch Verwachsungsstränge oder durch die Abschnürung abnorm zum unteren Pol verlaufender Blutgefäße. — Die stumpfe Ablösung des oberen Poles von der mit ihm locker verbundenen Nebenniere gelingt unter normalen Verhältnissen in sehr einfacher Weise, schwieriger allerdings wird die Trennung, wenn es sich handelt um perinephritische Prozesse, in welche die Nebenniere einbezogen ist. Man wird bei der Auslösung der Niere nicht etwa sich darauf einstellen, von einem Pol aus vorzugehen, sondern, gerade so wie bei der Tumorentwicklung *wechselt man die Stelle der Auslösung* in der Weise, wie die Niere nachgibt. Ist die Lage des Ureters festgestellt und sind oberer und unterer Pol entwickelt, so ist für die Luxierung das meiste gewonnen, die Freilegung bis zum Nierenbecken gelingt dann leicht unter breiter Auseinanderhaltung der Wundränder bis in die Tiefe mit breiten stumpfen Haken, und das Organ wird, vorausgesetzt, daß die Länge des Gefäßstieles es zuläßt, sich gut in die Wunde hinein und vor dieselbe vorziehen lassen, so daß es sich in allen Abschnitten überblicken läßt (Abb. 23).

Wenn wir nunmehr zur *Technik* der einzelnen an der Niere auszuführenden typischen Operationen übergehen, so werden wir zweckmäßig unterscheiden zwischen Eingriffen, die ausgeführt werden *an der Nierenkapsel, an der Nierensubstanz selbst*, dann solchen, welche die *Entfernung des Organs* zum Zwecke haben, und endlich *Eingriffen am Nierenbecken*.

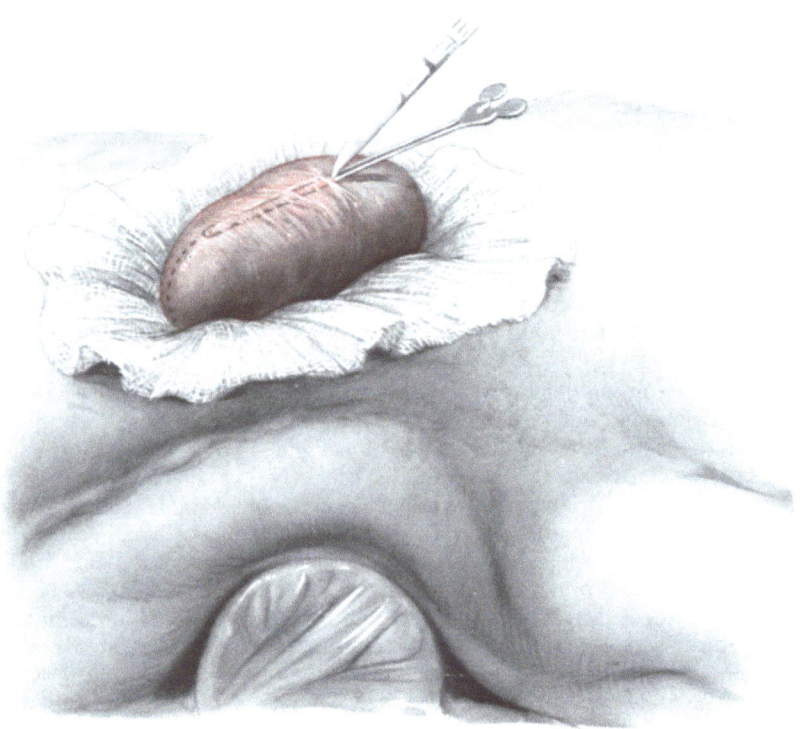

Abb. 24. Dekapsulation der Niere I.

Operationen an der Capsula fibrosa renis.

Die *Dekapsulation* oder *Dekortikation* der Niere, d. h. die Ablösung der Kapsel von dem intakt bleibenden Organ und ihre Entfernung ist ein Eingriff, der ursprünglich von Edebohls angegeben wurde zur Behandlung der *chronischen Nephritis*. Die Operation, über deren Indikation bis in die neueste Zeit ein lebhafter Austausch der Meinungen stattgefunden hat, gewann im Laufe der letzten Jahre eine außerordentliche Bedeutung weit über das Gebiet hinaus, für welches Edebohls sie angegeben hatte, nachdem die Forschung ihr eine ganz andere Wirkung zuerkannt hatte, als jener Operateur annahm. Über die Indikation der Dekapsulation wird an anderer Stelle zu berichten sein.

Man wählt zur Freilegung der Niere einen kleinen Schnitt, derjenige nach Guyon ist zu bevorzugen. Besondere Hämorrhagien sind bei der Entkapselung der Niere nicht zu erwarten, eine präventive Abklemmung des Nierenstieles ist daher nicht erforderlich.

Das vor die Bauchwand luxierte Organ wird von der Assistenz gehalten
und nun wird die Kapsel an der Stelle der größten Konvexität des lateralen
Randes der Niere durchtrennt. Es ist nicht zu empfehlen, diesen Schnitt mit
dem Messer ohne Vorsichtsmaßregeln vorzunehmen: eine Läsion, wenn auch
der obersten Schicht der Nierenrinde, würde nicht zu umgehen sein. Besser
ist es, *in der Mitte des lateralen Nierenrandes* einen *kleinen Einschnitt* von etwa
0,5 cm durch die Kapsel zu machen und nun von dieser Stelle aus eine *Hohlsonde* zuerst in der *Richtung des einen*, dann in der des *anderen Pols subkapsulär
vorzuschieben* bis zur Höhe des jeweiligen Poles und auf der Rille jener Sonde

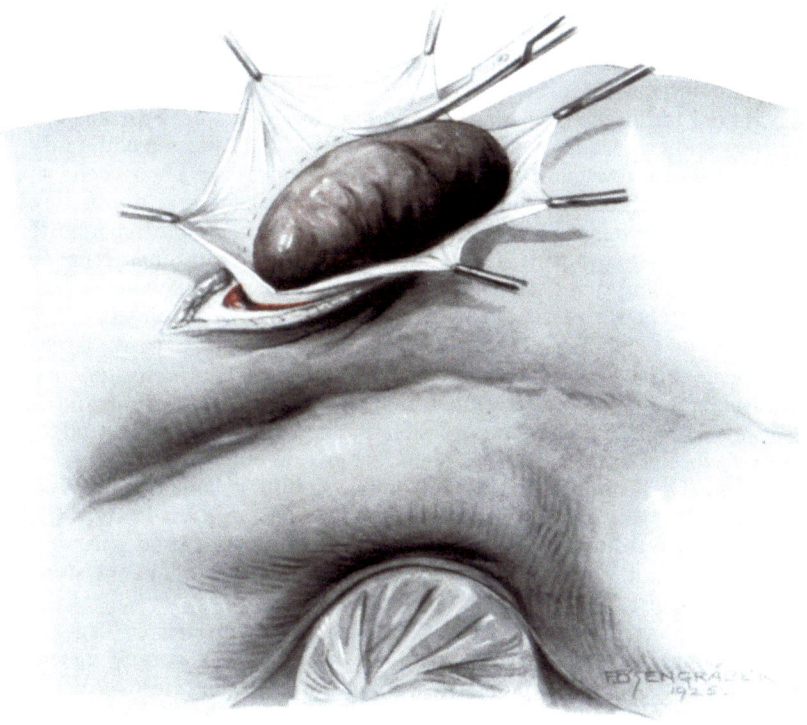

Abb. 25. Dekapsulation der Niere II (Resektion der Kapsel).

die emporgehobene Kapselmembran zu spalten (Abb. 24). Ist das geschehen,
so faßt man mit einer anatomischen Pinzette zunächst an der Vorderfläche,
dann an der Hinterfläche der Niere den Schnittrand der Kapsel und kann
nun *mit dem Finger* oder mit einer zwischengeschobenen KOCHERschen *Sonde*
unter normalen Verhältnissen mühelos die Nierenkapsel bis zum Pelvis herab-
streifen, an dessen Ansatz sie *mit der Schere abgetrennt wird* (Abb. 25).
   Nicht so einfach verläuft die Ablösung, wenn *perinephritische Prozesse* vorliegen oder vorgelegen haben. Dann ist die Verbindung zwischen Kapsel und
Rindensubstanz stellenweise flächenförmig eine sehr innige: in dem verbindenden
Gewebe verlaufen Blutgefäße, deren Durchtrennung zu kleinen Hämorrhagien
Veranlassung gibt, während sonst die Dekapsulation ohne Verletzung der Rindensubstanz und ohne Blutung durchzuführen ist. Auch bei der Entkapselung
jugendlicher Nieren oder solcher Organe mit *persistierender fetaler Lappung*
pflegt die Kapsel sich in die Lappungsfurchen hinein zu senken und an deren

3*

Boden fester verwachsen zu sein, so daß bei der Abschälung kleine Blutungen aus Rindenläsionen entstehen.

Alle diese Hämorrhagien müssen unbedingt gestillt werden, bevor die Operationswunde geschlossen wird. Zondek rät, in jenen Fällen zur Vermeidung der Blutungen von der Dekapsulation Abstand zu nehmen und sie durch *multiple kleine Einschnitte in die Nierenkapsel zu ersetzen (Scarification der Niere)*.

Das entkapselte Organ läßt man in sein Fettlager zurücksinken. Es folgt die Naht der Bauchwandwunde. Die Vereinigung der Muskelschichten kann mit Seide oder mit Catgut vorgenommen werden. Wir bevorzugen die Naht mit doppelt genommenem starkem Catgut, welche alle Fascien und Muskelschichten gleichzeitig, und zwar als Knopfnaht faßt und zur Adaption bringt. Sollte zwischen den einzelnen Nähten die oberflächliche Fascie nicht gut aneinander liegen, so wird sie mit feineren Nähten nochmals gefaßt und zur Vereinigung gebracht. Wie bei der Naht einer Laparotomiewunde, so ist auch bei der Naht der hinteren Bauchwand der sorgfältige *Schluß des Fasciensystems* etwas sehr Notwendiges, wenn eine Narbenhernie vermieden werden soll, ja die Nierenwunde ist Schädigungen während der Rekonvaleszenz noch mehr ausgesetzt als die Laparotomienaht, weil der Kranke auf ihr liegt und durch Bewegungen des Körpers um seine Längsachse die Naht gelockert werden könnte. Bevor die Hautnaht angelegt wird, ist es zu empfehlen, mit einzelnen feinsten Catgutnähten das subcutane Fettgewebe beider Wundseiten aneinander zu bringen, um das Entstehen von subcutanen toten Räumen zu vermeiden.

Mit welchem Nahtmaterial die *Hautnaht* ausgeführt wird, ist schließlich gleichgültig, wir bevorzugen die *Knopfnaht mit feinem Aluminium-Bronzedraht*. Stets ist zu raten, die Wunde nach der Decorticatio renis zu *drainieren*, nicht etwa wegen der Möglichkeit eines sich bildenden Hämatoms, sondern weil es gerade nach der Dekapsulation nicht selten zu einer *lebhaften Sekretion aus der Nierenrinde* kommen kann, die, ohne Abfluß gelassen, den Wundverlauf stören könnte. Ein dünnes *Gummidrain* oder auch nur ein *lockerer Gazestreifen* wird auf die Substanz der entkapselten Niere geleitet und aus dem oberen Wundwinkel, d. h. dem bei der Rückenlage des Kranken am meisten *abhängig gelegenen Teil der Wunde*, herausgeleitet.

Das Drain kann, wenn die Sekretion unterbleibt, am dritten Tage post operationem entfernt werden. Die *Hautnähte*, dies soll im voraus gleich für *alle* Operationen an den Nieren bemerkt werden, *entferne man nicht vor dem 12. Tage*, denn die kleinsten Lageveränderungen eines auf dem Rücken liegenden Kranken stellen große Anforderungen an die Festigkeit der Hautnaht, deren Ränder leicht gegeneinander verschoben werden können, und diese Festigkeit dürfte kaum vor dem 12. Tage erreicht werden.

Die Nephropexie.

Unter der Nephropexie versteht man ein operatives Verfahren, welches dazu dienen soll, eine *erworbene Dystopie* der Niere *(Wanderniere, Ren mobilis)* durch Fixation des Organs so zu beseitigen, daß die Beschwerden des Kranken, welche die Operation angezeigt erscheinen ließen, behoben werden. Da diese Beschwerden im wesentlichen darauf beruhen, daß durch die Lageveränderung der Gefäßstiel der Niere oder der Ureter abgeknickt wird, so wird man bei dem Eingriff vor allem sein Augenmerk darauf zu richten haben, Verhältnisse zu schaffen, *die eine solche Abknickung weiterhin unmöglich machen*. Die ideal durchgeführte Operation würde darin bestehen, die Niere an ihre *normale* Stelle zu verlagern und dort zur Anheilung zu bringen. In der Tat ist dies nicht durchführbar, selbst wenn die Stielverhältnisse es anatomisch gestatten sollten:

der Eingriff müßte ein unverhältnismäßig großer werden. Die Operation kann diese Rücklagerung des Organs nur teilweise erreichen, d. h. sie erstrebt es, unter Vermeidung einer Abknickung des Gefäßstieles und des Ureters, die Niere so *möglichst hoch* in der Zwerchfellkuppe *an den Organen der seitlichen und hinteren Bauchwand* zu *befestigen* und *zur Anheilung zu bringen*, daß sie vor schädigender Druckwirkung von außen her, z. B. durch Kleider usw. geschützt ist.

Eine sehr große Anzahl von Verfahren zur Nephropexie ist angegeben worden, die man nach zwei Gesichtspunkten einteilen kann: diejenigen Verfahren, die mit oder ohne vorhergehende teilweise Dekapsulation der Niere durch Nähte, welche *durch das Parenchym* geführt werden, die Einheilung

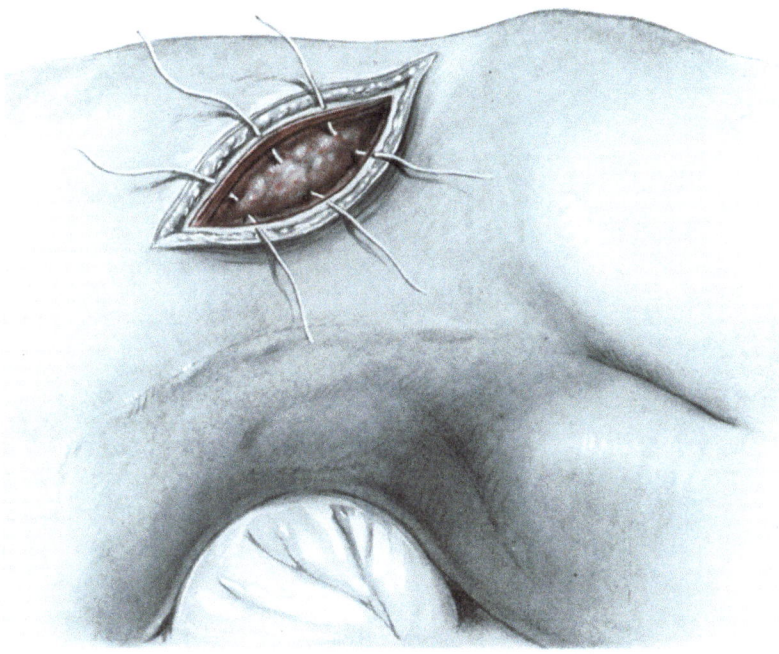

Abb. 26. Fixierung der Wanderniere durch transrenale Nähte.

des Organs an die *Weichteile der hinteren Bauchwand* erstreben, und diejenigen, die das Organ auf die verschiedenste Weise *an der 12. Rippe aufzuhängen* sich bemühen, indem sie *eine Läsion des Parenchyms vermeiden*.

Nachdem die Niere freigelegt und für die vorzunehmende Operation nicht in einer so ausgedehnten Weise, wie sie oben geschildert wurde, luxiert worden ist, legt GUYON drei Doppelfäden aus starkem Catgut etwa $1^1/_2$ cm von der stärksten Konvexität der Niere entfernt *durch das Parenchym*, und zwar je einen Doppelfaden durch die Mitte und die beiden Pole (Abb. 26). Dann werden jederseits des Ein- und Ausstiches die Doppelfäden in sich verknotet, so daß die Niere nun locker „*wie in einer Hängematte*" liegt. Nun wird von den drei oberen Doppelfäden an der Vorderfläche der Niere der nach dem *oberen* Pol zu liegende so vernäht, daß der eine Zwillingsfaden *um die 12. Rippe* geführt und mit dem anderen Zwillingsfaden verknotet wird, an den unteren Fäden und denjenigen an der Rückseite der Niere wird von den Zwillingsfäden der eine durch die

Muskulatur und Fascien der Bauchwand gezogen und verknotet. Über der Niere wird dann die Muskulatur durch Naht vereinigt. Kümmell empfiehlt, *durch die zum Teil dekapsulierte Niere* drei dicke Seidenfäden *temporär* zu legen, die, durch Muskulatur und Haut *nach außen geführt*, nach Naht der Bauchwand über der Haut geknotet und *nach drei Wochen entfernt* werden.

Andere Methoden benutzen *Teile der Capsula fibrosa als Aufhängevorrichtung.* So präpariert z. B. Vogel zwei je etwa 1,5—2 cm breite *longitudinale Streifen* von etwa 10 cm Länge aus der Vorderfläche der Kapsel heraus, die, am oberen Pol beginnend, dort gestielt bleiben, um die 12. Rippe herumgeführt und dann mit ihrem Ende an einer höher gelegenen Stelle der Kapselschnittwunde vernäht werden (Abb. 27). Narath ging so vor, daß er an der Hinterfläche der Niere *zwei kleine Längsincisionen* anlegte, die Mitte dieser

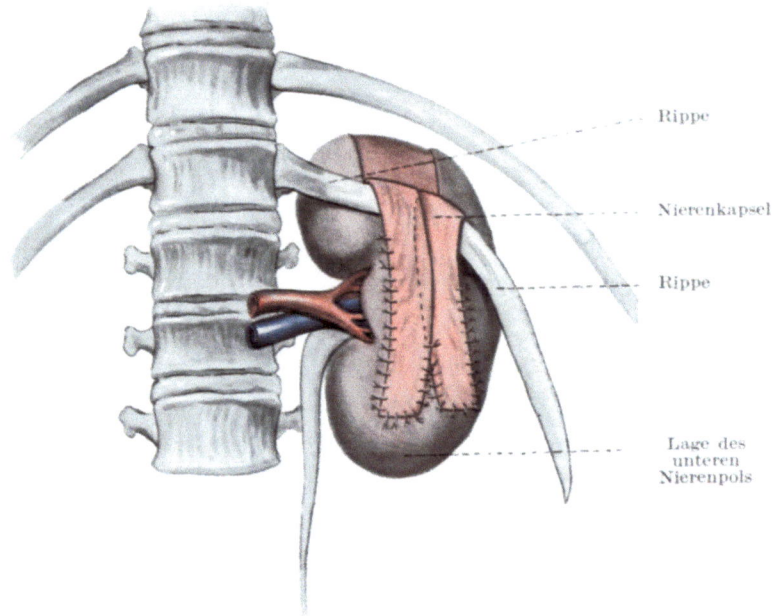

Abb. 27. Fixierung der Wanderniere. (Nach Vogel.)

Incisionen durch einen schrägen Schnitt durch die Kapsel verband, *türflügelartig* die letztere im Bereiche der Einschnitte frei präparierte und nun über der *in den Kapseldefekt gelegten*, von ihren *Weichteilen in diesem Bereiche befreiten 12. Rippe wieder vereinigte*, so daß die Kapsel an dieser Stelle durch die Rippe *tunelliert* wurde (Abb. 28).

Wir können das nachstehende Verfahren, welches man als eine *Modifikation des Guyonschen Vorgehens* bezeichnen könnte, auf Grund vieler Erfahrungen empfehlen. An der luxierten Niere wird die Kapsel von Pol zu Pol incidiert, wie wir dies oben für die Dekapsulation beschrieben haben, dann werden auf diese Incision am oberen und unteren Ende *quere Kapselincisionen* von etwa 4 cm Länge gesetzt und im Bereiche der so entstandenen *Türflügel* die Kapsel (also *teilweise*) abgestreift. Die entstandenen Kapsellappen werden mit Klemmpinzetten gefaßt und an ihnen wird *die Niere aufgehängt.* Je drei mittelstarke Seidennähte fassen und *raffen* durch mehrere Einstiche den vorderen und den hinteren Kapsellappen an den Enden und in der Mitte. Nun wird der unterste und der mittlere Faden des vorderen Kapsellappens, während gleichzeitig der

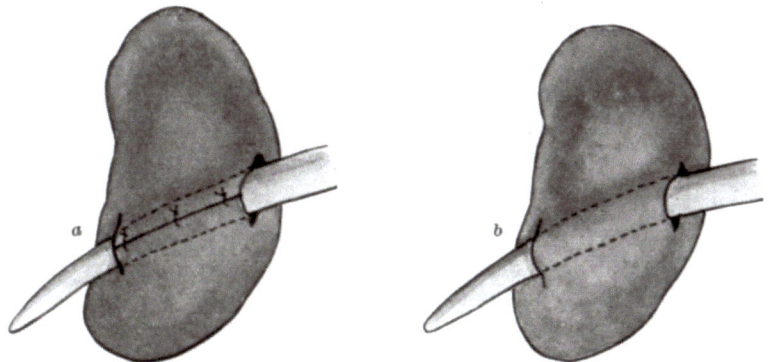

Abb. 28 a u. 28 b. Fixierung der Wanderniere. (Nach NARATH.)

Assistent die Niere von unten her stützt und nachdem, um bessere Lagerungs-verhältnisse zu erhalten, die untergeschobene *Nierenrolle beseitigt* worden ist,

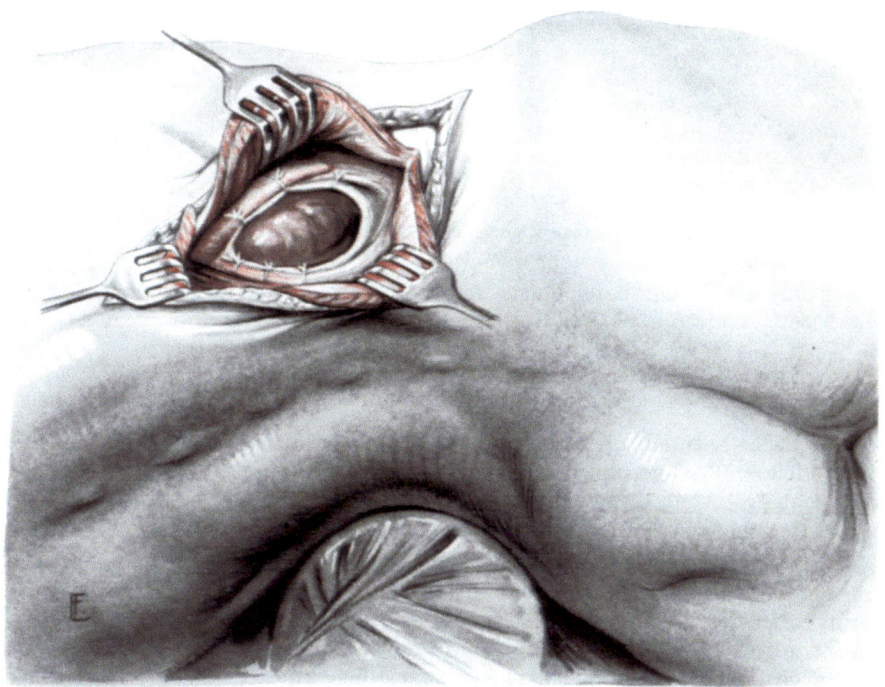

Abb. 29. Fixierung der Wanderniere an die XII. Rippe.

an möglichst hoher Stelle um die 12. Rippe herumgeführt und geknüpft. Es folgen abwechselnd die vorher angelegten übrigen hinteren und vorderen Nähte, die durch die *Fascia retrorenalis* so hindurchgeführt werden, daß die Niere dabei

immer weiter um ein Stück angehoben wird (Abb. 29). Auf diese Weise erreicht
man es, daß die Niere wenigstens nahezu an ihre normale Stelle gebracht
wird, *wobei Gefäßstiel und Ureterverlauf regelrechte Richtung erhalten*, und daß
die im Bereich der Kapselentfernung angefrischte Niere *mit der Muskulatur
der Bauchwand verwächst* und nun nicht nur durch die Nähte, sondern auch
durch *Gewebsverbindungen* an ihrer neuen Stelle gehalten wird. Dazu ist es
natürlich notwendig, daß der Kranke *längere Zeit eine ruhige Rückenlage* einnimmt, um eine solche Verbindung zustande kommen zu lassen; deshalb bleibt
er drei Wochen im Bett und steht dann zunächst stundenweise auf. Eine Atrophie
der Muskulatur haben wir bei diesem Verfahren nie eintreten sehen. — Nach
der geschilderten Befestigung der Niere mit ihrer Kapsel werden die Bauch-
wandmuskeln, Fascie, Unterhautzellgewebe und Haut vernäht, wie dies für
die Decapsulatio renis geschildert wurde. Drainage der Wunde ist wünschenswert für 3—4 Tage, wir sahen in mehreren Fällen eine sehr lebhafte, vorübergehende seröse Sekretion aus der Rinde im Bereiche des Kapseldefektes auftreten. Die *Dauererfolge* des geschilderten Verfahrens der Operation der
Wanderniere müssen wir auf Grund unserer Nachuntersuchungen an vielen

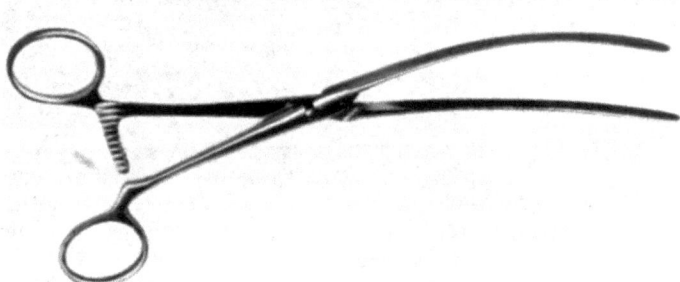

Abb. 30. Federnde Klemme zum Abklemmen des Nierenstiels.

Fällen als *sehr gute* bezeichnen, nicht nur was die Beseitigung der Beschwerden, sondern auch was das erzielte anatomische Resultat angeht.

Die Nephrotomie.

Die nachstehenden operativen *Eingriffe in die Substanz der Niere* machen
eine tadellose Vorlagerung des Organs, soweit dies die anatomischen Verhältnisse eben gestatten, dringend notwendig, denn nur so wird der tastende Finger
und das suchende Auge den erforderlichen Überblick gewinnen.

Dazu tritt eine weitere Voraussetzung. Während die Eingriffe an der Nierenkapsel mit einer *Blutung* aus dem Organ nicht einherzugehen pflegen, ist dies
naturgemäß der Fall bei der Incision des Organes, selbst wenn man den Einschnitt mit größter Vorsicht dem bekannten Verlaufe der Gefäße anpaßt. Ganz
abgesehen davon, daß dem Kranken dieser Blutverlust zu ersparen ist, würde
eine Überblutung des Operationsfeldes auch die *Erkennung von pathologischen
Gewebsveränderungen* in hohem Grade stören. Man wird daher eine Spaltung
der Nierensubstanz stets *in Blutleere* vornehmen. Viele Operateure bevorzugen es,
vor dem Eingriff den Gefäßstiel der Niere *temporär abzuklemmen*. Man bedient
sich dazu leicht gebogener, federnder Klemmen mit Längsriffelung, ähnlich
der Doyenschen Darmklemme (Abb. 30). Sie schädigen die Gefäße am wenigsten

und eine Verletzung derselben kann ohne Behinderung der Klemmwirkung noch mehr verhindert werden dadurch, daß man die Branchen der Klemme mit dünnem *Drainage-Gummischlauch* überzieht. Ebenso kann man durch *elastische Ligatur* mit einem dünnen Gummischlauch die Blutzirkulation am Nierenstiel absperren. Auch wir würden uns dazu entschließen, im Falle einer nicht genügenden Assistenz die temporäre Abklemmung des Gefäßstieles in der geschilderten Weise vorzunehmen. Im übrigen ist jedoch der *manuellen Absperrung* der Blutversorgung unbedingt *der Vorzug zu geben.* Sie wird durch den Fingerdruck eines geschulten Assistenten viel zarter und für die Gefäßwand viel schonender ausgeführt, als dies durch Instrumente geschehen kann, wenn diese auch noch so gut federn und die Kanten ihrer Branchen durch

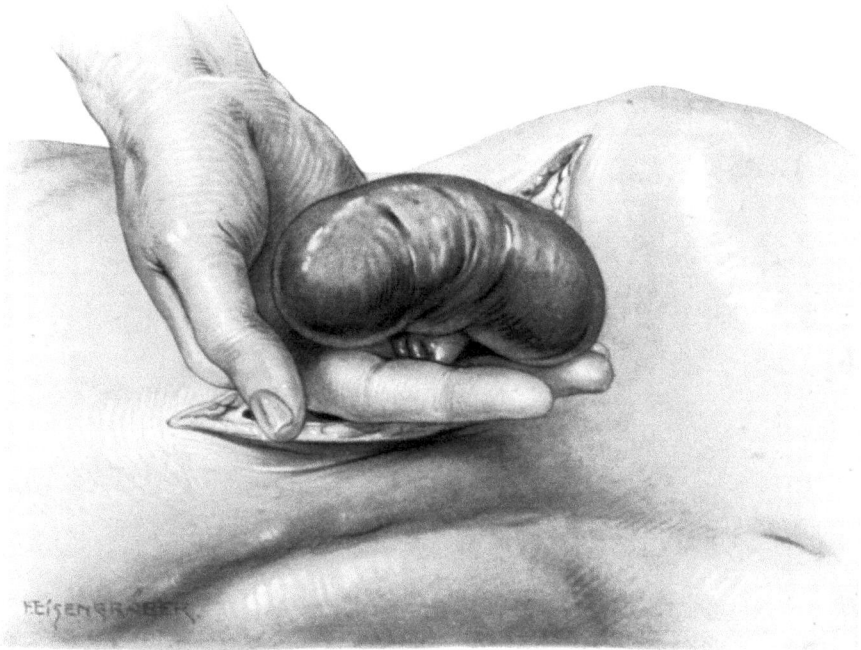

Abb. 31. Manuelle Abklemmung des Nierenstiels.

Gummiüberzug geschützt sind. Außerdem hat die manuelle Kompression den Vorzug, daß sie jederzeit *vorübergehend ein wenig nachgelassen* werden kann, so daß man in der Lage ist, ein etwa durchtrenntes Gefäß im Nierenparenchym aufzusuchen und zu versorgen.

Die *manuelle Absperrung* der Gefäßversorgung wird so ausgeführt, daß der Assistent mit seiner am wenigsten beschäftigten linken Hand, die Hohlfläche derselben nach oben gerichtet, unter der luxierten Niere eingeht und den Gefäßstiel durch *seitlichen Druck zwischen zweitem und dritten Finger* zusammenpreßt. Notwendigen Falles kann auch der Operateur diesen Eingriff mit seiner linken Hand *selbst* ausführen bei einer Eröffnung der Niere an kleiner Stelle, etwa einer Nephrolithotomie. Die Niere liegt unter jenem Handgriff außerordentlich *fest und sicher,* so daß die rechte Hand zu allen Manipulationen uneingeschränkt benutzt werden kann (Abb. 31). — Man muß sich bei der

Abklemmung des Gefäßstieles davor hüten, den *Ureter* mitzufassen, da sonst die etwa notwendige *Sondierung* des Ureters unausführbar werden würde. Hat man, wie dies bei der Beschreibung der Luxierung der Niere oben geschildert wurde, *zuerst den Ureter aufgesucht* und diesen durch Anschlingen fixiert, so wird man jenen Fehler sicher vermeiden.

Ferner wird man darauf zu achten haben, daß auch *abnorm verlaufende Nierengefäße* in die Absperrung der Zirkulation *einbezogen* werden.

Die Nephrotomie wird ausgeführt zur *Entfernung von Konkrementen* aus der *Nierensubstanz* und aus dem *Nierenbecken* — ihre Indikation gegenüber der Pyelolithotomie auszuführen ist hier nicht der Ort, ferner zur *Aufsuchung von Abscessen* in der Nierensubstanz und zur *Behandlung der Pyonephrose*, wenn die Entfernung des Organs aus irgendwelchen Gründen kontraindiziert

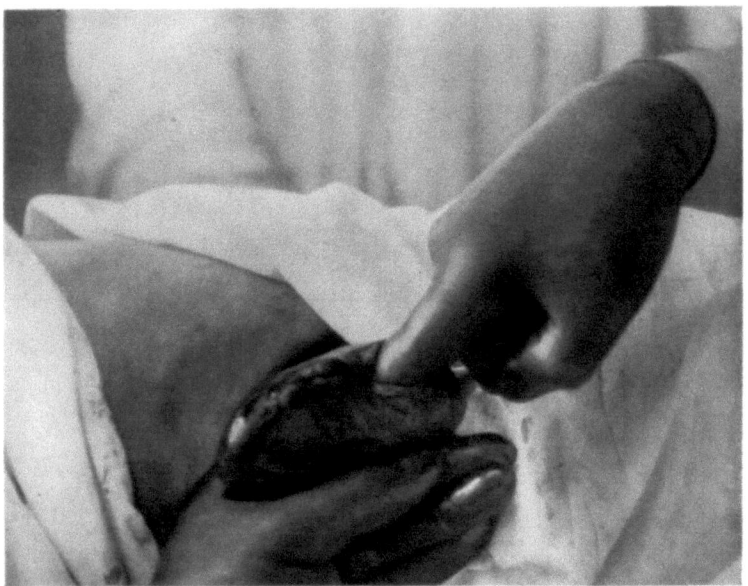

Abb. 32. Transrenale Lithotomie.

ist, dann allerdings unter gleichzeitiger Anlegung einer *Nephrostomie*; endlich wird eine breite Spaltung auch heute noch von einzelnen Operateuren bevorzugt gegenüber der Dekapsulation der Niere in solchen Fällen, in denen eine Entlastung des Organs angezeigt erscheint, die unseres Erachtens durch die Dekapsulation in gleicher, aber weniger eingreifender Weise erzielt wird.

Handelt es sich um die *Entfernung eines Steines aus der Nierensubstanz*, um die Aufsuchung eines Nierenabscesses oder um die Entfernung eines Steines aus dem Nierenbecken, so wird man mit einer *kleinen Incision des Parenchyms* auskommen und dadurch die Schädigung des Nierenparenchyms durch Gefäßdurchtrennung auf ein Minimum zu reduzieren sich bemühen. Den Sitz des Steines im Nierenparenchym kann man heute mit Hilfe des Röntgenverfahrens, vor allem des *Pyelogramms* genau feststellen und unter Vergleichung mit den Bildern sich die mutmaßliche Stelle *genau fixieren*. Fühlt man das Konkrement nicht durch, und manchmal bei schalenförmigen dünnen Steinen ist dies der Fall, so kann man dasselbe mit Hilfe der *Punktion mit stumpfen Nadeln*, um keine Gefäße zu verletzen, feststellen, das Messer folgt dann der liegenden

Sonde in die Tiefe und die Entwicklung des Steins geschieht mit einer kleinen Kornzange, eventuell nachdem die Nierenwunde mit dem kleinen Finger stumpf erweitert worden ist. Der Verschluß der kleinen Nierenwunde erfolgt durch eine durch das Parenchym gelegte *Matratzennaht* mit *Catgut*, bei deren Anlegung man die Nadel *mit dem stumpfen Teile voraus* durch die Substanz sticht, um die Verletzung von Gefäßen möglichst zu vermeiden. Die Naht, die nicht zu fest geknüpft wird, um das weiche Parenchym nicht zu verletzen, *stillt die Blutung* aus diesem und aus den kleineren Gefäßen. Eine Drainage ist bei *aseptischen* Verhältnissen nicht notwendig.

Die Stelle eines *isolierten Nierenabscesses*, dessen Ort ein gutes Weichteil-Röntgenbild übrigens auch zu zeigen pflegt, wenn er eine gewisse Größe hat, wird man in den meisten Fällen durch Besichtigung der Nierenoberfläche und Betastung des Organs feststellen können. Es wird *breit incidiert*, entleert und je nach seiner Größe durch Gazestreifen oder ein Gummidrain, welches mit Catgut *an der Nierenkapsel fixiert* wird, drainiert. Die Wunde muß teilweise offen erhalten werden durch locker eingeführte Gaze, bis der Entzündungsprozeß in der Niere ausgeheilt ist.

Handelt es sich um die *transrenale Entfernung eines Steines aus dem Nierenbecken*, um die *Nephrolithotomie*, so wird eine kleine Incision, die zur Entfernung eines im Nierenparenchym vorher lokalisierten Konkrementes oder zur Eröffnung eines Abscesses genügte, *nicht ausreichen* (Abb. 32). Ein großer Fehler würde es sein, wollte man, wenn auch unter Berücksichtigung des Gefäßverlaufes, durch die Nierensubstanz blindlings hindurchgehen, um das Pelvis von innen her abzusuchen. Röntgenaufnahmen, welche nicht nur Größe und Form des Konkrementes und die Nierenumrisse wiedergeben, sondern vor allem durch das Pyelogramm das *Lageverhältnis des Steines zum Nierenbecken* genau darstellen, sollen dem Operateur Gelegenheit geben, *sich in die anatomischen Verhältnisse des Einzelfalles hineinzudenken, bevor er die Via operandi beschreitet.*

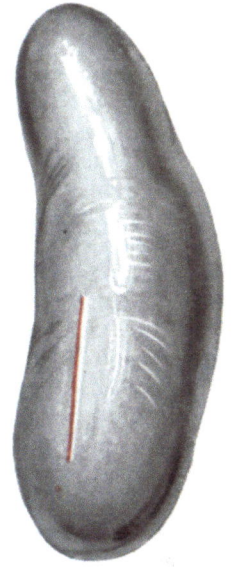

Abb. 33.
Incision der Niere.

Gelingt es, das Konkrement in dem Pelvis der freigelegten Niere zu palpieren, so wird er dasselbe mit den Fingern der linken Hand fixieren, während er transrenal vorgehen muß und erleichtert sich so den Eingriff erheblich. Dies wird aber nicht immer möglich sein, z. B. bei einem kleinen Nierenbecken, welches vorn und hinten vom Nierenparenchym überlagert ist. Die vorhergegangene Lokalisation des Steines etwa im *Calix major superior* oder *inferior* wird es gestatten, vom oberen bzw. unteren Pole her den *kürzesten und das Parenchym am meisten schonenden Weg* einzuschlagen. Schwieriger ist es, wenn das Nierenbecken nach Konkrementen abgesucht werden muß, die etwa in den *Calices minores* gelegen sind. Zondek hat darauf aufmerksam gemacht, daß diese in der Höhe des Nierenbeckens nicht nach der Mitte, sondern seitlich nach der Vorder- und Hinterwand zu gerichtet sind. Am sichersten gelingt es, den Calix major *inferior* zu treffen und daher schlägt Zondek vor, die Incision *an der Grenze zwischen mittlerem und unterem Drittel der Niere* anzulegen, selbstverständlich unter Einhaltung der gefäßarmen Zone etwa 1,5 cm hinter der größten Circumferenz, wie dies oben geschildert wurde (Abb. 33). Es empfiehlt sich, die Incision nur in geringer Ausdehnung von 2—3 cm zu machen und nicht tiefer als etwa 0,5—1 cm in das Parenchym mit dem Messer einzudringen, dann aber *stumpf mit dem Finger in die Tiefe vorzugehen*, um auf diese Weise die Durchtrennung größerer Gefäße nach Möglichkeit zu vermeiden. Die Abtastung des Beckens der durch die andere Hand oder die abklemmende Hand des Assistenten gestützten Niere gelingt dann gewöhnlich leicht, eventuell genügt auch die Abtastung mit einer längs des Fingers eingeführten Sonde. Ist der Sitz des Steines festgestellt, so wird längs des Fingers eine kleine gebogene Kornzange eingeführt, die den Stein faßt, während der Finger ihn aus Verhakungen in den Kelchen durch zarte, streichende Bewegungen befreit. *Jedenfalls darf an die Extraktion erst dann gedacht werden, wenn diese Verhakungen gelöst sind.* Größere Konkremente machen naturgemäß eine Erweiterung des Einschnittes notwendig, die dann eventuell sich schon mehr der Nierenspaltung nähert. Es bedarf kaum der Erwähnung, daß nach Entfernung des Steines eine genaue Abtastung seines Lagers sich davon zu überzeugen hat, daß etwaige *Fragmente nicht zurückbleiben*, wie auch das Zufassen mit der Kornzange so vorsichtig geschehen muß, daß eine *Zertrümmerung des Konkrementes vermieden* wird.

Auch bei aseptischem Verhalten der Niere sollte man stets nach der transrenalen Steinentfernung aus dem Nierenbecken ein *mittelstarkes Gummidrain für etwa 3—4 Tage durch die Nierenwunde hindurch in das Pelvis* einführen, um eine *Überdehnung* des letzteren durch die nie ganz zu vermeidende Blutung unmöglich zu machen; das Drain wird entfernt, sobald die Hämaturie nachgelassen hat. Im übrigen näht man durch nicht zu fest geknotete Catgut-Matratzennähte die Nierenwunde zu bis auf die Drainstelle in jenen aseptischen Fällen. Handelt es sich um ein *nicht aseptisches* Nierenbecken, so führt man *zwei Gummidrains* transrenal in das Pelvis ein, um durch das eine in der nächsten Zeit *Spülungen* ausführen zu können, während die Spülflüssigkeit durch das andere Drain abfließt. Das gilt jedoch nicht für den Zustand der *vereiterten Steinniere*, in diesem Falle würde eine solche Spülung nicht ausreichen und die Verhältnisse der Nachbehandlung nähern sich jenen der Pyonephrose, bei der die *Nephrostomie* in ihre Rechte tritt.

Nach Versorgung der Nephrotomiewunde wird die Niere in ihr Bett zurückgesenkt und die Abklemmung des Gefäßstieles aufgehoben. Die Blutung pflegt nach der unter diesen Kautelen vorgenommenen Nephrotomie gewöhnlich eine geringe zu sein, sie entleert sich durch das Drain und durch den Ureter und pflegt nach wenigen Tagen allmählich zu sistieren. Manche Operateure berichten über *schwere gelegentliche Nachblutungen*, namentlich am Ende der 2. Woche post operationem, d. h. zu einer Zeit, in der sich Thromben zu lösen pflegen; diese Nachblutungen machten nicht selten *sekundäre Nephrektomie* notwendig. Wir können — vielleicht zufällig — über derartige üble Erfahrungen bei einem großen Material nicht berichten, mit Ausnahme eines Falles, der zum Exitus führte, und bei dem die Autopsie zeigte, daß ein *arterielles Aneurysma* im Lager des Steines sich befand, welches am 7. Tage post operationem geplatzt war.

Eine *Spaltung der Niere in ihrer ganzen Ausdehnung bis ins Nierenbecken hinein*, wie sie früher nicht so selten ausgeführt wurde, wird heute kaum noch vorgenommen. Es handelte sich um Fälle ausgedehnter Steinbildung im Nierenbecken und in den Kelchen, die aus kleinerer Incision nicht zu entwickeln war, oder um Pyonephrosen. Diesen Eingriffen wird man heute die naturgemäß *viel schonendere Nephrektomie* vorziehen. Es gibt aber Fälle, in denen diese letztere nicht durchgeführt werden kann, sei es, daß eine gleichzeitige Läsion der anderen Niere vorliegt, welche die Nephrektomie kontraindiziert, oder daß ausgedehnte peri- und paranephritische Entzündungen vorhanden sind, welche die Entfernung des Organes technisch unausführbar erscheinen lassen oder doch mit Schädigungen der Gefäßstämme oder Nachbarorgane — Pleura,

Peritoneum — einhergehen könnten, denen man den Kranken nicht aussetzen möchte. Da alle diese Fälle zumeist mit Eiterungen einhergehen, wird von der gespaltenen Niere aus *jeder Absceß, jede Eiteransammlung besonders gespalten* werden müssen, ein meist recht schwieriges Vorgehen! Es liegt auf der Hand, daß diese Operationsgebiete nicht durch die Naht geschlossen werden können, auch eine einfache Drainage des Nierenbeckens durch die bis auf das Drain geschlossene Niere genügt nicht: *der Eingriff wird zur Nephrostomose.* Die offen liegende Niere muß, nachdem etwa durchtrennte Gefäße umstochen sind nach temporärer Lockerung der Blutabsperrung, behandelt werden wie jede offene Absceßwunde. Sie wird mit Gaze locker ausgefüllt, die Operationswunde weit offen gehalten und entsprechend den Regeln der Behandlung eiternder Wunden weiter versorgt. Der Entstehung von Blutungen muß man dabei *stets gewärtig* sein. Die Anlegung der Nephrostomose *ohne* breite Spaltung der Niere wird auch gelegentlich dann vorgenommen, wenn es notwendig erscheint, *den Harn vorübergehend oder dauernd der Blase fern zu halten;* wenn z. B. bei Blasenexstirpation schwierige Implantationen der Ureteren in andere Hohlorgane vorgenommen werden sollen, wird man durch eine temporäre Derivation des Harns die Aussichten der Heilung günstiger gestalten können, oder man wird bei schweren chronisch entzündlichen Veränderungen der Blase oder bei inoperablen Tumoren derselben den Harn *dauernd* durch die Nephrostomose der Blase fernhalten, um die schmerzhaften, quälenden, durch die Blasenentleerung verursachten *Tenesmen* zu beheben. In diesen Fällen genügt lediglich eine 3—4 cm lange Incision der Nierensubstanz, um durch diese eine Gummidrainage in das Nierenbecken einzuführen. Man wird die Capsula fibrosa renis im Bereiche der bis auf die Drainageöffnung verkleinerten Incisionsstelle mit der Fascia retrorenalis oder auch lumbodorsalis oder mit der äußeren Haut vernähen, um die *Fistelbildung aufrecht zu erhalten,* aus der sich der Harn in *Rezipienten* entleeren soll. Ist die Nephrostomose eine temporäre, so wird man von jener Vernähung besser Abstand nehmen. Die Fistelbildung schließt sich meist bald, wenn, nach Herstellung des neuen Abflusses durch den Ureter, das Drain aus dem Nierenbecken entfernt wird, doch darf man nicht überrascht sein, wenn der Schluß der Fistel ausbleibt und auch nach operativen Eingriffen nicht eintritt, deren Prinzip es stets sein muß, die Niere und mit ihr die fistelnde Stelle *aus den sekundären Verwachsungen mit der Nachbarschaft vollkommen und so zu befreien,* daß durch jene Verwachsungen ein *Zug an den Fistelrändern in keiner Weise* mehr ausgeübt werden kann, der die Vereinigung der letzteren behindern würde.

Die Resektion der Niere war früher ein Verfahren, welches bei Entfernung von *umschriebenen Geschwülsten* der Niere oder bei makroskopisch *auf einen Pol beschränkter tuberkulöser Entzündung* nicht selten ausgeübt wurde. Von Ausnahmefällen abgesehen, dürfte dieses Vorgehen heute wohl vollkommen verlassen sein; denn selbst bei schweren Traumen der Niere mit Aussprengung ganzer Abschnitte wird man der einfacheren und für den Heilungsverlauf sichereren Nephrektomie den Vorzug geben. Bei der Schnittführung würde man der Verteilung der Nierengefäße vor dem Eingriff die größte Aufmerksamkeit zu widmen und sich nach ihr zu richten haben. Der entsprechende Gefäßstamm würde, wenn möglich, vor der Resektion zu unterbinden sein. Nach der Entfernung des in Frage kommenden Nierenabschnittes wird die Nierenwunde durch tiefgreifende Nähte verkleinert, eventuell teilweise tamponiert.

Die Nephrektomie.

Die mehr oder weniger große Schwierigkeit der operativen Entfernung der Niere ist abhängig davon, ob die pathologisch-anatomischen Veränderungen des Organs es gestatten, dasselbe in genügender Weise aus seiner Nachbarschaft freizumachen oder nicht, um es zu luxieren und so seinen Gefäßstiel so übersichtlich darzustellen, daß dessen Durchtrennung gefahrlos vorgenommen werden kann. Die zu überwindende Schwierigkeit ist keineswegs etwa proportional der Größe der Niere. Die Exstirpation einer stark vergrößerten Tumorniere ist nicht selten außerordentlich einfach, die Entfernung einer chronisch entzündlich veränderten, geschrumpften und verkleinerten, mit ihrer Nachbarschaft verwachsenen Niere kann sich dagegen außerordentlich schwierig gestalten, nur unter Zerkleinerung des Organs (Morcellement), vielleicht auch gar nicht durchführbar werden, und ebenso kann die Exstirpation einer tuberkulösen Niere mit Drüsenpaketen am Hilus technisch sehr schwer werden. Die Gefahren bestehen vor allem darin, daß bei der Freilegung des Organs und der Versorgung des Nierenstieles nicht nur die Übersicht über die so sehr häufige anormale Gefäßversorgung der Niere schwer durchführbar wird, sondern auch — bei rechtsseitiger Erkrankung — eine Verletzung der *Vena cava inferior* in den Bereich der Möglichkeit gezogen werden muß. Stets sollte daher bei zu erwartenden schwierigen Nephrektomien das *Instrumentarium für die Gefäßnaht zur Hand* sein.

Bei Retentionsgeschwülsten der Niere (Hydronephrose) könnte es nahe liegen, durch Punktion des erweiterten Nierenbeckens das Volumen des Organs a limine zu verringern, um auf diese Weise mit einer kleineren Incision zur Freilegung, Entwicklung und Exstirpation auszukommen. Wir raten von diesem Vorgehen ab. Die Freilegung und Befreiung von Verwachsungen der Nachbarschaft läßt sich viel sicherer an dem *prall gefüllten Organ*, als an dem durch Entleerung seines Inhaltes erschlafften Sack durchführen. Erst dann, wenn die Niere freigelegt ist, wenn aber ihre Luxierung schlecht durchführbar ist und der Gefäßstiel für die weiteren Manipulationen nicht übersichtlich dargestellt werden kann, dann ist es zu empfehlen, die Flüssigkeit durch Punktion zu entleeren. Bei guter *Kompressenabstopfung* der Wunde, bei vorsichtiger Handhabung der Entleerung und Abklemmung der Punktionsöffnung nach der letzteren wird es auch stets gelingen, selbst bei Infektion des hydronephrotischen Sackes, diesen Eingriff ohne Infektion der Wunde durchzuführen.

Übersichtliche Freilegung des Gefäßstieles ist die Vorbedingung für die Nephrektomie. Es ist dringend anzuraten, zunächst den Verlauf des Ureters festzustellen; die Abtastung des Rohres ist unverkennbar. Aus etwaigen Verwachsungen mit der Nachbarschaft wird er isoliert und durch eine Bindenschlinge fixiert. Es gelingt nun unschwer, nach oben weiter tastend, das Pelvis zu erreichen und so zu isolieren. Seine vollständige Befreiung von den abdominalwärts gelegenen Gefäßen ist unbedingt durchzuführen, weil es äußerst unangenehm ist, wenn ausgezogene Zipfel des Nierenbeckens in die Abbindung der Nierengefäße einbezogen werden würden. Den Ureter selbst läßt man, wenn es möglich, zunächst intakt, seine Durchtrennung ist *der letzte Akt* der Nierenexstirpation: er gibt dem Organ bei den weiteren Manipulationen einen *guten Halt*.

Größte Sorgfalt ist der *Abbindung und Durchtrennung des Gefäßstieles* zu widmen. Die tastbare Pulsation der arteriellen Gefäße, mag es sich nun um *eine* Nierenarterie oder um eine anormale Gefäßversorgung handeln, zeigt die Richtung des Vorgehens an. Eine Abklemmung des Nierenstieles vor der Gefäßversorgung halten wir für nicht notwendig. Die Richtlinie des Vorgehens ist das Anlegen einer gut sitzenden *Massenligatur* des Gefäßstieles, möglichst weit zentralwärts, aber unter Schonung der Vena cava auf der rechten Seite, und dazu die *Unterbindung der Einzelgefäße peripher* von jener Massenligatur. Wir ziehen die Unterbindung des ganzen Stieles, die zunächst ausgeführt wird, der Unterbindung der einzelnen Gefäße *allein* vor, weil sie vor einer Verletzung der letzteren sicher schützt. Diese Stielligatur muß eine so sichere sein, *daß ihr postoperatives Abgleiten unmöglich* gemacht wird. Viele Autoren empfehlen es, den Faden mit der DESCHAMPSschen Unterbindungsnadel durch die Mitte des Stieles hindurchzuführen, nachdem vorher stumpf eine Lücke durch diesen gebahnt wurde, und dann den Faden *nach beiden Seiten hin zu knüpfen*, andere wieder empfehlen kompliziertere Knotungen, wie den LAWSON-TAITschen Knoten. Wir pflegen mit *doppeltem Faden aus kräftigstem Catgut* den Stiel abzubinden und zentralwärts von dieser Ligatur eine *zweite* ebensolche anzulegen, danach peripher von der ersten Unterbindung die *einzelnen* Gefäße mit der KOCHERschen Sonde *stumpf zu isolieren* und mit *einfachem Catgutfaden* nochmals *abzubinden* und zu durchtrennen. Auf diese Weise dürfte ein Retrahieren der Arterie aus der Massenligatur sicher vermieden werden, wir haben niemals eine Blutung aus dem Nierenstiele erlebt. — Nun ist die Niere von ihrer Ernährungsbasis getrennt, sie hängt lediglich noch mit dem Ureter zusammen.

Die *Versorgung des Ureters* bei der Nephrektomie ist eine recht schwierige Frage und hängt durchaus von der Art des Krankheitsprozesses ab. Handelte es sich um einen nicht wesentlich veränderten Ureter, etwa bei Exstirpation der Tumor- oder der Steinniere, oder einer Hydronephrose ohne Erweiterung des Harnleiters usw., so genügt es durchaus, den Ureter einige Zentimeter unterhalb des Nierenbeckens doppelt zu unterbinden und ihn, über einer zum Schutze der Wunde untergeschobenen Kompresse zwischen beiden Ligaturen mit dem *Paquélin* zu durchtrennen und die Schleimhaut des zurückbleibenden Stumpfes mit dem spitzen Platinbrenner bis nahe an die Ligatur heran zu zerstören: der versenkte Stumpf wird keine Komplikationen der Wundheilung veranlassen. Ist der Harnleiter *erweitert*, eventuell — abgesehen von der Tuberkulose — *entzündlich verändert*, so dürfte diese Versorgung Schwierigkeiten begegnen. Es ist dann zu empfehlen, nach Anlegung der Ligaturen, aber *vor* Durchtrennung des Ureters, die Muscularis des Organs bis auf den Mucosazylinder und ohne Verletzung dieses letzteren zu durchtrennen und *als Manschette peripherwärts abzupräparieren* bis nahe an die entsprechende Unterbindung, dann im Bereiche der Basis dieser Manschette den Mucosaschlauch nochmals mit Catgut zu unterbinden, ihn zu durchtrennen und die *Muskelmanschette über dem Mucosastumpf* mit einstülpenden Nähten *zu vernähen*, so daß dieser letztere verschwindet. Dieses Verfahren wird oft gut durchführbar sein, manchmal aber dadurch Schwierigkeiten begegnen, daß die Wandung des entzündlich veränderten Ureters bei der Vernähung einreißt.

Ganz besonders wird dies der Fall sein, wenn es sich um eine *tuberkulöse* Niere handelte, deren Erkrankung auf den Harnleiter übergegriffen hatte. Hier wird die Bildung der Mucosamanschette oft ganz unmöglich sein. Die Versorgung des tuberkulös erkrankten Ureters hat die Chirurgen von jeher besonders beschäftigt. Es ist vorgeschlagen worden, den Ureter in seiner ganzen Länge bis zur Blase freizulegen und zu exstirpieren: theoretisch gewiß der beste Vorschlag, der den operativen Eingriff jedoch ungeheuer und wohl unnötig kompliziert. Dasselbe gilt von dem Vorschlag, den Ureter in seinem unteren Abschnitt von einer neuen Incisionswunde aus freizulegen, ihn stumpf nach unten durchzuziehen — wobei das veränderte Organ nur allzu leicht abreißt — und ihn in der Nachbarschaft der Blase abzutragen. Den Vorschlag, den von der Nierenwunde aus *möglichst weit distal isolierten* Ureter durch ein besonderes, außerhalb jener und unterhalb der Spina anterior superior durch die Bauchwand hindurch angelegtes Knopfloch hindurchzuführen und ihn mit seiner entfalteten Wandung an die Haut anzunähen, haben wir lange Zeit befolgt.

Gewiß ist es möglich, das offen bleibende tuberkulöse Organ von hier aus mit spezifischen Mitteln zu behandeln, aber wir haben dieses Vorgehen aufgegeben, weil wir die Erfahrung machten, daß das durch die tuberkulöse Entzündung seiner Elastizität beraubte Organ die Hautnähte leicht durchschneiden läßt, daß es dann allmählich in der Tiefe verschwindet und daß nun der nicht abgeschlossene Stumpf die Wunde selbst infiziert.

Es wurde bereits oben erwähnt, daß man gut daran tut, bei der Exstirpation der tuberkulösen Niere die Schnittführung so anzulegen, daß sie dem Verlaufe des Ureters nach unten weit zu folgen gestattet, so daß von der Wunde aus

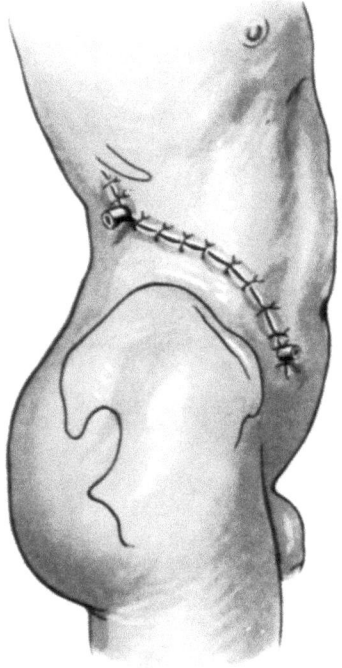 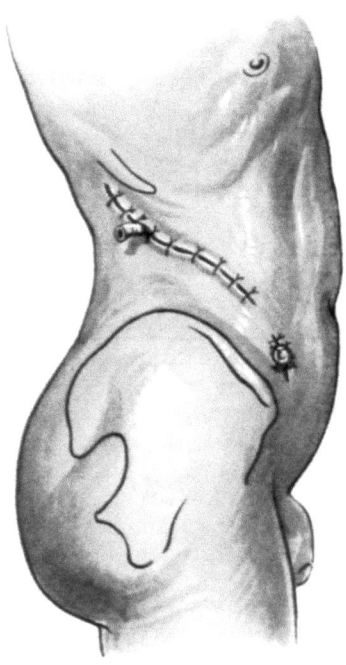

Abb. 34. Versorgung des Ureterstumpfes   Abb. 35. Versorgung des Ureterstumpfes
nach Nephrektomie wegen Tuberkulose I.   nach Nephrektomie wegen Tuberkulose II.

dieser *weithin*, wenn auch keineswegs bis zur Blase hin, verfolgt werden kann. Man wird sich bei der Isolierung des Ureters davor hüten müssen, das infolge der Erkrankung weniger elastische Rohr abzureißen. Zwischen zwei etwas weiter auseinander liegenden Ligaturen wird nach Abstopfung der Wunde der Ureter durchtrennt und in den mit Pinzetten entfalteten Stumpf ein *Platinspitzbrenner tief eingeführt*, um die erkrankte Mucosa zu zerstören; eine zweite Umschnürung schließt dann das Stumpfende nochmals ab, die Ligatur wird zunächst lang gelassen, um eine wirksame Drainage richtig leiten zu können (Abb. 34, 35).

Von dieser Art der Ureterversorgung bei Nierentuberkulose haben wir gute Erfolge gesehen, ganz offenbar pflegen nicht allzu tief in die Wandung dringende tuberkulöse Veränderungen nach Versiegen der Infektionsquelle von selbst abzuheilen, ebenso wie dies ja von der Blase bekannt ist.

Die *Wundversorgung* nach Nephrektomie bei *nicht* entzündlicher Niere gestaltet sich einfach. Ein Gummidrain wird für einige Tage in die Nähe des Nierenstielstumpfes eingelegt und aus dem tiefstliegenden Teile der Wunde, d. h. aus ihrem oberen Winkel herausgeführt, eine Drainage auf dem Ureterstumpf ist nicht notwendig, die Wunde wird in gewohnter Weise bis auf die Drainstelle geschlossen.

Wurde ein *entzündlich* verändertes Organ entfernt, so wird ein *zweites* dünnes Gummidrain auf den *Ureterstumpf* geführt; wir raten ab von der Verwendung von Glasdrains, da wir es einmal erleben mußten, daß ein solches die Arteria spermatica arrodierte und daß in diesem Falle am 11. Tage post operationem bei sonst gutem Verlaufe eine tödliche Blutung eintrat. Im übrigen wird es von der Virulenz der Infektion und davon, ob Eiter in die Wundhöhle gelangte, abhängen, wie weit man die Operationswunde zu schließen wagen darf.

Die Wundversorgung nach Nephrektomie wegen *Tuberkulose* bedarf besonderer Maßregeln. Es ist vielfach empfohlen worden, die Wundhöhle mit *Jodoformpulver* zu bestreuen oder mit *Jodoformglycerin* auszugießen, um spezifisch auf zurückgebliebene Reste des infektiösen Prozesses einzuwirken. Das Jodoform wird aber von dem Nierenfettlager sehr stark resorbiert und man sieht daher nicht selten die Erscheinungen einer, wenn auch meist leichteren allgemeinen *Intoxikation* auftreten, die den Heilungsverlauf in unangenehmer Weise komplizieren könnte. Aus diesem Grunde verzichtet man besser auf die spezifische Jodoformwirkung durch Einstreuen des Mittels in die Wunde. Die Bildung einer sekundären Fistel tuberkulöser Natur im Verlaufe der Heilung ist, wenn auch nur vorübergehend, *leider keine Seltenheit*. Abgesehen von den Fällen, in denen tuberkulös veränderte, nicht zu beseitigende Hilusdrüsen hierzu die Veranlassung geben, pflegt zumeist diese Fistelbildung vom *Ureterstumpf* auszugehen. Diesem Umstand muß bei der Wundversorgung Rechnung getragen werden dadurch, daß man die letztgenannte Infektionsquelle, die nach außen drainiert wird, *durch tiefgreifende Nähte von dem gleichfalls zu drainierenden Nierenbett vollkommen isoliert.*

Operationen am Nierenbecken.

Die Pyelotomie.

Die operative Eröffnung des Nierenbeckens wird, wenn man von den selten klinisch diagnostizierten, besonders papillomatösen *Tumoren* absieht, deren Beseitigung auf diese Weise möglich ist, vor allem vorgenommen zur Entfernung von *Nierenbeckensteinen.* Diese *Pyelolithotomie* hat in jüngster Zeit sehr viele Anhänger gefunden, nachdem sie vorübergehend in einen gewissen Mißkredit deshalb gekommen war, weil man die Persistenz einer postoperativen Nierenbeckenfistel fürchtete. In der Tat hat die Pyelolithotomie den Vorzug vor der Nephrolithotomie, der technisch einfachere Eingriff zu sein, der die Gefahr der postoperativen Nachblutung, welche bei dem letzteren immer drohen kann, vermeidet; und wenn auch die Eröffnung des Nierenbeckens nicht so selten von einer Fistelbildung gefolgt ist, so lehrt doch die Erfahrung, daß eine solche nur *ganz vorübergehend* auftritt, daß endlich die fortschreitende operative Technik sie wohl zu vermeiden gelehrt hat. Gleichwohl halten wir es für zu weit gegangen, die Pyelolithotomie als das Verfahren der Wahl zu bezeichnen, wie es heute häufig geschieht. Es soll hier nicht die Indikation des einen und des anderen Vorgehens kritisch beleuchtet werden. Sicher ist aber, daß die Pyelolithotomie nur dann angezeigt und erfolgversprechend erscheint, wenn das Nierenbecken *nicht zu klein* ist, wenn es nicht

von der Niere *seitlich überlagert* wird und in derselben verschwindet, und wenn
es sich um einen *nicht zu großen, beweglichen* Stein handelt, der nicht in die
Calices hineinreicht und zwischen diesen *nicht verhakt* ist, endlich wenn nicht
eine gleichzeitig bestehende Pyonephrose eine breitere Eröffnung des Pelvis
auf transrenalem Wege angezeigt erscheinen läßt.

Die Eröffnung des Nierenbeckens wird mit Vorliebe *an der hinteren Fläche*
vorgenommen, nicht nur weil diese an der luxierten Niere leichter zu erreichen
ist, sondern weil diese Seite den Gefäßen abgewandt ist und die Verletzung
der letzteren dadurch unmöglich wird. Nur bei besonderen Fällen von Dislokation der Niere, von kongenitalen Mißbildungen, wie bei Hufeisenniere usw.
und bei starker Erweiterung des Nierenbeckens dürfte gelegentlich die Pyelo-
tomia anterior jener Eröffnung von hinten her vorzuziehen sein wegen der

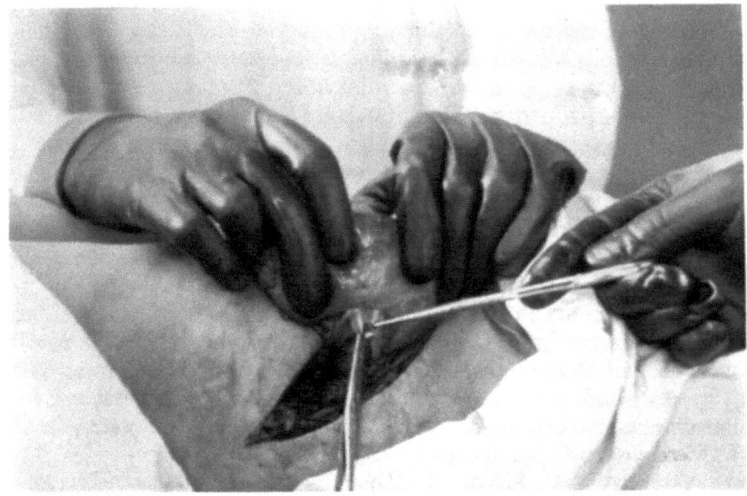

Abb. 36. Pyelolithotomie I.

anatomischen Verhältnisse; genaueste Schonung der an der Vorderseite verlaufenden Gefäße ist dabei natürlich notwendig.

Technisch wird der Eingriff so ausgeführt, daß nach Luxierung der Niere
die Hinterfläche des Nierenbeckens vom Fettgewebe sorgfältig befreit wird.
Kann man das Konkrement durch die Wandung hindurch fühlen, so wird es
mit zwei Fingern gegen diese vorgedrängt, die Wandung darüber angespannt
und auf dem Konkrement *mit spitzem Messer* ein *Längsschnitt* zur Achse des
Nierenbeckens angelegt von der Länge, daß die Entwicklung des Steines gut
möglich ist (Abb. 36). Gelingt jenes Vordrängen, etwa in einem erweiterten
Pelvis, *nicht*, so wird die Wandung in der gleichen Richtung zwischen zwei Pinzetten so weit eröffnet, daß der tastende Finger das Nierenbecken absuchen
bzw. eine Kornzange den Stein fassen und ihn entfernen kann. Auch die
Beseitigung eines *Nierenbeckentumors* wird auf diese Weise durchgeführt werden
können. Wenn auch die Incision gewöhnlich an einer tiefen, d. h. dem Ureter-
abgange nahe gelegenen Stelle angelegt wird, so *vermeide man es unbedingt,
das pelvine Ostium des Ureters mitzuverletzen,* um die Bildung von Strikturen
an dieser Stelle auszuschalten.

Voraussetzung für den Schluß der Nierenbeckenwunde durch die Naht
ist *gute Abflußbedingung aus dem Pelvis.* Über das Fehlen eines Konkrementes

im Ureter wird das Röntgenbild schon Aufschluß gegeben haben, eine *Sondierung des Ureters* bis zur Blase hin schließt das Vorhandensein einer Striktur aus. Nur unter diesen Bedingungen darf man sich von der Naht des Nierenbeckens Erfolg versprechen. Sie wird so ausgeführt, daß man ohne Verletzung der Mucosa die Wunde mit einigen feinen Catgutnähten schließt. Die Naht kann man *sichern* durch einen über dieselbe gelegten, in der Nachbarschaft mit einigen Nähten fixierten *gestielten Fettlappen* oder besser noch durch eine *Lappenplastik aus der Capsula fibrosa renis*; der losgelöste, nach dem Pelvis zu gestielte Lappen wird nach PAYR abwärts geklappt, über die Nahtstelle gelegt und an den Rändern durch eine fortlaufende Catgutnaht befestigt (Abb. 37).

Die *Wundversorgung* hat darauf Rücksicht zu nehmen, daß auch bei diesem Vorgehen die Dichtigkeit der Naht keine absolute ist; deshalb ist stets, wenn

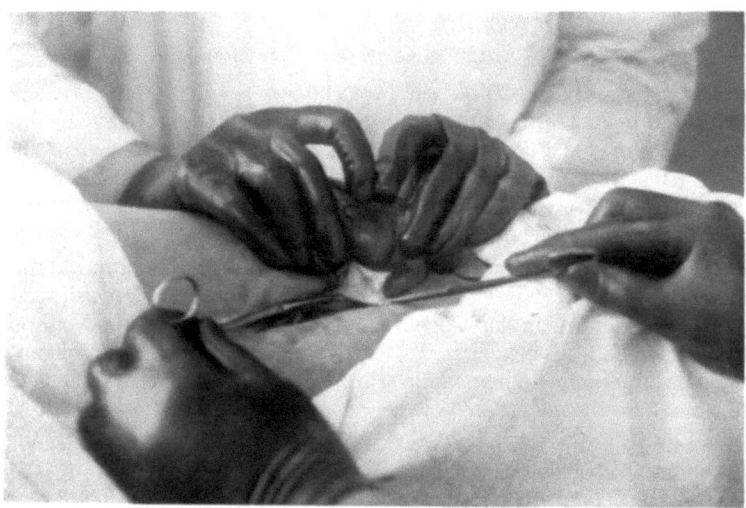

Abb. 37. Pyelolithotomie II (Deckung der Incisionswunde durch gestielten Lappen aus der Nierenkapsel).

auch im übrigen die Wunde geschlossen wird, ein *Drain auf die Nahtstelle* zu führen. Dem Entstehen einer Nierenbeckenfistel ist eine übergroße Bedeutung nicht beizumessen. Sie tritt manchmal erst nach einer Reihe von Tagen ein, wenn der mechanische Nahtverschluß nicht mehr wirkt, verschwindet aber zumeist nach wenigen Tagen wieder, vorausgesetzt, daß die Abflußbedingungen des Pelvis normale sind. Nur selten persistiert die Fistel und macht *erneutes operatives Vorgehen* notwendig mit dem Ziele der völligen Freilegung des Nierenbeckens aus seinen Verwachsungen, der Excision der Fistelränder und der erneuten Naht. Schließlich kann die Entfernung des Organs gelegentlich zur endgültigen Beseitigung der lästigen Harnfistel notwendig werden.

Die Pyelostomie.

Nur selten wird man sich dazu entschließen, eine *dauernde* oder *temporäre Fistelbildung des Nierenbeckens zur Haut* anzulegen. Für die Anlegung der Fistel können die gleichen Gründe maßgebend sein wie für die Nephrostomie: die Notwendigkeit einer *medikamentösen Beeinflussung* der Mucosa bei Pyonephrose oder schwerer Pyelitis oder die *Derivation des Harns* bei schweren entzündlichen Prozessen der Blase. Es handelt sich wohl stets um solche Fälle, die wegen schlechten Allgemeinzustandes oder gleichzeitiger Erkrankung der anderen Niere die Nephrektomie unmöglich machen. Der Eingriff wird nur am *erweiterten* Nierenbecken ausgeführt, entweder in der Art, daß man ein Gummidrain nach Art der Witzelschen Magenfistel mittels Schrägkanals in die Wandung des pyonephrotischen Sackes einnäht und aus der im übrigen verkleinerten bzw. geschlossenen Lendenwunde herausführt, oder daß man, bei hochgradiger Erweiterung des Nierenbeckens, einen Zipfel desselben vorzieht, in die Hautwunde einnäht, dann eröffnet und drainiert. Bei dem ersteren Verfahren wird, wenn sie ihre Schuldigkeit getan hat, die Fistel nach Entfernung des Drains — gute Abflußbedingungen auf normalem Wege vorausgesetzt — leicht ausheilen; beim letzteren wird man gezwungen sein, auf operativem Wege die Fistel zu beseitigen. Im allgemeinen wird die Pyelostomie wohl seltener zur Ausführung kommen als palliative Operation wie die Nephrostomie.

Plastische Operationen am Nierenbecken.

Plastische Operationen werden am Pelvis dann vorgenommen, wenn infolge einer die Wandung betreffenden Störung der Abflußbedingungen dieses Reservoirs eine Stauung der Flüssigkeit und somit eine Ausdehnung desselben eingetreten ist. Das Ziel der Operation ist die Beseitigung des angeborenen oder erworbenen Hindernisses und die Verkleinerung des infizierten oder nicht infizierten hydronephrotischen Sackes.

Es liegt auf der Hand, daß diese plastischen Operationen nur dann einen Zweck haben, wenn das Nierenparenchym noch gute Funktion zeigt. Wo die vorherigen Untersuchungen das Gegenteil erwiesen haben, ist der Nephrektomie der Vorzug zu geben. Das gleiche gilt für irgendwie stärkere Infektionen des Nierenbeckens: in einem solchen Falle würde die Vornahme eines der genannten Eingriffe am Nierenbecken von vornherein zum Mißerfolge verurteilt sein.

Der Ursache für die Erweiterung des Nierenbeckens, die in pathologischen Prozessen jedes Teiles der peripheren Harnwege gelegen sein kann, wird bezüglich ihrer operativen Behebung später zu gedenken sein.

Die *Faltenbildung des Nierenbeckens — Pyeloplicatio* (J. Israel) — soll durch Raffung der Wandung des hydronephrotischen Sackes diesen verkleinern, den fehlerhaften Verlauf des Harnleiters strecken und auf diese Weise den Abfluß bessern. Das Verfahren, welches ohne Verletzung der Mucosa mit Seidennähten die Faltung in geeigneter, für jeden Fall verschiedener Weise herbeiführt, wird heute wohl kaum noch geübt: es wird zu wenig den Gründen für die Erweiterung des Pelvis gerecht.

Dieser *eigentliche Grund* besteht, wenn wir lediglich den Pelvis und die Abgangsstelle des Ureters zunächst berücksichtigen, entweder in einer *kongenitalen* oder *akquirierten Verengerung* dieser letzteren, oder aber in einem *fehlerhaften Ansatz des Harnleiters*, der den vollkommenen Abfluß des Harns aus dem Nierenbecken unmöglich macht.

Die *Striktur des Überganges* vom Pelvis zum Ureter kann durch die von Fenger angegebene Operation beseitigt werden (Abb. 38, 39). Der Eingriff wird ausgeführt nach Art der Pyloroplastik nach Heinicke-Mikulicz: Incision in vertikaler Richtung der Stelle der Verengerung und Vernähung des Einschnittes in horizontaler Richtung.

Mit absoluter Sicherheit wird das Vorgehen nicht vor Rezidiven schützen und bei erheblicher Verengerung des pelvinen Ostiums des Ureters dürfte auch der primäre operative Erfolg manchmal ein fraglicher sein. Man wird daher in manchen Fällen besser daran tun, den Ureter unterhalb der Verengerung zu durchtrennen, den zentralen Stumpf desselben zu versorgen und eine *Neoimplantation des distalen Ureterendes* in das erweiterte Nierenbecken *an der tiefsten Stelle seiner Vorderwand* vorzunehmen. Bei dieser Einpflanzung des Ureters kann man vorgehen nach der Angabe von ALI KROGIUS, der den Ureter in seiner Vorderwand auf 1,5 cm einkerbt und die hierdurch entstehende dreieckige Öffnung in einen der Größe entsprechenden Schlitz des Nierenbeckens an dessen tiefster Stelle so einnäht, daß in Etagen zunächst die Mucosa beider Hohlorgane genau durch feine Catgutnähte vereinigt wird, während eine zweite Reihe tiefgreifender, die Mucosa nicht verletzender Wandnähte die erste Naht sichert (Abb. 40). Empfehlenswerter, weil wasserdichter, dürfte die *Implantation* des Ureters mit *Schrägkanal* in die Nierenbeckenwand sein. Auch hierbei darf man nicht vergessen, die Wand des Ureters durch einen oder zwei gegenüberliegende Einschnitte auf etwa 1 cm *einzukerben* und die entstehenden evertierten

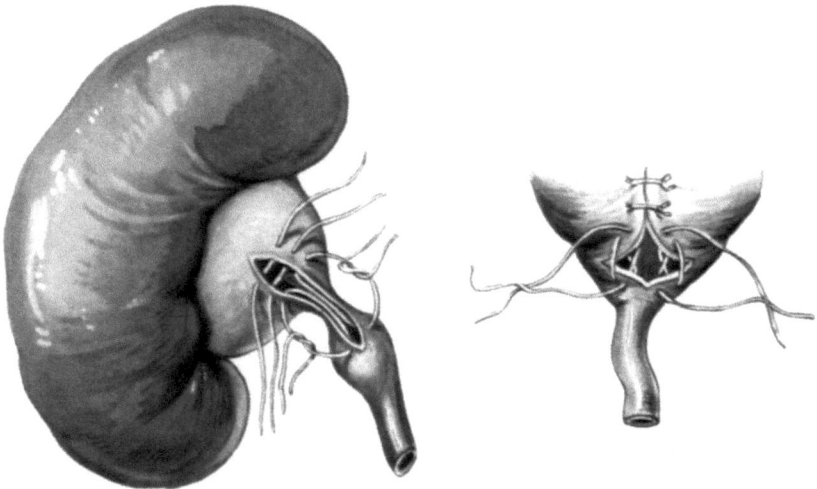

Abb. 38 und 39. FENGERsche Operation bei Verengerung des pelvinen Ureterostiums.

Lappen durch eine Naht in den in das Nierenbecken überstehenden Anteil des Ureterrohres außen zu befestigen, um *einer Verengerung des Lumens vorzubeugen* (Abb. 41). — Es bedarf kaum eines besonderen Hinweises, daß die Wundversorgung durch richtig geleitete Drainage die Möglichkeit der Entstehung einer vorübergehenden Harnfistel in Rücksicht ziehen muß, die sich jedoch erfahrungsgemäß bald zu schließen pflegt.

TRENDELENBURG war es, der als erster 1886 eine plastische Operation am Nierenbecken ausgeführt hat. Er durchtrennte die *Valvula pyelo-ureteralis*, den Sporn der Nierenbeckenwand, der sich dadurch gebildet hatte, daß bei zu hohem Ansatz des Ureters am Nierenbecken und dadurch gestörtem Harnabfluß eine Hydronephrose entstanden war. Das Nierenbecken wurde weit eröffnet und nun von innen her die Hydronephrosenwand und die Wandung des Ureters, soweit er dieser anlag, gespalten. Dadurch entstand eine y-förmige Öffnung, deren unterer Winkel für die Einnähung des Ureters in die Nierenbeckenwand in Anspruch genommen wurde.

Andere ähnliche Eingriffe schlossen sich an, so diejenigen von MORRIS u. a. Auch *seitliche Anastomosen* des Ureters mit der tiefsten Stelle des erweiterten Nierenbeckens sind ausgeführt worden.

Man wird heute auch in diesen Fällen der zu hohen Insertion des Ureters und dadurch bedingter Hydronephrose wohl einfacher in der oben angegebenen Weise verfahren, indem man den Ureter durchtrennt und das distale Ende in die tiefste Stelle des Sackes neoimplantiert. Eine für einige Tage durch die Neostomose eingeführte Uretersonde wird die Aufrechterhaltung des operativen Resultates in wirksamer Weise unterstützen.

Von besonderem Interesse ist es, daß Witzel in einem Falle des Bestehens einer *sehr ausgedehnten Hydronephrose* einen Zipfel des Sackes retroperitoneal

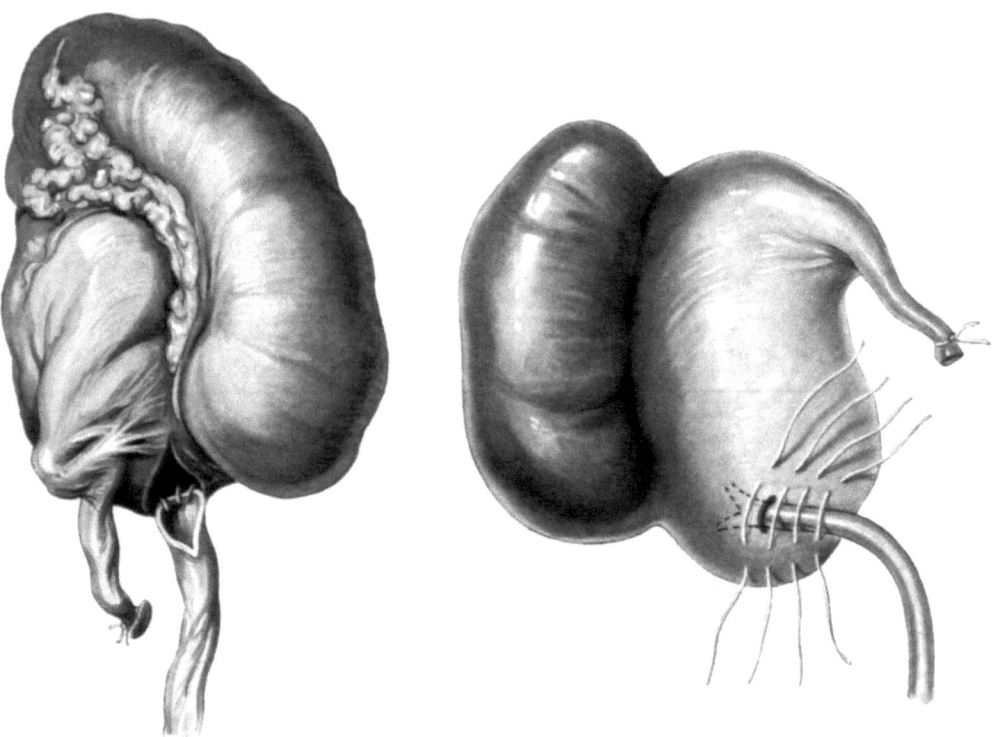

Abb. 40. Implantation des Ureters in dem hydronephrotischen Sack. (Nach Krogius.)

Abb. 41. Implantation des Ureters in dem hydronephrotischen Sack aus Witzelschem Schrägkanal.

herabziehen und in dieser Lage durch Nähte so fixieren konnte, daß die Möglichkeit bestand, eine direkte *Anastomose zwischen jenem und der Blase* herzustellen. Eine Drainage, die von dem hydronephrotischen Sack aus durch Anastomose, Blase und Urethra für einige Tage nach außen geleitet wurde, entlastete zunächst die Naht und trug zu dem vollen Erfolge des Eingriffes bei.

Wir wollen diese Erörterungen nicht schließen, ohne nochmals zu betonen, daß eine durch Erweiterung des Pelvis *funktionell geschädigte Niere* alle diese mehr oder weniger komplizierten Eingriffe keineswegs lohnt und daß in solchen Fällen, wenn keine Kontraindikation vorliegt, unbedingt der *Nephrektomie der Vorzug* zu geben ist, daß anderseits nur dann die plastischen Eingriffe indiziert sind, wenn im übrigen *einwandfreie Abflußbedingungen* in den *tieferen*

Harnwegen vorliegen und daß endlich jede *erheblichere Infektion* des erweiterten Nierenbeckens den Erfolg des Eingriffes ganz *illusorisch* machen würde.

Operationen an den Nebennieren.

Wenn auch die *Glandulae suprarenales* nicht zum uropoetischen System gehören, so stehen sie bezüglich ihrer Lage und Gefäßversorgung doch, wie oben geschildert wurde, in einem recht innigen Zusammenhang mit den Nieren. Operative Eingriffe an einer der Drüsen sind in den letzten Jahren Gegenstand vieler Kontroversen geworden. Man glaubte, *epileptische Zustände* durch die Entfernung des einen der beiden Organe günstig beeinflussen zu können, eine Auffassung, die man jetzt wohl allgemein wieder ziemlich fallen gelassen hat. Immerhin wird man gelegentlich in die Lage kommen, aus dem hier nicht zu schildernden Symptomenkomplex die Wahrscheinlichkeitsdiagnose einer Erkrankung der einen oder der anderen Drüse, sei es an *Tuberkulose* oder *Geschwulstbildung* anzunehmen und das Organ freizulegen.

Die anatomischen Verhältnisse bringen es mit sich, daß die Freilegung der mit der tiefer stehenden Niere etwas tiefer gelegenen, aber durch die Nachbarschaft der Leber verdeckten *rechts*seitigen Drüse sich anders gestaltet als diejenige der *links*seitigen.

Das letztgenannte Organ ist relativ leicht zu erreichen, nicht nur auf transperitonealem Wege, sondern auch vom Schnitt zur Freilegung der Niere aus, vor allem, wenn man sich dazu entschließt, die den operativen Zugang behindernde 12. Rippe unter vorsichtiger Schonung des Pleuraraumes zu resezieren.

Für die *rechte* Nebenniere kommt der transperitoneale Weg *nicht* in Betracht, da die Leber den Zugang behindert, sondern ebenfalls das vorgenannte extraperitoneale Vorgehen mit Rippenresektion. Außerdem ist empfohlen worden, die rechte Nebenniere nach Resektion der 9. und 10. Rippe *transpleural* und *durch das Diaphragma hindurch* anzugehen.

Chirurgische Anatomie und allgemeine Operationslehre der Ureteren.

Von

P. JANSSEN-Düsseldorf.

Mit 13 Abbildungen.

Die Ureteren stellen als Verbindungsstücke zwischen Nierenbecken und Blase zwei in ihrem leeren Zustande von vorn nach hinten abgeplattete Rohre dar, deren *Länge* beim Erwachsenen durchschnittlich etwa 30 cm (nach ZONDEK zwischen 21 und 33 cm) beträgt, der rechte Ureter pflegt wegen des Tieferstehens der rechten Niere etwas kürzer zu sein als der linke. Der Harnleiter ist ein sehr dickwandiges Organ, dessen in Längsfalten liegende Schleimhaut mit einem geschichteten Plattenepithel ausgekleidet ist. Die Wandung besteht aus einer außerordentlich dicken Schicht *glatter Muskulatur,* die *außen in zirkulärem,* nach *innen hin in longitudinalem* Verlaufe angeordnet ist, *blasenwärts überwiegt die letztere* die erstere an Mächtigkeit. Die Anordnung der Muskulatur ermöglicht die sehr starken nach der Blase hin verlaufenden *peristaltischen Bewegungen* des Organs, die den Harn blasenwärts befördern. Die Muskulatur geht in diejenige der Blasenwand und des Trigonum interuretericum (LIEUTAUDI) der Blase über. Jener muskuläre Bau des Ureters gibt ihm eine sehr erhebliche *Dehnungsfähigkeit in seiner Längsachse.*

Das *Kaliber* des Harnleiterrohres ist ein in seinem Verlaufe sehr wechselndes. Es ist bedeutungsvoll, über die engen Stellen des Ureters, die sogenannten „*physiologischen Engen*" bezüglich ihres Sitzes unterrichtet zu sein, da sich in ihrem Bereiche mit Vorliebe die entzündlichen Vorgänge abzuspielen pflegen, welche zu Strikturierungen des Organs führen können, und da in der Passage vom Nierenbecken zur Blase begriffene Konkremente leicht an den Abschnitten unmittelbar zentralwärts der physiologischen Engen angehalten werden, sich dort in das Lumen *einkeilen* und dem Harn den Durchtritt verwehren.

Diese physiologischen Engen — drei an der Zahl — befinden sich *gleich unterhalb des Abganges des Ureters vom Nierenbecken,* ferner an der Stelle, wo *in Höhe der Linea innominata pelvis der Harnleiter die Iliacalgefäße kreuzt,* endlich, die größte Enge, *kurz vor der Einmündung des Harnleiters in die Blase.* Der Abschnitt des Harnleiters dagegen, der in schräger Richtung die Blasenwand durchbohrt, der von der Blasenmuskulatur umgriffen wird, welche an dieser Stelle durch den HORNERschen Muskel noch eine *besondere Verstärkung* erfährt und unter normalen Verhältnissen einen *flüssigkeits- und bakteriendichten Abschluß* der Blase nach dem Ureter zu darstellt, ist keineswegs, wie man anzunehmen geneigt sein könnte, als eine besondere Enge des Ureters anzusehen. Eine weitere Verengerung *kann* ferner noch zustande kommen an der Grenze vom parietalen Abschnitt des Ureters zum visceralen, weil hier das Rohr eine *leichte Torsion* zeigt.

An jenen physiologischen Engen beträgt die *Lichtung* des Harnleiters etwa 2 mm im Durchmesser, während er sonst ein Lumen von 5—8 mm, in gefülltem

Zustande bis 10 mm aufweist. Vor den Engen pflegt die Weite gewöhnlich eine etwas größere zu sein als in den übrigen Abschnitten.

Man teilt den Ureter ein in die vom Nierenbecken bis zur Kreuzungsstelle mit den Iliacalgefäßen reichende *Pars abdominalis* und die *Pars pelvina*, die von hier bis zur Einmündung in die Blase verläuft.

Beide Abschnitte des Harnleiters liegen in ihrem ganzen Verlaufe *extraperitoneal*, jedoch so, daß der Ureter *in eine Falte des Peritoneums* gewissermaßen *eingebettet* erscheint und man sich bei der extraperitonealen Freilegung *durch Anspannung des Peritoneum parietale das Organ sichtbar machen kann.* Der Ureter verläßt das Nierenbecken normalerweise an dessen tiefster Stelle, doch kommen Abweichungen dieses Abganges — häufig gefolgt von Behinderung des Abflusses des Nierenbeckens — nicht selten vor. So liegt der Ureter, von vorn gesehen, hinter den Hilusgefäßen und tritt unter diesen oder auch erst nach Beiseiteziehen des unteren Nierenpols hinter diesem hervor. Im Peritonealraum liegt vor jener Abgangsstelle des Ureters rechterseits die Pars descendens duodeni, links die Flexura linealis. Der Ureter liegt dann, nach vorn bedeckt vom parietalen Peritoneum auf der *Vorderfläche des M. psoas.* Dem *rechten* Ureter ist medianwärts die *V. cava inferior dicht benachbart.* In der Mitte des Psoasverlaufes kreuzt den Ureter *ventralwärts* die *A. und V. spermatica*, die erstere gibt hier eine kleine *A. ureterica* an den Harnleiter ab. Die Richtung des Harnleiters ist vom Nierenbecken aus im allgemeinen schräg medianwärts nach unten, nicht ganz bis zu der Spitze der Querfortsätze der Lendenwirbel, Abweichungen von dieser Richtung, z. B. zu einem lateral gerichteten Bogen im oberen Teile, kommen vor. So verläuft der Ureter bis zur *Linea innominata pelvis.* An

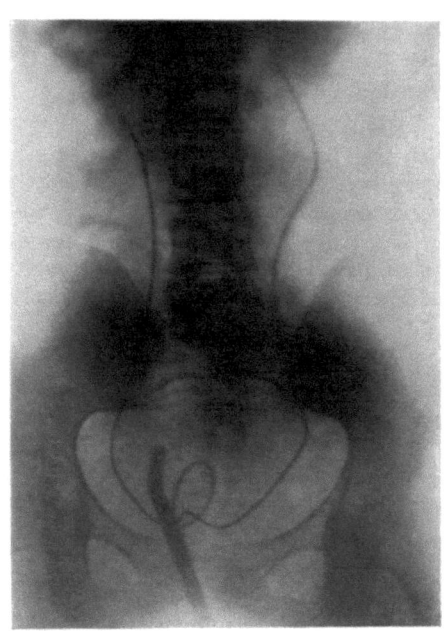

Abb. 1. Ureterverlauf im Röntgenbilde.

dieser Stelle kreuzt er schräg die darunter verlaufenden *Iliacalgefäße*, rechts etwas tiefer als links, so daß die Pulsation der A. iliaca communis eine bedeutungsvolle Richtlinie für das Aufsuchen des Ureters in seinem mittleren Verlaufe abgibt (Abb. 1).

Der nun folgende *pelvine Abschnitt* des Ureters ist etwas kürzer als der abdominale. In einem Bogen verläuft der Ureter, immer bedeckt vom parietalen Peritoneum, an der Seitenwand des kleinen Beckens und biegt in der Höhe der Spina ischii nach der Mitte zu ab, um nach dem Blasenfundus hin mit dem Ureter der anderen Seite zu konvergieren. Er zieht dabei beim Manne vorüber an dem oberen Ende der Samenblase und wird gekreuzt von dem vor ihm *ventralwärts* verlaufenden Ductus deferens.

Beim *Weibe* liegen die topographischen Verhältnisse der Pars pelvina naturgemäß etwas anders. Der Ureter bildet nach dem Eintritt in das kleine Becken die hintere Grenze der *Fossa ovarica*, zieht durch das lockere retroperitoneale Beckenbindegewebe bis zum Beckenboden und kreuzt in diesem Verlaufe die

Äste der *A. hypogastrica*, insbesondere auch die *A. uterina*. Auf dem Beckenboden treten die Ureteren an die *Basis des Lig. latum* und konvergieren dann
bis zum Eintritt in den Fundus vesicae. Nach Sänger liegen sie seitlich von
der halben Höhe der Cervix uteri, in einer Entfernung von 0,8—2,5 cm, ziehen
dann an der vorderen Scheidenwand unterhalb des Orificium uteri internum her.
In der Gravidität verändern sich diese topographischen Verhältnisse nicht
unerheblich.

Die *Blutversorgung des Ureters* geschieht in seinem oberen Abschnitt durch
Arterien, welche der *A. renalis* entstammen, kurz oberhalb seiner Mitte gibt
die seinen Verlauf kreuzende *A. spermatica* einen kleinen Ast als *A. ureterica*
an den Harnleiter ab und der pelvine Abschnitt erhält seine Ernährung durch
die Ausläufer der *Arteriae vesicales superiores*, *A. hypogastrica*, beim Weibe
der *A. uterina* und der *Aa. vesicales inferiores*. Wie die Arterien das Rohr des
Harnleiters umspinnen, so auch die *Venen*, die im oberen Abschnitt das Blut
zur *Vena renalis* leiten, im pelvinen Bereiche mit dem *Plexus vesicalis* in
Verbindung stehen.

Die den Ureter umspinnenden *Lymphbahnen* und Lymphknoten sammeln
sich im Bereiche des oberen Ureterabschnittes in einer in der Lumbalgegend
gelegenen *Lymphdrüse*, der untere Teil gibt die Lymphbahnen an die *retroperitonealen Beckendrüsen* ab. Das periureterale Lymphsystem steht außerdem
in Anastomose mit den von den *männlichen Keimdrüsen* aufsteigenden Lymphbahnen und man nimmt an, daß auf diesem Wege der periureteralen Lymphbahnen nicht selten die metastatische Infektion der gleichseitigen Niere von
einer Tuberkulose des Hodens bzw. Nebenhodens aus zustande kommt.

Die äußerst kräftige, stets in Bewegung befindliche glatte Muskulatur des
Harnleiterrohres wird von *nervösen Elementen* versorgt, welche aus dem *sympathischen Geflechte* hervorgehen.

Die Lage des Ureters im retroperitonealen Gewebe bringt es mit sich, daß
man bei seiner Untersuchung im wesentlichen angewiesen ist auf die *Ergebnisse der Cystoskopie*, des *Ureterkatheterismus* und der *Radiographie*. Gleichwohl ist es möglich, den Harnleiter auch an einzelnen Stellen zu *palpieren*,
allerdings nur dann, *wenn seine Wandungen verändert sind*; den normalen Ureter
abzutasten ist nicht möglich. Besteht aber eine Verdickung der Wandung
oder eine Periureteritis, wie sie sehr bald sich an entzündliche Wandveränderungen
anzuschließen pflegt, oder befindet sich ein Konkrement im Bereiche des entsprechenden Abschnittes oder wird endlich eine Sonde in den Harnleiter eingeführt, so ist es möglich, an einzelnen Stellen sich über den Verlauf durch Abtastung zu unterrichten.

Vor allem gelingt es vom *Rectum* und von der *Vagina* aus, den juxtavesicalen
Abschnitt, auf einige Zentimeter allerdings nur, abzutasten, d. h. die Stelle
der größten Enge, an der Konkremente leicht festgehalten zu werden pflegen,
ein Umstand, der deshalb von besonderer Bedeutung ist, weil es nicht selten
gelingt, *durch Massage des Ureters* ein solches nicht zu großes Konkrement
blasenwärts vorwärts zu bewegen.

Außerdem gelingt bei Personen mit nicht allzu kräftiger Bauchmuskulatur
die Abtastung des veränderten Harnleiters an einer Stelle, die etwa 3—4 cm
*lateral liegt von der Mitte der zwischen Processus ensiformis zur Symphyse ge-
zogenen Verbindungslinie*. Wir waren mehrfach in der Lage, *namentlich im
heißen Bade*, nicht nur die Druckschmerzhaftigkeit des entzündlich veränderten
Ureters an dieser Stelle festzustellen und das verdickte Rohr zu fühlen, sondern
auch größere Uretersteine sicher zu palpieren und auch zu bewegen.

Operative Zugänglichkeit des Ureters und Lagerung des Kranken.

Aus den geschilderten topographisch-anatomischen Verhältnissen ist es ersichtlich, daß der Ureter *in seinem ganzen Verlaufe extraperitoneal erreichbar* ist. Bei Veränderungen in seinem *abdominalen* Anteile leuchtet es ohne weiteres ein, daß auf dem Wege der Freilegung der Niere, bei der zum Zwecke der Luxierung ja der erste Griff zur Orientierung über die Lage des Harnleiters dienen soll, dieser unschwer im retroperitonealen Gewebe zu finden ist.

Auch der pelvine Anteil bis zum juxtavesicalen Abschnitt ist durch die extraperitoneale Schnittführung, auf die im einzelnen später eingegangen werden soll, unschwer zugänglich, man wird sich nur stets dabei zu erinnern haben, daß der Harnleiter selbst wohl in dem Fettgewebe der *Fossa iliaca* liegt, mit diesem aber in einer festeren Verbindung *nicht* steht, daß er dagegen *in festerem Zusammenhange steht mit dem Peritoneum* und gewissermaßen in eine Tasche desselben eingebettet ist. *Man muß ihn also am Peritoneum aufsuchen, nicht im Fettgewebe der Fossa iliaca!*

Die *extraperitoneale Freilegung* ist ohne Zweifel *das Vorgehen der Wahl.* Sie schützt sicher vor der Infektion des Peritoneum, da der Harn der entsprechenden Niere in den meisten Fällen doch nicht als steril zu betrachten ist.

Was nun die *Lagerung des Kranken* zum extraperitonealen Eingriff angeht, so muß sie nach Sitz der Uretererkrankung *ganz verschieden* angeordnet werden.

Die modernen diagnostischen Hilfsmittel gestatten es heute, den Sitz der Veränderung des Ureters — mag es sich um Verletzung, Striktur oder Konkrement handeln — mit Sicherheit festzustellen: so kann auch die Lagerung des Kranken ohne weiteres in Ruhe vorbereitet werden. Bei einem hohen Sitz der Veränderung im abdominalen Teile des Ureters, also zwischen Nierenbecken und Linea innominata pelvis, wird die Lagerung die gleiche sein *wie zur Operation an der Niere,* d. h. Lagerung des Kranken auf die gesunde Seite und Hochkantstellung des Körpers über die unter jene geschobene Nierenrolle oder das Nierenbänkchen.

Es unterliegt keinem Zweifel, daß die Zugänglichkeit des Ureters in seinem *pelvinen* Abschnitt eine viel bessere sein müßte in *Beckensteillagerung,* weil die Intestina hierbei nach oben zurücksinken. Gleichwohl raten wir bei dieser Lagerung zu gewisser Vorsicht, wenn es sich um Entfernung eines Konkrementes im unteren Ureterabschnitt handelt. Wir erlebten es in einem Falle, daß bei einer Dame, die sich bis dahin zur Operation nicht entschließen konnte, während einer sechsjährigen Beobachtungszeit ein juxtavesical gelegener Ureterstein bei einer größeren Zahl von Radiogrammen *stets an der gleichen Stelle lag,* auch unmittelbar vor der Lagerung auf dem Operationstisch durch Röntgenbild hier festgestellt wurde. Bei der Operation in Beckensteillagerung zeigte es sich, daß das Konkrement die Stelle verlassen hatte und bis zum Nierenbecken hinaufgeglitten war; dies war offenbar nur möglich dadurch, daß *in der Narkose die Uretermuskulatur erschlaffte,* so daß der nicht kleine Stein in dem durch Harnstauung zentral erweiterten Rohre der Schwere folgend nierenwärts zurücksinken konnte. Eine bei Beginn der Operation sofort vorgenommene temporäre Abbindung des Ureters in der Wunde zentral vom angenommenen Sitz des Steines hatte das unangenehme Ereignis nicht verhüten können. Seitdem führen wir *bei tiefer Ureterolithotomie* die Beckensteillagerung trotz ihrer sonstigen Vorteile *nicht* mehr aus, sondern erheben die kranke Seite auf dem flachen Operationstisch durch untergeschobene Polsterkissen, so daß *der Peritonealsack mit seinem Inhalt nach der gesunden Seite hinübersinkt.* Bei Ureteroperationen aus anderer Ursache wird man selbstverständlich auf die Annehmlichkeit der Beckensteillagerung nicht verzichten.

Ein weiterer Zugang zum Ureter ist der *transperitoneale Weg.* Früher bevorzugt, erfreut er sich heute im allgemeinen keiner besonderen Wertschätzung. Abgesehen davon, daß er eine weniger gute Übersicht gibt als der retroperitoneale, birgt er trotz saubersten Vorgehens und Abstopfung der Nachbarschaft mit Kompressen doch immer während der Operation die *Gefahr der Infektion des Peritoneums* in sich. Man wird auf die transperitoneale Freilegung des Harnleiters in den allermeisten Fällen verzichten können. Gleichwohl erwähnen wir nachstehend die Einzelheiten des Vorgehens der Vollständigkeit halber, werden aber später nicht darauf zurückkommen.

Beckenhochlagerung ist bei der transperitonealen Methode nicht zu umgehen. Man eröffnet die Bauchhöhle durch Medianschnitt oder durch pararectale Incision der entsprechenden Seite. Die nach oben sinkenden Intestina werden, wie der ganze übrige Bauchraum, sorgfältigst durch Kompressen abgestopft. Die Pulsation der Iliaca und die Abtastung des Eingangs zum kleinen Becken gibt den Ort an, wo der Ureter als weißlicher, bleistiftdicker Strang durch das Peritoneum parietale der hinteren Bauchwand *hindurchschimmert* und *abzutasten* ist. Diese Feststellung ist am rechten Ureter leicht durchzuführen, am linksseitigen schwieriger. Das Colon descendens läßt sich oft nicht genügend anheben und man muß gelegentlich *durch das Mesocolon hindurch* gehen, um den Ureter zu finden. Hat man auf diese Weise den Ureter gefunden, so gelingt es unschwer, ihn weiter abwärts zu verfolgen. Beim Weibe weist außerdem die durch die A. uterina gebildete *Plica ureterica* auf den Ort hin, wo der Ureter gleich oberhalb der Blase anzutreffen ist. An der Stelle der Veränderung wird nun das parietale Bauchfell eröffnet und die notwendigen Manipulationen werden am mobilisierten Harnleiter ausgeführt. Die Naht des Peritonealschlitzes versenkt den Ureter. Die Drainage auf die Eröffnungsstelle des letzteren, auf welche wir nur sehr ungern verzichten würden, gestaltet sich allerdings recht schwierig.

Auch *andere Methoden* zur Freilegung des *unteren* Ureterabschnittes werden angegeben. Man kann *auf vaginalem Wege* durch das vordere Scheidengewölbe (Querincision) hindurch auf den Ureter dann vorgehen, wenn es gelang, von der Scheide aus ein Konkrement im juxtavesicalen Ureterabschnitt abzutasten. Bei anderen Veränderungen des Ureters an dieser Stelle dürfte die Auffindung wohl nur dann möglich sein, wenn sein Verlauf durch eine in den Harnleiter eingeführte *Sonde* markiert ist. Man wird sich zu diesem vaginalen Vorgehen kaum gern entschließen, noch weniger allerdings zu dem gleichfalls in Vorschlag gebrachten Vorgehen beim *Manne durch die vordere Rectumwand* hindurch; ein Arbeiten unter Leitung des Auges ist hier wohl kaum ausführbar, während der vaginale Weg durch geeignete Specula und Beiseiteziehen der Cervix noch einigermaßen übersichtlich gestaltet werden kann.

Auch der *sakrale Weg* mit Entfernung des Steißbeins, wie er zur Operation des Mastdarmcarcinoms oder in der Voelckerschen Bauchlagerung zur Freilegung der Prostata und der Vesiculae seminales angegeben wurde, ist zur Sichtbarmachung des unteren Ureterabschnittes empfohlen worden. Der Weg gibt zwar eine gute Übersicht für den juxtavesicalen Abschnitt, aber er stellt doch einen sehr großen Eingriff dar und kann mit dem unten zu schildernden einfacheren, ebenfalls extraperitonealen Vorgehen deshalb kaum verglichen werden.

Dasselbe gilt von der Freilegung des untersten Ureterendes *vom Damme her* in der Weise, wie die perineale Freilegung der Prostata vorgenommen zu werden pflegt.

Bei Erkrankungen des *intramuralen Ureterabschnittes*, bei dort eingeklemmten Steinen, bei cystischen Erweiterungen dieses Teiles und bei papillomatösen

Tumoren des Ureters, die in die Blase hineinragen, oder Geschwülsten, die das vesicale Ostium beteiligen, wird man selbstverständlich nach Eröffnung der Blase durch Sectio alta *transvesical* auf den Ort der Erkrankung vorgehen.

Instrumentarium.

Bezüglich der Instrumente, die für Operationen am Ureter benötigt werden, ist Besonderes kaum zu bemerken. Notwendig sind *breite, stumpfe Wundhaken*, welche die Muskulatur des Bauches und vor allem den uneröffneten Peritonealsack medianwärts verziehen, ohne diese Gewebe zu verletzen. Zum Halten des Ureters sind besondere Instrumente angegeben worden, z. B. die KÜSTNERsche Ureterzange (Abb. 2). Man kann auf diese verzichten und arbeitet ebenso schonend, indem man einen dicken Catgutfaden oder eine Longuette um den isolierten Ureter schlingt, um ihn aus der Tiefe der Wunde hervorzuziehen.

Zur Incision des Harnleiters bedarf man eines *spitzen, schlanken, nicht zu großen Skalpells*, wie denn überhaupt die Manipulationen am Harnleiter ein *nicht zu schweres, kleines Instrumentarium* notwendig machen. Das gilt vor allem für die *Nähte* der Ureterwand, die mit *feinsten Nadeln* ausgeführt werden sollen zur Vermeidung von Läsionen der Wandung. Ebenso soll diese nur mit *feinen Hakenpinzetten* gefaßt werden.

Als *Nahtmaterial* für den Harnleiter ist der Gebrauch feinsten Catguts, eventuell feinster Seide zu empfehlen. Ebenso benutze man in Rücksicht auf das gelegentliche Auftreten vorübergehender Harnfisteln zur Versorgung der Bauchdeckenwunde *Catgut*. Im übrigen geschehen die Manipulationen an dieser letzteren nach den allgemeinen Vorschriften.

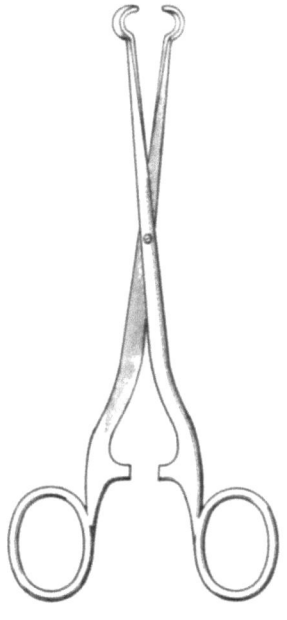

Schnittführung bei den extraperitonealen Operationen am Ureter.

Die Anlegung der *Hautincision* richtet sich naturgemäß durchaus nach dem Orte der Veränderungen des Ureters, den mit den modernen diagnostischen Hilfsmitteln festzustellen Schwierigkeiten nicht bereitet: dazu gehört, neben der Feststellung der Stelle der *Einwirkung einer Gewalt bei Verletzungen*, die *Cystoskopie*, die *Uretersondierung* und die *Radiographie* ohne und mit *schattengebenden Sonden*, auf die einzugehen nicht im Rahmen dieser Erörterungen liegt. Nur sei auf die Wichtigkeit hingewiesen, bei vorliegendem Ureterstein *unmittelbar vor dem Augenblick der Lagerung auf dem Operationstisch ihn nochmals radiographisch zu fixieren*; häufig haben wir seine Lage auch durch Auflegen einer *Bleivignette* auf die äußere Haut projiziert und durch Argentum nitricum-Anstrich fixiert, ganz ähnlich wie die Aufsuchung von Geschoßsplittern nach WESKI-FÜRSTENAU uns dies während des Krieges gelehrt hatte, und daraus erhebliche Vorteile beim operativen Vorgehen selbst gezogen. Zur wesentlichen Unterstützung bei der operativen Freilegung des Ureters dient es, wenn man unmittelbar vor dem Eingriff einen *Ureterkatheter* in den aufzusuchenden Harnleiter einführt. Die palpatorische Feststellung des Organs in der Wunde

wird durch die liegende Sonde ganz wesentlich erleichtert, selbst wenn die Einführung nur bis zum Orte der Veränderung gelingen sollte. Gleichzeitig wird
das hierzu benutzte Cystoskop noch Aufklärung darüber geben, ob ein auf-
zusuchender Stein nicht etwa zufällig doch noch in die Blase hineingeglitten ist!

Die *Totalexcision* des Ureters, wenn sie erforderlich sein sollte, wird sich
nur bei der tuberkulösen Entzündung im Anschluß an eine Nierentuberkulose
ergeben, die gleichzeitig die Nephrektomie notwendig machte. Es wurde bei

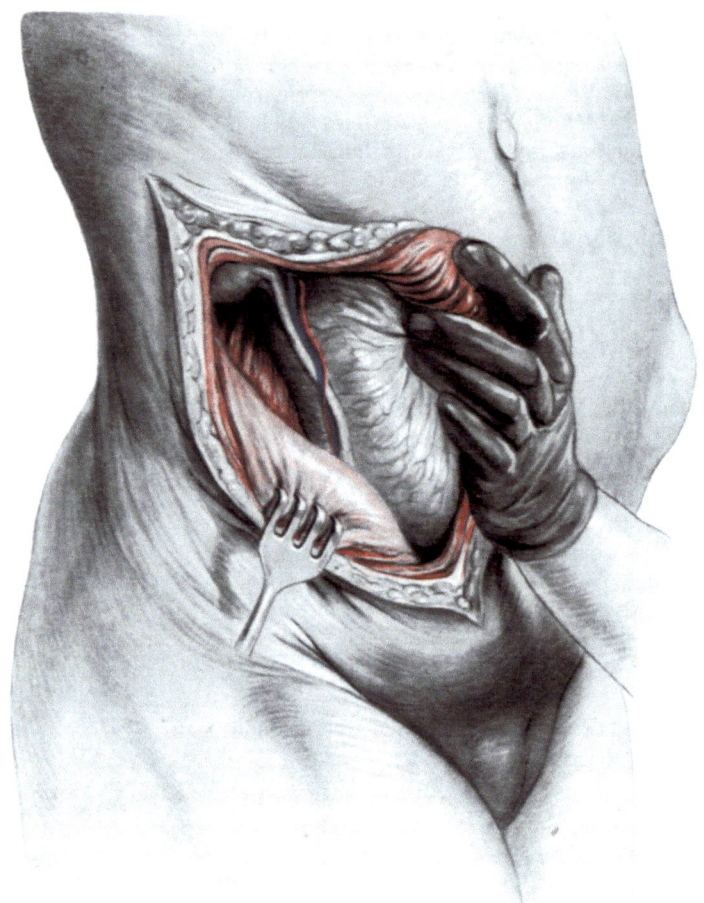

Abb. 3.   Extraperitoneale Freilegung des oberen Ureterabschnittes.
Der Harnleiter liegt dem Bauchfell an.

der Schnittführung zur Nierenexstirpation bereits darauf hingewiesen, daß die
Incision in der Richtung auf eine Stelle etwa 1 Finger breit vor der Spina anterior
superior so angelegt wird, daß erforderlichenfalls der Einschnitt zur Ureter-
exstirpation nach unten hin beliebig verlängert werden kann.

Diesem lumbalen Schrägschnitt folgt auch die Durchtrennung der Bauchdecken, wenn es sich um Veränderungen im *abdominalen* Teile des Ureters,
d. h. oberhalb seiner Kreuzungsstelle mit der Linea innominata pelvis handelt,
nur wird der Schnitt selbstverständlich nicht so hoch wie zur Freilegung der
Niere hinaufgeführt. Die Länge des Schnittes richtet sich nach der Art des

auszuführenden Eingriffes am Ureter, wobei stets zu bedenken ist, daß es die Vorbedingung für diese Manipulationen ist, durch eine *weite Spaltung der Bauchdecken* einen *absolut freien Überblick* über die Verhältnisse in der Tiefe der Wunde zu erhalten, man setze also keineswegs seinen Ehrgeiz darauf, mit einer möglichst kleinen Incision auszukommen: bei einer im übrigen guten Technik, besonders der Bauchdeckennaht, ist die Länge der Incision durchaus gleichgültig;

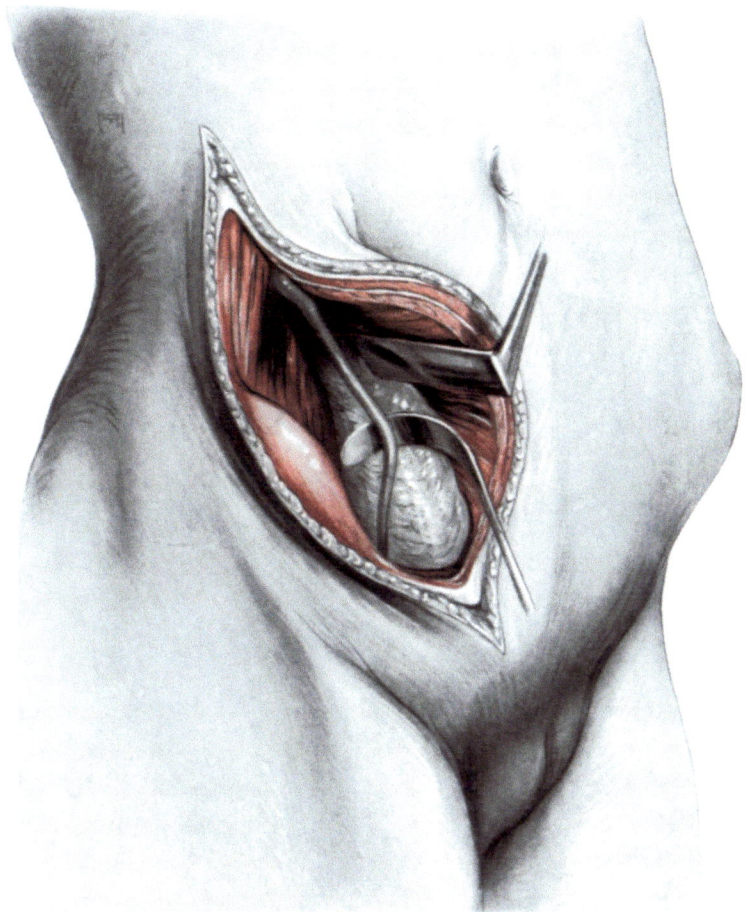

Abb. 4.   Extraperitoneale Freilegung des oberen Ureterabschnittes.
Der Harnleiter ist vom Bauchfell stumpf abgelöst.

dies gilt für die Eingriffe an *allen* Ureterabschnitten. Nach Durchtrennung der Haut und des Unterhautzellgewebes werden die Mm. obliquus externus und internus schichtweise durchtrennt, der 12. Intercostalnerv und die Nn. ileoinguinalis und ileohypogastricus werden dabei sorgfältig geschont zur Vermeidung späterer Paresen der Bauchwandmuskulatur. Nun liegt die Fascia transversa bzw. retrorenalis frei und nach ihrer Durchtrennung sieht man, wie bei der Freilegung der Niere, das Fettgewebe der Nierenkapsel bzw. desjenige der Fossa iliaca hervortreten. Die Wundränder werden mit großen stumpfen Haken durch die Assistenz auseinandergehalten und die Lüftung des oberen vorderen Wundrandes gestattet es, durch das Auge oder durch einen Handgriff sich über die *Lage der Niere* zu orientieren. *Vor oder unter ihrem unteren Pol* tritt der Harnleiter hervor. Ist er verändert, so gelingt es leicht, ihn zu palpieren, z. B. wenn seine Wandung verdickt ist oder oberhalb eines strikturierenden oder obturierenden Prozesses seine Lichtung erweitert ist. Den nicht veränderten Ureter zu palpieren ist nicht immer einfach. Man findet ihn am besten, wenn man das im medianen Teil der Wundtiefe liegende

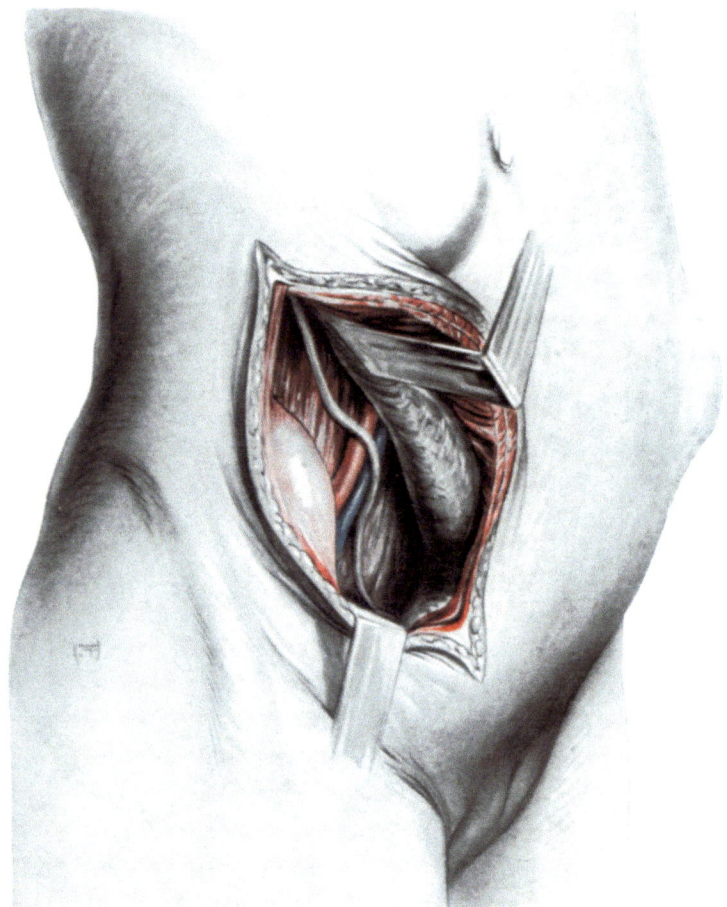

Abb. 5. Extraperitoneale Freilegung des juxtavesicalen Ureterabschnittes.

Peritoneum durch Abstreifen mit dem Finger von dem retroperitonealen Fettgewebe trennt und nun den Peritonealsack zart, um ihn nicht zu verletzen, *mit stumpfem Haken oder tupferbewehrter Hand nach vorn-medianwärts anziehen läßt* (Abb. 3, 4, 5). Dann sieht man das weißlich schimmernde, normalerweise notizbuchbleistiftdicke Ureterrohr *auf dem Peritoneum aufliegend* nach unten ziehen. Es kann unschwer aus seinen zarten Verbindungen mit dem Bauchfell durch die Kochersche Sonde oder den Finger abgedrängt werden. Sollte wider Erwarten hierbei eine Verletzung des Peritoneums eintreten, so wird sie sofort durch Naht geschlossen. Nun liegt der Ureter zu weiteren operativen Maßnahmen frei.

Soll der *untere abdominale* Abschnitt des Ureters oder sein *pelviner Teil* freigelegt werden, so liegt, wie oben erörtert wurde, der Kranke in Rückenlage mit leichter Erhöhung der kranken Körperseite. Der Hautschnitt beginnt median und etwas oberhalb der Spina anterior superior und folgt in einem Abstande von etwa 2—3 cm *dem Verlaufe des Ligamentum Pouparti*. Wie weit

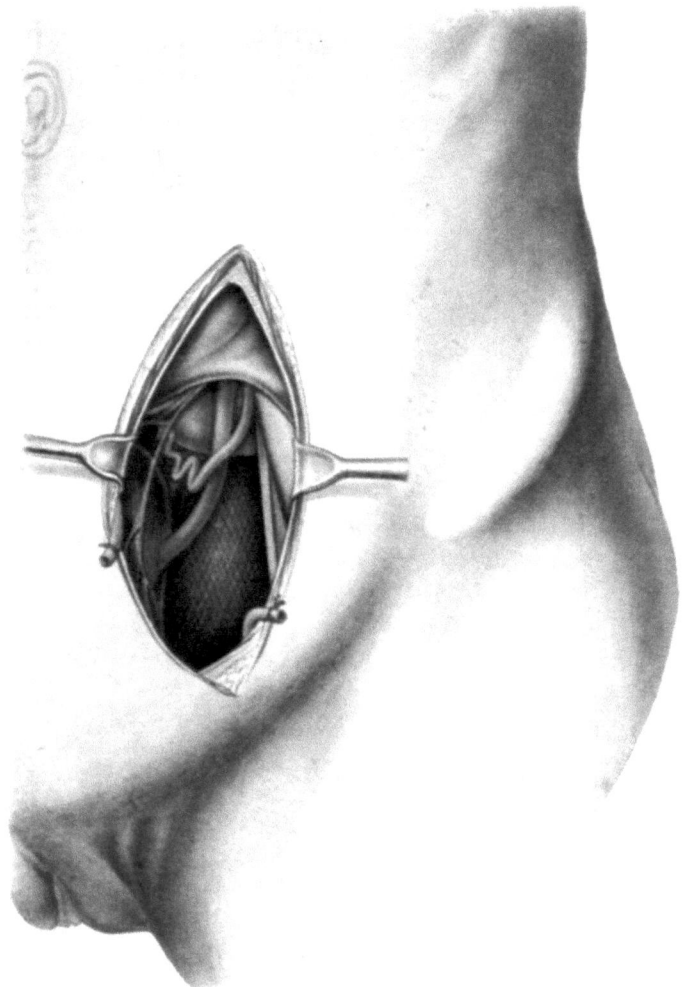

Abb. 6. Freilegung des unteren Ureterabschnittes beim Weibe. (Nach TANDLER-HALBAN.)

diese Incision nach unten fortgesetzt wird, hängt vom Sitze der Veränderung des Harnleiters ab. Befindet sich diese tief, etwa im juxtavesicalen Abschnitt, so beginnt der Einschnitt entsprechend tiefer und folgt dem Verlaufe des Leistenbandes im Bogen bis zur Mittellinie des Körpers und über diese hinaus. Nach Durchtrennung der Mm. obliquus externus und internus wird man die hier und weiter abwärts schon recht zarte Fascia transversa vorsichtig zwischen Pinzetten teilen müssen, um das darunter gelegene Peritoneum nicht zu verletzen. Bei tiefem Sitze der Ureterveränderung und stark ausgebildeten geraden

Bauchmuskeln wird sich eine Einkerbung des M. rectus abdominis der entsprechenden Seite nicht umgehen lassen, wenn man auch zunächst ohne eine solche auszukommen versuchen wird.

In der mit breiten stumpfen Haken auseinandergehaltenen Bauchwunde wird durch abstreifende Bewegungen nunmehr der uneröffnete Bauchfellsack aus der Fossa iliaca und besonders auch nach unten hin von der vorderen Beckenwand abgelöst und *medianwärts abgedrängt.* Im oberen Teile der Wunde erscheint

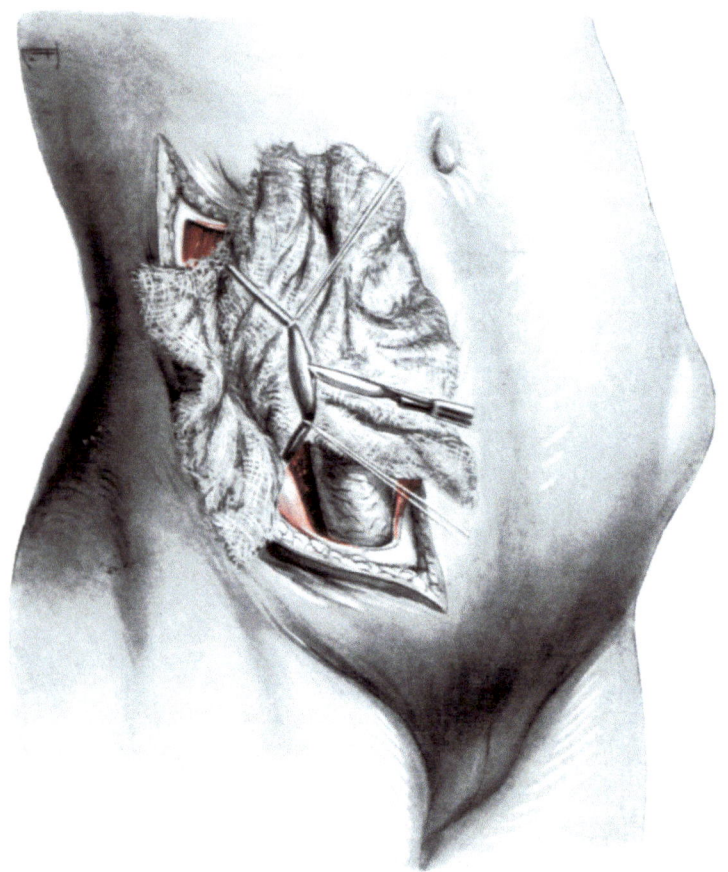

Abb. 7. Vorlagerung des Ureters.

die A. spermatica mit ihren stark geschlängelten Begleitvenen, diese Gefäße sind zu schonen. Man legt nun die Iliacalgefäße frei und findet in ihrer Höhe, dem Bauchfell anliegend, den Ureter, den man mit dem Finger oder der Kocherschen Sonde von jenem stumpf ablöst und nach unten hin weiter isoliert, so weit dies sich als notwendig erweist. Man wird hierbei beim Manne zu beachten haben, daß, über den Ureter ventralwärts hinwegziehend, das Vas deferens ihn kreuzt, welches bei der Palpation als harter, drehrunder Strang nicht zu verkennen und natürlich unbedingt zu schonen ist. So kann man den Harnleiter leicht bis zur Blase hin verfolgen, isolieren und auch deren Ureteranteil sich gut sichtbar machen.

Etwas anders liegen die Verhältnisse beim unteren Ureterabschnitt des *Weibes* (Abb. 6). Man muß hier das Peritoneum vom Ligamentum latum stumpf trennen und trifft an der Basis des letzteren auf die Stelle, wo die A. uterina über den Harnleiter hinwegzieht. Es gelingt nicht immer, das Gefäß schonend beiseite zu ziehen, so daß der Harnleiter, etwa bei einem tiefsitzenden Steine, genügend frei wird, um an ihm manipulieren zu können. In diesen Fällen ist die *Durchtrennung* des Gefäßes nach vorheriger doppelter Unterbindung nicht zu umgehen.

Während im abdominalen Abschnitt der freigelegte Harnleiter zu den nunmehr notwendigen Eingriffen recht günstig gelegen ist und man, um frei arbeiten zu können, einen weniger großen Abschnitt aus seinen Verbindungen zu lösen braucht, ist dies am pelvinen Teile und besonders je näher man der Blase kommt, keineswegs der Fall. Der Ureter liegt hier in einer recht *erheblichen Tiefe* der Wunde, die von einer erfahrenen Assistenz auseinandergehalten werden muß. Aber auch dies genügt nicht, der Harnleiter muß hier auf einen weit größeren Abschnitt isoliert werden, damit man ihn gehörig vorziehen und durch *untergeschobene Kompressen* in handlicher Lage fixieren kann. Zu diesem Zwecke nicht allein empfiehlt es sich, ober- und unterhalb derjenigen Stelle, an welcher die Eröffnung des Ureters vor sich gehen soll, diesen mit einem dicken, nicht allzu stark anzuziehenden Catgutfaden temporär zu ligieren. Man schützt sich auf diese Weise *vor dem Austreten des Harns*, auch wenn eine zentrale Sekretstauung nicht vorliegt, und verhindert die Infektion der Wunde, da der Urin doch in einer sehr großen Zahl der Fälle mehr oder weniger infiziert ist (Abb. 7). Außerdem soll durch unter den abgelösten Ureter geschobene feuchtwarme Kompressen, welche die wenigen trotz der Abschnürung stets austretenden Harntropfen aufnehmen sollen und sorgfältige Abstopfung der großen und tiefen Wunde diese vor Infektion geschützt werden: Ein Vorgehen, dem zumeist die fast stets aseptische Wundheilung neben der später zu besprechenden Drainage zu verdanken ist.

Die Ureterotomie.

Der häufigste am Ureter ausgeführte Eingriff ist seine Eröffnung zur Entfernung eines Konkrementes. Wir nehmen an, daß der Harnleiter im Bereiche des Sitzes des Steines in der Weise *gut mobilisiert* ist, daß freies Arbeiten an ihm ermöglicht wird. War die Lokalisierung eine richtige, so wird man den Sitz des Steines bei einiger Größe desselben leicht mit dem Auge wahrnehmen an der Anschwellung des Harnleiters in diesem Bereiche, oder die tastende Hand wird den harten Widerstand im Rohre feststellen. Der *eingeklemmte* Stein wird sich im übrigen leicht durch die Ausdehnung des zentralen Harnleiterabschnittes durch den abgestauten Harn verraten; diese Ausdehnung kann eine erhebliche sein und Daumendicke, ja die Dicke einer Dünndarmschlinge erreichen. Befindet sich der Stein *in der Nähe des Nierenbeckens*, so wird man zunächst den Versuch machen, ihn durch Fingerdruck in dieses *zurückzubringen*: seine Entfernung durch die Pyelotomie ist dann der Ureterotomie vorzuziehen, weil an den größeren Verhältnissen des Nierenbeckens sich leichter arbeiten läßt. In ähnlicher Weise wird man es versuchen, den in nächster Nachbarschaft der Blase befindlichen Stein durch streichende Bewegungen in das Blasencavum hineinzubefördern, aus dem der kleine Stein durch den Harnstrom hinausgespült wird, während die Entfernung eines größeren Konkrementes im Falle des Versagens dieser Wirkung des Harnstromes nach Zertrümmerung mit dem Lithotriptor heraus zu befördern wäre, falls man es nicht vorzieht, ihn in der gleichen Sitzung aus einer kleinen Incisionsöffnung der Blase zu entfernen.

Gelingen diese Versuche nicht, so schreitet man zur *Eröffnung des Ureters*, die auch dann allein in Frage kommt, wenn der Stein nicht in nächster Nachbarschaft von Nierenbecken oder Blase sich befindet. Bei dieser letzteren Lokalisation im Verlaufe des Harnleiters raten wir dringend dazu, *vor irgendwelchen Manipulationen im Bereiche des Steinsitzes den Ureter temporär zentralwärts gleich oberhalb zu ligieren*, damit nicht der Stein, zumal in einem durch Stauung erweiterten Rohre, nach oben hin entweicht: eine vermeidbare Vergrößerung der ganzen Operationswunde würde in vielen Fällen die Folge sein.

Nach der oben beschriebenen *Abstopfung der Wunde* und der *Vorlagerung des Ureters nimmt* man die Stelle des Steines fest zwischen Daumen und Zeigefinger der linken Hand, indem man gleichzeitig die Stelle der beabsichtigten Incision *etwas dehnt*, diese letztere wird dann im entlasteten Ureter eine weniger große Öffnung zurücklassen. Nun schimmert das Konkrement durch die gedehnte Wandung etwas dunkel hindurch und an dieser Stelle wird mit einem spitzen Skalpell auf den Stein eingestochen und die kleine Wunde, ohne ihre Ränder durch mehrfaches Einschneiden zu zerfetzen, so weit in der Längsrichtung des Ureters erweitert, daß, wie es zumeist geschieht, der Stein unter dem Druck der haltenden beiden Finger herausspringt. Tut er dies nicht, so wird man mit einer anatomischen Pinzette die Entbindung des Steines unterstützen.

Niemals darf man es unterlassen, sich nun durch einen in den eröffneten Harnleiter eingeführten Ureterkatheter davon zu überzeugen, daß die *Durchgängigkeit des Organs nach oben wie nach unten hin eine freie ist.* Der Verschluß der Ureterwunde gestaltet sich einfach: das wichtigste ist die Vermeidung einer strikturierenden Narbe seiner Wandung. Es ist keineswegs notwendig, die longitudinale Wunde quer zu vernähen nach Art der Heinecke-Mikuliczschen Pylorusplastik. Diese Art der Naht kommt lediglich dann in Frage, wenn schon strikturierende narbige Prozesse in der Nachbarschaft bestehen sollten, über deren Vorhandensein jene Sondierung Aufklärung verschafft. Es ist auch nicht notwendig, etwa über einem eingeführten Ureterkatheter die Wunde zu vernähen, ein aufmerksamer Operateur wird es unbedingt vermeiden können, die gegenüberliegende Wand des Ureters etwa durch die Naht mitzufassen! An der Ureterwunde soll möglichst wenig genäht werden, um die glatt durchtrennte Harnleiterwand nicht zu zerfetzen und dadurch zu verengernden Prozessen Veranlassung zu geben. Besteht eine entzündliche Veränderung der Ureterwandung im Bereiche des früheren Sitzes des Steines, so verbietet sich vieles Nähen von selbst: die Nähte würden in dem veränderten Gewebe schon beim Anlegen oder Knüpfen durchschneiden. Wir scheuen uns nicht, in solchen Fällen die Wundränder nur durch *eine* Naht einigermaßen zu adaptieren, auf die Gefahr hin, für einige Tage eine Harnfistel entstehen zu sehen. Sie pflegt äußerst schnell von selbst zu versiegen, denn die Wunde in der Ureterwand schließt sich sehr schnell — *vorausgesetzt, daß die Passage des Harns blasenwärts nicht behindert ist.* Einen Ureterkatheter kann man für einige Tage von der Blase aus bis ins Nierenbecken einführen, um die Stelle der Ureterwunde zu entlasten: notwendig ist dies nicht, es würde überdies stets neben demselben der Harn noch den Ureter passieren! Bei nicht oder nur wenig veränderter Ureterwand faßt man die Wundränder, ohne die Mucosa zu verletzen, mit einer feinen chirurgischen Pinzette und legt mit ganz feinen Nadeln und feinstem Catgut je nach Größe der Wunde 2—3 Nähte so durch die Wundränder, daß *nur Serosa und Muscularis*, nicht aber die Mucosa durchstochen wird. Die Fäden werden dann vorsichtig geknotet, damit sie nicht einschneiden. Weitere Nähte werden nicht angelegt, aber wir empfehlen es, nach Zurücklagerung des Rohres — die temporären Ligaturen wurden nach unten hin schon zum Zwecke der Sondierung, nach oben hin erst nach Vollendung der Naht gelöst — die Nahtstelle mit einem *gestielten Fettlappen* aus der Fossa iliaca bzw. der Nachbarschaft an anderer Stelle zu bedecken und diesen durch zwei tangentiale, nur wenig Gewebe am Ureterrohr fassende Nähte zu fixieren.

Unbedingt aber muß die Nahtstelle *nach außen drainiert werden* durch ein Gummidrain, welches, in mittlerer Stärke, auf jene geführt wird, *jedoch ohne diese zu berühren*, um Arrosionen zu vermeiden. Wenn auf diese Weise operiert wurde und eine einwandfreie *Blutstillung* der ganzen Wunde durchgeführt worden war, so darf man bis auf die zum Ureter führende Drainage die Wunde der Bauchwand in Etagen vollkommen schließen, so wie dies üblich ist und bei den Operationen an der Niere beschrieben wurde. Auch wenn der Harn nicht steril war, darf man dies tun, wenn die Wunde bis zur Vollendung der Ureternaht einwandfrei abgedeckt war. Sollte wider Erwarten nicht aseptischer Harn während des Eingriffes in die Wunde eingedrungen sein, so wird man diesen Verhältnissen selbstverständlich durch ein weiteres Offenlassen der Bauchwunde bzw. durch Einführen weiterer Drainagen in dieselbe Rechnung zu tragen haben.

In den meisten Fällen pflegt die Wunde *per primam* zu heilen, das auf den Ureter geführte Drain läßt man so lange liegen, bis angenommen werden darf, daß das Catgut der Wandnaht resorbiert ist und an Stelle des mechanischen Verschlusses eine Verheilung der Ränder der kleinen Wunde eingetreten ist. Allerdings bemerkt man auch manchmal, obwohl die Naht kunstgerecht ausgeführt wurde, daß, dann gewöhnlich nach wenigen Tagen, d. h. wenn jener mechanische Nahtverschluß nicht mehr wirksam ist, Harn aus dem Drain austritt und eine *Urinfistel* entsteht. Gewöhnlich ist dies ein harmloses Ereignis: die Fistel versiegt nach einigen Tagen ganz von selbst, vor allem dann, wenn man ganz allmählich das Drain kürzt, so daß die Gewebe der Nachbarschaft sich allmählich zusammenlegen und durch dasselbe nicht mehr auseinandergedrängt werden. Eine persistierende Harnleiterfistel ist uns nach der Ureterotomie bei einer sehr großen Anzahl von Operationen niemals begegnet. Sie wird allerdings beschrieben und würde Veranlassung zu einer sekundären Ureterplastik geben, hat auch zur Vornahme sekundärer Nephrektomien geführt.

Die Ureterotomie wird auch ausgeführt zur Beseitigung von *narbigen Strikturen* des Harnleiters auf entzündlicher oder auf traumatischer Basis. Nachdem der Ureterkatheterismus die Stelle der Verengerung festgestellt hatte, wird bei eingelegter Uretersonde der Harnleiter im Bereiche der Verengerung freigelegt, mobilisiert und zentralwärts temporär ligiert, wie es oben beschrieben wurde. Von dem *Grade der Verengerung* wird das weitere operative Vorgehen abhängig zu machen sein. Stellt dieselbe keinen, oder keinen nahezu vollkommen Verschluß des Rohres dar, so wird man im Bereiche der Verengerung eine Längsincision durch die Ureterwand anlegen, durch je einen an der Mitte jeden Wundrandes angelegten Haltefaden einen Seitenzug von der Assistenz ausüben lassen und so die Längsincision nach Art der HEINEKE-MIKULICZschen Pylorusplastik zu einer querstehenden gestalten, die nun mit feinen Nähten, welche die Mucosa unverletzt lassen, sorgfältig horizontal vernäht wird. Es ist zu empfehlen, bei dieser Plastik sich als Nahtmaterial feinster *Seide* zu bedienen, da bei der Umgestaltung der mechanischen Verhältnisse an dieser Stelle der Ureterwand eine länger dauernde Nahtstütze erwünscht ist, als durch feine Catgutfäden gewährleistet werden würde. Auch dürfte es sich empfehlen, für einige Tage einen Ureterkatheter durch die Blase hinauszuleiten, um die Durchgängigkeit der Nahtstelle zu unterhalten, wenn auch dieses Vorgehen nicht unumgänglich notwendig ist. Die Drainage der Wunde ist die gleiche, wie sie oben für die Ureterotomie geschildert wurde.

Resektion des Harnleiters und Harnleiteranastomose.

Eine enge zirkuläre oder eine in ihrer Länge ausgedehntere *Striktur* kann, ebenso wie die Bildung eines *Neoplasmas* die *Resektion* dieses Ureterabschnittes notwendig machen und die Vereinigung der zurückgelassenen Ureterstümpfe durch die Naht. Die gleiche Vernähung wird notwendig, wenn der Harnleiter durch ein *Trauma*, durch scharfe Verletzung, durch Schuß oder durch stumpfe Gewalt, wie etwa die Überfahrung sie darstellt, in seiner Kontinuität getrennt

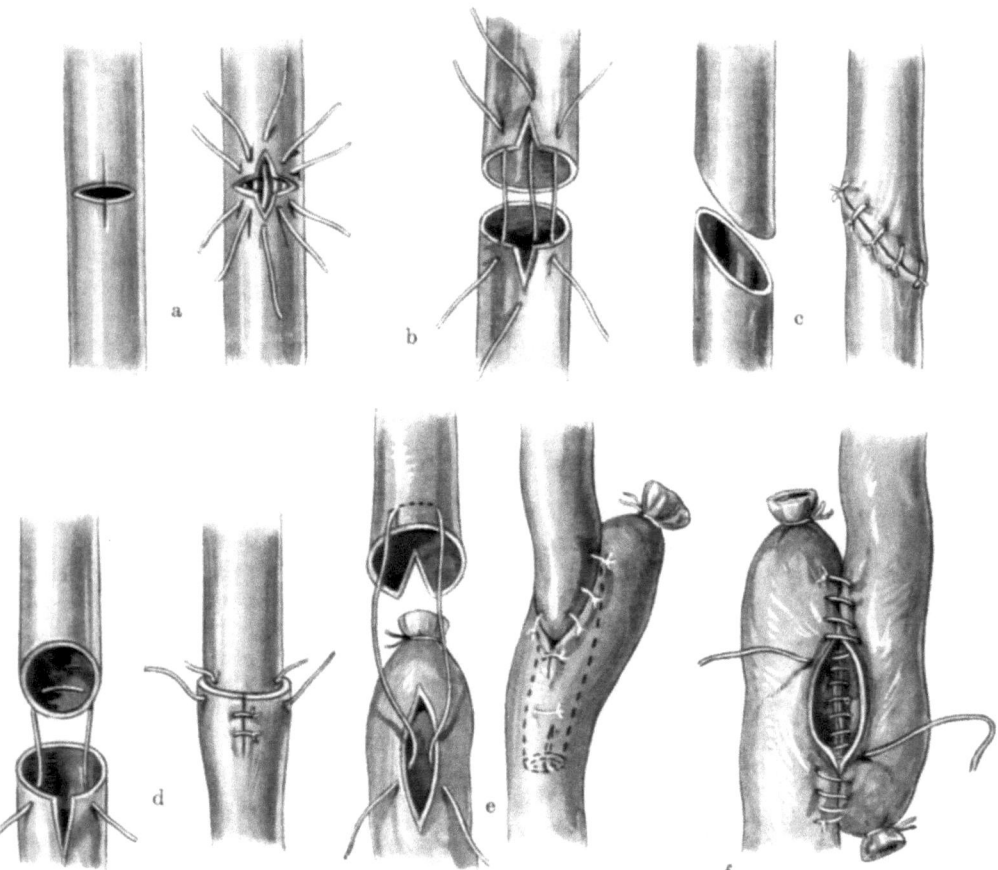

Abb. 8 a—f. Naht des verletzten Harnleiters und mehrere Methoden seiner Wiedervereinigung nach Durchtrennung.

ist. Es bedarf kaum der Betonung, daß die Ausführung einer solchen plastischen Operation im letzteren Falle der Verletzung nur dann Aussicht auf Erfolg hat, wenn die übrigen Wundverhältnisse einwandfrei sind. Ist die Wunde stark beschmutzt, so daß ihre Eiterung vorauszusehen ist, oder ist das nachbarliche Gewebe durch ein großes Hämatom und Urininfiltration imbibiert, so wird man besser von einer *primären* Vereinigung des Ureters *Abstand nehmen*. Man schlingt die aufgesuchten Enden an, damit sie sich nicht in die Wunde vermöge ihrer Elastizität zurückziehen und später nur unter Schwierigkeiten auffindbar sind, und leitet vor allem das zentrale Ende aus ihr heraus, damit für den Abfluß des Harns gesorgt werden kann. Die Vereinigung würde man *sekundär* dann erst vornehmen, wenn die übrigen Wundverhältnisse dies gestatten.

Die *Elastizität des Ureterrohres* und sein in leichter Bogenführung gehender Verlauf machen die Vereinigung nicht allzu schwierig, so daß bei guter Technik ein Auseinanderweichen der genähten Enden nicht so sehr zu befürchten ist. Auch bei der Ausführung dieser Anastomosierung der Ureterenden raten wir gleichwohl, des besseren bzw. länger dauernden mechanischen Haltes wegen zur Verwendung von feinster Seide und ebenso halten wir es für angezeigt, durch die Anastomose hindurch und aus der Blase hinaus stets für einige Tage einen Ureterkatheter hindurchzuführen, um die Durchgängigkeit der Vereinigungsstelle zu unterstützen, solange eine Wundvereinigung noch nicht eingetreten ist.

Bei der Wiedervereinigung des durchtrennten Ureters kann man auf verschiedene Weise vorgehen; man unterscheidet die einfache *Vernähung Endzu-End*, die *Invagination des einen Abschnittes in den anderen End-zu-End* oder *End-zu-Seite* und die *seitliche Anastomosierung*. Welche der Methoden man auch wählen mag, stets ist dafür zu sorgen, daß die Enden *frische Schnittflächen* zeigen, daß alle narbigen Veränderungen, bei Verletzungen alle gequetschten Gewebspartien reseziert sind und daß bei der Vereinigung sorgfältig ohne Quetschung der Gewebe vorgegangen wird — nur so werden spätere Verengerungen der Nahtstelle vermieden.

Die technisch einfachste Vereinigung ist diejenige *End-zu-End*. Sie wird so ausgeführt, daß die entfernt von der Vereinigungsstelle temporär ligierten Ureterstümpfe so weit isoliert und mobilisiert werden, daß ihre Verbindung *ohne Spannung* vorgenommen werden kann. Feine Nähte fassen die Ureterwand mit Ausnahme der unverletzt bleibenden Mucosa zunächst so, daß man die Stümpfe mit einigen Fäden situiert, um die zirkuläre Anpassung richtig einzuteilen; dazwischen angelegte Nähte vollenden das Aneinanderliegen. Um die Strikturierung der Nahtstelle zu vermeiden tut man gut, dem Vorschlage ALBARRANS zu folgen und kerbt sowohl am oberen wie am unteren Stumpfe die Ureterwand vor der Vollendung der Naht an gegenüberliegenden Stellen um etwa $1/3$ cm ein. Die Naht faßt dann an dieser Stelle die so entstandenen Wundwinkel mit, wodurch — wiederum nach dem Prinzip der Pylorusplastik, die Vereinigungsstelle verbreitert wird (Abb. 8 b). Ebenso wird die Gefahr sekundärer Strikturierung dadurch vermieden, daß man die Stumpfflächen *in schräger Richtung anfrischt* und zur Vernähung bringt (BOVÉE) (Abb. 8 c).

POGGI und BOARI haben empfohlen, *den zentralen Ureterstumpf in den distalen zu invaginieren* (Abb. 8 a). Um dies leichter durchführen zu können, wird die Wand des distalen Endes an einer Stelle senkrecht auf etwa 0,5 cm incidiert. Nun wird etwa 0,5 cm vom Rande des Stumpfes aus ein Catgutfaden durch die Wandung von außen her eingestochen, durch das Lumen nach außen geführt, dann von außen her durch die äußere Wand des oberen Stumpfes eingestochen und an der gegenüberliegenden Stelle herausgeführt, um ihn dann an der gegenüberliegenden Stelle des unteren Abschnittes von innen nach außen hinauszustechen. Der Faden liegt nun *U-förmig* und durch Zug an seinen Enden wird das obere Ende des Ureters in das untere invaginiert und der Faden ohne Zug um die halbe Zirkumferenz des Rohres geknüpft. Die Incisionswunde des unteren Abschnittes wird dann in gewohnter Weise über dem Invaginatum geschlossen und durch weitere, oberflächlich fassende Seitennähte vereinigt man die Wand des oberen Stumpfes mit dem Rande des unteren. Der U-förmige Catgutfaden kann liegen bleiben bis er resorbiert ist, die Festigkeit einer technisch gut ausgeführten Nahtvereinigung würde es aber doch wohl zulassen, ihn nach vollzogener Naht zu entfernen.

Etwas komplizierter gestaltet sich die *seitliche Invagination* des oberen Ureterstumpfes in den unteren (End-zu-Seite) nach VAN HOON (Abb. 8 e). Sie setzt voraus, daß der resezierte Abschnitt des Harnleiters ein kleiner ist und daß die Stümpfe so gut mobilisiert werden können, daß sie ohne Zug etwa 5 cm nebeneinander gelagert werden können. Eine solche Mobilisierung schädigt die Ureterwandung keineswegs, insbesondere dann nicht, wenn man bei dem Vorgehen darauf achtet, daß die begleitenden arteriellen Gefäße, namentlich die von der Nierenarterie herabsteigenden, weithin mit verlaufenden, nicht geschädigt werden. Unter diesen Voraussetzungen gibt die seitliche Implantation allerdings recht gute Resultate. Sie wird so ausgeführt, daß man in einer Entfernung von etwa 3—4 cm vom Ende des durch Abbinden und Übernähen gut geschlossenen unteren Stumpfes eine ungefähr 1 cm große Längsincision legt, dann nach Art der oben geschilderten U-förmigen Invaginationsnaht mehrere Nähte anlegt, mit deren Hilfe man unter gleichmäßigem Zuge den oberen Ureterstumpf in den Seitenschlitz des unteren herabzieht, um die Enden der Einzelnähte dann über der Wand des unteren Stumpfes miteinander zu verknüpfen. Feine Nähte greifen dann wieder den Rand der Schlitzwunde und die oberflächlichen Schichten des Invaginates und sichern Festigkeit und Dichtigkeit der Anastomosenstelle.

Eine weitere Methode der Vereinigung ist diejenige *Seit-zu-Seit* (Abb. 8 f). Auch sie setzt voraus, daß die gut mobilisierten Stümpfe auf eine Strecke von etwa 4 bis 5 cm ohne Zug nebeneinander gelagert werden können, stellt aber außerdem wohl die *komplizierteste* Methode einer Rekonstruktion der Kontinuität des Ureters dar. Die Vereinigung wird ganz nach Art der Seit-zu-Seit-Enteroanastomose ausgeführt. Nachdem die Enden der Ureterstümpfe gut abgeschlossen sind, werden letztere Seit-zu-Seit ohne Zug aneinander gelegt und durch mehrere Seidenknopfnähte ober- und unterhalb der zu bildenden Anastomose aneinander fixiert. Nachdem man durch Einritzen mit dem Skalpell die Stelle der Anastomose in 1 cm Länge markiert hat, stellt man, mit fortlaufendem Seidenfaden die Muscularis ohne Verletzung der Mucosa fassend, die Vereinigung an der hinteren Umrandung der anzulegenden Neostomose her; der Faden wird am Ende dieser Naht mit einem der Fixationsfäden verknüpft und, lang gelassen, durch eine darum gelegte Kompresse geschützt. Dann werden die Rohrenden — die ja ober- bzw. unterhalb vorher temporär ligiert sind — eröffnet und mit einzelnen feinsten Catgutnähten Mucosa an Mucosa gelegt. Nun führt man die Uretersonde durch die Anastomose nach oben durch, legt mehrere Mucosanähte auch an der jetzt zu verschließenden vorderen Wand der Öffnung an und benutzt nun den lang gelassenen fortlaufenden Faden dazu, die Naht der Muscularis an der Vorderwand zu vervollständigen und sein Ende mit dem Anfang zu verknüpfen, so daß nun *ein die ganze Anastomose umziehender fortlaufender Faden* die bestmögliche Gewähr für einen wasserdichten Abschluß gibt.

Die Implantation des Ureters in andere Organe.

Einpflanzungen des Ureters werden in verschiedene Organe vorgenommen, nicht nur in andere Abschnitte des Harnsystems, wie das Nierenbecken, die Blase und den Ureter der anderen Seite, sondern auch in *andere Organsysteme*: die Haut, den Dickdarm, in jüngster Zeit auch, allerdings mit einem wegen der Resorption von Harnstoff weniger einwandfreien Erfolg, in den *Choledochus* und endlich in *Vagina* und *Urethra*; diese letzteren, nach Blasenexstirpation eingeschlagenen Wege der Harnderivation dürften allerdings zugunsten der Implantation in den Darm heute wohl ganz verlassen sein.

Implantationen des Ureters nach Verletzungen und nach Resektionen am oberen und unteren Ende des Rohres wegen Strikturbildung in *das Nierenbecken* und in die *Blase* dürften, wenn die anatomischen Verhältnisse es zulassen, der Anastomosierung der Ureterstümpfe *vorzuziehen* sein, da sie leichter ausführbar sind.

Der Einpflanzung in das Nierenbecken wurde bereits bei Gelegenheit der Besprechung der Operationen an diesem gedacht.

Für die Implantation des Ureters *in die Blase (Ureterocystostomie)* sind mehrere Methoden angegeben worden. Die meisten gehen *transperitoneal* vor, eröffnen, wenigstens temporär, den Bauchfellraum, um nach Durchtrennung des hinteren Peritonealbettes die notwendigen Manipulationen am Ureter vorzunehmen, dann vollenden einige der Methoden die Einpflanzung in die Blase nach Schluß des Bauchfellraumes durch die Naht *extraperitoneal.* Es dürfte jedoch wohl stets der Eingriff auch *ganz extraperitoneal* durchzuführen sein. Nach Freilegung des Ureters und der Blase, nach Aufsuchung der Ureterstümpfe bzw. Resektion einer Verengerung wird zunächst festgestellt, ob die Implantation des zentralen Endes *ohne Zugwirkung* durchführbar ist. Die normale Blase kann dabei dem Ureter recht gut und ziemlich weit *entgegengebracht* werden. WITZEL pflegte den nach oben ausgezogenen *Zipfel* des Organes mit einigen die Muscularis fassenden Catgutnähten an die *Muskulatur der Fossa iliaca*

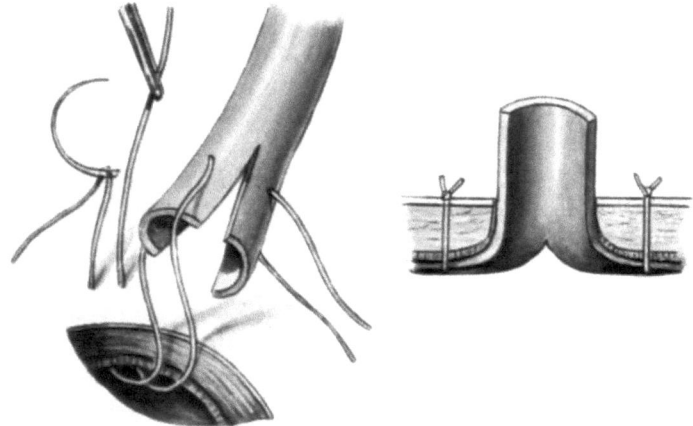

Abb. 9. Uretercystostomie. (Nach SAMPSON.)

oben zu befestigen. Erweist sich die Einpflanzung als technisch durchführbar, so wird das periphere Ende des Ureters entweder aus der Blasenwand excidiert und die Blasenwunde verschlossen, oder man excidiert ein Stückchen des Schleimhautrohres, bindet dieses ab und vernäht die Wandmuskelschichten des Ureters miteinander.

Bei der Einpflanzung kann man in verschiedener Weise vorgehen. *Vermieden* werden muß die Strikturbildung an der Einpflanzungsstelle. Zu diesem Zwecke kann man entweder den Ureterstumpf durch zwei gegenüberliegende Längsincisionen spalten, so daß *zwei Lappen* entstehen, die man entweder in das Blasenlumen hineinhängen läßt (KÜMMELL) oder, sie nach außen umschlagend, auf die Blasenmucosa mit Nähten befestigt (SAMPSON), welche die ganze Dicke der Blasenwand durchgreifen (Abb. 9).

Am meisten dürfte wohl das von WITZEL angegebene Verfahren zu empfehlen sein, welches *den anatomischen Verhältnissen* insofern die weitgehendste Rechnung trägt, als es den Ureter durch einen *Schrägkanal* durch die Blasenwand hindurchführt und so der Rückstauung des Harns nierenwärts bei gefüllter Blase wohl am besten entgegentritt. Er eröffnete die Blase durch eine kleine Incision auf einem durch die Urethra eingeführten Metallkatheter und vereinigte die Mucosa dieser Wunde mit der Schleimhaut des schräg abgeschnittenen Ureterendes. Die oben geschilderte Lappenbildung des Ureterrohres und die Vereinigung der nach außen umgeklappten Lappen auf die Mucosa der Blase mit U-förmigen, die Blasenwand von innen nach außen durchstechenden Nähten nach Sampson würde diesem Vorgehen wohl noch vorzuziehen sein. Wie bei Anlegung der Schrägfistel einer Gastrostomose wird nun das Ureterrohr durch 1—2 Nähte, welche seine Wandung mit Ausnahme der Mucosa fassen, an die Muskelschicht der Blase befestigt und nun wird durch tiefgreifende Nähte beiderseits des auf der Blase aufliegenden Ureterrohres die Muskulatur des Organes *in breiter Falte emporgehoben und über jenem vereinigt*, so daß ein 3—4 cm langer *Schrägkanal* durch die Blasenwand entsteht. Ein in die Blase für einige Tage eingeführter Verweilkatheter soll durch Entlastung derselben die Einheilung des Harnleiters sichern. Vom Einlegen eines Verweil-Ureterkatheters wird man bei Verwendung der vorstehend geschilderten Nahtmethode Abstand nehmen dürfen.

Zur Einpflanzung des Ureters in die Blase bediente man sich nach dem Vorgange von Boari auch *knopfartiger Apparate*, die dem Murphy-Knopf nachgebildet waren, aber aus resorbierbarem Metall bestanden. Ihre Verwendung leidet vor allem darunter, daß nicht wie bei der Enteroanastomose ein peritonealer Überzug der Organe die Verwachsung der Teile begünstigt. Diese Knöpfe werden heute wohl kaum noch angewandt.

Auch die Implantation des einen, etwa bei Verletzung durchtrennten Ureters mit seinem zentralen Stumpfe *in den Ureter der anderen Seite* hat man, gut liegende anatomische Verhältnisse, d. h. genügende Länge jenes Ureterstumpfes vorausgesetzt, nach dem Vorgehen von Monari und Fabri mit gutem Erfolge vorgenommen. Die *End-zu-Seit-Einpflanzung* vollzieht sich in der Weise, wie dies für die Wiederherstellung der Kontinuität eines durchtrennten Ureters geschildert wurde.

Die Implantation des Ureters *in die Haut der Lumbalgegend* wird dann *temporär* oder als *Dauerzustand* ausgeführt, wenn im ersteren Falle größere plastische Eingriffe an der Blase auszuführen sind, um den Harn für einige Zeit von dem Organ abzuleiten, oder im letzteren Falle, wenn nach Exstirpation der Blase der Allgemeinzustand den komplizierten Eingriff der Implantation in den Dickdarm nicht aushalten würde oder endlich wenn etwa bei tuberkulöser oder Schrumpfblase der Kranke von den schmerzhaften Miktionstenesmen befreit werden soll. Das isolierte zentrale Ende des Ureters wird, nachdem der versorgte distale Stumpf versenkt ist, *in seinem Verlaufe durch die Bauchwand* durch oberflächlich fassende Nähte befestigt, damit er vermöge seiner Elastizität nicht in die Tiefe zurückgleiten kann. Dann wird es durch ein genügend weites Knopfloch der Haut hindurchgeführt und die durch eine kleine seitliche Incision erweiterte Öffnung durch einige die Harnleiterwand ganz durchgreifende Nähte mit der Haut vereinigt. Man wird eine Stelle in der Lumbalgegend auszuwählen haben, an der mit möglichst geringer Belästigung ein *Harnrezipient* möglichst sicher schließend getragen werden kann, da der Kranke sonst durch das dauernde Herabrieseln des Harnes in jeder Weise geschädigt werden würde.

Die Implantation der Ureteren *in den Dickdarm* ist wohl die häufigst durchgeführte Derivation des Harns in ein anderes Organsystem. Sie wird ausgeführt bei der Exstirpation der Blase, ganz besonders der ektopierten Blase. Die Einpflanzung geschieht entweder in Abschnitte des Dickdarmes, insbesondere das *Rectum* oder das *S.-Romanum, ohne* daß die Kontinuität des Darmes gestört wird, ein Verfahren, welches große Nachteile deswegen hat, weil die ascendierende Infektion des uropoetischen Systems durch dem Darm entstammende Bakterien auf die Dauer niemals zu vermeiden sein wird. Oder man pflanzt die Ureteren ein in Darmabschnitte, *die aus der Kontinuität des Darmes getrennt* und durch vorbehandelnde Spülungen von ihrem infektiösen Inhalt befreit worden waren. GERSUNY wählte zu diesem Zwecke die nach oben durch die Naht verschlossene *Ampulla recti*, während der orale Teil des durchtrennten Darmes durch den Sphincter ani hindurchgezogen wurde; er erreichte so die *durch den Sphincter gleichzeitig gewährleistete Kontinenz der aus der Ampulla gebildeten neuen Blase und des Darmes.* MAKKAS wählte zur Implantation das nach Enteroanastomose ganz ausgeschaltete *Coecum*, nachdem er dieses durch die in die Haut eingenähte Appendix gespült hatte, die dann auch als neue Urethra benutzt wurde.

Die Implantation der Ureteren in den Dickdarm kann *einzeln* vorgenommen werden, indem man sie, eine Taenia libera für die Einpflanzung wegen der hier größeren Dicke der Darmwand benutzend, nach Art der Schrägkanalbildung nach WITZEL einnäht (Abb. 10). Doch genügt diese Schrägkanalbildung keineswegs zur Hintanhaltung der aufsteigenden Infektion!

Besser wird dieser Forderung gerecht die Implantation der Ureteren wie sie von MAYDL angegeben wurde, ein Verfahren, dessen hier nur kurz gedacht werden soll, weil es gelegentlich der Besprechung der Operationen an der Blase genauer beschrieben werden wird. Es macht sich durch die Implantation der *Ureteröffnungen mit dem ganzen Trigonum Lieutaudi* den natürlichen Schrägkanal der Harnleiter durch die Blasenwand zunutze gegen die aufsteigende Infektion (Abb. 11, 12). Allerdings auch nicht immer mit dem gewünschten Erfolge, da mit der Isolierung des Trigonum die nervösen Bahnen seiner Muskulatur durchtrennt werden und so der Schrägkanalabfluß kein idealer mehr ist. Immerhin muß das Verfahren der Implantation der *Ureterenplatte in einen ausgeschalteten Darmabschnitt nach* MAYDL als die beste zur Verfügung stehende Methode bezeichnet werden.

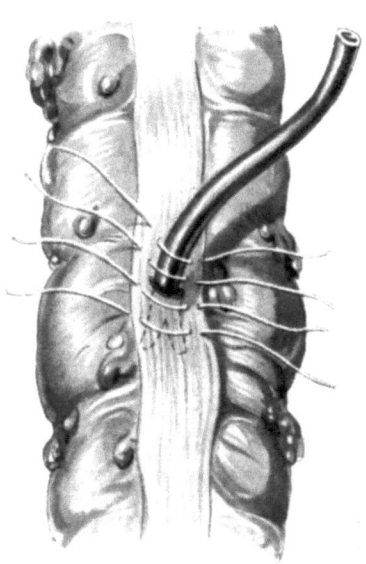

Abb. 10. Implantation der Ureteren in das S.-Romanum. (Aus BIER-BRAUN KÜMMELL, Operationslehre.)

Eine Einpflanzung des Ureters in Abschnitte des *Dünndarms* ist nicht zu empfehlen wegen der Gefahr der *Harnstoffresorption* durch diese Darmabschnitte, die das Eintreten von *urämischen Zuständen* befürchten läßt.

Das gleiche gilt auch für die jüngst im Tierexperiment und auch an Menschen ausgeführte, technisch durchaus mögliche transperitoneale Ureterimplantation in den *Choledochus.*

Die Implantation des Ureters in die *Vagina* und in die *Urethra*, deren eingangs gedacht wurde, ist verlassen, weil die Einpflanzung notwendigerweise mit Incontinentia urinae einhergehen würde.

Auch die operative *Verbindung zwischen dem erweiterten Ureter und der Blase (Ureterocystanastomose)* wird man gegebenenfalls auszuführen Gelegenheit haben. Wir waren dazu gezwungen in einem Falle des kongenitalen Fehlens einer Niere, während der untere Abschnitt des anderen Ureters eine 10 × 5 cm große cystische Erweiterung zeigte und dabei Ureteritis und schwere Pyelitis vorlag. Eine Resektion des Ureters erwies sich als technisch nicht ausführbar.

Die Anastomose zwischen Blase und Uretercyste wurde nach Art der Gastro-
enterostomose mit Erfolg durchgeführt.

Schließlich sei eines Eingriffes gedacht, der *Knotung des Ureters* (Stöckel-

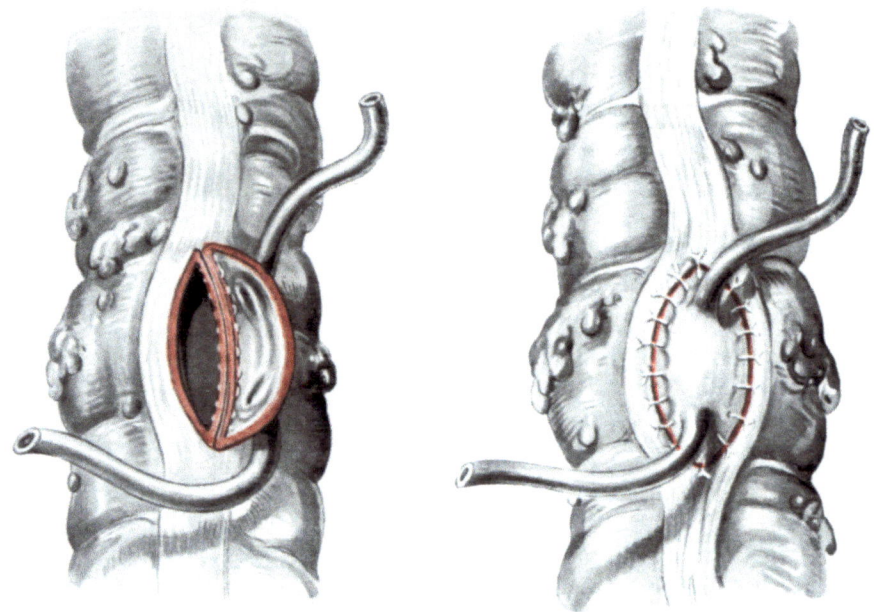

Abb. 11 und 12. Implantation des Trigonum Lieutaudi in das S Romanum.
(Aus: Bier-Braun-Kümmell, Operationslehre.)

Kawasoye) (Abb. 13), die namentlich von gynäkologischer Seite dann ausgeführt
wurde, wenn nach Exstirpation der carcinomatös erkrankten retroperitonealen
Drüsen bei Uteruscarcinom der aus dem Drüsenpaket nicht isolierbare Harnleiter

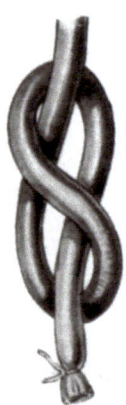

durchtrennt wurde und eine Wiedervereinigung aus jenen
Gründen nicht möglich war. Der isolierte, nicht erkrankte
obere Ureterabschnitt wird, nach Exstirpation der Schleimhaut auf etwa 1 cm, abgebunden und durch die Naht
geschlossen. Der Ureter wird dann *zu einem festen Knoten
geschürzt* und die einzelnen Teile desselben werden durch
Nähte fest miteinander vereinigt. Das Nierenparenchym soll
nach Beseitigung jeder Abflußmöglichkeit auf diese Weise der
Atrophie verfallen, und zwar häufig ohne besondere Beschwerden für den Kranken.

Die Ureterektomie.

Über die operative Entfernung des Harnleiters wurde
bereits gelegentlich der Nephrektomie wegen Tuberkulose
der Niere und des Ureters berichtet. Immerhin wird die *totale*
Ureterektomie wegen Tuberkulose nur noch selten ausgeführt

Abb. 13. Knotung
des Ureters. (Nach
Stöckel-Kawasoye.)

werden, weil der miterkrankte Harnleiter unter weniger eingreifender Behandlung auszuheilen pflegt. Anders verhält es
sich mit dem bei *Pyonephrose* miterkrankten Ureter, der, wenn die Eiterung
eine schwere ist, gelegentlich der Nephrektomie mitentfernt werden sollte, weil
von ihm aus die *Infektion der Blase aufrecht erhalten* zu werden pflegt. Die

totale Entfernung gestaltet sich von der Verlängerung des lumbalen Schrägschnittes zur Nephrektomie in der gleichen Weise, wie dies oben geschildert wurde. Der Eingriff läßt sich bei vorsichtigem Manipulieren und bei regelrechter Doppelabbindung des Ureters vor der Durchtrennung und sorgsamer Abdeckung der Wunde gut aseptisch durchführen, so daß die Wunde bis auf Drainage auf das Nierenbett und auf die Abtrennungsstelle an der Blase geschlossen werden kann.

Die *partielle* Ureterektomie kommt dann in Frage, wenn nach Nierenexstirpation wegen Pyonephrose und Entfernung des oberen Harnleiterabschnittes sich, wie dies nicht selten angetroffen wird, ein *Empyem des Ureterstumpfes* entwickelt, von dem aus die Blasenerkrankung unterhalten wird, namentlich dann, wenn eine Striktur des Ureters vorgelegen hatte oder ein Steinverschluß, der zu einer starken Erweiterung zentralwärts Veranlassung gegeben hatte. Durch Radiogramm mit Kontrastflüssigkeit wird man Ausdehnung und Lage der Erweiterung festzustellen in der Lage sein. Danach wird man die Schnittführung der Haut einrichten. Eine in den Ureterstumpf eingeführte Uretersonde leitet den Operateur bei der manchmal nicht leichten Isolierung aus den entzündlichen Verwachsungen der Nachbarschaft. Nach ihrer Durchführung wird der Stumpf im Niveau der Blasenwand abgetragen oder aus dieser excidiert, die Blasenwunde durch die Naht verschlossen und auf diese drainiert.

Die operative Behandlung der Ureterfisteln.

Ureterfisteln pflegen sich in vielen Fällen, wenn auch erst nach längerer Zeit, *von selbst zu schließen.* Erst wenn dies nicht der Fall ist, oder wenn man durch Chromocystoskopie die Überzeugung gewonnen hat, daß die Kontinuität vollkommen getrennt ist, wird man sie operativ zu schließen gezwungen sein. Vor operativen Eingriffen an einer Fistel in der Lumbal- bzw. der seitlichen Unterbauchgegend, deren Sekret als Harn durch die chemische Untersuchung und nach Injektion von Indigocarmin (intramuskulär oder intravenös) einwandfrei festgestellt ist, wird man sich darüber zu vergewissern haben, ob die Harnfistel *dem Ureter* entstammt und nicht etwa *mit der Blase* in Verbindung steht. Die Cystoskopie allein vermag dies nicht festzustellen, auch nicht in ihrer Modifikation als Chromocystoskopie, da ein Teil des Nierenharnes der entsprechenden Seite bei nicht vollkommener Kontinuitätstrennung noch in die Blase gelangen könnte. *Auffüllung der Blase* mit *Milch* oder besser mit *Methylenblaulösung* wird das Austreten dieser Flüssigkeit aus der Fistel erkennen lassen, wenn letztere mit der Blase und nicht mit dem Ureter kommuniziert. Handelt es sich tatsächlich um eine Ureterfistel, so wird deren Sitz festzustellen sein, der keineswegs mit der Höhe der äußeren Fistelöffnung identisch zu sein braucht. Man führt eine schattengebende Uretersonde in den Harnleiter soweit wie möglich ein, das gelingt meist nur bis zur Fistelstelle und spritzt dann, während der Kranke zur *Röntgenaufnahme* gelagert ist, eine *dünne Wismutaufschwemmung* durch die äußere Fistel ein; der Ort des Zusammentreffens der Wismutaufschwemmung mit der schattengebenden Sonde im Ureter gibt im Radiogramm die Stelle des Abganges der Fistel vom Ureter an. Diesem Orte entsprechend wird die *Hautincision* anzulegen sein, welche die äußere Fistelöffnung elliptisch in nicht zu geringer Ausdehnung umschneidet. Der Fistelkanal muß nun verfolgt und bis zum Ureter exstirpiert werden. Dieses oft schwierige Vorgehen, da eine Sonde dem gewundenen Fistelkanal nicht zu folgen vermag, kann man sich unendlich erleichtern, wenn man dem Vorschlage GERSUNYS folgt, der, lange vergessen, nicht die Anerkennung gefunden hat, die ihm gebührt. Er besteht darin, daß man unter leichtem Druck in den Fistelgang vor der Operation eine Methylenblaulösung injiziert. Der Farbstoff färbt die Wandungen des Kanals intensiv blau, so daß man unschwer bei der Exstirpation mit Messer und Schere ihn bis zum Ureter herauspräparieren kann.

Vom Orte der Fistel und den anatomischen Verhältnissen der Nachbarschaft ist es abhängig, ob man den fistelnden Ureter *reseziert* und wieder vereinigt, ob man eine *Neoimplantation* in die Blase oder in das Nierenbecken vornimmt — eine Implantation in den Darm ist wegen der Gefahr der ascendierenden Infektion zu widerraten — oder ob man besser daran tut, die zugehörige *Niere zu exstirpieren* und den unteren Abschnitt des Harnleiters nach seiner Versorgung zu versenken. Für die Einzelheiten dieser Vorgehen kommen weiterhin die oben geschilderten Verfahren der Operation und der Wundversorgung in Frage.

Endovesicale Operationen am Ureter.

Für pathologische Veränderungen am *intramuralen Abschnitt* des Harnleiters kommen in Betracht Eingriffe, die von der uneröffneten Blase aus mit Hilfe des *Operationscystoskopes* vorgenommen werden. Es fallen hierunter die *Erweiterungen des Ureterostiums* bei kongenitaler Verengerung durch Incision oder besser auf stumpfem Wege, und das gleiche Verfahren der *Erweiterung* zur Erleichterung des Durchtritts des juxtavesical gelegenen Uretersteines, die Entwicklung des in das Ostium eingeklemmten, in das Blasencavum hineinragenden eingeklemmten *Uretersteines* mit Hilfe der Durchtrennung der verdünnten Mucosa durch *Elektrokoagulation*, endlich die Anwendung dieses letzteren Verfahrens zur Eröffnung der in die Blase hineinragenden *Cysten* des unteren Ureterendes. Der Einzelheiten dieser Verfahren wird bei der Besprechung der endovesicalen Operationsverfahren gedacht werden.

Neuerdings ist es gelungen, den im unteren (nicht juxtavesicalen) Abschnitt des Ureters gelegenen Stein dadurch in die Blase zu befördern, daß man durch den bis zum Stein vorgeschobenen Ureterkatheter, dessen stumpfes Ende vorher abgeschnitten und geglättet wurde, *eine oder zwei Drahtschlingen* am Stein vorbei vorschob und diese Schlingen anzog. Die letzteren legen sich dann zentralwärts um das Konkrement und unter vorsichtigem Zurückziehen der Sonde mit den das letztere festhaltenden Schlingen gelingt es gelegentlich, das Konkrement in die Blase hineinzubefördern.

Anatomie und chirurgische Operationslehre der Blase.

Von

F. Voelcker und H. Boeminghaus-Halle.

Mit 47 Abbildungen.

I. Anatomie der Blase.

1. Bau der Blase.

Die Blase ist ein muskuläres Hohlorgan, dessen Wandung aus innig miteinander verflochtenen längs, schräg und zirkulär angeordneten Muskelbündeln besteht. An der Vorderwand und Hinterwand sind im Gegensatz zu den beiden Seiten die längs angeordneten Muskelzüge besonders kräftig entwickelt. Im ganzen ist die Muskulatur so angeordnet, daß bei ihrer Kontraktion der Blaseninhalt allseitig gegen den Blasenausgang zu gepreßt wird. Die gesamte Blasenmuskulatur oberhalb der Blasenausgangsmuskulatur wird in funktioneller Gegenüberstellung zu dem *Sphincter* als *Detrusor vesicae* bezeichnet.

Man unterscheidet an der Blase, schon aus Gründen der Verständigung, verschiedene Abschnitte, wobei man sich die Blase in mehr oder weniger gefülltem Zustande zu denken hat. Die Begriffe, wie Vorder-, Hinter-, rechte und linke Seitenwand bedürfen keiner weiteren Erklärung. Unter dem Blasendach (Vertex) wird der oberste Blasenteil verstanden, der bei Erwachsenen kappen- bzw. kalottenförmig ist, bei jugendlichen Individuen trichter- oder zipfelförmig in den obliterierten Urachus, das sog. Ligamentum umbilicale medium, übergeht. Dem Blasendach folgt nach unten der Blasenkörper (Corpus) und weiter der Blasenboden (Fundus). Der Blasenboden ist klinisch und funktionell von besonderer Bedeutung, das gilt vornehmlich von dem Trigonum, das auch entwicklungsgeschichtlich eine andere Anlage hat als der übrige Blasenkörper. Das *Trigonum* vesicae ist jene dreieckige Fläche, die zwischen der Einmündung der beiden Ureteren und dem Blasenausgang liegt. Die seitlichen Begrenzungsflächen dieses Dreieckes werden als paratrigonale Zonen bezeichnet. Die Muskulatur des Trigonums ist wesentlich einheitlicher als die des Blasenkörpers und sehr kräftig; die einzelnen Fasern liegen dicht beieinander und sind nicht so grob wie am Detrusor.

Die beiden *Ureterenmündungen* liegen mit großer Regelmäßigkeit an symmetrischer Stelle, und zwar durchschnittlich 2—$2^1/_2$ cm voneinander und etwa ebenso weit vom Orificium internum entfernt. Die Ureteren treten in schräger Richtung von außen lateral, nach innen medial durch die Blasenwand hindurch. Der schräge Durchtrittskanal ist bei der cystoskopischen Besichtigung des Blaseninneren in der Regel, besonders bei Männern, als ein schräger Wulst (Plica ureterica) zu erkennen. Medianwärts vereinigen sich die beiden Ureterenwülste miteinander und bilden die mehr oder weniger, bei älteren männlichen Individuen immer deutlich hervortretende Plica interureterica. Die seitliche Grenze des Trigonums verläuft von den beiden Ureterenwülsten aus in leicht nach lateral offenem Bogen zur inneren Blasenmündung hin. Hier bildet die Spitze des Trigonums die sog. Uvula vesicae, die, wenn kräftig angelegt, der Blasenmündung in geschlossenem Zustand eine halbmondförmige Kontur verleiht. Rund ist die Ausgangsöffnung der Blase meist nur während der Miktion, wie das bei der endoskopischen Betrachtung an Patienten mit suprapubischen Blasenfisteln leicht festzustellen ist.

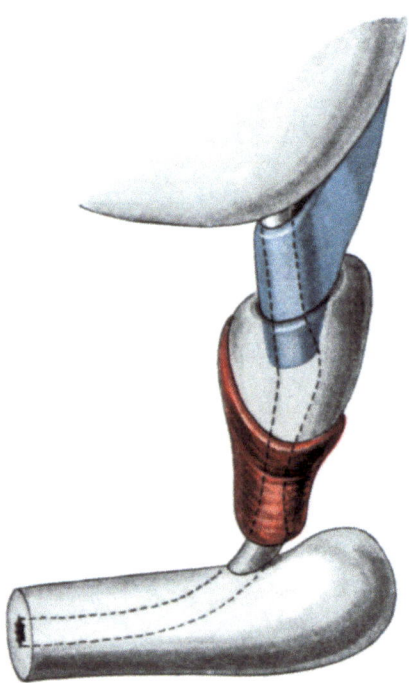

Abb. 1. Schematische Darstellung des Sphincter internus u. externus. (Nach Braus.)

Die Muskulatur des *Blasenausgangs*, die man kurz unter der Bezeichnung Sphincter vesicae zusammenzufassen gewohnt ist (vgl. Abb. 1) und die funktionell im Gegensatz zum Detrusor steht, ist hinsichtlich der anatomischen Anordnung ihrer Muskelzüge recht kompliziert und noch umstritten. Folgendes darf als gesichert gelten. Gegen den Blasenausgang zu zeigt die Muskulatur des Blasenkörpers eine mehr und mehr zirkuläre Anordnung, bis sie in der Gegend des Sphincter internus vesicae sich zu dem Annulus urethralis verdichtet. Die Fasern des Annulus umfassen aber nicht die ganze Blasenöffnung, sondern etwa nur $^2/_3$. Dorsal ist in den Kreis die vorher erwähnte Uvula, die zur Muskulatur des Trigonums gehört, keilartig eingeschaltet. Für den Verschluß der Blase hat man dieser Uvula eine passive Rolle (Heiss) und dem Annulus urethralis die aktive Rolle zugeschrieben. Am Blasenverschluß sind weiterhin jene Muskeln beteiligt, die vom Trigonum aus schlingenartig in schräger Richtung von dorsal oben nach ventral unten den Anfangsteil der Harnröhre umgeben. Da diese Faserzüge ihren Ursprung vom Trigonum nehmen, ist dieser Muskel als Musculus sphincter trigonalis (Lissosphincter) bezeichnet worden. Beide Muskelzüge, den Annulus urethralis (Waldeyer) und den Musculus trigonalis (Kalischer) faßt man funktionell zusammen als Sphincter vesicae internus. Es handelt sich um glatte Muskelfasern, die dem Willen nicht unterworfen sind und vom sympathischen und parasympathischen Nervensystem versorgt werden, im Gegensatz zum Sphincter vesicae externus (Rhabdosphincter), der aus quergestreifter Muskulatur besteht, von der Dammuskulatur abstammend die Harnröhre weiter distal umschlingt und als willkürliche Verstärkung des Blasenverschlusses zeitweise in Aktion treten kann. Auch bei der Frau lassen sich die beiden Teile des inneren Schließmuskels nachweisen, nur liegen die Verhältnisse hier weniger kompliziert als beim Mann, wo die Sphinctermuskulatur mit der glatten Muskulatur der Prostata innig verflochten ist. Man darf sich im übrigen den Annulus urethralis und den Musculus trigonalis nicht als zwei scharf gesonderte Gebilde vorstellen; sie treten nur bei sorgfältiger Präparation hervor, da zwischen beiden, gemäß ihrer funktionellen Einheit auch vielfache Verflechtungen und Zusammenhänge bestehen.

Das *Innere* der Blase ist von einem sogenannten Übergangsepithel ausgekleidet, das der Blasenmuskulatur mit Ausnahme der Trigonumgegend nur locker aufliegt. In leerem oder bei nur geringem Füllungszustand liegt die Schleimhaut in kleinen Falten und nur bei stärkeren Füllungsgraden ist die Innenwand der Blase glatt. Zwischen Schleimhaut und Muskulatur liegt ein lockeres, gefäßführendes Bindegewebe, in dessen Bereich eine stumpfe Trennung der Schleimhaut von der Muscularis leicht vonstatten geht. Anders ist es am Trigonum, hier liegt die Schleimhaut der Muskulatur fest auf und zeigt auch bei leerer Blase kaum eine Fältelung. *Außen* umgibt die Blase ein die Lücken zwischen den Muskelbündeln ausfüllendes Bindegewebe, das aber keine einheitliche Schicht darstellt oder gar als Kapsel aufzufassen wäre. Eine solche bindegewebige Kapsel wäre ja auch im Hinblick auf die Aufgabe der Blase, wechselnde Mengen von Harn zu beherbergen, sehr unzweckmäßig. Eine Serosa, wie sie die intraperitonealen Organe umkleidet, besitzt die Blase natürlich auch nicht. Eine Ausnahme hiervon macht der Blasenscheitel, dem in kleiner Ausdehnung das parietale Peritoneum in der Regel fest aufzusitzen pflegt (s. Peritonealverhältnisse der Blase).

Die **arterielle Blutversorgung** der Blase hat verschiedene Quellgebiete. Das Blasendach wird von der Arteria vesicalis superior, einem Ast der Arteria umbilicalis, versorgt. Dorsal treten kleinere Äste der Arteria haemorrhoidalis media an die Blase heran, die als Aa. vesicales posteriores an der Hinterwand der Blase emporsteigen; diesen Gefäßen entsprechen an der Vorderwand die Aa. ves. ant., Äste aus der Art. pudenda int. bzw. der Art. obturatoria. Die Hauptarterien treten beiderseits seitlich am Fundus an die Blase heran. Diese Aa. ves. inf. stammen in der Regel aus der Arteria hypogastrica, seltener aus der Arteria haemorrhoidalis media. Zuweilen ist es *ein* dickerer Ast, der sich erst in der Blasenwand aufsteigend fächerartig verteilt; häufiger findet schon vor dem Eintritt in den Blasenboden eine Aufteilung in 2 oder 3 Äste statt. Diese Aa. ves. inf. verlaufen in dem lockeren Beckenzellgewebe, das die gesamten Beckenorgane umgibt, und das sich wie auch am Uterus in der Umgebung der Gefäße zu kräftigeren Bindegewebssträngen bzw. -platten verdichtet. Die Kenntnis dieser hauptsächlichsten arteriellen Versorgung ermöglicht ähnlich wie bei der Exstirpation des Uterus eine präliminare Unterbindung der arteriellen Blutzufuhr; das gleiche gilt übrigens auch für die Venen. Man findet die Aa. ves. inf. in dem breiten, bindegewebigen vom Peritoneum gedeckten Strang, der ähnlich wie das Ligamentum latum am Uterus, seitlich, etwas dorsal von der Mitte an den Blasengrund herantritt. Nach Spaltung des Peritoneums bzw. nach der Extraperitonisierung der Blase (s. diese) läßt sich das Bindegewebe stumpf aufspalten, und die Gefäße können dann isoliert unterbunden werden.

In der Blasenwand teilen sich die Arterien vielfach auf, und die verschiedenen Quellgebiete anastomosieren miteinander, so daß die Blasenmuskulatur von einem arteriellen Gefäßnetz durchsetzt ist. Auf der Innenseite unter der Blasenschleimhaut bilden die Arterien gleichfalls ein Netz, von dem Äste in die Schleimhaut eindringen. Ganz allgemein ist der Blasengrund reichlicher mit Gefäßen versorgt als Blasenkörper und Scheitel.

Auch die **Venen** der Blase sind netzförmig um das Organ angeordnet. Man unterscheidet dabei einen Plexus venosus internus und externus. Der Plexus internus liegt in der Submucosa; nach den Untersuchungen von HEISS ist der Anteil dieses Plexus am Blasenboden von dem venösen Netzwerk des Blasenkörpers getrennt. Der weitere Abfluß geschieht teils auf dem Umweg über den Plexus venosus externus, der die Blase auf der Außenseite der Muskulatur umgibt, teils durch Vermittlung der submukösen Venen der Pars prostatica der Harnröhre in den gemeinsamen Plexus vesico-prostaticus, der den Blasenboden und die Prostata allseitig umgibt. Von da fließt das Blut durch starkkalibrige Venen, wieder in der Hauptsache seitlich, entsprechend dem Herantreten der Arterien, der Vena hypogastrica bzw. der V. cava inf. zu. Das äußere netzartige Venengeflecht (vgl. Abb. 2) gilt bei der suprapubischen Freilegung der Blase als Erkennungszeichen der Blasenvorderwand gegenüber dem Bauchfell, da diese netzartige Anordnung der Venen am Peritoneum fehlt. Da die Venen besonders am Blasenboden in der Umgebung der Prostata liegen, so werden sie bei allen Operationen, die vom Damm oder von der Sakralgegend her die Blase oder Prostata angehen, störend empfunden.

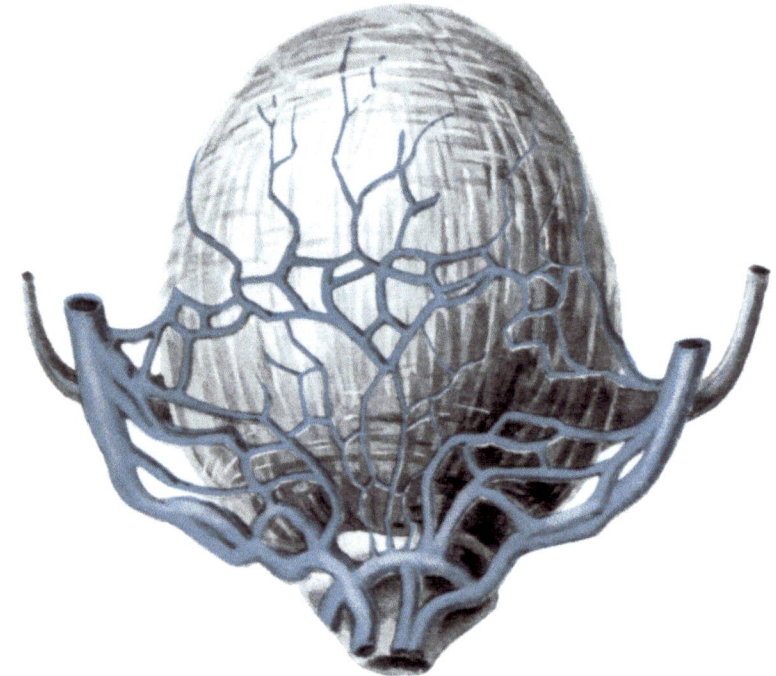

Abb. 2. Äußeres Venengeflecht der Blase. (Nach Heiss.)

Lymphgefäße besitzt die Blase nur in bescheidenem Maße. Die Lymphgefäße aus den oberen Teilen der Blasenschleimhaut und -muskulatur ziehen teils zu den Lymphoglandulae hypogastricae (entlang der Arteria hypogastrica), teils zu den Lymphoglandulae iliacae externae (entlang der Arteria iliaca externa). Die Lymphgefäße aus dem Blasenboden vereinigen sich mit den Lymphgefäßen, die von Rectum, Prostata und Samenblasen kommen und münden in die Lymphoglandulae lumbales, besonders in die Gruppe, die dem Promontorium anliegt.

Die **periphere Innervation** der Blase geschieht durch die Nn. hypogastrici und die Nn. pelvici. Der Nerv. hypogastricus entstammt dem sympathischen Nervensystem und nimmt seinen Anfang vom unteren Teil des Grenzstranges, der durch die Rami communicantes mit dem 2.—5. Lumbalsegment in Verbindung steht. Vom Grenzstrang verlaufen die sympathischen Nerven zum Ggl. mesenter. inf. und von da über den Plexus hypogastricus zur Blase. Dabei überspringen einzelne Fasern das Ggl. mesenter. inf., andere den Plexus hypogastricus. Der Nerv. pelvicus entstammt dem Sakralmark (sakralautonomer oder parasympathischer Nerv) und begibt sich entweder unmittelbar oder über den Plexus hypogastricus zur Blase. Beide Nerven bilden, bevor sie an die Blasenmuskulatur herantreten, auf der Rückseite der Blase nochmals ein dichtes Nervengeflecht, den sog. Plexus vesicalis. In der Blasenwand selbst treten die Nerven mit einem System multipolarer Ganglienzellen in Verbindung und von da an die Muskelzelle selbst. Bei den Operationen an der Blase braucht auf die Nervenversorgung wenig Rücksicht genommen zu werden, da Tierversuche ergeben haben, daß selbst bei totaler Entnervung der Blase die Miktion nur für kurze Zeit gestört ist.

Die **Form** der Blase ist verschieden je nach ihrem Füllungsgrad. In leerem Zustand liegt das Blasendach dem Blasenboden auf, wodurch die Blasenform einer flachen Schüssel vergleichbar wird. Durch den sich ansammelnden Harn wird der Blasenscheitel weiter und weiter abgehoben und die Blasenform wird mehr und mehr kugelig. Die Vergrößerung des Blasenhohlraums geschieht also in der Hauptsache unter Zunahme des vertikalen Durchmessers, der anfangs gleich Null, bei gefüllter Blase den Durchmesser in der Quere noch übersteigen kann. Auch eine Ausdehnung der Blase in querer Richtung findet statt, doch ist diese weit geringer. An der Vergrößerung des Blasenlumens nimmt die ganze Muskulatur, die man als Detrusor bezeichnet, teil; in erster Linie aber und besonders zu Anfang ist es die kräftige Hinterwand der Blase, die sich in ganz außerordentlich hohem Maße den Anforderungen entsprechend weiter stellen kann. Der Blasenboden, insbesondere das Trigonum, verändert bei der Blasenfüllung seine Größe und Konfiguration so gut wie gar nicht.

Das **Fassungsvermögen** der Blase ist individuell sehr verschieden und auch bei dem einzelnen Individuum weitgehend von der Tonuslage des Detrusors abhängig. Die Harnmenge, bei der Männer mit normaler Blase Harndrang zu empfinden pflegen, liegt durchschnittlich bei 300—400 ccm, bei der Frau meist etwas höher. Überhaupt ist die weibliche Blase in der Regel schlaffer und besonders im Querdurchmesser geräumiger. Die angegebenen Zahlen sind nur als Durchschnittswerte der physiologischen Kapazität zu betrachten und haben nichts mit der Maximalkapazität, die unter völliger Ausnutzung der Elastizität und Dehnungsfähigkeit erreicht werden kann, zu tun. Letztere kann, wie wir bei chronischen Retentionisten zu beobachten Gelegenheit haben, mehrere Liter betragen. Der intravesicale Druck, bei dem die Menschenblase zu platzen droht, ist experimentell an Leichenblasen ermittelt worden und entspricht nach GENOUVILLE dem Druck einer Wassersäule von etwa 180 cm.

Die Kapazität wird bei fast allen entzündlichen Vorgängen an der Blase infolge verminderter Dehnungsfähigkeit und Überempfindlichkeit der Blasenmuskulatur geringer. Bei der descendierenden Form der Blasentuberkulose ist die zu beobachtende Einschränkung der Ausdehnungsfähigkeit der Blase im Anfangsstadium oft so einseitig, entsprechend dem Sitz der Nierenerkrankung, daß darin ein diagnostischer Hinweis zu erblicken ist.

2. Die Topographie der Blase.

a) Allgemeines.

Bei der versteckten Lage der Blase ist im Hinblick auf ihre operative Zugänglichkeit eine genaue Kenntnis ihrer Topographie und der Beziehungen zu den Nachbarorganen nötig. Bei dieser Betrachtung ergeben sich manche für die Operationstechnik bedeutsame Verschiedenheiten je nach dem Füllungszustand der Blase und auch Unterschiede zwischen Mann und Frau.

In leerem Zustand liegt die Blase ganz im kleinen Becken versteckt und erreicht mit ihrem Scheitel gerade den oberen Symphysenrand. Bei Kindern, bei denen der Descensus vesicae noch nicht ganz beendet ist, trifft man dagegen die Blase, bzw. ihre trichterförmige Ausziehung in den Urachus, meist noch über der Symphyse an. Mit zunehmender Füllung hebt sich der Blasenscheitel mehr und mehr, übersteigt den Symphysenrand, und bei stärker gefüllten Blasen steht der Scheitel zwischen Symphyse und Nabel und kann bei extremer Füllung letzteren sogar erreichen und übersteigen.

Von Einfluß auf den Blasenhochstand ist auch die **Füllung des Rectums.** Ist dies gut gefüllt, so wird die leere Blase nach vorn gegen die Symphyse zugedrängt, aber dabei nur wenig nach oben verlagert. Anders verhält es sich bei gefüllter Blase; diese wird durch das gefüllte Rectum zwar auch nach vorne gedrängt, daneben aber auch merklich gegen das Abdomen nach oben verlagert, eine Tatsache, die man sich bei Operationen gelegentlich durch künstliche Füllung des Rectums (Recteurynter) zunutzen machen kann (Petersen). Einen größeren praktischen Wert hat diese Hilfsmaßnahme nicht, da dadurch auch nur die an sich beweglichen Abschnitte der Blase besser zu Gesicht gebracht werden können; das Trigonum, bzw. der Blasenboden, wird nur wenig gehoben. Man kann bei guter Beckenhochlagerung den Recteurynter entbehren.

Die nachgiebige Blase übt auf die Organe der Nachbarschaft keinen nennenswerten Druck aus, vielmehr erleidet sie in erschlafftem Zustand durch die Umgebung häufig abnorme Gestaltsveränderung, da sie sich den im Becken übrigbleibenden Raumverhältnissen anzupassen vermag. Solche Formveränderungen erleidet die Blase z. B. bei Tumoren im Becken, wo die Blase nach oben oder nach der Seite verlagert werden kann; am häufigsten und eindruckvollsten tritt diese passive Formveränderung der Blase bei der Schwangerschaft zutage. Diese Zustände sind cystoskopisch erkennbar, besonders demonstrativ sind sie durch die Cystographie (Voelcker und Lichtenberg) darstellbar.

Der wechselnde Füllungszustand und die dadurch bedingten Form- und Lageveränderungen bringen die Blase auch unter normalen Verhältnissen zeitweise in direkte Berührung mit den verschiedensten Organen der Nachbarschaft, was sowohl für die Eingriffe an der Blase selbst, als auch bei allen Operationen im Becken wichtig ist, da man je nach dem Füllungszustand mit der Anwesenheit der Blase rechnen muß. Das ist z. B. der Fall bei Laparotomien im unteren Abdomen, wo der Medianschnitt die gefüllte hochstehende Blase unbeabsichtigt eröffnen kann, was sich besonders leicht bei jugendlichen Individuen mit ihrer nach dem Nabel zu spindelförmig ausgezogenen Blase ereignet. Auch bei größeren Leistenbrüchen tut man gut, sich der Blase zu erinnern, da sie häufig nach der betreffenden Seite stark verzogen ist und gar nicht sehr selten auch als Bruchsackinhalt angetroffen wird. Auch bei der Prolapsoperation der Frauen muß man sich die veränderte Lage und Form der Blase (Cystocele) vor Augen halten. Zur Demonstration dieser pathologischen Verhältnisse eignet sich wiederum am besten die Cystographie.

b) Spezielle Topographie der männlichen Blase.

Im Gegensatz zu dem recht beweglichen Blasenkörper ist der Blasenboden mit der Prostata und auch teilweise mit den Samenblasen durch derbe Bindegewebszüge und auch durch Muskelverflechtung eng verbunden und daher in seiner Lage fixiert. Eine andere Befestigung besitzt die Blase nicht. Die vielfach als Aufhängebänder angesprochenen Plicae umbilicales würden dieser Aufgabe nicht gerecht werden können, ganz abgesehen davon, daß jede weitere Fixierung der Blase die für ihre Aufgabe notwendige freie Beweglichkeit beeinträchtigen müßte. So bestehen denn auch an der ganzen Blase nirgends Verbindungen zu den Nachbarorganen, die nicht den weitesten Spielraum gestatten würden. Lediglich am Blasenboden, der wie besprochen bei der Füllung und Entleerung des Organs seine Größe und Lage nicht verändert, ist die Blase an der darunter liegenden Prostata fixiert, mit der sie gemeinsam dem muskulären Beckenboden aufsitzt. Hier vom Blasenboden ziehen auch nach vorn zur Symphyse einige befestigende Muskelfasern, der Musculus pubovesicalis und ebenso nach hinten zum Rectum der Musculus rectovesicalis.

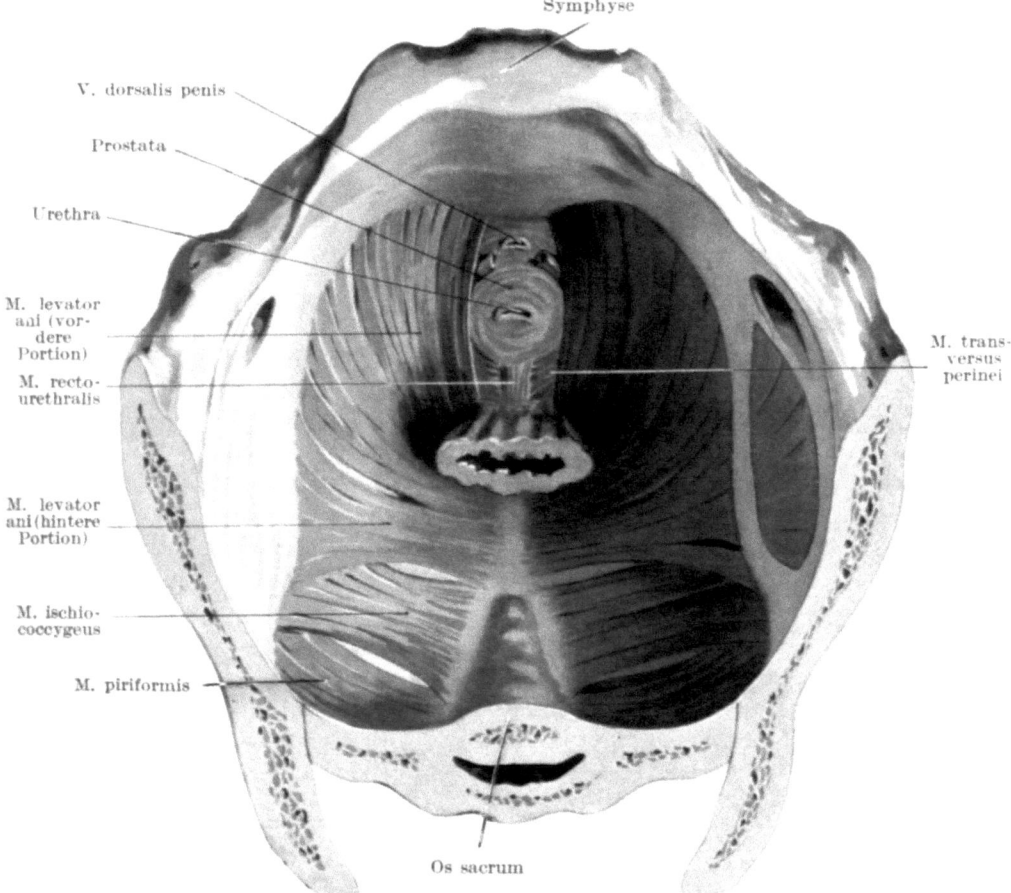

Abb. 3. Männlicher Beckenboden von innen gesehen.
(Nach einem Präparat des Anatomischen Institutes Halle a/S.)

Der *muskuläre* Beckenboden (vgl. Abb. 3), durch den ventral der Ausführungsgang des Harnsystems und dorsal das Rectum hindurchtreten, wird in seinen mittleren Teilen vom M. levator ani gebildet. Der Levator besteht aus einem rechten und einem linken Schenkel, an denen man weiter eine vordere und eine hintere Portion zu unterscheiden pflegt. Der Levator entspringt in einer bogenförmigen Linie, die rechts und links von der Hinterfläche des Schambeins bis zur Spina ischiadica reicht und die dem Übergang der Lamina parietalis fasciae pelvis auf die seitliche Beckenwand entspricht. Die Fasern der beiden Levatorschenkel ziehen alle in mehr oder weniger dorsaler Richtung, umgreifen dorsal das Rectum

und vereinigen sich hier zu einer derben Raphe, die mit der Hinterwand des
Rectums innig verbunden ist. Die Levatorfasern liegen aber nun nicht in einer
horizontalen Ebene, sondern die Ebene der beiden Schenkel steht in einem
schräg von oben lateral nach unten und medial gegen das Rectum zu geneigten
Winkel. Eine Vereinigung der Levatorfasern ventral vom Rectum, also zwischen
diesem und der Harnröhre findet beim Menschen nicht statt. Die Levator-
topographie, wie sie sich bei den Operationen im kleinen Becken darstellt,
ist von chirurgischer Seite besonders von Voelcker und in jüngster Zeit von
A. W. Fischer studiert worden. Letzterer hat auch mit Nachdruck darauf
hingewiesen, daß dieser Muskel seinen Namen zu Unrecht trägt, daß es nicht

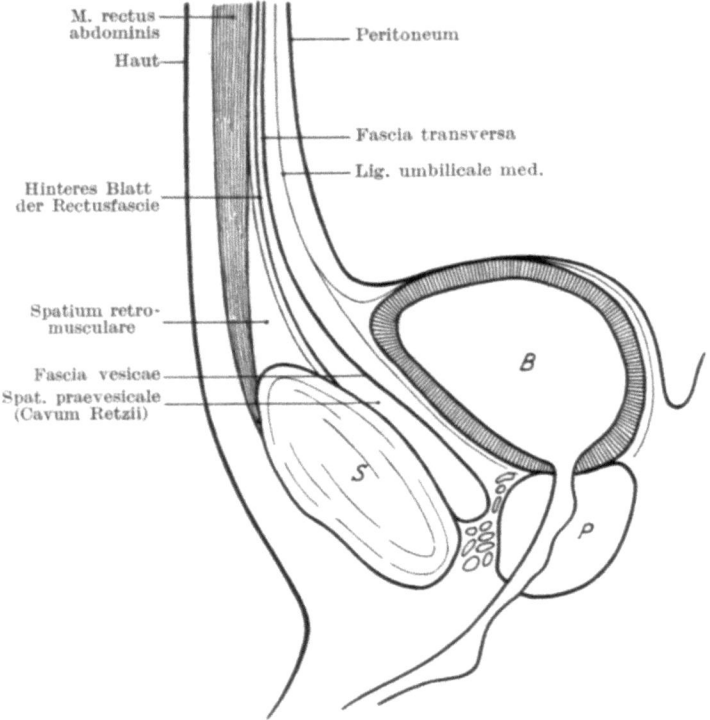

Abb. 4. Verhältnisse der suprapubischen Bauchdecken-Fascien und der Spatien.
(Schematische Darstellung.)

seine Aufgabe ist, das Rectum bezw. den Anus zu heben, sondern daß der Levator
bei seiner Kontraktion eine Kompression des Rectums im Bereich der Flexura
perinealis verursacht (vgl. Abb. 3 und 6).

Steißbein- bzw. kreuzbeinwärts wird das muskuläre Diaphragma durch den
M. ischiococcygeus und den M. piriformis, nach lateral und oben durch den
M. obturatorius vervollständigt. Die Innenfläche des muskulären Diaphragma
pelvis ist überzogen von der Fascia pelvis parietalis, die man als die Fortsetzung der Fascia transversalis auffassen kann. Am Kreuzbein und an der
Symphyse liegt diese Fascia pelvis dem Knochen unmittelbar an und geht hier
in das Periost dieser Knochen über. Diesem von Fascien überzogenen Muskel-
boden liegen die verschiedenen Beckenorgane nun nicht unmittelbar an; vielmehr trennen sie noch sog. Spatien, die je nach dem Ernährungszustand des
Individuums mehr oder weniger reichlich mit lockerem Fettgewebe aus-

gefüllt sind und welche, wie es manche Anatomen wollen und schematisch darstellen, dadurch zustande kommen, daß die Fascia pelvis parietalis, dort wo die Eingeweide durch das muskuläre Diaphragma hindurchtreten, umbiegt, und nun die Beckenorgane umgebend, als Fascia pelvis visceralis wieder emporsteigt (vgl. Abb. 5 und 6). An der Blase wird dieses innere Blatt der Fascie auch als Fascia vesicalis bzw. vesico-umbilicalis bezeichnet, und der hier zwischen dem parietalen und visceralen Fascienblatt liegende Raum ist bekannt als

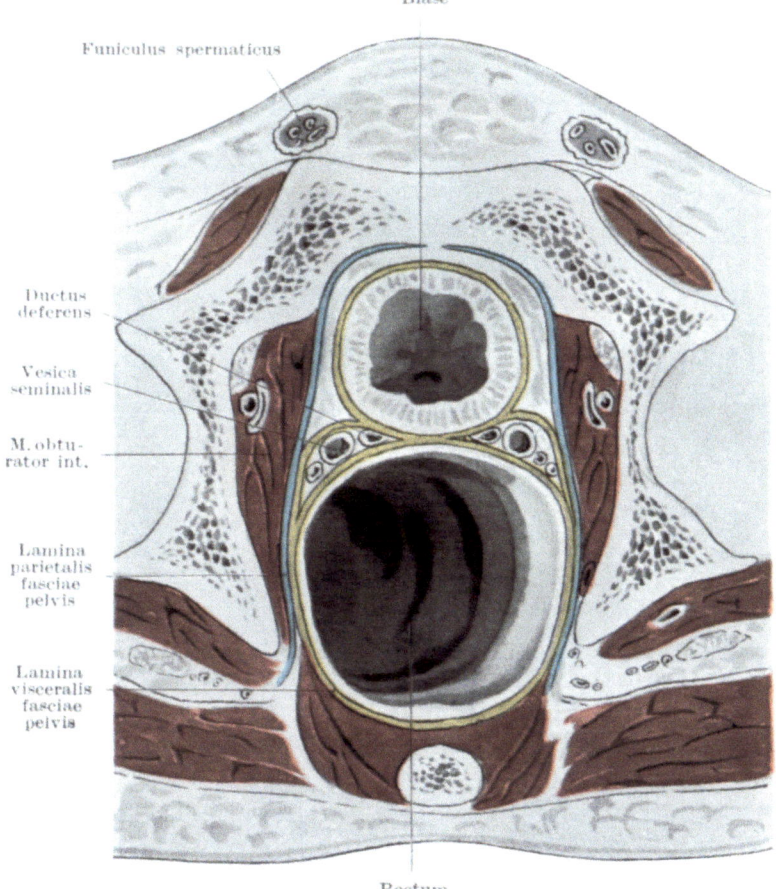

Abb. 5. Querschnitt durch das Becken in Höhe der Symphyse.
(Modifiziert nach WALDEYER u. CORNING.)

Spatium praevesicale (RETZIUS). Dies Spatium praevesicale setzt sich nach oben gegen die vordere Bauchwand zu, dabei immer enger werdend, bis zur Verwachsung der beiden Fascienblätter fort. Seitlich umgreift es hufeisenförmig die Blase, reicht bis zu den Vasa hypogastrica und stößt hier an die Umschlagstelle des von hinten das Rectum umgreifenden parietalen bzw. visceralen Blattes der Beckenfascie, die hier Fascia recti genannt wird (vgl. Abb. 4). Caudalwärts endet das Spatium praevesicale nicht am unteren Ende der Blase, sondern reicht nach den Untersuchungen von H. VIRCHOW nach abwärts zwischen Symphyse und Prostata bis an die Lig. puboprostatica.

Zwischen dem visceralen Blatt der Beckenfascie einerseits, den Eingeweiden und dem Peritoneum anderseits liegt ein lockeres Bindegewebe, welches je nach dem Ernährungszustand mehr oder weniger fettreich ist. Die subperitonealen Räume hängen mit den entsprechenden retroperitonealen Räumen und dem dort vorhandenen Fettgewebe unmittelbar zusammen.

Da die Lage der Samenblasen, der Ureteren und der Ductus deferentes zur Blase und zum Mastdarm für die operativen Eingriffe an diesen Organen selbst wichtig ist und die Kenntnis ihrer Topographie auch am besten vor unbeabsichtigten Verletzungen bei Blasen- und Mastdarmoperationen schützt, so sollen hier einige nähere Angaben folgen.

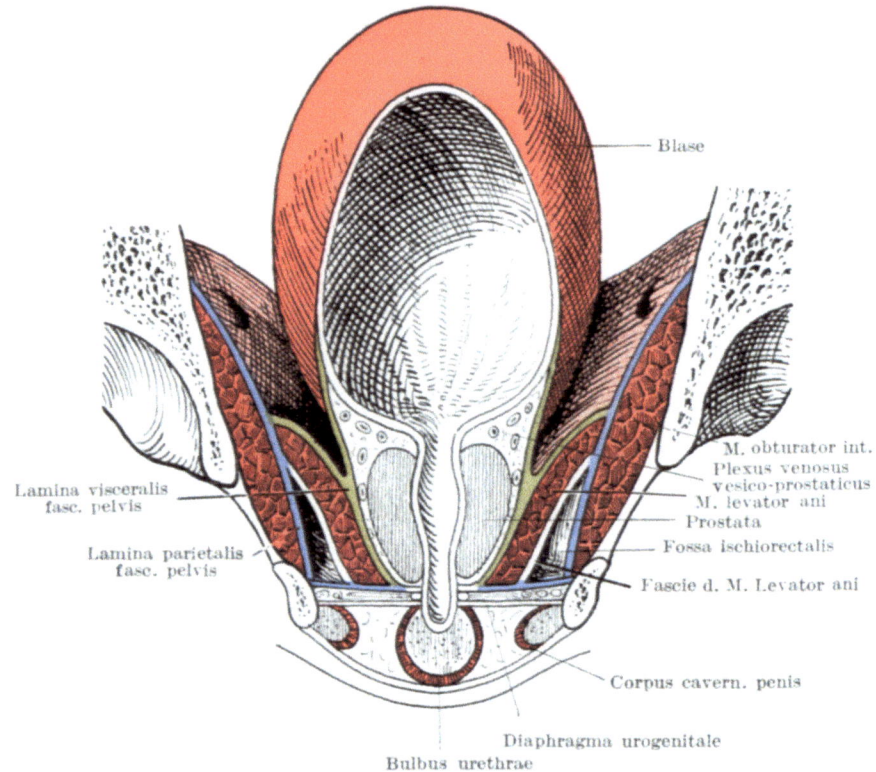

Abb. 6. Halbschematischer Frontalschnitt durch das männliche Becken. (Nach Drappier.)

Die *Samenblasen* liegen zwischen der Hinterwand der Blase und der Vorderfläche der Ampulla recti. Mit der Blasenwand sind sie inniger verbunden als mit dem Rectum. Die beiden Organe sind zusammen mit der Ampulle des Ductus deferens in eine fibröse Kapsel locker eingeschlossen, so daß auch nach Lösung des Mastdarms von der Blasenhinterwand die Konturen der Samenblasen noch nicht ohne weiteres klar zu übersehen sind; sie müssen zu diesem Zweck erst aus der erwähnten bindegewebigen Kapsel, die distal in die Kapsel der Prostata übergeht, herauspräpariert werden. Die Größe der Samenblasen schwankt; ihr tiefster Punkt liegt am oberen hinteren Prostatarand, sie ziehen von hier unten, medial der Blasenwand anliegend, in stark schräger Richtung nach lateral außen. Während das umhüllende Bindegewebe der Samenblasen in den unteren Teilen mit der Prostatakapsel und dem Blasenboden innig verwachsen ist, lassen sich die lateralen Enden der Samenblasen meist ohne scharfes Abpräparieren von der Blasenwand lösen. Das *Peritoneum* in der Excavatio recto-vesicalis bzw. seine Umschlagsfalte deckt in der Regel nur die oberste Kuppe der Samenblasen und reicht nur bei Kindern und selten bei Erwachsenen tiefer evtl. bis zu dem oberen Prostatarand herab. Bei normalen Peritonealverhältnissen ist also, was chirurgisch von Wichtigkeit sein kann, die hintere Blasenwand extraperitoneal zu erreichen. Es ist das jener dreieckige Raum, dessen Seiten von den beiden Samenblasen und dessen Basis von der Umschlagsfalte des Peritoneums gebildet wird.

Medial den Samenblasen angelagert befinden sich die Ampullen der *Vasa*

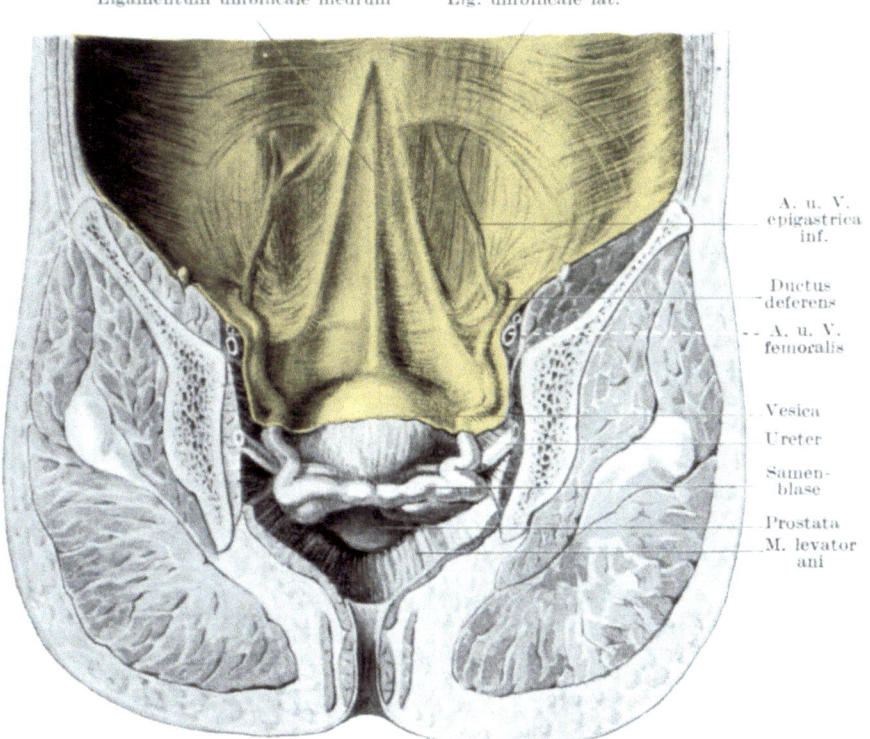

Ligamentum umbilicale medium   Lig. umbilicale lat.

A. u. V. epigastrica inf.

Ductus deferens

A. u. V. femoralis

Vesica

Ureter

Samenblase

Prostata

M. levator ani

Abb. 7. Ansicht der vorderen Bauchwand von hinten. (Nach CORNING.)

deferentia, die sich hier in der Mitte dicht oberhalb der Prostata einander nähern und in die schon mehrfach genannte fibröse Hülle der Samenblasen mit eingeschlossen sind. Vom Ende der Samenblasen aus zieht das Vas deferens beiderseits eine kurze Strecke kranialwärts, zuweilen dabei sich sogar wieder etwas medial wendend und überquert dann beiderseits den Ureter (vgl. Abb. 7). Von da verläuft das Vas deferens anfangs noch an der seitlichen Blasenwand, dann an der inneren Beckenwand sanft ansteigend nach ventral zum Annulus inguinalis internus und tritt hier durch den Leistenkanal aus dem Becken nach außen. Es kreuzt dabei in der Richtung von ventral nach dorsal zuerst die A. und V. epigastrica inferior, um die es sich gleich nach seinem Austritt aus dem inneren Leistenring medianwärts herumschlingt. Weiter kreuzt es das Lig. umbilicale laterale, unter dem die Vasa obturatoria verlaufen. Nachdem es auch noch beiderseits den Ureter überkreuzt hat, ohne diesen aber unmittelbar zu berühren, biegt es nach medial und caudal auf die hintere Blasenwand um. In seinem ganzen Verlauf mit Ausnahme der Ampulle liegt das Vas deferens unmittelbar unter dem Peritoneum und sein Verlauf ist vom Abdomen durch das Peritoneum hindurch deutlich zu erkennen (vgl. Abb. 8).

Die Topographie des Ureters interessiert hier nur in seinem pelvinen Anteil. Beim Eintritt in das Becken liegt der Ureter den Vasa iliaca comm. nahe und zieht in etwas schräger Richtung von hinten lateral nach vorne medial über

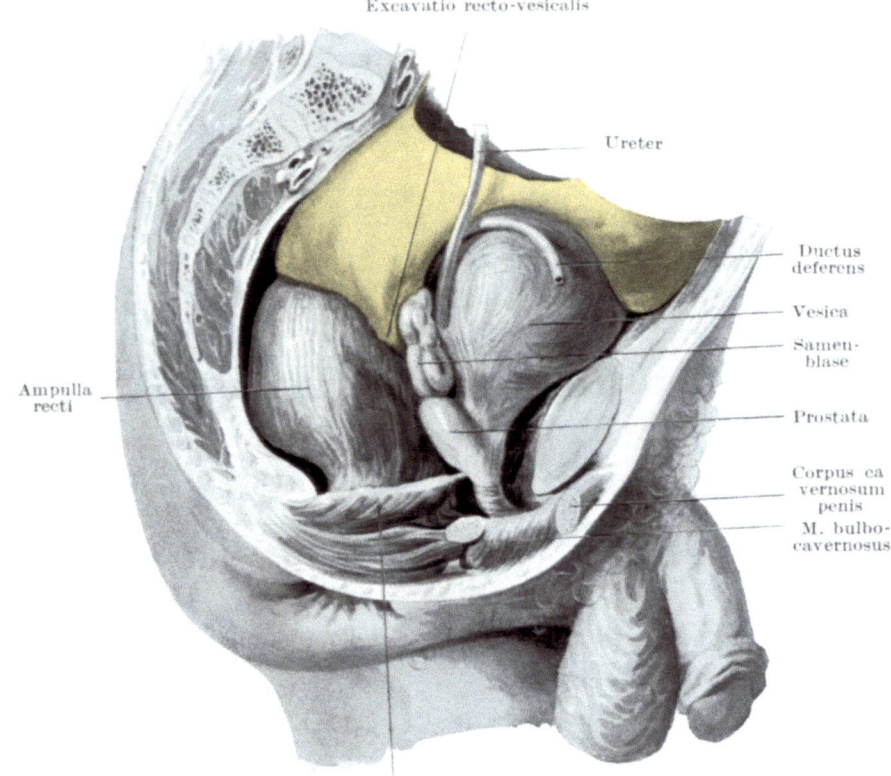

Abb. 8. Männliche Beckenorgane und Peritonealverhältnisse von rechts gesehen. (Nach Corning.)

sie hinweg. Hier ist auch die Stelle, wo die beiden Ureteren, abgesehen von der Mündung im Trigonum vesicae, sich in ihrem Verlauf am nächsten kommen. Der Abstand beträgt hier durchschnittlich 6—8 cm. Auch dem Rectum liegen die Ureteren sehr nahe; nach den Untersuchungen von Funke beträgt der Abstand aber immer mindestens noch $2^{1}/_{2}$ cm. Der Ureter folgt dann dem Verlauf der Arteria hypogastrica, wobei er nach Testut auf der rechten Seite am vorderen Umfang, links mehr an der medialen Seite dieser Arterie liegt. Von hier zieht der Ureter mit nach innen offenem Bogen nach medial und abwärts zum Blasengrund. Er verläuft dabei beiderseits unter dem Vas deferens und mündet ventral von den Samenblasen, oft ihre Kuppen eben berührend, in den Blasenboden. Auch der Ureter liegt, soweit das Peritoneum sich erstreckt, unmittelbar unter diesem und pflegt beim Emporheben des Peritoneums an diesem zu haften.

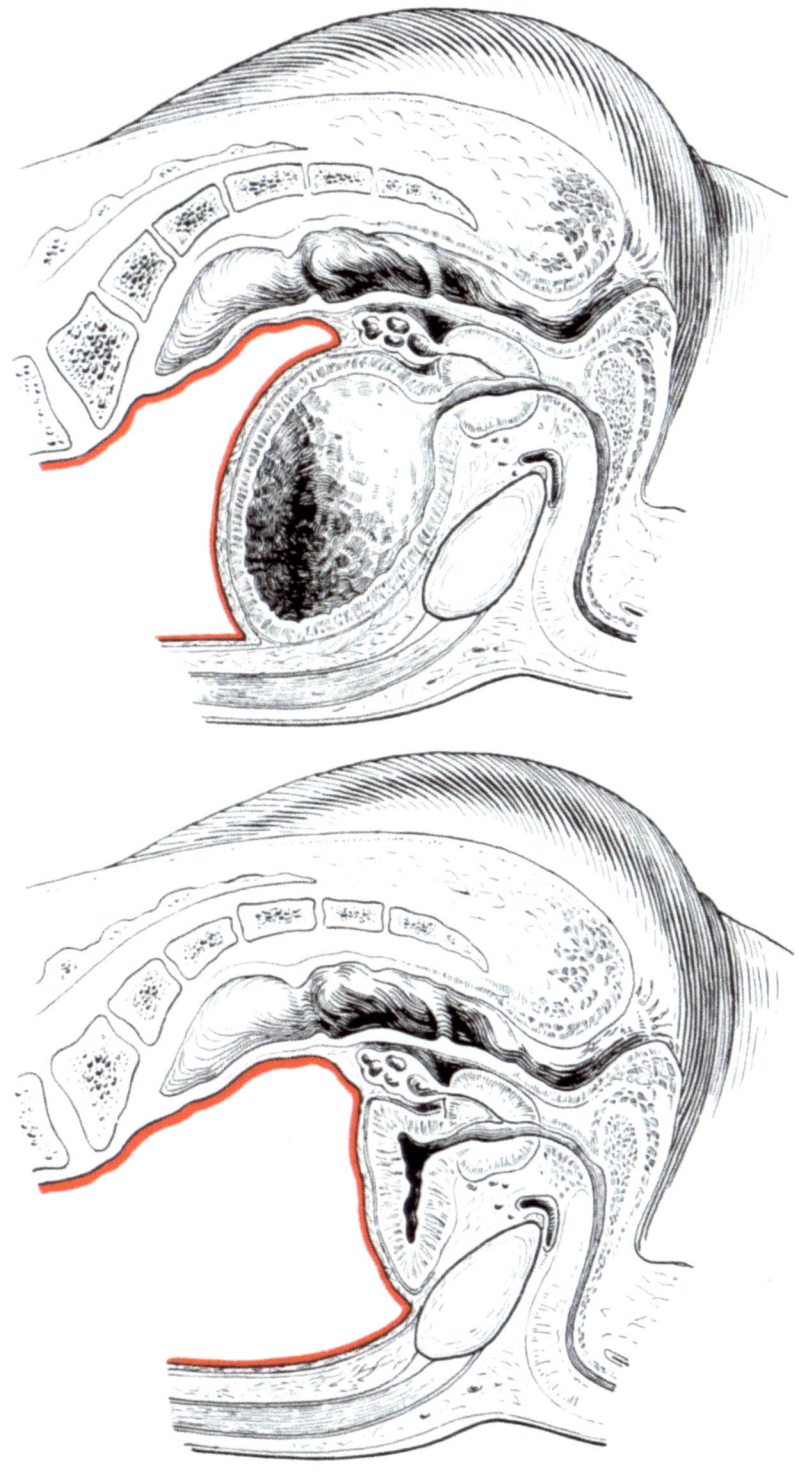

Abb. 9 und 10. Schematische Darstellung der Peritonealverhältnisse bei leerer und voller Blase.

Die Beziehungen des *Peritoneums* zur Blase (vgl. Abb. 9 und 10) wurden schon einige Male kurz gestreift. Wieviel von der Blase vom Bauchfell bedeckt wird, hängt weitgehendst von dem Füllungszustand ab. Je höher die Blase aus dem Becken in den Bauchraum steigt, um so mehr stülpt sie das Bauchfell ein und um so größer ist der vom Peritoneum überzogene Blasenanteil. Die Umschlagsfalte des Peritoneums an der Blase bzw. im Becken überhaupt liegt nicht überall in gleicher Höhe. Die übersichtlichsten Verhältnisse bietet der Bauchfellüberzug der Beckeneingeweide, wenn alle Organe des Beckens, in erster Linie also Blase und Mastdarm, leer sind; dann sieht es (beim Mann) bei der Betrachtung vom Bauchfellraum fast aus, als ob sich unterhalb des Bauchfells keine Organe mehr befänden.

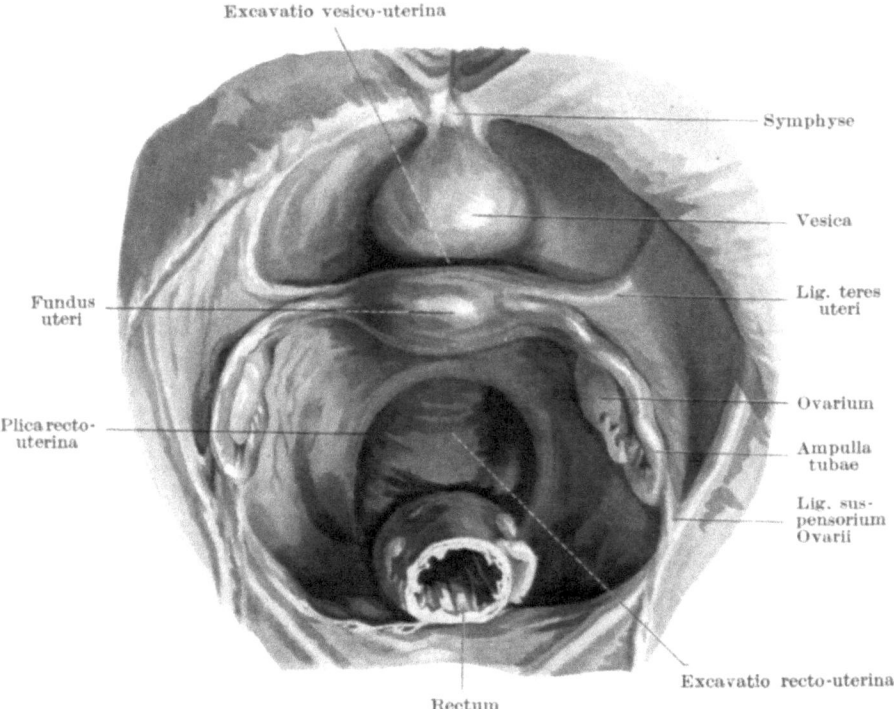

Abb. 11. Ansicht der weiblichen Beckenorgane von oben gesehen. (Modifiziert nach Corning.)

An der Innenseite der vorderen Bauchwand zieht das Peritoneum bis zum oberen Symphysenrand (manchmal aber auch noch tiefer) herab und biegt bei leerer Blase, hier in nahezu rechtem Winkel nach dem Beckeninneren das Blasendach überziehend, ab, um sich an der Hinterwand der Blase zwischen dieser und dem Rectum zur Excavatio rectovesicalis auszustülpen. Während diese Bauchfelltasche bei Kindern bis zur Prostata reichen kann, reicht es bei Erwachsenen meist nur bis in die Höhe der Samenblasenkuppen. Die Excavatio rectovesicalis wird durch die scharf vorspringende Plica recto-vesicalis in einen vorderen, der Blase zu gelegenen und einen hinteren dem Rectum zu gelegenen Teil (Douglasscher Raum) getrennt. Seitlich zieht die Umschlagsfalte des Peritoneums in leicht nach ventral ansteigender Linie zur vorderen Umschlagsfalte an der Symphyse. Während bei ganz leerer Blase sich solche Exkavationen, wie sie zwischen Blase und Rectum bestehen, an den

beiden Seiten und der Vorderwand der Blase nicht finden, kommt es bei zunehmender Füllung der Blase aber auch hier zur Bildung ähnlicher Bauchfell-
taschen; immer aber reicht die hintere Umschlagsfalte am tiefsten nach abwärts,
und da das Peritoneum hier dem Beckenboden adhärent ist, so wird diese
Exkavation um so tiefer erscheinen, je mehr die Blase gefüllt ist. Da das
Bauchfell dem Blasendach in einer Ausdehnung von etwa Fünfmarkstückgröße
fest anhaftet, so wird die Umschlagsfalte des Bauchfells an der Vorderwand

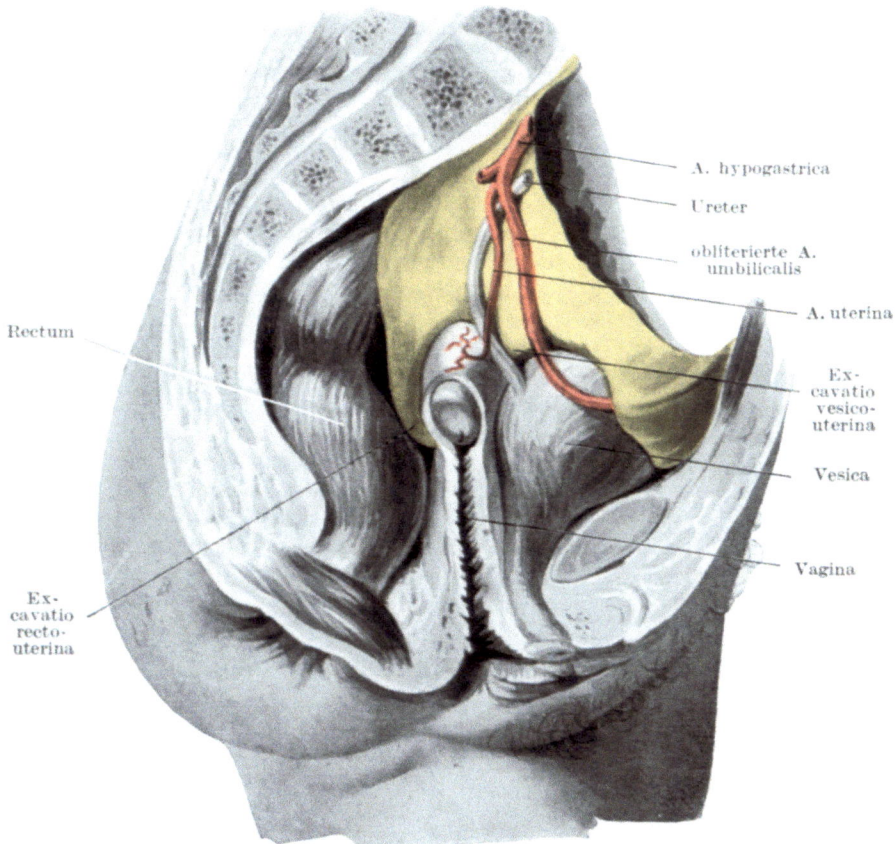

Abb. 12. Weibliche Beckenorgane und Peritonealverhältnisse von rechts gesehen.
(Nach CORNING.)

der Blase, wenn sie nicht durch entzündliche Vorgänge hier fixiert ist, sich bei
der Füllung der Blase mehr und mehr von der Symphyse entfernen, wodurch die
Vorderwand der Blase suprasymphysär extraperitoneal zugänglich wird, ein
Vorteil, den man sich bekanntlich bei der Sectio alta durch künstliche Füllung
der Blase zunutze macht. Bei vorhandenen Leistenbrüchen ist beim Freilegen
der vorderen Blasenwand mit besonderer Sorgfalt auf das Peritoneum zu achten;
es steht hier durchweg sehr viel tiefer und wird auch durch die Füllung der Blase
meist nicht von der Symphyse abgehoben, so daß bei größeren Leistenhernien
auch die Punktion der Blase eben mit Rücksicht auf die veränderten Bauch-
fellverhältnisse mit Vorsicht vorgenommen werden muß.

c) Anatomische Besonderheiten der weiblichen Blase.

Die weibliche Blase ist im ganzen so gebaut wie die des Mannes; im allgemeinen ist sie etwas muskelschwächer, und das Trigonum tritt nicht so scharf hervor wie beim Manne. Der Blasenausgang liegt bei der Frau etwas tiefer, da er hier dem Diaphragma pelvis unmittelbar aufliegt, während beim Mann noch die Prostata dazwischen geschaltet ist.

Wichtigere Besonderheiten ergeben sich aus den Beziehungen der Blase zum *Uterus* und zur *Scheide*. Zwischen Blase und Rectum liegt der Genitaltrakt der Frau. Bei gefüllter Blase berührt diese mit ihrer Hinterwand die Vorderwand des Corpus uteri und erleidet bei anteflektiertem Uterus eine entsprechende Impression. Zwischen beiden Organen senkt sich das Peritoneum als Excavatio vesico-uterina herab. Dieser Peritonealspalt hat bei normalem antevertiertem und anteflektiertem Uteruskörper keinen senkrechten, sondern einen schräg von ventral oben nach dorsal unten gerichteten Verlauf. Zu einem senkrechten Spalt wird er nur, wenn der Mastdarm leer, die Blase sehr voll ist und diese den beweglichen Uterus aufrichtet. Die Umschlagsfalte des Peritoneums in der Excavatio vesico-uterina reicht normalerweise weniger tief herab als im Douglasschen Raum. Seitlich der Blase ist die Peritonealauskleidung des Beckens ähnlich wie beim Mann (vgl. Abb. 11 und 12).

Wichtig sind die subperitonealen Beziehungen von Blase und Uterus bzw. Scheide. Unterhalb des Peritoneums in der Excavatio vesico-uterina ist die Blasenhinterwand mit der Vorderwand des Uterus, der Cervix bzw. der Scheide innig verwachsen. Die Verhältnisse verschieben sich mit den Jahren etwas; bei der erwachsenen Frau ist es der Bereich des Trigonums, der an die Portio vaginalis uteri bzw. an die Vagina grenzt. Seitlich in dem Winkel zwischen Blase und Vagina liegen rechts und links die juxtavesicalen Abschnitte der Ureteren. Erwähnenswert ist noch die innige Verwachsung der bei der Frau ja kurzen Harnröhre mit der Vorderwand der Scheide. Die engen topographischen Beziehungen des Urogenitaltrakts sind wichtig, weil sich so bei der Frau der vaginale Weg als der kürzeste zur Blase erweist.

II. Allgemeine Bemerkungen über Blasenoperationen, in erster Linie für die Sectio alta.

Machen schon die topographischen Verhältnisse die blutigen Eingriffe an der Blase recht schwer, so kommt hier noch ein anderes erschwerendes Moment hinzu. Es ist das der Umstand, daß die Blase als Harnbehälter dient. Andere Hohlorgane, wie z. B. den Magen- und Darmkanal, kann man durch Hungern einige Zeit ihrer Tätigkeit entziehen bzw. sie durch kleine operative Eingriffe aus ihrem System funktionell ausschalten. Für die Blase ist dies nicht durchzuführen, da die Nieren für die notwendige Heilungsdauer der Blasenoperation nicht still zu legen sind und anderseits der Vorschlag, durch doppelseitige Nierenbecken- oder Ureterfisteln die Blase auszuschalten, doch zu heroisch sein dürfte, zumal diese Fisteln nur sehr schwer wieder zu beheben sind.

Bei fast allen Blasenoperationen, besonders wenn sie in Beckenhochlagerung durchgeführt werden, steht der Operateur am besten auf der linken Seite des Patienten.

Die *Schnittführung* an der Blase selbst richtet sich natürlich in erster Linie nach dem Zweck der Operation, ob man lediglich die Blase an einer Stelle eröffnen will, um sich einen Einblick in den Hohlraum zu verschaffen, oder ob man eine ganz bestimmte Stelle freilegen und endlich, ob man einen Teil der Blasenwand selbst entfernen will. Steht die Schnittführung frei, so ist die

Eröffnung der Blase selbst in querer Richtung vorzuziehen. Der Querschnitt an der Blase blutet zwar, da die Gefäße vom Blasengrund zum Blasenscheitel und umgekehrt ziehen, meist mehr als ein Längsschnitt in meridionaler Richtung. Bei der reichhaltigen Gefäßversorgung der Blase ist aber in keinem Falle durch einen Querschnitt eine Unterernährung irgendwelcher Blasenabschnitte zu befürchten. Der Vorzug des Querschnittes bei der Sectio alta, und um diese Operation handelt es sich ja zumeist, liegt in der besseren Übersichtlichkeit. Der Querschnitt kann nach beiden Seiten durch Verziehen der Blase nach rechts oder links ausgiebig erweitert werden, ohne daß der Schnitt dabei an Übersichtlichkeit einbüßt. Dieser Vorteil macht sich auch bei der folgenden Naht des Schnittes günstig bemerkbar. Die exakte Adaptierung des Querschnittes macht keine Schwierigkeiten, da er in allen seinen Teilen durch Haltefäden in eine günstige Lage gebracht werden kann. Anders der Längsschnitt. Ihm sind Grenzen gesetzt: nach oben durch die Umschlagsfalte des Peritoneums und nach unten durch die Symphyse. Drängt man sich die Blase stumpf von der Symphyse ab und eröffnet so den RETZIUSschen Raum in seiner ganzen Tiefe, so kann man den Längsschnitt nach unten allerdings bis zum Sphincter führen. Die Naht ist natürlich in diesem Abschnitt bedeutend schwieriger und weniger exakt durchzuführen. Hat man, um den Schnitt nach unten verlängern zu können, den prävesicalen Raum ausgiebig freigelegt, so sind die Gefahren, die ein Undichtwerden der Blasennaht mit sich bringt, jetzt viel größer, als wenn das Spatium praevesicale uneröffnet blieb. Über diese häßlichen und gefährlichen Komplikationen nach der Sectio alta wird dort noch eigens die Rede sein.

Zur Blaseneröffnung eignet sich die Schere wenig. Da man mit Rücksicht auf eine exakte Naht auf glatte Wundränder der Blase Wert legen muß, so geschieht die Incision der Blase am zweckmäßigsten mit einem scharfen, spitzen Messer. Der Schnitt soll gleich alle Schichten der Blase, die Schleimhaut eingeschlossen, durchtrennen. Diese glatte Eröffnung der Blase wird durch eine künstliche Füllung derselben wesentlich erleichtert. Stärker spritzende Blutgefäße in den Blasenschnitträndern werden sorgfältig gefaßt. Bei einer exakten Naht, wie sie weiter unten geschildert wird, ist die Gefahr einer späteren Blutung recht gering, zumal durch die Kontraktion der Blasenmuskulatur an sich schon eine blutstillende Wirkung bedingt wird.

Über die Heilung von Blasenwunden liegen verschiedene experimentelle Beobachtungen vor. LI VIRGHI fand bei seinen Untersuchungen mit überraschender Schnelligkeit eine Wiederherstellung der Schleimhaut nach Incisionen bzw. Excisionen. Am 4. Tage pflegt die Epithelbekleidung der Schnittwunde wieder hergestellt zu sein. Die Blasenwand ist um diese Zeit im Bereich der Nahtlinie infolge reaktiver Vorgänge erheblich stärker als an anderen Stellen. Bei aseptischer Wundheilung besteht bereits am 16. Tage eine regelrechte Narbe, in die Muskelfasern von beiden Seiten hineinwachsen. Wenige Zeit später ist man bei Reoperationen und auch cystoskopisch kaum in der Lage, den alten Operationsschnitt wieder zu erkennen.

Auch bei großen Schleimhautdefekten geht die Wiederherstellung sehr schnell vonstatten. So fand z. B. TADDEI bei Hunden, denen er die ganze Blasenschleimhaut entfernt hatte, nach 25 Tagen die ganze Blase wieder epithelialisiert.

Da die Blase auch nach der Operation gleich wieder die Rolle des Harnbehälters übernehmen muß, so erfordert die *Naht* der Blase ganz besondere Sorgfalt. Im Beginn der Blasenchirurgie hat man sich eine Naht der Blase überhaupt nicht zugetraut, die Blasenwunde mitsamt der Bauchdeckenwunde offen gelassen und dabei die Erfahrung gemacht, daß sich nicht nur die Bauchdecken wieder schließen, sondern auch die Blase wieder dicht wird, wenn nur der Abfluß auf natürlichem Wege frei und ungestört vor sich gehen kann. Da diese Wundheilung aber doch lange Zeit in Anspruch nahm, versuchte man später die Blase primär zu schließen. Die Blasenwunde offen zu behandeln, kann sich auch heute noch in den Fällen empfehlen, wo der Harn und die Blasenwunde stark infiziert sind.

Für die Blasennaht sind eine ganze Reihe von Methoden angegeben worden. So wurde unter anderem auch eine Drahtnaht der Blase angegeben. Rassumowsky benutzte als Nahtmaterial feinen Silberdraht, den er 1 cm vom Wundrand durch sämtliche Bauchwandschichten und durch die Blase in Form einer Lembertschen Naht hindurchführte, ohne dabei die Mucosa zu fassen. Geknotet wurde der Draht über einem Wattebausch und nach 8 Tagen entfernt. Von mehreren (Wokulenko, Schour) wurde eine fortlaufende Seidennaht der Blase derart angegeben, daß der Seidenfaden nach einigen Tagen wieder entfernt werden konnte. Von den meisten Autoren wird heute die Blase zweireihig genäht. Während früher zu der zweiten Nahtreihe Seidenknopfnähte verwendet wurden, benutzt man hierzu jetzt im allgemeinen Catgut. Verschiedene Modifikationen dieser zweireihigen Blasennaht sind angegeben worden. v. Hacker benutzte dazu Catgut als Knopfnähte für die innere Naht, die die ganze Muskelschicht in der Schnittwunde exakt und breit aneinander legten, ohne aber die Mucosa mitzufassen. Die oberflächliche Naht, zu welcher er Seide verwendete, bestand aus aneinandergereihten Schnür- oder Tabaksbeutelnähten, die im Kreise um 2—3 der tieferen Catgutnähte geführt wurden. Die meisten Autoren legen, wie gesagt, auch heute noch eine zweireihige Naht an, benutzen aber für beide Nähte Catgut und führen die zweite Naht so, daß sie die erste Naht, wie bei der zweireihigen Darmnaht, einstülpt. Kamogawa durchtrennt nach Freilegung der Blase die Muskulatur scharf bis auf die Mucosa, die durch Fingerdruck stumpf nach einer Seite des Schnittes von der Muskulatur abgelöst wird und nicht in der gleichen Schnittebene wie die Muskulatur eröffnet wird. Er näht dann Schleimhaut und Muskulatur gesondert und bezweckt dadurch, daß die Schleimhautnaht und die Naht der Muskulatur nicht übereinander in einer Ebene liegen. Für die Blasennaht nach Sectio alta hat das wenig Vorteile. Es ist dies ein ähnliches Prinzip, wie es Rochet zur Vermeidung von Fistelbildung bei der Eröffnung der Blase von der Scheide aus angegeben hat, wo es mit mehr Nutzen angewandt wird. Es sei hier noch die Blasennaht nach Clarke erwähnt. Clarke führt die Blasennähte, die die Mucosa nicht mitfassen, durch feine Glasröhren, die in der Haut endigen, nach außen, wo sie angezogen und an einem Ring über dem Röhrenausgang geknotet werden. Fäden und Glasröhrchen werden nach 8 Tagen entfernt.

Die zweireihige Naht, die am Darm mit Recht geübt wird, ist aber an der Blase ganz unbegründet, gleichgültig, ob man die einstülpende Naht parallel, wie es Albarran tat, oder sie quer zur ersten, wie es Lower vorschlug, anlegt. An der Blase liegen die Verhältnisse eben anders, als an der Magen- und Darmwand; einmal, weil die Blase keinen Serosaüberzug wie diese Organe besitzt und weil auch wegen des dauernd sich ansammelnden Harns die Blasenmuskulatur Bewegungen macht. Jede einstülpende Naht ist daher überflüssig. Die Muscularis muß in ganzer Breite exakt aneinander gelegt werden und die Fäden beiderseits an der Grenze zwischen Schleimhaut und Muscularis durchgeführt werden. Die Knopfnaht ist der fortlaufenden Naht vorzuziehen. Die Nähte sollen, auch wenn man Catgut benutzt, nicht in die Blase hineinragen, da die Resorption des Catguts nicht so schnell erfolgt wie die Inkrustation des Fadens. Seide sollte wegen der Gefahr der Inkrustation prinzipiell nicht zur Anwendung kommen. Für eine exakte und dicht haltende Naht ist es von großer Wichtigkeit, daß die Wunde glatte Ränder besitzt und sich in gut beweglichen Abschnitten der Blase befindet. Es ist ratsam, sich die beiden Enden des Schnittes durch je zwei Nähte zu sichern, um an ihnen die Blase vorzuziehen, wobei die Blasenwunde sich meist von selbst spaltförmig aneinanderlegt. Dann werden zwischen den beiden Haltefäden die Knopfnähte in der oben beschriebenen Weise in Abständen von etwa $^3/_4$ cm sorgfältig angelegt. Die letzten Nähte, die die Blasenwunde verschließen, knüpft man zweckmäßig nicht gleich, sondern erst wenn alle gelegt sind, um die exakte Anlegung der letzten Naht nicht zu behindern.

Die Blasennähte sollen nicht zu fest geknüpft werden, weil sie dann durchschneiden und die Naht insuffizient wird; anderseits dürfen sie aber auch nicht zu locker geknüpft werden. Man kann die Naht in der Weise prüfen, daß man vor der Bauchdeckennaht die Blase durch einen Katheter mit Wasser füllt und sich die Nahtlinie durch Spatel sichtbar macht und acht gibt, ob sie an irgend einer Seite undicht ist. Dabei soll die Füllung der frisch genähten Blase natürlich keine gewaltsame sein und 100 bis 150 ccm nicht übersteigen.

Gefahren drohen der Naht einmal durch die mechanische Belastung, dann aber auch durch die Infektion von der Blase aus, die natürlich bei infiziertem Harn besonders groß ist. Die mechanische Beanspruchung einer frischen Blasennaht durch die allmähliche Dehnung der Wände, wie sie durch die Ansammlung des Harns bedingt wird, ist dabei nicht so zu fürchten, wie die mächtige, intravesicale Drucksteigerung bei der Miktion. Um einer mechanischen Nahtinsuffizienz vorzubeugen, legen heute die meisten Operateure, wenigstens

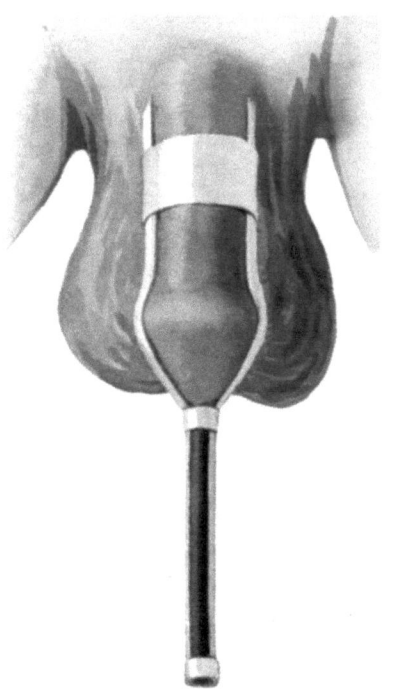

Abb. 13. Befestigung des Verweilkatheters mit Heftpflasterstreifen.

für die ersten Tage post operationem, einen *Verweilkatheter* ein (vgl. Abb. 13). Das hat den Vorteil, die Blase ruhig zu stellen, aber anderseits auch Nachteile, da häufig durch die jetzt leicht auftretende Cystitis die notwendige aseptische Heilung der Blasennaht in Frage gestellt wird.

Das Wichtigste am Verweilkatheter ist, daß er gut funktioniert, d. h. daß er dem Harn guten Abfluß nach außen verschafft. Verstopft er sich, oder liegt seine Blasenöffnung nicht „nach Möglichkeit" am tiefsten Punkt, so nutzt er nicht nur nichts, sondern schadet nur, indem er heftige Blasenkrämpfe auslöst. Aber selbst der bestfunktionierende Dauerkatheter birgt für die Blase die Gefahr der Infektion, da, worauf STUTZIN u. a. wiederholt hingewiesen haben, doch einige Kubikzentimeter Restharn in der Blase verbleiben. Das Orificium internum stellt nämlich nicht den tiefsten Punkt der Blase dar, ganz sicherlich nicht beim liegenden Patienten und, die hier stagnierenden Harnmengen, die durch den Verweilkatheter nicht erfaßt werden, sind im allgemeinen um so größer, je älter die Blase bzw. der Kranke ist. Da nun der Verweilkatheter über kurz oder lang in jeder Harnröhre eine mehr oder weniger heftige Entzündung hervorruft, so kann derselbe geradezu zum Schrittmacher für die Infektion auf dem Wege zur Blase werden. Der Dauerkatheter ist, wie man sieht, ein zweischneidiges Schwert, und wie man sich seinen Vor- und Nachteilen gegenüber verhalten soll, ist am besten von Fall zu Fall zu entscheiden. Viel hängt auch davon ab, ob die Patienten den Dauerkatheter gut vertragen und ob man eine mechanische Belastung der Naht mehr zu fürchten hat als die Infektion. Im allgemeinen dürften die Vorteile des Dauerkatheters für die Heilung der Blasenwunde in den *ersten* Tagen immer noch größer sein als seine Nachteile. Bei den Patienten, die den Dauerkatheter schlecht vertragen können, wird ein mehrmaliger Katheterismus in den ersten Tagen nach der Operation noch das Empfehlenswerteste sein.

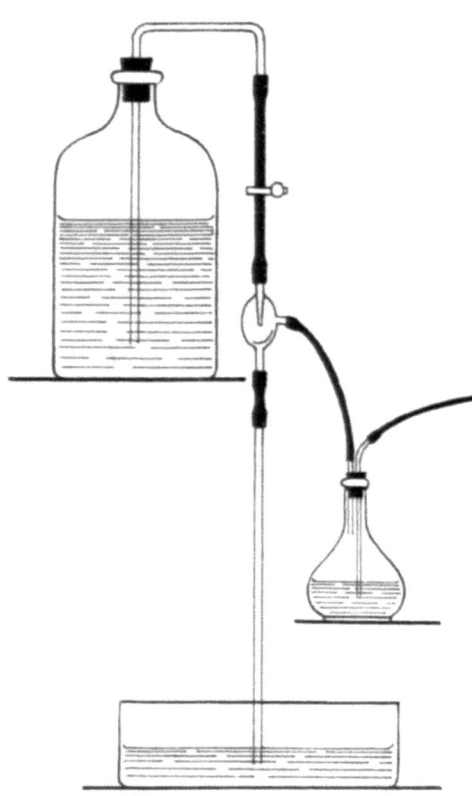

Es soll hier bemerkt werden, daß in neuerer Zeit *wieder* von mehreren Seiten empfohlen wird, nach primärem Blasenschluß jede Blasendrainage, also auch den Verweilkatheter fortzulassen. Es ist selbstverständlich, daß dies nur für die Fälle Anwendung finden kann, in denen eine exakte Blasennaht möglich war, und bei denen die Bedingungen einer aseptischen Heilung gegeben sind. Ist dies nicht der Fall, so ist das Risiko des drainagelosen, primären Blasenverschlusses doch zu groß und die möglichen Folgen (siehe Komplikationen nach der Sectio alta) stehen in keinem Verhältnis zu den Vorteilen des Verweilkatheters.

Abb. 14. Tropfsauger (Perthes).

Die mangelhafte Entleerung der Blase, die besonders bei infiziertem Harn unangenehm empfunden wird, hat viele Versuche einer besseren Ableitung ins Leben gerufen. Guyon hat seinerzeit die einfache *Heberdrainage* angegeben. Hartert hat auf Veranlassung von Perthes zur Absaugung von Körperflüssigkeiten einen Apparat konstruiert, der auch für die Absaugung des Harns aus der Blase Anwendung gefunden hat (vgl. Abb. 14). Der Apparat beruht auf dem Prinzip der Sprengelschen Quecksilberluftpumpe. Aus einem etwa 5—8 Liter fassenden Gefäß führt ein Gummischlauch zu einer Tropfvorrichtung. Durch die etwa alle Sekunden herabfallenden Tropfen wird aus dem Tropfglas ständig Luft mit fortgerissen und dadurch in einem seitlich angeschlossenen, zur Blase führenden Schlauch eine Saugwirkung ausgeübt. Der *Saugkatheterismus* spielt heute in der Nachbehandlung der Blasenoperationen, speziell nach der suprapubischen Prostatektomie, eine große Rolle. Es liegt sehr nahe, den Blasenkatheter einfach an eine Wasserstrahlpumpe anzuschließen und dadurch eine dauernde Saugwirkung in der Blase hervorzurufen. Dieser naheliegende Gedanke scheitert aber daran, daß sich dabei stets nach kürzerer oder längerer Zeit infolge der Saugwirkung die Blasenschleimhaut vor die Katheteröffnung legt und diese verschließt. BARTH hat eine Aspirationsdrainage angegeben, die auf dem Prinzip des BUNSENschen Flaschenaspirators (vgl. Abb. 15) beruht. Zwei etwa 2 Liter fassende Flaschen sind luftdicht durch Schläuche miteinander verbunden; die dem Kranken zunächst angeschlossene

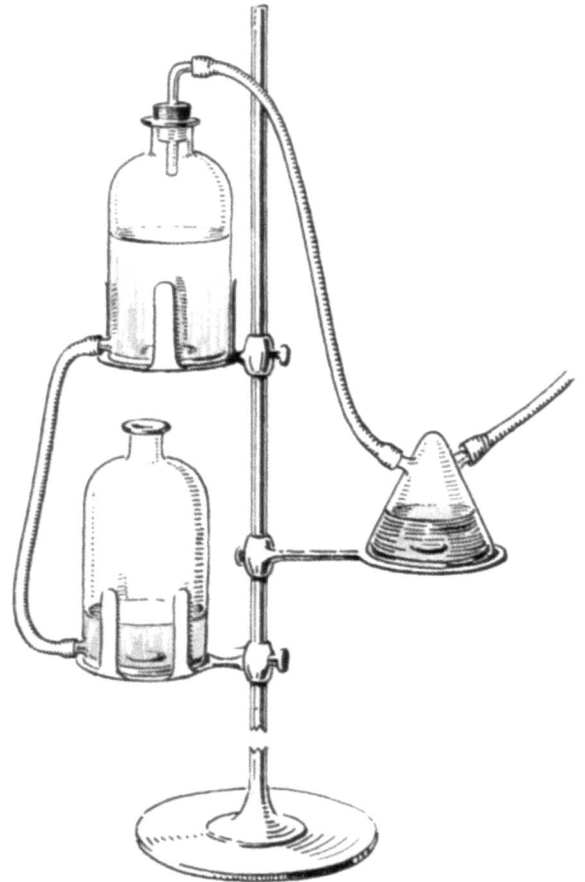

Abb. 15. BUNSENscher Flaschenaspirator.

Flasche dient zum Ansammeln des Harns. Die zweite Flasche wird zu Anfang mit Wasser gefüllt, das in ein drittes, etwas tiefer stehendes Gefäß abfließt. Durch den Abfluß des Wassers entsteht ein negativer Druck in der mittleren Flasche, der sich auf die erste Flasche und damit auf die Blase fortsetzt. Den Verweilkatheter einfach in eine Urinflasche zu hängen, ist nicht zu empfehlen, da sich das Lumen des Katheters dann meist in kurzer Zeit durch Inkrustation verlegt, was besonders dann schnell einzutreten pflegt, wenn das freie Schlauchende bis in den entleerten Urin in der Bettflasche hineinragt. Bei diesem Zustand kann es auch gelegentlich zu einer rückläufigen Bewegung des Harns kommen, so daß der Inhalt der Harnflache in die Blase strömt; es hängt das wahrscheinlich mit Bewegungen der Blase zusammen, bei denen das Volumen größer wird, und der negative Druck

7*

dann zur Ansaugung des Flascheninhalts führt. Blutet es in die Blase hinein, so ist die Ableitung des Harns unmittelbar im Anschluß an die Operation nicht ratsam, da wegen der Blutgerinnsel der Abfluß doch behindert ist. Um die Blutgerinnung in der Blase zu vermeiden, empfiehlt es sich, solange die Blutung anhält, in Abständen von 5—10 Minuten je nach der Stärke der Blutung mit kleinen Flüssigkeitsmengen evtl. $1^0/_{00}$iger Arg. nitricum-Lösung zu spülen und immer einige Kubikzentimeter in der Blase zurückzulassen. Es ist das sicher sehr mühsam, verhindert aber am sichersten die Gerinnselbildung in der Blase. Mit dem Nachlassen der Blutung werden die Pausen zwischen den Spülungen immer größer; kontinuierlich abgeleitet wird der Harn erst wenn er blutfrei ist.

III. Die Zugangswege zur Blase.

1. suprapubisch   a) extraperitoneal   1. median
     (Sectio alta)   b) transperitoneal   2. lateral bzw. inguinal
     c) mit Extraperito-   3. mit Symphysenoperation.
       nisierung der Blase.

2. infrapubisch,
3. per urethram (*endovesicale* Methoden),
4. per urethram (vermittelst einer Boutonnière) Sectio mediana *(zur Prostatektomie* und Steinextraktion).
5. sakral a) ischiorectal unter Beiseitedrängen des Rectums,
       b) mit Resektion des Steißbeins und temporärer Verlagerung des Mastdarms.
6. vaginal.

Der *suprapubische Weg* ist der gebräuchlichste und genügt in seinen erweiterten Modifikationen für fast alle Eingriffe, auch für die Totalexstirpation. Eine *infrapubische* Sectio alta hat Langenbuch seinerzeit auf Grund von Leichenstudien empfohlen. Die Ursache dieser Versuche war die damalige (1886) Unzufriedenheit vieler Chirurgen mit der suprapubischen Sectio alta, hauptsächlich wegen der ungünstigen Drainageverhältnisse bei dieser Operation. Mit einem Y-förmigen Schnitt und nach Durchtrennung des Ligamentum suspensorium wurde der Penis von der Symphyse gelöst und dadurch unterhalb des Schambeinbogens ein Zugang zur vorderen Blasenwand geschaffen. Da der Zugang infolge der Beschränkung durch die absteigenden Schambeinäste aber nur sehr schmal ist, und der Plexus venosus Santorini sehr im Wege ist, hat die Operation keine Anhänger gefunden. Später hat Stöckel bei Frauen diesen Weg zur Ableitung des Harns nach Blasenoperationen angegeben. Die *Sectio mediana* und *lateralis* haben für die Blase heute nur noch historischen Wert, sie ermöglichen nur einen ganz schmalen Zugang und wurden von den alten Steinschneidern zur Extraktion der Blasensteine benutzt. Als Weg für eine postoperative Blasendrainage am tiefsten Punkt werden sie auch heute noch zuweilen beschritten; größere Bedeutung haben diese Zugänge, wie wir sehen werden, für die Prostata. Der *sakrale* Weg unter seitlicher Abschiebung des Rectums ermöglicht nur einen ganz beschränkten Zugang zur Blasenhinterwand. Reseziert man das Steißbein und verlagert den Mastdarm, so wird die Hinterwand der Blase ausgiebig zugänglich und Resektionen und auch die Totalexstirpation der Blase sind von hier übersichtlich zu gestalten. Der *vaginale* Weg bei der Frau ist der kürzeste Weg zur Blase, eignet sich aber natürlich auch nur zu bestimmten Eingriffen, vorwiegend zur Entfernung von Steinen und Fremdkörpern.

IV. Die Punktion der Blase.

Die Punktion der Blase stellt einen Noteingriff dar in *den* Fällen, wo der normale Abflußweg aus irgend einem Grunde verlegt ist. Es kann sein, daß nach einer einmaligen Punktion die normale Blasenentleerung wieder in Gang kommt, wie man das zuweilen bei Prostatahypertrophie und Strikturen beobachtet. In anderen Fällen wieder muß der Punktion der Blase der eigentliche Eingriff erst folgen. Man punktiert die Blase an der Vorderwand und die im anatomischen Teil auseinandergelegten peritonealen Verhältnisse bei gefüllter Blase sind bestimmend für die Wahl des Einstichpunktes (vgl. Abb. 16). Die Punktionskanüle soll oberhalb der Symphyse extraperitoneal die Blase erreichen. Bei gefüllter Blase und im übrigen normalen anatomischen Verhältnissen

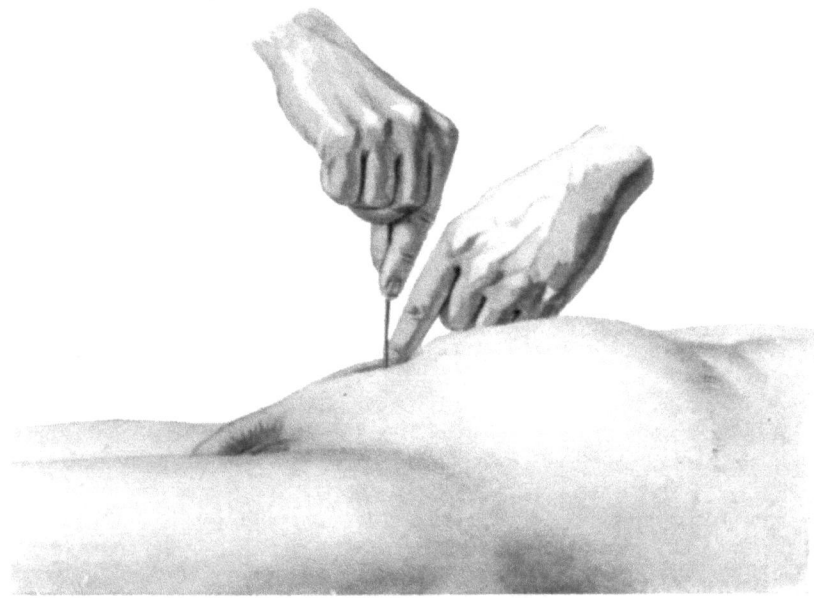

Abb. 16. Lagerung zur Blasenpunktion.

befindet sich ja oberhalb der Symphyse ein vom Peritoneum entblößter Blasenabschnitt. Man hat sich also vor der Punktion davon zu überzeugen, daß tatsächlich eine volle Blase vorliegt und es sich in der Tat um eine Ischurie handelt, also eine Miktionsstörung und nicht um eine Anurie, jenen Zustand, bei dem kein Urin produziert wird. Von der gefüllten Blase kann man sich bei extremer Füllung schon durch die Inspektion überzeugen; sicherer ist die Perkussion der Blasenfigur.

Zur Vornahme der Punktion legt man den Patienten zweckmäßig horizontal, evtl. sogar in Beckenhochlagerung, also umgekehrt wie zur Punktion eines Ascites, um dadurch nach Möglichkeit ein Zurücksinken der Eingeweide in die oberen Bauchabschnitte zu erreichen. Zur Punktion benutzt man am besten eine lange Hohlnadel, etwa von der Dicke und Länge einer Lumbalkanüle. Bei fetten Patienten darf man die Kanüle nicht zu kurz wählen, da der Weg durch das subcutane Fettpolster und die Muskulatur recht lang zu sein pflegt. Am günstigsten ist es, in der Mittellinie einzugehen und sich dicht an die Symphyse zu halten, da, worauf THOMPSON hinweist, auch bei hochgradig gefüllter

Blase der vom Peritoneum freie Blasenabschnitt oberhalb der Symphyse zuweilen nur 1—3 cm hoch ist und das Peritoneum zu beiden Seiten tiefer herabzureichen pflegt als in der Mittellinie. Die Punktion weiter seitlich von der Mittellinie birgt auch die Gefahr einer Verletzung der Arteria epigastrica mit nachfolgendem Hämatom der Bauchdecken (Cohn). Die Kanüle soll senkrecht zur Körperoberfläche eingestochen werden. Wenn man sich dicht über der Symphyse hält, ist, wie gesagt, eine Verletzung des Peritoneums nicht zu befürchten; sticht man dagegen schräg nach unten zu ein, also mehr parallel zur hinteren Symphysenwand, so kann es passieren, daß man, besonders bei Leuten mit fettreichem prävesicalem Raum, oder bei Patienten, bei denen die Blase durch ein Prostataadenom hochgedrängt ist, die Blase gar nicht erreicht und entweder im prävesicalen Fettgewebe oder in der hypertrophischen Prostata mit der Kanüle landet. Im übrigen ist es, wenn man eine dünne Kanüle benutzt, und das Peritoneum wirklich mal verletzt, auch nicht sehr gefährlich. Wichtig ist nur, daß man beim Herausziehen der Kanüle nicht mehr ansaugt, damit, für den Fall, daß es sich um infizierten Harn handelt, auf diese Weise der Peritonealraum nicht infiziert wird.

Die Punktion der Blase in der beschriebenen Weise mit einer dünnen Kanüle kann man als harmlos bezeichnen und, wenn erforderlich, mehrmals wiederholen. Die flechtartig ineinandergreifende Muskulatur der Blase verhindert einen Aus-

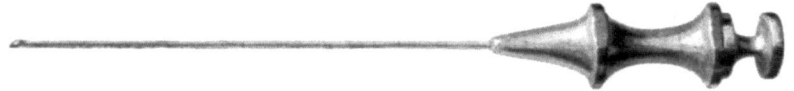

Abb. 17. Punktionskanüle zur kapillaren Blasenpunktion.

tritt der Blasenflüssigkeit durch den Punktionskanal, so daß eine Infektion des perivesicalen Raums nicht eintritt. Diese Möglichkeit besteht eigentlich nur bei alten, muskelschwachen Blasen, und wenn zur Punktion ein dicker Troikart benutzt wird. Diese Troikare haben gegenüber der einfachen Punktionskanüle nur Nachteile, zumal die Blasenentleerung durch einen dicken Troikart sehr rasch geschieht und die momentane Druckverminderung in einer alten Blase zu Blutungen führen kann. Bei einer stark distendierten Blase ist daher die allmähliche Entleerung durch eine dünne Punktionskanüle viel zweckmäßiger. Auch sind alle Verletzungen, wenn man sich auf falschem Wege befindet, bei der Benutzung eines dicken Troikarts natürlich viel folgenschwerer als bei der dünnen Punktionskanüle; wobei besonders an eine Verletzung des Rectums durch die Blase hindurch, wie sie bei sehr forciertem Einstechen des Instrumentes vorkommen kann, gedacht ist. Die Benutzung eines kräftigen Troikarts ist nach Hayn auch wegen der momentanen, intravesicalen Drucksteigerung während des Einstiches zu widerraten, wodurch alte, schwache Blasen unter Umständen rupturieren können und auch die Gefahr besteht, daß sich der infizierte Blaseninhalt neben dem Troikartschaft in den prävesicalen Raum preßt. Aus allen diesen Gründen ist die Punktion der Blase mit einer dünnen Hohlnadel das Zweckmäßigste (vgl. Abb. 17).

V. Die Sectio alta.

Die *suprapubische Blasenfreilegung*, die Sectio alta, dient verschiedenen Zwecken. Im allgemeinen handelt es sich nicht um eine dringliche Operation, so daß man genügend Zeit hat, den Eingriff vorzubereiten. Da man nach der Operation im allgemeinen einen Dauerkatheter in die Harnröhre legt, so ist es ratsam, dem Patienten den Katheter schon einige Tage vor der Operation einzuführen, damit er und seine Harnröhre sich daran gewöhnen und unerwünschte Tenesmen vermieden werden. Ist der Harn des Patienten infiziert und die Blase stark verschleimt, so ist es eigentlich selbstverständlich, daß man durch reichliche Flüssigkeitszufuhr, durch Harnantiseptica und ʃvor allen Dingen durch lokale Spülungen die Infektion und den Zustand der Blase vor der Operation nach Möglichkeit zu bessern sucht. Unmittelbar vor dem Eingriff ist die Blase noch einmal durch den befestigten Dauerkatheter völlig zu entleeren. An dem Dauerkatheter wird ein längeres Stück Schlauch angebracht, das zwischen den Beinen des Patienten unter den abdeckenden Tüchern heraushängt.

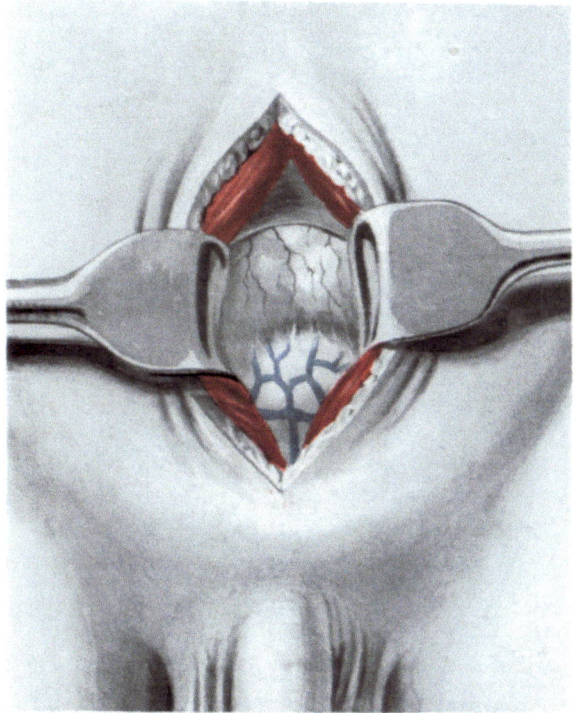

Abb. 18. Sectio alta I. Akt. Freilegung der Blase.

Man legt sich die Blase suprapubisch in den meisten Fällen durch einen Längsschnitt in der unteren Medianlinie des Abdomens frei (vgl. Abb. 18). Für die Mehrzahl aller Eingriffe an der Blase schafft dieser Längsschnitt genügenden Zugang. Derselbe wird bis dicht an die Symphyse herangeführt und bleibt vom Nabel etwa 4—5 cm entfernt. Die Größe des Schnittes richtet sich auch nach der Fettleibigkeit und nach dem Abstand zwischen Symphyse und Nabel. Unter der Haut wird in gleicher Richtung das subcutane Fettgewebe und die Fascie des Musculus rectus bzw. die Linea alba durchtrennt. Dann gelangt man in das sog. Spatium retromusculare, das zwischen hinterer Rectuswand und der Fascia transversalis gelegen ist. Dieser Raum kommt dadurch zustande, daß der Musculus rectus sich an der Vorderseite des Schambeins, die Fascia transversalis aber an der Rückseite der Symphyse anheftet. Dies Spatium retromusculare hat demnach eine keilförmige, nach oben sich langsam verlierende Form und ist sehr verschieden stark ausgeprägt. Bei fettreichen Individuen ist dieser Spalt als eigentlicher Raum zuweilen so imponierend, daß man sich bereits im Spatium praevesicale vermutet. Jetzt werden durch lange, stumpfe Haken die beiden Bäuche des Musculus rectus kräftig zur Seite geschoben und die Fascia transversalis durchtrennt. Danach gelangt man erst in den eigentlichen prävesicalen Raum. Wurde die Operation bisher in horizontaler Lage des Patienten vorgenommen, so geht man jetzt zur Beckenhochlagerung über. Das Fett des prävesicalen Raums wird stumpf emporgeschoben, und bei mageren Patienten wird dadurch die Umschlagsfalte des Peritoneums an der Blase sichtbar. Bei fettreichem RETZIUSschem Raum ist die Peritonealgrenze selten deutlich zu erkennen.

Haltefaden

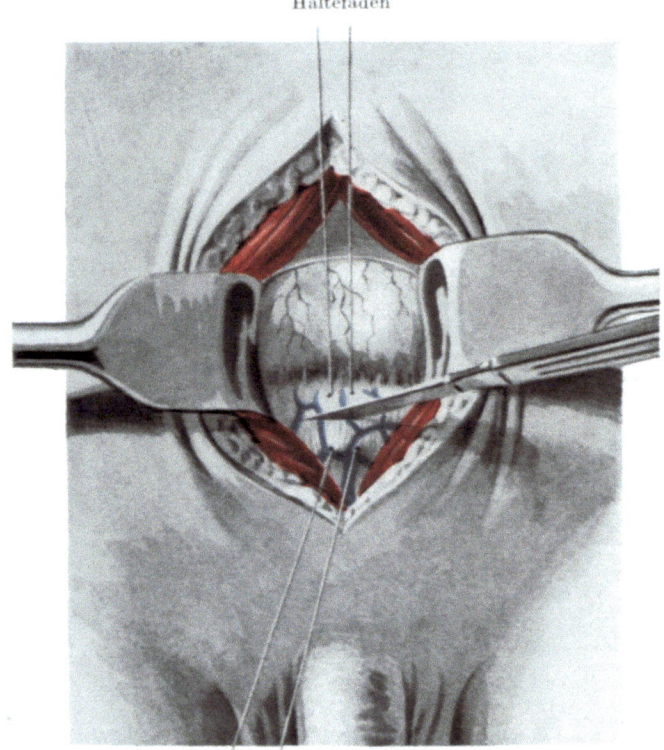

Haltefaden

Abb. 19. Sectio alta II. Akt. Die luftgefüllte Blase wird zwischen 2 Haltefäden eröffnet.

Um den Einschnitt in die Blase extraperitoneal gestalten zu können, wird die Blase jetzt von einem Gehilfen durch die vorerwähnte Schlauchleitung gefüllt. Zur Füllung kann man Wasser oder Luft (HELFERICH) benutzen; Luft ist vorzuziehen, weil durch die austretende Luft nach Eröffnung der Blase die prävesicalen Räume nicht beschmutzt und infiziert werden. Durch die Füllung, die im allgemeinen nicht mehr als 100—200 ccm betragen soll, steigt die Blase aus ihrer versteckten Lage hinter der Symphyse hervor und drängt die Umschlagfalte des Peritoneums mit nach oben. Die gefüllte Blase bietet dem tastenden Finger einen charakteristischen, prallelastischen Widerstand und ist außerdem an dem sie flechtartig umgebenden Venennetz gegenüber dem Peritoneum kenntlich. Es ist falsch, sich aus Angst vor einer Verletzung des Peritoneums in den RETZIUSschen Raum nach unten hinter der Symphyse durch stumpfes

Abschieben der Blase vorzuarbeiten, weil hier die Eröffnung der Blase und vor allen Dingen die Versorgung der Wunde viel schwieriger ist und außerdem die breite Eröffnung des prävesicalen Raumes andere, noch zu besprechende Komplikationen mit sich bringen kann. Man soll sich bei dem Einschnitt in die Blase immer in Höhe der Symphyse halten. Um an dieser Stelle die Blase extraperitoneal eröffnen zu können, muß man sich bemühen, das Peritoneum stumpf nach oben abzuschieben. Sollten diese Bemühungen aber einmal fehlschlagen, und man beim Einschneiden das Peritoneum doch eröffnen, so hat dies weiter nicht viel auf sich, vorausgesetzt, daß man die Verletzung des Peritoneums merkt. Eine Verletzung der Därme kommt, wenn man den Patienten

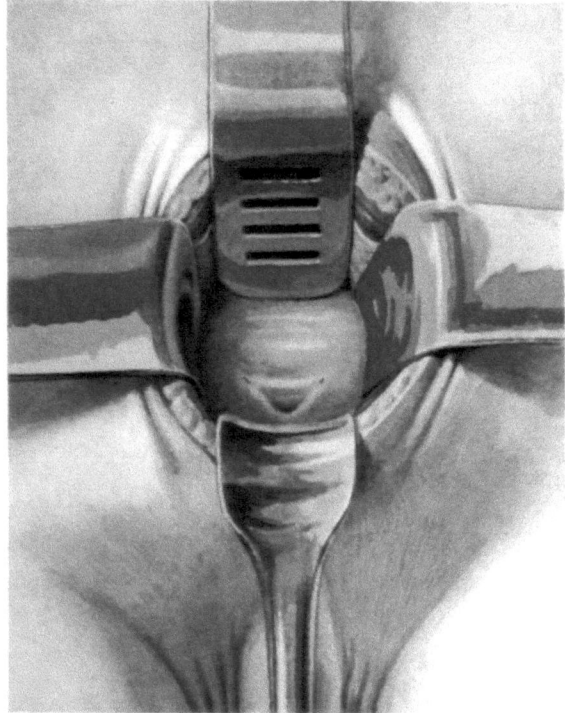

Abb. 20. Sectio alta III. Akt. Nach Eröffnung der Blase wird das Innere der Blase mit Spateln zugänglich gemacht.

in Beckenhochlagerung gebracht hatte, kaum in Betracht. Ist das Peritoneum eröffnet worden, so wird es sorgfältig durch Knopfnähte wieder geschlossen und bei dem weiteren Verlauf der Operation durch Kompressen geschützt. Solange die Blase nicht eröffnet worden ist, hat eine Verletzung des Peritoneums, wie gesagt, wenig auf sich. Nun wird die Blase an ihrer Vorderwand durch zwei Haltefäden fixiert, vorgezogen und zwischen diesen beiden Fäden mit dem Messer stichartig in der gewünschten Richtung eröffnet (vgl. Abb. 19). Vorher aber wird die Umgebung der Blase ringsherum nach Möglichkeit gegen austretenden Blaseninhalt durch Gazekompressen gesichert.

Ist durch den Zweck der Operation nicht eine bestimmte Richtung für den Blasenschnitt vorgeschrieben (Resektionen), so ist, wie oben näher beschrieben wurde, die Eröffnung der Blase durch einen Querschnitt am zweck-

mäßigsten. Nachdem die Blase ober- und unterhalb der Schnittlinie durch
zwei Haltefäden fixiert worden ist, wird sie mit dem Messer stichartig eröffnet (vgl. Abb. 19). Der Schnitt in die gefüllte Blase muß kräftig geschehen,
damit die Schleimhaut von der Blasenmuskulatur sich nicht stumpf ablöst und
man gleich mit dem ersten Einstich die Blase eröffnet und die Luft nach außen

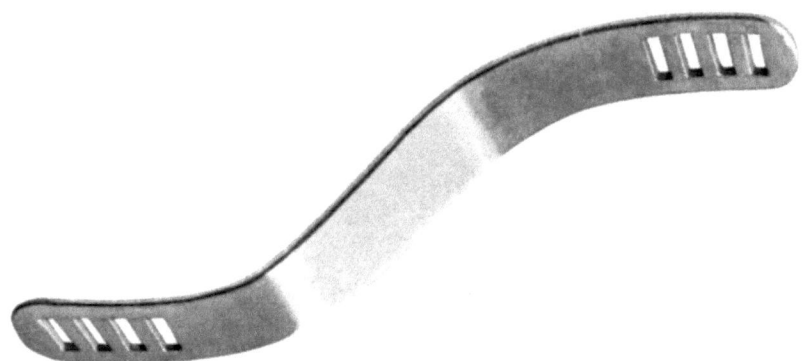

Abb. 21. Halbstarrer Leiterspatel.

abweichen kann. Es empfiehlt sich dann, die beiden Haltefäden durch zwei neue,
sämtliche Schichten der Blasenwunde fassende Haltefäden zu ersetzen. Um
glatte Wundränder zu schaffen, erweitert man die Blasenöffnung, wenn nötig,
nach beiden Seiten besser mit der Schere als mit dem Messer. Handelt
es sich um eine Inspektion der Blase oder um die Extraktion von Fremdkörpern
oder auch um die Enucleation einer hypertrophischen Prostata, so braucht
der Blasenschnitt nicht groß zu sein. Man muß sich daran erinnern, daß die

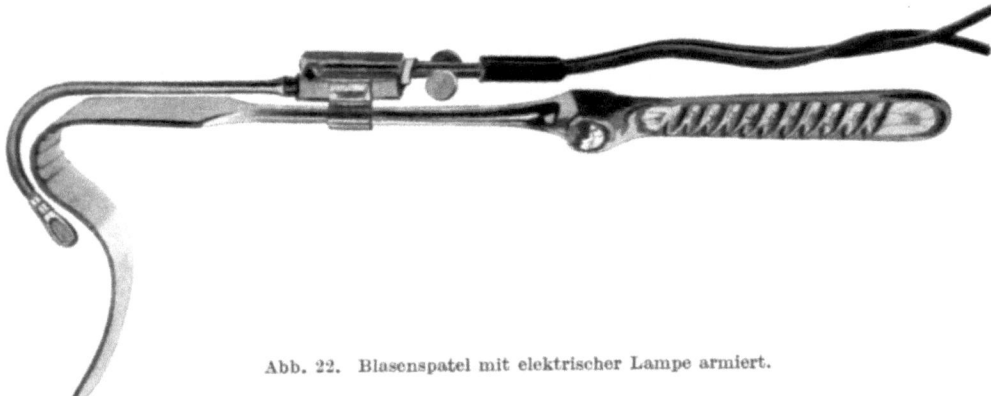

Abb. 22. Blasenspatel mit elektrischer Lampe armiert.

Blase sehr dehnungsfähig ist, und daß aus diesem Grunde auch ein kleines Loch
durch stumpfes Auseinanderhalten einen guten Zugang bieten kann (vgl. Abb. 20).
Um sich das Innere der Blase zu Gesicht zu bringen, werden die Blasenwundränder
an den beiden Haltefäden vorgezogen und stumpfe Haken in die Blase eingesetzt.
Nach Beendigung der Operation an der Blase selbst werden die Blasenspatel
entfernt, und mit Rücksicht auf die Asepsis nicht wieder benutzt. Die beiden
Enden des Blasenschnittes werden durch je zwei sorgfältige Nähte gesichert, an
ihnen die Blase vorgezogen, und zwischen ihnen die Blase in der oben beschriebenen Weise genäht. Die Fäden bleiben vorerst lang. Man läßt jetzt die

genähte Blase zurücksinken und prüft durch eine Blasenfüllung mit Wasser bis zu 150 ccm die Dichtigkeit der Naht. Hat diese nichts zu wünschen übrig gelassen, so werden die die Blase ringsherum abdeckenden Gazekompressen entfernt, die eröffneten perivesicalen Räume sorgfältig ausgetupft und vom Blut gereinigt. Dann werden die Fäden der Blasennaht abgeschnitten, in den prävesicalen Raum ein Glasdrain eingelegt, und im übrigen Fascie, Muskulatur und Haut geschlossen.

Mit dieser Sectio alta kommt màn, wie gesagt, für die Mehrzahl aller Eingriffe aus. Sollte der Zugang, den dieser Längsschnitt gewährt, doch einmal zu klein, und eine Erweiterung des Operationsfeldes nach rechts oder links dringend notwendig sein, so braucht man vor einer seitlichen Einkerbung der Musc. recti nicht zurückzuschrecken. Darum hat auch im allgemeinen der PFANNENSTIELsche Schnitt wenig Vorteile für die Blasenoperationen. Anders verhält es sich mit

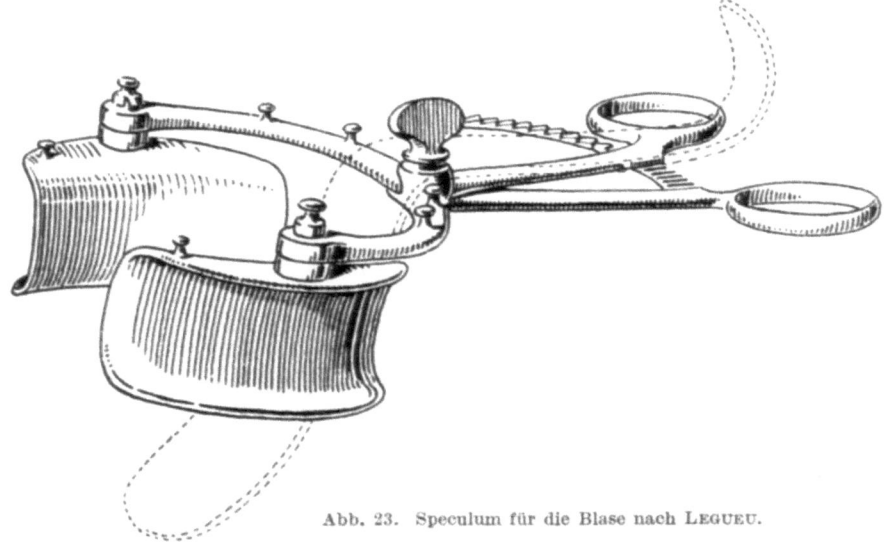

Abb. 23. Speculum für die Blase nach LEGUEU.

dem BARDENHEUERschen Querschnitt, bei dem Haut *und* die Musculi recti quer durchtrennt werden. Dieser Schnitt gibt einen weit besseren Zugang zum Becken, der aber bei der oben beschriebenen extraperitonealen Eröffnung der Blase nicht voll ausgenutzt werden kann. Für die Erweiterung der Sectio alta mit *Extraperitonisierung* der Blase ist der Querschnitt durch die Muskulatur dagegen allen anderen Schnittführungen vorzuziehen (siehe dort).

Eine Modifikation der eben beschriebenen suprapubischen Sectio alta ist die sog. *inguinale* Methode, wie sie für manche bestimmte Operationen, die sich an der einen oder anderen Seitenwand der Blase abspielen, zweckmäßig sein kann (vgl. Abb. 24). Dieser Zugang ist von HILDEBRAND, MERMINGAS und O. MAIER empfohlen worden und deckt sich eigentlich mit dem BARDENHEUER-schen Querschnitt, nur daß er hier in bestimmter Absicht nur rechts oder links der Medianlinie ausgeführt wird. Zur Freilegung der rechten seitlichen und hinteren Blasenwand macht man einen Schnitt, der etwas einwärts von der Spina iliaca ant. sup. beginnt und etwas bogenförmig parallel und fingerbreit oberhalb des Leistenbandes zur Mittellinie bis oberhalb des Tuberculum pubicum zieht. Nach dem Hautschnitt wird die Aponeurose des Musculus obliqu. ext. durchtrennt und der Musculus obliqu. int. in der Faserrichtung gespalten.

Dann wird der Musculus rectus quer durchtrennt und die Fascia transversa in der Schnittrichtung gespalten, wobei vorher die quer über das Operationsfeld ziehenden Vasa epigastrica inf. unterbunden und durchtrennt werden. Drängt man nun das Bauchfell nach oben, so liegen in der Mitte die großen Schenkelgefäße und medial von diesen die rechte oder bzw. linke Seitenwand der Blase frei. Man kann auch den Rectus intakt lassen und ihn durch stumpfe Haken beiseite ziehen lassen, das gibt bei schlaffen Bauchmuskeln, je nach dem Zweck der Operation, auch schon genügenden Zugang zur Blase.

Eine wichtige Rolle spielt die *Drainage* des perivesicalen Raums nach der suprapubischen Sectio alta. Von der Drainage des Blasencavums selbst soll hier weiter nicht die Rede sein, da hierüber in dem Kapitel „Blasenfisteln"

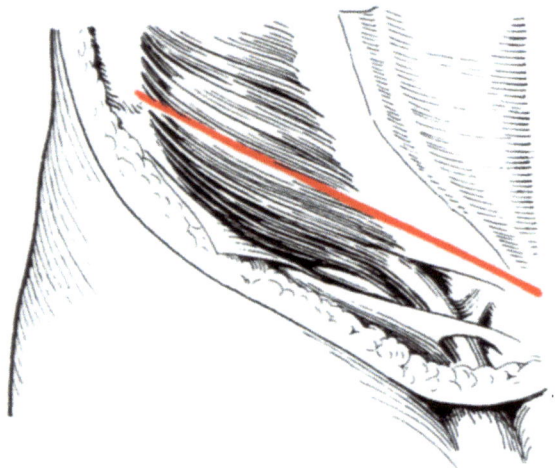

Abb. 24. Schnittführung für den inguinalen Zugang zur Blase.

gesprochen werden wird. Auch in den Fällen, in denen man die Blase primär geschlossen hat und ein Dauerkatheter für den Abfluß des Harns aus der Blase sorgt, ist eine extravesicale, suprapubische Drainage des Operationsgebietes sehr wünschenswert, denn seiner Blasennaht ist man nie absolut sicher und die Möglichkeit einer Nahtinsuffizienz muß man stets im Auge behalten. Handelt es sich um aseptischen Harn, so mag ja das Undichtwerden der Blasennaht weniger gefährlich sein, meist aber ist der Harn doch mehr oder weniger infiziert; gelangt dieser durch die insuffiziente Naht nach

außen, so fließt er in die prä- und perivesicalen Räume um die Blase herum ab, stagniert hier, und in dem zersetzten Harn und dem lockeren Zellgewebe finden die Bakterien einen günstigen Nährboden. Diesen unangenehmen Komplikationen soll die Drainage des Retziusschen Raumes abhelfen, indem sie dem Sekret und dem Harn, der sich hier ansammelt, Abfluß nach außen verschafft. Hat man diese Drainage des Wundbettes unterlassen, so können sehr häßliche und weitgehende Phlegmonen im Beckenzellgewebe um die Blase und Prostata herum und auch nach oben unter den Bauchdecken sich entwickeln. Diese perivesicalen Phlegmonen sind der große Nachteil aller suprapubischen Operationen, da die Forderung, die Wundsekrete „nach dem tiefsten Punkt" abzuleiten, im Gegensatz zu allen perinealen Operationen nicht in idealer Weise durchzuführen ist. Die Harnphlegmonen im Beckenzellgewebe, deren Entstehung und Behandlung besonders von Legueu und Rochet gewürdigt wurden, sind nicht nur sehr langwierig, sondern auch direkt lebensgefährlich. Mit Rücksicht auf diese perivesicalen Phlegmonen ist die Forderung vieler (Hofmann), vor der Operation möglichst aseptische Harnverhältnisse zu schaffen, wohl begründet. Aus demselben Grunde ist auch vor der ausgiebigen Lösung der Blase von der Symphyse (Pauchet) zu warnen, da dies die Entstehung der perivesicalen Phlegmonen nur unterstützt. Das Einlegen von Gazestreifen auf die Blasennaht oder die Tamponade des Retziusschen Raumes ist zu widerraten, denn der Tampon auf der Blasennaht ist nur imstande, diese zu gefährden und kann dabei den sich ansammelnden Sekreten nur in ungenügender Weise nach außen Abfluß verschaffen.

Die perivesicalen Phlegmonen beobachtet man entweder im Anschluß an den Eingriff in den ersten Tagen oder auch lange Zeit nach dem Eingriff. Zuweilen verlaufen sie unter dem Bilde von Senkungsabscessen unter dem Leistenband oder als Osteomyelitiden der Schambeinknochen. Ist ein solcher Eiterherd um die Blase gefunden, so soll er nach Möglichkeit nach dem Perineum oder nach vorne infrasymphysär drainiert werden.

VI. Erweiterung der Sectio alta.

Für bestimmte Eingriffe, so für die Exstirpation eines Blasendivertikels, für die Resektion größerer Blasenabschnitte z. B. bei Tumoren und zur Totalexstirpation der Blase eignet sich die typische extraperitoneale Sectio alta in der oben beschriebenen Weise begreiflicherweise nicht. Dem für diese Zwecke notwendigen ausgiebigen Zugang zur Blase wird nach oben durch das Peritoneum, nach unten durch die Symphyse eine Grenze gesetzt. Nach beiden Richtungen hin ist nun eine Erweiterung der Sectio alta möglich.

Symphysenoperationen. Die erweiternden Operationen an der Symphyse sind heute im allgemeinen wohl verlassen, da man aber in ganz atypischen Fällen doch einmal in die Lage kommen kann, sich in dieser Richtung die Blase besser zugänglich machen zu müssen, so sollen diesen Eingriffen hier einige Worte gewidmet werden.

Man kann, um die Vorderwand und den Blasenhals besser angehen zu können, die Symphyse spalten *(Symphysiotomie)*. Der mediane Hautschnitt wird dabei bis zur Peniswurzel geführt, und läuft hier in zwei Schenkel nach rechts und links aus. Nach Freilegung der Symphyse wird diese an ihrer Vorder- und Rückwand stumpf isoliert und dann genau in der Mittellinie scharf durchtrennt. Wenn man jetzt die Beine im Hüftgelenk bei angezogenem Oberschenkel stark abduziert, so klafft die Symphyse einige Zentimeter weit. Der so gewonnene Zugang zur Blase ist aber nicht sehr befriedigend. Nach Beendigung der Operation soll man an den beiden Symphysenteilen den Knochen bloßlegen und die Enden mit einer Drahtnaht vereinigen, damit es nicht zu einer Pseudarthrose im knöchernen Beckenring kommt.

Einen weit besseren Zugang, besonders für die Totalexstirpation, gibt die *partielle* oder totale *temporäre Resektion der Symphyse* (HELFERICH, TURETTA, BRAMANN, KÜSTER). Bei der totalen Symphysenresektion benutzt man am besten einen rechteckigen Hautschnitt mit der Basis nach dem Nabel zu. Nachdem die Fascie durchtrennt ist, legt man sich die Symphyse in der gewünschten Ausdehnung frei und meißelt oder sägt mit einer Giglisäge, die man unter dem unteren Rand der Symphyse herumgeführt hat, das Mittelstück der Symphyse heraus, so, daß die beiden Ansätze der Musculi recti an dem resezierten Symphysenstück erhalten bleiben. Dann wird der Haut-, Muskel- und Fascienlappen mit dem daranhängenden Symphysenstück nach oben geschlagen, indem man seitlich die Schnitte durch die Muskulatur nach Wunsch vertieft und verlängert. Nach Beendigung der Blasenoperation klappt man den Muskellappen mit der Symphyse wieder herunter. Es handelt sich also um eine temporäre Resektion. OLLIERS durchtrennt die Rectusansätze an der Symphyse und klappt den resezierten Symphysenanteil im Zusammenhang mit den Weichteilen nach unten. Bei der totalen Resektion der Symphyse soll man darauf achten, daß die mediane Umrandung des Foramen obturatorium erhalten bleibt. Bei der partiellen Resektion sägt man ein halbrundes oder viereckiges Stück aus der Symphyse heraus. Es hat das zwar den Vorteil, daß der knöcherne

Beckenring seinen Zusammenhang nicht verliert, gibt aber gerade für Operationen am Blasenhals auch eine geringere Übersicht.

Die Übersichtlichkeit über den Blasenboden und die Zugänglichkeit zu den Gefäßen wird durch die totale Resektion der Symphyse erheblich gebessert, so daß auch die Totalexstirpation der Blase auf diese Weise technisch exakt und übersichtlich durchzuführen ist. Man entschließt sich aber doch nur ungern zu solchen Operationen, weil die osteoplastische Voroperation an sich schon einen erheblichen Eingriff darstellt, hauptsächlich aber wegen der nachteiligen Folgen, die aus einem nicht aseptischen postoperativen Wundverlauf bei diesen Operationen resultieren können. Wie alle Knochenoperationen, so erfordert auch die Resektion der Symphyse zu ihrer Heilung völlig aseptische Verhältnisse, die, wie ja eingangs mehrfach betont, gerade bei den Blasenoperationen so gut wie nie vorausgesetzt werden können. Die an sich schon unangenehmen perivesicalen Phlegmonen werden bei gleichzeitiger Symphysenresektion noch viel folgenschwerer sein, wenn zu ihnen eine Sequestrierung des Beckenknochens hinzutritt. Die Folge eines nicht aseptischen Wundverlaufes ist im günstigsten Falle ein sehr langes Krankenlager und eine Pseudarthrose des knöchernen Beckenrings mit ihren nachteiligen Folgen für den Gang des Kranken. Abgesehen von diesen durch die Infektion bedingten Nachteilen sind die Operationen an der Symphyse auch unmittelbar durch den unterhalb der Symphyse vor der Blasenwand gelegenen Plexus venosus *Santurini* gefürchtet. Die Symphysenresektion wird heute wohl nur noch zur Totalexstirpation der Blase empfohlen; doch stößt bei diesem Vorgehen die Lösung der Hinterwand der Blase vom Rectum auf Schwierigkeiten und ohne eine Eröffnung des Peritoneums geht es auch nicht ab. Das sind die Gründe, weshalb man trotz der guten Übersicht, die die Symphysenresektion gibt, von all diesen osteoplastischen Hilfsmitteln bei Blasenoperationen fast ganz abgekommen ist.

VII. Die transperitoneale Sectio alta.

Jeder, der Blasenoperationen ausführt, weiß wie wenig man bei der typischen Sectio alta von der Blase zu sehen bekommt und um wieviel günstiger der Einblick in die topographischen Verhältnisse und um wieviel besser der Zugang zur Blase nach Eröffnung des Peritoneums wird. Besonders der Blasenscheitel und die Hinterwand der Blase werden erst auf diese Weise der Beurteilung zugänglich und auch die Inspektion des Beckenzellgewebes, wie es z. B. für die Frage der Operabilität eines Blasencarcinoms wichtig ist, wird durch die Eröffnung des Peritoneums wesentlich gefördert. Die transperitoneale Sectio alta ist technisch leichter als die extraperitoneale Methode. Bei diesem Vorgehen ist ganz besonders darauf zu achten, daß die Blase vorbehandelt und zur Operation entleert ist. Die Bauchdecken werden in der üblichen Weise durch einen medianen Längsschnitt eröffnet. Nach Eröffnung des Peritoneums führt man den Patienten aus der horizontalen Lage in Beckenhochlagerung über. Dadurch sinken die Abdominaleingeweide, soweit sie sich im Becken befanden, in die oberen Bauchräume zurück, wo sie durch große Kompressen oder Tücher geschützt werden. Die extraperitonealen Beckenorgane werden jetzt in der durch breite Bauchspatel auseinander gehaltenen Wunde gut sichtbar. Vor der Eröffnung sucht man sich auch hier durch Haltefäden die Blase zu sichern und vorzuziehen. *Diese Art der Blasenfreilegung ist bei allen unklaren Bauchverletzungen mit Beteiligung der Blase die Methode der Wahl.* In den Fällen, wo es sich aber nur um eine Eröffnung der Blase zu einer Besichtigung ihres Innern, oder um die Extraktion von Fremdkörpern, z. B. Steinen, handelt, birgt die Eröffnung des Peritoneums bzw. dieses transperitoneale Vorgehen doch die große Gefahr der Infektion des Peritonealraumes durch den infizierten Blaseninhalt, ein Bedenken, das natürlich bei stark infiziertem Harn um so stärker wiegt. Das sind die Nachteile des transperitonealen Vorgehens, die sich auch wieder bei der Drainage der Blase bemerkbar machen, da ja das Drain durch die Bauchhöhle geführt werden muß, wenn man es nicht durch eine komplizierte Technik subperitoneal versenken will. Die Gefahren, die bei einer Insuffizienz der Blasennaht entstehen, sind begreiflicherweise bei dem transperitonealen Vorgehen auch größer. Das sind die Nachteile. Die Vorteile bestehen, wie gesagt, in der besseren Zugänglichkeit größerer Blasenabschnitte, besonders des Blasenscheitels, der Blasenhinterwand und der Möglichkeit einer exakteren Naht, die durch eine Serosanaht (Peritoneum) gedeckt werden kann, wobei zweckmäßig Peritoneum und Blasenmuskulatur zusammengefaßt werden. Daß die Gefahren der transperitonealen Blaseneröffnung aber doch in der Praxis nicht so groß sind wie man erwarten sollte, kann man daraus entnehmen, daß z. B. in Amerika die Mehrzahl aller größeren Blasenoperationen transperitoneal vorgenommen werden.

VIII. Die Extraperitonisierung der Blase.

Aus den oben angeführten Überlegungen heraus ist die Methode der *Extraperitonisierung* der Blase (VOELCKER) entstanden, ein Vorgehen, das die Vorteile des extraperitonealen Operierens mit der Übersichtlichkeit der transperitonealen Methode vereinigt, ohne die Nachteile der letzteren aufzuweisen. Dem Verfahren liegt die Absicht zugrunde, die Blase am Scheitel und an der Hinterwand vom Peritoneum zu befreien. Nur ganz ausnahmsweise gelingt dies durch stumpfes Abschieben der Peritonealkappe, da in der Regel das Bauchfell mit dem Blasenscheitel in einer Ausdehnung von etwa Fünfmarkstückgröße fest verwachsen zu sein pflegt. Wenn man dennoch die Blase in größeren Abschnitten extraperitoneal sich zugänglich machen will, so bleibt nichts anderes übrig, als diesen Teil des Peritoneums auszuschneiden, den Defekt im Peritoneum wieder zu schließen und nun die Blase an der Hinter- und Seitenwand, wo sie ja nur durch lockeres Zellgewebe mit dem Peritoneum verbunden ist, stumpf zu mobilisieren. Es ist selbstverständlich, daß diese Extraperitonisierung der Blase die beste Beurteilung der Operabilität von Tumoren ermöglicht und das Vorhandensein von infiltrativen Beziehungen zu den Nachbarorganen noch deutlicher erkennen läßt, als es die transperitoneale Sectio alta tut. Um die Vorteile dieser Extraperitonisierung für Resektionen, Divertikeloperationen und Totalexstirpationen ganz auszunützen, ist der BARDENHEUERsche Querschnitt durch Haut und Muskulatur dem Längsschnitt weit vorzuziehen. Je nach der Lage des Falles kann, wie ja schon oben gesagt, dieser Querschnitt mehr auf die rechte oder linke Seite auslaufen.

Nach Durchtrennung der Haut, Muskulatur und Fascia transversalis in querer Richtung sucht man sich die Umschlagsfalte des Peritoneums (vgl. Abb. 25) an der Vorderwand der Blase auf und versucht nun zuerst, das Peritoneum stumpf, so weit wie möglich, nach oben abzudrängen. Haben diese Bemühungen ein Ende, so incidiert man quer das Peritoneum an seiner tiefsten Stelle nach beiden Seiten so weit, wie es an der Blase adhärent ist (vgl. Abb. 26). Dann zieht man sich die Blase nach vorne in die Wunde vor, indem man sie am zweckmäßigsten an dem festgewachsenen Peritonealzipfel anhakt. Eine Strecke weiter nach hinten wird das Peritoneum dort, wo es mit der Blase nicht mehr verwachsen ist, wieder incidiert und diese Incision nach beiden Seiten so verlängert, daß sie den vorderen Peritonealschnitt an seinen Enden erreicht. Es wird also das der Blase anhaftende ellipsenförmige Peritonealstück herausgeschnitten, um das man sich weiter nicht zu kümmern braucht und das man an der Blase hängen läßt. Die Ränder des Peritonealdefektes werden mit Klemmen gefaßt, das Peritoneum von der Hinterwand der Blase noch ein Stück weit stumpf abgeschoben und dann der Peritonealschnitt durch eine fortlaufende Naht oder auch durch Knopfnähte exakt wieder verschlossen (vgl. Abb. 27). Diese Extraperitonisierung ist an sich ein kleiner Eingriff und besonders bei guter Beckenhochlagerung leicht durchzuführen. In Beckenhochlagerung macht auch der Verschluß des Peritoneums

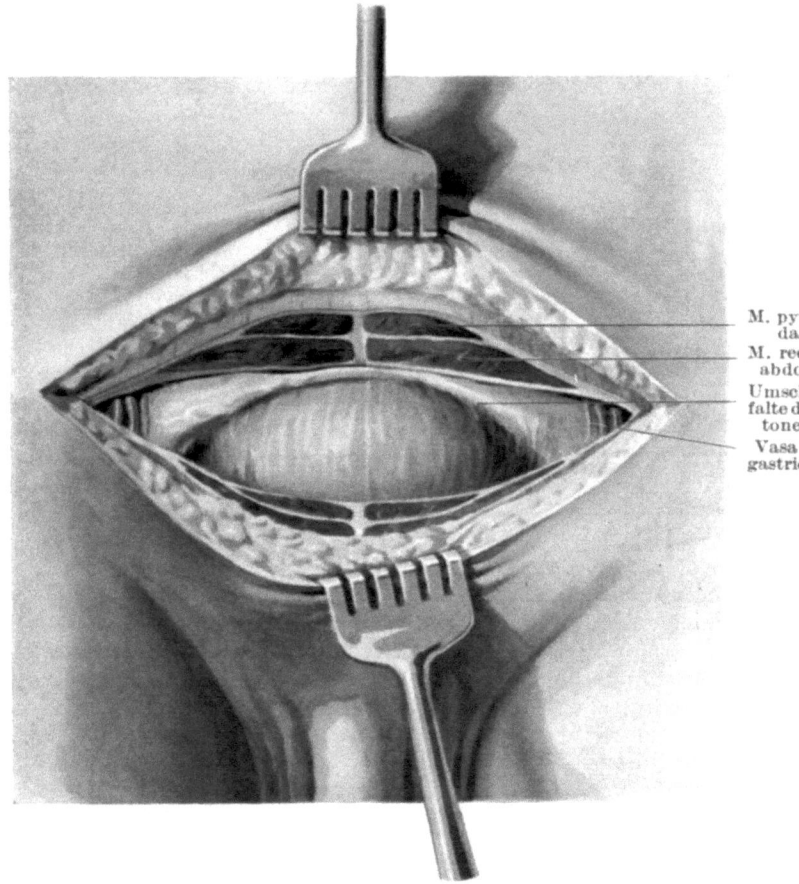

M. pyramidalis

M. rectus abdom.

Umschlagsfalte d. Peritoneums

Vasa epigastrica inf.

Abb. 25. Der Bardenheuersche Querschnitt.

keine Schwierigkeiten, während bei horizontaler Lage die vordrängenden Eingeweide stören. Bei dem weiteren Verlauf der Operation wird die Peritonealnaht durch Kompressen geschützt. Man ist meist erstaunt, wie groß der Vorteil dieser kleinen Voroperation ist, denn die Blase läßt sich jetzt stumpf ringsherum mobilisieren und wie andere Organe, z. B. die Gallenblase, stielen. Zieht man sich die Blase gut nach vorne, so läßt sich die ganze Hinter- und Seitenwand derselben stumpf freilegen. Diese Methode der Sectio alta mit Extraperitonisierung der Blase eignet sich in der Hauptsache für Resektionen und Divertikeloperationen an der Hinter- bzw. Seitenwand, überhaupt für alle Eingriffe, die man nicht von vornherein festlegen kann, und gewährt auch einen ausgezeichneten Zugang zu den juxtavesicalen Ureterabschnitten.

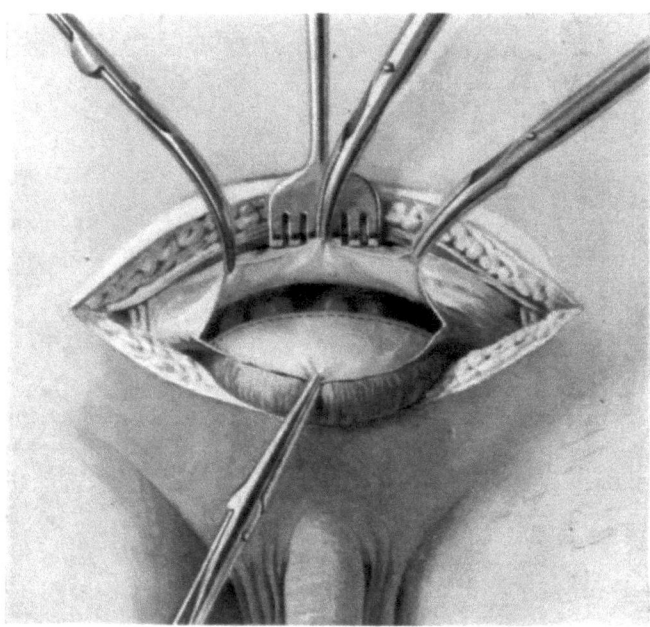

Abb. 26. Die Extraperitonisierung der Blase. (Nach VOELCKER.) I. Akt.
Eröffnung des Peritoneums am Blasenscheitel und Umschneidung der adhärenten Peritonealkappe.

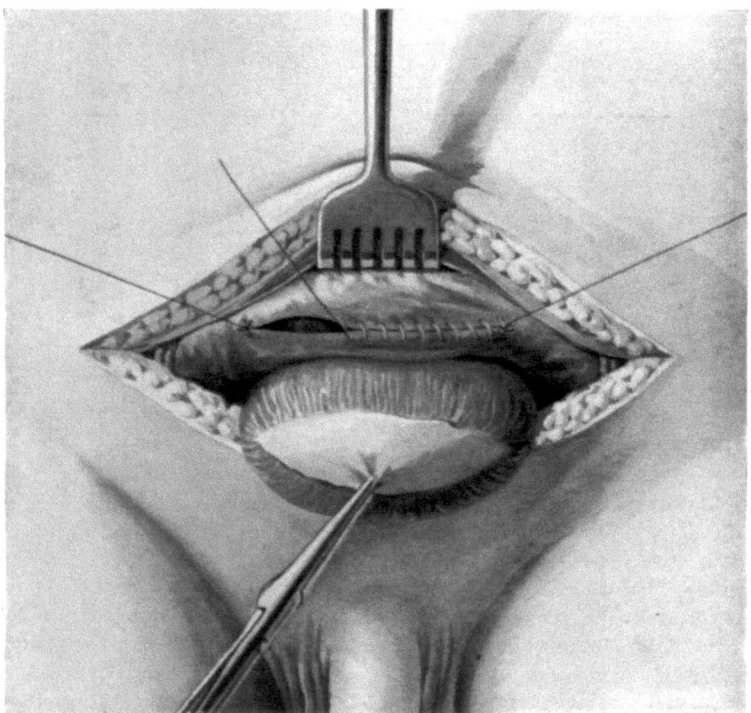

Abb. 27. Die Extraperitonisierung der Blase. (Nach VOELCKER.) II. Akt. Die extraperitonisierte
Blase wird vorgezogen und der Defekt im Peritoneum durch fortlaufende Naht geschlossen.

Der Hauptvorteil des Vorgehens liegt darin, daß die bessere Zugänglichkeit nicht mit einem größeren Risiko erkauft wird, wie es bei dem transperitonealen Vorgehen der Fall ist; denn die Bauchhöhle ist wieder abgeschlossen, bevor die eigentliche Eröffnung der Blase erfolgt, so daß also im gegebenen Falle der infizierte Harn nicht den Weg in die Bauchhöhle findet.

Die Veränderung der normalen Verhältnisse zwischen Peritoneum und Blase, wie sie durch den Eingriff geschaffen werden, sind ohne nachteilige Folgen und allem Anschein nach auch nur von kurzer Dauer, denn man kann sich bei Relaparotomien schon kurze Zeit später davon überzeugen, daß der Zustand wieder den normalen Verhältnissen gleicht.

IX. Die Anlegung einer Blasenfistel.

Beabsichtigt man aus irgend einem Grunde nach einer Sectio alta die Blasenwunde nicht primär zu schließen und will sie aber auch nicht breit offen lassen, so kann man, wie man das auch bei anderen Hohlorganen zu machen pflegt, ein Rohr in die Blase legen und die Blasenwunde und die Bauchdecken bis auf dieses Drain verschließen. Es

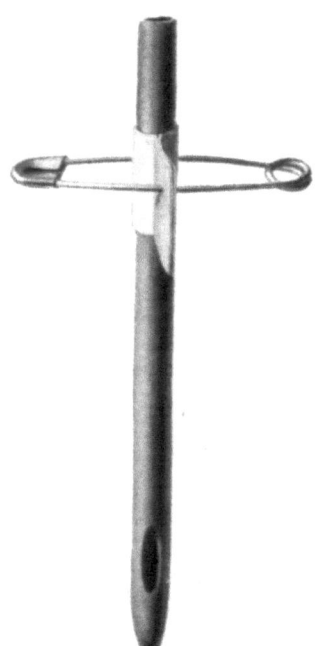

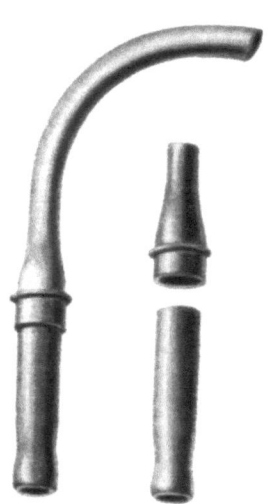

Abb. 28. Zurichtung des Katheters zur Befestigung in der suprabubischen Blasenfistel mittels Heftpflaster.

[Abb. 29. Das Freyersche Rohr zur Ableitung des Harns aus der suprapubischen Blasenöffnung.

resultiert dann ein Zustand, den man als Blasenfistel bezeichnet (Poncet). Damit diese Fistel dicht schließt und in den ersten Tagen kein Harn neben dem Schlauch in die perivesicalen Räume abfließt, muß die Blase dicht um den Drainageschlauch vernäht werden. Das Drainrohr lockert sich von selbst in den nächsten Tagen etwas infolge der reaktiven Entzündung und der Nekrose, so daß nach einigen Tagen von einem ganz dichten Verschluß, auch wenn die Nähte zu beiden Seiten des Drains gehalten haben, keine Rede mehr sein kann. Jetzt ist das Austreten von Urin neben dem Schlauch aber nicht mehr so bedenklich, weil inzwischen die eröffneten perivesicalen Räume wieder verklebt sind und der Wundkanal, in dem der Schlauch liegt, durch Granulationen

abgeschlossen ist. Mit einem solchen Zustand hat man es heute in der Regel nach
der suprapubischen Prostatektomie zu tun, wenn man aus Vorsicht die Blase nicht
ganz schließt. Ob man dabei als Ableitungsrohr einen einfachen Gummischlauch
oder einen Katheter oder das bekannte DITTELsche oder FREYERsche Rohr benutzt, ist im Prinzip ganz gleich (vgl. Abb. 29 und 30). Wichtig ist nur, daß die
Blase in den ersten Tagen um das Rohr dicht schließt. Das DITTELsche Rohr
hat den Vorteil, daß, wenn man die beiden Blasennähte, die dem Rohr zunächst
liegen, lang läßt, diese neben dem Glasrohr herausleiten und über dem T-förmigen
Querstück knüpfen kann. Dadurch ist man in der Lage, die Blase an die vordere
Bauchwand zu bringen, was mit Rücksicht auf austretendes Sekret und zur
Vermeidung einer Infektion des RETZIUSschen Raumes günstig ist. Auch diese
Nähte sollen natürlich nur aus Catgut sein. Gehen die Nähte nach 8—10 Tagen
auf, so sinkt die Blase wieder in ihre alte Stellung zurück. Eine Fixation an die
hintere Bauchwand tritt nicht ein, so daß die normale, freie Beweglichkeit
der Blase wieder zurückkehrt. Eine direkte Annähung der Blase an die Rückseite der Bauchwand bzw. der Musculi recti, wie es bei der Anlegung von Blasenfisteln von manchen zur Vermeidung von perivesicalen Phlegmonen empfohlen

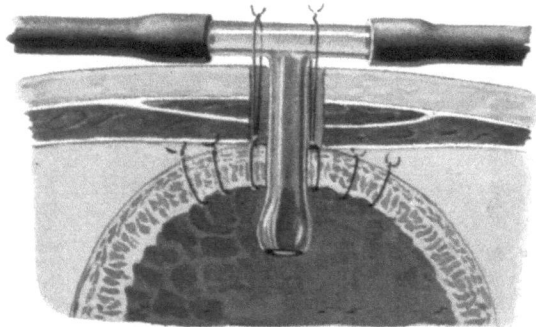

Abb. 30. Schema, um zu zeigen, wie das DITTELsche T-Rohr nach der suprapubischen
Blasenoperation befestigt wird.

wird, ist zu widerraten, denn die Phlegmonen werden dadurch auch nicht
mit Sicherheit vermieden, und die Cystopexie an die vordere Bauchwand hat
häufig sehr unangenehme, für den Patienten bei der Miktion schmerzhafte
Folgen. Die Cystopexie ist also in jedem Falle zu widerraten.

Wenn das suprapubische Rohr etwa 8 Tage gelegen hat, so hat sich um
das Rohr herum bis zur Blase ein gegen die Umgebung dicht abschließender
Granulationskanal gebildet. Es besteht dann also eine Blasenfistel. Wird das
Rohr entfernt, so pflegt sich dieser Kanal, vorausgesetzt, daß der Abfluß per
vias naturales nicht behindert ist, durch Narbenschrumpfung zu verengern
und das ist wohl auch der Grund, weshalb diese Fisteln in der Regel dicht
sind, d. h. daß der Harn neben dem Schlauch nicht heraustritt.

Wenn es sich nur darum handelt, eine Blasenfistel aus irgendeinem Grunde,
wegen schwerer Cystitis, wegen plastischen Operationen an der Urethra bei
Prostatahypertrophie, bei Niereninsuffizienz, anzulegen, so kann man in der
gleichen Weise vorgehen. Um das Anlegen der Blasenfistel zu einem möglichst
kurzen Eingriff zu gestalten, haben VOELCKER u. a. früher empfohlen, nach
einer kleinen Hautincision einen dicken Troikart unmittelbar oberhalb der
Symphyse in die gefüllte Blase zu stechen. Dann zieht man den Stachel
heraus, führt durch den Troikart einen Katheter in die Blase und entfernt die Troikarthülle. Man kann als Drain einen gewöhnlichen Schlauch oder

einen Nelatonkatheter benutzen. Damit der Schlauch in den ersten Tagen nicht durch Unvorsichtjgkeit aus der Blase herausrutscht, wird er mittels einer Naht an der Haut befestigt, denn das Wiedereinführen stößt in den ersten Tagen auf unüberwindliche Schwierigkeiten. Nach 5—6 Tagen dagegen gelingt das viel leichter, da sich inzwischen ein Granulationskanal gebildet hat. Benutzt man einen Pezzerkatheter, so braucht dieser nicht befestigt zu werden, da er durch die besondere Konstruktion seines Blasenendes vor einem selbständigen Herausgleiten bewahrt wird.

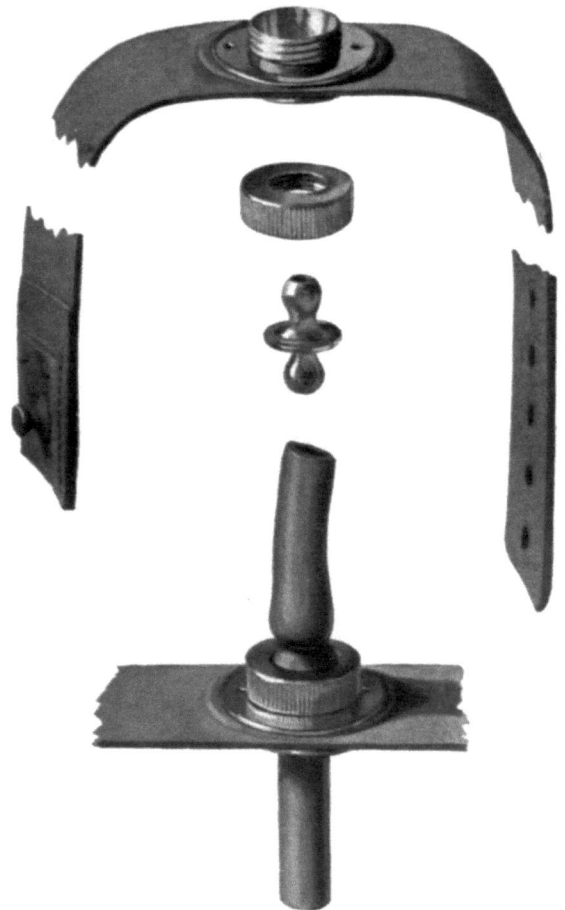

Diese Stichmethode der Blasenfistel mit dem Troikart ist sicherlich ein sehr einfacher und schneller Weg und hat den Vorteil, daß möglichst wenig Wunden gesetzt werden und perivesicale Phlegmonen selten in seinem Gefolge beobachtet werden. Dem stehen aber Nachteile gegenüber. Es ist auch in der Tat etwas Unchirurgisches, mit einem kräftigen Troikart in die Tiefe einzustechen, und da auch einige Berichte über unangenehme Folgen und Nebenverletzungen bei der Methode bekannt geworden sind, so ist man von dieser Art der Blasenfistelanlegung abgekommen und bevorzugt jetzt die Methode der Blasenfreilegung unter Augenkontrolle. Das ist unbedingt anzuraten, wenn es sich um

Patienten handelt, die gleichzeitig eine Hernie haben, weil bei diesen infolge der Hernie die Peritonealverhältnisse verändert sind, und sich auch bei gefüllter Blase das Peritoneum meistens bis zur Symphyse herab erstreckt. Man geht daher am besten so vor: Mit einem Medianschnitt, der in diesem Falle natürlich nicht so groß zu sein braucht wie sonst zur Sectio alta, durchtrennt man Haut und Fascie, schiebt sich stumpf die Recti auseinander und legt sich nach Durchtrennung der Fascia transversa die Vorderwand der Blase frei. In Beckenhochlagerung läßt man nun die Blase füllen, schiebt das Peritoneum möglichst stumpf nach oben und macht mit dem Messer eine kleine Incision in die Blase, so daß der Schlauch oder Katheter eben hindurch geht. Dann legt man dicht an den Schlauch beiderseits des besseren Abschlusses halber noch eine Catgutknopfnaht. Es ist dieser Eingriff also weiter nichts anderes

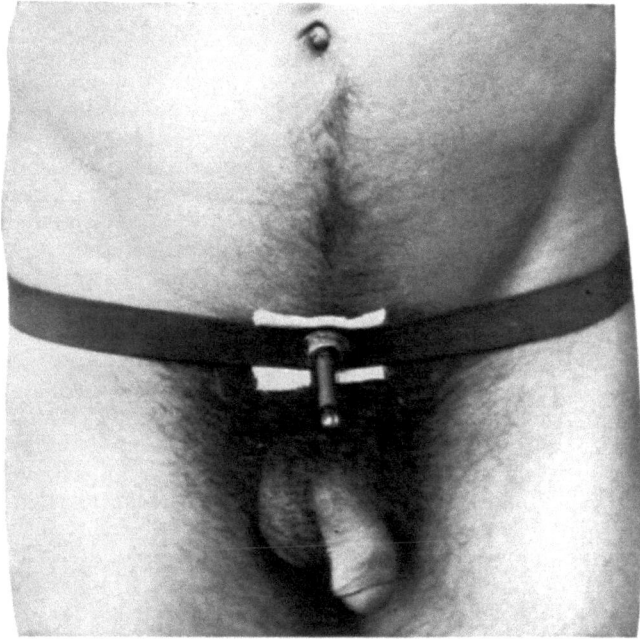

Abb. 32. Bandage für Blasendauerfisteln nach Boeminghaus.

als eine kleine Sectio alta. Um einen möglichst dichten Abschluß um das suprapubische Drain zu erzielen, kann man statt, wie oben beschrieben, die Blase mit dem Messer zu eröffnen, nach Freilegung der Blase diese jetzt mit dem Troikart anstechen. Es hat das den Vorteil, daß durch die Troikartspitze die Blasenmuskulatur nicht zerschnitten, sondern an der betreffenden Stelle auseinandergedrängt wird und sich, nachdem die Troikarthülle entfernt ist, um den eingeführten Katheter fest zusammenschließt. Handelt es sich nicht um alte, schwache, überdehnte Blasen, so ist der Abschluß um das Gummirohr völlig dicht. Wenn es geht, läßt man die suprapubische Drainage am besten in den ersten Tagen ganz in Ruhe und entleert bzw. spült die Blase durch einen Harnröhrenkatheter, damit der suprapubische Fistelkanal sich unter möglichst aseptischen Verhältnissen auskleidet. Das pflegt durchschnittlich nach 8 Tagen der Fall zu sein. Nach dieser Zeit kann man das suprapubische Drain wechseln und nach Bedarf durch ein neues ersetzen. Diese suprapubischen

Fisteln sind, wenn man die entsprechende Schlauchstärke wählt, völlig kontinent. Auf einen Fehler soll noch hingewiesen werden. Es ist nicht ratsam, die Öffnung in der Blase für die Fistel zu tief anzulegen, weil die Öffnung dann bei leerer Blase hinter die Symphyse zu liegen kommt, was den Wechsel des Schlauches erschwert.

Diese Art der Fistel hat sehr gute Resultate und, was wichtig ist, auch den Vorzug, wenn ihr Zweck erfüllt ist, schnell und ohne besondere Eingriffe abzuheilen. Dazu genügt es meist, den Fistelschlauch zu entfernen und für einige Zeit einen Harnröhrenkatheter einzulegen. Läßt man einmal den Fistel-schlauch für 1—2 Tage fort, so verengert sich gleich die Lichtung, was man bei zu weitem Fistelkanal absichtlich ausnutzen kann. Ist die Fistel gegen den Willen zu eng geworden, so kann man sie durch Bougieren erweitern, oder man legt in den nächsten Tagen etwas dickere Schläuche von kräftigem Material ein. Eine schnelle ausgiebige Erweiterung des Kanals erzielt man auch durch Einlegen eines der Länge nach durchbohrten Laminariastiftes. Das suprapubische Drain sollte nach Möglichkeit nicht zu lange liegen; am besten ist ein 4—6tägiger Wechsel, doch richtet sich das in erster Linie nach dem Zustand der Blase und dem des Harns. Die richtige Lage ist auch beim suprapubischen Drain wichtig, wenn die Blase gut entleert und Dekubitalgeschwüre in der Blase durch zu lange Schläuche vermieden werden sollen. Die meisten Operateure benutzen als Drain einen kräftigen Nelatonkatheter; was die Durchgängigkeit und die Inkrustationsneigung angeht, so ist ein einfacher Gummischlauch vorteilhafter. Das suprapubische Drain wird mit Heftpflasterstreifen, wie es in der Abbildung dargestellt ist, befestigt, doch ist diese Heftpflasterbefestigung kein Ideal, sie genügt, solange die Patienten im Bett liegen, stehen sie aber auf, so löst sich das Heftpflaster leicht und der Schlauch wird verloren. Es sind verschiedentlich Vorschläge zur besseren Befestigung der suprapubischen Drains gemacht worden; an der Halleschen Klinik wird eine von Boeminghaus angegebene Bandage für Dauerfisteln benutzt (vgl. Abb. 31 und 32). Die Bandage besteht aus einem kräftigen Leibgurt aus Gummi und wird im allgemeinen horizontal in Höhe der Fistelöffnung, also unterhalb der beiden Spinae iliacae ant. sup. herumgeführt. Der Gummigurt trägt vorn eine kleine Kapsel zur Befestigung des Drainrohrs, dessen Konstruktion aus den beigegebenen Abbildungen ersichtlich ist. Der innere und äußere Schlauch wird zur Sicherheit mit einem Seidenfaden an dem Kapselknopf befestigt. Man führt zuerst einen dem Fistelkanal entsprechend dicken Schlauch (in die Kapsel passen Schläuche von 18—25 Charr.) in die Blase und schneidet ihn, wenn bei der Spülung die Flüssigkeit gut zurückfließt, $^1/_2$ cm oberhalb der Bauchdecken ab. Auf diese Weise hat man die richtige Länge des inneren Schlauches; der äußere wird beliebig lang gewählt. Zwischen Verschlußkapsel und Bauchdecken kommt eine kleine geschlitzte Gazelage, um vorhandenes Sekret aufzusaugen. Beim Wechsel der Gaze braucht die Bandage nicht geöffnet zu werden, man hat nur nötig, durch leichten Zug am Schlauch die Kapsel etwas vom Bauch abzuheben. Die Bandage wird erst angelegt, wenn sich ein Granulationskanal gebildet hat, also etwa vom 8. Tage an.

Eine prinzipiell andere Blasenfistel erhält man bei der sog. *Cystostomie*. Die Freilegung der Blase geschieht in der bekannten suprapubischen Weise durch einen Medianschnitt. Nachdem man sich an zwei Haltefäden die Blase bis in das Niveau der Bauchdecken vorgezogen hat, wird die Blase incidiert und nun die ganze Dicke der Blasenwand, also auch die Blasenschleimhaut, an die äußere Haut herausgenäht. Die Größe der Blasenöffnung richtet man ganz nach Wunsch ein. Die Bauchdeckenwunde wird durch einige Nähte verkleinert. Um sich das Annähen der richtigen Blasenstelle zu erleichtern, schlagen

Pike u. a. vor, nach Freilegung der Blase mit einem Metallkatheter von dem Blaseninnern her die Wand vorzustülpen, über dem Katheter die Blasenmuskulatur zu durchtrennen, den Schleimhauttrichter vorzuziehen, an der Haut zu befestigen und erst jetzt zu eröffnen, eine Methode, die auch Hartmann nach dem Vorschlage von Wassilieff als praktisch empfiehlt. Die Autoren erwarten, daß durch die retrahierten Muskelfasern der Blase eine Art Sphincter an der Blasenfistel zustande kommt. Diese Art von Blasenfistel mit dem Herausnähen der Schleimhaut, die hauptsächlich von Poncet geübt worden ist, schließt sich begreiflicherweise nicht von selbst, da die Blasenschleimhaut unmittelbar in die Bauchhaut übergeht. Da diese Fisteln zu ihrem Verschluß einer besonderen Operation bedürfen, so finden sie nur aus ganz besonderen Gesichtspunkten heraus Anwendung.

Es sollen hier noch einige Modifikationen Erwähnung finden, die aber infolge der komplizierten Technik sich nicht eingebürgert haben, zumal die einfache Art der Fisteloperation (s. oben) den meisten Anforderungen genügt. Ein Teil der Modifikationen strebt dahin, das Drain an der Blasenfistel überflüssig zu machen, da dies ja, wie anerkannt werden soll, gewisse Nachteile mit sich bringt. So hat Prätorius folgende Methode angegeben, die nach seinen eigenen Angaben hier geschildert wird.

„Es wird zunächst ein etwa quadratischer, schräg nach außen oben gerichteter Haut-Fettlappen von etwa 3 cm Seitenlänge — mit der Basis an der Fistelmündung — umschnitten (A B C D) und größtenteils freipräpariert. Dann werden die freien Ränder (A B und C D) mit Jodcatgut über dem Katheter sorgfältig vernäht, so daß dieser ringsherum nur mit Epidermis in Berührung kommt. Die Nähte gehen so nahe wie möglich an die äußere Mündung der

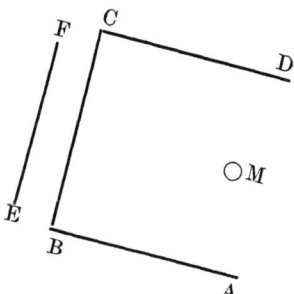

Blasenfistel (M) heran, sodaß der Katheter nur auf eine ganz kurze Strecke ($^1/_2$—$^3/_4$ cm) zutage liegt. Alsdann wird durch einen weiteren, etwas kürzeren — quer zur Richtung des Hautkanals verlaufenden — Schnitt (E F) und durch Unterminierung der dadurch abgegrenzten Hautpartie eine Brücke gebildet; und unter dieser wird nun der umgestülpte vernähte Hautkanal durchgezogen. Exakte Fixierung des Kanals und der Brücke beiderseits durch einige Seidennähte. Die Brücke macht man zweckmäßig etwas schmäler als der Kanal lang ist (also höchstens $2^1/_2$ cm); man vermeidet dadurch eine übermäßige Zerrung... Man braucht nunmehr nur eine kleine (zur Vermeidung von Druck mit etwas Watte zu umwickelnde) Sicherheitsnadel in dem kurzen Zwischenraum zwischen Fistel und Hautkanal durch den Katheter zu stechen, um dessen unverrückbar festen Sitz zu sichern. In manchen Fällen wird vielleicht sogar diese Nadel überflüssig sein und der elastische Druck des Hautkanals zur Fixierung genügen.“

Jaboulay hat den Fistelkanal schräg durch den Rectus in die Bauchdecken verlaufen lassen und die Blasenschleimhaut durch diesen Kanal herausgezogen.

Durch eine Pelotte, die diesen Schrägkanal komprimierte, suchte er eine Kontinenz der Fistel zu erreichen.

Eine Schrägfistel ist auch das von Witzel angegebene Verfahren. Man legt dabei einen Nelatonkatheter in der Längsrichtung über den Blasenscheitel wie beim Anlegen einer Witzelschen Magenfistel und stülpt den Katheter mit mehreren Nähten in eine Falte der Blasenwand ein. Am unteren Ende der Naht, in der Höhe der Symphyse, wird ein kleines Loch durch die ganze Dicke der Blasenwand mit dem Messer oder Troikart gestochen und durch diese Öffnung die Katheterspitze eingeführt. Dieser Schrägkanal dürfte nicht lange bestehen

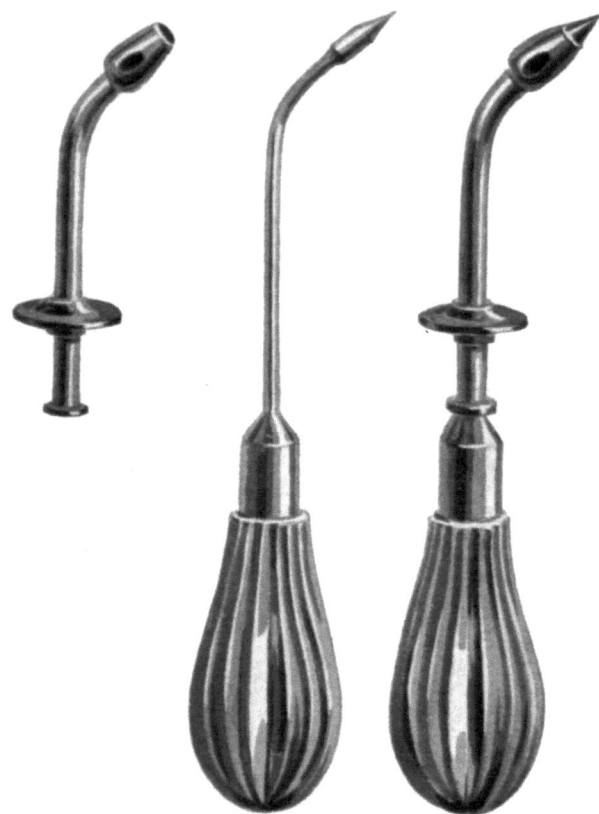

Abb. 33. Troikartkatheter zur infrasymphysären Blasendrainage nach Stöckel.

bleiben, sondern sich schon nach kurzer Zeit wieder in einen geraden Kanal umgewandelt haben; es ist dabei gleichgültig, ob man den Schrägkanal einreihig oder, wie manche vorschlagen, doppelschichtig näht.

Eine Art Ventilfistel, die ein Drainrohr überflüssig macht, hat Stutzin angegeben. Das Verfahren beruht auf dem Prinzip, eine Klappe an der Blase zu bilden, die durch den sich ansammelnden Harn gegen die Blasenwand angedrückt wird. Die Technik ist folgende: Suprapubischer Querschnitt, etwa 2 Querfinger breit höher als gewöhnlich; nach ausgiebiger Abschiebung des Peritoneums wird an der Blase ein etwa $1^1/_2$ cm langer Querschnitt durch sämtliche Schichten der Wand angelegt und an beiden Enden weiter je ein 2 cm langer Längsschnitt nach unten hinzugefügt, so daß ein rechtwinkliger Blasenlappen entsteht. Die Mucosa der Querschnittsfläche dieses Lappens wird mit dem oberen Blasenbindegewebe umsäumt. Dann wird der ganze Lappen über den oberen Wundrand hinübergezogen und zu beiden Seiten mit einigen Nähten nach LEMBERTscher Art befestigt. Auf diese Weise erhält man einen 2 cm langen Spalt, dessen obere Wand der unteren Blasenhälfte angehörte. In den so gebildeten Spalt wird der Katheter je nach Bedarf zur Entleerung der Blase eingeführt.

Eine zweite Art der Ventilfistel hat STUTZIN auf der von BICKEL bei Versuchshunden angewandten Methodik aufgebaut. Dicht oberhalb der Symphyse wird ein 6—8 cm langer Schnitt angelegt, die Blase aufgesucht und ein größerer Zipfel mit Haltefäden angeschlungen. In einer Entfernung von etwa 4 Querfingern seitlich von der Mittellinie wird ein zweiter, nur 2 cm langer Schnitt durch die Haut gemacht und zwischen beiden Schnitten unter Vermeidung einer Peritonealverletzung die Haut so tunnelliert, daß die Haltefäden und an ihnen der Blasenzipfel vorgezogen werden kann. Hier wird der Blasenzipfel dann durch Nähte befestigt und nach einigen Tagen eröffnet. FONSECA, der diesen Vorschlag an Hunden ausprobierte, war mit den Resultaten zufrieden, fand aber, daß es große Schwierigkeiten macht, den Blasenzipfel dauernd an der Fistelmündung zu fixieren, da die Blasen sich sehr stark retrahierten; die Methode ähnelt im übrigen dem Verfahren von JABOULAY.

Für die Ableitung des Harns bei der Frau kommt noch der von STÖCKEL angegebene infrasymphysäre Weg, der sich bei allen Operationen an der weiblichen Blase, in erster Linie bei plastischen Operationen an der Harnröhre, als sehr dankenswert erwiesen hat, in Frage (vgl. Abb. 33). Anfangs führte STÖCKEL den Eingriff so aus, daß er zwischen Klitoris und äußerer Harnröhrenmündung einen kleinen Querschnitt anlegte, durch diesen eine COOPERsche Schere bis an die vordere Blasenwand vorschob und diese dann eröffnete, was er, wenn es möglich war, durch einen in die Blase eingeführten Finger kontrollierte. In die neue Blasenöffnung wurde ein SKENEscher Glaskatheter eingelegt und die Wunde im übrigen durch einige Nähte verkleinert. Heute hat STÖCKEL seine Methode dahin modifiziert, daß er nach einem kleinen Hautschnitt auf dem angegebenen Wege einen dünnen Troikart in die Blase einsticht, dessen Troikarthülse so konstruiert ist, daß sie gleich als Dauerkatheter liegen bleiben kann.

X. Verschluß der Blasenfistel.

Alle die komplizierten Fistelgänge, die einen Schleimhaut- oder sonstige Epithelauskleidung besitzen, schließen sich nicht spontan. Ätzungen und Auskratzungen des Kanals helfen meist nichts; zur Beseitigung bedarf es eines operativen Eingriffs, der sich zwar je nach der vorliegenden Fistel verschieden gestalten wird, im Prinzip aber auf eine totale Exstirpation des Fistelkanals, Anfrischung der Blasenwundränder und exakter Blasennaht hinausläuft. Es ist klar, daß die Beseitigung einer Fistel unter diesen Umständen oft einen komplizierteren Eingriff darstellen kann als es die Anlegung der Fistel selbst war. Die narbigen Veränderungen erschweren dabei sehr die Orientierung, und unbeabsichtigte Verletzungen besonders des Peritoneums kommen dabei häufig vor. Vor kleinen Schnitten ist zu warnen, große Schnitte geben eine bessere Übersichtlichkeit und lassen dadurch Nebenverletzungen leichter vermeiden.

Den Vorschlag von CATHELIN, den hypogastrischen Fistelkanal bis zur äußeren Blasenwand zu isolieren, in die Blase einzustülpen und darüber den Wundkanal zu verschließen, kann man wegen der Gefahr der Inkrustation des schlecht ernährten eingestülpten Fistelganges nicht recht empfehlen.

XI. Kolpocystostomie. (Abb. 34 und 35.)

Der vaginale Weg zur Blase ist der kürzeste, da das Sept. urethrovesico-vaginale nur eine dünne Schicht darstellt. Dieser Zugang eignet sich aber in der Hauptsache auch nur zur Extraktion von Fremdkörpern.

Durch stumpfe Haken macht man sich die vordere Scheidewand zugängig. Zur besseren Orientierung führt man in die Urethra einen Katheter ein, hackt die Portio vaginalis an und zieht sie nach unten, um auf diese Weise die Vaginal wand zu strecken. Soll nur die Blase und nicht auch die Urethra eröffnet werden, so darf man den Schnitt, der genau in der Mittellinie zu führen ist, erst etwa 5 cm hinter der äußeren Harnröhrenmündung beginnen lassen. Der Schnitt kann dafür ohne Gefahr bis in die Portio uteri hinein verlängert werden, man muß sich aber auch hier gut in der Mitte halten, um Verletzungen der Harnleitermündungen zu vermeiden. Die Wunde wird mit Catgut in zwei Etagen vernäht; die tiefe Naht faßt die Blasenschleimhaut nicht mit, ihre Knoten liegen nach außen; die Naht der Vaginalschleimhaut deckt die Blasennaht.

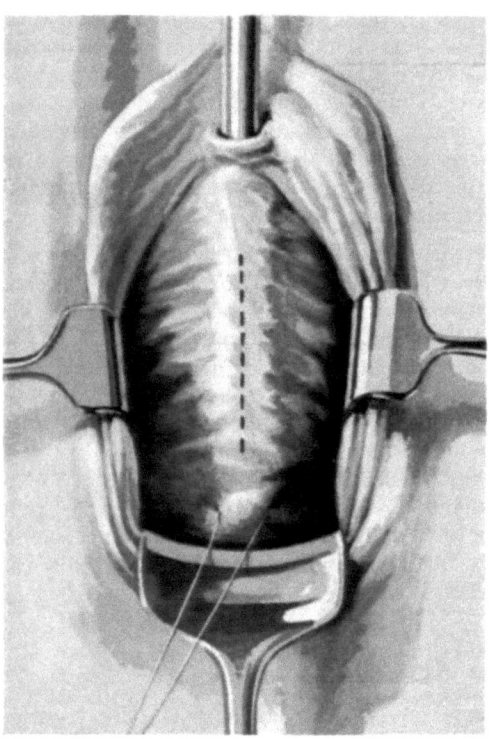

Abb. 34. Schnittführung bei der Kolpocystostomie.

Infolge der geringen Dicke der Weichteilschicht zwischen Blasen- und Vaginalschleimhaut kommt es nach der Kolpocystotomie gelegentlich zu Fisteln, die, wegen der bald zustande-kommenden Schleimhautauskleidung, durch konservative Methoden, Ätzungen u. dgl. oder auch durch Ableitung des Harns häufig nicht zu beheben sind. Um diese postoperativen Fisteln nach Möglichkeit zu vermeiden, ist von Rochet u. a. empfohlen worden, nach querer Incision der Vaginalwand die Schleimhaut von der Urethra bzw. Blase eine Strecke weit stumpf abzulösen und hier erst die Blase zu eröffnen, damit die Naht der Blase und der Scheide nicht in einer Ebene zu liegen kommen.

XII. Die Resektionen an der Blase.

Resektionen an der Blase erfordern natürlich eine größere Zugänglichkeit zu dem Organ als die Eingriffe, bei denen es sich lediglich um eine Eröffnung der Blase handelt zur Extraktion von Fremdkörpern oder anschließenden endovesicalen Eingriffen. Die typische Sectio alta, die nur einen kleinen Teil der Vorderwand freilegt, reicht begreiflicherweise nur ganz selten für Resektionen aus, und zwar nur in den Fällen, in denen die Resektion von geringem Umfang ist und sich auf den extraperitonealen Teil an der Vorderwand beschränkt.

Im allgemeinen handelt es sich aber um Resektionen von Blasentumoren und Divertikeln, die in ihrer überwiegenden Mehrzahl nicht an der Blasenvorderwand, sondern an der Blasenhinterwand, am Blasenboden und an den Seitenwänden sitzen. Für die Resektion in diesen Abschnitten kommt nur der Querschnitt mit Extraperitonealisierung der Blase in Frage, da durch diese Hilfsoperation, wie sie oben beschrieben wurde, der ganze Blasenkörper allseitig gut zugänglich gemacht werden kann, ohne daß die Operation dadurch wesentlich komplizierter wird. Ist die Gegend des zu resezierenden Blasenteiles gut zugänglich zu machen, so kann die Resektion ein relativ leichter Eingriff sein. Am günstigsten gestaltet sich der nachträgliche Blasenverschluß, wenn man das zu resezierende Stück ellipsenförmig gestaltet und die Blase dann in der Richtung der Längsachse dieser Ellipse wieder vereinigt (vgl. Abb. 36).

Es ist ziemlich gleichgültig, in welcher Richtung und Ausdehnung man die Resektion an der Blase anlegt, denn eine Unterernährung irgendwelcher Blasenabschnitte ist infolge der vielseitigen reichlichen Blutversorgung nicht zu befürchten. Die Erfahrung hat auch gezeigt, daß man auf die nervöse Versorgung der Blase keine Rücksicht zu nehmen braucht. Bezüglich der Schnittführung an der Blase und der Naht gilt analogerweise das im allgemeinen Teil darüber Gesagte. Die Resektion an der Blase gestaltet sich in der Regel um so schwieriger, je mehr man sich dem Blasenboden nähert. Das hat verschiedene Gründe. Einmal ist natürlich die Zugänglichkeit und Übersichtlichkeit hier

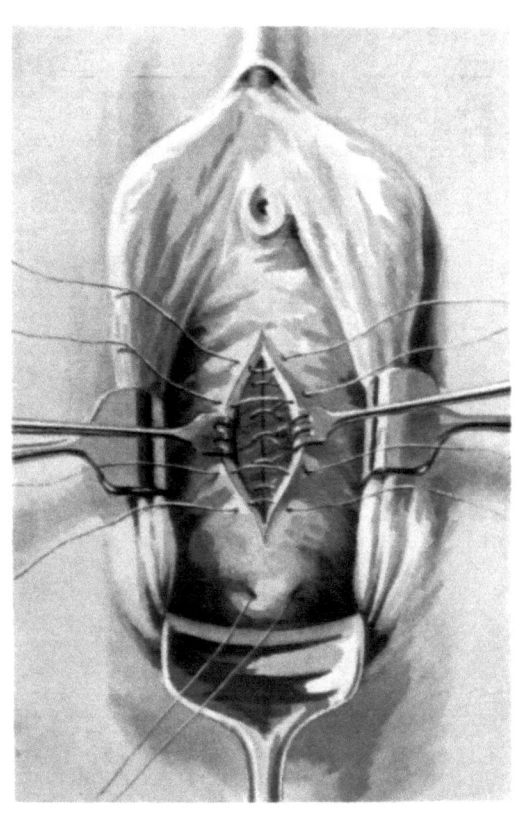

Abb. 35. Naht nach der Kolpocystostomie.

trotz aller Hilfsmittel schlechter als am Blasenscheitel und dementsprechend auch die Nahtvereinigung schwieriger. Was aber mehr ins Gewicht fällt als diese technischen Schwierigkeiten, ist die Fixierung des Blasenbodens im Bereich des Trigonums und die Anwesenheit der in diesen Blasenteil mündenden Harnleiter. Aber gerade bei Blasentumoren und häufig auch bei Blasendivertikeln, Krankheiten, derentwegen ja in erster Linie Blasenresektionen vorgenommen werden, muß sich, um radikal zu sein, die Resektion auch auf diese Gebiete erstrecken. Das Ergriffensein dieser Gegend stellt immer eine ernste Komplikation dar, da man, abgesehen von den genannten technischen Schwierigkeiten, den Ureter in die resezierte Blase wieder reimplantieren muß. Es sind dies Fälle, die oft an der Grenze der

Operabilität stehen, besonders wenn sich die Resektion auf beide Einmündungsstellen der Ureteren erstreckt. Es entsteht dann die Frage, ob diese Fälle,
wenn man sie überhaupt noch operieren will, nicht besser durch die Totalexstirpation der Blase anzugehen sind.

Abgesehen von diesem Gesichtspunkt gibt es eigentlich keine Grenzen für
die Größe der Resektion an der Blase. Man kann, wie es Tierversuche und auch
operative Eingriffe am Menschen gezeigt haben, die ganze Blase bis auf das
Trigonum und den Sphincter resezieren und sieht, wenn es gelingt, den

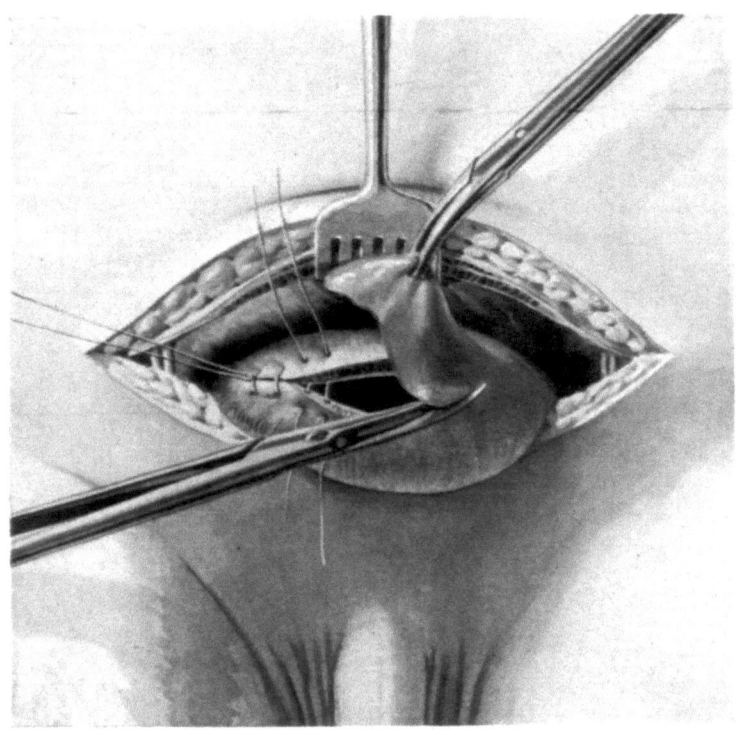

Abb. 36. Resektion an der extraperitonisierten Blase.

kleinen Blasenstumpf wieder zu einem Hohlraum zu vereinigen, daß schon
nach kurzer Zeit sich wieder eine auffallend geräumige Blase mit guter Kapazität
gebildet hat.

Schwarz, ein Schüler Tizzonis, stellte an Tieren Versuche an, um zu sehen,
was aus dem unbehandelten Harnblasenstumpf werde. Er fand, daß die vollständige Resektion der Blase oberhalb des Uretereintrittes möglich ist, und daß
sich in ganz kurzer Zeit von selbst wieder eine genügend große Harnblase bildet.
Was Schwarz an Hunden sah, gelang Nicolich auch beim Menschen. Er
publizierte zwei solche Fälle, in denen die Patienten später nur alle 3—5 Stunden
urinieren mußten. Ähnliche Untersuchungen sind auch von Schiller gemacht
worden. Dieser resezierte bei Ratten die Blase ebenfalls bis auf das Trigonum.
Von 9 Tieren überstanden 7 den Eingriff. Nach 3, 6, 9, 12, 18 Monaten wurden
die Tiere relaparotomiert und es fanden sich neue Blasen, die eine Kapazität
bis zu $2/3$ der Norm aufwiesen. Ob es sich bei dieser Wiederherstellung der Blase
um eine wirkliche Regeneration oder um eine Hyperplasie und Hypertrophie

handelt, lassen die Autoren frei. Die histologischen Untersuchungen von SCHILLER sprechen für eine wirkliche Regeneration. Man wird natürlich in jedem Fall versuchen, den Blasenrest wieder zu einem Hohlraum zu vereinigen, wenn dabei anfangs eine starke Deformierung der Blase im Sinne eines wurstförmigen Gebildes od. dgl. resultiert, so ist das ohne dauernden Einfluß für die später sich ergebende Blasenform, da sich diese, wie cystographische Nachuntersuchungen ergeben haben, wieder mehr und mehr der Kugelform nähert.

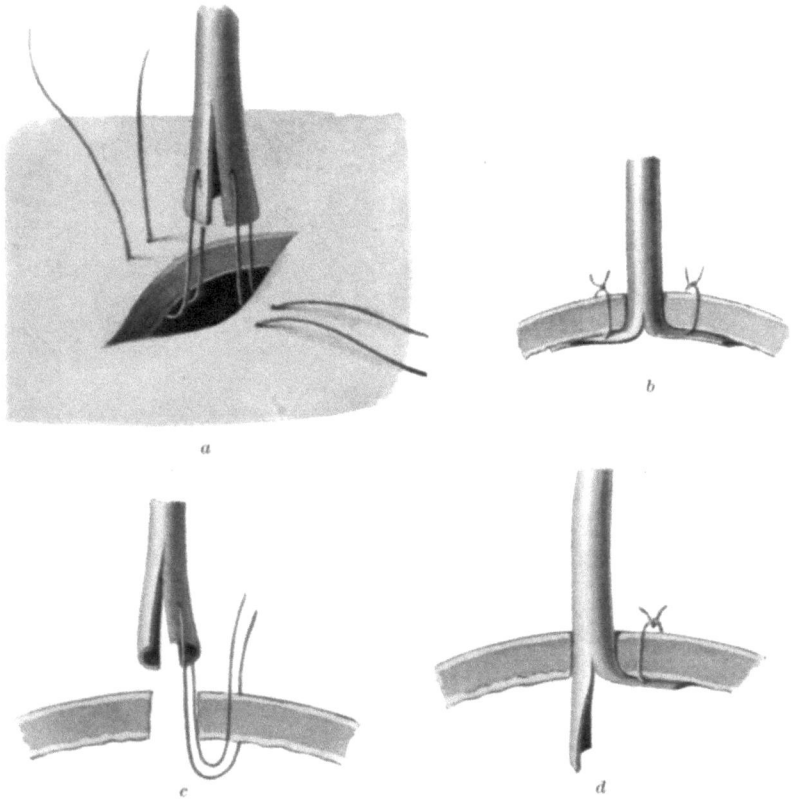

Abb. 37. Einpflanzung des Harnleiters in die Blase.
a und *b* nach SAMPSON, *c* und *d* nach KRÖNIG.

BALDASSARI hat auf Grund von eigenen Versuchen vorgeschlagen, das nötige Material zur Deckung eines Blasendefektes aus der Blase selbst zu nehmen, indem man die Blasenmuskulatur in der Gegend des Defektes auseinanderfaltet und die eine Schicht der Wand zur Deckung heranzieht. Wegen der auffallend großen Neigung zur Regeneration der Blase sind solche Maßnahmen im allgemeinen nicht notwendig. Den Resektionen sind, wie gesagt, Grenzen eigentlich nur gesetzt durch den Sphincter, denn es ist klar, daß, wenn dieser mitergriffen und infolgedessen mit weggenommen werden muß, in jedem Fall eine Inkontinenz resultiert, auch wenn es gelänge, in den restierenden Blasenhohlraum beide Ureteren von neuem einzupflanzen.

Die *Uretereinpflanzung* (vgl. Abb. 37) kann sich je nach dem Abstand zwischen dem zentralen Ende und der Blase verschieden schwierig gestalten, unter

Umständen auch unmöglich sein. Es bleibt dann, wenn man die zugehörige Niere nicht opfern will, gelegentlich nichts anderes übrig, als den durchschnittenen Ureter mit dem der anderen Seite zu anastomosieren, wofür verschiedene Verfahren, die bei der Ureterchirurgie beschrieben worden sind, zu Gebote stehen. Auch für die Reimplantation eines durchtrennten Ureters in die Blase stehen uns verschiedene Methoden zu Gebote. Die Reimplantation des Ureters bei Resektionen an der Blase krankt aber, wie schon angedeutet wurde, häufig daran, daß es nicht gelingt, den zentralen Harnleiterstumpf an die operativ stark verkleinerte und noch dazu kontrahierte Blase heranzubringen. In den Fällen, wo der Blasenscheitel erhalten ist, gestaltet sich das Verfahren einfach. Da die Methoden im einzelnen auch bei der Besprechung der Ureterchirurgie Erwähnung fanden, so soll hier nur auf diese Kapitel verwiesen werden.

XIII. Operationen zur Erweiterung der Blasenkapazität (Blasenplastiken).

In manchen Fällen, wo Trigonum und vor allem der Sphincter und somit die Funktion der Blase erhalten, die Kapazität aber zu gering ist, kann es wünschenswert sein, die Blase operativ zu erweitern, wenn mit konservativen Mitteln das Ziel nicht zu erreichen ist. Die Indikation zu solchen Eingriffen dürfte, abgesehen von Besonderheiten, hauptsächlich bei Schrumpfblasen vorliegen (Rosenberg 1893).

Derartige Blasenerweiterungsoperationen sind bisher am Menschen noch wenig gemacht worden und unsere Erfahrungen über diese Eingriffe erstrecken sich in der Mehrzahl noch auf Tierversuche. Diese, sowie die wenigen Operationen am Menschen, haben die Möglichkeit der operativen Blasenerweiterung einwandfrei ergeben. Zur Erweiterung des Blasenhohlraums eignen sich angeschaltete Dünn- und Dickdarmschlingen in besonderem Maße. Die Vereinigung von Blase und Darm geschieht in der bei Darmanastomosen üblichen Weise.

Des Interesses halber sei hier noch erwähnt, daß man früher, ehe man die Fähigkeit der Harnblase, selbst nach den ausgiebigsten Resektionen sich in kurzer Zeit wieder zu einer genügenden Kapazität zu erweitern, kannte, versucht hat, Blasendefekte (in erster Linie für die Operationen der Blasenspalte) auf die verschiedenste Weise zu decken. So wurden z. B. Muskellappen aus der vorderen Bauchwand mitsamt dem Peritoneum parietale zur Deckung herangezogen; Cornil und Carnot empfahlen dazu das Netz und Alberti benutzte die Scheide. Auch Plastiken aus der äußeren Haut sind versucht worden. Da sich aber alle diese Gewebe aus den verschiedensten Gründen als ungeeignet erwiesen, so wird auf diese Versuche nicht näher eingegangen, sie haben zu keiner bleibenden Methode geführt.

Die ersten, die über die Möglichkeit der Darmanschaltung an die Blase berichteten, waren Tizzoni und Poggi (1889); diese Autoren ersetzten mit Erfolg beim Hunde die total exstirpierte Blase durch eine ausgeschaltete Dünndarmschlinge. Auf eine prinzipielle andere Weise gingen Rosenberg (1893) und von Rutkowski (1899) (zu gleicher Zeit auch v. Mikulicz (Anschütz) vor, indem beide, der erstere im Tierversuch, der letztere auch am Menschen Blasendefekte durch eine ausgeschaltete, aber gegenüber ihrem Mesenterialansatz aufgeschnittene Dünndarmschlinge deckten. Enderlen (1900) machte die Transplantation von Darmwandlappen, sowie die Anschaltung in sich geschlossener Darmschlingen zum Gegenstand einer experimentellen Arbeit und berichtete über die Anheilungsvorgänge und Schleimhautveränderungen in den anastomosierten Organen.

Nur die Anschaltung einer Darmschlinge, nicht die Verwendung von Darmwandlappen, verbürgt eine wesentliche Erweiterung der Blase und damit der
Kapazität. Solche Operationen wurden in der folgenden Zeit dann auch am
Menschen einigemale, durchweg mit Erfolg, ausgeführt (KAUSCH, BIRNBAUM,
MAYER, A. SCHEELE und STRASSMANN). v. GAZA hat die Frage der Darmanschaltung neuerdings einer ausführlichen experimentellen Untersuchung unterzogen
und dabei auch, wie es schon ENDERLEN tat, das Verhalten des Epithels der Darmschleimhaut und das funktionelle Verhalten solcher durch Darmabschnitte
erweiterte Blasen untersucht und endlich die Technik des Eingriffes in den verschieden möglichen Modifikationen gewürdigt. Es gelingt danach beim Hund
ohne Schwierigkeit, Darmabschnitte vom Dünndarm und Dickdarm in der verschiedensten Weise mit der Blase zu anastomosieren. Die Blasen- und Darmschleimhaut heilt an ihrer Vereinigungsstelle glatt aneinander, und wenn keine
schwere Cystitis hinzutritt, so verträgt die Darmschleimhaut die Benetzung
mit Urin nicht schlecht.

Alle experimentellen Untersuchungen in dieser Frage sind am Hund unternommen worden, der sich für diese Operationen besonders eignet, da die Harnblase des Hundes höher über der Symphyse steht, mehr intraperitoneal liegt
und viel beweglicher ist als die Blase des Menschen. Die Erfahrung hat aber
wie gesagt bereits gezeigt, daß derartige Operationen auch am Menschen bei
hochgradiger Schrumpfblase mit Erfolg durchführbar sind.

Da bei der endständigen Anschaltung der Darmschlinge (bes. beim Dünndarm) die Möglichkeit der Invagination besteht (v. GAZA), so ist im allgemeinen
die seitliche Anastomosierung vorzuziehen. Ob der Dick- oder Dünndarm sich
beim Menschen besser eignet, muß noch der weiteren Erfahrung überlassen
bleiben. Im einzelnen Fall muß man die Wahl der Schlinge natürlich auch von
den topographischen Verhältnissen, die man vorfindet, abhängig machen; ein
allgemein gültiger Operationsplan ist im einzelnen vorher nicht möglich. Ist
die Sigmaschlinge lang, so ist die seitliche Anschaltung der ausgeschalteten
Sigmaschlinge technisch meist das einfachste Verfahren.

XIV. Die Blasenexstirpation.

Die Blasenexstirpation, die zuerst von BARDENHEUER 1887 ausgeführt
wurde, ist immer noch ein relativ seltener Eingriff und hat auch heute noch eine
hohe Mortalität. Das hängt, abgesehen von dem großen Eingriff, auch damit
zusammen, daß es sich bei der totalen Blasenexstirpation durchweg um Patienten
mit Blasencarcinomen handelt, wo ja doch das Leiden an sich meist schon
eine mehr oder weniger fortgeschrittene allgemeine Kachexie bedingt hat.
Es ist selbstverständlich, daß man sich zu diesem Eingriff nur ungern entschließt, einmal wegen der großen primären Operationsmortalität und dann
auch weil der resultierende Zustand für die Patienten auch bei gelungenen Eingriffen gerade kein erfreuliches Los darstellt.

Der Umstand, daß die Indikation zur Totalexstirpation bei Blasencarcinomen bis in die jüngste Zeit erst bei sehr fortgeschrittenen Fällen als gegeben
betrachtet wurde, hat diesen Eingriff mißkreditiert, denn häufig war auch
durch die totale Exstirpation der Blase der Krebs nicht radikal zu beseitigen, so
daß durch die baldigen Rezidive das anfangs günstige Resultat wieder verloren
ging. Es hat daher zweifellos vieles für sich und ist sicherlich auch im Sinne
einer Radikalheilung konsequent, wenn man neuerdings (JOSEF u. a.) die Indikation zur totalen Blasenexstirpation beim Blasenkrebs weiter zieht, d. h. dann
bereits die Totalexstirpation vorschlägt, wo man bislang in der Regel mit mehr
oder weniger radikalen Resektionen auszukommen versuchte.

Wie die Erfahrung gezeigt hat, ist die Totalexstirpation selbst nicht einmal das schwierigste Problem der Operation. Viel komplizierter ist die Frage der Ureterenversorgung nach der Exstirpation der Blase, da eine erschreckend große Zahl der Patienten, die cystektomiert wurden, kürzere oder längere Zeit nach dem Eingriff an sekundärer Pyelonephritis zugrunde gingen. Man hat es demnach bei jeder Totalexstirpation mit zwei Aufgaben zu tun, einmal die Blase zu entfernen und zweitens die Ureteren zu versorgen. Man macht diese beiden Eingriffe, deren einzelne Modifikationen und Möglichkeiten weiter unten angeführt werden sollen, vorteilhaft zweizeitig.

Für die Totalexstirpation stehen prinzipiell zwei Wege zur Verfügung, die man kurz als den *vorderen* oder *hinteren* Zugangsweg bezeichnen kann.

1. Die vordere Zugangsoperation.

Ebenso wie bei den ausgedehnten Resektionen an der Blase muß der Zugang zu den Beckenorganen bei der Totalexstirpation recht ausgiebig sein. Der

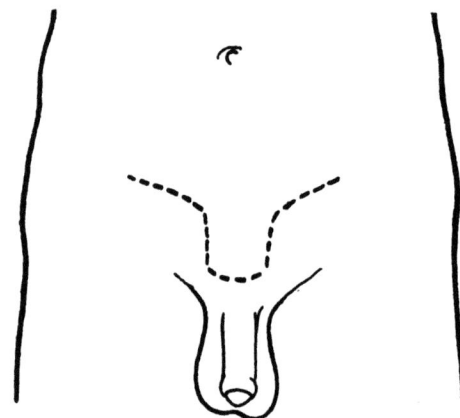

Abb. 38. Schnittführung zur Totalexstirpation der Blase von vorne.

Bardenheuersche Querschnitt durch Haut und Muskulatur, eventuell mit temporärer Resektion der Symphyse, ist darum dem Längsschnitt und dem Pfannenstielschen Schnitt vorzuziehen. Den Querschnitt läßt man beiderseits parallel dem Poupartschen Bande auslaufen. Nach Durchtrennung der Muskulatur und der hinteren Rectusscheide wird in Beckenhochlagerung, wie es bei der Extraperitonisierung näher beschrieben wurde, das Peritoneum soweit wie möglich stumpf nach oben geschoben und dann der dem Blasenscheitel fest ansitzende Teil des Peritoneums umschnitten und der Peritonealdefekt wieder durch fortlaufende Naht geschlossen. Die Blase, die vorher der besseren Orientierung halber gefüllt war, wird jetzt, um dem Operateur mehr Spielraum zu geben, wieder entleert. Man faßt die Blase am Blasenscheitel und zieht sie kräftig nach oben und vorn hervor und arbeitet sich nun stumpf rings an der Blase in die Tiefe. Bei diesem Vorgehen ist auf sorgfältige Blutstillung zu achten, besonders auf die Blutstillung der Venen, da diese bei der Beckenhochlagerung wenig bluten und daher leicht übersehen werden können. Wird nach beendeter Operation der Patient aus der Beckenhochlagerung in horizontale Lage gebracht, so kommt es bei ungenügender Blutstillung zu unerwünschten und heftigen Nachblutungen. Man arbeitet sich also an der Rückwand und an beiden Seiten der Blase stumpf und unter Unterbindung der Gefäße immer mehr in die Tiefe vor. Es ist klar, daß diese Mobilisierung mit jedem Schritt schwieriger wird. Die Arteriae vesicales inferiores, die sorgfältig zu versorgen sind, trifft man zu beiden Seiten der Blase am Blasengrund, sie sind hier von einem etwas dichter gefügtem Bindegewebsstrang umgeben. Zu ihrer Unterbindung ist es zweckmäßig, die Blase nach rechts bzw. links herauszuziehen. Eine Massenligatur ist nicht vorteilhaft, weil, wenn sie nicht hält, die Gefäße zurückgleiten und in dem lockeren Beckenzellgewebe besonders infolge des schnell auftretenden Hämatoms schwer wieder exakt zu unterbinden sind. Beim Zufassen auf gut Glück kann wie bei der primären Massenligatur auch mal der Ureter versehentlich in die Ligatur mit hineingelangen, was bei der Blasenexstirpation nicht weiter bedenklich ist, da die Harnleiter ja sowieso durchtrennt und anderweitig schon versorgt sind oder noch versorgt werden (vgl. Abb. 39). An der Vorderwand der Blase müssen die Ligamenta pubovesicalia, die die Blase mit dem Schambein verbinden, scharf durchtrennt werden. An der Rückwand ist der schwierigste Teil die Lösung des Blasenbodens bzw. des Trigonums vom Rectum. Es ist

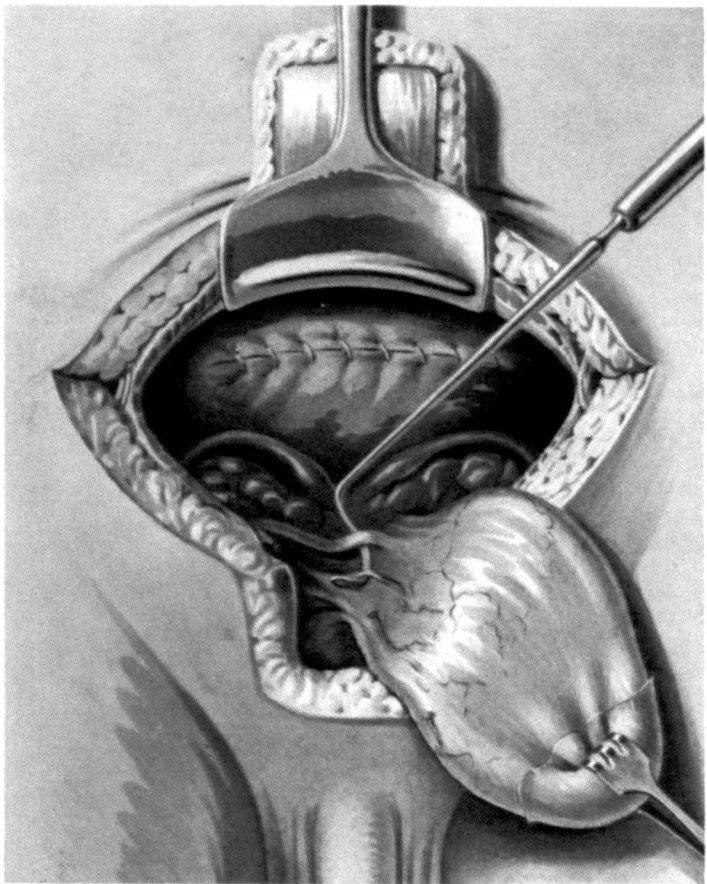

Abb. 39. Totalexstirpation der Blase von vorne mit temporärer Resektion der Symphyse. Die extraperitonisierte Blase wird [all]seitig gestielt, und die seitlich unten herantretenden Gefäßbündel sowie die Ureteren werden durchtrennt, soweit sie nicht schon vorher versorgt sind.

dies wohl der difficilste Teil der Operation, weil diese Gegend am schwierigsten zugänglich und wenigsten übersichtlich ist und die Verletzung des Rectums sehr unangenehme Folgen hat. (Bei der Frau ist dieser Teil der Blase leichter zu mobilisieren, weil die angrenzenden Organe durch Uterus und Vagina gebildet werden.) Die Lösung des Blasenbodens wird meist auch wegen der häufigen entzündlichen Veränderungen und Infiltrationen infolge des Carcinoms noch besonders erschwert. Bestehen hier keine entzündlichen oder carcinomatösen Infiltrationen, so kann man nach Wunsch die Samenblase erhalten. Meist aber wird es sich empfehlen, die Samenblasen mitzunehmen. Oft wäre es

wünschenswert, auch die Prostata gleichzeitig zu entfernen, da erfahrungsgemäß die meisten Rezidive vom Harnröhrenstumpf bzw. der Prostata ausgehen.   Die Exstirpation der Prostata ist aber auf diesem Wege in technisch
einwandfreier Weise nicht durchzuführen.   Soll die Prostata zurückbleiben, so
wird nach allseitiger Stielung der Harnblase dicht oberhalb der Prostata
eine Klemme angelegt und unterhalb derselben die Blase abgetragen.   Zur
Blutstillung werden die Schnittränder miteinander vernäht.   Wenn die
Blase entfernt ist, wird die Übersicht im Becken bedeutend besser und es

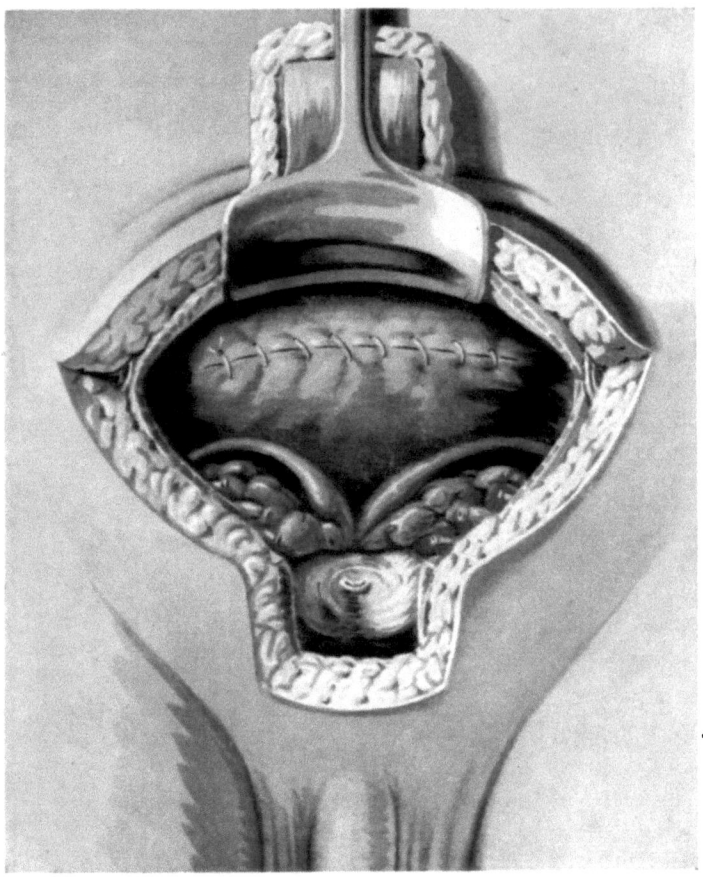

Abb. 40.   Totalexstirpation der Blase von vorne mit temporärer Resektion der Symphyse.
Die Blase ist oberhalb der Prostata abgetragen; an den Seiten in der Tiefe sieht man die
unterbundenen Gefäße und Ureteren.

empfiehlt sich, nun noch einmal eine sorgfältige Blutstillung der großen Wundhöhle vorzunehmen. Die Pars prostatica der Urethra wird noch eine Strecke weit
excidiert oder verschorft, um Rezidiven, die von dieser Stelle ausgehen, vorzubeugen.   Nach beendeter Operation kommt in die Wundhöhle ein dickes Drain
oder ein Mikulicztampon. Für den Abfluß der Sekrete ist es vorteilhaft, in den
ersten Tagen den Patienten in Bauchlage zu bringen (vgl. Abb. 40).
     Der schwierigste Teil der Operation von vorn ist, wie gesagt, die Trennung
des Blasenbodens vom Rectum und die Mobilisierung des Blasenhalses. Um
diesen Schwierigkeiten bei der vorderen Operation zu entgehen, ist von ver-

schiedener Seite (ALBARRAN u. a.) vorgeschlagen worden, diesen Teil der Operation auf perinealem Wege vorzunehmen und der eigentlichen Blasenexstirpation unmittelbar voranzuschicken. Es erleichtert das sicher die nachträgliche Blasenexstirpation von oben und hat auch den Vorteil der besseren Drainage der großen Wundhöhle nach dem Damm zu.

Von einigen Operateuren wird der besseren Zugänglichkeit halber, speziell zum Blasenhals, empfohlen, prinzipiell die Symphyse zu resezieren (deren Technik vorn bei der Erweiterungsoperation der Sectio alta besprochen wurde). Es ist richtig, daß gerade bei der Totalexstirpation die Resektion der Symphyse den Eingriff wesentlich erleichtert, und ist hier auch berechtigt, wenn man ohne sie nicht zum Ziel zu kommen glaubt. Der präliminären Mobilisation des Blasenbodens von einem perinealen oder ischiorectalen Schnitt aus ist der Vorzug zu geben, wenn die gleichzeitige Entfernung der Prostata von vornherein geplant ist. Bei diesem ersten Akt ist die Prostata extrakapsulär zu mobilisieren und die Urethra dicht unterhalb der Vorsteherdrüse zu durchtrennen.

2. Die hintere Zugangsoperation.

Um einen genügenden hinteren Zugang, der für die Totalexstirpation ausreicht, zu bekommen, muß man den unteren Rectumabschnitt temporär ver-lagern, dazu dient am besten ein bogenförmiger, die After-mündung umgreifender Schnitt mit der Basis am Kreuzbein. Der Patient liegt in Bauchlage, so, daß Kopf und Beine tief liegen und die Regio sacralis den höchsten Punkt bildet; die Beine sind zweckmäßig im Hüftgelenk stark gebeugt. Der untere Kreuzbeinwirbel mit dem Steißbein wird durch einen Meißelschlag mobilisiert, der Levator beiderseits durch-schnitten und unter vorsich-tiger Abpräparierung das Rec-

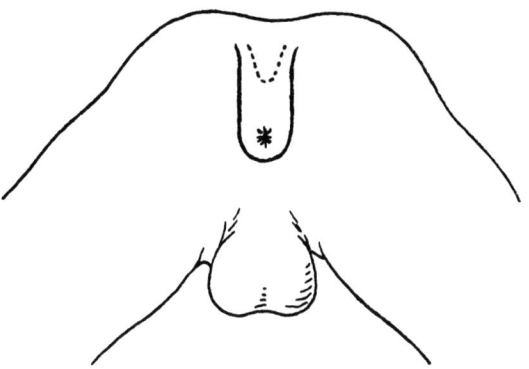

Abb. 41. Schnittführung zur Totalexstirpation der Blase von hinten.

tum von der Pars prostatica und Prostata gelöst und im Zusammenhang mit dem Steißbein und Hautlappen nach oben heraufgeschlagen (vgl. Abb. 41). Unter normalen Verhältnissen läßt sich das Rectum stumpf von der Prostata und den Samenblasen abschieben. Bei dieser Voroperation ist man in der Lage zu entscheiden, ob das Carcinom noch auf die Blase beschränkt ist und man kann andernfalls die Operation hier frühzeitig abbrechen, worin ein wesentlicher Vorteil gegenüber der Operation von vorne liegt. Das Peritoneum wird nun von der Hinterwand der Blase stumpf nach oben abgedrängt und die zur Blase ziehenden Gefäße doppelseitig unterbunden. Die beiden Ureteren kommen frühzeitig zu Gesicht und werden durchtrennt. Ein Vorteil dieser Operation besteht auch darin, daß man auf diese Weise die Hauptgefäße der Blase, die beiden Arteriae vesicales inferiores zu Anfang unterbinden kann, so daß die weitere Ausschälung der Blase in der Regel weniger blutreich vor sich geht. Diese stumpfe Ausschälung der Blase wird nach oben und an den Seitenwänden soweit fortgesetzt, bis man am Blasenscheitel auf die Stelle stößt, wo das Peritoneum fest mit der Blase verwachsen ist. Es wird hier in der gleichen Weise wie bei dem vorderen Zugangsweg incidiert (vgl. Abb. 42 und 43). Es ist vorteilhaft, vor Eröffnung des Peritoneums dafür Sorge

9*

zu tragen, daß durch Tieferstellung des Oberkörpers die Eingeweide nicht vorfallen. Man zieht jetzt die Blase aus dem Becken durch den Wundtrichter heraus, incidiert das Peritoneum an der vorderen Umschlagsfalte und vereinigt den Peritonealdefekt durch fortlaufende Naht. Es gelingt dann ohne Schwierigkeiten, die Blase ringsherum weiter zu stielen und so aus dem

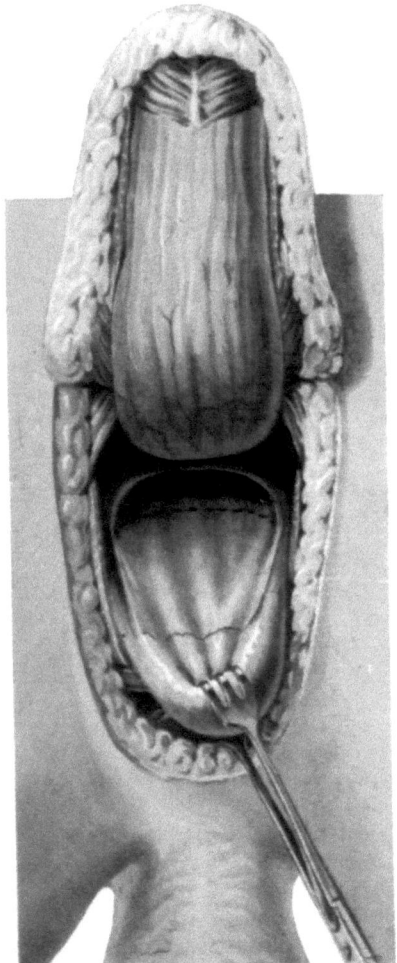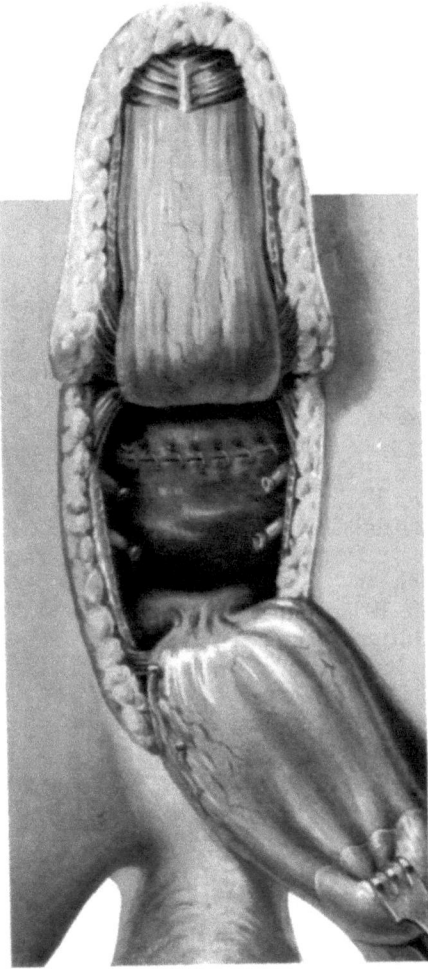

Abb. 42 und 43. Die Totalexstirpation der Blase mit temporärer Mobilisation des Rectum.
Die Blase wird in der gleichen Weise extraperitonisiert wie bei der Operation von vorne, dann in die Wunde vorgezogen und unter Unterbindung der Gefäße und der Harnleiter gestielt.

Becken weiter heraus zu luxieren. Bei diesem hinteren Zugangsweg gestaltet sich die Entfernung der Prostata und der Samenblasen viel leichter als bei der suprapubischen Operation. Ist die Entfernung der Prostata und der Samenbläschen von vornherein beabsichtigt gewesen, so ist es natürlich überflüssig, die Samenblase von der Blasenhinterwand abzupräparieren. Man mobilisiert die Blase dann im Zusammenhang mit den Samenbläschen und durchschneidet nur beiderseits die Vasa def. Es gestaltet sich die Exstirpation der Blase im Zusammenhang mit Samenblase und Prostata bei dem hinteren Zugangsweg sogar technisch einfacher, als wenn Samenblase und Prostata zurückgelassen werden sollen. Nach Durchtrennung der Urethra posterior unterhalb der Prostata ist die Blase dann ganz aus ihren Verbindungen gelöst und wird entfernt. Der Mastdarm-Steißbein-Hautlappen wird sodann wieder in seine normale Lage zurückgebracht und die Wundhöhle nach unten drainiert. Der günstige Abfluß für die Sekretion ist auch ein Vorteil dieses hinteren Zugangsweges, der nochmal hervorgehoben werden soll.

Wer solche Operationen ausgeführt hat, weiß aus der Erfahrung, daß sich die suprapubische Operation bei Frauen wegen der besseren Zugänglichkeit des Beckens leichter ausführen läßt wie bei Männern. Da die Entfernung gerade der untersten Abschnitte der Prostata und Samenblase bei der suprapubischen Operation den schwersten Teil des Eingriffes darstellen, so ist im allgemeinen bei der totalen Blasenexstirpation der vordere Weg bei Frauen, der hintere sakrale Weg mit temporärer Verlagerung des Rectums bei Männern vorzuziehen.

XV. Die Versorgung der Ureteren.

Wie schon einleitend bei der Totalexstirpation gesagt wurde, ist die geeignete Versorgung der Ureteren bei der totalen Cystektomie eigentlich der kritischste Teil insofern, als man bisher eine alle Anforderungen befriedigende Methode noch nicht gefunden hat. Die Haupterfordernisse, die an ein ideales Verfahren zu stellen sind, wären

1. die Erreichung einer Kontinenz und
2. die Vermeidung der ascendierenden Pyelitis bzw. Pyelonephritis.

Ganz allgemein stehen zur Versorgung der Ureteren drei Möglichkeiten zur Verfügung:

1. Die Ureterostomie, d. h. die Ureterfistel,
2. Die Nephrostomie bzw. Pyelostomie, die Anlegung einer Nieren- bzw. Nierenbeckenfistel.
3. Die Einpflanzung der Ureteren in andere abführende Organe, in erster Linie den Darm.

Die Nieren besitzen gegen Infektionen einen sehr großen Schutz, wenn nur der Abfluß aus dem Nierenbecken nicht behindert ist. Deshalb ist auch die Nierenfunktion bei der Nephrostomie bzw. Pyelostomie (WATSON) so günstig, und es hat sich gezeigt, daß diese Methode quoad vitam zur Zeit noch die besten Resultate aufweist. Etwas weniger günstig ist die Anlegung einer Ureterfistel, die man nach dem Vorschlag von ROVSING am besten in der Lumbalgegend vornimmt. Die Technik dieser beiden Fisteln ist in den betreffenden Kapiteln nachzulesen. Nicht empfehlenswert ist es, die Ureteren einfach in die Wundhöhle münden zu lassen (BARDENHEUER), da durch die dauernde Benetzung durch den Urin die Wunde sehr schlecht heilt, und weil es durch narbige Veränderungen sehr leicht zu Stenosen und damit zu Abflußbehinderungen in den Nieren kommt.

Die Pyelostomie und Ureterostomie, haben zwar, wie gesagt, große Vorteile für die Nierenfunktion, stellen aber sicherlich keinen Idealzustand dar, denn das dauernde Abtropfen des Harns aus beiderseitigen Nieren- bzw. Ureterfisteln oder aus der Scheide (PAWLICK) bildet natürlich für den Patienten und auch für seine Umgebung einen Zustand größter Unannehmlichkeit. Diese Fistelträger sind gezwungen, ständig an den Fistelmündungen entsprechende Harnrezipienten zu tragen und sind auch so vor dem Einnässen nicht sicher. Aus diesem Grunde ist das Bestreben der Chirurgen verständlich, die Ureterenversorgung nach der Totalexstirpation auf eine andere Weise zu lösen.

Diesem Wunsche entsprangen die Versuche, die Ureteren in den Darm einzuleiten. Es kommen hier eine ganze Reihe von Modifikationen der Transplantation in den Darm in Frage. Sie sollen hier nicht alle im einzelnen geschildert werden. Viele von diesen sind für die Operation der Blasenspalte ersonnen worden. Die erste Transplantation der Harnleiter in den Darm (Mastdarm) hat John Simon im Jahre 1851 auf einen Vorschlag von Roux hin bei einem Falle von Blasenektopie vorgenommen. Nächst ihm waren es Chaput und Morestin, die diese Operation am Menschen und im Tierexperiment mit Erfolg durchführten.

Die Einleitung in den Dünndarm (Kausch, Spannaus u. a.) ist nicht empfehlenswert, da der Harn von der Dünndarmschleimhaut resorbiert wird, und infolgedessen die Gefahr einer chronischen Harnintoxikation droht. Diese Gefahr besteht bei der Einpflanzung in den Dickdarm nicht in dem Maße. Die Einpflanzung in den Dickdarm birgt aber, wie die Erfahrung gezeigt hat, den Nachteil, daß durch die Bakterienflora des Dickdarmes eine ascendierende Niereninfektion begünstigt wird. Als Maydl 1892 bei der Operation der Blasenspalte, um dieser Gefahr entgegenzuarbeiten, empfahl, die Ureteren im Zusammenhang mit dem Trigonum, also ihrem natürlichen Blasenverschlußapparat, in den Darm zu transplantieren, schien das Problem der Transplantation der Ureteren in den Darm in idealer Weise gelöst zu sein, und in der Tat ist durch diese Art der Ureterenverpflanzung im Zusammenhang mit ihrem Blasenostium die Gefahr der aufsteigenden Pyelonephritis wesentlich herabgesetzt, wenn auch nicht, wie gehofft, völlig ausgeschaltet worden.

Bei der Totalexstirpation wegen Carcinom läßt sich der Vorteil, den die Maydlsche Operation mit sich bringt, leider so gut wie nie ausnutzen, denn die Carcinome sitzen ja fast ausschließlich am Blasenboden im Bereich des Trigonums. Eine Erhaltung des Trigonums ist daher nur in ganz seltenen Fällen möglich, und es handelt sich bei der Totalexstirpation wegen Carcinom bei der Ureterversorgung um die Frage, auf welche Weise die einzelnen, oberhalb der Blase durchtrennten Ureteren am zweckmäßigsten in den Darm zu transplantieren sind. Da die einfache Einpflanzung in den Dickdarm schlechte Resultate in Beziehung auf die Nierenfunktion gezeitigt hat, hat man geraten, die Ureteren mittelst eines Witzelschen Schrägkanals (Mirotworzeff, Tichow u. a.) in den Mastdarm einmünden zu lassen, um so die aufsteigende Infektion zu erschweren. Denselben Zweck verfolgt man, wenn man den Ureter erst eine Strecke lang unterhalb der Darmschleimhaut verlaufen läßt, bevor er in den Darm einmündet. Nach den Berichten aus der Mayo-Klinik scheinen die Erfahrungen mit dieser von Coffey angegebenen Methode recht erfreulich zu sein (vgl. Abb. 44—46). Mayo und Walters berichten über 36 derartige Ureterimplantationen bei Blasenektopien; bei 26 nachuntersuchten Fällen war 23 mal ein einwandfreies Resultat erzielt worden.

Über die Wahl des Dickdarmabschnittes, in den die Ureteren implantiert werden, herrscht noch keine absolute Einigkeit, ebensowenig über die Frage, ob der betreffende Darmabschnitt, der die Ureteren aufnehmen soll, einseitig oder total aus dem Darmtractus auszuschalten ist. Mauclaire (vgl. Abb. 47 e) legte einen Anus praeternaturalis an und pflanzte in den unteren Darmabschnitt die Ureteren ein. Makkas (vgl. Abb. 47 f) machte eine Ileotransversostomie und schaltete das Coecum aus; die Ureteren pflanzte er in das Coecum ein und benutzte den durch die Muskulatur und Haut herausgeleiteten Wurmfortsatz als Harnröhre. Lengemann (vgl. Abb. 47 g) modifizierte die Makkassche Operation dahin, daß er, ebenfalls unter Anlegung einer Ileotransversostomie, nicht nur das Coecum, sondern das ganze aufsteigende Colon ausschaltete, die Ureteren wurden in den untersten Ileumstumpf eingepflanzt. Die

Erhaltung der Ileocoecalklappe sollte ein weiteres Hindernis für die aufsteigende Infektion darstellen. GERSUNY (vgl. Abb. 47h) trennte das S. romanum oberhalb der Amp. recti durch, pflanzte die Ureteren in die Ampulle ein und zog

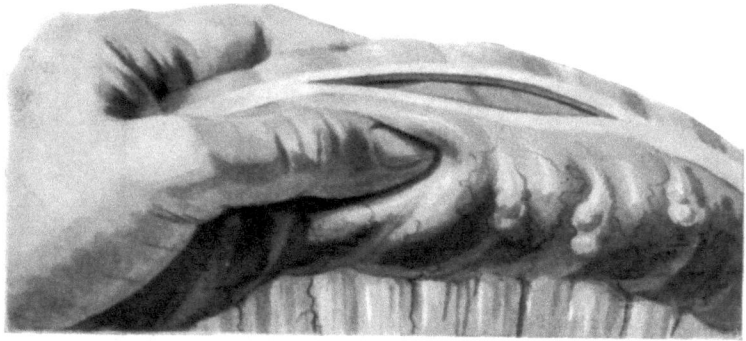

Abb. 44.

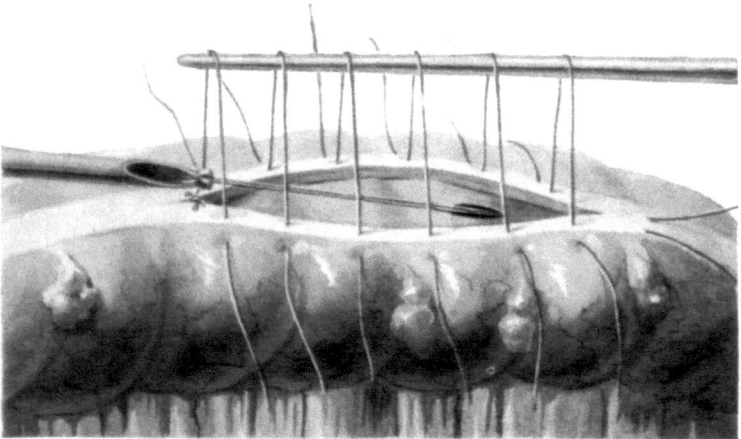

Abb. 45.

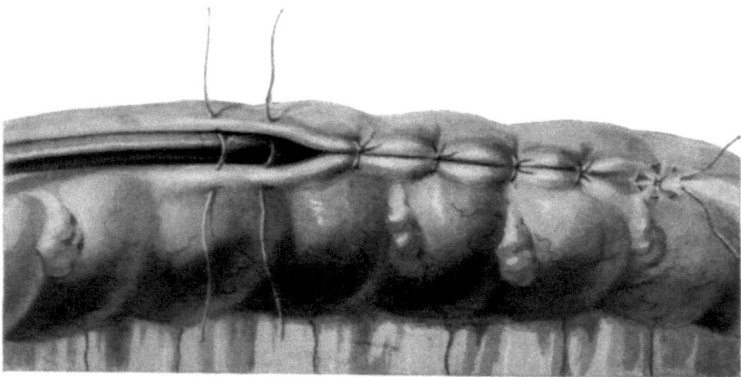

Abb. 44—46. Implantation des Ureters in den Dickdarm. (Nach COFFEY.)

die mobilisierte Sigmaschlinge nach unten durch den Analring bis zur Aftermündung herab. CUNEO schaltete ein Dünndarmstück doppelseitig aus, pflanzte in das eine Ende die Ureteren ein und zog das andere Ende neben dem Dickdarm durch den Analring durch. Während bei den genannten Verfahren der Darmabschnitt, der die Ureteren aufnimmt und als Harnbehälter dient, ganz aus dem Darmtractus ausgeschaltet wurde, haben andere Autoren auf den Vorteil der *totalen* Ausschaltung verzichtet und die Ureteren in nur

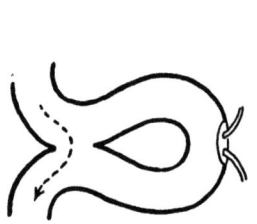

Abb. 47 a. Modifikation der MAYDLschen Operation. (Nach BERGLUND-BORELIUS.)

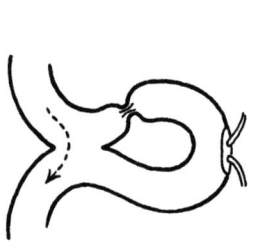

Abb. 47 b. Modifikation der BERGLUND-BORELIUSschen Operation. (Nach MYSCH.)

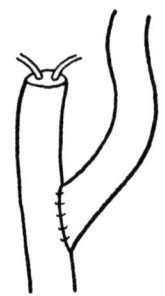

Abb. 47 c. Modifikation der MAYDLschen Operation. (Nach MÜLLER-ENDERLEN-FLOERCKEN.)

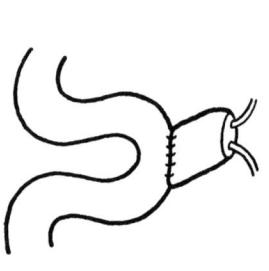

Abb. 47 d. Modifikation der MAYDLschen Operation. (Nach BERG.)

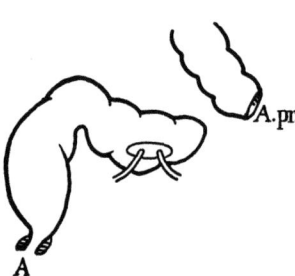

Abb. 47 e. Operation der Blasenspalte. (Nach MAUCLAIRE.)

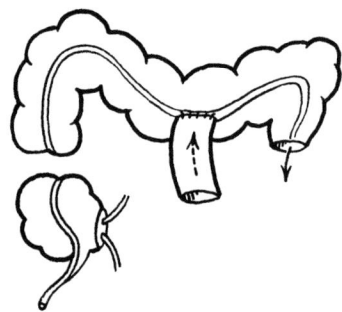

Abb. 47 f. Operation der Blasenspalte. (Nach MAKKAS.)

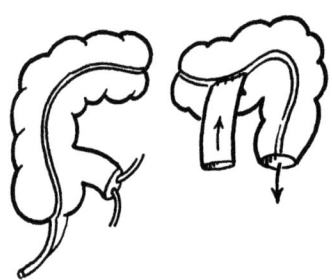

Abb. 47 g. Modifikation der MAKKASschen Operation. (Nach LENGEMANN.)

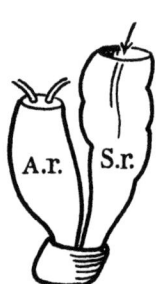

Abb. 47 h. Modifikation der MAYDLschen Operation. (Nach GERSUNY.)

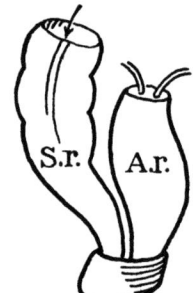

Abb. 47 i. Modifikation der MAYDLschen Operation. (Nach HOVELACQUE.)

einseitig ausgeschaltete Darmabschnitte eingepflanzt. Am häufigsten ist dazu das Sigma benutzt worden, BERGLUND-BORELIUS (vgl. Abb. 47 a und b) pflanzte die Ureteren in die Sigmaschlinge ein und legte gleichzeitig eine Anastomose der Fußpunkte der Sigmaschlinge an. MÜLLER, ENDERLEN und FLÖRKEN (vgl. Abb. 47) durchtrennten die Sigmaschlinge, pflanzten die Ureteren in das aborale Ende ein und anastomosierten weiter unterhalb das orale Ende mit dem abführenden Schenkel wieder End-zu-Seit (einseitige Ausschaltung).

Die Mehrzahl all dieser Verfahren ist für die operative Behandlung der Blasenspalte angegeben und man benutzte dementsprechend zur Einpflanzung der Ureteren in den betreffenden Darmabschnitt das MAYDLsche Verfahren, die Ureteren wurden also im Zusammenhang mit dem Trigonum verpflanzt. In analoger Weise können natürlich auch die Ureteren einzeln in diese Darmabschnitte eingepflanzt werden. Alle Methoden, bei denen die Ureteren in den Darm eingeleitet werden, haben gegenüber dem Anlegen der Nieren- oder Ureterfisteln den Vorzug, daß die Patienten kontinent sind, indem der Sphincter

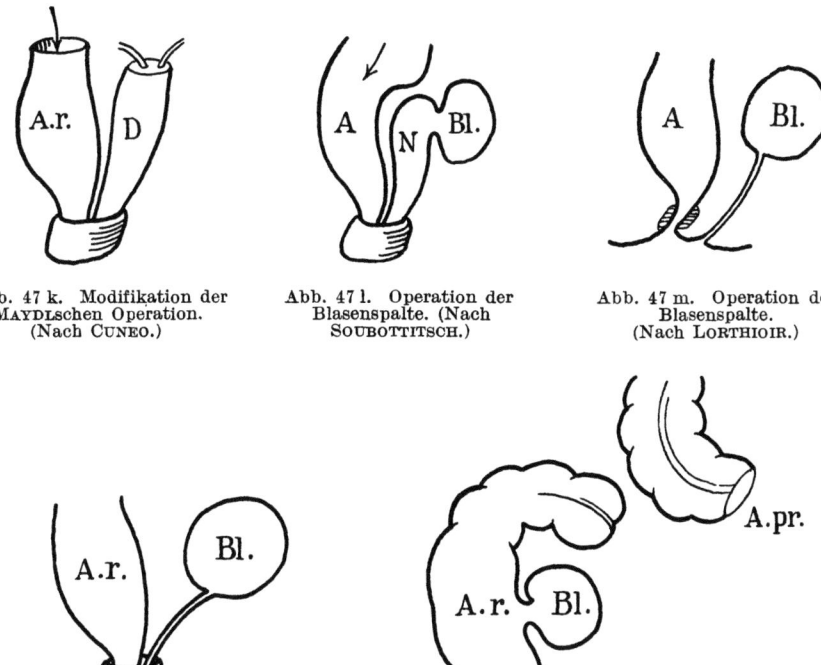

Abb. 47 k. Modifikation der MAYDLschen Operation. (Nach CUNEO.)

Abb. 47 l. Operation der Blasenspalte. (Nach SOUBOTTITSCH.)

Abb. 47 m. Operation der Blasenspalte. (Nach LORTHIOIR.)

Abb. 47 n. Operation der Blasenspalte. (Nach LERDA.)

Abb. 47 o. Operation der Blasenspalte. (Nach SCHLOFFER.)

ani hier die Rolle des Blasensphincters übernimmt, bergen aber dafür die Gefahr der aufsteigenden Nierenentzündung. Ist der betreffende Darmabschnitt einseitig ausgeschaltet, so scheint diese Gefahr schon geringer; am vorteilhaftesten sind in dieser Beziehung die Methoden, bei denen der zur Aufnahme des Harns bestimmte Darmabschnitt total ausgeschaltet wird. Durch geeignete Vorbehandlung eines total ausgeschalteten Darmabschnittes, der die Ureteren aufnehmen soll, besteht die Möglichkeit, die aufsteigende Infektion weitgehendst herabzusetzen. Am zweckmäßigsten erscheint das Vorgehen von MAUCLAIRE, ENDERLEN, SCHLOFFER, ROVSING, wobei man den Darm in einen Anus praeternaturalis ausmünden läßt und in den unteren Darmabschnitt die Ureteren einpflanzt. Dies Verfahren ist auch in jüngster Zeit von SCHMIEDEN beim Blasenkrebs erprobt und empfohlen worden. Ist es, wie meist bei Blasencarcinomen, nicht möglich, das Trigonum zu erhalten, so erfolgt die Einpflanzung in den Darm nach Art des COFFEYschen Vorgehens an zwei verschiedenen Stellen einer Dickdarmtaenie. Es ist ratsam, die Einpflanzung der Ureteren noch im intraabdominalen Teil des Rectums vorzunehmen, da der Serosaüberzug die Naht und ihre Verklebung wesentlich erleichtert. Es empfiehlt sich, nach der Einpflanzung den Sphincter ani zu dehnen evtl. auch ein Mastdarmrohr einzulegen, um in den ersten Tagen eine Stauung in dem neuen Harnbehälter zu vermeiden. Da diese Kranke den Kot auf dem Wege eines Anus praeternaturalis entleeren, so ist der erreichte Zustand sicherlich auch nicht in jeder Beziehung ideal zu nennen, doch sind die Unannehmlichkeiten eines Anus praeternaturalis für den Patienten ungleich geringer als der Zustand einer Harninkontinenz. Quoad vitam muß man diesem Verfahren die besten Resultate zusprechen.

Die Versuche, die bei totaler Ausschaltung des die Ureteren aufnehmenden Darmabschnittes die Kontinenz von Harn *und* Stuhl dadurch zu erreichen suchen, daß sie die neue Blase neben dem Rectum innerhalb des Sphincter ani münden lassen, sind wegen der dabei möglichen Schädigung des Sphincter weniger empfehlenswert. Tritt diese ein, so ist der Patient nicht nur inkontinent für den Harn, sondern auch für den Stuhl. Will man den Anus praeter umgehen, oder ist der Patient mit einem dahingehenden operativen Vorschlag nicht einverstanden, dann dürfte die einseitige Dickdarmausschaltung (Müller-Enderlen-Floerken), die sich je nach den Verhältnissen modifizieren läßt, das beste Verfahren sein.

Es sei zum Schluß noch einmal darauf hingewiesen, daß bei der totalen Blasenexstirpation wegen Carcinom die Ausschaltung des Darmabschnittes und die Einpflanzung der Ureteren besonders mit Rücksicht auf die kachektischen Patienten unbedingt zweizeitig, evtl. dreizeitig (1. Akt Ausschaltung, 2. Akt Einpflanzung der Ureteren, 3. Akt Blasenexstirpation) vorzunehmen ist, eine Forderung, für die in jüngster Zeit unter anderen Fedoroff auf Grund der bisherigen Statistiken und seiner eigenen Erfahrungen warm eingetreten ist.

Literatur.

Alberti: Demonstration, Blasenplastik aus der Scheide. Zentralbl. f. Gynäkol. 1898. S. 620. — Anschütz, W. (v. Mikulicz): Über die Heilung der angeborenen Blasenspalte durch Plastik aus dem Dünndarm. Arch. f. klin. Chirurg. Bd. 61, S. 1048. 1900. — Baldassari: Experimentelle Versuche zur Harnblasenplastik. Rif. med. 1906. Nr. 28. — v. Bardeleben: Handbuch d. Anat. Bd. 7, S. 1. 1902. Jena: Gust. Fischer. — Bartels: Das Lymphgefäßsystem. Jena: Gust. Fischer. 1909. — Barth: Aspirationsdrainage der Blase. Zentralbl. f. Chirurg. 1910. Nr. 46. — Baum, H.: Die Kommunikation der Lymphgefäße der Prostata mit denen der Harnblase usw. Anat. Anz. Bd. 57, S. 17. 1923. — Berndt: Über die perineale Enukleation der Prostata. Münch. med. Wochenschr. 1914. S. 17. — Boeminghaus, H.: Die Extraperitonisierung der Harnblase als Methode der Wahl bei Resektionen, Divertikeln und Totalexstirpationen. Dtsch. Zeitschr. f. Chirurg. Bd. 165, S. 257. 1921. — Beitrag zur Behandlung der Blasengeschwülste. Arch. f. klin. Chirurg. Bd. 136, S. 115. 1925. — Zur Befestigung der suprapubischen Blasendrains. Zentralbl. f. Chirurg. 1925. S. 967. — Braus, H.: Anatomie des Menschen. Bd. 2. 1924. Berlin: Jul. Springer. — Chute, A. L.: Dependent drainage of the perivesical region. Journ. of urol. Vol. 11, p. 365. 1924. — Clarke, C.: Leicht entfernbare Blasennähte. Lancet 17. Febr. 1912. — Cordua, E.: Vereinfachtes Verfahren der Tropfspülung nach Prostatectomia superior. Zentralbl. f. Chirurg. 1923. S. 126. — Cornil et Carnot: Arch. de méd. experim. 1899. S. 413. — Corning, H. K.: Lehrbuch d. topograph. Anat. Wiesbaden: J. F. Bergmann. 1915. — Delbet, P.: Suture de la vessie par décollement et rebroussement de la muqueuse. Gaz. d. hop. civ. et milit. 1908. S. 303. — Enderlen, E.: Über Blasenektopie. Samml. klin. Vorträge. Chirurg. 1908. Nr. 135—136. — Englisch, J.: Das Cavum praeperitoneale Retzii und die Erkrankungen seines Zellgewebes. Fol. urologica. Vol. 2, S. 3 u. 4. — Fedoroff, S. P.: Über die Totalexstirpation der Harnblase bei Blasentumoren. Zeitschr. f. Urol. Bd. 17, S. 290. 1923. — Folsom, A. J. and G. T. Caldwell: An experimental study of ureteral transplantation intho the lower bowel. Southern med.

journ. Vol. 17, p. 777. 1924. — FRANGENHELM: Zur operativen Behandlung der Inkontinenz der männlichen Harnblase. Zentralbl. f. Chirurg. 1914. Nr. 33. — FULLER, E.: Postprostatic cystotomy. Med. Record 22. Okt. 1910. — GARSON, J. G.: Die Dislokation der Harnblase und des Peritoneums bei Ausdehnung des Rectums. Arch. f. Anat. u. Physiol. Anat. Abteil. 1878. S. 171. — v. GAZA: Experimentelle Untersuchungen über Vergrößerung der Harnblase durch angeschaltete Darmabschnitte. Zeitschr. f. urol. Chirurg. Bd. 13, S. 129. 1923. — GRUNERT, E.: Zur primären Blasennaht nach Sectio alta. Zentralbl. f. Chirurg. 1924. S. 2797. — v. HACKER: Blasennaht mit tiefen Knopf- und oberflächlichen Schnürnähten. Zentralbl. f. Chirurg. 1909. Nr. 10. — HARTERT, W.: Eine einfache und sparsam arbeitende Vorrichtung zum Absaugen von Körperflüssigkeiten. Zentralbl. f. Chirurg. Bd. 8, S. 630. 1914. — HEISS, R.: Über den Sphincter vesicae internus. Arch. f. mikrosk. Anat. 1915. S. 367. — Beiträge zur Anatomie der Blasenvenen. Arch. f. mikrosk. Anat. 1915. S. 265. — HOFMANN, C.: Zur Blasennaht nach der Sectio alta. Zentralbl. f. Chirurg. 1905. Nr. 23. — HYMAN, A.: Über die normalen Verhältnisse des Blasensphincters und seine Veränderungen nach Prostatektomie. Zeitschr. f. Urol. Bd. 8, S. 720. 1914. — JANSEN, P.: Die Versorgung der Blase nach Sectio alta. Münch. med. Wochenschr. 1912. Nr. 3. — JOSEF, E.: Zur Behandlung des Carcinoms der Harnblase. Münch. med. Wochenschr. Bd. 72, S. 45. 1925. — KAMOGAWA, C.: Vorschlag zur Verbesserung der Blasennaht nach Steinschnitt. Arch. f. klin. Chirurg. Bd. 123, S. 861. 1923. — KEHL: Tierexperimentelle Untersuchungen für Uretercholecystanastomosen als Versorgung der Ureteren bei Ausschaltung der Harnblase. Bruns Beitr. f. klin. Chirurg. Bd. 128, S. 687. — KOTZENBERG: Zur Frage des Blasenersatzes. Zeitschr. f. urol. Chirurg. Bd. 3, S. 108. 1917. — KRASA, F. C. und R. PASCHKIS: Das Trigonum vesicae der Säugetiere. Zeitschr. f. urol. Chirurg. Bd. 6, S. 2. 1921. — KROH. F.: Der „Saugkatheterismus" der Harnblase und seine praktische Bedeutung. Münch. med. Wochenschr. 1923. S. 935. — LATZKO, W.: Die erweiterte Radikaloperation des Blasenkrebses und ihre anatomische Begründung. Zeitschr. f. urol. Chirurg. Bd. 8, S. 135. 1922. — LEGUEU et ROCHET: Les cellulites périvésicales et pelviennes après certaines cystostomies ou prostatectomies sus-pubiennes. Journ. d'urol. Tome 15, p. 1, Nr. 1. — LENGEMANN, P.: Ersatz der exstirpierten Harnblase durch das Coecum. Zentralbl. f. Chirurg. 1912. Nr. 50. — LICHTENBERG, A. VON: Der hintere Blasenschnitt. Zeitschr. f. Urol. Bd. 19, S. 562. 1925. — LI VIRGHI: Sui processi di guerrizone delle lesione vesicali. Giorn. internaz. med.-chirurg. Vol. 20. 1913. — MAIER, O.: Der inguinale Blasenschnitt. Zentralbl. f. Chirurg. 1923. Jg. 50, S. 1817. — MARION, G: Traité d'urologie. Tome 1 u. 2. 1921. Paris: Masson. — MAYER, A.: Über die chirurgische Behandlung der Schrumpfblase. Zentralbl. f. Gynäkol. 1921. Nr. 7. — MELNIKOW, A. W.: Zur Frage der künstlichen Blasenbildung. Nowy chirurg. Arch. Bd. 6, S. 259. 1924. — MERKEL: Topographische Anatomie. Bd. 3. 1907. Braunschweig: Vieweg & Sohn. — MERMINGAS, K.: Ein neuer Weg zur Harnblase. Zentralbl. f. Chirurg. 1923. S. 558. — MESSTORFF, TH.: Ein Beitrag zur Frage der Totalexstirpation der Harnblase bei Krebs. Dtsch. Zeitschr. f. Chirurg. Bd. 193, S. 425. 1925. — v. MIKULICZ: Zur Operation der angeborenen Blasenspalte. Zentralbl. f. Chirurg. 1899. S. 641. — MIROTWORZEFF, S. R.: Zur Technik der Ureterenüberpflanzung in den Mastdarm. Zeitschr. f. Urol. 1910. S. 493. — NATHER, K.: Zur Blasendrainage mit dem Troikart. Münch. med. Wochenschr. 1922. Jg. 69, Nr. 19. — NASSETTI, FR.: La ligatura parietale della vesica. Arch. ed. atti d. soc. ital. di chirurg. 27. adun., Roma, 10.—12. XI. 1920. — NICOLICH, G.: Due casi di estirpatione quasi completa della vesica per tumore. Fol. urol. Vol. 7, Nr. 6. 1913. — ÖHLER: Zur Prostatectomia mediana. Zentralbl. f. Chirurg. 1922. S. 540. — PAPIN, E.: De la conduite à tenir chez un malade cystostomisé. Journ. des practiciens. 1924. Jg. 38, p. 237. — PASTEAU: Technique de la taille hypogastrique. Ann. des maladies d. org. gén.-urin. Tome 1, Nr. 6. — PAUCHET, V.: Cystotomie d'urgence. Ann. des maladies d. org. gén.-urin. 1909. Nr. 1. — PERTHES, G.: Der „Saugkatheterismus" der Blase. Zentralbl. f. Chirurg. 1923. Jg. 50, S. 1612. — PETROW, N. N.: Zur totalen Blasenexstirpation bei Carcinom. Dtsch. Zeitschr. f. Chirurg. Bd. 104, S. 365. 1910. — PIKE, J. B.: A suggested operation for suprapubic drainage of the bladder. Brit. med. journ. 8. April 1911. — PRAETORIUS, G.: Zur Versorgung der permanenten Blasenfistel. Dtsch. med. Wochenschr. 1917. S. 331. — RAVASINI, C.: Regeneration der Blase nach Exstirpation infolge Blasengeschwulst. Zeitschr. f. Urol. Bd. 19, S. 562. 1925. — ROCHET, M.: Moyen d'ouvrir l'urèthra ou la vessie par le vagin sans risque de fistule. Lyon méd. 1909. Nr. 28. — ROVSING: Totalexstirpation der Harnblase mit doppelseitiger Ureterostomia lumbalis. Chirurg.-Kongr. 1907. — SCHEELE: Über Vergrößerungsplastik der narbigen Schrumpfblase. Bruns' Beitr. z. klin. Chirurg. Bd. 129. 1923. — SCHILLER, H.: Regeneration of resected urinary bladders in rabbits. Surg. gynecol. a. obstetr. Vol. 36, p. 24. 1923. — SCHLAFFER, H.: Ziele bei der Behandlung der Blasenektopie. Wien. med. Wochenschr. 1916. Nr. 26. — v. SCHMIEDEN: Erfahrungen bei zwei Totalexstirpationen der carcinomatösen Harnblase. Zeitschr. f. Urol. Bd. 17, S. 1. 1923. — SMITTEN, A. T.: Über die Einpflanzung der Ureteren in den Darm. Nowy Chirurg. Arch. Bd. 6, S. 84. 1924. — STÖCKEL, W.: Troikartkatheter zur infrasymphysären

Blasendrainage. Zentralbl. f. Gynäkol. 1907. Nr. 26. — Demonstration eines Falles von MAYDLscher Operation bei tuberkulöser Schrumpfblase. Med. Ges. Kiel 14. Febr. 1918. — STRASSMANN, P.: Ersatz einer Schrumpfblase durch Transposition des S. romanum. Zeitschr. f. Urol. Bd. 19, S. 583. 1925. — STUTZIN, J. J.: Zur Anlegung einer „Ventilfistel" als Blasendauerfistel. Zentralbl. f. Chirurg. 1918. S. 685. — TADDEI: Sulla estirpatione totale della mucosa della vesica urinaria. Clin. chirurg. Vol. 11, Fasc. 2200. 1912. — TESTUT: Traité anatomie humaine. Tome 3. 1895. Paris: O. Doin. — TESTUT-JACOB: Traitè d'anatomie topographique. Tome 2. 1906. Paris: O. Doin. — THOMPSON, R.: Suprapubische Cystotomie. Lancet. 26. Juli 1913. — VAN DER VEN, J. C.: Substitutio vesicae. Nederlandsch tijdschr. v. Geneesk. 1923. Jg. 67, p. 1564. — VERHOOGEN et DE GRAEUWE: La cystectomie totale. Fol. urol. Vol. 2. 1909. — VIRCHOW, H.: Präparate zur Veranschaulichung der Lage der männlichen Beckenorgane. Zeitschr. f. Urol. Bd. 15, S. 40. 1921. — VOELCKER-WOSSIDLO: Urologische Operationslehre. Leipzig: G. Thieme. 1924. — WALDEYER, W.: Das Becken. Berlin: Fr. Cohen. 1899. — WATSON: The operativ treatment of tumors of the Bladder. Ann. of surg. Vol. 42. 1905. — WOKULENKO, M. W.: Zur Technik der Harnblasennaht. Nowy Chirurgischeski Arch. Bd. 2, S. 425. 1922. — WULLSTEIN: Modifikationen der Sectio alta. Dtsch. Ges. f. Chirurg. Berlin 3./6. April 1907.

Chirurgische Anatomie und allgemeine Operationslehre des Penis und der Harnröhre.

Von

P. JANSSEN-Düsseldorf.

Mit 50 Abbildungen.

Topographische Anatomie.

Die für die Operationen am Penis und der Urethra außerordentlich bedeutungs-vollen und recht komplizierten topographisch-anatomischen Verhältnisse machen es notwendig, etwas weiter auszuholen und die Organe der Nachbarschaft,

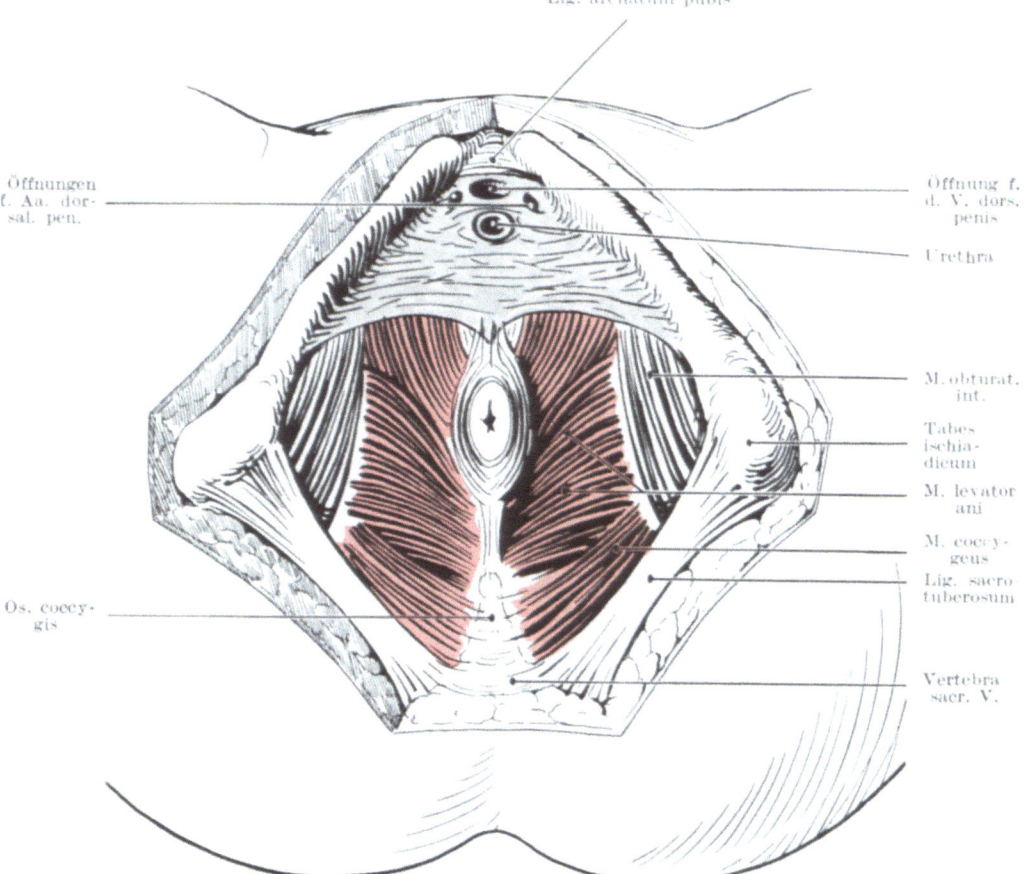

Abb. 1. Diaphragma urogenitale. (Nach CORNING.)

welche mit jenen in Berührung treten, in den Bereich der Erörterungen hinein-
zuziehen: *die Anatomie des Beckenbodens.*

Zwischen den nach innen hin konvergierenden, aufsteigenden Ästen der Schambeinknochen, die nach vorn den *Arcus pubis* bilden, liegt das *Trigonum* oder
Diaphragma urogenitale ausgespannt (Abb. 1). Es stellt eine derbe Fascie dar, die,

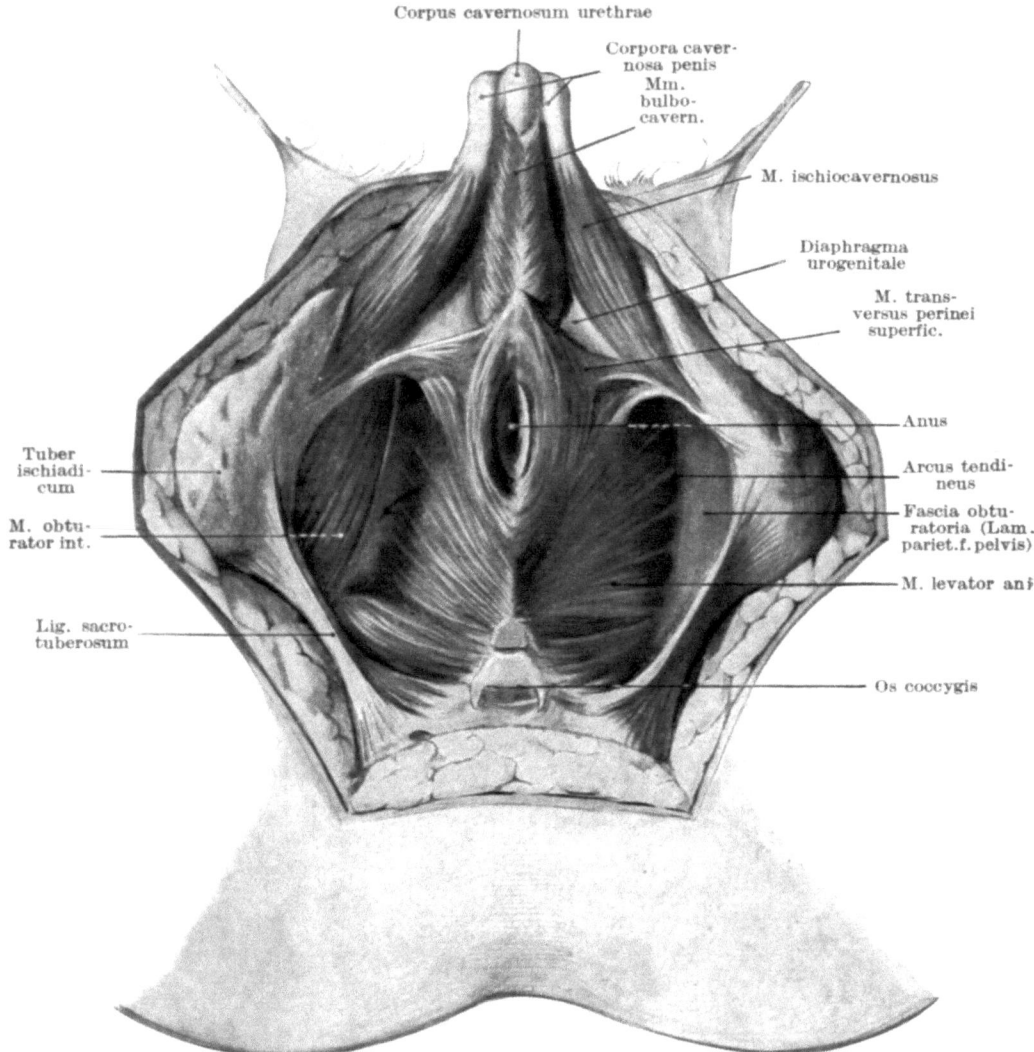

Abb. 2. Muskulatur des Beckenbodens. (Nach Corning.)

ihren Ausgang von den Ossa pubis nehmend, in quer verlaufenden Zügen einher-
zieht. Die Membran hat die Form eines an seiner Spitze abgestutzten Dreieckes,
dessen fehlender Teil ersetzt wird durch ein den Arcus pubis ausfüllendes Liga-
ment: das *Ligamentum arcuatum pubis.* Nach hinten, entsprechend der Hypotenuse jenes Dreieckes, grenzt das Diaphragma seitlich an die Züge des *M.
obturator internus*, medianwärts an diejenigen des *M. levator ani*, von dem Teile
in das Diaphragma übergehen, um zur Urethra zu gelangen. Das Diaphragma

urogenitale stellt eine wichtige *Stütze für die Organe des Unterleibes dar*: auf ihm liegen fest die *Blase* und die *Prostata*. Es weist verschiedene Öffnungen auf, die als *Durchtrittstelle* für einzelne Organe dienen. Ganz vorn, an der Grenze zum Lig. arcuatum tritt von innen her hindurch die *unpaar angelegte Vena dorsalis penis*, seitlich von dieser, etwas nach hinten hin, jederseits die *Arteria* und der *Nervus pudendus internus*. Weiter nach hinten in der Mittellinie wird das Diaphragma durchbohrt von der *Urethra*, zu deren Seiten wiederum aus einzelnen Öffnungen die *Aa. bulbi urethrae* heraustreten.

Ein weiteres, nicht so derbes, mit reichlichen Fetteinlagerungen versehenes Fascienblatt liegt nach außen von dem Diaphragma: Die *Fascia superficialis perinei*. Sie nimmt, wie jenes, seitlich ihren Ausgang von dem gleichen Beckenknochen, ist nach *hinten zu an dem Diaphragma urogenitale befestigt* und geht nach vorn hin als *Fascia penis auf den Penis*, als *Tunica dartos auf das Scrotum* über. Während weiter nach außen über der Fascia perinei superficialis das fettreiche subcutane Bindegewebe und die Haut der Dammgegend sich befindet, bildet die Fascie selbst gemeinsam mit dem Diaphragma urogenitale eine *logenartige Tasche*. In dieser liegt der sich aus den Corpora cavernosa und dem Bulbus urethrae zusammensetzende Beginn des *Penis*. Die *Corpora cavernosa penis*, gleichfalls entspringend von den aufsteigenden Schambeinästen, legen sich seitlich, bedeckt von den Mm. bulbo-cavernosi, dem median gelegenen, vom M. bulbo-cavernosus bedeckten *Corpus cavernosum urethrae* von oben her an. Dieses letztere bedeckt als *Bulbus cavernosus* die Durchtrittsstelle der Urethra durch das Diaphragma, sie nach hinten hin um mehrere Zentimeter überragend bis zum Rande des letzteren (Abb. 2).

Die genannten drei Corpora cavernosa treten innerhalb der Fascienloge in eine innige Verbindung miteinander. Hier trifft man auch auf die Stämme der *Gefäße*, welche die Schwellkörper versorgen. Sie entstammen alle der *A. pudenda interna*, die neben dem *N. pudendus* medial vom Tuber ischii anzutreffen ist. Oberhalb des Diaphragma verlaufend, teilt sich die Arterie in die *Aa. bulbi urethrae,* deren Durchtrittsstelle bereits oben erwähnt wurde und die nun von der Seite her an den Bulbus urethrae herantritt, in die *A. profunda penis*, welche das Diaphragma vorn jederseits durchbohrt und an die untere Fläche der Corpora cavernosa gelangt, und die *A. dorsalis penis*, die neben der *unpaaren V. doralis penis* an der Grenze von Diaphragma und Lig. arcuatum ihren Durchtritt nehmen, um mit jener gemeinsam in die Rille zwischen die Corpora cavernosa an der *Oberfläche des Penisschaftes* sich einzufügen. Die Vena dorsalis penis tritt mit dem *Plexus perivesicalis* und *periprostaticus* in Verbindung und leitet ihren Inhalt in die V. hypogastrica. Im prostatischen Teile geschieht die Blutversorgung der Urethra durch die *Aa. vesicales inferiores* und Äste der *A. haemorrhoidalis media*, diese letztere gibt ebenfalls neben der *A. perinei* die Blutversorgung für die *Pars membranacea* ab.

Der Teil des Penis, der nach Vereinigung der drei Schwellkörper in der geschilderten Fascienloge der Beckenweichteile sich befindet, wird als *Pars fixa penis* bezeichnet. Er geht in die *Pars mobilis*, den eigentlichen Penisschaft über, sobald er jene Tasche unterhalb der Symphyse verlassen hat. An dieser Stelle erhält der Penis eine feste Verbindung mit der Schamfuge durch straffes Bindegewebe, welches, der oberflächlichen Bauchfascie entstammend, von der Linea alba abdominis über die Symphyse zur Fascia penis hinzieht: das *Lig. suspensorium penis*.

Die *Pars mobilis*, der Schaft des Penis, besteht aus dem sich nach vorn hin zur Glans verdickenden *Corpus cavernosum urethrae*, zu dem die Urethra in später zu schildernde Beziehungen tritt. Sein distales Ende setzt sich mit einem nach hinten hin scharfen Rande, der *Corona glandis (Sulcus coronarius)* ab gegen die hier endigenden, dem urethralen Schwellkörper oben *aufgelagerten Corpora cavernosa penis*, welche die größere Masse des Schaftes bilden.

Die Schwellkörper sind einzeln umgeben von einer *sehr straffen Fascie*; diejenige des Corpus cavernosum urethrae zeigt ein etwas weniger straffes Gefüge. Von dieser *Fascia albuginea* gehen *Septa* in das Innere der Schwellkörper hinein und teilen dieses in *spongiöse Räume* auf, die sich je nach dem Blutfüllungszustande mehr oder weniger füllen. Die Spongiosa des urethralen Schwellkörpers zeigt weitere Räume als diejenige des Corpus cavernosum penis. Die beiden letzteren sind durch straffe Bindegewebszüge fest miteinander vereinigt, das *Septum penis,* so daß ihre operative Trennung eine schwierige ist, während die Loslösung des urethralen Schwellkörpers von jenen leichter durchgeführt werden kann. In der Mitte jedes Corpus cavernosum penis verläuft die *A. profunda penis* mit ihren Begleitvenen, in der oberen Rille zwischen jenen, jedoch außerhalb der Albuginea, die *Vena dorsalis penis* mit ihren Begleitarterien (Aa. dorsales penis). (Abb. 3.)

Das ganze System der Schwellkörper wird umgeben von der *locker* aufliegenden *Fascia penis*, die der Fascia perinei superficialis entstammt. Ihr wiederum liegt das sehr lockere, fettarme, von zahlreichen subcutanen *Venen* durchzogene Unterhautzellgewebe auf, durch welches die *ungemein elastische Hautbedeckung* des Gliedes ihre *große Beweglichkeit* gewinnt, die anderseits noch eine Vergrößerung findet durch die *Falte des Praeputiums*, welches an der Corona glandis seinen Ansatz findet und mit der Oberfläche der Glans den *Präputialsack* darstellt, der an der Unterseite der letzteren durch das ihn befestigende *Frenulum* eine Unterbrechung findet.

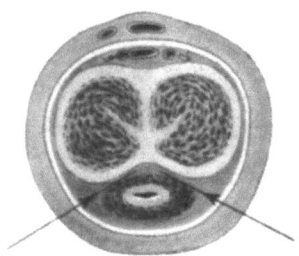

Abb. 3. Querschnitt durch den Penis nach Picker.

Die *subcutanen Venen* stehen mit dem Plexus perivesicalis bzw. der V. hypogastrica *nicht in direkter* Verbindung; sie biegen an der Wurzel des Penisschaftes seitwärts ab und nehmen als *Venae pudendae externae* ihren Verlauf zur Leistenbeuge in die *Vena saphena* oder direkt in die *Vena femoralis* durch die Fascia cribrosa hindurch.

Die *Lymphbahnen* des Penis sammeln sich in der medialen Drüsengruppe auf der Oberschenkelfascie im Trigonum subinguinale am Rande des Ligamentum inguinale, welches von ihnen nicht nach oben hin überschritten wird; gelegentlich besteht auch eine oberflächliche, direkte Verbindung *durch den Leistenkanal* zu den iliacalen Lymphdrüsen unter Umgehung der inguinalen Drüsen (Abb. 4).

Die *Nerven* des Penis entstammen zum Teil dem *sympathischen System* und verlaufen mit den Gefäßen, zum anderen Teile kommen sie von der *Medulla spinalis* in den Bahnen des N. ileoinguinalis und des N. pudendus, als dessen unter der Bezeichnung *N. dorsalis penis* die gleichnamige Arterie begleitender Endast, der die Haut des Membrum und die Glans penis versorgt.

Die Harnröhre.

Vom chirurgischen Gesichtspunkte aus pflegt man an der Urethra topographisch-anatomisch einen *vorderen* und einen *hinteren Abschnitt* zu unterscheiden *(Urethra anterior* und *posterior)*. Beide Teile werden voneinander getrennt an der Stelle, wo die Harnröhre das Diaphragma urogenitale durchbohrt und die kräftige, willkürliche Muskulatur des *M. sphincter vesicae externus* sie umspannt, auf den später noch einzugehen sein wird.

Die vordere Urethra, die vom Orificium externum bis zu jener in der Ebene des Schambeinbogens gelegenen Trennungsstelle reicht, umfaßt die *Pars navicularis*, die *Pars cavernosa* und die *Pars perineo-bulbosa*; die hintere Urethra, vom Schambeinbogen bis zur Blase verlaufend, entspricht der *Pars membranacea* und *prostatica*, sie stellt für den Chirurgen in pathologischer Beziehung den ungleich bedeutungsvolleren Abschnitt dar.

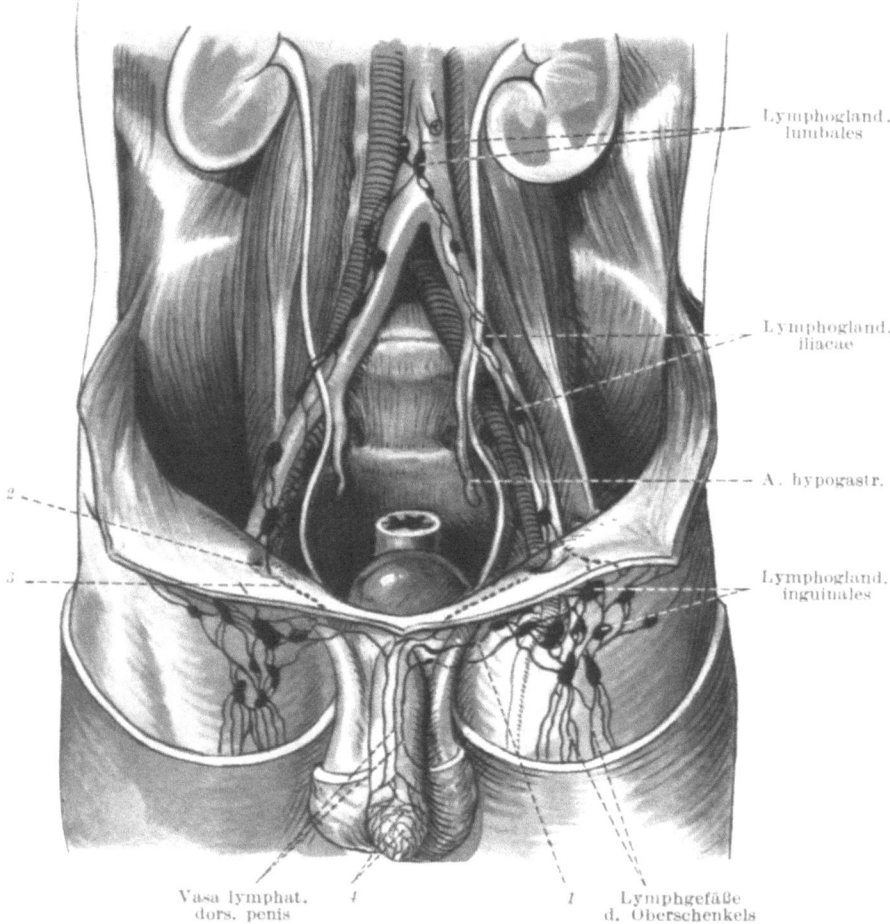

Abb. 4. Lymphgefäße und regionäre Lymphdrüsen des Penis. (Nach Horovitz und Zeissel, Wiener med. Presse 1897.)

1 Abflußwege der Lymphgefäße des Penis zu den Lymphogland. inguinales. *2* Annulus inguinalis abdom. *3* Direkte Verbindung der Vasa lymphat. penis mit den Lymphogland. iliacae. *4* Lymphbahnen der Glans penis.

Bei der *Ortsbestimmung* von *Veränderungen* in der Urethra bediene man sich stets jener Bezeichnungen, niemals einer Bestimmung nach Zentimetern, besonders nicht im Bereiche der Urethra anterior. Eine Längenmessung der letzteren wird stets ungenau sein wegen des verschiedenen Füllungszustandes der Schwellkörper. Im allgemeinen wird die *Länge* der vorderen Urethra mit etwa 15,5 cm, nach anderen mit 18—20 cm angegeben. Sie pflegt im *Alter eine größere* zu sein, da mit der Abnahme der Elastizität der Wandungen der

Schwellkörper und Septen der kavernösen Räume eine leichte venöse Stauung des Membrum einzutreten pflegt. — Die Länge der Pars membranacea beträgt 1,5—2,5 cm, diejenige der Pars prostatica etwa 2 cm. Die letztere ist in ihrer Ausdehnung im Alter gleichfalls nicht konstant wegen der variablen Größenverhältnisse der Prostata, die auf jene bestimmend ist (Abb. 5).

Von besonderem Interesse ist die *Gestalt* der Urethra, weil durch sie die Einführung der untersuchenden und entleerenden Instrumente beeinflußt wird. Man pflegt die Form der Harnröhre mit derjenigen eines *liegenden S* zu vergleichen; sie hat *zwei Krümmungen.* Die distale Krümmung, die sich beim nicht erigierten Gliede leicht ausgleichen läßt und vom Orificium externum beginnend die Pars navicularis und cavernosa (zusammen auch *Pars pendula* oder *Pars mobilis* genannt) umgreift, weist nur eine *leichte Ausbuchtung ihres unteren Wand-*

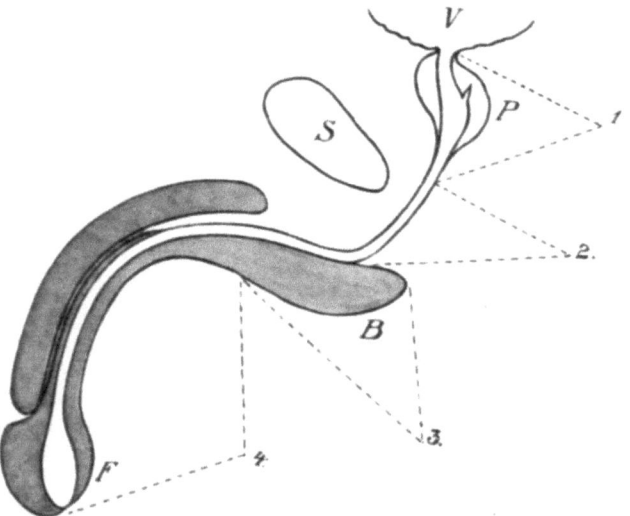

Abb. 5. Gestalt der männlichen Urethra und ihre Abschnitte

V Vesica. *P* Prostata. *S* Symphyse. *B* Bulbus urethrae. *F* Fossa navicularis. *1* Pars prostatica.
2 Pars membranacea. *3* Pars perineo-bulbosa. *4* Pars cavernosa.

abschnittes im Bereiche der Pars navicularis auf, in welcher sich evtl. eine dünne eingeführte Sonde, ohne Schaden anzurichten, vorübergehend verfangen kann. Wesentlich komplizierter ist die Gestaltung der *proximalen Krümmung* der Urethra, welche die Pars perineo-bulbosa, die Pars membranacea und die Pars prostatica bis zum Sphincter vesicae internus einbegreift. Man unterscheidet an ihr die *obere* und die *untere Wand.* Die obere Wand zeigt einen *ganz regelmäßigen Verlauf.* Sie bildet etwa *den dritten Teil einer Kreisperipherie von 6 cm Radius* (Gély) beim Erwachsenen, nur beim Greise ist infolge der Vergrößerung der Vorsteherdrüse die Krümmung evtl. eine größere und tiefere. Weiterhin ist die obere Wand der Urethra posterior *mit ihrer Unterlage,* die zum größten Teile durch die Symphyse gebildet wird, also nicht nachgibt, *fest verbunden.* Sie zeichnet sich endlich dadurch aus, daß sie nur von *spärlichen Blutgefäßen* versorgt wird. Diese Faktoren bringen es mit sich, daß ein geeignetes Instrument, welches der Form der hinteren Urethra nachgebildet, *mit stumpfem Ende den Kontakt mit der oberen Urethralwand nicht verliert,* mit Sicherheit in die Blase vorgeschoben werden kann, ohne die Urethra zu verletzen und daß wegen der Gefäßarmut sich hier chirurgische Eingriffe am wenigsten blutig ausführen lassen. Daher pflegt man die obere Wand auch als die *chirurgische Wand* zu bezeichnen.

Ganz anders verhält sich die *untere Wand*; ihr Verlauf zeigt nicht den einfachen Kreisbogen, sondern dieser ist durch *zwei Ausbuchtungen* der unteren Wand des Kanals gegen das periurethrale Gewebe hin unterbrochen. Die erste Buchtung, die sogenannte *Bulbustasche*, liegt vor dem Bulbus urethrae. Sie kommt zustande durch einige unter der Wand schräg verlaufende fibröse Gewebszüge. Eine weitere Ausbuchtung findet man *oberhalb der Einmündungsstelle des Ductus ejaculatorii* in die Pars prostatica, wo das Veru montanum in die Lichtung der Urethra vorspringt. Sie ist im Alter sehr variabel, entsprechend dem Zustande der Vorsteherdrüse. Die untere Wand der U. posterior hat in der Nachbarschaft des Bulbus urethrae noch eine weitere, für die Untersuchung höchst beachtenswerte Eigentümlichkeit. Sie liegt *nicht fest ihrer Unterlage auf*, wie die obere Wand, sondern ist mit der Unterlage durch ein sehr lockeres Bindegewebe verbunden. Auf diese Weise ist sie *verschieblich, insbesondere in longitudinaler Richtung*. Diese Abweichungen der unteren Wand bergen große *Gefahren für die Untersuchung*. Wenn ein ungeeignetes Instrument, etwa eine Sonde, deren Gestalt nicht die dauernde Berührung und Führung ihrer Spitze an der oberen chirurgischen Wand gewährleistet, in die Harnröhre eingeführt wird, so verfängt sie sich leicht in jenen Buchten der Unterwand. Ist die führende Hand ungeübt und will sie trotz des Widerstandes das Instrument mit einer gewissen Gewalt weiter einführen, so wird die Urethrawand *zu einer Falte erhoben*, die Wandung wird vor dem Instrument *longitudinal gedehnt* und ein weiteres Vordrängen *durchbohrt die angespannte Wandung*, worauf die Sonde leicht im periurethralen Gewebe weitergleitet.

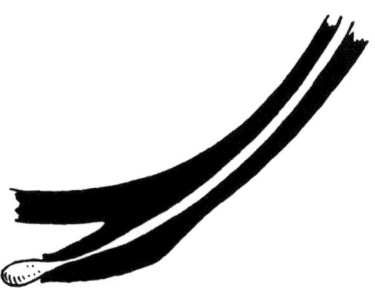

Abb. 6. Entstehung der Via falsa.

Auf diese Weise entstehen die *Viae falsae* in jener Gegend, die mit erheblichen *Blutungen* einherzugehen pflegen, weil die Umgebung der Harnröhre an dieser Stelle, der Nachbarschaft des Bulbus, *außerordentlich viele Blutgefäße* beherbergt (Abb. 6). Und zwar entstehen diese falschen Wege *hier* auch in der vollkommen *normalen* Harnröhre bei ungeschickter Sondierung, während an der Ausbuchtung der Pars prostatica doch mehr oder weniger starke Passagestörungen durch *Formveränderung der Vorsteherdrüse* vorliegen müssen, um eine solche Durchbohrung der Wand zustande kommen zu lassen.

In ihrem vorderen Abschnitt ist die Harnröhre durch die Haut des Gliedes hindurch *abtastbar*, sobald ihre Wandung durch ein eingeführtes Instrument entfaltet ist, denn sie liegt, nachdem sie die Pars perineo bulbosa verlassen hat, im Bereiche des Scrotums und weiter distal *an der Unterseite des Membrum*. Abtastbar ist die Urethra auch durch den in das Rectum eingeführten Finger zwischen Pars bulbosa und prostatica in ihrem „häutigen" Teile *(Pars membranacea)*, der auch *Pars nuda* genannt wird, weil hier die verdeckenden massigen Nachbarorgane fehlen.

Man darf sich die Urethra nicht als ein offenes Rohr vorstellen. Sie liegt vielmehr *in vielen Längskulissen gefältelt*, so daß gewöhnlich eine *Lichtung nicht vorhanden* ist. Diese entsteht erst dadurch, daß der Urinstrahl diese Kulissen entfaltet. Ohne daß eine Überdehnung und damit eine Läsion der Wandung eintritt, läßt diese Lichtung Instrumente von 5—7 mm Durchmesser, je nach dem Entwicklungsalter des Individuums, glatt passieren. Die Lichtung ist nicht an allen Stellen des normalen Kanales eine gleiche; wie dies sich aus den vorstehenden Darlegungen versteht, besitzt sie drei normale ,,*Weiten*''; in der Pars navicularis, der Pars bulbosa und der Pars prostatica. Ebenso finden sich mehrere physiologische ,,*Engen*'' im Verlaufe der Urethra. Die *engste* Stelle ist gewöhnlich das *Orificium externum*, eine weitere Enge bemerkt man *am Übergang von Pars navicularis zur Pars cavernosa*. Endlich ist bei Passage der *Pars membranacea* ein gewisser Widerstand zu überwinden, der durch den kräftigen Tonus des *M. sphincter vesicae externus* zustande kommt, bei dessen Überwindung der Untersuchte mit einer leichten Schmerzempfindung auf die Berührung reagiert, weil diese Stelle besondere *Sensibilität* zeigt. Das letzte, leichte physiologische Hindernis schließlich zeigt sich beim Überwinden des *M. sphincter internus* zum Eintritt in die Blase. *Narben* traumatischen und entzündlichen Ursprungs können die normale Lichtung mehr oder weniger stark *verlegen*, weil durch Zugrundegehen der elastischen Fasern der Wandung die Dehnbarkeit der Falten aufgehoben wird.

Die Wandung der Urethra, ausgekleidet mit einem *mehrschichtigen Plattenepithel*, ist namentlich auch in ihrem vorderen Abschnitt sehr reich an *elastischen Fasern*, die in das Gewebe ihres sie umgebenden Corpus cavernosum hinüberziehen und so eine *feste Anheftung des Kanals* an seine Umgebung bedingen, die an der Pars anterior nur eine unbedeutende Verschiebungsmöglichkeit in der Längsrichtung zuläßt.

Von großer Bedeutung für das Zustandekommen pathologischer Zustände in der Urethralwand und in ihrer Nachbarschaft ist der Umstand, daß in ihre Wandung *zahlreiche Drüsen eingebettet* sind. Sie sind im wesentlichen Schleimdrüsen, liegen einzeln verstreut oder in Konglomeraten und münden mit teilweise weiten, manchmal auch sehr engen Ausführungsgängen in die Schleimhaut hinein. An diesen Stellen zeigt die Mucosa Einsenkungen, die *Sinus Morgagni*. Es ist verständlich, daß durch diese Drüsengänge hindurch Infektionserreger sehr leicht von der Mucosa aus eindringen, die in der relativ massigen Drüsensubstanz selbst bei schlechtem Abfluß und im benachbarten periurethralen Gewebe zur Entstehung entzündlicher Prozesse Veranlassung geben und therapeutischer Beeinflussung nur schwer zugänglich sind. Einzelne Drüsen haben so weite Ausführungsgänge, daß feine Sonden sich in ihnen verfangen können. Eine solche Drüse befindet sich am Boden der Fossa navicularis, sie pflegt von einer kleinen halbmondförmigen Falte der Mucosa, der sog. Guérinschen Falte bedeckt zu sein. Besondere Beachtung verdienen die beiden an der Hinterwand *der Urethra liegenden*, von oben her in das Diaphragma urogenitale eingebetteten Cowperschen Drüsen *(Glandulae bulbo-urethrales)*. Sie sind haselnußgroß und ihr langer, enger Ausführungsgang, der mit schlitzförmiger Öffnung im Anfange der Pars cavernosa in die Urethra mündet, ermöglicht es, daß gerade in ihnen entzündliche Prozesse sich sehr lange erhalten können. Die hintere Urethra endlich weist neben unbedeutenden Schleimdrüsen Kommunikationen mit wichtigen *Drüsensystemen* auf: den *Hoden* und der *Prostata*. Ihre Einmündungsstellen liegen an dem im Bereiche der unteren Wand der Urethra prostatica gegen deren Lichtung vorspringenden Wulste, dem *Veru montanum* oder *Colliculus seminalis*, nach seiner Form auch das *Caput gallinaginis* genannt. Diese Verbindung mit der Urethra ermöglicht das so häufige Aufsteigen infektiöser Prozesse zu jenen Organen.

Die *Pars prostatica*, die in ihrem Verlaufe ringsum von der Vorsteherdrüse umschlossen wird, liegt in aufrechter Stellung des Individuums hinter der unteren Hälfte der Symphyse. Sie hat eine Länge von 3—4 cm, wird aber länger im höheren Alter, entsprechend der Vergrößerung der Prostata. Des an ihrer Hinterwand befindlichen *Colliculus seminalis* wurde bereits Erwähnung getan. In die Täler zu beiden Seiten desselben münden die Ausführungsgänge der Prostata *(Ductus prostatici)* ein und auf seiner Höhe befindet sich der *Utriculus prostaticus*, der etwa 1—1,5 cm tief sich in die Prostata hineinsenkt. Gleich neben ihm bemerkt man die kleinen, schlitzförmigen Öffnungen der *Ductus ejaculatorii*.

Die *Pars membranacea* liegt in einer Länge von 1—1,5 cm gleich oberhalb des Diaphragma urogenitale bis zur Prostata hin. Sie wird umgriffen von den vom Angulus pubis entspringenden Zügen des *M. compressor urethrae*, die von dem Venengeflecht des Plexus pudendus durchsetzt werden. Ihrer Hinterwand liegen außen die Glandulae bulbo-urethrales *(Cowperi)* an, deren Ausführungsgänge isoliert das Diaphragma durchbohren und erst in die Pars bulbo-cavernosa einmünden.

Ein reiches *Muskellager* umgibt den Mucosaschlauch der männlichen Harnröhre, bestehend sowohl aus *glatter*, als auch, in dem hinteren Abschnitt, aus *quergestreifter* Muskulatur. Die glatte Muskulatur, die in Längs- und Querzüge angeordnet ist, steht in Zusammenhang mit den Trabekeln des Corpus cavernosum urethrae, durch die Albuginea des letzteren hindurchziehend. Auch die Wandung der hinteren Urethra weist eine reichliche glatte Muskulatur auf. In der Pars prostatica sammeln sich die Fasern zu dem von SAPPEY beschriebenen *Schließmuskel der Prostata*. Dieser Sphincter nimmt *nur die vordere Wand* der Harnröhre an dieser Stelle ein. Er spannt sich an bei der Ejaculation, preßt die vordere Urethrawand gegen die bei diesem Akte stärker blutgefüllten Schwellkörper der Drüse und *schließt* auf diese Weise während der Entleerung der Samenblasen *die Urethra blasenwärts ab*.

In besondere Verbindung tritt die Urethra mit der *willkürlichen* Muskulatur des Beckenbodens. An derjenigen Stelle, wo sie durch das zwischen den absteigenden Schenkeln der beiden Schambeine ausgespannten Diaphragma urogenitale (Fascia perinei profunda) durchtritt, gesellen sich ihr Muskelzüge zu, welche dem M. perinei profundus entstammen und ein festes Lager um die Harnröhre bilden, die sie mit zwei gekreuzten Schenkeln umspannen: der kräftige *M. sphincter vesicae externus*. Wie oben bereits erwähnt wurde, läßt der Muskel eine der physiologischen Engen der Urethra zustande kommen und seine Passage mit Instrumenten wird von dem Untersuchten auch unter normalen Verhältnissen in vielen Fällen als schmerzhaft empfunden. So läßt die Anwesenheit des Muskels erkennen, ob der durch die Sonde festgestellte pathologische Prozeß sich in der hinteren oder vorderen Urethra befindet, die der Muskel voneinander trennt.

Der M. sphincter externus erfüllt zwei für die Funktion der Harnorgane sehr *wichtige Aufgaben*. Man muß die hintere Harnröhre und die Blase bis zu einem gewissen Grade als ein *organisches Ganzes* betrachten. Der M. sphincter *internus*, der am Blasenausgang befindliche, aus glatter Muskulatur bestehende Schließmuskel bildet keinen absolut sicheren Abschluß der Blase zur Urethra hin, und er bildet ihn vor allem dann nicht, wenn die Blase einen gewissen Füllungszustand erreicht hat. In diesem Augenblicke überwindet die Austreibungsmuskulatur der Blase ihren Schließmuskel, der Harn tritt hinaus und füllt die hintere Harnröhre an. Dann aber setzt die *Funktion des willkürlichen Sphincter externus* ein und vermag weiterhin den nachdrängenden Harn gut noch eine Weile zurückzuhalten und einen *unwillkürlichen Harnabgang zu vermeiden*. Der Sphincter externus hat aber noch eine weitere Aufgabe, die jene an Bedeutung übertrifft. Es ist selbstverständlich, daß ein mit der Außenwelt kommunizierendes durch Schleimabsonderung stets feuchtes Hohlorgan, wie die Urethra es darstellt, einen außerordentlich günstigen Nährboden für die

Entwicklung von Bakterien abgibt und so findet sich in der gesunden Harnröhre eine sehr vielseitige Bakterienflora. Unter *normalen* Verhältnissen geht aber dieser Keimreichtum nur bis zum *Sphincter externus*. Dieser Muskel bildet bei *gesunder* Harnröhre eine sichere *Barriere gegen die zentripetale Verbreitung der Bakterien* und schützt so den ganzen Urogenitalapparat gegen die gewöhnliche bakterielle Infektion von außen her. Dringen dagegen pathogene Bakterien in *größerer Menge* in die vordere Urethra ein, wie z. B. der Gonokokkus oder Bacterium coli oder auch sehr virulente Kulturen der gewöhnlichen Eitererreger, etwa mit unsauberen Instrumenten usw., so ist der Sphincter einer solchen Invasion nicht gewachsen, der bakteriensichere Abschluß hört auf und das ganze Organsystem ist der Infektion preisgegeben.

Im übrigen läßt die quergestreifte Muskulatur des Beckenbodens den entwicklungsgeschichtlichen Zusammenhang des Urogenitalsystems mit dem unteren Darmabschnitt nicht verkennen: aus der Muskulatur der Kloake differenzieren sich allmählich die Muskelfasern der Ausführungsgänge beider Systme, nicht ohne die Überreste der früheren Zusammengehörigkeit auch weiterhin noch zur Schau zu tragen. Der M. sphincter ani gibt Muskelzüge ab an den Sphincter vesicae externus, andere Züge gehen in die Muskulatur des M. bulbo-cavernosus über. Aus dieser Zusammengehörigkeit erklärt sich auch das Ineinandergreifen nervöser Störungen beider Systeme, wenn die Nervenbahnen zentral geschädigt sind. Der *M. bulbo cavernosus*, der von einer unteren Raphe aus schräg ansteigend den Bulbus urethrae umfaßt, dient nicht nur dazu, durch seine Kontraktion die Passage des Harns durch die Urethra zu beschleunigen und gewissermaßen die letzte Entleerung des Kanals nach der Miktion herbeizuführen, sondern er verursacht auch, indem er in seinen hinteren Partien einen Druck auf den Bulbus, in den vorderen einen solchen direkt auf die Vena dorsalis penis ausübt, eine *venöse Stauung des Membrum*. So unterstützt er durch Veranlassung einer venösen Hyperämie die Erektion; eine ähnliche Wirkung übt der M. ischio-cavernosus aus. —

So kompliziert der Bau der männlichen Urethra ist, so einfach ist derjenige der *weiblichen Harnröhre*. Sie stellt ein kurzes, 3—4 cm langes, nach oben leicht konkav gebogenes Rohr dar, dessen Mündung 1—2 cm hinter der Klitoris einfach aufzufinden ist, wenn nicht pathologische Prozesse dieselbe verdecken. Einen Sphincter externus besitzt die weibliche Urethra nicht. Schwierigkeiten bei der Passage des kurzen Kanals gibt es unter normalen Verhältnissen nicht.

Technik der Operationen am Penis und an der Urethra.

Lagerung des Kranken.

Entsprechend dem langgestreckten Verlaufe der Urethra und auch des Penis, wenn man seine Komponenten in Betracht zieht bevor sie sich zum eigentlichen Penisschafte zusammenschließen, ist der Weg der *operativen Erreichbarkeit* der Organe ein ganz verschiedener, je nach dem Orte der pathologischen Veränderungen, welche man operativ zu beeinflussen wünscht. Während die Eingriffe am Penisschafte distal von der Scrotalfalte und den in seinem Bereiche liegenden Abschnitten der Urethra sich in einfacher *Rückenlage* des Kranken ausführen lassen, ist die operative Erreichbarkeit der proximalen Teile der Corpora cavernosa und der Pars prostatica, membranacea, bulbosa und scrotalis der Urethra eine schwierigere. Man kann diese Organabschnitte sich in genügender Weise nur so erreichbar machen, daß man den Kranken in *Steinschnittlage* bringt. Man lagert ihn quer zur Achse des Operationstisches, an den für diese Eingriffe evtl. besondere Ansätze angebracht werden oder man schlägt die Fußklappen des Tisches herab und lagert den Körper so weit herab, daß das *Gesäß über den Rand des Tisches etwas hinausragt.* Die Beine des Kranken werden breit gespreizt und in *genau gleicher Stellung* gehalten, so daß der Kranke nicht schief liegt (Abb. 7). Durch eine solche ungleichmäßige Lagerung würden die anatomischen Verhältnisse so gestört werden, daß die Aufsuchung der Urethra in der Tiefe mit Schwierigkeiten verknüpft sein könnte. Die in den Hüft- und Kniegelenken stark gebeugten Beine werden in gespreizter Stellung fixiert; entweder durch Beinstützen, die jedoch für die Assistenz gelegentlich recht hinderlich sein können oder so, daß das Wartepersonal je ein Bein in der Weise hält, daß die eine Hand das Knie umgreift und nach außen zieht, während die andere Hand, unter die Fußfläche gelegt, das Bein stützt; oder es geschieht endlich die Fixierung so, daß die Assistenz zwischen den Beinen des Kranken

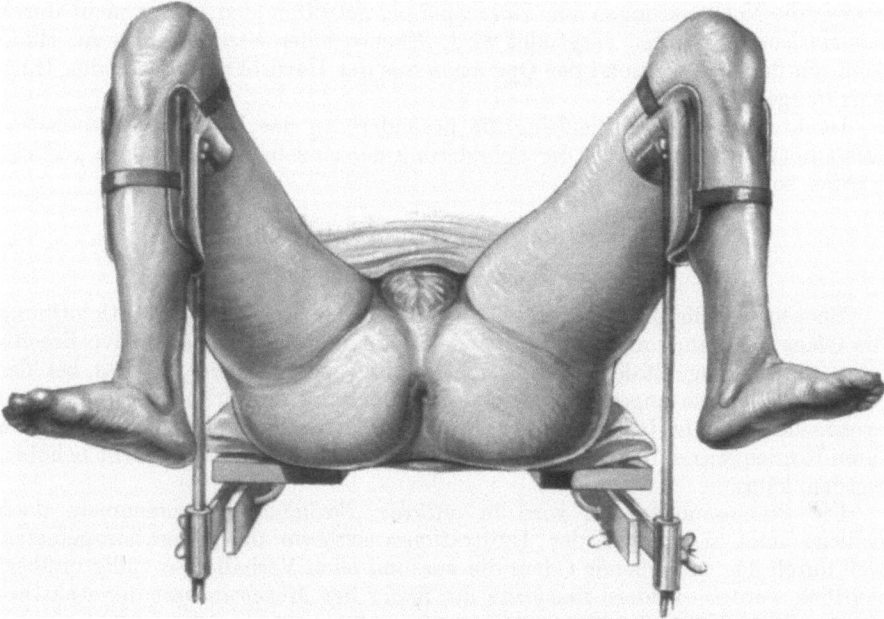

Abb. 7. Steinschnittlage (Sectio mediana).

steht und das entsprechende Bein mit dem eigenen Rücken in der richtigen Haltung erhält. Der Operateur pflegt hierdurch nicht gestört zu werden, da er vor dem Operationsgebiete auf einem niedrigen Stuhle sitzt.

Vor der Operation sind die Crines pubis durch Rasur zu entfernen, ebenso die Haare weithin am Damme und in der Analsphäre.

Bezüglich der *Säuberung des Operationsgebietes* ist zu bemerken, daß man gut daran tut, von einer Behandlung der zarten Haut des Membrum und des Scrotum mit Alkohol und mit Jodtinktur Abstand zu nehmen, weil gar zu leicht *Ekzeme* daraus resultieren, die, namentlich bei plastischen Operationen, das operative Resultat zunichte machen können. Man begnüge sich damit, nach Säuberung durch Wasser und Seife — ohne Bürste in diesem Falle — die Haut mit *Sublaminlösung*, $1^0/_{00}$ig, abzuwaschen, welche der auch zur Verursachung von Ekzemen geeigneten Sublimatlösung vorzuziehen ist.

Der *Abdeckung des Operationsgebietes* mit Tüchern ist besondere Sorgfalt und Überlegung zu widmen. Nicht nur soll der Anus durch Befestigung des

Tuches mit einer Anzahl von Hautklemmen vom eigentlichen Operations-gebiete *absolut abgeschlossen* werden. Es bedarf auch besonderer Überlegung, daß das Scrotum unterhalb der abdeckenden Tücher durch einen Wärter gut emporgehalten wird, damit es nicht störend in das Operationsgebiet fällt. Und endlich werden viele Eingriffe es notwendig machen, daß eine geeignete Person das in die Urethra eingeführte Itinerarium in zweckentsprechender Weise und abgeschlossen vom Operationsgebiete dirigiert; niemals darf der Operateur gezwungen sein, hierbei selbst einzugreifen, die Aseptik würde dadurch unbedingt gestört werden.

Instrumentarium.

Bei der Vorbereitung zur Operation sorge man stets dafür, daß *Katheter* und *Urethrasonden* in genügender Zahl und zweckmäßiger Auswahl zur Hand sind, ebenso die Vorbereitungen zur *Blasenspülung* getroffen sind, damit nicht durch das Herbeischaffen Zeit vergeudet wird. Ebenso sollen *sterile Schalen* zur Hand sein, um den sich während der Operation aus der Harnröhre entleerenden Harn aufzufangen.

Im übrigen machen die Eingriffe besonders an der Urethra *Spezialinstrumente* notwendig, deren bei der Schilderung der einzelnen Operationen gedacht werden soll.

Typische Operationen am Penis.

Die Operation der Phimose.

Ebenso wie die *totale* Phimose, die infolge der Enge der Präputialöffnung die Glans überhaupt nicht in die Erscheinung treten läßt, die operative Beseitigung dieses kongenitalen Bildungsfehlers notwendig macht, ist dies bei der *partiellen* Phimose angezeigt, wenn durch Dehnung der Präputialöffnung und eventuelle stumpfe Isolierung der Präputialblätter die unangenehme und in ihren Konsequenzen nicht zu gering einzuschätzende Veränderung nicht behoben werden kann.

Die Phimosenoperation wird in *örtlicher Betäubung* vorgenommen, doch bediene man sich nicht der Infiltrationsanästhesie des Operationsgebietes, weil durch das entstehende Ödem die anatomischen Verhältnisse völlig unübersichtlich werden, sondern *umspritze die Radix des Membrum* mit der Anästhesierungsflüssigkeit.

Vor der eigentlichen Operation hat man dafür Sorge zu tragen, daß die *Verklebungen des äußeren und inneren Vorhautblattes vollständig getrennt* sind, da die Incision sonst leicht die Glans verletzen würde. Man führt zum Zwecke der Loslösung eine *Hohlsonde* durch die Präputialöffnung ein und trennt die Verklebungen vorsichtig stumpf bis zur Corona glandis hin. Gelingt diese Lösung nicht, etwa wenn die Phimose das Ergebnis lange dauernder entzündlicher Prozesse des Präputialsackes war, die eine teilweise oder vollkommene *Obliteration* des letzteren zur Folge hatten, so wird man auf die zu schildernden typischen Verfahren der Operation verzichten und unter *präparierendem Vorgehen* bei möglichst sorgfältiger Erhaltung der Oberhaut der Glans das Präputium bis zum Sulcus coronarius loslösen und entfernen müssen.

Der operative Weg hängt im übrigen davon ab, ob das Präputium besonders *lang* ist oder nicht. Im ersteren Falle wird man dasselbe durch die *Circumcision* beseitigen, im letzteren mehr oder weniger *plastischen Methoden unter Erhaltung des Präputiums* den Vorzug geben.

Die *Circumcision* (Abb. 8) besteht nach Art der rituellen Beschneidung in der *Resektion der Vorhaut* bzw. eines großen Teiles derselben. Man führt dieselbe so aus, daß die vorgezogene Vorhaut unter sicherem Schutz der *gut zurück-gehaltenen Eichel schräg* mit *einem* Scherenschlage abgetragen wird und zwar so, daß das abfallende Stück an der Dorsalseite des Penis größer ist als an der unteren Seite. *Niemals* darf man zu diesem Eingriff etwa das *Präputium mit*

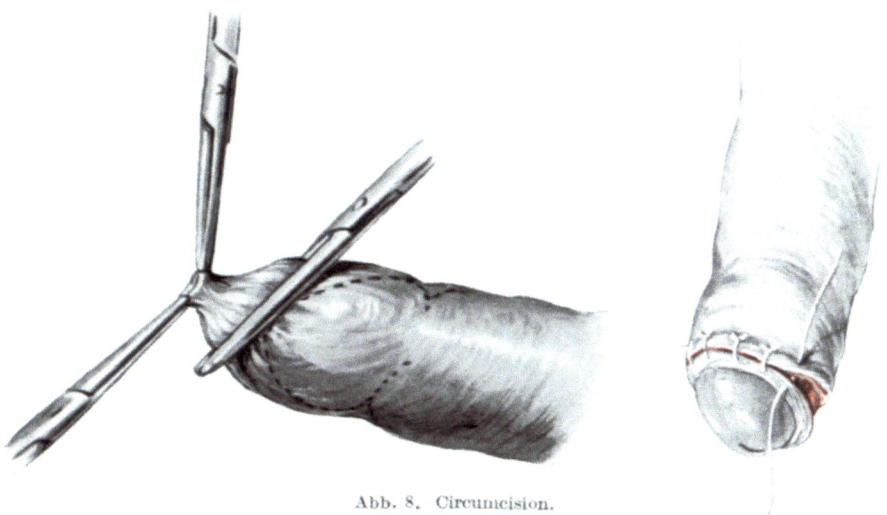

Abb. 8. Circumcision.

der Hand einfach vorziehen. Die Folge würde sein, daß sich die sehr bewegliche Penishaut in den Präputialsack *einkrempelt*, so daß man beim Abschneiden wohl einen größeren Abschnitt der letzteren zirkulär abtrennen, den Präputialsack selbst aber vielleicht ganz unverletzt lassen würde! Deshalb faßt man

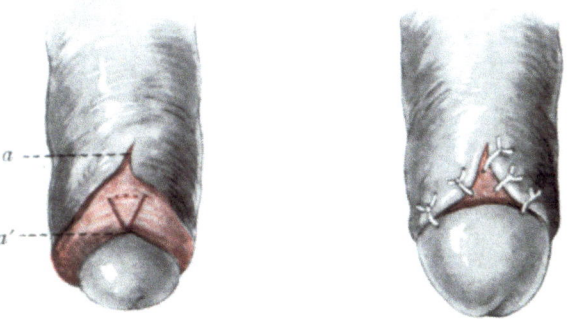

Abb. 9. Operation der Phimose. (Nach ROSER.)

an der Grenze der äußeren *Haut zum Innenblatt* des Präputiums den Rand des Schlauches mit einer *Schieberpinzette* am Frenulum, mit einer anderen genau gegenüber an der Dorsalseite, ebenfalls an der Hautgrenze, und zieht nun die Vorhaut vor, um sie abzutragen. Wir raten dazu, bei der Circumcision *zunächst ein nicht zu großes Stück* des Präputialschlauches abzutragen: die äußere Penishaut, die so sehr dehnbar ist, zieht sich leicht zu weit zurück, so daß das kosmetische Resultat ein schlechtes wird. Besser ist es, zunächst nicht allzuweit nach hinten das Präputium ganz abzutrennen und dann das nicht zurück-

weichende innere Blatt durch einen *zweiten Schnitt* so weit zu resezieren als dies
notwendig erscheint. Die Blutung ist gewöhnlich nur aus der kleinen im Frenulum liegenden Arterie eine stärkere, die durch Abbinden gestillt werden muß.
Die Ränder der resezierten Präputialblätter werden nun durch 6—8 Catgutnähte vereinigt und die *Fäden lang gelassen*. Die *Wundversorgung* geschieht,
evtl. nachdem man etwas Xeroform auf die Wunde gestreut hat, derart, daß
man ein zusammengelegtes Stückchen Gaze über die Wunde legt und dieses
durch Knüpfen der lang gelassenen Nahtfäden auf ihr befestigt. Durch diesen
Verband wird die Harnentleerung am wenigsten behindert.

Liegt eine Phimose bei nur *kurzem Präputium* vor, so wird die Beseitigung
der Vorhaut eine weniger radikale sein. Man fixiert durch *zwei seitlich angelegte
Schieberpinzetten* den Rand des Präputialsackes und schneidet diesen *genau
dorsal* in der Mitte longitudinal bis etwa zum *Sulc*us coronarius ein. Nun kann
das von Roser angegebene Verfahren, die Bildung des sog. Rose*rschen Läpp-*

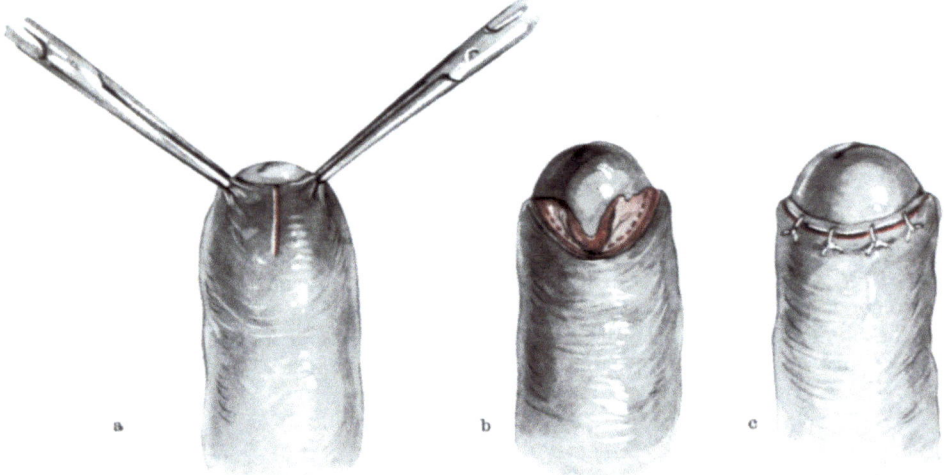

Abb. 10 a—c. Operation der Phimose.

chens vorgenommen werden (Abb. 9). Nach der dorsalen Incision pflegt auch hin
und wieder die Penishaut sich weiter zentralwärts zu retrahieren, das innere
Präputialblatt dagegen nicht. Am Ende der Incisionswunde des letzteren als
Scheitelpunkt wird nun durch zwei divergierende Scherenschnitte, die bis zum
Sulcus coronarius reichen, ein *dreieckiges Läppchen* von etwa 1 cm Basis gebildet.
Die Spitze dieses Läppchens wird mit dem *Endpunkte der Hautincision* vernäht, die beiderseits entstehenden Hautecken werden mit der Schere abgestutzt
und nun die Ränder der resezierten Vorhautblätter vernäht. Sehr oft sieht man,
daß nach dieser Operation das Präputium an der Unterseite des Gliedes schürzenartig herabhängt, so daß der *kosmetische* Erfolg, auf den es bei dieser Operation
sehr ankommt, kein guter ist. Wir bevorzugen daher ein Vorgehen, welches
dorsal das Präputium nicht weit einschneidet, so daß das äußere Blatt nicht
zu weit zurückweichen kann, verlängern durch einen zweiten Schnitt die Incision des inneren Blattes bis zum Winkel der Hautincision und *runden dann,
konkav mit der Schere schneidend*, die seitlichen Teile des Präputiums bis zum
Frenulum, wenn es die Länge der Vorhaut zuläßt, dieses erhaltend, ab. Naht
und Wundversorgung ist die oben geschilderte (Abb. 10).

Gelegentlich erweist sich bei der Phimose auch das *Frenulum* als *zu kurz*, so daß die Zurückstreifung des Präputium wie auch die *Kohabitation* schmerzhaft wird. Man wird in diesen Fällen das zwischen zwei Fingern angespannte Frenulum *quer* durchschneiden und durch Vernähung der Incisionswunde in *longitudinaler* Richtung verlängern können.

Auch *kompliziertere* plastische Operationen der Phimose sind angegeben worden, um ein Präputium zu erhalten, welches die Glans bedeckt. Wir erwähnen das Verfahren nach SCHLOFFER, namentlich in der von SCHÖNING angegebenen Modifikation. SCHÖNING legt bei stark zurückgezogener Präputialhaut an der Dorsalseite etwas zentral von der Grenze der beiden Blätter eine fast die Hälfte des Umfangs der Präputialöffnung umgreifende horizontale Incision an. An dem einen Ende wird dieser Schnitt durch einen senkrecht dazu verlaufenden gleich langen Schnitt nur durch das *äußere* Präputialblatt verlängert. Nach der Durchtrennung weichen die Schnittränder des letzteren zurück und der rechtwinklige Lappen kann leicht vom inneren Blattstumpf gelöst werden. Der

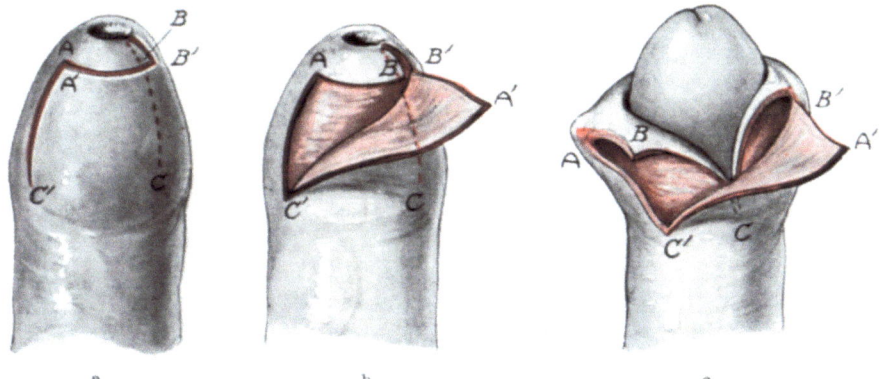

Abb. 11 a—c. Plastische Operation der Phimose. (Nach SCHÖNING.)

Lappen wird nun so weit unterminiert, daß man am anderen Ende des horizontalen ersten Schnittes das innere Blatt entsprechend dem Schnitt durch das äußere Blatt senkrecht durchtrennt. Die Vernähung der einzelnen Punkte des so entstandenen Lappen geht aus Abb. 11 hervor.

Auch die *Paraphimose* verlangt nicht selten operatives Vorgehen, wenn die anderen Ortes zu schildernde Massagebehandlung nicht dazu führte, das Ödem der abgeschnürten Glans und des Präputiums zu beseitigen, um die *Reposition des Präputiums* durchzuführen. Unter vorsichtigem Präparieren wird an der Dorsalseite des Gliedes der *schnürende Gewebsring durchtrennt*. Man wird dabei darauf zu achten haben, daß umschnürende *Fremdkörper*, deren Vorhandensein vom Kranken gern verheimlicht wird, nicht übersehen werden, und sich erst *dann* mit dem Eingriff begnügen, wenn die *normalen* Verhältnisse einwandfrei wieder hergestellt sind. Die Beseitigung der Phimose wird man erst in zweiter Sitzung vornehmen, wenn das Ödem verschwunden ist.

Die Amputatio penis.

Die Amputation des Gliedes wird vorgenommen beim Vorhandensein von malignen Tumoren der Glans, des Penisschaftes, der Penishaut und ·der Urethra in deren distalem Teile. Befindet sich die Geschwulst in *proximalen* Abschnitten der Pars cavernosa oder hat auf diese die regionäre Metastasierung übergegriffen, so genügt nicht die Amputation, sondern es kommt die *Exstirpation* des Gliedes in Frage.

Es bedarf kaum der Vorausschickung, daß *stets* mit der Amputation wegen maligner Tumoren die *Ausräumung der inguinalen Leistendrüsen* einherzugehen hat; sie sind stets geschwollen, wenn auch nicht immer infolge metastatischer Geschwulstbildung, sondern durch Infektion vom meist ulcerierten Tumor aus; aber dies läßt sich vor der Exstirpation niemals mit Gewißheit entscheiden. Die Exstirpation der Lymphdrüsen ist, als der aseptischere Eingriff, stets der Amputation in gleicher Sitzung *vorauszuschicken.*

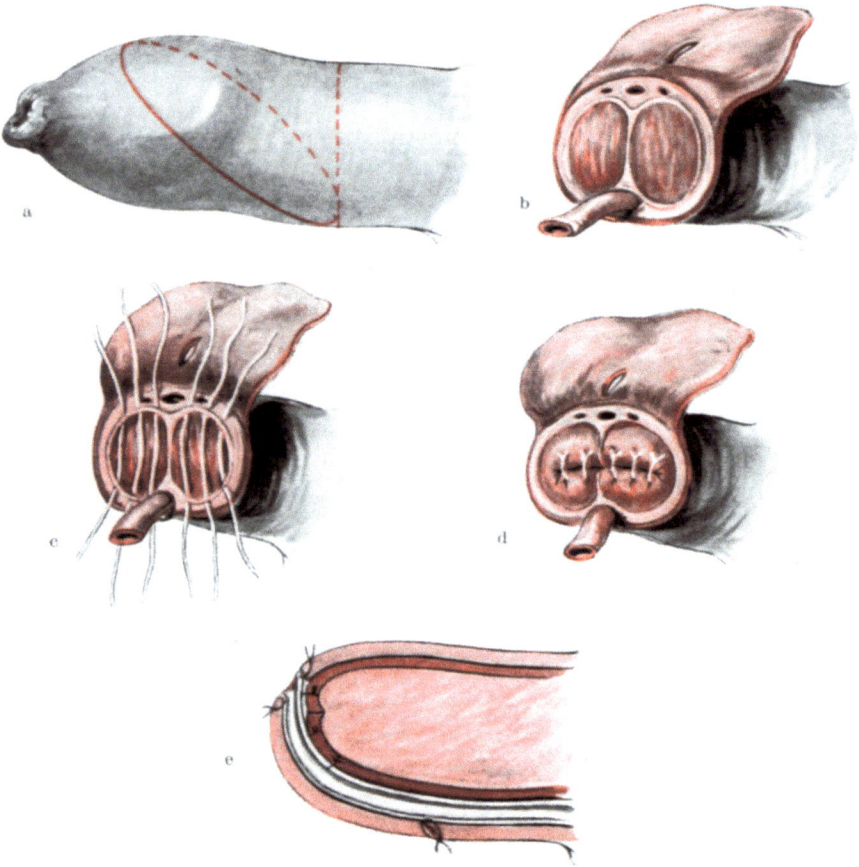

Abb. 12 a—e. Amputatio penis. (Nach Janssen.)

Die Amputation wird in *Blutleere* vorgenommen, zu diesem Zwecke wird ein dünner Gummischlauch um die Radix des Gliedes fest schnürend, am besten auf einer um das Glied gelegten Kompresse angelegt und durch Durchstecken einer Schlaufe oder durch Anlegen einer Klemmpinzette festgehalten.

Die Amputation muß von dem Gedanken geleitet werden, daß *keine Nachblutungen* aus dem von Geschwulstbildung sicher freien Stumpfe auftreten und daß die *Harnentleerung* in einer für den Kranken *nicht unbequemen oder die Kleider beschmutzenden Weise gewährleistet wird.*

Diesen Forderungen wurden die alten Methoden der Amputation keineswegs gerecht, die darauf ausgingen, die Haut des Penis durch Zirkelschnitt bis auf die

Albuginea der Schwellkörper zu durchtrennen, diese letzteren etwas oberhalb bis auf die Urethra abzusetzen, die Blutung durch den PAQUELINschen Brenner oder Albugineanähte zu stillen und die distal von der Schnittfläche abgetrennte Urethra in die verkleinerte Penishautwunde einzunähen. Wenn auch der Eingriff ohne nennenswerte Blutung durchzuführen war und das kosmetische Resultat zunächst ein gutes zu sein schien, so wurde der *Retraktion der Urethra* durch Elastizität und Narbenzug dabei nicht genügend Rechnung getragen: Nach einiger Zeit liegt dies neue *Orificium* urethrae an der *Unterseite* des Gliedes, nachdem es die bewegliche Haut vom Dorsum penis heruntergezogen hat und die Entleerung kann nur unter Benässung der Oberschenkel und der Kleider erfolgen; *üble Hautekzeme* sind die Folge.

Wir pflegen zur Vermeidung dieser Unbequemlichkeiten in folgender Weise vorzugehen (Abb. 12). Unter Blutleere wird in genügender Entfernung von der erkrankten Stelle, d. h. zumeist des Tumors, eine Durchtrennung der Penishaut mit *recht schräg gestelltem Ovalärschnitt* so vorgenommen, daß ein oberer Lappen entsteht, der sich ohne weitere Ablösung leicht nach oben zurückschlagen und zurückhalten läßt. An der Basis des Hautlappens werden die dorsalen Gefäße des Penis aufgesucht und unterbunden. Nun erfolgt an der Basis des Lappens die quere Durchtrennung der Corpora cavernosa penis von oben her *bis auf die Urethra*. Letztere wird einige Zentimeter weiter distal durchtrennt. Der Verschluß der Schwellkörper und damit die Verhinderung der sonst zu erwartenden Blutung aus ihnen geschieht durch *isoliertes Vernähen der Albuginearänder des einzelnen Corpus cavernosum*, jedoch nicht in der früher üblichen Weise quer, sondern so, daß die Nähte, vertikal angelegt, eine *horizontale Nahtlinie* bilden: die Urethra wird somit schon *indirekt dorsalwärts angehoben*. Jetzt wird durch eine zu versenkende Seidennaht das vorstehende Urethraende in leichtem Bogen nach oben geführt, so daß es *über den vernähten Stumpf der Schwellkörper* gelagert und an diesem befestigt wird. Diese Naht durchgreift die Albuginea und faßt das dorsale periurethrale Gewebe sowie die Urethralwand, jedoch ohne deren Mucosa zu verletzen. Die Mündung des Urethralstumpfes liegt nun *an der Basis des oberen, noch zurückgehaltenen Hautlappens*. Etwas distal der Lappenbasis wird nun ein *querer, etwa ³/₄ cm langer Hautschnitt* angelegt. Durch diesen wird die Urethra hindurchgeführt, an ihrer Unterwand auf 0,5 cm aufgeschlitzt, um eine Verengerung zu vermeiden und nun wird das *neue Orificium* durch Vernähung des Randes der Urethramündung mit der Haut hergestellt. Der Hautlappen wird jetzt nach unten über den Penisstumpf geklappt, evtl. entsprechend *zugeschnitten* und mit der Haut an der Unterseite des Penisschaftes durch wenige Nähte vereinigt. Da der Narbenzug und die Elastizität der Urethra deren Stumpf zu retrahieren sich bemüht, wird im Verlaufe der Heilung das Orificium, welches zunächst an der Dorsalseite des Stumpfes lag, mit der Haut herabgezogen; ein zu weites Herabgezogenwerden verhindert die versenkte Seidennaht zwischen Urethrawand und der Albuginea an der Dorsalseite der Schwellkörper. *Die Urethraöffnung liegt also schließlich auf der Kuppe des Penisstumpfes.* Die Form des Penisstumpfes ist eine sehr gute, weil die Narbe nicht über die Höhe geht, sondern an der Unterfläche des Stumpfes verläuft und weil durch zweckmäßiges Zuschneiden des Hautlappens Faltenbildungen vermieden wurden. Die Harnentleerung geht vor sich genau wie bei dem intakten Gliede. Die Einlegung eines Verweilkatheters bis zur Vollendung der Heilung ist nicht notwendig.

Die Exstirpatio penis.

Wenn die Erkrankung, zumeist eine carcinomatöse Infiltration, auf die proximalen Teile der Corpora cavernosa übergegriffen hat, so wird die Amputation des Gliedes nicht mehr durchführbar, die *Exstirpation* tritt in ihre Rechte. Sie beseitigt also den ganzen Penis und wird gleichwohl für einen guten Abfluß des Harns durch zweckmäßige Einnähung des Urethrastumpfes in die Haut zu sorgen haben. *Eine Urethrostomia perinealis* würde also den Effekt der Operation darstellen. Man wird sich leicht vorstellen können, daß bei der Harnentleerung, mag sie nun sitzend oder stehend vorgenommen werden, das Scrotum ein unangenehmes Hindernis darstellt: es wird benetzt vom Harn und Ekzeme sind unausbleiblich. Aus diesem Grunde wird man mit der Exstirpatio penis *gleichzeitig das Scrotum entfernen.* Es würde aber aus naheliegenden Gründen ein großer Fehler sein, mit dem Scrotum seinen *Inhalt*, die Testes zu entfernen. Diese totale Emaskulation ist, wenn die Geschlechtsdrüsen nicht miterkrankt sind, unbedingt zu vermeiden und kann gut vermieden werden.

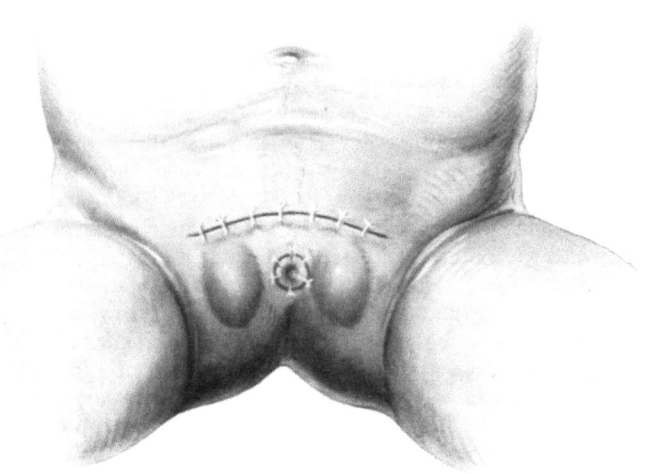

Abb. 13. Exstirpatio penis.

Wir pflegen bei dieser Exstirpation des Penis in folgender Weise vorzugehen: In Rückenlage des Kranken wird durch einen etwa 15 cm langen, nach oben leicht konvexen, dem Arcus pubis entsprechenden Schnitt und durch einen zweiten Schnitt, der, nach unten leicht konvex, unterhalb der Peniswurzel verlaufend, die Endpunkte des ersten Schnittes verbindet, das erkrankte Glied umschnitten. Nach Durchtrennung des Lig. suspensorium penis und unter starker Herabziehung des Membrum gelingt es von oben her unschwer und ohne nennenswerte Blutung, die Ansatzstellen der Corpora cavernosa an den Ossa pubis zu erreichen. Die Vasa pudenda werden umstochen und die Schwellkörper vom Periost der Schambeine stumpf abgetrennt. Unter Ablösung von ihrem Corpus cavernosum wird nun die Urethra einige Zentimeter über die Pars membranacea nach vornhin frei präpariert, abgetrennt und mit einer Schieberpinzette fixiert. Von dem unteren Schnitt aus kann nun unter Zurückhalten der in der Wunde sichtbar werdenden Hoden die Exstirpation des Penis stumpf vollendet werden. Nun wird die ausgedehnte Resektion des Scrotums angeschlossen. Die Scrotalhaut wird ganz *straff nach oben angezogen*, so daß sie wie ein eng sitzendes Suspensorium wirkt und die Hoden gleich unterhalb des Schambeinbogens fest andrückt. Die nach oben hin über den oberen Wundrand vorstehende *Scrotalhaut wird zum größten Teil reseziert.* Nun ist das neue *Orificium der Urethra* zu bilden durch ein Knopfloch, durch welches der Stumpf der Urethra ohne Zug hindurchgeführt werden kann. Früher pflegte man diese Urethrostomie in die hintere Dammgegend zu verlegen, um nach Möglichkeit dem Scrotum fernzubleiben. Das geschilderte operative Vorgehen macht diese gezwungene Verlagerung unnötig. Es empfiehlt sich vielmehr, die Urethra so *durch den hinaufgeschlagenen Rest der Scrotalhaut* hindurchzuführen, daß die Mündung — wie bei der weiblichen Urethra — *ziemlich dicht unter den Schambeinbogen* zu liegen kommt. Hierdurch wird, zugleich unter Vermeidung jeder Spannung, dem Harnröhrenstumpf die Richtung nach *vorn-oben* gegeben. Die Urethra wird mit zwei paraurethralen versenkten Nähten im Unterhaut-

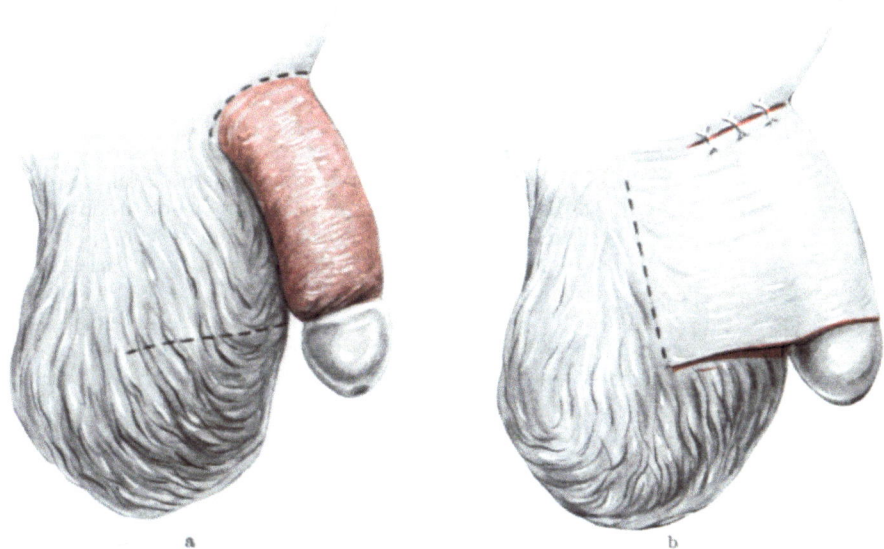

a   b

Abb. 14 a—b. Autoplastik des Penis. (Nach REICH.)

zellgewebe befestigt, das vorstehende Stück an der Unterfläche auf 0,5 cm longitudinal gespalten und der Rand des Urethrastumpfes mit den Rändern des etwa $^3/_4$ cm langen quergestellten Knopfloches in der Haut vernäht. Die Naht der Hautwunde beschließt den Eingriff, nachdem ein Drain in dieselbe zur Vermeidung eines etwa entstehenden Hämatoms eingelegt wurde. Die operativ geschaffenen Verhältnisse ähneln insofern der Gegend einer weiblichen Harnröhrenmündung, als das Orificium sich an der gleichen Stelle befindet und zu seinen beiden Seiten eine den Labia majora ähnliche Anschwellung entsteht, welche durch Vorwölbung der Haut durch die darunter durchaus bequem gelagerten Hoden entsteht (Abb. 13). Die *Miktion* erfolgt in *sitzender Stellung* ohne Beschwerden oder Beschmutzung.

Die plastische Hautdeckung des Penis.

Zugrundegehen der Hautbedeckung des Gliedes nach Verletzungen, Verbrennungen, Gangrän nach Erysipel, sphagedänischem Ulcus macht gelegentlich die *operative Deckung des Defektes nötig*, wenn dieser nicht durch Heranziehung der Haut aus der Nachbarschaft von selbst sich schließt oder wenn die dadurch entstehenden Narben bei Erektion und Kohabitation hindernd und schmerzhaft wirken.

Zur Bedeckung des skalpierten Membrum eignet sich weniger die ganz anders gebaute Haut des Bauches oder der Oberschenkel, als vielmehr die *gleichartige Scrotalhaut.* Diese Art der Deckung wurde schon von Dieffenbach empfohlen. Man führt nach dem Vorgange von Reich (Abb. 14) den Eingriff so aus, daß man aus der Haut des Scrotum einen *Brückenlappen* bildet, dessen Breite der Länge des Gliedes entspricht und der so groß ist, daß er es gestattet, das Glied unter demselben hindurchzuziehen und den oberen Rand des Lappens mit dem Rande des Defektes, den unteren mit dem Sulcus coronarius zu vereinigen.

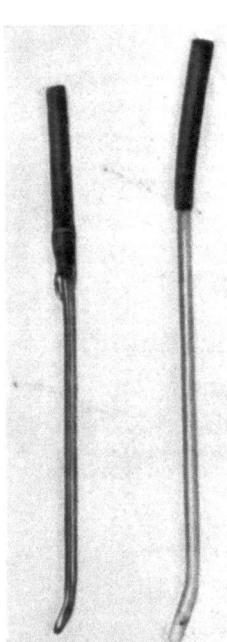

Abb. 15. Katheter für die weibliche Harnröhre.

Nach Anheilung des Lappens wird seine Basis beiderseits in so weiter Distanz durchtrennt, daß er ohne Zug an der Unterseite des Gliedes vernäht werden kann. Die Beseitigung des sekundären Scrotaldefektes durch einfache Naht macht keinerlei Schwierigkeiten.

Nur dann, wenn der Krankheitsprozeß außerdem noch zu Defekten der Scrotalhaut geführt hat, würde man die Deckung des Penis in ähnlicher Weise aus der Bauchhaut vornehmen (Sprengler), wo die Deckung des sekundären Defektes durch Lappenbildung aus der Nachbarschaft allerdings größeren, wenn auch überwindlichen Schwierigkeiten begegnen würde.

Bei erhaltenem Präputium wird man dieses in weitgehender Weise zur Deckung des Penishautdefektes heranziehen können. Kleinere Defekte kann man, wenn die Heilung von selbst nicht eintritt oder mit ungünstiger Narbenbildung einhergeht, durch Thierschsche Transplantationen decken.

Niemals darf man es bei allen diesen operativen Eingriffen, ebenso wie bei den später zu schildernden plastischen Operationen an der Urethra, versäumen den Kranken *dauernd unter Bromwirkung* usw. zu halten, damit der Heilungsprozeß nicht durch Erektionen beeinträchtigt wird.

Typische Operationen an der Harnröhre.

Der Katheterismus.

Die nachstehenden Ausführungen über den Katheterismus werden sich lediglich, dem Thema unseres Kapitels entsprechend, mit dem hierfür in Frage kommenden *Instrumentarium* und der *Technik der Einführung* befassen. Demnach bleiben die indicatorischen Erwägungen, das Eingehen auf durch pathologische Veränderungen entstehende Schwierigkeiten des Katheterismus, die Anlegung des Verweilkatheters u. a. den Erörterungen an anderem Orte vorbehalten.

Instrumentarium.

Zur Entleerung der Blase bedient man sich röhrenförmiger Instrumente, der *Katheter.* Je nach ihrer Verwendung beim männlichen und weiblichen Geschlechte unterscheidet man *weibliche* und *männliche* Katheter. Die ersteren, zumeist aus Glas oder Metall (Neusilber) hergestellt, sind etwa 20 cm lange Rohre, die entweder gerade verlaufen oder an dem zur Einführung bestimmten Ende kurz vor dem seitlichen Auge eine leichte Abknickung ihrer Achse zeigen (Abb. 15).

Die männlichen Katheter haben eine Länge von 28—32 cm. Man unterscheidet an ihnen den *Schnabel*: das zum Einführen in die Blase bestimmte
Ende, und den *Pavillon*, das entgegengesetzte Ende, welches sich an den nicht
metallenen Kathetern meist etwas erweitert, um den Anschluß der Spritze usw.

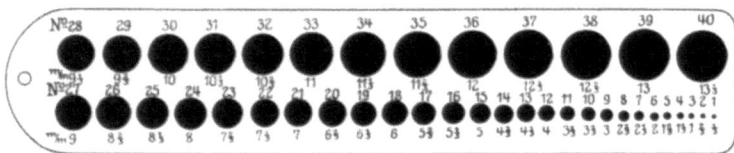

Abb. 16. Skala nach CHARRIÈRE.

für Blasenspülungen leichter zu bewerkstelligen, während an den Metallkathetern
ein Zwischenstück aus Drainagegummi zu diesem Zwecke eingeschaltet werden
muß.

Die *Dicke* der Katheter ist eine verschiedene. Man mißt sie gewöhnlich nach
der CHARRIÈRE*schen Skala* (Abb. 16). Diese stellt ein Metallblatt mit zahlreichen
Öffnungen dar, deren Durchmesser von $^1/_3$ zu $^1/_3$ mm wächst. So stellt Nr. 1
einen Durchmesser von $^1/_3$ mm, Nr. 15 einen solchen von $15 \times ^1/_3$ mm = 5 mm,
Nr. 30 einen solchen von $^{30}/_3$ mm = 1 cm dar. Der Katheter, welcher von der

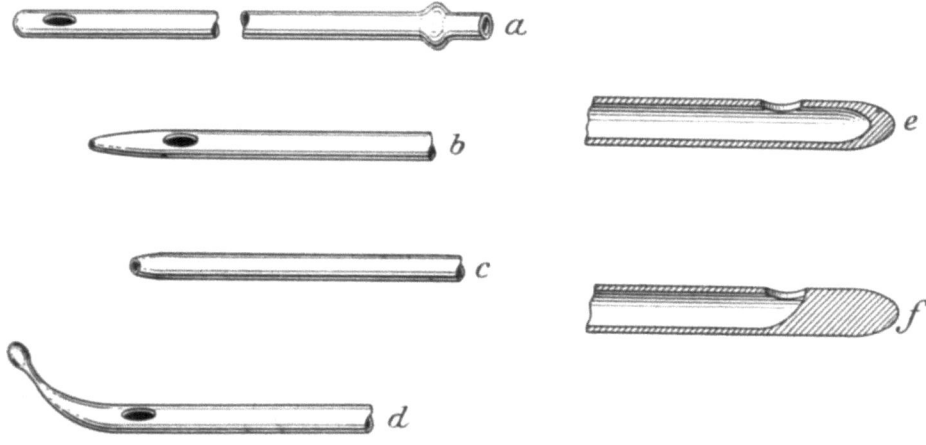

Abb. 17 a—d. Verschiedene Arten von Gummikathetern, e Katheter mit hohlem, f mit solidem
Schnabelstück.

entsprechenden Öffnung gerade noch durchgelassen wird, trägt die Nummer
dieser Öffnung, ist also als ein solcher etwa von CHARRIÈRE Nr. 21 = 7 mm
Durchmesser kenntlich. Von anderen gebräuchlichen Skalen ist noch diejenige
nach BÉNIQUÉ zu erwähnen, bei der die Maßöffnungen immer um $^1/_6$ mm steigen,
so daß also Nr. 15 CHARRIÈRE = Nr. 30 BÉNIQUÉ ist. Mit der lichten Weite
des Katheters hat diese Maßeinteilung *nichts zu tun*, man wird sich also außer
der Feststellung des Katheterdurchmessers stets noch von der Weite des Rohres
zu überzeugen haben, das gilt besonders für die Gummikatheter.

Die Katheter für die männliche Harnröhre werden aus verschiedenen
Materialien hergestellt, von deren Art ihre Biegsamkeit abhängig ist. Man

unterscheidet, abgesehen von weniger gebräuchlichen Modellen, den *weichen Gummi-* (sog. *Nélaton-*) Katheter, den *halbstarren, biegsamen* Katheter aus *Seidengespinst*, welches mit Lack imprägniert und innen wie außen überzogen ist, und den *starren Metallkatheter*, der aus Silber, zumeist aber aus Neusilber verfertigt ist.

Die *Gummikatheter* (Abb. 17) werden mit verschieden geformtem Schnabelende hergestellt. Am gebräuchlichsten ist das einfach *zylin-*

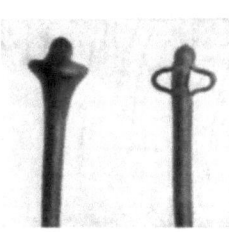

Abb. 18. Katheter nach
Pezzer und Malécot.

drische, oben abgestutzte Ende (a), ferner der gerade Katheter mit *konisch zulaufendem* Ende (b), der *leicht abgebogene, konisch zulaufende* und mit einer sondenartigen *Knopfverdickung* versehene Katheter nach Tiemann (d), endlich der an seinem Schnabelende *abgeschnittene* Katheter (à bout coupé), der neben einem seitlichen Auge eine entleerende Öffnung auf der Spitze des Rohres trägt (c). Sonst pflegt diese Öffnung, das „Auge" des Katheters, sich *seitlich* am Rohre, etwa 1—2 cm vor dem Schnabelende zu befinden. Das distal von dem Auge befindliche Schnabelstück kann *hohl* sein (e) oder *solide aus Gummi* (f) bestehen. Der letzteren Konstruktion ist der unbedingte Vorzug zu geben, weil ein solcher Katheter sich nach der Benutzung unvergleichlich *besser säubern* läßt als ein solcher mit hohler Spitze. Dies letztere gilt auch für die halbstarren Seidengespinstkatheter.

Aus Gummi werden auch hergestellt solche Katheter, die als *Verweil*katheter in der Blase verbleiben sollen und vermöge einer besonderen Gestaltung ihres Schnabels sich von innen her gegen das Orificium vesicae anlehnen sollen. Am gebräuchlichsten sind die Katheter nach Malécot und nach Pezzer, deren

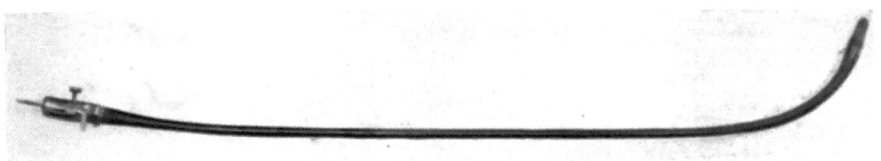

Abb. 19. Mandrin in Pezzerkatheter.

Form aus nebenstehender Abb. 18 ersichtlich ist. Ihre Einführung in die Blase ist nicht ohne weiteres möglich, es muß vielmehr zu diesem Zwecke der Schnabelteil zu einem Rohr umgestaltet werden, was bei der Elastizität des Gummis gut ausführbar ist. Man führt zu diesem Zwecke einen starren, in Form eines Metallkatheters abgebogenen stählernen *Mandrin* durch den Katheter bis in die Kuppe des Schnabelendes, zieht den Gummikatheter über dem Stahlstab kräftig an, so daß die Auftreibung am Katheterende verschwindet und erhält diese Veränderung des Katheters durch eine am Pavillon angebrachte federnde Klemm- und Schraubvorrichtung so lange fest, bis der Katheter eingeführt ist, dann wird der Mandrin entfernt (Abb. 19).

Die halbstarren Seidengespinstkatheter (Abb. 20), kurz „*Seidenkatheter*" genannt, werden mit geradem, konisch zulaufendem und mit einem Knopf versehenen Katheter nicht gern benutzt, weil die halbstarre Spitze durchaus imstande ist, in den Ausbuchtungen der Unterwand der hinteren Urethra sich zu verfangen und bei nicht ganz geschickter Handhabung diese zu verletzen. Zu bevorzugen sind die Seidenkatheter, deren Schnabelteil etwa 1,5—2 cm abgeknickt ist nach der Angabe von MERCIER (,,*Mercierkatheter*") (a). Diese Abknickung wird in verschiedenen Winkeln von 25—40⁰ hergestellt. Sie hat den Zweck, den halb-

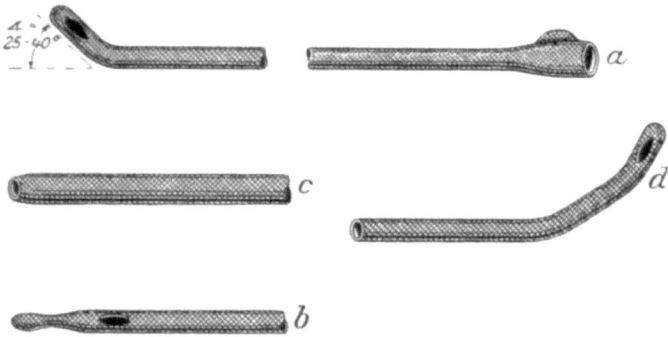

Abb. 20. Verschiedene Arten von Seidengespinstkathetern.

starren Katheter so zu führen, daß sich die *Schnabelspitze stets an der oberen Wand der Urethra*, die sich durch ihre geringe Verschieblichkeit auf harter

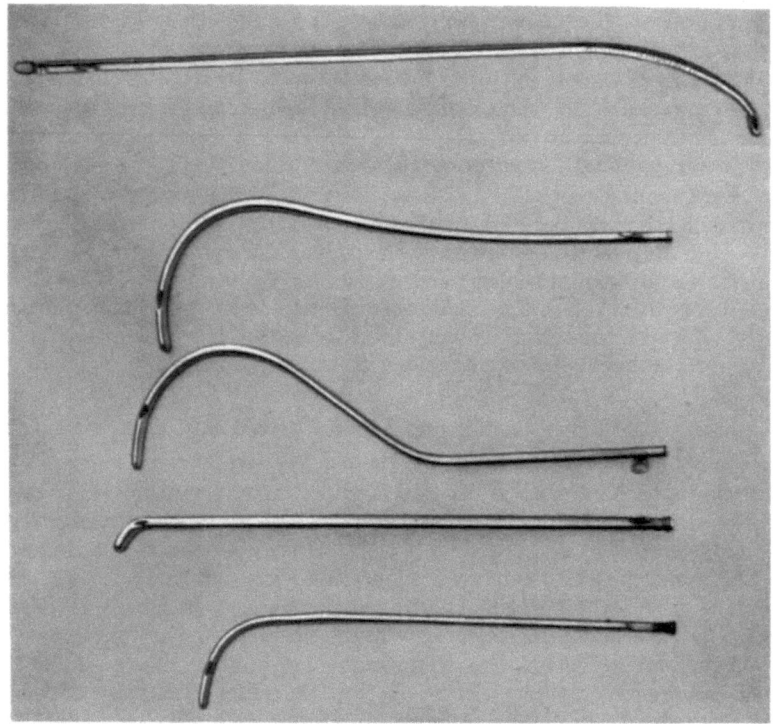

Abb. 21. Verschiedene Metallkatheter; die vier unteren zur Entleerung der Blase bei Prostatahypertrophie.

Unterlage, ihrem fast mathematisch genauen Verlauf ohne Taschen, ihre Gefäßarmut auszeichnet, *in Kontakt erhält.* Daß der Schnabel bei der Einführung *richtig nach oben* steht, erkennt man an der Stellung einer der Abknickungsebene entsprechenden Marke am Pavillon des Katheters, der sog. ,,*Nase*" (a). Für

11*

besondere Zwecke, z. B. bei gewissen Formen der Prostatahypertrophie, sind Seidenkatheter mit *doppelter Abknickung (bicoudé)* (a) vorhanden, die es gestatten, größeren Veränderungen der Form der hinteren Urethra zu folgen. Seidenkatheter mit fixer mehr oder weniger starker *Krümmung* sind für diese Zwecke gleichfalls, wenn auch seltener, im Gebrauch.

Die letztgenannten Abknickungen und Abbiegungen lassen sich in für den Einzelfall besonderer Modifikation herstellen dadurch, daß man den Gummi- oder den Seidenkatheter über einen entsprechend gebogenen *Metallmandrin* zieht. Nur ist es notwendig, sich zu diesem Zwecke der Katheter mit hohlem Schnabel zu bedienen, damit nicht der Mandrin während der Einführung durch das Katheterauge hinausgleitet und die Urethra verletzt.

Besondere Formen der Seidenkatheter stellen diejenigen dar, die statt des seitlichen Auges zum Zwecke der Entleerung an ihrem Schnabelteil *abgeschnitten* sind und dazu dienen sollen, über eine durch angeschraubte Metallsonde ver- längerte Leitsonde (etwa nach der Urethrotomia interna) als *Verweilkatheter* eingeführt zu werden. Endlich diejenigen Seidenkatheter, die mittels eines *Schraubengewindes* an eine *Leitsonde* angeschlossen in die Blase zum sog. *Kathe- terismus à la suite* eingeführt werden.

Die *Metallkatheter*, fraglos diejenigen Instrumente, mit denen eine ungeübte Hand am leichtesten Schaden an der Urethrawand anrichten kann, zeigen in ihrer gewöhnlichen Form eine Abbiegung des Schnabels, welche der Form der hinteren Urethra einigermaßen entspricht und dadurch sie befähigen soll, den Kontakt ihrer Spitze mit der oberen Urethralwand nicht zu verlieren (Abb. 21).

Für die Zwecke des Katheterismus bei durch *Prostatahypertrophie* veränderter hinterer Urethra sind Metallkatheter mit *größerer Krümmung* oder solche mit *Schnabelknickung nach* Mercier angegeben worden.

Bei Verwendung der Metallkatheter ist zur Vermeidung von Läsionen der Urethra noch mehr als bei Seidenkathetern darauf zu achten, daß die Katheter- augen — die Metallkatheter tragen zumeist zwei Augen in verschiedener Höhe des Schnabels an gegenüberliegender Seite der Wandung — *keinerlei Rauhig- keiten* aufweisen. Ebenso sind aus diesem Grunde Seidenkatheter und Gummi- katheter sofort zu verwerfen, sobald ihre Fläche durch häufigen Gebrauch und Sterilisieren Rauhigkeiten zeigen oder gar brüchig zu werden drohen.

Die Ausführung des Katheterismus.

Bei der Ausführung des Katheterismus vergegenwärtige man sich stets die außerordentliche Rezeptivität der Harnorgane, namentlich auch der *schon erkrankten* Harnorgane für die *bakterielle Infektion*. Das Instrumentarium muß in allen Teilen *keimfrei* hergerichtet sein. Der Operateur soll seine Hände regelrecht *desinfizieren*, wenn auch nicht in so intensiver Weise wie zu einer aseptischen größeren Operation, dafür würde die Zeit in einem größeren uro- logischen Betriebe nicht hinreichen. Wünschenswert ist das Tragen von *sterili- sierten Gummihandschuhen*. Ein Keimfreimachen der zu passierenden Urethra ist natürlich nicht möglich, gleichwohl soll in dieser Richtung *das Mögliche erstrebt* werden. Das Membrum wird durch ein geschlitztes Operationstuch oder eine durchlochte Kompresse gesteckt. Nach Zurückziehung des Präputiums wird der Präputialsack, insbesondere der Sulcus coronarius und das mit den Fingern eröffnet gehaltene Orificium urethrae mit einem in Sublimat- oder *Hydrarg. oxycyanatlösung* getauchten Tupfer gesäubert und unter leichtem Druck mit der Spritze die *vordere Urethra* mit dieser Lösung *ausgespült*.

Der Kranke wird in *Rückenlage mit leicht angehobenem Kopfe gebracht. Das Becken erhöht man*, um leichter arbeiten zu können, durch ein untergeschobenes

Polsterkissen von 8—10 cm Dicke, es genügt auch, den Kranken aufzufordern, die geballten Fäuste unter das Gesäß zu legen; die Hände haben dadurch ihren angewiesenen Platz und werden weniger leicht den Operateur durch unzweck-mäßige Abwehrbewegungen stören! Man veranlaßt den Kranken, ruhig zu atmen und namentlich bei der Passage der hinteren Urethra nicht zu pressen, weil durch die Anspannung der Beckenmuskulatur der Katheterismus sehr behindert wird.

Der Katheter muß zu seiner Einführung durch ein *Gleitmittel* schlüpfrig gemacht werden. Es genügt, daß dieses Gleitmittel mit dem Schnabeldrittel des Instrumentes in Berührung gebracht wird, weil die namentlich bei weichen Kathetern notwendige Führung des Instrumentes mit der Hand sehr erschwert ist, wenn die anzufassende Stelle schlüpfrig ist; auch das Anfassen mit einer Mullkompresse würde diese Schwierigkeit nicht aus dem Wege räumen.

Als *Gleitmittel* werden vielfach salbenartige Mittel ver-wendet, die aus einer Tube auf den Katheter entleert werden (Katheterpurin usw.). Wir können zu diesem Vor-gehen nicht raten, weil bei demselben eine aseptische Hand-habung nicht gewährleistet ist. Besser ist die Verwendung von *sterilisiertem Öl* oder *Glycerin*, letzteres vielleicht mit leichtem Carbolzusatz, welches, *ohne daß die Flasche den Katheter berührt*, über denselben und auf das Orificium urethrae in einigen Tropfen gegossen wird.

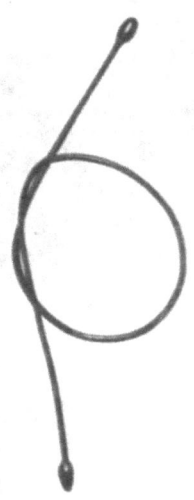

Abb. 22. Sonde à boule.

Manchen Ortes bedient man sich zum Einführen der weichen Katheter der Pinzette oder besonderer Faßzangen, um die Hand nicht in Berührung mit demselben kommen zu lassen. Wir können uns damit nicht befreunden. Der Katheter muß bei der Einführung die *Urethra abtasten*, so daß die Hand des Untersuchenden jede Unebenheit, jeden Fehler der Lage fühlt; das zwischen Hand und Katheter eingeschobene Instrument macht dieses Tasten illusorisch.

Niemals aber versäume man es, *bevor* der Katheter ein-geführt wird, mit der von GUYON angegebenen *Sonde à boule* (Abb. 22) sich ein Bild von dem Zustande der Urethra zu machen. Das mit einem Knopf versehene Instrument gestattet es, beim Einführen und beim Herausnehmen Unebenheiten und Veränderungen in der Harnröhre festzustellen und gibt gleichzeitig Anhaltspunkte dafür, mit welcher Katheter-stärke man vorgehen darf. Wenn die Lichtung der Urethra es zuläßt, so versuche man stets, *zuerst mit großkalibrigen Kathetern den Kanal zu passieren*, sie werden sich am wenigsten leicht in der Urethrawand verfangen und zu Verletzungen Veranlassung geben. Erst wenn jene nicht passieren, bringe man dünnere Instrumente zur Anwendung.

Die *technischen Handgriffe* beim Katheterismus haben ihre Geschichte. Sie haben sich entwickelt aus den Erfahrungen der alten „Steinschneider". Heute sind sie zugunsten eines weniger komplizierten, aber den *anatomischen Verhältnissen* mehr angepaßten Vorgehens verlassen. Ein solcher Handgriff, den KIELLEUTHNER nicht mit Unrecht als „*Trick*" bezeichnet, war die „*Tour der vier Meister*". Der Operateur stand dabei zwischen den gespreizten Beinen des Kranken und führte den gekrümmten Metallkatheter mit der Konkavität nach unten gerichtet durch die Pars cavernosa und bulbosa hindurch. Wenn dann der Schnabel an der Bulbustasche angehalten wurde, nahm man eine Schwenkung des Katheters über den linken Oberschenkel vor, so daß nun seine Konkavität nach oben sah und unter Senkung des Pavillons und leichtem

Vorwärtsführen der Katheter in die Blase eindrang. Das Verfahren ist also heute verlassen, dagegen hat sich ein anderes, die sog. „*halbe Meistertour*" für gewisse Fälle noch erhalten, nämlich dann, wenn übergroße Adipositas des Bauches, besonders kurzer Penis und ähnliche Zustände den normalen Katheterismus, wie er unten geschildert werden soll, verhindern. Der Katheter wird dabei, mit der Konkavität nach unten, im rechten Winkel zur Körperachse gehalten und so in die Urethra eingeführt, daß der Penis über ihn angezogen wird. Sein Schnabelende hält sich dabei also an der *seitlichen* Urethrawand. Sobald der Katheter in der Bulbusgegend angelangt ist, wird er um 90° nach oben gedreht, so daß er, mit der Konkavität seiner Krümmung nach oben, in der Mittellinie des Körpers liegt, worauf er unter Senkung des Griffes durch die U. posterior in die Blase eingeführt wird.

Das heute allgemein übliche Verfahren der Sondeneinführung in die Harnröhre und des Katheterismus, soweit er mit *Metallkathetern* oder mit Mandrin armierten weichen Kathetern ausgeführt wird, ist der „*Katheterismus über dem Bauch*". Die Einführung weicher Sonden zeigt von dem bei jenem angezeigten Vorgehen einige Abweichungen, über welche später zu berichten sein wird.

Beim Katheterismus steht der Operateur auf der linken Körperseite des Patienten. Die *rechte* Hand hält den Katheter an seinem Pavillon, ein weiteres Erfassen des starren Instrumentes an seinem Schafte ist nicht notwendig. Die „*führende*" rechte Hand hält den Katheter ganz fest, so daß seine Richtung ganz unverrückt bleibt. Trotzdem muß die führende Hand *zart und leicht* arbeiten, *niemals darf sie irgendwelche Gewalt anwenden*. Die linke Hand umgreift das Membrum, Daumen und Zeigefinger halten das Orificium geöffnet und der Penis wird unter kräftigem Anziehen nach aufwärts in der Mittellinie über die Unterbauchgegend gezogen (Abb. 23). Hierdurch gleicht man die Krümmung der Pars pendula aus; die *Gestalt des Katheters entspricht nun der Form der Urethra* mit ihrer proximalen Krümmung.

Der *erste Akt* des Katheterismus besteht nun darin, daß der Penis und die Urethra über den von der rechten Hand ruhig gehaltenen Katheter unter starkem Zuge *herübergezogen* wird. Ist dies, soweit die Länge des Membrum es zuläßt, geschehen, so wird der Katheter angehoben, bis er senkrecht steht und damit mit seinem Schnabel in den Bulbus urethrae hineinsinkt (Abb. 24).

Jetzt muß im *zweiten Akte* der Katheter, ohne sich in der Bulbustasche zu verfangen in die Pars membranacea eindringen und gleichzeitig den Tonus des M. sphincter vesicae externus überwinden. Zu diesem Zwecke führt die rechte Hand das Ende des senkrecht stehenden Katheters, während gleichzeitig die linke Hand einen Druck auf die Dammgegend ausübt, im Bogen *ohne jede Gewaltanwendung* nach unten, bis der Katheter *horizontal* steht. Hat er dabei den Sphincter überwunden, so gleitet er *von selbst* leicht vorwärts. Das Bedeutungsvolle ist, daß der Schnabel sich mit der von Ausbuchtungen freien oberen Harnröhrenwand in *Kontakt* erhält. Wird dieser durch eine unregelmäßige Bewegung der führenden Hand aufgehoben, so kann der Schnabel sich in der Bulbustasche verfangen. Es würde ein Fehler sein, das hierdurch angehaltene Instrument gewaltsam vorwärts zu bringen: eine Perforation der unteren Wand würde eintreten, der Katheter dränge in das paraurethrale Gewebe und es entstände so die *Via falsa*. Um dies zu vermeiden, wird man, sobald jener Widerstand sich zeigt, den Katheter etwas *zurückziehen*, von neuem den Kontakt mit der oberen Urethrawand herstellen und das Manöver wiederholen. Man wird dies jedoch erst dann tun, nachdem man den Versuch gemacht hat, durch *leichten Druck* mit der freien Hand *vom Damm her* die verfangene Katheterspitze zu *befreien*. Dieser Druck wird auch dann von Nutzen sein, wenn, bei weiter Bulbustasche, der Katheter nicht gleich die Passage in die Pars membranacea finden sollte, ein Ereignis, welches sich dadurch ankündigt, daß die leicht geführte *Sonde sich um ihre Achse dreht*; dieser Bewegung darf die Hand nie bohrend entgegen arbeiten.

Die Passage durch den kontrahierten willkürlichen Schließmuskel hindurch ist, wie gelegentlich der anatomischen Erörterungen gezeigt wurde, *empfindlich*.

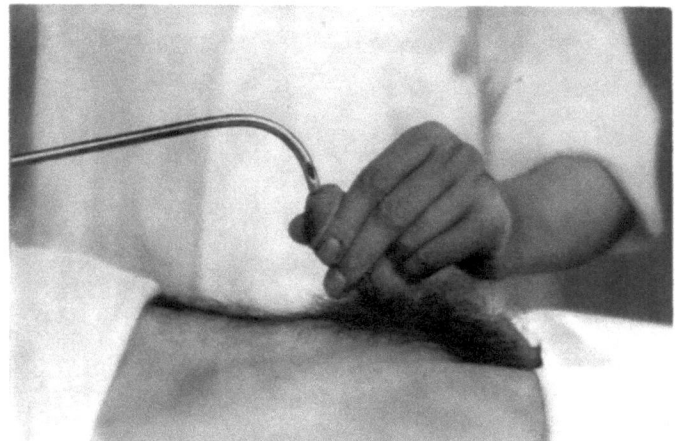

Abb. 23. Katheterismus, I. Akt.

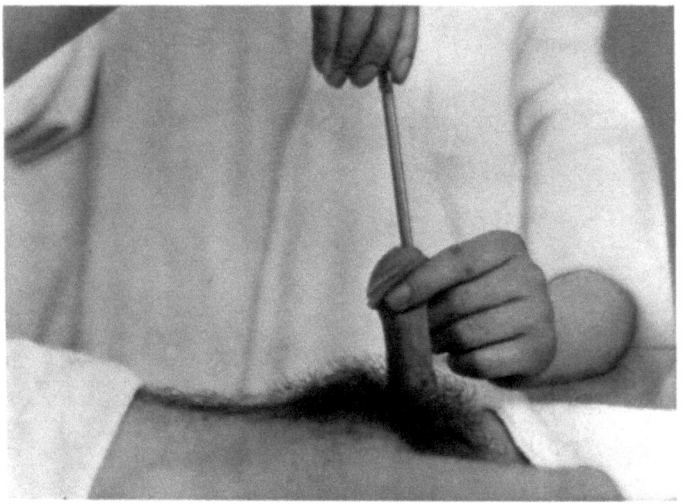

Abb. 24. Katheterismus, II. Akt.

Zuweilen ist es schwierig, den Tonus des Muskels zu überwinden. Auch hier hüte man sich vor Gewalteinwirkung! Die Sonde und auch der Katheter überwindet durch ihre *eigene Schwere,* die man durch zarten Druck der führenden Hand vermehren darf, den Muskeltonus, einen Druck, den anzuwenden man nur dann berechtigt ist, wenn die vorausgehende Untersuchung mit der Sonde à boule gezeigt hatte, *daß eine organische Verengerung der Urethra auszuschließen ist!* Gelingt gleichwohl in Ausnahmefällen die Überwindung des Sphincter *nicht,* so nützt evtl. die Anwendung eines vorher etwas *erwärmten* Katheters oder schließlich die Cocainisierung dieses Harnröhrenabschnittes.

Der nun folgende *dritte Akt* des Katheterismus gelingt meist leicht: der Pavillon des Katheters wird weiter gesenkt, über die Horizontale hinaus und der Schnabel passiert ohne Besonderheit die Pars prostatica — wenn sie unverändert ist — unter sanftem Druck der führenden Hand (Abb. 25). Sehr unterstützt wird

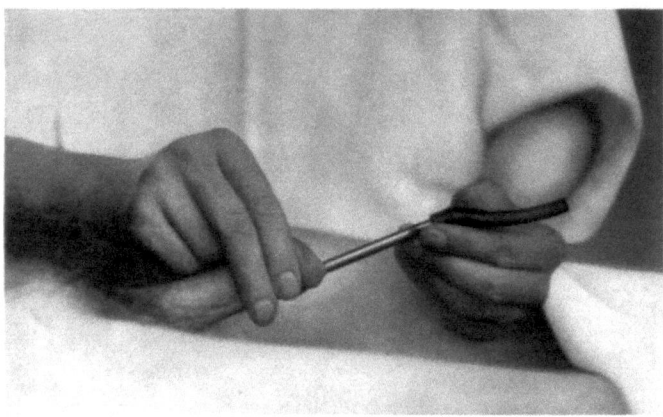

Abb. 25. Katheterismus, III. Akt.

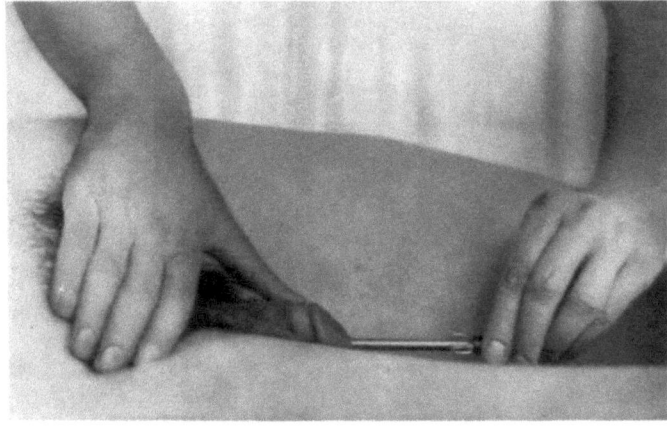

Abb. 26. Katheterismus, IV. Akt.

dieser Vorgang dadurch, daß nach Guyon man mit der *flachen Hand einen Druck auf die Radix des Membrum* gleich unterhalb der Symphyse ausübt: dadurch wird das Lig. suspensorium penis entspannt und der prostatische Anteil der hinteren Harnröhrenkrümmung mehr gestreckt (Abb. 26). Ganz besonders wertvoll ist dieser Handgriff, wenn der Zustand der Pars prostatica durch pathologische Vorgänge an der Drüse verändert ist. Auch ein in das *Rectum eingeführter Finger* kann durch leichten Druck von hier aus in solchen Fällen das Eindringen des Katheters in die Blase befördern. Daß der Katheter in die Blase *eingedrungen ist,* erkennt man nicht am Abgang des Harnes durch den Katheter allein, sondern vor allem daran, daß das Instrument sich spielend, d. h. *ohne Kraftaufwand*

um seine Längsachse drehen läßt; man erkennt es nicht etwa aus der Länge des
aus dem Orificium externum überstehenden Katheterendes, weil bei pathologischen Prozessen der Prostata die hintere Urethra nicht unerheblich verlängert
sein kann.

Fließt, trotzdem der Katheter nach oben erwähntem Versuche sicher in der
Blase liegen muß, und trotzdem sich ganz augenscheinlich Flüssigkeit in der
Blase befindet, Harn *nicht* ab, so wird dies veranlaßt dadurch, daß das *Katheter-*
auge verlegt ist, sei es, daß sich ein Blutkoagulum davor legte oder es verstopfte,
oder daß etwa Teile eines Blasentumors die gleiche Wirkung haben. Man spritzt
dann aus einer Blasenspritze unter ziemlich starkem Druck eine *geringe* Menge
(5—10 ccm) steriler Kochsalzlösung oder Borlösung durch den Katheter. Hierdurch wird das Auge befreit und der Harn läuft ab.

Der Katheterismus mit *nicht starren Kathetern* gestaltet sich in einigen
Punkten abweichend.

Zunächst erscheint es zweckmäßiger, da die rechte Hand den Katheter
besser führt als die linke, daß der Operateur an der *rechten* Körperseite des

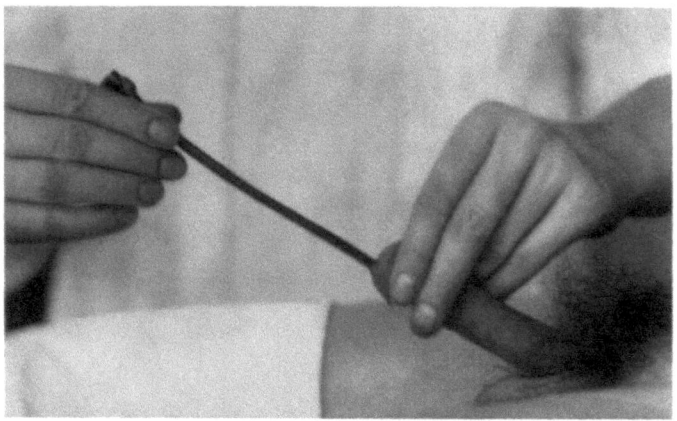

Abb. 27. Einführung des halbstarren Katheters.

Kranken steht — andernfalls müßte man mit gekreuzten Händen arbeiten.
Das Membrum wird beim Einführen dieser Katheter nicht auf den Bauch
geschlagen, sondern unter starkem Zuge *senkrecht nach oben* gehalten.

Beim weichen *Nélatonkatheter* ist es notwendig, den Katheter zur Einführung
1—2 cm vor dem Orificium *stets erneut mit der Hand zu fassen*, da er sonst vor
diesem abknicken würde; das steigert natürlich nicht die Aseptik des Vorgehens!
Die Passage des Bulbus urethrae und der Pars prostatica ist manchmal nicht
einfach, weil das weiche Katheterrohr sich naturgemäß nicht dirigieren läßt.
Endlich ist es nicht leicht, den Katheter so einzustellen, daß die Blase *wirklich*
restlos entleert wird; man hat gar keinen Anhaltspunkt, an welcher Stelle der
Blasenflüssigkeit sich das Auge des Katheters befindet, ob es nicht über deren
Spiegel hinaus ins Blasencavum ragt und die Entleerung des Organs nur vor-
getäuscht wird.

Der Nélatonkatheter hat den Vorzug, daß er am wenigsten Verletzungen
der Urethra zu machen imstande ist. Neben seiner leichten Sterilisierbarkeit
durch einfaches Auskochen und längerer Haltbarkeit ist dies der Vorzug, den
er für den *weniger Geübten* hat, der seltener zu katheterisieren pflegt und ebenso
für den Selbstkatheterismus des Laien, dem wir jedoch bei dieser Gelegenheit
keineswegs das Wort reden wollen!

Wir pflegen uns des weichen Nélatonkatheters nur in Ausnahmefällen zu bedienen und benutzen, wenn die Verwendung des Metallkatheters kontraindiziert ist, ausschließlich im größeren Betriebe den *Seidenkatheter* mit Abbiegung des Schnabels nach Mercier (Abb. 27). Mit einer namentlich nach vorherigem Eintauchen in warme sterile Kochsalzlösung durchaus genügenden Elastizität vereinigt er durch die am Pavillon kontrollierbare Richtung der Schnabelabknickung die Aufrechterhaltung des Kontaktes seiner Spitze mit der oberen „chirurgischen" Wand der hinteren Harnröhre: er verletzt nicht und verfängt sich nicht in den Taschen der Urethra posterior. Er geht ferner nicht mit seinem ganzen Schaft durch die Hand des Untersuchenden, sondern ist noch starr genug, um von seinem Pavillon aus dirigiert werden zu können. Und endlich gewährt der Seidenkatheter dadurch, daß man den in der Blase liegenden Katheter um 180⁰ um seine Längsachse dreht und zurückzieht, *so daß der Schnabel mit seinem Auge in den Fundus der Blase eintaucht,* die sichere Möglichkeit einer *restlosen Entleerung* des Organs (Abb. 28).

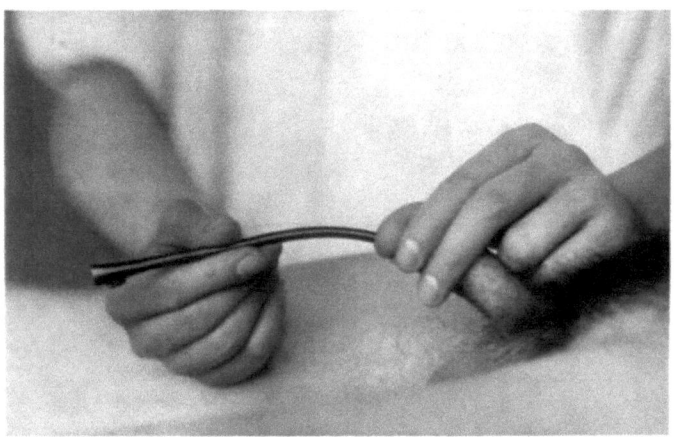

Abb. 28. Richtig liegender halbstarrer Mercierkatheter.

Die *Entfernung des Katheters*, nachdem die Entleerung der Blase vorgenommen wurde, geschieht bei den weichen und halbstarren Kathetern so, daß man sie in horizontaler Lage einfach herauszieht. Den starren Metallkatheter führt man ebenso aus der Blase heraus, wie man ihn in diese einführte: indem man die hintere Krümmung der Urethra nicht außer acht läßt und das Instrument im Bogen nach oben zieht, so daß gewissermaßen der herausgezogene Katheter auf der Mittellinie des Abdomens liegt. Während der Rückpassage der Katheter jeglicher Art versäume man nicht, *den Pavillon durch den aufgelegten Daumen zu verschließen:* der im Rohre befindliche flüssige Inhalt verbleibt dann in demselben und benetzt nicht unnötigerweise die Harnröhrenschleimhaut.

Sehr viel einfacher als der Katheterismus der männlichen gestaltet sich derjenige der *weiblichen* Urethra. Er macht, wie dies aus den anatomischen Erörterungen ersichtlich ist, wegen der Kürze des nur unbedeutend nach oben konkaven, durch keinerlei Taschen oder Muskelumschließungen komplizierten Kanalverlaufes keinerlei Schwierigkeiten, vorausgesetzt, daß das Orificium externum urethrae eine *genügende Weite* hat, die manchmal erst durch Dehnung hergestellt werden muß. Die anatomischen Verhältnisse der Nachbarschaft machen strenge Aseptik der Harnröhrenöffnung notwendig. Man lasse die Patientin stets vor dem Katheterismus ein Sitzbad nehmen, beriesele die Vulva mit einer antiseptischen Lösung und tupfe mit einem hiermit befeuchteten Tupfer die Lippen des manuell auseinander gehaltenen Orificiums ab. Vor allem bringe man aber die Kranke mit gespreizten Beinen in eine Lage, daß man *die Vulva genau übersehen kann,* um nicht den sterilen Katheter durch Berührung mit der Nachbarschaft zu infizieren. Man katheterisiere also nicht etwa unter der Bettdecke, wie wir dies schon ausführen sahen, um das Schamgefühl der Patientin nicht zu verletzen!

Die Meatotomie.

Die *operative Erweiterung des Orificium externum urethrae* wird vorgenommen bei angeborener oder, zumeist durch entzündliche Veränderungen erworbener Verengerung desselben, da ein dauernder Erfolg von einer stumpfen Dehnung, wenigstens bei der männlichen Harnröhrenöffnung nicht zu erwarten ist; ferner bei relativer Enge der Mündung, die das zu Untersuchungszwecken nötige Einführen eines Instrumentes unmöglich macht.

Der kleine Eingriff wird so ausgeführt, daß auf einer in die Urethra eingeführten Hohlsonde der verengende Ring *nach unten hin* in genügender Weite mit einem schlanken spitzen Skalpell oder durch einen Schnitt mit einer geraden Schere eingekerbt wird. Die Enden des Schnittes der äußeren Haut und desjenigen der Urethralschleimhaut, nachdem man diese etwas mobilisiert hat, können durch eine Naht vereinigt werden, doch ist dies nicht notwendig, da der kleine Defekt sich von selbst durch Epithelialisierung von beiden Seiten her deckt. Die kleine Wunde wird mit Dermatol- oder Xeroformpuder bestreut, ein weiterer Verband ist nicht notwendig.

Nachbehandlung durch Bougieren des Glansabschnittes der Urethra ist einige Zeit hindurch unumgänglich notwendig.

Die Anwendung eines besonderen Instrumentes für die blutige Erweiterung des Orificiums, des *Meatotoms,* eines gedeckt eingeführten Messerchens, welches nach Einführen in die Urethra durch Federdruck frei gemacht wird, dürfte wohl kaum als notwendig zu bezeichnen sein.

Die Urethrotomie.

Man unterscheidet zwischen der Urethrotomia *interna* und der U. externa. Die erstere wird vorgenommen zur *Beseitigung von narbigen Verengerungen* der Harnröhrenlichtung entzündlichen oder traumatischen Ursprungs, wenn ihre unblutige Dehnung keinen Erfolg verspricht oder dahingehende Versuche erfolglos geblieben sind. Auf Einzelheiten dieser Indikationsstellung einzugehen, ist hier nicht der Ort.

Die Urethrotomia externa, die *Eröffnung der Harnröhre* im Bereiche der Pars cavernosa oder vom Damm her wird ausgeführt gleichfalls zur Beseitigung der oben genannten *Verengerungen,* wenn diese von größerer Längsausdehnung oder erheblicher Starre sind, so daß das zarte endourethral eingeführte Messerchen die Discission nicht vornehmen kann bzw. wenn die Verengerung eine so erhebliche ist, daß sie die für Durchführung einer U. interna notwendige Passage einer Leitsonde nicht zuläßt, zumeist wird dann die *Resektion* der Harnröhre angeschlossen; dann zur *Entfernung von eingeklemmten Konkrementen* oder von *Fremdkörpern,* welche sich auf unblutigem Wege nicht entfernen lassen. Endlich wird die Eröffnung der Harnröhre vom Damm her vorgenommen bei *Rupturen* derselben und hat dann zum Zweck, das die

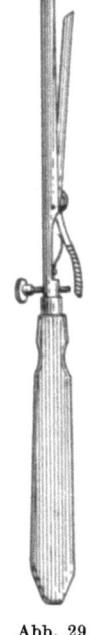

Abb. 29.
Meatotom.
(Voelcker-
Wossidlo.)

Urethra komprimierende Hämatom zu beseitigen und die Kontinuität des Kanals wieder herzustellen.

Die Urethrotomia interna.

Zur Vornahme des inneren Harnröhrenschnittes nimmt der Kranke mit leicht durch ein untergeschobenes Polsterkissen *erhöhtem Becken die Rückenlage* ein.

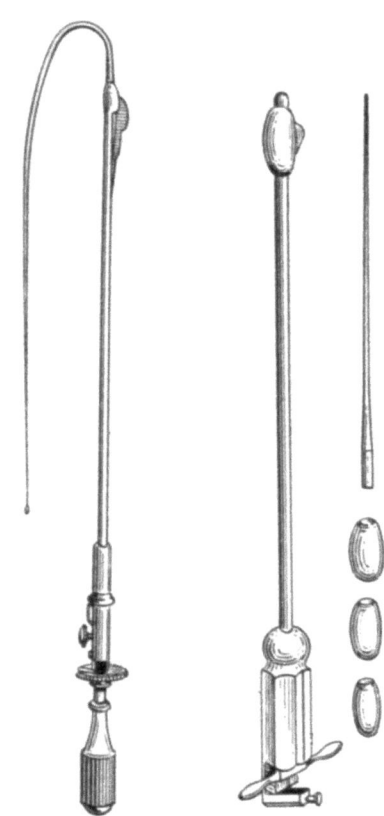

Die lokale Anästhesie der Urethra wird sich wegen der vorliegenden Verengerung ihres Lumens schlecht durchführen lassen. Ein kurzer *Chloräthylrausch* genügt für den im Bruchteil einer Minute ausführbaren kleineren Eingriff.

Die Operation bedarf eines *besonderen Instrumentariums.* Seit Civiale, der zuerst sein verdecktes Messerchen in die Urethra einführte, welches in dieser zur Discission der narbigen Wandveränderungen entfaltet wurde, ist eine ganze Anzahl von Instrumenten für den Eingriff angegeben worden, so von Kollmann, Albarran u. a. Keines der letztgenannten Instrumente dürfte jedoch demjenigen gleichkommen, welches lange vor diesen von Maisonneuve 1855 angegeben worden ist (Abb. 32). Wenn auch neuerdings wieder (so von Böminghaus) die Berechtigung der Urethrotomia interna gegenüber der externa in Zweifel gezogen worden ist, so ist doch nach unserer sehr reichen Erfahrung der Dauererfolg der kleinen Operation — geeignete Nachbehandlung, die jedoch auch bei der externa nicht weniger in Frage kommt, vorausgesetzt — ein so vorzüglicher, daß sie nur *auf das wärmste empfohlen* werden kann.

Abb. 30. Urethrotom nach Civiale.   Abb. 31. Urethrotom nach Kollmann.

Wir beschränken uns auf die Schilderung des Verfahrens nach Maisonneuve. *Voraussetzung für seine Durchführbarkeit ist die Möglichkeit der Einführung einer dünnen Leitsonde durch die Urethra.* Man führt sie am besten — doch ist dies nicht unbedingt notwendig — am Tage vor dem beabsichtigten Eingriff ein, befestigt sie und läßt sie liegen, sie pflegt die Striktur ein wenig zu dehnen, so daß diese von den anzuschließenden Instrumenten besser passiert wird; die langsame Entleerung des Harnes während dieser Zeit wird durch die liegende Sonde nicht behindert.

Das dem Apparat in drei verschiedenen Höhen der Schneide — entsprechend der Verschiedenheit der Lichtung normaler Harnröhren — beiliegende *Messerchen,* welches die Discission der narbigen Verengerung bewirken soll, zeigt eine besondere Konstruktion. Am Ende eines etwa der Länge eines Metallkatheters entsprechenden, biegsamen und dünnen Stahlstabes ist es befestigt und hat, von der Fläche aus betrachtet, die Gestalt eines Dreieckes, dessen

Hypotenuse dem Stahlstabe aufgelötet ist. Die beiden anderen Seiten des gleichschenkligen Dreieckes stellen scharf geschliffene Messerschneiden dar, die nach dem Scheitelpunkte hin nicht in eine Spitze zusammenlaufen, sondern in eine breitere, *stumpfe Abstumpfung* dieses Winkels übergehen. Auf diese Weise wird das Messer, welches in einer *Führungsleiste* in die Harnröhre hineingebracht wird, die Wandung der Urethra vermöge jener Abstumpfung an seiner größten Breite von unten nach oben entfalten ohne sie zu verletzen. Das ist natürlich nur möglich für den von Narben freien Abschnitt der normalen Urethra, der diese Entfaltung zuläßt, d. h. *bis zur Stelle der Striktur.* Hier *spannt sich die Narbe an* und wird beim Weiterschieben des Messerchens von dessen vorderer, schräg verlaufender Schneide durchschnitten bis die Erweiterung eine so große ist, daß das Messer sie passieren und durch den dahinter gelegenen intakten Harnröhrenabschnitt, ohne ihn weiter verletzen zu können, bis zur Blase hineingleiten kann. Derselbe Vorgang wird beim Zurückziehen des Messers von neuem

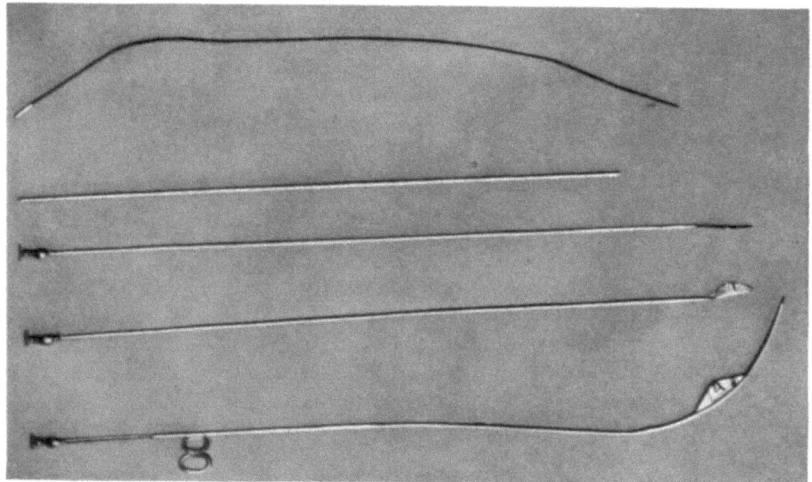

Abb. 32. Urethrotom nach MAISONNEUVE.

durchgeführt. Auf diese Weise entsteht im Bereiche der Striktur eine Wunde in der Urethra. Die Führung des Messers im MAISONNEUVESchen Instrument ist so eingerichtet, daß die vorher eingeführte Führungsleiste, der „weibliche" Teil, an die untere Wand der Urethra sich anlegt, die Schneiden dagegen die obere Wand treffen, d. h. die sogenannte „chirurgische" Wand, die, wie wir oben sahen, frei von Ausbuchtungen ist, eine festere Unterlage im hinteren Abschnitt hat und sich durch Gefäßarmut auszeichnet, so daß die Blutung bei der Durchtrennung zumeist keine erhebliche ist. Bei der Durchtrennung der Narbe ist es, da nur die vordere Wand vom Messer getroffen werden kann, fraglich, ob die Discission tatsächlich die eigentliche Narbe trifft. Es ist durchaus möglich, daß diese sich an der unteren nicht getroffenen Wand befindet und daß bei der blutigen Erweiterung an der Strikturstelle intakte Abschnitte der Urethrawand getroffen werden. Für den Erfolg ist dies deshalb bedeutungslos, weil unter der geeigneten und notwendigen Nachbehandlung durch Bougieren der durch den Schnitt entstandene, klaffende Defekt in der Wandung von allen Seiten her schnell epithelialisiert wird, so daß die Erweiterung erhalten bleibt.

Der Eingriff wird in folgender Weise ausgeführt: Das Membrum wird in der gewohnten Weise gesäubert, ebenso das Orificium urethrae und die Urethra, auch wenn die Leitsonde bereits liegt, mit einer leicht antiseptischen Flüssigkeit (Sol. hydrargyri oxycyanati 1 : 6000) ohne Druck ausgespült. Unter Verdeckung besonders der Crines pubis wird das Glied mit sterilen Tüchern oder Mullkompressen abgedeckt. Nach Einführung der *filiformen Leitsonde* wird an deren Schraubengewinde der wie ein gewöhnlicher Metallkatheter abgebogene

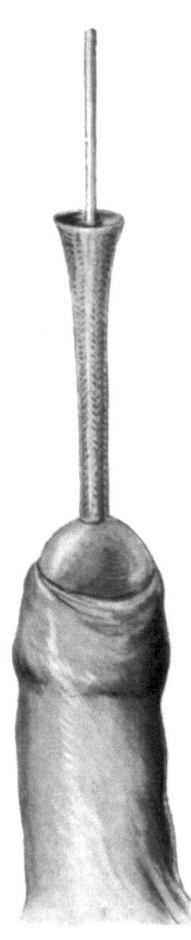

Führungsstab angeschraubt und mit Hilfe der Leitsonde bis in die Blase geleitet. Das Membrum wird nun um einen Winkel von etwa 45° von der Horizontalen *angehoben* und von der Assistenz ohne Abweichen von seiner normalen Richtung gehalten. Das Anheben des Gliedes ist notwendig, um die vordere Urethrawand etwas zu *entspannen*, da sonst das Messer zu tief in das periurethrale Gewebe eindringen und zu vermeidbaren Blutungen aus den dort befindlichen Venen Veranlassung geben könnte. Der an der rechten Seite des Kranken stehende Operateur ergreift mit der linken Hand den kleinen an der Unterseite des Führungsstabes befindlichen Handgriff und hält diesen *sicher fest*. Die *rechte* Hand ergreift den langen *Metallstiel des Messerchens* an seinem Endknopf und führt das Messerchen in die an der Oberseite des Führungsstabes befindliche Führungsleiste ein. Nun schiebt der Operateur das Messerchen in ruhigem gleichmäßigem Zuge vor, dies gelingt meist bis an die Strikturstelle; hier merkt er den *Widerstand*, der durch das Messer *unter leichtem Drucke überwunden* wird. Das Messer wird nun bis zur Blase vorgeschoben und wieder zurückgezogen, wobei die Incision noch etwas vertieft wird. Nach Entfernung des Messers wird der Führungsstab aus der Urethra entfernt und von der Leitsonde abgeschraubt, *die liegen bleibt.* An ihr Gewinde wird nun ein langer *gerader Metallstab* angeschraubt, dessen Einführung in die Urethra über die Strikturstelle hinaus ohne weiteres gelingt. Jetzt muß ein *Verweilkatheter* in die Blase eingeführt werden, der den Zweck hat, den Harn von der kleinen Wunde fernzuhalten und die erreichte Erweiterung an der Strikturstelle aufrecht zu erhalten, er legt sich hier dicht an die Wunde an und erfüllt so die weitere nicht unwichtige Aufgabe, *durch den Druck seiner Wandung die Blutung aus der Urethralwunde zum Stehen zu bringen.* Als Verweilkatheter bedient man sich eines geraden *Seidenkatheters* von etwa Ch. Nr. 18—22, dessen *Spitze* abgeschnitten ist

Abb. 33. Einführen des Verweilkatheters. Urethrotomie nach Maisonneuve.

(à bout coupé) und dessen Auge somit an seinem Schnabelende sich *zentral* befindet. Dieses Katheterauge wird über den liegenden Metallstab geschoben und nun über diesen der Katheter in die Urethra geführt bis der Metallstab aus dem Pavillon des Katheters hinaustritt. Nun umgreift die *linke* Hand des Operateurs das Membrum fest, die Assistenz wird angewiesen, den Metallstab mit Leitsonde langsam herauszuziehen, während über ihn gleichzeitig die *rechte* Hand des Operateurs den Katheter bis in die Blase vorschiebt. Nachdem man sich durch Kontrolle des jetzt ausfließenden Harnes davon überzeugt hat, daß der Katheter richtig in der Blase liegt, wird dieser befestigt. Das geschieht am sichersten, namentlich vor Manipulationen des Kranken in sicherster Weise dadurch, daß man eine *Drahtnaht durch das Frenulum* legt und diese mehrfach um den Katheter fest herumschnürt.

Die etwa erkrankte Blase wird sogleich mit *Spülungen* durch den Katheter behandelt. Den Verweilkatheter pflegen wir 4—5 Tage liegen zu lassen; am darauffolgenden Tage beginnt man *die Bougierung der Urethra* mit BÉNIQUÉ-schen *Metallsonden* von Nr. 40—48 jeden Tag mit einer Nummer der BÉNIQUÉ-schen Skala ansteigend (= 20—24 Charrière),. die stets ohne Schwierigkeiten gelingt. Über die dringende Notwendigkeit der *lange dauernden Nachbehandlung* nach der Urethrotomie zur Verhütung von Narbenrezidiven wird an anderer Stelle zu berichten sein.

Die Urethrotomia externa.

Wenn aus bestimmten Gründen bei Strikturen, welche für die filiforme Leitsonde *nicht passierbar* sind oder die *zu starr* sind, als daß sie von dem kleinen Messer des Urethrotoms durchtrennt werden könnten oder die zu einer Ver-engerung der Urethra *in größerer Ausdehnung* geführt haben, endlich bei *weicher narbiger Klappenbildung* im Kanal, die dem Urethrotom ausweicht und sich deshalb nicht auf diese Weise beseitigen läßt, die Urethrotomia interna *nicht ausführbar* bzw. *kontraindiziert* ist, so wird man zur *Urethrotomia externa* schreiten. Näher auf die Indikationen der einen oder anderen Methode einzugehen, müssen wir uns versagen, sie werden anderen Ortes besprochen.

Der äußere Harnröhrenschnitt eröffnet die Urethra an ihrer *unteren Wand* an der Stelle der Verengerung, die vorher durch Sondenuntersuchung fest-gestellt wurde, so daß man von der Unterseite des Penis, vom *scrotalen Abschnitt aus oder vom Damme her* operativ wird vorgehen müssen, je nach dem Orte der Veränderungen.

Die Lagerung des Kranken ist die *Steinschnittlage*, wie sie oben eingehend geschildert wurde. Wir verweisen nochmals auf die dringende Notwendigkeit, die in den Hüft- und Kniegelenken gebeugten Beine des Kranken *ganz gleich-mäßig* zu spreizen und dafür zu sorgen, daß *beide Gesäßhälften, nach vorn über den Tischrand überstehend, ganz gleichmäßig liegen*; würde man dies versäumen, so würde man eventuell bei der Aufsuchung der Urethra, die *genau der Mittellinie entsprechend* vor sich geht, sehr großen Schwierigkeiten begegnen können.

Damm, Anal- und Scrotalgegend müssen rasiert sein, ebenso die Scham- und Unterbauchgegend, da man niemals mit Sicherheit voraussagen kann, ob der äußere Harnröhrenschnitt für die Wegbarmachung der Urethra *genügen* wird oder ob nicht auf dem Wege der *Sectio alta* durch *retrograde Sondierung* der Eingriff zu Ende geführt werden muß. Der *Anus* wird durch geschickte Anbringung von Tüchern mit Tuchklemmen *absolut sicher gegen das Operations-gebiet abgedeckt.*

Der Operateur sitzt zwischen den gespreizten Beinen des Kranken.

Als Sonderinstrument für den Eingriff ist notwendig das *Itinerarium*, eine Metallsonde von Länge und Biegung eines Katheters, jedoch von geringem Durchmesser. Sie ist an ihrer Konvexität, der der unteren Harnröhrenwand entsprechenden Seite, *kanneliert*, d. h. sie trägt hier ihrer ganzen Länge nach eine *seichte Furche*, die das von außen her an sie herangeführte Skalpell beim Durchtrennen der Striktur führen soll. Voraussetzung hierzu ist die Möglichkeit, daß das Itinerarium die Striktur *passiert!* Dies ist natürlich keineswegs immer der Fall und man wird dann versuchen, zunächst ein filiformes Bougie durch die Striktur in die Blase zu führen und dieses für 24—48 Stunden liegen zu lassen; gewöhnlich vermag man dann das an die filiforme Leitsonde angeschraubte Itinerarium bis in die Blase einzuführen. Damit ist außerordentlich viel gewonnen, denn nun wird die in der Tiefe aufzusuchende Urethra durch die Metallsonde markiert und ist unschwer aufzufinden, die Striktur dann leicht über der harten Unterlage abzutasten.

Kann man das Itinerarium *nicht* durch die Striktur führen, so bringt man dasselbe wenigstens *bis an die Stelle der Verengerung.* *Die Assistenz muß dann eine sehr aufmerksame sein*; sie hat die Metallsonde, die ihren Kontakt mit der Striktur *nicht verlieren darf*, während des operativen Aufsuchens der Urethra ohne Gewaltanwendung, die perforieren würde, *unverrückt genau in der Mittellinie* zu halten.

Die Sondenuntersuchung hatte vorher genau den Sitz der anzugehenden Verengerung festgestellt, nach ihr richtet sich die Schnittführung. Sitzt die Striktur in der *Pars pendula*, so wird der Penis nach oben geschlagen und, dem Bauche fest anliegend, etwas angezogen vom Assistenten in der Mittellinie *genau fixiert* gehalten. Das Itinerarium wird gleichzeitig gegen die untere Wand der Urethra leicht *angedrückt*: so wird die Harnröhre im ganzen Bereiche der Pars pendula durchfühlbar. Sie wird an der entsprechenden Stelle von der Unterseite des Gliedes her durch eine *Längsincision in der Mittellinie* eröffnet, nachdem die Haut, das spärliche Unterhautzellgewebe, die Fascia penis und, in ihrer sehnigen Linie, die Raphe des M. bulbo-cavernosus durchtrennt worden war.

In gleicher Weise wird der Hautschnitt angelegt, wenn die anzugreifende Verengerung der Urethra sich in der *Pars scrotalis* befindet, in welcher die Palpation der Urethra auf der Leitsonde gleichfalls unschwer gelingt. Hier liegt naturgemäß das Scrotum im Wege. Es ist aber nicht anzuraten, durch Vor- oder Zurückziehen desselben sich den Zugang zur Harnröhre freier zu machen. Die hierdurch geschaffenen Wundverhältnisse würden zwar ein ganz übersichtliches Operieren ermöglichen, es würde jedoch die spätere *Versorgung der Urethrawunde behindert* sein dadurch, daß die Drainage durch das darüberhängende Scrotum gestört würde. Besser ist es, das Scrotum für diese Form der Urethrotomie auf eine Strecke zu *teilen*, sein Inhalt wird dadurch in keiner Weise benachteiligt.

Um an die *Pars bulboso-perinealis und membranacea* zu gelangen, kommen verschiedene Incisionen der Haut in Frage. Für den *vorderen* Abschnitt genügt gleichfalls die *longitudinale* Incision in der *Mittellinie* in den meisten Fällen; man wird aber, um einen besseren Zugang zu erhalten, nicht selten gezwungen sein, auf das dem Anus zugewandte Ende des Einschnittes eine *quere Incision aufzusetzen* bzw. einen *Bogenschnitt*, um einen Überblick über Veränderungen in der Pars membranacea zu erhalten und so bevorzugen wir es, zur Freilegung der Pars bulbosa und membranacea, d. h. derjenigen Stelle, an welcher traumatische Strikturen zumeist sich vorfinden, einen *bogenförmigen Schnitt*, *etwa an der Grenze des mittleren und des analen Drittels der Linie zwischen Anus und Scrotumansatz* anzulegen. Dieser Schnitt ist nach vorn konvex; er entspricht der Dittelschen Schnittführung und somit der Incision, von der aus die perineale Freilegung der Prostata und ihre Exstirpation vorgenommen wird, ebenso wie er der Incision entspricht, welche den sichersten Zugang zu den *Glandulae bulbo-urethrales* (Cowperi) gibt.

Die einzelnen Phasen des Eingriffes sind folgende, mag es sich nun um den Längs- oder den Bogenschnitt handeln. Nach Durchtrennung der Haut des Unterhautzellgewebes und der Fascia superficialis in der Richtung des Hautschnittes erscheint der vom M. bulbo-cavernosus überdeckte Bulbus urethrae in der Tiefe der mit scharfen Haken auseinandergehaltenen Wunde. Beim Sitz der Striktur im Bulbusteile teilt man nun den M. bulbo-cavernosus in seiner Raphe und läßt beide Partien seitlich zurückhalten. Zwischen ihnen ist die Urethra palpabel, die durch den oben geschilderten Druck des Itinerariums markiert wird, und liegt zum Eingriff frei. Befindet sich dagegen die Verengerung in der Pars membranacea, so wird man den für das weitere Vorgehen im

Wege liegenden Bulbus von der Fascia profunda, der er anliegt, *ablösen* und *nach vorn ziehen.* Der Musculus transversus perinei wird durchtrennt, die Fasern des M. levator ani stumpf auseinandergehalten und nun ist wiederum auf der Metallsonde die Urethra palpabel. Eine Verletzung des Rectums ist vorsichtig zu vermeiden.

Für das weitere Vorgehen ist nun von Bedeutung der *Zustand der Urethra*: ob man auf die *Durchtrennung der Striktur* sich beschränken kann und darf, oder ob der *Resektion* der Harnröhre der Vorzug zu geben ist, eine Auffassung, die in letzter Zeit immer mehr an Boden gewonnen hat.

Wir nehmen zunächst an, daß eine *Durchtrennung der Verengerung* als genügend zu betrachten ist.

In diesem Falle ist viel davon abhängig, ob es möglich war, mit dem Itine-

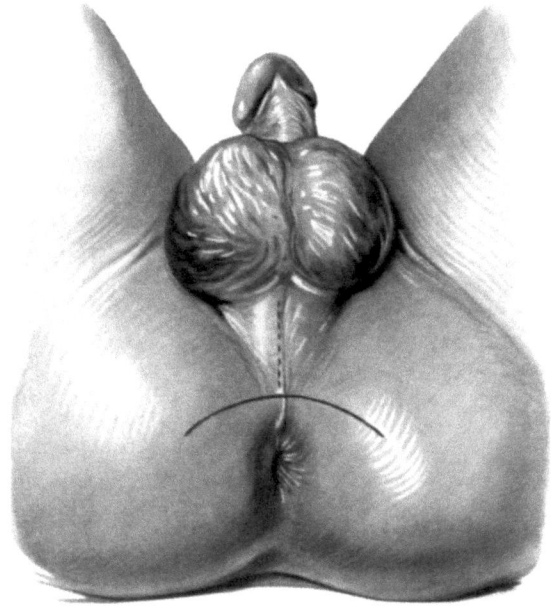

Abb. 34. Schnittführungen zur Urethrotomia externa perinealis.

rarium oder auch nur mit der filiformen Leitsonde die Stelle der Verengerung *zu passieren oder nicht.*

Konnte die Metallsonde *passieren*, so gestaltet sich alles weitere einfach. Man fühlt auf ihr als harter Unterlage die Narbe der Urethra durch und spaltet auf der Rille des Instrumentes die Verengerung nach vorn und nach hinten bis in die gesunde Urethra hinein. Auch wenn es lediglich gelang die filiforme Sonde hindurchzuführen, die Metallsonde dagegen nur bis zur Verengerung heranzubringen, ist das Vorgehen nicht schwierig: man spaltet auf der Kannelierung der Sonde auf etwa 1 cm die noch gesunde Urethra und geht dann vorsichtig praeparando, um das Bougie nicht zu zerschneiden, zentralwärts vor, bis die Verengerung überwunden ist und man wieder die gesunde Harnröhre zu Gesicht bekommt.

Schwieriger gestaltet sich das Vorgehen, wenn die Verengerung in keiner Weise passierbar war und das Itinerarium nur *bis an die Verengerung* geführt werden konnte. Man mobilisiert dann, eventuell *unter Excision periurethraler*

Narben die Urethra, eröffnet sie distal von der Verengerung auf der Furche der Metallsonde in ihrer Mittellinie und schlingt durch die Urethrawunde an dieser Stelle beiderseits je einen Haltefaden an. Mit diesen Fäden hält man die Urethra auseinander und versucht nun mit einer Sonde die Passage zentralwärts zu finden. Ist die Blase *gefüllt*, so kann der bei Druck auf die suprapubische Gegend, wenn auch nur tropfenweise austretende Harn eventuell den Weg weisen. Man hat auch dieses Austreten von Flüssigkeit sich anschaulicher zu machen versucht dadurch, daß man *gefärbte Flüssigkeiten*, sterile Milch oder eine konzentrierte Methylenblaulösung zu jenem Zwecke suprapubisch in die Blase injizierte. Gelingt das Auffinden des zentralen Endes auf diese Weise und die Einführung einer Sonde in dasselbe, so ergibt sich das weitere Vorgehen in der oben geschilderten Weise.

Gelingt das Einführen der Sonde aber *nicht*, was keineswegs selten der Fall ist, so bleibt kein anderer Ausweg — der übrigens eine wesentliche Komplikation der Operation nur insofern darstellt, als die Lage des Kranken verändert und eine *Störung der operativen Aseptik mit aller Aufmerksamkeit vermieden werden muß* — als auf dem Wege der *Sectio alta* die Blase an einer kleinen Stelle zu eröffnen und von hier aus durch das Orificium vesicae *retrograd* eine Metallsonde (am besten eignen sich hierzu diejenigen nach Béniqué) bis an das zentrale Ende der Verengerung zu führen und nun von der Dammwunde aus auf das Sondenende präparatorisch vorzugehen.

Will man sich, wie wir eingangs annahmen, mit der Discission der Verengerung begnügen, so wird nun nach Entfernung des Itinerariums ein *Mercierkatheter* durch die vordere Urethra eingeführt; er erscheint in der *Dammwunde* und wird von hier aus unter Leitung des Fingers, eventuell der langsam zurückgezogenen retrograden Sonde folgend, in die Blase hineingeführt, in die richtige Lage gebracht und als *Verweilkatheter* befestigt.

Es folgt die Versorgung der Dammwunde. Wir haben in solchen Fällen, bei denen es sich — unserer Annahme entsprechend — nur um eine Wandwunde der Urethra handelt, mit der Zeit von einer Naht derselben ganz *Abstand genommen*, weil der Defekt von den Rändern her sich zu epithelialisieren pflegt, wofern man nur die Lichtung des Kanals aufrecht erhält, zunächst durch den liegenden Verweilkatheter, später durch Bougieren. Lediglich pflegen wir das *paraurethrale Gewebe* von den Seiten her durch einige Catgutnähte aneinander zu bringen und desgleichen die Tiefe der Wunde durch solche zu verkleinern. In die *Nähe*, nicht *auf* die Urethrawunde führt man ein dünnes Gummidrain und schließt im übrigen die Hautwunde durch die Naht, deren Verband sorgfältig abschließend angelegt werden muß, um eine Infektion vom Anus her zu vermeiden.

Die Urethrostomose.

Die Anlegung einer *Harnröhrenfistel* am Damme kommt in Frage, wenn zum Schutze einer distal an der Urethra vorgenommenen, etwa plastischen Operation der Harn von der Operationsstelle vorübergehend ferngehalten werden soll: *temporäre* Urethrostomose; oder als *dauernde* Urethrostomose, wenn etwa die Urethra anterior mit dem tief amputierten Penis in Wegfall kommen mußte. Des letzteren Eingriffes wurde bereits gelegentlich der Besprechung der Exstirpatio penis (S. 158) gedacht.

Ob für die temporäre Derivation des Harnes die Urethrostomose oder die suprapubische Blasenfistel nach Art der Witzelschen Fistel das zu bevorzugende Verfahren darstellt, soll hier nicht entschieden werden.

Sprechen irgendwelche Gründe für die Anlegung der Urethrostomose am Damme, so wird vom Bogenschnitt oder auch vom Längsschnitte aus die Urethra in der oben beschriebenen Weise freigelegt. Handelt es sich um eine zeitweilige Fistel, so schlitzt man die untere Wand der Urethra in ihrer Pars membranacea, nachdem man dieselbe etwas mobilisiert hatte, auf eine Länge von etwa 1,5 bis 2 cm *in der Mittellinie auf,* mobilisiert die Haut des Dammes etwas, so daß sie sich ein wenig in die Tiefe einstülpen läßt und näht die Wunde der Urethra in den *hinteren (unteren) Winkel* der im übrigen zu schließenden longitudinalen Hautwunde oder in die *Mitte der bogenförmigen Incision* ein.

Die Resektion der Urethra.

Indem wir oben das bei der Urethrotomia externa einzuschlagende Operationsverfahren besprachen, setzten wir voraus, daß die *Discission* der Verengerung der Urethra genügen würde, um, die notwendige Nachbehandlung vorausgesetzt, die Striktur dauernd zu beheben. Diese Erweiterung der Striktur genügt keineswegs, immer und mit Recht mehren sich namentlich in letzter Zeit die Stimmen, welche zugunsten eines radikaleren Vorgehens, der *Resectio urethrae* an der Stelle ihrer Verengerung eintreten, die eine *vollständige Beseitigung des erkrankten*

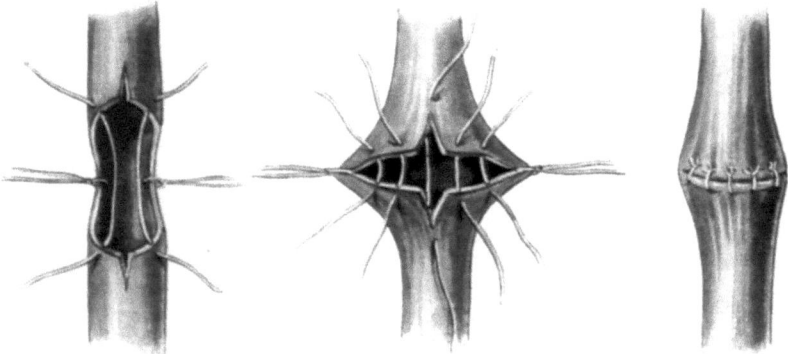

Abb. 35. Partielle Resektion der Urethra.

Wandabschnittes und auch des eventuell gleichfalls narbig veränderten periurethralen Gewebes erstrebt.

Die Resektion der Harnröhre kann eine *partielle* und eine *totale* sein. Die erstere wird da vorgenommen, wo die Wandung der Urethra *nicht in ihrer ganzen Circumferenz* verändert ist, sie unterbricht also die Kontinuität des Kanales nicht vollständig, sondern läßt als *verbindende Brücke* einen Teil der Wand stehen, der eventuell recht schmal sein kann. Man kann nun über dem liegenden Verweilkatheter und später unter lange dauernder Bougiebehandlung abwarten, bis der künstlich erhaltene bindegewebige Kanal sich von der Harnröhrenwand her *epithelialisiert* hat. Meist wird eine *Harnfistel* sich einstellen, jedoch nur *vorübergehend,* sie pflegt bei im übrigen freier Harnpassage sich unter der Bougierbehandlung bald zu schließen.

Von vielen wird und mit Recht, die *Naht* der Urethra nach ihrer partiellen Resektion vorgezogen: sie stellt dem Normalen ähnliche Verhältnisse wieder her und *vermeidet* am ehesten *das Rezidiv* der narbigen Verengerung des Kanals. Eine Vernähung des Defektes in longitudinaler Richtung kommt natürlich nicht in Frage, sie würde die Lichtung zu sehr verengern. Man vernäht den Defekt vielmehr *senkrecht zur Achse* und so, daß eine *Erweiterung* des Kanals an dieser Stelle zustande kommen muß. Hierzu bedient man sich, nachdem zunächst an den äußersten Enden des Defektes je eine den vorderen an den hinteren

Abschnitt heranführende Naht angelegt wurde, welche beim Anspannen den Defekt seitlich verziehen, zweier wenige Millimeter langer *Hilfsschnitte* durch die Urethrawand am vorderen und hinteren Abschnitt des Defektes *in der Mittellinie.* Beim Anziehen jener ersten Nähte seitwärts werden dadurch die Ränder des nun durch weitere Nähte aneinander gebrachten Defektes in *querer* Richtung *verlängert,* und beim weiteren Vereinigen der gegenüberliegenden Wandabschnitte entsteht eine gute Vereinigung des Defektes unter gleichzeitiger Erweiterung der Lichtung des Rohres an dieser Stelle (Abb. 35). Ein Zurückweichen der Wandung ist bei der großen Dehnbarkeit der Urethra nicht zu befürchten. Die Nähte dürfen die Mucosa der Urethra nicht verletzen, um nicht durch Hereinragen in die Lichtung Veranlassung zur Konkrementbildung zu geben. Versenkte Nähte schließen das paraurethrale Gewebe wie auch das Bindegewebe des Dammes, so daß die Hautwunde bis auf eine in die Nachbarschaft der Urethra geführte *Drainage* geschlossen wird. Ein Verweilkatheter bleibt für 5—6 Wochen liegen, dann beginnt die Sondenbehandlung.

Die *totale* Resektion der Urethra tritt dann in ihre Rechte, wenn ein strikturierender Prozeß die ganze Circumferenz der Urethra einnimmt. Sie bedeutet, daß dieser ganze Abschnitt der Urethra in Wegfall kommt, daß also ihre *Kontinuität vollständig aufgehoben* wird. Man scheue sich nicht vor der Ausführung dieses Eingriffes: die Dehnbarkeit der Urethra ist eine so gute, daß auch nach größeren Resektionen, wenn man nur, so lange die Kontinuität noch vorhanden ist, die Urethra in ihrem vorderen Abschnitt (Marion) und, wenn möglich auch das zentrale Ende genügend mobilisiert hat, der Defekt sich gewöhnlich gut ausgleichen läßt. Bei dieser *Mobilisierung* wird man gut unterstützt durch die in den zentralen Abschnitt durch Sectio alta retrograd eingeführte und die in das periphere Ende per vias naturales bis zur Verengerung herangebrachten Metallsonden. Auf der Unterlage dieser Sonden wird auch am besten die Durchtrennung der Urethra zentral und peripher von der Verengerung durchzuführen sein, nachdem man vorher *Haltefäden* an die zurückbleibenden Enden angelegt hatte, um ihr Zurückschlüpfen zu vermeiden. Der strikturierte Abschnitt der Urethra wird nun sicher excidiert und mit ihm das etwa, besonders nach traumatischen Strikturen, vorhandene *Narbengewebe der Nachbarschaft.* Nun wird vom vorderen Abschnitt der Urethra aus der *Verweilkatheter* eingeführt und unter Leitung des Auges von der Dammwunde aus in das zentrale Ende und in die Blase hineingebracht. Über diesem liegenden Katheter wird die Wiederherstellung der Kontinuität der Harnröhre vorgenommen. Man vergewissert sich, daß die Enden ohne besonderen Zug gut aneinandergelegt werden können und nun empfiehlt es sich, um jede postoperative Zugwirkung auszuschließen, das zentrale, besser noch auch das periphere Ende durch je zwei, die Urethrawand tangential fassende Nähte mit dem Bindegewebe der Nachbarschaft zu vereinigen. Die weitere Nahtvereinigung der Enden selbst wird mit *Knopfnähten* vorgenommen, welche die Mucosa unverletzt lassen müssen. Man wird zunächst mit zwei die Wandungen diametral fassenden, etwas weiter ausholenden Nähten die Ränder vereinigen und dann, diese Nähte als Haltefäden benutzend, die Vereinigung der oberen und diejenige der unteren Harnröhrenwand vollenden. Im übrigen wird die Wunde weiterhin in der gleichen Weise versorgt wie bei der partiellen Resektion. Ein Harnaustritt, der im weiteren Verlaufe, veranlaßt durch eine dehiszente Stelle der Naht, durch das Drain sich einstellen sollte, versiegt meist in wenigen Tagen. An die Entfernung des Verweilkatheters nach 5—6 Tagen hat sich sofort wieder die lange Zeit in immer größeren Intervallen durchgeführte Sondenbehandlung anzuschließen.

Sollte der durch Excision einer langen Striktur oder multipler Strikturen entstehende *Urethradefekt* ein so großer sein, daß eine Vereinigung des zentralen

Stumpfes mit dem peripheren technisch nicht ausführbar ist, so wird man ihn durch Einschaltung anderer ähnlich gebauter Organabschnitte zu überbrücken sich bemühen. SCHMIEDEN implantierte zu diesem Zwecke ein Stück der *Vena saphena,* LEXER die exstirpierte Appendix mit gutem Erfolge. Es ist kaum anzunehmen, daß diese *ortfremden Implantate* sich in ihrer früheren Form erhalten werden, aber sie geben für die Neuentstehung eines Kanales aus dem Bindegewebe der Nachbarschaft eine gute Stütze her und es ist anzunehmen, daß auch dieser Bindegewebskanal seine Epithelialisierung von den Stümpfen der Urethra aus erhält.

Die Operation bei Ruptur der Urethra.

Zu den typischen operativen Eingriffen an der Urethra gehört auch das Vorgehen bei *Ruptur* derselben, dies um so mehr, als es sich hierbei fast stets um eine „*dringliche" Operation* handelt, die jeder Arzt auszuführen in der Lage sein sollte.

Zum Verständnis der Notwendigkeiten muß in kurzen Worten die anatomische Situation geschildert werden. Die Ruptur der Urethra, meist entstanden durch Fall auf die Dammgegend oder durch Abriß der Harnröhre in dieser Gegend durch ein abgesplittertes Knochenstück bei Beckenfraktur, pflegt mit *starker Hämorrhagie* aus dem Bulbus urethrae oder den Gefäßen der Nachbarschaft einherzugehen, die gewöhnlich nach kurzer Zeit als *pralle,* mit blutig sugillierter Haut bedeckte *Anschwellung den Damm verwölbt.* In der Tiefe umgibt das Hämatom die Urethra fest, *es preßt sie zusammen:* die *Retentio urinae ist die Folge.* Es ist unmöglich, diese Blockade mit einem weichen oder halbstarren Katheter zu überwinden und auch der Katheterismus mit Metallkathetern ist zwecklos: wenn die Urethra *ganz durchrissen* ist, so gelingt es nicht, mit dem Katheter das zentrale Ende zu finden, ist sie nur *eingerissen,* so wird der Katheterschnabel mit Sicherheit durch die Öffnung in das periurethrale Gewebe dringen und nur falsche Wege bohren, und dasselbe gilt mit Wahrscheinlichkeit für die Fälle, in denen die Wandung nur leichtere Läsionen aufweist, sie wird dann durch den Katheter *vollends zerrissen.* Gelingt es daher *nicht* bei einmaligem Versuche mit einem Seidenkatheter, der als Verweilkatheter liegen bleibt, die Blase zu entleeren, so unterlasse man alle weiteren zwecklosen Versuche: die *Sectio mediana* ist angezeigt.

Man führt sie, wie oben bei der Urethrotomia externa beschrieben wurde, vom Bogenschnitt am Damme her aus, nachdem man eine Metallsonde so weit in die Urethra vorgeschoben hatte, als das Hämatom es zuließ. Gleich nach Durchtrennung der Haut wird das *Hämatom* sichtbar. Seine Koagula werden vorsichtig und restlos ausgeräumt. Im übrigen aber ist das Lager des Hämatoms, das umgebende Bindegewebe, stets so *blutig imbibiert,* daß anatomische Einzelheiten schwer erkennbar sind. Das periphere Ende der Urethralverletzung zu finden ist einfach, da die Metallsonde, etwas vorgeschoben, in der Dammwunde erscheint. Ist die Urethra nur seitlich angerissen, ihre Kontinuität nicht vollständig aufgehoben, so gelingt es leicht unter Führung des Auges einen Verweilkatheter über die Verletzungsstelle hinweg in die Blase einzuführen. Wenn aber die Harnröhre ganz durchrissen ist, dann darf man es wohl nur als Glücksfall betrachten, wenn es dem Auge gelingt, das zentrale Ende des Kanals in dem sugillierten Gewebe aufzufinden! Es wird dann angeraten, nach Sectio alta den *retrograden Katheterismus* vorzunehmen. Wir raten dazu, vorher noch einen anderen, einfachen Versuch der Aufsuchung vorzunehmen, wenn es sich um den Durchriß der Urethra *posterior* handelt, einen Versuch, dem wir sehr oft den Erfolg verdanken konnten. Die Lage des zentralen Endes ist, wenn man die normale topographische Anatomie beherrscht, einigermaßen bekannt, wenigstens soweit, daß man sagen darf, in einem bestimmten Raume von etwa 3 qcm unter dem Arcus pubis *muß* der nicht sichtbare Urethrastumpf liegen. Geht man nun *mit dem Zeigefinger auf diesen Flächenraum ein und drückt seine Spitze etwa in der normalen Richtung der Urethra blasenwärts vor*, so dringt dieser mit einer fast absoluten Sicherheit in die *gefüllte Blase* ein, der Harn fließt neben dem Finger ab und am liegenden Finger vorbei kann der Schnabelteil eines Mercierkatheters als Verweilkatheter in die Blase eingeführt werden.

Es fragt sich nun, was weiterhin mit der verletzten Urethra geschehen soll. Sie wird von vielen Autoren genäht, wie bei der Resektion. Sinn würde dies natürlich nur dann haben, wenn die gequetschten Enden der Harnröhre bis ins Gesunde reseziert würden, so daß *intakte Wandungen* in der oben beschriebenen Weise aneinander genäht werden. Auch dann noch halten wir es für verfehlt, diese Naht auszuführen, deren Nachbarschaft so verändert ist, daß sie teilweise der Nekrose anheimfallen muß. So raten wir dazu, die Enden der Urethra, auch ohne sie zu resezieren, über dem Verweilkatheter durch einige *paraurethrale Catgutnähte einander zu nähern*, im übrigen aber auf eine primäre Vereinigung der Urethrawunde zu verzichten: der Kanal bildet sich unter der oben bereits geschilderten Nachbehandlung von selbst wieder. Die ganze Weichteilwunde tamponiere man locker mit Gaze und warte das Abstoßen nekrotischer Partien unter der Heilung per secundam ab. Das Entstehen einer temporären Harnfistel wird sich dabei nicht umgehen lassen, sie heilt gewöhnlich von selbst ab.

Operative Beseitigung von Harnröhrenfisteln.

Jener spontanen Abheilung von posttraumatischen oder postoperativen Harnröhrenfisteln muß unter weiter Offenhaltung des Kanales durch Bougieren *Zeit gelassen* werden. Sie verkleinern sich gewöhnlich schnell und versiegen dann. Gelegentlich aber bleiben sie bestehen, meist wenn zu lange und zu tief drainiert wurde, so daß sich um das Drain ein *starres bindegewebiges Rohr* bildete, oder wenn durch Epithelialisierung dieses Verbindungsteiles die Fistel zu einer „*lippenförmigen*" wurde. Dann kann ohne operativen Eingriff die Fistel nicht beseitigt werden.

Wir betreten damit schon das Gebiet der an der Urethra auszuführenden typischen plastischen Operationen.

Die zur Beseitigung der Urethrafistel anzuwendenden Verfahren sind abhängig vom *Sitz* und von der *Lage* der Fistelbildung.

Zur Ausführung bedient man sich *feinster* Skalpelle, Scheren, chirurgischer und anatomischer Pinzetten und Nadeln; zur Naht des *feinsten* Catguts und Seide. Stets ist es notwendig, während der Operation einen nicht zu kleinkalibrigen Seidenkatheter oder eine Metallsonde in die Urethra einzuführen, um sich die Lichtung dem Auge erkennbar zu gestalten und zu verhindern, daß diese beim Knüpfen der Urethrawandnähte zu sehr verengert wird. Der später zur Derivation des Harns notwendige Seidenverweilkatheter soll dagegen von geringem Kaliber sein, damit die Urethranähte nicht gespannt, die Vereinigung der Gewebe nicht durch Druck beeinträchtigt wird. Sobald man in der Nachbehandlung merkt, daß der als *Fremdkörper* in der Urethra befindliche Katheter eine *Urethritis* verursacht, muß er *sofort entfernt* werden, nur so kann man dann das operative Resultat eventuell noch retten.

Als weitere Grundsätze für die Fistelbehandlung haben endlich noch die folgenden zu gelten. Keine Fisteloperation hat eine Aussicht auf Erfolg, bei der nicht die *Fistelränder der Haut, der Urethra* und *der Fistelkanal ausgiebig excidiert sind*; insbesondere muß der Urethradefekt ganz *frische, glatte*, nicht durch zögerndes Schneiden zerfetzte *Ränder* zeigen. Bei allen Schnittführungen schneide man nicht senkrecht in die Tiefe, *sondern schräg*, mit nach dem Defekt zu abfallenden Rändern: man wird dadurch *breitere Wundflächen* erhalten, die eine bessere Gewähr für ihr Aneinanderheilen bieten. Unbedingt muß die Urethra in weiter Nachbarschaft der Fistel *weithin mobilisiert* und von besonders *von allen narbigen Verwachsungen befreit* werden; geschieht das nicht, so werden diese Narbenzüge stets im Sinne eines Auseinanderziehens der Urethrawände sich geltend machen, deren Vereinigung man erstrebte.

Alle *Lappenbildungen* aus der Nachbarschaft müssen *reichlich groß zugeschnitten* werden; genügendes Material ist im Präputium, der Penishaut und der Scrotalhaut stets vorhanden. Man bedenke, daß die Haut zwar leicht zur Lappenbildung verschieblich ist, daß sich aber auch vermöge ihrer Elastizität die losgelösten Lappen ungeheuer *verkleinern*, daß endlich die Haut aber so gut

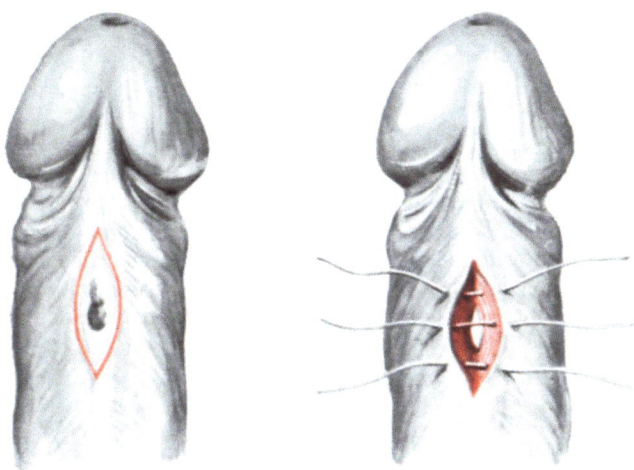

Abb. 36a und b. Umschneidung und Naht bei lippenförmiger Fistel der Urethra.

mit Blutgefäßen in dieser Gegend versorgt ist, daß auch bei großen gestielten Lappen *Nekrosen kaum zu befürchten* sind.

Endlich sei noch vorausgeschickt, daß die Operierten stets unter Wirkung von *Brom-* und ähnlich wirkenden Präparaten für 8—10 Tage, d. h. bis zum Abschluß der Heilung zu setzen sind, um die nicht nur gewöhnlich sehr unangenehmen und schmerzhaften, sondern auch durch die Formveränderung der Gewebe die Heilung störenden *Erektionen auszuschalten*.

Beseitigung von Fisteln an der Pars cavernosa urethrae.

Die einfachste Beseitigung der Fistel, die namentlich bei kleinen Öffnungen anzuwenden ist, besteht darin, daß man in einer Entfernung von etwa 0.5 cm von der äußeren Fistelöffnung diese *längsoval umschneidet*, den gewöhnlich kurzen Verbindungsgang zur Urethra excidiert, die Fistelöffnung der Urethra mit glatten Schnitten und nach Möglichkeit ohne sie besonders zu vergrößern anfrischt. Nachdem die Urethrawand in der Nachbarschaft der Fistel mobilisiert wurde, wird die Wunde der Urethralwand, *ohne sie durch Pinzettengriffe* zu schädigen und ohne die Mucosa zu verletzen in die dünnen Seidennähte einbegriffen, welche die Hautwunde fest schließen (Abb. 36). Eventuell kann man durch jederseits parallel dem Defekt angelegte Hautschnitte die Penishaut zu noch besserem Nahtschlusse *mobilisieren* und die sekundären Defekte per secundam heilen lassen; doch wird diese Komplikation nur selten als notwendig sich erweisen.

Für Fisteln *zentral* vom *Sulcus coronarius* hat DIEFFENBACH ein Verfahren

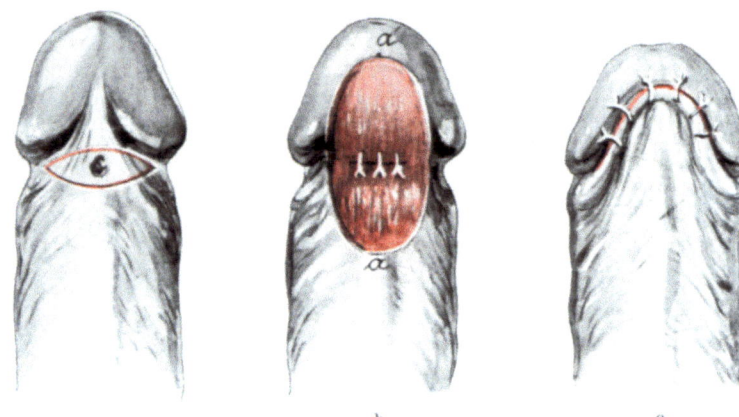

a   b   c

Abb. 37a—c. Verschluß der Urethrafistel im Sulcus coronarius. (Nach DIEFFENBACH.)

angegeben (Abb. 37). Er umschneidet die Hautöffnung ovalär *quer* zur Längsachse des Membrum, vernäht die gut angefrischte Urethraöffnung quer, frischt dann distal von der Naht die Glans und proximal die Innenfläche des zurückge-streiften Präputiums an, so daß ein zusammenhängender, *großer längsovaler Defekt* entsteht, zieht nun das angefrischte Präputium über den ganzen Defekt

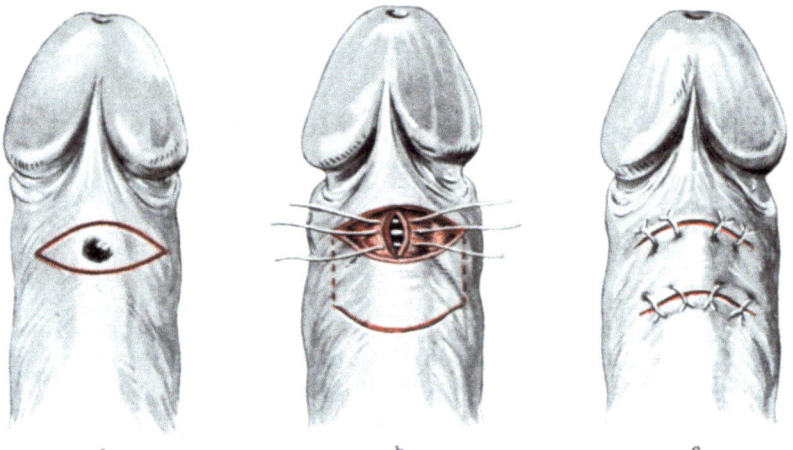

a   b   c

Abb. 38a—c. Brückenlappen zum Verschluß der Urethrafistel.

von unten her herüber und vernäht seinen Rand mit dem Defektrand der Eichel-bedeckung. Er bildet so einen „*Brückenlappen*", dessen wir auch bei der Fistel-operation an den übrigen Abschnitten der Pars cavernosa uns mit Vorliebe bedienen, denn es ist von großer Bedeutung für die Heilung, *daß die Naht der Urethrawunde nicht mit derjenigen der Haut in die gleiche Ebene fällt,* daß vielmehr jene eine Bedeckung von *intakter Haut* erhält.

Zu diesem Zwecke pflegen wir die Hautfistelöffnung in einem querstehenden Oval, weit nach den Seiten ausholend, in etwa $^3/_4$ cm Entfernung von den Fistel-rändern zu umschneiden und die angefrischte Fistel in der Urethra in gewohnter

Weise zu vernähen. Dann wird in etwa 2 cm Abstand vom proximalen Rande des Defektes ein diesem Rande parallel laufender Hautschnitt angelegt und der auf diese Weise entstehende *Brückenlappen* gut, namentlich auch nach den Seiten hin *mobilisiert*, so daß er ohne Spannung über den Defekt gelagert und mit dessen distalem Rande vernäht werden kann. Die Deckung des sekundären Defektes durch Heranziehen der proximalen, mobilisierten Penishaut macht dann gewöhnlich keine Schwierigkeiten (Abb. 38).

Bei *größeren* Fistelöffnungen bzw. Defekten der Urethrawand werden diese Schnittführungen nicht genügen, man wird dann besser daran tun, nach ovalärer oder rhombischer längsgestellter Excision der Hautfistel und Versorgung der

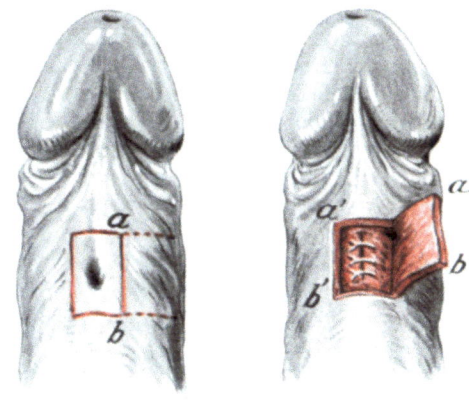

Abb. 39 a und b. Verschluß der Urethrafistel durch einseitigen Flügelschnitt. (Nach DIEFFENBACH.)

Urethrawunde, zu der man sich bei breiteren Defekten auch gern tangentialer Wandnähte nach Art der LEMBERT-Naht bedient, weil diese bei etwa not-

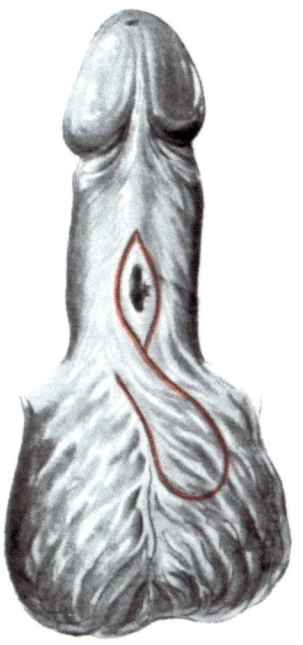 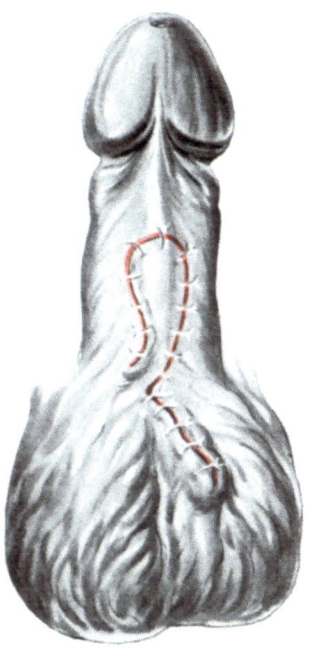

Abb. 40 a und b. Verschluß der am Penisschaft gelegenen Urethrafistel durch zungenförmigen Lappen aus der Scrotalhaut.

wendigem Anziehen weniger leicht ausreißen, einen *seitlichen Türflügellappen* aus der Haut zu bilden und diesen über die Urethrawunde hingwegzuziehen und mit dem gegenüberliegenden Defektrande zu vernähen (Abb. 39). Auch hier wird die Urethranaht nun von *intakter Haut* bedeckt und aus diesem Grunde ziehen wir diesen einseitigen Türflügelschnitt dem doppelseitigen vor, weil bei diesem letzteren beide Nahtreihen sich wieder decken würden.

Wenn die Urethrafistel sich am proximalen Abschnitte des Membrum, *in der Nachbarschaft des Scrotum* befindet, dann bietet dieses ein ausgezeichnetes Material zur Deckung des nach longitudinaler Excision der Hautfistel entstehenden Defektes. Nach Versorgung der Urethrawunde bildet man vom proximalen Ende des Defektes aus mit einer hier ansetzenden schmalen Basis einen *zungenförmigen Hautlappen aus der Scrotalhaut*, der nicht zu klein gewählt werden darf, und *schwenkt ihn um seine Basis distalwärts über den Defekt*, mit dessen Rändern er vernäht wird (Abb. 40). Der Sekundärdefekt wird durch einige Nähte geschlossen. Eine spätere Durchtrennung der Lappenbasis erübrigt sich. Die Methode wurde von Dittel angegeben.

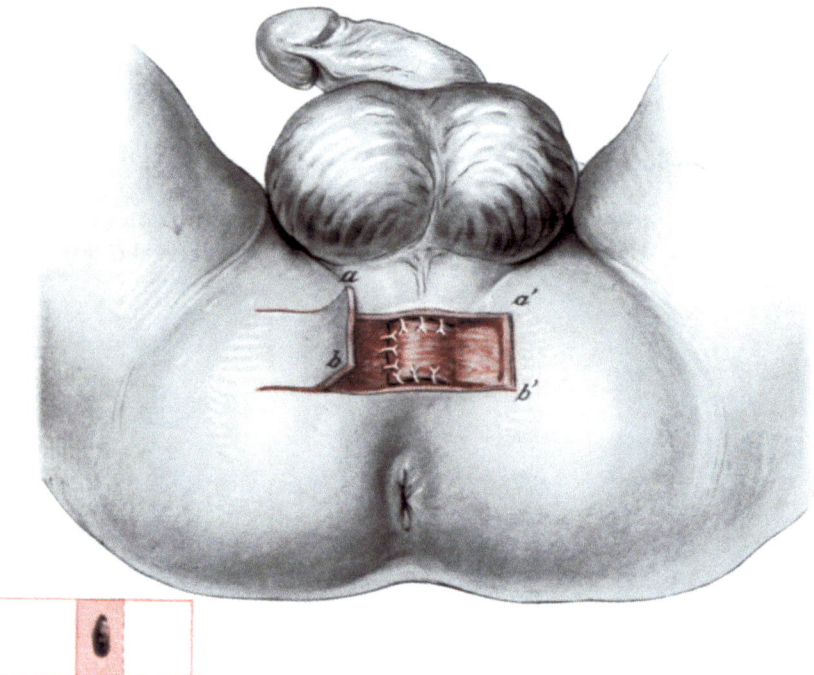

Abb. 41. Verschluß der perinealen Urethrafistel. (Nach Guyon.) Unten: Führung des Hautschnittes.

Schwieriger als die Operation der Urethrafisteln in der Pars pendula gestaltet sich diejenige in der *Pars perinealis*. Hier steht nicht die leicht verschiebliche Haut des Membrum oder des Scrotum zur Deckung des Defektes zur Verfügung. Auch pflegen hier die Defekte der Urethra meist größer zu sein. Man kann zu ihrer Deckung nur die wenig verschiebliche Perinealhaut verwenden. Guyon empfahl es, so vorzugehen, daß die Fistel mit ihrer Umgebung rechtwinklig umschnitten wird. Er ersetzt dann den Defekt der Urethrawand durch einen Hautlappen, dessen Epidermisseite nach innen gedreht wird in einer Weise, der wir bei der Neubildung der Urethra bei Epispadie wieder begegnen werden. Zu diesem Zwecke werden, der Breite des Defektes entsprechend je ein seitlicher, rechteckiger Lappen von genügender Größe beiderseits des Defektes gebildet. Der eine hat eine *mediale*, dem Defekt sich anschließende Ernährungsbasis; er wird um dieses Scharnier um 180° gedreht, so daß *seine Epidermisseite den Urethradefekt ausfüllt*, mit dessen Rändern er durch Catgutknopfnähte sorgfältig vernäht wird und nun in der Tiefe verschwindet. Der zweite, jenem ersteren *parallel und gleichseitig* gestellte Hautlappen ist breiter und zeigt *seine Basis lateral.* Er wird sorgfältig mobilisiert, bis es gelingt, ihn *ohne allzu starken Zug über den ganzen bestehenden Defekt,* d. h. bis in die Schnittflächen des ersten Lappens hinüber zu ziehen, mit denen er durch Hautnähte vereinigt wird (Abb. 41).

Diese Plastik wird man auch *bei größeren* Defekten in der *Pars pendula urethrae* anwenden und, wenn auch an den Enden der wiederhergestellten Urethrawand kleine Fisteln gelegentlich sekundär nach einfacheren Verfahren geschlossen werden müssen, recht gute Erfolge erzielen.

Für *ausgedehnte* fistulöse Defekte mit weitgehenden Veränderungen der Urethrawand kommt endlich die *Exstirpation der Urethra* in jenem Bereiche in Frage und *Ersatz des Rohres aus ähnlich gebauten Organsystemen* der *V. saphena magna* nach SCHMIEDEN, der *Appendix* nach LEXER, wie wir dies bei der Resektion der Urethra oben bereits angedeutet haben.

Es bedarf keiner besonderen Betonung, daß alle diese plastischen Operationen an der Urethra einer eingehenden, mit immer längeren Intervallen lange Zeit hindurch durchgeführten Bougierbehandlung bedürfen, um die Lichtung des Kanales in normaler Weise aufrecht zu erhalten.

Auf die operative Beseitigung der *Urethrorectalfisteln* einzugehen, dürfte den für die typischen Operationen gesteckten Rahmen überschreiten. Nur auf die Richtlinien des Verfahrens, wie es kürzlich von VOELCKER nach eingehenden Überlegungen aufgestellt worden ist, sei kurz hingewiesen. Voraussetzung ist die Derivation des Harnes von der Urethra durch eine *suprasymphysäre Fistel* und die Ableitung der Kotpassage durch Anlegung eines temporären *Anus praeternaturalis.* Von genügend großem DITTELschen Bogenschnitt aus, der durch eine *vordere perineale Längsincision* erweitert wird, werden Urethra und Rectum voneinander getrennt, das zwischenliegende Narbengewebe excidiert, die angefrischten Fistelöffnungen vernäht. Des weiteren ist dafür zu sorgen, daß zwischen beide Hohlorgane ein *möglichst dickes,* den benachbarten Weichteilen durch Heranziehung oder Lappenbildung entnommenes *Zwischenlager* gebildet wird, welches jene genügend voneinander getrennt hält und daß gleichzeitig durch eine *Drehung der teilweise mobilisierten Ampulla recti* und Nahtfixation in dieser Stellung es verhindert wird, daß die Nahtlinien beider Fistelöffnungen wieder in die gleiche Ebene zu liegen kommen, daß sie vielmehr *gegeneinander verschoben* werden.

Die Operationen angeborener Mißbildungen der Harnröhre.

Atresia urethrae.

Der *angeborene Verschluß der Urethra* kann verschiedenen Grades sein und danach richtet sich das operative Vorgehen.

Die leichtesten Grade zeigen einen *membranösen Verschluß* des Orificium externum, den man mit der Sonde oder einem spitzen Messer durchstößt. Man wird, um eine Wiederverklebung zu verhindern, für einige Tage einen feinen Verweilkatheter einlegen, was gewöhnlich einer Umsäumung der Öffnung durch Nähte wegen der Zartheit der Gewebe vorzuziehen ist.

Handelt es sich um eine Atresie des *ganzen Abschnittes der Glans* oder von Teilen derselben, so wird man mit einem *dünnen Trokart* durch die Eichel bindurchstoßen und die zwischen den Fingern der anderen Hand fixierte normale Urethra zu erreichen versuchen, in die man einen Verweilkatheter einführt, um später eine Bougierbehandlung einzuleiten.

Bei größeren, *bis in den Schaft des Penis oder darüber hinausreichenden* Verlegungen — äußerst seltenen Fällen, da es sich zumeist um nicht lebensfähige Individuen handelt — wird es sich zunächst um die palliative Anlegung der suprasymphysären Blasenfistel handeln, der man später die künstliche Herstellung der Urethra nach dem unten zu schildernden Verfahren folgen läßt. Von der Anlegung einer perinealen Urethrafistel ist abzuraten, da sie jenes spätere Verfahren komplizieren würde.

Meist ist das Fehlen der vorderen Abschnitte der Urethra verbunden mit dem Vorhandensein einer *Hypospadie*.

Die Operation bei Hypospadie.

Bei der Hypospadia urethrae mündet die Harnröhre nicht auf der Höhe der Eichel, sondern an der *Unterfläche des Penis*, gewöhnlich mit einer *sehr*

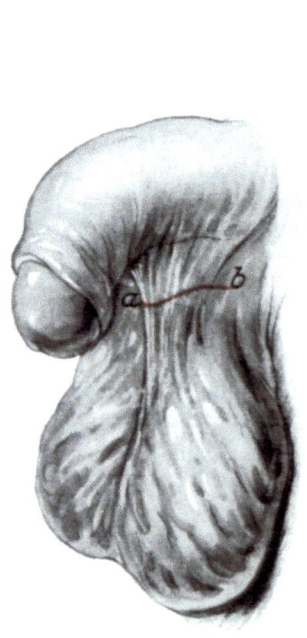 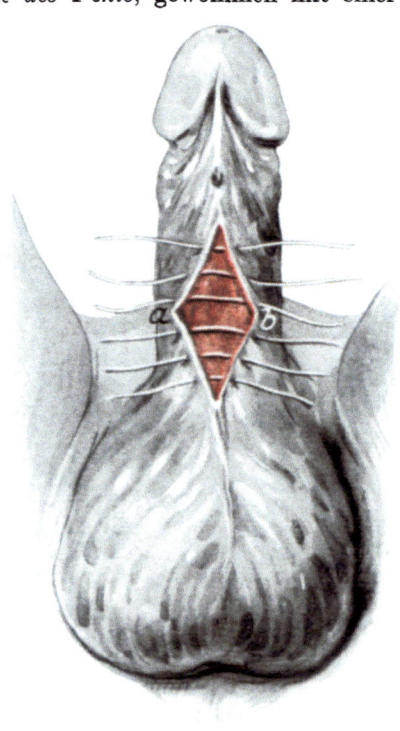

a   b

Abb. 42a und b. Rautenförmige Wunde nach gerader Durchtrennung des den hypospadischen Penis
nach unten krümmenden fibrösen Stranges. Die Wunde wird longitudinal vernäht.

engen Öffnung. Distalwärts von dieser pflegt das Membrum eine mehr oder weniger tiefe *Rille* an der Unterfläche zu tragen, die bis zum Sulcus coronarius oder auch bis an die Spitze der Eichel verläuft und bei manchen Verfahren zur Bildung der Urethra ausgenutzt wird.

Je nach dem Sitze des Orificium externum der Urethra unterscheidet man eine *Hypospadia glandis*, eine solche am *Penisschaft* oder im Bereiche des *Scrotum* und eine *H. perinealis*. Dieser Sitz der Hypospadie ist maßgebend für den einzuschlagenden Weg zu ihrer Beseitigung.

Der Hypospadieoperation ist in manchen Fällen ein Eingriff *vorauszuschicken*. Befindet sich die Öffnung der Urethra am Schafte, vor allem in Nachbarschaft der Scrotalfalte, so sieht man häufig *das Membrum nach unten abgebogen*, so daß die Glans bis an jene Falte herangezogen ist. Schmerzhafte Störungen bei der Erektion sind die Folge dieser Mißbildung. Sie wird hervorgerufen durch einen an der Unterseite der Schwellkörper befindlichen *fibrösen Strang*. Dieser muß nach *querer* Durchtrennung der Haut unter Geraderichtung des Gliedes *durchtrennt* werden, eventuell *bis in das Septum der Corpora cavernosa hinein*. Es entsteht dann eine rhombische Wunde, die in longitudinaler Richtung vernäht wird (Abb. 42). Erst nach dieser operativen Geraderichtung des Gliedes und nach Abheilung der Wunde würde es Zweck haben, an die Neubildung bzw. Verlagerung der Urethra heranzutreten.

Für die Operation der Hypospadia *glandis* und der in der *vorderen Hälfte des Schaftes* gelegenen Öffnung der Urethra kommt heute wohl nur noch das

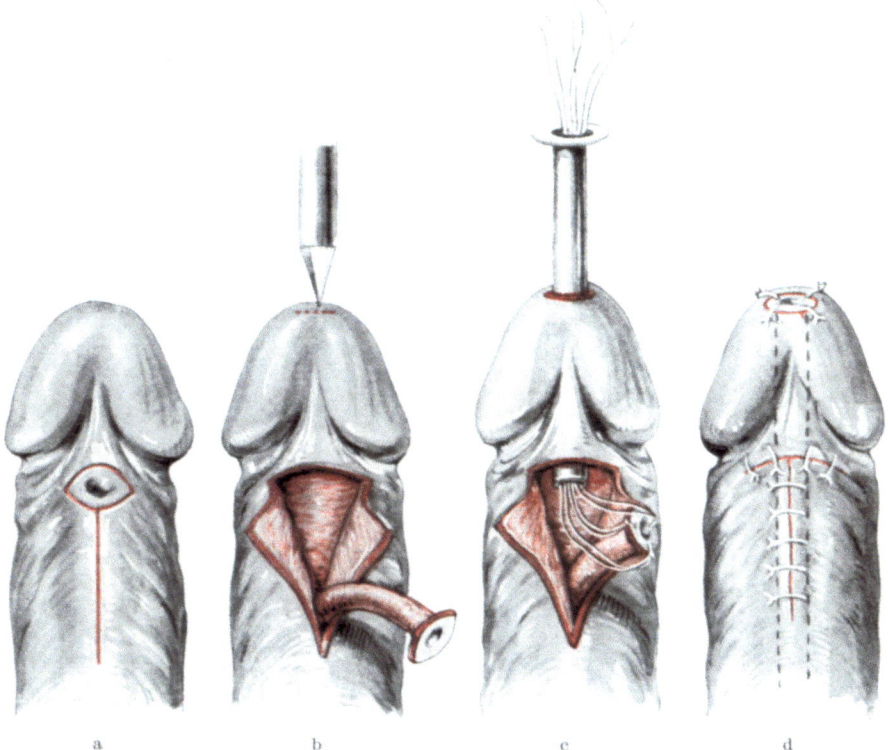

Abb. 43 a—d. Operation der Hypospadia penis. (Nach BECK.)

BECKsche Verfahren in Frage (Abb. 43). Es macht sich die außerordentliche longitudinale Dehnbarkeit der Urethra zunutze und wird in folgender Weise ausgeführt.

Nachdem der Penis auf den Bauch des Kranken heraufgeschlagen ist, wo er durch die Assistenz sicher in seiner Lage erhalten wird, führt man eine Metallsonde von mittlerer Dicke in die Urethra ein. Gelingt dies wegen zu großer Enge des Orificium nicht, so muß dieses nach der Unterseite hin durch Einkerbung *erweitert* werden. Das Orificium wird nun etwa $1/_3$ cm von seiner Umrandung umschnitten und über der Urethra an der Unterseite des Gliedes *genau in der Mittellinie eine Längsincision* durch die Haut angelegt von etwa 4—6 cm Länge. Von dieser Wunde aus wird die Urethra *isoliert* und *ganz aus ihrer Nachbarschaft gelöst*, was leicht ohne Verletzung der Urethra gelingt, weil diese durch die liegende Metallsonde markiert ist. Die Urethra hängt nun frei aus der Wunde heraus und ihre Freipräparierung wird so weit nach hinten durchgeführt, bis das Rohr sich ohne allzu starken Zug *der Länge des Penis entsprechend dehnen läßt*.

Nun wird nach Incision der Eichelhaut entweder mit einem spitzen Messer, besser aber mit einem mitteldicken Trokart (Bardenheuer) die Eichel und der Penis bis zur ursprünglichen Stelle der verlagerten Harnröhrenöffnung *durchstochen* und *tunneliert*. Am besten sticht man nach einer kleinen Incision den Trokart von der Spitze der Glans aus ein und leitet ihn, sehr vorsichtig bohrend und vorstoßend bis an jenen gewünschten Ort. Man entfernt dann den Trokartstachel und läßt sein Rohr liegen. *Durch dieses Rohr hindurch* führt man zwei *Haltefäden*, die vorher an die Hautumrandung des Orificium angelegt wurden, nach außen hinaus, entfernt dann das Trokartrohr und zieht mit langsamem, gleichmäßigem Zuge *die Urethra durch den neugebildeten Kanal nach außen*, genau darauf achtend, daß sie nicht um ihre Längsachse gedreht wird. Die Umrandung des Orificiums wird nun mit einigen Nähten an die Haut der Eichel-

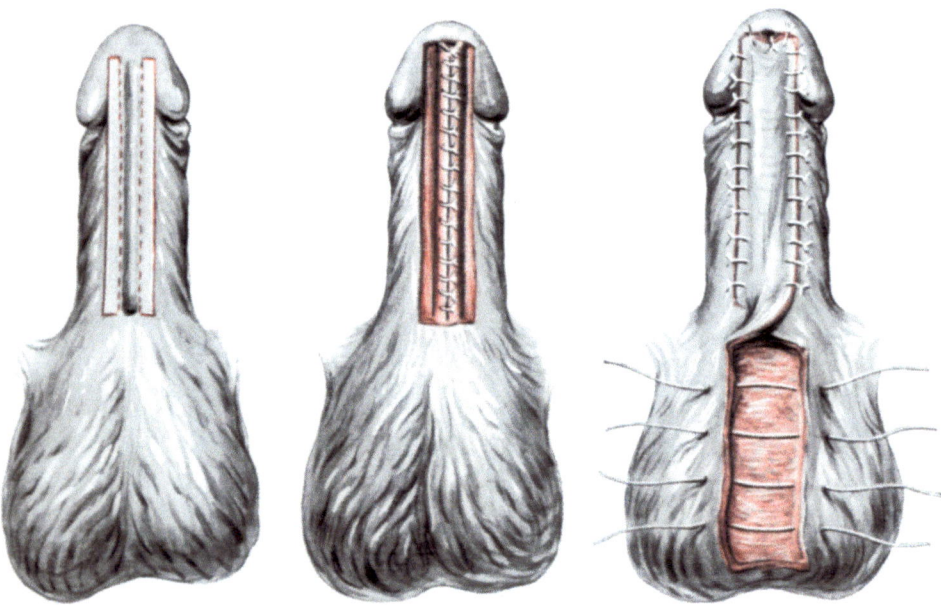

Abb. 44 a—c. Operation der Hypospadie des proximalen Penisschaftes.

wunde vernäht und zwei am Beginne der Tunnelierung des Schaftes angelegte feine Catgutnähte, welche die Urethrawand nur tangential, ohne Mucosaverletzung fassen dürfen, verteilen den leichten Zug, unter dem die Harnröhre sich befindet. Die Hautwunde am Schaft wird durch Naht vereinigt. Einlegen eines Verweilkatheters ist nicht notwendig. Gegen ein Verkleben des neuen Orificiums schützt das Auflegen einer feuchten Kompresse, eventuell wird durch die lang gelassenen Fäden an demselben bei der Miktion die Öffnung etwas auseinandergehalten.

Für die am proximalen Abschnitt des Membrum und an der Penisscrotalfalte gelegene Hypospadie eignet sich das Verfahren nicht, da eine Mobilisierung der Urethra in dieser Ausdehnung sich nicht ausführen läßt, hier gilt es, *eine neue Urethra herzustellen*. Für diese Fälle ist, gleichfalls von Beck, ein anderes Verfahren angegeben worden. Beck macht beiderseits der Urethralrinne in etwa 1 cm Abstand von dieser je eine longitudinale Incision von der Eichelhöhe bis zur Urethraöffnung durch die Haut des Membrum und verbindet auf der Eichelhöhe diese Einschnitte durch eine quere Incision. Der hierdurch geschaffene *rechteckige Lappen*, der proximal seine ernährende Basis hat, wird nun von der Unterlage vorsichtig *abpräpariert* und über einem zu diesem Zwecke als Stütze eingeführten Katheter *zu einem Rohr durch Nähte vereinigt.* Man erhält auf diese Weise einen *Hautschlauch, die künftige Urethra*, die nun nach Tunnelierung der Eichel in der Weise durchgezogen und eingenäht wird, wie dies oben beschrieben wurde. Der im Bereiche des Penisschaftes freiliegende Urethraschlauch wird

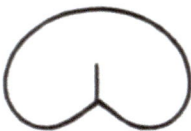 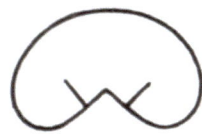 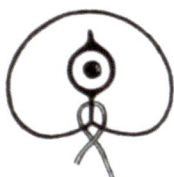

Abb. 45. Verfahren nach DUPLAY zur Bildung der Eichelharnröhre bei Hypospadie.

dadurch gedeckt, daß man mit der Basis an der früheren Urethraöffnung einen genügend langen und breiten *rechteckigen Lappen aus der Scrotalhaut* bildet, diesen an seiner Basis um 180⁰ auf den Penis zu schwenkt und ihn mit den Rändern des Penisdefektes allseitig durch die Naht vereinigt, so daß der Schlauch der neuen Urethra *vollständig bedeckt* ist (Abb. 44). Die Einführung eines dünnen Verweilkatheters in die Blase bis zum Abschluß der Wundheilung dürfte sich empfehlen.

In anderer Weise wird von DUPLAY die neue Urethra hergestellt.

Er bildet zunächst die *Eichelharnröhre* dadurch, daß er zu beiden Seiten der Urethrarinne zwei nach innen zu divergierende tiefe Einschnitte in das Corpus cavernosum glandis anlegt. Dadurch entstehen zwei seitliche mobile Lappen, die nun über einem Katheter vernäht werden, der den mittleren Lappen *gleichzeitig in die Tiefe drückt* (Abb. 45).

Die *Penisharnröhre* wird dann nach DUPLAY weiterhin so gebildet, daß man parallel einem auf die Urethrarinne gelegten Katheter beiderseits in einem Abstand von etwa 0,5 cm von den Rändern jener Rinne je eine

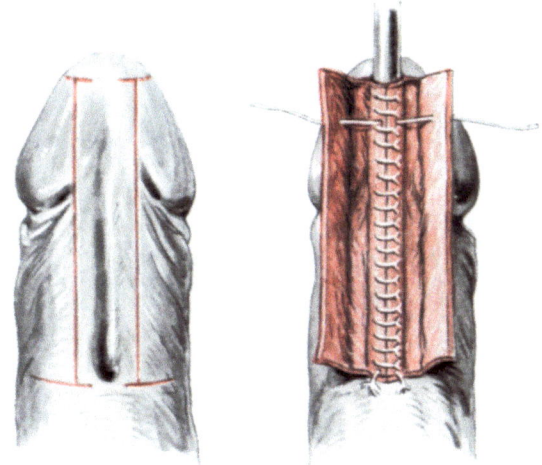

Abb. 46 a und b. Verfahren nach DUPLAY zur Bildung der Penisharnröhre bei Hypospadie.

Längsincision anlegt und von dieser aus nach der Mittellinie zu die Hautlappen *etwas abpräpariert*, so daß sie, *wenn auch nicht ganz*, den Katheter nach der Unterfläche zu bedecken. Dann wird von jenen Längsincisionen aus *seitlich die Haut des Penis weit mobilisiert*, so daß sie ohne starken Zug in der Mittellinie vereinigt werden kann. Diese Naht drückt dann gleichzeitig die der Urethrarinne benachbarten schmaleren Hautlappen, welche nun die neue Urethra bilden, an den liegenden Katheter heran, während sie den ganzen Defekt schließt (Abb. 46). Die Herstellung der neuen Urethra durch die medialen schmalen Hautlappen ist also gewöhnlich keine vollkommene, das ist aber deshalb von geringerer Bedeutung, weil die *Epithelialisierung* der durch den Katheter aufrecht erhaltenen Lichtung des Kanales von den Hautlappen aus in kurzer Zeit von selbst erfolgt.

Das Verfahren bringt es mit sich, daß am Übergang der neuen Urethra zum Eichelabschnitt und auch zur alten Urethraöffnung hin zunächst Fisteln entstehen, die später nach den oben angeführten Grundsätzen geschlossen werden müssen. Die Erfolge Duplays, der seine Methode auch für die Operation der *Epispadie* verwendet hat, sind gut.

Auch die Operationsmethode nach Thiersch wird mit Erfolg für die Hypo-

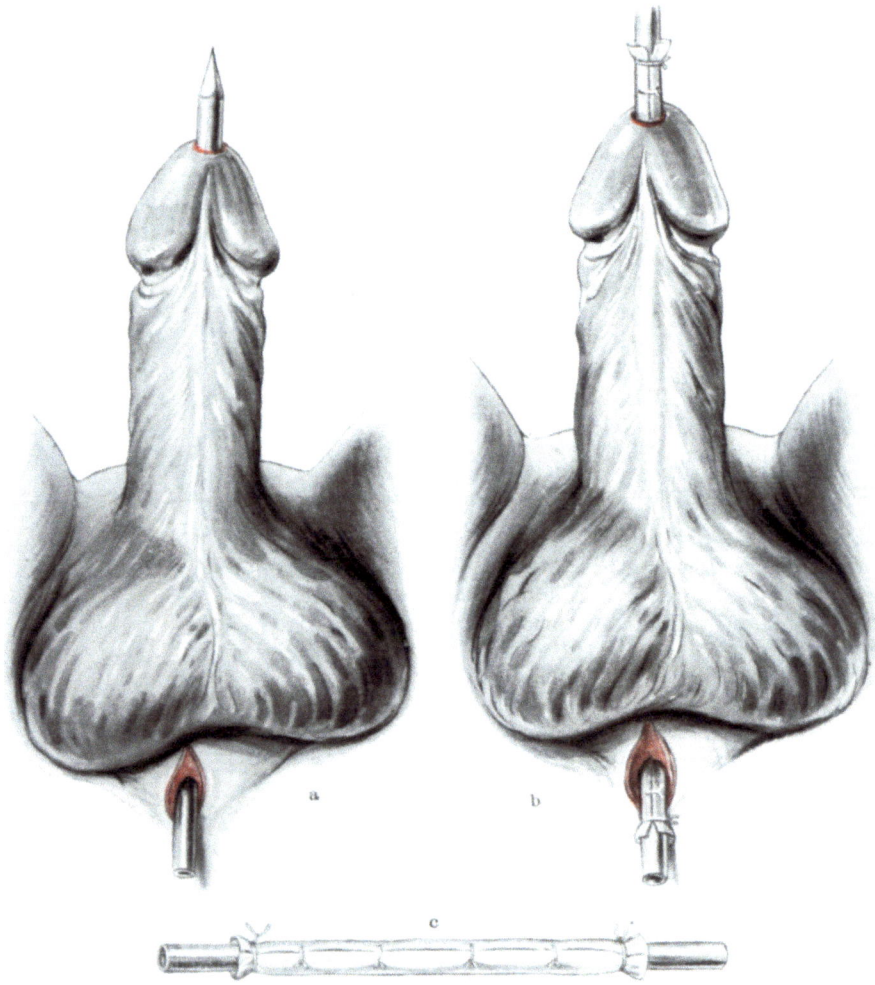

Abb. 47 a—c. Verfahren nach Nové-Josserand zur Bildung der Penisharnröhre bei Hypospadie.

spadie angewandt, wenn sie sich auch mehr für die Epispadiebehandlung eignet, wir werden bei dieser Gelegenheit näher darauf eingehen.

Von ganz anderen Gesichtspunkten geht die Methode der Hypospadieoperation von Nové-Josserand aus (Abb. 47). Sie bedient sich der *freien Hauttransplantation* zur Bildung der neuen Urethra. Der endgültigen Operation wird einige Wochen vorher eine *perineale Urethrostomie* vorausgeschickt und die hypospadische Urethraöffnung umschnitten, mobilisiert, vernäht und in der Tiefe versenkt. Es wird nun von der Urethrostomiewunde aus, die scrotalwärts etwas vergrößert wird, ein Trokart in den distalen Teil der Urethra eingeführt, der zunächst den hier noch normalen Kanal passiert, dann aber weiterhin den Penis bis zur Eichelspitze hin tunneliert. Ein dilatierendes Instrument erweitert den so geschaffenen Kanal und um eine liegende Sonde wird durch feste Kompression des Membrum die Blutung aus den Corpora cavernosa gestillt.

Jetzt wird *aus der Oberschenkelhaut ein etwa 4 cm breiter Epidermislappen gebildet, dessen Länge etwas größer ist als die Länge des Kanales im Penis.* Dieser Epidermislappen wird mit der *Wundfläche nach außen* um ein Stück *Gummirohr* gewickelt und oben und unten durch Catgut an diesem Katheterstück befestigt. Der Katheter wird nun *durch den Peniskanal hindurchgezogen,* so daß die Wandung dieses Kanals mit der Wundfläche des Epidermislappens in Berührung kommt. Der Katheter mit der Befestigung des Lappens steht vorn und hinten etwas aus dem Kanal hervor und wird an den Wundrändern befestigt. Auf diese Weise wird er, ebenso wie durch einen zirkulären, leicht komprimierenden Verband, in der gleichen Lage zum Wundkanal erhalten. Nach Ablauf von 6—8 Tagen schneidet man die Ligaturen des Hautlappens an dem Katheter ab und *zieht diesen heraus.* Der *Wundkanal ist nun durch das Transplantat ausgekleidet.* Man beginnt mit einer ansteigenden *Bougierbehandlung,* die lange Zeit durchgeführt werden muß. Etwa entstehende narbige Verengerungen werden durch die MAISONNEUVEsche Urethrotomia interna beseitigt. Die Fistel der Urethrostomie muß, wenn sie sich nach Mobilisierung ihrer Ränder nicht von selbst schließen sollte, nach einiger Zeit durch eine Schlußoperation beseitigt werden.

Auch die freie Transplantation einer *Vene* nach TANTON, eines *Ureters* nach SCHMIEDEN, der *Appendix* nach LEXER wird in ähnlicher Weise vorgenommen. Wir gehen auf diese Verfahren ebensowenig genauer ein, wie auf die zahlreichen anderen Methoden zur Herstellung einer neuen Urethra bei Hypospadie, da wir uns im vorliegenden nur auf die typischen Operationsverfahren beschränken zu sollen glauben.

Die Operation der Epispadia penis.

Bei der kongenitalen Mißbildung der *Epispadia urethrae* befindet sich die Harnröhrenöffnung *an der Dorsalseite des Gliedes.* Auch hier unterscheidet man

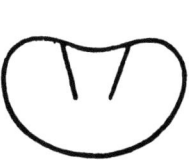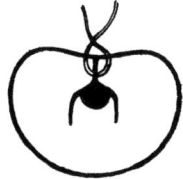

Abb. 48. Verfahren nach THIERSCH zur Bildung der Eichelharnröhre bei Epispadia penis.

die *Epispadia glandis* und die Epispadie im *Verlaufe des Schaftes,* dazu tritt die *Epispadia totalis,* bei der nicht nur eine Spaltbildung des Penisabschnittes, sondern auch neben Spaltbildung der *Symphyse* eine *Dehiscenz* des *M. sphincter vesicae* und *Ektopie der Blase* besteht. Auf diese letzteren Veränderungen wird in dem Abschnitt über die typischen Operationen an der Blase einzugehen sein, während wir uns im vorliegenden lediglich mit der Neubildung der Urethra in ihrem Penisabschnitte zu befassen haben werden.

Für die Behandlung der Epispadia glandis kommt das Verfahren in Frage, dessen wir gelegentlich der Besprechung der Hypospadie gedachten. — Für diese wurde es von DUPLAY angegeben, während die Herstellung der epispadischen Eichelharnröhre von THIERSCH zuerst angegeben wurde (Abb. 48).

Die Epispadie des Schaftes wird durch Mobilisation der intakt gebliebenen Urethra und Durchziehung durch den tunnelierten Penisschaft sich weniger leicht beseitigen lassen, da die Mobilisierung von hier aus weniger gut gelingen dürfte; sie stellt also für diese Fälle keineswegs das Verfahren der Wahl dar.

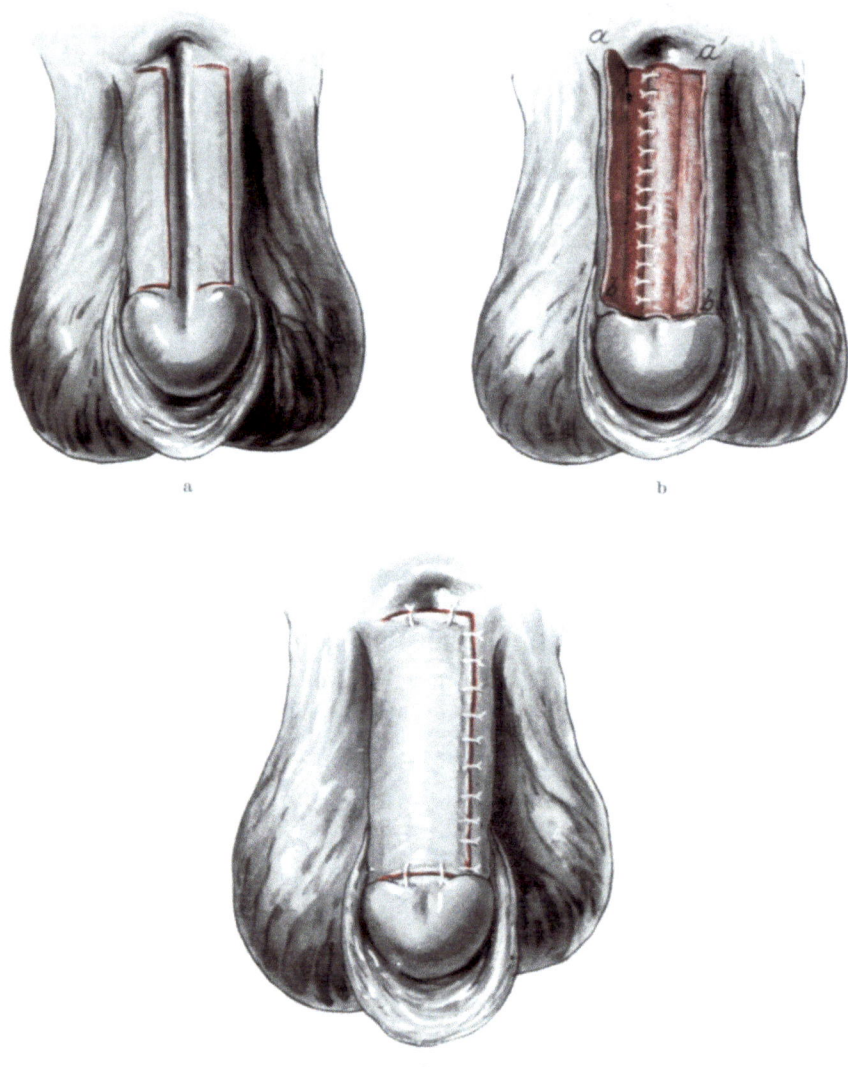

Abb. 49 a—c. Verfahren nach Thiersch zur Bildung der Penisharnröhre bei Epispadie.

Vielmehr kommt hier wohl lediglich *die Herstellung einer neuen Harnröhre* in Frage. Auch hierbei sind die Hände bis zu gewissem Grade gebunden; es steht nicht das gute Deckungsmaterial der Scrotalhaut zur Verfügung wie bei der Operation der proximalen Schafthypospadie nach Beck. Die Methode nach Duplay, wie sie für die Bildung der Urethra bei Hypospadie beschrieben wurde, erfreut sich auch bei der *Epispadie* großer Beliebtheit.

Vor allem aber ist es das Verfahren nach THIERSCH, dem bei der Epispadie-
operation der Vorzug zu geben ist und welches zumeist auch bei den Operationen
der Blasenspalte diesen angeschlossen zu werden pflegt.

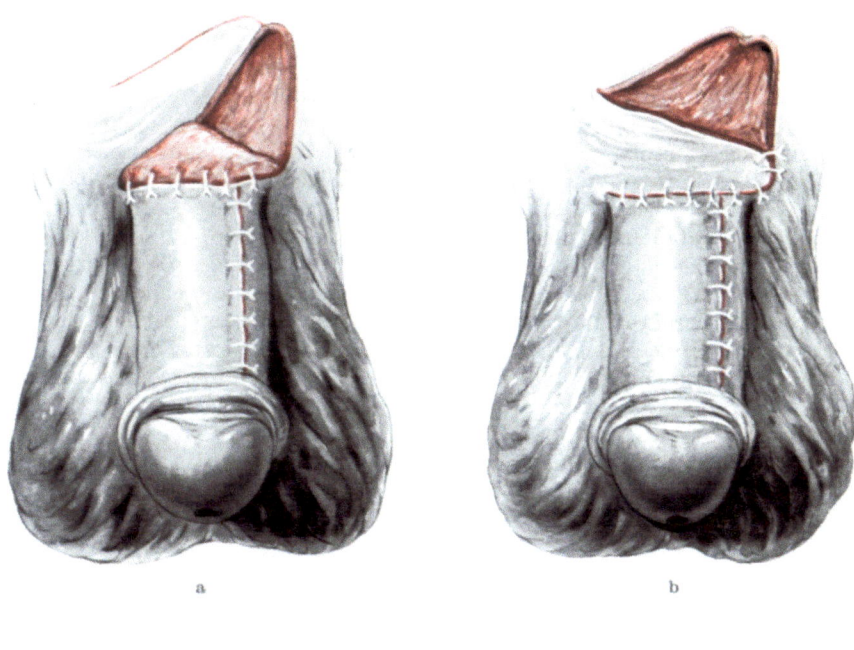

a   b

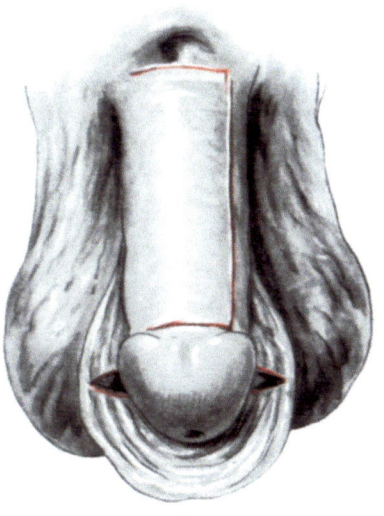

c

Abb. 50 a—c. Deckung der proximalen Fistel (dreieckiger gestielter Lappen aus der Haut der
Regio pubica) (a, b) und der distalen Fistel (Durchziehen der Glans penis durch die in der Mitte
eingeschnittene Präputialschürze) (c).

THIERSCH (Abb. 49) läßt die dorsale Urethrarinne als Unterwand der neu
zu bildenden Urethra in ihrer normalen Verbindung mit der Unterlage bestehen. *Er bildet zu beiden Seiten der Rinne je einen gleichgerichteten rechteckigen*

13*

Türflügellappen aus der Penishaut. Der *eine* dieser longitudinalen Lappen hat seine *Ernährungsbasis an der Urethrarinne,* er wird in der Breite angelegt, daß er nach Abpräparierung bis zur Rinne *breit genug ist, um, über einen liegenden Katheter geschlagen, die vordere Wand einer genügend weiten Urethra darzustellen.* Der *andere* Hautlappen trägt seine *Ernährungsbasis lateral.* Ebenso lang wie jener und ebenso rechteckig zugeschnitten, wird er weit genug *seitlich mobilisiert,* um *den ganzen Defekt gut überdecken* zu können.

Nach Bildung dieser Türflügellappen wird der erstgenannte mit seiner Hautfläche nach innen geschlagen und über den liegenden, nicht zu dicken Seidenkatheter hinweg so mit dem freien Wundrande des zum zweiten Lappen gehörigen Defektes vernäht, daß ein in sich geschlossener Hautschlauch entsteht. Über diesen wird der freie Rand des mobilisierten zweiten Lappens hinweg-gezogen und mit dem freien Rande des zum ersten Lappen gehörigen Haut-defektes vernäht, so daß die *neugebildete Urethra ganz in der Tiefe verschwindet.*

Wenn die Heilung abgeschlossen ist, bleibt zumeist zwischen der neugebil-deten Penisharnröhre und der Urethra glandis eine Fistel bestehen, zu deren Deckung man sich sehr gut des *Präputiums* bedienen kann, welches bei der Epispadie gewöhnlich an der Unterseite des Gliedes schürzenartig herabhängt. Diese *hypertrophische Vorhaut* wird in ihrer Mitte quer incidiert und die Glans penis durch diese Öffnung hindurchgezogen. Nachdem man nun die Fistel-ränder angefrischt hat, werden die beiden Blätter der Vorhaut im Bereiche jener Fistel gespalten und mit dem vorderen bzw. dem hinteren Rande der Fistel vernäht; hierdurch wird nicht nur *die Übergangsfistel geschlossen,* sondern das Membrum erhält auch *eine annähernd normale präputiale Ausstattung* (Abb. 50).

Der Verschluß der *proximalen Übergangsfistel* wird durch Lappenbildung aus der *Haut der Regio pubica* zu schließen sein, und zwar in der Weise, daß ein *dreieckiger Hautlappen* mit Basis nach unten zum Membrum hin zurückgeschlagen und mit dem Defektrande vernäht wird, während ein *zweiter Hautlappen* aus der Nachbarschaft über die Wundfläche des ersteren durch Stieldrehung herüber-gelegt und vernäht wird. Der sekundäre Defekt der suprapubischen Gegend kann nach Thiersch transplantiert werden oder heilt durch Granulation und Epithelialisierung von den Wundrändern her.

Anatomie und chirurgische Operationslehre der Prostata.

Von

F. Voelcker-Halle und **H. Boeminghaus**-Halle.

Mit 36 Abbildungen.

I. Normale Anatomie der Prostata.

Die normale Vorsteherdrüse des erwachsenen Mannes hat etwa die Größe und Form einer Eßkastanie. Mit ihrer *Basis* liegt sie dem Blasenboden an; ihr unterer Pol (*Apex*) ruht auf dem Trigonum urogenitale. Die Prostata wird von oben nach unten in einem nach vorn konkaven Bogen von der Urethra (Pars prostatica) durchschnittlich in einer Länge von 3 cm durchbohrt und zwar exzentrisch, so, daß ventral nur eine schmale Brücke vorhanden ist, zuweilen fehlt aber auch diese. Die Hauptmasse des Organs liegt dorsal von der Urethra. Die Wand der Harnröhre ist in diesem Abschnitt sehr dünn, sie besteht hier nur aus der Mucosa und einer ganz feinen zarten Muskularis, die vielfach Verbindungen mit der Muskulatur der Prostata eingeht. Aus diesem Grund ist unter normalen anatomischen Bedingungen eine stumpfe Auslösung der Urethra aus der Prostata nicht ohne Verletzung der Harnröhre durchzuführen. Äußerlich unterscheidet man an der Prostata zwei Lappen, Lobus dexter und sinister, die Grenze zwischen ihnen bildet die an der Facies posterior mehr oder weniger deutliche Längsfurche. Nur selten entspricht dieser äußeren Trennung auch im inneren Aufbau der Drüse eine Scheidung in diese zwei Lappen.

Die Prostata setzt sich zusammen aus etwa 30—35 einzelnen tubulären Drüsen, die radiär um die prostatische Harnröhre herum angeordnet sind. Etwa die Hälfte der Drüsen haben eine eigene Ausmündung in die Harnröhre, bei den anderen vereinigen sich meist je zwei Drüsen zu einem gemeinsamen Ausführungsgang. Der Raum zwischen den einzelnen Drüsen wird von Bindegewebe und glatter Muskulatur ausgefüllt.

Außer von der Harnröhre wird die Prostata von den beiden Ductus ejaculatorii, den Fortsetzungen der Samenleiter, durchsetzt. Die Gänge treten am oberen Rand der Hinterfläche nahe der Mitte in die Prostata ein und ziehen, sich einander immer mehr nähernd, schräg nach ventral und abwärts gegen die Harnröhre zu, wo sie an der Grenze zwischen mittlerem und unterem Drittel des Organs beiderseits des Colliculus seminalis etwas unterhalb des Utriculus prostaticus ausmünden. Der zwischen den Ductus gelegene keilförmige Teil der Prostata wird von den Anatomen als Lobus medius (Homescher Lappen) bezeichnet, auch ihm entspricht im Innern der Drüse keine Abgrenzung gegen die beiden Seitenlappen. Eine eigene fibröse Kapsel, die man als anatomische Kapsel bezeichnen könnte, besitzt die Prostata nicht.

Die **arterielle** Versorgung der Prostata hat zumeist die gleichen Quellgebiete wie die der Harnblase, die Gefäße stammen aus der Art. vesicalis inferior und der haemorrhoidalis media; sie treten seitlich hauptsächlich an der Einmündung der Ductus ejaculatorii an die Prostata heran und sind nur von geringem Kaliber. Die venösen Abflußgebiete sind sehr reichlich ausgebildet; auch sie stehen als Plexus vesico-prostaticus mit den Venen der Blase in innigem Kontakt. Chirurgisch wichtig ist, daß diese dicken strangartigen Venengeflechte beiderseits der Prostata liegen, jeweils in dem dreieckigen Raum zwischen Prostata und Rectum, gedeckt nach außen von der die beiden Organe gemeinsam einhüllenden Fascie (Lamina visceralis fasciae pelvis).

Die **Lymphgefäße** umgeben nach den Untersuchungen von Sappey netzförmig die Prostata und vereinigen sich beiderseits zu etwas größeren Stämmchen, die in verschiedener Richtung zu den Lymphoglandulae iliacae, hypogastricae und lumbales ziehen. Durch Injektionsversuche konnte Baum feststellen, daß die Lymphgefäße der Prostata mit denen der Blase, Harnröhre, Samenblasen und Bulbourethraldrüsen zusammenhängen.

Die **Nerven** der Prostata stammen aus dem Plexus hypogastricus inferior des Sympathicus, dazu gesellen sich autonome Fasern aus dem 3. und 4. Sakralnerven. Nach neueren Untersuchungen von Hirt endigen die Nerven in der Prostata entweder frei an den Drüsen oder in Form von Terminalkörperchen, die sich zwischen den Muskeln und Drüsenschläuchen und auch in der Urethralschleimhaut vorfinden. Sowohl an der Peripherie der Prostata als auch in der Harnröhrenwand finden sich zahlreiche Ganglienzellen.

II. Topographie der normalen Prostata.

Die Prostata liegt im Becken, dem Beckenboden, speziell dem Trigonum urogenitale auf. Hier besteht eine muskuläre Befestigung, indem der Sphincter externus (Henle), Fasern des Musculus transversus perinei profundus sich auf die Prostata selbst fortsetzt bzw. mit ihren glatten Muskelelementen Verbindungen eingeht.

Seitlich der Prostata liegt der Plexus venosus vesico-prostaticus, er dient dem Chirurgen als Wegweiser bei der Lösung der Prostatahinterfläche von der Vorderwand des Rectums bei dem seitlichen Zugangsweg (siehe die ischiorectale Prostatektomie). Seitlich berühren auch beiderseits die medialen Ränder des Levators, die, von den Schambeinästen kommend, das Rectum umgreifen, die Prostata. Nach *vorne* liegt der Plexus venosus Santorini; hier ist die Prostata gegen die Symphyse zu durch die Lig. puboprostatica, in denen sich auch Muskelfasern finden, fixiert. Diese Ligamente verlieren sich an der Beckenwand in die Fascia pelvis.

Die für den Chirurgen wichtigste Fläche ist die *Hinterwand* der Prostata, die Facies rectalis. Obwohl an und für sich die Prostata hier in geringer Tiefe erreichbar ist, erschwert die unmittelbare Nähe des Rectums diese Eingriffe, da jede Rectumverletzung eine sehr unangenehme Komplikation darstellt. Die Verbindung zwischen Mastdarm und Prostata ist zwar recht innig, doch ist die Trennung beider Organe, wenn keine Entzündungen vorauf gegangen sind, nach Spaltung der gemeinsamen Scheide stumpf durchführbar. Je höher hinauf man zwischen Prostata bzw. Blase und dem Mastdarm vordringt, um so lockerer wird die Verbindung beider Organe.

Die innigste und breiteste Verbindung hat die Prostata an ihrer Basis gegen die Blase zu, da die Blasenmuskulatur sich allenthalben in die Prostata selbst und die Urethra post. einsenkt und aufteilt. Eine Trennung der Prostata von der Blase ist daher nur scharf mit Messer und Schere zu erreichen. Die Grenze zwischen beiden Organen ist äußerlich ringsherum durch eine rinnenartige Einkerbung gekennzeichnet, die an der Hinterwand besonders deutlich ist.

Bis in diese Einkerbung reichen die unteren Pole der beiden Samenblasen. Die Peritonealumschlagsfalte bleibt vom oberen hinteren Rand der Prostata, wie bei den Peritonealverhältnissen der Blase näher ausgeführt wurde, normalerweise $1\frac{1}{2}$—2 cm entfernt, so daß bei der Operation an der Prostata vom Peritoneum aus das Bauchfell nicht eröffnet wird.

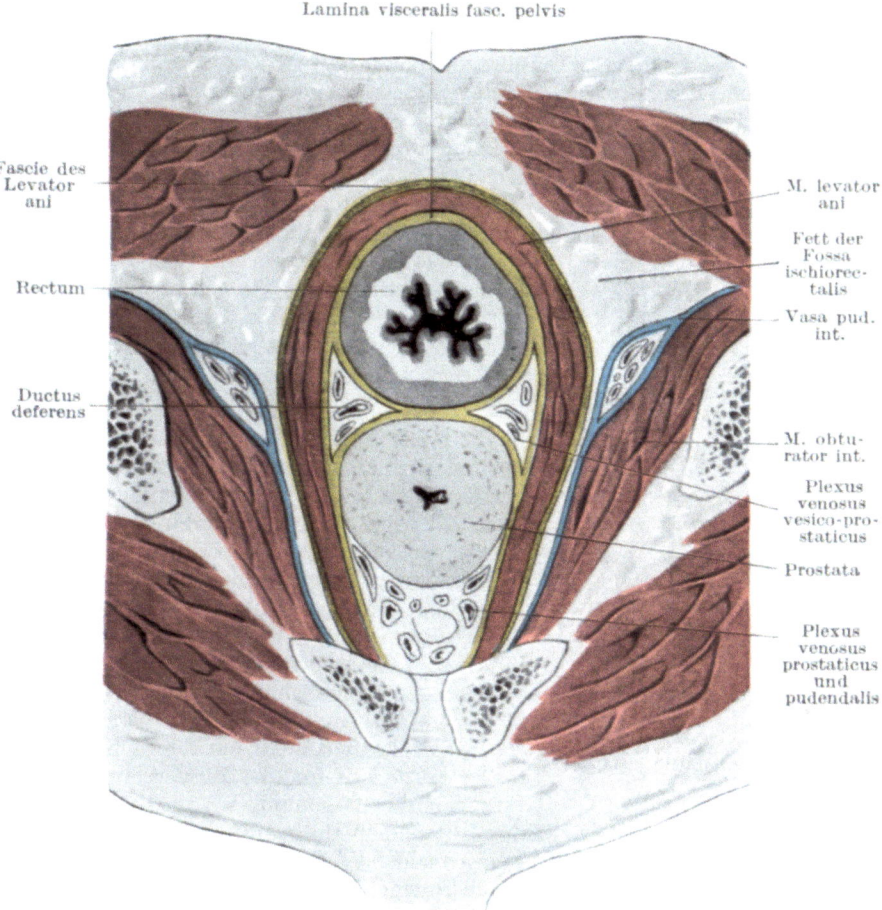

Abb. 1. Horizontalschnitt durch das männliche Becken in Höhe der Prostata.
(Modifiziert nach PIROGOFF und WALDEYER.)

Die Fixierung der Prostata ist, wie man sieht, eine viel mannigfaltigere und solidere als die der Blase; ihre Lage ist aber doch keine absolut starre, sie wird in erster Linie vom Beckenboden beeinflußt und ihr unterer Pol steht daher bei jugendlichen Individuen meist höher als bei alten Männern, deren muskulöser Beckenboden erschlafft ist.

III. Anatomie des Beckenbodens.

Es ist naheliegend, die Prostata vom Damm aus anzugehen, da hier der zurückzulegende Weg der kürzeste ist. Die Prostata liegt vom Damm durchschnittlich 4 cm weit entfernt und etwa 1—$1\frac{1}{2}$ cm hinter der Symphyse.

Da aus diesem Grunde ein großer Teil der Operationen an der Prostata den Weg von unten, d. h. vom Perineum aus nimmt, so soll hier das für den Chirurgen Wichtigste der Anatomie dieser Region angeführt werden. Zur weiteren Erläuterung dienen die beigefügten Abbildungen.

Die Betrachtung des Beckenbodens erfolgt hier in der Richtung von außen nach innen, in der Reihenfolge, wie er dem Chirurgen bei seiner Operation von unten her entgegentritt.

Der Beckenausgang, das Diaphragma pelvis (vgl. Abb. 2), zerfällt in zwei Teile, den vorderen, etwa dreieckigen, das sog. Trigonum urogenitale, begrenzt von der Symphyse und den beiden unteren Schambeinästen, und den hinteren, mehr trapezförmigen, das sog. Trigonum rectale, begrenzt vom Os sacrum bzw. coccygeum und seitlich von den Lig. sacro-tuberosa. Die Grenze zwischen beiden Teilen wird durch eine die beiden Sitzbeinknorren verbindende Linie gekennzeichnet. Im Trigonum urogenitale tritt die Harnröhre, im Trigonum rectale der Mastdarm aus dem Beckeninnern nach außen. Das Trigonum urogenitale ist im wesentlichen eine derbe sehnige Platte (Pars membranacea diaphragm. pelvis), das Trigonum rectale wird von Muskeln gebildet.

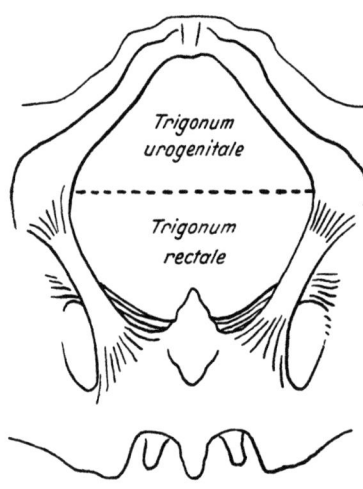

Abb. 2. Schema des Beckenausgangs.

Nach Entfernung der Haut des Dammes und der Aftergegend trifft man zuerst auf die Fascia perinei superficialis, die sich in der knöchernen und ligamentären Umrandung des Beckenausganges verliert. Nach ihrer Abtragung liegt die Muskulatur des Beckenbodens frei (vgl. Abb. 3). Im Bereich des Trigonum rectale findet man medial die zirkulären Fasern des Sphincter ani externus, der nach dorsal eine sehnig-muskuläre Verbindung zum Steißbein hat. Nach ventral zieht ein entsprechender, meist nur schwach entwickelter Muskelstreifen, der Musc. recto-urethralis, gegen das Trigonum, wo er die Verbindung mit der Pars membranacea urethrae bzw. dem Bulbus urethrae aufnimmt. Zu beiden Seiten des Sphincter ani liegen mehr oder weniger reichliche Fettmassen, die die sog. Fossae ischiorectales ausfüllen. Nach Beseitigung der Fettkörper wird die Unterfläche des schräggestellten M. levator ani in seinen verschiedenen Anteilen, noch gedeckt von der Fascia analis, sichtbar. (Über den Levator siehe auch S. 85 u. 86.) Seitlich vom Levator gegen die Sitzbeinkämme zu erblickt man die seitliche Wand der Fossa ischiorectalis, den M. obturator internus gleichfalls von seiner Fascie (Lamina parietalis fasciae pelvis) gedeckt. Am weitesten nach dorsal bildet der Musculus coccygeus den Abschluß. Beiderseits am seitlichen Rand des muskulären Beckenbodens ziehen hier auf der Unterseite in der Richtung von dorsal nach ventral, gegen die Mitte mehrfach Äste abgebend, die A. pudenda, der Nerv. pudendus und Nerv. perinei. Quer über den Beckenboden zieht von der vorderen Commissur der Analmuskulatur und dem als Musc. rectourethralis bezeichneten Faserzug beiderseits zum Tuber ischii der Musc. transversus perinei superficialis. Er bildet gleichsam die Grenze gegen das Trigonum urogenitale. Unter ihm und etwas weiter nach ventral reichend liegt der in gleicher Richtung verlaufende M. transversus perinei profundus, von dem einige Faserbündel auf das Rectum übergreifen.

Im Trigonum urogenitale liegt in der Mitte die Urethra nach hinten in den sog. Bulbus übergehend, gedeckt von dem Musc. bulbo-cavernosus, kenntlich an der fächerartigen Anordnung seiner Fasern, die sich medial zu einer sehnigen Raphe vereinigen. Die seitlichen Schenkel des Trigonum urogenitale bilden die beiden Mm. ischiocavernosi; die Spitze bildet die Symphyse. Durch den M. bulbocavernosus bzw. die Urethra wird das Trigonum urogenitale in zwei gleiche

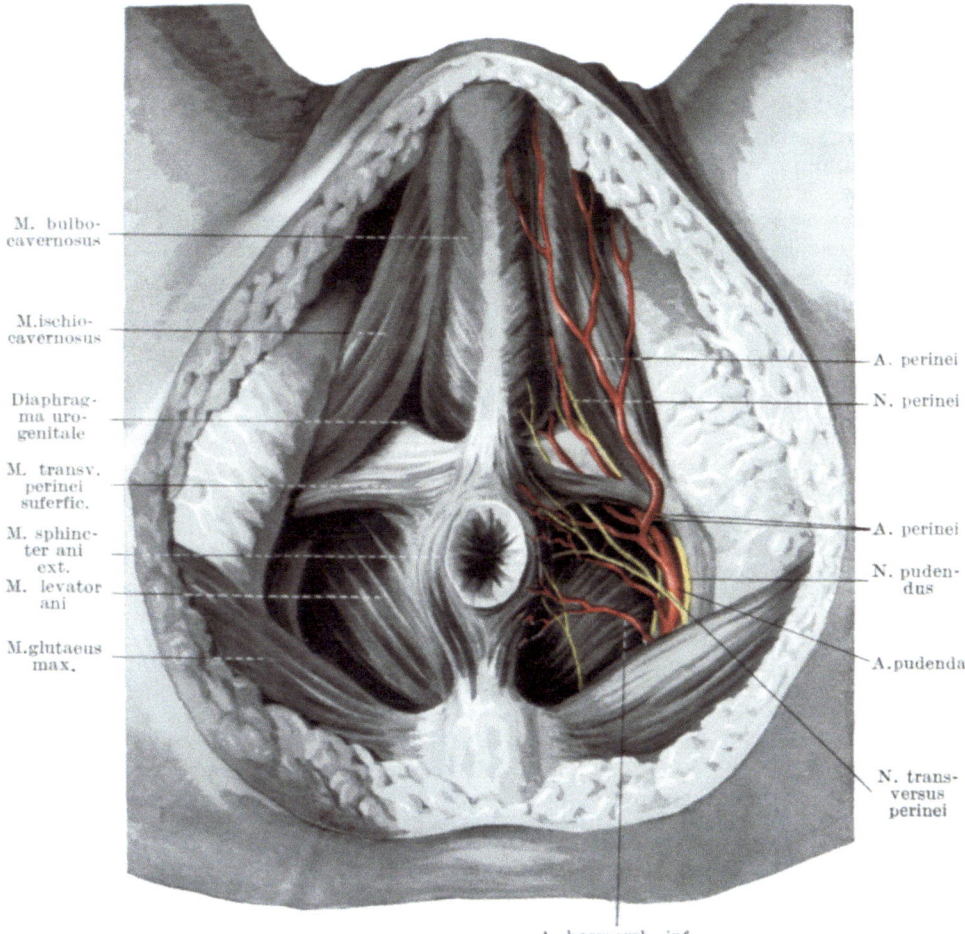

Abb. 3. Männlicher Beckenboden von unten gesehen.

Dreiecke zerlegt. In der beiderseits zwischen Bulbocavernosus, Ischiocavernosus und Transversus perinei superficialis freibleibenden Lücke schaut die Pars membranacea diaphragmatica pelvis, das eigentliche Trigonum urogenitale durch. Hinter diesem membranösen Abschluß des vorderen Anteils des Beckenausgangs, also beckenwärts von dieser Membran, findet man die Prostata nur noch gedeckt von der Lamina visceralis fasciae pelvis. Nach Abtragung der Corpora cavernosa und der Urethra liegt das membranöse Trigonum urogenitale offen vor. Medial hat man die Öffnung für die Urethra (Pars membranacea), seitlich davon die Aa. bulbi urethrae, weiter gegen die Symphyse zu den Durchtritt der Vena dorsalis penis, nächst ihr das Lig. arcuatum pubis, das sich im vordersten Symphysenwinkel ausspannt und zu dessen Seiten die A. und der N. pudendi int. gemeinsam durchtreten.

Für den Chirurgen am wichtigsten im Hinblick auf die Freilegung der Prostata ist die Orientierung über den quer verlaufenden M. perinei superficialis, der die Grenze zwischen Bulbus urethrae bzw. Pars membranacea und dem Rectum markiert. Als Verbindung beider Organe bestehen hier nur die wenig kräftigen, kurzen Fasern des M. recto-urethralis, nach außen übergehend in die zum Centrum tendinosum ziehenden Fasern des Sphincter ani ext. Wird diese muskuläre Verbindung von Rectum und Harnröhre durchtrennt, der Bulbus urethrae kräftig nach vorne, das Rectum nach dorsal gezogen, so ist der Weg zur Prostata frei. Die Lösung der hier nicht geschützten Urethra (Pars *nuda*) muß begreiflicherweise mit gleicher Rücksicht auf Rectum und Urethra anfangs scharf, dann stumpf vor sich gehen. Man arbeitet sich dann in den schmalen Spalt zwischen Prostata und Rectum vor; der Raum, in dem man sich bewegt, wird von der recto-vesicalen Bindegewebsschicht eingenommen; rechts und links begrenzen diesen Spalt der Plexus venosus vesico-prostaticus. Je höher man sich zwischen Rectum und Prostata emporarbeitet, um so lockerer wird die Verbindung, die obere Begrenzung bildet, nun schon im Bereich der Blasenhinterwand, die Excavatio rectovesicalis des Peritoneums.

Die Prostata spielt in pathogenetischer Hinsicht durch ihre Einschaltung an der Vereinigungsstelle des Harn- und Genitalsystems des Mannes eine besondere Rolle, da sie einerseits bei Erkrankungen beider Systeme in Mitleidenschaft gezogen werden kann, andererseits aber auch selbst auf diese Weise zur Vermittlerin des pathologischen Prozesses von dem einen zum anderen System werden kann.

Für den Chirurgen erwächst aber demgegenüber eigentlich recht selten eine Indikation zu operativen Eingriffen. Größere Prostataabscesse, die zur Eröffnung nötigen, sind selten, meist findet der entzündliche Prozeß selbst den Weg in die Harnröhre oder ins Rectum; Prostatasteine sind ebenfalls seltene Vorkommnisse. In neuerer Zeit ist besonders in Frankreich zur Behandlung der chronischen Prostatitis die Exstirpation der Prostata vorgeschlagen worden. All diese Eingriffe halten der Zahl nach keinen Vergleich mit den Eingriffen aus, die wegen der sog. Prostatahypertrophie vorgenommen werden.

Da wichtige anatomische Unterschiede gegenüber der normalen Prostata bestehen und diese für die in Frage kommenden Eingriffe ausschlaggebend sind, so sollen hier die *lokalen* anatomischen Veränderungen an der Prostata, wie sie bei der sog. Prostatahypertrophie vorliegen, in Kürze gestreift werden.

IV. Anatomie der sog. Prostata-Hypertrophie.

Durch die Untersuchungen von Freudenberg, Aschoff, Motz, Albarran, Marion, Tandler und Zuckerkandl, Horn und Orator, Adrian u. a. sind wir darüber belehrt, daß es nur in ganz seltenen Ausnahmen die Prostata selbst ist, die an der Geschwulstbildung teilnimmt. Fast stets liegt der sog. Prostatahypertrophie eine blastomatöse Wucherung anderer, submukös gelagerter, ganz allgemein als paraprostatisch bezeichneter Drüsen zugrunde.

Unter den Drüsen in der Pars prostatica urethrae muß man drei verschiedene Gruppen unterscheiden. Einmal die kleinen *urethralen* Schleimhautdrüsen, die den Littréschen Drüsen in den anderen Abschnitten der Harnröhre entsprechen, zweitens die *paraprostatischen* Drüsen (Lendorfs „akzessorische" Drüsen) und endlich die *prostatischen* Drüsen, die eigentliche Prostata.

Bei den paraprostatischen, deren Hypertrophie wie gesagt der sog. Prostatahypertrophie zugrunde liegt, sind wiederum drei verschiedene Gruppen zu berücksichtigen. Erstens die sog. Trigonumgruppe (Jores, Aschoff, Horn und Orator), von Jacoby als Collumgruppe bezeichnet; zweitens die sog. *ventrale*

Gruppe an der vorderen ventralen Harnröhrenwand, von HORN und ORATOR als distale Gruppe bezeichnet, und drittens liegt beiderseits der ventralen Gruppe je ein weiteres Drüsenfeld, das oft gut abgegrenzt ist, zuweilen aber auch ohne merkliche Trennung in die eigentlichen Prostatadrüsen übergeht. RIBBERT nannte sie urethrale Prostatadrüsen, bei ASCHOFF heißen sie die Colliculusgruppe. Der wesentliche Unterschied dieser drei paraprostatischen Drüsengruppen gegenüber den eigentlichen Prostatadrüsen besteht darin, daß die ersteren im Gegensatz zur Prostata das Gebiet des Sphincter int. nicht überschreiten bzw. höchstens in ihn hinein sich erstrecken, also in der Hauptsache zentral von ihm liegen.

Je nachdem welche Gruppe dieser paraprostatischen Drüsen hypertrophiert, entstehen die verschiedenen bekannten Typen der sog. Prostatahypertrophie. Hypertrophiert die letztgenannte Gruppe, so kommt es zur Ausbildung der Seitenlappenhypertrophie; wuchert die Trigonumgruppe isoliert oder besonders intensiv, so kommt es zur Bildung des *chirurgischen,* endovesicalen Mittellappens.

Die Ursachen des hypertrophischen Wachstums sind auch heute noch nicht geklärt. Je stärker die Wucherung dieser submukösen, zentral der Prostata gelegenen Drüsen ist, um so mehr wird die Prostata selbst zur Seite bzw. an die Peripherie gedrängt, bis sie schließlich nur noch in Form einer dünnen Schale (chirurgische Kapsel) die hypertrophischen Knollen umgibt. Die Lage der hypertrophischen Knollen ist wichtig und bestimmend für den Verlauf der Ducti ejaculatorii. In der Hauptsache finden sich die sog. Prostataadenome in dem präspermatischen Teil der prostatischen Harnröhre, also zentral vom Colliculus seminalis. Unter diesen Umständen werden die Ductus ejaculatorii in der zur Kapsel komprimierten Prostata zu finden sein. In der Tat ist das meist der Fall. LEGUEU und PAPIN, FREUDENBERG u. a. konnten diese Befunde regelmäßig erheben. Nach den Untersuchungen von LICHTENSTERN können die Ductus ejaculatorii auch in dem hypertrophischen Bereich mit einbezogen sein, doch ist das sicher der seltenere Befund.

Wichtig ist auch das Verhalten der Blase, insbesondere des Sphincter int. vesicae; dies ist verschieden, je nachdem man es mit einer „*endovesicalen Form*" *(Mittellappen)* oder einer „*subvesicalen*" Form der Hypertrophie zu tun hat. In beiden Fällen findet man eine Verlängerung der Pars prostatica urethrae. Bei der endovesicalen Form wird die Harnröhre blasenwärts über das Niveau des Sphincters verlängert. Der Sphincter internus wird durch die zentral von ihm sich entwickelnde und durch ihn in die Blase wachsende Geschwulst auseinander gedrängt. Ist der Sphinctertonus stark, so wird das endovesicale Adenom dünngestielt durch den Sphincter hindurchtreten, im anderen Fall, wo der Sphincter nachgiebiger ist, wird die Basis des Mittellappens breiter sein. Diese Verhältnisse spielen sicher bei der zeitweiligen postoperativen Inkontinenz der „Prostatektomierten" eine Rolle. Ein isolierter hypertrophierter Mittellappen ist wohl nie vorhanden, immer besteht daneben auch ein subsphincteres Adenom, wenn dessen Ausmaße gegenüber dem Mittellappen auch zuweilen gering sind.

Bei der *subvesicalen* Form der Hypertrophie ist die Harnröhre auch verlängert, der Sphincter int. aber nicht in Mitleidenschaft gezogen. Das Adenom liegt distal vom Sphincter und hat nur bei seinem Wachstum den Sphincter mitsamt dem Blasenboden kranialwärts gehoben. Bei dieser Form der Hypertrophie finden sich die sog. hypertrophischen Seitenlappen.

Diese kurzen Hinweise der anatomischen Verhältnisse mögen genügen. Es kam hier hauptsächlich darauf an, zu betonen, daß es nicht eigentlich die Prostata ist, die hypertrophiert und daß es sich bei der Entfernung (Enukleation) der hypertrophischen Massen nicht um eine Prostatektomie im wahren Sinne handelt, wie man anfangs glaubte, sondern um die Enukleation periurethraler Drüsen (konservative Prostatektomie Völcker). Auf die Verhältnisse zum Sphincter, über die man cystoskopisch sich gut informieren kann, wurde kurz hingewiesen, weil, daß das Verhalten des Adenoms zum Sphincter das operative Vorgehen beeinflussen sollte, derart, daß aus anatomischen Gründen die transvesicalen Methoden bei vorhandenem Mittellappen, die perinealen Methoden bei nur subvesical entwickeltem Adenom bevorzugt werden sollten (Albarran).

V. Zugangswege zur Prostata.

Die versteckte Lage der Prostata im Becken macht die Zugangsoperation, die Freilegung des Organs, zum wichtigsten Teil des chirurgischen Eingriffes. Demgegenüber spielen die Maßnahmen an der Prostata selbst eigentlich eine untergeordnete Rolle. Welche Bedeutung dem Zugangsweg zukommt, mag man daraus ersehen, daß über den zweckmäßigsten Weg bei der Operation, der sog. Prostatahypertrophie, auch heute noch keine Einigung erzielt worden ist. Man kann sich auch nicht streng schematisch auf einen Weg festlegen, sondern sollte den Besonderheiten des Falles seine Operationsmethode individuell anpassen. Der einzuschlagende Weg ist, abgesehen von der Art der Erkrankung, z. B. Absceß, Hypertrophie, Carcinom, auch von dem Beckentypus des Patienten abhängig zu machen.

Die verschiedenen Möglichkeiten, an die Prostata zu gelangen, werden durch das beigefügte Schema (Abb. 4) illustriert. Die Möglichkeiten sind teilweise dieselben wie für die Freilegung der Blase; ein Teil der dort angezeigten Wege wird hier erst genauer besprochen, da sie für die Blase nur theoretisches Interesse, für die Chirurgie der Prostata aber praktische Bedeutung gewonnen haben.

Die Zugangswege sind:

1. Der suprapubische, transvesicale Weg,
2. der suprapubische extravesicale Weg,
3. der infrasymphysäre Weg,
4. der transrectale Weg,
5. der perineale Weg,
   a) zwischen Harnröhre und Mastdarm mit verschiedener Schnittführung,
   b) durch die Urethra post.,
6. Der Weg durch die Fossa ischiorectalis,
7. Der sakrale Weg mit temporärer Mobilisation der unteren Kreuzbeinwirbel + Steißbeins und des unteren Mastdarmabschnittes.

Den infrasymphysären Zugang, den seiner Zeit Langenbuch auf Grund von Leichenstudien zur Eröffnung der Blase (siehe dort) empfahl, haben wir ebenfalls einige Male an männlichen Leichen im Hinblick auf die Zugängigkeit zur Prostata beschritten. Ein hufeisenförmiger Schnitt wird dorsal um die Peniswurzel geführt und das Ligamentum suspensorium penis durchtrennt; danach gelingt es, den Penis soweit nach abwärts und rückwärts zu ziehen, daß man zwischen diesem und dem Arcus pubis bis an die Vorderfläche der Prostata vordringen kann. Der Zugang ist nach oben und beiden Seiten durch den Schambeinbogen eng begrenzt. Die Lösung der Urethra bzw. des Penis von der Symphyse ließ sich bei unseren Versuchen durchweg nur scharf mit Messer und Schere bewerkstelligen.

Bei diesem Zugang stört sehr der Plexus venosus *Santorini*, auf den man unter bzw. jenseits des Schambeinbogens stößt; eine venöse Blutung ist hier schwer zu vermeiden und ebenso schwer exakt zu stillen. Auch die seitlich zu den unteren Schambeinästen ziehenden Crura penis (Corpora cavernosa) sind im Wege und können verletzt werden. Für die Enukleation der Prostata bietet dieser infrasymphysäre Zugang zu wenig Raum, für die Drainage von Phlegmonen bzw. Abscessen im Beckenzellgewebe ist er zu berücksichtigen.

Jüngst hat SAPOSHKOFF auf dem XV. russischen Chirurgenkongreß 1922 die *transrectale* Prostatektomie empfohlen und diesen Weg auch zur Operation der Samenblasen angegeben. Der Patient liegt in Bauchlage. Zu Beginn der Operation wird der Anus mit Instrumenten ad maximum gedehnt. Dann wird in der Richtung von einem zum anderen Tuber ischii die Mastdarmschleimhaut quer in einer Länge von 4—6 cm inzidiert und in der gleichen Weise auch die Muscularis und die dünne Zellgewebsschicht zwischen Rectum und Prostata durchtrennt. Quere Incision der Postatakapsel und Enukleation des Adenoms,

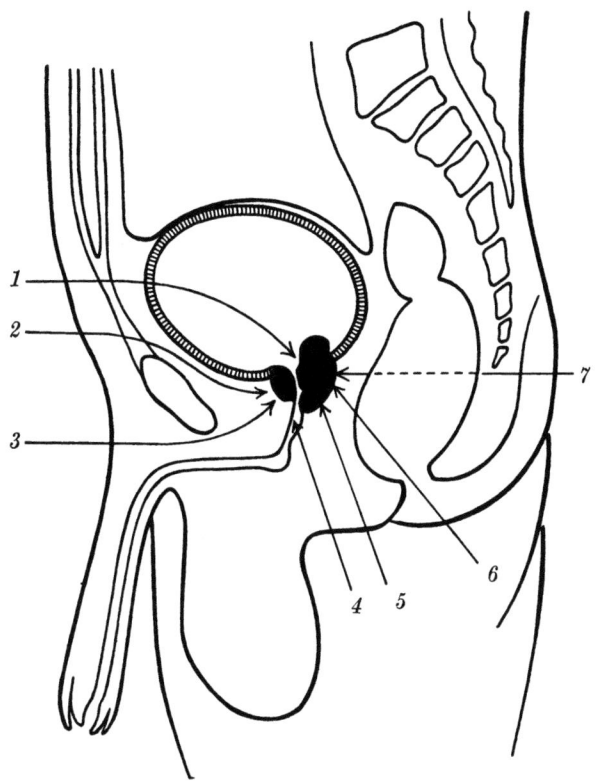

Abb. 4. Zugangswege zur Prostata.
1 suprapubisch-transvesical, *2* suprapubisch extravesical, *3* infrapubisch, *4* perineal durch die Urethra, *5* perineal, *6* transrectal, *7* ischiorectal.

wobei ein per urethram in die Blase eingeführter Traktor die Arbeit erleichtert. Nach der Enukleation wird erst die Prostatakapsel und dann die Rectumwunde mit Catgut genäht. Ist man seiner Asepsis nicht sicher (was im Mastdarm nicht weiter verwunderlich ist), so soll man drainieren und das Drain durch einen kleinen Schnitt zum Perineum herausleiten. Nach der Operation behalten die Patienten die Bauchlage bei und sollen vor dem 9.—10. Tag keinen Stuhlgang haben.

Wenn SAPOSHKOFF der Methode nachsagt, daß sie den kürzesten Weg zur Prostata darstelle, so ist das ohne weiteres zuzugeben. Aber es ist doch zu bedenken, daß gerade das, was bei den perinealen Methoden der Prostatektomie so gefürchtet ist, die unbeabsichtigte Verletzung des Rectums, hier zur

Methode erhoben wird. Über anderweitige Nachprüfungen dieses Vorschlages ist noch nichts bekannt geworden. Es ist auch schwer, sich zu einer Operation zu entschließen, bei der scheinbar die besten Vorbedingungen zur Entstehung einer Harnröhren-Mastdarmfistel gegeben sind. Gemindert wird diese Gefahr in etwa wohl durch die kräftige Dehnung des Anus; über Sphincterschädigungen ist nichts berichtet worden.

In der Diskussion zu diesem Vortrag lehnte Cholzoff die Operation ab.

VI. Die Prostatapunktion und die Prostatatomie.

Die teils diagnostischen, teils therapeutischen Gründen dienende Punktion der Prostata findet wie die Prostatatomie (Incision der Prostata) fast ausschließlich bei Prostataabscessen Anwendung. Zur Eröffnung bzw. Entleerung der Prostataabscesse steht der Weg durch die Blase, durch die Harnröhre, durch den Mastdarm und endlich durch den Beckenboden (Damm) zur Verfügung. Es sind das die Wege, die die Prostataabscesse auch bei ihrem spontanen Durchbruch nach außen beschreiten können. Die transrectale Punktion ist unter Leitung des palpierenden Fingers oder auch unter Anwendung von Specula so einfach, daß sie keiner weiteren Erläuterung bedarf. Dasselbe würde von der Incision vom Rectum aus gelten, doch empfiehlt sich die Absceßeröffnung vom Rectum aus nicht sehr, da häufig eine Kommunikation der Absceßhöhle mit der Harnröhre besteht oder sich ausbildet und alsdann eine Rectourethralfistel zustande kommt. Diese Fisteln haben eine sehr schlechte Heilungstendenz, und es sind meist komplizierte plastische Operationen zu ihrem Verschluß nötig.

Günstigere Bedingungen für die komplikationslose Ausheilung schafft die Eröffnung des Abscesses von der Harnröhre aus. Zu diesem Zweck führt man eine Metallsonde oder Metallkatheter mit kurzem stark abgebogenem Ende bis in die Pars prostatica urethrae ein, dreht hier den Schnabel herum und versucht die dorsale oder seitliche Prostatawand, wo man den Absceß vermutet, stumpf einzudrücken. Nebenverletzungen sind bei diesem Vorgehen möglich, sie werden leichter vermieden, wenn man die Lage des Sondenschnabels bzw. sein Vordringen gegen die Prostata digital vom Rectum her kontrolliert.

Am wenigsten zu empfehlen ist die suprapubische, transvesicale oder gar die extravesicale Eröffnung der Prostataabscesse, wegen der ganz ungünstigen Abflußbedingungen der entzündlichen Sekrete und der dadurch drohenden Gefahr der sekundären Beckenphlegmonen.

Der kürzeste und zweckmäßigste Weg zur Prostatatomie, speziell zur Absceßincision ist der perineale, da die Drainageverhältnisse hier sehr günstig liegen und die Gefahr einer dauernden Fistelbildung recht gering ist. Handelt es sich um einen Absceß, so ist es ratsam, sich durch Probepunktionen über die Lage des Herdes vorher zu orientieren, da dies für die Wahl des Hautschnittes Bedeutung haben kann. Bei den Prostataabscessen, die sich schon auf dem Durchbruch nach dem Damm zu befinden, ist die Eröffnung meist recht einfach; der Eiter hat hier den Weg bereits vorgebahnt, und es gelingt nach Durchtrennung der Haut in der Regel stumpf den Eiterherd zu erreichen. Liegt der Absceß noch innerhalb der Prostata, oder handelt es sich um eine Prostata-Incision aus anderen Gründen, so muß die Freilegung der unteren bzw. hinteren Prostatafläche sorgfältig präparatorisch vor sich gehen (vgl. den Abschnitt Anatomie des Beckenbodens). Am vorteilhaftesten benutzt man dazu den Hautschnitt nach Zuckerkandl oder Young. Dann werden die Fasern des M. rectourethralis schrittweise unter Vermeidung einer Rectum- und Harnröhrenverletzung scharf durchtrennt. Das weitere Vordringen bis zur Prostata gestaltet sich teils stumpf, teils scharf, wobei der Bulbus urethrae durch stumpfe Haken nach vorn, das Rectum kräftig nach hinten gezogen werden. Wird der Bulbus urethrae in die Höhe gezogen, so tritt unter ihm der M. transversus perinei zutage, er wird mit nach vorne geschoben. Bei der stumpfen Lösung des Rectums werden dann noch die von den Seiten herantretenden Fasern des M. levator ani auseinandergedrängt, bis die hintere Fläche der Prostata frei liegt. Die Incision in die Prostata selbst richtet sich nach dem jeweiligen Befund. Quere Incisionen an der Hinterwand sind wegen der Verletzung des Ducti ejaculatorii nach Möglichkeit zu vermeiden. Eine stärkere Blutung kommt bei dem geschilderten Vorgehen im allgemeinen nicht vor, aber auch nur dann nicht, wenn man an der richtigen Schicht zwischen Rectum und Bulbus vordringt. Bei Verletzungen des Bulbus bzw. des Cap. cavernosa urethrae ist die Blutung dagegen recht erheblich und nur durch Umstechungen zu beherrschen.

VII. Die Prostatektomie (extracapsuläre Prostatektomie).

Die extracapsuläre Prostatektomie, die zuerst von BILLROTH 1867, später von LEISRING, KÜSTER, FULLER, YOUNG u. a. ausgeführt wurde, ist heute eine selten geübte Operation, da hierzu die Indikation nur selten vorliegt (Tuberkulose, endogene Steinbildung, chronische Prostatitis, Carcinom). Für die Exstirpation der Prostata ist eine übersichtliche Freilegung unerläßlich. Dies kann auf verschiedene Weise erreicht werden. Der transvesicale Weg, wie er für die Enukleation des paraprostatischen Adenoms gangbar ist, eignet sich dazu am allerwenigsten. Einen guten Zugang gewährt die Freilegung von vorne unter Resektion der Symphyse (s. oben S. 109), wie sie zur Blasenexstirpation empfohlen und früher auch zur Operation der sog. Prostatahypertrophie angegeben wurde (HELFERICH, WULLSTEIN), hier aber wieder als zu eingreifend und überflüssig verlassen worden ist, nachdem man die schonendere Enukleation des Adenoms kennen gelernt hatte.

Den weitaus besten Zugang gibt die temporäre Verlagerung der untersten Kreuzbeinwirbel + Steißbein mitsamt dem untersten Rectumabschnitt, wie es bei der Totalexstirpation der Blase näher beschrieben worden ist (vgl. S. 131). Einen ausreichenden Überblick für die Prostatektomie erhält man auch durch den von VOELCKER angegebenen ischiorectalen Zugangsweg (siehe weiter unten).

VIII. Die Operationsmethoden der sog. Prostata-Hypertrophie.

Die Vorbehandlung der Prostatiker, die Rolle des Dauerkatheters und der präliminaren Cystostomie, sowie der Wert der sog. sexuellen Operation werden hier nicht erörtert, sie gehören in den klinischen Teil (siehe den Beitrag von RUBRITIUS-BLUM). Hinsichtlich der *Vasoligatur* sei hier nur eine kurze Bemerkung gestattet. In der letzten Zeit wurden an unserer Klinik systematisch die beiden Vasa deferentia einige Tage vor der eigentlichen Prostataoperation unterbunden. Neben der Verhütung einer postoperativen Epididymitis waren für dieses Vorgehen noch andere Erwartungen maßgebend. LONDON machte bei seinen Angiostomieversuchen die Erfahrung, daß Tiere eine größere Toleranz gegen Gefäßoperationen zeigten, wenn einige Tage vorher ein kleiner Eingriff mit Unterbindung einiger Gefäße vorausgegangen war. Diese Beobachtung wurde an unserer Klinik weiter ausgebaut und führte zu der Feststellung, daß Blutungszeit und Blutgerinnungszeit nach aseptischen Eingriffen deutlich verkürzt sind. Daneben aber führen die im Blut kreisenden, postoperativen Zerfallsprodukte zu Erscheinungen, welche sich als graduelle Steigerung der allgemeinen Plasmaaktivierung charakterisieren, wie wir sie von der parenteralen Eiweißzufuhr her kennen (Budde und Kürten). Diesen Feststellungen entsprechen unsere klinischen Erfahrungen mit der zweizeitigen Vasotomie-Prostatektomie, da der Operationschok in allen so vorbehandelten Fällen auffallend gering war, und die Blutungszeit günstig beeinflußt wurde (Voelcker). Bei allen diesen Prostatektomierten war nach 3—12 Stunden der Harn völlig blutfrei.

Bevor die verschiedenen Operationsmethoden der Prostatahypertrophie geschildert werden, sollen noch einige andersartige Vorschläge zur Behandlung der Ischurie der Prostatiker erwähnt werden.

Krynski erblickte die Ursache der Ischurie nicht so sehr in der Hypotrophie der Drüse als in der dabei zustande kommenden Knickung des Abflußweges am Blasenhals. Um diese zu beheben empfahl er die Ventrofixation der Blase (Cystopexia suprapubica).

Andrews glaubte, daß die hypertrophische Prostata keine Miktionsstörungen bedingen würde, wenn die Prostata nicht durch die Schambeinäste komprimiert würde. Das Lig. triangulare und das Diaphragma urogenitale halten seiner Meinung nach den Blasenhals und die Prostata unbeweglich zwischen den Schambeinästen fest. Um dem abzuhelfen empfahl er diesen Bandapparat zu durchtrennen (Prostatalysis). Dadurch sinke die vergrößerte und zusammengepreßte Prostata nach hinten und der Verschluß sei behoben.

Diese Vorschläge haben keine weitere praktische Auswertung erfahren, da sie aus irrigen und überholten Vorstellungen über die Ursache der Ischurie bei hypertrophischer Prostata entstanden sind.

1. Die suprapubische Prostatektomie.

Die ersten Anfänge der Chirurgie der hypertrophischen Prostata von einem hohen Blasenschnitt aus reichen bis in die Mitte des 19. Jahrhunderts zurück. Diese Eingriffe waren zuvörderst aus anderen Indikationen heraus (Steinextraktion) vorgenommen worden, indem bei dieser Gelegenheit prominierende Teile der hypertrophischen Prostata (Mittellappen) mit abgetragen wurden (Amussat 1836). Die mehrfach beobachteten günstigen Folgen solcher Eingriffe für die Harnentleerung veranlaßten dann andere Operateure [Billroth, v. Dittel, B. Schmidt, Trendelenburg und besonders Mac Gill (1887) und Belfield (1890)], diese Operation gegen die Ischurie der Prostatiker zu versuchen. Man kann die Operationen als partielle Prostatektomien bezeichnen, da es sich nur um die Abtragung endovesical prominierender Teile handelte. Der Mittellappen wurde dabei, wenn er gut gestielt war, einfach abgebunden, im anderen Fall mit Messer, Schere, Thermokauter oder auch scharfen Zangen abgetragen. Im Rahmen dieser partiellen, nicht radikalen Eingriffe sind auch jene zu erwähnen, bei denen von der eröffneten Blase aus eine Art Bottinischer Operation vorgenommen wurde. Operationserfahrungen und anatomische Studien führten dann zu der Erkenntnis, daß sich die Adenomknoten stumpf aus einer Kapsel ausschälen ließen; aber auch diese ersten Enukleationsversuche hatten partiellen Charakter.

Über die erste totale intracapsuläre Enukleation auf suprapubischem Weg hat Fuller 1895 berichtet, methodisch ausgebaut hat sie dann Freyer, nach dem die Operation ja auch noch häufig benannt wird.

a) Technik der suprapubischen Enukleation.

Die Technik der suprapubischen Methode, die heute von der Mehrzahl der Chirurgen bevorzugt wird, hat begreiflicherweise im Laufe der Zeit mit steigender Erfahrung und Übung manche Wandlungen erfahren, und auch heute noch wird an der Verbesserung und ihrer Indikationsstellung gearbeitet.

Die Vorbereitung, Blasenentleerung, Verweilkatheter, Lagerung des Patienten (Steinschnittlage), Freilegung und Eröffnung der Blase gleicht dem üblichen Vorgehen bei der Sectio alta (siehe den Abschnitt Blase), so daß hier darauf nur kurz eingegangen zu werden braucht. Immer kommt man zur Enukleation des Adenoms mit einem medianen Längsschnitt aus. Nach Durchtrennung der Bauchdecken wird von einem Gehilfen die Blase mit Luft gefüllt, dann das Peritoneum nach oben abgeschoben und die freie Vorderwand der Blase mit zwei Haltefäden angeschlungen. Nachdem die Blase ringsherum abgedeckt ist, werden die Haltefäden angezogen und zwischen ihnen die Blase durch einen Messerstich eröffnet, wobei die Luft entweicht. In die kleine Blasenöffnung wird der Zeigefinger der rechten Hand eingeführt, um sich zuerst mal über die endovesicalen Verhältnisse des Adenoms zu orientieren, soweit das nicht durch die Cystoskopie schon vorher geschehen ist. Zur Enukleation wird nun der linke behandschuhte Zeigefinger ins Rectum eingeführt und mit diesem die Prostata in die Blase vorgedrängt. Die Enukleation kann nun auf verschiedene Weise vor sich gehen. Im allgemeinen wird nach dem Vorschlag von ALBARRAN und ZUCKERKANDL die Schleimhaut über dem Adenom zirkulär mit dem Messer incidiert und von hier die Ausschälung der Knollen dann stumpf mit dem Finger versucht. Für die Schleimhautincision sind mehrfach besondere Instrumente angegeben

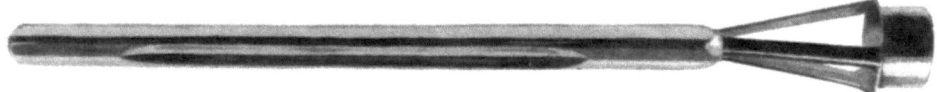

Abb. 5. Prostataringmesser nach GRUNERT.

worden. GRUNERT hat zu diesem Zweck ein Prostataringmesser konstruiert. Das Instrument wird um die innere Blasenöffnung aufgesetzt und die Schleimhaut durch Drehen und Drücken am Griff durchtrennt. BENSA benutzt einen metallenen Fingeransatz, der eine schneidende Kralle besitzt und bedient sich dieses Instrumentes auch zur Ausschälung des Adenoms. Neuerdings erst hat STIERLIN ein „Prostatotom" zur Spaltung der bedeckenden Schleimhaut angegeben, das aus einem federnden Ring besteht, an dem sich eine spitz zulaufende, den Nagelrand etwa 1 cm überragende Spitze befindet. Ähnliche Instrumente sind von PASTEAU, PAUCHET, LEGUEU, YOUNG u. a. angegeben. In früheren Zeiten ließen sich die Operateure den Nagel des Zeigefingers lang wachsen und ritzten mit diesem die Schleimhaut ein, und es gab besondere Vorschriften wie der Nagel zu pflegen und zuzuschneiden war.

Das Wesentliche bei all diesen Manipulationen ist in die richtige Schicht zwischen dem periurethralen Adenom und der Prostatakapsel zu gelangen, da hier die Ausschälung am leichtesten und wenigsten blutig durchzuführen ist. Im allgemeinen läßt sich ein Adenom um so leichter enukleieren, je größer es ist und je weniger Entzündungsprozesse sich hier abgespielt haben. Bei kleinen, derben, fibrösen, chronisch entzündlichen Formen kann die Enukleation große Schwierigkeiten machen und oft auch nur unvollständig gelingen. Um bei solchen schwierigen Fällen die richtige Schicht zu finden, sind verschiedene Vorschläge gemacht worden. ZUCKERKANDL riet mit der zirkulären Umschneidung der Schleimhaut nicht zu weit von der Blasenmündung wegzugehen, da man sonst den Sphincter internus schädigen könne und außerhalb der eigentlichen Prostatakapsel in den stark blutenden Venenplexus gerate. Auch ALBARRAN

legte den zirkulären Schnitt dicht um den Katheter an und führte ihn etwa
1 cm tief in das Adenom. Das bringt im Prinzip für die Auffindung der richtigen
Schicht denselben Vorteil wie das Vorgehen von Rubritius. Dieser schneidet
in schwierigen Fällen an der hinteren Circumferenz des Orificiums einen 1 cm
breiten und $1^1/_2$ cm tiefen Keil heraus und beginnt von diesem Schnitt aus die
stumpfe Enukleation mit dem Finger.

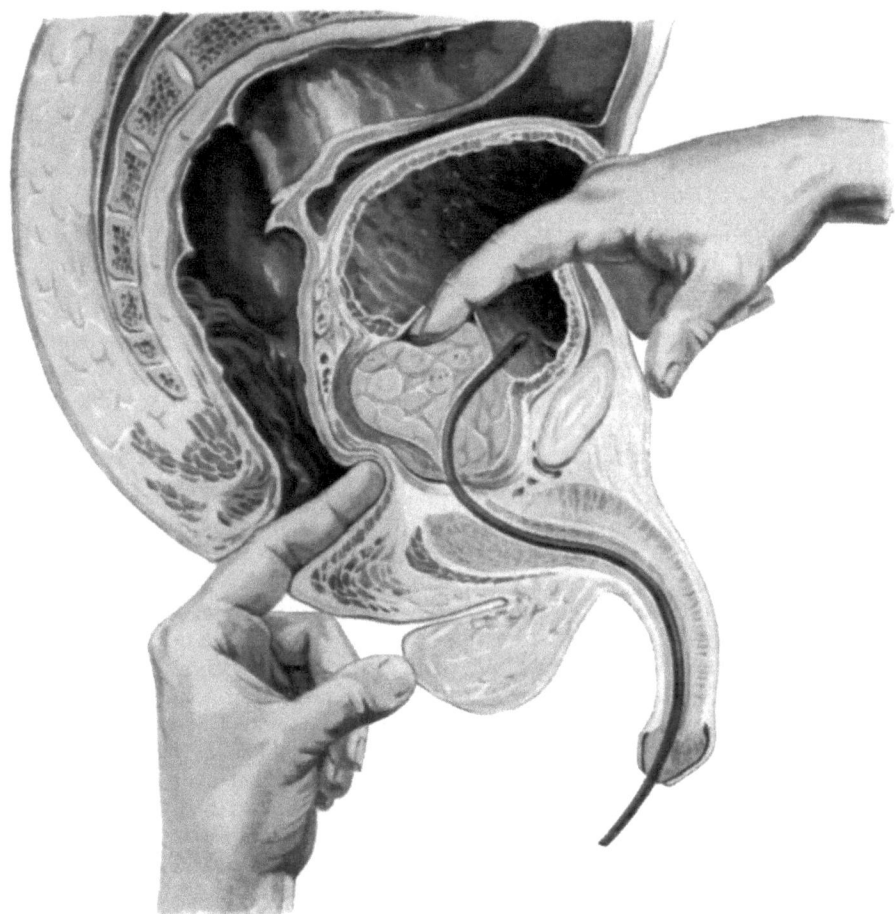

Abb. 6. Freyersche Prostatektomie (gedeckte Methode).

In den allermeisten Fällen gelangt man ohne Schwierigkeiten in die richtige
Schicht, wenn man mit dem Zeigefinger in die Harnröhre eingeht und mit der
Fingerkuppe die Wand der Harnröhre an der unteren Grenze des Adenoms
ringsherum eindrückt. Diese Art der Enukleation von der Urethra aus wurde
schon von Delbet, Fenwick, Esmarch und Albarran angewandt, in neuerer
Zeit ist sie besonders von Judd (Mayo) und Ringleb warm empfohlen worden.
Bei der Enukleation kann man, wenn es wünschenswert erscheint, die Hände
wechseln, so daß man für den rechten Lappen die rechte Hand und für den
linken Lappen auch die linke Hand benutzt. Bei der Luxierung des gelösten
Adenoms in die Blase hinein, die häufig in toto gelingt, wird der Sphincter

internus nicht nennenswert geschädigt, da er sehr nachgiebig [ist und meist schon durch das Adenom selbst gedehnt war.

Die so durchgeführte Enukleation kann spielend leicht und in wenigen Minuten beendet sein. Bei kleinen und entzündlich veränderten Formen aber macht sie oft viel Schwierigkeiten und erfordert große Kraftanstrengungen. Bei diesen Formen ereignen sich auch gelegentlich Nebenverletzungen derart, daß man die Grenzen der Kapsel überschreitet und ins Beckenzellgewebe sich einbohrt oder gar das Rectum perforiert. Die Rectumperforation kann sich, wenn die Wand in ihrer Ernährung stark geschädigt wurde, auch erst nach einiger Zeit einstellen.

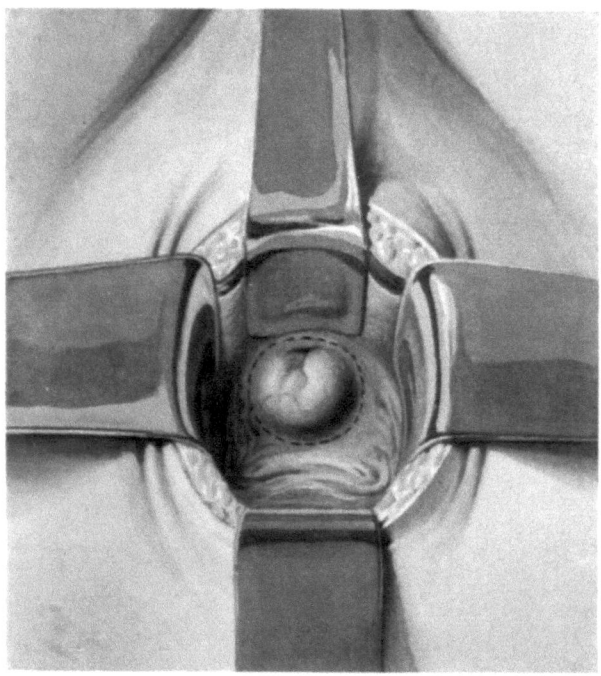

Abb. 7. Die „offene" suprapubische Prostatektomie.
Die Blase ist eröffnet, die Schleimhaut über dem Adenom incidiert.

Die geschilderte Methode der Enukleation entspricht im wesentlichen der Technik von FREYER (vgl. Abb. 6). Sie verzichtet auf die Augenkontrolle und arbeitet im Dunkeln nur unter Orientierung durch das Tastgefühl. Das Ungewisse bei dieser Art des Operierens hat viele Chirurgen nicht befriedigt, und man hat dann allmählich versucht die Enukleation entsprechend den Forderungen der modernen Chirurgie durchzuführen. Aus diesen Bestrebungen heraus ist die sog. „offene" Prostatektomie, die mehr und mehr Anhänger gewinnt, entstanden.

Die Blase, die zu diesem Zweck ausgiebiger eröffnet ist, wird mit stumpfem Haken oder besonderen Sperrvorrichtungen breit auseinander gehalten und sorgfältig gesäubert, so daß die Situation am Blasenausgang gut übersichtlich ist. Um das Blaseninnere besser zu beleuchten, kann man Haken bzw. Spatel benutzen, die mit einer kleinen Endoskoplampe armiert sind (HARRIS). Die Incision der Schleimhaut und die folgende Enukleation des Adenoms geschieht nun unter Kontrolle des Auges nach Möglichkeit ebenfalls stumpf, evtl. auch unter Zuhilfenahme von Messer und Schere (vgl. Abb. 7).

14*

Um sich die Prostata bei dieser „offenen" Enukleation möglichst nahe zu bringen und gleichzeitig die zweite Hand im Rectum zu sparen, sind verschiedene Kunstgriffe und Hilfen angegeben worden. So legen manche vor der Operation einen Rekteurynter ein und lassen ihn dann aufblasen; dem gleichen Zweck dienen längere, fingerartige Instrumente, die von einem Assistenten bedient werden. Größeren Vorteil bieten die Instrumente, die von der Blase aus versuchen die Prostata vorzuziehen (vgl. Abb. 8). Man kann dazu jede Art von Krallenzangen (Muzeux) benutzen; sie werden an der Harnröhrenöffnung wie die Portiozangen bei der Frau eingesetzt. Zuckerkandl hat hierfür seinen Prostatabohrer empfohlen, mit dem er das Adenom anbohrt und vor-

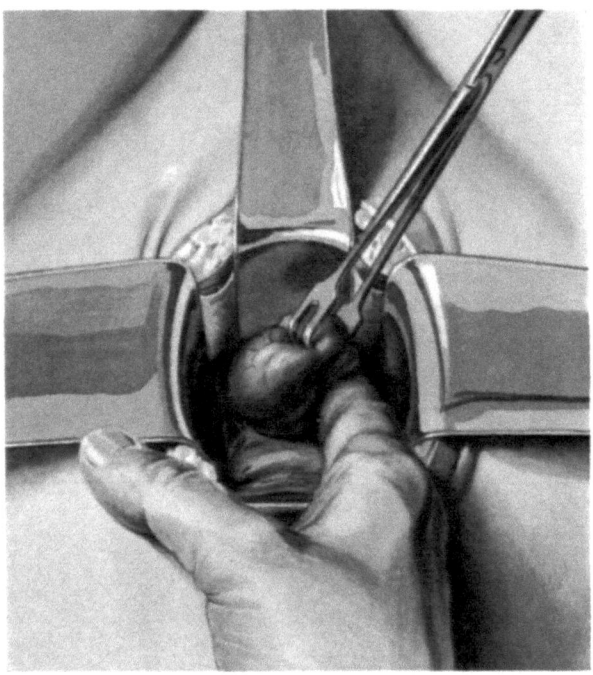

Abb. 8. Die „offene" suprapubische Prostatektomie.
Das Adenom ist gefaßt und wird stumpf enukleiert.

zieht (vgl. Abb. 10); auch Fadenzügel, die er durch die Prostata legte, hat er dazu benutzt. Linnartz benutzt ein korkzieherartiges Instrument mit breiten Windungen, das er in die Urethra der Prostata einbohrt und daran den ganzen Blasenboden mit Prostata vorzieht. Pflaumer erreicht dasselbe mit einem gewöhnlichen Nelatonkatheter, den er in der üblichen Weise in die Harnröhre einführt und an dem er die Prostata in die Blase zieht.

Die offene Prostatektomie dauert länger und benötigt einen größeren Blasenschnitt als die Freyersche Operation, sie hat sich aber trotzdem eingebürgert, weil man eher sieht, was man macht, hauptsächlich aber weil so in vielen Fällen die Möglichkeit besteht, die Blutung nach chirurgischen Prinzipien zu stillen.

Die *Blutung* nach der Enukleation spielt vielleicht die wichtigste Rolle bei der ganzen Operation, und wenn man von der einfachen Technik Freyers auf die Dauer nicht befriedigt war, so lag das in erster Linie an der mangelhaften bzw. unsicheren Blutstillung bei diesem Vorgehen. In allen Diskussionen über die Prostatektomie wird der Blutungsgefahr und ihrer zweckmäßigsten Behandlung bzw. Verhütung die größte Bedeutung zugemessen und das größte Interesse entgegengebracht.

Zur Vermeidung stärkerer Blutungen ist die streng intracapsuläre Enukleierung Vorbedingung, da dann in der Regel bei den knolligen Formen die Blutung aus dem Prostatabett nicht sehr erheblich zu sein pflegt. Die Blutung nach der Enukleation kann drei Quellen haben, sie kann aus der Schleimhaut des Blasenhalses, dem Adenombett oder dem Harnröhrenstumpf stammen. Die stärksten Blutungen treten auf, wenn die chirurgische Kapsel lädiert ist und der Plexus vesicoprostaticus verletzt wurde. Wie groß die Blutungsgefahr ist,

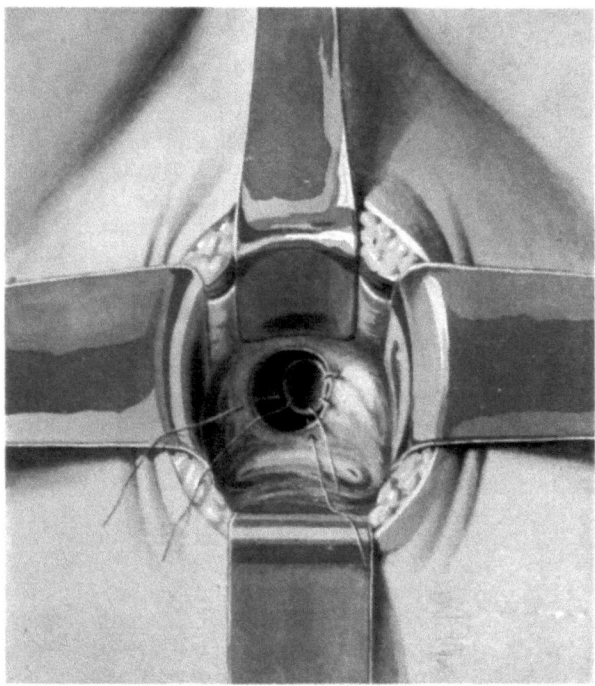

Abb. 9. Die „offene" suprapubische Prostatektomie.
Säuberung des Wundbetts und nach Möglichkeit Vereinigung von Blase mit Urethralstumpf.

zeigt eine Zusammenstellung von DEAVER und HERMANN über 138 Todesfälle nach Prostatektomie, worunter 32 mal als letale Ursache die postoperative Blutung angesprochen werden mußte.

Fast jeder Operateur hat seine besondere Methode der Blutstillung, die ihm vorzügliche Dienste geleistet hat. Es seien hier einige der dahingehenden Ratschläge genannt. FREYER massierte das Prostatabett zwischen den Fingern vom Rectum und von der Blase aus und spülte anschließend mit heißem Wasser. RÖDELIUS hat in neuerer Zeit auf die blutstillende Wirkung einer heißen Dauerberieselung des Wundbettes hingewiesen. Die Berieselung wird etwa 2—3 Tage fortgesetzt und befördert neben der Blutstillung auch den ganzen Heilungsvorgang. CASPER hat die Erfahrung gemacht, daß die Umspritzung der Prostata mit einer Novocain-Adrenalinlösung infolge der Ödemisierung des Gewebes sowohl das Auffinden der richtigen Schicht erleichtere, als auch die Blutung mindere. Charlier hat geraten, prophylaktisch 3—4 g Chlorcalcium vor der Operation zu geben. Gegen die, wenn auch glücklicherweise nicht häufigen profusen Blutungen bieten diese Maßnahmen, ebenso wie auch die beliebten Höllensteinspülungen (Walker) keinen sicheren Schutz.

Die Versuche, die Blutung durch Tamponade zu beherrschen, sind in der verschiedensten Form unternommen worden. Als Material wird die Stryphongaze sehr gelobt. Die Schwierigkeiten für eine wirksame Tamponade liegen darin, daß einmal kein festes Widerlager vorhanden ist, gegen das komprimiert werden könnte, und daß die zur Tamponade des Adenombettes benutzten Tampons sich durch den Harn bald wieder lockern. Manche tamponieren auch vom Rectum aus und füllen die Ampulle zu diesem Zweck mit Gaze, oder was wohl wirksamer ist, mit einem Rekteurynter (Jenkel und Kolischer, Wasserfüllung 300 ccm) auf, um dadurch das Prostatabett gegen die Symphyse komprimieren zu können. Der Rekteurynter bleibt mehrere Stunden, nach Bedarf auch länger liegen. Druckschädigungen sind, wie es scheint, dabei nicht zu befürchten. Die Tamponade vom Rectum hatte schon Wilms empfohlen und geraten, dazu einen langen Bauchspatel in das Rectum einzuführen und mit diesem das Prostatabett gegen die Symphyse zu pressen.

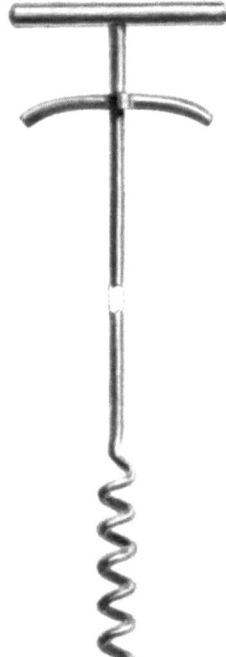

Abb. 10. Prostatabohrer nach Zuckerkandl.

Da die Blutung zuweilen aus der Blasenincision stammt, so führt die rectale Kompression der Prostata auch nicht immer zum Ziel. Die einfache Tamponade der Prostatanische von der Blase aus (Freudenberg nimmt dazu Vioformgaze, die mit 6% Chlorcalciumlösung durchtränkt ist) ist wenig wirkungsvoll, weil bei stärkerer Blutung der Tampon gelockert wird, wobei die Durchtränkung durch den Harn von oben noch unterstützend mitwirkt, so daß von einer wirkungsvollen Tamponade nach kurzer Zeit schon keine Rede mehr sein kann. Konsequent wäre es dann schon, auch die ganze Blase auszustopfen, was aber von den Patienten sehr schlecht vertragen wird.

Um den Tampon in der Prostatanische festzuhalten und gleichzeitig noch einen komprimierenden Druck auszuüben, ist man auf den recht einleuchtenden Gedanken gekommen, den geballten Tampon an einem Faden oder Katheter, der durch die Harnröhre nach außen zieht, zu befestigen, um durch diesem mittels Zug oder Gewicht den Tampon fest in das Wundbett pressen zu können (Escat, Kleiber, Rubritius). Bei dieser Art der Tamponade wird ein zweiter Seidenfaden vom Tampon zur Blasenwunde herausgeleitet (vgl. Abb. 11). Um an diesem die Gaze als Streifen später leicht entfernen zu können, ist darauf zu achten, daß die Gaze regelmäßig aufeinander gefaltet wird. Auf andere Weise haben Deaver und Kammerer den Prostatatampon befestigt; sie stopfen das Prostatabett sorgfältig aus und nähen den Blasenboden über dem Tampon mit Catgut zu. Nach einigen Tagen, wenn die Blutungsgefahr vorüber ist, lösen sich die abschließenden Blasennähte von selbst, und man kann jetzt die Gaze an einem Faden mühelos zur oberen Blasenwunde herausziehen. Payr hat zur Blutstillung eine aus kräftigem Gummi gefertigte Glocke, die an einem Katheter befestigt ist, angegeben (vgl. Abb. 12). Der Katheter wird von der Blase aus so in die Harnröhre eingeführt, daß die Gummiglocke die Lage des Adenoms einnimmt und so das Wundbett allseitig komprimiert. STERN reimplantiert in Fällen von Blutung für einige Tage das Adenom und benutzt es so gleichsam als Tampon.　In Amerika ist der HAGNER-Ballon zur

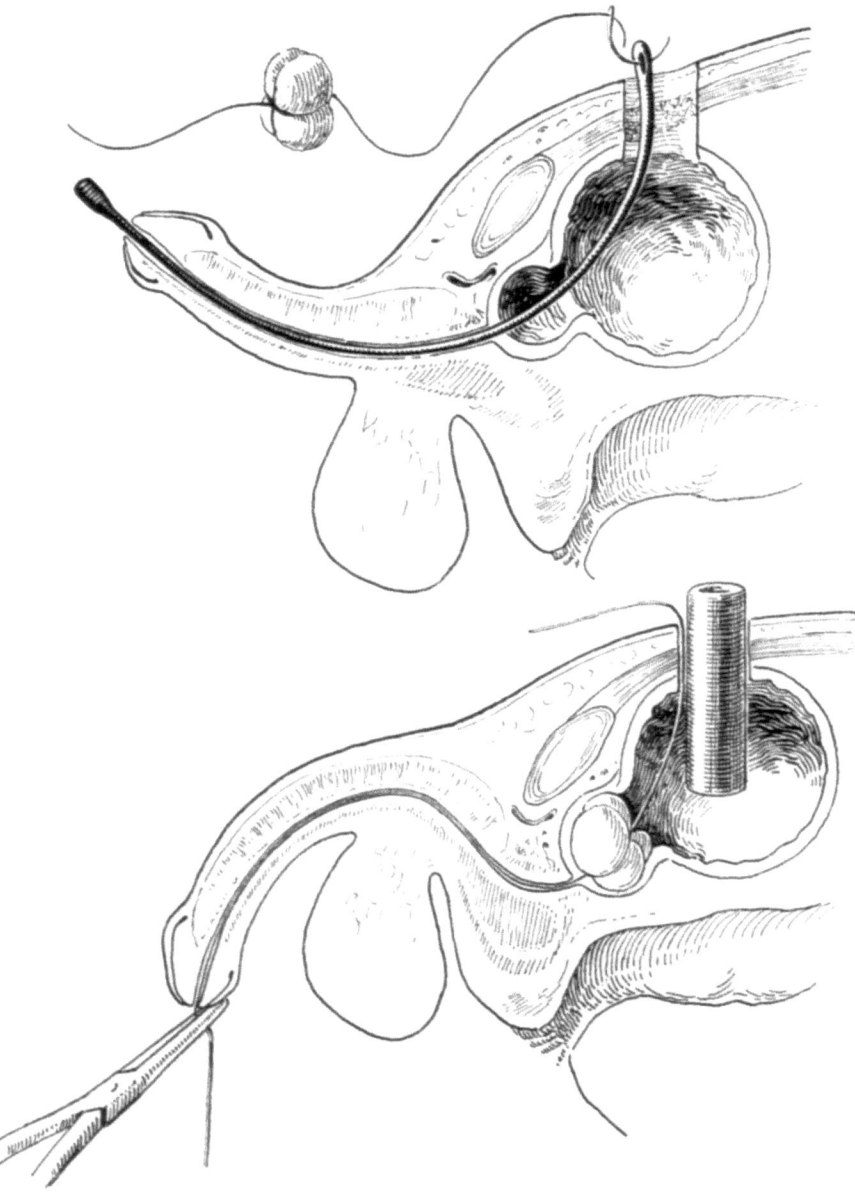

Abb. 11. Tamponade der Prostataloge. (Nach KLEIBER.)

Blutstillung sehr beliebt; es ist das ein Gummiballon, der auf urethralem Wege einzuführen ist. Der Ballon wird nach Bedarf aufgeblasen und seine Lage in der Prostataloge von der Blase aus kontrolliert.

Jede Tamponade ist aber ein Notbehelf. Modernen chirurgischen Anschauungen entspricht es, die Blutung durch Ligaturen oder Umstechungen zu stillen. In dieser Richtung bedeutet die „offene" Methode der suprapubischen Prostatektomie zweifellos eine Verbesserung gegenüber der Freyerschen Technik, da es mit ihr oft gelingt, durch Umstechungen bzw. Umsäumung der Wundränder (Thomson-Walker) oder durch Raffung des Wundbetts (Cabot, Kümmell) die Blutung zu stillen und die Tamponade überflüssig zu machen, was natürlich auch eine Abkürzung der ganzen Nachbehandlung bedeutet (vergl. Abb. 9). Bei mageren Leuten ist diese exakte chirurgische Blutstillung meist einfach, aber angesichts der Schwierigkeiten bei dicken, gedrungenen Patienten

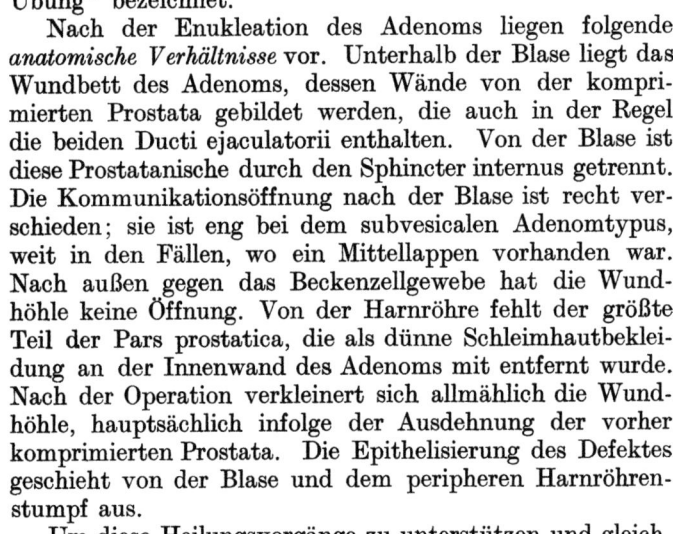
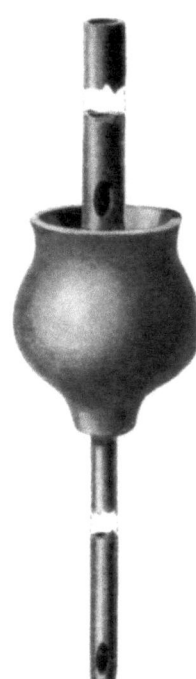

kann man Ralphs verstehen, wenn er die Umsäumung des Prostatabettes als eine schwer zu erfüllende „gymnastische Übung" bezeichnet.

Nach der Enukleation des Adenoms liegen folgende *anatomische Verhältnisse* vor. Unterhalb der Blase liegt das Wundbett des Adenoms, dessen Wände von der komprimierten Prostata gebildet werden, die auch in der Regel die beiden Ducti ejaculatorii enthalten. Von der Blase ist diese Prostatanische durch den Sphincter internus getrennt. Die Kommunikationsöffnung nach der Blase ist recht verschieden; sie ist eng bei dem subvesicalen Adenomtypus, weit in den Fällen, wo ein Mittellappen vorhanden war. Nach außen gegen das Beckenzellgewebe hat die Wundhöhle keine Öffnung. Von der Harnröhre fehlt der größte Teil der Pars prostatica, die als dünne Schleimhautbekleidung an der Innenwand des Adenoms mit entfernt wurde. Nach der Operation verkleinert sich allmählich die Wundhöhle, hauptsächlich infolge der Ausdehnung der vorher komprimierten Prostata. Die Epithelisierung des Defektes geschieht von der Blase und dem peripheren Harnröhrenstumpf aus.

Um diese Heilungsvorgänge zu unterstützen und gleichzeitig nachträgliche Miktionsstörungen, die auch für das Nichtdichtwerden der Sectioaltawunde verantwortlich zu machen sind, zu vermeiden, sind die Wundränder des Prostatabettes, wenn sie zerfetzt sind, nach Möglichkeit zu

Abb. 12. Vorrichtung zur Tamponade des Prostatabettes von Payr.

glätten. Manche Autoren (Kolischer) raten zur schnelleren Epithelisierung überstehender Schleimhautlappen vom Blasenhals, oder den Harnröhrenstumpf in die Wundhöhle zu schlagen. Ob diese Schleimhautlappen wirklich erhalten bleiben und anheilen, erscheint recht fraglich. Das Ideal wäre nach Raffung des Prostatabettes eine primäre Nahtvereinigung von Blasenhals und Harnröhrenstumpf, was schon Duval (Legueu) unternommen hat. Aber abgesehen davon, daß dies technisch oft undurchführbar ist, ist es wohl auch zwecklos, da man zur Naht doch nur Catgut verwenden kann und die Nähte durch die nie fehlende Infektion und den Harn aufgehen müssen.

Praktisch viel wichtiger ist die Frage der *Nachbehandlung* in den ersten Tagen nach der Operation, speziell die Frage der Harnableitung. Früher nähte man nach der Enukleation die Blasenränder an die Haut oder an die M. recti und sicherte sich so einen breiten Abfluß für den Harn und überließ den Verschluß der allmählichen Granulation und narbigen Schrumpfung. Seit Freyer schließt man die Blasenwunde dicht bis auf ein dickes Gummirohr. In jedem Fall muß man trachten, den Harn zu verhindern in die perivesicalen Räume zu sickern und hier Phlegmonen zu veranlassen. Kann man aus irgendeinem Grunde (Tamponade) die Blase für die ersten Tage nicht dicht um ein Drainagerohr schließen, so ist es immer noch das Beste, die Ränder der Blasenwunde an die Bauchdecken (M. recti) zu nähen, da wie gesagt die perivesicalen Entzündungen zu den unangenehmsten und langwierigsten Komplikationen gehören. Schon nach einigen Tagen ist diese Gefahr nicht mehr so groß, da sich dann schon Granulationen gebildet haben und die Spalträume geschlossen sind.

Fast von allen Operateuren wird der Wert einer guten Harnableitung (Drainage) für die ersten Tage nach dem Eingriff anerkannt. Da im Abschnitt Blase diese Fragen und Methoden ausführlich erörtert wurden, genügt hier ein entsprechender Hinweis. Die dort empfohlenen Maßnahmen finden analoge Anwendung bei der Nachbehandlung der suprapubischen Prostatektomie.

Hier sei nur noch auf das Verfahren der Tropfspülung (KÜMMELL) hingewiesen. Zu diesem Zweck wird nach einem Vorschlag von CORDUA ein kleinfingerdicker Schlauch bis in das Prostatawundbett durch die Blase eingeführt (vgl. Abb. 13). Der Schlauch hat außer seiner unteren Öffnung noch ein dreieckiges seitliches Loch. Durch diesen Schlauch wird da, wo er aus der Hautwunde herauskommt, ein dünner Gummikatheter durch eine so enge Öffnung hindurchgepreßt, daß der Abschluß wasserdicht ist. Der Katheter ragt am unteren Ende des dicken Schlauches etwas hervor. Mit einer gewöhnlichen Tropfklistiereinrichtung wird nun die Durchträufelung des Wundbetts hergestellt. Der Abfluß geschieht durch den dickeren Schlauch.

Das suprapubische Drain dient auch sonst dazu, den Harn gut

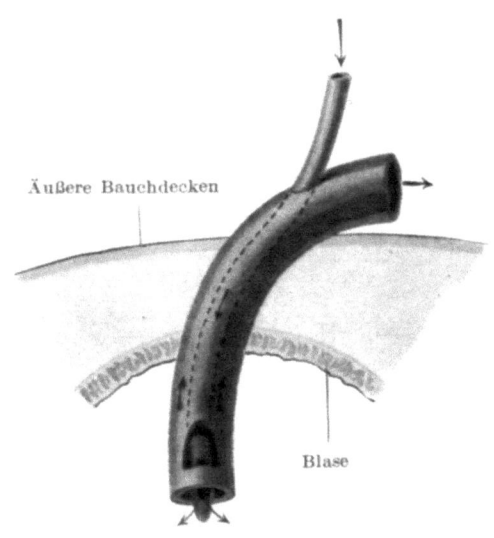

Abb. 13. Dauertropfspülung nach der suprapubischen Prostatektomie. (Nach CORDUA.)

ableiten zu können, es ist, wenn auch ein Verweilkatheter eingelegt wurde, gleichsam ein Sicherheitsventil für den Fall, daß der Abfluß durch den Katheter sich verstopfen sollte. Manche, so auch schon FREYER, legen den Verweilkatheter auch erst nach etwa 8 Tagen ein, wenn das suprapubische Drain entfernt werden soll, andere, so KIELLEUTHNER, lassen ihn ganz fort.

Für eine besondere perineale Drainage nach der suprapubischen Prostatektomie haben sich ISRAEL, CASPAR, THOMAS, KALLIONZIS u. a. eingesetzt. Dabei wird so vorgegangen, daß nach der Enukleation von der Blase aus durch das Prostatawundbett bzw. die Harnröhre eine Kornzange oder ein ähnliches Instrument nach dem Damm bis unter die Haut vorgeführt und an dieser Stelle die Haut von außen incidiert wird. Durch diesen Kanal wird ein Drain bis ins Prostatabett eingelegt.

In den Fällen, wo man auf den Verweilkatheter, wie auf die perineale Drainage verzichtet und die Blase breit offen gelassen wird, läßt man die Patienten mit Vorteil eine Verschlußkapsel (IRVINGsche Kapsel) tragen, was sie vor der ständigen Einnässung schützt und ihnen ermöglicht das Bett frühzeitig zu verlassen.

In neuerer Zeit ist öfters von einer „idealen" Prostatektomie die Rede. MERTENS versteht darunter den primären Blasenverschluß nach der suprapubischen Operation und Fortfall auch des. Dauerkatheters. Das mag in einzelnen besonders günstigen Fällen gutgehen und hat dann gewiß den Vorteil, die Nachbehandlung wesentlich abzukürzen, kann aber nicht als Methode der Wahl hingestellt werden, denn die Gefahren einer Blasennahtinsuffizienz sind gegenüber dem unsicheren Gewinn eines etwas kürzeren Krankenlagers doch zu groß. Mit einer Gefährdung der Naht muß man aber um so mehr rechnen, je weniger exakt die Blutstillung möglich war, da meist die Blutgerinnsel in den ersten Tagen die Entleerung erschweren. Näht man die Blase schon primär, dann sollte man doch für die erste Zeit einen Dauerkatheter einlegen (Pels-Leusden, Bonnhoff, Guleke, Israel, Jenkel, Duval u. a.) und den prävesicalen Raum durch ein kleines Drain sichern.

b) Die zweizeitige suprapubische Prostatektomie.

Es ist hier nicht der Ort, die Indikationen und Vorzüge des zweizeitigen Operierens zu erörtern (siehe den Beitrag Rubritius-Blum), hier sollen nur einige technische Besonderheiten Erwähnung finden. Bei der zweizeitigen Operation wird im 1. Akt nur eine suprapubische Blasenfistel angelegt und erst im 2. Akt die Enukleation des Adenoms vorgenommen. Dies Vorgehen empfiehlt sich immer dann, wenn wegen schlechter Nierenfunktion (Wasserversuch), abnorm hohem Blutdruck, stärkerer Infektion und Dilatation der Harnwege und vorgeschrittenem Alter die einzeitige Operation einen zu schweren Eingriff darstellen würde. Die temporäre suprapubische Fistel wirkt entlastend auf das ganze Harnsystem, behebt die Infektion und Stauung und bessert die Nierenfunktion. Ein weiterer Vorteil liegt auch darin, daß durch

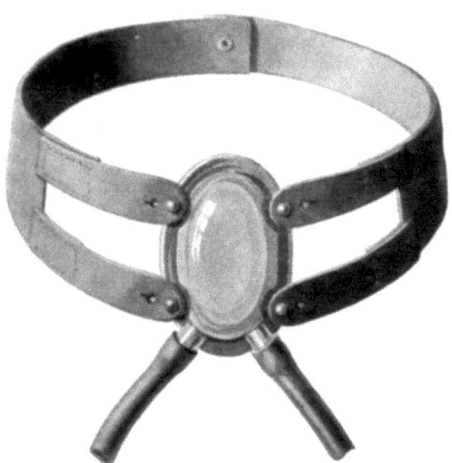

Abb. 14. Die Irvingsche Kapsel.

die erste Operation die perivesicalen Räume teilweise obliterieren, so daß die Gefahr einer perivesicalen Zellgewebsentzündung im Anschluß an die eigentliche Enukleation geringer ist.

Für den Zeitraum zwischen dem ersten und zweiten Akt läßt sich begreiflicherweise eine bestimmte Frist nicht angeben, es richtet sich das ganz nach dem funktionellen Erfolg der Blasendrainage (Entlastungsreaktion — Praetorius). Ist nach $1/2$ Jahr die Nierenfunktion usw. nicht besser geworden, so ist im allgemeinen auch keine Besserung mehr zu erwarten und man verzichtet unter diesen Umständen unter Belassung der Blasenfistel als Dauerzustand ganz auf die Radikaloperation.

Für die zweizeitige Operation sind in Deutschland unter anderen Casper, Joseph, Kümmell, Lanz, v. Lichtenberg, Ringleb, Rubritius und Wossidlo eingetreten. Der Prozentsatz der Prostatiker, die für die zweizeitige Operation in Betracht kommen, schwankt zwischen $10^0/_0$—$30^0/_0$, je nach der Indikationsstellung der verschiedenen Autoren. Im Ausland (Amerika und Frankreich), wo auf die Vorteile des zweizeitigen Vorgehens schon früher aufmerksam gemacht wurde, haben Audry, Carlier, Cholzoff, Fournier, Herzen, Judd, Legueu, Pauchet, Rovsing, Séres u. a. die zweizeitige Operation empfohlen.

Über die Technik der vorläufigen Blasenfistel (Cystostomie) ist nicht viel

zu sagen. Es ist wichtig, die Blase möglichst weit nach dem Scheitel zu freizulegen und das Peritoneum noch oben zu schieben. Das hat den Vorteil, daß
man sich beim zweiten Akt nicht mehr mit dem Peritoneum auseinander zu
setzen braucht und den Schnitt nach unten gegen die Symphyse zu nach Bedarf
erweitern kann. Legt man die Blase bei dem ersten Akt an ihrer Vorderwand
nicht ausgiebig extraperitoneal frei, so gerät man bei der späteren blutigen
Erweiterung der Fistel nur zu leicht in den Peritonealraum. Infolge der reaktiven
Vorgänge nach dem ersten Eingriff verwächst das Bauchfell mit der Blase und
den Bauchdecken, so daß es später nicht mehr gelingt das Bauchfell stumpf
zurückzuschieben. RUBRITIUS warnt daher davor, den I. Akt, die Anlegung
der Blasenfistel, mit dem Troikart vorzunehmen und rät gleichfalls, sich durch

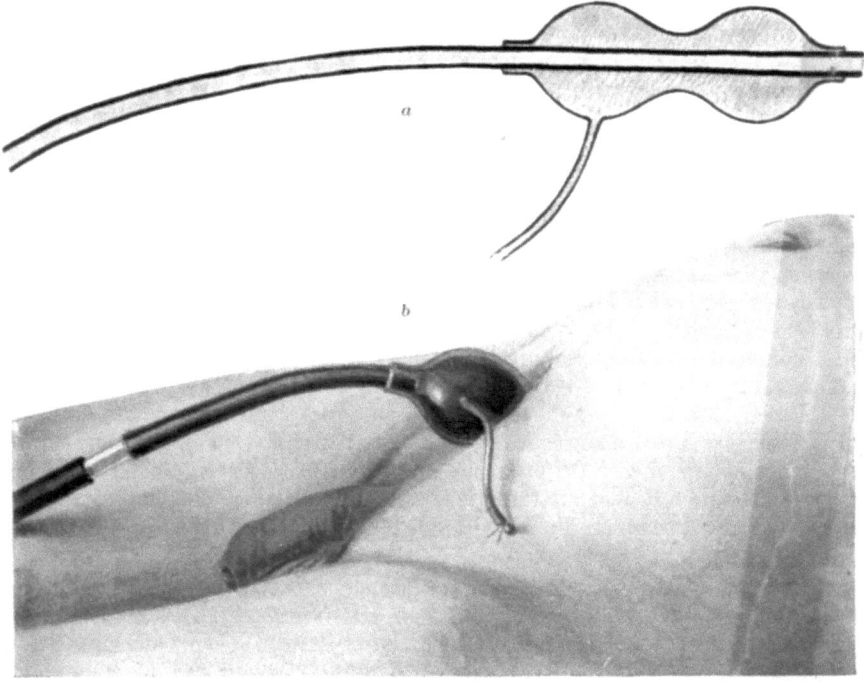

Abb. 15 *a* und *b*. Zwerchsackartige Vorrichtung zur Abdichtung der suprapubischen Blasenöffnung.
(Nach D'AGATA.)

Präparation die Blasenvorderwand ausgiebig frei zu machen und so das Gebiet
für den II. Akt abzugrenzen. WAGNER näht aus denselben Gründen beim I. Akt
das Peritoneum weiter oben auf die Blase an.

Die Blase wird möglichst hoch unterhalb der Grenze der adhärenten
Bauchfellpartie eröffnet, ein Gummidrain eingelegt und die Blase durch einige
Nähte dicht um das Drain geschlossen. Der prävesicale Raum ist wie stets
durch ein kleines Drain zu sichern.

Bei der später folgenden Enucleation wird der Fistelkanal dann ringsherum
bis auf die Blasenwand umschnitten, exstirpiert und dabei der Schnitt nach
Bedarf gegen die Symphyse zu erweitert. Über die Enucleation des Adenoms
siehe oben. In der Regel wird beim zweizeitigen Operieren die Enucleation
im Dunklen, also gemäß der FREYERschen Technik vorgenommen. Die Blutungsgefahr ist nach allen Erfahrungen bei dem zweizeitigen Operieren geringer als

bei der primären Enucleation. Die Umspritzung der Prostata mit Novocainlösung von der Fistel aus erleichtert die Ausschälung in der richtigen Schicht.

Wossidlo legt beim I. Akt grundsätzlich eine weite Blasenfistel an und
fixiert die Blase an die Hautränder; beim II. Akt löst er dann die Blase von den
Bauchdecken wieder ab Man kann die Enucleation im II. Akt auch ohne
blutige Erweiterung der Fistel vornehmen, wenn man die Fistel unmittelbar
vor dem Eingriff mit steigenden Bougies oder Dilatatoren dehnt (Narkose).
Kümmell legt zu diesem Zweck am Tage vor dem Eingriff 1—2 Laminariastifte
ein, doch erweist sich die dadurch erzielte Erweiterung des Zugangs oft als ungenügend. Die unblutige Erweiterung hat den Vorteil der Einfachheit. Man vermeidet
so mit Sicherheit die Eröffnung des Bauchfells und der perivesicalen Räume.
Die blutige Erweiterung hat den Vorzug, die alten, schwieligen Narben zu entfernen und für die definitive Wundheilung günstigere Bedingungen zu schaffen.
Die Nachbehandlung nach der zweizeitigen Prostatektomie gestaltet sich wie
bei der primären Enucleation des Adenoms, mit dem Unterschied, daß die
Patienten den II. Akt wegen des geringen Operationschock meist leichter
überstehen.

c) Die suprapubische, extravesicale Prostatektomie.

Über die erste derartige Operation ist, wie es scheint, von J. van Stockum
(1909) berichtet worden. Er ging von der Überlegung aus, daß die Prostatektomie
eigentlich eine Resektion der Pars prostatica urethrae darstelle und daß diese sich
wie bei den perinealen Methoden auch auf suprapubischem Wege extravesical
durchführen lassen müßte. van Stockum benutzte bei einer derartigen Operation einen unteren Medianschnitt, der nach abwärts bis auf die Peniswurzel
reichte. Nach Durchtrennung der Bauchdecken arbeitete er sich in dem Retziusschen Raum zwischen Symphyse und Blasenvorderwand bis zur Prostata vor.
Die Kapsel der Prostata wurde seitlich der Mittellinie in der Längsrichtung
gespalten und von dieser Öffnung aus das Adenom unter Kontrolle einer urethralen Leitsonde mit dem Finger enucleiert. Den gleichen Weg hat Yzquierdo
neuerlich an der Leiche studiert und auch für die Prostatektomie am Lebenden
empfohlen.

Als nächste Mitteilung einer suprapubischen extravesicalen Prostatektomie
am Lebenden findet sich der Bericht von Hildebrand (1912) in der Berlin.
chirurg. Gesellschaft. Hildebrand ging von einem seitlichen Querschnitt aus.
Es gelang ihm ohne besondere Schwierigkeiten zwischen der Blase und der
seitlichen Beckenwand bis zur hypertrophischen Prostata vorzudringen und diese
nach Eröffnung der chirurgischen Kapsel an der Seite in toto zu enucleieren.
Er selbst glaubt, daß dies Vorgehen wegen der Gefahr der perivesicalen Harnphlegmone nur bei ganz aseptischen Fällen in Anwendung gebracht werden dürfte.

In neuester Zeit (1923) ist dann der inguinale Weg zur Blase sowie zur Prostata erneut von Mermingas und O. Maier beschritten worden.

Der Gang der Operation gestaltet sich folgendermaßen (O. Maier): Der
Hautschnitt wird rechts oder links dicht oberhalb und parallel dem Poupartschen
Band geführt. Die Fascie des M. obl. ext. wird in der Faserrichtung gespalten
und die unteren Bündel des M. obl. int. mit dem Leistenkanal stumpf nach
abwärts gedrängt. Spaltung des hinteren Fascienblattes, Ligatur und Durchtrennung der Vasa epigastrica. Das Bauchfell wird jetzt, unterstützt durch
Seiten- und Beckenhochlagerung, stumpf nach oben abgeschoben, wobei die
seitliche Wand der gefüllten Blase zu Gesicht kommt. Dann dringt man
stumpf zwischen Blase und innerer seitlicher Beckenwand nach abwärts und
vorn gegen die Symphyse vor, bis man die Prostata tastet. Der die Prostata

jetzt noch deckende venöse Plexus wird entweder stumpf auseinander bzw. zur Seite geschoben, oder was sicherer ist, zwischen einigen doppelten Ligaturen durchtrennt. Die nun freiliegende Seitenfläche der Prostata wird incidiert und das Adenom enucleiert. Nach der Enucleation wird ein Verweilkatheter in die Blase geschoben und über diesem die Kapsel mit Catgutknopfnähten geschlossen. Der Wundtrichter wird nach oben verkleinert und drainiert.

Bei diesem extravesicalen Operieren empfiehlt es sich sehr, das Operationsterrain, also den paravesicalen bzw. paraprostatischen Raum nach außen zu drainieren, indem man das Drain unter der Symphyse, oder wie es MAIER auch in einem seiner Fälle gemacht hat, neben dem absteigenden Schambeinast in der Genitofemoralfalte, herausführt. Unter diesen Umständen ist es auch angängig bei nicht zu infiziertem Harn und geringer Blutung die eigentliche Operationswunde primär zu verschließen.

Die Methode ist noch zu wenig geübt worden, um ein Urteil zu erlauben. Theoretisch ist sie physiologischer als die transvesicale Operation, da sie die Blase intakt läßt. Die Bedenken wegen der Gefahr der perinealen Harnphlegmone, die HILDEBRAND seinerzeit mit Recht als den schwachen Punkt der Operation erkannte, dürften bei ausreichender Drainage nach unten und vorne unter dem Schambeinbogen nicht mehr so in die Wagschale fallen. Bedenklicher ist eine stärkere Blutung aus dem Prostatabett, dem Blasenhals oder dem Harnröhrenstumpf, da eine exakte Blutstillung wegen der mangelhaften Übersichtlichkeit in dem tiefen Wundtrichter Schwierigkeiten bereiten muß.

2. Kombinierte Methoden bei der suprapubischen Enucleation.

Bei den Kombinationsmethoden sucht man die Vorteile der suprapubischen Operation mit denen der perinealen zu vereinigen. Da die günstigere Drainage der perinealen Operation einer der wesentlichsten Vorzüge dieser Methode ist, so gehören hierher eigentlich auch alle jene Eingriffe, bei denen nach der suprapubisch durchgeführten Enucleation eine Drainage nach dem Damm hinzugefügt wird (ISRAEL, CASPER, THOMAS, KALLIONZIS u. a., siehe S. 217 unten).

Zur Unterstützung bei der Enucleation selbst ist der kombinierte suprapubische und perineale Weg nur selten beschritten worden. THOMAS (1900) legte von der eröffneten Blase aus mit einer Kornzange nach dem Damm einen Kanal an und führte von hier einen Finger ein. Im Bedarfsfalle und zur besseren Kontrolle konnte er so die Prostata mit beiden Zeigefingern zugleich von oben und unten enucleieren. Obwohl dies Verfahren sich nicht weiter eingebürgert hat, kann man wohl verstehen, daß es in schwierigen Fällen Vorteile bietet. HOWARD hat die gleiche Methode für die Operation des Prostatacarcinoms in Vorschlag gebracht.

Neuerdings hat LÄWEN auf abdomino-perinealem Wege ein Prostatacarcinom im Zusammenhang mit den Samenblasen, dem Blasengrund und dem Mastdarm mit Erfolg entfernen können. Abgesehen von diesen ausgedehnten selten indizierten Eingriffen beim Carcinom ist der Vorteil der Kombinationsmethoden nicht groß, denn da der Bauchschnitt, der Hauptnachteil der suprapubischen Operation beibehalten wird, so bleibt als Vorzug eigentlich nur die Drainage nach dem tiefsten Punkt.

3. Die perinealen und ihnen nahestehende Operationsmethoden.

Auch bei den ersten *perinealen* Operationen der hypertrophischen Prostata handelte es sich nur um partielle Entfernungen der Geschwulst. GUTHRIE war der erste, der 1834 den Vorschlag machte, von einem medianen Dammschnitt aus eine teilweise Entfernung der prominierenden Prostatalappen zu versuchen; seinem Vorschlag folgten Fergusson, Bryant, Socin, Landerer, Harrison, v. Dittel u. a.

Erst Küchler empfahl 1886 die totale „Exstirpation" der Prostata vom Damm aus vorzunehmen. 1890 wies dann Vignard an der Leiche nach, daß sich vom Damm eine intrakapsuläre Ausschälung der *ganzen* Prostata durchführen lasse, nachdem partielle Enucleationen schon intrakapsulär vorgenommen worden waren. Seinem Vorschlag folgten dann Goodfellow, Pyle, Freyer, Verhoogen u. a. Systematisch ausgebaut und zur Methode erhoben wurde die perineale Operation dann besonders durch O. Zuckerkandl, Albarran, Proust, Young u. a.

Die anatomischen Verhältnisse des Beckenbodens, die für die perineale Freilegung der Prostata maßgebend sind, wurden im anatomischen Teil (S. 199) näher beschrieben. Hier werden die darauf aufbauenden verschiedenen Operationsverfahren geschildert.

Die perinealen Methoden haben gegenüber der suprapubischen Operation

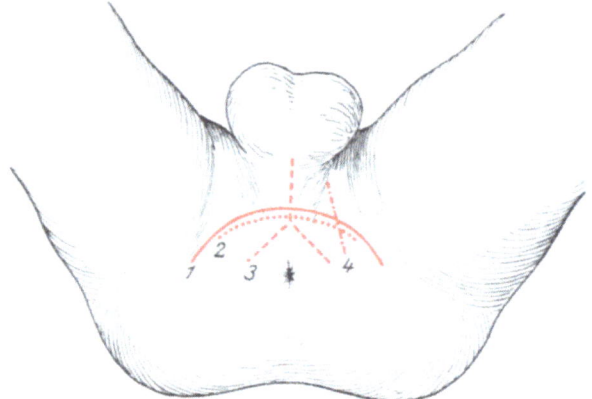

Abb. 16. Schnittführung zur perinealen Prostatektomie.
1 Nach Albarran, *2* nach Proust-Zuckerkandl, *3* nach Young, *4* nach Wilms.

den Vorzug der besseren Drainageverhältnisse, verbunden mit einem durchweg geringeren Operationschok und einem meist leichteren Krankenlager, da der unangenehm empfundene Bauchschnitt fortfällt.

Auch die perinealen Operationen kann man einteilen in „*gedeckte*" und „*offene*". Der Prototyp der gedeckten Operation ist die von Wilms inaugurierte Prostatectomia perinealis lateralis, während bei den meisten anderen Methoden, die sich teilweise nur durch geringe Details voneinander unterscheiden (Albarran, Young, Zuckerkandl, Wildbolz), die sog. Zugangsoperation offen vor sich geht und das Bestreben besteht, auch den Eingriff an der Prostata selbst übersichtlich zu gestalten. Den Forderungen der übersichtlichen Operation wird die Voelckersche Methode am meisten gerecht.

Es ist keine Frage, daß die gedeckten Operationsmanöver (Wilms und Freyer) in viel kürzerer Zeit auszuführen sind als die anderen Methoden. Der Nachteil dieses Vorgehens und damit der Grund, weshalb man bestrebt ist auch die perinealen Methoden mehr und mehr nach modernen chirurgischen Gesichtspunkten zu modifizieren, liegt im wesentlichen an der gefürchteten postoperativen Blutung, die bei gedecktem Operieren begreiflicherweise nur ungenügend zu beherrschen ist. Die Verhältnisse gleichen hier also der Entwicklung, wie sie auch die suprapubische Prostatektomie durchgemacht hat.

a) Die Operation nach O. Zuckerkandl.

In Steinschnittlage legt Zuckerkandl einen großen prärectalen Bogenschnitt an, den er von dem einen zum anderen Sitzbeinknorren führt (vgl.
Abb. 17). Durch exakte Präparation wird der Bulbus urethrae freigelegt,
nachdem die Verbindungen des Sphincter ani zum Centrum tendineum perinei
scharf durchschnitten sind. Eng am Bulbus vorgehend wird dann der Musculus
rectourethralis in ganzer Ausdehnung scharf durchtrennt, worauf die weitere
Ablösung des Mastdarmes stumpf erfolgt, bis auf diese Weise die hintere Fläche
der Prostata frei wird. Durch Spatel wird der Mastdarm kräftig sakralwärts
gezogen, und falls es nötig ist, die beiden Levatorschenkel seitlich eingekerbt

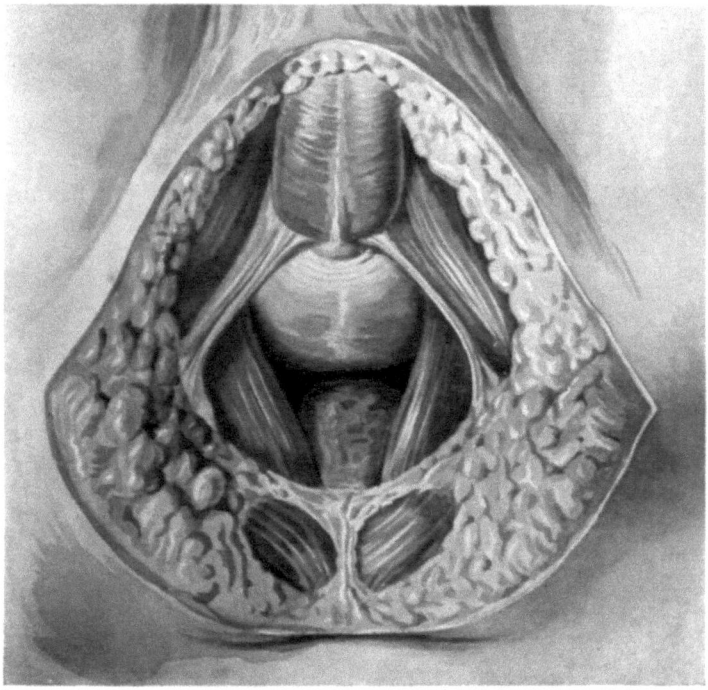

Abb. 17. Perineale Prostatektomie. I. Akt. Freilegung der Prostata. (Nach Tandler-Zuckerkandl.)

(vgl. Abb. 18). Die nun freiliegende hintere Wand der Prostatakapsel wird
durch einen seitlichen Schrägschnitt, der an der Wurzel der Pars membranacea
urethrae beginnt und bis zu den Samenblasen reicht, gespalten. Die Kapsel
wird sodann von dem Adenomstumpf abgehebelt und das Adenom mit einem
Bohrer oder an einem Seidenfaden kräftig vorgezogen (vgl. Abb. 19). Das
urethrale Ende der Geschwulst wird nun zunächst intrakapsulär mobilisiert.
Es gelingt dabei, den peripheren Teil der Geschwulst von der Pars prostatica
inferior eine Strecke weit stumpf abzuheben, so daß es bei der endgültigen
Durchtrennung der Harnröhre gelingt, diesen Teil der Harnröhre, die Pars
inferior, zu erhalten. Nachdem die Harnröhre durchtrennt ist, wird das
Adenom vorgezogen (vgl. Abb. 20) und Schritt für Schritt von dem Blasensphincter und dem Blasenboden nach Möglichkeit stumpf abgelöst, so daß
schließlich das Adenom nur noch durch die Schleimhaut mit der Blase im
Zusammenhang steht (vgl. Abb. 21). Die Abtrennung erfolgt hier zirkulär.
Über einem eingeführten Verweilkatheter wird der Harnröhrenstumpf mit der

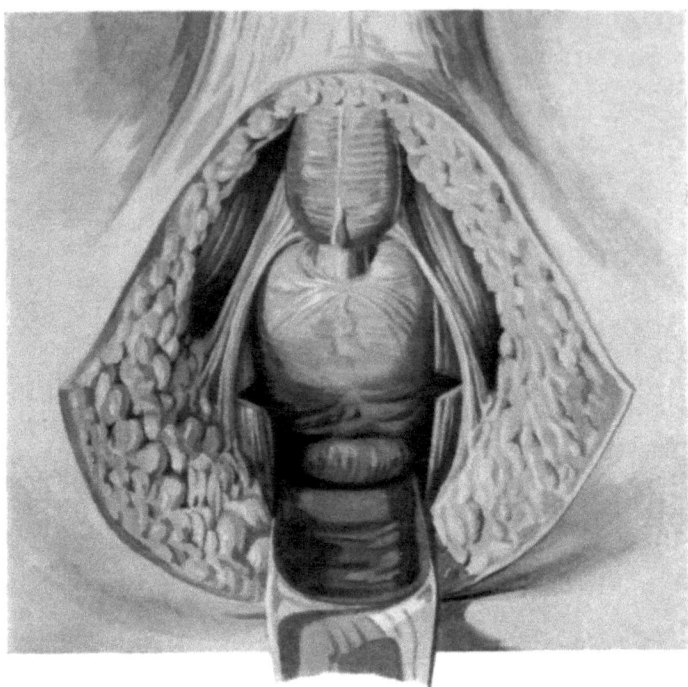

Abb. 18. Perineale Prostatektomie. II. Akt.
Das Rectum wird durch einen stumpfen Haken zurückgehalten. (Nach Tandler-Zuckerkandl.)

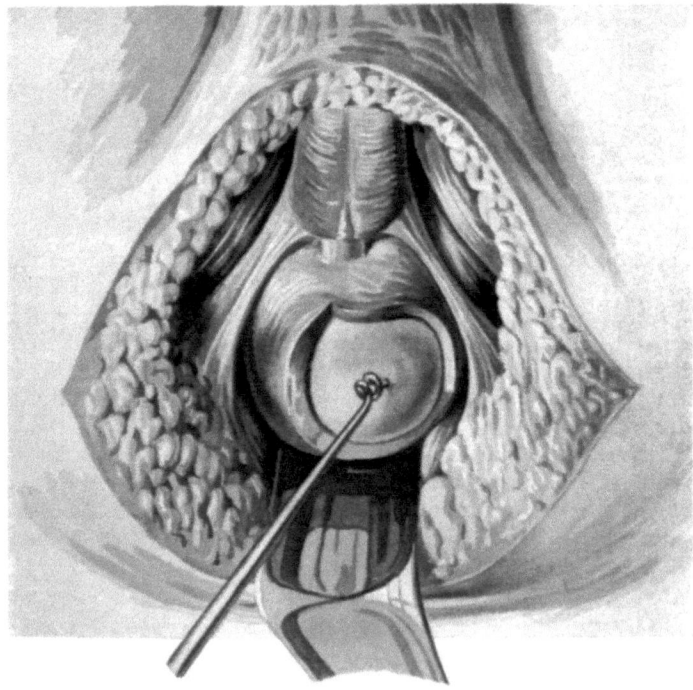

Abb. 19. Perineale Prostatektomie. III. Akt.
Die sog. Prostatakapsel ist gespalten, das Adenom angebohrt. (Nach Tandler-Zuckerkandl.)

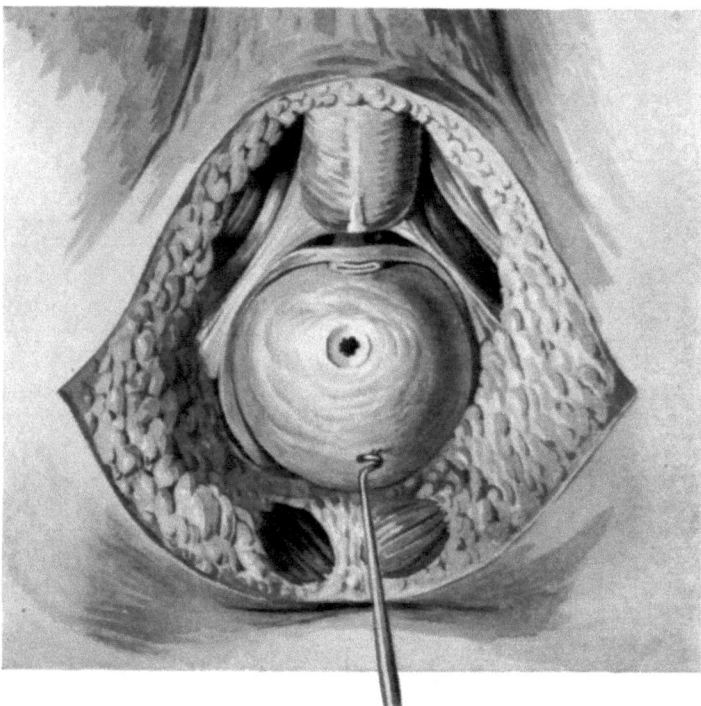

Abb. 20. Perineale Prostatektomie. IV. Akt. Distal der Prostata ist die Harnröhre durchtrennt und das Adenom dann aus der Prostatakapsel stumpf mobilisiert und luxiert worden. (Nach TANDLER-ZUCKERKANDL.)

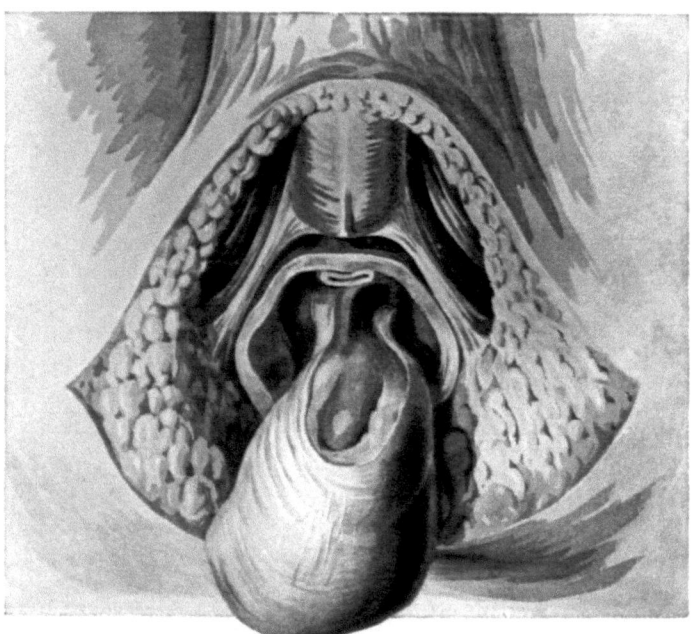

Abb. 21. Perineale Prostatektomie. V. Akt. Ablösung des Adenoms von der Blase. (Nach TANDLER-ZUCKERKANDL.)

Blase durch zirkuläre Naht vereinigt und ebenfalls die Prostatakapsel bis auf ein Drain wieder verschlossen. Verkleinerung der Hautwunde durch Naht. Zuckerkandl geht also dabei streng intrakapsulär vor und sucht durch primäre Nahtvereinigung des Harnröhrenstumpfes mit der Blase nach Möglichkeit normale anatomische Verhältnisse wieder herzustellen und dadurch die Nachbehandlung günstig zu gestalten.

b) Die Prostatektomie nach Albarran.

Auch Albarran bedient sich eines vor dem Anus verlaufenden bogenförmigen Hautschnittes zwischen beiden Sitzbeinknorren. In gleicher Weise werden auch hier die muskulären Verbindungen zwischen dem untersten Rectumabschnitt und der Harnröhre scharf durchtrennt. Die Lösung der Prostata vom Rectum erfolgt dann stumpf. Um eine Verletzung des Rectums zu vermeiden, führt Albarran den behandschuhten linken Zeigefinger in den Anus ein. Dann wird der Spalt zwischen Rectum und Harnröhre bzw. Prostata stumpf nach beiden Seiten erweitert und vertieft. Ein breiter Spatel, der das Rectum sakralwärts drängt, erleichtert die Übersicht. Die Zugangsoperation gleicht also dem Vorgehen von Zuckerkandl. Albarran spaltet dann die Kapsel der freiliegenden Prostata an der Hinterwand in ihrer Mittellinie und löst sie nach beiden Seiten von dem Adenom ab. Alsdann wird durch eine mediane Incision in das Adenom unter Führung einer Leitsonde die Urethra eröffnet. Ein in die Öffnung eingeführter Finger orientiert sich über die Verhältnisse am Blasenhals. Die Enucleation der beiden Seitenlappen erfolgt dann jeweils von einem seitlich von der Mitte angelegten Schnitt. Die Kapsel wird nach der Enucleation nach Bedarf durch seitliche Resektion verkleinert, so daß sie dem Lumen der normalen Pars prostatica nahekommt. Bei aseptischen Verhältnissen wird ein Dauerkatheter eingelegt und die Wunde vollständig geschlossen. Bei infiziertem Harn legt Albarran ein Drain vom Damm aus ein, das nach 8 Tagen entfernt und durch einen Dauerkatheter ersetzt wird.

c) Die Operation nach Young.

Young operiert gleichfalls in Steinschnittlage und bedient sich eines umgekehrten Y-förmigen Hautschnittes. Die Zugangsoperation gestaltet sich in der gleichen Weise wie es bei der Zuckerkandlschen Methode angegeben wurde. Nachdem die Pars membranacea der Urethra freigelegt ist, wird sie incidiert und der Youngsche Traktor (vgl. Abb. 22) in die Blase eingeführt. In der Blase wird der Traktor geöffnet und an diesem die Prostata kräftig nach dem Damm vorgezogen. Sodann wird die Prostatakapsel durch zwei seitliche Längsincisionen eröffnet, die Schnittränder stumpf auseinandergehebelt und das Adenom von hier erst auf der rechten Seite, dann auf der linken Seite ausgeschält. Neuerdings hat Young seine Technik geändert. Er eröffnet jetzt die Prostatakapsel durch *einen* Schnitt, der an der linken Seite des Traktors beginnt, dort wo derselbe in die Urethra membranacea eintritt. Der Schnitt zieht dann nach hinten und etwas nach außen. Die ganze Urethra prostatica wird auf diese Weise breit eröffnet. Dann wird die Schleimhaut, die die Innenfläche des rechten Seitenlappens bekleidet, incidiert und ebenso auch die Schleimhaut, die den Mittellappen deckt. Die Ductus ejaculatorii und der Samenhügel werden nach hinten gehalten, und dann die Seitenlappen und ein evtl. vorhandener Mittellappen stumpf enucleiert und durch die seitliche Kapselincision herausluxiert.

d) Die Operation nach WILDBOLZ.

Auch WILDBOLZ legt einen prärectalen Bogenschnitt durch die Haut an und präpariert sich in der gleichen Weise die Hinterfläche der Prostata frei,

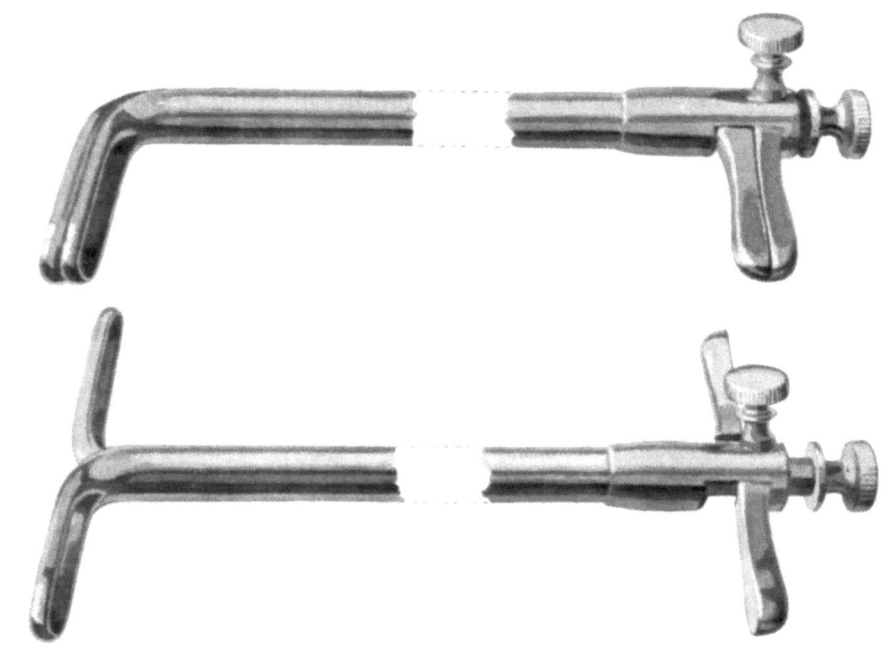

Abb. 22. Der Traktor nach YOUNG.

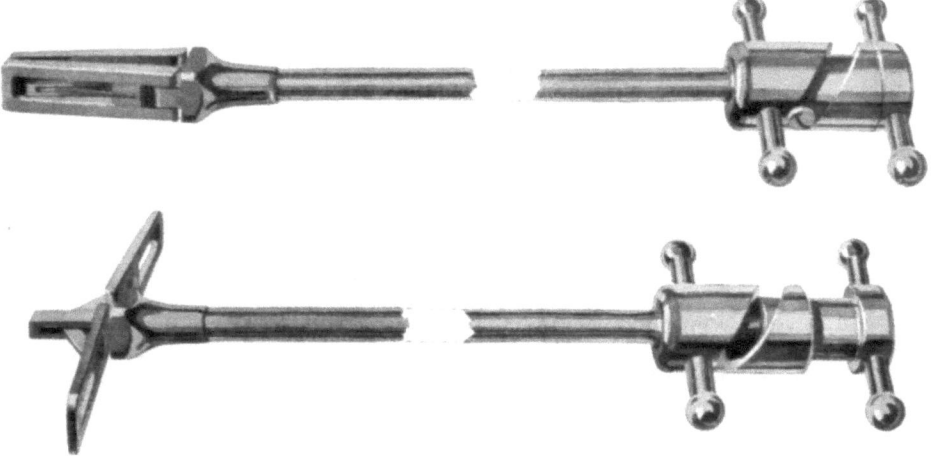

Abb. 23. Der Traktor nach PRAETORIUS.

was durch stumpfe Wundhaken, die das Rectum nach hinten halten, unterstützt wird. In der Mittellinie, etwa 1 cm hinter dem Apex beginnend, wird die Kapsel bis an die Querfurche zwischen Prostata und Samenblasen gespalten. Mit der Knopfsonde und dem Finger wird die Kapsel von der Geschwulst gelöst, wobei besondere Sorgfalt auf den unteren urethralwärts gerichteten Teil verwandt wird, um hier ein möglichst unzerfetztes Stück der Pars prostatica zu erhalten. Die Harnröhre wird dann quer durchtrennt und der Längsschnitt in das Adenom bis in die Urethra vertieft. Durch diese Harnröhrenöffnung wird ein Youngscher Traktor in die Blase eingeführt und an diesem die Prostatageschwulst kräftig zur Dammwunde herausgezogen. Die Auslösung des Adenoms vom Blasenhals bzw. Blasenboden gestaltet sich teils stumpf, teils scharf. Die Schleimhaut am Blasenhals wird zirkulär und scharf durchtrennt. Nach Entfernung des Adenoms wird die Blase mit dem Harnröhrenstumpf durch einige Catgutnähte wieder vereinigt und die Prostatakapsel und die Dammwunde bis auf ein Drain geschlossen.

Man sieht, daß das operative Vorgehen der genannten Autoren sich eigentlich nur wenig voneinander unterscheidet. Die Zugangsoperation, die Freilegung der Prostata ist bei allen die gleiche, indem sie alle den Weg zwischen Rectum und Urethra bzw. Prostata beschreiten. Die Art des Hautschnittes spielt dabei eine ziemlich untergeordnete Rolle; nur Längsschnitte gewähren einen ungünstigeren Zugang. Die Methoden unterscheiden sich eigentlich nur hinsichtlich der Eröffnung der Prostatakapsel selbst, wo Wildbolz einen Medianschnitt bevorzugt, wie das früher auch Young geübt hat, während Albarran zwei seitliche Schnitte anlegt und Zuckerkandl und in neuerer Zeit auch Young von *einem* seitlichen Schrägschnitt die Enucleation ausführen. Die Eröffnung der Prostatakapsel, der eigentlichen Prostata, hat insofern etwas Prinzipielles, als durch einen medianen Längs- oder Querschnitt die Ductus ejaculatori in Gefahr kommen, verletzt zu werden, während sie bei seitlichen Schnitten mit großer Wahrscheinlichkeit geschont werden.

Der technisch schwierigste Teil der perinealen Operation liegt in der Zugangsoperation, bei der Lösung des Mastdarms von der Urethra. Man halte sich dabei vor Augen, daß die Ampulle des Rectums meist viel weiter harnröhrenwärts reicht, als man das im allgemeinen glauben möchte. Verletzungen des Rectums sind daher möglich, besonders wenn infolge voraufgegangener Entzündungen statt des lockeren Spatiums zwischen beiden Organen, derbe Verwachsungen bestehen. Hat man das Rectum eröffnet, so ist es besser, nach Vernähung des Defektes die Operation abzubrechen, den Sphincter zu dehnen und zu späterer Zeit womöglich auf suprapubischem Wege die Enucleation zu versuchen. Die Rectumverletzung heilt dann in der Regel ohne nachteilige Folgen aus. Setzt man die Operation trotzdem fort und eröffnet nun auch noch die Harnwege, so ist die Naht des Rectums durch den Harn und die infektiösen Sekrete sehr gefährdet. Es kommt dann nur zu leicht zu einer Recto-urethralfistel, die eine sehr starke Belästigung für den Patienten darstellt. Diese Fisteln haben so gut wie keine spontane Heilungstendenz und ihr operativer Verschluß gehört zu den schwierigsten und undankbarsten Aufgaben für den Chirurgen.

Ein heikler Punkt auch bei den perinealen Operationen ist wie bei der suprapubischen die *Blutstillung*, Wenn man die lakonischen Operationsvorschriften liest, wo angegeben wird, nach der Enucleation blutende Gefäße sorgfältig zu umstechen und den Blasenhals an den peripheren Harnröhrenstumpf zu nähen, so muß dadurch bei dem Unerfahrenen der Eindruck erweckt werden, als ob das sich alles spielend leicht ausführen lasse. Manchmal ist das ja auch in der Tat der Fall. Die dazu notwendige Übersichtlichkeit ist aber trotz Wundspatel und Traktoren innerhalb der Kapsel und besonders am Blasenhals keineswegs immer zu erreichen. Das kann auch gar nicht wundernehmen, wenn man berücksichtigt, daß man sich in einem durch die anatomischen Verhältnisse bedingten engen Raum bewegen muß, der nach der Tiefe zu trichterartig immer enger wird.

Ist die Blutung nicht durch Umstechung und Ligatur zu stillen, so stehen für die Blutstillung bei den perinealen Operationen dieselben Maßnahmen (Tamponade, heiße Spülungen, Massage, Recteurynter, Dauerberieselung usw.) zur Verfügung wie bei der suprapubischen Operation (siehe dort).

Die *Nachbehandlung* bei der perinealen Operation gestaltet sich recht einfach. Ratsam ist immer eine Drainage der Prostatanische bzw. der Blase durch die Dammwunde nach außen, ausgenommen in den Fällen, wo günstige anatomische Verhältnisse und geringe Blutung einen primären Verschluß der Kapsel gestatteten. Aber auch dann empfiehlt sich wenigstens eine extra-kapsuläre Drainage der Wunde in den ersten Tagen, für den Fall, daß es zum Austritt von Harn durch die Kapsel kommt. Die gleichzeitige Anwendung des Dauerkatheters ist Geschmackssache. In den ersten Tagen raten wir dazu, da hier die Vorteile des Dauerkatheters seine Nachteile doch überwiegen.

e) Die Operation nach v. RYDYGIER.

Während bei den vorerwähnten perinealen Operationen stets die Urethra eröffnet bzw. der präspermatische Teil derselben reseziert wird, strebt v. RYDY-GIER die Entfernung der hypertrophischen Massen *ohne* Eröffnung der Harnwege an. Die Operation gestaltet sich nach ihm folgendermaßen. Der Patient liegt in Steinschnittlage, in der Harnröhre befindet sich ein kräftiger Katheter. Mit einem Längsschnitt von der Wurzel des Scrotums bis nahe an den After wird die Haut und oberflächliche Fascie durchtrennt. Die Freilegung der Prostata geschieht wie sonst bei der perinealen Methode. Die Kapsel der frei-gelegten Prostata wird dann auf der einen Seite in einiger Entfernung von der Mittelline eröffnet und von hier die entsprechende Seitenlappen stumpf mobili-siert. Dasselbe geschieht durch einen zweiten seitlichen Schnitt auf der anderen Seite. Zentralwärts werden die Seitenlappen aber nur soweit freigemacht, bis man sich der Harnröhre, die man an dem Katheter durchfühlt, nähert. Hier werden die Seitenlappen abgetragen, so, daß um die nicht eröffnete Urethra eine Schicht des Adenoms zurückbleibt.

Einen gleichen Gedankengang verfolgt übrigens auch NICOLL mit seiner „submukösen" Prostatektomie. Die Prostata wird auch hier in der üblichen Weise vom Damm aus freigelegt und die Kapsel incidiert. Bei der jetzt folgenden Ausschälung des Adenoms soll der Blasenhals und die Urethra prostatica geschont werden. Die Grenze gegen den Blasenboden bzw. Blasenhals wird durch die zweite Hand in der Blase (Sectio alta) geschützt, die Grenze gegen die Urethra markiert ein Metallkatheter.

Man muß anerkennen, daß das Prinzip, die Harnwege nicht zu eröffnen, an sich vorteilhaft ist, da dann der Eingriff sich streng aseptisch durchführen ließe und für die Wundheilung ungleich günstigere Verhältnisse geschaffen würden, als wenn bei eröffneter Urethra der Harn über das Operationsfeld sickert. Prak-tisch ist aber die Eröffnung der Urethra schwer zu vermeiden, vor allem bei der Entfernung der Mittellappen. Auch muß man die Operation als nicht radikal bezeichnen, da von der um die Harnröhre zurückbleibenden Adenomschicht Rezidive sich entwickeln können. Die Methode hat denn auch keine weiteren Anhänger gefunden.

f) Die Operation nach WILMS.

(Prostatectomia perinealis lateralis). WILMS verließ den üblichen perinealen Weg zwischen Harnröhre und Mastdarm und empfahl von einem seitlichen Dammschnitt zur Prostata vorzudringen. Bei dem in Steinschnittlage be-findlichen Patienten wird ein 4—5 cm langer Schnitt parallel dem linken absteigenden Schambeinast durch Haut und oberflächliche Fascie geführt (vgl. Abb. 16). Von hier arbeitet sich der Finger stumpf bis zum Diaphragma urogenitale vor (vgl. Abb. 24), das gleichfalls stumpf unter Zuhilfenahme einer Kornzange perforiert wird. Dahinter liegt dann die Prostata. Die Richtung ist nicht gut zu verfehlen, da bei hypertrophischer Prostata ihre Resistenz schon in einer Tiefe von 2—2¹/₂ cm durchzufühlen ist. Seitlich fühlt man in der Harnröhre den Katheter. Etwas nach lateral von diesem wird die Kapsel der Prostata stumpf mit einer Kornzange durchstoßen. Der rechte Zeigefinger ersetzt dann die Kornzange und schält von dem Loch in der Kapsel erst den

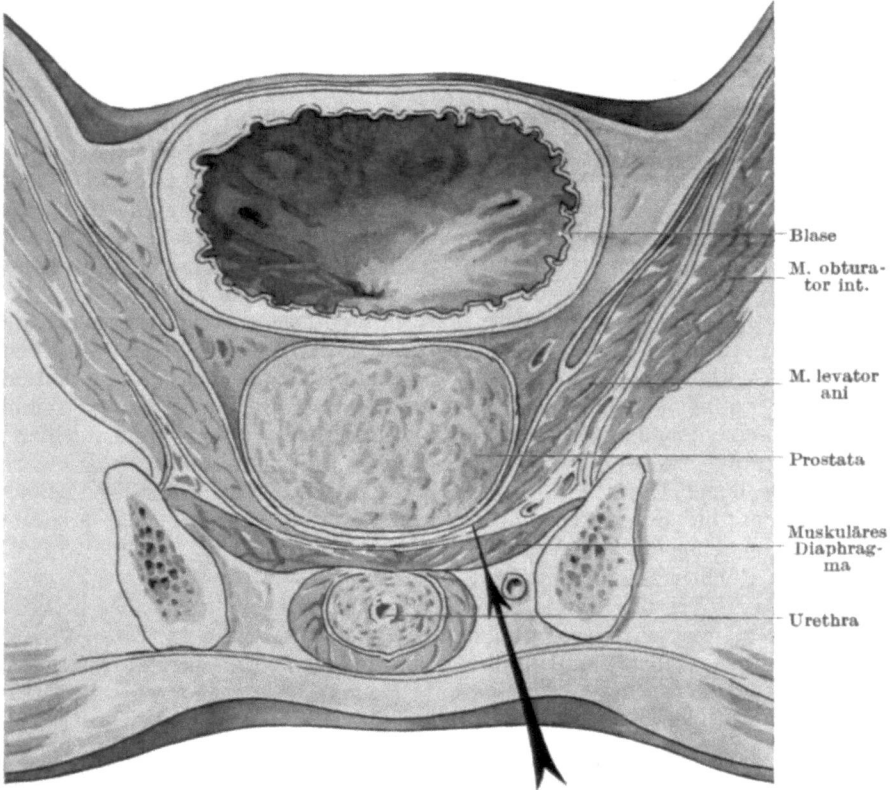

Abb. 24. Schematische Darstellung des Zugangsweges bei der Prostatektomie. (Nach Wilms.)

rechten und dann den linken Prostatalappen und einen evtl. vorhandenen Mittellappen aus. Um auf die rechte Seite zu gelangen geht der Finger am besten an der vorderen Wand der Prostatakapsel entlang.

Schwierigkeiten kann die Lösung der Prostata vom Blasenboden machen, wenn die Prostata sehr hoch hinaufreicht bzw. der Finger zu kurz ist. Man kann dann den Youngschen Traktor einführen und an diesem den Blasenboden herabziehen. Gelingt es nicht die gelösten Adenomknoten durch den kleinen Kapselschlitz nach außen zu luxieren, so werden sie mit einer Zange, die auf dem Finger eingeführt wird, gefaßt und herausgezogen.

Nach beendigter Enucleation wird in den Wundkanal ein Drain bis zur Blase eingeschoben. Bei stärkerer Blutung soll neben dem Drain das Wundbett des Adenoms tamponiert werden. Die Gaze wird am 2.—3. Tag, das Drain durchschnittlich am 6.—7. Tag entfernt.

g) Die Operation nach BERNDT.

(Prostatectomia mediana). Die Enucleation der Prostata von der Harnröhre aus als systematische Methode ist in Deutschland zuerst von BERNDT empfohlen worden, während sie in Frankreich (ALBARRAN, DELBET) und besonders in Amerika (OCHSNER) schon länger bekannt war. Nach BERNDT ist die Technik folgende: Der Patient liegt in Steinschnittlage, in der Urethra befindet sich eine rinnenförmige perineale Leitsonde. In der Raphe des Perineums wird eine 5—6 cm lange Incision gemacht und die Harnröhre möglichst weit nach der Blase zu eröffnet. Durch Einsetzen eines geknöpften langstieligen Messers in die Rinne der Leitsonde wird die Harnröhre bis zur Blase geschlitzt. Der eingeführte Finger orientiert sich in der Blase über den Befund. Auf dem Finger wird jetzt ein geknöpftes Messer in die Blase vorgeschoben und unter Leitung des Fingers der linke Prostatalappen incidiert. Das gleiche geschieht am rechten Prostatalappen. Von diesen Schnitten aus wird das Adenom enucleiert. Ist es sehr groß, so wird es erst zerstückelt und die einzelnen Teile unter Leitung des Fingers mit einer Zange gefaßt und entfernt. Zum Schluß werden lange, schmale Specula eingesetzt und die Blase mit heißer Kochsalzlösung gespült. Zwischen den Specula wird ein daumendickes mit Gaze umwickeltes Gummirohr soweit eingeführt, daß sein Ende 3—4 cm in die Blase hineinreicht. Der Patient kann nach 2—3 Stunden aufstehen und sitzt dann auf einem Nachtstuhl, während im Bett das Gummidrain mit einem Schlauch verbunden wird. Die Drainage wird 10—12 Tage aufrecht erhalten.

Die Operation, bei der also die Enucleation von einer Boutonnière aus vorgenommen wird, ist bei uns in Deutschland von KREUTER, NEUGEBAUER, und ÖHLER nachgeprüft und besonders von PRAETORIUS warm empfohlen worden. Da wir selbst nicht über genügende Erfahrung mit dieser Methode verfügen, führen wir hier den Eindruck von PRAETORIUS an, dessen Erfahrungen bei Empfehlung der Operation sich auf 15 Fälle erstreckte. Der Zugang zur Prostata wird danach durch den denkbar geringsten Eingriff (Boutonnière) bewerkstelligt. Die mediane Prostatektomie ist die einzige perineale Methode, die ein zweizeitiges Vorgehen ohne besondere Zusatzoperation ermöglicht; sie ist weiter die einzigste perineale Methode, bei der die chirurgische Kapsel völlig intakt bleibt, was für die Blutstillung von Bedeutung ist. Die Drainage ist denkbar günstig; die Kontinenz nicht gefährdet. Bei großen, endovesicalen, dünngestielten Mittellappen kann es Schwierigkeiten machen, diese herabzuholen und herauszuziehen, da sie bei ihrer Lösung leicht in die Blase zurückfallen. Zur Operation der sog. Prostataatrophie eignet sich die mediane Prostatektomie wenig, beim Prostatacarcinom ist sie ganz kontraindiziert.

4. Die ischiorectale Methode.

Die ischiorectale Prostatektomie nach VOELCKER ist aus dem Bestreben entstanden, sowohl den Zugang zur Prostata, als auch den Eingriff an der Prostata selbst übersichtlich unter Kontrolle des Auges vornehmen zu können. Der Patient liegt in Bauch-Reitlage, die besser als durch lange Erklärungen durch die beigefügten Abbildungen erläutert wird (vgl. Abb. 25). Die Oberschenkel sind gespreizt und umklammern die Kanten des Operationstisches, wobei auf eine gute Polsterung der Kanten zu achten ist. Unter den Bauch kommt eine Polsterrolle, die die Unterleibsorgane dem Operateur entgegendrängt. Die Operation wird in Epiduralanästhesie ausgeführt. Vor der eigentlichen Operation wird der After durch eine ringförmige subcutan geführte Seidennaht geschlossen, deren Enden lang bleiben und mit einer Klemme angeschlungen werden, damit man nicht vergißt, nach Beendigung der Operation den Faden wieder zu entfernen.

Der Hautschnitt (vgl. Abb. 26) verläuft 2—3 cm neben der Mittellinie und parallel zu ihr. Er beginnt ungefähr in der Höhe der Steißbein- und Kreuzbeinverbindung und endet neben oder etwas unter dem After. Dabei ist es gleichgültig, ob man den Schnitt rechts oder links macht; für Rechtshänder ist der rechte Schnitt vorteilhafter. Der Länge des Schnittes sind natürliche Grenzen gezogen. Den Schnitt länger als 10 cm anzulegen ist zwecklos, der größere Schnitt schafft auch nicht mehr Platz, da der Zugang zur Fossa ischiorectalis

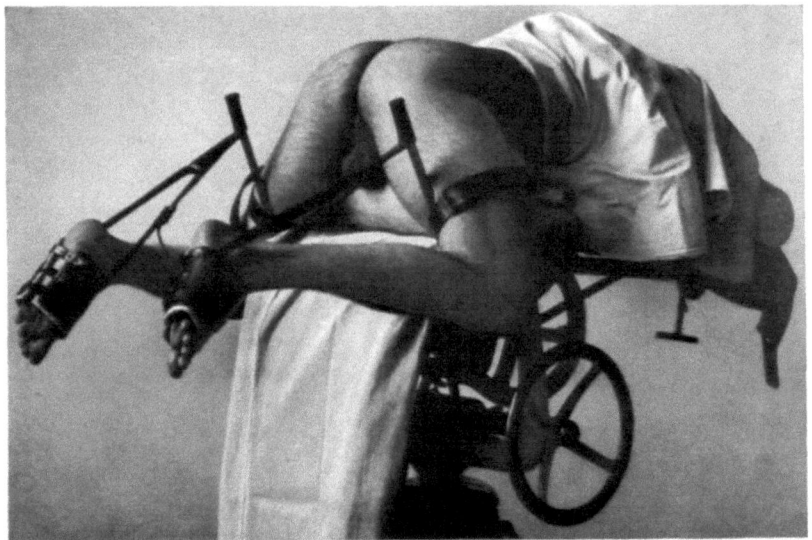

Abb. 25. Lagerung des Patienten zur ischiorektalen Prostatektomie. (Nach Voelcker.)

durch die Knochen des Beckens begrenzt wird. Man befindet sich in dem kegelförmigen Raum, der nach dorsal von dem Steißbein und dem Ligamentum sacrospinosum lateral von dem Sitzbeinhöcker und ventral von dem absteigenden Schambeinast gebildet wird; die mediale Begrenzung bildet das Rectum. Dieser Raum ist nicht bei allen Menschen gleich groß; Messungen von Beloseroff haben ergeben, daß hier weitgehende individuelle Unterschiede bestehen. Es ist einleuchtend, daß der Zugang um so besser ist, je größer die Beckenausgangsöffnung ist. Im allgemeinen ist bei mageren und langen Männern der Zugang wesentlich leichter als bei kleinen gedrungenen Patienten, da bei letzteren zu der kleinen Beckenausgangsöffnung noch die Dicke der Weichteile als weiteres ungünstiges Moment hinzukommt.

Nachdem Haut und die oberflächliche Fascie durchtrennt sind, gelangt man in den Fettkörper der Fossa ischiorectalis, der je nach dem Ernährungszustand der Patienten verschieden stark entwickelt ist. Das Fett wird am besten in der Richtung des Hautschnittes mit dem Messer scharf durchtrennt, wobei einige Äste der Arteria haemorrhoidalis inferior, die quer über das Operationsfeld laufen, durchtrennt und doppelt unterbunden werden müssen. Am dorsalen

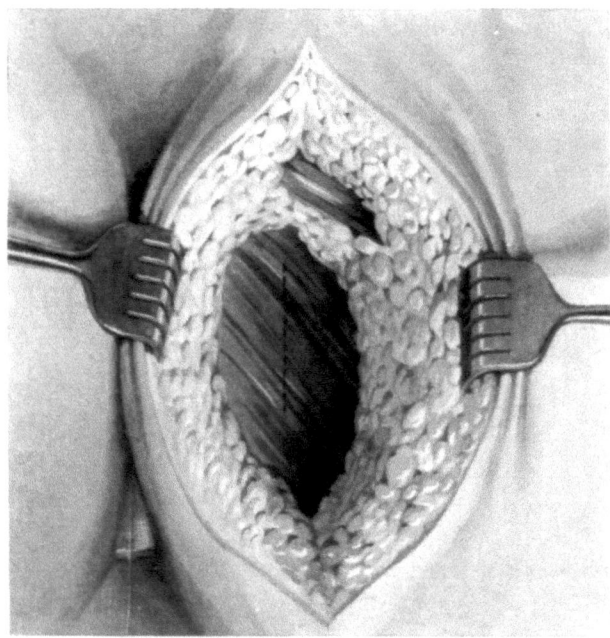

Abb. 26. Prostatektomie. (Nach VOELCKER. I. Akt.)
Nach Freilegung des Levator wird dieser in der angegebenen Richtung durchtrennt.

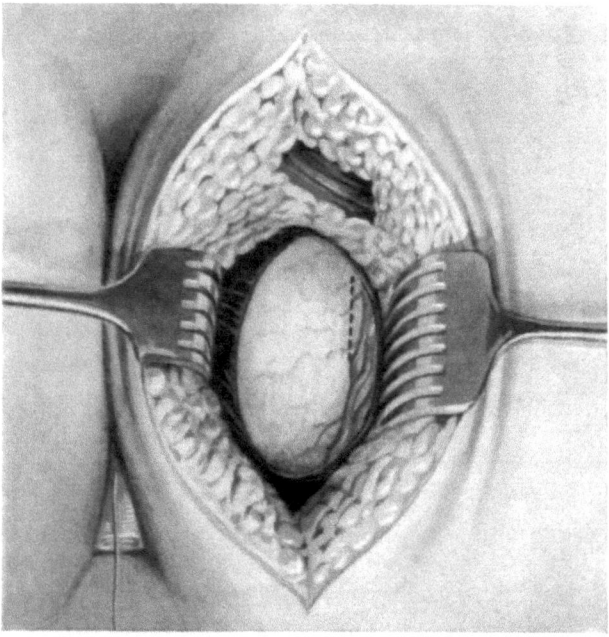

Abb. 27. Prostatektomie. (Nach VOELCKER.) II. Akt.
Spaltung der Rectum und Prostata gemeinsam umhüllenden Faszie, wobei das Venenbündel als
Wegweiser dient.

Rande des Gesichtsfeldes wird durch den Schnitt der untere Rand des Musculus glutaeus max. freigelegt; er wird nicht verletzt und dient nur als Wegweiser. Lateral in dem Wundtrichter verläuft die Arteria pudenda communis und der gleichnamige Nerv, die bei mageren Leuten zu Gesicht kommen können, aber nicht verletzt werden dürfen. Im ventralen Teil des Schnittes stößt man, wenn man den Schnitt zu weit in dieser Richtung verlängert hat, auf das Corpus cavernosum penis. Nachdem der Fettkörper durchtrennt und der Wundtrichter stumpf erweitert worden ist, gelangt man in der Tiefe auf die untere Fläche des Levator ani (vgl. Abb. 26), der von einer dünnen, fascienartigen, bindegewebigen Lage überkleidet ist. Der Levator wird am besten in der gleichen Richtung wie

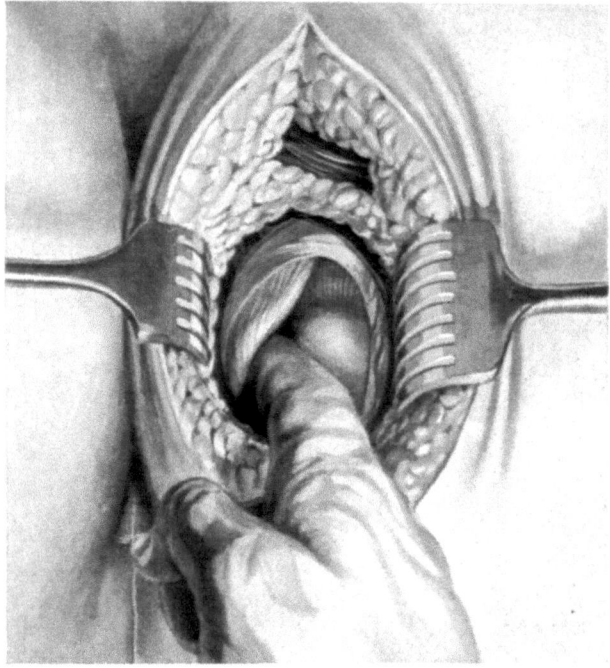

Abb. 28. Prostatektomie. (Nach Voelcker.) III. Akt.
Stumpfe Lösung des Rectums von der Hinterfläche der Prostata.

der Hautschnitt eine kurze Strecke weit incidiert und die Öffnung dann durch Einsetzen beider Zeigefinger stumpf erweitert.

Nachdem der Levator durchtrennt ist, befindet man sich im Innern des Beckens und sieht die bindegewebige Hülle (Membrana pelvis visceralis), die hier Prostata und Mastdarm gemeinsam umscheidet, vor sich liegen. Die Membran ist an ihrer weißlich schimmernden Farbe deutlich kenntlich.

Es folgt jetzt der diffizilste Teil der Operation, die Trennung von Mastdarm und Prostata. Dazu ist es nötig, daß die beide Organe gemeinsam umgebende Membran eröffnet wird. Um hier in den richtigen Spalt zu gelangen und nicht das Rectum zu verletzen ist es wichtig, auf den Verlauf der seitlich, innerhalb der gemeinsamen Kapsel ziehenden Venenbündel zu achten, da diese die Grenze zwischen beiden Organen markieren. Diesseits, also rectalwärts, wird die Fascie, dem Verlauf der Venen entsprechend, incidiert (vgl. Abb. 27). Von dieser Fascienöffnung aus wird dann die Vorderwand des Rectums von der Hinterwand der Prostata stumpf mit dem Finger so weit gelöst, bis die Hinterfläche der Prostata in ihrer ganzen Ausdehnung frei ist (vgl. Abb. 28 u. 32). Durch einen entsprechend gebogenen Haken wird das Rectum dann zur Seite gehalten. Damit ist die eigentliche Zugangsoperation beendet.

Die Kapsel der Prostata wird dann an ihrer Hinterwand quer in der Mitte incidiert, bis das Lumen der Harnröhre erreicht wird. Durch die Prostata und die Harnröhre wird ein YOUNGscher Traktor in die Blase eingeführt und an diesem die Prostatageschwulst gut vorgezogen (vgl. Abb. 29). Die Ausschälung der

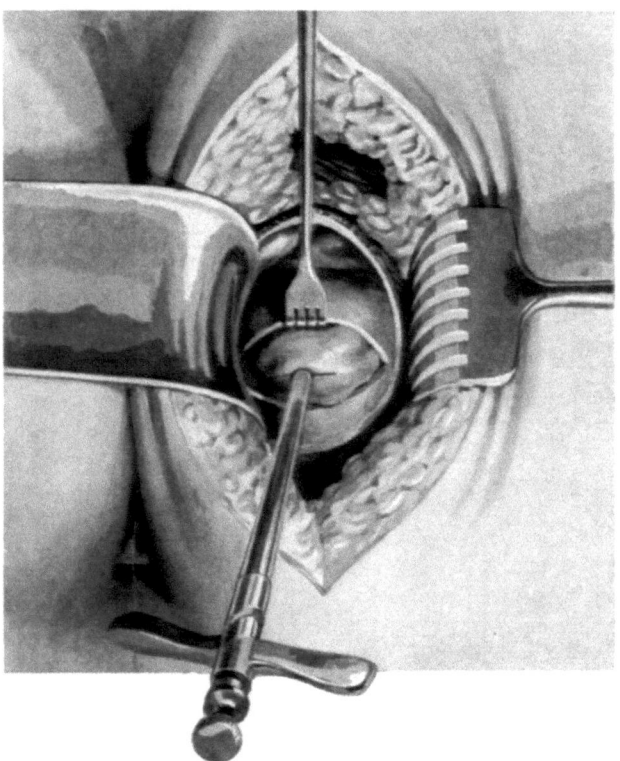

Abb. 29. Prostatektomie. (Nach VOELCKER.) IV. Akt.
Spaltung der Prostatakapsel und des Adenoms bis zur Harönrhre. Einführen eines Traktors, an dem Prostata- und Blasenboden herabgezogen werden.

Prostata beginnt an dem Kapselschlitz mit einem raspatoriumartigen Instrument oder mit einer krummen Schere, bis es gelingt, einen Zeigefinger zwischen Kapsel und Adenom einzuführen. In der Gegend der Samenblase muß man das Adenom meist scharf auslösen. Die beiden Lappen der Prostata werden dann mit Krallenzangen gefaßt, vorgezogen und luxiert. Es ist wichtig, diesen Akt der Operation nicht brüsk vorzunehmen, damit das Adenom, das noch am Blasenhals hängt, hier nicht abgerissen wird. Durch langsames, allmähliches Ziehen an dem Adenom gelingt es, den Blasenboden bzw. Blasenhals eine Strecke weit herunterzuziehen. Dann wird das Adenom durch einen Längsschnitt bis zum Blasenhals in zwei Teile gespalten und von diesem Schnitt aus nach rechts und links unter fortlaufender Umstechung des Blasenhalses

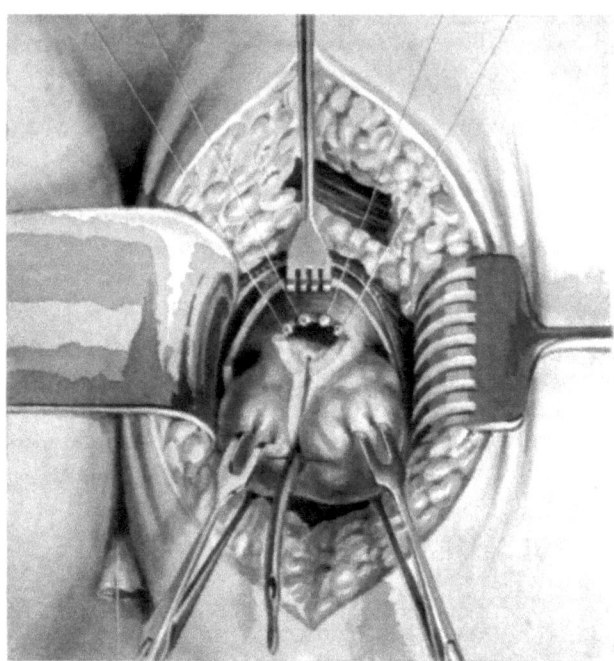

Abb. 30. Prostatektomie. (Nach Voelcker.) V. Akt.
Umstechung des Blasenhalses.

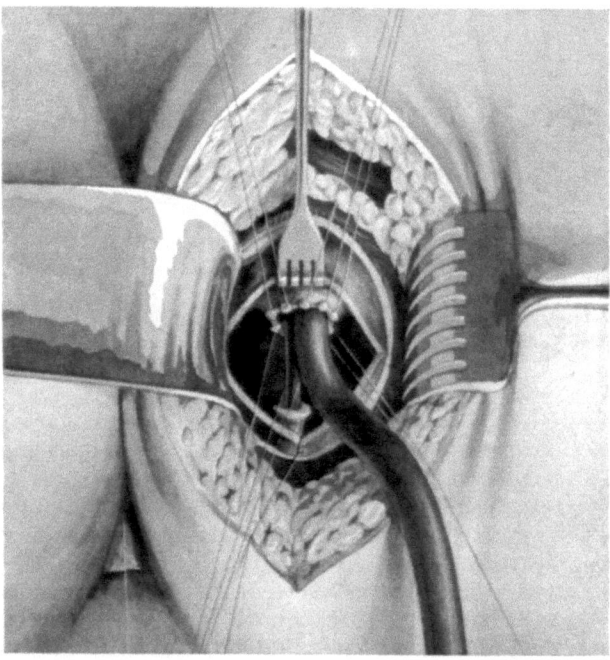

Abb. 31. Prostatektomie. (Nach Voelcker.) VI. Akt.
Vereinigung von Blasenhals mit Harnröhre; Kapselnaht.

mit der Schere abgetrennt (vgl. Abb. 30). Die Umstechungsnähte des Blasenhalses werden lang gelassen, um an ihnen den Blasenhals vorzuziehen, falls
eine weitere exakte Blutstillung erforderlich ist. Dann wird das Adenom aus

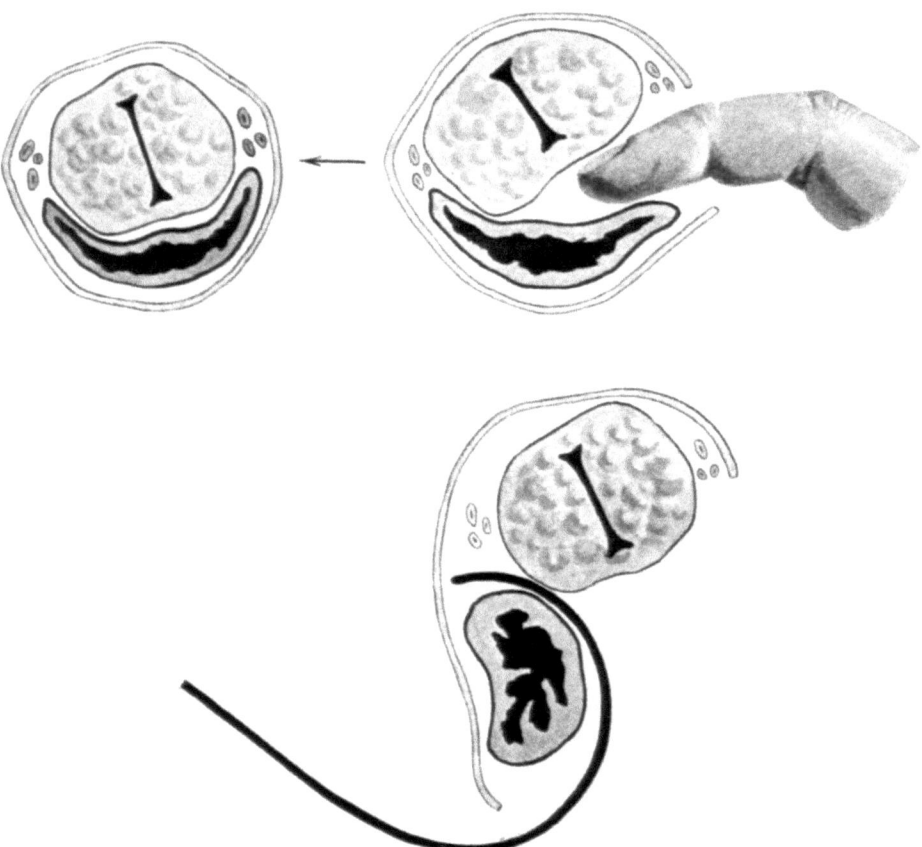

Abb. 32. Schematische Darstellung der Ablösung des Rectums von der Prostata bei der
VOELCKERschen Prostatektomie. (Nach einer Zeichnung von A. W. FISCHER.)

der Wunde herausgestürzt und die Verbindung mit der Pars membranacea
scharf durchtrennt. Die Blase wird mit Gazetupfern von Blutgerinnseln gereinigt

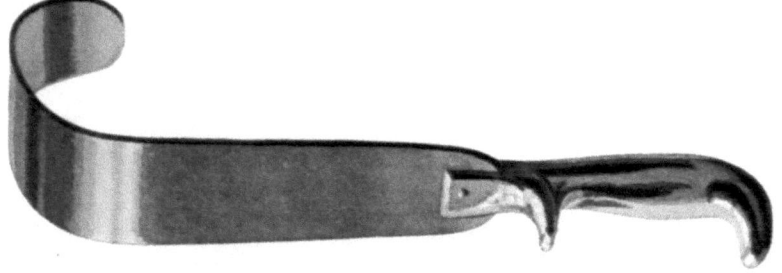

Abb. 33. Rectumhaken nach VOELCKER.

und auf etwa vorhandene Steine kontrolliert. Der Harnröhrenkatheter wird
wieder in die Blase geschoben und von der Operationswunde aus ein weiteres
kräftiges Rohr ebenfalls bis in die Blase eingelegt. Durch einige Nähte wird
Harnröhre und Blasenhals vereinigt (vgl. Abb. 31 u. 34), und im übrigen auch
die Prostatakapsel bis auf die Drainlücke vernäht. Die Drainage wird nach
etwa 8 Tagen entfernt, der Verweilkatheter bleibt noch weitere 8—14 Tage
liegen, um das Zuheilen der Wunde zu beschleunigen.

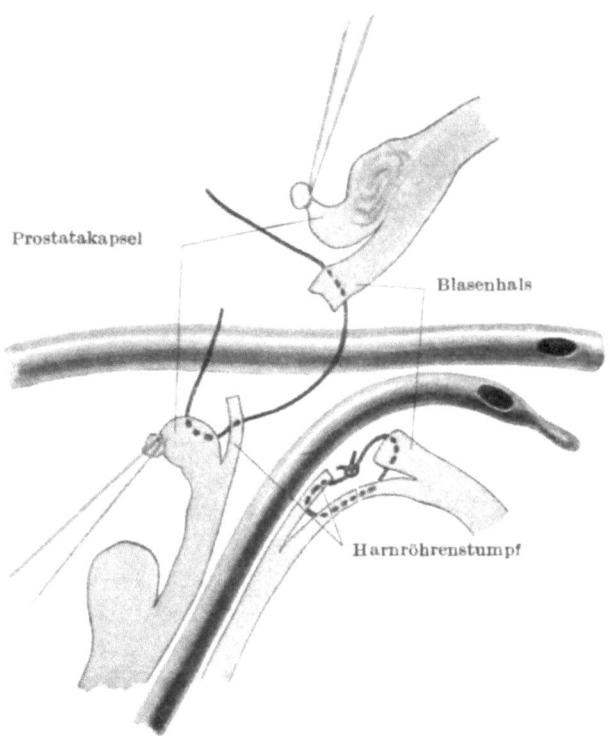

Abb. 34. Schematische Darstellung der Vereinigung von Blasenhals [mit [dem Harnröhrenstumpf
bei der Prostatektomie nach Voelcker. (Nach einer Zeichnung von A. W. Fischer.)

5. Der sakrale Zugang zur Prostata.

Zum Schluß sei hier noch einmal auf den *sakralen* Weg mit temporärer
Mobilisation des Rectums hingewiesen. In dem Abschnitt „Blase" wurde der
gleiche Weg als hinterer Zugangsweg zur Totalexstirpation der Blase empfohlen
und näher beschrieben. Außer Voelcker haben diesen Weg noch Boeckel,
Gayet und Geraghty angegeben.

Boeckel hat, veranlaßt durch seine Erfahrungen bei Mastdarmoperationen,
empfohlen, diesen Weg auch bei der Prostatahypertrophie anzuwenden. Der
Patient liegt in Bauchlage mit erhöhtem Becken. Der Hautschnitt wird vertikal
von der Basis des Steißbeines rakettförmig um den Anus herumgeführt. Der
Mastdarm wird mitsamt seinem Sphincter und dem Steißbein so weit mobilisiert bzw. nach oben geschlagen, bis die Hinterfläche der Prostata freiliegt.
Auf diese Weise wird das recto-urethrale Dreieck mitsamt der Prostata übersichtlich frei (vgl. Abb. 35 u. 36).

Dieser Weg empfiehlt sich sehr für die „Exstirpation" der Prostata evtl. im Zusammenhang mit den Samenblasen. Für die Enucleation der hypertrophischen Prostata ist die temporäre Mobilisation des Mastdarmes doch eine zu eingreifende Voroperation.

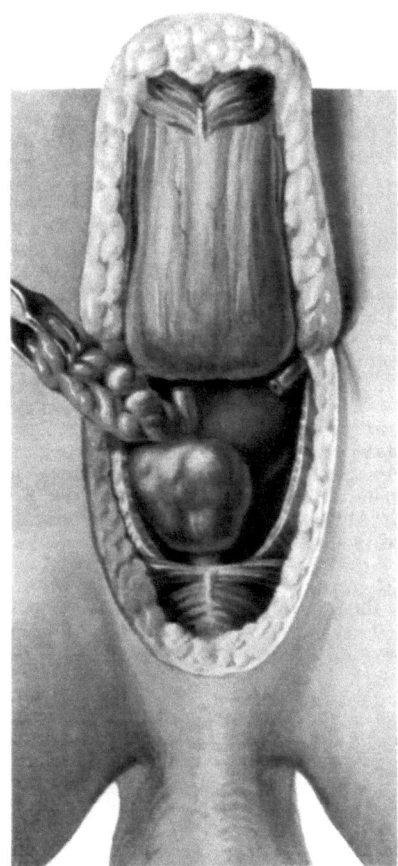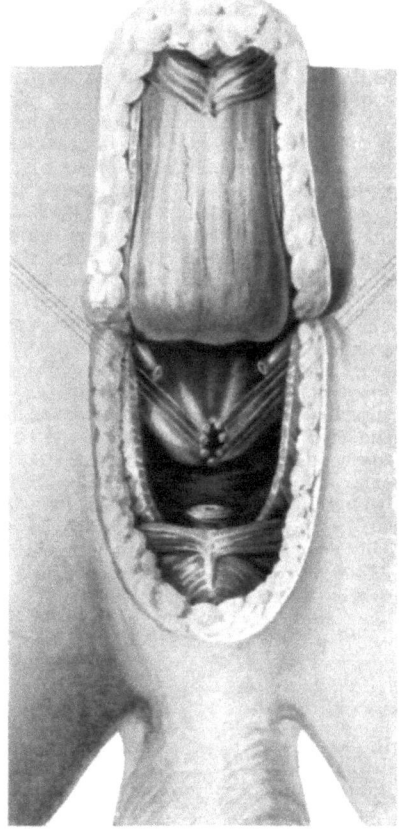

Abb. 35 und 36. Sog. extrakapsuläre Prostatektomie mit temporärer Mobilisation des Rectums

Literatur.

ALBARRAN: Médecine opératoire des voies urinaires. Paris 1909. — Prostatectomie perinéale dans l'hypertrophie de la prostata. Bull. et mém. de la soc. de chirurg. 1901. Nr. 33. — Traitement de l'hypertrophie prostatique. Congrès de la société internat. de chirurg. Bruxelles 1905. Ann. des maladies des org. gén. urin. 1905. — Médecine operatoire des voies urinaires. Paris: Masson & Cie. 1909. — Cure radicale de l'hypertrophie de la prostata. Indications de la prostatectomie. Presse méd. 1912. Nr. 42. — Sur le traitement de l'hypertrophie de la prostata. 15. Congrès internat. de médecine. Lissabon, 19./26. April 1906. — ALEXANDER: Prostatectomy and prostatomy suprapubic and perineal. Med. soc. of New York. 1898. Jan. — BARLING, C.: Prostatic enlargement and its treatment by FREYERS method. Brit. med. journ. 1904. — BARTH: Prostataatrophie. Arch. f. klin. Chirurg. Bd. 98. — BASTOS, H.: Sur le traitement de l'hypertrophie de la prostate. 15. Congrès internat. de médecine. Lissabon, 19./26. April 1906. Ref.: Presse méd. 1906. Nr. 37. — BAZY: A propos de la prostatectomie. Société de chirurg. 6. Februar 1907. — A propos de la prostatectomie transvesicale. Société de chirurg. 31. Okt. 1906. — BERGMANN: Kasuistische Beiträge zur operativen Behandlung der Prostatahypertrophie. Zeitschr. f.

Urologie. Bd. 2. Nr. 5. — Berndt: Die Prostatektomia mediana. Münch. med. Wochenschr. 1921. Nr. 24. — Perineale Enucleation der Prostata. Münch. med. Wochenschr. 1914. Nr. 1. — Boeckel, J.: Nouveau procédé de prostatectomie par mobilisation temporaire du segment ano-rectal. Rev. de chirurg. Tome 3, p. 386. 1908. — Bottini, E.: Radikale Behandlung der auf Hypertrophie beruhenden Ischurie. Arch. f. klin. Chirurg. Bd. 21, S. 1. 1877. — Billroth: Arch. f. klin. Chirurg. Bd. 10, S. 568. 1869. — Burk, W.: Zur idealen Prostatektomie. Zentralbl. f. Chirurg. 1925. S. 114. — Cabot, A. T.: Prostatectomy in two stages by special technic. Boston med. a. surg. journ. Oktober 1907. — Carlier: Avantage de la prostatectomie transvésicale. 10. Session de l'association française d'urologie. Paris 1906. Ref.: Ann. des maladies des organs génito-urinaires. Tome 2. Nr. 21. — La prostatectomie transvésicale en deux temps chez les infectés. 11. Session de l'association francaise d'urologie. 10.—12. Oktober 1907. Ref.: Ann. des maladies des organs génito-urinaires. Tome 2. Nr. 22. — Casper, L.: Zur Therapie der Prostatahypertrophie. Berlin. klin. Wochenschr. Nr. 30. — Chetwood: New York med. record. Vol. 59, p. 767. 1901. — The surgical treatment of prostatic hypertrophy. New York med. journ. a. med. record. 1902. — Cholzoff, B. N.: Über die Indikationen und die Technik der Prostatektomie auf Grund eigener Beobachtungen. Russky Wratsch. 1908. Nr. 9, 10, 11. — Craig, G.: Prostatectomie. Med. journ of Australia. Vol. 2, p. 408. 1922. — Czerny-Voelcker: Über Totalexstirpation der Prostata wegen gutartigen Adenoms. Festschrift für Bottini. 1903. Palermo. — Davis, E.: Über perineale Prostatektomie mit besondererer Berücksichtigung der Sakralanästhesie und die Blutstillung. Journ. of the Americ. med. assoc. Vol. 83, p. 1988. 1924. — Deffis: Prostatectomie périneale. Ann. de maladies des organs génito-urinaires. 1901. — Delbet, P.: Prostatectomie périneale. Ann. des maladies des organs génito-urinaires. 1902. — Delbet: Périneo-transurethrale prostatectomie. Assoc. franç. d'urol. 15. Session. Paris 1911. — Desnos: Traitements chirurgicaux de l'hypertrophie prostatique. Vortrag vom 14. internat. med. Kongreß zu Madrid. — v. Dittel, L.: Dekapitation des mittleren Lappens der Prostata vermittelst des hohen Blasenschnittes. Wien. med. Presse 1885. S. 307. — v. Dittel: Abscessus prostatae post gonorrhoeam mit Spaltung desselben nach Ablösung des Mastdarmes. Heilung. Ärztl. Bericht des K. K. allgem. Krankenhauses Wien 1883—1884. — Die Ablösung der vorderen Mastdarmwand. Wien. med. Wochenschr. 1874. Nr. 16. — Prostatectomia lateralis. Wien. klin. Wochenschr. 1890. Nr. 18, 19. — Über Prostataabscesse. Wien. klin. Wochenschr. 1889. Nr. 21—23. — Duval: Note sur la technique opératoire de la prostatectomie transvésicale. Ann. des maladies des org. gén.-urinaires. Tome 2, Nr. 20. 1906. — Farr, R. E.: Ein neuer Prostataelevator. Surg., gynecol. a. obstetr. Vol. 39, p. 660. 1924. — Fenwick, E. H.: Vital points in the technic of suprapubic enucleation of the prostate. Journ. of the Americ. med. assoc. Vol. 47, p. 1151—1153. 1906. — Ferguson: Journ. of the Americ. med. assoc. 1906.— Fischer, A. W.: Über die funktionelle Bedeutung des M. levator ani. Arch. f. klin. Chirurg. Bd. 123, S. 105. 1923. — Fischer und Orth: Die Chirurgie der Prostata. Zeitschr. f. urol. Chirurg. Bd. 5. 1920. — Folsom, A. J.: Blutungsgefahr bei der Prostatektomie. Southern med. journ. Vol. 18, p. 45. 1925. — Freyer: A new method of performing perineal prostatectomy. Brit. med. journ. 1900. 24. März. — Two clinical lectures on enlargement of the prostate. Lancet 1901. Jan. — On total exstirpation of the prostate for radical cure of enlargement of the prostate. Brit. med. journ. 1901. July, Aug., Sept. — Clinical lectures on stricture of the urethra andenlargement of the prostate. London 1902. — Total enucleation of the prostate for radical cure of enlargement of that organ: with statistics of 432 cases of this operation. Ins Deutsche übertragen von Dr. Wilh. Caro. Zeitschr. f. Urol. Bd. 1, H. 10. 1907. — Freyer, P. J.: Total enucleation of the enlarged prostate, with a review of 600 cases of the operation. The American Journ. of urol. Vol. 5, Nr. 10. 1909. — v. Fritsch, A.: Bemerkungen zu den neueren Behandlungsmethoden der Prostatahypertrophie. Wien. med Wochenschr. 1906. Nr. 21/22, S. 58.— Fuller: Six succesful and succesive cases of prostatectomy. Journ. of cut. a. urin. dis. 1895. Journ. of cut. a. genito-urin. dis. 1898. — Goepel, R.: Die Technik der Prostatectomia suprapubica. Erfahrungen an über 300 Fällen. Zeitschr. f. urolog. Chirurg. 1923. S. 1533. — Goldberger, J.: Zur Technik der Prostatectomia suprapubica. Zeitschr. f. Urol. 1913. S. 104. — Goldmann: Zur Behandlung der Prostatahypertrophie. Bruns Beiträge z. klin. Chirurg. Bd. 31. 1901. — Goodfellow, C.: Perineal prostatectomie. Occidental med. Times 1901 and California acad. of med. 1902. — Goodfellow: Median perineal prostatectomy. Journ. of the americ. med. Assoc. Chicago 1904. — Gosset et Proust: La prostatectomie perinéale. Ann. des maladies des org. génito-urinaires. 1900. Nr. 1. — Grosglik: Zur Kenntnis und chirurgischen Behandlung der Blaseninsuffizienz infolge Prostataatrophie. Zeitschr. f. Urol. Bd. 6, Nr. 5. — Grunert: Ein Prostataringmesser für die suprapubische Prostatektomie. Zentralbl. f. Chirurg. 1913. Nr. 5. — Guiteras, R.: The present status of the treatment of prostatic hypertrophy in the United States. New York med. journ. a. med. record. 1900. — Prostatectomy versus prostatomy in the radical treatment of senile hypertrophy of the prostate. Journ. of the Americ. med. assoc. 1901. —

Prostatectomy for prostatic hypertrophy, with special referense to the work done by american surgeons. New York med. journ. a. med. record. Vol. 84, p. 573. 1906. — Clinical report of a second series of twelve cases benefites by BOTTINIS Prostatotomy. Med. record. 1901. — GULETTE: Zur Frage der Prostatektomie. 46. Vers. d. dtsch. Ges. f. Chirurg. Berlin 1922. — HELFERICH: Über operative Versuche zur radikalen Behandlung der typischen Prostatahypertrophie. Münch. med. Wochenschr. 1889. — HILDEBRAND, O.: Die chirurgische Behandlung der Prostatatuberkulose. Zeitschr. f. Urol. Bd. 1, H. 10. — HILDEBRANDT: Über suprapubische extravesicale Prostatektomie. Berlin. klin. Wochenschr. 1912. Nr. 13. — HUNT, V. C.: Chirurgie der Prostata. Minnesota med. Vol. 4, p. 541. 1921. — v. ILLYÉS: Über Prostatectomia perinealis. Orvosi Hetilap. 1906. S. 263. — ISRAEL, J.: Zur Prostatektomie. 36. Versamml. d. dtsch. Ges. f. Chirurg. Berlin 1907. Ref.: Fol. urol. Vol. 1. Nr. 1. — JACOBY, S.: Beitrag zur BOTTINIschen Operation. Dtsch. med. Wochenschr. 1902. Nr. 38. — JAFFÉ: Stellt die BOTTINIsche Operation einen Fortschritt in der Behandlung der chronischen Urinretention bei Prostatikern dar? Abdruck aus dem klinischen Jahrbuch. Bd. 13. Jena: Gust. Fischer. 1904. — JENCKEL: Zur Technik der Prostatectomia suprapubica. Zentralbl. f. Chirurg. 1913. Nr. 28. — KAYSER: Zweizeitige Prostatektomie. Dtsch. med. Wochenschr. 1911. — KLEIBER, N.: Technische Verbesserungen der Nachbehandlung nach Prostatektomie. Zeitschr. f. urol. Chirurg. 10. S. 156. 1922. KOLISCHER, G.: Systematic technic of suprapubic prostatectomy. Journ. of the Americ. med. assoc. April 10. 1909. — KOLISCHER: A prostatic study. Journ. of the Americ. med. assoc. 6. Juli 1912. — KÜMMELL: Die operative Heilung der Prostatahypertrophie. Berlin. Klinik. 1895. August. — KÜMMELL, H.: Über operative Eingriffe bei Prostatahypertrophie. Dtsch. med. Wochenschr. 1904. Nr. 14. — Die Exstirpation der Prostata. 36. Kongreß d. dtsch. Ges. f. Chirurg. 1907. — Die operative Behandlung der Hypertrophie und des Carcinoms der Prostata. Dtsch. med. Wochenschr. 1906. Nr. 14. — Die Exstirpation der Prostata. Arch. f. klin. Chirurg. Bd. 82, H. 4. — KÜSTER: Neue Operationen an Prostata und Blase. Verhandl. d. dtsch. Ges. f. Chirurg. 1891. — KÜSTER, E.: Totalexstirpation der Prostata und Blase. Arch. f. klin. Chirurg. Bd. 42, S. 864. 1891. — LALLERAND: Gaz. méd. de Montpellier 1844. — LANZ: Zweizeitige Prostatektomie unter Lokalanästhesie. Dtsch. med. Wochenschr. S. 965. 1908. — LÄWEN, A.: Über kombinierte Prostatektomie. Bruns' Beitr. z. klin. Chirurg. Bd. 126, S. 445. 1922. — Über die Radikaloperation des fortgeschrittenen Prostatacarcinoms durch Resektion von Blase und Mastdarm auf abdomino-perinealem Wege. Bruns' Beitr. z. klin. Chirurg. Bd. 132, S. 485. 1924. — LEGUEU, F.: Dauerresultate der operativen Behandlung der Prostatahypertrophie. Monatsbl. f. Urologie. Bd. 6. — Perfectionnements à la prostatectomie transvésicale. Assoc. fr. d'urol. 10. Session. 1906. — Traitement chirurgicale de l'hypertrophie prostatique. Rapport présenté au 15. Congrès internat. de Lisbonne. April 1906. — Die zweizeitige Prostatektomie. Progr. méd. Tome 52, p. 318. 1924. — LEGUEU, F. et E. PAPIN: Les canaux éjaculateurs dans l'hypertrophie prostatique et les fonctions sexuelles après la prostatectomie de FREYER. Ann. des maladies des organs génito-urinaires. Tome 2, Nr. 13, 14, 15. 1911. — LEISRINK, H.: Totale Exstirpation der Prostata. Arch. f. klin. Chirurg. Bd. 28, S. 578. 1883. — LICHTENSTERN, R.: Anatomische und klinische Untersuchungen über das Verhalten des Ductus ejaculatorii nach der suprapubischen Prostatektomie. Zeitschr. f. urol. Chirurg. Bd. 12, S. 32. 1923. — LIEBIG, F.: Die Prostatahypertrophie. Zeitschr. f. Urol. Bd. 17, S. 593. 1923. — LILIENTHAL, H.: Suprapubic prostatectomy in two stages. New. med. journ. 30. Mai 1908. — LYUN-THOMAS, J.: Nouvelle méthode de prostatectomie par les deux-voies combinées. Rev. de chirurg. Tome 11, p. 808. 1909. — MAC GILL, A. F.: On suprapubic prostatectomy for chronic prostatic hypertroph. Trans. clin. soc. of London. Vol. 21. 1887/1888; Vol. 22. 1888/1889. — MARION: Soins consécutifs à la prostatectomie suspubienne. Journ. d'urol. Tome 4, Nr. 4. 14. Okt. 1913. — MARION, G.: De la prostatectomie sus-pubienne dans les prostatites chroniques. Journ. d'urol. Tome 11, p. 467. 1921. — MERCIER: Recherches sur les valvules du col de la vessie. Paris 1848. — MERTENS, G.: Die ideale Prostatektomie. Centralbl. f. Chirurg.. 1922. S. 1141. — MEYER, W.: Zeitschr. f Urol. 1907. S. 845. — MORTON, H.: Genitourinary diseases. 3. Edit. Philadelphia: F. A. Davis & Co. 1912. — MONTAZ: De la taille hypogastrique appliquée aux ruptures traumatiques de la prostate. Rev. de chirurg. Tome 8, p. 587. Paris 1888. — MOTZ et PEREARNAU: Contribution à l'évolution de l'hypertrophie de la prostate. Ann. des maladies des organs génito-urinaires. Tome 2. 1905. — NICOLICH: Die totale perineale Prostatektomie zur Behandlung der Prostatahypertrophie. Wien. klin. Wochenschr. 1903. Nr. 22. — NICOLL: The treatment of chronic enlargement of the prostate. Brit. med. journ. 1898. — NICOLL, J. H.: The present position of prostatic surgery. Brit. med. journ. 11. Aug. 1906. — NIEHANS: Osteoplastische temporäre Resektion an der Vorderwand des Beckens zur intraperitonealen Freilegung der Blase und der Nachbargebilde. Zentralbl. f. Chirurg. 1888. Nr. 29. — PARKER: New York med. record 1901/1902. p. 35. — PASCHKIS, R.: Nierenfunktion und Prostatektomie. Wien. klin. Wochenschr. Bd. 22. Nr. 20. — PAYR:

Zur Prostatektomie. Zentralbl. f. Chirurg. 1922. S. 1675. — Posner, U.: Die Behandlung der Prostatahypertrophie. Therapie d. Gegenw. 1901. Nr. 3. — Pousson: Sur les indications de la prostatectomie. Soc. de chirurg. Paris 1904. — Sur l'exstirpation totale de la prostate hypertrophiée. Bull. et mém. de la soc. de chirurg. Tome 30. 1904. — Praetorius, G.: Die Prostatectomia mediana. Zeitschr. f. Urol. 1918. S. 41. — Praetorius: Zur Technik der medianen Prostatektomie. Münch. med. Wochenschr. 1919. S. 272. — Proust, R.: La prostatectomie et la position périneale inversée. Presse méd. 1901. Nr. 87. — Hypertrophie prostatique avec grande dilatation uréthrale. Bull. et mém. de la soc. anatom. de Paris. 1902. — La prostatectomie dans l'hypertrophie de la prostate. Paris 1904. — Proust: De la prostatectomie périnéale totale. Thèse de Paris. 1903. — Traitement de l'hypertrophie prostatique par la prostatectomie périnéale pour hypertrophie. Paris 1903. — Traitement de l'hypertrophie prostatique par la prostatectomie. Paris 1906. — Pyle: A new method of removing the prostate gland. New York med. record. 1892. 6. Aug. — Pyle, J. L.: Prostatectomy. Philadelphia med. journ. 1899. — de Quervain: Anatomie der Prostatahypertrophie. Med. Gesellsch. Basel 2. 5. 1911. Ref.: Berlin. klin. Wochenschr. 1911. Nr. 22. — Ramm: Hypertrophia prostatae, behandelt mit Kastration. Zentralbl. f. Chirurg. 1893. S. 759; 1894. S. 387. — Ransohoff, J.: A new and rapid method of perineale drainage in suprapubic prostatectomy. Journ. of the Americ. med. assoc. Sept. 1908. — Ratner: Zur Blutstillung bei der suprapubischen Prostatektomie. Ein Prostatom. Zeitschr. f. urol. Chirurg. Bd. 17, S. 101. 1925. — Reinert, Ch.: Beiträge zur Technik der wundärztlichen Aspiration, Irrigation und Drainage. Schweiz. med. Wochenschr. Bd. 55, S. 93. 1925. — Riedel: Über die Excochleatio prostatae. Dtsch. med. Wochenschr. 1903. Nr. 44. Verhandl. d. dtsch. Ges. f. Chirurg. 1905. — Rihmer, B.: Die Chirurgie der Prostata. Orvosi Hetilap. Vol. 65, S. 369, 380, 388. 1921. — Rochet: Moyen d'aborder la région prostatique de l'urèthre et d'y tenter la cure radicale des angusties prostatiques. Prov. méd. 1895. Nr. 22. — Roedelius, E.: Dauerberieselung der Blase vor und nach der Prostatektomie, insbesondere der zweizeitigen. Zentralbl. f. Chirurg. Bd. 48, S. 442. 1921. — Rosenstein: Physikalische Versuche zur Erklärung einer bisher nicht gewürdigten Gefahr der Bottinischen Operation. Dtsch. med. Wochenschr. 1904. Nr. 36. — Rovsing, Th.: Zur Prostatektomie. 36. Vers. d. dtsch. Ges. f. Chirurg. 1907. — Die Behandlung der Prostatahypertrophie. 9. Kongreß polnischer Naturforscher u. Ärzte, chirurg. Sektion. Krakau 1900. — Rovsing: Rapport auf dem 1. Kongreß der Société internationale de Chirurgie. Brüssel, Sept. 1905. — Rubritius: Die chirurgische Behandlung der Prostatahypertrophie. Zeitschr. f. chirurg. Urol. Bd. 14. — Zur zweizeitigen Prostatektomie. Ibidem. Bd. 7. — Rydygier: Zur Behandlung der Prostatahypertrophie. Zentralbl. f. Chirurg. 1900. Nr. 40. — Saposhkoff, K. J.: Über den Zutritt zur Prostata und Samenblasen. Verhandl. d. XV. Kongr. russ. Chirurg. St. Petersburg. Septbr. 1922. — Schede: Prostatectomia lateralis. Münch. med. Wochenschr. 1892. — Schlagintweit: Ein neuer Prostataincisor. Zentralbl. f. d. Krankh. d. Harn- u. Sexualorgane. 1901. — Schlesinger: Bericht über die von Israel mit der Prostatektomie gemachten Erfahrungen. Verhandl. d. dtsch. Ges. f. Chirurg. 1907 und Dtsch. med. Wochenschr. 1905. Nr. 41. — Schloffer, H.: Zur Technik der suprapubischen Prostatektomie und ihrer Nachbehandlung. Prag. med. Wochenschr. 1913. Nr. 38. — Socin-Burckhardt: Die Verletzungen und Krankheiten der Prostata. Dtsch. Chirurg. Liefg. 53. 1902. — Steiner, P.: Beiträge zur Prostatektomie nach Freyer. Folia urol. Vol. 5, Nr. 8. — van Stockum: Prostatectomia suprapubica extravesicalis. Neederlandsch tijdschr. v. geneesk. 1909. Nr. 1. — Suter, F.: Die Dauerspülung der Blase nach Prostatektomie. Zeitschr. f. Urol. 1922. S. 449. — Tandler und Zuckerkandl: Anatomische Untersuchungen über die Prostatahypertrophie. Folia urol. Vol. 5. 1911. — Thomas, J. H.: A simplified method of performing prostatectomy by the combined Routes. Brit. med. journ. 3. 10. 1908. — Thomson-Walker: The surgical anatomy of the normal and enlarged prostata and the operation of suprapubic prostatectomy from. Vol. 87. of the med.-chirurg.-transactions. London 1904. — Über die Prostatektomie. Canadian med. assoc. journ. Vol. 44, p. 787. 1924. — Thomson-Walker, J. W.: On the surgical anatomy of the prostate. Journ. of anat. a. physiol. 1906. p. 189. — Verhoogen: Prostatectomie périnéale pour l'hypertrophie de la prostata. Ann. de la soc. belge de chirurg. 1900. — Verhoogen, J.: La prostatotomie galvanocaustique (opération de Bottini). Ann. de la soc. belge de chirurg. 1900. Zentralbl. f. d. Krankh. d. Harn- u. Sexualorgane. 1901. — Die perineale Prostatektomie bei Hypertrophie der Vorsteherdrüse, Zentralbl. f. d. Krankh. d. Harn- u. Sexualorgane. 1902. — Voelcker, F.: Behandlung der Prostatahypertrophie mit perinealer Prostatektomie. Arch. f. klin. Chirurg. Bd. 71, H. 4. — Konservative Enucleation der hypertrophischen Prostata auf pararectalem Wege in Bauchlage. Bruns Beitr. z. klin. Chirurg. Bd. 72, H. 3. 1911. — Prostatektomie. Zeitschr. f. urol. Chirurg. Bd. 4. — Prostatektomie. Arch. f. klin. Chirurg. Bd. 114, H. 4. — Die Prostatahypertrophie. Dtsch. med. Wochenschr. 1923. Nr. 9—10. — Wallace: Suprapubic prostatectomy. Brit. med. journ. 1901. — Watson: Prostatectomy by combined suprapubic and perineal methods. Boston med. a. surg. journ. 1898. — Monographie: Operative treatment of the hypertrophies prostata. 1888. — WHITE: The results of double castration in hypertrophie of the prostate. Ann. surg. Philadelphia. Vol. 12, p. 1. 1895. — WILDBOLZ: Über Dauererfolge der perinealen Prostatektomie. Zeitschr. f. urol. Chirurg. 1914. — WILDBOLZ, H.: Die operative Behandlung der Prostatahypertrophie. Korr.-Bl. f. Schweiz. Ärzte 1914. Nr. 23. — Die operative Behandlung der Prostatahypertrophie. Korr.-Bl. f. Schweiz. Ärzte 1907. Nr. 9. — WILMS: Zur Technik der Prostatektomie. 37. Kongreß d. dtsch. Ges. f. Chirurg. 1908. — Eine neue Methode der Prostatektomie. Dtsch. Zeitschr. f. Chirurg. Bd. 93. 1908. — Perineale Prostatektomie mit lateraler Incision. Dtsch. Zeitschr. f. Chirurg. Bd. 104. 1910. — WISHARD: The use of the cautery on the prostate trough a perineal opening. Journ. of cutan and gen. urin. dis. 1902. — WOSSIDLO, H.: Betrachtungen über die Operationstechnik und die Nachbehandlung der Prostatectomia suprapubica. Wien. med. Wochenschr. 1911. Nr. 37. — Incisionscystoskop zur Ausführung der BOTTINIschen Operation bei Prostatahypertrophie unter Kontrolle des Auges. Zentralbl. f. d. Krankh. d. Harn-u. Sexualorgane. 1900. — WULFF: Zur Diagnose und Behandlung der Prostatahypertrophie. Med. Klinik 1909. — YOUNG, H. H.: Operative treatment of hypertrophied prostate. Virgina med. Semi-Monthly. 1899. — Über die konservative perineale Prostatektomie. Monatsbericht f. Urol. Bd. 9, H. 5/6. 1904. — A report of one hundred consecutive perineal prostatectomies without a death. Journ. of the Americ. med. assoc. Februar 1908. — Conservativ perineal prostatectomy. Ann. of surg. April 1905. — Über die konservative perineale Prostatektomie. Monatsbericht f. Urol. 1904. — The treatment of prostatic hypertrophic by conservative perineal prostatectomy. An analysis of cases and results based on a detailed report of 145 cases. Johns Hopkins hosp. reports. Vol. 14. Baltimore 1906. — The technic of prostatectomy and its relation to mortality. Journ. of the Americ. med. assoc. Vol. 78, p. 933. 1922. — Prostatectomie, Vorbehandlung, operative Technik, Nachbehandlung. Surg., gynecol. a. obstetr. Vol. 36, p. 589. 1923. — YZQUIERDO, J.: Suprabubische, extravesicale Prostatektomie. Intern. journ. of med. a. surg. Vol. 38, p. 66. 1925. — ZUCKERKANDL: Beitrag zur chirurgischen Behandlung der Prostataabscesse. Wien. klin. Wochenschr. 1891. — Resultate der Prostatektomie. 2. Congrès de l'assoc. internat. d'urol. Londres 1911. — Totalexstirpation der hypertrophierten Prostata. Wien klin. Wochenschr. 1903. Nr. 15. — ZUCKERKANDL, O.: Die perineale Bloßlegung der Prostata und der hinteren Blasenwand. Wien. med. Presse. 1889. Nr. 9.

Samenblasen.

Von

F. Voelcker und **H. Boeminghaus**-Halle.

Mit 5 Abbildungen.

I. Anatomie.

Die paarig vorhandenen Samenbläschen liegen oberhalb der Prostata dem unteren Drittel der Blasenhinterwand an, jeweils lateral von dem ihrer Seite entsprechenden Vas deferens bzw. der Ampulla ductus deferentis. Entwicklungsgeschichtlich entstehen die Samenblasen aus dem Wolffschen Gang. Im vierten Fetalmonat findet man die erste Andeutung und im fünften Monat ist die Entwicklung bereits beendet (Perna).

Die beiden Samenblasen bilden miteinander nahezu einen rechten, nach oben offenen Winkel, dessen Spitze in der Mitte der oberen Prostatakante liegt. Dieser Winkel, den die Samenblasen bilden, ist um so größer, je leerer die Harnblase ist. Die Samenblasen münden in spitzem Winkel in die Ampulle der Vasa deferentia, dicht oberhalb der Stelle, wo der Samenleiter als Ductus ejaculatorius in die Prostata eintritt.

An der Blase sind die Samenbläschen befestigt und verändern demzufolge je nach dem Füllungszustand der Harnblase ihre Lage. Bei gefüllter Harnblase und unter der Einwirkung der Bauchpresse treten sie etwas tiefer gegen den Beckenausgang zu, was man sich bei der digitalen Palpation per rectum zunutze macht.

Auf die *Topographie* der Samenbläschen braucht nicht mehr näher eingegangen zu werden, da im Abschnitt Blase und Prostata hiervon schon die Rede war (vgl. S. 88 u. 199). Hier soll nur noch daran erinnert werden, daß die Samenblasen an ihrem distalen Ende vom Bauchfell gedeckt werden und vom Rectum durch die Excavatio recto-vesicalis peritonei getrennt sind. Weiter tut man gut, sich bei der Lösung der Samenblasen von der Hinterwand der Harnblase daran zu erinnern, daß die Samenbläschen die Einmündungsstellen der Harnleiter decken, und daß infolgedessen bei Samenblsenoperationen, besonders bei der Vesiculektomie, zumal bei chronisch entzündlich veränderten Organen, eine Eröffnung des Bauchfells und eine Verletzung der Ureteren im Bereich der Möglichkeit liegt.

Die *Form* der menschlichen Samenblase ist recht variabel; es finden sich Übergänge von nahezu geraden schlauchartigen Gebilden bis zu torquierten, mit zahlreichen Divertikeln und Seitenästen versehenen Systemen. Picker konnte auf Grund seiner zahlreichen Untersuchungen folgende Typen unterscheiden:

1. Einfache gerade Röhren.
2. Dicke, gewundene Schläuche ohne oder nur mit kleinen Divertikeln.
3. Dünne, gewundene Röhren ohne oder mit nur kleinen Divertikeln.
4. Gerader oder gewundener Hauptgang mit größeren, „traubig" aufsitzenden Divertikeln.
5. Kurzer Hauptgang, große verästelte unregelmäßige Nebengänge.

Nach den vergleichend-anatomischen Untersuchungen von OHMORI stellt die gewundene Form der Samenblasen des Menschen phylogenetisch ein Endstadium dar, indem in absteigender Reihe die Form der Samenblase immer einfacher wird. Die Kenntnis, ob im gegebenen Fall eine verhältnismäßig einfach gebaute Samenblase vorliegt, oder ein vielfach gewundenes Organ mit zahlreichen Divertikeln, hat prognostisch insofern Bedeutung, als man bei entzündlichen Erkrankungen dieser Adnexe (Spermatocystitis) im ersteren Fall

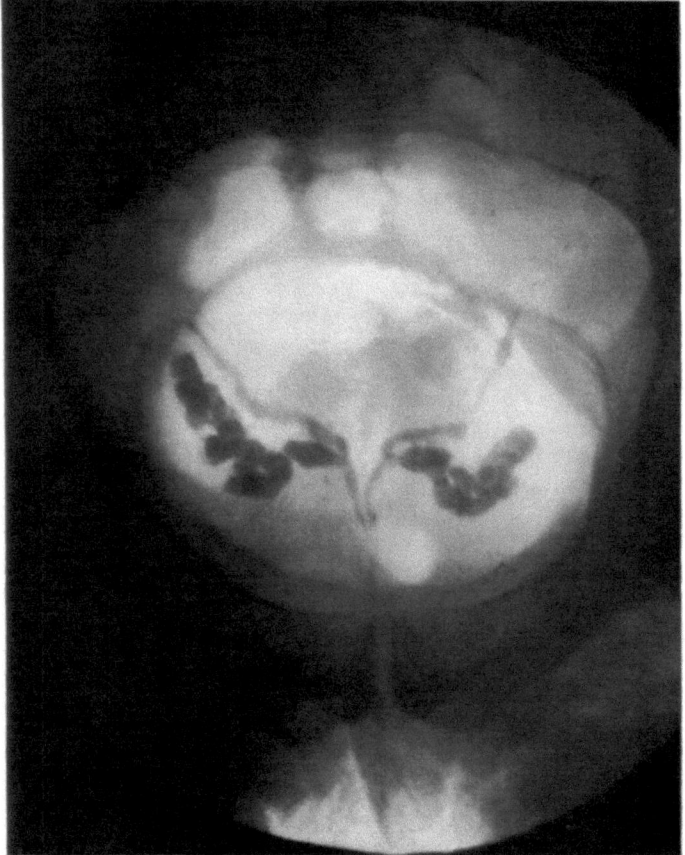

Abb. 1. Röntgenaufnahme einer kontrastgefüllten Samenblase.

von konservativen therapeutischen Maßnahmen eher einen Erfolg erwarten kann. Die Röntgenaufnahme der mit schattengebenden Flüssigkeiten gefüllten Samenblasen (auf urethroskopischem Wege oder durch Katheterismus der Ductus ejaculatorii) bringt die anatomischen Verhältnisse der Organe gut zur Darstellung (Abb. 1). Das Fassungsvermögen einer Samenblase beträgt durchschnittlich 1,5—2,5 ccm, bei einer durchschnittlichen Größe von 42 : 18 : 9 mm, wobei die rechte Samenblase häufig um wenige Millimeter größer ist.

Diese feinen Einzelheiten des Samenblasenbaues, die die Röntgenaufnahme so gut zur Darstellung bringt, sind äußerlich nach Freilegung der hinteren Blasenwand und der Prostata nicht ohne weiteres zu erkennen, da die Samenblasen und die Ampullen der Vasa deferentia von einer die Konturen ausgleichenden bindegewebig-muskulären Platte von sehr variabler Dicke eingeschlossen sind und infolgedessen nur als mehr oder weniger deutliche spindelförmige Auftreibungen zu erkennen sind. Auf größeren Organschnitten gewinnt man den Eindruck, als ob Prostata und Samenbläschen eine gemeinsame Kapsel besäßen, was auch durch den Nachweis gemeinsamer, konzentrisch angeordneter, beide Organe umspinnender glatter Muskelfasern zum Ausdruck kommt. Diese Muskelzüge unterscheiden sich nach Ohmori deutlich von den muskulären Elementen des Prostata- und Samenblasenparenchyms. An Hand von Serienschnitten fand er weiter, daß Prostata und Samenblasen, unregelmäßig gegeneinander vorspringend, aneinanderliegen, ohne voneinander durch Bindegewebe getrennt zu sein, woraus er folgerte, daß streng genommen die Loslösung eines dieser Organe nur mit gleichzeitiger Verletzung des anderen möglich sei.

Die *arterielle Gefäßversorgung* der Samenblase ist sehr reichlich. Fränkel, der diese Frage eingehend studiert hat, unterscheidet an dem die Samenblase umspinnende narteriellen Geflecht Vasa posteriora superiora, Vasa posteriora inferiora und Vasa anteriora. Die Vasa posteriora superiora stammen größtenteils aus der Arteria haemorrh. media; die Vasa posteriora superiora teils aus der Arteria haemorrh. media, teils aus der superior und die Vasa anteriora kommen in der Hauptsache aus der Arteria vesicalis inferior. Die Ampulle des Vas deferens wird von Ästen der Arteria deferentialis und von Ästen der Arteria haemorrh. media versorgt.

Für den Chirurgen ist daran praktisch wichtig, daß der Haupteintritt der Gefäße am oberen Pol der Samenblasen liegt (Barnett) und diese Stelle also bei der Enucleation bzw. der Exstirpation hinsichtlich der Blutstillung Aufmerksamkeit erfordert.

Ähnlich den Arterien umgeben auch die *Venen* geflechtartig die Samenblase; dieser Plexus venosus hat seinen Abfluß in den Plexus vesico-prostaticus und von da in die Vena hypogastrica.

Lymphgefäße finden sich an der Samenblase ebenfalls sehr reichlich; nach den Untersuchungen von Sappey vereinigen sie sich zu 2—3 Stämmchen, die in die Lymphoglandulae hypogastricae einmünden.

Bei der wichtigen Rolle, die den Samenblasen beim Geschlechtsakt zukommt, ist es nicht weiter verwunderlich, daß auch nervöse Elemente reichlich vorhanden sind (Valentin, Timofeew, Sclavunos, Akutsus, Oberndorfer u. a.).

Beteiligt ist der Sympathicus und wahrscheinlich auch das sakralautonome System, wenigstens konnten Perutz und Kofler bei ihren pharmakologischen Untersuchungen an der überlebenden Samenblase der Ratte einen fördernden Einfluß sowohl für den Sympathicus wie auch für Parasympathicus feststellen.

Die Wand der Samenblasen besitzt ringförmig angeordnete Muskelzüge, die aber nur wenig einheitlich sind und streckenweise ganz fehlen können. Die Schleimhautauskleidung der Samenblasen besteht im jugendlichen Alter aus Zylinderepithel, bei älteren Individuen meist aus kleinen, unregelmäßig angeordneten platten Zellen. Da die Innenwand der Samenblase nicht glatt ist, sondern eine feine papilläre Struktur hat, so wird dadurch die Schleimhautoberfläche um ein Vielfaches größer als es sonst der Fall wäre.

Da der histologische Aufbau und die papilläre Struktur der Innenwand der *Ampulle* völlig dem der Samenblase gleicht, so sind letztere wohl auch nur als eine besondere Abspaltung der Ampulle aufzufassen. Die Schleimhaut beider Abschnitte enthält Drüsen, die ein gelatinöses, stark eiweißhaltiges Sekret liefern. Das Sekret der Samenblase und der Ampulle mischt sich dem eigentlichen Sperma bei, vermehrt und verstärkt so die Ejaculation und scheint ähnlich wie das Prostatasekret die Lebensfähigkeit und Resistenz der Samenfäden günstig zu beeinflussen (Exner).

Da sich in der Samenblase des geschlechtsreifen Mannes fast stets Spermatozoen finden, so hat die Samenblase des Menschen wohl neben ihrer drüsigen Funktion auch noch die Rolle eines Reservoirs. Der Transport des Samens vom Nebenhoden zur hinteren Harnröhre ist noch nicht ganz geklärt. Bei kurz hintereinander erfolgten Ejaculationen nimmt der Gehalt an Spermatozoen wesentlich ab, und das Ejaculat besteht jetzt in der Hauptsache aus dem Sekret der akzidentellen Geschlechtsdrüsen (Samenblasen, Ampulle, Prostata). Ob es unter diesen Umständen auf der Höhe der geschlechtlichen Erregung zu einem unmittelbaren Übertritt von Samenfäden aus dem Nebenhoden in die hintere Harnröhre kommt, ist noch ungewiß, wie überhaupt die Art der Fortbewegung der Spermatozoen im Vas deferens (Peristaltik oder nur Eigenbewegung der Samenfäden) noch der Aufklärung bedarf. Die im Verhältnis zum Lumen außerordentlich kräftige Muskulatur des Vas deferens und die rhythmischen Bewegungen des überlebenden Samenstranges legen ja die Annahme einer Peristaltik *sehr* nahe, doch bedarf diese Frage noch weiterer Untersuchungen.

II. Operationswege und allgemeine Indikationsstellung.

Für die Zugangswege zu den Samenblasen ergeben sich aus naheliegenden Gründen die gleichen Möglichkeiten wie für die Prostata. Man kann folgende Wege einschlagen:
1. Operationen von oben her:
   a) suprapubisch ⎫
   b) inguinal   ⎬ extraperitoneal, eventuell mit Extraperitonisierung.
   c) transvesical. ⎭
2. Operationen von unten her:
   a) transrectal,
   b) perineal,
   c) ischiorectal.

Bezüglich der *Indikationsstellung* für die chirurgischen Eingriffe gehen die Ansichten noch auseinander, und es besteht auch ein merklicher Unterschied zwischen den Ländern englischer Sprache und Deutschland. Während dort die Samenblasen häufig Gegenstand der Therapie sind und auch Samenblasenoperationen verhältnismäßig oft vorgenommen werden, ist man bei uns gegen diese Organe viel konservativer gesinnt.

Was die Methoden angeht, so eignet sich die vorbereitende Vasotomie zur Instillationsbehandlung besonders bei rezidivierenden, entzündlichen Affektionen; die Punktion der Samenblasen selbst am besten nur zu diagnostischen Zwecken; die Vesiculotomie bei Abscessen und Steinen, die Vesiculektomie bei Tumoren, Tuberkulose und für ganz hartnäckige Fälle von Spermatocystitis bzw. schwielig-entzündlicher Entartung des umgebenden Bindegewebes, bei denen rheumatische und arthritische Beschwerden im Vordergrund des Krankheitsbildes stehen.

III. Chirurgische Eingriffe am Vas deferens zur Behandlung der Samenblasen.

Bei den Entzündungen der Harnröhre, der Blase und des Nierenbeckens ist die Irrigations- bzw. Installationsbehandlung mit differenten Mitteln zur Bekämpfung der Infektion eine altgewohnte Therapie. Den analogen Maßnahmen stellen sich an der Samenblase Schwierigkeiten entgegen, da die Sondierung per vias naturales, also durch die Ductus ejaculatorii von der hinteren Harnröhre aus (Luys, Young, Kropeit u. a.) schon unter normalen Verhältnissen ein gutes

Instrumentarium und große Geschicklichkeit voraussetzt. Bei entzündlichen Veränderungen in der hinteren Harnröhre, die ja bei der Spermatocystitis kaum
vermißt werden, mißlingt der Katheterismus des Ductus nur zu oft, so daß man
versuchte, auf andere Weise, vom Vas deferens aus, die Samenblasen der Spülbehandlung zugänglich zu machen. Nach Voelckers Angaben war v. Büngner
der erste, der diesen Weg, und zwar zur Behandlung der Samenblasentuberkulose nach Kastration beschritt. Ausgebaut wurde die Injektionsbehandlung
vom Vas deferens aus dann von Belfield, der sie 1915 auf Grund bereits
reicher Erfahrung zur Behandlung der Spermatocystitis empfahl.

In Amerika, wo den Samenblasenerkrankungen sowohl in diagnostischer wie
therapeutischer Hinsicht ein weit größeres Interesse entgegengebracht wird wie
bei uns, hat diese Methode inzwischen Anhang gefunden, während in Deutschland davon noch wenig Gebrauch gemacht wird.

Die Technik der Vasotomie ist einfach. In Lokalanästhesie wird mit Hilfe
eines etwa 2—3 cm langen Schnittes der Samenstrang unterhalb des Anulus

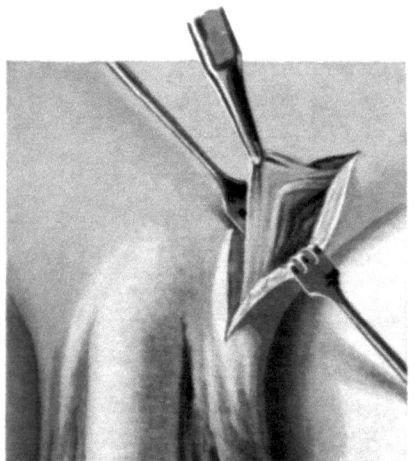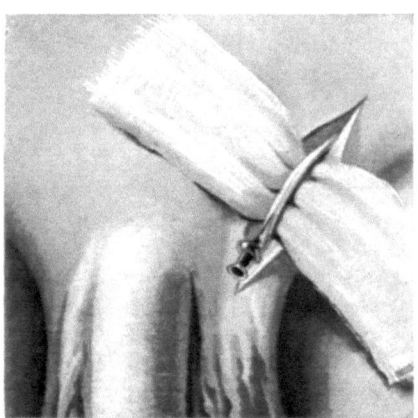

Abb. 2 und 3. Freilegung und Punktion des Vas deferens zur Spülbehandlung der Samenblasen.

inguinalis freigelegt (Abb. 2 u. 3). Die Hautwände werden mit Haken auseinandergehalten, der durch seine weißlichen Hüllen kenntliche Funiculus spermaticus
etwas vorgezogen und unter Incision der Hüllen das Vas deferens stumpf mobilisiert. Geht man dabei vorsichtig präparierend unter Schonung der Arteria
deferentialis vor, so ist eine Blutstillung meist nicht nötig. Zur Instillation der
Samenblasen wird nun eine feine Injektionskanüle unmittelbar in das Lumen
des Vas deferens eingestochen, oder man eröffnet das Lumen zuerst durch
eine kleine Längsincision. Es ist nicht ratsam, das Vas deferens quer bis zur
Eröffnung des Lumens zu inzidieren, da an dieser Stelle sich später doch eine
Stenose des äußerst engen Kanals entwickeln könnte.

Die Methode hat inzwischen in unwesentlichen Punkten mehrfach Modifikationen erfahren, besonders aus dem Bestreben heraus, die Injektion mehrmals
wiederholen zu können. Kidd vereinigt zu diesem Zweck die Haut unter dem
vorgezogenen Vas deferens wieder und lagert so das Vas deferens vor die Haut.
In das Vas deferens kommt eine feine Kanüle, an deren proximalem Ende kleine
Ösen angebracht sind, die durch Nähte an die Haut befestigt werden und die
Kanüle für die Dauer der Injektionsbehandlung in ihrer Lage fixieren. Kidd
macht im allgemeinen drei Injektionen zu je 10—30 ccm einer 5%igen Kollargol-

oder Argyrollösung in Abständen von zwei Tagen. Nach Abschluß der Injektionsbehandlung werden die Hautnähte wieder geöffnet und das Vas deferens möglichst tief ins Scrotum versenkt, um auf diese Weise Verwachsungen mit der Haut und Fistelbildungen zu vermeiden. HESS empfiehlt statt der Kanüle einen Ureterkatheter Nr. 3—4 in das Vas deferens als Verweilkatheter einzuführen und durch diesen die Instillationen vorzunehmen.

Man hat auch versucht, die Punktion des Vas deferens *percutan* vorzunehmen. Wir selbst haben die percutane Punktion einige Male vorgenommen, um die Samenblase zu radiographischen Zwecken mit einer schattengebenden Flüssigkeit füllen zu können. Es ist das schwieriger als man vielleicht erwartet, da das Vas deferens sich nur schwer unter die Haut fixieren läßt, das Vas deferens sehr derb ist und man sich nur ungenau vergewissern kann, ob die Kanüle sich tatsächlich in dem engen Lumen befindet. Um das Vas deferens zur percutanen Punktion besser unter der Haut fixieren zu können, hat LEPINASSE besondere Klammern angegeben; wir haben damit keine eigene Erfahrung, glauben aber, daß sich dadurch die Punktion erleichtert. Für die *offene* Punktion hat LEPINASSE angegeben, entweder das Vas deferens wie KIDD vor die Haut zu lagern und es mit THIERSCHschen Transplantationen zu bedecken oder das Vas deferens eine Strecke weit zwischen die beiden Hautränder, über dem Unterhautzellgewebe einzubetten, worauf es bald von einer feinen Epithelschicht überzogen wird. Auf diese Weise schützt man sich vor unerwünschten Granulationen und das Vas deferens vor zu starker Austrocknung.

Gegen diese Methode sind Bedenken erhoben worden. BRAMS kam auf Grund histologischer Untersuchungen an Hunden zu dem Urteil, daß die Injektion von 5%igem Kollargol nicht ungefährlich sei, da sich im Anschluß daran schwere Veränderungen im Vas deferens bis zu dessen *völliger* Obliteration einstellen könnten. ROSS jr. glaubt nach seinen Erfahrungen diese Bedenken für das Vas deferens des Menschen ablehnen zu können, rät aber zur Vermeidung einer stenosierenden Narbe das Vas deferens schräg zu eröffnen. Es ist keine Frage, daß der Incision die Gefahr der Stenosierung innewohnt und es dürfte daher ratsamer sein, das Vas deferens zu punktieren.

IV. Die Punktion der Samenblasen.

Für die Punktion der Samenblasen kommen zwei Wege in Betracht:
1. Vom Rectum,
2. vom Damm aus.

Die Punktion kommt fast ausschließlich als diagnostisches Hilfsmittel in Frage, wenn die Palpation per rectum einen Absceß oder eine andersartige Anschwellung nahegelegt hat.

Die Punktion per rectum kann unter Führung des palpierenden Fingers, besser noch mit Hilfe eines Speculums vorgenommen werden und hat, wenn wirklich eine cystische Anschwellung vorhanden ist, weiter keine Schwierigkeiten. Bei dieser Art der Punktion besteht aber stets die Gefahr der Infektion der Samenblase, die auch durch noch so gründliche Vorbereitung des Mastdarms nicht beseitigt wird. Wenn diese Gefahr wenigstens bei Abscessen auch nicht hoch anzuschlagen ist, so sollte die Punktion per rectum doch im allgemeinen unterlassen werden, zumal die Eröffnung der Cyste oder des Abscesses doch auf anderem Wege geschehen muß. Der Spaltung vom Rectum aus ist entschieden entgegenzutreten, da sich eine Fistel zwischen Samenblase und Rectum entwickeln kann und dann eine chronische Infektion der Samenwege unvermeidlich wäre.

Besser für die Punktion ist der Weg vom Damm aus; er ist zwar etwas schwieriger, hat aber dafür nicht die Nachteile der Infektion und Fistelbildung. Als Punktionsstelle eignet sich am besten eine Stelle, die etwa 3 cm vor der Analöffnung und ebensoweit rechts oder links von der Raphe entfernt liegt, da man auf diese Weise nicht so leicht den Bulbus urethrae oder die Prostata verletzt. Von der seitlich der Raphe gelegenen Einstichstelle aus führt man unter digitaler Kontrolle der Nadelspitze die Kanüle durch das Cavum ischiorectale in dem Winkel zwischen Bulbus bzw. Prostata und Rectum vor. Infolge der seitlichen Richtung der Kanüle stößt diese beckenwärts vom Levator, dicht oberhalb der Prostata unmittelbar auf die rechte bzw. linke Samenblase. Wenn wirklich eine Anschwellung vorliegt, so ist die Punktion nicht schwierig. Bei dieser Lage der Kanüle darf man dann auch mit größerer Sicherheit vor Nebenverletzungen ein schmales Messer entlang der Punktionsnadel einstechen und die Samenblasen incidieren (Messerpunktion). Diese gedeckte Incision soll damit aber in keiner Weise als Methode der Wahl bei Abscessen empfohlen werden. Die Methode scheint einfach, hat aber die geschilderten Gefahren und kann nur in solchen Fällen angeraten werden, in denen der Absceß bereits in das Cavum ischiorectale durchgebrochen ist und sich der Damm- bzw. Gesäßhaut genähert hat und hier und vom Damm nach Art eines periproktitischen Abscesses zu fühlen ist. Hat die Punktion eine Cyste oder einen Absceß der Samenblasen ergeben und sollen diese incidiert werden, so entspricht es modernen chirurgischen Anschauungen, die Samenblase vorerst durch einen der weiter unten zu schildernden Zugangswege freizulegen und jetzt erst zu incidieren.

Aus diesen Gründen ist auch die Art der Vesiculotomie, wie sie Fuller für entzündete Samenblasen angegeben hat, nicht mehr nachahmenswert. Fuller macht in Bauchlage einen U-förmigen Schnitt, dessen querer Schenkel zwischen Anus und Scrotum verläuft und dessen seitliche Schenkel, nach dorsal ziehend, den Anus umgreifen. Die seitlichen Schnitte werden zunächst bis in das Cavum ischiorectale vertieft und vom medianen Schnitt aus unter digitaler Kontrolle vom Rectum aus die Muskelbrücke zwischen After und Bulbus urethrae durchtrennt. Nachdem auch noch der Levator incidiert worden ist, geht man mit einem Finger rechts und dann links in die Wunde ein und tastet sich nach den Samenblasen vor. In die Samenblase wird eine Hohlsonde eingeführt und das Organ mit einem Messer gespalten und eventuell mit dem scharfen Löffel ausgekratzt. Das gleiche geschieht mit der anderen Samenblase.

V. Die Freilegung der Samenblasen zur Vesiculotomie bzw. Vesiculektomie.

Wie bei der Prostata-, so haben auch in der Samenblasenchirurgie die offenen Methoden das Operieren in der Tiefe ohne Kontrolle der Augen verdrängt. Man verlangt heute von einer brauchbaren Methode, daß sie einen guten Überblick über die Samenblasen ermöglicht, so daß man sich vor Beginn der eigentlichen Maßnahmen an der Samenblase selbst über deren Zustand bzw. die Art und die Ausdehnung des Erkrankungsprozesses orientieren kann und dem Operateur, wenn erwünscht, jetzt noch der Rückzug mit Anstand freibleibt.

Ob man sich für den Zugang von oben oder den von unten her entscheidet, hängt neben anderem auch von dem Ort der Erkrankung ab. Bei allen entzündlichen Prozessen, insbesondere bei der Tuberkulose ist der untere Zugangsweg wegen der günstigeren Drainageverhältnisse und der Möglichkeit einer Fistelbildung vorzuziehen. Bei Steinen z. B. kann je nach der Lage der suprapubische Weg leichter zum Ziele führen, im allgemeinen aber gibt nur der untere Zugangsweg einen genügenden Überblick, der immer vorzuziehen ist, wenn die Diagnose nicht ganz klar ist und die Operation auch ein Urteil über die Prostata erlauben soll. Bei den Operationen von oben werden, gleichgültig welche Schnittführung man wählt, die Schwierigkeiten mit jedem Schritt in die Tiefe größer, und Peritonealverletzungen sind kaum zu vermeiden, wenn das Bauchfell infolge entzündlicher Vorgänge (Tuberkulose) in der Umgebung des Vas deferens und der Samenblase adhärent ist. Die technischen Schwierigkeiten der Operationen von unten her liegen in der Auffindung des wichtigen Zugangs in den Spalt zwischen Rectum und hinterer Blasenwand, und damit in der Vermeidung von Harnröhren- und Rectumverletzungen.

Da sowohl der Zugangsweg von oben wie der von unten bei den Blasen- und Prostataoperationen näher geschildert wurde, so wird der Gang der Operation hier nur skizziert.

1. Die Zugangsoperationen von oben.

a) Suprapubisch.

Durch einen Längs- oder Querschnitt wird die Blase suprapubisch freigelegt. Handelt es sich um entzündliche bzw. tuberkulöse Samenbläschen, so ist der Längsschnitt vorzuziehen, da eine Vereiterung der Wunde bei dem Medianschnitt weniger schlimme Folgen hat als beim Querschnitt durch Haut und Musculi recti.

Nach Durchtrennung der Bauchdecken versucht man, das Peritoneum stumpf von dem Blasenscheitel abzuschieben. Da dies aber meist nicht ohne eine Verletzung des Peritoneums abgeht, so ist es besser, davon abzustehen und die Blase von vornherein zu extraperitonisieren (vgl. S. 111). Dabei wird die Blase, die vorher gefüllt war, entleert und der Patient in Beckenhochlagerung gebracht. Nun arbeitet man sich an der Hinterwand der Blase stumpf nach unten vor, was im allgemeinen, wenn entzündliche Veränderungen fehlen, recht leicht zu gehen pflegt.

Wenn man die Harnblase während dieser Arbeit mit einem breiten Platten-haken zurückhält, kann man die Samenbläschen im Grunde der Wunde, der Hinterwand der Harnblase anliegend, auffinden. Da man bei diesem Vorgehen die Samenblasen an ihrem oberen Ende zuerst erreicht, möge man sich erinnern, daß diese oberen Enden recht weit auseinander liegen. Man darf sie nicht zu nahe der Mittellinie suchen. Sie sind in die obenerwähnte fibröse Kapsel eingeschlossen. Wenn diese stark verdickt ist, wie es bei chronischen Entzündungen, z. B. bei Tuberkulose der Fall zu sein pflegt, dann macht das Auffinden der Samenbläschen größere Schwierigkeiten als bei normalem Zustand der Kapsel. Diese fibröse Kapsel muß entsprechend der Längsachse der Samenblase vorsichtig gespalten werden, ehe man die letztere zu Gesicht bekommt.

b) Inguinal, pararectal, abdomino-inguinal.

Die inguinale Zugangsoperation vollzieht sich im Gegensatz zu der soeben beschriebenen suprapubischen Operation nur auf einer Seite. Die Schnittführung kann verschieden angelegt werden. Man geht entweder mit einem Schnitt parallel dem POUPARTschen Band unter ausgiebiger Spaltung des Leisten-kanals vor (VILLENEUVE), oder man macht einen Schnitt am äußeren Rand des Musculus rectus abdominis (LEGUEU), oder man wählt eine Kombination zwischen diesen beiden, indem man vom Tuberculum pubis beginnend zuerst den Leistenkanal spaltet und in der Gegend des inneren Leistenringes die Incision nach oben umbiegen und am äußeren Rande des Musculus rectus aufsteigen läßt (VILLARD). Diese letztere Schnittführung hat die Annehmlichkeit, daß man Hoden und Nebenhoden bequem inspizieren kann, und gibt andererseits, wie der Schnitt am Rectusrand, mehr Platz als die Spaltung des Leistenkanals allein.

Das einseitige Vorgehen hat den Vorteil, daß sich das Peritoneum von der Seitenwand der Harnblase stumpf ablösen läßt, daß man also die Eröffnung des Peritoneums und die Extraperitonisierung der Harnblase vermeiden kann. Ferner den weiteren Vorteil, daß man das Vas deferens in den äußeren Partien der Wunde leicht auffinden und bei dem Vordringen in die Tiefe als zuverlässigen Führer zur Samenblase benutzen kann. Es hat aber den Nachteil, daß man die Samenblase der anderen Seite von dem einseitigen Schnitt aus nur sehr schwer übersieht und dürfte sich aus diesem Grunde wesentlich für einseitige Samenblasenerkrankungen und beabsichtigte einseitige Samenblasenoperationen eignen. Schwerer wiegend ist aber ein anderer Nachteil: bei chronischen Entzündungen ist das Peritoneum häufig in größerer Ausdehnung oder auch nur stellenweise mit dem Vas deferens verwachsen, und dann passieren leicht bei der Arbeit des stumpfen Ablösens Einrisse. Man kann dieselben allerdings durch die Naht sofort wieder verschließen, aber sie können eventuell besonders in der Tiefe übersehen werden und dann sind auch kleine Verletzungen gefährlich.

Die Operation vollzieht sich also nach der Ausführung des Bauchschnittes, bei dem die Arteria epigastrica nicht immer geschont werden kann, im wesentlichen so, daß man die Harnblase stumpf unter vorsichtiger Ablösung des Peritoneums nach der anderen Seite drängt und dann das Vas deferens aufsucht und als Führung benutzt. Durch allmähliches Abschieben des Peritoneums und sukzessives Einsetzen längerer Specula gelingt es dann, das Vas deferens immer weiter nach der Tiefe zu verfolgen und damit die Samenblase der operierten Seite aufzufinden.

c) Transvesical.

Young und in jüngster Zeit Thomas-Walker gingen in einigen Fällen von schwerer Samenblasentuberkulose, die mit Blasentuberkulose kombiniert war, so vor, daß sie die Bauchdecken mittelst eines T-förmigen Schnittes durchtrennten. Eine mediane Incision verläuft von der Symphyse bis zum Nabel, an ihrem oberen Ende, dicht unterhalb des Nabels, wird ein Querschnitt hinzugefügt, welcher beide Musculi recti durchtrennt. Die Harnblase wird im Cavum Retzii incidiert und die Samenblasen werden mit einem Schnitt durch die Hinterwand der Harnblase entfernt, eventuell unter Resektion eines Stückes der Blasenwand. In den beiden Fällen von Thomas-Walker wurde so die erkrankte Samenblase mit der zugehörigen Trigonumhälfte entfernt.

Es versteht sich von selbst, daß eine derartige Operation nicht eigentlich Anspruch auf die Bezeichnung einer typischen Operation machen kann. Sie ist für ganz besondere Fälle zu reservieren, vor allem für solche Fälle, wo die Erkrankung der Samenblase, sei es Carcinom oder Tuberkulose, auf die Hinterwand der Harnblase übergegriffen hat und eine Entfernung der Samenblase mitsamt dem ergriffenen Blasenwandstück ins Auge gefaßt wird. Die Operation ist richtiger als eine Blasenresektion zu betrachten und nach den bei jenem Kapitel dargelegten Grundsätzen zu behandeln.

2. Die Zugangsoperationen von unten.

Die Lagerung des Patienten ist die gleiche wie bei den perinealen und ischiorectalen Operationen an der Prostata. Entweder man operiert in der Medianlinie, indem man vom Damm ausgeht, also den Hautschnitt vor dem After anlegt und das Rectum zunächst von der Harnröhre, dann von der Prostata und dann von der hinteren Blasenwand ablöst (perinealer Zugang), oder man wählt einen seitlichen Zugang, wobei man die Beziehungen zwischen After und Harnröhre gar nicht stört, sondern mehr von oben seitlich den Spalt zwischen Harnblase und Rectum zu erreichen sucht. Dies gelingt durch einen Schnitt seitlich und oberhalb des Anus, der die Fossa ischiorectalis eröffnet (ischiorectaler Zugang [Völcker]). Der ischiorectale Zugang kann durch Entfernung des Steißbeins bzw. des Kreuzbeins zu einer coccygealen bzw. sakralen Operation erweitert werden.

Der wesentliche Unterschied zwischen den medianen (perinealen) und den seitlichen (ischiorectalen) Operationen besteht darin, daß der Trichter des Musculus levator, innerhalb dessen die Beckenorgane bzw. speziell die Samenbläschen liegen, bei den perinealen Methoden ungefähr am tiefsten Punkt, an der Spitze des Trichters, bei dem ischiorectalen Vorgehen seitlich, nahe der Basis des Trichters erreicht bzw. eröffnet wird.

a) Perineal.

Die perinealen Zugangsoperationen zu den Samenbläschen führen sich zurück auf die perinealen Methoden der Prostatektomie (v. DITTEL, O. ZUCKERKANDL, BAUDET, KERTINDJY u. a.). Die Art des Hautschnittes ist dabei von untergeordneter Bedeutung. Längsschnitte in der Raphe allein geben wenig Raum; meist werden quere Schnitte empfohlen, die noch durch verschiedene Hilfsschnitte erweitert werden. Diese Hilfsschnitte verlaufen meist beiderseits des Anus nach dorsal, weil durch die Verdrängung des Mastdarms nach dorsal der Zugang am besten erweitert werden kann; es sind lappenförmige, hufeisenförmige, y-förmige, dreiviertelkreisförmige Incisionen empfohlen worden (vgl. Abb. 16, S. 222).

Alle diese Hautschnitte, mögen sie noch so verschieden gewählt werden, führen in der Tiefe auf das gleiche Operationsterrain und die gleichen Schwierigkeiten. Der Zugang ist weniger durch die Weichteile als durch die Knochenwandungen des Beckens beengt. Die vier Punkte: 1. unterer Rand der Symphyse, 2. Steißbeinspitze, 3. und 4. beide Tubera ischii bilden ein Viereck, welches individuelle Größenschwankungen zeigt und welches für die Bequemlichkeit des Zuganges ausschlaggebend ist. Man hat den Inhalt dieses Vierecks bei erwachsenen Männern zwischen 80 und 155 qmm schwankend gefunden. (GUÉDROYTZ DE BÉLOSÉROFF.)

Fette Weichteile erschweren die Operation sehr; bei mageren Menschen ist die Übersicht ganz wesentlich erleichtert.

Nach dem Durchtrennen der Haut und des subcutanen Gewebes beginnen die eigentlichen Schwierigkeiten, welche in der Hauptsache darin bestehen, daß man die Pars analis recti von der Pars membranacea urethrae trennen muß. Diese beiden Teile sind durch Muskelzüge miteinander verbunden. Ein stumpfes Loslösen ist unmöglich, der Versuch führt meistens zu einem Einreißen des Rectums, und es bleibt nichts übrig, als diese Muskeln unter Führung des Auges mit dem Messer schrittweise quer zu der Medianlinie zu durchtrennen. Eine in die Harnröhre eingelegte Leitsonde erleichtert dabei die Orientierung.

Sehr gut kann man sich auch dadurch orientieren, daß man während der Operation einen Finger in das Rectum einführt, doch wird damit die Asepsis gefährdet, so daß ich rate, von diesem Hilfsmittel abzusehen und lieber bei dem oben erwähnten prophylaktischen Verschließen des Afters zu bleiben.

Hat man die Harnröhre von dem Rectum getrennt, so muß man noch die Prostata von der Vorderwand des Rectums ablösen. Auch hier finden sich Muskelzüge, welche scharf durchtrennt werden müssen.

Erst im Bereich der oberen Hälfte der Prostata gelangt man ins Innere des Muskeltrichters des Levator ani und der ihn an seiner Innenseite überkleidenden Beckenfascie. Jetzt hat man die Stelle erreicht, wo der Mastdarm mit der Harnblase nur durch lockeres Bindegewebe verbunden ist. Hier kann man das Messer weglegen und stumpf die Teile auseinanderschieben und durch Einsetzen passender breiter Specula auseinanderhalten.

Größeren Gefäßen begegnet man auf diesem Wege nicht. In den Hautschnitt fallen mehr oder weniger zahlreiche Ästchen der Arteria haemorrhoidalis inferior und der Arteria pudenda communis. Letztere soll ebenso wie der sie begleitende Nerv geschont werden. In den Muskeln finden sich, soweit sie in Frage kommen, nur kleine Ästchen. Innerhalb des Muskeltrichters, wo die Ablösung stumpf erfolgt, begegnet man keinen Gefäßen.

Man findet nun in der Tiefe der Wunde die beiden Samenbläschen, welche in der bekannten Weise von dem oberen Rande des Prostata aus nach oben seitwärts verlaufen.

Wenn man sich diese perineale Zugangsoperation auf ihre eventuellen Nachteile hin etwas genauer ansieht, so kann man nicht leugnen, daß man die Samenbläschen erst in erheblicher Tiefe eines verhältnismäßig engen Wundtrichters zu inspizieren vermag, wenn man sie nicht mit irgendeinem Faßinstrument packt, ihre oberen Pole loslöst und herunterklappt. Damit wird aber die oben aufgestellte Forderung, das Organ in seiner natürlichen Lage sichtbar freizulegen, durchbrochen. Einen besseren Überblick gibt ohne Zweifel der ischiorectale Weg.

b) Ischio-rectal.

Die ischiorectale Zugangsoperation (Voelcker) nimmt ihren Weg in der Hauptsache durch das Fett der Fossa ischio-rectalis einer Seite und führt sich zurück auf die Prostatectomia lateralis von v. Dittel. Das Charakteristische dieses Zugangsweges, der auf Grund genauer anatomischer Studien die meisten Vorteile zu bieten scheint, liegt darin, daß man den Muskeltrichter dorsal seitlich eröffnet und auf diese Weise weder mit der Pars analis recti, noch mit der Pars membranacea urethrae, noch mit den Muskeln, welche diese beiden verbinden, zu tun hat. Hat man den Muskeltrichter hinten seitlich eröffnet, so befindet man sich in der Nähe der Samenblasen. Dieselben werden gefunden, wenn man Rectum und Blase voneinander abschiebt. Der Gang der Operation ist folgender:

Bauchlage des Patienten in der oben geschilderten Weise (S. 232). Prophylaktischer Verschluß des Afters. Längsschnitt parallel der Mittellinie neben Steißbein und After, etwa 10 cm lang, der Ausdehnung der Fossa ischio-rectalis entsprechend. Der Schnitt mag nach vorn zu ungefähr bis zur Höhe des Afters, vielleicht noch etwas darüber hinaus verlaufen. Durchtrennung des Fettes der Fossa ischio-rectalis, wobei kleine Gefäße, die in dem Fett verlaufen, unterbunden werden. Hat man das Fett nach der Tiefe zu auseinandergedrängt, so erscheinen die Fasern des Musculus levator ani, der durchtrennt wird. Das geschieht am besten aus freier Hand mit dem Skalpell. Die Muskelfasern ziehen sich, sobald sie durchschnitten sind, zurück. Die Lücke, welche man in dem Musculus levator ani anlegt, muß mindestens 5—6 cm lang sein. Einzelne kleine Muskelgefäße, deren Unterbindung nicht immer notwendig ist, bluten.

Auf diese Durchtrennung des Musculus levator ani muß großer Wert gelegt werden, denn wollte man sich außerhalb des Muskeltrichters stumpf vorarbeiten, würde man niemals die Samenblase erreichen; anderseits sind die sehr deutlichen Levatorfasern ein angenehmer Orientierungspunkt in der Tiefe der Wunde.

Ist der Musculus levator ani durchschnitten und der Schlitz mit passenden Haken auseinandergenommen, so befindet man sich vor den Weichteilen des kleinen Beckens. Rectum und Harnblase liegen aber an dieser Stelle nicht getrennt vor, sondern sind von einem Bindegewebeblatt gemeinsam umscheidet (Lamina visceralis fasciae pelvis) (vgl. S. 87, Abb. 5). Dieses Fascienblatt ist von einer weißlichen, glänzenden Farbe. Es ist nicht richtig, dieses Fascienblatt stumpf zu zerreißen, sondern es ist besser, dasselbe mit einem Messer scharf zu durchtrennen. Die Incision geschieht am besten in der Richtung der Längsachse des Darmes ungefähr an der Grenze zwischen Rectum einerseits, Harnblase resp. Prostata anderseits. Diese Grenze ist sichtbar markiert durch die Venen des Plexus vesico-prostaticus, welche meistens gefüllt sind und deutlich durch die Fascie durchschimmern. Dorsal neben diesen Gefäßen macht man einen Schnitt in das weißglänzende Fascienblatt, wobei meistens einige zu dem Plexus ziehende Venen unterbunden werden müssen.

Jetzt kann man das Messer weglegen, mit zwei Fingern in den Schlitz der Lamina visceralis pelvis eindringen und stumpf vordringend das Rectum von der Harnblase ablösen. Wenn man dann das Rectum mit einem breiten Haken zur

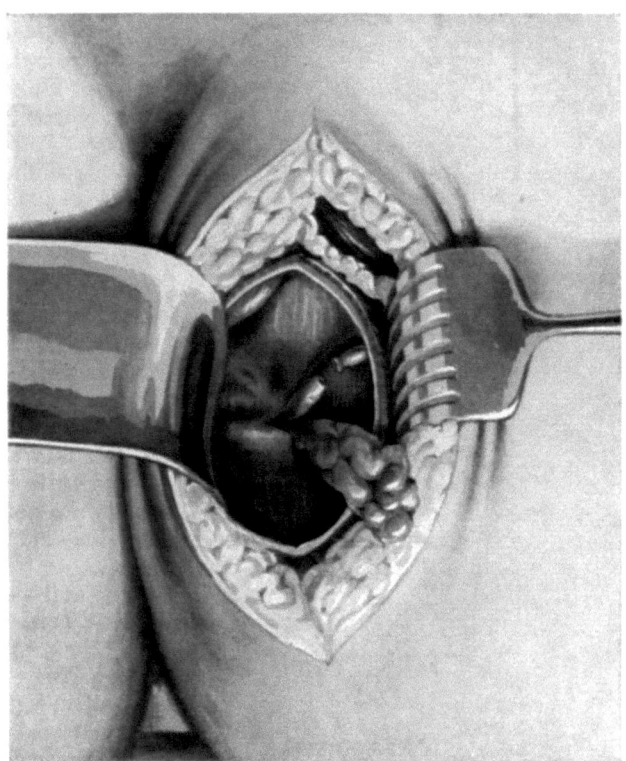

Abb. 4. Ischio-rectale Freilegung der Samenblasen.

Seite zieht, so liegt zuerst die eine Samenblase (vgl. Abb. 4) frei und wenn man diese gefunden hat, ist es meistens nicht mehr schwer, auch die der anderen Seite sichtbar zu machen.

Wenn man auf den Weg blickt, den man zurückgelegt hat, um die Samenblase zu erreichen, so sieht man, daß man vor allen Dingen drei Schichten zu durchtrennen hat, um an den Schlitz zwischen Rectum und Harnblase zu kommen: 1. die Fossa ischio-rectalis, 2. den Musculus levator ani, 3. die Lamina visceralis fasciae pelvis (siehe S. 88, Abb. 6).

c) Erweiterung der ischio-rectalen, zur coccygealen bzw. sakralen Operation.

Das geschilderte Vorgehen, wobei in den äußeren Teilen der Wunde lediglich das Fett der Fossa ischio-rectalis durchtrennt wird, gibt einem Operateur, der die Operation öfter ausgeführt hat, wohl genügend Raum und hat die Annehmlichkeit, daß verhältnismäßig wenig oder gar nichts von wichtigen Gebilden verletzt wird. Es ist aber wünschenswert, die Möglichkeiten zu besprechen, welche sich für eine Erweiterung dieses Schnittes bieten.

Die erste Möglichkeit liegt darin, daß man den geschilderten Hautschnitt nach hinten oben verlängert und den Musculus glutaeus maximus, der hier die Begrenzung der Fossa ischio-rectalis bildet, einkerbt. Man kann eventuell dieses Einkerben so weit nach oben fortsetzen, daß man auch noch das Ligamentum sacro-tuberosum spaltet. Man gewinnt auf diese Weise etwas mehr Platz, allerdings auf Kosten einer etwas komplizierten Wunde. Irgendwelche nachteiligen Folgen für die Zukunft pflegt allerdings die teilweise Durchtrennung des Musculus glutaeus nicht zu haben.

Eine weitere Möglichkeit zur Erweiterung des Zugangs liegt darin, daß man das Steißbein exartikuliert, was man sehr gut von demselben Schnitt aus ausführen kann, wenn man ihn an seinem hinteren oberen Ende etwas mehr gegen die Mittellinie zu führt. Die Exartikulation des Steißbeins schafft schon mehr Platz, jedenfalls mehr als die bloße Durchtrennung des Musculus glutaeus, ist aber auch unangenehmer, weil sich später oft Beschwerden beim Sitzen einstellen.

Sollte die Exartikulation des Steißbeins allein nicht genügen, was eventuell bei schwierigen Fällen mit Verwachsungen der Fall sein kann, so kann man nach den Vorschlägen Kraskes das untere Ende des Kreuzbeins resezieren. Auch die osteoplastischen Methoden der Steißbein- und Kreuzbeinresektion können eventuell herangezogen werden.

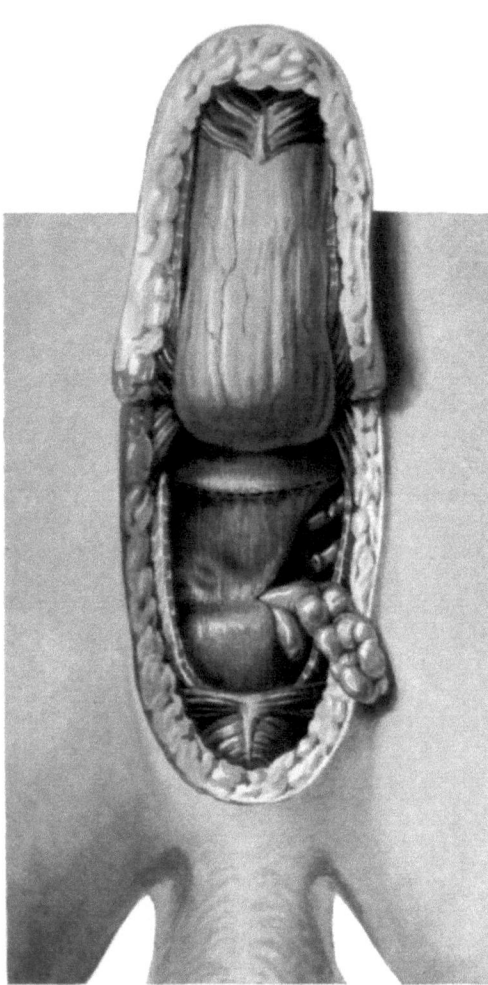

Abb. 5. Sakrale Freilegung der Samenblasen mit temporärer Mobilisation des Rectums.

Sollte auch damit noch nicht genügend Zugang gewonnen sein, so bietet der ischio-rectale Weg noch eine weitere Möglichkeit der Erweiterung, die dann wohl allen Ansprüchen, auch in den allerschwierigsten Fällen, gerecht werden dürfte. Der ursprünglich einseitig angelegte Hautschnitt wird dann bogenförmig vor dem After herum und auf der anderen Seite wieder in die Höhe geführt, so daß ein U-förmiger Lappen entsteht. Nun wird die Analportion des Rectums von der Prostata und Pars membranacea abgelöst, der Musculus levator ani auf der anderen Seite ebenfalls durchschnitten und dieser ganze U-förmige Lappen mitsamt dem

Anus und dem untersten Teile des Rectums, den er enthält, umgeklappt. Es wird also auf diese Weise der ganze unterste Darmabschnitt verlagert, und es liegen dann Prostata, hintere Wand der Harnblase und Samenblasen in jeder nur wünschenswerten Offenheit frei.

Selbstverständlich ist diese doppelseitige Operation mit Verlagerung des Rectum ein viel größerer Eingriff als der einseitige Schnitt, und man wird sich nur in Notfällen dazu entschließen. Man kann sie mit temporärer oder dauernder Resektion des Steißbeins oder Kreuzbeins kombinieren.

Wenn wir noch einmal kurz diese Erweiterungen der ischio-rectalen Operation zusammenstellen, so sind es die folgenden:

1. Ischio-rectale Operation (Schnitt lediglich durch die Fossa ischio-rectalis).

2. Verlängerung des Schnittes nach oben mit Incision des Musculus glutaeus maximus und Durchtrennung des Ligamentum sacro-tuberosum.

3. Temporäre oder dauernde Resektion des Steißbeins.

4. Temporäre oder dauernde Resektion des Kreuzbeins.

5. Verlagerung des ganzen unteren Rectumabschnittes mit U-förmiger Schnittführung.

Es soll noch erwähnt werden, daß SAPOSHKOFF den *transrectalen Weg* (siehe Seite 205) auch für die Samenblasenexstirpation empfiehlt.

VI. Operationen an der freigelegten Samenblase selbst.

Je nach dem Befund können folgende Eingriffe an der Samenblase selbst nötig sein:

1. Die Exstirpation (Vesiculektomie);

2. Die Incision und Drainage des Organs (Vesiculotomie);

3. Operation an dem das Organ umgebenden Bindegewebe.

1. Vesiculektomie.

Wenn man das Organ auf eine der oben beschriebenen Weisen sichtbar freigelegt hat, so ist es noch in eine fibröse Kapsel eingeschlossen, welche es mit der Hinterwand der Blase und der Prostata verbindet. Liegen besonders derbe Verwachsungen nicht vor, so ist es leicht, diese fibröse Kapsel mit einem Messer zu spalten und dann die Samenblasen aus ihrer Nische herauszuholen. Auf der Innenseite der Kapsel bestehen meistens nur lockere Verwachsungen. An ihrem oberen Pol ist bei der Auslösung etwas Vorsicht geboten, hier treten die Blutgefäße ein und bei exakter Arbeit ist die eine oder andere Gefäßligatur erforderlich. Nach der Medianlinie zu ist jedes Samenbläschen innig verbunden mit der Ampulle des Vas deferens, welche ebenfalls innerhalb der erwähnten fibrösen Kapsel liegt. Hat man die Samenblase an ihrem oberen Pole losgelöst, so kann man sie umklappen und unten nach der Prostata stielen, diesen Stiel unterbinden und das Organ abtragen. Handelt es sich um eine Erkrankung, welche auf die Prostata übergreift (Tuberkulose, Carcinom), so wird ein entsprechendes Stück der Prostata, oder besser diese ganz, zugleich mit den Samenbläschen entfernt.

Einige Worte verdient noch die Behandlung des Vas deferens. Die Excision der Ampulle macht keine Schwierigkeiten. Man bindet das Vas deferens innerhalb oder außerhalb der erwähnten fibrösen Kapsel ab. Etwas größere Schwierigkeiten ergeben sich, wenn man mit der Ampulle auch das Vas deferens in größerer Ausdehnung oder sogar vollständig entfernen will, was z. B. bei tuberkulösen Erkrankungen wünschenswert sein kann. Diese Entfernung des ganzen Vas deferens ist bei der oberen Zugangsoperation selbstverständlich leichter als bei der unteren. Bei der letzteren wird man sich wohl immer genötigt sehen, einen Schnitt am äußeren Leistenring hinzuzufügen, um das Vas deferens teils von oben, teils von unten zu entfernen.

2. Vesiculotomie.

Wenn die Samenblase freigelegt ist, kann die Incision an und für sich keine Schwierigkeiten mehr machen. Sie kommt in Frage bei eitrigen, namentlich akut eitrigen Entzündungen, ferner bei Konkretionen, bei Retentionen usw. Sie ist namentlich dort von Vorteil, wo das Organ durch die Erkrankung in einen mehr einheitlichen Hohlraum umgewandelt ist. Ist das nicht der Fall, so dürfte die Incision dieses viel verschlungenen Hohlsystems wenig Aussicht haben, alle Taschen und Winkel freizulegen.

3. Operationen in dem die Samenblasen umgebenden Gewebe.

Hier handelt es sich vor allem um die Incision perivesiculärer Abscesse oder perivesiculärer Entzündungsprozesse, wie sie z. B. bei akuter Samenblasengonorrhöe vorkommen. Bei diesen Erkrankungen findet sich das ganze Gewebe in derbe, schwielige dicke Massen umgewandelt, welche die Orientierung erschweren, deren Incision und Spaltung aber doch die Abheilung des Entzündungsprozesses begünstigen kann. Man wird in solchen Fällen mit der nötigen Vorsicht, um die Harnblase nicht zu verletzen, die Schwielen mit mehreren Schnitten inzidieren, dabei auf eventuell versteckte Abscesse fahnden und durch ausgiebige Drainage für den Abfluß der Wundsekrete in der Nachbehandlungsperiode sorgen.

Literatur.

Belfield: Surg., gynecol. a. obstetr. 1906. — Belfield, W. T.: Vasotomy, radiography of the seminal duct. Journ. of the Americ. med. assoc. Vol. 61, p. 1867. 1913. — Brauns, J.: The effects of injecting collargol into the vas deferens. Journ. of urol. Vol. 10. p. 393. 1923. — Cumming, R. E. and J. E. Glenn: Vas puncture as a means of cure for chronic seminal vesiculitis: A report of fifty-five cases. Journ. of urol. Vol. 5, p. 43. 1921. — Cunningham, J. H.: Seminal vesiculitis; its local and general manifestations. Internat. journ. of surg. Vol. 34, p. 53. 1921. — Dillan, J. R. und F. E. Blaisdell: Surgical pathology of the seminal vesicles. Journ. of urol. Vol. 10, p. 353. 1923. — Dittel, v.: Wiener med. Wochenschr. Nr. 16. 1874. — Dordu: Vésiculectomie dans deux cas de vésiculit Arch. franco-belges de chirurg. Tom. 25, p. 82. 1921. — Edwards, H. C.: Two cases o, seminal vesiculitis treated by operation. Lancet Vol. 206, p. 1209. 1924. — François, Jules: Les vésiculites chroniques non tuberculeuses. Scalpel. Tom. 74, p. 723, 769, 795, 819. 1921. — Fuller: Americ. journ. of urol., vener. a. sexual dis. 1906. — New York med. journ. a med. record. 1904. — Gayet, G.: La spermatocystite blennorhagique chronique et son traitement. Lyon méd. Tom. 131, p. 1047. 1922. — Hess, E. F.: A modification of vasotomy permitting frequent irrigations of the vesicles. Journ. of the Americ. med. assoc. Vol. 76, p. 1349. 1921. — Ingal, S. M.: Die Samenleiter, Samenblasen und der operative Zugang zu ihnen. Dissert. Moskau. 1913. — Jonet: De l'ablation du canal déférent et des vésicules séminales dans les tuberculoses génitales. Thèse de Toulouse. 1913. — Kidd, F.: Vasostomy for seminal vesiculitis with a dessription of a new and improved technique for the operation. Lancet. Vol. 205, p. 213. 1923. — Internat. journ. of surg. Vol. 37, p. 1. 1924. — Kofler, L. und A. Perutz: Beiträge zur experimentellen Pharmakologie des männlichen Genitales. IX. Mitt. Zur Pharmakologie der Samenblase. Dermatol. Zeitschr. Bd. 34, S. 150. 1921. — Legueu: Gaz. des hôp. civ. et milit. Nr. 17. 1905. — Lepinasse, V. D.: Local treatments for seminal vesiculitis with a description of some new methods. Journ. of urol. Vol. 4, p. 265. 1920. — Lichtenberg, A. v.: Die Chirurgie der Samenblasen. Dtsch. Gesch. f. Urologie. Berlin 1924. — Über die Indikationsstellung in der Chirurgie der Samenwege. Klin. Wochenschr. Bd. 3, S. 2344. 1924. — Lowsley, O. S.: The rôle of the prostate and seminal vesicles in arthritis; with a discussion of surgical and nonsurgical treatment. New York med. journ. a. med. record. Vol. 113, p. 641. 1921. — Morrisey, J. H. and F. W. Smith: Surgery of the seminal vesicles. Indications, technique and results. Report of 135 cases. Surg., gynecol. a. obstetr. Vol. 37, p. 480. 1923. — NELSON, A. W.: Draining and medicating the seminal vesicles. Eclectic med. journ. Vol. 74, p. 17. 1914. — OHMORI, D.: Histopathologische Studien an den akzessorischen Geschlechts-drüsen (Prostata und Samenblase) unter besonderer Berücksichtigung ihrer Wechselbe-ziehungen. Zeitschr. f. urol. Chirurg. Bd. 12, S. 1. 1923. — PERNA G.: Sulla forma della vescichetta seminale nell'uomo. Bull. d. scienze med., Bologna. Vol. 8, p. 245. 1920. — Sullo sviluffo e sulla costituzione della „Vesicula seminalis" dell' „Ampulla ductus defe-rentis" e del „Ductus ejaculatorius" nell'uomo. Arch. ital. di anat. e di embriol. Vol. 18, p. 425. 1921. — PICKER, R.: The anatomical configuration of the human vesicula seminalis in relation to the clinical features of spermatocystitis. Urol. a. cut. review. Vol. 17, p. 463. 1913. — PULIDO, M.: Über die Pathologie der Samenblasen. Rev. española de urol. y de dermatol. Vol. 25, p. 305. 1923. — Die Entzündungen der Samenblasen. Siglo med. Vol. 73, p. 241. 1924. — ROSS, jr. W.: Vas function after vasotomy. Journ. of urol. Vol. 12, p. 135. 1924. — SAPOSHKOFF, K. J.: Über den Zutritt zur Prostata und der Samen-blasen. Verhandl. d. XV. Kongr. russ. Chirurgen. St. Petersburg. Sept. 1922. — SCHWARZ, U. A. und A. SINEKOW: Über die Erfolge der konservativen und operativen Behandlung der Samenblasenerkrankungen. Ergebnisse. Zeitschr. f. urol. Chirurg. Bd. 14, S. 180. 1924. Literatur. — SEIFERT, E.: Über den Bau der menschlichen Samenblasen. Anat. Anz. Bd. 44, S. 136. 1913. — SMITH, F. W. and J. H. MORRISEY: Infection af the seminal vesicles in relation to systemic. disease. Journ. of. urol. Vol. 9, p. 537. 1923. — SQUIER, J. B.: Surgery of the seminal vesicles. Cleveland med. journ. Vol. 12, p. 801. 1913. — Indications for operation on the seminal vesicles. Boston med. a. surg. journ. Vol. 170, p. 908. 1914. — THOMSON-WALKER, J.: Transvesical vesiculectomy and vesiculotomy. Soc. internaz. di urol. Vol. 1, p. 503. 1924. — VILLARD: Lyon méd. Nr. 15. 1907. — VILLENEUVE: Assoc. franç. pour l'avance d. sciences Marseille. 1891. — VOELCKER, FR.: Chirurgie der Samenblasen. Neue dtsch. Chirurg. Bd. 2. 1912. Literatur bis 1912. — Operationen an den Samenblasen. Chirurg.-Kongreß 1913. — Operationen an den Samen-blasen. Arch. f. klin. Chirurg. Bd. 101, S. 1088. 1913. — Beiträge z. klin. Chirurg. Bd. 72, S. 729. — Die Operationen an den Samenblasen. Urologische Operationslehre VÖLCKER-WOSSIDLO. G. Thieme 1924. — WHITE, E. W. and R. B. H. GRADWOHL: Seminal vesi-culitis: Symptoms, differential diagnosis, treatment and bacteriological studies in one thousand cases. Journ. of urol. Vol. 6, p. 303. 1921. — WOLBARST, A. L.: Chronic seminal vesiculitis: Its diagnosis and surgical treatment. Americ. med. Vol. 27, p. 593. 1921. — YOUNG: Arch. f. klin. Chirurg. Bd. 62. 1900. — ZUCKERKANDL: Wiener med. Presse. Nr. 7, 21 und 22. 1889.

Die Hoden, Nebenhoden und ihre Hüllen und der Samenstrang.

Von

P. Janssen-Düsseldorf.

Mit 19 Abbildungen.

Topographische Anatomie.

Für das Verständnis der Lagerungsverhältnisse der männlichen Geschlechts-drüse und ihrer Ausführungsgänge im Scrotum bzw. im kleinen Becken ist ein kurzer *entwicklungsgeschichtlicher Rückblick* notwendig, soweit jene Verhältnisse für das operative Vorgehen an diesen Organen von Interesse sind. Wir sehen deshalb, als nicht hierher gehörig, von einer Darstellung der feineren entwick-lungsgeschichtlichen Vorgänge bei der *Differenzierung der Urniere ab*, gehen vielmehr von einem späteren, fötalen Zustande aus, demjenigen nämlich, in welchem *die männliche Keimdrüse sich bereits mit dem vorderen Abschnitt der Urniere vereinigt* hat, der zum *Kopf des Nebenhodens* sich umgebildet hat, während der *Urnierengang zum Schwanz des Nebenhodens* und zum *Vas (Ductus) deferens* wurde.

In diesem Zustande liegt der Hoden im fötalen Leben *der hinteren Bauchwand seitlich der Wirbelsäule an*. An seinem unteren Pol setzt sich das *Gubernaculum Hunteri*, ursprünglich das Leistenband der Urniere, an und dieses wird zum *Leitbande für den Descensus testiculi* (Abb. 1—3), der nun keineswegs stets während des fötalen Lebens sich vollständig vollzieht, sondern oft *in den ersten Wochen und Monaten post partum*, nicht selten aber *gar nicht vollkommen* zu-stande kommt, so daß *Kryptorchismus* oder *Leistenhoden* das Ergebnis des nicht vollendeten Descensus darstellt.

Dem Gubernaculum folgend *gleitet der Testis abwärts* bzw. er folgt einem Zuge, der durch ungleichmäßiges Wachstum der Organe zustande kommt. So gelangt der Hoden an die dorsale Wand einer Ausstülpung des Peritoneal-sackes nach unten hin, die sich in eine *Hautfalte neben dem Membrum* hinein-gesenkt hat, den späteren *Hodensack*. Auf diesem Wege hat jene Ausstülpung des Peritoneums, der *Processus vaginalis*, die *muskuläre Bauchwand durchbrochen*. deren Innenseite sie als *Anulus inguinalis internus* zunächst vorstülpte, um auf dem schräg durch die Muskulatur verlaufenden Wege des *Leistenkanales* am *Anulus inguinalis externus* an der äußeren Bauchwand zu erscheinen. Diesem Wege folgt *an der Hinterwand* des Processus vaginalis *der Hoden an seinem Gubernaculum* bis in die Tiefe jener Hautfalte, *des Scrotum*, hinein. Normaler-weise *obliteriert* zu dieser Zeit des vollendeten Descensus der Processus vaginalis peritonei, er kann jedoch auch *offen* bleiben und dann bleibt der Testis, an seiner Vorderfläche vom parietalen Peritoneum bekleidet, in Verbindung mit dem offenen Bauchfellraum, während er bei Obliteration des Processus von diesem abgeschlossen ist. In der nächsten Nachbarschaft des Hodens erhält sich aber auch in diesem letzteren Falle ein Teil des Bauchfellraumes und bildet das viscerale Blatt der Tunica vaginalis propria des Hodens, welche den peritonealen

Überzug des mit einer derben Fascia albuginea bedeckten Organes darstellt, während der Rest des ausgestülpten, proximalwärts obliterierten Processus vaginalis peritonei das *parietale Blatt* jener Tunica vaginalis propria testis bildet. Bei seinem Durchtritt durch die Bauchwand hat der Processus vaginalis und mit ihm der Hoden Anteile jener vor sich herstülpend, mit herabgezogen: Die Fascia *transversa abdominis*, die nun als *Tunica vaginalis communis* den Hoden im Scrotum bedeckt und auf welcher Muskelzüge, der *M. cremaster*, liegen,

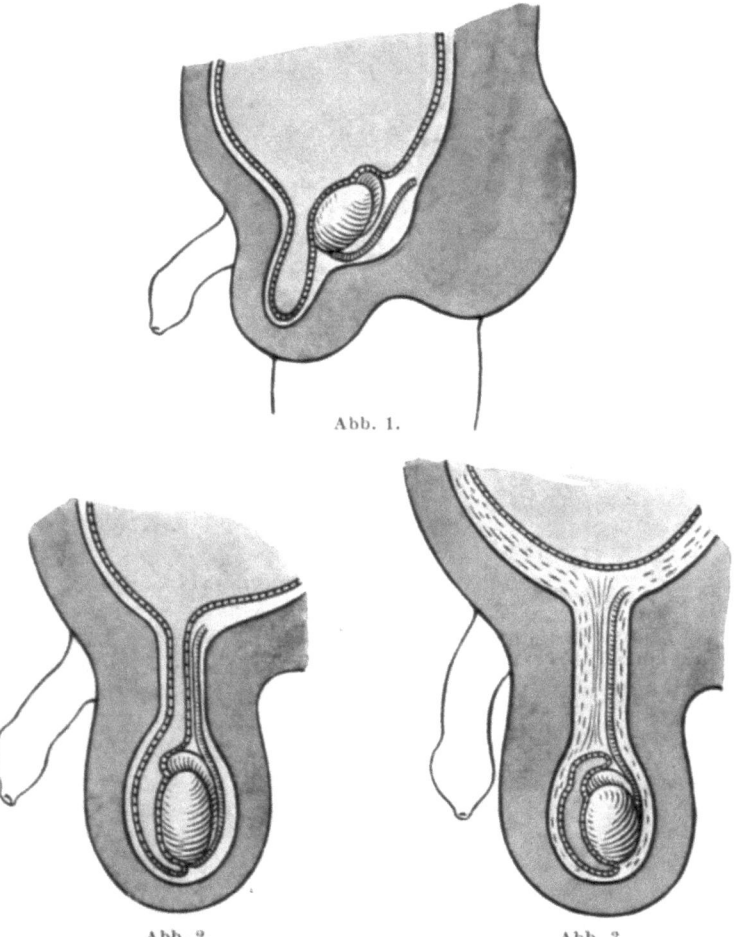

Abb. 1.

Abb. 2.   Abb. 3.
Abb. 1—3. Descensus testiculi. (Nach STIEDA-PANSEK.)

der Teile der mit vorgestülpten *Mm. obliquus internus* und *transversus* darstellt und die von einer der oberflächlichen Abdominalfascie entstammenden dünnen Bindegewebsschicht bedeckt sind. Umgeben sind diese der Bauchwand entstammenden Schichten von einer Schicht von Bindegewebe der COOPERschen *Fascie*, die, mit glatter Muskulatur *(Tunica dartos)* bedeckt, der Fascia superficialis abdominis und perinei entstammt; ihr folgt nach außen hin die *Scrotalhaut.*

Von diesen Hüllen (Abb. 4), deren Provenienz aus dem Vorstehenden erklärt wird, umgeben, liegen die Testes in den beiden durch ein *straffes bindegewebiges Septum*, welches an der Außenhaut sich durch die median gelegene *Raphe* des Scrotum markiert, getrennten *Taschen des Hodensackes.* Die Lage ist so, daß der obere Teil des Hodens etwas lateral nach vorn hin, der untere median nach hinten gestellt ist in der Richtung der Anheftungsstelle des *Gubernaculum Hunteri* an die äußeren Hodenhüllen. Der *linke* Testis pflegt dabei etwas *tiefer zu hängen* als der rechte.

Der Nebenhoden liegt kappenförmig der Hinterseite des Testis auf und zwar derart, daß sein Kopf, das *Corpus Highmori*, welches das Gewirr der *Ductus efferentes testis*, umgeben von einer derben *Albuginea* beherbergt, dem oberen und hinteren Umfang des Testis anliegt. An dieser Stelle befindet sich auch das kleine cystenartige Gebilde der *Appendix epididymis* oder Morgagnischen *Hydatide*, welches aus dem Reste des Urnierenganges hervorging; einen anderen kleinen bindegewebig-lappigen Anhang bemerkt man auf dem Hoden selbst an seiner obersten Stelle: *das Rudiment des Zwerchfellbandes*, welches ursprünglich die Keimdrüse nach oben hin festheftete.

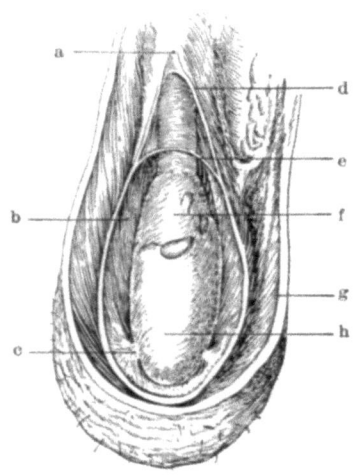

An den *Kopf der Epididymis* schließt sich der *Schwanzteil* derselben an. In ihm laufen die Ductus efferentes zusammen in das *Vas deferens*, welches zum unteren Pol des Hodens verläuft, sich hier nach hinten umschlägt und nun, zunächst in vielfach gewundenem, dann in geradem Verlaufe nach oben zieht, sich mit den Blut-, Lymphbahnen und Nerven vereinigt und mit diesen den *Funiculus spermaticus* bildet.

Die *Gefäße* des Hodens sind seinem Descensus gefolgt, sie entspringen daher höheren Abschnitten der Bauchhöhle. Die Hodenarterie, die *A. spermatica interna*, geht etwa in Höhe des 2.—3. Lendenwirbels aus der Bauchaorta hervor. Das Vas deferens wird durch die der A. vesicalis int. entstammende *A. deferentialis* versorgt. Mit dieser Arterie tritt *am Caput epididymis die A. spermatica in Anastomose*, so daß diese also keine Endarterie für den Testis darstellt. Ebenso anastomiert mit ihr die *A. spermatica externa*, welche aus der A. epigastrica

Abb. 4. Der Hoden und seine Hüllen.
(Nach Corning.)

a Funicul. spermat. b Tunic. vagin. propr. (Lam. parietal.). c Gubernaculum testis (Hunteri). d Tunic. vagin. commun. e Tunic. vagin. propria (Lam. parietal.). f Caput epididymis. g Tunica dartos. h Testis mit Lam. visceral. der Tunic. vagin. propr.

inferior hervorgeht und *die Hüllen des Hodens* versorgt, im Bereiche des Nebenhodenkopfes. Am Hilus des Hodens teilt sich vor dem Eintritt in das Organ die A. spermatica interna in mehrere (4—5) *Äste*. Die Hodenhüllen und das Scrotum erhalten ihre arterielle Versorgung aus der *A. pudenda interna*.

Die *Venen* des Hodens sammeln sich aus mehreren Ästen in den das Vas deferens umspinnenden *Plexus pampiniformis*, anstomosieren mit der *Vena epigastrica inferior*, haben dann aber rechts und links einen verschiedenen Verlauf. Die *rechte* Vena spermatica interna mündet *direkt in die Vena cava inferior*, die *linke* dagegen tritt in die *Vena renalis sinistra* ein unweit des Hilus der linken Niere. Die Folge dieser rechtwinkligen Einmündung in die Nierenvene ist es, daß eine *Phlebektasie der Venen des Samenstranges* viel häufiger und ausgesprochener *links* angetroffen wird als rechts und daß die regionären Metastasen eines *linksseitigen Nierentumors* durch Druck auf jene Einmündungsstelle eine Stauung und *Venenerweiterung in der linken Scrotalhälfte* hervorrufen können, daß also beim Vorhandensein einer derartigen Veränderung man das Bestehen eines *linksseitigen Nierentumors stets in den Bereich der diagnostischen Erwägungen ziehen* soll.

Mit den Venen verlaufen auch die *Lymphbahnen* des Hodens und Nebenhodens nach den lumbalen Lymphdrüsen in der Nähe der Cisterna chyli hin.

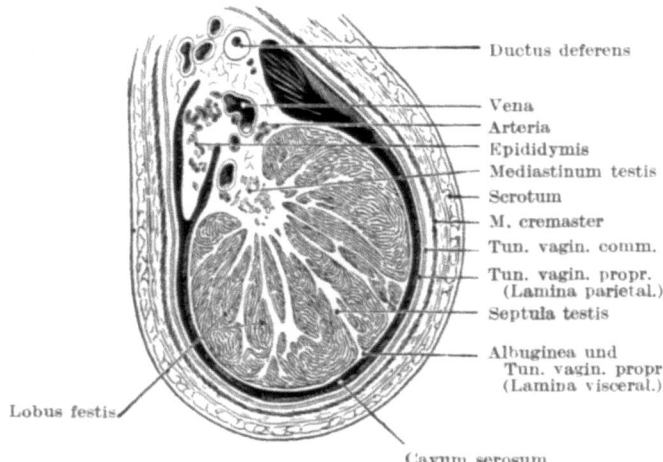

Abb. 5. Querschnitt durch den Hoden und seine Hüllen. (Nach CORNING.)

Die *Nerven*, welche Hoden und Nebenhoden nebst ihren Hüllen versorgen, sind der *N. spermaticus externus*, der dem N. genitofemoralis entstammt und die aus dem N. spermaticus hervorgehenden *Nn. scrotales*.

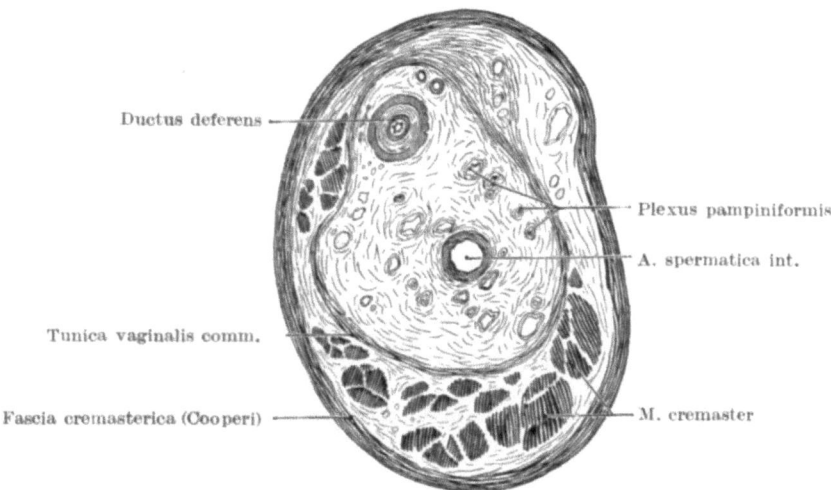

Abb. 6. Querschnitt durch den Samenstrang. (Nach CORNING.)

Nachdem das *Vas deferens* den Nebenhoden verlassen und sich mit Gefäßen und Nerven des Hodens zum Samenstrange zusammengeschlossen hat, als dessen „*Leitgebilde*" es bezeichnet wird, folgen wir seinem weiteren Verlaufe. Das Vas ist an der Hinterseite des Funiculus als *drehrunder, knorpelig harter Strang* auch durch die Haut hindurch fühlbar, im freigelegten Samenstrang unschwer zu isolieren. Neben der *Pars testicularis*, die in nächster Nachbarschaft des Hodens und Nebenhodens verläuft, unterscheidet man an ihm die *Pars funicularis*, die im Leistenkanal gelegene *Pars inguinalis* und die *Pars pelvina*, die im kleinen Becken bogenförmig, vor dem Ureter und diesen kreuzend verlaufend,

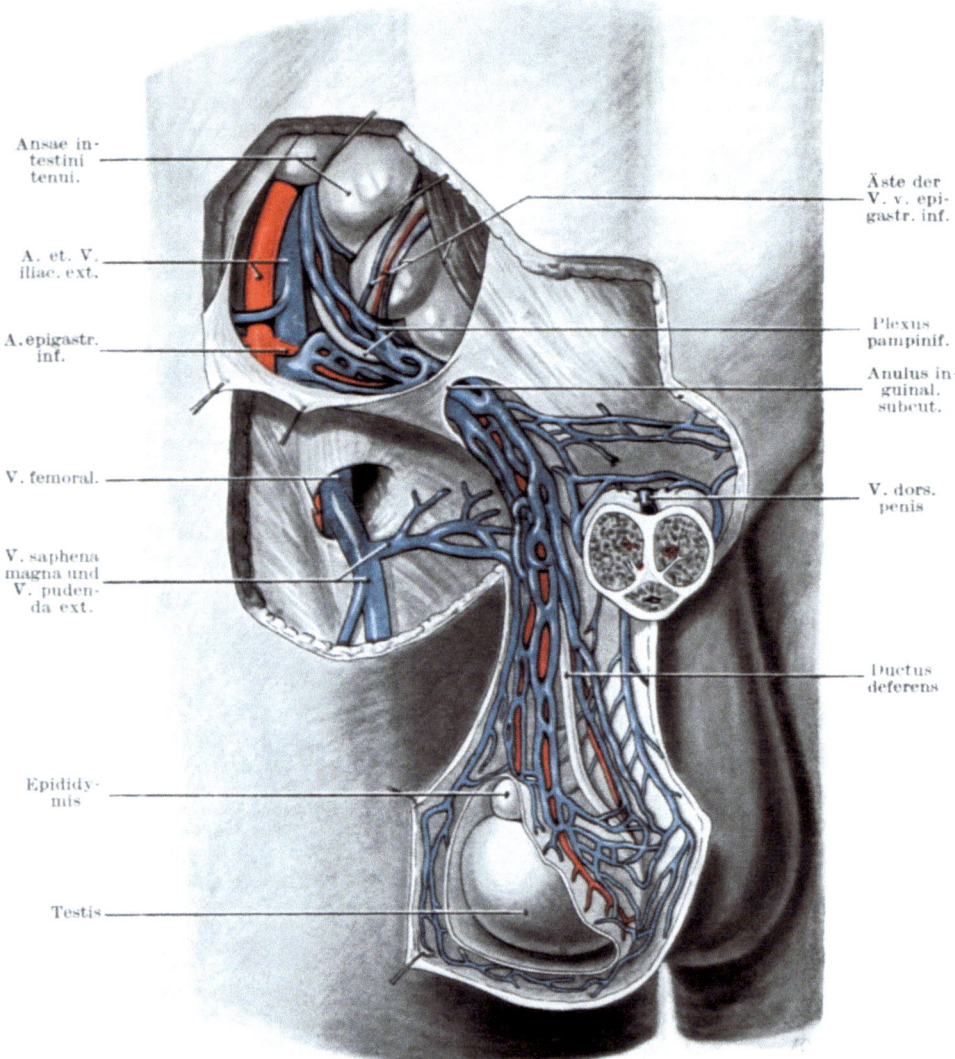

Abb. 7. Die Gefäße des Samenstranges. (Nach CH. PERIER.)

nach der Urethra prostatica medianwärts hinzieht, wo wir ihrer Mündungsstelle bereits begegneten. Neben dieser befindet sich das Reservoir des Hodensekretes, die *Vesicula seminalis*, deren anderen Ortes gedacht werden wird.

In der Pars funicularis wird das Vas umsponnen von den Venen des Plexus pampiniformis und den Nerven, während in diesen Gebilden etwas nach vorn vom Vas deferens die Arteria spermatica interna verläuft. Beim

Eintritt in den Leistenkanal legt sich das Vas *medianwärts* von allen diesen Organen.

Die Gebilde des Samenstranges liegen *in lockerem Fett- und Bindegewebe eingebettet.* Sie werden *eingescheidet* von den gleichen *Hüllen.* die den Hoden umgeben und den Komponenten der durchbrochenen Bauchwandung entstammen. Die Tunica vaginalis fehlt normalerweise, da die Verbindung mit dem Peritonealraum obliteriert ist. Wenn diese Kommunikation erhalten ist, so gibt sie Veranlassung zur Entstehung der sogenannten kongenitalen Vorfälle der Baucheingeweide.

Die typischen Operationen am Hoden und seinen Hüllen.

Bei den Operationen am Hoden und seinen Hüllen, ebenso wie am Funiculus spermaticus und dem Scrotum nimmt der Kranke die Rückenlage ein, während das Becken durch ein untergeschobenes viereckiges Polsterkissen leicht erhöht wird.

Die Aseptik des Operationsgebietes ist nicht ganz einfach durchzuführen. Alle Eingriffe machen es notwendig, daß die Crines pubis durch Rasur entfernt werden, ebenso wie die Haare des Scrotums und der Innenseite der Oberschenkel.

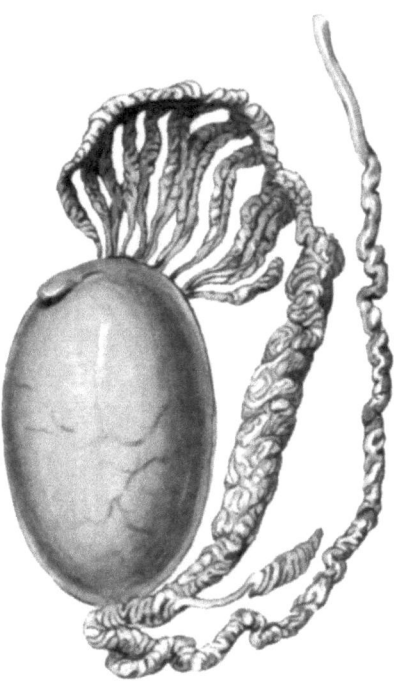

Abb. 8. Hoden, Nebenhoden und Ductus deferens mit freigelegtem Kanälchensystem. (Nach TOLDT.)

Das Membrum wird *steril eingewickelt* und zwar so, daß eine kleine Kompresse über dasselbe gestülpt wird, so daß die Glans von deren Mitte bedeckt ist; die Kompresse wird dann durch einige Bindentouren befestigt. Im übrigen ist darauf zu achten, daß bei der Abdeckung der Nachbarschaft das Scrotum namentlich an dessen Übergang zum Perineum gut gesichert wird.

Die Scrotalhaut ist schwer steril herzurichten. Nicht nur wegen ihrer starken *Fältelung,* sondern vor allem deshalb, weil die zarte Haut mit sehr unangenehmen Ekzemen auf Abwaschung mit Alkohol, Benzin, Äther und besonders Jodtinktur oft zu reagieren pflegt, so daß man gut daran tut, sie *nach Abwaschung mit Wasser und Seife* lediglich mit *Sublaminlösung* zu säubern.

Diese erschwerte Möglichkeit genügender Desinfektion läßt es dringend ratsam erscheinen, bei Eingriffen am Hoden, seinen Hüllen und dem Funiculus, wenn eben möglich die *Hautincision außerhalb des Scrotums anzulegen,* am besten *im Bereiche des äußeren Leistenringes parallel dem oberen Rande des horizontalen Schambeinastes.* Es gelingt ganz unschwer, den Hoden, auch wenn z. B. eine nicht übermäßig große Hydrocele vorliegt, nach stumpfer Erweiterung des Unterhautzellgewebes bei gleichzeitigem Druck von unten her gegen das Scrotum aus diesem heraus *zu luxieren* und zu weiteren Maßnahmen *vor die Wunde zu lagern.* — Selbstverständlich sieht man von diesem Vorgehen ab, wenn *fistulöse Prozesse am Testis vorliegen* oder wenn man eine *Eiterung an Hoden oder*

Nebenhoden anzunehmen Veranlassung hat, auch eine solche tuberkulöser Natur: eine Infektion des Unterhautzellgewebes der Unterbauchgegend könnte allzu leicht die Folge sein.

Alle Eingriffe sind unschwer in *Lokal- oder Leitungsanästhesie* auszuführen.

Flüssigkeitsansammlungen zwischen den Blättern der Tunica vaginalis propria, ein traumatischer Bluterguß *(Hämatocele)* oder ein akuter bzw. chronisch-ent-zündlicher seröser Erguß *(Hydrocele)* machen ihre Entfernung notwendig. Sie kann vorgenommen werden durch *Punktion* der Hydrocele oder durch die *Radikaloperation.*

Die Punktion der Hydrocele.

Die *Punktion der Hydrocele* steht an Wirksamkeit hinter der Radikaloperation weit zurück, da Rezidive nicht selten auftreten. Gleichwohl wird man bei *jungen Kindern* und bei *alten Individuen* der Punktion den Vorzug geben müssen, an welche die Einbringung reizender Flüssigkeiten in den Vaginalsack anzuschließen ist, die eine *Verödung desselben durch reaktive entzündliche Reizung* seiner Blätter verur-sachen soll.

Bei der Punktion muß eine Verletzung des Hodens und Nebenhodens vermieden werden. Diese Organe lassen sich in einem prall gefüllten Flüssigkeitssack nicht durch-tasten, auch durch *Diaphanoskopie* nicht immer sicher lokalisieren. Man wird daran denken, daß in einer Hydrocele der Hoden hinten-unten zu liegen pflegt, vorausgesetzt, daß nicht entzündliche Veränderungen zu teilweiser Obliteration des Sackes geführt hatten.

Der Operateur steht an der rechten Seite des Kranken. Die linke Hand umfaßt die Anschwellung und drückt sie nach dem Fundus des Scrotums zu. Das punktierende Instrument soll *kleinkalibrig* sein, man nimmt eine lange, mäßig dicke Hohlnadel

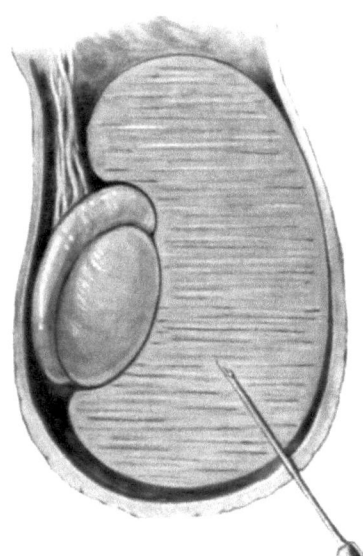

Abb. 9. Punktion der Hydrocele.

oder einen ganz dünnen Trokart, wie er zur suprapubischen Blasenpunktion benutzt wird — lediglich eine Hämatocele mit Blutgerinnseln würde ein dickeres Instrument notwendig machen. Die rechte Hand des Operateurs stößt die Hohlnadel *von vorn unten schräg nach oben* in die Geschwulst ein und hält sie fest, damit sie nicht unter dem Druck der linken Hand wieder herausgleitet (Abb. 9). Nachdem die Hydrocele vollkommen entleert ist — man merkt dies daran, daß Hoden usw. genau palpabel werden —, wird durch die Hohlnadel die Flüssig-keit eingespritzt, die, in wenigen Kubikzentimetern einverleibt, die *reaktive Entzündung* hervorrufen soll. Es wird hierzu vor allem *Jodtinktur* und eine 2%ige *Carbollösung* angegeben. Uns scheint der hiervon ausgehende Reiz ein zu erheblicher zu sein, wir bevorzugen die Einspritzung einer etwas ver-dünnten Lugolschen *Lösung.* Auch der hierdurch hervorgerufene Reiz wird gelegentlich erheblich sein und zunächst zu einer *erneuten Flüssigkeitsan-sammlung* in der Tunica vaginalis propria führen, die aber nach einigen Tagen resorbiert wird.

Die Radikaloperation der Hydrocele.

Der Eingriff bezweckt durch *operative Verödung* der Tunica vaginalis propria oder durch die *Beseitigung ihres parietalen Blattes* das Rezidiv der Hydrocele unmöglich zu machen.

Das erste Verfahren zur operativen Beseitigung der Hydrocele wurde von v. VOLKMANN angegeben: er eröffnete durch einen Längsschnitt die Hydrocele, ließ die Flüssigkeit ab, wusch die Vaginaltasche mit 3%iger Carbolsäurelösung aus und vernähte das parietale Blatt der Tunica mit den Rändern der Hautincision (Abb. 10). Die Vaginaltasche wurde mit Gaze tamponiert und die Wunde heilte per granulationem. Die Methode wird heute wohl kaum noch angewandt.

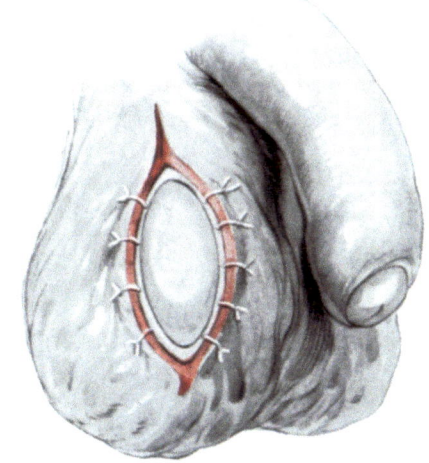

Abb. 10. Operation der Hydrocele. (Nach v. VOLKMANN.)

v. BERGMANN ging so vor, daß er über die ganze Ausdehnung der Hydrocele einen Längsschnitt anlegte, der alle Hüllen des Hodens durchtrennte *bis auf das zarte, bläulich durchscheinende parietale Blatt der Tunica vagin. propria,* welches unverletzt blieb. Von ihm wurden stumpf die Hüllen seitlich bis auf die Übergangsfalte zu Hoden und Nebenhoden abgeschoben, so daß schließlich *nur die dünnwandige, bläuliche Cyste zutage liegt.* Diese wird mit der Schere eröffnet, die Flüssigkeit abgelassen und *das parietale Blatt an der Umschlagfalte zur Epididymis abgetragen.* (Abb. 11). Nach einer sorgfältigen Blutstillung, die bei allen diesen Operationen dringend notwendig ist, wenn man nicht durch höchst unangenehme *Hämatome* des *Scrotums* überrascht sein will, wird die Wunde ganz geschlossen.

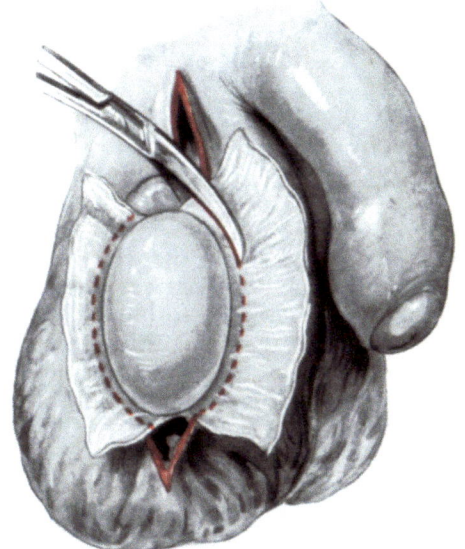

Abb. 11. Operation der Hydrocele. (Nach v. BERGMANN.)

Das am meisten verbreitete Verfahren ist wohl dasjenige, welches zuerst von JABOULAY (1895) und, unabhängig von diesem Autor, kurze Zeit darauf von WINKELMANN angegeben wurde. Nach Längsdurchtrennung der Haut legt man nicht die Hydrocele bis auf ihr parietales Blatt frei, sondern eröffnet sie sofort. Nach Ablassen der Flüssigkeit wird der Hoden nach außen luxiert und seine Hüllen werden *nach hinten um Nebenhoden und Samenstrang herum-*

geschlagen und durch einige Nähte miteinander fixiert, so daß von den Hodenhüllen nichts abgetragen wird (Abb. 12). *Die Blutung ist infolgedessen nur ganz unbedeutend.* Über dem reponierten Hoden wird das Scrotum und Tunica dartos vernäht.

Von anderen, weniger verbreiteten Verfahren ist zu erwähnen dasjenige von Klapp, der durch radiäre Nähte das parietale Blatt der Hydrocele zu einem Ring rafft, der nachher um den Hoden herum gelagert ist.

Kirschner geht bei der von ihm angegebenen Methode davon aus, daß er den eröffneten Hydrocelensack mit dem subcutanen Gewebe des Scrotums operativ in eine dauernde Kommunikation bringt.

Diese Verfahren und andere können als typische Operationen noch nicht bezeichnet werden, es wird ihrer anderen Ortes eingehender gedacht werden.

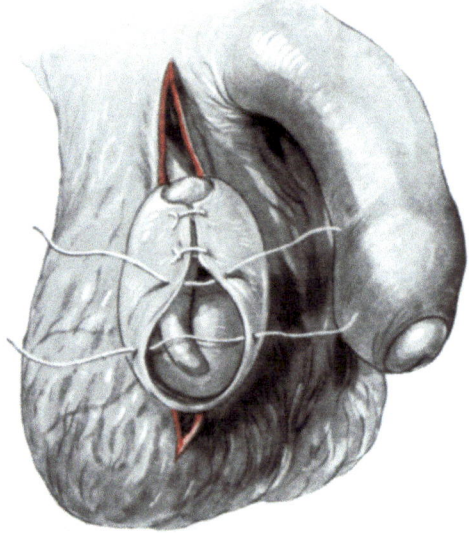

Abb. 12. Operation der Hydrocele. (Nach Jaboulay-Winkelmann.)

Die Castratio.

Für die Schnittführung bei der *Kastration* ist es von Bedeutung, ob der Krankheitsprozeß, welcher die Entfernung des Hodens indiziert, ein *geschlossener* ist, wie etwa ein Tumor testis, eine beginnende Tuberkulose, oder ob ein *entzündlicher Prozeß* des Hodens oder des Nebenhodens durch eine *sezernierende Fistel* mit der Haut des Scrotums in Verbindung getreten ist bzw. auch nur eine Eiterung in jenen Gebilden *anzunehmen* ist. In diesen letzteren Fällen wird man den Hautschnitt selbstverständlich *im Bereiche des Scrotums* anlegen derart, daß die Hautnachbarschaft der Fistel in erheblicher Ausdehnung *elliptisch umschnitten* wird oder daß die mit dem Entzündungsherd in der Tiefe verwachsene Haut des Scrotums weithin mit entfernt wird. Es gelingt so, auch bei diesen entzündlichen Veränderungen den Eingriff noch aseptisch durchzuführen. Falsch aber wäre es, in solchen Fällen auf der extrascrotalen, inguinalen Schnittführung bestehen zu wollen, der bei geschlossenen Krankheitsprozessen aus den oben angeführten Gründen sonst stets der Vorzug zu geben ist.

Es sollte Grundsatz sein, vor der Operation Diagnose und Indikation so weit zu fördern, daß man weiß, ob die Entfernung des Hodens und Nebenhodens vorgenommen werden muß oder ob *konservierende* Operationsverfahren in Frage kommen. Eine Incision eines Hodentumors oder einer chronisch-entzündlichen, etwa tuberkulösen Veränderung aus diagnostischen Gründen sollte wenn eben möglich vermieden werden, weil die Aseptik der Wunde höchst ungünstig beeinflußt wird. Sollte sie sich gleichwohl in Ausnahmefällen als unumgänglich notwendig erweisen, so wird man sie erst nach Luxierung des Hodens mitsamt Hüllen vornehmen, nachdem man das Organ durch Kompressen gegen die Wunde abgedeckt hat, um es nach geschehener diagnostischer Eröffnung sofort in Kompressen fest einzuwickeln und die Operation eventuell fortzusetzen.

Nachdem die Scrotalhaut und die Tunica dartos durchtrennt ist, bzw. nachdem die Incision in der Leistengegend angelegt wurde, wie wir sie für die Entwicklung der Hydrocele beschrieben haben, wird ohne Eröffnung der Hüllen des Hodens das Organ aus der Wunde luxiert. Dies läßt sich stumpf gut ausführen bis auf den unteren Pol des Hodens, wo stärkere Verbindungen mit dem Fundus scroti bestehen, die scharf durchtrennt werden müssen. Indem man nun einen leichten Zug am Hoden nach abwärts wirken läßt, wird in gleicher Weise der *Samenstrang* in toto möglichst weit nach dem Leistenkanal hin freigemacht, so daß er mit dem daran hängenden Hoden frei in der Wunde liegt. Wir nehmen zunächst für das weitere Vorgehen an, daß der Krankheitsprozeß lediglich den Hoden bzw. Nebenhoden betrifft und das Vas deferens unbeteiligt ist, dessen Versorgung im Falle der Erkrankung — es handelt sich dann fast stets um die tuberkulöse Entzündung —

gelegentlich der Resektion des Nebenhodens und der Vas deferens besprochen werden soll.

Die *Hüllen* des Samenstranges werden nun unterhalb des äußeren Leistenringes durch eine longitudinale Incision eröffnet, *so daß die Gebilde des Samenstranges einzeln daliegen.* Zunächst sucht man den Ductus deferens auf. Er liegt an der *Hinterseite* des Funiculus und ist unschwer palpabel an seiner drehrunden Form und fast knorpelharten Konsistenz, während er dem Auge sich als weißlicher Strang von 2—3 mm Durchmesser darbietet. Er wird in einem Abschnitt von 2—3 cm von allen Weichteilen der Nachbarschaft *isoliert* und dieser auf einer *Kocher*schen Sonde vorgelagerte Teil wird gleich unterhalb des Annulus inguinalis mit einer Arterienklammer *quer gequetscht* und um die so entstandene Furche eine kräftige *Catgutligatur* gelegt. Nachdem distal eine zweite Unterbindung angelegt wurde, wird zwischen beiden der Ductus scharf durchtrennt.

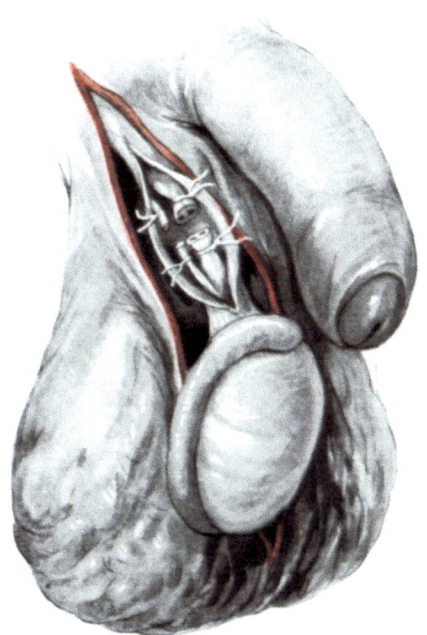

Abb. 13. Kastration.

Es folgt die Aufsuchung der an ihrer Pulsation kenntlichen *A. spermatica* und ihre Unterbindung in gleicher Höhe. Die Venen des Plexus pampiniformis werden in *mehreren Partien* mit der DESCHAMPSschen Nadel gefaßt und gleichfalls unterbunden, worauf die Gefäße distal ihrer Unterbindung abgetrennt werden (Abb. 13). Der Hoden ist nun entfernt, in der Wunde wird in sorgfältigster Weise *jede Blutung gestillt*, was bei der Schnittführung durch die Scrotalhaut leichter möglich ist als bei der inguinalen Incision. Man tut daher gut daran, bei letzterer ein *Glasdrain* für einige Tage einzulegen. Der äußere Leistenkanal wird, nachdem der distale Stumpf des Funiculus zurückgeschlüpft ist, nach Art der BASSINIschen Operation durch einige Nähte verschlossen und die Wunde vernäht. Ein leicht das Scrotum *komprimierender Verband* mit Binden oder mit Leukoplast wird angelegt.

Es wird auch empfohlen, *bei offenem Krankheitsprozeß des Hodens* zu besserer Durchführung der Aseptik in folgender Weise vorzugehen. Das fistelnde Scrotum wird zunächst durch Kompressen vollständig abgedeckt und so aus dem Operationsgebiete *ausgeschaltet*. Dann wird von einem parallel dem horizontalen

Schambeinaste liegenden Hautschnitt aus der äußere Leistenring freigelegt und in seiner Höhe der Samenstrang aufgesucht und vorgezogen. Es erfolgt dann von dieser Stelle aus die Eröffnung der Hüllen des Funiculus und die Isolierung des hier mehr *medianwärts* gelegenen Ductus deferens. Es wird genau untersucht, ob sich in dieser Höhe etwa noch tuberkulöse Veränderungen vorfinden. Ist dies der Fall, so wird *der Leistenkanal eröffnet* wie bei der Bassinischen Operation, bis der etwas vorgezogene Ductus gesund erscheint. Hier wird er in der Weise, wie es oben beschrieben wurde, abgebunden und durchtrennt, die Gefäße des Samenstranges im Bereiche des Annulus inguinalis externus zwischen zwei Ligaturen unterbunden und abgeschnitten; der Leistenkanal, sofern er eröffnet werden mußte, wird nach Bassini geschlossen und die Wunde vernäht.

Nun wird der *fistelnde Scrotalabschnitt* elliptisch umschnitten und nach Durchtrennung der Tunica dartos der Hoden mit seinen Hüllen in Verbindung mit der excidierten Scrotalhaut stumpf ringsum und nach oben isoliert. Da der Funiculus oberhalb durchtrennt ist, folgt der Hoden nebst dem Stumpf des Samenstranges leicht einem mäßigen Zuge und wird so entfernt. Nach peinlicher Blutstillung wird die Scrotalwunde vernäht und in ihrem tiefsten Abschnitt drainiert.

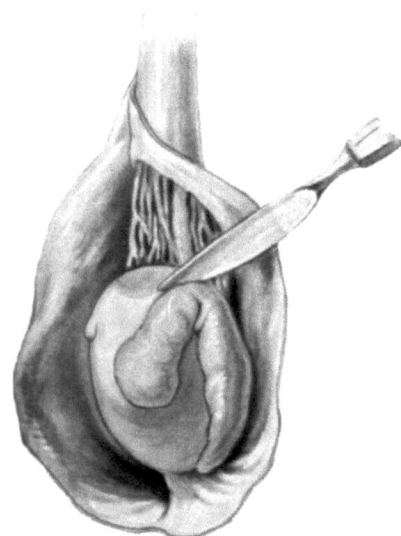

Abb. 14. Resectio epididymis.

Die Resektion der Epididymis und des Vas deferens.

Die Indikationsstellung für die Resektion des erkrankten Nebenhodens kann an dieser Stelle nicht erörtert werden. Die Behandlung der Nebenhodentuberkulose ist, in den letzten Jahren namentlich, eine sehr viel konservierendere geworden, die Kastration ist gegenüber der *Resektion* stark zurückgetreten, so daß die letztere als ein typisches Operationsverfahren bezeichnet werden muß. Man führt die Resektion der Epididymis sowohl an geschlossenen wie an fistelnden Krankheitsprozessen aus und dementsprechend gilt für sie bezüglich der Führung des *Hautschnittes* das gleiche, was für die Kastration gesagt wurde.

In vielen Fällen wird man erst *nach Freilegung* des Organs sich darüber schlüssig werden können, ob die Resektion noch angezeigt erscheint oder ob der Kastration der Vorzug zu geben ist. Man wird also stets gezwungen sein, die *Häute des Hodens* zu eröffnen und diesen einer *Okularinspektion* zu unterwerfen. Ja man wird gelegentlich noch weiter gehen müssen und die *Tunica albuginea testis incidieren*, um sich einen Überblick über den Zustand der Hodensubstanz selbst zu verschaffen. Dieser Schnitt in die Albuginea muß nachher durch Knopfnähte *sorgfältig geschlossen* werden, ebenso hat dies zu geschehen, wenn, was nicht selten vorkommt, bei der Resectio epididymis die Albuginea zufällig verletzt werden sollte.

Die Resektion besteht in einer *sorgfältigen scharfen Abtrennung des Nebenhodens vom Hoden unter peinlichster Schonung der die Ernährung des letzteren besorgenden Blutgefäße.* Die Resektion des Ductus deferens wird meist derjenigen der Epididymis angeschlossen.

Die Incision wird an der Vorderseite des Scrotums vorgenommen, vorhandene Fisteln werden dabei weit im Gesunden umschnitten und bis zum Nebenhoden vorsichtig auspräpariert. Die Incision eröffnet die Vaginaltasche und legt Hoden und Nebenhoden frei, die aus der Wunde luxiert werden. Man trennt nun an der Übergangsfalte der Tunica vaginalis zuerst das *Mittelstück* des Nebenhodens und den *Schwanzabschnitt* vom Hoden ab; zum Teil gelingt dies stumpf, zum Teil, und namentlich wenn entzündliche Verwachsungen vorliegen, nur scharf, wobei man genau auf die zum oberen Pol des Hodens ziehende, an ihrer Pulsation kenntliche A. spermatica und ihren Verbindungsast zur A. deferentialis zu achten hat, die unbedingt zu schonen sind, wenn nicht die Gangrän des Hodens die Folge sein soll. Etwaige Läsionen der Albuginea testis sind sofort durch die Naht zu schließen (Abb. 14).

Nun hängt der isolierte Nebenhoden am Funiculus spermaticus. Dessen Hüllen werden gespalten und der Ductus deferens aus seiner Nachbarschaft vollkommen *isoliert* und *zentralwärts verfolgt*. Es ist vorgeschlagen worden, den longitudinal sehr dehnbaren Ductus in stetigem Zuge allmählich herabzuziehen, bis er in der Höhe abreißt. Wir können uns mit diesem Verfahren nicht befreunden, sondern ziehen allerdings den Ductus sanft an, verfolgen ihn aber, auch oberhalb etwaiger nachweisbar tuberkulöser Verdickungen, stumpf so weit wie möglich nach oben hin und bevorzugen es, ihn *lege artis zu versorgen*.

Manche Operateure nähen den in möglichster Höhe abgetragenen Ductus offen in den *oberen Winkel der Hautwunde* ein oder führen ihn durch ein *Knopfloch* in der Haut der Gegend des Leistenringes hindurch und vernähen sein offenes Lumen mit der Haut, um von hier aus durch *spezifisch wirkende Injektionen* etwa weiter zentral gelegene tuberkulöse Veränderungen zu beeinflussen, ganz wie bei der Behandlung des Ureterstumpfes bei Nierentuberkulose. Wir haben einen Vorzug dieses Verfahrens nicht entdecken können, zumal wir bei der Annahme einer *zentrifugalen Ausbreitung der Genitaltuberkulose* der Auffassung sind, daß derartige sekundäre kleine Herde in den Abflußwegen von selbst auszuheilen pflegen. Wir bevorzugen es daher, den peripheren Stumpf des tuberkulösen Ductus in einer Abquetschungsfurche zu *unterbinden*, mit dem *Paquelin zu durchtrennen*, die *Lichtung des Stumpfes mit dem Spitzbrenner* zu behandeln und den Stumpf zu *versenken*. Unsere Erfolge waren durchaus gute.

Nach Beseitigung der erkrankten Gebilde und genauester Blutstillung wird die Wunde durch die Naht geschlossen.

Auf die nach den ersten Versuchen BARDENHEUERS von RASUMOWSKY inaugurierte Methode der *Implantation des Vas deferens in den Kopf des Nebenhodens* nach Resektion von dessen Schwanz- und Mittelabschnitt einzugehen, dürfte den Rahmen der *typischen* Operationen an den Genitalorganen überschreiten.

Die Operation des Leistenhodens (Orchidopexie).

Bei den kongenitalen Lageanomalien des Hodens wird man zu unterscheiden haben ob eine *Ectopia* testis vorliegt, d. h. ob das Organ an einer Stelle gelegen ist, welche ihm nicht „zukommt", die es auch bei seinem Descensus nicht passiert hatte, oder ob eine *Retentio* testis vorhanden ist, d. h. der Hoden seinen Descensus nicht vollendet hat, sondern auf diesem Wege gewissermaßen liegen geblieben ist. Die Operation der *Ectopia* testis gestaltet sich zumeist einfach. Der Hoden ist am *Damm* oder in der *scrotofemoralen Falte* nachweisbar, also in der Nachbarschaft des Scrotums, in welches er sich unschwer *operativ verlagern* läßt.

Schwieriger gestaltet sich die Operation des auf dem Wege des Descensus retinierten Hodens, d. h. seine Verbringung in das Scrotum und zwar deshalb, weil *die Organe seines Samenstranges verkürzt* sind. Das betrifft weniger den Ductus deferentialis, der dehnbar ist und zumeist sogar geschlängelt verläuft, als vielmehr die *verkürzten Gefäße,* die auch nicht in brüsker Weise gedehnt werden dürfen, weil durch ihre Zerreißung oder Thrombosierung die *Ernährung des Hodens gefährdet* werden würde.

Die Indikation für die operative Behandlung des *Kryptorchismus* — ein Ausdruck, der eigentlich für den hoch oben im Abdomen zurückgehaltenen, palpatorisch nicht nachweisbaren Hoden geprägt, jedoch auch auf den im übrigen nicht vollkommen herabgestiegenen Hoden übertragen worden ist —

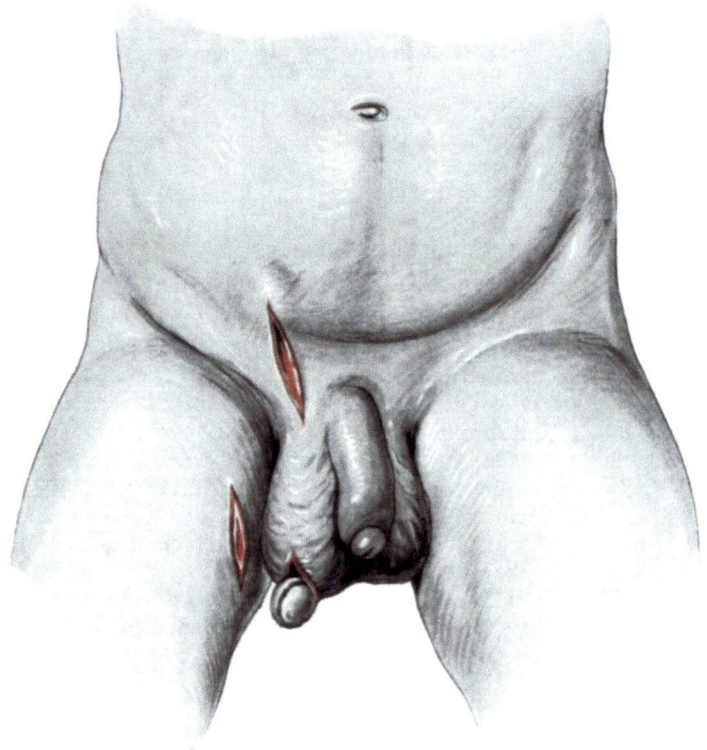

Abb. 15a. Operation des Leistenhodens. (Nach Katzenstein-de Beule.)

besteht in der Gefahr der Schädigung des Organes durch Druck der Bauch-muskeln im Bereiche des Leistenkanals. Ganz abgesehen davon, daß dieser Druck zu *Atrophie, Torsion, Einklemmung,* gelegentlich auch zu *maligner Dege-neration* des Hodens führt, behindert er durch *schmerzhafte Sensationen* den Kranken sehr. Man wird also den diesem Druck *nicht* ausgesetzten „*Bauch*"-hoden *unbehelligt* lassen, den *Leistenhoden* dagegen *in das Scrotum verlagern.*

Zu diesem letzteren Zwecke wird der Hoden zunächst freizulegen sein; zeigt er bereits eine hochgradige Druckatrophie oder liegt, wie es häufig der Fall ist, eine ausgesprochene Hypoplasie vor, so wird man sich überlegen ob nicht — normale Verhältnisse des anderen Testis vorausgesetzt — der *Ent-fernung* des Organes der Vorzug zu geben ist. Die Freilegung geschieht von einer Incision der Haut aus wie zur Operation der Leistenhernie, einem *Inguinal-*

schnitt von etwa 8 cm Länge. Nach Aufsuchung des Annulus inguinalis externus wird die Fascie des M. obliquus externus gespalten und der Hoden nebst dem Funiculus freigelegt. Beide müssen nun *mobilisiert*, d. h. *von allen sich anspannenden Gewebsteilen losgelöst* werden. Die Hüllen des Hodens bis zur Vaginaltasche werden durchtrennt, ebenso die Hüllen des Samenstranges, so daß Ductus deferentialis und die Gefäße *ganz frei* liegen. Alle sich anspannenden Gewebsstränge werden durchschnitten, zu diesen gehört ganz besonders der *Processus vaginalis peritonei*, der abgetrennt wird, dessen *nachherige Vernähung* jedoch *nicht vergessen* werden darf. In vielen Fällen wird diese Mobilisation des Hodens

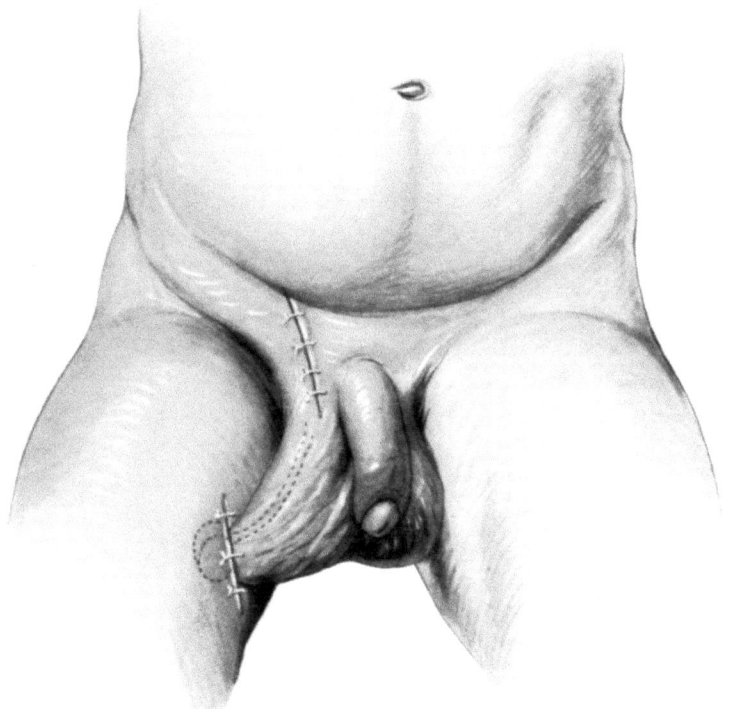

Abb. 15 b. Operation des Leistenhodens. (Nach Katzenstein-de Beule.)

genügen, um ihn ohne allzu großen Zug in das Scrotum hinabzuführen, nachdem in diesem stumpf durch den Finger ein Lager für den Testis angelegt worden war. — Es bedarf keiner besonderen Betonung, daß der gespaltene Leistenkanal nach der Methode von Bassini wieder hergestellt wird.

Schwieriger ist es, den Hoden nach seiner Reposition *am Boden des Scrotums festzuhalten*. Nur in seltenen Fällen wird dies dadurch gelingen, daß man den Hoden dort durch percutane Nähte fixiert, meist werden die Gebilde des Samenstranges denselben *allmählich wieder nach oben ziehen*, diese ziehen den Fundus des Scrotums an der Nahtstelle *trichterförmig mit empor* und es genügt nicht, die lang gelassenen Fäden mit Heftpflaster am Oberschenkel zu befestigen (Lanz), mit Gewichten zu belasten oder das Scrotum an den Oberschenkel zu nähen (Kocher), um auf diesem Wege eine *allmähliche Dehnung der Elemente des Samenstranges durch Extension* herbeizuführen und die Retention des Hodens am Grunde des Scrotums zu gewährleisten. Auch das Verfahren Payrs genügt in diesen Fällen nicht, der nach Mobilisation des Hodens am Boden des Scrotums auf einer von oben her vordrängenden Kornzange ein Knopfloch schneidet, durch dieses von außen her eingehend das *Gubernaculum Hunteri* faßt, vorzieht und mit der kleinen Hautwunde vernäht.

Es ist eine große Zahl von Methoden angegeben worden, um auf *operativem Wege* den unter einer gewissen Spannung seines Funiculus stehenden Testis

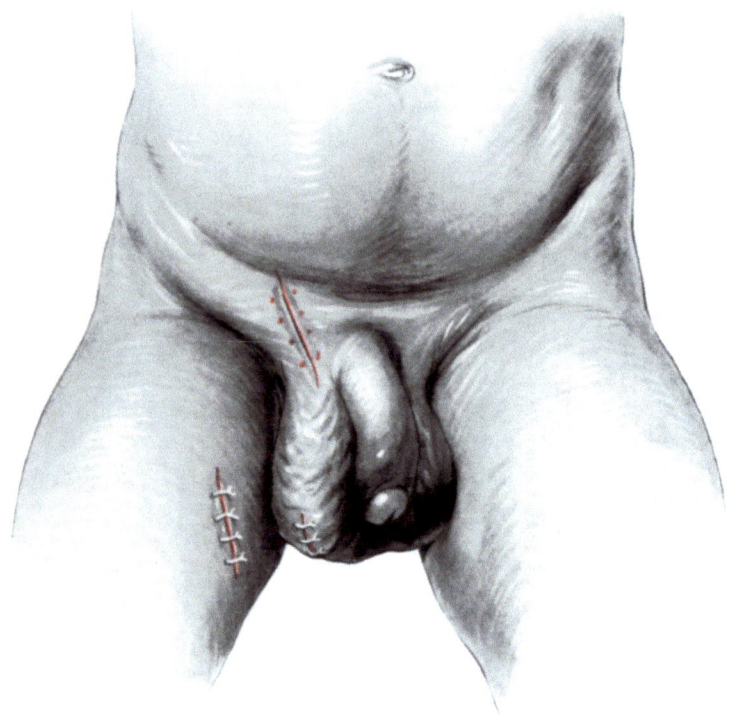

Abb. 15 c. Operation des Leistenhodens. (Nach Katzenstein-de Beule.)

an Ort und Stelle zurückzuhalten. Wir erwähnen nur die erprobten Verfahren, die als *typische* Operationsmethoden bezeichnet werden dürfen.

Am meisten verbreitet ist wohl das Verfahren von Katzenstein, von de Beule weiter ausgebaut, welches die zuerst von Hahn angegebene Methode zur Basis hat, der den Testis in eine Incisionsöffnung am Fundus scroti einnähte, übergranulieren und epithelialisieren ließ (Abb. 15). Der Hodensack wird nach Katzenstein-de Beule an seinem tiefsten Punkte durch eine kleine Incision eröffnet und durch diese der Hoden hervorgezogen und vor die Haut gelagert. Nun wird an der *Innenseite des entsprechenden Oberschenkels* etwa 5 cm unterhalb der Übergangsfalte vom Scrotum zum Oberschenkel ein 2—3 cm langer senkrechter Einschnitt *bis auf die Aponeurose* gemacht und in diesem mit zwei Seidennähten *der Hoden an die Aponeurose befestigt*. Die Wundränder des *Scrotalschlitzes* werden *mit der Oberschenkelhautwunde vernäht*, so daß der Hoden ganz von Haut bedeckt ist und nun *durch die Bewegungen des Beines die Elemente des Samenstranges allmählich gedehnt werden.* Nach etwa 6 Wochen wird dann *die Hautbrücke getrennt*, der Hoden von der Aponeurose gelöst und die kleinen Wunden werden geschlossen.

Wir pflegen uns für die Retention des in das Scrotum verlagerten Hodens eines Verfahrens zu bedienen, welches, von ganz anderen Richtlinien ausgehend, von WITZEL angegeben wurde und das sich auf den Methoden von MAUCLAIRE (I) und GERSUNY-HERMANN aufgebaut hat.

WITZEL verlagert den heruntergezogenen Hoden *in das Scrotalfach der gesunden* Seite (Abb. 16). Das Verfahren wird so durchgeführt, daß das Septum scroti zwischen zwei Klemmpinzetten incidiert wird, der Hoden der *gesunden* Seite wird in den Schlitz hereingedrängt und *seine Hüllen bis auf die Albuginea eröffnet.* Nun wird *die Albuginea des gesunden Hodens mit der des kryptorchischen durch einige feinen Seidennähte vereinigt* und *letzterer durch das Septum hindurch in das Scrotalfach der gesunden Seite hinein mitverlagert.* Der Septumschlitz wird bis auf die Durchtrittsstelle des Funiculus durch Nähte geschlossen. So übt der gesunde Hoden mit seinem Samenstrang eine dauernde *Extension* auf die Elemente des kryptorchischen Hodens aus.

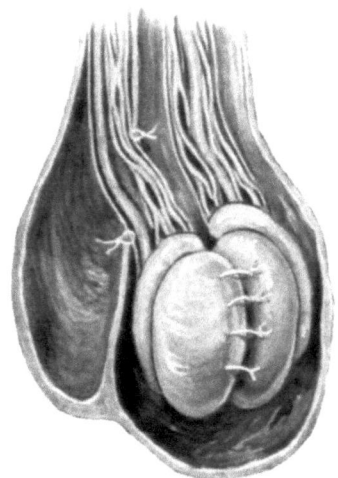

In ähnlicher Weise wurde bei *doppelseitigem* Kryptorchismus so vorgegangen, daß der *rechte Testis* in das *linke*, der *linke* in das *rechte Scrotalfach* verlagert wurde.

Die Methoden hatten ganz ausgezeichnete Resultate in einer großen Anzahl von Fällen durchweg zu verzeichnen.

Andere Verfahren wie das sog. II. von MAUCLAIRE angegebene, bei dem die Gefäße des Samenstranges, die das größte Hindernis für die Mobilisation des Hodens darstellen,

Abb. 16. Operation des Leistenhodens. (Nach GERSUNY-WITZEL.)

durchtrennt werden sollen, sind zu kompliziert, auch zu wenig sicher in ihren Erfolgen, als daß man sie zu den typischen Operationen zählen dürfte.

Die Operationen am Samenstrang.

Eingriffe am Ductus deferentialis werden, abgesehen von der Vasektomie, deren gelegentlich der Resektion der Epididymis gedacht wurde, vorgenommen, um *Medikamente in die Lichtung des Ductus zu therapeutischen Zwecken zu injizieren*: die *Vasotomie.* Soll eine solche Injektion mehrfach wiederholt werden, so kann man den vor die Wunde gezogenen Ductus deferentialis durch einen untergeschobenen kleinen Gazestreifen fixieren und vermag so ihn zur Wiederholung der Injektion leicht aufzusuchen. Ist das Verfahren beendet, so sinkt nach Entfernung des Gazestreifens das Vas in das Scrotum zurück und die kleine Wunde heilt per granulationem. In anderen Fällen besteht die Absicht, die *Kontinuität des Kanales aufzuheben.* Man führte diese Operation früher häufiger, heute nur noch selten aus, um bei Prostatahypertrophie eine *Atrophie der entsprechenden Prostatahälfte* herbeizuführen. Doch ist das Verfahren in jüngster Zeit wieder aktuell geworden durch den Gedankengang STEINACHS, der unter Aufhebung des Sekretabflusses aus den Hoden die Spermatogenese einschränken will, um so die innere Sekretion der Drüse für den Körper

18*

intensiver auszunutzen, derzufolge die Vitalität des ganzen Organismus gehoben werden soll.

Will man die Kontinuität des Ductus deferentialis *unterbrechen*, so wird der kleine Eingriff in lokaler Anästhesie vorgenommen. Auch ohne Durchtrennung der Haut gelingt es bereits, das Vas in den Geweben durch die Palpation zu differenzieren, so daß es unter *der* Stelle der Haut mit der Hand fixiert werden kann, an welcher im Bereiche des Scrotums die kleine Hautincision ausgeführt wird. Nach Eröffnung der Samenstranghüllen wird das Vas deferens aus seiner Nachbarschaft stumpf isoliert und vor die Wunde gelagert. Man soll sich nun nicht darauf verlassen, daß durch eine, auch doppelte Unterbindung die Durchgängigkeit des Kanales *dauernd aufgehoben* wird, eine Wegsamkeit tritt vielmehr unter diesen Verhältnissen später nicht selten wieder ein. Eine Sicherheit für die Unterbrechung des Kanales bietet lediglich die Durchtrennung bzw. die *Resektion des Duktus auf einige Zentimeter*, die entweder zwischen zwei Seidenligaturen oder nach zentraler Abbindung vorgenommen wird. Die kleine Wunde wird durch eine oder zwei Nähte geschlossen.

Die Operation der Varicocele.

Der *Krampfaderbruch* bedarf der operativen Behandlung nicht nur wegen der sehr unangenehmen Beschwerden, welche er dem Träger macht durch *ziehende Schmerzen*, die, vom Testis ausgehend, in die Gegend des Leistenkanales ausstrahlen, sondern auch wegen der *drohenden Gefahr der Atrophie*, welcher erfahrungsgemäß der Hoden der entsprechenden Seite nicht selten anheimfällt. Stets wird man die operative Beseitigung der Varicocele nur dann vornehmen, wenn es sich um Fälle mit einem *ausgesprochenen Befunde* handelt und niemals darf man versäumen, sich darüber zu vergewissern, daß die Venektasien des Plexus pampiniformis linkerseits nicht etwa das Symptom einer auf die Vena spermatica bzw. die Nierenvene drückenden und die Zirkulation in diesen Gefäßen behindernden *Tumors der linken Niere* sind. In diesem Falle würde die Operation der Varicocele selbstverständlich gänzlich zwecklos sein.

Die Operation der Varicocele wurde früher gemeinhin so ausgeführt, daß man die ektasierten Venen des Plexus pampiniformis im scrotalen Bereiche des Funiculus spermaticus nach Hautincision und Eröffnung seiner Hüllen aufsuchte, isolierte und unter Erhaltung einiger schwächerer Äste *unterband*.

Dieses Verfahren wird den *kausalen* Verhältnissen nicht durchaus gerecht. Narath war es, der zuerst den *erweiterten Leistenkanal* für die Entstehung der Varicocele *verantwortlich* machte und man bemerkt in der Tat sehr häufig ein gleichzeitiges Bestehen von Varicocele und Leistenbruch. Nach der Meinung Naraths begünstigt die Weite des Leistenkanals die Fortpflanzung des abdominellen Druckes bei Betätigung der Bauchpresse in die Venen des Samenstranges. Sein operatives Vorgehen besteht deshalb darin, den Funiculus spermaticus *im Leistenkanal* nach Spaltung der Fascie des M. obliquus externus freizulegen und seine Hüllen zu eröffnen (Abb. 17). Die Gefäße liegen dann sehr übersichtlich, so daß es leicht gelingt, die hauptsächlich ektasierten Venen zu isolieren und sie, unter Erhaltung einzelner kleinerer, für die Zirkulation notwendiger Bahnen zu *unterbinden*. Die Unterbindung führt man in 2—3 *Partien* aus derart, daß die proximale Ligatur *möglichst hoch* angelegt wird, die distale im Bereiche des Annulus inguinalis externus. Der zwischen beiden Ligaturen gelegene Abschnitt der Venen wird *reseziert*, um eine später eventuell wieder sich einstellende Durchgängigkeit sicher zu vermeiden, deren Eintreten sogar *dann* nicht ausgeschlossen zu sein scheint, wenn man nach Resektion des Mittelstückes nach Bennet die Stümpfe zu besserer Suspension des gewöhnlich ptotischen Hodens durch die Naht vereinigt. — Nach Resektion der Venen pflegt der zentrale Stumpf sich durch den Annulus inguinalis internus nach oben zurückzuziehen. Das präperitoneale Gewebe wird nun genau nach einer etwa bestehenden Hernie abgesucht und diese versorgt. Der Funiculus wird nach BASSINI verlagert. Schließlich wird empfohlen, den peripheren Venenstumpf *zur Suspension des Testis* an die Fascie des M. obliquus externus anzunähen. Schluß der Wunde in gewohnter Weise.

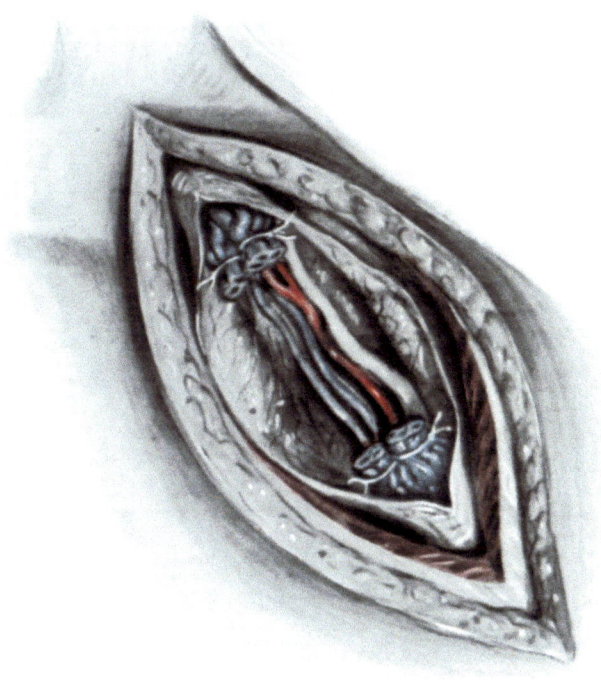

Abb. 17. Operation der Varicocele. (Nach NARATH.)

Die Operationen am Scrotum.

Die zarte fettarme Haut des Hodensackes eignet sich in vorzüglicher Weise als Material zur *Plastik freier Hautlappen* auf andere Körperteile, besonders auch zur Lidplastik usw. Die Entnahme der Lappen gestaltet sich unter Anspannung der Haut zwischen Klemmpinzetten sehr einfach unter regionärer Anästhesie durch rhombische Umspritzung des Halses des Scrotums. Man wird bei der Entnahme stets die große Neigung der Scrotalhaut zur *elastischen Schrumpfung* in Betracht ziehen müssen und die Größe der Lappen entsprechend berechnen. Der Defekt ist durch die Naht einfach zu schließen.

Auch bei der *Varicocelenbehandlung* hat man plastische Operationen am *Scrotum* vorgenommen. Zunächst in der Art, daß man nach *longitudinaler* Incision des Scrotums, von der aus man die ektasierten Venen des Plexus pampiniformis freilegte, isolierte, unterband und resezierte, diesen Einschnitt *quer* vernähte. Man wollte auf diese Weise eine *Hochhebung des ptotischen Hodens erreichen,* ein Vorgehen, welches wohl kaum in genügender Weise zum Ziele führen dürfte.

Besteht eine *übermäßige Länge des Hodensackes* und mit ihr eine starke Ptose der Hoden, die von einigen Autoren als Ursache der zumeist gleichzeitig bestehenden Varicocele angesehen wird, so geht man nach dem Vorgehen Königs so vor, daß ein großer Teil des *Scrotums reseziert* und auf diese Weise gewissermaßen ein *natürliches Suspensorium* gebildet wird (Abb. 18). Zu diesem Zwecke werden die Testes in den oberen Teil des Scrotums nach oben gedrängt und hier durch Anlegen von 1 oder 2 gebogenen Doyenschen federnden Intestinalklemmen, welche das Scrotum von rechts und links quer fassen, abgeklemmt. Proximal von diesen Klemmen vereinigt man die Haut der Vorder- und Hinterwand des Scrotums mit einigen durchgreifenden Matratzennähten, die Hoden

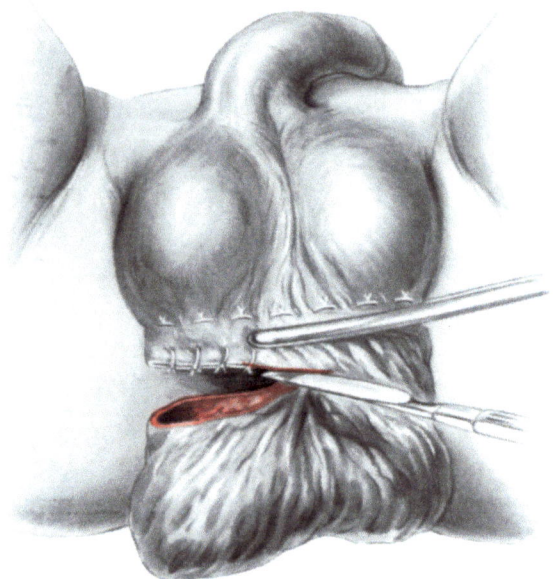

Abb. 18.   Resectio scroti.

werden dadurch in ihrer Lage gesichert und gleichzeitig eine Blutstillung ausgeübt. Nunmehr wird distal von den Klemmen der *überschüssige Scrotalabschnitt abgetrennt* und die Klemmen entfernt. Der stehenbleibende Anteil des Scrotums wird an den Ecken etwas abgerundet. Nach sehr sorgfältiger Stillung der Blutung aus den Schnittwunden wird jetzt die *vordere und hintere Scrotalwand durch fortlaufende überwändliche Naht miteinander vereinigt.*

Als Methode zur Verkleinerung eines übermäßig großen, den Träger behindernden Scrotums sehr gut, vermögen wir dem Verfahren als Eingriff zur Beseitigung der Beschwerden einer Varicocele durch Suspension der Testes vor den oben geschilderten Vorgehen der Resektion der ektasierten Venen im Leistenkanal einen Vorzug nicht zuzuerkennen.

Zu den typischen Operationen am Hodensack gehört endlich die *Verkleinerung des elephantiastisch veränderten Scrotums.* Die Elephantiasis vermag ihm ganz enorme Ausdehnung zu geben, so daß der Träger in höchstem Grade durch die Größe und Schwere des Hodensackes belästigt wird, auch in der Ausübung der geschlechtlichen Funktionen durchaus behindert ist.

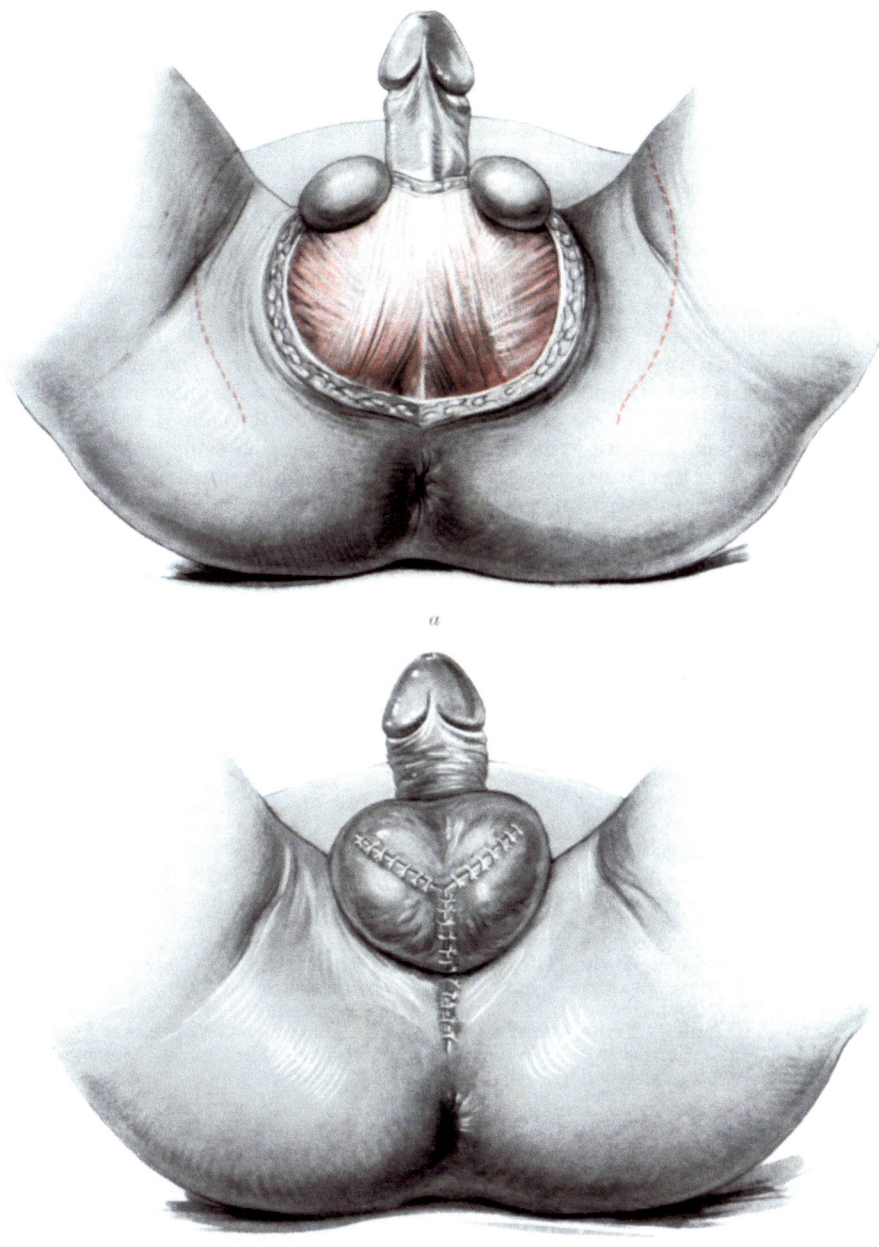

Abb. 19 a und b. Exstirpatio scroti bei Elephantiasis. (Nach SABOJA.)

Für die verkleinernde Resektion des Scrotums pflegt man dem Vorgange von SABOJA (Abb. 19) zu folgen. Es empfiehlt sich, den Kranken vor dem Eingriff *mehrere Tage lang Bettruhe mit hochgelagertem Scrotum einnehmen* zu lassen

Hierdurch pflegt die gestaute Lymphe zu großem Teile körperwärts abzufließen, das Unterhautzellgewebe verliert seine derbe Konsistenz und wird weicher, so daß nicht nur die Durchtrennung der Gewebe mit größerer Sicherheit erfolgt, sondern auch der Inhalt des Scrotums sich besser abtasten läßt.

Die Operation selbst wird in *Steinschnittlage* begonnen, die den besten Überblick gibt, zur späteren Nahtvereinigung müssen allerdings die Oberschenkel einander genähert werden. Eine leicht nach unten konvexe Incision verbindet die Stellen der äußeren Leistenringe miteinander, indem sie durch die Falte zwischen Penis und Scrotum hinzieht. Von den beiden Endpunkten dieses Schnittes aus wird je ein Hautschnitt in nach außen konvexem Bogen so nach hinten geführt, daß beide Incisionen sich etwa in der Mitte des Dammes treffen. Nun werden zunächst vom oberen Querschnitt aus die Hoden vorsichtig aus den serös durchtränkten Geweben herausisoliert und, in Kompressen eingehüllt, durch die Assistenz nach oben gehalten, dann wird der umschnittene Scrotalabschnitt mit seinem gallertartig veränderten bindegewebigen Inhalt von der oberflächlichen Dammfascie *scharf vollkommen abpräpariert*. Die sehr *bewegliche* Haut an der Innenseite des Oberschenkels unterhalb der genito-cruralen Falte macht es nun möglich, sie nach Unterminierung weit nach der Medianlinie herüber zu ziehen. Sollte dies nicht vollkommen ausführbar sein oder die Gewebsspannung eine zu große werden, so können die seitlich heranzuziehenden Hautpartien noch durch *Entspannungsschnitte* weiter mobilisiert werden, deren sekundäre Defekte man per granulationem heilen läßt. Es gelingt nun, nachdem man die Hoden in die Wunde zurückgelagert hat — eine häufig neben der Elephantiasis scroti vorhandene Hernie wäre vorher zu versorgen — den oberen Wundrand herabzuziehen und über den Hoden mit den Hautseitenlappen durch die Naht zu vereinigen, die einen Y-förmigen Verlauf erhält. Der Heilungsverlauf pflegt ein durchaus günstiger zu sein und könnte nur beeinträchtigt werden durch ein *Hämatom*, dessen Entstehung durch eine äußerst peinliche Blutstillung in der großen Wunde und Drainage derselben vorgebeugt werden muß.

Literatur.

Baetzner: Diagnostik der chirurgischen Nierenerkrankungen 1921. — Bardeleben-Haeckel: Atlas der topographischen Anatomie des Menschen. — Bier, Braun, Kümmell: Chirurgische Operationslehre. — Boeminghaus: Strikturen der Harnröhre. Ergebnisse d. Chirurg. u. Orthop. Bd. 17. — Corning: Lehrbuch der topographischen Anatomie. — v. Friscsh-Zuckerkandl: Handb. d. Urologie. — Guyon: Maladies des voies urinaires. — Hartmann: Chirurgie der Urogenitalorgane des Mannes. — Lejars: Dringliche Operationen. — Pelsleusden: Chirurgische Operationslehre. 4. Aufl. — Schmieden: Der chirurgische Operationskurs. — Tandler: Topographische Anatomie dringlicher Operationen. 2. Aufl. — Treves-Keith: Chirurgische Anatomie. — Voelcker-Wossidlo: Urologische Operationslehre. — Wildbolz: Lehrbuch d. Urologie. — Zondek: Die chirurgischen Erkrankungen der Nieren- und Harnleiter.

Pathologische Physiologie.

Pathologische Physiologie der Nierensekretion.

Von

C. R. SCHLAYER - Berlin.

Mit 4 Abbildungen.

Die pathologische Physiologie der Nierensekretion erstreckt sich einmal auf die *Änderung* der *Nierensekretion* unter pathologischen Einflüssen von seiten der *Niere selbst* und von seiten des *Gesamtorganismus*, dann aber auch auf die *Rückwirkung* der *gestörten Nierensekretion* auf den *Gesamtorganismus*. Im Vordergrunde des allgemeinen urologischen Interesses stehen naturgemäß die Veränderungen der Nierensekretion unter pathologischen Einflüssen von seiten der Niere selbst und die Rückwirkung ihrer Störung auf den Allgemeinorganismus, während die krankhaften Einwirkungen des Gesamtorganismus auf die Arbeit der Niere weit überwiegend dem Gebiet der gesamten inneren Medizin angehören und hier nur insoweit erörtert werden können und sollen, als sie für urologische Auffassungen von grundsätzlicher oder praktischer Wichtigkeit sind.

Die Anschauungen über Wesen und Deutung der pathologischen Veränderungen der Nierensekretion haben sich in den letzten Jahrzehnten immerhin erheblich verändert. Auch heute aber sind wir noch weit entfernt von einem klaren Verständnis der Zusammenhänge, so daß vielfach nur Vermutungen an Stelle von Gesichertem gegeben werden können. Ob sich viel ändern wird durch die neuen Anregungen, welche der Nierenphysiologie in Form der modernen Sekretionstheorie von CUSHNY zugeflossen sind, steht noch dahin. Er versucht zu trennen zwischen Sekretion und Resorption und der Ausscheidung von Körpern *mit* Sekretionsschwelle und denen *ohne* eine solche. Ebenso ist es nicht ausgeschlossen, daß die Anschauungen über die pathologische Physiologie der Nieren eine nachhaltige Beeinflussung durch die moderne physikalische Chemie erfahren, welche im Begriff zu stehen scheint, der Physiologie der Nieren teilweise neue Grundlagen zu geben. Bis jetzt sind allerdings für unser Thema noch nicht viel Früchte zu pflücken. Soweit diese Anschauungen in Betracht kommen, werden sie an Ort und Stelle zu erwähnen sein. Für heute bleibt kein anderer Weg für die Darstellung als der Versuch einer subjektiven Deutung. Seine Grundlagen entstammen im wesentlichen intern klinischen und experimentellen Beobachtungen, immerhin erweitert durch eine leidliche Anzahl von urologischen und urologisch-chirurgischen Betrachtungen. Natürlich wurde die Literatur der Urologie und urologischen Chirurgie soweit als irgend möglich berücksichtigt. Es bleibt jedoch auffallend, wie wenig in den letzten Jahrzehnten seit ALBARRAN, CASPER und RICHTER gerade von urologischer und urologisch-chirurgischer Seite auf diesem so wichtigen und schwierigen Gebiet der pathologischen Physiologie mitgearbeitet wurde. Dabei darf wohl ausdrücklich darauf hingewiesen werden, daß gerade die Urologie und noch mehr die urologische Chirurgie imstande sind, uns sehr Wertvolles aus ihren Beobachtungen auf diesem Gebiete zu geben und unsere Vorstellungen zu fördern. Haben sie doch eine Möglichkeit, deren Fehlen der inneren Medizin so oft die Beurteilung erschwert oder ganz unmöglich macht, nämlich den Vergleich der kranken mit der gesunden Niere unabhängig von extrarenalen Einflüssen. Dann die zweite so wesentliche Möglichkeit, Studien über kompensatorische Fähigkeiten der kranken Niere zu machen, ferner den Modus der Wiederherstellung ihrer gestörten Funktion, z. B. nach Prostatektomie zu verfolgen. Freilich wird sich die urologische Chirurgie nach meiner Auffassung mehr als bisher vom rein Anatomischen losmachen müssen. Dessen Beziehung zu der krankhaften Veränderung der Nierensekretion wird weiter unten zu erörtern sein.

A. Änderung der sekretorischen Tätigkeit der Niere durch pathologische Einflüsse.

Die Abgrenzung der Änderungen der Nierensekretion durch *intrarenale* Einflüsse gegenüber den extrarenalen ist für den internen Kliniker, wie eben angedeutet, nur unter sehr bedingten und umschriebenen Verhältnissen möglich, für den Urologen aber relativ leicht, da er es ja meist mit einseitigen Nierenerkrankungen zu tun hat. Die Änderung der sekretorischen Nierentätigkeit durch intrarenale pathologische Vorgänge verdient schon aus allgemein pathologisch-physiologischen Gesichtspunkten unsere besondere Aufmerksamkeit abgesehen davon, daß ihre Kenntnis praktisch oft von entscheidender Bedeutung ist.

Sie können zirkulatorische oder nur im Parenchym bedingte Gründe haben, resp. können sich beide kombinieren wie meist. Die zirkulatorischen, z. B. durch Embolie usw., sollen später bei den Beziehungen zwischen Kreislauf und Nieren besprochen werden. Die Abweichungen der sekretorischen Tätigkeit der Niere, welche hier zu behandeln sind, erstrecken sich auf körpereigene und körperfremde Stoffe.

I. Körpereigene Stoffe.

Die Zahl der körpereigenen Stoffe, welche die Niere passieren, ist sehr groß; jedoch spielt bis heute nur ein relativ kleiner Teil eine bedeutende Rolle in der Praxis wie in der pathologischen Physiologie. Nur von diesen soll hier die Rede sein, zumal da sie auch am besten erforscht sind. Besprechen wir die Veränderungen ihrer Ausscheidung im einzelnen, so erscheint es aus Gründen der Übersicht zweckmäßig, die Alteration der *Wasser*ausscheidung derjenigen der Elimination der *festen Substanzen,* sowohl in ihrer Gesamtheit wie bezüglich der einzelnen Substanzen, gegenüberzustellen. Dabei werden wir uns jedoch ganz klar darüber sein müssen, daß diese Trennung eine künstliche ist und daß an und für sich, wie sich sehr bald aus der weiteren Entwicklung ergeben wird, beide nicht trennbar sind, sondern immer im Zusammenhang betrachtet werden müssen. Anderseits ist die Ausscheidung des Wassers zweifellos in einigen wesentlichen Punkten von der der festen Körper zu unterscheiden. Das Wasser ist das Lösungsmittel sämtlicher festen Substanzen. Sein Excretionsmodus ist allem nach eben dadurch beeinflußt. Es muß also an allen Stellen, wo überhaupt Sekretion in der Niere stattfindet, gleichzeitig Wasser sezerniert werden. Ob es sich außerdem durch besondere Rückresorptionsfähigkeit von der Mehrzahl der festen Stoffe unterscheidet, ist eine Frage, die heute noch nicht sicher entschieden werden kann.

1. Urinwasser und seine Beziehung zur Elimination der festen Körper.

Die Veränderungen der Wasserausscheidung unter krankhaften Bedingungen von seiten der Niere sind die Polyurie, die Normal- resp. Pseudonormalurie, die Oligurie und die Anurie. Und zwar sind sie mit Absicht in dieser Reihenfolge aufgeführt. Zeigt sich doch durch die klinische und experimentelle Beobachtung mit aller Deutlichkeit, daß zwischen diesen einzelnen Formen der Wassersekretion unter pathologischen Bedingungen ganz bestimmte Beziehungen bestehen. Geht man diesen Beziehungen nach, so entwickelt sich nach meiner Meinung das Bild der Arbeit der geschädigten Niere gradatim ohne Zwang dem Verständnis auf eine Weise, die gleichzeitig eine gewisse Erklärung in sich schließt. Es soll nicht gesagt sein, daß dies die einzige Möglichkeit der Erklärung sei. Aber sicherlich gibt es heute keine andere, welche den Erscheinungen gerecht wird und einen verbindenden Faden zwischen den einzelnen Stadien zu geben vermag. Zudem halte ich es für erwünscht, durch diese Art der Darstellung die Aufmerksamkeit der Urologen auf diese Zusammenhänge hinzulenken, da sie nach meiner Meinung in der inneren Medizin zu wenig gewürdigt werden und auch nach der Art seines Materials dem Urologen näher liegen.

Der einfachste Weg scheint mir die Darstellung der Veränderungen der Wasserausscheidung in ihrer Beziehung zu den festen Körpern bei der akuten Schädigung der Niere im *Tierexperiment.* verglichen mit denen bei der *einseitigen Nierenerkrankung* und mit denen der *internen Nierenkrankheiten.*

Die leichte Schädigung der Niere hat im *Tierexperiment* zuerst Auftreten von *Polyurie* zur Folge. Diese Polyurie kann z. B. beim Hunde nach leichter Uranvergiftung so stark steigen, daß sie ganz den Eindruck eines Diabetes insipidus macht. Dabei ist bemerkenswerterweise die Konzentrationsfähigkeit solcher Nieren an sich durchaus nicht schlecht. Sie ist gewissermaßen nur verdeckt durch die bestehende Polyurie, welche natürlich den Urin dünn macht. Ja diese Polyurie kann sich sogar mit hoher Kochsalzkonzentration verbinden, z. B. beim Kaninchen. Mehrzufuhr von Kochsalz hat enorme Steigerung der Diurese zur Folge. Dabei wird die Zulage von Kochsalz selbst gut ausgeschieden. Wie schon erwähnt, sind hier extrarenale Einflüsse nicht absolut sicher auszuschließen.

In sehr viel günstigerer Lage ist die Urologie. Da ja dasselbe Blut beide Nieren speist, so vermag sie beim Vergleich der erkrankten Niere mit der gesunden extrarenale Einflüsse auf ein Minimum zurückzuführen resp. auszuscheiden. Auch Unterschiede der nervösen Einflüsse dürften hier, soweit sie vorhanden sind, vorwiegend auf die Erkrankung der Niere selbst zurückzuführen sein. Leider aber ist die Zahl verwertbarer Beobachtungen von urologischer oder urologisch-chirurgischer Seite einmal sehr gering und dann betreffen sie vor allem Fälle, die schon über diese ersten Anfänge hinaus vorgeschritten sind.

Die Fehlerquelle dieser Beobachtungen liegt mehr im Technischen. Es könnte eingewendet werden, daß der Ureterkatheterismus nicht erlaubt, die Urinmengen der beiden Seiten mit Zuverlässigkeit zu messen und zu vergleichen. Sicher ist dies richtig, aber einmal gibt schon die Beobachtung der Uretermündungen ein recht gutes Urteil über die Frage der Polyurie und dann ist ja auch die Konzentration des betreffenden Urins ein gewisser Vergleichsmaßstab hierfür.

Schon aus den vorliegenden Protokollen, vor allem ALBARRANS [1]) geht mit Sicherheit hervor, daß es eine ganze Reihe leichter Fälle von Tuberkulose der Niere gibt, bei denen die kranke Seite erheblich mehr an Wasser ausscheidet als die gesunde (z. B. Fall 73, 76 und 79 bei ALBARRAN, S. 536 und 537). Daß dies auch bei Pyelonephritiden der Fall ist, besonders solchen mit Stein, zeigt ALBARRANS Fall Nr. 10, 14, 15, 19. Aber hier wird der Einwand einer gewissen Retention möglich sein, ebenso noch viel mehr bei den Hydronephrosen, während

---

[1]) ALBARRAN: Explorat. d. fonct. renal 1903. Paris.

bei den zitierten Nierentuberkulosen zum mindesten davon nichts erwähnt wird. Das Wesentliche dieser Beobachtungen ist aber weiter, daß genau wie im Tierexperiment, bei diesen leichteren Erkrankungen außer der Polyurie auch eine durchaus gute Konzentration der ausgeschiedenen festen Substanzen zu finden ist, gemessen sowohl an Δ, wie an der Konzentration von Harnstoff und Kochsalz. Ja mitunter ist, ebenso wie im Tierexperiment, z. B. bei der Vinylaminnephritis die Konzentration auf der kranken Seite trotz der Polyurie gleich hoch wie auf der gesunden (Fall 79, beginnende Tuberkulose, bei Albarran).

Die Wasserausscheidung weicht nur insofern vom Tierexperiment ab, als in den wenigen von Albarran angeführten Fällen auf Wasser*zufuhr* eine Steigerung der Urinmenge wohl eintritt, aber meist geringer bleibt als auf der gesunden Seite (Beispiel Nr. 73 und 76) resp. sogar die Polyurie der kranken Seite auf. Wasserzufuhr sogar abnimmt. Die Konzentration von Δ sowohl wie von Kochsalz und Harnstoff variiert unter dem Einfluß der Wasserzufuhr noch deutlich, wenn auch weniger als auf der gesunden Seite. Aber es ist durchaus möglich, daß die Krankheitsfälle schon zuweit vorgeschritten waren und infolgedessen das eigentliche Stadium der Frühreaktion, das in jeder Einzelheit dem Tierexperiment entsprochen hätte, schon nicht mehr vorlag. Leider fehlen genügend genaue Protokolle, um für diese Frage etwas daraus entnehmen zu können. Unbedingt erforderlich erscheint mir vom pathologisch-physiologischen Standpunkt aus, daß hier reichliches Beobachtungsmaterial beigebracht wird, das nicht bloß die absoluten Werte, sondern auch die Reaktion der Wasserausscheidung, wie der Ausscheidung von Kochsalz und Stickstoff auf diuretische Eingriffe (Wasserzulage, Kochsalzzulage) usw. verfolgt. Auf diesem Weg muß sich feststellen lassen, ob die menschliche Niere ebenso wie die tierische auf bestimmte leichte Schädigungen mit einem polyurischen Stadium vom Typus der vasculären Hyposthenurie reagiert. Denn dies ist das einzige Stadium, für welches genügend zahlreiche und zuverlässige Unterlagen beim Menschen fehlen.

Im Experiment kommt es nicht selten, wie schon oben angeführt, zu einer sehr starken Steigerung dieser Polyurie und damit verbunden pflegt in solchen Fällen eine ebenso starke Fixation der Konzentration der ausgeschiedenen festen Substanzen zu sein. Ganz gleichartiges scheint sich auch beim Menschen zu finden. So zeigt bei Albarran ein Fall von einseitiger Tuberkulose mit kleinen Kavernen (Nr. 31) mehr als vierfache Urinmengen auf der kranken Seite, dabei nur auf die Hälfte erniedrigte Konzentration des Harnstoffs und eine nur um $^1/_4$ erniedrigte Konzentration des Kochsalzes. Freilich fehlt der Nachweis der Fixation der Konzentration, da keine Belastung vorgenommen wurde. Auch hier fehlt die nötige Ergänzung durch genauere Analyse solcher Fälle.

Die Weiterentwicklung verfolgt relativ einfache Linien, die aus den Studien von Albarran und Casper und Richter ja jedem Urologen geläufig sind. Hinsichtlich der Wasserausscheidung ist das nächste Stadium das der Abnahme der Polyurie, bis zu dem Grade, daß die Urinmenge der Norm resp. der gesunden Seite entspricht. Was aber diesen Zustand trotzdem als krankhaft kennzeichnet, ist das gleichzeitige Verhalten der Konzentration der festen Substanzen; sie werden in viel geringerer Konzentration ausgeschieden als normal; wir müssen infolgedessen von einer *Pseudo*normalurie sprechen. Die Krankhaftigkeit des Zustandes tritt noch stärker hervor auf diuretische Zulagen, insbesondere von Wasser. Während die gesunde Seite dabei ihre Urinmengen erhöht, vermag dies die kranke nicht mehr. Beispiele finden sich bei Albarran z. B. bei einer einseitigen Tuberkulose „mit diffuser Nephritis" (Zones farcies de tubercules, lesions étendues de néphrite diffuse (Fall 64), bei einer „granulösen" Tuberkulose mit kaseösen Herden und Perinephritis (Fall 60), bei einer Tuberkulose mit offener Kaverne und lipomatöser Periureteritis (Fall 41), endlich bei „renaler

Tuberkulose" (Fall 48). In allen Fällen handelt es sich also um wesentlich schwerere Veränderungen, als bei den oben zitierten Fällen mit Polyurie.

Und nun geht die Entwicklung den ja wohlbekannten Weg zur Oligurie, mit immer niederer werdender Konzentration auf der kranken Seite, bis zu dem typischen Bilde der einseitigen schweren diffusen Erkrankung der Niere; an sich schon oligurisch gegenüber der gesunden Seite, vermag sie auf Zufuhr von Wasser die Urinausscheidung nicht nennenswert zu erhöhen; in gleicher Richtung verläuft die Ausscheidung der festen Substanzen. Sie bleiben an sich schon meist zurück hinter der Konzentration auf der gesunden Seite, erst recht auf Zufuhr von Diuretica; die Oscillation der Konzentration ist gering, sie bewegt sich auf um so niedrigerem Niveau, je schwerer die Niere geschädigt ist, wie Abb. 1 zeigt.

Vergleichen wir diese altbekannten Beobachtungen der Urologie mit denen des Tierexperiments, so zeigt sich, soweit auf Grund des vorhandenen Materialse ein Urteil möglich, in den wesentlichen Entwicklungsstadien eine sehr weitgehende Übereinstimmung. Daraus geht zweierlei hervor, einmal daß die

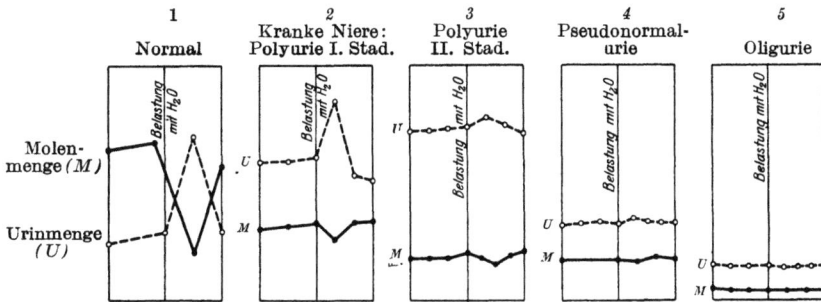

Abb. 1. Schematische Darstellung des Verlaufs der Funktionsänderung bei toxischem Reiz.

Funktionsbilder der akuten experimentellen Nierenschädigung, welche hier zur Basis dienten (Sublimat, Chrom, Aloin, Vinylamin), recht wenig von extrarenalen Momenten beeinflußt sein können, also ein geeignetes Objekt zum Studium pathologischer Nierenfunktion darstellen. Auf der anderen Seite aber ergibt sich, daß wir hier zweifellos bis zu einem gewissen Grade gesetzmäßige Entwicklungsstadien vor uns haben, welche die Antwort auf eine fortschreitende Schädigung von seiten der Niere selbst, und zwar auf Schädigungen bestimmter Art darstellen; daß nicht jede Schädigung dazu führt, wird weiter unten zu besprechen sein. Das ist von Bedeutung für die Erklärung des ganzen Entwicklungsganges und besonders seines Endbildes, wie wir noch sehen werden.

Von wesentlichem Interesse, pathologisch-physiologisch betrachtet, ist nun wiederum der Vergleich der menschlichen urologisch festgestellten und der tierexperimentellen Entwicklungsreihe der Sekretionsänderungen mit den bei den inneren doppelseitigen Nierenerkrankungen beobachteten. Die Unterschiede der Beobachtungen an sich sind bei bestimmten internen Nierenerkrankungen, den entzündlichen und den sog. arteriolo-sklerotischen, relativ gering. Was zunächst das Anfangsstadium der sekretorischen Veränderungen betrifft, das der Polyurie (Abb. 1, Nr. 2), so beobachtet die innere Klinik bei leichtesten Nephritiden ganz Analoges, und zwar sowohl im Beginn der Erkrankung, wie auch besonders häufig beim Abklingen einer schwereren Erkrankung. Dabei ist jedoch immer der Einwand möglich, daß es extrarenale Einflüsse seien, welche hier die Polyurie hervorrufen; so wird die Polyurie bei der abklingenden akuten Nephritis noch immer als „Ausschwemmungspolyurie" bezeichnet.

Die Analogie mit den Beobachtungen bei einseitiger Nierenerkrankung und im Tierexperiment läßt es ebenso wie klinische Erfahrungen (s. dazu Pathol. Physiologie, LÜDKE und SCHLAYER, S. 761) sehr viel wahrscheinlicher erscheinen, daß es sich auch hier um eine vorwiegend renale Erscheinung handelt. Ohne jeden Zwang aber fügt sich der Verlauf der sekretorischen Änderungen der Funktion bei der arteriolosklerotischen Erkrankung unserem Schema ein. Beobachtet man die maligne arteriolosklerotische Nephrocirrhose lange genug, so sehen wir das Verlaufsbild, das wir in Abb. 1 schematisch wiedergegeben haben, in geradezu typischer Weise sich unter unseren Augen entwickeln und ablaufen.

Also sowohl im Tierexperiment, wie auch bei den einseitigen urologischen Nierenerkrankungen wie bei bestimmten internen Nierenerkrankungen ist die Entwicklung der Sekretionsänderung unter pathologischem Einfluß einheitlich, so einheitlich, daß wir in der Tat von einer Gesetzmäßigkeit sprechen dürfen. Jedoch — und das ist gleichzeitig von großer Bedeutung für das Verständnis dieser Entwicklung — sowohl im Tierexperiment, wie bei den einseitigen Nieren-erkrankungen, wie bei den internen Nierenerkrankungen finden wir sie keineswegs immer, sondern nur unter ganz bestimmten Verhältnissen. Im Tierexperiment macht die Cantharidin- und Arsenvergiftung diesen Typ nicht durch, bei den einseitigen Nierenerkrankungen das Carcinom und das Hypernephrom nicht, dagegen vorzugsweise die Tuberkulose und die Hydronephrose; bei den in-ternen Nierenerkrankungen, wie schon erwähnt, bestimmte Gruppen von Nephri-tiden und die arteriolosklerotischen Erkrankungen; dagegen nicht die sog. Nephrosen und die perakuten schweren Nephritiden.

Es kann also nicht die anatomische Erkrankung der Niere an sich sein, welche sie zu dieser Veränderung der Sekretion bringt, sondern vielleicht eher die *Art* der anatomischen Veränderung. Es liegt sehr nahe, daran zu denken, daß es die entzündlichen Vorgänge in der Niere seien, welche diese Art von Ablauf bedingen. Dem steht gegenüber einmal, daß unter den experimentellen Nierenschädigungen gerade denjenigen, welche am stärksten in der geschilderten Weise auf die Niere einwirken, von pathologisch-anatomischer Seite die Qualität, entzündlich zu sein, abgestritten wird, sie werden als „tubulär" oder „degenera-tiv" bezeichnet. Allerdings steht ASCHOFF auf dem entgegengesetzten Stand-punkt, und die pharmakologische Untersuchung zeigt nach meiner Meinung ebenfalls einwandfrei, daß nicht nur die Tubuli, sondern auch das Nieren-gefäßsystem an der Erkrankung beteiligt ist[1]. Anderseits weisen die septischen Erkrankungen der Niere, welche doch ausgesprochen entzündlichen Charakter tragen, sehr oft diesen Ablauf nicht auf, sondern ganz andersartige oder normale Sekretionsverhältnisse. Endlich können die arteriolosklerotischen Nierenverände-rungen, wenigstens nach der heutigen Auffassung der Mehrzahl der Pathologen, nicht als entzündlich beeinflußt betrachtet werden. Man könnte also höchstens die Dinge so zusammenfassen, daß man sagt, alle mit Gefäßveränderungen ein-hergehenden Nierenveränderungen führen zu diesem Typus der Sekretion.

Es unterliegt keinem Zweifel, daß auch dies nicht zutrifft, denn z. B. hat Amyloid nie oder selten diesen Ausscheidungstypus. So können wir also heute eine klare einheitlich *anatomische* Ursache für das Auftreten dieser Ver-änderung der Nierenarbeit nicht angeben. Wir werden also vom rein Morpho-logischen resp. auch von der Art des Anatomischen insofern absehen müssen, als wir uns fragen müssen, ob nicht vielmehr allen diesen Erkrankungsarten der Niere, welche in genau gleicher Weise — ob experimentell erzeugt, ob ein-seitige Erkrankung, ob doppelseitige internistische Erkrankung — zu diesem

---

[1] Auf die Frage der FAHRschen „Glomerulonephrose" muß an anderem Orte ein-gegangen werden.

pathologischen Typus führen, eine allen gemeinsam funktionelle Beeinflussung der Niere innewohnt, im Sinne eines toxischen Reizes.

Das Tierexperiment kann immerhin einiges zu dieser Frage sagen: Es zeigt, daß in dem für die ganze Beurteilung besonders wesentlichen polyurischen Anfangsstadium eine starke Steigerung der plethysmographischen Ausschläge, sowohl auf vasocontractile (Adrenalin usw.) wie auf vasodilatatorische Reize (Diuretica) eintritt. Daraus geht hervor, daß dabei eine erhöhte Anspruchsbereitschaft d e r Nierenteile eintritt, welche den plethysmographischen Ausschlag hauptsächlich bestimmen, des Nierengefäßsystems. Darauf weist auch die weitere Feststellung hin, daß Digitalis in diesem Stadium starke Diurese hervorruft (HEDINGER), während es bei der normalen Niere nur geringen diuretischen Erfolg hat, und endlich die weitere Tatsache, daß Coffein hier in nicht toxischen Gaben anstatt der sonst eintretenden starken Vasodilatation starke Konstriktion hervorrief, was es sonst nur in toxischen Dosen tut. Direkte Durchströmungsmessungen von ERICH SCHMIDT, Tübingen[1]), haben die An-schauung bestätigt, daß es sich in diesem Stadium um einen sehr schnellen und ausgiebigen Reaktionsablauf an den Gefäßen handelt; so daß damit auch die Einwände dahinfallen, die so oft gegen diese Resultate wegen der verwendeten Methode der Plethysmographie geltend gemacht wurden. Dementsprechend deutete ich diesen Zustand als eine Über-erregbarkeit der Nierengefäße unter toxischem Reiz und nannte ihn „vasculäre Hypo-sthenurie"[2]) und war mir dabei ganz klar, daß sehr wahrscheinlich hier nicht nur die Nieren-gefäße, sondern das ganze Nierenparenchym sich in einem erhöhten Erregbarkeitszustand befindet[3]). Daher denn auch die manchmal so auffallende Beobachtung, daß trotz der Polyurie auf der kranken Seite die Konzentration gleich hoch ist wie auf der gesunden.

Betrachtet man, wie ich, die Tubuli als die Hauptsekretionsorte der festen Substanzen, so wird verständlich, warum hier die Konzentration und die Eliminationsfähigkeit von festen Substanzen noch recht gut ist; das zweite Stadium, das der Polyurie ohne Reaktion auf Trinken, ließe sich durch Zunahme des diuretischen Zwangs an den Gefäßen mit oder ohne gleichzeitige fortschreitende Schädigung der Tubuli erklären. Im dritten Stadium, dem der Pseudonormalurie findet sich im Tierexperiment Abnahme der plethysmographi-schen Reaktion auf das etwa normale Maß; gleichzeitig ist die Zerstörung der Tubuli schon ziemlich weit vorgeschritten, so daß die Elimination der festen Substanzen darunter Not leiden muß; im letzten Stadium endlich, dem der Oligurie, sind die plethysmographi-schen Ausschläge nur noch sehr gering, sowohl die dilatatorischen wie die contractilen, als Zeichen der schweren Beeinträchtigung des Gefäßsystems (bestätigt durch direkte Durchströmungsmessungen von SCHMIDT, s. oben) und die Tubuli sind sehr weitgehend zerstört. Daß unter solchen Bedingungen die Wasserdiurese nur noch sehr klein und die Elimination der festen Substanzen unter ein Minimum gesunken ist, ist begreiflich.

Das Tierexperiment würde also die Aufeinanderfolge von Polyurie mit guter Konzentration, von Polyurie mit Abnahme der Mehrleistung auf diuretischen Antrieb, von Pseudonormalurie und Oligurie erklären aus einem Ineinander-übergehen von anfänglichem Reiz zu funktionellen Lähmung unter der Ein-wirkung des Giftes, ein Vorgang, der uns aus anderen biologischen Erfahrungen ja etwas ganz Geläufiges darstellt. Es würde das analoge Verhalten der festen Substanzen, anfänglich normale, ja manchmal Mehr-Sekretion, langsames Ab-sinken bis beinahe zum Nullpunkt, erklären aus einer gleichartigen Wirkung an den sekretorischen Hauptelementen für die festen Substanzen. Dabei soll von allen topischen Lokalisationen zunächst mit voller Absicht abgesehen werden, sondern nur dieser Grundgedanke in den Vordergrund gestellt werden. Damit würde uns einmal die gesetzmäßige Aufeinanderfolge und die innere Verbin-dung von Polyurie, Pseudonormalurie, Oligurie und Anurie bei dieser Art von Sekretionsstörung ohne weiteres ebenso verständlich, wie die bei der Ausschei-dung der festen Substanzen (in toto betrachtet) gemachten Beobachtungen.

---

[1]) SCHMIDT, E.: Arch f. exp. Pathol. u. Pharmakol. 1923.

[2]) Faßt man das Wort Hyposthenurie als pathologische Abnahme des Unterschieds zwischen Konzentration des Harnes und der „Körpersäfte" als eine Schwäche der Nieren-elimination auf (v. KORANYI: Krankheiten der Harnorgane, diagnostische und thera-peutische Irrtümer. 2. Aufl. S. 1, Leipzig: Gg. Thieme 1922), so wird hier in der Tat nicht von einer echten Hyposthenurie gesprochen werden können; andererseits spricht das Wort selbst nach seiner Zusammensetzung von nichts weiter als von einer Herabsetzung der Konzentration des Urins, und zwar als einer länger dauernden Erscheinung. In diesem Sinn sei es hier angewandt.

[3]) Dtsch. Arch. f. klin. Med. Bd. 98, S. 77. 1909.

Es ließe sich ferner verstehen, was sonst dem Verständnis so große Schwierigkeit bereitet, warum diese Art von Änderung der Nierentätigkeit nicht immer auftritt, und daß die Beziehung zwischen dieser Art der Sekretionsänderung der Niere und dem anatomischen Zustand der Niere so lose sind. A priori wird sie nur da zu erwarten sein, wo ein toxischer, progressiver Reiz auf die Niere wirkt; es wird weiter einigermaßen dem Verständnis zugänglicher, warum sie selbst bei ein und derselben anatomischen Art von Erkrankung, z. B. Tuberkulose, keineswegs immer auftritt, und endlich warum keineswegs immer eine direkte Proportion zwischen Schädigung und der Art der Arbeit der kranken Niere besteht. In all diesen Fällen hängt es nach unserer Deutung davon ab, nicht in welchem anatomischen Zustand sich die Niere befindet, sondern welche biologischen Einflüsse von dieser Schädigung aus auf das Parenchym der Niere wirken.

Gerade diese eben angeführten Erfahrungen lassen es ganz unmöglich erscheinen, die Deutung anderswo als in biologischen, morphologisch nicht faßbaren Momenten zu suchen. Diese Anschauung, die ich auf Grund experimenteller und klinischer Beobachtungen seit Jahren vertrete, hat trotzdem noch keine allgemeinere Aufnahme gefunden, allerdings auch keine Widerlegung. Andere Deutungen, welche die zu erklärenden Beobachtungen, wie sie oben aufgeführt wurden, in einer befriedigenden Weise verständlich machen könnten, sind bis jetzt in der Literatur nicht gegeben worden. Daß es aber nicht bloß theoretische Fragen von großer Bedeutung sind, welche hierbei zur Erörterung stehen, sondern auch praktisch grundlegende Probleme, wird sich aus den späteren Ausführungen (Beziehungen zwischen anatomischem Verhalten und Funktion auf S. 305) ergeben.

Einer der Hauptgründe, weshalb die Mehrzahl der Autoren zögert, diese unsere Deutung anzunehmen, ist neben dem zweifellos noch fehlenden weiteren Ausbau der experimentellen Unterlagen vor allem unsere, von der üblichen so weit abweichende Deutung der *Polyurie*, welche wir in den beiden Anfangsstadien beobachten. Polyurie bedeutet noch immer für fast alle Kliniker und Pathologen eine *Verbesserung* der Nierenleistung. Das geht klar hervor aus den Versuchen, pathologische Polyurien zu deuten: sie werden auch da, wo sie unter ausgesprochen krankhaften Verhältnissen auftreten, noch als gesteigerte Leistung aufgefaßt, daher der Ausdruck „Ausschwemmungspolyurie", „kompensatorische Polyurie". Über die erstere haben wir uns bereits oben ausgesprochen. Über die zweite sind hier noch einige Worte erforderlich. Kompensatorische Polyurie nennt der innere Mediziner jene Polyurien, welche in den fortgeschrittenen Stadien der Schrumpfniere zwangsläufig auftreten. Er verbindet damit die Vorstellung, daß diese Polyurien den Zweck haben, die Unfähigkeit der Niere zur Elimination von festen Substanzen in hochkonzentrierter Form zu kompensieren durch Mehrausscheidung von Wasser, wobei naturgemäß auch die Gesamtmenge der ausgeschiedenen festen Substanzen steigt, selbst wenn die Konzentration relativ niedrig ist. Für jeden erfahrenen Nierenpathologen steht dieser durch keine Unterlagen bewiesenen Vorstellung vor allem entgegen, daß jene Polyurien schon zu einer Zeit einsetzen, wo die Fähigkeit zur Konzentration noch eine relativ gute ist, so daß zur Aufrechterhaltung des Stoffwechselgleichgewichts die Polyurie gar nicht erforderlich wäre. Auch hier ist es also die Nichtberücksichtigung der Frühstadien der Genese, welche die falsche Deutung der Polyurie hervorgerufen hat. Charakteristisch ist es auch, daß in diesen Frühstadien die Polyuriebereitschaft nicht durch eine Zulage *der* Substanz, die relativ frühzeitig und zuerst retiniert wird, des Harnstoffs, hervorzurufen ist, sondern in ausgesprochener Weise durch eine Zulage von Kochsalz, dabei kann dieses hier noch immer sehr gut, absolut und prozentual, auch ohne Polyurie ausgeschieden werden. Die von vielen Seiten noch immer gesuchte Beziehung dieser Polyurien zum Blutdruck, also die Annahme, daß der erhöhte Blutdruck sie hervorrufe, wird heute von fast allen internen Klinikern abgelehnt (darüber siehe Blutdruck auf S. 319).

Können wir so die bisherige Deutung für diese Art der Polyurie, als einer zweckmäßigen resp. mechanisch bedingten Einrichtung im Sinne einer Mehrleistung der Niere nicht anerkennen, so bleibt uns die Aufgabe, nachzuweisen, daß es überhaupt Polyurien gibt, die tatsächlich nicht als Mehrleistung aufgefaßt werden können, sondern Ausdruck der Schädigung sind; mit anderen Worten, daß die Niere auf eine ausgesprochene Schädigung mit Polyurie reagieren kann.

Es ist uns in der Tat gelungen, nach unserer Meinung den Beweis dafür zu erbringen, daß es solche Polyurien gibt: Novasurol, das bekannte organische Hg-Präparat erzeugt eine sehr starke Polyurie, und zwar auch bei gesunden Menschen. Bei dieser Polyurie wird auch das Kochsalz in stark vermehrten Mengen ausgeschieden. Dagegen leidet nicht nur die Ausscheidung einer Reihe von körperfremden Substanzen, die wegen der Konstanz ihrer Ausscheidung als Nierenprüfungsmittel benützt werden, wie Milchzucker, Jod und Phenolphthalein, und zwar sehr erheblich und übereinstimmend; auch die Ausscheidung des Harnstoffs bleibt von der riesigen Polyurie völlig unberührt, ja kann verschlechtert werden, so daß die AMBARDsche Konstante teilweise erheblich ansteigt. Die Ursache dieser Verschlechterung im einzelnen wird später bei den körperfremden Stoffen zu besprechen sein. Das Quecksilber, dessen diuretische Eigenschaften in Form des Kalomels ja längst ebenso bekannt sind wie seine nephrotoxischen (Kalomel und Sublimat) macht also eine Polyurie, die nur für Wasser und Kochsalz eine Mehrförderung, für die anderen geprüften Substanzen dagegen eine Verschlechterung der Ausscheidung zur Folge hat.

Wir erblicken darin eine Reizpolyurie infolge Schädigung. Danach müssen wir auch bei der Polyurie, ebenso wie wir es bei der Oligurie längst gewohnt sind, eine physiologische und eine pathologische Form unterscheiden, eine Tatsache, die mir für die Urologie von ebenso erheblicher Bedeutung scheint wie für die interne Medizin.

Ob eine andere Polyurieform, die dem Urologen vertrauter ist als dem inneren Kliniker, zu dieser Art von Polyurie mitzuzählen ist, steht noch dahin; die *Rückstauungspolyurie*. Es ist eine der bemerkenswertesten Tatsachen der pathologischen Physiologie der Niere, daß Behinderung des Abflusses des Urins, wenn sie nicht total ist, zu einer ausgesprochenen Polyurie führt. Dies ist um so auffallender, als es nicht gerade zweckmäßig erscheint, in solcher Situation die Behinderung des Abflusses durch Mehrsekretion noch zu erschweren, wenn man die Dinge teleologisch betrachten will; außerdem tritt diese Erscheinung nur ein, wenn das Abflußhindernis nicht zu groß ist, der Druck in den Harnwegen also nicht über 60 mm steigt. Daß gleichzeitig die festen Substanzen auf der betreffenden Seite erniedrigt erscheinen, ist bei der Polyurie verständlich. Es kann sich aber dabei nicht nur um eine einfache Verdünnungswirkung handeln, denn bei doppelseitiger Stauung wird der Urin auf beiden Seiten so arm an festen Substanzen, daß Retention von solchen im Blut auftritt, und wie bekannt, z. B. bei der Prostatahypertrophie, sogar ausgesprochene Urämie eintreten kann. Gleichzeitig ist dieser Urin in seiner Zusammensetzung hinsichtlich der festen Substanzen ganz analog dem des Finalstadiums der schweren chronischen Nierenerkrankungen, d. h. von niederer Konzentration, die in allen Einzelportionen gleich niedrig erscheint. Diese Erscheinung ließe sich, unbefangen betrachtet, an sich ohne Schwierigkeit erklären, wenn man annimmt, daß unter der Rückstauung eine erhöhte Rückresorption im Nierenbecken eintritt. Die große Resorptionsfähigkeit des Nierenbeckens schon im physiologischen Zustand ist uns ja wohl bekannt. Es erscheint möglich, zu untersuchen, ob dieser Weg der Erklärung zutrifft, z. B. durch erhöhte Belastung, evtl. mit Harnstoff usw. von der Blase aus bei Prostatikern mit Rückstauung. Damit würde auch verständlich, daß solche Nieren nach Beseitigung des Abflußhindernisses mitunter allem nach so überraschend schnell ihre Konzentrationsfähigkeit wiedergewinnen, es sei denn, daß durch Stärke und Dauer der Rückstauung schon eine Druckatrophie des Nierengewebes zustande gekommen ist. Aber ungeklärt bleibt unter allen Umständen die Polyurie. Vorstellungen, welche geeignet wären, die Beobachtungen zu decken, sind bis jetzt noch nicht entwickelt.

Auch hier ist ganz sicher, daß es sich nicht um anatomisch faßbare Grundlagen handeln kann, sondern um ein in seinem Wesen völlig unklares funktionelles Moment; von ihm wissen wir nur, daß es durch die Stauung provoziert wird, und weiter, daß es — ebenso wie die von uns als Reizpolyurie aufgefaßte Anfangspolyurie bei entzündlichen usw. Nierenerkrankungen — durchaus nicht auftreten *muß* trotz vorhandener anatomischer Voraussetzung, z. B. Hydronephrose; dafür führen Albarran und Baetzner Beweise an. Das erschwert die Deutung naturgemäß noch mehr, wenn man sich nicht eben auch mit dem Gedanken einer Reizwirkung zufrieden geben will. Diese hat aber gerade hier mannigfache Bedenken; denn es liegt doch näher, entweder an eine Rückwirkung auf das Nierenbecken und dessen nervöse Elemente zu denken oder an einen Vorgang, der die Rückresorption lähmt, wenn man zu den Anhängern der Rückresorptionstheorie zählt. Am wahrscheinlichsten erscheint eine nervöse Rückwirkung vom Nierenbecken aus, aber diese erklärt anderseits wieder die weittragende Sekretionsstörung der festen Substanzen nicht hinreichend. So wird gerade von urologischer Seite noch alles zur Aufklärung dieses merkwürdigen Zustandes getan werden müssen; zumal seine Rückbildung, ihre Schnelligkeit usw. nach Beseitigung der Stauungswirkung bedarf noch eingehender Studien.

Dieser Art von Polyurie steht vielleicht genetisch nahe die Polyurie bei Pyelitis *ohne* Stauung, die von mehreren Seiten geleugnet wird, nach meiner Meinung zu Unrecht. Allerdings ist diese Polyurie besonders ausgeprägt bei den chronischen doppelseitigen Pyelitiden; daß immer eine Beteiligung des Nierenparenchyms in nennenswertem Umfange nötig sei, um diese Polyurie hervorzurufen, scheint mir nach meinen Beobachtungen nicht der Fall zu sein. Naturgemäß liegt es hier am nächsten, eine toxische Reizwirkung auf diejenigen Apparate anzunehmen, welche vom Nierenbecken aus Oligurie und Polyurie zu erzeugen vermögen. Die praktische Erfahrung legt dem Urologen ja jeden Tag sehr nahe, daß solche vorhanden sein müssen. Ob sie in den Markkegeln, wie vermutet (Baetzner), sitzen, oder ob sie in den Innervationsverhältnissen des Nierenbeckens zu suchen sind, steht noch völlig dahin. Man könnte auf Grund der Westenhöferschen Feststellungen daran denken, daß unter dem Einfluß der entzündlichen Veränderung des Nierenbeckens eine verstärkte „Melktätigkeit" der Nierenkelche stattfindet.

Wie wir sehen, enthält das Gebiet der Polyurien ein auffallend großes Maß von Unsicherheit über die letzten Ursachen, das wohl in erster Linie mit der oben erwähnten bisherigen falschen Vorstellung über das Wesen der pathologischen Polyurien zusammenhängt.

Einigermaßen einfacher ist demgegenüber das Gebiet der *Oligurien.* Auch hier seien zuerst die *Beziehungen* der Oligurie zu *der Ausscheidung der festen Substanzen* im ganzen erörtert, zumal da sie hier von fast noch wesentlicherer Bedeutung für die Auffassung einer Oligurie sind als bei den Polyurien. Der Internist zumal hat zwei in dieser Hinsicht deutlich zu trennende Arten von pathologischer Oligurie zu unterscheiden. Die eine Art geht einher mit sehr geringem Gehalt an festen Substanzen trotz der Oligurie, während doch sonst Oligurie mit Steigerung der Konzentration an festen Substanzen verbunden zu sein pflegt, und zwar ist diese niedrige Konzentration *fixiert*, d. h. sie bleibt in allen Portionen annähernd gleich hoch. Hierüber wird im einzelnen noch später bei den festen Substanzen zu sprechen sein. Sie ist *die* Form der Oligurie, welche dem Urologen bei einseitiger Erkrankung der Niere etwas Geläufiges und Häufiges ist. Sie entspricht dem Stadium 4 in unserer Abb. 1 und ihre Deutung ergibt sich daraus von selbst; sie zeigt eine hochgradige Funktionsbeeinträchtigung der Niere an; sie findet sich in genau gleicher Weise im Tierexperiment und in den Finalstadien interner Nierenkrankheiten, zumal bei langsamerem Verlauf.

Ihr gegenüber steht eine andere Art von Oligurie, die nicht sehr häufig ist, dabei besteht ebenfalls eine Fixation der Konzentration der festen Stoffe in den Einzelportionen, aber die Konzentration selbst ist hoch, ja mitunter ganz auffallend hoch, über 1020—1030 sogar. Dabei ist bemerkenswert, daß diese hohe Konzentration sich der innerhalb des Rahmens der Oligurie wechselnden Urinmenge nicht anpaßt, also eine wirkliche Verdünnungsunfähigkeit besteht. In diesem Fall findet sich meist eine große Albumenmenge im Urin, jedoch nicht immer; da das Albumen das spezifische Gewicht stark erhöht, so genügt dessen Bestimmung nicht; es wird im Einzelfall erst noch auf anderen Wegen zu ermitteln sein, ob wirklich die festen Substanzen in so hoher Konzentration ausgeschieden werden und welche. Darauf sei deshalb hingewiesen, weil diese Art von Oligurie besonderes pathologisch-physiologisches Interesse bietet und darum ihre einwandfreie Feststellung vonnöten ist.

Von dem uns sonst geläufigen Standpunkt aus ist es doch eine mehr als auffallende Tatsache, daß eine kranke Niere fähig sein soll zu einer so hohen Konzentration der festen Substanzen. Gab es doch sogar eine Periode, in welcher die Höhe der Konzentrationsfähigkeit einer Niere direkt als Maß für ihre Intaktheit betrachtet wurde, ja diese Anschauung ist noch heute recht vielfach verbreitet. Um so auffallender ist diese hohe Konzentration hier, als sie mit Oligurie verbunden ist, die wir doch sonst ebenfalls als Zeichen einer schweren Nierenschädigung bei gleichzeitiger reichlicher Eiweiß- und Zylinderausscheidung zu betrachten pflegen.

Nun findet sich diese Art von Oligurie vorzugsweise bei akuten Nephritiden und bei sogenannten Nephrosen, zumal im Beginn; sie sind dabei sehr oft, allerdings nicht immer mit Ödem verbunden. Infolgedessen liegt es sehr nahe, sie als eine extrarenale Erscheinung zu betrachten: Abfluß des Wassers in die ödematösen Gewebe, daher Oligurie und infolgedessen hohe Konzentration der festen Substanzen. Dem stehen entgegen die Tatsache der starken Albuminurie und Cylindrurie und außerdem einer der entscheidenden Gesichtspunkte für eine Mitbeteiligung der Niere, nämlich die Tatsache, daß dabei häufig im Blute eine Kochsalzstauung nachweisbar ist, während das NaCl im Urin — entgegen den anderen festen Stoffen — in sehr niedriger Konzentration ausgeschieden wird. Darin müssen unter allen Umständen Hinweise auf eine Mitbeteiligung der Nieren erblickt werden, wenigstens für unsere heutige Deutung; diese für die ganze Auffassung von der Arbeitsweise der kranken Niere so wesentliche Frage könnte mit Leichtigkeit von der Urologie entschieden werden, da extrarenale Ablenkung für sie bei den einseitigen Erkrankungen nicht oder nur in einem Grade gilt, der für diese Frage nicht ins Gewicht fällt. Leider aber scheint es diese Form der Ausscheidung bei einseitiger Nierenerkrankung nur selten zu geben, wenigstens kann ich sie in der Literatur nicht in einwandfreier Weise finden. Es wäre von erheblicher Bedeutung, festgestellt zu wissen, ob und bei welchen einseitigen Erkrankungen sie sich findet, und deshalb habe ich ausführlich darauf hingewiesen.

Was hier schon im einzelnen zutage tritt, gilt auch für die Oligurie ganz allgemein; es ist für den Internen oft sehr schwer, eine Oligurie mit Sicherheit auf die Niere zurückzuführen. Sehr oft kommt die Möglichkeit gleichzeitiger extrarenaler Einwirkungen ins Spiel; ja häufig, zumal heutzutage, wird von vielen Seiten behauptet, bisher als rein renal angesehene Oligurien seien rein extrarenal. Für den Urologen treffen dieselben Erwägungen bei den doppelseitigen Erkrankungen zu und machen ihm das Urteil nicht leicht; bei den einseitigen dagegen liegen die Dinge viel einfacher.

Die rein renal bedingte Oligurie kann bedingt sein entweder durch starke Änderung der Durchblutung oder schwere Veränderung des sekretorischen Parenchyms resp. beider oder mechanische Retention des Urins oder endlich nervöse Einflüsse. Über diese letzteren wird an anderer Stelle gesprochen. Die Stauungsretention wurde in ihren Folgen für die Sekretion der Niere bereits oben behandelt.

Änderungen der Durchblutung können abgesehen von nervös vasomotorischen Einflüssen durch schwere Erkrankung resp. Verlegung der Gefäße hervorgerufen werden.

Über die Wirkung der mechanischen Verlegung der Blutbahn siehe Kreislauf (S. 316).

Die Erkrankung des Nierengefäßsystems selbst führt auf zwei Wegen zur Oligurie: Einmal durch Erkrankung der Glomeruli; daß sie Oligurie macht, ist verständlich, es ist jedoch sehr unwahrscheinlich, daß nur die Glomeruli erkrankt sind; in den meisten Fällen, zumal toxischer Art, dürfte auch das übrige Gefäßsystem, insbesondere die feineren Arteriolen, mitbeteiligt sein. Darauf weisen auch die Untersuchungen RICKERS hin, wonach eine der ersten Erscheinungen der experimentellen Schädigung eine Verlangsamung der Durchblutung der Capillaren und Erweiterung derselben ist. Unsere eigenen experimentellen Untersuchungen ergaben plethysmographisch bei Einsetzen der Oligurie eine rasche Abnahme der Pulsgröße, Versagen der plethysmographischen und sekretorischen Reaktion auf Diuretica und ebenso ein Versagen der vasocontractilen Reize. Jedoch fanden wir das erst bei beträchtlicher Schädigung. Gegenüber den Einwänden, welche gegen die plethysmographische Methode angeführt worden sind, verweisen wir auch hier wieder auf die Nachprüfung mit direkten Durchströmungsmessungen (E. SCHMIDT-Tübingen)[1]; aus ihnen geht in völliger Übereinstimmung mit unseren Ergebnissen im gleichen Stadium die Aufhebung jeder Variabilität der Durchströmung auf vasoconstrictorischen und dilatorischen Reiz hervor, zugleich aber auch deutlich die Tatsache der erheblichen *Verlangsamung* der durchschnittlichen Durchströmungsgeschwindigkeit. VOLHARD hat bei akuter Nephritis besonders als Ursache der Oligurie auf Grund der anatomischen Bilder, die die Glomeruli blutleer und mit geblähten Schlingen zeigen, einen Spasmus der Arteriolen angenommen. Sein Schüler HÜLSE[2] hat durch postmortale Injektion der Gefäße diesen Spasmus zu erweisen gesucht und konnte bei zwei Fällen von akuter Glomerulonephritis die blutleeren Vasa afferentia und die Glomeruli gut füllen; natürlich erweist dies nur, was zumal bei ganz akuter Nephritis wohl niemand anders annahm, daß die blutleeren Teile noch nicht anatomisch verlegt sind wie bei sekundärer Schrumpfniere; gegen eine Verlegung durch geronnenes Plasma usw. intra vitam sind die Versuche nicht zu verwerten.

Sonderbarerweise finden wir aber da, wo die kleinen Arteriolen der Nieren am ausgesprochensten erkrankt sind, bei der arteriolo-sklerotischen Nephrocirrhose, meist Polyurie bis zum Tode, dagegen bei arteriosklerotischer Erkrankung der größeren zuleitenden Gefäße, wie sie die Greisenniere aufweist, Oligurie. Hier ist offenbar nicht bloß die Durchblutungsgröße, sondern auch die Leistungsfähigkeit des Parenchyms herabgesetzt. Wie ja überhaupt die Trennung von

---

[1] SCHMIDT: Arch. f. exp. Pathol. u. Pharmakol. 1923.
[2] HÜLSE: Dtsch. med. Wochenschr. 1920. Nr. 45.

Arterien und Glomeruli und Parenchym immer etwas problematisch bleibt, da, wie uns wohl bekannt, Glomeruli und Parenchym von der Beschaffenheit der Arterien und Arteriolen in einem hohen Grade abhängig sind. Wie weit anderseits die Erkrankung des Parenchyms direkt auf die Arterien zurückwirkt, ist uns noch unbekannt. Für die Annahme einer Oligurie als Folge einer Parenchymschädigung ohne Beteiligung der Gefäße haben wir bis heute keine Unterlagen.

Die renale *Anurie*, welche den Urologen so oft praktisch beschäftigt, hat im letzten Grund dieselbe Ursache wie die Oligurie, nur in gesteigertem Maße. Für die pathologische Physiologie der Sekretion sind von besonderem Interesse jene eigenartigen Fälle, wo nach Entfernung einer Niere plötzlich Anurie auf der anderen einsetzt. Ob es sich hier um toxische Wirkungen handelt, die vom Blute aus vermittelt werden oder ob es doch nervöse Ursachen sind, wird sehr schwer zu unterscheiden sein mit unseren heutigen Hilfsmitteln. In vielen Fällen geht diese Anurie sehr rasch vorüber, und das legt den Gedanken nahe, daß es sich hier um flüchtige vasomotorische Wirkungen handelt, sei es um Spasmen, oder wie es ISRAEL annimmt, akut einsetzende Drucksteigerung, also eine Art Gefäßparese.

2. Ausscheidung der festen Substanzen.

Die Ausscheidung der Gesamtheit der festen Substanzen in Beziehung zu der Urinwasserausscheidung haben wir bereits besprochen. Es bleibt danach nur noch die Besprechung der allgemeinen Ausscheidungsbedingungen der festen Substanzen an und für sich und einiger besonders wichtiger körpereigener Stoffe. Das zuverlässigste Maß für die Gesamtheit der festen Substanzen im Urin ist auch heute noch, wie v. KORANYI hervorhebt, die kryoskopische Bestimmung. Sie ist von der *Zahl* der gelösten Moleküle abhängig. Das neuerdings sehr viel benutzte spezifische Gewicht, welches das *Gewicht* der Moleküle feststellt, geht dem kryoskopischen Wert keineswegs *immer* parallel.

Schon die Bedingungen für die Ausscheidung des *Wassers* sind außerordentlich vielseitig; auch sie kennen wir nur zum Teil; von einer Filtration kann jedenfalls heute nicht mehr die Rede sein, vielmehr liegen seinen Ausscheidungen eine Reihe von renalen, vor allem aber in noch höherem Grade extrarenale Bedingungen zugrunde, zu denen in neuester Zeit noch vor allem der Faktor der Entquellbarkeit des Blutes bzw. Serums (ELLINGER, SCHADE) getreten ist. Noch bunter sind die Ausscheidungsbedingungen für die *festen Substanzen*; obwohl wir sie heute erst zum kleinsten Teil kennen, können wir dies mit Sicherheit sagen. Jeder einzelne der festen Körper hat seine besonderen Eliminationsbedingungen, sowohl extrarenaler wie renaler Art. Sie sind verschieden für die körperfremden und für die körpereigenen, aber auch innerhalb der beiden Gruppen weichen die Ausscheidungsbedingungen weitgehend voneinander ab! Von diesem Standpunkt aus gesehen, kann es ein mehr als zweifelhaftes Unterfangen erscheinen, aus der Betrachtung der Ausscheidung der gesamten festen Körper etwas für die pathologische Physiologie der Niere deduzieren zu wollen. Die Erfahrung hat jedoch gelehrt, daß trotz alledem hier eine gewisse Gesetzmäßigkeit zu finden ist, wie sie schon aus der oben gegebenen Darstellung der Beziehung des Wassers zu den festen Substanzen hervorleuchtet; sie gipfelt in der bekannten Tatsache der Starre der Sekretion bei der kranken Niere gegenüber der freien Labilität derselben bei der gesunden Niere. Diese Starre der Sekretion bedingt, wie bekannt sowohl Konzentrations- wie Verdünnungsunfähigkeit der Niere; und zwar sind diese beiden Eigenschaften nicht etwa nur von der gleichzeitigen Wassersekretion abhängig, sondern auch resp. schon bei noch hinreichender Variabilität der Wassersekretion zeigt sich diese

Unfähigkeit zur Verdünnung und Konzentration. Erst in den späteren Stadien ist auch die Wassersekretion fast uniform groß in den einzelnen Zeitabschnitten. Die Konzentrationsunfähigkeit wäre uns von unserem heutigen Schulstandpunkt aus dabei noch leichter verständlich als die Verdünnungsunfähigkeit. Wenn diese nicht von der Unfähigkeit zur Mehrausscheidung von Wasser verursacht ist, wird die Erklärung für die Vertreter der geläufigen Auffassung sehr schwierig. Bei den Finalstadien der entzündlichen und arteriolosklerotischen Erkrankungen pflegt das spezifische Gewicht des Urins, der von solchen verdünnungs- und konzentrationsunfähigen Nieren produziert wird, nur zwischen 1007—1010 zu variieren. Da dies etwa dem spezifischen Gewicht des Blutes nach Entfernung des Eiweißes entspricht, so lag der Gedanke nahe, daß es sich um eine Anpassung der insuffizienten Nierenleistung an das Niveau der im Blute enthaltenen Mengen von festen Substanzen handle, eine Isosthenurie, wie es VOLHARD nennt, Asthenurie nach KORANYI. Die kranke Niere würde also gewissermaßen nur noch die Abpressung des Bluteiweißes leisten können. Diesem so einleuchtenden Gedanken stehen aber eine Reihe von Bedenken gegenüber; eines der gewichtigsten scheint mir, daß die Zusammensetzung des so produzierten Urins im einzelnen eine ganz andere ist als die des von seinem Eiweiß befreiten entsprechenden Blutes; und noch dazu eine keineswegs so konstante wie dies die Mischung der festen Substanzen im Blute bei solchen Finalfällen verlangen würde. Weist man darauf hin, daß das Blut bei solchen Finalfällen entmischt sei und weniger konstant in seiner Zusammensetzung als normal, so ist demgegenüber zu halten, daß wir genau dieselbe Erscheinung der Isosthenurie bei einseitigen Nierenerkrankungen und intaktem Blute sehen. Vor allem die Studien von JAKOB [1]) haben gelehrt, daß ein solcher sowohl nach dem spezifischen Gewicht wie nach der Kryoskopie isosthenurischer Harn in seiner Zusammensetzung im einzelnen erstaunlich große Variabilität aufweist, dabei aber immer nur streng dieselbe Zahl von gelösten Molekülen eliminiert wird; dadurch muß die Vorstellung entstehen, daß von einer solchen Niere gewissermaßen nur noch ein und dieselbe bestimmte Menge von Molekülen innerhalb begrenzter Zeit geleistet werden kann, daß aber die Niere immerhin noch zu wählen vermag, welche unter den im Blute andrängenden Moleküle sie in dieser Zahl aufnehmen will. Schon dies schließt eine „willenlose", quasi mechanische Anpassung an das Blut im Sinne einer Isosthenurie aus, sondern zeigt noch vorhandene elektiv-sekretorische Kräfte. Dabei ist noch zu erwägen, wieweit hier ein Zustand mitwirkt, der in diesem Stadium meist schon gleichzeitig eingetreten ist, der Verlust der Fähigkeit der Niere, den Hydroxylionengehalt des Körpers resp. Blutes zu regeln; daß er von entscheidender Bedeutung für das Zustandekommen der Isosthenurie sei, ist allerdings wenig wahrscheinlich, wieder im Hinblick auf die einseitige Nierenerkrankung, wo ja die andere Niere zur Regulation bleibt. Daß elektiv-sekretorische Kräfte selbst noch in diesem Stadium vorhanden sind, zeigt noch eine andere Tatsache, welche der Vergleich des isosthenurischen Urins bei doppelseitiger Erkrankung mit dem einer einseitig schwerkranken Niere lehrt: bei diesen doppelseitigen Nierenerkrankungen, die bereits blutisotonischen Harn liefern, kann plötzlich die Konzentration des Harnstoffes im Urin vorübergehend stark ansteigen, offenbar wohl durch den Reiz des im Blut gestauten Harnstoffes (siehe darüber später); so daß sie ganz normale Werte erreichen kann. Bei einseitiger schwerer Nierenerkrankung scheint dies niemals der Fall zu sein, wenigstens nach den bekannten Untersuchungen von CASPER, RICHTER, ALBARRAN usw. über den Verlauf der Harnstoffabsonderung unter diesen Umständen. Endlich vermag ich eine immer größer werdende Anzahl von Beobachtungen anzuführen, wobei unter solchen Verhältnissen das spezifische Gewicht

---

[1]) JAKOB: D. Arch. f. klin. Med. Bd. 110.

dauernd auf 1005 und 1004, also unter Blutisotonie herabsank, ebenso wie wir
ja auch gewohnt sind, sehr oft die einzelnen Bestandteile, insbesondere das
Kochsalz in seiner Konzentration im Urin dabei weit unter die Blutisotonie
herabsinken zu sehen. Die so einfache Hypothese der Anpassung des Urins
an das Blut kann also nicht zutreffen. Man hat diese Art der Ausscheidung
auch als „Diurese des Nierenrestes" bezeichnet. Damit wird praktisch in den
meisten Fällen das richtige gesagt sein; faßt man aber diesen Ausdruck so auf,
daß die einfache, selbst weitgehende Reduktion des Parenchyms sie hervorrufe,
so ist das sicher unzutreffend. In dieser Frage entscheiden negative Unter-
suchungsresultate, nicht positive; tritt bei starker Reduktion des gesunden
Nierenparenchyms diese Art von Sekretion nicht auf, so beweist das mit Sicherheit, daß es nicht die Einengung des Parenchyms an sich ist, welche schuld an
der Veränderung der Sekretion ist. Positive Versuche dieser Art, welche eine
wirkliche Isosthenurie demonstriert hätten, sind überhaupt noch nicht veröffentlicht. Solche negativen Versuche sind nun immerhin schon in genügender
Zahl veröffentlicht (SCHLAYER, V. MONAKOW, BECKMANN), um mit Bestimmtheit
sagen zu können, daß selbst sehr starke Reduktion des gesunden Parenchyms
an sich keine Isosthenurie hervorruft, ja dies selbst dann nicht tut, wenn deutliche Retentionserscheinungen im Blute nachweisbar sind. Vielleicht kann die
urologische Chirurgie diese Frage durch Erfahrungen am Menschen noch weit
bestimmter klären. Wenn wir also so oft bei stark eingeengten Nierenparenchym
diese Art von Sekretion beobachten, so muß es die Erkrankung sein und nicht
die Reduktion des Parenchyms allein, welche die Ursache der Sekretionsänderung ist. Damit kommen wir wieder auf denselben Schluß, welchen wir schon
im vorigen Kapitel gezogen hatten, daß es funktionelle und nicht morphologische
Momente sind, welche die Änderung des Sekretionstypus der kranken Niere
bestimmen.

Von besonderem Interesse sind die Beziehungen zwischen der Gesamtheit
der festen Substanzen und den wichtigsten Einzelstoffen körpereigener Art,
wie Harnstoff, Kochsalz und Phosphate. Studien darüber an der intern kranken
Niere zu machen, ist wiederum wegen des schon oft erwähnten Einflusses extrarenaler Bedingungen mißlicher als bei der einseitigen Erkrankung der Niere;
eben infolge desselben Umstandes sind auch die Resultate viel wechselnder,
so daß von einer Konstanz nicht gesprochen werden kann.

Auch bei den einseitigen Nierenerkrankungen sind die Verhältnisse, soweit
aus der Literatur zu entnehmen, nicht absolut konstant, aber doch immerhin so,
daß sich feststellen läßt, wie bei der Mehrzahl der Beobachtungen die Beziehungen
liegen. Leider ist in der hierfür hauptsächlich benutzten Literatur (ALBARRAN,
CASPER und RICHTER) das entsprechende Funktionsstadium resp. Funktionsart
der Niere nicht angegeben, so daß in dieser Beziehung noch eine erhebliche
Lücke besteht. Ihre Ausfüllung könnte vielleicht zum besseren Verständnis
der Arbeitsweise der kranken Niere beitragen.

Aus diesen Beobachtungen geht hervor, daß bei einseitiger Nierenerkrankung
in der weitaus größten Mehrzahl der Fälle die Größe der molekularen Konzentration des Urins parallel der Harnstoffkonzentration geht, daß aber die
Gesamtkonzentration auf der kranken Seite meist noch relativ besser ist als die
Harnstoffkonzentration, beide mit der gesunden Seite verglichen; diese Differenz tritt noch deutlicher hervor, wenn die gesamte molekulare Diurese (ΔV)
verglichen wird mit der Gesamtproduktion von $\overset{+}{\text{U}}$, und zwar in dem Sinn, daß
bei ausgesprochener Schädigung der Niere (ALBARRAN) die Gesamtmolendiurese
relativ besser ist als die Gesamtharnstoffausscheidung. Dagegen ist nach
ALBARRAN die einseitige kranke Niere, und zwar auch die schwerkranke Niere

viel besser fähig, Kochsalz auszuscheiden, wie alle anderen Salze und auch ihre Gesamtheit (in Form von $\varDelta$ gemessen).

Diese für die pathologische Physiologie der Nierensekretion so wesentlichen Tatsachen bedürfen entschieden des weiteren Ausbaues. Sie weisen auf tiefgreifende Unterschiede in dem renalen Sekretionsmodus von NaCl und $\overset{+}{U}$ hin, die weiter unten noch zu besprechen sind.

Was nun die einzelnen körpereigenen festen Substanzen betrifft, so wurde schon oben bemerkt, daß jede von ihnen einen verschiedenen Ausscheidungstyp hat, und zwar nicht bloß extra-, sondern auch intrarenal. Einen Teil dieser Verschiedenheiten können wir schon heute teils aufzeigen, teils vermuten. Daß noch andere im Hintergrund stehen, unterliegt bei der Dürftigkeit unseres physiologischen Wissens keinem Zweifel. Das hier Aufgeführte ist zum Teil noch nicht sichergestellt, soweit das physiologische reicht, aber pathologische Tatsachen sind hier starke Helfer, um es zu stützen. Es sind offenbar drei verschiedene Prozesse resp. Hilfsvorgänge der Sekretion, die wir besonders zu berücksichtigen haben:

1. Die Abhängigkeit der Ausscheidung von der Durchblutung,
2. die Abhängigkeit von der Schwelleneigenschaft eines Körpers,
3. die Abhängigkeit der Ausscheidung von der Speicherungsfähigkeit der Niere für eine Substanz.

Hinsichtlich der Abhängigkeit von der *Durchblutung* wissen wir, daß einige feste Substanzen von der Größe der Durchblutung außerordentlich stark abhängen, z. B. das Kochsalz; bei Abnahme der Durchblutung bei der Stauungsniere pflegt die NaCl-Ausscheidung stark abzunehmen, wobei allerdings nicht ganz sicher steht, wieweit extrarenale Faktoren mitspielen. Andere Substanzen, wie der Harnstoff, dagegen sind völlig frei von einer solchen Gebundenheit in der Durchblutung, wie noch zu besprechen sein wird; es liegt sehr nahe, anzunehmen, daß damit auch die Konzentrationsmaxima der verschiedenen festen Substanzen, wenigstens für die Substanzen *mit* Schwellen zusammenhängen, wie sie Ambard festzustellen versuchte. Vielleicht steht auf der anderen Seite damit in Beziehung die nierengefäßerweiternde Wirkung der verschiedenen festen Substanzen; sie scheint um so größer zu sein, je niedriger die Konzentrationsmaxima einer Substanz sind und je mehr sie in ihrer Ausscheidung von der Größe der Durchblutung abhängt. Ob die Bindung der Ausscheidung der festen Substanzen an die Ausscheidung des Wassers auch hiermit zusammenhängt oder doch mehr mit den gleich zu erörternden Schwelleneigenschaften in Beziehung steht, muß ebenfalls weiterer Forschung überlassen bleiben.

Die von Magnus erstmals studierte Frage der *Schwelleneigenschaften* der ausscheidungsfähigen Körper ist von Ambard erweitert worden und von Cushny zu einer modernen Theorie der Nierensekretion ausgebaut worden, über die näher zu sprechen hier nicht der Ort ist.

Schwellen sind auf Grund des Beispiels von Zucker und später des Kochsalzes für alle diejenigen Körper postuliert worden, die konstant im Blute kreisen und zwar in einer annähernd konstanten Konzentration. Sobald diese Konzentration nur einen gewissen, je nach der Art der Substanz verschiedenen Betrag überschreitet — z. B. ist die Schwelle beim Zucker $3^0/_{00}$ —, wird Zucker ausgeschieden: analog beim Kochsalz, und zwar reguliert die Niere den Spiegel der betreffenden Substanz in der Weise, daß nur etwa soviel ausgeschieden wird, bis das Normalniveau annähernd wieder erreicht wird. Sinkt der Spiegel unter die Schwelle, so hört die Sekretion der Schwellensubstanz auf. Ambard stellt demgegenüber die nicht schwellenbildende Substanz, bei der die Niere sezerniert, so lange im Blut noch überhaupt etwas davon enthalten ist, und zwar proportional dem Gehalt des Blutes. Nach ihm sind die Schlackensubstanzen alle schwellenlos, wie Harnstoff, Harnsäure, Methylenblau usw. Dagegen haben alle diejenigen Substanzen Schwellen, die dem Zellenleben nützlich sind, darunter Zucker, Kochsalz und verschiedene andere Substanzen, auch das Wasser. Wir wissen wohl, wie außerordentlich hartnäckig der Spiegel des Wassers im Blut festgehalten wird, aber einmal ist eine Beziehung zwischen dem Wassergehalt des Blutes und der Wassertrinkdiurese in keiner Weise feststellbar[1]), auf der anderen Seite spricht die Bluteindickung nach Wassertrinkdiurese (VEIL) gegen eine Schwelle für das Wasser. Die ganze Frage der Schwellen dürfte schon physiologisch eine neue Durchprüfung erfordern auf Grund der neuen physikalisch-chemischen Forschungen von SCHADE und ELLINGER. Nach ihnen ist für die Frage der Wasserdiurese und auch der salinen Diurese ein Faktor von entscheidender Bedeutung, den wir bisher nicht entsprechend gewürdigt haben, die Quellbarkeit und Entquellbarkeit des Bluteiweißes. Es ist also nicht unmöglich, daß sich diese ganze Frage, von diesem Standpunkt aus gesehen, nicht als eine Frage der Niere, sondern als eine solche des Blutes erweist, so daß nicht mehr die Nierenzelle vermöge der Schwelle die Sekretion der betreffenden Substanz regulieren würde, sondern die chemisch-physikalische Zusammensetzung des Blutes sie erlauben oder verbieten würde.

Bedarf so schon physiologisch die ganze Schwellenlehre noch einer erweiterten Durchprüfung, so dürfen wir erst recht unter pathologischen Verhältnissen nicht so schematisch mit ihr als feststehendem Tatsachenkomplex rechnen, wie dies z. B. AMBARD tut. Denn es unterliegt keinem Zweifel, daß diese Schwellen durchaus nichts Unveränderliches darstellen. Sie unterliegen vielmehr sowohl physiologisch wie pathologisch einmal stark der Gewöhnung (z. B. beim Diabetes), sind also individuell sehr verschieden; dann aber können sie unter pathologischen Verhältnissen durch innersekretorische Einflüsse (Pituitrin, Thyreoidin) sowohl, wie durch toxisch-pathologische beeinflußt werden (z. B. beim Kriegsödem Steigerung der Schwelle für Kochsalz). Die sog. Dichtbarkeit der Niere nach von NOORDEN wäre in diesem Sinne nichts als eine solche Schwellenerhöhung. Dann hat MAGNUS selbst erwiesen, daß die Schwelle für NaCl gänzlich beseitigt werden kann durch Überschüttung des Körpers mit einem körperfremden Salz (Glaubersalz), das bevorzugt ausgeschieden wird und das Kochsalz völlig aus dem Urin verdrängt. Endlich fehlt es noch an Untersuchungen, welche die Rolle des Hydroxylionen für die Schwellen feststellen, da diese ja sowohl die Blutzusammensetzung wie die Nierenzelle, zumal unter pathologischen Bedingungen sehr weitgehend zu beeinflussen vermögen. Der Kliniker wird also gut tun, bevor diese so außerordentlich interessante, fundamentale Frage weiter geklärt ist, mit ihren Einzelheiten noch nicht zu weitgehend zu rechnen.

Zum Dritten endlich hängt die Ausscheidung der festen Substanzen unzweifelhaft von der *Speicherungsfähigkeit* der Niere für die betreffenden Stoffe ab. Es ist sehr wahrscheinlich, daß sie für die verschiedenen Stoffe eine verschieden große Rolle spielt, und zwar aller Vermutung nach eine weit größere für diejenigen Substanzen, die keine Schwelle haben. Schon der einfache Vergleich zwischen der Blutkonzentration und der durchschnittlichen Urinkonzentration legt dies für solche Stoffe sehr nahe, z. B. für den Harnstoff. Er findet sich im Blute in der sehr geringen Konzentration von ca. 20—30 mg$^0/_0$, im Urin dagegen in einem Durchschnitt von ca. 1,0$^0/_0$, also in ca. 30facher Konzentration gegenüber dem Blute, während das Kochsalz im Blut ca. 0,56$^0/_0$, im Harn etwa 0,7—1,0$^0/_0$ beträgt, also nur etwa doppelte Konzentration im Urin gegenüber dem Blute

---

[1]) Neuerdings hat MARX unter SIEBECKS Leitung doch Blutverdünnung bei der Wassertrinkdiurese gefunden: die große Zahl der negativen bisherigen Befunde macht weitere Prüfung nötig.

aufweist. Physiologische genauere Studien über diese Verhältnisse fehlen noch. Es ist vielleicht hier noch zu erwähnen, daß in einer weiteren Steigerung dieses Gegensatzes zwischen NaCl und $\overset{+}{U}$ die beim Menschen erzielten Konzentrationsmaxima für NaCl nur 2,2%, für $\overset{\llcorner}{U}$ 5,6% nach Ambard betragen. Daraus geht hervor, daß die Niere zur Elimination des $\overset{+}{U}$ ganz andere Methoden zur Verfügung hat als für Kochsalz, offenbar in Form einer außerordentlich hohen Speicherungsfähigkeit des Harnstoffs. In gleichem Sinne spricht die Tatsache, daß bei der Stauungsniere trotz der sehr schlechten Durchblutung der Niere mit die höchste Harnstoffkonzentrationen im Urin auftreten; ein Zeichen, daß der Harnstoff in seiner Sekretion ganz unabhängig von der Durchblutung und von der Wassersekretion ist. Mit diesem gegenüber dem Kochsalz so ganz andersartigen Eliminationsmodus des Harnstoffs hängt es wohl auch zusammen, daß er zu seiner Excretion einer viel größeren Parenchymfläche bedarf als das Kochsalz, trotz der hohen Speicherungsfähigkeit. Diese ist offenbar nur möglich, wenn eine möglichst große Parenchymmenge zur Verfügung steht; bei kompletter Einengung des Nierenparenchyms (v. Monakow) läßt die Harnstoffelimination viel früher nach als die des Kochsalzes, schon Einengung unter $^1/_4$ der gesamten Nierensubstanz läßt dies deutlich in Erscheinung treten. In gleichem Sinne sprechen die Erfahrungen bei einseitiger Nierenkrankheit, wie sie sich aus den schon oben berührten Untersuchungen besonders von Albarran ergeben. Danach leidet von den untersuchten festen Substanzen — ihrer Gesamtheit, NaCl, $\overset{+}{U}$ und Phosphate — zuerst die Elimination von $\overset{+}{U}$, und zwar sowohl prozentual wie absolut.

Das trifft nach Albarran in der weitaus größten Mehrzahl der Fälle zu; umgekehrt hat selbst die schwerkranke Niere noch oft die Fähigkeit, nicht bloß gleich hohe, sondern sogar höhere Konzentration von Kochsalz zu leisten als auf der gesunden Seite. Unter allen Umständen ist sie fähig, NaCl weit besser als $\overset{+}{U}$ zu eliminieren. Die Phosphate werden anscheinend ebenfalls weit besser als Harnstoff ausgeschieden und in keiner Proportion zu der Erkrankung der Niere. Die neuen Untersuchungen von Underhill geben die Konzentrationsleistung der Niere nach intravenöser Injektion für Harnstoff auf das 7—40fache, für Kreatinin auf das 15—150fache, für Phosphate auf das 8—24fache an.

3. Kochsalz und Stickstoff.

Schon die vorangegangenen allgemeinen Erörterungen über die Sekretion der festen Substanzen haben eine Reihe von Gesichtspunkten für die Absonderung von NaCl und $\overset{+}{U}$ ergeben, so daß in dieser Hinsicht darauf verwiesen werden kann. Was im einzelnen noch darüber hinaus zu sagen ist, ist, insbesondere hinsichtlich des NaCl, für die Lehre von den internen Nierenerkrankungen viel, dagegen sehr viel weniger für die einseitigen Nierenkrankheiten, wo die Verhältnisse — wenigstens nach dem bisher vorliegenden Untersuchungsmaterial sehr viel uniformer sind infolge des Wegfalls extrarenaler Einflüsse als bei den internen Nierenkrankheiten. Bei den internen Nierenkrankheiten, wiederum besonders bei den mit Ödem einhergehenden oder zu Ödem neigenden, sehen wir eine mitunter enorme Verarmung des Urins an Kochsalz, und zwar sowohl absolut wie prozentual, dabei wird im Gegensatz zu den oben besprochenen Verhältnissen bei den einseitigen Nierenerkrankungen Harnstoff entweder sehr gut, wie bei den Nephrosen oder doch nur vorübergehend schlecht ausgeschieden.

Nach den Erfahrungen bei den einseitigen Nierenerkrankungen liegt es nahe, aus diesen Tatsachen den Schluß zu ziehen, daß hier extrarenale Triebkräfte zur Retention des Kochsalzes führen. In der Tat sind auch heute sehr viele Forscher dieser Ansicht, besonders ausgeprägt VOLHARD z. B. Demgegenüber ist jedoch immer wieder darauf hinzuweisen, daß wir nicht selten unter solchen Verhältnissen Kochsalzstauung im Blute finden. Das spricht natürlich deutlich im Sinne einer Unfähigkeit der Niere, in normaler Weise den Schwellenmechanismus für Kochsalz eintreten zu lassen, wenn man nicht annehmen will, wofür die neuen Untersuchungen SCHADES und ELLINGERS sprechen könnten, daß es sich hier um veränderte Blutverhältnisse handelt, welche der Niere verwehren, das Kochsalz aus dem Blut zu entnehmen. Das erscheint auch um deswillen nicht unwahrscheinlich, weil fast bei allen diesen Zuständen Kochsalz *und* Wasser in ihrer Ausscheidung gestört sind, wiederum ein Hinweis auf die enge Bindung der Sekretion von Kochsalz an Wasser, wie wir sie ja immer wieder beim Ödem, bei Diabetes insipidus usw. sehen. Das geht so weit, daß wir z. B. in den Finalstadien der Schrumpfnieren und chronischen Glomerulonephritiden trotz sehr niedriger Kochsalzkonzentration, wie sie wohl hier als Folge des starken Parenchymuntergangs betrachtet werden muß, *so* lange sehr gute Gesamtkochsalzausscheidung, selbst von Zulagen sehen, solange noch die Urinwasserausscheidung genügend groß ist. Umgekehrt kann bei arteriosklerotischer Nephrocirrhose, die, wie oben erwähnt, meist mit Oligurie einhergeht, trotz glänzender Konzentration des Kochsalzes eine Zulage nicht mehr ausgeschieden werden, eben infolge der Oligurie.

Die Erfahrungen hinsichtlich der Ausscheidung des *Harnstoffes* bei den inneren Nierenerkrankungen stimmen dagegen wesentlich mehr mit den Beobachtungen bei einseitigen Nierenerkrankungen überein. Wir sehen schlechte $\overset{+}{\text{U}}$-Ausscheidung vor allem bei den schweren akuten und chronischen Glomerulonephritiden, ferner bei den Schrumpfnieren. Hier beobachten wir genau dasselbe wie bei den einseitigen Nierenerkrankungen: während die Gesamtmolekulardiurese, gemessen durch Δ oder das spezifische Gewicht, noch fast intakt und die des Kochsalzes ganz normal sein kann, ist die Ausscheidung von $\overset{+}{\text{U}}$ schon wesentlich verschlechtert, so daß hier, wie bei den einseitigen die Verschlechterung der Harnstoffausscheidung das erste Symptom der Erkrankung sein kann, allerdings — ganz analog den Beobachtungen beim einseitigen Nierenkranken — nie ohne gleichzeitige Änderung der Einstellung im Sinne einer Polyurie. Trotz dieser Polyurie wird z. B. eine U-Zulage relativ früh in diesen Zuständen nicht mehr ausgeschieden, im Gegensatz zu den oben erwähnten Erfahrungen für Kochsalz. Daraus sowohl wie aus dem Verhalten bei Oligurie und bei Stauungsniere geht deutlich hervor, worauf schon oben hingewiesen wurde, daß dem Harnstoff die enge Beziehung zur Wasserausscheidung völlig fehlt, wie wir sie beim Kochsalz sehen. Nur in einem Punkte unterscheidet sich das Verhalten der Harnstoffelimination bei den harnstoffretinierenden inneren Nierenerkrankungen von dem der einseitig kranken Niere: Daß eine schon völlig harnstoffinsuffiziente Niere mit „blutisotonischem" Urin auf plötzliche Steigerung des Restharnstoffes im Blut die Harnstoffkonzentration im Urin zu erhöhen vermag (v. MONAKOW). Das weist darauf hin, daß selbst unter solchen Verhältnissen noch immer potentielle sekretorische Reservekräfte in der Niere vorhanden sein können. Vielleicht auch spielt die Gewöhnung hier insofern eine Rolle, als die Niere sich unter solchen Verhältnissen dem dauernd erhöhten Restharnstoffgehalt tolerierend anpaßt und einer plötzlichen Erhöhung desselben bedarf, um ihre noch vorhandene Kapazität für Harnstoff zu zeigen.

Das würde allerdings für den Harnstoff das Vorhandensein einer gewissen Schwelle voraussetzen, wie sie in der Tat von manchen Seiten angenommen wird.

Mit klarer Deutlichkeit geht aus den vorstehenden Ausführungen eine Tatsache hervor, die für die pathologische Physiologie der Nierensekretion von wesentlichem Interesse ist, wie verschieden die zwei heute für uns wichtigsten körpereigenen Substanzen in ihren Sekretionsbedingungen sind. Sie stellen in dieser Hinsicht nach mehrfacher Richtung bis zu einem gewissen Grade schon physiologische Extreme dar. Die Auswirkung dieser Differenzen tritt unter pathologischen Verhältnissen in Form der gänzlich verschiedenen Bedingungen und verschiedenen klinischen Äußerungen ihrer Retention scharf zutage und verdient darum unsere Aufmerksamkeit. Stellen wir diese Eigenschaften einander gegenüber, so ergibt sich:

	NaCl	$\overset{+}{U}$
1. Bindung an Durchblutung . . .	ja	wenig
Bindung an Wasserausscheidung	ja	sehr wenig
Konzentration maxim.	niedrig	hoch
wirkt renovasodilatatorisch? . .	stark (im Tierexp.)	mäßig
2. Schwelleneigenschaften	ja	nein (?)
Dichtbarkeit	ja	?
Verdrängbarkeit	ja	?
3. Speicherungsfähigkeit	wenig	stark
notwendige Parenchymfläche . .	klein	groß
toxische intra-renale Beeinflußbarkeit	gering	stark

4. Änderungen der Diuresewirkungen.

Es ist von besonderem Interesse, zu verfolgen, wie sich die kranke Niere gegenüber Mehranforderungen an ihre Leistungsfähigkeit verhält, einmal weil darin diagnostische Möglichkeiten liegen, dann aber weil wir auf diese Weise hoffen können, einen tieferen Einblick in das Wesen der Arbeitsänderung der kranken Niere zu tun. Von seiten der Urologie ist nur sehr wenig von dieser Möglichkeit Gebrauch gemacht worden; einzig Albarran hat dies in Form seiner experimentellen Polyurie versucht. Die besonderen Anforderungen, welche das Phlorhzin an die Niere stellt, gehören nicht in dieses Kapitel. Über die Resultate der experimentellen Polyurie Albarrans ist, soweit sie pathologisch-physiologisch interessieren, schon bei der Schilderung der Beziehungen der Wasserausscheidung zu den festen Substanzen berichtet worden. Albarran selbst betrachtet als den wichtigsten Schluß daraus den, daß das kranke Organ weniger fähig sei, sich an funktionelle Belastung anzupassen als das gesunde. Mir scheint, daß dieser Schluß wohl mehr nur für die fortgeschrittenen Stadien zutrifft, wie ebenfalls oben ausgeführt. Daß dagegen im Anfang der Schädigung sehr wohl ein erhöhter Ausschlag auf funktionelle Mehranforderung auftreten kann, besonders nach bestimmten Richtungen. Andersartige Belastungen, z. B. mit Kochsalz usw., sind meines Wissens bei einseitigen Nierenerkrankungen nicht ausgeführt worden.

Von grundsätzlich wesentlichen Änderungen des Verhaltens der kranken Niere gegenüber der gesunden sei hier nur kurz einiger Erfahrungen gedacht, die für den inneren Kliniker eine größere Rolle spielen als für den Urologen. Eben deswegen weil sie internen Beobachtungen entstammen, ist aber die Frage nicht so einfach zu beantworten, ob es sich um rein intrarenale oder auch bzw. überwiegend extrarenale Vorgänge handelt.

Einmal können unter pathologischen Verhältnissen körpereigene, aber auch körperfremde Stoffe große diuretische Wirksamkeit entfalten, die ihnen normal völlig oder so gut wie völlig fehlt; z. B. gilt dies für den Harnstoff, der bei den sog. Nephrosen und den ihnen nahestehenden, langsam verlaufenden Glomerulonephritiden, die ich Pseudonephrosen nenne, nicht selten das beste Diureticum darstellt.

Umgekehrt können Stoffe, welche sonst physiologisch Diurese bewirken, unter pathologischen Verhältnissen Harnsperre erzeugen, ja sogar Schädigung hervorrufen. So in erster Linie das Kochsalz, und zwar sowohl beim Tier (Urannephritis, MOSENTHAL und SCHLAYER) wie beim Menschen, insbesondere wieder bei den mit Ödem einhergehenden oder zu Ödem neigenden Nierenerkrankungen.

Endlich können Substanzen, die physiologisch relativ harmlos sind, unter pathologischen Bedingungen Erscheinungen von Schädigung der Niere machen, z. B. Diuretica der Purinkörperreihe, besonders wenn sie keine Diurese zu treiben vermochten.

Hingewiesen sei auch noch auf die Erfahrungen im Tierexperiment, welche zeigen, daß die Aufeinanderfolge diuretischer Einwirkungen nicht gleichgültig zu sein scheint, vielmehr der Erfolg von Diureticis unter pathologischen Bedingungen wesentlich von der Art des voraufgegangenen Diuretikums abhängen kann. Auch beim Menschen liegen klinische Erfahrungen vor, welche gleiches andeuten (s. dazu SCHLAYER)[1]).

5. Pathologische Physiologie der Wasserstoffionenausscheidung.

Ein neues Kapitel der pathologischen Physiologie der Ausscheidung haben die letzten Jahre in Form der Studien über die Elimination der H- und OH-Ionen gebracht (s. darüber ergänzend S. 315). Von PORGES und STRAUB und SCHLAYER wurde zu gleicher Zeit auf die Tatsache hingewiesen, daß bei Urämie eine Zunahme der H-Ionen im Blute eintritt. Weitere Studien, vor allem von STRAUB, ergaben, daß dieses Ansteigen beim Menschen mit Wahrscheinlichkeit nicht die Folge des Erscheinens einer Säure im Blute ist, wie bei der diabetischen Acidose, sondern bedingt durch Retention von sauren Valenzen im Blute infolge der Unfähigkeit der kranken Niere, sie auszuscheiden[2]). Die genauere experimentelle Analyse durch BECKMANN lehrte, daß die Fähigkeit der normalen Niere, die Isoionie des Blutes aufrechtzuerhalten, bei Erkrankung der Niere unter bestimmten Verhältnissen gestört wird. Anstatt der normalen Anpassung der Ausscheidung an die wechselnden Erfordernisse der Elimination von Ionen, je nach Nahrungszufuhr usw., kann auch hier die Niere zur Anpassung unfähig werden und zwar in derselben Form, wie sie uns für feste Substanzen und Wasser so gut bekannt ist, in Form der „Starre" der Ionenelimination. Bemerkenswerterweise fällt diese Starre wohl meist, jedoch nicht immer mit der der Molen zusammen. Beide können getrennt voneinander vorhanden sein, ohne daß bis heute feststeht, welche von beiden der feinere Maßstab für den Zustand der Niere ist. Sehr wahrscheinlich liegen die Dinge aber so, daß bei der großen Verschiedenheit ihrer Grundlagen beide Starren von wesentlich verschiedenen Einflüssen abhängen und so ein Vergleich nicht ohne weiteres statthaft ist. Über die Rückwirkung dieser Verhältnisse auf den Gesamtorganismus bzw. Blut und Gewebe s. S. 310ff.

Von Interesse ist es ferner noch, daß alle durch Diuretica bewirkte Diuresen alkalischen Urin produzieren, mit einziger Ausnahme des Novasurols, bei dem der Harn sauer bleibt bzw. wird (W. H. VEIL).

---

[1]) SCHLAYER: Zeitschr. f. ärztl. Fortbild. 1924. Nr. 1.
[2]) Inzwischen haben sich die Dinge soweit geklärt, daß wir doch damit rechnen müssen, daß bisher unbekannte saure Substanzen im Blute Urämischer neben der Retention auftreten (STRAUB, BECHER).

II. Körperfremde Substanzen.

Die pathologische Physiologie der Ausscheidung der körperfremden Substanzen ist gerade für den Urologen von großer Bedeutung, weil einige seiner wichtigsten heute gebräuchlichen Funktionsproben auf der Elimination von körperfremden Stoffen beruhen. Sicher steht für sie alle, daß sie in ihrer Ausscheidung nicht parallel mit den körpereigenen zu gehen pflegen, sowie daß fast jeder von den bisher geprüften in seinem Ausscheidungsmodus sich nach einigen Richtungen anders verhält als selbst scheinbar sehr nahestehende, so daß wir also von der Ausscheidung *eines* dieser Stoffe weder auf die eines anderen, noch auf die körpereigener Stoffe ohne weiteres schließen dürfen.

Die Art der bisher geprüften körperfremden Stoffe ist recht verschieden. Im wesentlichen lassen sie sich in Farbstoffe und in andere chemische Körper einteilen. Der Ausscheidung beider Gruppen ist schon physiologisch, soviel wir wissen, einiges Grundsätzliche gemeinsam. Vor allem die Tatsache, daß die körperfremden Substanzen „schwellenlos" sind, d. h. die Niere scheidet sie alsbald und zwar bevorzugt wieder aus, soweit sie im Körper keiner Zersetzung unterliegen, und scheidet sie solange aus, als noch ein Rest davon im Körper ist. Die zweite gemeinsame Erfahrung ist, daß die Ausscheidung nicht konstant erfolgt, d. h. in gleich großen Mengen, sondern sie erreicht kurz nach der Einverleibung ein Maximum und sinkt dann rasch, unverkennbar in einer gewissen freilich nur annähernden Proportionalität zu der im Körper noch vorhandenen Menge der Substanz (s. Abb. 2). Ganz entsprechend läuft die Konzentrationskurve: Kurz nach der Injektion hoher Anstieg, dann steiler und rascher Abfall, ganz langsames und flaches Auslaufen. Die Linie der absoluten und prozentualen Elimination legt hier eine unmittelbare Beziehung zwischen Angebot im Blut und Eliminationsgröße so nahe, daß diese Anschauung bis heute noch ganz allgemein ist. Daß sie nicht zutrifft, werden wir sofort zu besprechen haben.

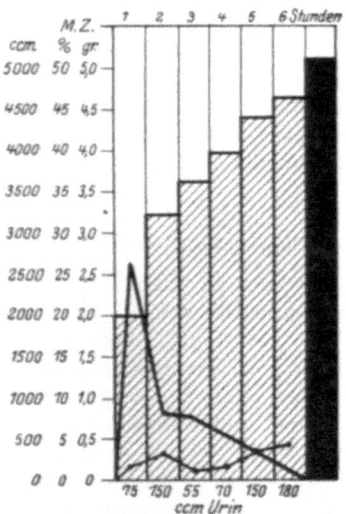

Abb. 2. Normalausscheidungskurve von 5 **g** Milchzucker, intravenös gegeben. Die schwarze Säule stellt die Gesamtmenge des injizierten Milchzuckers dar, die schraffierten die addierten Stundenexcretionsmengen; die starke Linie die Einzelstundenmenge, die punktierte die stündlichen Urinmengen.
(Aus Schlayer: Zeitschr. f. Urol. 1923, Wildunger Vortr. S. 16.)

Über den Modus der Ausscheidung dieser körperfremden Substanzen durch die Nieren wissen wir durch die leicht prüfbaren Farbstoffe immerhin soviel, daß sich die Elimination in der Niere selbst aus zwei Akten zusammensetzt, der *Excretion* und der *Speicherung*. Aber darüber hinaus bezüglich aller Einzelheiten sind unsere Kenntnisse noch erstaunlich dürftig resp. kontrovers. Die Beziehungen beider Vorgänge, Speicherung und Excretion sind durchaus nicht klar; die Excretion scheint völlig unabhängig neben der Speicherung einsetzen zu können, wenigstens bei manchen Farbstoffen (Suzuki). Wesentlich verschieden sind jedoch die Ansichten, ob die Speicherung der Excretion vorausgeht oder umgekehrt die Excretion vor der Speicherung, wenigstens zu Beginn der Ausscheidung, eintritt. Erst recht unbekannt ist, wie sich andere körperfremde Substanzen, die nicht Farbstoffe sind, in dieser Hinsicht verhalten.

Einer der wichtigsten Gesichtspunkte für die Verwendbarkeit zu Funktionsprüfungen ist bei den körperfremden Substanzen ihre Abhängigkeit oder Unabhängigkeit von physiologischen Funktionsschwankungen der Niere, z. B. von Polyurie verschiedener Provenienz und von Oligurie. Auch hier sind die vorliegenden Untersuchungen nur sehr dürftig. Sie ergeben starke Verschiedenheiten. So z. B. wird Phenolsulphonphthalein und Jod resp. Yatren durch Polyurie und Oligurie kaum berührt, der Milchzucker dagegen sowohl von extremer Oligurie wie von starker Polyurie.

Am eigenartigsten berührt es, daß die Fundamentalfrage für eine Verwendung der körperfremden Substanzen zur Erkenntnis der Nierenfunktion, ob nur Blut und Niere an der Exkretion der körperfremden Substanzen ·Anteil haben, ob also eine direkte Beziehung zwischen Blutgehalt und Ausscheidungsgröße besteht, bis in die letzte Zeit überhaupt noch nicht in Angriff genommen war

Für das Phenolsulphonphthalein liegen nun wenigstens einige Anhaltspunkte vor. MARSHALL und VICKERS fanden beim Hunde nach intravenöser Injektion 50% der injizierten Menge in der Niere, im Blute waren gleichzeitig nur 5%, in der Leber 6% und im Muskel 1%. Sie schließen daraus auf eine aktive Speicherungstendenz der Niere gegenüber dieser Substanz und nehmen wohl implicite an, daß die Ausscheidung also mehr von dieser Speicherung als von dem Gehalt des Blutes an Phenolsulphonphthalein bestimmt wird. Wesentlich präzisere Vorstellungen geben uns in Ergänzung dieser Versuche die von BERNHEIM und HIOTSUMATSU auf meine Anregung am gesunden Menschen ausgeführten Untersuchungen; sie erlauben mit Bestimmtheit zu sagen, daß von der injizierten Farbstoffmenge binnen fünf Minuten 60% die Blutbahn verlassen haben; zu dieser Zeit sind im Urin nur ganz kleine Mengen

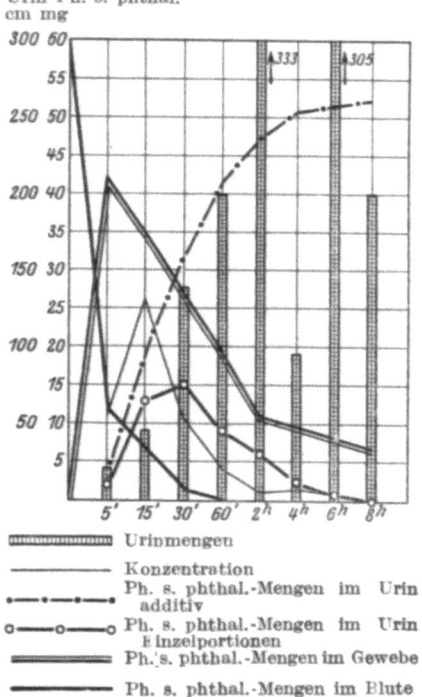

Abb. 3. Versuch am normalen Menschen (Zeitschr. f. klin. Med. 1925, S. 331).

des Farbstoffes zu finden, nach 60 Minuten ist der Farbstoff aus dem Blute völlig verschwunden (vgl. Abb. 3). In diesem Augenblick ist im Urin erst etwa die Hälfte des Farbstoffes ausgeschieden. Eine direkte Proportion zwischen Blutfarbstoffgehalt und seiner Ausscheidung besteht also in keiner Weise, entgegen der bisherigen Annahme, welche die einfache Betrachtung der Ausscheidungskurve im Urin nahe legte. Soweit sich bisher übersehen läßt, geht vielmehr der größere Teil des Farbstoffes sofort aus dem Blute in den übrigen Körper, wandert dann von dort auf noch unbekannte Weise, jedoch ganz gleichmäßig, in die Niere zurück; in dieser hat inzwischen neben dem sofort einsetzenden Excretionsvorgang in Übereinstimmung mit den Feststellungen der amerikanischen Autoren der Speicherungsprozeß eingesetzt [1].

---

[1] Inzwischen hat sich derselbe komplizierte Ausscheidungsvorgang sowohl beim Yatren, wie beim Milchzucker, zwei so verschiedenen Körpern, bestätigt; bei allen spielt das Blut kaum eine Rolle, die Hauptrolle die Gewebe; in zweiter Linie stehen Nierenspeicherung und Excretion. Auch das Kreatinin, also ein körpereigener Stoff, geht dieselbe Wege.

Sind schon die physiologischen Unterlagen für die Ausscheidung der körperfremden Substanzen sehr dürftig, so ist das noch mehr der Fall für die pathologischen Verhältnisse. Der Ausfall der Ausscheidung der körperfremden Substanzen bei kranken Nieren ist tausendfältig untersucht worden, und zwar bei doppelseitiger und einseitiger Erkrankung. Eine der wichtigsten Voraussetzungen für das Verständnis der Resultate ist jedoch sehr mangelhaft untersucht worden, die Frage, wieweit diese Ausscheidung unter pathologischen Verhältnissen durch aus dem Körper stammende extrarenale Einflüsse beeinflußt wird. Es könnte scheinen, daß diese Frage nur für die doppelseitigen besonders internen Erkrankungen von Bedeutung sei, nicht aber für die einseitigen, aber wir werden später sehen, daß auch diese einem indirekten, extrarenalen Einfluß unterliegen.

Für den Milchzucker und das Jodkali hatte sich mir ergeben, daß nur höchstgradige Herzinsuffizienz imstande ist, ihre Ausscheidung, und zwar nur im Sinne einer Verzögerung zu beeinflussen. Vom Phenolsulphonphthalein ist dasselbe durch amerikanische Autoren bekannt geworden; alle anderen extrarenalen Einflüsse hatten auf ihre Elimination keinen Einfluß, eine Beobachtung, die die oben entwickelte Vorstellung einer aktiven Speicherung in der Niere nur zu unterstützen geeignet ist. Die neuen Untersuchungen von Bernheim und Hitotsumatsu zeigen in Ergänzung dazu, daß bei schwerer Herzinsuffizienz das Phenolsulphonphthalein im Blute keine Aufstauung des Farbstoffes erleidet, vielmehr verläuft die Farbstoffkurve im Blute wie beim Normalen; die Verzögerung der Ausscheidung muß also in der Niere selbst liegen. Ganz anders ist die Situation bei gleichzeitiger renaler und kardialer Schädigung mit Ödem: hier verläßt sofort der ganze Farbstoff das Blut und geht in den übrigen Körper. Eine nennenswerte Rückwanderung in die Niere findet nicht statt und dementsprechend auch kaum eine Ausscheidung im Urin. Diese Studien bedürfen der Sicherung und der Erweiterung auf andere feste Substanzen, sie geben uns wesentlich andere Vorstellungen von dem Geschehen in Körper und Niere als wir sie bisher hatten und werden dementsprechend auch zu praktischen Konsequenzen führen.

Die Elimination der körperfremden Substanzen bei Schädigung der Niere selbst ist, wie bekannt, bei *schwerer* Schädigung erheblich verändert, und zwar genau wie bei den körpereigenen Substanzen tritt auch hier eine Konzentrationsunfähigkeit für die betreffenden körperfremden Substanzen ein. Das ist für den Milchzucker und das Jod ausgeprägt der Fall, ebenso für Yatren und Phenolsulphonphthalein; auch hier also dieselbe Starre der Konzentration wie sie Δ, spezifisches Gewicht und die H-Ionenbestimmung dartun. Auf Grund der oben entwickelten Anschauungen kann man sich dies als eine verminderte Speicherungsfähigkeit vorstellen. Die Untersuchungen von Bernheim- und Hitotsumatsu legen allerdings noch näher, die Ursache in einer verzögerten Excretion zu sehen, wobei unter Umständen die Speicherung ganz normal sein kann. Eine solche Verzögerung der Ausscheidung — anscheinend infolge Auseinanderfallens von Speicherung und Excretion — fanden sie z. B. bei der Novasuroldiurese, bei der ja der Gedanke einer leichten Schädigung der Niere sehr wahrscheinlich ist. Die Beziehungen zwischen Ausscheidung der körperfremden Substanzen und dem Zustande der Niere sind zusammenfassend mit denen der körpereigenen Substanzen im übernächsten Abschnitt (Funktion und anatomischer Zustand) besprochen.

Die bisher erwähnten körperfremden Stoffe haben alle die Eigenschaft, durch die Niere mehr oder minder vollständig in den Harn überzutreten. In schroffem Gegensatz dazu steht ein anderer Farbstoff, das Trypanrot; es vermag die gesunde Niere nicht zu passieren. Wie die interessanten Untersuchungen

SEYDERHELMS dartun, passiert es jedoch die erkrankte Niere, und zwar bemerkenswerterweise nach seinen Feststellungen in ungefähr der gleichen Stärke wie das Albumen, ein nachdrücklicher Hinweis, daß auch die *Nicht*ausscheidung vieler Stoffe, also ihre Zurückhaltung, eine Arbeitsleistung der Nierenzellen ist, die neben der sekretorischen Leistung unsere volle Beachtung verdient.

1. Ausscheidung von Giften durch die Niere und ihr Einfluß auf die Sekretion.

Unzweifelhaft werden schon physiologisch durch die Niere fortwährend giftige Substanzen ausgeschieden. Darauf weisen die bekannten Tierversuche der französischen Schule ja mit Sicherheit hin; wenn auch gewiß nicht erwiesen ist, wieviel von der dabei beobachteten Giftwirkung auf Rechnung der Artfremdheit zu setzen ist, so ist doch ein Teil dieser Giftwirkung sicher auf chemische Gifte zurückzuführen. Ist also in diesem Sinn die Rolle der Niere als eines entgiftenden Organs uns wohl bekannt, so wissen wir über Herabsetzung dieser Fähigkeit im kranken Zustande nur sehr wenig, denn die wichtigsten in Betracht kommenden Gifte sind uns noch unbekannt. Über die Unfähigkeit der schwerkranken Niere, Säuren zu eliminieren, wurde schon oben gesprochen.

Unter pathologischen Verhältnissen sind es sowohl endogene wie exogene Gifte, deren Elimination der Niere obliegt. Über die Art der Elimination endogener Gifte wissen wir außerordentlich wenig; daß bei dieser Elimination die Niere selbst oft geschädigt wird, legt die bekannte Beobachtung der Basedowniere ebenso nahe, wie die diabetische Niere, die Gichtschrumpfniere usw.

Unter den exogenen Giften, deren Ausscheidung der Niere obliegt, interessieren uns am meisten die Bakteriengifte. Es ist eine schwer zu verstehende Tatsache, daß auf der einen Seite der Nieren dauernd von Bakterien durchwandert werden, ohne irgendwie geschädigt zu werden, z. B. bei Ruhr, Typhus, Coli, Streptokokken, auf der anderen Seite dieselben Bakterien entweder bei ihrer Ansiedlung in der Niere oder auf dem Wege der Fernwirkung schwerste Nierenerkrankung hervorrufen. Immer wieder wird der Versuch gemacht, diese Verschiedenheit der Nierenwirkung durch Verschiedenheit der Virulenz der betreffenden Bakterien zu erklären; sicherlich reicht diese Erklärung nicht aus. Eigenschaften der Zelle selbst dürften mindestens mitwirken. Nur aus der Gemeinschaft beider Faktoren heraus ist auch die so enorm vielseitige Giftwirkung von Lues und Tuberkulose auf die Niere zu erklären; können sie doch neben entzündlichen Vorgängen auch alle Stadien nicht entzündlicher Erkrankung bis zum Amyloid hervorrufen. Hier bleibt noch so gut wie alles zu tun, um uns diese Vorgänge verständlich zu machen.

2. Beziehungen zwischen Ausscheidung und pathologisch-anatomischem Zustand der Niere.

Die Frage nach der Beziehung zwischen dem anatomischen Zustand der Niere und der Ausscheidung ist theoretisch wie praktisch von größter Bedeutung. Ihre Beantwortung ist für den Urologen so fundamental, daß eine zusammenfassende Besprechung, die teilweise schon Gesagtes wiederholt, erforderlich erscheint.

Ändert jede anatomische Erkrankung der Niere die Ausscheidung? ist die erste Frage, und die zweite ergänzende: Gibt es auch Änderung der Ausscheidung ohne pathologisch-anatomisch faßbare Erkrankung?

Die erste Frage müssen wir nach den umfassenden Erfahrungen der letzten Jahrzehnte dahin beantworten, daß keineswegs jede anatomische Erkrankung die Ausscheidung beeinflußt.

Wie schon oben auseinandergesetzt, gilt wohl im allgemeinen das Gesetz, daß eine entzündliche Erkrankung der Niere mit einer Veränderung der Ausscheidung einhergeht, welche wir als reaktive bezeichnet haben und deren extremster Typus die Isosthenurie ist. Auf der anderen Seite pflegen die nicht entzündlichen Erkrankungen entweder überhaupt keine Veränderung der Ausscheidung nach sich zu ziehen oder nur eine solche, deren Gründe vorwiegend extrarenal liegen. Schon diese Erfahrungen erleiden jedoch zahlreiche Ausnahmen; so tritt der reaktive Ausscheidungsmodus außer bei entzündlicher Erkrankung auch bei der Erkrankung der feinsten Gefäße auf arteriosklerotischem Boden auf und ebenfalls bei Hydronephrose wie bekannt; so findet sich bei septisch-eitrigen Prozessen trotz starker entzündlicher Erscheinungen recht oft überhaupt keine Änderung der Funktion. Auf der anderen Seite können schon relativ sehr kleine Herde von Tuberkulose eine weitgehende Veränderung der Ausscheidung nach sich ziehen. Ebenso wohlbekannt ist es, daß nicht so selten selbst fortgeschrittene Tuberkulose der Niere ohne Änderung der Funktion verlaufen kann.

Geschwülste der Niere endlich haben selbst dann, wenn sie sehr ausgedehnt und mit Fieber verbunden sind, sehr oft, ja anscheinend meist, keinerlei Einfluß auf die Arbeitsweise der befallenen Niere.

Danach können wir die Lage der Dinge so zusammenfassen, daß zweifellos gewisse Erkrankungen mehr und andere weniger die Funktion beeinflussen, daß auf der anderen Seite auch gewisse Beziehungen zwischen der Art der Erkrankung und der Art der Funktionsänderung vorhanden zu sein scheinen; daß aber im ganzen feste und gesetzmäßige Beziehungen zwischen Funktion und *Art* der anatomischen Erkrankung *nicht* bestehen.

Die zweite oben aufgeworfene Frage war, ob es auch Veränderungen der Ausscheidung ohne pathologisch-anatomisch faßbare Schädigung gibt. Sie wird entschieden durch die Beobachtungen urologischer Chirurgen. Es gibt Fälle, in denen bei einseitiger Nierenerkrankung auch auf der anderen Seite eine schwere Funktionsstörung bestand, und trotzdem zeigte der anatomische Befund eine vollkommen gesunde Niere (BAETZNER)[1]; in anderen gleichartig gelagerten Fällen konnte nach Entfernung der kranken Niere festgestellt werden, daß auf der anderen Seite die vorher schwer geschädigte Funktion einer normalen gewichen war (BAETZNER). Durch solche Beobachtungen, die noch viel zu wenig publiziert werden, ist erwiesen, daß *hämatogen* vermittelte toxische Schädigung die Ausscheidung stark verändern und herabsetzen kann, ohne daß eine anatomische Schädigung der Niere vorliegt. Diese Beobachtungen legen aber weiter nahe, daß vom Allgemeinkörper ausgehende cellulär-depressiv wirkende Einflüsse die Nierenleistung herabzusetzen resp. zu ändern vermögen, wie z. B. Erschöpfungszustände und Kachexie. Untersuchungen darüber scheinen völlig zu fehlen, sind aber von grundsätzlicher Wichtigkeit. Wir finden also indirekte extrarenale Beeinflussung sogar unter den hierin anscheinend so einfach liegenden Verhältnissen der einseitigen Nierenerkrankungen.

Die Antwort auf die beiden oben gestellten Fragen schließt, in der Weise gegeben, wie sie nach unseren heutigen Erfahrungen gegeben werden muß, schon bis zu einem gewissen Grade die Antwort in sich, welche wir auf eine dritte praktisch außerordentlich wichtige Frage zu geben haben, die Frage, ob eine quantitative Beziehung zwischen anatomischer Schädigung der Niere und der Funktionsweise sich erkennen läßt, ob also, wie von manchen Seiten noch immer betont wird, die Funktion sich gradatim mit der Schwere der Schädigung ändert. Schon die Untersuchungen von ALBARRAN scheinen das nahe zu legen;

---

[1] BAETZNER: Diagnostik der chirurgischen Nierenerkrankungen. S. 70. Berlin: Julius Springer 1921.

auch die neueren Untersuchungen mit Indigocarmin scheinen dem jedenfalls nicht zu widersprechen. ALBARRAN hat denn auch diese Anschauung direkt ausgesprochen, aber auch in neuerer Zeit sind WILDBOLZ und noch schärfer SUTER dieser Ansicht.

Die praktische Erfahrung jedes Tages mag solche Gedanken nahelegen. In der Tat dürfte hier in etwa 95% der Fälle aus dem Verhalten der Ausscheidung ein wichtiger Schluß auf den Zustand der Niere gezogen werden können. Das gilt sowohl für die urologische Chirurgie, wie auch für die inneren Nierenkrankheiten. Jedoch trifft es immer nur da zu, wo der reaktive Typ der Ausscheidung eingetreten ist; zumal bei dem urologischen Material vermißt man eine solche Proportion ganz und gar da, wo dieser fehlt. Erleben wir dort doch nicht so selten, daß bei zwei Fällen gleichartiger und gleich weit ausgedehnter Erkrankung in dem einen Fall eine dem Zustand der Niere proportionale Änderung der Ausscheidung eintritt, in dem anderen dagegen keinerlei Abweichung der Funktion festzustellen ist. Solche Fälle zitiert schon ALBARRAN, sowohl bei Tuberkulose wie bei Hydronephrose, wo sonst so leicht der reaktive Typus auftritt. Somit kann von einer absoluten Proportionalität zwischen dem Zustand der Niere und dem Ausscheidungsverhalten keine Rede sein und dementsprechend auch keine unmittelbare Beziehung zwischen beiden konstruiert werden; das gilt genau so für die inneren Nierenkrankheiten. Schon 1914 haben uns unsere Untersuchungen (HEDINGER und SCHLAYER) darüber zu dem Schluß geführt, daß gleich starke Schädigung der Niere verschiedene Funktionsbilder hervorrufen kann und umgekehrt gleichartige Funktionszustände sich bei verschieden schwerer Schädigung der Niere finden können. Das, was wir reaktiven Typ nennen, die anfänglich rein qualitative, später auch quantitative Änderung der Ausscheidung, ist eben, wie wir schon auf Seite 287 ausgeführt und begründet haben, offenbar nicht anatomisch bedingt, sondern eine Frage der Reizwirkung des krankhaften Prozesses auf das Nierengewebe. Ob er unter Umständen vielleicht noch von bestimmten Stellen aus ausgelöst werden kann, wie dies die Hydronephrose nahe legt, bleibe dahingestellt. Ist diese Reizwirkung nicht vorhanden oder das Nierengewebe nicht imstande, darauf zu reagieren, so wird auch kein reaktiver Typus der Ausscheidung eintreten. Daß praktisch so oft eine annähernde Koinzidenz zwischen Größe der Schädigung und der Intensität der Funktionsänderung gefunden wird, kann sich nur so erklären, daß meist, wenigstens bei bestimmten Krankheiten, Erkrankung und torischer Reiz annähernd parallel laufen. Faßt man den reaktiven Typ in dieser Weise als „Reiztypus" auf, so erscheint es von besonderem Interesse, daß die damit verbundene Polyurie, welche zumal dem ersten Stadium den Stempel aufdrückt, nach unseren bisherigen Kenntnissen in ihrer Art genau der toxischen Reizdiurese entspricht, welche wir (LITZNER, BERNHEIM und SCHLAYER) nach Novasurolinjektion gefunden haben. Wasser und Kochsalz werden bei beiden glänzend ausgeschieden, letzteres sogar oft bis zuletzt, aber die Stickstoffausscheidung geht nicht mit der Polyurie mit, sondern leidet früh Not, ebenso die Ausscheidung der körperfremden Substanzen, Milchzucker usw. Es wird Sache weiterer Untersuchungen sein, diese Anschauung noch fester zu begründen.

3. Beziehung zwischen Ausscheidung und intrarenaler Topik der Erkrankung.

Der Urologe hat nicht oft Gelegenheit, sich mit der Frage der Topik innerhalb der Nierensysteme zu beschäftigen. Für ihn stehen die Dinge meist so, daß eine kombinierte Erkrankung vorliegt, sei sie lokal umschrieben oder universell. Immerhin seien die Gedankengänge und Erfahrungen, welche bis jetzt vorhanden sind, kurz zusammengefaßt. Unsere Kenntnisse über dieses Gebiet sind noch sehr dürftig und zum großen Teil unsicher resp. bestritten. Sie basieren zum kleinen Teil auf physiologischen, zum größeren Teil auf pathologisch-experimentellen Erfahrungen. Übereinstimmend haben diese letzteren z. B. ergeben, daß mit schwerer Schädigung der Tubuli contorti immer ein rasches Absinken der Kochsalzkonzentration und damit der Kochsalzausscheidung im ganzen parallel geht; dies ist der Fall bei ganz verschiedenartigen Giften, sofern sie nur die Tubuli zerstören (Chrom, Aloin, Sublimat usw.). Daß es eine Unfähigkeit der Niere selbst ist, welche die NaCl-Armut des Harnes bedingt und nicht etwa extrarenale Einflüsse, zeigt die Tatsache, daß Kochsalzinfusion und darauffolgende Kochsalzaufstauung im Blute die Kochsalzausscheidung nicht bessert (Schmid und Schlayer). Die Erscheinung tritt nur ein, wenn alle Tubuli contorti gleichzeitig schwer geschädigt sind. So erklärt es sich, warum wir sie beim nierenkranken Menschen so relativ selten und immer nur in den letzten Finalstadien beobachten; finden wir doch beim Menschen nur sehr selten eine so gleichmäßige schwere Schädigung der Tubuli außer bei der Sublimatnephritis, die denn auch tatsächlich dasselbe Ausscheidungsbild zeigt, wie beim Tiere. Im übrigen bleiben beim Menschen meist einzelne Provinzen von Kanälchen unberührt und leisten kompensatorische Mehrarbeit.

Eine nach meiner Meinung ebenfalls enge Beziehung besteht zwischen Nierengefäßen resp. Glomerulis und der Wasserausscheidung: Sind die Glomeruli geschädigt, so hört die Diurese auf. Das zeigt sich nicht nur im Tierexperiment, sondern auch bei der akuten Glomerulonephritis des Menschen. Es wird zwar ein kompensatorisches Eintreten der Tubuli gerade für die Wasserausscheidung behauptet, ist aber durch nichts bewiesen. Besonders schwierig ist es, die Ausscheidung des Harnstoffs resp. seine Retention in Zusammenhang mit bestimmter topischer Lokalisation zu bringen. Bei der schweren akuten Glomerulonephritis und bei der malignen arteriolosklerotischen Schrumpfniere wird er verschlechtert ausgeschieden; beidemal sind Gefäße resp. Glomeruli der vorzugsweise geschädigte Teil, so daß es den Anschein haben könnte, als ob diese in Beziehung zu seiner Ausscheidung stünden. Auf der anderen Seite aber weisen Versuche physiologischer Art (Leschke und die verschiedenen Xanthochromversuche) immer wieder auf die Tubuli als Ausscheidungsort hin, wofür ja auch die intensive Speicherungsfähigkeit der Niere für Harnstoff spricht (s. oben S. 299).

Bezüglich der körperfremden Stoffe nehmen Rowntree und Geraghty vom Phenolsulphonphthalein an, daß es durch die Tubuli ausgeschieden werde; auch hier spricht die oben geschilderte Speicherungsfähigkeit der Niere in diesem Sinne. Vom Jod wissen wir dies ziemlich sicher, nicht nur durch pathologische Versuche (Schlayer), sondern auch physiologisch (Leschke); daß die Milchzuckerausscheidung hauptsächlich in Beziehung zu den Glomeruli resp. Gefäßen steht, darauf weisen die Untersuchungen von de Bonis[1]), Schlayer und Hamburger hin. Immerhin ist hierbei zu erwähnen, daß bei Anwendung größerer Milchzuckermengen die Konzentration im Urin in der ersten Portion derartig hoch ist, daß eine einfache Ausscheidung durch die Glomeruli im Sinne einer Filtration unmöglich erscheint; auch hier müssen wohl dann konzentrierende Einflüsse innerhalb der Niere hinzutreten, für die uns heute als einzig möglicher Ort die Tubuli erscheinen. Das Indigcarmin dürfte wohl hauptsächlich in die Tubuli ausgeschieden werden, nach den bekannten Untersuchungen von Heidenhain und Sobieranski; ob ohne jede Vermittlung der Gefäße und Glomeruli, erscheint zumal angesichts der klinischen Beobachtungen bei einseitig kranker Niere zweifelhaft. Bezüglich des Phlorhizins liegt es nahe, an die Tubuli als Hauptangriffsstelle zu denken. Es ist dann aber recht auffallend, daß gerade bei beginnender maligner arteriolosklerotischer Schrumpfniere, wo doch die

---

[1]) De Bonis: Giorn. internat. d. Science. med. Vol. 29, Fasc. 10.

Tubuli so gut wie nicht in Mitleidenschaft gezogen sind, eine starke Verzögerung seiner Wirkung beobachtet wird; ebenso wirkt es tierexperimentell bei geschädigten Gefäßen nicht mehr (SCHLAYER und HEDINGER).

Vielleicht ist die *Art* der topischen Schädigung doch manchmal für die Ausscheidung weniger gleichgültig als wir heute nach den sonstigen schon oben erwähnten urologischen und internistischen Erfahrungen zu denken geneigt sind; Harnstoff wird bei maligner arteriolosklerotischer Schrumpfniere, wie erwähnt, frühzeitig schlecht ausgeschieden, bei Amyloid und Nephrose jedoch selbst dann noch gut, wenn auch anatomisch die Glomeruli resp. Gefäße beteiligt erscheinen; immerhin kann es sich hier um graduelle Unterschiede handeln, die uns infolge der relativ groben Methode der histologischen Untersuchungen entgehen.

4. Drüsenwirkungen der Niere und Ausscheidung.

Von den Drüsenwirkungen der Niere wissen wir an sich noch sehr wenig. Soweit sie im Sinne einer inneren Sekretion aufzufassen sind, überhaupt nichts Sicheres. Bezüglich ihrer synthetischen Fähigkeit können wir nur vermuten, daß sie wohl erheblich größer ist als uns heute bekannt. Einige interessante neue Streiflichter auf die Beziehung zwischen synthetischer und excretorischer Fähigkeit haben dagegen die neuen Untersuchungen von SNAPPER und GRÜNBAUM über die Hippursäure erbracht. Sie fanden die bemerkenswerte Tatsache, daß schwer Nierenkranke nach Einnehmen von 5 g Natr. benzoic. im Gegensatz zum Normalen Hippursäure im Blute hatten. Ihre Versuche bringen sie zum Schluß, daß die kranke Niere wohl imstande sein kann, die Synthese der Hippursäure noch zu leisten, aber nicht mehr imstande, sie auszuscheiden, so daß sie durch das Nierenvenenblut in das Blut übertritt.

5. Kompensatorische Hypertrophie und Reservekraft.

Nach neuen Untersuchungen von TAYLOR, DRURY und ADDIS soll eine direkte Beziehung zwischen Nierengröße und Körpergewicht und Körperoberfläche bestehen, die für jede Tiergattung variiert.

Will man aber daraus schließen, daß auch nach Entfernung eines Teils des Nierenparenchyms der Rest wieder bis zur Erreichung der alten Proportion kompensatorisch hypertrophiere, so trifft dies nach den verschiedenen Studien rein gewichtsmäßig nicht zu (v. HABERER, AMBARD und PAPIN usw.). Dabei wissen wir anderseits, daß solche Nieren trotzdem den Bedürfnissen des Organismus genügen. Sie leisten also erhöhte Arbeit, und zwar offenbar dauernd; ob es damit zusammenhängt, daß v. HABERER dabei so oft eine nephritische Erkrankung gefunden hat, sei dahingestellt, erscheint nicht wahrscheinlich.

Soweit bis jetzt bekannt, paßt sich der Nierenrest nach Einengung des Parenchyms am schnellsten hinsichtlich der Wasserausscheidung und Kochsalzausscheidung, langsamer dagegen hinsichtlich der Harnstoffausscheidung an, so daß vorübergehend eine erhebliche Harnstoffstauung stattfinden kann. Ähnliches scheint nach LITZNERS Untersuchungen für den Milchzucker der Fall zu sein, jedoch besitzen wir noch zu wenig Fälle, um dies sicher behaupten zu können. Was löst die kompensatorische Hypertrophie aus? Das ist dieselbe Frage, welche uns beim Herzen und anderen Organen bisher vergeblich beschäftigte. Bei der Niere liegt es nahe, den auslösenden Reiz in den im Körper sich aufstauenden Schlacken zu suchen. Offenbar tritt eine deutlich kompensatorische Hypertrophie nur ein, wenn infolge des Ausfalls die harnfähigen Stoffe im Blut vorübergehend sich anhäufen. Versuche, durch entsprechende Mehrbelastung mit diesen nach der Nephrektomie die Entwicklung der kompensatorischen Hypertrophie zu beeinflussen, sind nicht deutlich genug ausgefallen

(Carnot: Soc. de biol. Juli 1913), bedürfen aber vielleicht systematischer Wiederholung. Entsprechend dem oben geschilderten Verhalten des Harnstoffs wäre besonders daran zu denken, daß ihm eine gewisse Rolle dabei zukommt. Der zweite bestimmende Faktor für das Auftreten der kompensatorischen Hypertrophie weist mit aller Deutlichkeit auf unmittelbare celluläre Genese derselben hin: Bei allen kachexierenden Erkrankungen wie Carcinom, bei schwerer septischer Erkrankung, chronischer Lues mit Manifestationen, Tuberkulose sowie bei rasch verlaufenden und schweren Nierenerkrankungen tritt sie nicht oder nur ausnahmsweise ein, und zwar selbst dann nicht, wenn das restierende Parenchym, das eigentlich hypertrophieren sollte, mikroskopisch geprüft, so gut wie normal erscheint. Es sind also nicht bloß direkte celluläre Schädigungen, welche das Eintreten der kompensatorischen Hypertrophie hindern, sondern auch indirekte, vom Blute ausgehende Einflüsse auf die Zelle, gewiß eine bemerkenswerte Analogie zu dem, was wir oben über gleichartige indirekte Beeinflussung der Nierenzellen hinsichtlich ihrer funktionellen Leistungsfähigkeit im Sinne einer Herabsetzung derselben vom Blute aus sagten (siehe körperfremde Substanzen S. 306).

Mit dem Problem der kompensatorischen Hypertrophie hängt das der *Reservekraft* eng zusammen. Man sollte denken, daß es bei der Niere relativ einfach zu prüfen wäre, durch schrittweise Einengung des Parenchyms. Dabei wird ein Moment eintreten, an welchem sich das Parenchym der gestellten Aufgabe nicht mehr gewachsen zeigt. Dieser Augenblick tritt ziemlich allgemein offenbar dann ein, wenn weniger als $^1/_4$ beider Nieren erhalten ist. Da jedoch die Niere schon normal allem nach nur abschnittsweise und kaum je mit dem ganzen Parenchym arbeitet, so ist damit nur gesagt, wann bei voller Anspannung der Leistungsfähigkeit die Niere nicht mehr den Anforderungen genügt; ob und von wann ab sie Reservekräfte in Anspruch nehmen konnte, bleibt unsicher. Wenn solche vorhanden sind, so sind sie sicher abhängig von dem Zustand von Blut und Gewebe, ebenso natürlich vom Zustand der Nierenzelle und der Durchblutung. Dazu kommt noch, daß die supponierte Reservekraft aller Wahrscheinlichkeit nach für die verschiedenen harnfähigen Substanzen verschieden ist. Für Harnstoff leugnet sie O. Schwarz ganz, aber die Untersuchungen Weills legen doch ihr Vorhandensein innerhalb enger Grenzen nahe, ebenso die Feststellung von v. Monakow, wonach plötzliche Erhöhung des Blutharnstoffes bei schwerer Nierenerkrankung mit bis dahin gleichmäßig niederer Harnstoffausfuhr gesteigerte Harnstoffelimination erzwingen kann.

B. Pathologische Nierensekretion und Gesamtkörper.

Entsprechend der eingangs zum Ziele gesetzten Darstellung soll in diesem Abschnitt die Rückwirkung der Störung der Nierenarbeit auf den Allgemeinorganismus hauptsächlich insoweit erörtert werden, als sie Grundsätzliches aufweist oder für den Urologen von besonderer Bedeutung ist.

Die Beziehungen zwischen Gesamtorganismus und Niere erweisen sich durch die neuere Forschung in beinahe täglich zunehmendem Grade dermaßen eng und vielseitig, daß eine gesonderte Darstellung der Nierentätigkeit ohne Berücksichtigung des Gesamtorganismus überhaupt nicht mehr möglich erscheint, wie sich schon aus dem Vorhergehenden deutlich ergibt. Die Probleme der Sekretion irgendwelcher Substanzen, ja auch der kompensatorischen Hypertrophie usw. lassen sich ohne gleichzeitige Berücksichtigung des Körperganzen nicht besprechen. Ebenso aber haben auch unsere Anschauungen über die Rückwirkung gestörter Nierenfunktion eine starke Erweiterung erfahren.

Bis heute steht noch im Vordergrund dieses Gebietes der Gedanke der *Retention* infolge der Schädigung der Niere. Er ist zweifellos der nächstliegende und schien auch praktisch von großer Wichtigkeit. Darum haben sich die Studien in erster Linie auf die Zurückhaltung von Wasser, Salzen, Säuren, Basen usw. erstreckt und dementsprechend werden wir uns auch am meisten mit ihr zu beschäftigen haben. Es unterliegt aber keinem Zweifel, daß wir darüber hinaus mit intermediären Störungen zu rechnen haben, welche wohl zum Teil durch die Retention ausgelöst sein mögen, zum Teil aber direkte Folgen der Nierenstörung sein dürften. Gestörte Ausscheidung, welche auf das *Blut* zurückwirkt, wird nach unserer heutigen Anschauung so gut wie immer auch auf das *Gewebe* zurückwirken müssen. Nur der Modus und der Grad des Ineinandergreifens ist verschieden, wie sich ergeben wird, je nachdem es sich um Zurückhaltung von Wasser, Kochsalz, Stickstoff oder anderen Salzen usw. handelt. Im nachfolgenden werden wir der Darstellung wegen die Wirkung der Retention der einzelnen wichtigsten Bestandteile nacheinander aufführen müssen, aber dabei darf nie vergessen werden, daß selbstverständlich selten oder nie einer von diesen allein zurückgehalten wird. Da sie sich gegenseitig beeinflussen, so wird die Frage dadurch noch komplizierter. Und so ist es kein Wunder, daß auf diesem verwickelten Gebiet die Resultate sich zum Teil widersprechen, zum Teil aber offenbar eben auch eine ziemlich große Anzahl von Möglichkeiten vorliegt. Dazu kommt noch die Unsicherheit mancher Methoden und die Erschwerung des Urteils aus den gewonnenen Resultaten infolge der starken Labilität aller in Betracht kommenden Faktoren.

Theoretisch sollte man erwarten, daß eine der ersten Rückwirkungen, welche Störungen der Ausscheidung auf den Gesamtkörper haben, die Zurückhaltung von Urinwasser im Körper sei. Eine solche Zurückhaltung findet sich jedoch, wie bekannt, überhaupt nur bei einer geringen Anzahl von Nierenkrankheiten resp. vielfach erst in den letzten Stadien. Verlaufen doch viele schwere Nierenerkrankungen fast bis zum Tode mit Polyurie. Am stärksten tritt die Zurückhaltung von Wasser naturgemäß da in Erscheinung, wo völlige oder beinahe völlige Unterdrückung des Harns statthat, bei Anurie resp. Oligurie. Man könnte denken, daß die Folge davon zunächst ein Anstauen von Wasser im Blut sein müsse, eine Hydrämie. Diese tritt in der Tat in dem ungefähr zu erwartenden Grade da ein, wo Anurie ziemlich plötzlich (besonders bei mechanischer Anurie) einsetzt. Hier kann sie so hochgradig werden, daß Hb und die Erythrocyten bis auf die Hälfte verdünnt werden können. Schon hier ist bemerkenswert, daß ganz offenbar ein relativ kleiner Teil des retinierten Wassers im Blute bleibt. Der größere tritt in die Gewebe über, ohne daß sich jedoch Ödem bildet. Bis zu 6 kg Wasserretention sind beim Menschen ohne Auftreten von Ödem festgestellt worden. Die Verteilung des retinierten Wassers zwischen Blut und Gewebe scheint hier noch gesetzmäßig und relativ gleichmäßig zu sein, allerdings sind wir über die feinere Verteilung deshalb nicht zuverlässig orientiert, weil die Methoden der Blutmengenbestimmung, die dazu erforderlich ist, noch nicht einwandfrei genug erscheinen. Unter allen Umständen herrscht hier eine Regulierung zwischen Blut und Gewebe, welche die Verteilung bestimmt. Ganz andere Ergebnisse finden wir aber im Gegensatz zu diesen mechanischen Rückstauungen bei gewissen anderen, zumal internen Erkrankungen der Niere. Hier *braucht* keinerlei Parallelismus zwischen Wasserretention und Hydrämie zu bestehen. Es gibt Fälle, bei denen fast völlige Urinretention besteht und die doch nicht nur keine Hydrämie, sondern sogar eine Eindickung des Blutes (gemessen an Hb und Erythrocyten) zeigen (NONNENBRUCH, VOLHARD usw.). Die Ursache dieses eigenartigen Verhaltens liegt ganz offenbar an einer Veränderung des Ausgleichs zwischen Blut und Gewebe, welche das rückgestaute

Wasser in anormaler Weise in die Gewebe abfließen läßt. Auf die derzeit die innere Medizin besonders beschäftigenden Fragen nach dem näheren Modus dieser Veränderung, dem Sitz und Wesen des Regulationsapparates sei hier nicht näher eingegangen. Ohne allen Zweifel wird durch seine Intaktheit resp. Erkrankung die Art der Rückwirkung der kranken Niere auf den Gesamtkörper hinsichtlich Wasser, Salzen usw. in entscheidender Weise bestimmt. Diese Veränderung der Verteilung tritt nach den Studien von MAGNUS, SCHMID und SCHLAYER bemerkenswerterweise nicht nur beim nierenkranken Tier auf, sondern auch bei der mechanischen Rückstauung durch Unterbindung der Ureteren usw., jedoch hierbei erst nach längerem Bestehen der Rückstauung. Daraus geht hervor, daß sie sehr wohl sekundäre Folge der Rückstauung von der Niere aus sein kann. Ebenso aber kann sie, zumal bei inneren Nierenerkrankungen offenbar als Parallelerscheinung der Nierenerkrankung, im Sinne einer Schädigung der betreffenden Apparate durch dasselbe Agens, ja endlich völlig unabhängig von einer Erkrankung der Niere auftreten, z. B. beim Hungerödem; auch hier kann Hydrämie das Ödem begleiten, obwohl die Niere völlig intakt ist. Daraus geht mit Deutlichkeit hervor, daß das Vorhandensein von Hydrämie keineswegs ohne weiteres auf die Niere zu beziehen ist. Selbst bei kranker Niere kann sie eine parallele Krankheitserscheinung von seiten des Blutes und der Gewebe sein, was vielfach nicht genügend gewürdigt wird. Endlich scheint Hydrämie auch bei Nierenkrankheiten sekundär eintreten zu können, bei starker Aufhäufung von Salzen im Blute infolge des Einströmens von Wasser aus dem Gewebe. So daß wir dies für den nicht damit Vertrauten recht komplizierte Gebiet dahin zusammenfassen müssen, daß selbst bei starker Retention von Wasser nicht notwendig Hydrämie eintreten muß, daß aber anderseits vorhandene Hydrämie selbst bei kranker Niere nicht ohne weiteres als Zeichen einer renalen Retention und als Maßstab derselben betrachtet werden darf.

Erheblich einfacher liegen die Dinge bezüglich der Retention der festen Molen, wie wir sie im Blute besonders durch δ messen. Beim kleinen Tier steigt bekanntlich schon nach wenigen Stunden der Gefrierpunkt im Blute rasch (z. B. von 0,55° beim Kaninchen auf 0,65°). Beim Menschen vollzieht sich dieser Vorgang jedoch erheblich langsamer. Am 6. Tage der Anurie findet sich in PÄSSLERS Beobachtungen ein Gefrierpunkt von — 0,61°. Dieses relativ späte Eintreten einer Änderung von δ ist sowohl vom praktischen wie vom pathophysiologischen Standpunkt aus sehr bemerkenswert. Die klinische Pathologie lehrt, daß sehr oft, ja meist erst dann eine Veränderung von δ bei Erkrankung der Nieren erkennbar wird, wenn schon andere Retentionserscheinungen, z. B. von Indikan, Kreatinin und Harnstoff deutlich sind. Damit stimmt die schon oben erwähnte Tatsache durchaus überein, daß sogar bei der einseitig erkrankten Niere meist zuerst die Harnstoffkonzentration im Urin gegenüber der gesunden Niere sinkt, und erst später Δ.

Unzweifelhaft hat also der Körper die Fähigkeit, die retinierten Molen bis zu einem relativ hohen Grade in den Geweben unterzubringen und erst wenn diese gesättigt sind, scheint es zur Molenstauung im Blute zu kommen. In dieser Hinsicht liegen also die Verhältnisse anders als bei der Retention von Wasser, wo unter analogen Bedingungen relativ frühzeitig die Retention im Blute erkennbar wird, wenn die Gewebe noch keineswegs wasserübersättigt erscheinen. Die erwähnten Regulationseinrichtungen zwischen Blut und Gewebe greifen bei der Molenretention rasch in dem Sinn ein, daß sie eine Molenstauung solange als möglich zu verhindern suchen, entsprechend dem Bestreben des Körpers zur Aufrechterhaltung der Isotonie des Blutes. Am deutlichsten ist dies beim Auftreten von Ödemen; hier ist meist der Gefrierpunkt des Ödems erheblich höher als der des Blutes. Im übrigen sind besonders die Verteilungsverhältnisse von δ zwischen Blut und Gewebe noch keineswegs befriedigend durchuntersucht, sondern bedürfen der Ergänzung, wobei vielleicht die OTFRIED MÜLLER-GÄNSSLENsche Blasenmethode wertvolle Hilfe geben kann. Eine große Schwierigkeit für die Beurteilung liegt auch hier — wie in den nachfolgend zu besprechenden Rückstauungswirkungen — in einer etwaigen Mitwirkung von Hydrämie, welche eine vorhandene Molenstauung infolge ihrer Verdünnungswirkung zu verdecken geeignet ist. Und ebenso darf auf der anderen Seite nicht vergessen werden, daß pathologische Zersetzungen im Körper (Carcinom usw.) δ im Blute ebenso zu steigern vermögen wie Retention von seiten der Niere.

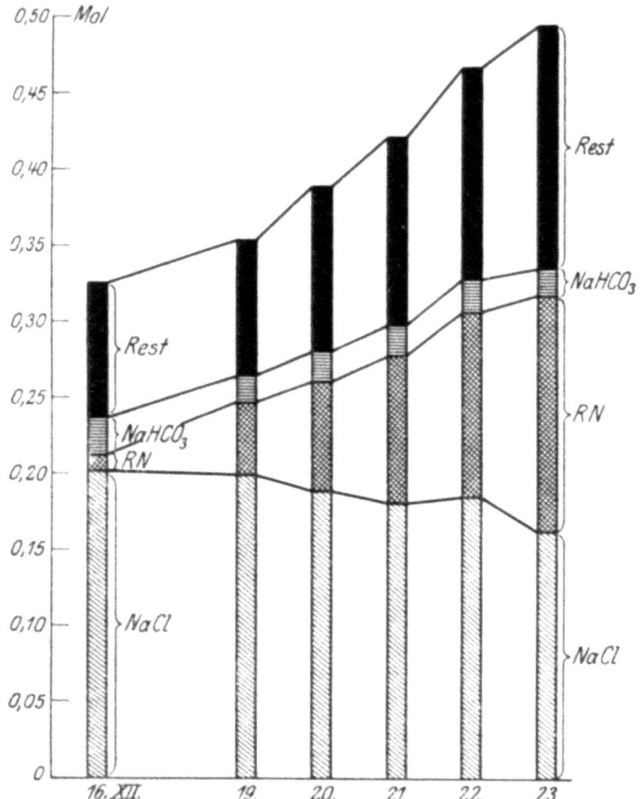

Abb. 4. Urannitratvergiftung: Änderung der Zusammensetzung von δ und Steigerung durch
Vermehrung des unbekannten Molenrestes im Verlauf der Vergiftung.
(Aus BECKMANN: Zeitschr. f. ges. exp. Med. Bd. 29/30.)

Fassen wir auch hier zusammen, so ergibt sich, daß bei Retention relativ spät erst eine Erhöhung von δ eintreten kann, daß sie verdeckt werden kann durch gleichzeitige Hydrämie und daß vorhandene Erhöhung von δ nicht notwendig die Folge von renaler Retention zu sein braucht.

Von besonderer Wichtigkeit ist nun die Frage, wodurch die Erhöhung von δ bei renaler Retention bedingt ist. Neuere Untersuchungen von STRAUB und BECKMANN haben sehr interessante Aufschlüsse gebracht. Bekanntlich gibt δ die Summe der im Serum gelösten Ionen und Molen an. Addiert man nun die Summe der im Serum enthaltenen Chloride, Bicarbonate, des säurelöslichen Phosphor und Rest-N unter Berücksichtigung des Dissoziationsgrades der Salze, so ergibt sich, daß in δ noch ein erheblicher „unbekannter Molenrest" enthalten ist, d. h. Stoffe, die uns bisher nicht bekannt sind. Im Tierexperiment ist nun nach Beckmann [1]) die Erhöhung von δ bei *experimentellen toxischen* Nephritiden meistenteils durch eine starke Vermehrung des unbekannten Molenrestes bedingt. Am klarsten zeigt dies die umstehende Tabelle (Abb. 4); Reststickstoffzunahme und Zunahme des unbekannten Molenrestes sind in dem betreffenden Fall von Urannitratvergiftung die Hauptursache des Steigens von δ. Bei dem Tier mit Unterbindung der Ureteren resp. Nierenexstirpation erhöhte sich trotz starken Anstiegs von δ der unbekannte Molenrest nicht oder sehr wenig, wohl aber stieg er deutlich bis nahezu auf die Hälfte des stark erhöhten δ bei einer experimentell stark verkleinerten Niere an, so daß also wohl kaum prinzipielle Unterschiede, sondern höchstens zeitliche und quantitative in demselben Sinne vorliegen dürften, wie wir sie bei der Hydrämie kennen: daß nach längerem Bestehen der Erkrankung auch durch mechanische Urinretention ohne entzündliche Komponente infolge sekundärer Schädigung ähnliche Wirkungen hervorgerufen werden wie durch die Nierenerkrankungen selbst. Hier werden die im Gange befindlichen Forschungen erst weitere Aufklärung bringen müssen.

Über die Wege, welche der retinierte Harnstoff im Körper einschlägt, haben uns die neueren Untersuchungen ebenfalls wesentlich erweiterte Vorstellungen gebracht. Die frühere Vorstellung, daß Retention von Harnstoff infolge seiner großen Diffusionsfähigkeit einen einfachen Ausgleich zwischen Blut und Gewebe bringen müsse, hat sich nicht als zutreffend erwiesen. Vielmehr kommen nicht selten erhebliche Anhäufungen in den Geweben vor, denen gegenüber der Blutspiegel zurückbleibt. Dasselbe scheint für den Reststickstoff im ganzen zuzutreffen, und zwar allem nach viel häufiger, entsprechend der verschiedenen Zusammensetzung des Reststickstoffes. Die Einflüsse, welche auf diese komplexe Größe einwirken, sind recht vielfache: Außer der Menge und Art der Nahrung und neben der Niere steigern offenbar auch toxische Momente die Reststickstoffzahl stark, und zwar sowohl bei Erkrankungen, die nichts mit der Niere zu tun haben, wie z. B. fieberhaften Infektionen, aber allem nach auch bei toxischem Eiweißzerfall infolge schwerer Nierenschädigung, wie er neuerdings von Becher und Rosenberg bei *Urämie* wahrscheinlich gemacht worden ist.

Im ganzen tritt also für die Verteilung des retinierten Harnstoffs im Reststickstoff die Wirkung der Regulationsvorrichtungen zwischen Blut und Gewebe nicht so stark in den Vordergrund wie für das Wasser und die Salze.

Am stärksten macht sie sich bemerklich bei der Retention des *Kochsalzes*. Retiniertes Kochsalz kann sich wohl in der Blutbahn anstauen, aber gemeinhin findet entsprechend osmotischen Gesetzen ein rascher Ausgleich statt, solange die Gewebe noch aufnahmefähig sind. Allermeist enthalten die Gewebe (besonders aber die Ödeme) mehr Kochsalz als das Blut. So liegen die Dinge zumal bei den einfachen, mechanischen Retentionen (Ureterverschluß usw.). Auch hier aber äußert sich im weiteren Verlauf die sekundäre Schädigung an den Ausgleichsapparaten für die Verteilung, so daß diese einfache Gesetzmäßigkeit im späteren Verlauf dieser Erkrankungen nicht mehr eingehalten wird. Anders sind die Verhältnisse auch hier wieder bei toxischer Schädigung der Niere: z. B. bei der menschlichen und tierischen Sublimatnephritis nimmt trotz gleichzeitigen Sinkens der Kochsalzausfuhr der Blutkochsalzspiegel ab (Veil, Beckmann), also eine offenkundige Abwanderung des Kochsalzes in die Gewebe infolge extrarenalen Einflusses. Infundiert man in diesem Stadium eine hypertonische Kochsalzlösung, so zeigt sich, daß die Niere das NaCl nicht zu eliminieren vermag und im Blut tritt Hydrämie und Halämie auf entsprechend der Infusion. Steigt die toxische Schädigung weiter, so fanden Schmid und Schlayer,

[1]) Beckmann: Zeitschr. f. d. ges. exp. Med. Bd. 29, 3. Mitteilung.

·zumal bei den schwereren Stadien der vasculären Schädigung, eine völlige Aufhebung der osmotischen Regulation zwischen Blut und Gewebe usw. Wir erblicken darin einen Beweis, daß eine solche renale Schädigung gleichzeitig mit einer Schädigung des Regulationsapparates zwischen Blut und Gewebe verbunden ist. Selbst Infusion stark hypertonischer Lösung ruft unter diesen Umständen keinerlei Wirkung auf die Blutzusammensetzung mehr hervor.

Unzweifelhaft sind es also hier nicht mehr direkte renale Wirkungen, welche solche Erscheinungen zustande bringen, vielmehr extrarenale Schädigungen. Sie sind nach unseren heutigen Erfahrungen die Hauptgrundlage für die Entstehung der Ödeme, von denen an anderer Stelle dieses Buches gesprochen wird. In neuester Zeit kommen für diese ganze Frage, soweit sie besonders das Kochsalz betrifft, zwei neue Faktoren hinzu, welche vielleicht imstande sind, uns manches, was gerade in seinem Verhalten unerklärlich und unberechenbar erschien, begreiflicher zu machen, einmal die Quellungs- und Entquellungsfähigkeit des Bluteiweißes und dann die damit auch in einem gewissen Zusammenhang stehenden Wasserstoffionenverhältnisse des Blutes. Es ist eine bekannte physikalisch-chemische Tatsache, daß die Bindungsfähigkeit des Eiweißes für Ionen sowohl der Art wie der Menge nach wesentlich vom Stand der Wasserstoffionen abhängig ist. Verschiebt sich dieser nach der Acidose hin, so erhöht sich die Menge des vom Eiweiß gebundenen Kochsalzes. Damit sind Zusammenhänge zwischen Wasserstoffionen und Kochsalz erkennbar, welche wohl auch für die Pathologie fruchtbar werden können. Aber nicht bloß für die Retention von Kochsalz, sondern ganz allgemein ist der Einfluß einer Retention von Säuren und Basen, wie sich zeigt, von großer Bedeutung für den Gesamtorganismus. Schon oben wurden die Studien von STRAUB und BECKMANN [1]) über diese Verhältnisse bezüglich der Ausscheidung von Säuren und Basen erwähnt. Es war dort schon ausgeführt worden, daß die normale Niere die Aufgabe hat, das Gleichgewicht zwischen nicht flüchtigen Säuren und Basen im Blute aufrecht zu erhalten, daß ferner die kranke Niere diese Fähigkeit verliert, zumal bei Niereninsuffizienz. Und zwar kann eine Unfähigkeit zur Ausscheidung sowohl von Basen wie von Säuren eintreten, so daß sie retiniert werden. Diese Erscheinung findet sich auch bei einfacher operativer Einengung der Niere (auf weniger als ein Sechstel der gesamten Nierenmenge). Bei diesen Tieren entsteht ebensowenig wie bei denen mit Nierenexstirpation eine aus dem Körper *heraus*kommende Säuerung, sondern diese Säuerung ist da, wo sie vorhanden, durch Fehlen resp. Insuffizienz der Niere bedingt [2]). Bei den toxischen Nierenveränderungen dagegen trat in BECKMANNS Versuchen zu dieser Unfähigkeit der Niere noch eine extrarenale Acidose im Blute, als deren Ursache er die Giftwirkung auf den Gesamtorganismus ansieht. Der Körper versucht der Anhäufung von Säuren auf doppeltem Weg Herr zu werden, einmal durch vermehrte Ammoniakausscheidung, dann aber durch vermehrte Abgabe von CO_2 mittels der Atmung. Genau denselben Vorgang fanden STRAUB und CLOTILDE MEIER beim menschlichen Nierenkranken; je nach dem Grade der Störung erwies sich bei ihnen die Fähigkeit zur Säureausscheidung vorzugsweise geschädigt. Besonders bei Nephrosklerose aber findet sich auch Unfähigkeit zur Ausscheidung von alkalischen Valenzen. Beim Menschen und beim Tier tritt bei zunehmender Niereninsuffizienz „dekompensierte Hypokapnie" ein, d. h. die Atmungsregulation versagt mehr und mehr und die Blutreaktion verschiebt sich von der alkalischen Seite nach dem Neutralpunkt, d. h. nach der sauren Seite zu. Beim Menschen äußert sich die dann einsetzende Atmungsregulation in Form der großen Atmung der Urämischen. Ob es zutrifft, wie amerikanische Forscher

---

[1]) Literatur s. BECKMANN: Zeitschr. f. d. ges. exp. Med. Bd. 29 ff. Mitteil. 1—5, 1922.
[2]) Siehe dazu die Anmerkung auf S. 301.

annehmen, daß Hypokapnie mit Acidose zu Koma neigt, wie wir es bei der echten Urämie des Menschen sehen, und anderseits Hyperkapnie mit Alkalose des Blutes zu Krämpfen führt, wird erst die Zukunft lehren (Slyke)[1].

Im vorhergehenden Abschnitt wurde an mehreren Stellen darauf hingewiesen, daß die Retentionswirkungen in manchen Punkten andere sind, wenn es sich um Folgen mechanischer Anurie (Nierenexstirpation, Ureterunterbindung, Einengung des Parenchyms) handelt, und andere, wenn entzündliche resp. toxische Erkrankung der Niere vorliegt. Die Verteilung von Wasser und Salz zeigt ein differentes Verhalten, aber auch der unbekannte Molenrest zeigt erhebliche Unterschiede und ebenso verhält sich der Wasserstoffionenausgleich verschieden, wie eben dargelegt. Es liegt nahe, daran zu denken, diese Verschiedenheiten daraufhin zu untersuchen, daß es sich in einem Fall nur um einfachen Ausfall des Organs handelt, im anderen dagegen um Mitwirkung von Faktoren, welche ihren Ursprung in der Krankheit der Niere selbst haben. Ist doch schon oft angenommen worden, daß von der geschädigten Niere Stoffe ins Blut eintreten, welche den übrigen Körper direkt schädigen. Gewiß ist dieser Vorgang an sich durchaus möglich; aber wir haben keine zureichenden Unterlagen, um die bisher beobachteten oben angeführten Unterschiede mit Sicherheit nach dieser Richtung zu verwerten. Einmal sind diese Differenzen noch keineswegs in allen Fällen genügend feststehend, z. B. bezüglich des unbekannten Molenrestes bzw. der Acidose usw.; dann aber erhebt sich immer wieder die Frage, ob es sich nicht um rein quantitative Unterschiede handelt. Die Dauer der Beobachtung ist bei allen mechanischen Anurien naturgemäß recht kurz; manches deutet darauf hin, daß diese Unterschiede sich verwischen würden, wenn sie länger wäre. Wir können also bis heute Beweise für das Vorhandensein einer solchen direkten Wirkung der Nierenschädigung auf den Allgemeinorganismus nicht erbringen, so wahrscheinlich sie uns klinisch nach den Erfahrungen sein muß, welche wir hinsichtlich des Blutdruckes bei Nierenkrankheiten machen.

C. Pathologische Physiologie der Nierensekretion und Kreislauf.

Es kann nach den ganzen Zielen dieses Buches nicht unsere Absicht sein alle Probleme der Beziehungen zwischen pathologischer Physiologie der Nierensekretion und dem Kreislauf mit Ausführlichkeit aufzurollen; dazu gehört außer dem Blutdruck und der Frage der Durchblutung, die wir schon mehrfach gestreift haben, vor allem die Wirkung der Kreislaufstörungen auf die Niere. Die Rückwirkung gestörten *Allgemein*kreislaufes auf die Nierensekretion haben wir ebenfalls schon mehrfach besprochen; sie noch im einzelnen weiter zu besprechen, geht über den Rahmen dieses Buches hinaus. Wesentlich dagegen ist die Rückwirkung *lokaler* Störung der Nierendurchblutung auf die Sekretion. Daß Unterbrechung des Blutkreislaufes auch sofortige Unterbrechung der Sekretion nach sich zieht, ist bekannt; ebenso war aus früheren experimentellen Untersuchungen (Litten usw.) bekannt, daß selbst kurz dauernde Unterbrechung der Durchblutung zu lang dauernder oder sogar dauernder Untätigkeit der Niere führt. Eigene Untersuchungen hatten uns schon gelehrt, daß dies cum grano salis zu verstehen sei, daß es z. B. sehr wohl gelingt, nach einer Abklemmung der Nierenarterien von 3 Minuten Dauer hinterher die Nierentätigkeit wieder dauernd in Gang zu bringen, sofern man sofort nach der Abklemmung intravenös ein starkes Diureticum, besonders Kochsalzlösung gibt. Adrenalinzusatz in kleinsten Mengen hatte dabei sehr oft einen auffallend günstigen Einfluß auf das Wiederingangkommen der Diurese. Neuere Untersuchungen von

---

[1] Slyke: Journ. of biol. chem. Vol. 48, p. 153. 1921.

MARSHALL und CRANE [1]) haben bestätigt, daß kurzdauernde Unterbrechung von der Niere sehr wohl vertragen werden kann; sie haben gleichzeitig festgestellt, daß nach Wiederingangkommen der Absonderung bemerkenswerterweise Wasser und Kochsalz gut, ja gesteigert ausgeschieden werden, während Harnstoff und Phosphate schlecht ausgeschieden werden; auch hier also wieder dieselbe Erscheinung differenter Ausscheidungsbedingungen für diese Stoffe; nur daß diesmal der sonst von der Durchblutung wenig abhängige Harnstoff nachhaltiger betroffen wird, wohl auf dem Umweg über die celluläre Schädigung.

Die Mitwirkung *venöser* Stauung durch Thrombose der Nierenvene hat im Tierexperiment nach den bekannten oft wiederholten HEIDENHAINschen Untersuchungen immer rasch zur Albuminurie, Abnehmen und schließlichem Aufhören der Absonderung geführt. Um so auffallender ist es, daß wir beim Menschen nun schon eine ganze Anzahl von Fällen doppelseitiger Nierenvenenthrombose kennen, in denen, soweit aus den Schilderungen zu entnehmen, eine starke Störung oder gar Aufhören der Absonderung nicht beobachtet wurde; ob das an dem langsameren Eintreten des Verschlusses, an der vielleicht doch nicht genügend langen Dauer der Beobachtung liegt, steht dahin. Aber in einigen Fällen ist es doch sehr bemerkenswert, wie wenig die Nierensekretion auf die Verlegung reagierte, obwohl nach den autoptischen Befunden die Verlagerung schon tagelang zum mindesten in hohem Grade vorhanden war.

Das Hauptproblem auf diesem Gebiete ist jedoch zweifellos die Beziehung zwischen *Niere* und *Blutdruck*. Auch hier betrachten wir es nicht als unsere Aufgabe, die sehr verwickelten allgemeinen Beziehungen zwischen Niere und Blutdruck und umgekehrt Blutdruck und Niere an dieser Stelle zu erörtern. Vielmehr steht offenbar hier in erster Linie die Rückwirkung gestörter Nierensekretion auf den Blutdruck zur Diskussion. Diese kann nun in verschiedenen Formen stattfinden und das ist ohne allen Zweifel nicht gleichgültig für das Problem, weil der Effekt auf den Blutdruck verschieden ist, je nach der Art der Zusammenhänge. Am klarsten treten diese Zusammenhänge hervor, wenn wir von dem höchsten Grad gestörter Nierenfunktion, der Anurie, ausgehen. Sie kann zustande kommen nach dem von uns etwas modifizierten Schema von LICHTWITZ [2]):

1. Durch Fehlen beider Nieren (Exstirpation z. B.), *arenale* Anurie.

2. Durch Aufhebung der Durchblutung beider Nieren (Thrombose oder Kompression der Nierenarterien oder Venen), *prärenale* (besser vielleicht ischämische Anurie).

3. Durch Aufhebung der Urinabscheidungsfähigkeit beider Nieren (bei schwerster Schädigung beider Nieren), *renale* Anurie.

4. Durch mechanische Verlegung des Harnabflusses, besonders in den Ureteren (durch Steine, komprimierende Tumoren, Prostatahypertrophie), *subrenale* Anurie.

5. Durch nervöse Einflüsse, *reflektorische* Anurie.

Betrachtet man nun diese verschiedenen Ursachen der Stauung der Harnabsonderung auf ihre Fähigkeit hin, Hypertension hervorzurufen, so zeigt sich: dazu *nicht* imstande ist die Anurie durch Fehlen resp. Exstirpation beider Nieren, arenale Anurie. Es ist uns ja auch längst bekannt, daß Abklemmung beider Nierenarterien nicht zur Blutdrucksteigerung führt. Ebensowenig ist dazu imstande die Verlegung der Nierenarterien, aber bemerkenswerterweise auch die der Nierenvenen nicht, soweit uns bis heute darüber bekannt. Ob reflektorische Anurie zur Steigerung des Blutdruckes führen kann, ist mir nicht genügend bekannt.

---

[1]) MARSHALL u. CRANE: Am. Journ. of physiol. Vol. 64. Nr. 2.
[2]) LICHTWITZ: Praxis der Nierenkrankheiten. 1. Aufl. S. 81. Berlin: Julius Springer,

Dagegen tritt *Blutdrucksteigerung* ein bei der *rein renalen* Anurie und ebenso bei der *mechanischen* Verlegung des Urinabflusses, der *subrenalen* Anurie, in allen ihren verschiedenen Formen. Zumal bei der letzteren erhöht sich der Blutdruck immer, wenn nicht Kachexie entgegenwirkt. Bei der renalen Anurie kann die Hypertension ausbleiben, einmal wenn kachektische Faktoren mitwirken, dann aber z. B. bei manchen, keineswegs bei allen Sublimatvergiftungen. Es kommt also hier noch ein besonderes dispositionelles, noch unbekanntes Moment hinzu, dafür spricht z. B. auch, daß im Gegensatz zu den anderen Schrumpfnieren die pyelitische Schrumpfniere öfters keine Drucksteigerung macht.

Wenn man die Beziehungen zwischen Blutdrucksteigerung und Nierentätigkeit hiernach beurteilt, ist somit zum Auftreten der Blutdrucksteigerung einmal das *Verbleiben* der *Niere* im Körper erforderlich und zweitens *Freiheit* des *Blutzu-* und *-abflusses* aus der Niere.

Adoptiert man diese klinischen Feststellungen als Grundlage für die weitere Betrachtung des Problems, so ist damit schon eine Frage erledigt, die früher viel die Gemüter beschäftigte, ob der Vermittler der Blutdrucksteigerung die Retention eines der uns bekannten körpereigenen, harnpflichtigen Substanzen sein kann, wie Wasser, Harnstoff usw. Wären sie das, so müßte doch Hypertension auch bei Exstirpation beider Nieren, bei „prärenaler" Anurie eintreten. In der Tat hat sowohl die experimentelle Forschung, wie die klinische die Annahme endgültig abgelehnt, daß eine hydrämische Plethora oder die Harnstoffretention in Beziehung zu der Blutdrucksteigerung stehe. Retention allein genügt ganz offenbar nicht. Es bedarf vielmehr des Vorhandenseins der Niere selbst, um die Erscheinung auszulösen. Nichts zeigt das klarer als der Gegensatz zwischen der Wirkungslosigkeit arenaler Anurie und der einheitlich starken, drucksteigernden Wirkung der verschiedenen Formen von subrenaler Anurie.

Die nächste Frage ist, ob es etwa nervöse Einflüsse sind, die von der kranken resp. uringestauten Niere ausgehen und Blutdrucksteigerung erzeugen. Gegen einfache Reflexvorgänge spricht die Tatsache, daß gerade da, wo die stärksten Reflexvorgänge nach klinischer Erfahrung anzunehmen sind, bei der subrenalen Anurie, die Blutdrucksteigerung sich gewöhnlich recht langsam binnen mehrerer Tage entwickelt, während sie bei akuter Nephritis reißend schnell binnen weniger Stunden in Erscheinung treten kann. Dagegen sprechen auch die Untersuchungen Oppenheimers, soweit sie darüber etwas zu sagen vermögen. Eine Zeitlang suchten wir nach nervösen Fernwirkungen, auf die Nebenniere insbesondere, wie ja angesichts des drucksteigernden Einflusses des Adrenalins nahe lag. Aber alle darauf gerichteten Untersuchungen ergaben keine sicheren Grundlagen für solche Annahmen. Und in neuester Zeit haben die Untersuchungen von Hülse diesen Annahmen so ziemlich den letzten Boden entzogen. Selbstverständlich ist damit die Möglichkeit anderweitiger nervöser Einflüsse resp. Fernwirkungen noch nicht ausgeschieden. Aber näher liegt uns nach den oben gegebenen klinischen Erfahrungen die Annahme, daß den Blutdruck Stoffe steigern, welche in der kranken resp. uringestauten Niere selbst entstehen, und von ihr aus durch die Nieren in den Kreislauf gelangen, also wohl Abbauprodukte der Niere. Denn daß es Stoffe seien, welche für gewöhnlich mit dem Urin ausgeschieden werden, ist angesichts der Langsamkeit der Entwicklung der Hypertension bei subrenaler Anurie wenig wahrscheinlich, während auf der anderen Seite die Schnelligkeit der Entwicklung bei akuter Nephritis deutlich in der Richtung eines Abbauproduktes zu weisen scheint. Ob dieses nun aber direkt oder indirekt resp. auf welchem Wege überhaupt zur Wirkung kommt, steht völlig dahin. Die vorgehenden entwickelten Anschauungen bedürfen erst noch, wie schon aus der Darstellung hervorgeht, der Begründung; sie sind nur Deduktion aus unseren klinischen Beobachtungen.

Über die Wirkung gesteigerten Blutdrucks auf die Absonderung ist noch einiges zu sagen. Im Tierexperiment ist nach älteren Versuchen (GRÜTZNER und USTIMOWITSCH), die auch in neuerer Zeit bestätigt wurde, auf künstliche Drucksteigerung eine Zunahme der Diurese beobachtet worden. Daher rührt wohl die noch immer so weit verbreitete Idee, daß gesteigerter Blutdruck auch eine gesteigerte Harnabsonderung zur Folge habe. Dazu kann die Klinik, zumal die interne, heute auf Grund ihrer Beobachtungen klare Stellung nehmen; daß Blutdrucksteigerung beim Menschen eine Steigerung der Harnausscheidung zur Folge habe, ist durch nichts erwiesen. Im Gegenteil: Weder hat akute Blutdrucksteigerung beim Nichtnierenkranken, z. B. bei der tabischen Krise, bei dem Asthmaanfall, je eine Zunahme der Harnausscheidung zur Folge, noch aber finden wir bei Nierenkranken mit Blutdrucksteigerung irgendeinen Anhalt für eine sekretionssteigernde Wirkung des Druckes. Wir kennen höchstgradige Drucksteigerung, die eher mit dauernder Oligurie einhergeht (bei der benignen arteriolosklerotischen Nephrocirrhose z. B.). Die weitere Frage, ob gesteigerter Blutdruck mit irgendeiner *konstanten* Veränderung der Ausscheidung verbunden sei, ist ebenso zu verneinen; zwischen Hypertension und Ausscheidung bestehen ganz verschiedene Beziehungen, je nach der Art der Erkrankung der Nieren, welche wir vor uns haben. Es ist also der Zustand der *Niere selbst*, welche die Ausscheidung bestimmt, und nicht, oder wenigstens nicht erkennbar, die Hypertension.

Literatur.

ALBARRAN: Explorat. d. fonct. renal. Paris 1905. — AMBARD: Physiologie des reins. Paris 1914. — BAETZNER: Chirurg. Nierendiagnostik. Berlin: Julius Springer 1923. — CUSHNY: Secretion of urine. London 1917. — FAHR: Handb. d. spez. pathol. Anatomie. Bd. 6, I. Teil. Berlin: Julius Springer 1925. — KORANYI und RICHTER: Physikal. Chem. u. Medizin. Bd. 2. Leipzig 1905. — LICHTWITZ: Praxis d. Nierenkrankh. 2. Aufl. Berlin. — LÜDKE und SCHLAYER: Pathol. Physiologie 1922. — MUNK: Pathol. u. Klinik d. Nephrose usw. 2. Aufl. Berlin und Wien 1925. — SIEBECK: Beurteilung und Behandlung der Nierenkranken. — STRAUSS: Die Nephritiden. 3. Aufl. Berlin. — SUZUKI: Zur Morphologie der Nierensekretion. Jena 1912. — VOLHARD-FAHR in MOHR-STAEHELIN: Handb. d. inn. Med. Bd. III, 2. Berlin: Julius Springer 1918.

Die Innervation der Niere.

Von

PAUL JUNGMANN - Berlin.

Mit 11 Abbildungen.

Die Niere gehört zu den nervenreichsten Organen des Körpers. Aber sowohl bei der Bereitung des normalen Harns, wie auch bei der Mehrzahl der Nierenerkrankungen pflegt man der Funktion dieser Nerven keine oder höchstens eine untergeordnete Bedeutung zuzumessen. Es ist jedoch eine noch offene Frage, ob nicht eine feinere Beobachtung hier viele Zusammenhänge aufzudecken imstande wäre. Man kann jedenfalls heute sagen, daß die Frage der Niereninnervation zunächst noch ganz vorwiegend in das Gebiet der Anatomie und Physiologie bzw. in das der experimentellen Pharmakologie gehört. Für die klinische Pathologie ist die Bedeutung der Innervationsvorgänge kaum in ihren Anfängen erkannt.

Es ist die Aufgabe dieser Darstellung, ein genaues Bild unserer heutigen Kenntnisse der anatomischen und physiologischen Innervationsverhältnisse zu geben, und es soll dabei besonderer Wert darauf gelegt werden, die hier vorliegenden experimentellen Tatsachen mit den bis jetzt übersehbaren klinischen Erfahrungen in Zusammenhang zu bringen. Hieraus wird sich dann auch ein Einblick gewinnen lassen, in welchem Umfange die nervösen Funktionen für die Nierenpathologie von Bedeutung sind.

1. Die Anatomie der Niereninnervation.

Die die Niere versorgenden Nerven entstammen sämtlich dem vegetativen Nervensystem. Sie umgeben als Plexus renalis in einem dichten Geflecht die am Hilus in das Parenchym eintretenden Gefäße. Der feinere Bau und der Verlauf der intrarenalen Nervenfasern ist Gegenstand sehr ausgedehnter, meist älterer anatomischer Arbeiten gewesen, deren Erfolg vor allem den großen methodischen Fortschritten zu danken war, die die Anwendung der Methylenblau- und Golgifärbung der Neurohistologie gebracht hat. Während die älteren Handbücher der Histologie in der Bearbeitung dieses Kapitels durch KÖLLIKER, LUDWIG, FREY und W. KRAUSE sich im wesentlichen auf die ziemlich summarische Angabe beschränken, daß die am Hilus in das Parenchym eintretenden Nervenfasern die Nierenarterien bis zu ihren feineren Ästen begleiten, ohne daß es gelungen wäre festzustellen, wo und wie sie endigen, gibt eben auf Grund der Golgitechnik erst RETZIUS hierüber genaueren Aufschluß. Er konnte zeigen, daß von den Nervenfaserbündeln, die die gröberen Arterienzweige vom Hilus her begleiten, sich in der Rinde Fasern abzweigen, die gegen die Nierenoberfläche gerichtet sind. Sie folgen stets den Arteriae interlobares und verhalten sich wie echte Arteriennerven. Eine oder zwei ihrer Fasern begleiten je eine Art. interlobularis und geben zu ihrer Wand seitliche Zweige ab, die bald in der Längsrichtung des Gefäßes, bald schief oder quer über seinen Rand laufen, sich dabei verästeln und mit feinknotigen Ästchen frei an der Arterienwand ausmünden (Abb. 1 u. 2). In der Nähe der Rindenoberfläche finden sie mit dem Ende der Interlobulararterien auch selbst ihr Ende in feinen Veräste-lungen. Einzelne Fasern ließen sich stets auch noch in Begleitung der Vasa

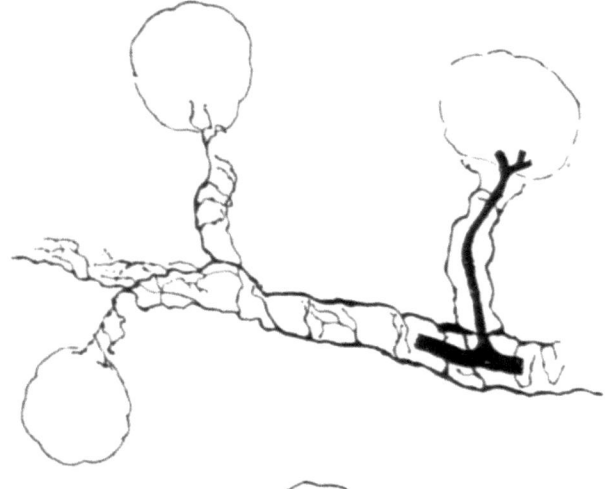

Abb. 1. Teil einer Art. interlobularis aus der Niere eines 11tägigen Kaninchens. Der Gefäßinhalt ist z. T. geschwärzt. (Nach RETZIUS.)

afferentia verfolgen, die sie mit frei oder knotig endigenden Verästelungen bis zu den Glomeruli mit einem feinen Netz umstricken. An den Gefäßmaschen der Glomeruli selbst und an den Vasa afferentia fand RETZIUS keine Nerven-

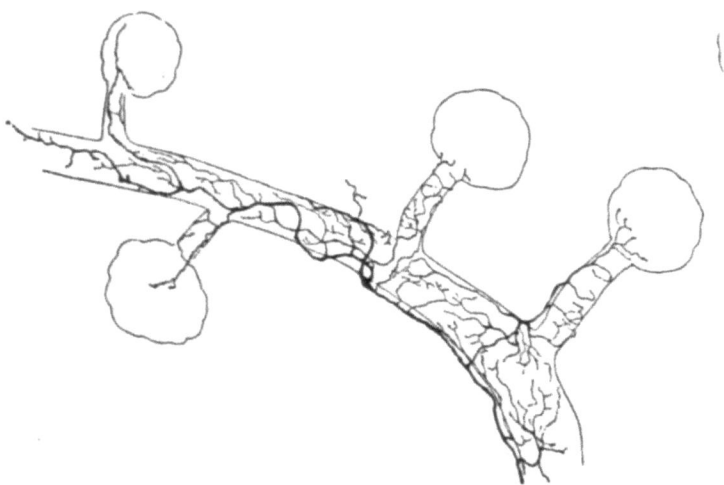

Abb. 2. Desgl. die Arterie und ihre Zweige, die Vasa afferentia sind von Nervenfasern umsponnen, welche jedoch nur auf die angrenzende Partie des Glomerulus übergehen. (Nach RETZIUS.)

fasern. Ebensowenig gelang ihm der Nachweis einer nervösen Versorgung des eigentlichen Drüsenparenchyms, der Kanälchen mit ihrer Epithelauskleidung.

Das Resultat dieser Untersuchungen war also die Feststellung einer lediglich *vasomotorischen Innervation* der Niere, der somit, falls sie zuträfe, gegenüber

anderen Körperdrüsen, wie den Speichel- und Schweißdrüsen, eine a priori wenig
wahrscheinliche Sonderstellung hätte eingeräumt werden müssen. Demgegenüber
bringen die Arbeiten von Smirnow einen sehr wesentlichen Fortschritt. In sehr
sorgfältigen Untersuchungen, die später noch von Disse ergänzt und bestätigt
wurden, konnte er nicht nur die Angaben der obengenannten Autoren erhärten,
sondern auch eine sehr ausgedehnte Innervation des sekretorischen Apparates
der Niere nachweisen (Abb. 3). Smirnow gelang es, bei verschiedenen Tierarten
und auch beim Menschen ebenfalls nach Golgi und mit Ehrlichs Methylenblau-
methode festzustellen, daß die Harnkanälchen der Mark- und Rindensubstanz
mit marklosen Nervenfasern versehen sind, die in der Nähe der Hülle der
Kanälchen verlaufen, sich wiederholt verzweigen und auf der äußeren Oberfläche
der Membrana propria der Kanälchen ein Geflecht bilden. Von hier gehen vari-
köse Fäden aus, deren Enden bäumchenartige Verzweigungen bilden (epilem-
nale Nervenendigungen). Von diesen Fasern gehen wieder feine Fädchen durch
die Membrana propria hindurch in das Innere der Kanälchen (hypolemnale

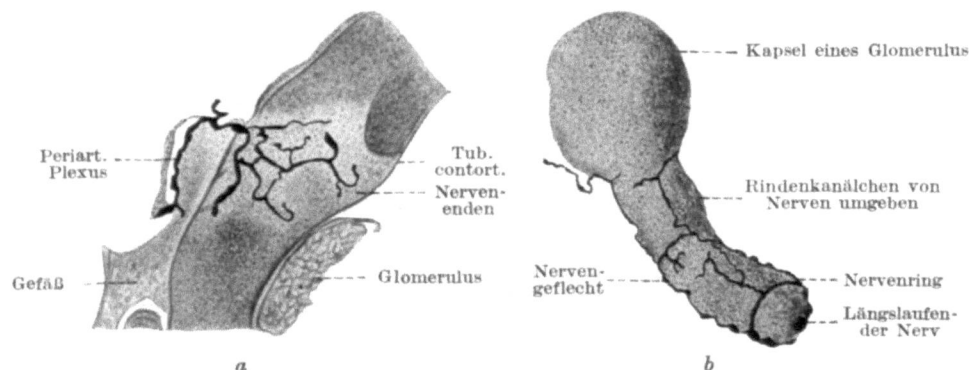

Abb. 3. Maus. Niere. Golgi-Präparat. a Nervenendigung an einem Rindenkanälchen.
b Nervengeflecht um ein Harnkanälchen mit Endigungen an der Kapsel des Glomerulus.
(Aus Disse: Harn- und Geschlechtsorgane in Bardelebens Handbuch.)

Nervenendigungen), zwischen deren sekretorischen Zellen sie als feine Fasern
sichtbar sind, um schließlich auf den Epithelien selbst in Form von Quasten und
weintraubenartigen Gebilden, ähnlich denen der sekretorischen Nervenenden in
den Speicheldrüsen und der Milchdrüse oder der Brunner- und Lieberkühn-
schen Drüsen des Darms zu enden (Abb. 4). Alle diese, die Harnkanälchen und
Glomeruli der Niere versorgenden Nervenfasern entspringen denselben Stämmchen, welche zusammen mit den Blutgefäßen verlaufen, und es ergibt sich somit, was für die Funktion von besonderer Bedeutung sein muß, eine enge Verbindung zwischen der nervösen Versorgung des Blutgefäßsystems und des
sekretorischen Apparates der Niere.

Die *Nervenversorgung der Marksubstanz* zeigt eine ähnliche, wenn auch
weniger komplizierte Anordnung. Auch hier handelt es sich um längs- und
querverlaufende Fasern, die aus den Blutgefäßnerven stammen und um feine
Fäserchen, die in den Zwischenräumen der Epithelien und auf der Oberfläche
der Zellkörper nachweisbar sind. Die Nierenkelche weisen nach den Untersuchungen Häblers einen ungewöhnlichen Reichtum an Nervenfasern auf;
es finden sich hier kräftige Nervenstämme mit Fibrillenbündelteilen, anderseits auch feine Verzweigungen und Auffaserungen, deren Endigungen mit den
glatten Muskelfasern in engste Verbindung treten.

Neben diesen sekretorischen und vasomotorischen Nerven finden sich nach KÖLLIKER, SMIRNOW und HUBER auch noch *sensible Endorgane* in der glatten Muskulatur des Nierenbeckens, im Bindegewebe der Adventitia und in der Media aller Nierengefäße.

Die *Nierenkapsel* weist ebenfalls eine sehr reiche Nervenversorgung auf, es handelt sich nach den Untersuchungen von KÖLLIKER und DOGIEL um spezifische Gefäßnerven, die von den Nerven der oberflächlichsten Glomeruli abstammen und bis in die Tunica fibrosa zu verfolgen sind, wo sie häufig Endteilungen aufweisen. Zu ihnen gesellen sich nach den Untersuchungen von D'EVANT zahlreiche Nervenfasern von der Neben-
nierenkapsel. Außer diesen hat PHILIPP STOEHR jun. noch besondere, von den Gefäßnerven völlig unabhängige Nervi proprii nachgewiesen, die unbekümmert um Anordnung und Richtung der Gefäße meist in gewundenem Verlauf das Bindegewebe durchziehen. Ihr Kaliber variiert von einer beträchtlichen Stärke bis zu einer außerordentlichen Feinheit; die groben Fasern teilen sich in immer feinere auf, die allerfeinsten gehen miteinander unter Bildung von dreieckigen und viereckigen Knotenpunkten immer wieder Verbindungen ein und bilden auf diese Weise einen geschlossenen Plexus. Ein Teil von ihnen steht anscheinend mit den glatten Muskelfasern in den tiefen Lagen der Cap-
sula fibrosa in Verbindung, die meisten haben jedoch offenbar mit der Versorgung der Muskelfasern nichts zu tun, sondern stellen afferente Fasern dar, deren Erregung auf das spinale Nervensystem irra-
diieren kann. In einem Teil dieser Fasern, die anscheinend rein sensibler Natur sind, hat D'EVANT isolierte Knospen als Endigungen nachgewiesen.

Ihrer Struktur nach sind die erwähnten Nerven in ihrem Verlauf innerhalb des Nierenparenchyms fast ausschließlich marklos; dünne markhaltige Fasern sah

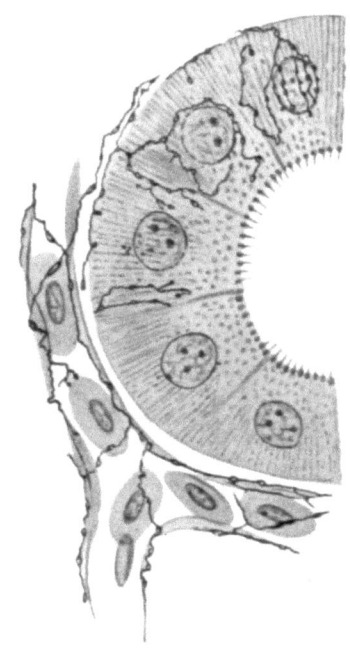

Abb. 4. Querschnitt durch ein gewundenes Harnkanälchen vom Frosch. Die an der Blutcapillare Geflechte bildende Nervenfaser gibt auch Epithelnervenfasern ab.

(Nach v. SMIRNOW, aus NAGEL: Handbuch der Physiologie.)

RENNER, der die feinere Histologie eingehend studierte, hier nur ganz vereinzelt, dagegen traf er sie häufiger im Gebiet der Nierenkelche und des Nierenbeckens.

Über den *Ursprung* der beschriebenen, die Niere versorgenden Nerven ist seit langem bekannt, daß sie dem Sympathicus und dem Vagus entstammen. Die Beziehungen zum Sympathicus hat z. B. schon CLAUDE BERNARD in seinen berühmten Vorlesungen hervorgehoben und durch eine schöne Abbildung illustriert. Hiernach zieht die Hauptmasse der sympathischen Fasern auf dem Wege des Splanchnicus major zum Ganglion solare und von diesem aus, die Nierengefäße plexusartig umspinnend zum Hilus. Dabei bestehen, wie aus den späteren Untersuchungen von ECKHARD, NISHI u. a. hervorgeht, und wie wir auch selbst beobachtet haben, regelmäßig nervöse Verbindungen zwischen beiden Seiten, die entweder oberhalb des Ganglions vom Splanchnicusstamm abzweigen, aus dem Ganglion selbst herauskommen oder distalwärts entspringen. Die als Splanchnicus minor bezeichneten Fasern erreichen die Niere ebenfalls zum Teil auf dem Umwege über das genannte Ganglion, teilweise verlaufen sie direkt. Auf besondere sympathische Fasern aus dem Bauchsympathicus, die von unten herauf direkt zum Hilus der Niere ziehen, hat JOST aufmerksam gemacht.

Noch weniger genau als diese Angaben, die mit mehr oder weniger ausführ-

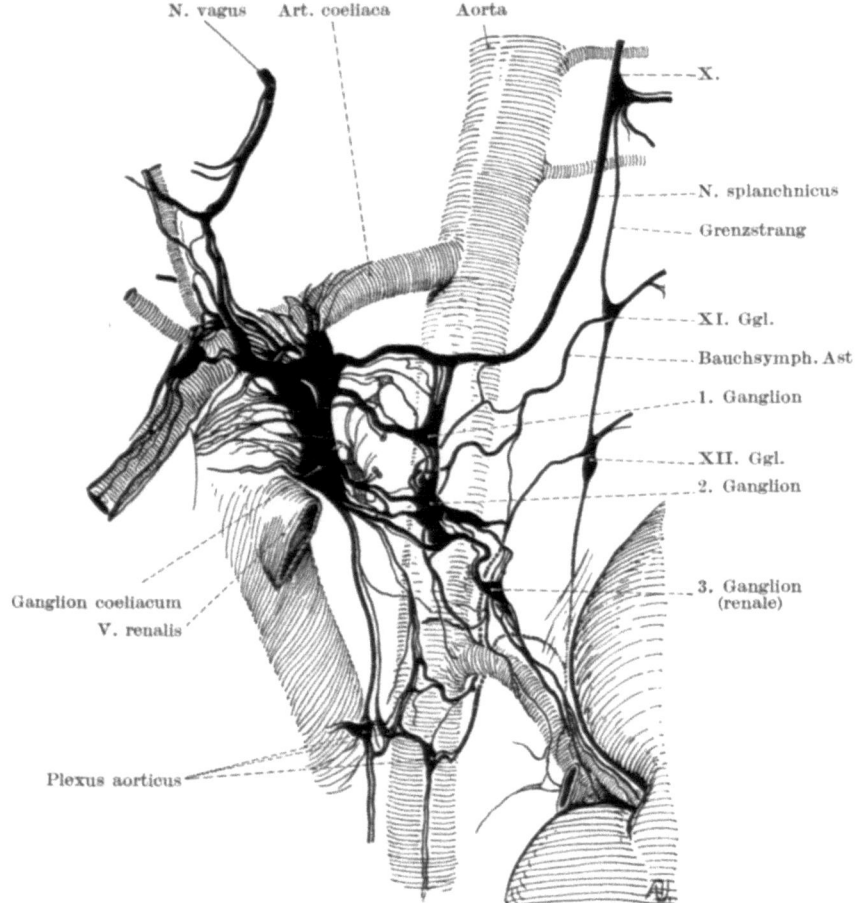

Abb. 5. Niereninnervation beim Hund. Präparat 3 nach Entfernung der Nebenniere.
(Aus HIRT: Zeitschr. f. d. ges. Anat. Bd. 73.)

licher Beschreibung der Einzelheiten in den meisten anatomischen Handbüchern übereinstimmend wiedergegeben werden, sind die Beobachtungen über den Anteil des Vagus an der Niereninnervation. Nach RENNERS Zusammenstellung sind die aus dem Vagus stammenden, die Niere versorgenden Fasern außerordentlich variabel. Sie münden zum Teil direkt in das Nierengeflecht ein, zum Teil nehmen sie ebenfalls den Umweg über das Ganglion coeliacum.

Über die *histologischen Verhältnisse* geben auch hier wieder die Untersuchungen RENNERS Aufschluß. Die Nerven selbst bestehen aus feinen markhaltigen Fasern und solchen mit breiten Markscheiden. In ihrem Verlauf, besonders innerhalb der sog. Nierenplexus finden sich zahlreiche Ganglien, deren Zellen SMIRNOW als multipolare, mit vielen Fortsätzen ausgestattete beschrieben hat. Bei der Färbung mit der Silbermethode stellen sie sich als rundliche oder ovale Gebilde dar, deren zahlreiche Fortsätze mehr oder weniger weit zu verfolgen sind. Sie lösen sich entweder in feine Äste auf oder schließen sich vorbeiziehenden Nervenfasern an. Der Zelleib selbst hat eine wabige Struktur, in der man Kernbläschen und Kernkörperchen unterscheiden kann. Die Kapsel wird von den Fortsätzen durchbrochen.

Die Angaben über den Verlauf der Nierennerven haben in neuester Zeit

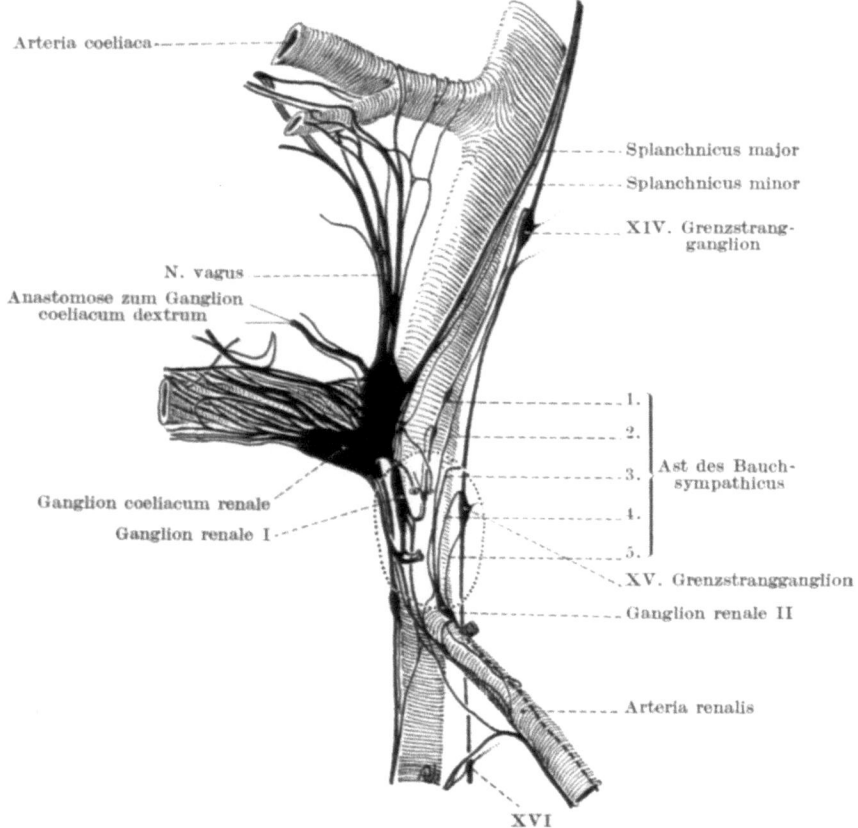

Abb. 6. Niereninnervation beim Kaninchen, Präparat 5 nach Entfernung der Nebenniere. Konturen der Nebenniere punktiert. (Aus HIRT: Zeitschr. f. d. ges. Anat. Bd. 73.)

eine sehr wesentliche Ergänzung erfahren durch die sehr sorgfältigen und umfangreichen vergleichend-anatomischen Untersuchungen von HIRT. Die Unstimmigkeit vieler physiologischer Befunde über die Funktion der Nierennerven mußte den Verdacht erregen, daß die anatomischen Grundlagen der Experimente nicht überall genügend sicher fundiert waren. In der Tat ergaben sich bezüglich des Nervenverlaufs bei den verschiedenen von HIRT untersuchten Tierarten (Katze, Hund, Kaninchen) und beim Menschen sehr große Verschiedenheiten, ganz abgesehen von den nicht seltenen Variationen bei derselben Gattung Das Ergebnis seiner Untersuchungen faßt HIRT dahin zusammen, daß die Nierennerven nicht nur aus dem Ganglion coeliacum und Ganglion mesent. sup. bzw.

dem N. vagus und Splanchnicus stammen, sondern daß stets auch der Bauchsympathicus durch direkte, und zwar sehr zahlreiche Nerven, die zur Niere gehen,
an dem Plexus renalis beteiligt ist (Abb. 5). Beim Hunde ist der Anteil, der aus
dem Ganglion coeliacum stammenden Fasern an der Bildung des Plexus renalis
noch sehr reichlich, bei der Katze schon geringer und beim Kaninchen, besonders
auf der rechten Seite, außerordentlich spärlich. Beim Menschen nimmt die
große Masse der Nierennerven ihren Ursprung aus den Ganglienmassen des
Plexus renalis, der seine Nervenfasern aus dem N. vagus und dem N. splanchnicus bezieht. Regelmäßig findet sich beim Hunde, beim Kaninchen und auch
beim Menschen an der Ursprungsstelle der Art. renalis ein Ganglion, dessen

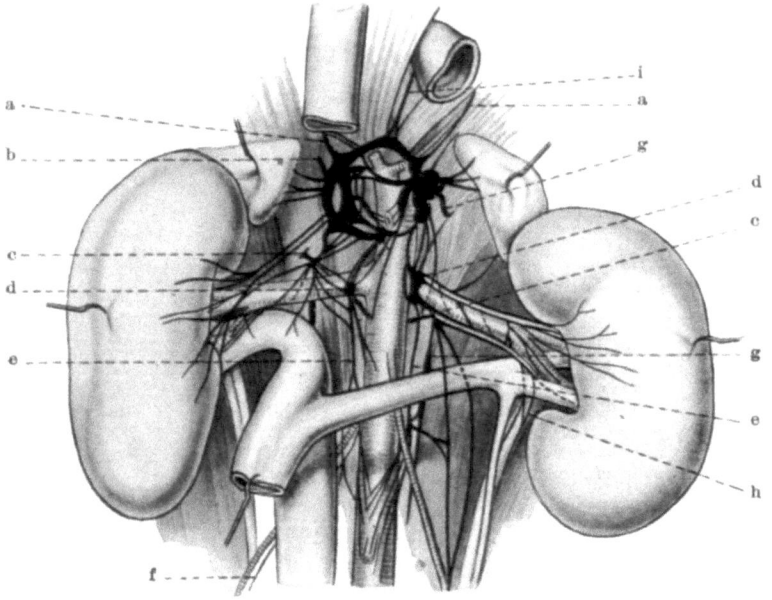

Abb. 7. Niereninnervation beim Menschen. Plexus renalis und Plexus solaris.

a Phrenicus. b Splanchnicus major. c Splanchnicus minor. d Ganglion renale. e Nervus mesent.
inferior. f Nervus spermaticus. g Sympathicus major. h Nervus ureteralis. i Vagus.

(Aus Flandrin: l'Énervation rénale. Arch. d'urolog. de Necker. 1924.)

austretende Fasern in überwiegender Zahl zur Niere ziehen; zum Plexus aorticus
gehen nur feine Anastomosen (Abb. 6). Wichtig ist ferner die Feststellung, daß der
Anteil der N. vagi am Plexus coeliacus durchaus kein gleichmäßiger ist. Bei
der Katze zieht nur der hintere rechte Vagus zum Plexus coeliacus, beim Kaninchen liegen die Verhältnisse ähnlich. Beim Hund bestehen starke Anastomosen
zwischen beiden Vagi, so daß die Trennung der Fasern nur schwer gelingt.
Jedoch zieht auch hier der hintere Ast zum Ganglion coeliacum. Beim Menschen
sind die Anastomosen der beiden Vagi zu reichlich, als daß noch von einzelnen
Nerven gesprochen werden könnte. Man sieht außerdem den stärksten Ast
des linken Vagus um die Vorderseite des Oesophagus herum mit dem hinteren
Vagus gemeinsam zum Plexus coeliacus ziehen, während im Gegensatz zu älteren
Angaben Renners direkte Nierenfasern des Vagus nicht gefunden wurden.
Endlich ist festzuhalten, daß keinesfalls ohne weiteres für beide Seiten eine
gleichartige Innervation angenommen werden darf. Vor allem zeigt beim
Kaninchen die rechte Seite ganz andere Innervationsverhältnisse als die linke.

Der Plexus coeliacus ist hier fast völlig ausgeschaltet, an seine Stelle tritt der Bauchsympathicus, der als äußeren Ausdruck hierfür ein bedeutend größeres Ganglion aufweist. Über die topographischen Verhältnisse der Nierennerven gibt eine ausgedehnte anatomische Studie von FLANDRIN genauen Aufschluß (Abb. 7). Er unterscheidet die oberhalb der Arterie gelegene Konstitutionszone des Plexus, die im Niveau der Arterie gelegene Zone des Nierenplexus selbst und die unterhalb der Arterie gelegene Verknüpfung der Nerven mit der Nachbarschaft. Die oberhalb der Arterie gelegenen Nerven entstammen entweder nur dem Ganglion semilunare oder dem Ganglion semilunare und dem oberen Ganglion mesent. Auf dem Niveau der Arterie fand FLANDRIN fast immer die oberen und unteren Nervenstämme durch prä- und retroarterielle Anastomosen miteinander vereinigt. Sie folgen den Arterienverzweigungen und lösen sich dabei in immer feinere und zahlreichere Äste auf. Eine Anzahl von ihnen zweigt nach dem kleinen Becken und dem Ureter ab, einzelne gehen auch zur Hohlvene und der Nierenvene. Die im Verlauf der Nerven anzutreffenden Ganglien weisen bezüglich ihrer Lage, Form und Zahl weitgehende Variationen auf. Das sog. HIRSCHFELDsche Nierenganglion fand sich am häufigsten direkt an der Oberfläche des Gefäßes. Auch FLANDRIN findet den Splanchnicus minor in den meisten Fällen als selbständigen ohne Verbindung mit dem Ganglion semilunare in den Nierenplexus einmündenden Nerven.

Der Ursprung des Splanchnicus major liegt in der Brusthöhle, in der Höhe des 11. Grenzstrangganglions. Er tritt über den medialen Zwerchfellpfeiler zum Ganglion splanchnicum, wo er sich in zwei Teile teilt, von denen der eine zum Ganglion coeliacum zieht, während der andere zu den Renalganglien tritt. In Übereinstimmung mit den Befunden FLANDRINS gibt auch HIRT an, daß der Splanchnicus minor, der ebenfalls in der Höhe des 11. Grenzstrangganglions entspringt, ohne mit dem Ganglion splanchnicum eine Verbindung einzugehen, in parallelem Verlauf mit dem Splanchnicus major direkt zur Niere bzw. zu den Renalganglien sich begibt.

Die Bauchsympathicusfasern entspringen aus dem 12. und 13. Grenzstrangganglion, von wo sie direkt zu den Renalganglien gelangen. Sie werden neuerdings von ELLINGER und HIRT als Splanchnici II und III bezeichnet und unterschieden von den sog. unteren Bauchsympathicusfasern, die häufig über eine Schlingenbildung um die Art. renalis und teilweise über den Plexus aorticus zur Niere gelangen. Diese Darstellung des Ursprungs und Verlaufs der Splanchnicusfasern deckt sich in allen wesentlichen Punkten auch mit der von LATARIETTE und BERTRAND gegebenen Beschreibung ihrer Untersuchungsbefunde.

Die *Verbindungen der Nierennerven mit denen der Nachbarorgane* sind außerordentlich zahlreich. Wichtig ist es, hier nochmals hervorzuheben, daß bei allen Tierarten und auch beim Menschen innige nervöse Verbindungen zwischen rechter und linker Niere bestehen, da zwischen dem rechten und linken Semilunarganglion zahlreiche Nervenfaserzüge kommunizieren. Zahlreich und regelmäßig nachweisbar sind ferner die direkten Verbindungen des dorsalen Vagusastes und des Splanchnicus minor zur Nebenniere, ebenso wie auch die Semilunarganglien durch zahlreiche Faserzüge mit der Nebenniere in Verbindung stehen. Die Semilunarganglien selbst nehmen regelmäßig direkte Faserzüge aus den 11. und 12. Spinalganglien auf, die mit den zugehörigen hinteren Wurzeln in Verbindung treten. VERNET und MONET beschreiben ferner ein kleines, besonders bei Feten auffindbares sympathisches Ganglion an der Abgangsstelle der Art. mesent. inf., das durch Fortsätze mit dem Plexus renalis, mit dem lumbalen Grenzstrang, mit der Art. mesent. inf., sowie mit den Nerven der Blase und der Genitalien in Verbindung steht. Der Bauchsympathicus bzw.

der Plexus renalis endlich steht in enger Verflechtung mit den Nervenästen,
die Nierenbecken, Ureter und Blase, sowie die Geschlechtsorgane versorgen
(PETIT, DUTAILLIS und FLANDRIN).

Über die *Beziehungen des renalen Nervensystems zum Gehirn und Rückenmark* liegen rein anatomische Untersuchungen nur in spärlicher Zahl vor. Aus
den Experimenten von NIKOLAUS und BRADFORD geht hervor, daß der Splanchnicus beim Kaninchen aus dem 8. bis 10. Intercostalnerven seinen Ursprung
nimmt, seine Fasern stammen aus den ventralen Rückenmarkswurzeln der
6. Dorsal- bis 2. Lumbalnerven, und zwar in der Hauptmenge aus dem
10. bis 13. Dorsalsegment. Im Rückenmark selbst verlaufen die zur Niere
gehenden Faserzüge teils gekreuzt, teils ungekreuzt, wie DITTMAR und NIKO-
LAIDES mit der Methode der halbseitigen Rückenmarksdurchschneidung nachweisen konnten. GAETANI scheint es sogar gelungen zu sein, den Faserverlauf
bis zur Gehirnbasis zu verfolgen. Er fand nach einseitiger Nierenexstirpation
bis hoch hinauf in beiden Vordersträngen des Rückenmarks aufsteigende De-
generationen.

Über den Zusammenhang dieser Fasern mit den in der Medulla oblongata
und im Gehirn selbst gelegenen Bahnen und Ganglienzellgruppen fehlen anatomische Untersuchungen noch fast ganz. Wenn auch im physiologischen Experiment von sehr zahlreichen Stellen des Zentralnervensystems aus eine Änderung der Harnzusammensetzung ausgelöst werden konnte, so darf hieraus,
wie später ausführlich zu erörtern sein wird, doch nicht ohne weiteres ein Rückschluß auf eine nervöse Beeinflussung der Nierentätigkeit und auf das Vorhandensein einer direkten Faserverknüpfung dieser Hirnstellen mit den peripheren Nierennerven gezogen werden. Immerhin ist die Tatsache bedeutungsvoll, daß gerade die in der Hauptsache hier in Frage kommenden Hirnteile in
der Medualla oblongata und im Zwischenhirn dort gelegen sind, wo sich auch die
zentral gelegenen Faserzüge und Kerngruppen der vegetativen Nerven befinden.
Es handelt sich hierbei, wie BRUGSCH, DRESEL und LEWY in Übereinstimmung
mit älteren Untersuchungen von KAHLER nachweisen konnten, um Kerngruppen, die in der Medulla oblongata am medialen Rande der Substantia
gelatinosa des Trigeminus, medioventral vom Corpus restiforme, dorsal vom
Facialis- und Seitenstrangkern gelegen sind, Kerne, die im allgemeinen unter
der Bezeichnung „Kerne der Formatio reticularis" zusammengefaßt werden.
Es sind außer den von COHNSTAMM als Nucleus salvatorius bezeichneten, im
wesentlichen große multipolare Zellen, die nach den Untersuchungen von
KÖLLIKER und GUDDEN mit dem Corpus mamillare im Zusammenhang stehen.
Durch die Untersuchungen von ASCHNER, KARPLUS und KREIDL und neuerdings von GREVING ist die enge Verflechtung der hier gelegenen Kerne mit den
Faserzügen und Kerngruppen des eigentlichen Zwischenhirns, im Hypothalamus
besonders im Tuber cinereum und in den Wandungen des 3. Ventrikels erkannt
und nach ihren histologischen Eigenschaften ihre Zugehörigkeit zum vegetativen System erwiesen worden. Physiologische Experimente und klinische
Erfahrungen, auf die weiter unten einzugehen ist, machen es wahrscheinlich,
daß auch noch direkte Verbindungen des Zwischenhirns mit den übergeord-
neten Hirnteilen vorhanden sind, ein anatomischer Nachweis dieser Zusammenhänge ist allerdings noch nicht erbracht.

2. Die Physiologie der Niereninnervation.

Die Darstellung der anatomischen Verhältnisse der Niereninnervation hat
zu dem Ergebnis geführt, daß die Morphologie der peripheren Innervation

ein einigermaßen klares und übersichtliches Bild ergibt, daß dagegen die zentrale Innervation auf Grund der bisher vorhandenen Tatsachen kaum in ihren Grundzügen zu übersehen ist. Versucht man auf dem Boden der anatomischen Gegebenheiten über die Physiologie der Niereninnervation Aufschluß zu erhalten, so kann man einem einfachen Einteilungsprinzip folgen, indem man die Bedeutung der einzelnen Nierennerven für die Harnbereitung und Harnzusammensetzung klarzustellen versucht. Die Schwierigkeiten einer derartigen Betrachtungsweise werden aber sofort deutlich, wenn man berücksichtigt, daß keine der drei wichtigsten Theorien der Harnbereitung, weder die alte LUDWIGSche Filtrationstheorie und die HEIDENHAINSche Sekretionstheorie, noch die moderne CUSHNYsche Theorie überhaupt auf die Bedeutung des Nervensystems bei der Tätigkeit der Niere Bezug nimmt.

Daß in der Tat die Harnbereitung auch nach Aufhebung sämtlicher nervöser Verbindungen der Niere noch ungestört vor sich gehen kann, haben die Untersuchungen von CARELL zuerst gezeigt. Es gelang ihm bei einem Hund die Niere auf die Halsgefäße aufzupropfen. Als das Tier mehr als ein Jahr später infolge einer interkurrenten Erkrankung starb, nachdem es bis dahin vollkommen gesund gewesen war, fand sich bei der Autopsie eine durchaus normale Niere mit gut durchgängigen Gefäßen und Ureter und auch histologisch ergab sich ein normaler Befund. Eingehender und ausgedehnter sind die Ergebnisse der Untersuchungen LOBENHOFFERS. Um alle von außen an die Niere herantretenden Nerveneinflüsse ohne jede Fehlermöglichkeit auszuschalten, anderseits aber doch die Tätigkeit der Niere unter ihr sonst möglichst adäquaten Bedingungen prüfen zu können, wurde bei Hunden eine Niere nach völliger Durchtrennung ihres Stieles auf die Milzgefäße transplantiert, die andere einige Zeit nachher exstirpiert. Es ergab sich, daß nicht nur ein ganz normaler Harn gebildet wurde, sondern daß auch die Leistungsfähigkeit der transplantierten Niere in der Ausscheidung normaler Harnbestandteile (Kochsalz und Wasser) wie auch körperfremder Stoffe (Milchzucker, Phlorizin) voll erhalten blieb. Entsprechend diesem guten funktionellen Resultat zeigte sich auch bei der histologischen Untersuchung keinerlei wesentliche Veränderung in der Struktur der sezernierenden Epithelien.

Aus diesen Versuchen ist zunächst der Schluß zu ziehen, daß die an die Niere herantretenden Nerven sicherlich keinen beherrschenden und unerläßlichen Einfluß auf die Diurese ausüben. Ihre Bedeutung ganz zu leugnen, wäre aber ebenso falsch, wie die Auffassung, die autonome Innervation des Herzens oder des Darmes sei bedeutungslos, weil ein von seinen Nerven getrenntes Herz oder ein ausgeschnittenes Darmstück weiter zu funktionieren imstande ist. LOBENHOFFER selbst deutet das Ergebnis seiner Versuche dahin, daß zwar nicht die äußeren Nierennerven, wohl aber der intrarenale Nervenplexus in Analogie zu den intrakardialen Ganglien oder dem MEISSNERschen bzw. AUERBACHSchen Darmplexus die Nierentätigkeit zu regulieren imstande sei. Schon aus anatomischen Gründen wird man heute eine solche Auffassung nicht mehr aufrecht erhalten können, nachdem es trotz eingehender Untersuchungen (RENNER) nicht gelungen ist, im Parenchym der Niere Ganglienzellen nachzuweisen. Wie kompliziert die Verhältnisse bei der Niere liegen, geht aus der Divergenz der Resultate hervor, die sich bei einer anderen Versuchsanordnung zum Zweck der Ausschaltung der extrarenalen Nerven als der doch immerhin unphysiologischen, wie es die Transplantation ist, ergeben.

a) Die Wirkung der Ausschaltung sämtlicher Nierennerven.

Die ersten auf die Ausschaltung der Nierennerven abzielenden Versuche führten zu sehr widersprechenden Ergebnissen. KRIMER fand 1820 nach Durchschneidung der Nierennerven, daß der Harn ärmer an Harnstoff, Harnsäure, Phosphorsäure und Salzen wäre. HAFFNER (1854) vermißte nach Splanchnicus-durchschneidung jeden Einfluß auf die Nierenfunktion. JOHANNES MÜLLER und PEIPERS versuchten durch eine um die Nierenarterie gelegte, scharf angezogene Ligatur die Nierennerven leistungsunfähig zu machen. Nur in einem Versuch blieb die Harnsekretion erhalten, in allen anderen sistierte sie ganz. Man wird nicht fehlgehen, wenn man die Unsicherheit der Ergebnisse aller dieser Arbeiten auf die Unvollkommenheit der Methodik zurückführt. Einen wesentlichen Fort-schritt bedeuten demgegenüber die Untersuchungen von AMBARD und PAPIN, in denen sie in streng chirurgischem Vorgehen bei Hunden alle auffindbaren Nierennerven auf einer Seite durchtrennten, die unversehrte andere als Kon-trollniere benutzten. Unter den gewohnten Lebensbedingungen fanden sich unmittelbar danach, ebenso wie einige Wochen später keinerlei Unterschiede in der Zusammenstzung des Urins, sowohl bezüglich der Gesamtmenge wie auch des Cl- und Harnstoffgehalts. Bemerkenswerte Differenzen zeigten sich jedoch, sobald die Niere vor besondere Aufgaben gestellt wurde. Abkühlung der Haut z. B. genügte schon, um auf der Seite der entnervten Niere eine be-deutende Vermehrung der Harnmenge hervorzurufen. Aufschlußreicher sind die Versuche von RHODE und ELLINGER. Bei Kaninchen und Hunden fanden sich nach der Entnervung regelmäßig ganz konstante Veränderungen, und zwar sowohl bei der Untersuchung unmittelbar im Anschluß an die Operation, wie auch nach einem Intervall von mehreren Wochen. Es fand sich stets eine sehr erhebliche Polyurie auf der entnervten Seite, wobei die festen Bestandteile (spez. Gewicht und Δ) bei fast allen Versuchen stark ab-, ihre absolute Menge jedoch zunahm. Die Cl-Ausscheidung zeigte eine charakteristische Eigentümlichkeit insofern, als die prozentuale Ausscheidung sich vermehrt erwies. Die Acidität gegen Phenolphthalein war prozentual vermindert, absolut bis auf einen Fall vermehrt. Prinzipiell ähnliche Ergebnisse erhielt HARA, der sich bei der Entnervung außer der Durchreißung aller sichtbaren Nerven-fasern des BAYLISSschen Verfahrens der Nervenzerstörung durch Betupfen mit konzentrierter Phenollösung bediente. Der Harn der normalen und der ent-nervten Niere blieb auch in diesen Versuchen wochenlang nach der Entnervung verschieden, und zwar erstreckten sich die Unterschiede auf Acidität, Δ und Cl. Stets war die Konzentration dieser Bestandteile auf der Seite der entnervten Niere geringer. Die Unterschiede wurden erheblich größer bei Fleischnahrung als bei Milchnahrung.

Bemerkenswert ist die Feststellung, daß trotz der angegebenen Konzentra-tionsunterschiede die absolute Menge der Harnbestandteile entweder die gleiche oder größer war als auf der nicht entnervten Seite. Die entnervte Niere vermag also zwar die gleiche absolute Stoffmenge auszuscheiden, sie bedarf dazu aber einer abnorm großen Wassermenge, d. h. sie arbeitet unrationeller und unter Aufwendung erhöhter Arbeitsleistung. Die Funktionsprüfung mit Farbstoffen (Indigcarmin) fiel entsprechend aus, indem die Farbausscheidung auf der ent-nervten Seite später eintrat, später ihr Maximum erreichte und länger andauerte als auf der Kontrollseite. Eine Nachprüfung und Erweiterung dieser Befunde HARAS bilden die Untersuchungen von MEYER-BISCH und KÖNNEKE. Sie bedienten sich, um ein Bild von der Leistungsfähigkeit der entnervten Niere zu gewinnen, des sog. Belastungsversuches, legten aber, um den physiologischen Bedingungen möglichst nahe zu bleiben, besonderen Wert darauf, daß die, durch die Zufuhr der von ihnen gewählten Testsubstanzen, Kochsalz oder Zucker, der Niere zugemuteten Anforderungen in ihrem Grade über die physiologischen Schwankungen nicht hinausgingen. Die Resultate ihrer Untersuchungen sind besonders instruktiv, weil die Autoren in einer besonderen Vorperiode jedesmal zunächst das durch die Entnervung allein erzielte Harnbild mit der bei der Belastung erreichbaren Nierenleistung in Vergleich setzten. Das bemerkenswerteste Resultat ihrer Untersuchungen ist die Inkonstanz der Ergebnisse: in der Mehrzahl der Versuche war in der Vorperiode die Wasserausscheidung und Kochsalzkonzentration auf der entnervten Seite geringer als auf der gesunden. Nach Injektion großer Mengen von Kochsalz blieb der Diuresenunterschied bestehen. Einmal blieb die Kochsalzkonzentration wie in der Vorperiode rechts und links gleich, in einem anderen Fall wurde der schon bestehende Unterschied in der Konzentration aufgehoben, Injektion von kleinen Mengen Kochsalz bewirkten beiderseits eine annähernd gleiche Steigerung der Kochsalzkonzentration, in zwei Fällen trat jedoch die Mehrausfuhr auf der entnervten Seite erst später auf. Die Injektion kleiner Traubenzuckermengen bewirkte regelmäßig eine zum Teil sehr starke Abnahme der Kochsalzkonzentration, und zwar stets auf der entnervten Seite in höherem Grade als auf der anderen. In anderen Versuchen wieder zeigte sich bezüglich der Funktion der beiden Seiten unter den gleichen Versuchsbedingungen ein fast genau gegensätzliches Verhalten. Besonders eindrucksvoll ist die Beobachtung, daß lediglich durch die Einwirkung der Narkose die vorher festgestellte Ausscheidungsfähigkeit für Wasser und Kochsalz sich genau in ihr Gegenteil verkehrte. Die Autoren schließen daraus sicher mit Recht, daß es nicht möglich ist, durch die Entnervung eine ganz bestimmte Änderung in der Arbeitsfähigkeit der entnervten Niere zu erzielen, sondern das Wesen der Entnervung besteht nach ihrer Meinung darin, daß durch sie zwei verschiedene Nieren geschaffen werden, die auf die sie treffenden Reize nunmehr in verschiedener Weise antworten. Wenn es auch richtig ist, daß sich die entnervte Niere im allgemeinen ohne weiteres als unterwertig in ihrer Funktion erweist, so kann auch durch die besondere Reizbarkeit der normalen Niere (z. B. Narkose) auf der entnervten Seite ein erhöhter Leistungseffekt zutage treten bzw. vorgetäuscht werden.

Daß diese Auffassung den tatsächlichen Verhältnissen entspricht, geht auch aus Untersuchungen hervor, die JUNGMANN und BERNHARDT von zunächst ganz anderen Gesichtspunkten ausgehend, an primär geschädigten Nieren aus-geführt haben. Sie gingen so vor, daß in der Voroperation die Entnervung bzw. die Durchschneidung der Splanchnici auf einer Seite vorgenommen wurde, nach einigen Tagen wurden die Tiere mit geringen Dosen von Urannitrat, Cantharidin oder Sublimat vergiftet. Um die Unterschiede im Verhalten der Nierentätigkeit deutlich hervortreten zu lassen, war natürlich erforderlich, die Vergiftung mit möglichst kleinen Dosen vorzunehmen, da sonst die Schwere der Schädigung alle feineren Differenzierungen von vornherein verwischt hätte. Es ergab sich, daß bei dem vergifteten Tiere auf der operierten Seite die Wasserdiurese und die Kochsalzausscheidung verglichen mit dem Bilde der Vorperiode relativ bedeutend abnimmt. Die Wirkung der Vergiftung ist also der Funktion nach auf der entnervten Seite in wesentlich stärkerem Grade ausgeprägt als auf der intakten. Besonders instruktiv ist die Verfolgung der Unterschiede im histologischen Bild. Entsprechend dem bei der klinischen Untersuchung schon vorhandenen, und wenigstens in den Anfangsstadien der Vergiftung, lediglich auf der Seite der Entnervung, nachweisbaren Befund einer Albuminurie und Cylindrurie fanden sich auch bei der histologischen Untersuchung sehr gesetzmäßige Unterschiede in der Ausdehnung und Intensität der durch die Vergiftung bewirkten Zellveränderungen (vgl. Abb. 10 u. 11). Wie aus den umstehenden Abbildungen hervorgeht, fanden sich auf der rechten Seite mit intaktem Nervensystem außer leichter Trübung der Tubulusepithelien keine pathologischen Veränderungen. Auf der linken Seite besteht dagegen starke allgemeine Hyperämie, besonders der Glomerulusschlingen, Eiweißkoagula liegen in den Kanälchen, an den Tubulusepithelien sieht man starke Schwellung bis zur Verlegung des Lumens, Trübung des Protoplasmas, teilweise Vakuolen-

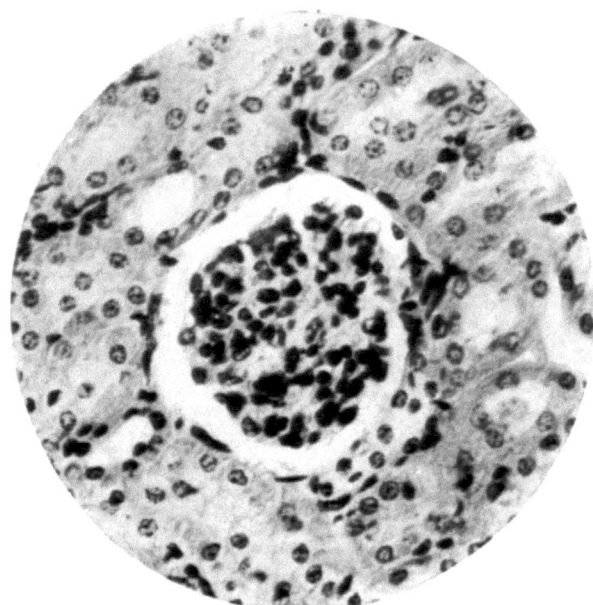

Abb. 8. Kaninchenniere nach Vergiftung mit 0,06 mg Cantharidin, rechte Seite mit intaktem Nervensystem.

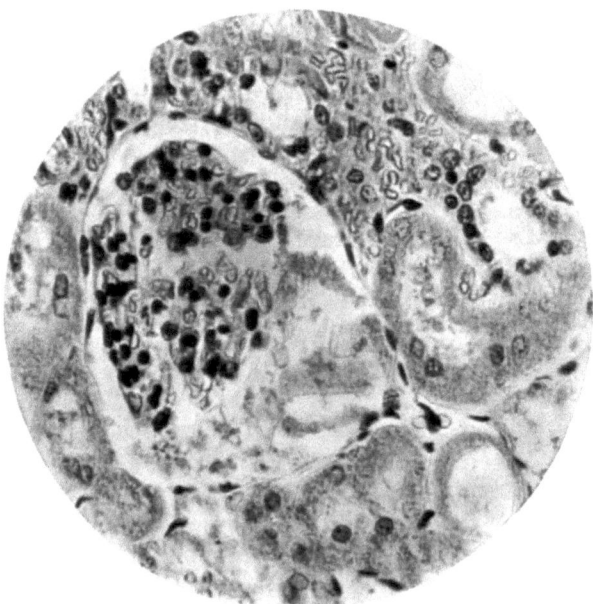

Abb. 9. Desgl. linke Seite, linker Splanchnicus vor der Vergiftung durchschnitten.

bildung und Kerndegeneration und -Zerstörung. In den Cantharidinversuchen war die ausgeprägte Glomeruluserkrankung mit Schädigung der Schlingen und

Ausbildung von Kapselexsudaten bemerkenswert (Abb. 8 u. 9). Wir sehen also auch hier wieder die Minderung der Funktionstüchtigkeit der entnervten

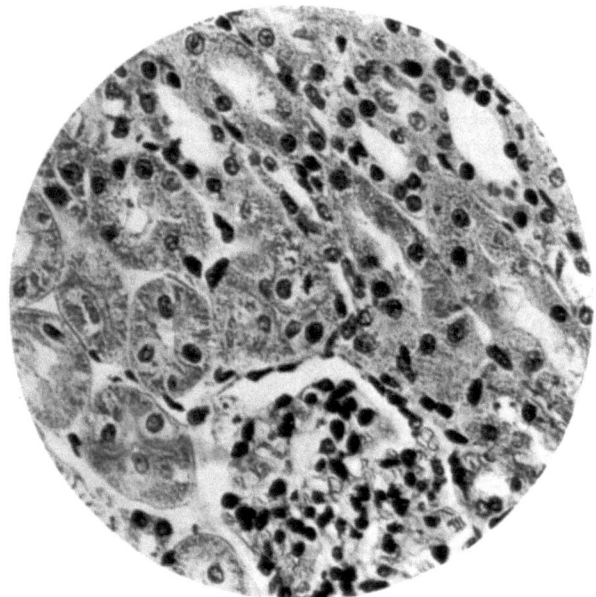

Abb. 10. Kaninchenniere nach Vergiftung mit 0,5 mg Urannitrat, rechte Seite mit intaktem Nervensystem.

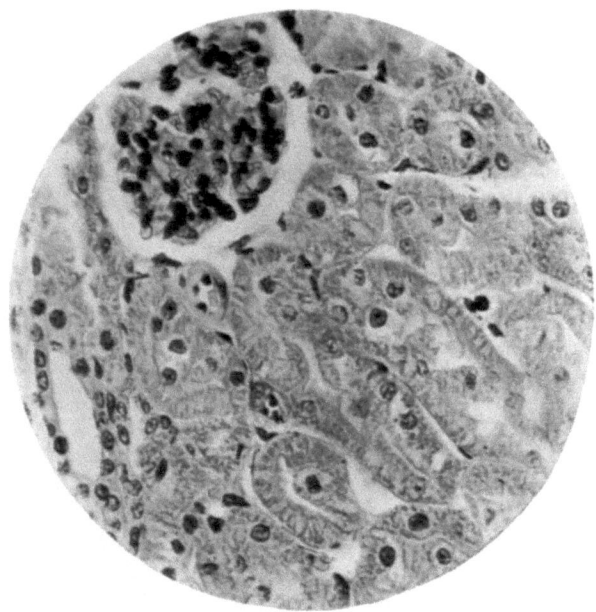

Abb. 11. Desgl. linke Seite, linker Splanchnicus vor der Vergiftung durchschnitten.

Niere gegenüber Schädigungen, die sie nach der Störung ihrer Innervation erleidet.

Unter Berücksichtigung aller dieser Versuchsergebnisse wird also deutlich, daß die indirekte Methode der Transplantation kein geeignetes Verfahren darstellt, um die Bedeutung des peripheren Nervensystems der Niere kennen zu lernen. Ganz abgesehen davon, daß die durch sie bewirkte Nervenunterbrechung nur dann als vollständig angesehen werden kann, wenn die Durchtrennung des Stiels unterhalb der Ganglien des Plexus renalis erfolgt, so kann die ausschließliche Untersuchung der transplantierten Niere nach Exstirpation der normalen nur ein unvollständiges Bild ihrer Leistungsfähigkeit geben, zumal wenn ihr Aufgaben gestellt werden, die über die physiologischen weit hinausgehen. Die „Niere am Hals oder auf der Milz" vermag also zwar ohne Schwierigkeiten lebenswichtige Funktionen zu erfüllen, die der allgemeine Stoffwechsel von ihr verlangt; ähnliches leistet ja auch beinahe die überlebende oder die künstliche Niere, die lediglich aus einem in den Kreislauf eingeschalteten Filter mit semipermeablen Membranen besteht (HAAS, NECHELES). Aber alle diese Leistungen liegen auf einem ganz anderen Niveau als diejenigen, die dem Nervensystem zukommen. Seine Aufgabe ist vielmehr, wie die experimentellen Untersuchungen in ihrer Gesamtheit deutlich machen, eine sehr genau abgestimmte Feinregulation herzustellen, die das intakte Organ auszeichnet. Fehlt das Nervensystem, so arbeitet die Niere steuerlos, je nach den obwaltenden Bedingungen mit erhöhtem oder vermindertem Arbeitseffekt.

Zeigt hiernach also die vollkommene Entnervung der Niere die allgemeine Bedeutung des Nervensystems für ihre Tätigkeit, so ergibt sich die spezielle Aufgabe der einzelnen Nierennerven aus der gesonderten Prüfung ihrer Funktion.

b) Die sympathische Innervation der Niere.

Die bei dem Studium anderer Drüsen mit Erfolg geübte Versuchsanordnung, durch Durchschneidung und Reizung der betreffenden Nerven ihre Funktion zu bestimmen, hat auch an der Niere die wichtigsten Aufschlüsse gebracht. Die Wirkung der Splanchnicusdurchschneidung ist zuerst von CLAUDE BERNARD im Zusammenhang mit der von ihm entdeckten Hydrurie- und Zuckerpiqûre studiert worden, deren Mechanismen er auf diese Weise aufzuklären versuchte. Er fand, daß nach Durchschneidung des Splanchnicus major die Harnabsonderung zunahm und daß Reizung des unteren Endes des durchschnittenen Nerven die Harnbildung verminderte bzw. ganz aufhob. Genauere Feststellungen über die Bedeutung des Splanchnicus für die Nierenfunktion brachten die Untersuchungen ECKHARDS, die von der gleichen Fragestellung wie diejenigen CLAUDE BERNARDS ausgingen. Er fand beim Hunde ebenfalls stets nach der Durchschneidung des Nerven eine vermehrte Urinsekretion. Die Zunahme schwankte zwischen dem Doppelten und Vierfachen der Norm und sie beschränkte sich streng einseitig auf die operierte Seite. Den Verlauf der Polyurie beschreibt er so, daß unmittelbar nach der Durchschneidung oft ein Stillstand der Harnabsonderung eintritt; nach dieser, etwa eine halbe Stunde dauernden Latenzzeit, wird dann rasch das Maximum erreicht, das etwa 6 Stunden andauert. Daß nur der Splanchnicus daran beteiligt ist, ergab sich aus der Tatsache, daß die Durchschneidung aller übrigen, aus dem Grenzstrang des Sympathicus kommenden Nerven keinen Einfluß auf die Harnmenge ausübte. Diese Ergebnisse sind so eindeutig, daß demgegenüber die abweichenden Angaben von SCHWARZ, an denen schon ECKHARD berechtigte Kritik geübt hat, und von VOGT, der anscheinend den primären Wasserbestand seiner Versuchstiere nicht genügend berücksichtigt zu haben scheint, nicht ins Gewicht fallen. Sie sind zudem auch von allen späteren Untersuchern (GREK, JUNGMANN und MEYER, ASHER und PEARCE, ELLINGER und RHODE, MARSHALL und KOLLS, MEYER-BISCH u. a.) stets wieder bestätigt worden.

Neue Aufschlüsse über die Splanchnicusfunktion wurden erst gewonnen, als man der qualitativen Zusammensetzung des Harns besondere Aufmerksamkeit schenkte. Die erste Angabe hierüber scheint die bereits erwähnte, von Krimer aus dem Jahre 1820 zu sein; er fand, daß nach Durchschneidung der Nierennerven der Harn ärmer an Harnstoff, Harnsäure, Phosphorsäure und Salzen werde. Aus seinen Versuchen ist jedoch nicht ersichtlich, wie weit hierbei der Splanchnicus allein beteiligt ist. Eckhards Schüler Knoll stellte fest, daß nach Splanchnicusdurchschneidung das spezifische Gewicht des Harns auf der operierten Seite niedriger sei, daß die Menge der festen Bestandteile, speziell des Harnstoffs, relativ zur Menge des Harnwassers geringer sei, aber absolut größer als auf der anderen Seite, und die Reaktion von der sauren zur alkalischen übergehe. Von Grek stammt die wichtige Feststellung, daß die Ausscheidung der Chloride bei der Splanchnicuspolyurie eine beträchtliche Zunahme erfahre, und zwar sowohl absolut als auch in der prozentualen Konzentration. Diese Ergebnisse stimmen vollkommen überein mit den Untersuchungen von Jungmann und Meyer: auch ohne Zufuhr von Wasser und Kochsalz fand sich nach Splanchnicotomie, und zwar nur auf der operierten Seite, außer der Polyurie eine hochgradige relative und absolute Mehrausfuhr von Kochsalz. Bestätigt und erweitert wurden diese Befunde durch Ellinger und Rhode; sie fanden in der Mehrzahl ihrer Fälle beim Hund und beim Kaninchen eine Vermehrung der prozentualen Cl-Ausscheidung neben der bekannten Polyurie, dem Grade nach allerdings eine geringere Vermehrung als nach völliger Entnervung. Die Acidität gegen Phenolphthalein erwies sich, den festen Bestandteilen entsprechend stets als absolut erhöht, prozentual meist als verringert. Zwischen dem Resultat der Splanchnicusdurchschneidung und dem der völligen Entnervung bestanden nur geringe Unterschiede. Auch bei ganz geringen Mengendifferenzen war in einem Falle die Verminderung der Acidität nach der Entnervung schon deutlich. Die Stickstoffausscheidung war prozentual verringert, absolut erhöht. Die Resultate waren die gleichen im akuten Versuch und bei der längere Zeit nach der Splanchnicotomie vorgenommenen Prüfung.

Es ist nun auffallend, daß trotz dieser im ganzen gut übereinstimmenden Resultate in einigen gleich angelegten Versuchen zunächst unerklärbare Differenzen zutage traten. So berichten Ellinger und Rhode in ihrer ersten Mitteilung, ebenso auch Asher und Pearce über abweichende Ergebnisse. Auch wir selbst haben in den letzten Jahren bei derartigen Versuchen, im Gegensatz zu unseren früheren Ergebnissen, mehrfach neben ganz gleichlautenden auch weniger typische Resultate nach Splanchnicusdurchschneidung gesehen. Ebenso fanden Meyer-Bisch und Könneke in ihren Versuchen an Hunden, daß die Splanchnicusdurchschneidung sowohl Ausflußgeschwindigkeit als auch Kochsalzkonzentration in deutlicher Weise beeinflussen kann, daß aber die gefundenen Veränderungen durchaus wechselnd und unregelmäßig sind, indem vor allem die Kochsalzkonzentration auf der Seite der Splanchnicotomie bald höher, bald niedriger war als auf der gesunden, und zwar ohne erkennbare Beziehungen zur Ausflußgeschwindigkeit.

Diese Unstimmigkeiten haben erst eine Aufklärung erfahren durch die neuesten Untersuchungen von Ellinger und Hirt, nach denen wohl mit Sicherheit angenommen werden kann, daß Ungleichmäßigkeiten in den Versuchsbedingungen, d. h. eine nicht genügende Berücksichtigung der anatomischen Verhältnisse hierfür verantwortlich zu machen ist. Sie haben den Beweis geliefert, daß es ungenau ist, von einer funktionellen Beeinflussung der Niere durch den Splanchnicus schlechthin zu sprechen. Es ist vielmehr die Wirkung des Splanchnicus major auf die Niere scharf zu trennen von der der Splanchnici minores und der übrigen Nierennerven. Dadurch, daß sie ihre Versuche unter der Kontrolle genauester anatomischer Präparation durchführten, konnten sie unter Bedingungen arbeiten, wie sie mit gleicher Übersichtlichkeit vorher noch von keinem Untersucher innegehalten worden sind.

Daß gerade die Angaben über die Funktion des Splanchnicus zu wechselnden Ergebnissen führten, wird nach HIRT auf Grund der anatomischen Verhältnisse ohne weiteres verständlich. Wenn man den Nerven innerhalb der Bauchhöhle durchschneidet, so trifft man ihn meistens mit dem obersten Splanchnicus minor in einer gemeinsamen Scheide liegend an. Infolgedessen ist sicherlich in vielen Fällen, in denen von einer Durchschneidung des Splanchnicus major die Rede ist, dieser zusammen mit dem obersten Splanchnicus minor getroffen worden, so daß die erzielte Wirkung auf die Kombination der Funktionsstörung dieser beiden Nerven zu beziehen war. Es ist sehr bemerkenswert, daß ELLINGER und HIRT bei einer isolierten Durchschneidung des Splanchnicus major, sei es nun, daß diese vor dem Ganglion splanchnicum oder zwischen dem Ganglion splanchnicum und coeliacum erfolgte, jeglichen Einfluß auf Menge, Kochsalzausscheidung und spezifisches Gewicht vermißten. Nur in den Versuchen, in denen gleichzeitig auch der oberste Splanchnicus minor durchtrennt worden war, fand sich die bekannte Polyurie mit Vermehrung der Chlorausscheidung und Verminderung des spezifischen Gewichtes. Der akute und der chronische Versuch ergab die gleichen Resultate. Wichtig ist ferner die Beobachtung, daß gleichzeitig die NH_3-Bildung, die Phosphorsäure- und Gesamtsäureausscheidung vermindert wurde.

Die *isolierte Durchtrennung der Splanchnici minores* haben die Autoren nach Aufsuchen der einzelnen Fasern oder durch Entfernung des Grenzstranges mit den abgehenden Fasern in ihrem Ursprungsgebiet ausgeführt. Der Erfolg war eine Vermehrung der Harnmenge, Verminderung des spezifischen Gewichtes bei unbeeinflußter Wasserstoffionenkonzentration. Die Ausscheidung der Fixa war relativ stets vermindert, absolut aber annähernd auf beiden Seiten gleich, manchmal auf der entnervten leicht erhöht. Die Kochsalzausscheidung war bei normalem Blutkochsalzgehalt auf der entnervten Seite relativ vermindert; aber je höher der Blutkochsalzspiegel lag, um so größer wurde auch die Salzausfuhr im Harn, und zwar relativ mehr auf der entnervten, so daß die absolute Ausscheidung hier zuweilen ganz beträchtlich anwuchs. Die Wirkung der Durchtrennung einer Faser der drei Äste der Splanchnici minores unterschied sich von der Wirkung der Durchtrennung sämtlicher Anteile nur quantitativ. Das gleiche Bild ergab sich nach Durchtrennung der hinteren Wurzeln von D 11 bis L 3. Auch in allen diesen Versuchen war der Erfolg bei akuten und chronischen Versuchen der gleiche.

Läßt sich auf diese Weise also der Anteil des Splanchnicus major und der Splanchnici minores an der Änderung des Harnbildes nach ihrer Durchschneidung genau unterscheiden, so ist hiervon wieder abzutrennen die *Wirkung der isolierten Ausschaltung der unteren Grenzstrangfasern.* Auf ihre besondere Funktion hatte JOST zuerst aufmerksam gemacht. ASHER und PEARCE hatten gefunden, daß Menge und Zusammensetzung des Harns aus einer Niere, die an ihrem Hilus total entnervt war, sich anders verhielt, als wenn nur Vagus und Splanchnicus fehlten. Diese Differenz führte JOST auf die Funktion der von ihm gefundenen Bauchsympathicusfasern zurück, denen er eine hemmende Wirkung auf die Wasserausscheidung, eine fördernde auf die Kochsalzausfuhr zusprach. Auf Grund der anatomischen Studien von ELLINGER und HIRT ist zwar anzunehmen, daß bei den JOSTschen Befunden das Bild verwischt worden ist durch gleichzeitige Zerstörung der Splanchnici minores. Sie fanden jedenfalls nach isolierter Ausschaltung des Grenzstranges keinen Einfluß auf die Menge, den Kochsalzgehalt und das spezifische Gewicht des Harns. Von prinzipieller Bedeutung

— hierauf wird weiter unten noch einzugehen sein — ist jedoch der von ihnen erhobene Befund einer in allen Fällen beträchtlichen Vermehrung der Ammoniakausscheidung bzw. des Anteils des Ammoniaks an der Gesamtmenge des ausgeschiedenen Stickstoffs, ferner der Vermehrung der Gesamtsäure- und der Phosphorsäureausscheidung. Gesetzmäßig verändert war auch stets die Wasserstoffionenkonzentration; sie erwies sich als vermehrt, wenn die Niere mehr alkalischen Ammoniak abgibt, als vermindert, wenn relativ mehr saure Phosphate ausgeschieden werden. Es zeigt sich hier also ein gegensätzliches Verhalten wie nach isolierter Ausschaltung des Splanchnicus major oberhalb des Ganglion splanchnicum, so daß in dieser Beziehung von einem direkten Antagonismus dieser beiden Nerven gesprochen werden kann. Auch bei der Durchtrennung der Bauchsympathicusfasern waren übrigens die Ergebnisse in akuten und chronischen Versuchen die gleichen.

Über den Weg, den diese Fasern beim Austritt aus dem Rückenmark nehmen, gibt der Vergleich der Durchschneidung der vorderen und hinteren Wurzeln in den zugehörigen Segmenten Aufschluß. Da nur nach Durchtrennung der vorderen Wurzeln die charakteristische Mehrausfuhr von Ammoniak und die Änderung der Wasserstoffionenkonzentration eintritt, dürfte erwiesen sein, daß sie mit den vorderen Wurzeln das Rückenmark verlassen.

Das Ergebnis ist also, daß die sympathische Innervation einen dreifach verschiedenen Einfluß auf die Menge und Zusammensetzung des Urins ausübt.

c) Die parasympathische Innervation der Niere.

Nach den allgemeinen Erfahrungen über die autonome Innervation der Drüsen wäre zu erwarten, daß die parasympathische Beeinflussung der Niere sich als ein einfacher Antagonismus gegenüber der sympathischen darstellen würde. Ganz abgesehen davon, daß auch auf anderen Gebieten gegenüber einer solchen Auffassung immer mehr Ausnahmen und Einwände auftauchen, kann nach den im vorigen Abschnitt angeführten Tatsachen ein derartiges Verhalten für die Niere heute schon mit Sicherheit abgelehnt werden. Wurde doch nachgewiesen, daß echte Antagonismen, und zwar bezüglich der Ammoniak-, Phosphat- und Gesamtstickstoffausscheidung, zwischen den sympathischen Nervenanteilen selbst vorhanden sind. Stellt man unsere heutigen anatomischen Kenntnisse über den vagischen Innervationsanteil bei der Niere in den Vordergrund, so wird deutlich, daß schon wegen des quantitativ viel geringeren Anteils der Vagusfasern der Einfluß dieses Nerven geringer eingeschätzt werden kann. Man versteht aber auch die Inkongruenz der Untersuchungsergebnisse, die gerade bezüglich der Innervation durch den Vagus zutage tritt, wenn man die mannigfachen anatomischen Variationsmöglichkeiten vor Augen hat und das Fehlen direkter, ohne Verbindung mit dem Ganglion coeliacum zur Niere laufender Vagusfasern berücksichtigt. Die Verhältnisse werden weiter kompliziert durch die Verschiedenartigkeit der gewählten Versuchsanordnungen. Bei Durchschneidung oberhalb des Abganges der auf Herz und Blutdruck wirkenden Fasern entstehen aus zirkulatorischen Gründen schwer übersehbare Komplikationen, die die Versuchsresultate trüben oder ganz unbrauchbar machen.

Infolgedessen sind denn auch die Angaben der älteren Literatur für die heutige Beurteilung fast alle nicht mehr zu verwerten. Die ältesten Versuche scheinen von GOLL aus dem Jahre 1854 zu stammen. Er fand bei Vagusreizung eine der Blutdrucksenkung folgende Abnahme der Harnsekretion, eine Beobachtung, die ECKHARD später bestätigte. CLAUDE BERNARD konnte die durch Splanchnicusreizung verminderte Harnabsonderung durch Vagusreizung wieder anregen. MASIUS vertrat die Auffassung, daß der Vagus constrictorische Fasern für die Niere führe, da Reizung des Vagusstumpfes Harnverminderung bewirkte, die bei Lähmung des Nerven durch Chloralhydrat und Atropin ausblieb. ARTHAUT und BUTTE hatten ähnliche Ergebnisse, wobei sogar auf die Ausschaltung einer die Versuche störenden Blutdruckwirkung geachtet wurde, ebenso SCHNEIDER und SPIRO, die zuerst darauf aufmerksam machten, daß einseitige Reizung infolge der zahlreichen Anastomosen zwischen rechter und linker Seite auf beide Nieren wirkt. In eigenen früheren Untersuchungen ergab sich nach Vagusdurchschneidung eine Zunahme der Kochsalzdiurese. Bei durchschnittenem Splanchnicus erfolgte nach Vagusdurchschneidung eine Zunahme der bestehenden Kochsalzausfuhr, auf Reizung des peripheren Vagusstumpfes eine Abnahme auf der zugehörigen Seite. Die Durchschneidung des anderen Vagus hatte auf die gegenüberliegende Seite dann keinen Einfluß mehr. Eine nach Splanchnicusreizung eingetretene Anurie konnte durch Vagotomie beseitigt werden, andererseits ließ sich zeigen, daß nach dem Abklingen der Diurese nach Vagusdurchschneidung durch konsekutive Splanchnicotomie die Harnabsonderung von neuem in die Höhe zu treiben war.

Besonders eingehend wurde die Nierenwirkung des Vagus von ASHER und R. G. PEARCE untersucht und hierbei das Hauptaugenmerk auf die Vermeidung von Fehlermöglichkeiten bei den Versuchen gerichtet. Sie gingen so vor, daß auf der zu untersuchenden Seite zunächst der Splanchnicus durchschnitten wurde, auf der gegenüberliegenden wurde die Niere vollkommen entnervt, so daß sie gegenüber der nur noch mit ihrem Vagus in Verbindung stehenden anderen als Kontrollorgan dienen konnte. Die Fehlerwirkung der Narkose wurde durch Arbeiten an decerebrierten Tieren umgangen. Die Reizung selbst geschah mittels des elektrischen Stromes, intermittierend mit Ruhepausen; zur Ausschaltung der Kreislaufwirkung wurden die Reizelektroden intrathorakal appliziert. Es ergab sich, daß während der Reizperioden die Harnmengen auf der gereizten Seite wesentlich größer waren als an der entnervten Kontrollniere, sowohl bei spontaner Diurese als auch während einer konstanten intravenösen Kochsalzdauerinfusion. Neben der Vermehrung der Wasserausfuhr zeigte sich auch eine Vermehrung der festen Bestandteile. ASHER kommt daher zu dem Schluß, daß der Vagus einen fördernden Einfluß auf die Nierentätigkeit besitzt. Mit diesen Ergebnissen stimmen die Resultate von STIERLIN und VERIOTIS im großen und ganzen überein. Sie fanden bei Hunden nach einseitiger Vagusdurchschneidung auf der operierten Seite im Vergleich zur gesunden bei ungefähr gleichbleibender Harnmenge eine starke Herabsetzung der prozentualen Kochsalz- und Harnstoffausscheidung. Dem hierin zum Ausdruck kommenden spezifisch fördernden Einfluß des Vagus stellen sie eine ebensolche Hemmungswirkung des Splanchnicus gegenüber, da sie bei völliger Entnervung der Niere vermehrte Wasserabscheidung bei ungefähr gleichbleibender prozentualer Kochsalz- und Harnstoffausscheidung beobachteten, eine Deutung, die nach unseren jetzt erweiterten Kenntnissen von der Funktion der sympathischen Innervation allerdings nicht mehr in vollem Umfang aufrecht zu erhalten ist.

ELLINGER und HIRT suchten die angegebenen Fehlerquellen dadurch zu vermeiden, daß sie den Nerv unmittelbar an der Eintrittsstelle in das Ganglion coeliacum durchschnitten. Denn da der hintere Vagus beide Ganglia coeliaca und daher wohl auch beide Nieren versorgt, ist somit die Niere der anderen Seite als Kontrollorgan unbrauchbar. In zwei so ausgeführten Versuchen wurde ein wesentlicher Einfluß auf die Harnmenge vermißt. Auch die übrigen Funktionen blieben unbeeinflußt mit Ausnahme der Gesamtstickstoffausscheidung, die in allen Versuchen beträchtlich vermehrt war. Wurden nachträglich noch die Splanchnici minores durchtrennt, so stellte sich ebenso wie in früheren Versuchen ELLINGERS eine Harnflut ein, die beträchtlich größer war als die nach Durchschneidung der Splanchnici minores allein beobachtete. Die Autoren kommen daher zu dem Schluß, im Vagus zweierlei verschiedene Fasern anzunehmen, erstens solche, die die Gesamtstickstoffausscheidung hemmen, sie treten getrennt in die Ganglia coeliaca ein. Da nach Nicotinpinselung der Ganglien die Harnmenge unter Erhöhung des Gesamtstickstoffs sinkt, schalten diese anscheinend hier um. Die andere Faserart hat förderenden Einfluß auf die Wasserausscheidung; sie verläuft größtenteils durch das linke Ganglion coeliacum und hat danach zahlreiche Anastomosen zum rechten. Die Durchschneidung oberhalb des linken Ganglion trifft daher beide Fasern. Um die Ergebnisse ihrer Untersuchungen mit denen ASHERS in Einklang zu bringen, nehmen die Autoren an, daß mit dem Vagusfortfall beiden Nieren die Förderung der Wasserausscheidung fehlt. Die linksseitige Entfernung der Splanchnici minores beraubt die linke Niere außerdem ihrer Wasserhemmungsfasern, dabei ist nach der Beobachtung, daß die Vagusdurchschneidungspolyurie durch die nachherige Durchtrennung der Splanchnici minores noch beträchtlich zunimmt, anzunehmen, daß der diureseförderende Einfluß des Vagus geringer ist als der hemmende der Splanchnici. Man erkennt aus diesen Angaben jedenfalls, daß der Anteil des Vagus an der Niereninnervation trotz aller Bemühungen auch heute noch nicht klar übersehbar ist. Daß er gegenüber dem des Sympathicus zurücktritt, kann jedoch als erwiesen gelten.

d) Die Dynamik der peripheren Niereninnervation.

Um ein Verständnis für das Wesen der nervösen Beeinflussung der Nierentätigkeit zu gewinnen, ist außer der Darstellung der quantitativen und qualitativen Veränderungen des Harnbildes eine Aufklärung des speziellen Wirkungsmechanismus unerläßlich. Die Hauptfrage, die sich dabei erhebt, ist eine für die ganze Nierenphysiologie grundlegende: Handelt es sich bei den unter Nerveneinfluß stehenden Veränderungen der Harnbildung um vasomotorische oder um sekretorische Effekte?

Daß die vasomotorische Komponente eine große Rolle spielen muß, ist bei Berücksichtigung der anatomischen Beziehungen der Nierennerven zu den Gefäßen, auf deren reiches Nervennetz schon im anatomischen Abschnitt hingewiesen wurde, ohne weiteres verständlich. Da aber auch in den spezifischen Nierenepithelien Nervenfasern und Endgebilde nachgewiesen werden konnten, so ist schon dadurch auch eine echte sekretorische Funktion gewisser Nervenanteile wahrscheinlich gemacht. Die Kompliziertheit der Verhältnisse geht indessen hervor aus den engen Beziehungen, die zwischen Blutgefäßen und Epithelien der Niere dadurch geknüpft sind, daß teilweise dieselben Nervenfasern, die die Gefäße versorgen, auch zu den Epithelien der Glomeruli bzw. der Tubuli in Beziehung treten.

Die Annahme, daß es sich bei den durch Nervenreizung bzw. Durchschneidung auftretenden Harnveränderungen im wesentlichen um vasomotorische Einflüsse handelt, ist nicht nur die älteste, sondern zweifellos auch die am besten fundierte. BRADFORD konnte in Onkometerversuchen die Gefäßwirkung des Splanchnicus auf die Niere deutlich demonstrieren: Nach Reizung der ventralen Rückenmarkswurzeln, zwischen dem 6. Dorsal- und dem 2. Lumbalsegment, d. h. in einem Gebiet, das dem Austritt des Splanchnicus entspricht, trat eine Kontraktion der Nierengefäße mit Abnahme der Harnmenge auf. Ebenso stellten BURTON-OPITZ und LUCAS fest, daß durch Reizung des Splanchnicus

die Blutfülle der zugehörigen Niere, und zwar nur dieser, stark verringert
werden kann. Es geht aus diesen Versuchen klar hervor, daß im Splanchnicus
vasoconstrictorische Fasern vorhanden sind, deren Reizung die Harnmenge vermindern, deren Durchschneidung sie vermehren muß. Auch über den Verlauf
dieser Bahnen im Rückenmark liegen einige Angaben vor. NICOLAIDES fand bei
vollkommener Rückenmarksdurchschneidung in Höhe des 11. und 12. Brustwirbels
keinen Einfluß auf den Blutgehalt der Niere; dagegen trat vollkommene Gefäßkontraktion ein, wenn der untere Schnitt das Mark zwischen L 1 und L 2 getroffen
hatte. Ferner ließ sich zeigen, daß halbseitige Rückenmarksdurchschneidung
in der Höhe des Brustmarks bei genügend starker Reizung des Halsmarks den
Blutstrom in beiden Nieren zum Versiegen brachte, indem die Niere der gesunden
Seite zuerst und gleichmäßig ihren Blutgehalt verlor, die andere später und
fleckweise. Nach diesen, von DITTMAR bestätigten Untersuchungen, sind also
neben direkten Fasern, von denen die Niere in strengerer Abhängigkeit steht,
auch gekreuzte anzunehmen.

Kann also kein Zweifel sein, daß der Splanchnicus vasoconstrictorische
Fasern führt, so ist die Frage, ob außerdem auch noch vasodilatatorische in
ihm vorhanden sind, noch nicht endgültig geklärt. Die nach Splanchnicusdurchschneidung zu beobachtende Polyurie könnte an sich natürlich auch das
Resultat eine Reizwirkung von seiten der Dilatatoren sein. Aber angesichts
der Tatsache, daß diese Veränderung der Harnausscheidung Tage und Wochen
nach dem Eingriff andauert, ist ein solches Verhalten wenig wahrscheinlich.
Von den experimentellen Untersuchungen sprechen für das Vorhandensein
dilatatorischer Fasern die Angaben von BRADFORD und von HALLION und FRAN-
COIS-FRANK. Ihre Funktion trat aber nur in Erscheinung bei niederer Reiz-
frequenz und Anwendung schwacher Ströme. ASHER und JOST und ihre Mitarbeiter, die die vasomotorische Innervation besonders genau studierten, ver-
muteten das Vorhandensein von Vasodilatatoren auf Grund der Beobachtung, daß
die Reizung des Splanchnicus, wenn die Nierengefäße durch Infusion einer konzentrierten Kochsalzlösung zur Erweiterung gebracht und eine kräftige Diurese
zustande gekommen war, nicht nur keine Verengerung, sondern sogar eine noch
stärkere Erweiterung der Nierengefäße verursachte. Wurde jedoch durch
Abbindung aller Darmgefäße die bei der Splanchnicusreizung auftretende Blutdrucksteigerung aufgehoben, so blieb die Gefäßerweiterung aus. ELLINGER
und HIRT lassen die Frage nach der Existenz von Vasodilatatoren offen, wenn
auch nach einigen ihrer Versuche an ihre Existenz im Plexus aorticus gedacht
werden könnte. Daß der Vagus keine vasodilatatorischen Fasern führt, wird
von mehreren Autoren übereinstimmend angegeben. BRADFORD, BECO und
PLUMIER und ASHER und PEARCE führten übereinstimmend diesen Nachweis
mittels der Onkometrie, NAKAZAWA neuerdings auch durch Bestimmung der
Ausflußgeschwindigkeit des Venenblutes.

Es fragt sich nun, ob die einzig sicher nachgewiesene Tatsache des Vorhandenseins vasoconstrictorischer Fasern im Splanchnicus genügt, um alle quantitativen und qualitativen Änderungen des Harnbildes, die durch Beeinflussung
der Niereninnervation zustande kommen können, auf Vasomotorenwirkung
zurückzuführen. Nach ASHERS Auffassung von der Wirkung der Vagusreizung
scheint das nicht der Fall zu sein. Er glaubt vielmehr den zwingenden Beweis
erbracht zu haben, daß der Vagus ein echter Sekretionsnerv der Niere ist, der
unabhängig von der Durchblutung der Niere, fördernd auf die Absonderung
von Wasser und festen Bestandteilen wirkt, ohne daß allerdings eine genauere
Einsicht in die Dynamik des Vorganges heute schon möglich wäre. Aber hier
begegnen wir schon wieder einer gegenteiligen Deutung bei ELLINGER und
HIRT. Sie haben gesehen, daß die Durchschneidung der vorderen Wurzeln

die Harnmenge nicht beeinflußt oder nur unwesentlich vermindert, daß dagegen die Durchschneidung der hinteren Wurzeln die Harnmenge steigert. Die Zunahme der Harnflut wurde noch größer, wenn nachträglich auch noch die vorderen Wurzeln durchschnitten wurden, und sie erreichte ihren höchsten Grad erst nach Ausschaltung der Splanchnici minores. Sie nehmen daher an, daß in den Splanchnici minores neben efferenten auch afferente Fasern verlaufen, die, durch die hinteren Wurzeln ziehend, in einem Reflexbogen auf die in den vorderen Wurzeln verlaufenden Vasomotoren umschalten. Sie glauben in analoger Weise auch die Wirkung des Vagusausfalls mit dem Vorhandensein afferenter Fasern im Vagus für die Nierengefäße erklären zu können.

Daß abgesehen hiervon die unter den verschiedenen Bedingungen auftretende Änderung der Harnmenge in einer Beeinflussung der Vasomotorenwirkung eine ausreichende Erklärung finden kann, wurde schon oben angedeutet: Die Splanchnici minores enthalten vasoconstrictorische Fasern, daher hemmen sie die Harnabsonderung. Die Folge ihrer Durchschneidung ist Vermehrung der Harnmenge. Mit der Annahme einer stärkeren Nierendurchblutung ist aber auch die Tatsache vereinbar, daß die festen Harnbestandteile in verminderter Konzentration ausgeschieden werden. Ihre absolute Menge ist daher gleich oder nur unwesentlich höher als bei einer intakten Niere in der gleichen Zeit. Eine Schwierigkeit könnte höchstens die Erklärung der auch prozentual vermehrten Kochsalzausscheidung machen, und man hat auch lange hierin den Beweis für eine echte Sekretionswirkung der Nierennerven sehen wollen, bis dann LOEWI am Beispiel der Purindiurese nachweisen konnte, daß eine gesteigerte Nierendurchblutung und dadurch gehemmte Rückresorption in den Tubuli dieses Verhalten allein schon ausreichend erklärt. Der direkte Nachweis einer vermehrten Durchblutung der Niere nach Splanchnicusdurchschneidung ist zudem ganz übereinstimmend auf sehr verschiedene Weise erbracht worden. MARSHALL und KOLLS gelang es, den Effekt der Splanchnicotomie durch künstliche Verminderung der Nierendurchblutung durch Abbindung eines Astes der Nierenarterie aufzuheben bzw. zu vermindern. In unseren eigenen, oben schon erwähnten, zusammen mit BERNHARDT ausgeführten Untersuchungen an vergifteten Nieren ließ sich die schwerere Schädigung auf der Seite der Splanchnicotomie zurückführen auf die stärkere Giftbindung in der Niere infolge der vermehrten Blutzufuhr und Giftpassage. In Versuchen, in denen zur quantitativen Beurteilung dieser Verhältnisse den Tieren Natriumbromid intravenös einverleibt wurde, fand sich auf der splanchnicotomierten Seite die doppelte Brommenge wie auf der nicht operierten.

Die Frage einer echten sekretorischen Beeinflussung der Nierenfunktion wird indessen von neuem wieder aufgerollt durch die Befunde von ELLINGER und HIRT bezüglich der Ammoniak-, der Säure-, der Phosphat- und Gesamt-N-ausscheidung. Insbesondere die Ammoniakbildung ist hier von Bedeutung, da sie bei dem Fehlen nennenswerter Ammoniakmengen im Blut nach BENEDIKT und NASH als spezifische Nierenleistung angesehen werden kann. Für die anderen Bestandteile ist dieselbe Deutung naheliegend, weil die Förderung bzw. Hemmung ihrer Ausfuhr sich als unabhängig von der Harnmenge erwies. Immerhin wird auch hier mit einem endgültigen Urteil noch zurückzuhalten sein. In einer großen Zahl der ausgeführten Versuche sind mehrere Eingriffe am Nervensystem nacheinander vorgenommen worden, so daß es schwer übersehbar ist, wie weit primäre Veränderungen, etwa der Durchblutung, wie sie z. B. durch Splanchnicus-minor-Durchschneidung bewirkt wird, die chemischen und physikalisch-chemischen Zustände in der Nierenzelle beeinflussen. Es wäre sehr wohl möglich, daß eben deswegen die nachfolgende Ausschaltung eines zweiten Nerven zu anderen Effekten führt als bei umgekehrtem Vorgehen. Die

Ungleichheit in der Quantität der gefundenen Veränderungen bei verschiedenen Versuchen mahnt jedenfalls auch noch zur Vorsicht im Urteil.

Das Gesamtbild der Wirkung der verschiedenen Anteile der Nierennerven auf die Nierenfunktion ist also ein recht kompliziertes. Versucht man die fördernden und hemmenden Einflüsse unter Beiseitestellung aller noch offenen Fragen und unter Vernachlässigung der Unsicherheiten der bisherigen Ergebnisse in einem Schema anzuordnen, so bekommt man folgende Gruppierung:

Förderung:	*Hemmung:*
Vagus: Wasser- und Cl-Ausscheidung.	*Splanchnici minores:* Wasser- und Cl-Ausscheidung.
Splanchnici majores: Ammoniak-, Gesamtsäure-, Phosphatausscheidung.	*Untere Grenzstrangfasern:* Ammoniak-, Gesamtsäure-, Phosphatausscheidung.
Unterer Grenzstrang: Gesamtstickstoffausscheidung.	*Splanchnici majores:* Gesamtstickstoffausscheidung.

Es ergibt sich daraus, daß sämtliche wichtigen Partialfunktionen der Nierenarbeit, obwohl wir in der Regel nur ihre Abhängigkeit von der Zusammensetzung der Blutflüssigkeit ins Auge fassen, auch Beziehungen zum Nervensystem aufweisen. Die bedeutungsvolle Aufgabe der Niere in der Regulation des Stoffwechsels ist daher auf eine doppelte Sicherung gestellt, und wir erkennen eine vollkommene Parallelität mit der Funktion der Atmung, bei der wir seit langem chemische und nervöse Regulationsmechanismen in engster Verknüpfung zu betrachten gewohnt sind. Dem Grade und der Bedeutung nach sind diese beiden Funktionen bei der Niere zweifellos sehr verschieden. Denn die Niere hat als wichtigstes Ausscheidungsorgan des Stoffwechsels in erster Linie eine passive Funktion, sie muß die ihr in der Blutflüssigkeit angebotenen Stoffe, deren Retention die Isotonie und Isoionie des Blutes stören würde, zur Ausscheidung bringen. Das Nervensystem weist ihr aber auch eine aktive zu, insofern unter seinem Einfluß ihre Leistung primär verändert werden kann, wodurch neue Ausgleichsvorrichtungen in Aktion gesetzt werden müssen.

e) Die Abhängigkeit der Nierenfunktion vom zentralen Nervensystem.

Obwohl die anatomischen Grundlagen einer Abhängigkeit der Nierenfunktion vom zentralen Nervensystem zur Zeit noch als sehr unsicher und lückenhaft bezeichnet werden müssen, liegen doch bereits eine große Reihe physiologischer, klinischer und pathologisch-anatomischer Tatsachen vor, die eine solche Beziehung erweisen. Ihre Feststellung war vielfach sogar der Ausgangspunkt für das Studium der peripheren Innervation der Niere. Eine der ältesten hierher gehörigen Beobachtungen ist die Zunahme der Harnmenge nach psychischen Insulten, ebenso wie auch das Gegenteil, das Auftreten kürzer oder länger dauernder Verminderung der Harnmenge bzw. sogar Anurie. Da es sich aber in solchen Fällen nur um eine passive Einstellung der Niere handelt, indem eine Steigerung oder Verminderung der Durstempfindung, also ein psychogenes Moment, zur Aufnahme größerer oder abnorm geringer Flüssigkeitsmengen Veranlassung gibt, die ihrerseits eine entsprechende Änderung der Harnabscheidung zur Folge haben müssen, so können sie für unsere Erörterung außer Betracht bleiben. Weit wichtiger sind dagegen in unserem Zusammenhang die ebenfalls schon lange bekannten Fälle von Erkrankungen bestimmter Gehirnteile, bei denen abnorm große Harnmengen oft während der ganzen Dauer der Erkrankung zur Ausscheidung kommen. Die erste Möglichkeit einer physiologischen Deutung dieses Geschehens eröffnete die fundamentale Entdeckung Claude Bernards mit dem Nachweis, daß eine Piqûre der Medulla oblongata zwischen Acusticus- und Vaguskern, aber lateral und oberhalb der Stelle des Zuckerstiches, eine Polyurie ohne Zuckerausscheidung zur Folge hat. Diese Beobachtung fand eine vollkommene Bestätigung in sehr ausgedehnten Untersuchungen von Eckhard. Er zeigte, daß die durch Verletzung des lateralen Teils des Funiculus teres regelmäßig auszulösende Polyurie nach etwa 1 Stunde mit einer Steigerung der Harnmenge auf das 5—15fache ihr Maximum erreicht, um dann wieder abzufallen. Auch nach anderen Hirnverletzungen, aber weniger konstant, so z. B. von den Vierhügeln aus und von dem, von ihm sog. Lobus hydruricus des Kleinhirns, der im unteren hinteren Teil des Wurmes gelegen ist, beobachtete er eine ähnliche Vermehrung der Harnmenge. Kahler gelang es dann weiter neben den eben erwähnten akuten Polyurien auch chronische zu erzeugen, wobei die Zunahme der Harnmenge frühestens am 4., spätestens am 12. Tage ihr Maximum erreichte, wenn es sich um Verletzungen handelte, die die lateralen Teile des verlängerten Markes, die innere Abteilung des Kleinhirnstieles, mit dem Deitersschen Kern und ihre caudale Fortsetzung, die Hinterstranganlage betrafen. Auch die späteren, von Finkelnburg, Jungmann und E. Meyer, Dresel und Lewy ausgeführten Untersuchungen führten zu dem gleichen Ergebnis. Es kann also als gesicherte Tatsache angesehen werden, daß von bestimmten Teilen der Medulla oblongata aus eine gesetzmäßige Beeinflussung der Wasserausscheidung stattfindet.

Eine Erweiterung dieser Kenntnisse brachte dann die für die Deutung der Pathogenese des Diabetes insipidus wichtige Beobachtung von Aschner und Leschke, die später von Brugsch, Lewy und Dresel bestätigt wurde, daß auch vom Zwischenhirn aus durch Verletzung der hypothalamischen Region Polyurien erzeugt werden können. Camus und Russie gelang es sogar, bei ihren Versuchstieren durch Zwischenhirnverletzung eine wochenlang anhaltende Harnflut zu erzeugen. Aber auch die aus der Klinik vieler Gehirnerkrankungen geläufige Beobachtung, daß das Großhirn einen Einfluß auf die Harnausscheidung besitzt, konnte durch das Experiment gestützt werden. Ott beobachtete als erster nach Exstirpation des motorisch-sensorischen Rindenzentrums beim Hunde das Auftreten einer Polyurie. Eingehendere Untersuchungen verdanken wir Bechterew und Karpinski. Sie fanden eine lebhafte Diurese nach elektrischer Reizung des inneren Teiles des Gyrus praecruciatus an der Niere der gegenüberliegenden Seite. Eine bilaterale Abtragung der betreffenden Hirnpartien hatte kurzdauernde Abnahme der täglichen Harnmenge mit anschließender Polyurie zur Folge. Bei der Freilegung der einen Hirnseite wurde ein Sistieren der Sekretion auf derselben Seite, eine Polyurie auf der gegenüberliegenden beobachtet. Zu ähnlichen, wenn auch weniger klar übersichtlichen Ergebnissen kam auch Hug. In neuester Zeit wurden diese Versuche von Ucko wieder aufgenommen: es ergab sich, daß durch Stich oder chemische Verletzung des Gyrus sigmoideus von dessen vorderen medialen Partien aus die Harnausscheidung im Sinne einer Oligurie, von den vorderen lateralen im Sinne einer mäßigen Polyurie, von den hinteren lateralen im Sinne einer beträchtlichen und längere Zeit anhaltenden Polyurie zu beeinflussen ist.

Alle diese sich lediglich auf die Wasserausscheidung der Niere beziehenden Daten müssen ihrer eigentlichen Bedeutung nach so lange unklar bleiben, als es nicht möglich ist, die genaueren Bedingungen des Zustandekommens der im Experiment gefundenen Polyurien aufzuklären und die Frage der genetischen Beziehungen der von den verschiedenen Hirnteilen aus auslösbaren Harnveränderungen untereinander zu lösen. Der erste Versuch dieser Art stammt schon von Claude Bernard. Da er fand, daß die Durchschneidung des Splanchnicus die Harnsekretion vermehrt, seine Reizung sie vermindert oder aufhebt, folgerte er, daß die durch Stich in den vierten Ventrikel an der von ihm bezeichneten Stelle auslösbare Harnflut durch eine direkte Wirkung des Splanchnicus auf die Niere zustande käme. Diese Auffassung wurde aber in Frage gestellt durch sehr eingehende Untersuchungen Eckhards, die sich ausschließlich mit dem Zusammenhang der Piqûrehydrurie und der Polyurie nach Splanchnicusdurchschneidung beschäftigten. Er begründete die Ablehnung eines Zusammenhanges damit, daß die Piqûrehydrurie längere Zeit andauerte und dem Grade nach stärker war als die nach Splanchnicusdurchschneidung, daß die nach Splanchnicusdurchschneidung auftretende Polyurie stets nur auf der operierten Seite zu beobachten sei, während die Piqûre auf einer Seite der Medulla, und zwar sowohl auf der rechten als auf der linken, eine Vermehrung der Harnmenge aus beiden Nieren zur Folge habe. Das wichtigste Ergebnis war aber die Feststellung, daß auch nach Durchschneidung beider Splanchnici, ebenso nach Durchschneidung aller übrigen Nierennerven und nach Reizung derselben, die an und für sich eine Verminderung der Harnmenge zur Folge hat, die Piqûre noch erfolgreich war.

Die Übersicht über die Zusammenhänge wird zunächst noch schwieriger angesichts der Untersuchungen von Jungmann und E. Meyer, die zwar die quantitativen und zeitlichen Verhältnisse im Ablauf der beiden Polyurien und auch die Wirkung der Piqûre auf die Harnabscheidung in beiden Nieren im Gegensatz zu der streng einseitigen Wirkung der Splanchnicusdurchschneidung bestätigen konnten, dagegen in dem entscheidenden Punkte zu abweichenden Ergebnissen kamen: Nach Durchschneidung des linken Splanchnicus bewirkte eine nachfolgende Piqûre nur noch auf der Seite der unversehrten Niere eine Polyurie. Man könnte zunächst daran denken, in einer Verschiedenheit der angewandten Methoden den Grund für die divergierenden Resultate zu suchen, und tatsächlich stimmt die Versuchsanordnung in keiner der erwähnten Arbeiten genau überein. Eckhard arbeitete am nicht narkotisierten Tier, die Splanchnicusdurchschneidung wurde von Eckhard extraperitoneal, von Jungmann und E. Meyer intraperitoneal ausgeführt, in keinem Falle wurden die erst später von Ellinger und Hirt beschriebenen genaueren anatomischen Verhältnisse der sympathischen Innervation berücksichtigt. Aber alle diese Einwände würden doch nicht ausreichen, das wesentliche Ergebnis der betreffenden Arbeiten umzustoßen, vor allem aber nicht entscheiden, welche Resultate als die maßgebenden anzusehen seien.

Eine Aufklärung der vorhandenen Widersprüche läßt sich jedoch finden unter Berücksichtigung der chemischen Veränderungen der Harnzusammensetzung, die nach der Piqûre sowohl wie nach der Splanchnicusdurchschneidung zu beobachten sind. Jungmann und E. Meyer machten bei ihren Untersuchungen über die Piqûrehydrurie die wichtige Feststellung, daß nach der Piqûre an der bekannten Stelle des vierten Ventrikels außer der schon seit Claude Bernard bekannten Vermehrung der Wasserausscheidung regelmäßig auch eine hochgradige Ausschwemmung von NaCl im Urin in hoher prozentualer Konzentration zu beobachten ist. Es ließ sich weiter zeigen, daß diese Veränderungen in der Harnzusammensetzung in weitgehendem Maße unabhängig vom Wasserbestand und Cl-Bestand der Versuchstiere sind und mit einer gleichzeitigen Verminderung des Körpergewichtes einhergehen.

Da wir nun gesehen haben, daß auch nach Durchschneidung des Splanchnicus eine Vermehrung der Harnmenge und des absoluten und prozentualen Cl-Gehaltes im Urin festzustellen ist, war bei der Übereinstimmung der Folgeerscheinungen zweifellos der einfache Schluß naheliegend, daß nun erst recht ein Beweis dafür gefunden sei, daß Piqûrewirkung und Splanchnicusausfall identisch seien, oder mit anderen Worten, daß es sich bei der Piqûre um eine direkte nervöse Beeinflussung der Nierenfunktion handelte, die über die Splanchnicusbahn die Niere erreichte.

Diese Schlußfolgerung schien aufs beste dadurch gestützt, daß wir in unseren Versuchen weiter zeigen konnten, daß bei durchschnittenem linkem Splanchnicus eine nachfolgende Piqûre lediglich auf der entgegengesetzten, unversehrten Seite noch Polyurie und Hyperchlorurie zu erzeugen imstande war, woraus sich ergab, daß eben nur bei erhaltener nervöser Verbindung der durch die Piqûre gesetzte Reiz die Niere zu erreichen und in ihrer Funktion zu beeinflussen imstande wäre.

Nun hatten aber unsere Untersuchungen über die Wirkung der Piqûre noch ein anderes sehr wichtiges, auch später von allen Nachuntersuchern (LESCHKE, VEIL, DRESEL, LEWY) bestätigtes Ergebnis: weder quantitativ noch zeitlich ging die nach der Piqûre auftretende Vermehrung der Cl-Ausscheidung der Wasserausscheidung parallel, ja sogar in einzelnen Versuchen ergab sich nur eine Polyurie, in anderen wieder nur eine Vermehrung der Chlorausfuhr. Gerade auf diese Tatsache gründet sich in erster Linie die Berechtigung, in Analogie mit dem bekannten CLAUDE BERNARDschen Zuckerstich von einem *Salzstich* zu sprechen, und es war hiernach anzunehmen, daß die Änderung der Chlor- und Wasserausscheidung auf der Verletzung verschiedener, wenn auch nahe gelegener Nervenbahnen beruhen müsse.

Vergleicht man mit diesen Ergebnissen die Resultate der Splanchnicusdurchschneidung, so muß — im Gegensatz zu der früher von uns gegebenen Deutung — doch berücksichtigt werden, daß die hiernach beobachteten Veränderungen in der Harnzusammensetzung stets eine zeitlich und quantitativ gleichmäßige Beeinflussung der Wasser- und Chlorausfuhr erkennen lassen. Eine genaue Prüfung der Zahlenwerte ergibt — worauf schon ECKHARD hingewiesen hatte — auch in unseren Versuchen eine dem Grade nach viel stärkere Wirkung der Piqûre, als sie die Splanchnicusdurchschneidung zur Folge hat. Angesichts dieser wichtigen Unterschiede stößt in der Tat die ursprünglich vertretene Auffassung, daß die Piqûre eine direkte, auf dem Wege der Splanchnicusbahn die Niere erreichende nervöse Beeinflussung der Nierenfunktion zur Folge hätte, auf große Schwierigkeiten.

Es ist das Verdienst von VEIL, hier eine endgültige Klärung herbeigeführt zu haben, und zwar ist es im wesentlichen die Nutzbarmachung eines methodischen Fortschrittes, die neue Aufschlüsse brachte. Bei der Deutung unserer eigenen Versuche (1914) gingen wir von der Voraussetzung aus, daß die Zusammensetzung der Blutflüssigkeit bezüglich des Cl-Gehaltes nach der Piqûre sich nicht ändere, wobei wir uns auf gelegentlich angestellte Stichproben durch Untersuchung größerer Blutmengen auf Chlorgehalt nach den bekannten Veraschungsmethoden stützten, die uns normale Werte ergaben. VEIL benutzte bei seinen 1920 ausgeführten Untersuchungen die BANGsche Mikromethode, die es erlaubt, auch beim Kaninchen durch Untersuchung in kurzen Zeitabständen die Serum-NaCl-Kurve neben der Harn-Kochsalz-Kurve zu bestimmen. Es ergab sich, daß schon kurze Zeit nach der Piqûre die NaCl-Konzentration des Serums abfällt, es tritt eine ausgesprochene absolute Hypochlorämie ein. Gleichzeitig fand er in Bestätigung unserer eigenen Angaben eine Verdünnung des Blutserums durch Wasserzustrom aus dem Gewebe, der nach 24 Stunden eine beträchtliche Eindickung folgte. Für die Deutung dieser Vorgänge ist es nun von grundsätzlicher Wichtigkeit, daß die gleichen Veränderungen in der Zusammensetzung der Blutflüssigkeit auch auftreten, wenn beide Nieren entfernt werden, bevor die Piqûre ausgeführt wird. Hiermit ist aber der Beweis erbracht, daß die Piqûrewirkung nicht auf einer nervösen Beeinflussung der Nierenfunktion beruhen kann, sondern daß sie auf eine Änderung der zentralen Osmoregulation zurückzuführen ist, die die Niere nur passiv insofern beteiligt, als die Durchströmung mit einer chemisch veränderten Blutflüssigkeit sie zur Abscheidung eines qualitativ und quantitativ entsprechend zusammengesetzten Urins zwingt. Dieser Theorie der Störung der zentralen Osmoregulation lassen sich auch am besten alle anderen hierauf bezüglichen experimentellen und klinischen Tatsachen einordnen. DRESEL und LEWY haben die VEILschen Angaben über die Veränderung der Blutzusammensetzung nach dem Salz- und Wasserstich im wesentlichen bestätigen können. Ob ihre Auffassung, daß der Hypochlorämie eine Hyperchlorämie vorausgeht, zu Recht besteht, muß noch durch weitere Untersuchungen geklärt werden. Die klinische Untersuchung zahlreicher Fälle von Diabetes insipidus mit Läsionen am vierten Ventrikel, die VEIL beschrieben hat, hat ebenfalls den charakteristischen Befund einer Hypochlorämie ergeben. Es soll nicht unerwähnt bleiben, daß ECKHARD bereits von dieser Deutung der Piqûrewirkung ausdrücklich gesprochen hat, wenn er auch nicht imstande war, auf Grund der ihm zur Verfügung stehenden Methodik den entsprechenden Nachweis zu führen. Seine positiven Feststellungen bestehen sämtlich auch heute noch zu Recht.

Verständlich wird nunmehr aber auch — wenn auch in ganz anderem Sinne — unsere Beobachtung von der Unwirksamkeit der Piqûre auf der Seite mit durchschnittenem Splanchnicus. AMBARD hat darauf aufmerksam gemacht, daß die Tatsache einer Hyperchlorurie und Polyurie auf der gesunden Seite darauf hinweise, daß die Blutzusammensetzung nach der Piqûre sich geändert haben müsse, daß aber die entnervte Niere, eben wegen des Fehlens der nervösen Regulationsfähigkeit, hierauf nicht in gleicher Weise zu antworten vermöge. Diese Deutung ist auf Grund der VEILschen Befunde durchaus einleuchtend und es liegen die Verhältnisse eben so, daß die gewählte Versuchsanordnung

Tabelle 1.

Kan. 84. 1810 gr Normaltier.
Splanchnicotomie am 20. III. 1925 linksseitig.
Funktionsprüfung am 23. III. 1925.
Urethannarkose.

Zeit	Rechte Niere				Linke Niere			
	Harnmenge	NaCl		Alb.	Harnmenge	NaCl		Alb.
	ccm	%	mg		ccm	%	mg	
11—11³⁰	2,0	0,03	0,6	0	4,5	0,06	2,7	0
11³⁰—12	1,4	0,04	0,56	0	6,0	0,09	5,4	0
12—12³⁰	1,2	0,05	0,06	0	12,00	0,19	22,8	0
12³⁰—1	1,1	0,07	0,77	0	7,5	0,17	12,75	0

Tabelle 2.

Kan. 34. 1860 gr schwer. Splanchnicotomie am 26. I. 1925 links.
Am 27. I. vergiftet mit 0,3 mg Urannitrat. Albuminurie vom 29. I. an.
Funktionsprüfung am 30. I.
Urethannarkose.

Zeit	Rechte Niere			Linke Niere		
	Harnmenge	NaCl	Alb.	Harnmenge	NaCl	Alb.
	ccm	%	mg	ccm	%	mg
9^{45}—10^{30}	0,7	0,09	0,63	0	1,5	0,09	1,35	+
10^{30}—11^{30}	2,0	0,06	1,2	0	3,3	0,11	3,63	+
11^{30}—12^{30}	5,0	0,09	4,5	0	7,5	0,08	6,00	+
12^{30}—1^{30}	2,1	0,09	1,9	0	4,6	0,05	2,3	+

sich an und für sich als ungeeignet erweist, um die gestellte Frage zu beantworten.

Es manifestiert sich eben bei diesen Versuchen dieselbe funktionelle Leistungsschwäche einer in ihrer nervösen Versorgung gestörten Niere, die wir oben ausführlich beschrieben haben. Sie läßt sich, wie die als Beispiel angeführten Versuchsprotokolle zeigen, auch an der vergifteten Niere in ganz analoger Weise demonstrieren: Ebensowenig wie die ihres Splanchnicus beraubte Niere auf die Piqûre mit erhöhter Wasser- und Salzausscheidung anspricht, ist die durch Uran vergiftete Niere die durch Splanchnicusdurchschneidung zu erzeugende Polyurie und Hyperchlorurie nur in sehr abgeschwächtem Grade hervorzubringen imstande.

Durch die Berücksichtigung der osmoregulatorischen Störungen werden aber auch die von höher gelegenen Stellen des Zentralnervensystems auslösbaren Polyurien dem Verständnis näher gebracht. Das gilt zunächst für die vom dritten Ventrikel abhängige Beeinflussung der Harnzusammensetzung. LESCHKE konnte zeigen, daß die durch Verletzung des dritten Ventrikels zu erzielende Polyurie mit einer Herabsetzung der molaren Diurese einhergeht. Dementsprechend fanden sich bei zahlreichen Fällen von Diabetes insipidus mit organischen Veränderungen im Zwischenhirn und an der Hypophyse Veränderungen in der Blutzusammensetzung sowohl bezüglich des NaCl- wie auch des Wassergehaltes. Vor allem ließ sich auch hier wieder die Unabhängigkeit des Wasser- und des Salzstoffwechsels, die schon bei unseren Piqûreversuchen zutage getreten war, bestätigen (Fälle von LICHTWITZ, MEYER-BISCH, eigene Beobachtungen). Experimentelle Beweise dafür, daß die Niere selbst dabei nur passiv beteiligt sein kann, lieferten CAMUS und ROUSSIE, indem sie zeigen konnten, daß auch bei völlig entnervter Niere die Polyurie vom dritten Ventrikel in gleicher Weise wie bei intakter Niere in die Erscheinung trat.

Wir selbst konnten zusammen mit BERNHARDT außerdem am Frosch den gleichen Nachweis erbringen. Hier läßt sich sowohl durch Abtragung der Zwei-

hügel wie auch durch einen Stich in den Lobus infundibuli eine beträchtliche
Polyurie erzeugen. Um die Bedeutung der Niere bei dieser Polyurie klarzustellen,
untersuchten wir zunächst das Verhalten gänzlich trocken gehaltener Frösche.
Normalerweise nehmen die Tiere dabei rasch und beträchtlich an Gewicht ab,
wobei die Wasserabgabe durch die Haut durch Verdunstung die Hauptrolle
spielt. Würde nun infolge der genannten Operation eine spezifische Beeinflussung der Niere eintreten, so müßte im Trockenversuch die Harnmenge
größer sein als bei den Kontrolltieren, und die Gewichtsabnahme entsprechend
erheblicher, da ja zur Deckung des Wasserbedarfs bei der gewählten Versuchsanordnung nur das eigene Gewebswasser zur Verfügung stand. Die Versuche
ergaben indessen, daß bei den operierten Tieren im Trockenversuch keine größere
Gewichtsabnahme eintrat als bei den Kontrollen. Mit diesem Ergebnis stimmt
überein die Prüfung an entnierten Tieren. Würde eine primäre renale Polyurie
vorliegen, so müßte die Gewichtskurve der entnierten Tiere nach der Operation
den gleichen Verlauf nehmen wie bei den Kontrollen. Es zeigte sich jedoch ein
weit schnelleres und stärkeres Ansteigen des Körpergewichtes, das auf einer
erhöhten Wasseraufnahme durch die Haut beruht, wie sich auch aus der refrakto-
metrisch nachweisbaren Blutverdünnung ergab. Wir sehen also wiederum, daß
der Niere lediglich die passive Funktion der Bewältigung eines größeren Flüssig-
keitsangebotes zufällt. Unsere Untersuchungen fanden übrigens jüngst eine
Bestätigung durch TSCHERNIKOFF.

Läßt sich somit also sowohl die Piqûrepolyurie als auch die Zwischenhirnpolyurie unter einen einheitlichen Gesichtspunkt bringen, so muß als weitere
Stütze der Osmoregulationstheorie angesehen werden, daß auch die vom
Großhirn aus auslösbare Polyurie den gleichen Gesetzen folgt. UCKO konnte
zeigen, daß die von ihm gesetzten Hirnverletzungen (vgl. S. 343) nicht nur
von einer gesetzmäßigen Beeinflussung der Wasserausscheidung, sondern auch
von einer eingreifenden Störung in der Salzausscheidung gefolgt waren; einer
Harnvermehrung entsprach auch eine vermehrte Salzausfuhr; einer Ver-
minderung der Harnmenge eine geringere Salzausscheidung. Dabei ging die
Hypochlorurie mit einer Erniedrigung des Chlorspiegels im Blut einher, die
Hyperchlorurie fand sich bei normalem Salzgehalt des Blutes oder bei einer
Erhöhung desselben. Es fanden sich also im ganzen genommen hier dieselben
Folgeerscheinungen wie nach Verletzung des Zwischenhirns, und es liegt nahe
anzunehmen, daß alle die angeführten Hirnstellen, durch deren Verletzung
eine Störung der Osmoregulation hervorgerufen wird, verschiedenen Stellen
bestimmter Nervenbahnen entsprechen. Zur endgültigen Annahme eines solchen
Systems reichen jedoch die bisherigen anatomischen Untersuchungen noch
nicht aus. Eine Verbindung der Piqûrestelle im vierten Ventrikel mit den
vegetativen Zentren des Zwischenhirns ist zwar nach den erwähnten anatomischen Untersuchungen LEWYS und GREVINGS wahrscheinlich, eine Verknüpfung der Rindenzentren mit dem Zwischenhirn konnte UCKO indessen in
seinen hierauf gerichteten Untersuchungen nicht nachweisen.

Das Endergebnis unserer bisherigen Erörterungen über die Abhängigkeit
der Nierenfunktion vom zentralen Nervensystem ist also im wesentlichen ein
negatives, und viele der Beobachtungen, die bisher noch in der Regel als eine Stütze
für die Auffassung einer zentral nervösen Regulation der Nierentätigkeit angesehen
worden sind, müssen auf Grund der jetzt übersehbaren Tatsachen hiervon
abgetrennt werden. Es wäre aber trotzdem ganz unberechtigt, eine zentrale
Beeinflussung der Nierenfunktion ganz abzulehnen. Hiergegen sprechen von
vornherein die anatomischen Tatsachen. LEWY konnte bei seinen histologischen
Untersuchungen über die Lokalisation des Zucker- und des Wasser-Salzstiches
den Nachweis erbringen, daß der vegetative Oblongatakern, der bei diesen

Verletzungen getroffen wird, einerseits als Kern des autonomen Vagussystems anzusehen ist, daß in ihm verstreut aber auch die Ursprungszellen sympathischer Fasern liegen, die in ihrem weiteren Verlauf den Nervus splanchnicus bilden. Man wird also ohne weiteres zu der Annahme geführt, daß Alterationen dieser Gegend, wenn sie eine Störung der Osmoregulation bedingen, gleichzeitig auch die peripheren zur Niere verlaufenden Nervenbahnen beeinflussen müssen oder beeinflussen können, so daß im Effekt eine Komplexwirkung zustande kommt. Im Experiment läßt sich dieser Nachweis exakt naturgemäß nur sehr schwer führen. In diesem Sinne spricht jedoch die quantitative Differenz der Veränderungen: nach der Piqûre ist die Polyurie und Hyperchlorurie viel stärker als nach der Splanchnicusdurchschneidung, dann auch die schon von ECKHARD beobachtete und von uns bestätigte Tatsache, daß nach einseitiger Splanchnicusdurchschneidung die Piqûre auf der Seite der unversehrten Niere schwächer ausfällt, was auf der Kreuzung eines Teiles der Fasern im Rückenmark beruhen dürfte, deren Verletzung bei der Piqûre die Wirkung des Splanchnicuseffektes dann abschwächen muß. Eine wichtige experimentelle Bestätigung konnten BAILEY und BRUNER neuerdings noch hinzufügen. Sie erzeugten beim Hund durch Piqûre des Tuber cinereum eine experimentelle Polyurie: die Harnmenge stieg auf etwa das Doppelte der Norm, Δ sank von 3,07 auf 2,3. Nach anschließender Nierenentnervung stieg die Harnmenge weiter auf das Dreifache, während die Nierenentnervung bei den Kontrollen sonst höchstens eine doppelt so große Harnflut verursachte. Als dann die vasomotorische renale Polyurie nach einigen Tagen wieder abklang, blieb die Zwischenhirnpolyurie in dem vorher festgestellten Grade allein übrig.

Teleologisch betrachtet muß eine derartige Koppelung der Wirkungen, der extrarenalen einerseits und der nervös-renalen anderseits, durchaus einleuchtend erscheinen. Die Wirkung der peripheren Nierennerven ist, wie wir dargetan haben, eine sicher im wesentlichen, wenn nicht sogar ausschließlich vasomotorische. Wird also durch eine Änderung der Blutzusammensetzung die Niere vor neue Aufgaben gestellt, so ist der Ausgleich dann am besten gewährleistet, wenn der Vasomotorenapparat eine entsprechende Einstellung bekommt. Für die peripheren Vorgänge ist diese Auffassung durchaus geläufig. Eine derartige Anpassung charakterisiert in erster Linie den Wirkungsmechanismus der Diuretica. Wenn wir auch hierbei Gewebswirkungen, Wirkungen auf die Blutflüssigkeit und auf die Niere selbst voneinander zu unterscheiden haben, so ist doch eben der Nierenanteil stets auch in vasomotorischer und damit an die Funktion der Nierennerven gebunden. Daß aber auch zentrale Einflüsse gleicher Art die Nierentätigkeit zu modifizieren imstande sind, zeigt das Beispiel des Diabetes insipidus. So wichtig auch bei den verschiedenen Formen dieser Erkrankung osmoregulatorische Veränderungen und Störungen des Gewebschemismus sind, so besteht deshalb doch für bestimmte Fälle immer noch die Auffassung ERICH MEYERS zu Recht, daß eine isolierte Änderung der Nierenfunktion dabei nicht übersehen werden darf. LICHTWITZ, ERICH MEYER und E. MEYER und MEYER-BISCH haben bei einer Anzahl von Fällen von echtem Diabetes insipidus übereinstimmend zeigen können, daß neben allen anderen Störungen auch eine isolierte Störung der NaCl-Konzentration der Niere bestand. Wir haben aber gesehen, daß gerade der Verlust der NaCl-Konzentrationsfähigkeit der Niere ein charakteristisches Zeichen einer Störung ihrer nervösen Regulation darstellt. Da bei den erwähnten Fällen von Diabetes insipidus Veränderungen des Zentralnervensystems in der Ggend des vegetativen Kernsystems nachgewiesen werden konnten, dürfte die Annahme berechtigt sein, daß hier eine Störung der zentralen nervösen Beeinflussung der Nierenfunktion mitspielt.

3. Die reflektorische Beeinflussung der Nierentätigkeit.

Die zusammenfassende Betrachtung der peripheren und zentralen nervösen
Beeinflussung der Nierenfunktior ergibt also ein enges Zusammenwirken beider
Mechanismen, und wir haben gesehen, daß gerade auf der innigen Verknüpfung
des Ausgangspunktes der peripheren Bahnen mit den osmoregulatorischen
Zentren das feine Zusammenspiel beruht, das die Niere befähigt, ihre Arbeit
den jeweiligen Bedürfnissen des Gesamtorganismus anzupassen. Wenn hierbei
immer wieder die Wasser- und Chlorausscheidung als die wichtigsten Komponenten imponieren, so ist dieses Verhalten darin begründet, daß nur bei einem
reibungslosen Ablauf gerade des Wasser- und Salzstoffwechsels die wichtigste
Gesamtaufgabe der Niere, die Isotonie und Isoionie im Körper aufrecht zu
erhalten, gewährleistet werden kann. Es findet aber auch hierin wieder die
Auffassung eine Stütze, die das Wesen der Niereninnervation als eine vasomotorische ansieht. Die hohe Bedeutung des Kreislaufs für die Nierenfunktion
geht ja auch daraus hervor, daß die Niere, obwohl sie dem Gewicht nach nur
$^1/_{168}$ des Körpergewichtes ausmacht, ein $^1/_{11}$ des gesamten Sauerstoffbedarfes
im Organismus in Anspruch nimmt. Die Regulation des Vasomotoriums entspricht jedenfalls allen Bedürfnissen, die sich aus einer Störung der Osmoregulation zum Zweck ihres Ausgleiches ergeben, sie widerspricht aber auch nicht
der Tatsache, daß eine Störung lediglich der peripheren Innervation auch andere
früher erwähnte Änderungen in der Harnzusammensetzung nach sich ziehen kann,
wenn man berücksichtigt, daß auch die Tätigkeit der spezifischen Zellelemente
gerade der bei Niere in feinster Weise von der Blutversorgung und Blutzusammensetzung abhängig ist.

Die außerordentlich feine Reaktionsfähigkeit des Nierennervensystems
bringt es mit sich, daß es auf die mannigfachsten Reize anzusprechen imstande
ist, und eben dadurch ist die Niere allen anderen vegetativ innervierten Organen
mit ihrer von exogenen Faktoren abhängigen labilen Funktionsfähigkeit eben-
bürtig an die Seite zu stellen. Alle exogenen, das Nervensystem der Niere
treffenden Impulse vermögen im Sinne echter Reflexe auf die Niere zu wirken.
Auch hier haben wir naturgemäß zwischen einer zentralreflektorischen Beeinflussung der Nierenfunktion und einer peripheren Reflexerregbarkeit der Niere
zu unterscheiden.

a) Die zentrale reflektorische Beeinflussung der Niere.

Die zentrale reflektorische Beeinflussung der Nierentätigkeit ist in der
Klinik seit langem bekannt. Es sei hier erinnert an das Auftreten von Polyurien bei organischen Hirnveränderungen, bei Migräne, vor oder unmittelbar
nach dem epileptischen Anfall und nach Apoplexien an Hirnstellen, die ohne
Verbindung mit dem eigentlichen Nervensystem der Niere stehen. Im einzelnen
fehlen jedoch über alle diese Zusammenhänge genauere Feststellungen, was bei
der Flüchtigkeit der Erscheinungen und ihrer Unvorhersehbarkeit nicht erstaunlich ist. Über ihre Genese läßt sich daher zunächst noch wenig mehr als ver-
mutungsweise etwas aussagen. Einen Fingerzeig geben z. B. die oben erwähnten
Untersuchungen Uckos am Großhirn. Da auch hier ein anatomischer Zusammenhang mit den tiefer gelegenen Zentren nicht nachgewiesen werden konnte,
hat, zumal unter Berücksichtigung der Art der Folgeerscheinungen im einzelnen,
die Annahme viel Wahrscheinlichkeit für sich, daß diese Verletzungen die
beobachteten Veränderungen nicht an und für sich, sondern indirekt infolge
einer reflektorischen Beeinflussung des Zwischenhirns nach sich ziehen. Der
exakte Beweis würde eine sehr komplizierte und wahrscheinlich kaum gangbare
Versuchsanordnung verlangen, indem zu untersuchen wäre, ob die gleichen

Folgeerscheinungen auch noch nach vorheriger Ausschaltung des Zwischenhirns zu erzielen wären. Allerdings würde aus einem solchen Zusammenhang auch zu folgern sein, daß es sich hier dann nicht eigentlich um eine Beeinflussung des Nierennervensystems handeln könnte, sondern um eine Wirkung auf die zentrale Osmoregulation, und es würde sich ergeben, daß auch die übrigen erwähnten Störungen auf einem solchen Zusammenhang beruhen könnten.

Als Stütze dieser Auffassung erscheint eine Arbeit von HEILIG und HOFF über die *hypnotische Beeinflussung der Nierenfunktion* besonders bedeutungsvoll. Sie beobachteten bei gesunden Personen unter der Wirkung der in Hypnose suggerierten Lustgefühle eine Hemmung der Wasserausscheidung, der Chlorid- und Phosphatausfuhr, so daß das Körpergewicht der Versuchspersonen zwei Stunden nach Aufnahme von 1 Liter Tee noch deutlich gegenüber dem Ausgangsgewicht erhöht ist. Demgegenüber wirken Unlustgefühle diuresefördernd, und bezeichnenderweise fanden sie die Chlorid- und Phosphatausscheidung nicht nur absolut, sondern oft auch prozentual erhöht. Das Körpergewicht war nach dem Versuch deutlich vermindert, so daß also tatsächlich größere Wassermengen dem Gewebe entzogen worden sein müssen. Eine direkte Einwirkung auf den Vagus bzw. Sympathicus lehnen die Autoren auf Grund gegensinniger Wirkungen auf die Magenfunktion anscheinend mit Recht ab, erklären vielmehr ihre Befunde als Ausdruck einer Beeinflussung extrarenaler Faktoren, die sekundär auf die Nierenfunktion wirken. Leider fehlen in ihrer Arbeit Angaben über die Zusammensetzung der Blutflüssigkeit. Es wäre anzunehmen, daß auf diese Weise der positive Beweis für die Berechtigung der gezogenen Schlußfolgerungen zu erbringen gewesen wäre. Jedenfalls geben die angeführten Untersuchungen einen Schlüssel für das Verständnis ähnlicher, wenn auch weniger exakter Beobachtungen über eigenartige Schwankungen der Harnmengen infolge lust- und unlustbetonter Affekte, sowie auch bei psychischen Störungen, wobei es zu großen Gewichtsverlusten durch Wasserverluste (POPHAL) kommen kann, oder bei Fällen von Hysterie, wo langdauernde Anurien nicht selten beobachtet werden.

Vielleicht gehören auch einige von mir beobachtete Fälle von Enuresis nocturna hierher, bei denen gelegentlich, etwa unter der Wirkung entsprechender Traumvorstellungen, abnorm große Harnmengen von eigenartig heller Färbung produziert wurden. Genauere Analysen derartiger Fälle fehlen leider bisher, obwohl sie sicher aufschlußreich wären. In einem indirekten Zusammenhang mit den erwähnten Beobachtungen stehen aller Wahrscheinlichkeit nach auch diejenigen Fälle, bei denen sowohl bei anatomisch intakter Niere als auch bei Erkrankungen derselben, eine Abhängigkeit der Eiweißausscheidung von psychischen Faktoren nachweisbar war. ERICH MEYER und JUNGMANN sowie VEIL haben derartige Beobachtungen mitgeteilt und auch bereits auf den Zusammenhang mit der orthostatischen Albuminurie hingewiesen, deren Genese und Stärke offensichtlich nicht nur von dem Grade der vorhandenen oder erreichbaren Lordose abhängig ist. Ihr Auftreten setzt eine neuropathische Gesamtkonstitution voraus mit besonderer Labilität des vegetativen Nervensystems. Die von SCHLAYER nachgewiesene Beeinflußbarkeit durch Atropin weist auf die hier obwaltenden Beziehungen zum Gefäßsystem der Niere jedenfalls deutlich hin.

b) Die periphere reflektorische Beeinflussung der Nierentätigkeit.

Über die periphere reflektorische Beeinflussung der Nierentätigkeit sind wir angesichts der übersichtlicheren Verhältnisse besser unterrichtet, soweit es sich um das Tatsächliche der Beobachtungen handelt. Bezüglich der Deutung ihrer Genese im einzelnen beherrscht dagegen auch auf diesem Gebiet durchaus noch die Hypothese das Feld. Um Unklarheiten und Fehldeutungen zu entgehen, ist vor allem daran zu erinnern, daß es sich bei einer hier in die Erscheinung tretenden Reflexwirkung an der Niere, da sie nur von vegetativen Nerven versorgt wird, immer nur um efferente, zur Niere hinführende Impulse handeln kann. Daraus ergibt sich, daß bei allen hier zur Beobachtung kommenden Erscheinungen entweder ein Übergreifen auf die Nierenfasern in Betracht kommt, wenn andere Teile des vegetativen Systems Änderungen ihrer Funktion erleiden, oder daß es sich um den Übergang sensibler, d. h. — abgesehen von den sensiblen Nerven der Nierenkapsel und der Niere selbst — im wesentlichen spinaler Wirkungen auf das vegetative System der Niere handeln muß. Die dritte Möglichkeit, rückläufige Reflexe, sog. Axonreflexe, in den vegetativen Nerven selbst anzunehmen, derart, daß eine Alteration vagischer bzw. sympathischer Fasern innerhalb der Niere auf ihre Funktion auf dem Wege einer antidromen Leitung rückwirken könnte, ist durch das physiologische Experiment nicht genügend gestützt.

Am längsten bekannt sind zweifellos die vom spinal-sensiblen Nervensystem ausgehenden, die Niere beeinflussenden Reflexe. So konnten COHNHEIM und ROY zeigen, daß durch Reizung des sensiblen Ischiadicus das Nierenvolumen infolge Vasokonstriktion abnahm, so daß sogar bei entsprechend starker Reizung vollkommene Anurie auftrat. Wichtiger für die Klinik sind die infolge von Kälte- und Wärmewirkung auf die Haut an der Niere auslösbaren Reflexe. Hier haben die Untersuchungen WERTHEIMERS dargetan, daß der Vasomotorenapparat der Niere gleichsinnig mit dem der Haut arbeitet, ein Verhalten, das ebenso für die Nierenpathologie wie für die Therapie von Bedeutung ist. Bei der Entstehung der sog. Erkältungsnephritis spielt der Gefäßspasmus für die Funktion und Lebensfähigkeit der spezifischen Nierenelemente, zumal wenn zu der Kältewirkung noch infektiöse bzw. toxische Schädigungen hinzukommen, zweifellos eine große Rolle. Die Therapie macht sich die vasodilatatorische Wirkung der Wärmeapplikation auf die Haut bei der Behandlung bestimmter Nierenerkrankungen mit Schwitzprozeduren zunutze.

Handelt es sich bei den bisher erwähnten Reflexen um solche, die von entfernten Körperprovinzen aus, die Niere treffen, so lassen sich hiervon diejenigen unterscheiden, bei dene nder zuführende Schenkel von der Niere selbst oder deren nächster Umgebung ausgeht. Es handelt sich hierbei einerseits um die spezifisch sensiblen Nervi proprii in der Nierenkapsel, die STÖHR jun. nachgewiesen hat, ferner auch um die sensiblen Nervenendigungen in der Mucosa der Blase, des Harnleiters und des Nierenbeckens. Bei den von der Nierenkapsel ausgehenden Reflexen dürfte die Spannungszunahme des Gewebes den adäquaten, unter physiologischen und pathologischen Umständen wirksam werdenden Reiz abgeben. Im physiologischen Experiment konnte K. FISCHER zeigen, daß durch faradische Reizung der Kapselnerven eine Vasokonstriktion im Onkometer feststellbar war. Es kann infolgedessen einmal die physiologische Regulation der Nierendurchblutung unterstützt werden, indem stärkere Durchblutung zur Kapselspannung führt, diese aber durch Reflexwirkung auf die Vasomotoren die Blutzufuhr wieder hemmt. Anderseits kann jedoch auch bei bereits infolge einer Erkrankung der Niere geschädigtem Vasomotorenapparat das Auftreten dieser Reflexe die Durchblutung im ungünstigen Sinne beeinflussen, so daß eine künstliche Durchbrechung des Reflexbogens gerechtfertigt erscheint. Es ist anzunehmen, daß die günstige Wirkung der Dekapsulation bei bestimmten Nierenerkrankungen wenigstens zum Teil hierin begründet ist.

Die von der Blase, vom Ureter und vom Nierenbecken aus den Vasomotorenapparat und damit die Harnabscheidung beeinflussenden Reflexe sind, wenn auch weit weniger konstant, so doch nicht weniger wichtig; sie sind den eigentlichen sog. sekretorischen Nierenreflexen zuzurechnen, die in ihrer Gesamtheit dem bekannten Syndrom der reflektorischen Anurie und Polyurie zugrunde liegen. Sie sind in der Klinik seit langem bekannt und beobachtet bei Steinbildung im Nierenbecken und im Ureter, sowohl bei völliger wie bei unvollständiger Okklusion, ebenso bei Tumoren, die das Nierenbecken oder den Harnleiter durch Druck oder Infiltration affizieren. Ja sogar Ursachen, die die Niere nicht direkt treffen, z. B. Traumen, Operationen im Bauchraum, Kontusionen des Bauches können vielleicht (KÜMMELL) eine reflektorische Anurie hervorrufen. Vor allem aber tritt sie auf nach Ureterenkatheterismus oder Nierenbeckenfüllung und bei künstlicher Überdehnung und plötzlicher Entleerung der Harnblase, und zwar ebenso bei intakter wie bei entzündlich oder degenerativ geschädigter Niere. Im Experiment sind sie beobachtet in erster Linie nach Eingriffen an der Blase, am Ureter und am Nierenbecken, aber auch gelegentlich nach Verlagerung, Quetschungen und ähnlichen Manipulationen an der Niere selbst. Sie können einseitig auftreten, wie in der Mehrzahl der Fälle, und sich dann auf die kranke oder untersuchte Seite beschränken, sie können aber auch auf die andere evtl. völlig gesunde Niere übergehen und so eine vollkommene Anurie bedingen. Der extreme Grad des vorliegenden Gefäßspasmus, der zum völligen Versiegen der Harnbildung führt, ist in solchen Fällen an der Kleinheit des Organs und seiner extremen Blässe deutlich erkennbar. Die Intensität des Mechanismus wird deutlich angesichts der Tatsache, daß gar nicht selten so lange andauernde Anurien auf diese Weise entstehen, daß urämische Erscheinungen mit tödlichem Ausgang sich einstellen können. Auf der anderen Seite ist zu betonen, daß gelegentlich unter den gleichen Bedingungen auch reflektorisch auf der untersuchten bzw. auf der gegenüberliegenden gesunden Seite Polyurien beobachtet werden (KAPSAMER, CASPER), entweder im unmittelbaren Anschluß an den vorgenommenen Eingriff oder als zweite Phase nach voraufgegangener Anurie. Endlich sei erwähnt, daß die reflektorische Beeinflussung einer Niere durch die andere sich auch auf einzelne Harnbestandteile allein beschränken kann. So hat GRASER bei einseitigen Nierenaffektionen der verschiedensten Art auffallende, mit der Harnmenge und der aufgenommenen Flüssigkeitsmenge nicht parallel gehende Schwankungen des spezifischen Gewichtes im Urin der gesunden Niere beobachtet, die nach Entfernung des erkrankten Organs verschwanden. BARTRINA sah in einem Fall eine isolierte Mehrausscheidung von Harnstoff auf der gesunden Seite, die reflektorisch bedingt war. So reich die Kasuistik zur Frage der reflektorischen Anurie ist, — es ist hier mit Absicht auf die Einzelheiten nicht eingegangen worden —, so wenig sind bisher hieraus auf die Genese der beobachteten Störungen bindende Schlüsse abzuleiten, ganz abgesehen davon, daß viele Fälle überhaupt auszuscheiden haben, weil es sich um erkrankte Nieren handelte, deren Funktion dadurch allein Störungen erlitten haben kann.

Die Hauptschwierigkeit, zu einer genauen Einsicht in das Wesen der reflektorischen Anurie und der ihr verwandten Störungen zu kommen, liegt darin begründet, daß es sich um inkonstante Reflexe handelt und daher trotz anscheinend gleicher Bedingungen, auch im Experiment niemals mit denselben Folgeerscheinungen gerechnet werden kann. So sind denn auch die Angaben der Literatur in diesem Punkte außerordentlich widerspruchsvoll. Auf Grund der klinischen Beobachtungen über reflektorische Anurie, besonders bei Abflußbehinderung in einem Ureter, vermutete ISRAEL in der Erhöhung des intrarenalen Druckes den reflexauslösenden Reiz. Bei dementsprechend angelegten Experimenten am Hund erzielte GÖTZL unter 12 Versuchen dreimal ein positives Ergebnis. ADRIAN hatte demgegenüber bei ähnlicher Versuchsanordnung in Übereinstimmung mit Guyon und Allard negative Ergebnisse. Neuere Untersuchungen von Pflaumer führten insofern weiter, als sie eine bessere Klärung der Grundlagen für das Auftreten der Anurie brachten. Er machte darauf aufmerksam, daß die Harnabsonderung nicht nur abhängig ist von der Blutzufuhr, sondern vielleicht noch empfindlicher beeinflußt wird von der venösen Blutabfuhr. Bei der Kürze der rechten Nierenvene und ihrer Lage unmittelbar neben der Wirbelsäule kann daher sehr leicht bei Manipulationen an der rechten Niere deren Zirkulation behindert werden, ja sogar evtl. durch Tamponade eine ähnliche Störung sich auf der gegenüberliegenden Seite bemerkbar machen. Aber diese Fälle müssen natürlich sowohl klinisch wie experimentell bei der Frage der reflektorischen Anurie ausscheiden. Als positives Resultat seiner Untersuchungen ergab sich, daß es möglich ist, durch Reizung des Vasomotorenzentrums eine reflektorische Anurie beider Nieren auszulösen und eine solche einer Niere durch Reizung des zugehörigen Ureters, dagegen gelang ihm nicht die Auslösung des renorenalen Reflexes, d. h. die Erzeugung der Anurie auf der anderen Seite. Gegen seine Versuchsanordnung ist allerdings einzuwenden, daß sie die physiologischen, d. h. vor allem die nervösen Bedingungen dadurch viel zu sehr modifizierte, daß die Niere, die den verschiedenen Reizen ausgesetzt wurde, aus ihrem Bett entfernt und unter die Haut verlagert wurde.

Bei unseren eigenen Untersuchungen beobachteten wir die reflektorische Anurie in der Regel einseitig auf der geschädigten Seite, aber zweifelsfrei gelegentlich auch auf der kontralateralen Seite, so daß wir an dem tatsächlichen Vorkommen des reno-renalen Reflexes keinesfalls zweifeln möchten. Entsprechend den alten Untersuchungen von Sachs mußten als Reflexauslösung Manipulationen am Ureter angesehen werden. Insbesondere schien die Quetschung und Zerrung am vesicalen Ende wirksam zu sein. Daß hierbei sensible Reize eine Rolle spielen, schien daraus hervorzugehen, daß wir bei tief narkotisiertem Tier viel seltener die Anurie beobachteten. Auch Koenneke und Meyer-Bisch machen auf die sensible Reizbarkeit als wichtigen Faktor für die Entstehung der Reflexanurie aufmerksam. Ebenso konnte Pico zeigen, daß bei hochgradiger Steigerung des Innendrucks der Blase infolge des Schmerzreizes Oligurie bzw. Anurie auftrat, während eine geringfügige Druckerhöhung sogar Steigerung der Harnausscheidung bewirkte.

Die Genese der reflektorischen Erscheinungen an sich kann unter Berücksichtigung der anatomischen Verhältnisse nicht zweifelhaft sein. Der aufsteigende Reflexbogen ist der sensible Nerv, der an der Nierenkapsel, am Nierenbecken, am Harnleiter oder an der Blase in Erregung versetzt werden kann. Der absteigende Schenkel ist der N. splanchnicus, dessen Reizung zur Gefäßkontraktion in der Niere führt. Die nervöse Verbindung, die zwischen der rechten und linken Niere besteht, allerdings das Ganglion coeliacum zu passieren hat, erklärt das Auftreten der Anurie auch auf der kontralateralen Seite. Mit dieser Auffassung stimmt auch der Erfolg der Therapie überein. Neuwirt kam unter Berücksichtigung der erwähnten physiologischen Grundlagen auf den Gedanken, durch Ausschaltung des Splanchnicus beide Bedingungen für das Auftreten der Anurie zu beseitigen: die afferente durch Ausschaltung des Schmerzreizes, die efferente durch Aufhebung des Gefäßspasmus. Die Splanchnicusanästhesie nach Kappis scheint nach den bisher vorliegenden Berichten in ihrer Wirkung tatsächlich imstande zu sein, die Reflexanurie zu beseitigen. Zu dieser Vorstellung paßt auch die in unseren Experimenten gemachte Beobachtung, daß wir bei starker Diurese niemals das Auftreten von reflektorischer Anurie beobachteten und auch ihr Verschwinden in der Regel erzielen konnten, wenn wir nach ihrem Auftreten für eine reichliche Diurese sorgten. HAIM berichtet übrigens von einem Falle von Anurie, der durch intravenöse Euphyllininjektion geheilt werden konnte. Offenbar beruht die Wirkung der Diurese darauf, daß sie infolge der durch sie bewirkten Hyperämie der splanchnischen Vasokonstriktion entgegenwirkt.

Die Höhe des Reflexbogens entspricht anscheinend dem Ursprung des Splanchnicus. Für die Klinik sind in dieser Beziehung die Beobachtungen EPPINGERS bei halbseitiger Sympathicusstörung wichtig. Er fand, daß unter 7 Fällen dieser Art fünfmal die scheinbar reflektorische Polyurie auf der Seite der Sympathicuslähmung ausblieb; nur in den beiden negativen Fällen war die Läsion auf den Halssympathicus beschränkt. Hiernach scheint also der Halssympathicus an dem fraglichen Reflex unbeteiligt zu sein, vielmehr der Bauch- und Brustabschnitt in Frage zu kommen, was mit dem Ursprung der Splanchnicusfasern gut übereinstimmt.

Reflektorische Beeinflussung der Nierennerven durch Irradiation von anderen Stellen des vegetativen Systems aus, kommt, ebenso wie wir Koordinationen von Störungen in verschiedenen anderen vegetativen Organen sehr häufig antreffen, nicht selten vor. In erster Linie wäre hierbei an die Regulierung der Kalk- und Phosphorausscheidung bei Störungen in der Säurebildung und -produktion seitens des Magens zu denken, die eine entsprechende vasomotorische Einstellung der Niere voraussetzt, ferner an die Regulierung der Wasserstoffionenkonzentration im Urin, die, wie die Untersuchungen ELLINGERS gezeigt haben, direkt mit dem spezifischen Nervensystem in Beziehung steht. Für die Klinik können sich hieraus wichtige Zusammenhänge mit der Pathogenese der Steinbildung ergeben, deren besondere Häufigkeit bei Personen mit Störungen im vegetativen Nervensystem bekannt ist. Man könnte vielleicht sogar daran denken, auch die Gicht in den Kreis der von der nervösen Tätigkeit der Niere in gewissem Sinne abhängigen Störungen mit einzubeziehen. FR. v. MÜLLER und THANNHAUSER haben immer an einer renalen Komponente bei der hier nachweisbaren Störung des Harnsäurestoffwechsels festgehalten, und GUDZENT hat zudem erst jüngst auf die besondere Bedeutung von Störungen in der Funktion des vegetativen Nervensystems bei der Gicht hingewiesen.

Viel deutlicher sind demgegenüber die Zusammenhänge der gestörten Nierenfunktion bei organisch oder nervös bedingten lokalen vasomotorischen Störungen. Es ist hier in erster Linie zu erwähnen das bekannte Symptom der sog. Urina spastica, d. h. die auffallende Verminderung der Harnmenge im Angina pectoris-Anfall, der meist eine um so größere Harnflut nachzufolgen pflegt, ferner die zuweilen in anderen Gefäßgebieten auftretende Krisen begleitenden Gefäßkrisen der Niere, von MANNABERG als „Stenonephrie" bezeichnet, die außer in lebhaften Schmerzen sich in dem Auftreten vorübergehender erheblicher Blutdrucksteigerung, vor allem aber in einer Verminderung der Harnabsonderung äußern. Auch beim Bronchialasthma beobachtet man zuweilen auffallende Änderungen der Harnausscheidung, im Anfall eine Verminderrung, bei seinem Abklingen eine Vermehrung der Wasserausscheidung. So sehr die letzterwähnten Änderungen in der Nierenfunktion durch die klinische Beobachtung gesichert sind, so wenig sind die Mechanismen im einzelnen bisher in exakter Analyse oder im Experiment klargestellt.

Die nächsten Beziehungen hierzu haben die die *Pharmakologie der Nierennerven* betreffenden Untersuchungen, die sich auf die Beeinflussung der Nierenfunktion durch die an den sympathischen bzw. parasympathischen Nervenendigungen angreifenden Gifte beziehen. So konnte NAKAZAWA im Tierversuch nachweisen, daß Pilocarpin eine periphere Gefäßerweiterung in der Niere durch

Erregung der vasodilatatorischen Nervenendigungen verursacht. Atropin hatte weder eine zentrale noch eine periphere Wirkung, es wirkte lediglich antagonistisch gegenüber dem Adrenalin, indem es die vasoconstrictorischen Endapparate lähmt, deren Tonus durch Adrenalin erhöht wird; Adrenalin erzeugte eine Gefäßverengerung durch Erregung der vasoconstrictorischen Endapparate, die dem Splanchnicus zugehören. Apokodein wirkte gegenüber Adrenalin antagonistisch. Hiermit stimmen die am Menschen gefundenen Ergebnisse im ganzen gut überein. Schon früher hatten FREY und BULKE zeigen können, daß Adrenalin die Wasser- und Salzausscheidung in der Niere herabsetzt und daraus auf eine Vasokonstriktion im Sinne einer Sympathicusreizung geschlossen. Neuere Untersuchungen von STAHL und SCHUTE führten zu dem Ergebnis, daß in 6 von 8 Fällen auf Suprarenin eine Sekretionsbeschränkung, auf Pilocarpin in 5 von 6 Fällen eine Sekretionssteigerung eintrat, während Atropin keine eindeutigen Resultate lieferte. BROGSITTER und DREYFUSS fanden nach Atropin eine Hemmung der Wasser-, NaCl-, Kreatinin- und Harnsäureausscheidung, nach Abklingen der Wirkung eine stärkere Ausscheidung als in der Vorperiode. Auch am Beispiel der Phlorrhizinglykosurie ließ sich eine gleichsinnige Wirkung des Atropins demonstrieren; es bewirkte eine Hemmung der Zuckerausscheidung, während Pilocarpin sie förderte, wobei die Wasserausscheidung vermindert wurde. Wenn es berechtigt ist, Adrenalinwirkung und Sympathicusreizung, Atropinwirkung und Sympathicuslähmung bzw. Pilocarpinwirkung und Vagusreizung zu identifizieren, so sprechen alle diese Versuche — gewisse Differenzen bei der Prüfung am Menschen wird man angesichts der primär verschiedenen Ansprechbarkeit bei den einzelnen Versuchspersonen in Kauf nehmen müssen — in dem gleichen Sinne: sie zeigen übereinstimmend die Hemmungswirkung des Sympathicus, die Förderung bei Herabsetzung seines Tonus und machen es verständlich, daß bei entsprechenden Störungen im vegetativen System auch die Niere reflexmäßig in ihrer Funktion daran Anteil nimmt.

4. Der Nierenschmerz.

Als eine besondere Kategorie von Reflexen, die die Niere betreffen, sind schließlich noch die von der Niere ausgehenden Schmerzen anzusehen. Wenn man die klinischen Erfahrungen voranstellt, so ist zu betonen, daß die meisten Erkrankungen der Niere selbst schmerzlos verlaufen, und auch bei in Lokalanästhesie ausgeführten Operationen kann man sich leicht davon überzeugen, daß das Nierengewebe selbst unempfindlich ist, indem ein Druck, Stich oder Schnitt in der Niere selbst keinerlei Schmerzempfindung auslöst. Dagegen pflegen Erkrankungen des Nierenbeckens durch Entzündungen, Steinbildungen, Harnstauungen fast stets sehr lebhafte Schmerzen auszulösen, ebenso wie auch akute Schwellungen der ganzen Niere schmerzhaft empfunden werden. Gerade diese Veränderungen mit den von ihnen an der erkrankten Stelle ausgelösten Schmerzen sind deswegen bemerkenswert, weil sie vielfach reflektorisch in anderen Körpergegenden charakteristische schmerzhafte Sensationen oder andere Folgeerscheinungen auslösen. So beobachtet man als wichtigste Folge sehr häufig eine zuerst von HEAD beschriebene Hyperästhesie in der Haut und der Muskulatur der Lumbalgegend über der erkrankten Niere, die sogar gelegentlich von trophischen Störungen (Herpes zoster, Atrophie der Lumbalmuskulatur u. a.) begleitet sein kann. Es gibt aber auch hier einen sog. reno-renalen Reflex, indem in der Nierengegend der gesunden Seite der Schmerz mitempfunden wird, ja es kann sogar ausschließlich die kontralaterale Seite als schmerzhaft imponieren. Weit häufiger als dieses immerhin nicht häufige Vorkommen sind die nach dem Ureter und dem Genitale zu ausstrahlenden Schmerzen, die als reno-vesicale und reno-genitale Reflexe bezeichnet werden. Schließlich sind noch die Beziehungen schmerzhafter Erkrankungen des Nierenbeckens zum Bauchraum zu erwähnen, die zu lokalisierter oder allgemeiner motorischer Insuffizienz des Darmes und reflektorischen Erscheinungen von seiten des Magens führen können, so daß ein der Peritonitis sehr ähnliches Bild auftritt.

Das Zustandekommen dieser Reflexe ist unter Berücksichtigung der anatomischen Verhältnisse nicht schwer erklärbar; geht doch daraus hervor, daß die Niere selbst keine sensiblen Nerven besitzt, so daß es mit den klinischen Erfahrungen übereinstimmt, wenn das Organ sich als unempfindlich erweist. Sensible Nerven finden sich dagegen in der Nierenkapsel, auf ihre Bedeutung wurde schon wiederholt aufmerksam gemacht, ferner sind sie in großer Zahl am Nierenbecken und am Ureter nachgewiesen, so daß es verständlich wird, daß deren Reizung unter krankhaften Verhältnissen den afferenten Bogen des Reflexes in Tätigkeit versetzen muß. Da es sich aber bei allen diesen Nerven um Fasern handelt, die mit dem Splanchnicus verlaufen, so folgt daraus, daß dieser Nerv auch als der eigentlich sensible Nierennerv zu bezeichnen ist, und daß jegliche Verletzung oder Irritation in seinem Verlauf als Schmerz empfunden werden muß. Aus der Nierenchirurgie ist denn auch bekannt, daß alle Manipulationen am Nierenstiel, wo sich alle Fasern des Splanchnicus in dichtem Geflecht verknüpfen, als äußerst schmerzhaft empfunden werden, und auch im Tierexperiment kann man sich bei nicht sehr tiefer Narkose davon überzeugen, daß die Verletzung des Splanchnicus von lebhaften Schmerzäußerungen begleitet wird, wobei es häufig auch zu Ausstrahlungen nach dem Darm kommt, der in lebhafte peristaltische Unruhe gerät. Für die Richtigkeit dieser Auffassung sprechen in erster Linie die bei der Splanchnicusanästhesie gewonnenen Erfahrungen. KAPPIS konnte zeigen, daß hierdurch der Nierenschmerz prompt zu beseitigen ist, soweit er eben auf einer Irritation der mit ihm verlaufenden sensiblen Fasern beruht. GUBERGRITZ und ISTSCHENKO bestätigten diese Erfahrungen im Experiment, indem sie zeigten, daß nach Entnervung des Nierenstiels die sonst schmerzhafte Überdehnung des Nierenbeckens reaktionslos vertragen wurde. — Die bei schmerzhaften Nierenaffektionen in den letzten Jahren oft ausgeführte, von PAPIN, AMBARD und LEGUEU begründete Entnervung des Nierenstiels und die auf einer Ausschaltung der sensiblen Kapselnerven abzielende, aber naturgemäß nur in beschränktem Grade wirksame Dekapsulation findet so ihre physiologische Begründung. Die klinischen Erfahrungen haben jedoch gezeigt, daß außer den vom Sympathicus ausgehenden Schmerzreizen gerade für die Niere das sehr reichlich mit sensiblen Endorganen versehene präperitoneale Gewebe von Bedeutung ist (KAPPIS). Infolgedessen wird einerseits die besondere Schmerzhaftigkeit der am Nierenbecken und am Nierenstiel lokalisierten Veränderungen, besonders wenn es sich um solche entzündlicher Art handelt, verständlich, andererseits erklären sich auch so die mannigfachen Irradiationen dieser Affektionen auf das benachbarte und gesamte Peritoneum.

Die Fernwirkungen schmerzhafter Nierenaffektionen beruhen einerseits auf der innigen sympathischen Verflechtung der Nachbarorgane mit den Nierenfasern, andererseits liegen ihnen Umschaltungen auf das spinale System zugrunde, wobei in erster Linie der Nervus spermaticus für die Versorgung der Geschlechtsorgane in Frage kommt. Die auf die Niere bezüglichen HEADschen Zonen entsprechen dem Ausbreitungsgebiet des 10.—12. Dorsalsegmentes, sie stimmen danach genau mit dem Ursprungsgebiet des Nervus splanchnicus überein.

Literatur.

A. Anatomie der Niereninnervation.

ASCHNER: Zur Physiologie des Zwischenhirns. Wien. klin. Wochenschr. 1912. Nr. 27. S. 1042. — BERNARD, CLAUDE: Leçons de physiol. exper. au collège de France. Paris 1855. — BRADFORD: The innervation of the renal blood vessels. Journ. of gen. physiol. Vol. 10, p. 358. 1889. — BRUGSCH, DRESEL, LŒWY: Beiträge zur Stoffwechselneurologie. 1. Mitteilung: Zur Stoffwechselneurologie der Medulla oblongata. Zeitschr. f. exp. Pathol. u. Therap. Bd. 21, S. 258. 1920. — 2. Mitteilung: Experimenteller Beitrag zur Regulation des Zuckerstoffwechsels in der Oblongata. Zeitschr. f. d. ges. exp. Med. Bd. 25, S. 262. 1921. — CARPLUS und KREIDL: Gehirn und Sympathicus. 1. Mitteilung: Zwischenhirnbasis und Halssympathicus. Pflügers Arch. f. d. ges. Physiol. Bd. 129, S. 138. 1909. — 2. Mitteilung: Ein Sympathicuszentrum im Zwischenhirn. Pflügers Arch. f. d. ges. Physiol. Bd. 135, S. 401. 1910. — 3. Mitteilung: Sympathicusleitung im Gehirn und Halsmark. Pflügers Arch. f. d. ges. Physiol. Bd. 144. — DISSE: Harn- und Geschlechtsorgane. Bd. 7 des Handbuchs der Anatomie des Menschen, herausgegeben von KARL V. BARDELEBEN, Jena. — Zur Anatomie der Niere. Marburg, Sitzungsber. 1898. Nr. 8. — DITTMAR: Sächs. Berichte 25. 1873. — DOGIEL: Die sensiblen Endigungen im Herzen und in den Blutgefäßen der Säugetiere. Arch. f. mikroskop. Anat. Bd. 52, S. 62. — ECKHARD: Untersuchungen über Hydrurie. Beitr. z. Anat., Physiol., Pathol. u. Therapie d. Ohres, d. Nase u. d. Halses Bd. 4, S. 155. 1869. — ELLINGER und HIRT: Die Funktion der Nierennerven. Arch. f. exp. Pathol. u. Pharmakol. Bd. 106, S. 135. 1925. — FLANDRIN: L'Enervation rénale. Arch. urol. de la clin. de Necker 1924. — FREY, H.: Handbuch der Histologie und der Histochemie des Menschen 1874. — GAETANI: Arch. ital. di biol. Vol. 56. 1911. — GREVING: Lage und Tätigkeit der vegetativen Zentren im Zwischenhirn. Zeitschr. f. d. ges. Neurol. u. Psychiatrie Bd. 83, S. 25. 1923. — HAEBLER, K.: Über die nervöse Versorgung der Nierenkelche. Zeitschrift f. Urol. Bd. 16, S. 377. 1922. Bd. 17. 1923. Melkende Nierenkelche. — HIRT, AUGUST: Vergleichende anatomische Untersuchungen über die Innervation der Niere. Zeitschr. f. d. ges. Anat., Abt. 1: Zeitschr. f. Anat. u. Entwicklungsgesch. Bd. 73, S. 621. — KAHLER, O.: Die dauernde Polyurie als cerebrales Herdsymptom. Prager Zeitschr. f. Heilk. Bd. 7, S. 105. 1886. — KOHNSTAMM: Zur Anatomie und Physiologie der Vaguskerne. Arch. f. Psychiatrie u. Nervenkrankh. Bd. 34, S. 1077. 1901. — KÖLLIKER, A. VON: Sitzungsber. d. physikal.-med. Ges. zu Würzburg 1892, herausgeg. von der Redaktionskommission der Gesellschaft 1891. — KÖLLIKER und GUDDEN: Zitiert nach BRUGSCH, DRESEL, LEWY, siehe oben. — KRAUSE, W. in KÖLLIKERS Handbuch der Gewebelehre des Menschen. 4. Aufl. 1862. 5. Aufl. 1867. — LATARJET und BERTRAND: Recherches anatomiques sur l'innervation des capsules surrénales du reins et de la partie supérieure de l'urétère. Lyon chirurg. Tome 20, Nr. 4, p. 452. 1923. — LUDWIG, C.: STRICKERS Handbuch von den Geweben des Menschen und der Tiere 1871. — NICOLAIDES: Über den Verlauf der Vasomotoren im Rückenmark. Arch. f. Anat. u. Physiol. 1882. S. 28. Physiol. Abt. — NISHI: Über den Mechanismus der Blutzuckerregulation. Arch. f. exp. Pathol. u. Pharmakol. Bd. 61, S. 186. 1909. — PETIT-DUTAILLIS et FLANDRIN: Anatomie chirurgicale des nerfs du rein. Bull. et mém. de la soc. anat. de Paris Jg. 93, Nr. 8/9, p. 635. 1923. — RENNER, O.: Die Innervation der Niere in L. R. MÜLLER, Lebensnerven S. 287. — Über die Innervation der Niere. Dtsch. Arch. f. klin. Med. Bd. 90, S. 101. 1913. — RETZIUS, G.: Zur Kenntnis der Nerven der Milz und der Niere. Biologische Untersuchungen. Neue Folge. Bd. 3. 1892. — SMIRNOFF, E. VON: Über die Nervenendigungen in den Nieren der Säugetiere. Anat. Anz. Bd. 19. 1901. — STOEHR, PH. jun.: Über die Innervation der menschlichen Nierenkapsel. Zeitschr. f. d. ges. Anat. Bd. 71, H. 1—3, S. 313. — VERNET und MONÈS: Nouvelle communication nerveuse entre les organes des appareils digestif et génito-urinaire. Arch. des maladies de l'appar. pig. et de la nutrit. Tome 11, Nr. 2, p. 105. 1921.

B. Physiologie der Niereninnervation.

ADRIAN: Gibt es eine wirkliche Reflexanurie? Fol. urol. Bd. 7, S. 108. 1915. — AMBARD: Physiologie normale et pathologique des reins. Paris 1920 bei MASSON. — De l'inervation du rein. 2. Kongr. de la soc. internat. d'urologie. Rom, Avril 1924. Journ. d'urol. Tome 17, p. 500 et 516. 1924. — AMBARD et PAPIN: Etude sur l'énervation des reins. Arch. des maladies des reins et des org. génitourin. Tome 1, Nr. 1, p. 1. 1922. — ARTHAUD et BUTTE: Action du pneumogastrique sur la sécretion rénale. Arch. internat. de physiol. Tome 1. 1902. — ASHER: Die Innervation der Niere. Dtsch. med. Wochenschr. Jg. 1915. S. 1000. — ASHER und JOST: Die sympathische Innervation der Niere. Zeitschr. f. Biol. Bd. 64, S. 441. 1914. — ASHER und PEARCE: Die sekretorische Innervation der Niere. Zeitschr. f. Biol. Bd. 63, S. 83. 1913. — BAILEY und BRUNER: Zitiert nach FLANDRIN, Arch. urol. de la clin. de Necker 1924. — BARTRINA: Les reflexes de l'appareil génito-urinaire. Presse méd. 1921. Nr. 30. — BECHTEREW: Der Einfluß der Hirnrinde auf die Tränen-, Schweiß- und Harnabsonderung. Arch. f. Anat. u. Physiol. 1905. S. 297. — BECO et PLUMIER: Arch. internat. de physiol. Paris 1906. Tome 4, p. 265. — BERNARD, CLAUDE: Leçons de physiol.

Tome 1, p. 339. 1835. — BRADFORD: The innervation of the renal blood vessels. Journ. of gen. physiol. Tome 10. 1889. — BROGSITTER und DREYFUS: Über die nervöse Beeinflussung der Nierensekretion. 1. Mitteilung: Arch. f. exp. Pathol. u. Pharmakol. Bd. 107, S. 349. 1925. — Über die nervöse Beeinflussung der Nierensekretion. 2. Mitteilung. Arch. f. exp. Pathol. u. Pharmakol. Bd. 107, S. 371. 1925. — BURTON-OPITZ und LUCAS: Über die Blutversorgung der Niere. Pflügers Arch. f. d. ges. Physiol. Bd. 123, S. 553. 1908 und Bd. 125, S. 221. — CAMUS et GOURNAY: La polyurie tubérienne après énervation des reins. Cpt. rend. des séances de la soc. de biol. Tome 88, p. 694. 1923. — CAMUS et ROUSSY: Hypophysectomie et polyurie expérimentales. Cpt. rend. des séances de la soc. de biol. Tome 75, p. 483. 1913. — Polyurie expérimentale par lésions de la base du cerveau. La polyurie dite hypophysaire. Cpt. rend. des séances de la soc. de biol. Tome 75, p. 628. — Localisation anatomique à la base du cerbeau des lésions qui provoquent la polyurie chez les chiens. Cpt. rend. des séances de la soc. de biol. Tome 76, p. 877. 1914. — ČARELL: Zitiert nach AMBARD, 2. Čongr. de la soc. internat. d'urol. Rome, Avril 1924. — CARREL et GUTTRIE: Circulation et sécretion d'un rein transplanté. Cpt. rend. des séances de la soc. de biol. Tome 59, p. 609. — CASPER: Die verschiedenen Arten der Anurie, ihre Pathogenese und Therapie. Therapie d. Gegenw. 1907. S. 433. — COHNHEIM und ROY: Untersuchungen über die Zirkulation in den Nieren. Virchows Arch. f. pathol. Anat. u. Physiol. Bd. 92, S. 427. 1883. — DITTMAR: Sächsische Berichte. Bd. 25. 1873. — DRESEL und LEWY: Beiträge zur Stoffwechselneurologie. 1. Mitteilung: Zur Stoffwechselneurologie der Medulla oblongata. Zeitschr. f. exp. Pathol. u. Therapie Bd. 21, S. 358. 1920. — 2. Mitteilung: Experimenteller Beitrag zur Regulation des Zuckerstoffwechsels in der Oblongata. Zeitschr. f. exp. Pathol. u. Therapie Bd. 25, S. 262. 1921. — ECKHARD: Zur Deutung und Entstehung der vom 4. Ventrikel aus erzeugbaren Hydrurien. Zeitschr. f. Biol. Bd. 44, S. 407. 1903. — Untersuchungen über Hydrurie. Beitr. z. Anat., Physiol., Pathol. u. Therapie des Ohres, d. Nase u. d. Halses Bd. 4, S. 1755. 1869. — Untersuchungen über Hydrurie. Beitr. z. Anat., Physiol., Pathol. u. Therapie d. Ohres, d. Nase u. d. Halses Bd. 5, S. 149. 1870. — Untersuchungen über Hydrurie. Beitr. z. Anat., Physiol., Pathol. u. Therapie d. Ohres, d. Nase u. d. Halses Bd. 6, S. 51. — Untersuchungen über Hydrurie. Beitr. z. Anat., Physiol., Pathol. u. Therapie d. Ohres, d. Nase u. d. Halses Bd. 6, S. 1. 1872. — ELLINGER und HIRT: Zur Funktion der Nierennerven. Arch. f. exp. Pathol. u. Pharmakol. Bd. 106, S. 135. 1925. — EPPINGER: Über Nierenstörungen bei halbseitiger Sympathicuslähmung. Berlin. klin. Wochenschr. 1921. S. 1349. — FINKELNBURG: Klinische und experimentelle Untersuchungen über Diabetes insipidus. Dtsch. Arch. f. klin. Med. Bd. 91, S. 345. 1907. — FISCHER, K.: Untersuchungen über die Wirkung der Nierenentkapselung mit onkometrischer Methode. Dtsch. med. Wochenschr. 1926. S. 992. — FREY, BELKE und WELS: Die Hemmung der Kochsalzausscheidung im Harn durch Adrenalin. Dtsch. Arch. f. klin. Med. Bd. 123, S. 163. 1917. — GOETZEL: Untersuchungen über reflektorische Anurie. Pflügers Arch. f. d. ges. Physiol. Bd. 83, S. 628. 1901. — GOLL: Zeitschr. f. ration. Med. Neue Folge. Bd. 4, S. 86. — GRASER: Klinische Untersuchungen über die Wirkung des Nervensystems auf die Nierensekretion. Dtsch. Zeitschr. f. Nervenheilk. Bd. 47. — GRÈK: Der Einfluß der Durchtrennung und Reizung des N. splanchnicus auf die Ausscheidung der Chloride durch die Nieren und das Auftreten von Glykosurie bei Reizung des N. splanchnicus. Arch. f. exp. Pathol. u. Pharmakol. Bd. 68, S. 305. 1912. — GREVING: Lage und Tätigkeit der vegetativen Zentren im Zwischenhirn. Zeitschr. f. d. ges. Neurol. u. Psychiatrie Bd. 83, S. 25. 1923. — GUBERGRITZ und ISTSCHENKO: Zur Frage der Entstehung der Schmerzempfindungen in den Nieren. Zeitschr. f. exp. Med. 1926. — GUDZENT: Über Typhusbildung und den akuten Gichtanfall. Klin. Wochenschr. 1926. S. 1069. — HAFFNER, JOH. MÜLLER, PEIPERS: Zitiert nach LOBENHOFFER. — HAIM: Zur Therapie der reflektorischen Anurie nach Operationen. Zeitschr. f. urol. Chirurg. Bd. 13, S. 227. — HALLION und FRANCOIS FRANK: Zitiert nach Nagels Handb. d. Physiol. Bd. 2. — HAMMESFAHR: Zur Frage der Reflexanurie. Zeitschr. f. Urol. Bd. 14, S. 269. — HARA: Untersuchungen über die Innervation der Niere mit Hilfe Nagels Handb. d. Physiol. Bd. 2. — HAMMESFAHR: Zur Frage der Reflexanurie. Zeitschr. des Vergleichs der Harnabsonderung der normalen und entnervten Niere am unversehrten Tiere. Zeitschr. f. Biol. Bd. 75, S. 179. 1922. — HEIDENHAIN: Physiologie der Absonderungsvorgänge in Herrmanns Handbuch Bd. 5, S. 1. 1880. — HEILIG und HOFF: Über hypnotische Beeinflussung der Nierenfunktion. Dtsch. med. Wochenschr. 1925. S. 1615. — ISRAEL, J. †: Chirurgische Klinik der Nierenkrankheiten. 1. Aufl. 1901. — JOST: Die sympathische Innervation der Niere. Zeitschr. f. Biol. Bd. 64, S. 441. 1914. — JUNGMANN, P.: Aussprachebemerkung zur Stoffwechselneurologie der Medulla oblongata. Verhandl. d. 32. Kongr. d. dtsch. Ges. f. inn. Med. Dresden 1920. S. 145. — Über eine isolierte Störung des Salzstoffwechsels. Ein klinischer Beitrag zur Frage der Abhängigkeit der Salzausscheidung vom Nervensystem. Klin. Wochenschr. 1922. S. 1547. — Zur Pathologie des Salzstoffwechsels. Klin. Wochenschr. 1923. S. 19. — Weitere Untersuchungen über die Abhängigkeit der Nierenfunktion vom Nervensystem. Verhandl. d. 31. Kongr. d. dtsch. Ges. f. inn. Med. Wiesbaden 1914. S. 651. — Über die Beziehung des Zuckerstiches zum sog. Salzstich. Arrch. f. exp. Pathol. u. Pharmakol. Bd. 77, S. 122. 1914. — Über die Abhängigkeit der Nierenfunktion vom Nervensystem. Münch. med. Wochenschr. 1913. S. 1760. — Jungmann und Bernhardt: Experimentelle Untersuchungen über die Abhängigkeit der Osmoregulation vom Nervensystem. Zeitschr. f. klin. Med. Bd. 99. S. 84. 1923. — Zur Innervation der Niere. Verhandl. d. dtsch. Kongr. f. inn. Med. — Jungmann und Erich Meyer: Experimentelle Untersuchungen über die Abhängigkeit der Nierenfunktion vom Nervensystem. Arch. f. exp. Pathol. u. Pharmakol. Bd. 73, S. 49. 1913. — Über experimentelle Beeinflussung der Nierentätigkeit vom Nervensystem aus. Verhandl. d. 30. Kongr. d. dtsch. Ges. f. inn. Med. Wiesbaden 1913. S. 211. — Knoll: Über die Beschaffenheit des Harns nach der Splanchnicussekretion. Eckhards Beitr. Bd. 6, S. 41. — Koennecke: Zur experimentellen Untersuchung der Niereninnervation. Zeitschr. f. urol. Chirurg. Bd. 13, S. 158. — Krimer: Zitiert nach Lobenhoffer. — Kümmell: Pathogenese und Behandlung der Anurie. Berlin. klin. Wochenschr. 1909. S. 717. — Leschke: Beiträge zur klinischen Pathologie des Zwischenhirns. 1. Mitteilung: Klinische und experimentelle Untersuchungen über Diabetes insipidus, seine Beziehungen zur Hypophyse und zum Zwischenhirn. Zeitschr. f. klin. Med. Bd. 87, 1919. Zur klinischen Pathologie des Zwischenhirns. Dtsch. med. Wochenschr. 1920. S. 959 und S. 996. — Über den Einfluß des Zwischenhirns auf die Wärmeregulation. Zeitschr. f. exp. Pathol. u. Pharmakol. Bd. 14, S. 167. 1913. — Leschke und Schneider: Über den Einfluß des Zwischenhirns auf den Stoffwechsel. Zeitschr. f. exp. Pathol. u. Pharmakol. Bd. 19, S. 58. 1918. — Lichtwitz: Drei Fälle von Simmondsscher Krankheit (hypophysäre Kachexie). Klin. Wochenschr. 1922. S. 1877. — Lobenhoffer: Funktionsprüfung an transplantierten Nieren. Grenzgeb. d. Med. u. Chirurg. Bd. 26, S. 197. 1913. — Loewi, Otto: Untersuchungen zur Physiologie und Pharmakologie der Nierenfunktion. Arch. f. exp. Pathol. u. Pharmakol. Bd. 48, S. 410. 1902. — Mannaberg: Über Stenonephrie. Verhandl. d. dtsch. Ges. f. Urol. 1922. S. 176. — Marshall and Kolls: Americ. journ. of physiol. Vol. 49, p. 302. 1919. — Masius: Zitiert nach Lobenhoffer. — Meyer, Erich: Diabetes insipidus. Handb. d. normalen und pathologischen Physiologie. Herausgegeben von Bethe, Bergmann, Embden und Ellinger. Bd. 17, S. 287. 1926. — Meyer, Erich und Meyer-Bisch: Weitere Mitteilungen über Diabetes insipidus. Dtsch. Arch. f. klin. Med. Bd. 96, S. 469. — Beitrag zur Lehre vom Diabetes insipidus. Dtsch. Arch. f. klin. Med. Bd. 137, S. 225. — Meyer, Erich und P. Jungmann: Die Innervation der Niere. Jahreskurse f. ärztl. Fortbild. 1914. S. 3. — Meyer-Bisch: Über isolierte Störungen des intermediären Salzstoffwechsels und ihre klinische Bedeutung. Klin. Wochenschr. Jg. 4, Nr. 13. — Meyer-Bisch, Robert und Walter Koennecke: Untersuchungen über die Innervation der Niere. 1. Mitteilung. Der Einfluß der Entnervung. Zeitschr. f. d. ges. exp. Med. Bd. 45, S. 343. 1925. — Meyer-Bisch und Koennecke: 2. Mitteilung. Der Einfluß der Vagotonie und Splanchnicotomie. Zeitschr. f. d. ges. exp. Med. Bd. 45, S. 356. 1925. — Nakazawa: The nature of parasympathetic poison on the blood vessels of the kidney. A contribution to the nature of renal vasomotor nerves. Tohoku journ. of exp. med. Vol. 5, p. 185—220. 1924. — Nash and Benedict: The ammonia content of the blood, and its bearing on the mechanism of acid neutralization in the animal organism. Journ. of biol. chem. Vol. 48, p. 463. 1921. — Note on the ammonia content of blood. Journ. of biol. chem. Vol. 51, p. 183. 1922. — Neuwirt: Ein Beitrag zur Therapie der Reflexanurie. Zeitschr. f. urol. Chirurg. Bd. 11, S. 75. 1922. — Nicolaides: Über den Verlauf der Vasomotoren im Rückenmark. Arch. f. Anat. u. Physiol., Physiol. Abteilg. 1882. S. 86. — Papin: Enervation des reins. Assoc. franç. d'urol. Strasbourg 1921. Journ. d'urol. Tome 12, Nr. 4, p. 294. — De l'énervation des reins dans les affections douloureuses de cet organe. Arch. franco-belges de chirurg. Jg. 26, Nr. 7, p. 615. 1923. — Papin and Ambard: Resection of the nerves of the kidney for nephralgia and small hydronephroses. Journ. of urol. Vol. 11, p. 337. 1924. — Pflaumer: Über reflektorische Anurie. Bruns' Beitr. z. klin. Chirurg. 1921. S. 326. — Pofall: Das vegetative Nervensystem und seine klinische Bedeutung. Ergebn. d. inn. Med. u. Kinderheilk. Bd. 19, S. 739. 1921. — Renner: Die Innervation der Niere. Dtsch. Arch. f. klin. Med. Bd. 110, S. 101. 1913. — Rhode und Ellinger: Über die Funktion der Nierennerven. Zentralbl. f. Physiol. Bd. 27, Nr. 1. 1913. — Schlayer: Über orthostatische Albuminurie. Münch. med. Wochenschrift 1918. S. 721. — Schneider und Spiro: Ergebn. d. Physiol. Bd. I, 1, S. 419. 1902. — Schwarz: Beiträge zur Physiologie und Pharmakologie der Diurese. Arch. f. exp. Pathol. u. Pharmakol. Bd. 43, S. 1. 1899. — Stahl und Schute: Über den Einfluß des vegetativen Nervensystems auf die Nierenfunktion beim Menschen. Zeitschr. f. d. ges. exp. Med. Bd. 35, S. 312. 1923. — Stierlin und Veriotis: Dtsch. Zeitschr. f. Chirurg. 1920. H. 1—6, S. 152. — Thannhauser und Hemke: Besteht bei Gicht eine funktionelle Störung der Harnsäureausscheidung? Klin. Wochenschr. 1923. S. 65. — Tschernikoff: Zur Physiologie der Hypophysis cerebri des Frosches. Pflügers Arch. f. d. ges. Physiol. Bd. 212, S. 187. 1926. — Ucko, H.: Über den Einfluß des Nervensystems auf den Wasser- und Salzstoffwechsel. Zeitschr. f. d. ges. exp. Med. Bd. 36, S. 211. 1923. — Veil: Beitrag zum Studium der gutartigen Albuminurien. Münch. med. Wochenschr. 1913. Nr. 49, S. 3717. — Über die Auslösung intermediärer Kochsalzverschiebungen vom zentralen Nervensystem aus. Arch. f. exp. Pathol. u. Pharmakol. Bd. 87, S. 189. 1920. — Vogt, Hans: Über die Folgen der Durchschneidung des Splanchnicus. Arch. f. Anat. u. Physiol., Physiol. Abteilg. 1898. S. 299.

Normale und pathologische Physiologie der Harnleiter.

Von

EDUARD PFLAUMER - Erlangen.

Mit 20 Abbildungen.

Vorbemerkung.

Wenn wir die Entwicklung unserer Kenntnisse über Physiologie und Pathologie wichtiger Organe überblicken, fällt uns auf, daß die *Harnleiter* ein lange vernachlässigtes Organ sind, welches sowohl in der wissenschaftlichen Forschung wie auch in den diagnostischen Überlegungen des Arztes bis vor verhältnismäßig kurzer Zeit nur eine sehr untergeordnete Rolle spielte. Erst NITZES Erfindung des Cystoskops und neuerdings die in ihrer außerordentlich großen Tragweite noch lange nicht genügend eingeschätzte Erfindung v. LICHTENBERGS und VOELCKERS, die Pyelographie, schafften hier Wandlung; Cystoskopie und Pyelographie lassen erkennen, daß im Harnleiter häufig die Ursache scheinbar unerklärlicher Beschwerden liegt; in vielen diagnostisch schwierigen Fällen von fraglicher Nierenerkrankung, Appendicitis, Cholelithiasis, Geschwürsbildung in Magen oder Duodenum, Enteroptose, Ischias, Spondylitis usw. ist ohne gründliches Studium des anatomischen und funktionellen Zustandes der Harnleiter eine sichere Diagnose unmöglich. Damit ist der lange vernachlässigte Harnleiter in den ärztlichen Gesichtskreis gerückt.

Die folgenden Ausführungen sind — unter Voranstellung eines kurzen Abrisses der Entwicklungsgeschichte und Anatomie des Organs — ein Versuch zusammenhängender Darstellung unserer Kenntnisse von der normalen und pathologischen *Funktion* der Harnleiter. In der *Physiologie* sind elementare Fragen noch ungelöst — z. B. die des Impulses zur Peristaltik — und Einzelheiten, die bisher als feststehende Tatsachen galten, — z. B. daß unter normalen Verhältnissen Rückfluß aus der Blase in den Harnleiter unmöglich ist, — sind neuerdings fraglich geworden. Aus den damit angedeuteten Gründen konnte ich mich in folgendem nicht auf die Vermittlung wissenschaftlich feststehender Tatsachen beschränken, sondern mußte mehr als sonst in Handbüchern üblich zu einzelnen ungelösten Fragen persönlich Stellung nehmen. Für wichtig hielt ich es auch, den Leser zur Mitarbeit an der Lösung offener Fragen anzuregen. Die *Pathologie* der Harnleiter wird in den einschlägigen Kapiteln des speziellen Teils eingehend abgehandelt. Wesen, Diagnostik und Behandlung der Krankheiten der Harnleiter sollen daher in folgendem *lediglich vom Gesichtspunkt der Funktionsstörung* aus kurz besprochen werden.

Entwicklungsgeschichte.

In der Entwicklung des menschlichen Embryo lösen sich drei verschiedene Harnsekretionsorgane ab. Die Vorniere (Pronephros), die Urniere (Mesonephros) und die Nachniere (Metanephros, bleibende Niere). Harnausführungsgang der Vorniere und Urniere ist der primäre Harnleiter (Urnierengang = WOLFFscher Gang), der Ausführungsgang der bleibenden Niere ist der vom Urnierengang auswachsende sekundäre Harnleiter (Ureter). Während die Vorniere bis auf den primären Harnleiter vollständig verschwindet, bleiben von der Urniere gewisse Reste bestehen, die bei Mann und Weib verschiedene anatomische Substrate liefern.

Vorniere. Die Vorniere wird beim Menschen nur in ganz geringem Umfange in der 3. Embryonalwoche angelegt, während sie bei verschiedenen Tieren

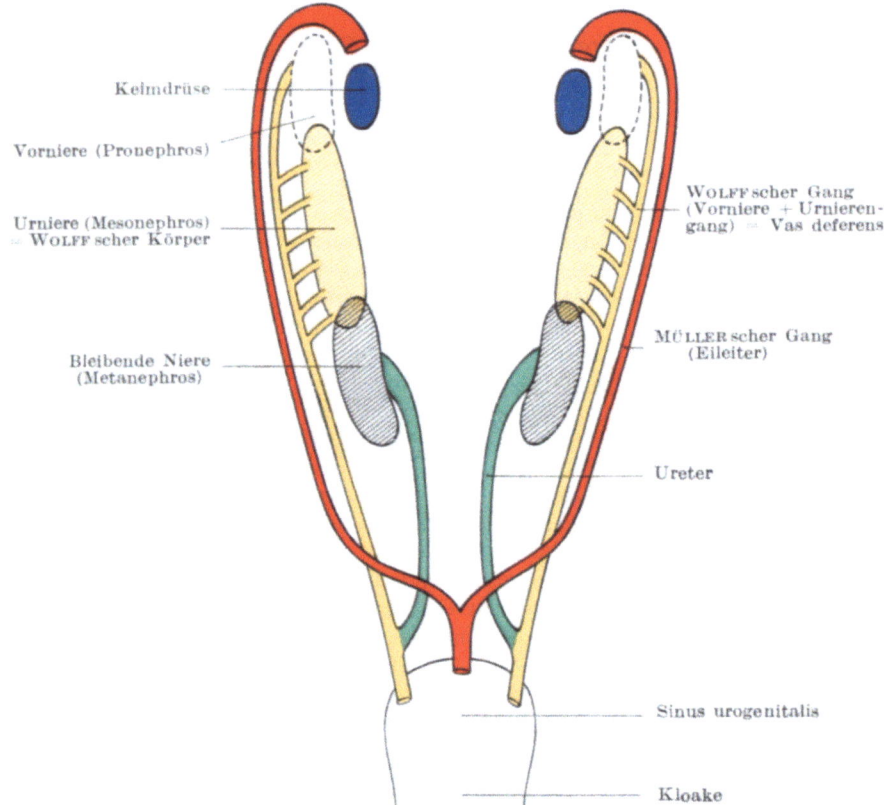

Keimdrüse

Vorniere (Pronephros)

Urniere (Mesonephros)
— WOLFFscher Körper

WOLFFscher Gang
(Vorniere + Urnieren-
gang) = Vas deferens

MÜLLERscher Gang
(Eileiter)

Bleibende Niere
(Metanephros)

Ureter

Sinus urogenitalis

Kloake

Abb. 1. Schematische Darstellung der Urogenitalorgane am Ende des 1. Embryonalmonats.
Grün Harnorgane, rot weiblich, gelb männlich.

größeren Umfang erreicht. Im Bereich der kranialen Ursegmentstiele bildet die seitliche Wandung Ausbuchtungen, die zu den Vornierenbläschen werden. Die einzelnen Bläschen wachsen in caudaler Richtung aus, vereinigen sich miteinander und bilden auf diese Weise einen Längskanal, der caudalwärts zur Kloake weiter wächst und zum primären Harnleiter (Vornierengang = WOLFFscher Gang) wird. Die Aorta gibt segmentale Äste ab, die sich wundernetzartig verzweigen und das Cölom vor sich herstülpen, in der Nähe der trichterförmigen Mündungen der Vornierenkanälchen. Bei den Säugetieren tritt die Vorniere niemals in Funktion, es handelt sich um ein durchaus rudimentäres Organ. Der Vornieren- oder WOLFFscher Gang wird beim Manne zum Samenleiter (Ductus deferens).

Urniere. Caudalwärts von den Vornierenbläschen entwickeln sich gegen Ende des 1. Embryonalmonats eine Reihe von quergestellten Urnierenkanälchen, deren blinde Enden gegen den Vornierengang zu wachsen und schließlich in diesen einmünden. Der Vornierengang wird damit gleichzeitig zum Urnierengang. Segmentale Äste der Aorta buchten die Enden der Kanälchen ein und bilden so die Urnieren-Glomeruli. Im Gegensatz zur Vorniere wird die Urniere

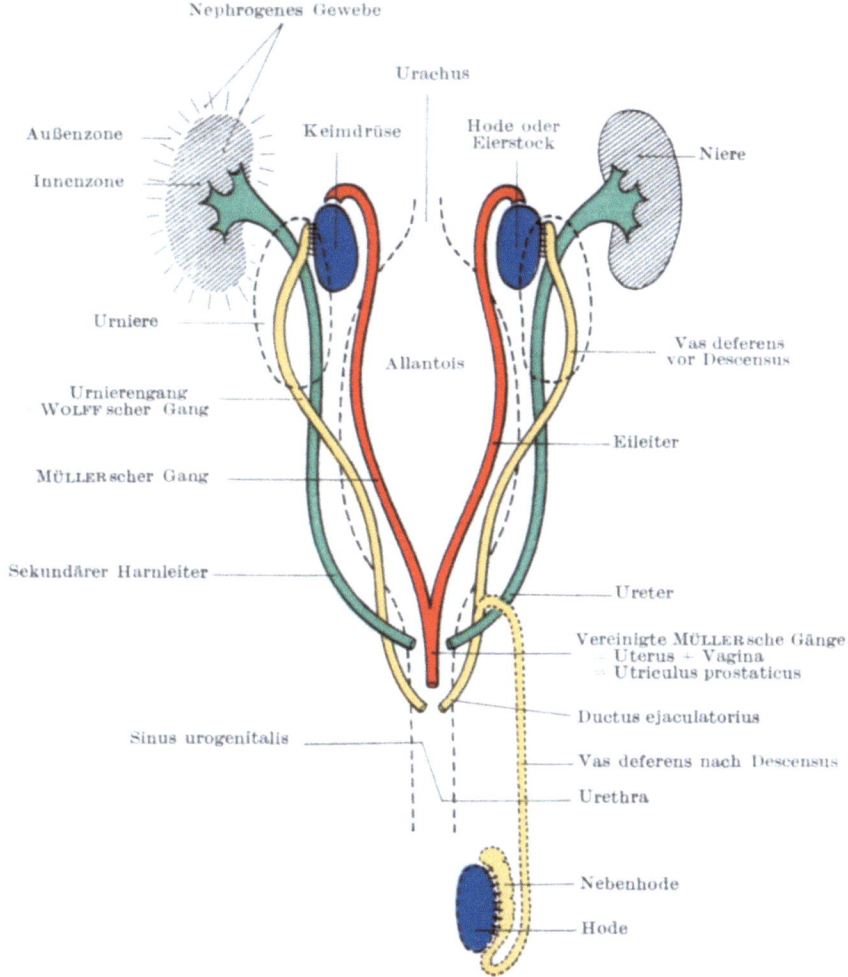

Abb. 2. Späteres embryonales Stadium, links vor, rechts nach dem Descensus testiculi. Rechts Lagebeziehungen zwischen Ureter und Samenleiter ersichtlich (Ansicht von vorne).

auch beim Menschen in beträchtlichem Umfange während des Embryonallebens als zwei längliche Wülste zu beiden Seiten der Radix mesenterii angelegt. Von der eigentlichen Urniere bleiben nur eine Anzahl von quergestellten Kanälchen erhalten, die beim Manne den Nebenhoden bilden.

Ureter und bleibende Niere. Am untersten Ende des WOLFFschen oder Vornierenganges, dicht vor seiner Einmündung in die Kloake, bildet sich im Anfang der 4. Embryonalwoche eine Knospe, die kranialwärts vorwächst und später zum sekundären Harnleiter (Ureter) wird. Aus dieser Anlage bilden sich auch die harnableitenden Gebilde der Niere (Nierenkelche, Ductus papillares, Sammelröhren, nach einigen Autoren auch HENLE sche Schleifen, Tubuli contorti und BOWMAN sche Kapseln). Diese zuletzt genannten harnsezernierenden Gebilde sollen sich aber nach anderen Autoren aus einem besonderen Gewebe, dem sog. metanephrogenen Blastem entwickeln, welches sich ebenso wie die Urnierenkanälchen aus den Zwischenstücken der Ursegmente bildet. In dieses Blastem wachsen Fortsätze der Ureterknospe hinein. Äste der Arteria renalis stülpen sich in die bläschenförmig erweiterten Enden der Harnkanälchen ein und bilden so die Glomeruli. Die auf diese Weise entstehende Nachniere wird zum eigentlichen Exkretionsorgan der Säugetiere.

I. Anatomie.

Wenn auch entwicklungsgeschichtlich zum Ureter die Marksubstanz der Niere gehört, so betrachten wir doch anatomisch als dessen Anfang die *Nierenkelche (Calices minores)*. Da die 7—20 Nierenpapillen, welche in die Kelche eintauchen, bald getrennt, bald zu mehreren vereinigt sind, schwankt auch die Anzahl der Kelche außerordentlich. Sie laufen in Form mehr oder weniger langer *Kelchhälse* meist zu einem unteren und einem oberen *Calyx major* zusammen, kurzen Röhren, welche in eine meist tubenförmige Erweiterung des Ureters, das *Nierenbecken*, münden. Diese Erweiterung kann aber auch völlig fehlen; dann vereinigen sich die 2 oder 3 Calices majores direkt zum Ureter. Ebenso können umgekehrt die Calices majores fehlen; dann sitzen die Endkelche als kurze Ausstülpungen direkt einem bohnen- oder sackförmigen Nierenbecken auf. Bestehen drei oder mehr Calices majores, so bildet der unterste meist mit dem Becken und Ureter einen hufeisenförmigen Bogen. Dieser Umstand begünstigt beim stehenden oder sitzenden Menschen Stagnation des Urins im unteren Pol der Niere; demgemäß hat der untere Calyx major meist ein weit größeres Kaliber als der obere und es liegen Kelchsteine weit häufiger im unteren als im oberen Pol der Niere. Der obere Calyx major bildet häufig die gerade Fortsetzung des Harnleiters; so kommt es, daß die Harnleitersonde oft geradenwegs bis in den obersten Kelch vordringt. Das Fassungsvermögen des Nierenbeckens samt Kelchen (chirurgisches Nierenbecken VOELCKERS im Gegensatz zum anatomischen Nierenbecken) wird recht verschieden beurteilt; während z. B. BRAASCH[1]) eine Kapazität von 20 ccm noch als normal anspricht, gehören nach VOELCKERS[2]) Überzeugung Werte von mehr als 4 bis höchstens 6 ccm in den Bereich des Pathologischen. Zur Messung der Kapazität dient die Eichung des Nierenbeckens; man läßt zunächst den Inhalt des Beckens abtropfen oder besser noch, entleert es durch Absaugen; hierauf injiziert man langsam aus graduierter Spritze physiologische Kochsalzlösung bis der Kranke leichten Schmerz meldet oder cystoskopische Kontrolle ergibt, daß neben dem Katheter die (gefärbte) Injektionsflüssigkeit abfließt (VOELCKER)[3]). Nach unseren Erfahrungen ist diese Maßnahme recht unsicher; der Nierenbeckeninhalt wird u. U. neben der Sonde schon ausgetrieben, bevor das Becken voll ist; auch gibt die Eichung auf eine bestimmte Menge nicht die Gewähr, daß das Becken bei wiederholter Füllung die gleiche Menge aufnimmt. Wir müssen eben beim Nierenbecken — wie bei der Blase — nicht mit der anatomischen, sondern mit einer funktionellen Kapazität rechnen, die unter Umständen infolge des mit Entleerung, Füllung und nochmaliger Entleerung verbundenen Reizes schnell abnimmt.

---

[1]) BRAASCH: Ann. of surg. 1910. S. 535.
[2]) VOELCKER: Zeitschr. f. urol. Chirurg. 1. S. 118.
[3]) VOELCKER: Arch. f. klin. Chirurg. 90. H. 3.

Verlauf des Ureters. 5—7 cm abwärts vom Nierenhilus führt eine oft relativ enge Stelle, der Isthmus, in den eigentlichen Harnleiter über. Dieser verläuft, dem Musculus psoas aufliegend, zwischen Fascia intraabdominalis s. transversa und dem parietalen Peritoneum vor den Processus transversi der Wirbelsäule zur Linea arcuata, welche er regelmäßig genau vor der im Röntgenbild deutlich sichtbaren Symphysis sacro-iliaca überschreitet.

Pars abdominalis im Röntgenbild. Im Röntgenbild ist der Bauchteil des Ureters — Pars abdominalis — meist durch eine etwa fingerbreite Zone vom Rand der Wirbelsäule getrennt. Bei der Lagebestimmung ist aber zu bedenken, daß der Harnleiter nicht direkt den Seitenfortsätzen aufliegt, sondern von ihnen durch den dicken Psoas getrennt ist; daher erscheint er, je nachdem der Röhrenfokus lateral oder medial vom Ureter eingestellt ist, näher an die Wirbelsäule hin oder von ihr wegprojiziert. Unter Berücksichtigung dieser Fehlerquelle können wir als Regel aufstellen, daß ein vor den Wirbelkörpern verlaufender Ureter oder umgekehrt ein gegen die Wirbelkörper einen ausgesprochenen Hohlbogen bildender Ureter pathologisch gelagert, d. h. verzogen oder verdrängt ist.

Pars pelvina. Der Beckenteil — Pars pelvina — verläuft regelmäßig in einem nach vorne und der Mittellinie zu konkaven Bogen (Curvatura pelvina) zur Rückwand der Blase, welche er — als Pars intramuralis — schräg von hinten außen nach vorne medialwärts durchsetzt. Im Röntgenbild erscheint die normal gelagerte Pars pelvina ausnahmslos und bei jeder Fokuseinstellung in dem schattenfreien Raum zwischen Incisura ischiadica und Kreuzbein. Von den zum Teil recht erheblichen normalen Krümmungen des Harnleiters kommen im einfachen, nicht stereoskopischen Röntgenbild naturgemäß bei antero-posteriorer Aufnahme nur die in frontaler Ebene verlaufenden zur Darstellung: Zunächst eine in Höhe des unteren Nierenpols regelmäßig vorhandene Krümmung mit gegen die Mittellinie gerichteter Konvexität; sie entspricht dem Übergang des Harnleiters in den lateral von ihm gelegenen Sinus renalis. Die Konvexität erscheint am natürlichsten im Pyelogramm, wenn dieses mit nicht bis ins Becken eingeführtem Katheter gemacht wird, weil der Katheter den beweglichen Harnleiter streckt und damit die Konvexität teilweise ausgleicht. Die zweite frontale Krümmung in der Pars pelvina ist schon erwähnt. Nicht darzustellen sind in der antero-posterioren Aufnahme die sagittalen Krümmungen; Eine der normalen Lordose der Lendenwirbelsäule entsprechende Krümmung der unteren Pars abdominalis; eine scharfe, fast rechtwinklige Krümmung an der Linea arcuata und schließlich die nach vorne und oben gerichtete Konkavität, die dadurch entsteht, daß der Harnleiter im Beckenteil die hintere seitliche Beckenwand verläßt, um neben dem Mastdarm bzw. dem Uterushals verlaufend die Blase zu erreichen. Dieser Teil erscheint im Röntgenbild in der Verkürzung, so daß z. B. ein mehrere Zentimeter oberhalb des Ostiums sitzender Stein u. U. dicht neben der Mittellinie, also im Ostium zu liegen scheint.

Engen. Der Ureter hat ein durchschnittliches Kaliber von 4—6 mm, weist aber normalerweise drei Verengerungen auf: den eingangs schon erwähnten Isthmus am Übergang des Nierenbeckens in die Pars abdominalis; eine weitere zwischen Pars abdominalis und Pars pelvina (an der Linea arcuata), wo der Ureter der Beckenaushöhlung folgend nach hinten geknickt ist, und die dritte beim Eintritt in die Blasenwand. Die zwischen den Engen liegenden Stücke sind spindelförmig erweitert. Bei der Frau entspricht die unterste Enge meist nicht der Stelle des Eintritts in die Blasenwand, sondern der etwas höher gelegenen Stelle des Eintritts in das Ligamentum latum.

Maße. Als durchschnittliche Länge des Ureters können rechts 29, links 30 cm gelten; läßt sich der Harnleiterkatheter wesentlich weiter einführen, ohne auf Widerstand zu stoßen, so ist er entweder im Nierenbecken aufgerollt oder durch einen Calyx major — meist den obersten — in einen Kelch im oberen Nierenpol vorgedrungen. Da Calices majores von 5 und mehr Zentimeter Länge keine Seltenheit sind, kann auch bei normalem Harnleiter und Nierenbecken u. U. der Katheter 40 cm hoch eingeführt werden, ohne auf Widerstand zu stoßen und ohne daß er im Becken aufgerollt ist. Die Pars abdominalis ist nur um weniges länger als die Pars pelvina (16 : 14 cm), obwohl letztere im Röntgenbild bedeutend kürzer erscheint; die Pars intramuralis ist etwa 2 cm lang [ALTUCHOW[1])].

Histologie. Mikroskopisch sind Kelche, Becken und eigentlicher Harnleiter von gleichem Bau; die Wandung weist 3 Schichten auf: Eine lockere bindegewebige Tunica adventitia, eine kräftige Tunica muscularis und die Tunica mucosa. Die Adventitia haftet am Peritoneum viel fester als an der Fascia transversa; deshalb muß bei der extraperitonealen Freilegung des Ureters dieser am zurückgeschobenen Bauchfell und nicht an der Bauch- oder Becken-

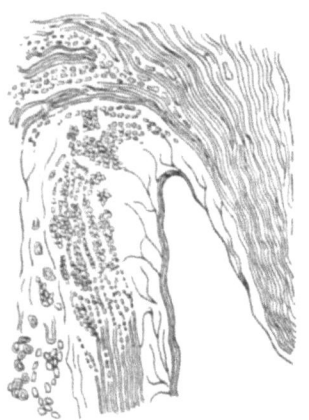

wand aufgesucht werden. Die Muskulatur besteht aus einer äußeren Ring- und inneren Längsfaserschicht, zu denen im untersten Teil des Harnleiters noch eine äußere Längsschicht kommt, welche die Blasenwand vollkommen unabhängig von der Blasenmuskulatur durchsetzt. Besondere Besprechung erheischen zwei zum Ureter gehörige Muskelgruppen, die HENLEschen Sphincteres papillae und die WALDEYERsche Ureterscheide[2]). Die ersteren beschreibt HENLE[3]) wie folgt: „Von der Muskelhaut des Nierenkelchs sagte ich, daß sie sich *teilweise* über die Umbeugungsstelle der Propria fortsetze. Sie enthält nämlich, gleich der Muskelhaut des Ureters, Längs- und Ringfasern, die ringförmigen nach außen von den längslaufen-

Abb. 3. HENLES Sphincter papillae.   den. Während nun die letzteren in der Regel noch innerhalb des Nierenkelchs, dicht unterhalb seiner Insertion an die Papille, ihr Ende erreichen, lassen sich an Durchschnitten der Niere, die die Papillen der Länge nach teilen, in der Fortsetzung der Ringfasern des Nierenkelches Querdurchschnitte von Muskelbündeln nachweisen, die die Basis der Papille, soweit sie oberhalb der Anheftungsstelle des Nierenkelchs noch frei aus der Masse der Niere hervorragt, ringförmig umfassen. Die Stärke dieses Ringmuskels der Papillenbasis ist wechselnd .... ebenso variiert seine Höhe, je nachdem ein größerer oder geringerer Teil der Papille außerhalb des Kelches liegt..... Daß seine Kontraktion einen Druck auf die Papille ausübt, der zur Entleerung der in der Papille verlaufenden Kanälchen beiträgt, läßt sich kaum bezweifeln." Eine weitere Verdichtung der Ringsfaserschicht hat DISSE[4]) an der Einmündung des Kelchs in das Nierenbecken nachgewiesen; sie kann nach seiner Ansicht die Mündung verengern, vielleicht auch ganz verschließen.

Ureterscheide. Über die Ureterscheide sagt DISSE[5]): „Einige Zentimeter oberhalb der Blase findet man in der Adventitia des Harnleiters dicke Bündel von Längsmuskeln, die aus der Blasenwand kommen und nierenwärts sich

[1]) ALTUCHOW: Monatsber. f. Urol. Bd. 8. S. 193. 1903.
[2]) WALDEYER: Verhandl. d. anat. Ges. 1892.
[3]) HENLE: Handb. d. Anat. Bd. II. S. 306.
[4]) DISSE: Handb. d. Anat. d. Menschen v. v. BARDELEBEN, Bd. VII. S. 92.
[5]) DISSE: Ebenda, S. 106 u. 110.

verlieren. Durch diese Bündel wird die Adventitia verstärkt; sie besteht dann aus einzelnen muskulösen Streifen, die durch Bindegewebe verbunden und zum

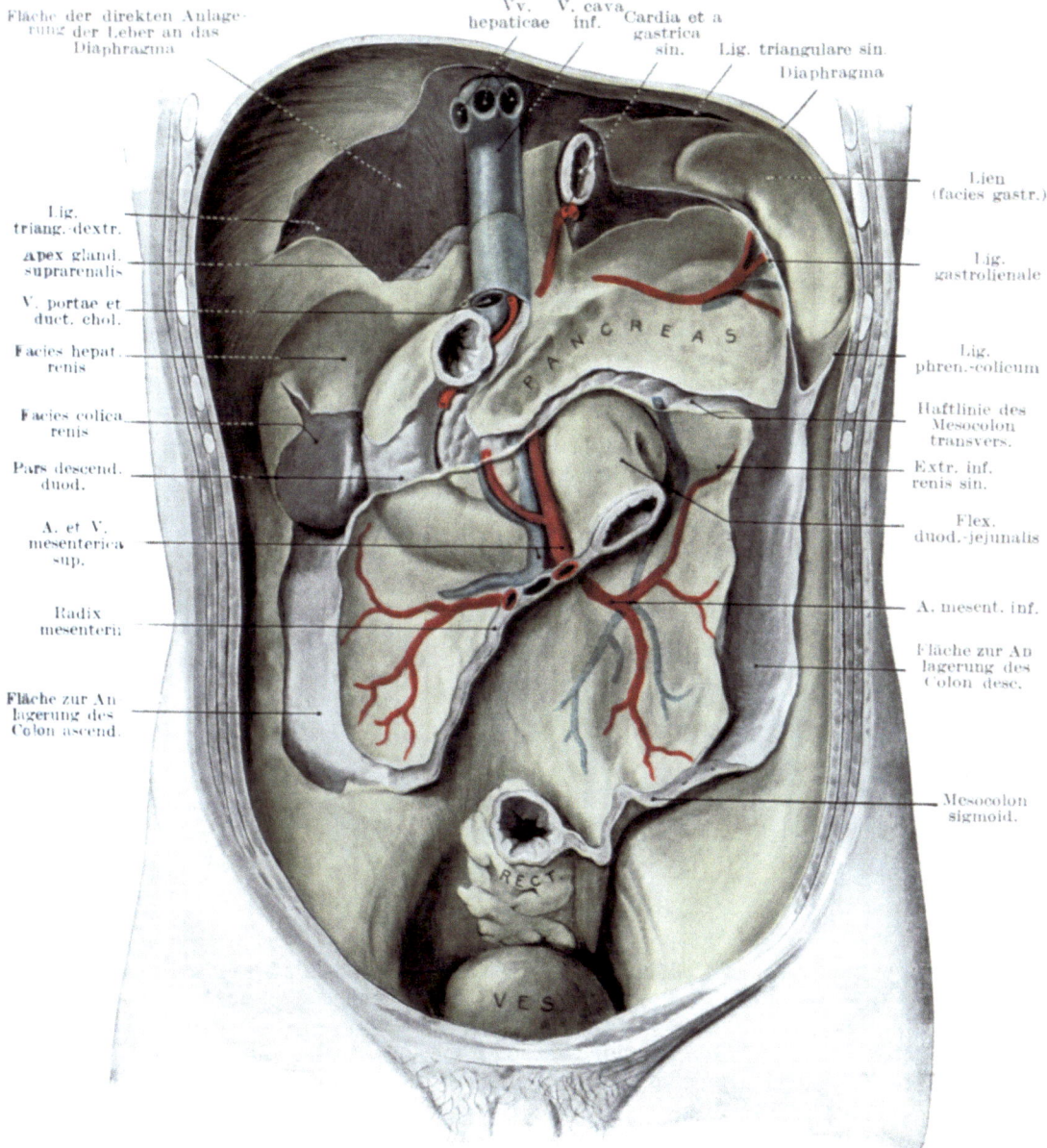

Abb. 4. Verlauf des Peritoneum an der hinteren Bauchwand nach Entfernung des Dunn und Dickdarms, der Leber und des Magens. Formolpräparat. 21 jähriger Mann. (Nach Corning.)

Rohr ergänzt werden. Der so verstärkte Abschnitt der Adventitia trennt sich durch einen Spalt vollständig vom Ureter ab und bildet eine selbständige Hülle desselben, die Ureterscheide von Waldeyer. Die Muskelzüge der Ureterenscheide

sind außerordentlich dick, im Vergleich zu den Muskeln des Ureters; sie gehören
aber nicht der Blasenmuskulatur an, wie es zuerst den Anschein hat, sondern
der Uretermuskulatur selbst." DISSE sieht in der Ureterscheide den Grund
dafür, daß gelegentlich Blaseninhalt in den Ureter gelangt: „Zieht sich dieses
muskulöse Rohr zusammen, so verkürzt es sich, aber es muß ein Lumen bekommen,
da jedes Muskelbündel dicker wird; zugleich wird die Valvula ureteris starr,
widerstandsfähig, so daß sie nicht durch den Druck des Blaseninhalts an die
gegenüberliegende Ureterwand angepreßt werden kann. Die Uretermündung
eröffnet sich also ebenfalls, und nun kann Blaseninhalt in das Wandstück des

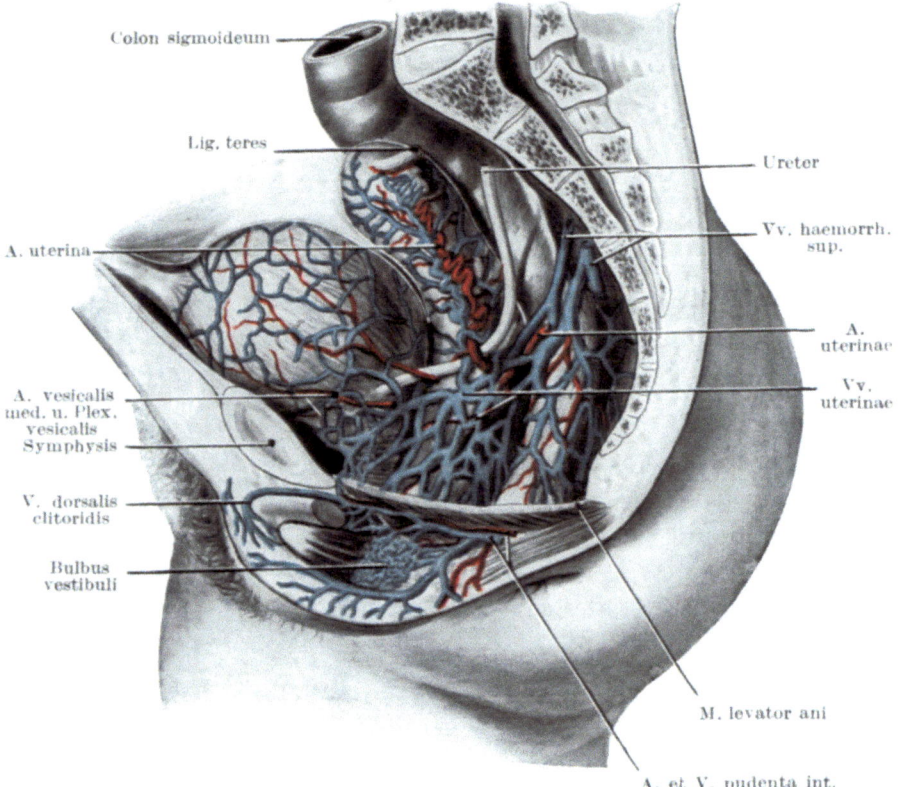

Abb. 5. Weibliches Becken von der linken Seite gesehen nach Abtragung der linken Beckenhälfte.
(Nach CORNING.)

Ureters gelangen." Diese Argumentation erscheint nicht stichhaltig, denn daß
Verkürzung und Verdickung der ein enges Rohr bildenden Muskelbündel ein
Lumen erzeugen soll, ist nicht ohne weiteres anzunehmen. Ich glaube vielmehr,
daß die Ureterscheide ein Analogon des Levator ani darstellt und die kurze
terminale Retraktion der Pars intramuralis nach der Ejaculation des Urins
in die Blase bewirkt.

Epithel. Das Schleimhautepithel unterscheidet sich in nichts von dem sog.
Übergangsepithel der Blase, auch nicht die Epithelzellen des Nierenbeckens
und der Kelche. Geschwänzte Epithelzellen stammen also aus einer tiefen
Schicht des Epithels der Blase oder des Harnleiters und sind *nicht* etwa für
die oberen Harnwege charakteristisch.

Lagebeziehungen. Von großer Wichtigkeit für die Pathologie der Harnleiter sind ihre Lagebeziehungen zu Nachbarorganen. Diese sind natürlich
rechts und links sowie bei Mann und
Frau verschieden. *Vor* dem oberen
Teil des Nierenbeckens ziehen die
Äste der Blutgefäße zum Hilus;
daher ist das Nierenbecken meist
besser auf der Rückseite zugänglich
als auf der Vorderseite. Der untere
Teil des Nierenbeckens und Anfangsteil des Ureters ist bedeckt: *rechts*
von der Pars descendens des ebenfalls retroperitoneal liegenden Duo-
denums; *links* vom Schwanz des
Pankreas, der Haftlinie des Mesocolon transversum und von der
Flexura duodeni jejunalis. In Höhe
des unteren Nierenpols treten die
Harnleiter dicht unter das Peritoneum, hinter dem sie bis zu
dem Punkt verlaufen, an dem sie,
die Hinterwand des kleinen Beckens
verlassend, nach vorne zur Blase
abbiegen. Auf diesem Wege treten
sie zu folgenden Organen in Nach-
barbeziehungen: Der oberste Abschnitt der Pars abdominalis wird *hinten*
von dem auf dem Musculus psoas
verlaufenden Nervus genito-femoralis,
vorne etwa in gleicher Höhe von der
Arteria und Vena spermatica interna
(ovarica) gekreuzt; diese Beziehung zum
Nervus genito-femoralis erklärt die
Irradiation von Nieren-Harnleiter-
schmerzen in Hoden und
Oberschenkel. Der unterste
Teil der Pars abdominalis
wird — kurz vor der Linea
arcuata — rechts von der
Haftstelle des Mesenterium,
links von der des Mesocolon
sigmoidei gekreuzt. Auf der
Linea arcuata überschreitet
der Harnleiter entweder die
Arteria und Vena iliaca
communis oder — häufiger
— dicht unterhalb der Teilung die Arteria und Vena
iliaca externa, um sich dann

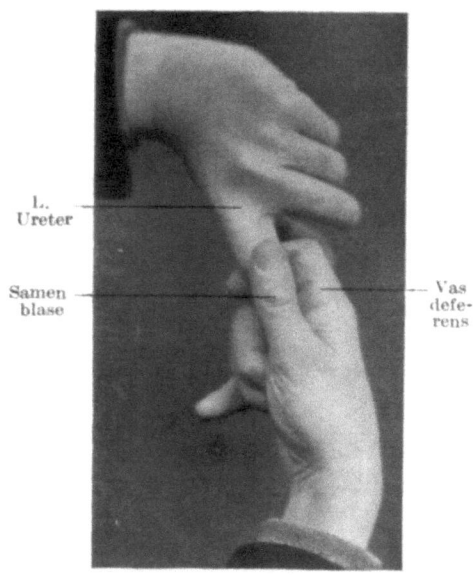

Abb. 6a. Lagebeziehungen zwischen Ureter, Vas
deferens, Samenblase. (Von hinten gesehen.)

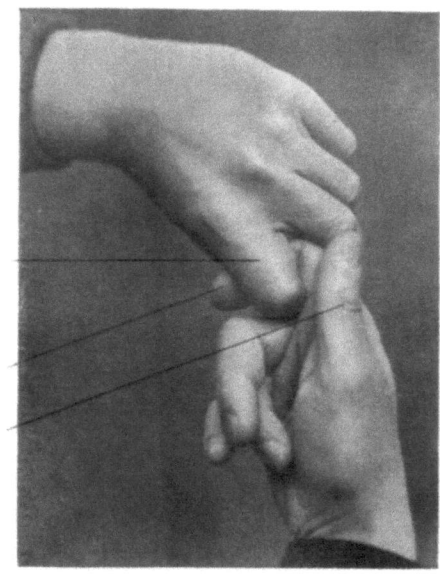

Abb. 6b. Lagebeziehungen von vorn gesehen.
(Erklärung s. S. 370 unten.)

als Pars pelvina neben der Arteria hypogastrica, meist lateral von ihr verlaufend, in die Kreuzbeinaushöhlung des kleinen Beckens zu senken.

Pars pelvina. Die Pars pelvina tritt bei Mann und Frau in enge Lagebeziehungen zu den inneren Geschlechtsorganen. *Bei der Frau* bildet sie zunächst

die untere Grenze der Fossa ovarica, dem freien äußeren Rand des Eierstockes anliegend und vom Fimbrienende der Tube bedeckt. Hierauf verläßt der Ureter den Bereich des Bauchfells (Douglas sche Falte) und tritt, nunmehr von hinten oben nach vorne unten laufend, etwa 2 cm seitlich vom Gebärmutterhals in die Basis des Ligamentum latum (Parametrium) ein. Die aus der Arteria hypogastrica stammende Arteria uterina läuft *vor* dem Ureter zum Uterus, kreuzt ihn also *vorne* in Höhe der Spina ischiadica. Im Parametrium nähert sich der Ureter, von dichten Venennetzen (Plexus venosus utero-vaginalis und vesicovaginalis) umgeben, dem Gebärmutterhals auf 1 cm. Er tritt sodann in das präcervicale Bindegewebe ein, welches den vordersten Teil des Blasenbodens mit dem supravaginalen Teil des Gebärmutterhalses verbindet. Im präcervicalen Bindegewebe nähern sich die Ureteren dem lateralen Scheidengewölbe auf 1—1¹/₂ cm und sind daher u. U. von der Scheide aus tastbar.

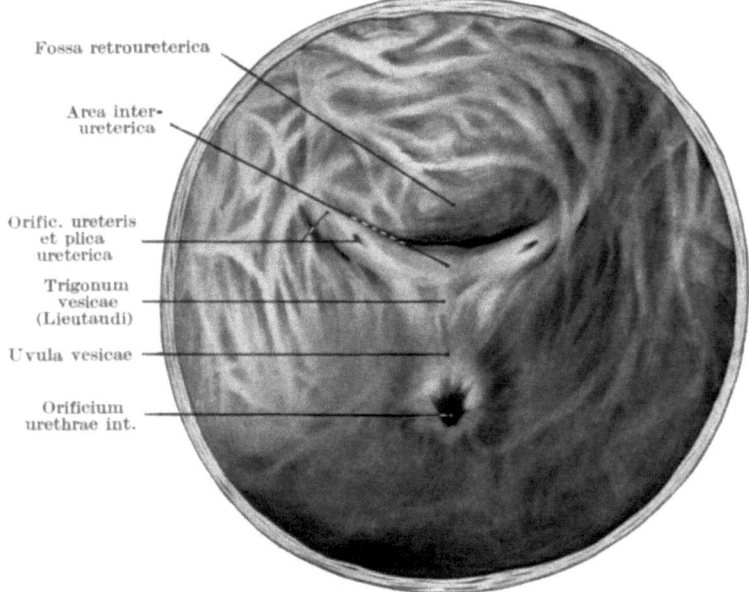

Abb. 7. **Blasenfundus von innen. Durch eine mäßige Füllung der Harnblase mit Formol in situ gehärtet. (Nach Corning.)**

Einfacher sind die Verhältnisse *beim Mann*; hier treten die Harnleiter, nachdem sie die hintere Beckenwand verlassen und, den Mastdarm beiderseits flankierend, unter der Excavatio recto-vesicalis des Bauchfells zwischen Mastdarm und Blase gelangt sind, nur mit den Samenleitern und Samenblasen in nähere Beziehung. Von hinten gesehen (z. B. bei der Voelcker schen ischiorectalen Operation der Prostata oder Samenblasen) sind die Lagebeziehungen folgende: Der retrovesicale Teil des Ureters und die Stelle seines Eintritts in die Blasenwand ist von der Samenblase überlagert; er liegt also zwischen Samenblase und Harnblase. Oberhalb der Spitze der Samenblase tritt der freie Ureter zutage; hier ist auch die Umschlagstelle des Vas deferens, welches zwischen Blase und Ureter letzteren kreuzt. Die etwas komplizierte Situation kann man sich schnell und sicher durch den in Abb. 6 dargestellten Handgriff vergegenwärtigen. Bei der ischio-rectalen Freilegung findet sich der Ureter demnach am sichersten unter der Samenblase, die freipräpariert und nach der

Mittellinie herübergeschlagen wird. Nachdem der Ureter die Blasenwand schief durchsetzt hat, verläuft er meist noch eine kurze Strecke unter der Blasenschleimhaut und mündet im oberen Winkel des Trigonum in die Blase.

Die Mündung liegt häufig auf einem kleinen Hügel (Ureterpapille) und hat die Form eines kleinen schräg von oben außen nach unten medial gestellten Schlitzes, eines runden Grübchens oder einer halbmondförmigen Falte (Orificium oder Ostium uretericum). — Zu erwähnen ist noch das Verhältnis der Harnleiter zum Mastdarm. Die beiden Organe treten nirgends in direkte Berührung; ebenso wie alle anderen im kleinen Becken gelegenen Organe können aber auch die Harnleiter meist vom Mastdarm aus getastet werden, zumal wenn es sich um einen sklerosierten, infiltrierten Ureter oder um einen solchen mit resistentem Inhalt (Stein, Sandbrei, Empyem) handelt. Er wird leicht zu weit medial gesucht, wo er doch von der mit der Ampulle des Vas deferens in festes Bindegewebe eingehüllten Samenblase verdeckt ist.

Blutgefäße. Die den Harnleiter versorgenden Arteriae uretericae stammen aus mehreren ihm benachbarten Gefäßen; die oberste aus der Arteria renalis; die mittlere, den Lendenteil versorgende aus der Arteria spermatica (ovarica) interna oder direkt aus der Aorta; die den Beckenteil versorgenden aus der Arteria haemorrhoidalis media, der Arteria hypogastrica, der Arteria uterina; der unterste, retrovesicale Teil des Ureters wird von der Arteria vesicalis superior (umbilicalis) oder der Arteria vesicalis inferior versorgt.

Die Venen des Harnleiters bilden zunächst in der obersten Schleimhautschicht eine weites Capillarnetz; daher die außerordentliche Disposition des Harnleiters zu Blutung. Von diesem intra- und submukösen Venenplexus tritt das Blut durch zahlreiche, die Muskelschicht durchbohrende Ästchen in ein dichtes und weitmaschiges Venengeflecht in der Adventitia, das den retroperitoneal freigelegten Ureter leicht als solchen erkennen läßt, sich aber anderseits bei der Ureterotomie zuweilen recht unangenehm bemerkbar macht. Es ist zwecklos, sich mit der Stillung von Blutung aus diesem Plexus bei der Operation lange aufzuhalten; sie steht von selbst nach Beseitigung aller Stauung verursachenden Umstände, wie eines im Ureter steckenden Steins, von Klemmen am Ureter usw. Die aus dem adventitiellen Plexus kommenden Venen des Nierenbeckens und obersten Teil des Ureters münden teils in die Nierenvenen, teils in Venen der Fettkapsel (Vv. adiposae); die aus dem Lendenteil kommenden in den Plexus venosus spermaticus; die des Beckenteils verlaufen, den Arterien entsprechend, zur Vena hypogastrica und ihren Ästen sowie in den Plexus vesicalis.

Lymphgefäße. Zahlreiche Lymphgefäße enthält nach SAKATA[1]) die Muskelschicht des Harnleiters, doch dürfte nach W. KRAUSE[2]) auch in der Submucosa und Mucosa ein Lymphgefäßnetz nachweisbar sein. Die abführenden Gefäße ziehen aus dem oberen Teil zu den Lymphoglandulae aorticae, aus dem mittleren zu den im Teilungswinkel der Arteria iliaca communis gelegenen Lymphoglandulae interiliacae, aus dem Beckenteil zu den die Vena hypogastrica begleitenden Lymphoglandulae hypogastricae. Im übrigen kommunizieren die Lymphgefäße des Ureters mit denen der Niere und Blase und stellen somit neben dem Harnweg einen zweiten, vielleicht zu wenig beachteten Weg für auf- und absteigende Infektion zwischen Blase und Niere dar.

Nerven. Die engen funktionellen Beziehungen zwischen Niere, Harnleiter und Blase machen es erforderlich, die für die Funktion so wichtige Nervenversorgung nicht nur der Harnleiter selbst, sondern auch der Nieren und Blase

---

[1]) SAKATA: Über d. Lymphapparat d. Harnl. Arch. f. Anat. u. Phys. Anat. Abt. 1903.
[2]) KRAUSE, W.: Handb. d. Anat. Bd. I. S. 248. 1876.

etwas eingehender zu besprechen. Der Harnleiter ist innerviert: 1. durch einen vom Plexus renalis zum oberen Teil des Ureters ziehenden Nerv; 2. durch einen vom oberen Sakralganglion (Grenzstrang) zum unteren Ureter verlaufenden Nerv; 3. durch je einen Nerv aus dem Plexus hypogastricus inferior und aus dem

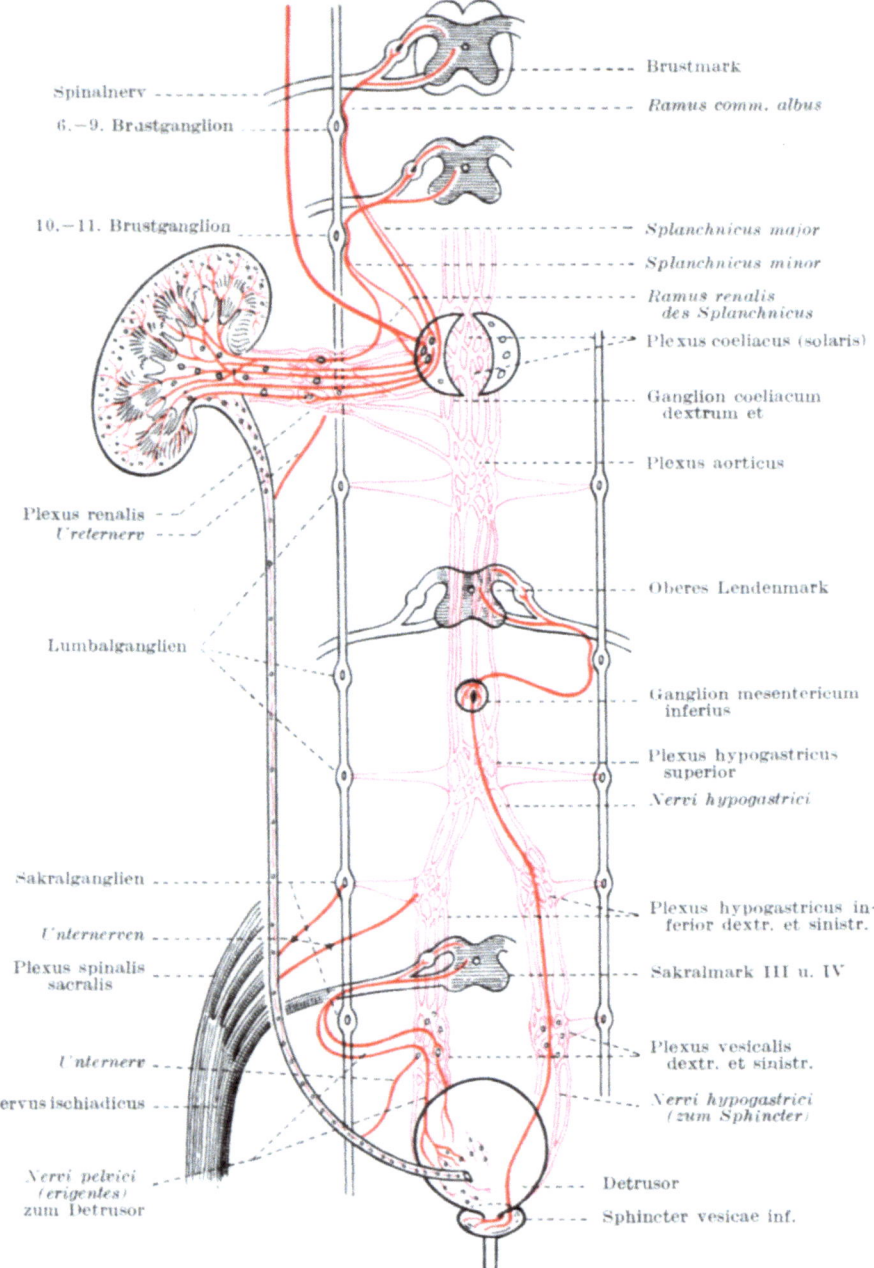

Abb. 8. Schematische Darstellung der Innervation der Harnorgane.
(Aus Zeitschr. f. Urologie. Bd. XIII. E. Pflaumer: Cystoskopische Beobachtungen zur Physiologie der Harnleiter und Nieren.

Plexus vesicalis. Diese Nerven anastomosieren in der Ureterwand untereinander, so daß eine fortlaufende Leitung vom Plexus vesicalis bis zum Plexus renalis, also auch von der Blase zur Niere und umgekehrt, gegeben ist. Nach PROTOPOPOW finden sich in der Adventitia zahlreiche große, markhaltige Nerven; in der Muskelhaut werden die Nerven dünner und marklos; in der Schleimhaut bilden sie ein feines Netz, von dem aus zarte Ästchen bis zwischen die Epithelzellen vordringen sollen. Die Frage, wo im Harnleiter Ganglienzellen, also Ausgangspunkte automatischer Bewegungsreize, liegen, wurde vielfach erörtert und verschieden beantwortet [ENGELMANN[1]), DOGIEL[2]), R. MAIER[3]), DISSELHORST[4]), PROTOPOPOW, ALKSNE, HAEBLER[5])]; durchaus feststehend ist, daß das Blasenende des Harnleiters zahlreiche Ganglienzellen beherbergt, während die Feststellung R. MAIERS, daß der ganze übrige Harnleiter und auch die Kelche solche enthalten, durch die Untersuchungen HAEBLERS widerlegt wurde. Die Elemente, aus denen der Plexus renalis, hypogastricus inferior und vesicalis und somit indirekt die Nerven des Harnleiters stammen, sind aus der schematischen Darstellung der Innervation der Harnorgane ersichtlich (Abb. 8). Zu bemerken ist hierzu noch, daß die Harnleiternerven auch Elemente vom Vagus beziehen, der auf dem Umweg über das Ganglion coeliacum sekretorische Fasern zur Niere sendet [ASHER[6])].

II. Normale Physiologie.

Harntransport. Die frühere primitive Anschauung, daß der Urin durch seine Schwere von der Niere zur Blase rinne, wird schon dadurch widerlegt, daß dieser physikalische Faktor beim Tier meist fehlt; ferner durch die bei Mensch und Tier cystokopisch leicht nachzuweisende Tatsache, daß der Harntransport durch extreme Beckenhochlagerung, ja sogar durch Aufhängen des Versuchstiers an den Hinterpfoten nicht im geringsten beeinträchtigt wird. Auch der Druck des nachrückenden Urins, also der Sekretionsdruck des Nierenharns, spielt sicher keine wesentliche Rolle für die Weiterbeförderung des Urins in die Blase. Wenn dies der Fall wäre, müßte der Harn kontinuierlich in die Blase abtropfen. Daß dies nicht der Fall ist, wurde zuerst an den freiliegenden Harnleitermündungen der ektopischen Blase beobachtet, später durch die cystoskopische Beobachtung erwiesen. Wir wissen also, daß der Harnleiter kein passives Leitungsrohr ist, sondern ein aktives Organ, das den Urin durch periodische Kontraktionen seiner Muskulatur stoßweise in die Blase befördert. Im folgenden sollen alle Einzelheiten der Uretertätigkeit besprochen werden, denn nur genaueste Kenntnis der physiologischen Vorgänge ermöglicht . es, pathologische Abweichungen zu erkennen. Es sei aber im voraus betont, daß in der Ureterphysiologie noch viele Punkte ungeklärt oder strittig sind. Der Ureter ist ein außerordentlich kapriziöses Organ, dessen Funktion oft von einer Minute zur anderen in mancher Hinsicht sich so verändert, daß die Aufstellung des Begriffs der „Normalfunktion" schwierig, wenn nicht unmöglich ist. Tierversuche und besonders die Beobachtung der normalen Ureterfunktion bei Tier und Mensch haben noch viele grundlegende physiologische Fragen zu beantworten.

Peristaltik. Die peristaltische Kontraktion des Ureters kann gelegentlich einer Operation, bei welcher ein genügend langes Stück des Harnleiters

---

[1]) ENGELMANN: Arch. f. Phys. Bd. II. S. 243. 1869.
[2]) DOGIEL: Arch. f. mikroskop. Anat. Bd. XV. S. 64. 1878.
[3]) MAIER, R.: Virchows Arch. Bd. 82. S. 49. 1881.
[4]) DISSELHORST: Anat. Heft v. MERKEL u. BONNET. Bd. IV. S. 143. 1894.
[5]) HAEBLER: Zeitschr. f. Urol. Bd. XVI. S. 377. 1922 u. Zeitschr. f. urol. Chirurg. Bd. XVI. S. 227. 1924.
[6]) ASHER: Zeitschr. f. Biol. Bd. 63. H. 3—4. 1914.

freigelegt ist, beobachtet werden. Spontan oder auf mechanischen, thermischen, elektrischen oder chemischen Reiz wird der zuvor schlaffe, abgeflachte, blaurote Harnleiter rund, hart und blaß; unmittelbar darauf läuft ein weißer Schnürring in Richtung von der Niere zur Blase den Ureter entlang; dabei vollführt dieser vor dem Schnürring seitliche Wurmbewegungen. Während diese leicht festzustellen sind, fällt es schwer, sich zu überzeugen, ob der Harnleiter sich bei der Peristaltik auch verkürzt. An einzelnen Stücken des überlebenden Organs sowie an dem im Zusammenhang mit Niere und Blase herausgenommenen Ureter sind mit erheblicher Verkürzung verbundene Muskelzuckungen zu beobachten. Am lebenden Organ dürfte die funktionelle Gesamtverkürzung unwesentlich sein. BOEMINGHAUS nähte zum radioskopischen Studium der Ureterbewegungen am Hundeureter in Abständen von 1 cm Schrotkugeln an und stellte dann fest, daß die seitlichen Exkursionen bis 1 cm betragen, daß dagegen die Annäherung der Kugeln in der Längsrichtung unmeßbar, also unwesentlich ist. Ganz überraschend und scheinbar unerklärlich war die weitere Beobachtung BOEMINGHAUS, daß der Harnleiter synchron mit der Inspiration — ebenso wie die Nieren — in seiner ganzen Länge eine kranio-caudale Verschiebung von 2 cm erleidet. Zur Erklärung dieses Phänomens folgendes: Daß die Niere bei der Inspiration tiefertritt, ist ohne weiteres erklärlich; sie muß die Exkursionen des benachbarten Zwerchfells mitmachen. Der Harnleiter dagegen kann durch das Zwerchfell wohl im obersten Abschnitt gestaucht, niemals aber in seiner ganzen Länge verschoben werden. Nun ist aber respiratorischer Lagewechsel beim Menschen auch für andere retroperitoneale, dem Zwerchfell ferne Organe wie das Duodenum, die Flexura coli dextra und sinistra erwiesen [HASSELWANDER[1])]. Daher nehme ich an, daß es sich nicht um inspiratorische Verdrängung der einzelnen Organe handelt, sondern daß beim exspiratorischen Hochtreten des Zwerchfells der ganze an ihm befestigte Bauchfellsack samt den an ihm festsitzenden Organen (Ureter, Duodenum, Flexuren) hochgezogen wird; das ist möglich, weil das Bauchfell mit der Fascia intraabdominalis durch ein sehr lockeres und elastisches Zellgewebe verbunden ist. Demnach würde es sich also nicht um kranio-caudale Verschiebung bei der Inspiration handeln, sondern um Zurücksinken des zuvor hochgezogenen Bauchfellsackes in seine Gleichgewichtslage. — Es könnte scheinen, als ob die ganze Frage der Bewegungen des Harnleiters mehr von akademischem als praktischem Interesse wäre; dem ist nicht so, denn ihre Beantwortung bildet einen wesentlichen Faktor bei der Beurteilung des Ureterogramms, bei der Beurteilung der Zweckmäßigkeit und Berechtigung des Dauerkatheters usw.

Fortpflanzungsgeschwindigkeit der Ureterwelle. Die Fortpflanzungsgeschwindigkeit der Ureterwelle beträgt nach den Untersuchungen ENGELMANNS[2]) 2—3 cm pro Sekunde, nach GREIG SMITH[3]) 7 cm. Die erstere Zahl dürfte im allgemeinen für den Menschen zutreffen. Es wäre aber falsch, deshalb anzunehmen, daß jede am Isthmus vom Harnleiter übernommene Harnportion nun — angenommen eine Ureterlänge von 30 cm — nach genau 10—15 Sekunden als Harnstoß in der Blase eintreffe; denn nicht jede Kontraktionswelle gelangt bis zur Blase, und umgekehrt beginnen auch manche Kontraktionen nicht am Nierenbecken, sondern weiter unten im Verlauf des Ureters. Die Wanderung des Harns durch den Ureter hat BOEMINGHAUS mittels ausgezeichneter Versuchsanordnung radioskopisch beobachtet; er beschreibt sie folgendermaßen: „Bei langsamem, tropfenweisen Zufluß der Natriumbromidlösung ballte sich der Inhalt des gefüllten Nierenbeckens bald rundlich zusammen, drang dann

---

[1]) HASSELWANDER: Dtsch. med. Wochenschr. 1924. Nr. 48.
[2]) ENGELMANN: Arch. f. Phys. Bd. II. S. 243. 1868.
[3]) GREIG SMITH: Zit. nach ÅLKSNE, Fol. urol. Bd. I. S. 339.

in den Harnleiterhals ein und bewegte sich hier in Form einer schmalen Säule vorn und hinten zugespitzt in eleganter Weise den Ureter hinab; dabei war die Länge der Kontrastsäule durchschnittlich 2 cm. Vom Beginn des Eintritts in den Ureter bis zum Übertritt in die Blase vergingen durchschnittlich 3—5 Sekunden bei einem Hunde, dessen Ureter eine Länge von ungefähr 14 cm hatte. Der Ureter war dabei geschlängelt, und die einzelnen Windungen waren längere Zeit am gleichen Ort zu sehen, wechselten aber nach einiger Zeit auch ihre Lage. Bei schneller Tropfenfolge waren auf der Strecke des Harnleiters 2 oder 3 durch ungefüllte Ureterabschnitte deutlich getrennte Kontrastsäulen in Fortbewegung begriffen. Bei ununterbrochener Flüssigkeitszufuhr (nicht mehr tropfenweise) stellte der Ureter einen fast gerade verlaufenden, etwas dickeren Strang dar, an dem sich fortwährend peristaltische Bewegungen durch spindelförmige Verdickungen, durchschnittlich 3 an der Zahl, feststellen ließen. Retroperistaltische Bewegung wurde nie beobachtet, wohl dagegen ein als Spasmus aufgefaßter Stillstand der Ureterbewegungen. Dabei war eine auffallend dicke Flüssigkeitssäule von etwa $1\frac{1}{2}$ cm Länge an der Grenze des unteren und mittleren Drittels des Ureters sichtbar, die sich während mehrerer Minuten nicht von ihrem Platze bewegte. Diese Kontrastsäule war auch nicht, wie sonst bei den in Bewegung befindlichen, an beiden Enden spitz ausgezogen, sondern vorn und hinten konvex, stumpf abgegrenzt. Ich habe diese Erscheinung als Spasmus aufgefaßt, kann aber nicht angeben, wodurch er ausgelöst wurde. Ich will nur bemerken, daß die Blasenform zu dieser Zeit eine mehr rundliche Form angenommen hatte. Ich erblicke darin analog den Untersuchungen an der Menschenblase den Ausdruck für einen Kontraktionszustand der Blase... Man mag aus diesem Vorgang auf die Möglichkeit einer Beeinflussung der Ureterperistaltik durch die Blase während der Kontraktionsphase schließen. Diese Versuche zeigen also mit Deutlichkeit, daß der Harn, in diesem Falle die Kontrastfüllung, normalerweise in Form einzelner Flüssigkeitssäulen abwärts getrieben wird. Sie geben auch auf die von Pflaumer aufgeworfene Frage Aufschluß, ob die peristaltischen Kontraktionen den im Nierenbecken angesammelten Harn durch den sonst leeren Ureter zur Blase befördern oder ob Nierenbecken und Ureter immer mehr oder weniger gefüllt sind, die Kontraktionswellen also über den in seiner ganzen Länge Urin enthaltenden Ureter läuft und dabei einen Teil seines Inhalts auspreßt. Bei einer Tropfenzahl von 40—50 in der Minute.... entleert sich das Nierenbecken jedesmal völlig. Der Ureter ist bei diesem und auch noch bei größerem Flüssigkeitsangebot nie ganz gefüllt, die einzelnen Flüssigkeitssäulen sind durch leere Strecken voneinander getrennt."

Ich habe die Ureterfunktion nach dem Verfahren von Boeminghaus an einem mittelgroßen Hund beobachtet und kam zu einem etwas abweichenden Ergebnis: Es schoß periodisch ein Teil des Nierenbeckeninhalts in den oberen Abschnitt des Harnleiters ein, der dann das Bild eines aus einem kleinen Knäuel heraushängenden 8 cm langen schwarzen Wollfadens bot; von diesem schnürten sich darauf in kürzeren Pausen kleine, etwa 2 cm lange Stücke ab, die langsam zur Blase wanderten. Sie waren viel zu dünn, um die von Boeminghaus beschriebene Zuspitzung erkennen zu lassen. Demnach dürfte der Modus der Entleerung des Nierenbeckens und des Transports im Harnleiter individuell verschieden sein, in der Hauptsache aber der Beschreibung von Boeminghaus entsprechen.

Ursache der Peristaltik. Über die Ursache der periodischen Harnleiterkontraktionen besitzen wir noch keine feststehenden Kenntnisse. Budge[1])

---

[1]) Budge und die folgenden Autoren: Valetin, Ludwig, Mulder, Donders, S. Mayer, Landois-Rosemann, Sokoloff u. Luchsinger, Lewin u. Goldschmidt, Vulpian, Slanski, Engelmann, Protopopow, L. Stern, siehe bei Pflaumer: Zeitschr. f. Urol. Bd. XIII. S. 447. 1919.

(1841) und VALENTIN (1844) sind die einzigen älteren Autoren, die als Ursache der regelmäßigen Kontraktionen einen zentralen Impuls annahmen, weil sie Ureterkontraktionen infolge Reizung des Großhirns, der Medulla oblongata und des oberen Rückenmarks beobachtet hatten; nach VALENTIN können außerdem noch akzidentelle Kontraktionen durch Reizung der sympathischen Bauchganglien und durch direkte Reizung der Muskelelemente des Ureters angeregt werden. LUDWIG (1844), MULDER (1845), DONDERS (1857), S. MAYER (1881), LANDOIS-ROSEMANN (1909) halten die Kontraktion für die Folge des durch den Eintritt des Harns in den Ureter bewirkten Reizes. SOKOLOFF und LUCHSINGER (1881) ebenso wie später LEWIN und GOLDSCHMIDT (1893) glauben, daß die durch den Harn bewirkte Ausdehnung des Ureters ihn zur Kontraktion reizt. VULPIAN (1858) sowie SLANSKI (1884) sind, ersterer auf Grund von Experimenten, letzterer nach Beobachtungen in einem Fall von Blasenscheidenfistel, der Ansicht, daß die Ureterkontraktion nicht mit dem Eintritt des Harns in denselben zusammenhänge. ENGELMANN (1869) überzeugte sich bei eingehenden Versuchen, daß die Muskulatur des Ureters mechanisch erregbar ist, daß aber die Schleimhaut treffende Reize unwirksam sind; er ist der Meinung, daß das Nervensystem an den regelmäßigen Kontraktionen des Harnleiters nicht beteiligt sei, vielmehr die normalen Pulsationen des Ureters in der automatischen Erregbarkeit der glatten Muskelfasern (ohne Ganglien und Nervenfasern) ihren Grund haben, ohne die eigentliche Ursache der Bewegungen angeben zu können. Jüngere experimentelle Arbeiten über die Physiologie der Harnleiter stammen von PROTOPOPOW (1899), LINA STERN[1]) (1903), ALKSNE (1907), PFLAUMER (1918), BOEMINGHAUS (1924). PROTOPOPOW verwirft ENGELMANNS Feststellungen, und hält die Kontraktionen des Ureters für abhängig von *Menge* und *Qualität* der in denselben eintretenden Flüssigkeit; sowohl hypotonische Flüssigkeit (z. B. destilliertes Wasser) als auch hypertonische Salzlösung (konzentrierter Harn) vermehrt die Zahl der Kontraktionen; einen sehr energischen Kontraktionsreiz übe 30%iger Spiritus aus. PROTOPOW hält die Harnleiterschleimhaut auch für schmerzempfindlich. STERN stellte fest, daß der dem Körper entnommene, in Kochsalzlösung liegende Ureter ohne irgendwelchen mechanischen oder chemischen Reiz automatischer Kontraktionen fähig ist, daß ihre Ursache also in den Elementen des Ureters selbst gelegen sein muß; daß aber die Urinmenge von Einfluß auf die Häufigkeit der Kontraktionen sei und daß ferner der Ureter hemmenden Einflüssen unterliege (durch Vermittlung des Nervus splanchnicus) und beschleunigenden (durch den Nervus vagus). STERN hat ferner in Übereinstimmung mit PROTOPOPOW nachgewiesen, daß *Temperatursteigerung* die Kontraktionen *beschleunigt*, *Temperaturerniedrigung* sie *verlangsamt*. ALKSNE stellt zur Frage des Impulses zunächst fest, daß der Ureter automatische Bewegungen ausführt, wie z. B. das Herz, deren Quelle sich in der Wand des Kanals selbst befindet; er bestätigt die diesbezüglichen Versuche STERNS. Die Ursache dieser automatischen Kontraktionen erblickt er, unter Ablehnung der Theorie ENGELMANNS, in den im ganzen Ureter verstreuten Ganglienzellen [nach den neueren Feststellungen (HAEBLER) enthält aber nur der unterste Harnleiter solche]. Damit sei erwiesen, daß der Eintritt von Urin in den Harnleiter nicht der alleinige physiologische Erreger der Kontraktionen ist. Anderseits hält aber ALKSNE doch den durch chemischen Reiz und durch Dehnung der Muskulatur erzeugten Harnreflex für den Haupterreger der Ureterbewegungen. Daneben wirken seines Erachtens zahlreiche andere

---

[1]) BUDGE und die folgenden Autoren: VALENTIN, LUDWIG, MULDER, DONDERR, S.MAYER, LANDOIS-ROSEMANN, SOKCLOFF u. LUCHSINGEN, LEWIN u. GOLDSCHMIDT, VULPIAN, SLANSKI ENGELMANN, PROTOPOPOW, L. STERN, siehe bei PFLAUMER: Zeitschr. f. Urol. Bd. XIII. S. 447. 1919.

Faktoren auf die Harnleitertätigkeit ein. Zunächst die *Blutzusammensetzung*; Sauerstoff steigert die Tätigkeit des Nerven-Muskelapparates, Kohlensäure dagegen schwächt und lähmt sie schließlich ganz nach vorübergehender Erregung. Die Bewegungen des Zwerchfells und andersartig bedingte *Schwankungen des intraabdominellen Druckes* beeinflussen nach Ansicht ALKSNES die Ureterperistaltik dadurch, daß sie den Harn aus der Niere in den Harnleiter hineinpumpen. Er glaubt ferner, daß die *Pulsation der großen Gefäße* und *Bewegungen des* mit hartem Kot gefüllten *Darmes* auf die Ureterenperistaltik einwirken. — Auf Grund tierexperimenteller Studien und der bei weit über 2000 Chromocystoskopien gemachten Beobachtungen am Menschen bin ich zu folgender Überzeugung gelangt: Die Harnleitertätigkeit entspricht sowohl zentralen, beiden Harnleitern gleichzeitig von außen zugehenden Impulsen, wie auch akzidentellen, auf jeden Harnleiter gesondert wirkenden inneren oder äußeren Anregungen. Auf *gemeinschaftlichen Impuls* schließe ich — wie auch BARRINGER[1]) — aus der häufig zu verzeichnenden andauernden Synchronie der beiderseitigen Harnstöße und besonders aus der Beobachtung, daß eine lange Kontraktionspause oft beiderseits gleichzeitig durch einen Harnstoß beendigt wird. *Vermehrter Füllungszustand des Ureters vermehrt* auch die Zahl seiner Kontraktionen; einigermaßen starkem Binnendruck ist er aber nicht gewachsen; bei solchem läuft die Flüssigkeit ohne Harnleiterkontraktionen in die Blase kontinuierlich ab, in gleichem Maße, wie sie in das Nierenbecken oder in irgend einen Teil des Harnleiters eingespritzt wird. *Mechanische Reizung der Schleimhaut* des unteren Ureters beeinflußt seine Kontraktionen durchaus *nicht*. Ob das gleiche für den oberen Abschnitt und insbesondere für das Nierenbecken gilt, ist fraglich. Dagegen ist *chemischer Schleimhautreiz außerordentlich wirksam*; 60%iger Alkohol in den unteren Ureter verbracht, verdreifacht nahezu die Kontraktionen. Daß sie aber durch Schwankungen der Reaktion des Urins beeinflußt werden sollten, oder daß gar, wie LOHNSTEIN[2]) vermutete, starker Harnsäuregehalt spastische Kontraktionen und dadurch Ureterverschluß bewirken könne, ist wohl höchst unwahrscheinlich; ROEDELIUS[3]) lehnt die letztere Möglichkeit wohl mit Recht ab. Bei der Chromocystoskopie gelingt es häufig, unerwünscht lange Pausen der Uretertätigkeit durch *Druck* auf die Linea marginalis oder durch einen *tiefen Atemzug* oder Hustenstoß zu unterbrechen, auf welche hin meist prompt ein Harnstoß erfolgt. Schließlich glaube ich nachgewiesen zu haben, daß stärkere *Ausdehnung der Blase* die Wassersekretion hemmt (solange die Niere gesund ist), dagegen die *Zahl der Harnleiterkontraktionen steigert*. — Für die Beurteilung gewisser auf beiden Seiten gleichzeitig auftretender Krankheitszustände und für die Stellungnahme zur Frage des renorenalen Reflexes wichtig ist die physiologische Frage, ob es einen uretero-ureteralen Reflex gibt? Sie ist mit aller Bestimmtheit zu verneinen. Wie ich im Tierversuch und am Menschen oft feststellen konnte, läßt stärkste mechanische oder chemische Reizung *eines* Harnleiters die Kontraktionen des *andern* völlig unbeeinflußt. Auch BOEMINGHAUS konnte bei seinen sehr exakten Versuchen am Hund keinen uretero-ureteralen Reflex nachweisen. DESNOS[4]) hält ihn dagegen auf Grund eines Falles von scheinbar kontralateraler Schmerzempfindung für erwiesen; meines Erachtens dürfen wir aber grundlegende Fragen, wie die des kontralateralen Reflexes, nicht auf Grund so schwacher und leicht täuschender, subjektiver Argumente beantworten.

---

[1]) BARRINGER: Folia urol. Bd. II. S. 471. 1908.
[2]) LOHNSTEIN: Ref. Zeitschr. f. Urol. S. 170. 1912.
[3]) ROEDELIUS: Zeitschr. f. urol. Chirurg. Bd. IV. S. 179. 1919.
[4]) DESNOS: Journ. d'urol. Bd. III. H. 6. 1913.

Beeinflussung der Harnleitertätigkeit durch Medikamente. Im Anschluß an die Frage der Ursachen der Harnleiterkontraktionen sei hier gleich die Beeinflussung der Uretertätigkeit durch Medikamente besprochen. Experimentelle Studien hierüber liegen vor von LEWIN und GOLDSCHMIDT[1]) PROTOPOPOW, STERN[1]), ALKSNE und BOULET[2]), welche teils die direkte Wirkung verschiedener Lösungen auf den herausgeschnittenen Ureter, teils die Wirkung intravenös einverleibter Medikamente auf den Ureter lebender Tiere prüften. Es sei gleich bemerkt, daß insbesondere die Versuche am lebenden Tier recht widersprechende Ergebnisse hatten und Nachprüfung verdienen, denn sie wurden bisher unter unphysiologischen Bedingungen (operative Freilegung des Ureters, Narkose) unternommen, während wir heute in der Tierchromocystoskopie[3]) ein Verfahren haben, welches die Beobachtung der Harnleitertätigkeit unter Vermeidung störender Einflüsse ermöglicht. Wir sind also in der Hauptsache auf Schlüsse auf Grund der Analogie zwischen Uretermuskulatur und anderer glatter Muskulatur (Darm und Blase) angewiesen. In Betracht kommen in erster Linie zwei Gruppen: Physostigmin, Pilocarpin und Adrenalin einerseits und Atropin, Papaverin, Kalksalze anderseits. LEWIN und GOLDSCHMIDT[1]) injizierten Tieren große Dosen von Physostigmin; während nun die Därme in die lebhaftesten Bewegungen bis zum Tetanus gerieten, ließ der Ureter nicht den geringsten Einfluß erkennen. Pilocarpin verstärkt nach O. SCHWARZ den Tonus des glattfaserigen Detrusor vesicae bis zur künstlichen Trabekelblase und steigert schon bestehende Übererregbarkeit; nach Beobachtungen des gleichen Autors wirkt Adrenalin auf den Detrusor pilocarpinartig tonisierend. Wir hätten demnach von Pilocarpin und Adrenalin eine erregende Wirkung auf den Ureter zu erwarten. Atropin und Papaverin wirken erfahrungsgemäß krampflösend auf die gesamte glatte Muskulatur des Körpers; erwiesen scheint ferner, daß Kalksalze die Erregbarkeit des animalischen und vegetativen Nervensystems herabsetzen. Demnach ist von den Stoffen der zweiten Gruppe eine erregbarkeits- und krampfmindernde Wirkung auf den Ureter anzunehmen. Für Atropin hat PROTOPOPOW[1]) sie experimentell nachgewiesen. BOULET[2]) dagegen konnte bei seinen Versuchen am überlebenden Ureter des Menschen weder seitens des Atropin noch des Pilocarpin einen merkbaren Einfluß feststellen und fand, ganz im Gegensatz zu der zu erwartenden Wirkung des Kalks, Exzitation und Verstärkung der Kontraktionen durch Chlorcalcium. — Morphium setzt nach meiner Beobachtung für einige Zeit die Wassersekretion herab; daher ist von ihm auch Verringerung der Zahl der Harnstöße zu erwarten. Dagegen beeinflußte bei meinen Tierversuchen Pantopon-Scopolamin die Harnsekretion und auch die Harnleiterimpulse kaum merklich. Ob die Anästhesierung der Ureterschleimhaut mittels Cocain und seiner Ersatzprodukte die Harnleiterkontraktionen beeinflußt, ist nicht experimentell geprüft; ich finde in der Literatur nur die Empfehlung, bei eingeklemmtem Stein neben schlüpfrigmachenden Mitteln (Öl, Glycerin) auch anästhesierende zwecks Lösung des Krampfes in den Ureter zu verbringen. Ebenso fehlen sichere Angaben darüber, ob *lumbale, paravertebrale* oder *Splanchnicus-Anästhesie* die Harnleiterkontraktionen verändert. PROTOPOW will nach Splanchnicusdurchschneidung Aufhören, L. STERN Beschleunigung der Kontraktionen gesehen haben.

---

[1]) BUDGE und die folgenden Autoren: VALENTIN, LUDWIG, MULDER, DONDERS, S. MAYER, LANDOIS-ROSEMANN, SOKOLOFF u. LUCHSINGER, LEWIN u. GOLDSCHMIDT, VULPIAN, SLANSKI ENGELMANN, PROTOPOPOW, L. STERN, siehe bei PFLAUMER: Zeitschr. f. Urol. Bd. XIII. S. 447. 1919.

[2]) BOULET: Compt. rend. des séances de la soc. de biol. 83. H. 18. 1920. Ref. Zeitschr. f. d. ref. Chirurg. Bd. 9. S. 229.

[3]) PFLAUMER: Verwendbarkeit und Technik der Cyst. am Hunde. Münch. med. Wochenschr. 1919.

Bezüglich der Lumbalanästhesie habe ich bei einigen Fällen von Blasentuberkulose den Eindruck gewonnen, daß sie die Uretertätigkeit nicht verändert, zum mindesten nicht aufhebt.

Der Harnstoß. Die durch die Kontraktionswelle des Ureters weitergeschobene Harnportion (Harnspindel) wird normalerweise in Form eines kräftigen Strahls in die Blase ausgestoßen (Harnstoß). Bei der Cystoskopie ist dieser Strahl nur dann sichtbar, wenn er entweder kräftig genug ist, um eine Wellen- oder Wirbelbewegung in der Füllungsflüssigkeit hervorzurufen, oder wenn der Urin genügend Harnfarbstoff enthält, um sich gegen das ungefärbte Medium abzuheben. Die Angabe in einigen Lehrbüchern der Cystoskopie, daß auch der dunkelgelbe Harnstoß sich *nicht* von der Blasenfüllungsflüssigkeit abhebe, trifft auf die Cystoskopie mit moderner, lichtstarker Optik und Metallfadenlampe nicht mehr zu. Bei geringem Gehalt an Harnfarbstoff ist aber auch die normale Ejaculation von Harn aus dem Urterostium ohne besondere Hilfsmittel *oft nicht sichtbar* und der Untersucher muß sich daher *hüten, aus dem Fehlen sichtbarer Harnstöße auf fehlende Ejaculation zu schließen.* Am besten machen wir den Harnstoß sichtbar durch (intravenöse) Einverleibung von Indigocarmin (1 MERK sche Tablette zu 0,01 Indigocarmin in 5 ccm Wasser gelöst), durch welches der Harnstoß, wenn die Niere normal funktioniert, binnen weniger Minuten dunkelblau gefärbt wird. — Eine regelmäßige Begleiterscheinung des normalen Harnstoßes ist die Kontraktion des Ureterostiums. Die in der Literatur immer wiederkehrende Angabe [z. B. bei MARSELLA[1])], diese Retraktion der Uretermündung vollziehe sich *während* des Harnstoßes, ist *nicht zutreffend; während* der Ejaculation öffnet sich die Mündung; *erst unmittelbar nach der Ejaculation erfolgt* eine mehr oder weniger kräftige, kurze Kontraktion des Ureterwulstes, verbunden mit Retraktion des dann geschlossenen Ostiums, aus dem dabei zuweilen noch nachträglich ein Tropfen Harn ausgepufft wird. Der Vorgang ist zu vergleichen mit der terminalen, unter Retraktion des Penis erfolgenden Ejaculation von Urin nach beendeter Miktion oder mit der analogen Retraktion des Afters nach der Defäkation.

Form des Harnstoßes. Die Form des normalen Harnstoßes ist, so sehr auch die Form des Orificium uretericum wechselt, meist die gleiche, nämlich die eines langen Rauchschusses aus enger runder Öffnung. Eine normale Abart ist die *Fächerform*; ihre Kenntnis ist deswegen wichtig, weil in ihr der Harnstoß breit verteilt und daher so dünnschichtig ist, daß tatsächlich schon kräftig blaugefärbter Harn bei der Chromocystoskopie ganz ungefärbt oder kaum sichtbar gebläut erscheinen kann. Gewöhnlich wird aber auch der fächerförmige Harnstoß im letzten Moment kompakter und ist dann gut sichtbar. *Pathologisch* sind 3 Formen, die wir im chromocystoskopischen Protokoll vielleicht zweckmäßig als „Strich", „Puffer" und „Schleicher" bezeichnen. Der feine, aber doch kräftige *Harnstrich* ist gewöhnlich von weit längerer Dauer als der normale Harnstoß; er ist die Folge von (angeborener oder erworbener) Verengerung des Schleimhautsaumes des Ostiums bei erhaltener kräftiger Peristaltik. Ist letztere durch einen der später zu besprechenden Umstände aufgehoben, die Uretermuskulatur aber doch noch zu lokaler Kontraktion fähig, so wird — meist in schneller und unregelmäßiger Folge — ein Teil des Ureterinhalts durch eine kurze Muskelzuckung ausgetrieben in Form des *Harnpuffers*. Es ist der gleiche Vorgang, der beim Rauchen zur Bildung eines Ringes führt; der kurze, wegen der Erschlaffung des Ostiums meist dicke Strahl hat nur geringe Projektionskraft, er ballt sich schnell zusammen und bildet, wenn der Urin spezifisch schwer ist, auch zuweilen einen Ring. Wesentlich verschieden vom

---

[1]) MARSELLA: Zeitschr. f. urol. Chirurg. Bd. XVI. S. 143.

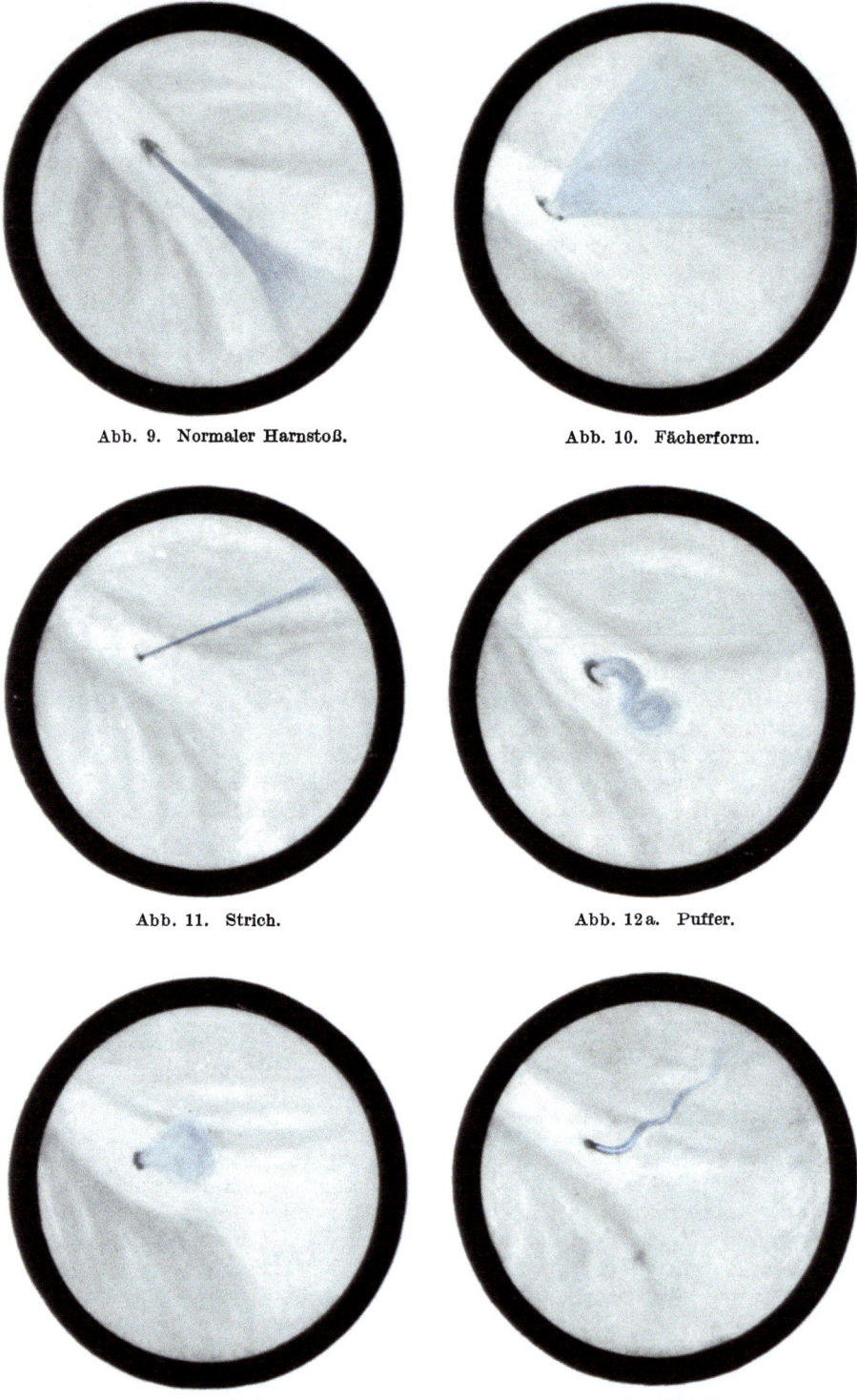

Abb. 9. Normaler Harnstoß.

Abb. 10. Fächerform.

Abb. 11. Strich.

Abb. 12a. Puffer.

Abb. 12b. Puffer.

Abb. 13. Schleicher.

Puffer ist der *Harnschleicher*; ihm fehlt jede Projektionskraft; man hat den
Eindruck, daß hier der Ureterinhalt wirklich nur durch die vis a tergo oder
irgend einen auf den gänzlich gelähmten Ureter wirkenden gelegentlichen Druck
herausbefördert wird. Der Schleicher entfernt sich überhaupt nicht von der
Blasenwand, er senkt sich vom Ostium wegziehend sofort in die Fossa retro-
ureterica (bas fond) oder, wenn das Ostium an der Außenseite des Ureterwulstes
liegt, in die Seitentasche der Blase.

Reichweite des Harnstoßes. Die *Projektionsweite* des Harnstoßes beträgt
zwischen 1 und 3 cm. Da er normalerweise gegen die Mittellinie gerichtet ist,
überschießt er diese meistens und ist dann während der Beobachtung der anderen
Harnleitermündung noch als blaue Wolke sichtbar.

Dauer des Harnstoßes. Die *Dauer* des einzelnen Harnstoßes variiert außerordentlich; wenn sie auch meist 1—2 Sekunden nicht überschreitet, so dürfte doch
ein 5 Sekunden lang andauernder Harnstoß noch als normal zu bezeichnen sein.
Wie wir bei Besprechung der Pathologie sehen werden, beobachtet man nicht
selten *mehrere Minuten lang dauernde Harnstöße* oder gar *kontinuierliches Ausströmen.*

Häufigkeit der Harnstöße. Gewöhnlich stehen Umfang und Dauer der
Harnstöße in umgekehrtem Verhältnis zur *Häufigkeit* derselben. Diese schwankt
individuell und auch beim gleichen Individuum in außerordentlich weiten Grenzen,
so daß es schwer ist, aus der Häufigkeit bzw. Seltenheit der Harnstöße ein
Kriterium für normale oder pathologische Funktion zu gewinnen. Jedenfalls
kann die Angabe, der wir häufig in der Literatur begegnen, daß unter normalen
Verhältnissen 3—6 mal in der Minute ein Harnstoß erfolgt, nur als *obere* Grenze
gelten; denn auch bei normaler Harnmenge und bei Fehlen jeglicher anatomischer
Abnormität des Harnleiters beobachtet man nicht selten während einer halben
Stunde und länger nur alle 1—2 Minuten einen Harnstoß. Ob *noch längere*
Pausen — ich habe oft solche bis 5 und mehr Minuten beobachtet — stets als
Krankheitssymptom anzusehen sind, muß weitere systematische Untersuchung
erweisen. Erwähnt sei noch die Beobachtung, daß häufig eine längere schnelle
Folge von Harnstößen durch eine auffallend lange Ruhepause unterbrochen
wird. Es macht den Eindruck, als ob der Harnleiter zuweilen bei besonders
reger Tätigkeit ermüde.

Verschluß der Harnleitermündung. Es ist wahrscheinlich, daß unter ganz
normalen Verhältnissen dem Blaseninhalt der Eintritt in den Ureter verwehrt
ist. Dabei kann es sich um einen passiven Ventilverschluß oder um einen aktiven
Verschluß durch Muskeltätigkeit handeln. Folgende Faktoren kommen in
Betracht: 1. Der schräge Durchtritt des muskulösen Ureters durch die Blasenwand. Es ist klar, daß der dadurch gegebene passive Ventilverschluß nur zustande kommen kann während das Ureterrohr erschlafft ist, im Moment des
Harnstoßes also keine Gewähr gegen Rückstauung geben kann. 2. Der Umstand,
daß ein nur aus Mucosa und Submucosa bestehendes, mehr oder weniger langes
Endstück des Harnleiters unter der Blasenschleimhaut verläuft, bis es im sog.
Mündungssaum in die Blasenschleimhaut übergeht. Ich glaube, daß wir in
dieser, die eigentliche Rohrmündung überdeckenden schlaffen Schleimhautlippe
den wichtigsten Verschlußfaktor zu erblicken haben. 3. Die das intramurale
Harnleiterrohr umgebende Blasenmuskulatur. Es ist durchaus wahrscheinlich,
daß diese während der Detrusorkontraktion, also gerade dann, wenn Rückstauung des Blaseninhalts in den Ureter zu befürchten ist, den letzteren drosselt
und so den Ventilverschluß sichert. Nach BOEMINGHAUS[1]) verhindert die

---

[1]) BOEMINGHAUS: Zeitschr. f. urol. Chirurg. Bd. XIV. S. 85. 1923.

Umklammerung des Harnleiters durch den Detrusor während der Miktion sogar den Übertritt von Urin aus dem Harnleiter in die Blase; er konnte während der Miktion keine Harnstöße beobachten. 4. Neuerdings beschrieb MARSELLA[1]) (v. LICHTENBERG) eine submuköse Gruppe zirkulärer Muskelfasern, die als Sphincter anzusprechen wäre; ob es sich dabei um ein regelmäßig vorhandenes Gebilde handelt, läßt MARSELLA selbst unentschieden. — Es ist anzunehmen, daß es sich beim Verschluß des Ureterostiums um das Zusammenwirken mehrerer Faktoren mit individuell verschiedenem Überwiegen des einen oder anderen handelt; ebenso verschieden wie das Aussehen des Ostiums bei ganzen Tiergattungen und beim einzelnen Individuum ist, dürfte auch die Art und damit die Sicherheit des Verschlusses sein. Daher ist es nicht zu verwundern, daß auch der Eintritt von Blaseninhalt in den Harnleiter mit seinen eventuellen Folgen bei einem Individuum verhältnismäßig leicht, beim anderen, überhaupt nicht zustande kommt. Hier seien zwei Beobachtungen mitgeteilt, welche die Verschiedenheit des Harnleiterverschlusses auch bei ganz normalen anatomischen Verhältnissen dartun: 1. Es galt lange Zeit für selbstverständlich, daß der im Ureter liegende Katheter *nur* den Harn der betreffenden Niere liefere. Ich konnte mich jedoch häufig davon überzeugen und habe 1921 in einer diesbezüglichen Veröffentlichung[2]) darauf hingewiesen, daß bei manchen Individuen trotz völlig normalen Ostiums aus der im Harnleiter liegenden Sonde kontinuierlich oder periodisch Blaseninhalt abtropft. Besonders leicht ist das der Fall, wenn die Sonde nur wenige Zentimeter hoch eingeführt ist; aber auch bei 25 cm habe ich das Vorkommnis beobachtet. Die Frage wurde später von BOEMINGHAUS[3]) und von PRAETORIUS[4]) nachgeprüft, die zu dem gleichen Ergebnis kamen. Zweifellos handelt es sich hier nicht um Insuffizienz des Ostiums, sondern um Spreizung der dasselbe deckenden Schleimhautlippe durch den Katheter; daß diese aber bei manchen Individuen genügt, um den Blaseninhalt ganz ungehindert in den Ureter eintreten zu lassen, beweist, daß beim einen die Schleimhautlippe allein die Rückstauung verhindert, während beim anderen der schräge ·Durchtritt oder die Umklammerung durch Blasenmuskulatur wirksam ist. 2. An einem Hund mit ganz normalem Ostium konnte ich bei entsprechender Lagerung beobachten, daß eine große Luftblase periodisch in den Harnleiter eingesaugt und in Form einer Menge kleiner Luftperlen wieder ausgestoßen wurde. Im Tierversuch wurde die Möglichkeit des Zurücktretens von Blaseninhalt in die Ureteren unter ganz normalen Verhältnissen nur einmal von v. LICHTENBERG[5]) beobachtet; unter künstlich erzeugten begünstigenden Umständen haben zahlreiche Forscher[6]) (SEMBLINOFF; LEWIN und GOLDSCHMIDT; COURTRADE und GUYON; JACOBELLI; MARKUS) Reflux herbeiführen können, was aber nicht beweist, daß er normalerweise vorkommt. Die Frage ist also noch unentschieden; nur häufige Cystographie normaler Blasen könnte entscheiden, ob auch bei manchen Menschen ohne anatomische Regelwidrigkeit und ohne Zusammentreffen begünstigender Umstände Blaseninhalt in den Ureter zurücktritt. Wenn solche Individuen auch zu gewissen Erkrankungen besonders disponiert wären, so bräuchte die Niere nicht eo ipso Schaden zu

---

[1]) MARSELLA: Zeitschr. f. urol. Chirurg. Bd. XVI. S. 143.

[2]) PFLAUMER: Liefert der Ureterkatheter stets den unvermischten Urin einer Niere? Zentralbl. f. Chirurg. S. 995. 1921.

[3]) BOEMINGHAUS: Zur Frage der Fehlerquellen beim Urinkatheter. Zeitschr. f. Urol. Bd. XV. S. 422. 1921.

[4]) PRAETORIUS: Zeitschr. f. Urol. 1925.

[5]) Nach BARBEY: Zeitschr. f. urol. Chirurg. Bd. 1. S. 570. 1913.

[6]) Literaturnachweis s. ALKSNE u. BARBEY.

leiden, solange sie durch die von HENLE[1]), DISSE[2]) und HAEBLER[3]) beschriebenen Schließmuskeln der Kelche und Papillen gegen die Rückstauung geschützt ist.

Antiperistaltik. Gegenüber der praktisch wichtigen Frage des Ureterverschlusses dürfte die viel erörterte Frage, ob der Ureter normalerweise antiperistaltische Kontraktionen ausführt, von geringerer Bedeutung sein; denn wenn Infektionskeime erst einmal im Ureter sind, so werden sie auch ohne Antiperistaltik ins Nierenbecken gelangen können. Daß am freigelegten Ureter des Tieres und des Menschen durch mechanischen, elektrischen oder chemischen Reiz Antiperistaltik erzeugt werden kann, ist häufig festgestellt worden; dagegen konnten spontane antiperistaltische Wellen von VALENTIN[4]), DONDERS[1]), ENGELMANN, PROTOPOPOW, ALKSNE[5]) unter *normalen* Verhältnissen *nicht* beobachtet werden. Nur LEWIN und GOLDSCHMIDT haben bei ihren oben erwähnten Kaninchenversuchen, sobald Flüssigkeit von der Blase in den unteren Harnleiter eindrang, deutliche Antiperistaltik beobachtet. Sie nehmen an, daß der vom Nierenbecken aus eindringende Harn durch Reizung der nervösen Gebilde des oberen Harnleiters Peristaltik, der von der Blase aus eindringende Harn durch Reizung der nervösen Gebilde des unteren Harnleiters Antiperistaltik veranlasse. Regelmäßig werde aber die antiperistaltische Welle sofort von einer noch kräftigeren peristaltischen Welle abgelöst, welche die ins Nierenbecken getriebene Flüssigkeit wieder in die Blase zurückbefördert. Daß aber das schnelle Aufsteigen der einmal eingedrungenen Flüssigkeit auch durch andere Kräfte bewirkt werden kann, scheinen auch LEWIN und GOLDSCHMIDT angenommen zu haben, denn sie sprechen mehrfach von „Druck- und Saugwirkung" in dem „luftleeren" Ureter. Das Wesentliche ist jedenfalls, daß, wie wir von der Pyelo- und Ureterographie wissen, auf irgendwelche Weise in den unteren Ureter eingedrungene oder mittels des Katheters dorthin verbrachte Flüssigkeit ohne weiteres sofort bis ins Nierenbecken hochsteigt. Das ist so regelmäßig der Fall, daß das Ausbleiben der Nierenbeckenfüllung bei Einlassen der Flüssigkeit in den untersten Ureterabschnitt direkt als unphysiologisch, also als krankhaft zu bezeichnen ist.

Funktionelle Beziehungen zwischen Blase und Ureter. Die funktionellen Beziehungen zwischen Harnleiter und Blase sind vermutlich reger und vielseitiger, als vielfach angenommen wird. Anatomisch begründet sind sie erstens in der gemeinsamen Innervation des Blasenbodens und unteren Harnleiterendes aus dem Plexus vesicalis und zweitens in dem durch den schrägen Durchtritt des Harnleiters gegebenen Ventilverschluß. Gewisse Zustandsänderungen der Blase verändern die Harnleitertätigkeit. Ich konnte nachweisen [was allerdings BOEMINGHAUS[6]) nicht bestätigen konnte], daß beim Hund pralle Füllung der Blase nicht nur Minderung der Wassersekretion, sondern gleichzeitig Vermehrung der Zahl der Harnstöße bewirkt; das ist nur zu erklären durch Annahme eines vesico-renalen und eines vesico-ureteralen Reflexes[7]). Beide Reflexe sind zweckmäßig; denn eine der Überfüllung der Blase proportionale Hemmung der Wassersekretion durch vesico-renalen Reflex läßt dem Organismus Zeit, für die Entleerung der Blase zu sorgen, ohne anderseits zu gänzlichem Stillstand der Nierenarbeit zu führen, während der vesico-ureterale Reflex die Erschwerung des Austritts von Harn aus dem Ureter bei voller Blase durch

---

[1]) HAEBLER: Zeitschr. f. Urol. Bd. XVI. S. 147. 1922.

[2]) WALDEYER: Verhandl. d. anat. Ges. 1892.

[3]) DISSE: Handb. d. Anat. d. Menschen v. v. BARDELEBEN, Bd. VII. S. 92.

[4]) VALENTIN, DONDERS, ENGELMANN, PROTOPOPOW, LEWIN u. GOLDSCHMIDT s. bei PFLAUMER. Bd. XIII. S. 447. 1919.

[5]) ALKSNE: Folia Urol. Bd. I. S. 339. 1907.

[6]) Literaturnachweis s. bei ALKSNE u. BARBEY.

[7]) PFLAUMER: Zeitschr. f. Urol. Bd. XIII. S. 378. 1919.

häufigere Harnstöße kompensiert. Im Gegensatz zu dieser physiologischen Reizung des Ureterostiums oder des intramuralen Ureters läßt andersartiger Reiz, z. B. durch eine gegen das Ostium stoßende oder in ihm liegende Sonde, die Harnleitertätigkeit vollkommen unbeeinflußt; sie geht dabei ungestört weiter. Das bei der Cystoskopie häufig zu beobachtende plötzliche Stocken der Uretertätigkeit kann also sicher nicht etwa, wie KAPSAMMER[1]) dachte, auf den von der Cystoskoplampe ausgehenden Wärme- oder Lichtreiz zurückzuführen sein. Gänzlich verschieden von der Wirkung der Blasendehnung ist die Wirkung der Detrusorkontraktion auf den Harnleiter, wenn die Angabe von BOEMINGHAUS, daß während der Miktion keine Harnstöße erfolgen, allgemeine Gültigkeit hat. Er läßt die Frage offen, ob dies auf vesico-renalen Hemmungsreflex zurückzuführen sei oder auf die Kompression des Harnleiters durch die Blasenmuskulatur.

Ureterkatheterung. Es dürfte zweckmäßig sein, im Anschluß an die normale Physiologie einige Tatsachen zu besprechen, welche bei der Ureterkatheterung häufig auffallen und unter Umständen leicht als krankhafte Erscheinungen aufgefaßt werden. Zunächst stößt die Sonde nicht selten in einem Harnleiter, der bei der Chromocystoskopie durchaus normal funktionierte, auf ein Hindernis. Das ist bei einem so zarten und beweglichen schlauchförmigen Organ nicht zu verwundern und man hüte sich, daraus auf abnorme Verhältnisse, wie Verengerung, Knickung, Steineinklemmung und ähnliches zu schließen, solange nicht durch wiederholte Einführung graduierter Sonden von verschiedenem Kaliber erwiesen ist, daß diese immer wieder in gleicher Höhe aufgehalten werden; meist handelt es sich eben um zufälliges Verfangen des Katheters in einer Schleimhautfalte oder um Hemmung durch lokalen Spasmus. — Häufig vergeht nach Einführung des Katheters in den Harnleiter längere Zeit, bis das periodische Abtropfen von Harn beginnt; allgemein wird dies als Folge reflektorischer Sekretionshemmung durch den Reiz der Sonde gedeutet. Ich glaube nicht an diese reflektorische Anurie, denn ich konnte mich bei der Ureterkatheterung nach Indigoeinspritzung oft überzeugen, daß neben der im Harnleiter liegenden Sonde in ungestörter Folge Harn in die Blase ausgestoßen wurde, während aus der Sonde nichts abtropfte. Das beste Mittel, um das Abtropfen in Gang zu bringen, ist sachtes Ansaugen mittels einer gutgehenden Spritze. — Auch das Gegenteil — auffallend flottes Abtropfen — wird leicht falsch gedeutet, nämlich als reflektorische Polyurie. Ohne die Frage, ob der Reiz der im Harnleiter liegenden Sonde Polyurie erzeugen kann, hier erörtern zu wollen, sei nur auf die schon besprochene Möglichkeit hingewiesen, daß Blaseninhalt neben dem Harnleiterkatheter aufsteigt und durch ihn periodisch oder kontinuierlich abtropft. Man muß also bei jeder Ureterkatheterung an diese Möglichkeit denken, und das Ergebnis immer mit der durch sie gebotenen Vorsicht verwerten oder, wenn der geringste Zweifel besteht, ob aus dem Ureterkatheter der unvermischte Nierenharn abtropft, es durch entsprechende Kontrollmaßnahmen sichern. — Schließlich sei noch erwähnt, daß der durch den Ureterkatheter gewonnene Urin fast regelmäßig Erythrocyten enthält; der Untersucher muß sich dies stets gegenwärtig halten und darf aus dem Erythrocytengehalt nicht ohne weiteres auf krankhafte Hämaturie schließen. Der Erklärung, daß der Katheter Hyperämie der Schleimhaut erzeuge und dann die Erythrocyten durch Diapedese in den Ureter gelangen, kann ich nicht beipflichten. Die einfachste Erklärung ist eben, daß es sich um unvermeidliche oberflächliche Verletzung der zarten Ureterschleimhaut handelt, die aus dem im anatomischen Teil erwähnten Grund besonders zu Blutung neigt. Daraus ergibt sich aber die Folgerung, daß die *Ureterkatheterung keine ganz harmlose Maßnahme* ist.

---

[1]) KAPSAMMER: Nierendiagnostik u. Nierenchirurgie. Wien 1907.

nur auf Grund einer ganz bestimmten Indikation vorgenommen und bei Tuberkulose wegen der Gefahr der Einimpfung — zumal auf der vermutlich gesunden Seite — möglichst vermieden werden soll!

III. Pathologische Physiologie.

Harnverstopfung. Störung der Harnleiterfunktion macht sich nur selten durch Beschleunigung, meist in Form von Verlangsamung oder Aufhebung des Harntransports geltend. v. LICHTENBERG[1]) hat vorgeschlagen, alle mit Erschwerung der Harnentleerung einhergehenden Erkrankungen der Harnwege — analog der Stuhlverstopfung — in dem Begriff der „Harnverstopfung" zusammenzufassen. Ich halte die Einführung der Bezeichnung „Harnverstopfung" und des damit verbundenen Begriffs, der bisher in der ärztlichen Überlegung eine viel zu geringe Rolle spielte, für sehr zweckmäßig; natürlich verstehen wir darunter nicht nur vollkommene Harnverhaltung, also Harnsperre in irgend einem Teil der Harnwege, sondern auch alle Grade mehr oder weniger verlangsamter und erschwerter Entleerung. Wir werden sehen, daß die Harnverstopfung verhältnismäßig häufig auf den *Ureter* zurückzuführen ist („Ureterobstipation" STRASSMANN[2])), und daß die Ursachen der ureteralen Harnverstopfung vielfacher und vielseitiger sind, als den meisten Ärzten geläufig ist. Wir unterscheiden solche allgemeiner Natur (gewisse angeborene Abnormitäten der Harnleiter, Innervationsstörung, Entzündung, Lähmung) und Ursachen lokaler Natur (Verletzung, Verlagerung, Knickung, Kompression, Stenosierung, Divertikel, Insuffizienz des Ostiums). Zum Schluß wird der Folgezustand jeglicher Harnverstopfung, die Erweiterung des Nierenbeckens zu besprechen sein, wobei auch eine bis jetzt noch hypothetische Funktion des Ureters, die Entnahme des Urins aus der Niere, in die Betrachtung einzubeziehen sein wird.

Symptomatologie und Diagnostik. Die *subjektiven Erscheinungen der Uretererkrankungen* unterscheiden sich — außer im Falle ausgesprochener Kolik — oft in keiner Weise von denen seitens anderer Bauchorgane; insbesondere gehören Unbehagen in der Magengegend, Übelkeit und Erbrechen zu den regelmäßigen Begleiterscheinungen der ureteralen Harnverstopfung.

Magen-Darmerscheinungen. Nur allzuselten denkt heute noch der Arzt bei anscheinenden *Magen-Darmbeschwerden* an die Möglichkeit einer Nierenbecken- oder Harnleitererkrankung.

Fieber. Das gleiche gilt von akuter oder chronischer *Temperatursteigerung*, wenn sie nicht von Schmerzen, die auf Nieren oder Harnleiter hinweisen, begleitet ist. Pyelitis im frühesten Kindesalter macht oft als einzige subjektive Erscheinung „schleichendes" Fieber. Aber auch akute Fieberanfälle können u. U. ohne lokale Beschwerden durch ureterale Harnverstopfung hervorgerufen werden.

Vor kurzem erlebte ich folgenden Fall, der aufs eindruckvollste zeigt, daß man bei jedem nicht ohne weiteres erklärlichen Fieber an Niere und Harnleiter denken soll. 40 jährige Frau wird nachts mit hohem Fieber und Erscheinungen akuter Appendicitis eingeliefert und sofort appendektomiert. *Von da ab nicht mehr die geringsten Schmerzen,* wohl aber während 14 Tagen unregelmäßig intermittierendes Fieber, fast täglich bis über 41°; Ikterus läßt an Cholangitis denken. Urin enthält ganz vereinzelte Erythro- und Leukocyten; daher Chromocystoskopie, die *gestörte Ureterfunktion* rechts und verspätete Ausscheidung von Indigo seitens der rechten Niere ergab. Diagnose: Intermittierende Verlegung des Isthmus durch ein kaum schattengebendes Konkrement; Operation bestätigt die Diagnose.

Schmerz. Das wichtigste, von Nierenbecken oder Harnleiter ausgehende subjektive Symptom ist der *Schmerz.* Über das Zustandekommen desselben

---

[1]) v. LICHTENBERG: Zeitschr. f. Urol. Bd. 18. S. 586. 1924.
[2]) STRASSMANN: Zeitschr. f. Urol. Bd. 18. S. 624. 1924.

wissen wir nichts Bestimmtes, weil uns die Grundlage, sichere Kenntnis über die Sensibilität des Harnleiters (und der Niere) in normalem und krankhaftem Zustand, fehlt.

Sensibilität des Ureters. Ich habe der Sensibilität des Harnleiters bei Tier und Mensch möglichste Aufmerksamkeit gewidmet und konnte folgendes feststellen: Die Ureter*schleimhaut* ist für mechanischen und chemischen Reiz *unempfindlich*, dagegen sind die *tieferen Schichten* empfindlich. Dem entspricht, daß vorsichtiges Hochführen einer Uretersonde normalerweise überhaupt nicht empfunden wird, ebensowenig Einbringen reizender Flüssigkeiten wie Argentum nitricum oder Alkohol, obwohl der Ureter darauf sofort mit vermehrter Kontraktion antwortet. Anders verhält sich der *entzündete* Ureter; er ist auch für jeden Schleimhautreiz äußerst empfindlich. Verursacht dem Kranken der Harnleiterkatheter Schmerz, so hat er entweder eine kranke, entzündete Stelle getroffen oder es ist durch das Arbeiten des Harnleiters (Verkürzung, Schlängelung, fortschreitender Kontraktionsring) an der Katheterspitze zu einer nicht ganz oberflächlichen Verletzung der Ureterwandung gekommen. Solche Zufälle sind meist von länger dauernder Kolik und Hämaturie gefolgt — ein glücklicherweise seltenes Ereignis, das aber auch bei vorsichtigster Katheterung doch hin und wieder vorkommt. Plötzliche Dehnung des Nierenbeckens oder Harnleiters verursacht Schmerz. Wenn man vor Füllung des Nierenbeckens bei der Pyelographie den Kranken anweist, jede Schmerzempfindung sofort zu melden, so lokalisiert er den Schmerz nach meiner Erfahrung regelmäßig zunächst nicht in die Nierengegend, sondern oberhalb des Leistenbandes; erst stärkere Füllung verursacht Schmerz in der Nierengegend und Lende. Dieser „Retentionsschmerz" hat einen ganz bestimmten Charakter, so daß wir ihn nach v. Lichtenberg[1]) differentialdiagnostisch verwerten können. Wenn über den Ursprung von Schmerzen in Oberbauch, Lende oder Rücken Zweifel bestehen, kann ein intelligenter Kranker oft mit Bestimmtheit angeben, ob Ort und Charakter des versuchsweise erzeugten Nierenbecken-Retentionsschmerzes mit seinem Spontanschmerz identisch ist oder nicht. Bei der *Nieren- und Ureterkolik* handelt es sich aber sicher nicht *nur* um einen Retentionsschmerz; es ist vielmehr anzunehmen, daß die Harnstauung nur solange schmerzt, als der Ureter sie durch vermehrte Arbeit zu überwinden sucht. Bei Überdehnung tritt schnell Atonie ein und damit schwindet auch der Schmerz trotz zunehmender Stauung und Dehnung. Daher beweist auch das Aufhören der Schmerzen bei Ureterstein durchaus nicht, daß die Harnpassage frei geworden ist. — Die Gegend der Schmerzen gestattet keine sichere Lokalisation der Schmerzursache; nicht selten verursacht ein im Beckenteil des Ureters steckender Stein lediglich ausgesprochene Nierenkoliken ohne die geringsten Schmerzen im Unterleib. Daher die strenge Regel, daß man sich bei Steinverdacht niemals auf die Photographie der Schmerzgegend beschränken darf, vielmehr das ganze Harnsystem röntgen soll. — *Transposition* des Schmerzes, d. h. Schmerz auf der gesunden und Schmerzfreiheit auf der kranken Seite, finden sich in der Literatur mehrfach erwähnt; ich stehe dieser Beobachtung sehr skeptisch gegenüber und vermute, daß ihr leicht eine unvollständige Diagnose zugrunde liegen kann.

Wir erlebten folgenden Fall: Heftigste *rechts*seitige Nierenkoliken; wohlgelungene Bilder des ganzen Harnsystems zeigen nur *links*seitigen kleinen Kelchstein; also *scheinbar Transposition des Schmerzes*. Chromocystoskopie ergibt aber fast normale Indigoausscheidung auf der Steinseite, schlechte Ausscheidung auf der Schmerzseite. Darauf Pyelographie, die auf letzterer eine hühnereigroße Hydronephrose aufdeckt.

*Druckschmerz*haftigkeit des Ureters wird häufig festgestellt, ist aber ein ganz unsicheres Krankheitszeichen. Der Ureter ist der Palpation größtenteils

---

[1]) v. Lichtenberg: Therapeut. Monatsh. Bd. 26. S. 407. 1912.

nur von vorn zugängig, wo er von häufig druckempfindlichen Organen überlagert ist. Im übrigen hat auch wirkliche Druckschmerzhaftigkeit des Ureters keinen Wert für die Lokalisation der Erkrankung. ISRAEL[1]) äußert sich hierzu folgendermaßen: „Der bloße Nachweis eines ausgesprochenen Druckschmerzpunktes im Verlaufe des Ureters ist ein ganz unsicheres Zeichen, welches auch bei Nierensteinen gefunden werden kann, ohne daß ein Konkrement im Ureter steckt. Auch bei Deutung palpabler Härten, welche durch Vaginal- oder Rectaluntersuchung am Harnleiter wahrnehmbar sind, muß man recht vorsichtig sein."

Atonie des Ureters. Die wichtigsten *objektiven Anzeichen* gestörter Ureterfunktion sind bedingt durch *Atonie* des Harnleiters. Unter diesem zuerst von ISRAEL eingeführten Namen und Begriff verstehen wir den *Zustand verminderter oder vollkommen aufgehobener Kontraktionsfähigkeit* der ganzen Harnleiterwandung oder auch nur eines kleinen Teiles derselben. Atonie führt meist über kurz oder lang zu Erweiterung des Ureterlumens; umgekehrt wird aber auch primäre Dilatation, wenn sie nicht mit Hypertrophie der Muskulatur einhergeht, zu sekundärer Atonie führen. Leider werden neuerdings in der Literatur zuweilen „Atonie" und „Dilatation" als Synonyma gebraucht, was leicht zu Verwechslung von Ursache und Wirkung führt. Die ersten, grundlegenden Studien über das Zustandekommen und die Erkennung atonischer Zustände der Harnleiter stammen von ALKSNE[2]) aus der Klinik des russischen Chirurgen FEDOROW. ALKSNE stellte zunächst experimentell fest, daß *partielle Durchtrennung der Ureterwand* die Funktion des caudalen Stückes schwer beeinträchtigt; *die peristaltische Welle überschreitet die verletzte Stelle nicht*, wenn auch nur ein Drittel des Umfanges durchtrennt ist; es kommt dann nur zu Zerrung an der Verletzungsstelle. *Die gleiche Wirkung hat Ersatz der Muskulatur durch Bindegewebe*; so überschreitet die peristaltische Welle den nach zirkulärer Naht des durchschnittenen Ureters entstandenen Narbenring nicht. Nach ALKSNE genügt aber auch *teilweise Verengerung ohne Schädigung der Wandelemente*, z. B. durch unvollständige Ligatur, um einen atonischen Ring zu erzeugen; *die verengte Stelle hält einen Teil der peristaltischen Wellen auf*, nur jede 2. bis 4. Kontraktionswelle überschreitet sie. Ein interessantes Versuchsergebnis teilten WISLOCKI und O'CONOR[3]) mit: Sie verbrachten in den Hundeureter Glasperlen; blieben diese im unteren Ureter stecken, so überschritten die peristaltischen Wellen das Hindernis nicht. Da ich häufig bei Ureterstein, wenn er nicht zu Atonie geführt hatte, normale Harnstöße feststellen konnte, bedarf die Mitteilung WISLOCKIS der Nachprüfung. ALKSNE nimmt an, daß Verengerung durch peritoneale Verwachsungen oder Abknickungen des Ureters dieselbe Wirkung haben wie die direkte Verengerung. Neuerdings ist allerdings PENFIELD[4]) zu einem abweichenden Ergebnis gelangt; er erzeugte Verengerung durch Anlegen eines Gummibandes um den Ureter oberhalb der Blase; die Folge war nur Hypertrophie der Ureterwand, Hydroureter und Hydronephrose, während die Peristaltik unbeeinflußt blieb. — Außer der Kontinuitätstrennung und dem mehr oder weniger ausgedehnten Ersatz der Muskulatur durch Bindegewebe kommt nach WOSKREZSENSKY[5]) als Ursache der Ureteratonie die Muskelparese nach Zerschmetterung der zuführenden Nervenstränge und Ganglien in Betracht.

Symptome der Atonie. Die cystoskopisch wahrnehmbaren Erscheinungen der Atonie sind die gleichen, mag letztere nun durch Bindegewebsersatz, Verengerung oder Parese bedingt sein. *Der Harn wird in selteneren, längerdauernden*

[1]) ISRAEL, J.: Chirur. Klinik d. Nierenkrankheiten. S. 575. 1901.
[2]) ALKSNE: Folia urol. Bd. I. S. 349. 1907.
[3]) WISLOCKI und O'CONOR: Ref. Zeitschr. f. urol. Chirurg. Bd. 7. S. 17. 1921.
[4]) PENFIELD: Ref. Zeitschr. f. d. ges. Chirurg. u. ihre Grenzgeb. Bd. 13. S. 330. 1921.
[5]) WOSKRESZENSKY: Zeitschr. f. Urol. Bd. XV. S. 120. 1921.

Stößen oder in Puffern in die Blase entleert; bei vollständiger Atonie, also *Lähmung des ganzen Ureters beobachtet man kontinuierliches Aussickern eines feinen Harnstroms bei gänzlichem Fehlen periodischer Harnstöße.* Ist die Atonie Folge von Erweiterung des Organs oder hat umgekehrt die Atonie ihrerseits schon zu der über kurz oder lang stets eintretenden Erweiterung geführt, so kommen zu den Symptomen der Atonie noch die der Dilatation. Bei dieser ist der Harnleiter dauernd gefüllt. Betrifft die Brweiterung den ganzen Harnleiter, so ist cystoskopisch *bei jedesmaligem Druck auf die Uretergegend sofortiges Ausströmen von Urin in die Blase* zu beobachten (nicht zu verwechseln mit der Anregung von im übrigen normalen Harnstößen durch Druck, Husten oder tiefen Atemzug).

Hypertonie. Weniger ist über erhöhte Reizbarkeit, Hypertonie, bekannt. Sie äußert sich in *häufigeren und verstärkten Kontraktionen,* eventuell in zeitweisem *Spasmus.* Wir werden ihr bei Besprechung der Entzündung und der Wanderniere begegnen.

Diagnostik. Nachdem wir die Symptome gestörter Uretertätigkeit kennen gelernt haben, ist über die Mittel zu ihrer Erkennung wenig hinzuzufügen. Das souveräne Hilfsmittel ist die in jedem Falle ungeklärter Fieberzustände, Bauchbeschwerden, Kreuzschmerzen, Miktionsstörungen usw. angezeigte *Chromocystoskopie* nach Einverleibung von Indigocarmin. Die Blaufärbung des Harns soll hier weniger der Prüfung der Nierenfunktion dienen, sondern in erster Linie der direkten Beobachtung der Ureterfunktion. Wenig ausgesprochene Anfangsstadien der Funktionsstörung können wir aber nur erkennen, wenn wir die Chromocystoskopie äußerst exakt gestalten[1]) (intravenöse Injektion, Stoppuhr, Protokollierung aller Einzelheiten durch einen Gehilfen usw.). Wesentlich gefördert würde die Sicherheit der Erkennung der gestörten Ureterfunktion durch Konstruktion eines Cystoskops mit einem Bildwinkel, welcher die *gleichzeitige vergleichende Beobachtung beider Ostien* ermöglicht; für die Frau wenigstens wäre ein solches Instrument wohl leicht herzustellen[3]). — Zu betonen ist der kapriziöse Charakter des Ureters, der anscheinende Abweichungen von der Norm bezüglich der Pausen, des Umfangs, der Kraft und der Farbstoffkonzentration der Harnstöße *nur dann als wirklich krankhaft* zu bezeichnen gestattet, wenn sie sich bei *wiederholter Untersuchung* als *ständige Erscheinung* erwiesen haben. Im Vergleich zur Chromocystoskopie gibt uns die bei Vermutung einer ureteralen Harnverstopfung scheinbar sehr naheliegende *Ureterk atheterung* wenige Aufschlüsse; sie dient der gesonderten Harnentnahme, ist aber kein Mittel zur Prüfung der Ureterfunktion. Ununterbrochene Tropfenfolge kann u. U. einen Folgezustand der Funktionsstörung, die Stauung, anzeigen; man halte sich aber gegenwärtig, daß das Symptom leicht durch Polyurie oder Reflux vorgetäuscht werden kann. Jedenfalls darf die Ureterkatheterung nicht verfrüht vorgenommen werden, also nie vor vollständiger Erledigung der Chromocystoskopie, weil auch vorsichtigste Katheterung das Aussehen des Ostiums und die Harnstöße (z. B. durch Entleerung des gestauten Organs) für längere Zeit verändern kann. Die Ureterkatheterung darf bei Vermutung einer Harnleiterfunktionsstörung auch nicht vorgenommen werden, wenn der Untersucher nicht in der Lage und darauf vorbereitet ist, mit der Katheterung sofort die *Pyelographie und Ureterographie* zu verbinden, welche nicht nur den Folgezustand jeder ureteralen Harnverstopfung, die Erweiterung des Nierenbeckens, aufdeckt, sondern oft auch über ihre Ursache im Harnleiter aufklärt. Bei der Pyelographie widme man besondere Aufmerksamkeit sowohl der Form und

---

[1]) PFLAUMER: Exakte Chromocystoskopie. Zeitschr. f. urol. Chir. Bd. X. S. 245. 1922.
[2]) v. LICHTENBERG: Therapeut. Monatsh. Bd. 26. S. 407. 1912.
[3]) Wird nunmehr von der Firma GEORG WOLF, Berlin, Karlstraße 18, geliefert.

Lage des Harnleiters, als auch der Möglichkeit bzw. Unmöglichkeit, ihn von oben [Klappensymptom v. LICHTENBERGS[2])] und von unten zu füllen. Die Betrachtung des kontrastgefüllten Harnleiters und Nierenbeckens vor dem Röntgenschirm (*Ureteroskopie*) hat sich in Deutschland nicht eingebürgert.

Krankheitsformen mit Störung der Uretertätigkeit.

Angeborene Abnormitäten. Die *angeborenen Abnormitäten der Harnleiter* sind funktionell von Wichtigkeit, weil die anatomische Abnormität erfahrungsgemäß häufig mit einer Funktionsstörung einhergeht. Als Grund dessen nehmen manche Autoren angeborene Minderwertigkeit oder Funktionsschwäche an, also angeborene Atonie. Jedenfalls ist bei Deformitäten mit Erweiterung des Ureters oft schwer zu entscheiden, ob die letztere primär oder sekundär ist. Daß es angeborene primäre Dilatation des Ureters gibt, ist den meisten Autoren nicht zweifelhaft. GAUDINO[1]) erklärt das Zustandekommen dieser Mißbildung dadurch, daß die Harnleiter bis zum 5. Monat ein verhältnismäßig sehr großes Kaliber haben, dessen Persistenz infolge irgend einer Störung der normalen Entwicklung die angeborene Ureterweiterung ergibt.

Doppelureter. Häufiger als angeborene Dilatation ist *Doppelbildung des Ureters*; sie ist inkomplett, wenn 2 aus einem oder häufiger aus 2 getrennten Nierenbecken kommende Harnleiter sich mehr oder weniger nahe der Blase vereinigen und dann in einem gemeinschaftlichen Ostium münden (*Uretergabelung*); komplett, wenn auf einer Seite oder beiderseits 2 vollständig getrennte Harnleiter vorhanden sind, denen dann meist auch 2 Nierenbecken entsprechen. Regel ist, daß der aus dem oberen Becken kommende Ureter weiter medial und caudal (nicht selten sogar außerhalb des Blasenschließmuskels) mündet, während der aus dem unteren Nierenbecken kommende Ureter höher und mehr lateral mündet als der erstere.

Ureterkreuzung. Eine Störung des Harnabflusses tritt auch leicht ein, wenn ein Harnleiter die Mittellinie überschreitet und auf der seiner Niere entgegengesetzten Seite in die Blase mündet (*Ureterkreuzung*); in diesem Falle liegen also beide Nieren auf einer Seite und sind dann meist zu einer Kuchen- oder sonstigen Doppelnierenform verschmolzen. — Uretergabelung und -kreuzung geben leicht Anlaß zu verhängnisvollen diagnostischen Irrtümern, wenn der Untersucher nicht an die Möglichkeit ihres Vorliegens denkt. Was sie immer argwöhnen läßt, ist ausgesprochene Unstimmigkeit zwischen dem Ergebnis der Anamnese und klinischen Untersuchung einerseits und dem der Chromocystoskopie und Ureterkatheterung anderseits, oder auch scheinbar unerklärlicher Wechsel in dem Ergebnis der beiden letzteren Untersuchungsmethoden. Bei Gabelung wird die Sonde, je nachdem sie in den zum gesunden oder in den zum kranken Teil der Niere führenden Ast eingedrungen ist, normalen oder krankhaften Urin zutage fördern; bei Kreuzung weisen Anamnese und Palpation auf Erkrankung einer Seite hin, während Eiterharn oder fehlende Indigoausscheidung auf Erkrankung der anderen schließen lassen.

Wir haben vor kurzem in folgendem Fall die Diagnose schon vor der Pyelographie gestellt: Frau mit Eiterharn, schmerzhafter Resistenz in *linker* Bauchseite, *linksseitigen* Koliken; chromocystoskopisch *rechts* fehlende Indigoausscheidung, Ureterkatheter fördert *rechts* eiterhaltigen, *links* normalen Harn zutage; die Diagnose „Ureterkreuzung von rechtem Ostium zu linksseitiger Doppelniere" wurde durch die Pyelographie bestätigt.

Innervationsstörungen. In merkwürdigem Gegensatz zu der großen Anzahl von Veröffentlichungen zur Frage der Innervation der Harnleiter steht die Tatsache, daß in der Literatur Studien oder klinische Beobachtungen über die

---

[1]) GAUDINO: Ref. Zeitschr. f. d. ges. Chirurg. u. ihre Grenzgeb. Bd. 21. S. 270. 1923.

Beeinflussung der Harnleitertätigkeit durch Schädigung des zentralen oder peripheren Nervensystems bis vor kurzem [LAURIE[1]), GOTTSTEIN[2])] fehlten
Es ist bekannt, daß Rückenmarksverletzungen häufig zu schneller Bildung von Nierenbecken- oder Kelchsteinen führen. Wenn dabei auch die Blasenlähmung mit Retention, Inkontinenz und aufsteigender Infektion eine ursächliche Rolle spielt, so wird die Steinbildung durch diese Faktoren doch nicht restlos erklärt, denn bei peripher bedingter Ischuria paradoxa mit sekundärer Pyelitis wird sie nicht beobachtet. Es erscheint nicht unwahrscheinlich, daß die Querschnittslähmung des Rückenmarks die Tätigkeit der Kelche, des Beckens und vielleicht des ganzen Ureters beeinträchtigt.

Lumbalanästhesie. Bezüglich der *Lumbalanästhesie* konnte ich mich bei zahlreichen, wegen Blasentuberkulose nur mit ihrer Hilfe möglichen Chromocystoskopien überzeugen, daß *tiefe* Einspritzung die Harnleitertätigkeit nicht verändert; es wäre noch festzustellen, ob auch die *hohe* Einspritzung nach JONNESCU die Harnstöße unverändert erfolgen läßt? Diesbezügliche Versuche würden gleichzeitig die Frage beantworten, ob die Uretertätigkeit nur durch die in seiner Wandung gelegenen nervösen Elemente geregelt oder auch zentral beeinflußt wird.

Entzündung. Ureteritis. Die wichtigste Ursache von Funktionsstörungen und Zustandsänderungen der Harnleiter ist zweifellos die *Entzündung*. Beobachtungen, ob Entzündung der *Schleimhaut* des Nierenbeckens oder des Harnleiters — Pyelitis und Ureteritis — zunächst eine erhöhte Reizbarkeit verursacht, die sich in häufigeren Harnstößen oder vielleicht sogar gelegentlich in schmerzhaften Ureterkrämpfen äußern müßte, fehlen noch; nach den gleich zu besprechenden Versuchsergebnissen von PRIMBS ist dies aber wahrscheinlich. Von der entzündlichen Schleimhautschwellung könnte man ferner — nach Analogie der Papilla Vateri — gelegentlich akuten Verschluß des Harnleiterostiums erwarten; es scheint aber dazu solchem niemals zu kommen, denn ich konnte auch bei schwerster ödematöser Schwellung der Ureterpapille *niemals akuten Verschluß* derselben finden und erinnere mich auch nicht, von einem solchen gelesen zu haben. Dagegen kann chronische proliferierende Entzündung an irgend einem Punkt im Verlauf des Ureters zur Ausbildung einer Verengerung führen; am häufigsten finden sich solche entzündliche Stenosen am Ostium. Wie in der Harnröhre bildet sich oberhalb der Verengerung eine *retrostrikturale Erweiterung* aus. — Entzündliche Infiltration der *Muskelschicht* bewirkt Verlust der Elastizität der Wandung, der sich funktionell als *Atonie* geltend macht, anatomisch *Dilatation* zur Folge hat.

Periureteritis. Häufiger als zur Ausbildung eines inneren, in der Wandung des Ureters gelegenen Passagehindernisses kommt es infolge *periureteraler* Entzündung zu wegstörender Verlagerung, Knickung, Verlötung mit Nachbarorganen. A. BLOCH[3]) hat vor kurzem darauf aufmerksam gemacht, daß akute Peripyelitis als Folge von Pyelitis durch entzündliche Verwachsungen zwischen oberem Harnleiter und dem benachbarten Nierenbecken oder unteren Nierenpol ein Abflußhindernis schaffen kann. BLOCH erblickt in dem genannten Folgezustand der Pyelitis den Grund hartnäckigen Rezidivierens und somit eine Indikation zur Operation (*Ureterolyse*). Häufig geht die Periureteritis von Entzündung benachbarter Organe aus — Appendix, Beckenbindegewebe, Parametrium, Ovarium, Samenblasen; PULIDO MARTIN[4]) glaubt, daß die häufig latente und unerkannte Spermatocystitis leicht Stauung im Harnleiter bedinge und rät, an diese und ähnliche Möglichkeiten bei allen schwer erklärlichen

---

[1]) LAURIE: Journ. of urol. Vol. 8. p. 491. 1922.
[2]) GOTTSTEIN: Zentralbl. f. Chirurg. S. 1000. 1922.
[3]) BLOCH: Zeitschr. f. urol. Chirurg. Bd. 12. S. 239. 1923.
[4]) PULIDO MARTIN: Rev. española de urol. Bd. 25. 1923.

Rücken- und Kreuzschmerzen zu denken. Harnleiter, deren Durchgängigkeit oder Beweglichkeit durch periureteritische Prozesse dauernd beeinträchtigt ist, zeigen im Röntgenbild statt des schön geschwungenen, gleichmäßig kalibrierten pelvinen Abschnitts einen eckigen, verzerrten Verlauf und wechselnde Dicke.

Toxische Lähmung des Harnleiters. Besondere Besprechung erheischt eine von v. LICHTENBERG[1]) angenommene entzündliche Ursache ureteraler Harnverstopfung, die *toxische Lähmung*. v. LICHTENBERG glaubt, schon im Anfangsstadium der Pyelitis häufig Harnstauung nachweisen zu können, auch wenn anatomische Gründe für eine solche auszuschließen sind; er faßt daher diese Funktionsstörung als Vergiftung der *nervösen oder contractilen Elemente des Ureters durch Bakterientoxine* auf. Die experimentelle Stütze dieser Auffassung bilden die auf v. LICHTENBERGS Veranlassung von PRIMBS[2]) am überlebenden Meerschweinchenureter mit Kolibacillen und Staphylokokken angestellten Versuche; es ergab sich als Wirkung der *stark verdünnten Toxine Reizung* des Harnleiters zu häufigen Kontraktionen bis zum Ureterkrampf; bei Anwendung *konzentrierter Toxinlösungen* — nach vorübergehender Erregung — *Lähmung der Ureterfunktion*. Die Frage, ob v. LICHTENBERGS Annahme einer toxischen Nierenbecken- und Ureterlähmung und die sie stützenden Versuchsergebnisse PRIMBS' für die Pathologie der Pyelitis und ihrer Folgezustände beim Menschen zutreffen, ist wegen ihrer großen Bedeutung für das Zustandekommen sekundärer Krankheitszustände und für die Behandlung der Pyelitis wichtig genug, um zur Nachprüfung der wohl noch nicht völlig erwiesenen „toxischen Lähmung" am Menschen zu ermuntern; das Ergebnis wird auch für die Frage der ebenfalls noch unbewiesenen [HOTZ[3]), ROST[4])] „toxischen Darmlähmung" von Wichtigkeit sein. Ein geeignetes Mittel zur Prüfung erblicke ich in Anwendung der exakten Chromocystoskopie *in allen Fällen beginnender Pyelitis*; gegebenenfalls müßte sie regelmäßig die Anzeichen gestörter Ureterfunktion zeigen, also im Stadium der toxischen Erregung Vermehrung, im Stadium der Lähmung Verminderung und Verlängerung der Harnstöße bis zu kontinuierlichem Aussickern des Urins aus dem Harnleiterostium. — Die Möglichkeiten entzündlicher Störung der Uretertätigkeit sind damit lange nicht erschöpfend abgehandelt; wir werden der Entzündung noch häufig als komplizierendem Faktor bei den nunmehr zu besprechenden *lokalen Störungen* der Harnleitertätigkeit begegnen.

Verletzungen. Was die offenen und subcutanen *Verletzungen* der Harnleiter betrifft, kann ich mich bei der Seltenheit von Veröffentlichungen über solche — auch während des Krieges — des Gedankens nicht erwehren, daß sie öfter vorkommen als sie diagnostiziert werden; da meist gleichzeitig andere Bauchorgane verletzt sind, stehen die Erscheinungen von seiten dieser im Vordergrund, während an Ureterverletzung nur gedacht wird, wenn Harn durch die Wunde austritt, oder der Urin blutig ist; beide Symptome können aber fehlen oder so unauffällig sein, daß sie nur bemerkt werden, wenn man nach ihnen fahndet. Jedenfalls empfiehlt es sich, bei Bauchverletzungen der Möglichkeit einer Ureterverletzung Rechnung zu tragen, den Harn auf Erythrocyten zu untersuchen und im Falle positiven Befundes nicht mit der Anwendung der einschlägigen Untersuchungsmethoden zu zögern. Im Falle *völliger Durchtrennung* wird die Chromocystoskopie Leerkontraktionen, bei *teilweiser Durchtrennung* kraftlose Puffer in unregelmäßiger Folge ergeben. Unvollständige,

---

[1]) v. LICHTENBERG: Ther. Monatsh. Bd. 26. 1912.
[2]) PRIMBS: Zeitschr. f. urol. Chirurg. Bd. I. S. 600. 1913.
[3]) HOTZ: Mitt. a. d. Grenzgeb. d. Med. u. Chir. Bd. 20.
[4]) ROST: Pathol. Physiol. d. Chirurg. S. 298. 1920.

d. h. die Wandung nicht durchsetzende Zerreißung des Harnleiters macht sich
u. U. erst lange nach dem Unfall durch die Erscheinungen der sekundären Verengerung bemerkbar [Fälle von Pleschner[1]), Mohr[2]), Szenes[3])]. Eine größere
Rolle spielt die *operative* Verletzung der Harnleiter, die insbesondere bei gynäkologischen Operationen keine Seltenheit ist (vollständige oder unvolständige
Durchtrennung; Einbeziehung in eine Naht oder Ligatur), ferner die Verletzung
des untersten Ureterabschnitts bei schwerer Geburt, sei es durch den Druck
des kindlichen Kopfes, sei es durch geburtshilfliche Maßnahmen. In funktioneller
Hinsicht haben sie gemeinsam, daß die Verletzung häufig tagelang keine Erscheinungen macht, sich erst nach Tagen oder Wochen eine Fistel ausbildet.
Das ist nicht verwunderlich, wenn es sich zunächst nur um eine Gewebsschädi-
gung handelt, die erst allmählich zu Nekrose und damit zur Ausbildung einer
Fistel führt. Daß aber auch primäre Durchtrennung sowie vollständiger Verschluß gelegentlich einige Zeit unbemerkt bleiben kann, hat seinen Grund
wohl sicher in mehr oder weniger langdauernder Anurie der betreffenden Niere
infolge uretero-renalen Reflexes. Zum Kapitel der operativen Verletzungen
gehört auch die weitgehende Auslösung, die Skelettierung des Ureters. Nach
Albarran[4]) ist Nekrose des isolierten Ureters nicht zu befürchten, wenn nur
die oben aus den Nierengefäßen und die unten aus der Arteria hypogastrica
bzw. ihren Ästen (Arteria vesicalis) zum Ureter tretenden Arterien unverletzt
bleiben. Ob die nach gynäkologischen Operationen, bei denen der Ureter freigelegt wurde, nicht selten auftretenden Ureterfisteln nur der Skelettierung
oder anderen schädigenden Faktoren zur Last zu legen sind, wird stets schwer
zu entscheiden sein. Erfreulicherweise heilen solche Ureterfisteln fast regelmäßig spontan, und die Schule Wertheims zieht deshalb auch weitgehende
Auslösung der primären Resektion vor [Weibel[5])]. Nach den Beobachtungen
von Stewart und Barbes[6]) wäre ferner *Lähmung des Ureters* als Folge der
Auslösung zu befürchten. Nach Boeminghaus[7]) ist aber vermutlich auch diese
Befürchtung grundlos, weil die Versuche verschiedener Autoren am überlebenden
Ureter seine Selbständigkeit im Sinne einer physiologischen Organbewegung
erwiesen haben; er selbst überzeugte sich, daß Entnervung der Niere, bei
welcher der Plexus renalis samt seinen das Becken und den oberen Ureter
versorgenden Ästen zerstört wurde, weder Atonie des Ureters noch Hydronephrose im Gefolge hatte.

Behandlung der Ureterverletzungen. Die *Behandlung* der Ureterverletzungen
soll hier nur vom Gesichtspunkt der Funktion aus kurz erörtert werden. Bezüglich der *Ureternaht* ist zu betonen, daß die Heilung weniger durch den exakten
Verschluß gewährleistet wird als durch die Sicherheit, daß unterhalb der Nahtstelle kein Passagehindernis besteht. Ist diese Sicherheit gegeben, so heilt
jede Nierenbecken- und Ureterwunde — meist in überraschend kurzer Zeit —
spontan auch ohne Naht, sofern nur die Kontinuität des Ureters erhalten ist.
Ob und in welchem Grade nach Heilung einer Ureterwunde sich eine Verengerung
oder Funktionsstörung durch Atonie ausbildet, muß die chromocystoskopische
Kontrolle nach der jetzt ja nicht mehr seltenen Ureterotomie erweisen. Von den
vielen zur Naht des ganz durchtrennten Ureters angegebenen Methoden dürfte
meines Erachtens diejenige den besten funktionellen Enderfolg versprechen,
welche Harninfiltration und Entzündung im Operationsgebiet am besten

---

[1]) Pleschner: 5. Kongr. d. Dtsch. Ges. f. Urol. 1922.
[2]) Mohr: Monatsschr. f. Unfallheilk. Bd. 14. 1907.
[3]) Szenes: Zeitschr. f. Urol. Bd. 17. S. 488. 1923.
[4]) Albarran: Méd. opérat. des voies urin. p. 395. 1909.
[5]) Weibel: Zeitschr. f. gyn. Urol. Bd. IV. 1913.
[6]) Stewart u. Barbes: s. Rost: Pathol. Phys. d. Chirurg. S. 359.
[7]) Boeminghaus: Zeitschr. f. urol. Chir. Bd. 14. S. 77. 1923.

vermeidet; das dürfte die Invaginationsmethode von FORSELL[1]) sein. Bei Durchtrennung im untersten Ureterabschnitt hat der Chirurg zwischen der zirkulären Naht und der Einpflanzung des oralen Stumpfes in die Blase (Uretero-Cysto-Neostomie) zu wählen. Bei der ersteren bleibt der normale Verschluß gegen die Blase erhalten, dagegen ist Atonie zu befürchten; bei der letzteren fällt der Verschluß weg, dagegen kommt Atonie nicht in Betracht; die Gefahr der Verengerung ist bei beiden Verfahren wohl gleich groß. Ist ein so großes Stück des unteren Ureters verloren gegangen, daß Einpflanzung in die Blase nicht mehr möglich ist, so kommen 3 Methoden in Betracht: 1. Die Transplantation des verletzten Ureters in den anderen Ureter oder in den Darm. Man kann nur STOECKEL[2]) völlig beipflichten, der beides verwirft; die erstere, weil sie in hohem Grade die zweite Niere gefährdet; die Einpflanzung in den Darm, weil sie ausnahmslos von schwerer Pyelonephritis gefolgt ist. Daran dürfte auch die von KENNEDY[3]) vorgeschlagene Einpflanzung in den Wurmfortsatz nichts ändern, von der abenteuerlichen Idee der Anastomisierung des Ureters mit der Gallenblase [DARDEL[4])] gar nicht zu reden. 2. Der plastische Ersatz des fehlenden Ureterstücks; zu diesem Zweck wurden folgende Methoden angegeben: Ersatz durch ein Stück Ureter von einem anderen Menschen; CHIASSERINI[5]) will mit analogen Versuchen am Hund gute Erfolge erzielt haben, 48 stündiges Aufbewahren des Transplantats auf Eis soll seine Einheilungs- und Lebensfähigkeit nicht beeinträchtigt haben. Ersatz durch ein ausgeschaltetes, mit seiner Umgebung in Verbindung belassenes Stück der benachbarten Arteria hypogastrica [JIANU[6])]. Ersatz durch Neubildung eines Rohrs aus einem gestielten Bauchwandlappen [Peritoneum + Fascia transversa + Muscul. transversus; A. STRAUSS[7])]. Wenn auch die chirurgische Möglichkeit des plastischen Ersatzes in der einen oder anderen Form experimentell erwiesen ist, so können über das funktionelle Resultat natürlich nur zahlreiche Tierversuche das letzte Wort sprechen; theoretisch ist Scheitern vorauszusagen, weil sie alle ein atonisches Stück Ureter schaffen, das zu Erweiterung des Harnleiters und Nierenbeckens mit ihren Folgen für die Niere führen muß. Einigermaßen aussichtsreich erscheint dagegen der Vorschlag von v. MEZÖS[8]), durch Querschnitt in die Blase und Längsnaht desselben einen dem Ureter entgegenkommenden Blasenzipfel zu bilden, der die Uretero-Cysto-Neostomie ermöglicht; v. MEZÖ glaubt damit bis zu 20 cm gewinnen zu können, was ja $^2/_3$ Länge des Ureters entspricht. Bei dieser Methode fällt die Zwischenschaltung eines atonischen Ureterstücks weg. 3. Die Ausschaltung der Niere durch sofortige Exstirpation oder durch Anstreben ihrer Verödung mittels der Knotung nach KAWASOYE-STÖCKEL[9]) oder mittels der Torsion nach POTEN[10]). Beide Verfahren sind aus hier nicht zu erörternden Gründen der einfachen Ligatur des Harnleiters überlegen; fraglich erscheint nur, ob nicht die sofortige Exstirpation der Niere ebenso guten Erfolg verspricht. Die Knotung bietet die Möglichkeit, im Falle von Insuffizienz der anderen Niere den Verschluß wieder zu lösen und eine Fistel herzustellen.

Harnleiter-Verengerung. Die klinisch wichtigste Ursache gestörter Ureterfunktion ist die *Verengerung*. Die grundlegenden Ergebnisse des Tierversuchs

---

[1]) FORSELL: Zentralbl. f. Chirurg. S. 136 g. 1911.
[2]) STÖCKEL: Zentralbl. f. Gynäkol. S. 157. 1914.
[3]) KENNEDY: Surg., gyn. and obstetr. Bd. 15. 1913.
[4]) DARDEL: Arch. urol. Vol. 3. 1921.
[5]) CHIASSERINI: Policlinico, sez. chirurg. Vol. 19. 1912.
[6]) JIANU: Ref. Zentralbl. f. Chirurg. S. 326. 1913.
[7]) STRAUSS, A.: Surg., gynecol. a. obstetr. Vol. 18. S. 855. 1914.
[8]) v. MEZÖ: Dtsch. med. Wochenschr. 1919.
[9]) KAWASOYE: Zeitschr. f. gynäkol. Urol. Bd. IV. S. 107.
[10]) POTEN: Zentrabl. f. Gynäkol. 1920.

über die *Funktion des verengten Harnleiters* wurden schon im Kapitel „Atonie" besprochen. Der verengte Abschnitt verhält sich und wirkt wie ein atonischer. Über die *Wirkung* der Harnleiterverengerung und der dadurch bedingten ureteralen Harnverstopfung *auf die Niere* finden sich in der Literatur vielfach widersprechende Angaben; zwar wird von allen Experimentatoren und klinischen Beobachtern übereinstimmend Sinken des spezifischen Gewichts infolge Verminderung der Chloride und des Harnstoffs angegeben; gänzlich verschieden wird dagegen der Einfluß der Harnstauung auf die Harnmenge beurteilt. CUSHNEY[1]), ein Anhänger der LUDWIGschen Filtrations- und Rückresorptionstheorie, stellte ebenso wie FILEHNE und RUSCHHAUPT[1]), LEPINE und PORTERET[1]) und später ALLARD[1]) *Verminderung der Wassermenge* fest. SCHWARZ[1]), PFAUNDLER[1]), KAPSAMMER[1]), GUYON[1]), ALBARRAN[1]) und andere nehmen das gerade Gegenteil an, nämlich, daß *Stauung im Ureter Polyurie erzeuge.* Auf Grund eigener Versuche halte ich die erstere Ansicht für die richtige, nehme also als Folge von Stauung im Ureter nicht Vermehrung, sondern Verminderung der Harnmenge an. Die unbestrittene Tatsache, daß länger dauernde Abflußerschwerung durch Ureterstriktur, Prostatahypertrophie o. dgl. zu Polyurie führt, widerspricht dem nicht; die Polyurie beweist in diesen Fällen, daß es sich nicht mehr um physiologische Nierenarbeit handelt, sondern schon sekundäre Erkrankung der Niere besteht.

Die Folgen des gänzlichen Ureterverschlusses haben STÖCKEL[2]) und seine Schüler bei ihren Studien über Ureterknotung, ferner SCOTT[3]) und BARNEY[3]) experimentell und klinisch erforscht; die hauptsächlichsten Ergebnisse sind: 1. Plötzlicher einseitiger Harnleiterverschluß braucht keinerlei Krankheitserscheinungen zu machen und ist in 21% der Fälle von völliger Genesung gefolgt (BARNEY). 2. Nur in 26% erzeugt einseitige Unterbindung des Ureters rasch von selbst schwindenden Schmerz. 3. Die durch Ureterverschluß ausgeschaltete, im übrigen gesunde Niere bleibt eine Zeitlang erholungsfähig; die Fähigkeit der Wasserausscheidung bleibt über Wochen und Monate erhalten, während die Fähigkeit der Indigoausscheidung vom 4. Tage an abnimmt und am 21. Tag erloschen ist (STÖCKEL). Diese Feststellungen wurden bestätigt durch die Beobachtungen von CAULK und FISCHER[4]) gelegentlich eines Falles von doppelseitiger Ureterligatur (Catgut) bei Uterusexstirpation: Nach 8 tägiger völliger Anurie wurden die urämischen Erscheinungen durch beiderseitige Nephrostomie behoben; die Nieren waren also noch funktions- und besserungsfähig. Daß aber auch die Ureteren weitgehend restitutionsfähig sind, wurde dadurch erwiesen, daß nach 68 Tagen aller Urin durch die Blase entleert wurde und die Nierenfisteln heilten. In zahlreichen Hundeversuchen wiesen die gleichen Autoren sodann nach, daß die Catgutligatur des Ureters, wenn die Niere dank der Nierenfistel erhalten bleibt, sich regelmäßig nach 3 Wochen spontan löst, daß nach 6 Wochen wieder ein geringes Lumen vorhanden ist und nach 12 Wochen wieder ein normal funktionierender Ureter. Sie folgern daraus, daß man nach versehentlicher Catgutligatur des Ureters — die ihrer Ansicht nach gar nicht so selten sein dürfte, weil sie leicht unbemerkt bleibt — nur nephrostomieren und die Wiederherstellung des Ureters ruhig abwarten soll.

Ursachen der Verengerung. Die Ursachen der Verengerung können der verschiedensten Natur sein, nur das Lumen (Knickung), die Wandung (Schleimhautschwellung, Spornbildung, Narbenstenose) oder die Umgebung betreffen

---

[1]) CUSHNEY und folgende s. PFLAUMER: Zentralbl. f. Urol. Bd. XIII. S. 447. 1919.
[2]) STOECKEL: Zentralbl. f. Gynäkol. Bd. 47. 1923.
[3]) SCOTT, BARNEY: Surg., gynecol. a. obstetr. Vol. 15. H. 3. 1913. Ref. Zentralbl. f. Chirurg. S. 327. 1913.
[4]) CAULK und FISCHER: Surg. gynecol. and obstetr. Bd. 30. H. 4. 1920.

(periureteritische Adhäsionen, Schwartenbildung, Kompression, akzessorische Gefäße). Daß angeborene Verengerung an irgend einem Punkt des Harnleiters vorkommt, ist vielfach festgestellt worden [Literatur bei TINNEMEYER[1])]. Zu den Verengerungen auf Grund angeborener Ursache, die sich u. U. erst spät auswirkt, gehört auch die Stenosierung durch den Ureter kreuzende akzessorische Nierengefäße, die entweder vor dem Harnleiter zur Hinterseite der Niere oder hinter dem Harnleiter zur Vorderseite der Niere ziehen [EKEHORN[2])]; der ursächliche Zusammenhang zwischen akzessorischen Arterien und Hydronephrose wurde und wird noch sehr verschieden beurteilt. Die Hauptvertreter gegenteiliger Meinungen sind BAZY[1]), welcher sowohl anormalen Gefäßen als auch der Lageveränderung der Niere jede Bedeutung für die Entstehung der Hydronephrose abspricht, und anderseits LEGUEU[1]), der überzeugt ist, daß die anormalen Gefäße u. U. die primäre Ursache der Hydronephrose sein können; die Frage wurde zuletzt auf dem 5. Urologenkongreß erörtert, wobei die Bedeutung der anormalen Gefäße neuerdings angezweifelt wurde [KROISS[3])]. Die *erworbene* Verengerung ist am häufigsten Folge von Entzündung, Ureteritis oder Periureteritis, deren funktionelle Folgen schon erörtert wurden.

Diagnose der Verengerung. Bezüglich der *Diagnose* der Verengerung ist den im allgemeinen Teil enthaltenen Ausführungen über Schmerz, Palpation, Chromocystoskopie, Ureterkatheterung und Pyelographie wenig hinzuzufügen. Es wäre falsch, anzunehmen, daß ein Dauerzustand, wie organische Verengerung des Ureters, auch dauernde Beschwerden verursachen müsse; sie bedingt u. U. der Steinkolik täuschend ähnliche, kurz dauernde Schmerzanfälle [BAAR[4])]. Auch stehen Dauer und Heftigkeit der Schmerzen durchaus nicht in Parallele zu Dauer und Grad der Stenosierung; im Gegenteil, in der Anamnese spielen Schmerzen eine um so geringere Rolle, je schneller die Verengerung eingetreten ist und je vollständiger sie sich ausgebildet hat, weil die Schmerzen mit dem Eintreten völliger Atonie schwinden. Daher kann u. U. — analog den Vorgängen in der Blase — die Entlastung des durch Verengerung gestauten Ureters mittels Katheterung und die dadurch bedingte Wiederkehr der Peristaltik Kolik hervorrufen. — Der chromocystoskopische Ausscheidungstypus entspricht bei höher gelegener Verengerung dem rein atonischen (kraftloses Aussickern, u. U. unterbrochen durch unregelmäßige Puffer); bei Striktur im untersten Abschnitt wird dazu — wie bei der des Orificium externum — die Form und Projektion des Harnstrahls durch die Konfiguration des Ostiums bestimmt; an Stelle des kraftlosen Aussickerns bei hochsitzender Verengerung tritt dann u. U. ein lang dauernder oder fast kontinuierlicher, feinster Harnstrahl. Bei länger bestehender Verengerung ist stets auch sekundäre Nierenschädigung nachzuweisen, die sich in verzögerter und mangelhafter Indigoausscheidung äußert. — Die Unsicherheit und Notwendigkeit kritischer Verwertung der Ureterkatheterung wurde schon betont; es führt zu groben Irrtümern, wenn lediglich auf Grund des Steckenbleibens der Sonde Verengerung oder Knickung angenommen wird; für organische Verengerung charakteristisch ist nur die bei *wiederholter Untersuchung* festzustellende Tatsache, daß Sonden bis zu einem gewissen Kaliber passieren, stärkere aber stets in gleicher Höhe aufgehalten werden. Amerikanische Autoren [BAKER, HUNNER[5])] bedienen sich zur Diagnose der organischen Striktur der Sondierung mittels eines mit Wachsolive versehenen Katheters; CROWELL[5]) bezweifelt den Wert dieses Verfahrens, weil spastische Muskelcontractur die

---

[1]) BAZY, LEGUEU: s. bei TINNEMEYER: Zeitschr. f. urol. Chirurg. Bd. XII. S. 70 ff. 1923.
[2]) EKEHORN: Archiv f. klin. Chirurg. Bd. 82. S. 964. 1907.
[3]) KROISS: Verhandl. d. 5. Kongr. d. Dtsch. Ges. f. Urol. 1922.
[4]) BAAR: Ref. Zentralorg. f. d. ges. Chirurg. Bd. IV. S. 459 u. 751. 1914.
[5]) BAKER, HUNNER, CROWELL: Ref. Zeitschr. f. urol. Chirurg. Bd. XIII. S. 105. 1923.

gleichen Eindrücke an der Wachssonde machen könne. Das wichtigste diagnostische Hilfsmittel ist das Pyelo-Ureterogramm, das allerdings auch mit
größter Vorsicht beurteilt werden muß. Einengung des Ureters durch äußere
Umstände wie Verwachsungen, Knickung, Druck seitens eines retroperitonealen
Tumors, ist nicht leicht zu verkennen, weil hier die deutliche Verlagerung oder
Verzerrung des Organs — auch ohne sichtbare Striktur — das Passagehindernis
erklärt; dagegen sind Schnürringe bei im übrigen normalem Lumen nur dann
als organische Striktur anzusprechen, wenn sie bei wiederholter Aufnahme
sich an gleicher Stelle wiederfinden. Ein wichtiges Diagnosticum stellt ferner
das schon erwähnte Klappensymptom v. LICHTENBERGS dar. Bei Füllung von
oben oder unten reicht der Ureterschatten nur bis zur Strikturstelle, während
bei normalen Verhältnissen der Ureter von oben und (im Liegen) auch von unten
füllbar ist. Die Kontrastfüllung des Nierenbeckens kann aber auch durch einen
in dieses eingebrochenen Tumor vereitelt werden; der Unterschied gegen Füllungs-
defekt infolge Knickung oder Stenose ist aber, wenn man nur an die verschiedenen
Möglichkeiten denkt, gewöhnlich leicht zu erkennen.

Wanderniere. Gesonderte Besprechung erheischen die pathologische Physiologie des Ureters bei Wanderniere und ihre Beziehungen zur Hydronephrose.
Es unterliegt wohl keinem Zweifel, daß die bei Wanderniere häufig auftretenden
Schmerzzustände nicht nur der durch die Lageveränderung bedingten Zirku-
lationsstörung in der Niere, sondern in manchen Fällen auch der Behinderung
des Urinabflusses zuzuschreiben sind. Wie aber letztere zustande kommt,
ist Gegenstand vieler Untersuchungen und Erörterungen gewesen [LANDAU,
KÜSTER, FERRIER und BAUDOUIN, TUFFIER, ISRAEL, HILDEBRAND und HAGA,
WILDBOLZ u. a.[1])], deren Einzelheiten hier nicht besprochen werden können.
Außerordentlich fördernd wirkte die neuerliche Erörterung der Frage auf dem
5. Kongreß für Urologie in Wien (RUMPEL, WILDBOLZ, KNEISE, SUTER, FRANK
und GLAS, KROISS). RUMPEL[2]) gebührt das Verdienst, hier darauf hingewiesen
zu haben, daß die Frage bisher allzu einseitig vom rein morphologischen und
mechanischen Gesichtspunkt aus betrachtet wurde, wobei Ursache und Wirkung
schwer auseinander zu halten sind und leicht verwechselt werden; daß dagegen
der Dynamik, der Störung der lebendigen Kräfte, welche den Urin aus dem
Nierenbecken durch den Ureter in die Blase treiben, zu wenig Beachtung geschenkt wurde. RUMPEL hält es für wohl möglich, daß häufige Zerrung des
Ureters infolge abnormer Beweglichkeit des Ureters eine Reiz- oder sonstige
Wirkung ausübt, welche die normale Peristaltik des Ureters stört und damit —
zunächst auch ohne vorhandenes mechanisches Hindernis — zu Harnstauung
mit nachfolgender Erweiterung des Nierenbeckens führt. Besonders leicht
dürfte solche Wirkung zustande kommen, wenn der Ureter die Bewegungen
der Niere nicht frei mitmachen kann, weil er durch einen Bindegewebsstrang
[KÜSTER[3])] festgehalten ist oder ein akzessorisches Nierengefäß ihn hochzieht
und knickt [ROWLANDS[4]).] Daß die Uretertätigkeit schon bei unkomplizierter
Wanderniere häufig gestört ist, hat VOELCKER[5]) nachgewiesen; er beschrieb
in seiner grundlegenden Arbeit über Chromocystoskopie einen für Wanderniere
charakteristischen „Ausscheidungstypus", der sich durch abwechselnde Perioden
beschleunigter Ureteraktion und Perioden seltener Stöße, also durch unregelmäßige Aktion auszeichnet. VOELCKER erklärte diese Erscheinung durch Schwankungen der Nierensekretion; ALKSNE ist der Ansicht, daß dieser Typus einfacher

---

[1]) Literatur s. b. KÜSTER und TINNEMEYER.
[2]) RUMPEL: Verhandl. d. 5. Kongr. d. Dtsch. Ges. f. Urol. S. 29. 1922.
[3]) KÜSTER: Chir. d. Niere usw. S. 474. 1902.
[4]) ROWLANDS: Ref. Zentralorg. f. d. ges. Chir. Bd. XXIV. S. 213. 1924.
[5]) VOELCKER: Diagnose d. chirurg. Nierenerkrankungen. S. 7 u. 177. 1906.

durch temporäre Abknickungen des Ureters zu erklären ist; heute wissen wir, daß die direkte Störung der Ureterfunktion auch ohne einen so grob mechanischen Faktor zustande kommen kann. — Demgemäß werden wir uns bei der Operation der Wanderniere nicht auf die Streckung des Harnleiters und den Ausgleich von Knickungen beschränken, sondern unser Augenmerk auf alle Umstände richten, welche vielleicht die normale Ureterfunktion stören könnten (z. B. Fixation durch periureteritische Prozesse); andernfalls kann es leicht

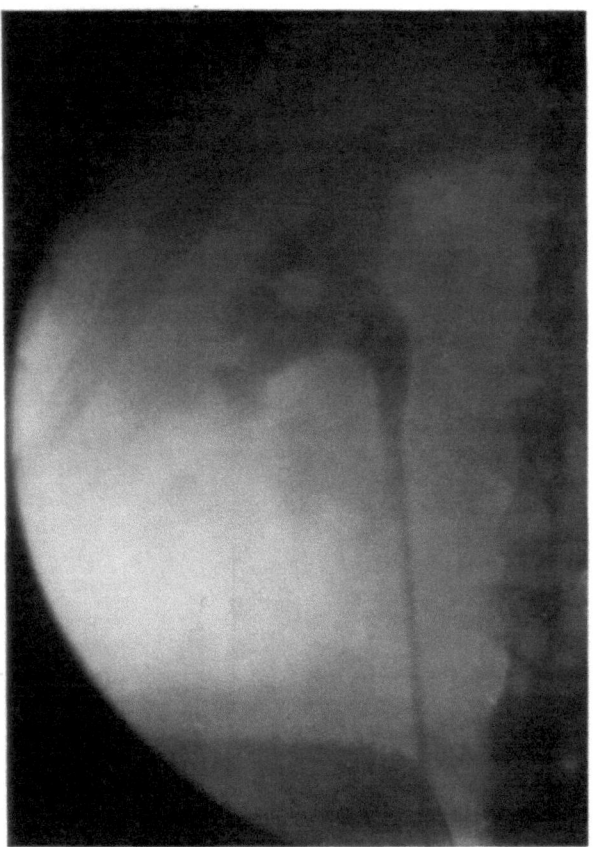

Abb. 14. Pyelographie. Aufnahme im Liegen.

vorkommen, daß die Harnleiterfunktion trotz oder gerade infolge der Befestigung der Niere an normaler Stelle nach der Operation mehr gestört ist als zuvor. Daß bei Wanderniere und im Anfangsstadium der Hydronephrose u. U. die Störung der Uretertätigkeit die primäre Ursache von Schmerzen und Stauung ist, scheint vielleicht auch durch die Erfahrungen mit der Entnervung der Niere und des Nierenbeckens nach PAPIN und AMBARD bestätigt zu werden. Wie schon berichtet, hat BOEMINGHAUS nach dieser Operation am Hund keine Erscheinungen von Lähmung des Beckens oder des Ureters beobachtet. PAPIN und AMBARD [1] haben schmerzhafte Zustände, bei denen eine mehr oder weniger

---

[1] TAPIN u. AMBARD: Etude sur l'enerv. des reins. A. des mal. des reins. Vol. I. 1922. Ref. Zentralorg. f. d. ges. Chirurg. Bd. 21. S. 117. 1923.

deutliche Senkung der Niere mit geringer Pyelektasie nachzuweisen war, mittels Durchtrennung sämtlicher die Gefäße des Nierenstiels begleitender Nervenfasern zu heilen versucht; von 6 Kranken wurden 4 gänzlich beschwerdefrei, 1 gebessert.

Die Abb. 14—16 zeigen deutlich, daß zur Feststellung, ob die Verlagerung der Niere Stauung verursacht oder nicht, die Pyelographie in verschiedenen Stellungen erforderlich ist.

Abb. 14 ist *im Liegen* aufgenommen; die Niere ist in annähernd normaler Höhe, das Becken trotzdem schon deutlich erweitert; Abb. 15 ist im *Stehen* aufgenommen, das Becken um seine Querachse gedreht und hochgradig gestaut; Abb. 16 ist zwei Monate nach der Nephropexie im Stehen aufgenommen, die Niere in normaler Höhe (12. Rippe reseziert); das Becken hat sich erholt und zeigt weitgehende Rückbildung der früheren Erweiterung.

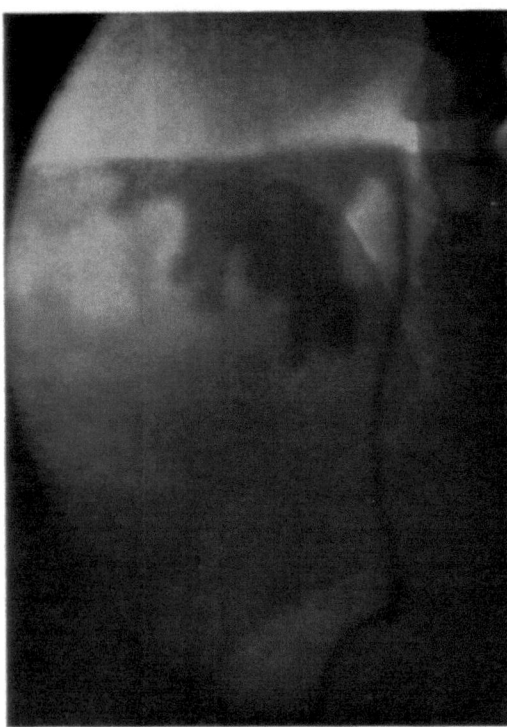

Abb. 15. Pyelographie. Dasselbe Nierenbecken bei Aufnahme im Stehen.

Paraureterale und periureteritische Prozesse.

Verlagerung.   Kompression.

In der Umgebung des Ureters vor sich gehende krankhafte Prozesse können den Harnleiter in zweierlei Hinsicht verändern, anatomisch (Verlagerung, Verlängerung, Kompression) und funktionell (Reizung, Lähmung bzw. Stauung). Im allgemeinen kann man wohl den Grundsatz aufstellen, daß Verlagerung und Kompression, auch wenn sie hochgradig sind, nur zu einer funktionellen Schädigung führen, wenn entweder der Ureter dem verlagernden Druck nicht ausweichen kann oder wenn der der Verlagerung zugrunde liegende Prozeß auf die Adventitia übergegriffen hat. Die lockere und elastische Adventitia ermöglicht eben dem Harnleiter die mit seiner Tätigkeit verbundenen Exkursionen und ist auch der Sitz wichtiger Nerven des Harnleiters. Mehr oder weniger hochgradige Verlagerung der Pars abdominalis bewirken alle retroperitonealen Geschwülste, je nach ihrem Ausgangspunkt aber in durchaus verschiedener, meist ganz charakteristischer Weise [JOSEPH[1])]. Die Nierengeschwulst drängt den Anfangsteil des Harnleiters von oben innen nach unten außen, so daß die normale, gegen die Mittellinie gerichtete leichte Konvexität verstärkt und der Anfangsteil senkrecht zur Körperachse gestellt wird; der untere Abschnitt der Pars abdominalis wird dadurch der Wirbelsäule genähert und tritt u. U. vor diese (Abb. 17). Ganz anders erfolgt die

---

[1]) JOSEPH: Arch. f. klin. Chirurg. Bd. 118. S. 194. 1921.

Dislokation durch metastatische Drüsengeschwulst; durch diese wird die Niere gehoben und die ganze Pars abdominalis von der Wirbelsäule abgedrängt; die normale, medial gerichtete Konvexität wird dabei durch eine medial gerichtete Konkavität ersetzt (Abb. 18). Wie gesagt, findet sich bei diesen Verlagerungen durch Geschwülste, auch wenn sie hochgradig sind, zu erheblicher Verlängerung geführt haben und sicher auch eine gewisse Kompression bedeuten, die Funktion des Harnleiters regelmäßig normal und demgemäß auch keine Erweiterung des Nierenbeckens, wenn die Geschwulst nicht auf die Ureterwand übergegriffen hat. Auch Verlagerung durch den tuberkulösen Psoasabsceß läßt den Ureter funk-

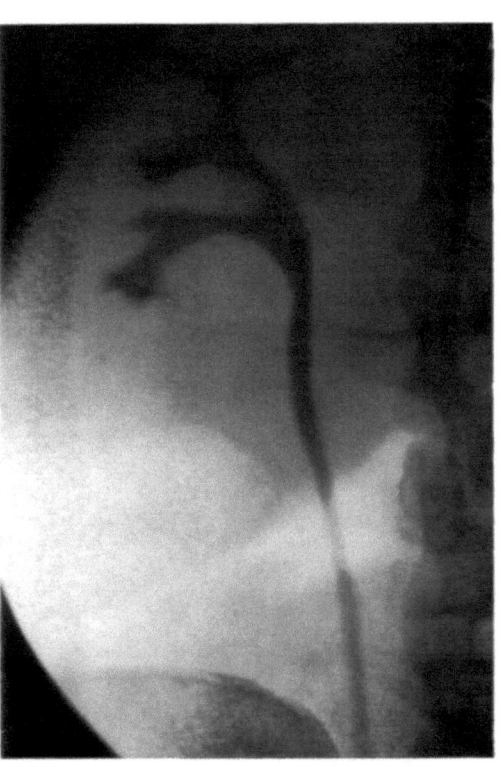

tionell intakt. Verschieden ist die Einwirkung des paranephritischen Abscesses auf den Ureter. Solange er sich mehr nach oben ins Hypochondrium hinein entwickelt, stört er die Ureterfunktion nicht; dagegen konnte ich bei einigen mehr nach unten, dem Ureter entlang entwickelten retroperitonealen Abscessen schwere Störung der Ureterfunktion in Form des atonischen Ausscheidungstypus (Aussickern oder kraftlose Puffer statt der Harnstöße) feststellen. In solchen Fällen ist das Ergebnis der Chromocystoskopie ein wertvolles Differentialdiagnosticum gegenüber dem appendicitischen Absceß, welcher nur ausnahmsweise den Ureter in Mitleidenschaft zieht. Im kleinen Becken ist die Verlagerung durch paraureterale oder intraperitoneale Geschwülste naturgemäß gering; dagegen kommt es hier wegen des festen Widerlagers leicht zu Funktionsstörung und Stauung durch die Geschwulst, auch ohne daß sie den Ureter selbst ergriffen hat. Das

Abb. 16. Pyelographie. Aufnahme im Stehen.
2 Monate nach der Nephropexie.

Uteruscarcinom ist nicht selten Ursache vollkommenen Harnleiterverschlusses. Die hypertrophische Prostata schädigt die Nieren durch vesicale Retention, nicht durch Kompression des Ureters. Bei den nachbarlichen Beziehungen zwischen beiden Organen könnte man an Kompression des intramuralen oder retrovesicalen Abschnitts denken; ich habe aber — bei gutartiger Vergrößerung — den Harnleiter niemals verengt gefunden und die bei verdeckten Ostien durch das RUMPELsche retrograde Cystoskop sichtbar gemachten Harnstöße erfolgten stets ungestört, wenn der Ureter nicht durch „absteigende Dilatation" [GÖTZE[1])] schon hochgradig verändert war. Auf die Beziehungen zur Samenblase und deren Krankheiten wurde schon im anatomischen Teil hingewiesen. Hochgradige Verlagerung, wie sie durch Mitnahme des Ureters durch den

---

[1]) GÖTZE: Verhandl. d. 5. Kongr. d. Dtsch. Ges. f. Urol. S. 117. 1922.

Bruchsack [GILBERTI[1]), GRIEP[2]), PFLÜCKER[3]), ROSS und KEMPTON[4])], durch die Tunica vaginalis [BRUNNER[5])] und durch den Genitalprolaps [WAICHI[6])] bewirkt wird, führt regelmäßig zur Kompression und Erweiterung oberhalb derselben.

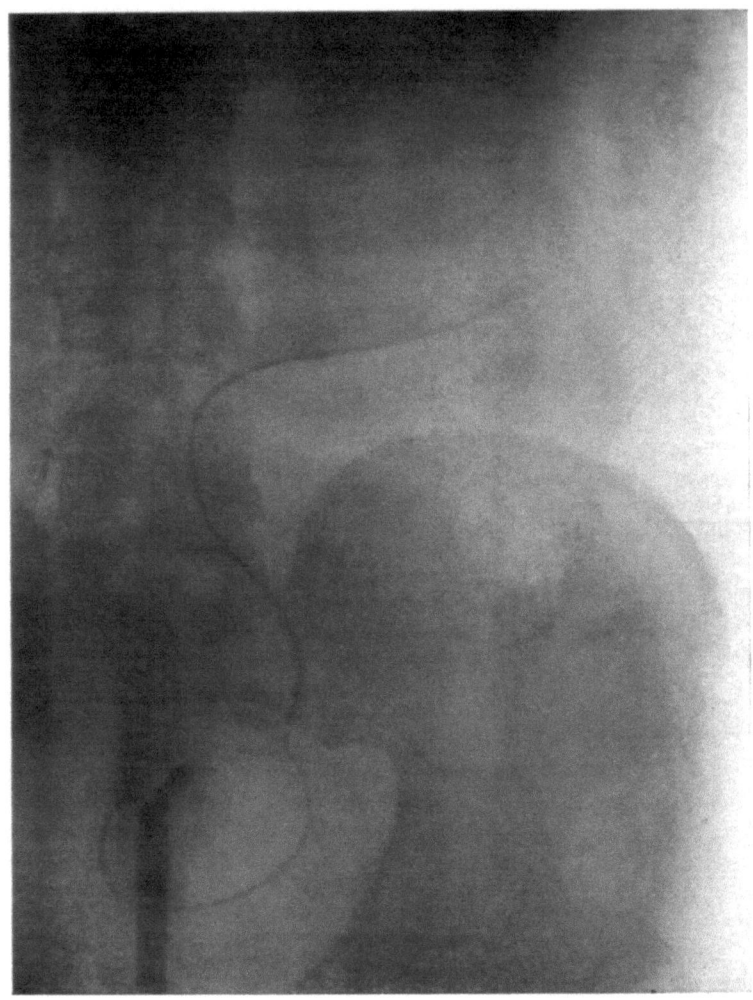

Abb. 17. Verlagerung des renalen Harnleiterabschnittes durch einen Nierentumor. Der Druck des Tumors wirkt von oben innen nach unten außen. (Aus JOSEPH: Cystoskopische Technik.)

Von größter praktischer Bedeutung sind die durch die *Schwangerschaft* verursachten Lage- und Zustandsänderungen der Harnleiter. Gynäkologen und Pathologen haben vielfach eine mehr oder weniger hochgradige Erweiterung

---

[1]) GILBERTI: Ref. Zentralorg. f. d. ges. Chirurg. Bd. III. S. 648. 1913.
[2]) GRIEP: Med. Klinik H. 24. 1920.
[3]) PFLÜCKER: Med. Kinik H. 37. 1914.
[4]) ROSS und KEMPTON: Ann. of surg. Vol 73. 1921.
[5]) BRUNNER: Dtsch. Zeitschr. f. Chirurg. Bd. 90. S. 275.
[6]) WAICHI: Dtsch. Zeitschr. f. Chirurg. Bd. 109. S. 1. 1911.

der Harnleiter bei der Schwangeren nachgewiesen. JOLLY[1]) schätzte ihre Häufigkeit auf 13,6%; diese Zahl dürfte durch die an der Lebenden gemachten

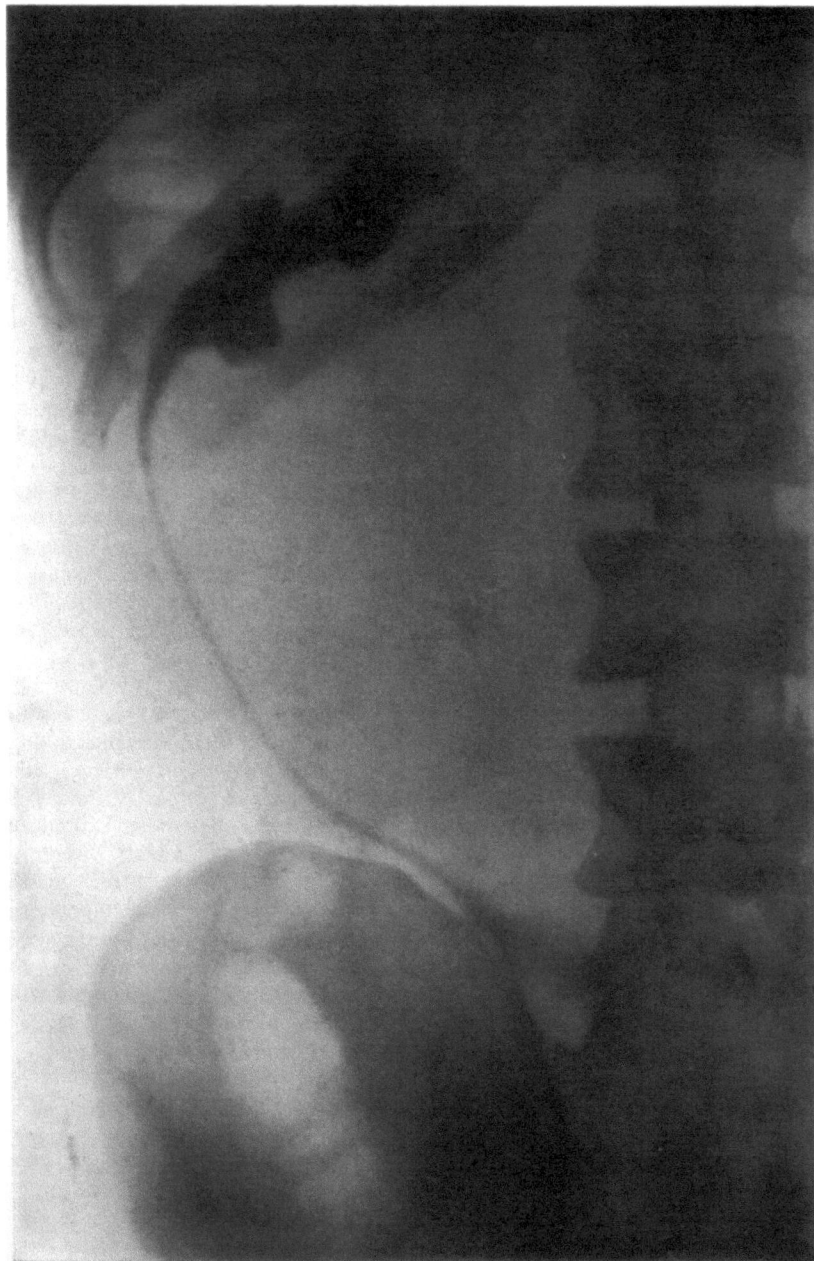

Abb. 18. Doppelseitige mächtige Cystenniere. Pyelographie der rechten Seite. Das Nierenbecken einschließlich der Kelche reicht von der 10. Rippe bis zum unteren Rand des 3. Lendenwirbels. Abgesehen von dem gigantischen Ausmaß ist es in seinem ganzen Bau annähernd normal. Umbrenal- (Jodlithium) Füllung. (Aus JOSEPH: Cystoskopische Technik.)

[1]) JOLLY: Volkmanns Vortr. f. Gynäkol. 202/203.

Beobachtungen weit übertroffen werden [WEIBEL[1]) KALTENSCHNEE[2]), LUCHS[3])].
Der rechte Harnleiter erweist sich häufiger und meist auch stärker erweitert
als der linke. Die Erweiterung beginnt nach ZANGEMEISTER[4]) 6—12 cm, nach
STOECKEL[5]) 10—13 cm, nach WEIBEL[1]) 11—15 cm oberhalb des Ostiums. Da
die Pars pelvina des Ureters eine durchschnittliche Länge von 14 cm hat, ist
die Erweiterung also meist nicht auf die Pars abdominalis beschränkt; die
untere Grenze der Dilatation liegt vielmehr häufig unterhalb der Linea arcuata.
Deshalb kann auch die Ursache der Erweiterung nicht nur in dem Druck der
Gebärmutter auf die Linea arcuata erblickt werden (Kompressionstheorie).
Nach ZANGEMEISTER[4]) beteiligt sich der untere Teil der Harnleiter nicht nur
frühzeitig an der serösen Durchtränkung und Schwellung der Beckenorgane,
sondern er wird auch bei der Hebung des Blasenbodens in der zweiten Hälfte
der Schwangerschaft mit emporgezogen. Infolge der Fixation des an der
Beckenwand gelegenen Ureterabschnitts tritt dann an Stelle des flachen, nach
oben konkaven Bogens, den der Beckenteil des Ureters bildet, eine U-förmige
Krümmung besonders des rechten Ureters; diese Krümmung kann zu einer
Knickung ausarten. Die Erschwerung der Harnpassage wird durch diese Feststellungen ZANGEMEISTERS wohl besser erklärt als durch die Kompressionstheorie. Daß die rechte Seite häufiger und schwerer verändert ist als die linke,
ist in der physiologischen Dextroposition und -torsion des Uterus begründet,
bei welcher das Trigonum nach rechts gedreht wird; das rechte Ostium kommt
dabei nach hinten, das linke nach vorne zu liegen; so muß die oben erwähnte
Krümmung rechts hochgradiger ausfallen als links. — Der Nachweis der Funktionsstörung des Harnleiters in der Schwangerschaft ist durch Chromocystoskopie [KALTENSCHNEE[2])] und Ureterkatheterung leicht zu führen. Bei der
ersteren beobachtet man an Stelle mehr oder weniger regelmäßiger und gleich-
förmiger Harnstöße unregelmäßige, meist ungewöhnlich lange Pausen in der
Harnleitertätigkeit, über Gebühr lange dauernde Harnstöße abwechselnd mit
kraftlosen Puffern. Der Eintritt der Blaufärbung ist, zumal rechts, häufig
verspätet. Die Ureterkatheterung erweist in solchen Fällen eine bis zu 90 ccm
betragende Ansammlung von Harn in dem entsprechend erweiterten Ureter.
LUCHS[3]) hat in seinen auf meine Veranlassung vorgenommenen Untersuchungen
außer dieser nicht bis zur Blase reichenden Dilatation in einem auffallend hohen
Prozentsatz *Reflux* des Blaseninhalts in den Harnleiter nachgewiesen. Dies
ist nicht verwunderlich, denn die Ureterfunktion ist nicht nur in dem gestauten
und erweiterten Abschnitt gestört, sondern auch unterhalb desselben.

Behandlung der Verengerung. Unter den endovesicalen, nichtoperativen
Methoden zur Behandlung der Ureterverengerung ist die am meisten geübte
die allmähliche Erweiterung durch Einführen von Sonden steigenden Kalibers;
sie wird besonders von nordamerikanischen Autoren gerühmt [BAAR[6]), HUNNER[7]),
CROWELL[7]), HILL[8]) u. a.]. Es unterliegt keinem Zweifel, daß diese einfache Maßnahme oft überraschend guten und auch dauernden Erfolg hat; er scheint um so
sicherer zu sein, je näher der Blase die Striktur oder der Knick gelegen ist. Der
wirksamste Faktor dürfte dabei *die Entlastung des gestauten und atonischen retro-
strikturalen Ureterabschnitts* sein; der Ureter gewinnt daraufhin seine normale

---

[1]) WEIBEL: Arch. f. Gynäkol. Bd. 60. S. 513 ff. 1907.
[2]) KALTENSCHNEE: Zeitschr. f. urol. Gynäkol. Bd. 4. S. 186. 1914.
[3]) LUCHS: Arch. f. Gynäkol. Bd. 127. H. 1. 1925.
[4]) ZANGEMEISTER: Verhandl. d. Dtsch. Ges. f. Gynäkol. S. 72 ff. 1913. Hier auch einschlägige Literatur.
[5]) STÖCKEL: Zeitschr. f. urol. Gynäkol. Bd. 1. S. 48. 1909.
[6]) BAAR: Ref. Zentralorg. f. d. ges. Chir. VI. S. 495 und 751. 1914.
[7]) BAKER, HUNNER, CROWELL: Ref. Zeitschr. f. urol Chir. XIII. S. 105. 1923.
[8]) HILL: Ref. Zentralorg. f. die ges. Chir. 21. S. 438. 1922.

Kontraktionsfähigkeit schnell wieder, zumal wenn vorhandene entzündliche oder toxische Lähmung durch Kombination der Dilatation mit antiseptischer Spülung behoben wird. Zahlreiche erfahrene Autoren [CASPER[1]), ALBARRAN, v. LICHTENBERG[2]), DESNOS[3]), CROWELL[4]), BRANSFORD LEWIS[5]), ROEDELIUS[6]) empfehlen nicht nur einmalige oder wiederholte Katheterung, sondern mehr noch den Ureter-Verweilkatheter; nach ihren Erfahrungen ist nicht zu bezweifeln, daß der Dauerkatheter bei Infektion der oberen Harnwege außerordentlich segensreich wirken kann. Trotzdem werden wir bestrebt sein müssen, die Liegedauer möglichst einzuschränken, wie denn auch v. LICHTENBERG[2]) im Gegensatz zu ALBARRAN, der den Katheter bis zu 10 Tagen beließ, nur 24 stündiges Liegenlassen empfiehlt. Bei dieser Gelegenheit sei betont, daß zwischen dem *Dauerkatheter im Harnleiter* und dem *in der Harnröhre* funktionell und in der Wirkung auf das Organ ein großer Unterschied besteht. Die schädliche Fremdkörperwirkung ist beim Ureterkatheter eine viel stärkere, weil er in einem fortwährend arbeitenden, sich kontrahierenden, verkürzenden, verlängernden und schlängelnden Organ liegt; daher die häufig bald auftretende Blutung und das durchaus nicht seltene Einsetzen von Kolikschmerzen bei längerem Liegenlassen des Katheters. Ferner entleert ein gut funktionierender Dauerkatheter die Blase vollkommen, nicht aber das Nierenbecken. In einer Hinsicht hat der Ureterkatheter einen Vorzug vor dem Harnröhrenkatheter: Ein Teil des Urins wird neben ihm in die Blase getrieben, so daß in der Umgebung des Dauerkatheters keine Stagnation stattthat. Aus diesem Grund dürfte aber auch die Annahme WULLSTEINS[7]) und CARDENALS[8]), nach Prostatektomie durch Einlegen von Dauerkathetern in beide Ureteren die Blase trocken legen zu können, m. E. nicht zutreffen. — Die operative Behandlung der Ureterverengerung richtet sich natürlich nach Ursache und Art der Verengerung. Am aussichtsreichsten ist sie, wenn die Bloßlegung des Organs ergibt, daß die Wandung des Ureters selbst intakt ist und nur periureteritische Verwachsung die Harnverstopfung bedingt; in diesem Falle wird die Ureterolyse guten Dauererfolg haben. Eine dankbare Aufgabe ist ferner die Befreiung des Ureters vom Druck anliegender Geschwülste im kleinen Becken. Von den plastischen Operationen — Incision und Naht nach dem Prinzip der HEINECKE schen Pyloroplastik; Pyelo-Ureterostomie; Neueinpflanzung des Ureters ins Nierenbecken an dessen tiefster Stelle; die schon erwähnten Ureterersatz-Plastiken, — deren chirurgische Seite hier nicht erörtert werden soll, dürften nach Möglichkeit die beiden ersten zu bevorzugen sein, weil bei ihnen der Harnleiter nicht in seinem ganzen Umfang durchtrennt wird. Die Resektion des Ureters mit zirkulärer Wiedervereinigung ist, ebenso wie die Einpflanzung des oberhalb der Blase abgetragenen Ureters in die Blase (Uretero-Cysto-Neostomie) vielfach mit zunächst gutem Erfolg ausgeführt worden. Die Gefahr dieser Operationen besteht weniger in dem unmittelbaren postoperativen Verlauf und der Möglichkeit der Ausbildung einer Dauerfistel, als in der Ausbildung einer Erweiterung oberhalb der Operationsstelle auch ohne Narbenverengerung; letztere ist natürlich bei allen zirkulären Nähten zu befürchten. Wir haben heute noch kein sicheres Urteil über das Schicksal der Niere nach Operationen am Ureter, weil Mitteilungen über systematische Nachprüfung einschlägiger Fälle fehlen.

---

[1]) CASPER: Handb. d. Cystokopie. S. 218. 1921.
[2]) v. LICHTENBERG: Ther. Monatsh. 26. 1912.
[3]) DESNOS: Journ. d'urol. T. III. H. 6. 1913.
[4]) CROWELL: Ref. Zeitschr. f. urol. Chirurg. Bd. XIII. S. 103. 1923.
[5]) BRANSFORD LEWIS: Journ. of urol. p. 487. 1922.
[6]) ROEDELIUS: Zeitschr. f. urol. Chirurg. Bd. IV. S. 202. 1919.
[7]) WULLSTEIN: Zentralbl. f. Chirurg. S. 1062. 1908.
[8]) CARDENAL: Zentralbl. f. Chirurg. S. 636. 1908.

Steine. Die Wechselbeziehungen zwischen Steinleiden und Krankheiten der Ureteren sind sehr einseitig. Die häufigsten Erkrankungen der Harnleiter — Verengerung, Erweiterung und Infektion — unterstützen anscheinend wenig die Steinbildung; wäre es anders, so müßte die infizierte Hydronephrose, bei der nach älteren Anschauungen die wichtigsten Faktoren der Steinbildung, nämlich der Katarrh und die Stagnation, gegeben sind, häufig Steine beherbergen; erfahrungsgemäß ist das aber nicht der Fall. Umgekehrt geben Steine häufig Veranlassung zu Erkrankung der Harnleiter: Ureteritis und Pyelitis, Erweiterung oberhalb des Sitzes des Steins, fibröse Striktur an Stellen, wo der Stein die Schleimhaut geschädigt hat. Die Striktur bildet sich meist langsam aus, ist also eine Spätfolge, die unter Umständen erst Jahre nach Abgang des Steins in Erscheinung tritt; daher empfiehlt es sich, den Kranken nach Abgang oder Entfernung eines hartnäckigen Uretersteines von Zeit zu Zeit chromocystoskopisch zu kontrollieren und bei Veränderung des Harnstoßtypus die meist im unteren Harnleiter sich entwickelnde Striktur zu dilatieren, bevor sie subjektive Erscheinungen macht. Physiologische Fragen kommen noch in Betracht bei der sog. Wanderung der Steine. Die feststehende Tatsache, daß Uretersteine gelegentlich nicht nur abwärts, sondern auch aus dem unteren Harnleiter nach dem Nierenbecken wandern [KÜMMELL[1]), LEGUEU, PERKINS, CODMANN, NEFF, ISRAEL], könnte scheinbar die Annahme einer normalen Antiperistaltik stützen; dem ist entgegenzuhalten, daß es sich bei Stein eben um einen abnormen Reiz handelt, der allerdings, wie LEWIN und GOLDSCHMIDT nachgewiesen haben, antiperistaltische Kontraktionen anregen kann; im übrigen waren Ureteren, in denen „vagabundierende" Steine nachgewiesen wurden, stets erweitert [WILDBOLZ[2])]; in einem Falle LEGUEUS[1]) so hochgradig, daß er durch Schütteln des in Beckenhochlagerung befindlichen Kranken die Steine aus dem unteren Harnleiterabschnitt ins Nierenbecken befördern und von diesem aus entfernen konnte.

Behandlung der Uretersteine. Die Behandlung der Uretersteine erfolgt heute noch in der allerverschiedensten Weise, weil sie noch nicht durch einheitliche Grundsätze geregelt ist. Wenn bei der Behandlung der Steine in einem funktionell ziemlich bedeutungslosen Organ, wie z. B. in der Gallenblase, in erster Linie pathologisch-anatomische Überlegungen maßgebend sind und auch die subjektiven Erscheinungen weitgehende Berücksichtigung finden dürfen, so muß anderseits die Behandlung von Steinen in einem andauernd mechanisch arbeitenden und in dieser Tätigkeit so leicht zu störenden Organ, wie es der Harnleiter ist, in erster Linie vom pathologisch-physiologischen Gesichtspunkt aus festgelegt werden. Von diesem aus ist zu den verschiedenen Behandlungsmethoden folgendes zu bemerken: 1. Die Trinkkur ist unter gewissen Vorbedingungen zweifellos berechtigt und nicht ganz aussichtslos. Physiologisch äußert sich die plötzliche Zufuhr größerer Flüssigkeitsmengen weniger durch Steigerung der Frequenz, als durch größeren Gehalt der Harnstöße. Sicher wird also die BOEMINGHAUSsche Harnspindel verdickt und der Ureter durch sie periodisch stärker gebläht, als bei normaler Flüssigkeitszufuhr; um so leichter wird der jeder Harnspindel auf den Fuß folgende Kontraktionsring den Stein verschieben. Vorbedingung für die Trinkkur ist, daß die chromocystoskopische Untersuchung Harnstöße nachgewiesen hat; sickert der Urin nur aus dem Ostium (Atonie) oder besteht gar vollständige ureterale Retention, so ist die Trinkkur meines Erachtens nicht nur zwecklos, sondern sogar gefährlich. Form

---

[1]) KÜMMELL und Folgende: Literatur bei W. ISRAEL: Ergebn. d. Chirurg. u. Orthop. Bd. 15. 1922.
[2]) WILDBOLZ: Lehrb. d. Urol. S. 215. 1924.

der Kur: Ein- oder zweimal täglich auf einmal eine größere Menge Wasser oder Tee. Verzettelte Flüssigkeitszufuhr dürfte zwecklos sein, vielleicht den Harnleiter nur ermüden. 2. An aktiven Behandlungsmethoden stehen uns verschiedene unblutige, endovesicale Maßnahmen oder die Entfernung des Steins durch Ureterotomie zur Verfügung. Zunächst ist die Frage zu beantworten: Wann ist der Ureterstein aktiv zu behandeln, wann und wie lange ist Abwarten geboten oder berechtigt? Falls nicht klinische Gründe (Pyelonephritis mit hohem Fieber, septischer Zustand, Blutung, durch Narkotica nicht zu mildernde Schmerzen) sofortiges Eingreifen erfordern, ist die Frage folgendermaßen zu beantworten: keinesfalls darf Abwarten oder Eingreifen von den Beschwerden des Kranken abhängig gemacht werden; wenn dies in manchen Fällen von Nierenstein oder Gallensteinen angängig ist, so wäre es beim Ureterstein ganz verfehlt; wir würden dann manchen Stein operieren, der auf dem besten Weg ist, spontan abzugehen, und anderseits u. U. einen Eingriff unterlassen, der zur Erhaltung der Niere unumgänglich notwendig ist. Die Entscheidung kann nur die Untersuchung der Ureterfunktion mittelst Chromocystoskopie und Ureterkatheterung bringen. Ergibt erstere ungestörte Funktion in Form guter Harnstöße bei genügender Indigoausscheidung — und das ist überraschend oft auch während der Kolik der Fall —, so werden wir, *nicht trotz* heftiger Koliken, sondern *gerade wegen* der durch die Koliken bewiesenen lebhaften Ureterfunktion und der damit gegebenen Möglichkeit spontaner Ausstoßung von schwereren Eingriffen Abstand nehmen. Über den Schmerz wird man dem Kranken durch Narkotica hinweghelfen, vielleicht beseitigen diese auch unfruchtbare spastische Kontraktionen des Ureters; dagegen wird man sich hüten müssen, dem Kranken Mittel zu verabreichen, die den Ureter lähmen könnten. Ergibt dagegen die Chromocystoskopie, daß der Ureter schon atonisch geworden ist, so ist aktives Eingreifen unbedingt geboten, wenn auch der Kranke gerade jetzt seinen Zustand für unbedenklich hält. Die zur Entfernung der Uretersteine empfohlenen, endovesicalen Maßnahmen sind: Die einfache Katheterung, der Dauerkatheter, die Injektion von Gleitmitteln, die Dilatation. Die einfache Ureterkatheterung und der Ureterdauerkatheter sind meines Erachtens das souveräne, vielleicht das allein wirksame Mittel, um einen hartnäckigen Ureterstein in Gang zu bringen. Es ist denkbar, daß geringes Anheben oder Verschieben einen in die Schleimhaut eingespießten oder mit ihr verbackenen Stein frei macht, so daß die natürlichen austreibenden Kräfte wieder wirksam werden. Weniger wahrscheinlich ist die Mitnahme des Steins durch den Katheter beim Herausziehen desselben. Für den wichtigsten Faktor bei der Ureterkatheterung halte ich jedoch die Entlastung des Harnleiters von dem oberhalb des Steines mehr oder weniger gestauten Urin und den dadurch bedingten Wiedereintritt normaler Peristaltik. Das Schlüpfrigmachen des Harnleiters durch die Injektion von Öl oder Glycerin wird niemals schaden können, doch ist, da diese Mittel doch sofort wieder durch den Urin weggespült werden, davon nicht viel zu erwarten. Für angezeigt halte ich aber reichliche Ölinjektion unmittelbar vor einem Extraktionsversuch. Was die Dilatation des Ureters betrifft, zu welcher hauptsächlich von nordamerikanischen und französischen Autoren zahlreiche Verfahren empfohlen wurden, erscheint es unwahrscheinlich, daß die schwachen, unterhalb des Steines oder neben ihm cystoskopisch in Form von Spreizen oder Bougieren zu entfaltenden Kräfte dem Stein den Weg bahnen können. Das Wesentliche an diesen Maßnahmen dürfte der bei der einfachen Katheterung bzw. dem Dauerkatheter besprochene Faktor der Entleerung des Harnleiters oberhalb des Steins und die Wiederherstellung der Peristaltik sein. Bleibt der Stein lange im Schleimhautring des Ostiums eingeklemmt, so ist die Discision des letzteren mittels der endoskopischen Schere oder einer spitzen Koagulationssonde angezeigt. Es ist unwahrscheinlich, daß die kleine Verletzung Anlaß zu späterer Verengerung oder zu Insuffizienz des Ostiums gibt. — Gelingt es nicht, die spontane Ausstoßung des Steins durch die Katheterung in Gang zu bringen, so kommt die direkte Extraktion mittels eines der verschiedenen hierzu konstruierten Instrumente in Betracht. Gegen den Versuch der Extraktion dürfte nichts Wesentliches einzuwenden sein, denn meines Erachtens besteht bei vorsichtiger Ausführung keine Gefahr, daß sie die Ureterschleimhaut mehr schädigt als die Ureterotomie, während sie die Muskelschicht unter allen Umständen intakt läßt; das ist für die Funktion des Harnleiters von großer Wichtigkeit. Zusammenfassend möchte ich die Passage des Uretersteins mit dem Geburtsakt vergleichen; das gefährlichste Moment ist die Erschöpfung der austreibenden Kräfte; solange diese erhalten sind und kein absolutes Passagehindernis besteht, ist die spontane Austreibung möglich, also Abwarten oder höchstens unterstützende Maßnahmen angezeigt. Fehlt die austreibende Kraft, so müssen unsere Maßnahmen in erster Linie ihre Wiederherstellung bezwecken.

Insuffizienz des Ostiums. Insuffizienz des Ureterostiums und die durch sie bedingte Rückstauung von Blaseninhalt in den Harnleiter (Reflux) war früher ein seltener Befund; wenn auch die Cystoskopie zuweilen eine offene, klaffende Uretermündung zeigte, so war damit die Tatsache der Rückstauung durch das offene Ostium doch noch nicht bewiesen. Am Lebenden konnte der Reflux nur beobachtet werden, wenn nach Nephrektomie aus dem durchschnittenen Ureter Blaseninhalt abfloß [POZZI[1]), MODLINSKI, ALKSNE, LAMPE, KAPSAMMER, HABERER, KRECKE].

Anatomische Insuffizienz. Als Ursache ergab sich meist angeborene Anomalie oder tuberkulöse Zerstörung des Ostiums. Somit war der Reflux bis dahin eine rein pathologisch-anatomische Frage. Seit Einführung der Pyelographie und Cystographie — v. LICHTENBERG hat als erster den Reflux röntgenologisch nachgewiesen — mehrten sich die Veröffentlichungen über Insuffizienz des Ostiums und einige mitgeteilte Beobachtungen lassen keinen Zweifel, daß bleibender oder auch nur vorübergehender Reflux als Symptom reiner Funktionsstörung, auch bei anatomisch intaktem Ostium vorkommen kann.

Funktionelle Insuffienz. Als Ursache dieser funktionellen Insuffizienz kommen Innervationsstörungen durch Krankheiten des Zentralnervensystems in Betracht, und nach den allerneuesten Beobachtungen sogar einfache Cystitis. Was die ersteren betrifft, ist es ja längst bekannt, daß Tabes, Paralyse, Apoplexie, Rückenmarkstumoren oder -verletzungen, Myelitis, multiple Sklerose, Syringomyelie, Spina bifida und auch Epilepsie Störungen der Blasenfunktion verursachen können. Da es sich dabei vielfach um hochgradige und dauernde Retention handelt, war es nicht verwunderlich, wenn schließlich der Ureter in Mitleidenschaft gezogen wurde und sich die Dilatation auch auf das Ostium erstreckte, d. h. dieses insuffizient wurde. WATSON[2]) beschrieb als charakteristischen Befund in solchen Fällen ein flaches atrophisches Trigonum und erweiterte Ostien, die sich beim Passieren des Urinstrahles nicht bewegen. In neuester Zeit wurden aber Fälle veröffentlicht, in denen die Insuffizienz des Ostiums vermutlich die *primäre und einzige Folge* einer zentralen Erkrankung war. In einem Fall von LAURIE[3]) bestand als einziges Blasensymptom vermehrter Harndrang, dagegen kein Restharn, keine Inkontinenz, keine Entzündung und nahezu normaler Urin. Als Ursache der Ureterfunktionsstörung bei dem 37 jährigen Mann war eine im Alter von $2^1/_2$ Jahren durchgemachte

---

[1]) Pozzi und Folgende: s. Literatur bei BARBEY, Zeitschr. f. urol. Chir. Bd. I. S. 580. 1913.
[2]) WATSON: Ref. Zentralorg. f. d. ges. Chirurg. Bd. X. S. 279. 1921.
[3]) LAURIE: Journ. of urol. Bd. 8. S. 491. 1922.

Poliomyelitis anzusprechen, die zu Muskelatrophieen im Bereich des Rückens und Bauches geführt hatte. Hier ist zu bemerken, daß vor längerem schon FRANKL-HOCHWART[1]) auf die Möglichkeit hingewiesen hat, daß Poliomyelitis in der Genese von Miktionsstörungen eine Rolle spielt und daß BLUM[1]) sie als Ursache schwerer Blasenstörung mit Sicherheit autoptisch nachgewiesen hat. Da die Poliomyelitis sich unter Umständen in wenigen Stunden, geradezu latent abspielt, also vielleicht anamnestisch und auch neurologisch kaum nachzuweisen ist, dürfte sie vielleicht auch in manchen Fällen von anscheinend angeborener Insuffizienz des Ureter-Muskelapparates [BACHRACH[2]), KRAFT[3]) u. A.] ätiologisch in Betracht kommen. Beiderseitigen Reflux als Folge einer spinalen Erkrankung fraglicher Natur beobachtete auch GOTTSTEIN[4]). Handelte es sich in diesen Fällen um einen Dauerzustand, so liegen nunmehr auch Beobachtungen vor über *vorübergehende* Insuffizienz, und zwar nach Narkose und bei Cystitis. ZINNER[5]) beobachtete nach Exstirpation einer Niere wegen 8 cm oberhalb des Ostiums befindlicher Ureter-Scheidenfistel 7 Stunden dauerndes, und nach Exstirpation einer Pyonephrose, wobei der Ureter nicht unterbunden werden konnte, 24 Stunden lang anhaltendes Ausfließen des ganzen Blaseninhaltes durch den Ureter; im ersteren Fall konnte auch bei stärkster Blasenfüllung weder vorher noch nachher Blaseninhalt durch die Fistel ausgepreßt werden; die Ostien waren in beiden Fällen normal. Somit schloß ZINNER wohl mit Recht auf vorübergehende Lähmung der Ureterostien durch die Narkose. NECKER[6]) beobachtete ebenfalls zweitägigen Reflux nach Narkose, doch waren in diesem Falle *entzündliche Veränderungen* nicht auszuschließen. Daß solche die Insuffizienz des Ostiums bedingen können, ist bekannt; destruktive Entzündung durch Wegfall des Ventils, sklerosierende durch Umwandlung des Verschlußstücks in ein starres Rohr. ZINNER[5]) beobachtete aber vorübergehende Insuffizienz auch bei harmloser Cystitis, nach deren Heilung die Ostien wieder verschlußfähig wurden. Weitere Untersuchungen werden festzustellen haben, ob es sich dabei um den mechanischen Faktor der Infiltration handelt oder um den dynamischen der toxischen Lähmung im Sinne der Versuchsergebnisse von PRIMBS und v. LICHTENBERG.

Diagnose der Insuffizienz. In diagnostischer Hinsicht ist zunächst zu erwähnen, daß der Reflux gelegentlich eine charakteristische Empfindung seitens des Kranken hervorzurufen scheint, die vom Nierenbecken-Dehnungsschmerz verschieden ist. SAMPSON[7]), GEIGEL, MINET[8]) haben solche Beobachtungen mitgeteilt. KNEISE[9]) hält die Lehre, daß das Ostium normalerweise verschlossen sei, für falsch und begründet dies damit, daß schmerzhafte Sensation von Reflux in den Harnleiter bei starker Füllung der normalen Blase sehr häufig vorkomme. Meines Erachtens sind solche subjektive Empfindungen nur mit größter Vorsicht zu verwerten und berechtigen uns nicht, daraus physiologische Schlüsse zu ziehen. Alles bisher über die Insuffizienz Gesagte macht es aber wahrscheinlich, daß unsere bisherigen Vorstellungen über den Blasen-Ureterverschluß unter normalen und krankhaften Bedingungen modifiziert werden müssen. — Wenn der normale Verschluß wirklich so leicht insuffizient wird,

---

[1]) S. Literatur bei BARBEY: Zeitschr. f. urol. Chir. Bd. I. S. 580. 1913.
[2]) BACHRACH: Bruns' Beitr. Bd. 88. 1913.
[3]) KRAFT: Jahresber. f. Urol. Bd. I. S. 486.
[4]) GOTTSTEIN: Zentralbl. f. Chirurg. S. 1000. 1922.
[5]) ZINNER: Verhandl. d. Dtsch. Ges. f. Urol. 5. Kongr. S. 112—115. 1922.
[6]) NECKER: Ebenda. S. 115.
[7]) SAMPSON: 1903. Zit. nach ALKSNE: Fol. urol. Bd. I. S. 360.
[8]) GEIGEL und MINET: Zit. nach GAUDINO. Ref. Zentralorg. f. d. ges. Chirurg. Bd. 21.
[9]) KNEISE: Zeitschr. f. urol. Chirurg. Bd. XVI. S. 232. 1925.

wie manche Beobachter annehmen, muß dadurch auch die Behandlung der Blasenkrankheiten wesentlich beeinflußt werden. Aus prophylaktischen Gründen wird dann z. B. der Dauerkatheter, der zur Zeit bei Cystitis wenig angewandt wird, in der Behandlung dieser alltäglichen Krankheit eine viel größere Rolle spielen müssen als bisher.

Erweiterung des Nierenbeckens und Ureters. Über die Erweiterung des Ureters — Hydronephrose und Hydroureter — ist den bisherigen Ausführungen wenig hinzuzufügen; sie stellt, wenn sie nicht angeboren ist, den fast regel-

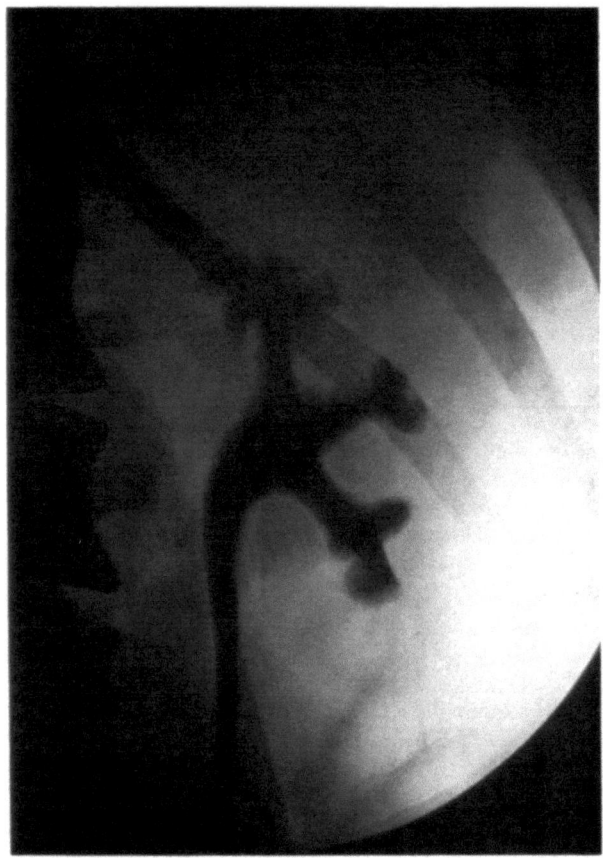

Abb. 19. Becken und Kelche gut proportioniert; daher trotz großem Kubikinhalt — 15 ccm — vermutlich keine Erweiterung.

mäßig eintretenden Folgezustand der Atonie, der Entzündung und der Verengerung dar; verschiedentlich ist schon darauf hingewiesen, daß u. U. auch umgekehrt die primäre Dilatation des Nierenbeckens oder Ureters die Ursache von Atonie, Entzündung und Verengerung ist. So bildet die Dilatation ein wichtiges Glied in dem Circulus vitiosus Infektion — Atonie — Stauung — Erweiterung — Infektion, bei dem häufig Ursache und Wirkung nicht mehr zu unterscheiden ist, weil die Reihenfolge der einzelnen Glieder keine bestimmte ist und jedes Anfangs- oder Endglied sein kann. Ätiologisch ist ferner hervorzuheben, daß lange Zeit das rein mechanische Moment der Unwegsamkeit des Harnleiters bei der Erklärung des Zustandekommens der Erweiterung allzusehr im Vordergrund stand. RUMPEL[1]) hat als erster in seinem Referat über Hydronephrose auf dem 5. Urologenkongreß darauf hingewiesen, daß die *Störung der lebendigen Kräfte*, die den Urin aus dem Nierenbecken durch den Ureter zur Blase treiben, auch ohne mechanisches Hindernis zu Harnstauung führen kann, deren Folge dann eben die Erweiterung ist. Wenn von LICHTEN-BERGS Annahme, daß Bakterientoxine im Urin die Muskulatur des Nierenbeckens und Harnleiters lähmen, zutrifft, so birgt jede Bakteriurie oder Pyelitis auch ohne mechanisches Hindernis die Gefahr der Ureter- und Nierenbeckenerweiterung. —

Diagnose der Nierenbeckenerweiterung. Was die Diagnose der Dilatation und speziell *beginnender* Nierenbeckenerweiterung betrifft, habe ich im ana-

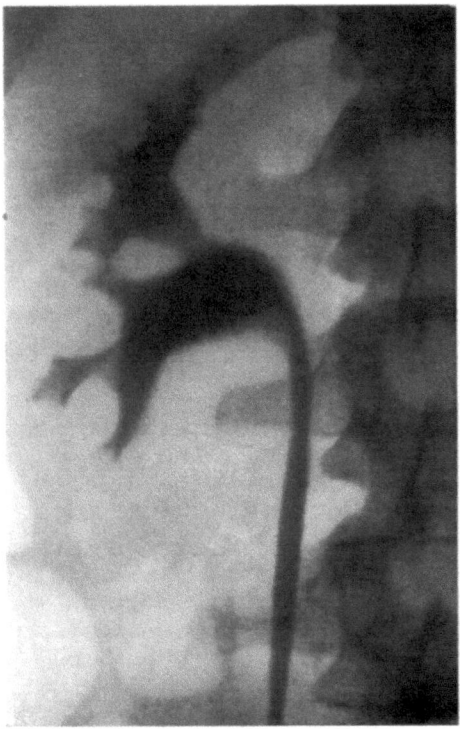

Abb. 20. Hier fehlen fast durchwegs die Hälse der Calices minores, trotz geringerem Kubikinhalt — 8 ccm — ist beginnende Erweiterung eher anzunehmen als bei Abb. 19.

tomischen Teil schon erwähnt, daß uns leider weder Eichung noch Pyelogramm eine sichere Grenze zwischen normalem und pathologischem Befund zu ziehen ermöglichen. Bei der Beurteilung des Pyelogramms macht uns der in diagnostisch schwierigen Fällen ebenso naheliegende wie berechtigte Wunsch, aus einer für den Patienten unangenehmen und komplizierten Untersuchung eine Handhabe zur Erklärung und Beseitigung der Beschwerden zu gewinnen geneigt, ein Nierenbecken als erweitert anzusprechen, das vielleicht groß, aber trotzdem normal ist. Strengste Kritik ist hier vonnöten. Für den Fall des Zweifels seien folgende Kriterien hervorgehoben: 1. Es kommt im Einzelfall

---

[1]) RUMPEL: Verhandl. d. 5. Kongr. d. Dtsch. Ges. f. Urol. S. 29. 1922.

weniger auf die absolute Größe des Nierenbeckens an, als darauf, ob die einzelnen Teile zueinander in richtiger Proportion stehen oder nicht. Abb. 19 zeigt einen ungewöhnlichen Typ, der wohl als pathologisch erscheinen könnte. Ich zweifle aber in Anbetracht der guten Proportioniertheit der Teile, des Fehlens jeder Einschnürung und jeder lokalisierten Auftreibung, kurzum der „Schönheit‘‘ des Beckens, nicht, daß es trotz seiner Größe als normal anzusprechen ist. Abb. 20 dagegen zeigt, trotz eines geringeren Kubikinhalts, eher die Anzeichen der Erweiterung: die Kelche sind im Verhältnis zum Becken zu weit. 2. Einen wertvollen Anhalt gibt der Vergleich mit dem vermutlich gesunden Nierenbecken; ist dieses ebenso groß, so ist krankhafte Erweiterung unwahrscheinlich. 3. Dilatation macht Stauung oder ist ihre Folge; diese schädigt aber sehr bald die Niere. Ein Ausdruck dieser Schädigung, auch der reparablen, ist verspätete Indigo-Ausscheidung. Es gibt somit keine funktionell irgendwie nennenswerte Dilatation des Ureters oder Nierenbeckens ohne deutliche Verspätung der Indigo-Ausscheidung. Ist letztere vollkommen normal, so ist das Nierenbecken — wenn auch anscheinend groß — doch als normal zu betrachten. 4. Auch geringe krankhafte Erweiterung irgend eines Teils des Ureters verändert seine Tätigkeit (verlängerte Harnstöße abwechselnd mit kraftlosen Puffern; unregelmäßige Pausen); demnach sprechen regelmäßige, kurze, kräftige Harnstöße gegen krankhafte Erweiterung. —

Behandlung der Erweiterung. Bezüglich der Behandlung sei nur auf das wichtige funktionelle Moment der *Entlastung* hingewiesen. WISLOCKI[1]) hat experimentell festgestellt, daß der unterbundene, also gestaute Harnleiter seine spontane Peristaltik schnell verliert und auf Reize nicht reagiert. Wird aber ein Teil der gestauten Flüssigkeit durch Punktion entleert, so kehrt die Peristaltik schnell wieder, hört aber nach Ersetzung der Flüssigkeit wieder auf. So erklärt sich der nicht selten schnelle und u. U. dauernde Erfolg einer — wenn auch vorübergehenden — Entlastung durch Ureterkatheterung oder Nephrostomie (Drainage des Nierenbeckens). Sie ist umso aussichtsreicher, wenn es gelingt, vorhandene Infektion und damit eine weitere dynamische Ursache der Harnverstopfung zu beseitigen.

Melktheorie der Nierenkelche. Bisher wurden die Ureteren nur vom Gesichtspunkt ihrer harn*abführenden* Funktion aus besprochen. Es darf nicht unerwähnt bleiben, daß neuere Forschungen ihrem Anfangsteil, den Kelchen, auch eine *wichtige aktive Rolle beim Übertritt des Harns aus der Niere in das Nierenbecken* zuschreiben. Schon HENLE[2]) sprach 1866 in der eingangs wörtlich angeführten Beschreibung der von ihm gefundenen Ringmuskelgruppe an der Papillenbasis davon, daß dieser Muskel zur Entleerung des Urins aus der Papille beitragen könne. Daß er den Muskel trotzdem nicht Expressor papillae, sondern Sphincter papillae benannte, spricht aber wohl dafür, daß er dem durch den Muskel bewirkten *Verschluß* zwischen Niere und Becken größere Bedeutung beimaß. Merkwürdigerweise sind die HENLEschen Sphincteres papillae bis vor kurzem in der Physiologie der Nieren und Harnleiter unbeachtet geblieben, worauf ich 1921 hingewiesen habe[3]); ich tat dies in Unkenntnis einer schon 1914 von WESTENHÖFER[4]) gemachten Diskussionsbemerkung, dahin gehend, „daß seines Erachtens der Druck aus den Glomeruli nicht genügt, um den Harn durch das Kanälchensystem zu treiben, sondern daß Nierenbecken und Kelche nicht nur als Druckpumpe, sondern auch als Saugpumpe wirken". Neuerdings,

---

[1]) WISLOCKI und O'CONOR. Ref. Zeitschr. f. urol. Chirurg. Bd. 7. S. 17. 1921.
[2]) HENLE: Handbuch der Anatomie II. S. 306.
[3]) PFLAUMER: Zentralbl. f. Chirurg. S. 1624. 1921.
[4]) WESTENHÖFER: Berliner klin. Wochenschr. S. 469. 1914.

angeregt durch die einschlägigen Veröffentlichungen WASSINKS[1]) und HÄBLERS[2]),
hat WESTENHÖFER[3]) diese seine „Melktheorie der Nierenkelche" eingehender
erläutert und begründet: Die Kelche haben die Form einer Saugglocke; der
muskelumsponnene Kelch wirkt einesteils wie eine Druckpumpe zur Entleerung der Markkegel, anderseits wie eine Saugpumpe zum Ansaugen des
Urins von der Rinde her in die geraden Kanälchen. Einen Beweis für die Druckwirkung erblickt WESTENHÖFER u. a. in der durch postmortale Kontraktion
der Kelchmuskel bewirkten Anämie der Papillen bei der Mehrzahl der Leichen-
nieren; einen weiteren in den gichtischen Harnsäureniederschlägen in der Mitte
der Markkegel. — Weitere histologische und physiologische Untersuchungen
werden die Richtigkeit oder Unhaltbarkeit der Melktheorie WESTENHÖFERS,
deren Tragweite für die Physiologie und Pathologie der Niere außerordentlich
groß wäre, zu erweisen haben. Für die Pathologie ist zweifellos allein schon
die Frage von großer Bedeutung, ob die HENLEschen Schließmuskeln eine
konstante, in jeder gesunden Niere vorhandene Einrichtung sind und ob sie tatsächlich den *Verschluß* der recht ansehnlichen Ductus papillares bewirken,
deren Mündungen ja makroskopische Gebilde sind. Die anatomischen Untersuchungen HÄBLERS, der unter 8 Tiergattungen nur bei einer die Bildung einer
Ringfaserschicht an der Papillenbasis fand, machen allerdings die physiologische
Bedeutung der Sphincteres papillae beim Menschen nicht gerade wahrscheinlich;
denn da es sich durchwegs um Nieren mit nur *einer* und darum um so mächtigeren
Papille handelt, müßte gerade bei diesen auch der Sphincter papillae besonders
deutlich ausgebildet sein, wenn er eine physiologisch so bedeutsame Rolle
spielen würde. Anderseits haben funktionelle Beobachtungen am Menschen
es mir doch wahrscheinlich gemacht, daß der Urin nicht aus der Papille in den
Kelch absickert, sondern periodisch entleert wird; sie machen es ferner wahrscheinlich, daß unter normalen Verhältnissen in den Zwischenpausen der Kelch
gegen Papille und Becken verschlossen ist.
Für die normale und pathologische Physiologie der Nieren und Harnleiter
ergeben sich hieraus zahlreiche mehr oder weniger hypothetische Folgerungen,
von denen nur einige angedeutet seien:
1. Wenn die Sphincteres papillae wirklich Schließmuskel sind, so möchte
ich für gewisse anurische Zustände bei Fremdkörpern im Harnleiter, z. B. nach
Einführung des Ureterkatheters, statt reflektorischer Sekretionshemmung
eher Abflußhemmung durch Krampf der Papillarschließmuskeln annehmen.
2. Das Gegenstück haben wir im zeitweisen oder dauernden Wegfall des
periodischen Papillenverschlusses infolge von Stauung im Nierenbecken. Diese
dürfte zunächst besserungsfähige Ermüdung, Atonie, und später dauernde
Insuffizienz der Papillarmuskel bewirken. Die Folge muß Polyurie sein, weil
sowohl das Gefälle im renalen Röhrensystem gesteigert und damit die Filtration
vermehrt als auch der Druck, unter dem sich der Harn in der Marksubstanz
befindet, verringert und damit die Rückresorption vermindert wird. Damit
haben wir eine gute Erklärung für die *Polyurie beim Prostatiker.* Sie wurde
bisher als Folge von Druckatrophie der Nierenepithelien aufgefaßt; unerklärlich
war mir dabei immer die schnelle Besserung der Polyurie auf Dauerkatheter
oder Cystostomie, denn ich kann mir nicht denken, daß eine Atrophie so schnell
rückgängig gemacht werden kann; wohl aber kann sich ein überdehnter Muskel
nach Entlastung schnell erholen. *Teilweise* Insuffizienz, d. h. der Wegfall nur
eines oder weniger Papillarmuskeln, wird geringere Grade von Polyurie verursachen; dieser Fall ist möglicherweise bei der Tuberkulose der Papillenspitzen

---

[1]) WASSINK: Zit. nach HÄBLER.
[2]) Ross und KEMPTON: Ann. of surg. Vol. 73. 1921.
[3]) WESTENHÖFER: 6. Urol. Kongr. Ref. Zeitschr. f. urol. Chir. Bd. XVI. S. 228. 1925.

gegeben. Vielleicht erweist genaue Beobachtung der Urinmenge, daß das sehr inkonstante Symptom der Polyurie bei Nierentuberkulose immer *dann* vorhanden ist, wenn Tuberkulose der Papillenspitzen mit Zerstörung oder Infiltration der Papillenmuskeln vorliegt.

Literatur.

Die hier verzeichneten Autoren sind ohne Fußnotenzahl angeführt.

ALKSNE: Fol. urol. Bd. I. S. 361. 1907. — BARBEY: Zeitschr. f. urol. Chirurg. Bd. I. S. 580. 1913. — BOEMINGHAUS: Beitr. z. Physiol. der Harnleiter. Zeitschr. f. urol. Chirurg. Bd. XIV. S. 71—88. 1923. Literatur in Fußnoten. — Handbuch der Urologie v. FRISCH u. ZUCKERKANDL: Bd. II. S. 367—380. 1905 — ISRAEL, W.: Ergebn. d. Chirurg. u. Orthop. Bd. 15. S. 567—579. 1922. — KÜSTER: Die Chirurgie der Nieren. der Harnleiter und der Nebenniere. T. XVII—CXXIII. 1902. — PFLAUMER: Cystoskopische Beobachtungen zur Physiologie der Harnleiter und Nieren. Zeitschr. f. Urol. Bd. XIII. S. 447. 1919. — PRIMBS: Zeitschr. f. urol. Chirurg. Bd 1. S 621. 1913. — PROTOPOPOW: Pflügers Arch. f. d. ges. Physiologie. Bd. 66. S. 1—113. 1897. Literatur in Fußnoten. — TINNEMEYER: Zeitschr. f. urol. Chirurg. Bd. XII. S. 70—73. 1923. — WOSKRESSENSKY: Zeitschr. f. Urol. Bd. XV. S. 143. 1921. Schließlich sei noch auf folgende für die normale und pathologische Physiologie der Harnleiter wichtigen Arbeiten hingewiesen, die erst nach Drucklegung meines Beitrags erschienen und daher nicht verwertet werden konnten: ANDLER: Zeitschr. f. urol. Chirurg. Bd. 17. S. 298. 1925. — HRYNTSCHAK: Arb. a. d. neurol. Inst. d. Wien. Univ. Bd. 24. S. 409. 1923 und Zeitschr. f. urol. Chirurg. Bd. 16. S. 229. 1924.

Pathologische Physiologie der Harnblase.

Von

O. Schwarz-Wien.

Mit 13 Abbildungen.

A. Die Elemente der Blasenfunktion.

I. Die Muskulatur.

1. Anatomie.

Entsprechend ihrer doppelten Funktion als Sammel- und Austreibeorgan für den Harn besitzt die Blase zwei gesonderte Muskelsysteme, die diesen Aufgaben dienen.

Detrusor. Mit Luschka, Sappey, Waldeyer, Delbet, O. Zuckerkandl u. a. verstehen auch wir unter „Detrusor" die gesamte Muskulatur des Blasenkörpers. Es ist nötig das zu betonen, da in der älteren Literatur verschiedene Autoren unter dieser Bezeichnung verschiedenes meinen: Henle z. B. nur die vorderen und hinteren Stränge der äußeren Schichte, Krause die ganze äußere Muskellage, Hyrtl nur die longitudinalen Bündel.

Gewöhnlich unterscheidet man am Detrusor drei Schichten: eine äußere longitudinale, eine mittlere zirkuläre und eine innere longitudinale. Aber auch rein präparatorisch lassen sich diese Schichten nur an einzelnen Teilen der Blase voneinander trennen, und zwar an der mittleren, besonders aber der hinteren Blasenwand. Diese ist nach Rüdinger, Solger, O. Zuckerkandl auch die dickste Stelle der Blase, da sie bei der Füllung am meisten gedehnt wird.

In neuester Zeit verdanken wir Péterfi[1] besonders schöne Untersuchungen über die Blasenmuskulatur, die ergeben haben, daß die gesamte Blasenmuskulatur ein zusammenhängendes Maschenwerk darstellt. In diesem kann man einzelne besonders ausgezeichnete Faserzüge mit bestimmter Verlaufsrichtung nachweisen, als deren konstruktive Verallgemeinerung sich die erwähnten drei Schichten auffassen lassen.

Alle Fasern entspringen in der Umgebung der Harnröhre in einer Ebene, die die Symphyse, den Anfangsteil der Harnröhre und die ersten Steißwirbel verbindet. In dieser Ebene kann man drei verschiedene Ursprungslinien unterscheiden, wodurch ebenfalls eine Dreischichtung der Blasenwand nahegelegt wird. 1. Die *aus der äußeren Ursprungslinie* entspringenden Fasern lassen sich in eine vordere, hintere und seitliche Gruppe gliedern; ihre Ursprünge sind: a) Schambein, Symphyse, vorderer Teil der Prostata; b) hintere Partie des M. sphincter vesicae, Prostatabasis, Prostatakapsel (bei der Frau vesico-vaginales Bindegewebe); c) seitliche Lappen der Prostata (bei der Frau Aponeurosis

---

[1] Péterfi, P.: Die Muskulatur der menschlichen Harnblase. Anat. Hefte. Bd. 50, S. 633. 1914.

perineal. sup.). Die vorderen und hinteren Bündel steigen zum Blasenscheitel ziemlich geradlinig auf und verbreitern sich daselbst fächerförmig, während die seitlichen zunächst, d. h. ungefähr bis in die Höhe des Blasenäquators, die freigebliebenen Seitenflächen decken; dann tauchen sie in die tiefere zirkuläre Schicht ein, ebenso wie die transversalen Anastomosen, die die Längsbündel schon gleich von ihrem Ursprung abgegeben haben. 2. Eine eigentliche *mittlere Schichte* gibt es überhaupt nicht; das was als solche bezeichnet wird, sind nur transversal abgebogene Fasern allerverschiedensten Ursprunges. Sie ist im wesentlichen ein Verbindungsnetz zwischen äußerer und innerer longitudinaler Schichte. 3. Die *in der inneren Ursprungslinie* entspringenden Fasern durch-

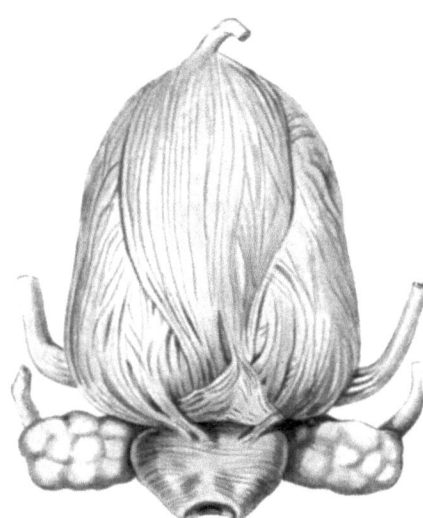

Abb. 1. Hintere longitudinale Muskelschicht. (Nach Heiss).

dringen den Sphincter vesicae, laufen dann seitwärts vom Trigonum und gelangen zur Innenfläche der Blase, wo sie sich hauptsächlich an der hinteren Blasenwand zu dickeren Bündeln vereinen. Sie teilen sich in transversal, vertikal und schief verlaufende Fasern, wovon die ersteren zur Bildung der sog. zirkulären Schichte beitragen, die besonders an der Hinterfläche oberhalb des Trigonums fast ausschließlich diesen Ursprung hat.

Dem basalen Teil der Hinterwand der Blase ist nun ein zweites Muskelsystem angelagert, der *M. trigonalis*. Von beiden Ureterostien steigen die Muskeln der Ureteren herab zum Orificium vesicae int. (Bells Muskel). Einzelne Fasern verbinden die beiden Uretermündungen miteinander (Ligam. interuretericum, Merciers Bar.), der Hauptteil vereinigt sich mit dem der anderen Seite, wodurch die Muskelplatte des Trigonums entsteht (vgl. bes. Waldeyer).

Diese beiden Muskelgruppen bilden nun nicht nur den Blasenkörper, sondern ihre Ausläufer schließen sich zu einem Ringmuskel zusammen, dem Schließmuskel der Blase.

Sphincter. Ursprünglich glaubte man, daß der Blasenverschluß durch elastisches Gewebe bewirkt werde. Barkow beschrieb einen *Annulus cervicalis elasticus,* der den zentralen Teil der Urethra prostatica ungefähr bis zum Calliculus umgibt und aus kreisförmigen elastischen und sehnigen Fasern besteht; er trägt am meisten zum Verschluß der Blase bei. Zentralwärts, um das Orificium selbst findet er noch eine zweite Formation, die er als *Planum elastic. infundibulare* bezeichnet. Im wesentlichen hat also Barkow schon richtig gesehen, daß nämlich der Blasenschlußapparat außerhalb der Blase liegt und aus zwei Teilen besteht. Denn als knapp ein Dezennium später Henle die muskuläre Natur dieser Gebilde erkannte und die noch heute gültige Gliederung des Blasenverschlusses darlegte, erschien der Annulus elastic. als Sphincter internus eine mächtige kreisförmige Muskelschicht um den Anfangsteil der Harnröhre und das Planum elastic. als Trigonum, die Fortsetzung des Sphincters.

An unserer Kenntnis der Details hat sich allerdings viel geändert.

Betrachtet man das Orificium internum am Lebenden von der geöffneten Blase her, so sieht man es von einem Muskelring umgeben, der in gewissen

pathologischen Fällen deutlich in die Blase vorspringt: *Annulus urethralis*
(WALDEYER). Querschnitte zeigen nun, daß er kein einheitliches Gebilde
darstellt, sondern daß seine vordere Zirkumferenz von Blasenmuskeln, seine
hintere vom M. trigonalis gebildet wird. Die untere, distale, Zirkumferenz der
Blasenmuskulatur liegt nämlich nicht in einer horizontalen, sondern in einer
nach vorne geneigten Ebene. Es tritt also vorne (ventral) die Blasenmuskulatur
tiefer auf die Harnröhre herunter als hinten (dorsal), wofür wieder hinten die
Harnröhre höher in die Blase hinaufreicht; es liegt also der vorderen Umgrenzung der Blasenmuskulatur hinten Harnröhrenmuskulatur gegenüber.

Der vordere, aus Blasenmuskulatur bestehende Halbring ist [nach HEISS [1])]
folgendermaßen zusammengesetzt: Der größte Teil der tieferen vorderen
longitudinalen Bündel (die oberflächlichen inserieren an der Prostata), und zwar
besonders die lateralen Anteile biegen am oberen Rand der Prostata in trans-
versaler Richtung medialwärts ab und bilden hier eine zirkuläre Muskellage.
Dazu gesellen sich zirkuläre Fasern aus der mittleren Schicht. Endlich schlingen
sich auch noch Bündel aus der hinteren longitudinalen Detrusormuskulatur
zwischen dem unteren Umfange der Blase und den Seitenlappen der Prostata
hervorkommend nach vorne. Die Fasern dieser drei Gruppen vereinen sich mit
ihnen entgegenkommenden Fasern der anderen Seite zu einer die *vordere* Zirkumferenz der Harnröhre umgreifenden, also nach hinten offenen Schlinge. Eine
ganz analoge Beschreibung gab in allerjüngster Zeit LENDORF[2]) und der Amerikaner
WESSON [3]).

Die hintere Umgrenzung des Annulus wird von der Trigonummuskulatur
hergestellt. Diese Muskeln kommen, wie erwähnt, von den Ureteren, bilden das
Trigonum und tauchen, nachdem sie noch die Uvula aufgeworfen haben, in
das Orificium internum ein. Knapp dahinter bilden sie eine zweite Schlinge um
die vordere Zirkumferenz der Harnröhre, die schräg nach vorne abwärts gerichtet
ist, und dicht, aber von ihr vollkommen geschieden, an den unteren (peripheren)
Rand der erst geschilderten Schlinge sich anlegt. Das Trigonum samt dieser
ihm entstammenden Schlinge heißt nach KALISCHER [4]) *Musculus sphincter
trigonalis*.

An diesen Sphincter schließt sich nun das dritte Muskelsystem: der *glatte Ringmuskel der Harnröhre*. Er beginnt mit einigen Fasern am Bulbus urethrae,
umschließt dann schlauchförmig die Pars membranacea und beim männlichen
Neugeborenen auch die Pars prostatica, so daß er in seinem zentralsten Anteil
der Harnröhre die Ergänzung zu den beiden beschriebenen ventralen Schlingen
darstellt. Beim erwachsenen Manne sind diese Verhältnisse nicht mehr so übersichtlich, da die in den Muskel eingesprengten Prostatadrüsen ihn bei ihrem
Wachstum auseinanderziehen, in sich aufnehmen und seines selbständigen
Charakters berauben. Es ist also eigentlich nur die Pars membranacea von einem
in sich geschlossenen Muskelmantel umgeben.

Das vierte System endlich besteht aus *quergestreiften Muskeln,* dem *M. sphincter
urogenitalis* (KALISCHER) oder *Constrictor urethrae ext.* (HENLE), gewöhnlich
auch einfach *Rhabdosphincter* genannt. Peripher läuft er in eine dreieckige
Muskelplatte aus, deren Spitze unter der Symphyse liegt, dort wo an der dorsalen Harnröhrenseite der M. bulbocavernosus entspringt. Er umgibt die Pars

[1]) HEISS, R.: Über den Sphincter vesicae. Virchows Arch. f. pathol. Anat. u. Physiol.
Anat. Teil. 1915. S. 367.
[2]) LENDORF: Was geschieht bei der suprapubischen Prostatektomie? Arch. f. klin.
Chirurg. Bd. 97, S. 467. 1912.
[3]) WESSON, B.: Anatom. embryol. and physiol. studies of the Trigone and neck of the
bladder. Journ. of urology. Vol. 4, p. 279. 1920.
[4]) KALISCHER, O.: Die Urogenitalmuskulatur des Dammes mit besonderer Berücksichtigung des Harnblasenverschlusses. Berlin: Karger 1900.

membranacea und prostatica der Harnröhre als ein die glatte Muskulatur be-
deckender Schlauch, indem seine Fasern an der Unterseite der Harnröhre im
Centrum perineale resp. der Raphe inserieren. Wirklich typisch ist die Anordnung jedoch nur im mittleren Teil dieser Strecke, da sie peripher durch
die Einlagerung der COWPERschen zentral der prostatischen Drüsen modifiziert
wird. Der Muskel umgreift nämlich hier nur mehr als dünne Kappe die ventrale
Harnröhren- und Prostatazirkumferenz mit einigen dünnen Bündeln, während
die rectale Prostatahälfte keine quergestreifte Muskulatur mehr besitzt. Die
glatte und quergestreifte Harnröhrenmuskulatur zeigt also anatomisch einen
gewissen Antagonismus, indem die glatte Muskulatur am Blasenausgang ihre
stärkste Entwicklung zeigt und gegen die Peripherie immer schwächer wird,
während die quergestreifte ein gerade umgekehrtes Verhalten zeigt. An den
Übergangsstellen sind beide Arten nicht scharf voneinander geschieden, es zeigen
die Grenzflächen vielmehr sogar häufige *Vermischung beider Fasergattungen.*

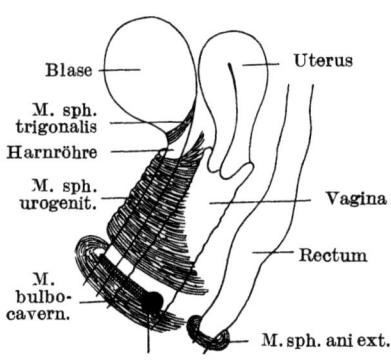

Blase
M. sph. trigonalis
Harnröhre
M. sph. urogenit.
M. bulbo-cavern.
Gl. Barthol. u. Bulb. vest.
Uterus
Vagina
Rectum
M. sph. ani ext.

Abb. 2. Sagittalschnitt durch das Becken.
(Nach KALISCHER.)

Beim *Weibe* finden wir natürlich
prinzipiell die gleiche Muskulatur, nur in
wesentlich übersichtlicherer Anordnung.
An die vordere Schleife des M. sphincter
trigonalis schließt sich der kontinuierliche
Muskelmantel der glatten Ringmuskulatur,
der die zentralen zwei Drittel der Harnröhre umschließt. Etwas abweichend
ordnet sich dagegen die quergestreifte
Muskulatur an: das distale Drittel umgibt der M. bulbocavernosus, die restlichen
der M. sphincter urogenitalis, und zwar
umfaßt er zunächst in einheitlichen
Schlingenzügen Harnröhre und Vagina,
je mehr er sich der Blase nähert, um so
mehr beschränkt er sich auf die Harnröhre, indem seine Fasern, sich an den
seitlichen Vaginalwänden immer mehr zurückziehend endlich nur noch im
Bindegewebe zwischen Harnröhre und Vagina inserieren.

Hinter dieser mächtigen Ringmuskulatur tritt die *Längsmuskulatur* von
Blasenausgang und Harnröhre funktionell und daher auch anatomisch weit
zurück. KOHLRAUSCH hat als erster behauptet, daß die Längsbündel der Blase
sich zwischen den Sphincterfasern ausbreiten und dort inserieren; worin sich
ihm HENLE, HYRTL u. a. anschlossen. Von neuesten Autoren gibt PÉTERFI an,
daß die Blasenlängsmuskeln den Sphincterring zum Teil innen kreuzen, zum Teil
hinter seiner Außenfläche vorbeiziehen, zum größten Teil aber seine Substanz
durchdringen; die longitudinalen Bündel sollen vielfach mit den zirkulären
anastomosieren, so daß nicht nur eine Verfolgung, sondern ein direkter Faser-
austausch statthat. Auch dieses Verhalten hatte schon O. ZUCKERKANDL für die
vorderen Längsbündel konstatiert. KALISCHER hält das übrigens für einen
funktionell gar nicht in Frage kommenden Bruchteil.

Die ebenfalls funktionell nahezu bedeutungslosen *Längsfasern der Harnröhre*
sind teils Ausstrahlungen der glatten Muskulatur der Schwellkörper, teils die
direkte Fortsetzung vermehrter Längsbündel der Blase. Sie verlaufen beim Manne
hauptsächlich an der hinteren, bei der Frau an der vorderen Fläche der Harnröhre.

Zusammenfassung. Versuchen wir nun zum Schlusse uns über die Förderung Rechenschaft zu geben, die wir für das Verständnis der Miktion diesen
anatomischen Erkenntnissen verdanken, so sehen wir uns eigentlich auf die

Feststellung ihrer Beziehung zu einigen Spezialproblemen beschränkt, die dadurch im Grunde allerdings vorläufig noch mehr Komplikation als Aufhellung erfahren. Es ist das auch weiter nicht verwunderlich, da wir ja bei allen derartigen Versuchen heterologe Wissengebiete miteinander zu vergleichen, zu weitgehend subjektiver Deutung vorgefundener Strukturen gezwungen sind.

So sollte man z. B. meinen, daß wenigstens die Aufgabe des Detrusors als Austreiborgan unbestreitbar und unbestritten sei; aber auch das ist nicht der Fall. Der Anatom PÉTERFI hält die Funktion des Blasenkörpers für eine im wesentlichen *statische*. Die austreibende Leistung der Blase scheint ihm nämlich bei weitem nicht so groß, als daß sie mit der mächtigen Entwicklung der Blasenmuskulatur im rechten Verhältnis stände. Er sieht vielmehr die Bedeutung der Blasenmuskulatur in erster Linie darin, die einem großen Innendruck ausgesetzte Blasenwand mit einem contractilen Gerüst zu umgeben. Die Haupttätigkeit der Muskulatur fällt nicht in die Phase der Entleerung, sondern in die der Füllung, indem sie gegenüber dem Druck des zunehmenden Inhaltes einen bestimmten Tonus entfaltet, der eine langsame und gleichmäßige Ausdehnung der Blase garantiert. Einen Beweis dafür sieht er in dem Umstand, daß sich gewisse konstant nachweisbare Blasenbündel der graphischen Statik gemäß entsprechend den Haupttrajektoren eines Spannungselipsoids anordnen. — Ist das nun — muß man sich doch fragen — eine genügend objektive Argumentation, um die landläufige Ansicht von der Rolle des Blasenkörpers umzustoßen? Sehen wir nämlich ganz davon ab, daß in der normalen Blase nie ein nennenswerter Druck herrscht, so würde diese ganze Anordnung ja auch ihren vollen Sinn behalten, wenn sie Vorbedingung einer gleichmäßigen Kontraktion mit allen ihren hydrodynamischen Konsequenzen wäre.

Einen zweiten Typus repräsentiert die Frage nach der Bedeutung der oben geschilderten Verflechtung von Sphincterfasern und der Längsmuskulatur des Detrusors. KOHLRAUSCH, nach ihm besonders VERSARI und in allerjüngster Zeit wieder YOUNG und WESSON glauben darin das morphologische Substrat für die Tatsache erblicken zu müssen, daß der Detrusor bei seiner Kontraktion mechanisch den Sphincter aufzieht. — Wiegt nun dieses Faktum der Verfilzung — selbst wenn man davon absieht, daß sie nach Ansicht anderer Autoren viel zu geringfügig ist, um sich funktionell entscheidend auszuwirken — genügend schwer gegen den Umstand, daß fast alle direkt aufs Physiologische gerichteten Untersuchungen eindeutig gegen eine solche mechanische Dilatation sprechen? Und andererseits schien es endlich O. ZUCKERKANDL plausibler, sich das Umgekehrte vorzustellen, daß der Detrusor bei seiner Kontraktion ein Punctum fixum am Sphincter findet.

Auch sonst werden die beträchtlichen Schwierigkeiten des Detrusor-Sphincterproblems — speziell ihr funktioneller Antagonismus — durch den Anblick der anatomischen Situation nicht gerade begreiflicher, wenn man sieht, daß ein wesentlicher Anteil des Schließmuskels nichts anderes ist, als aus ihrer Verlaufsrichtung abgelenkte longitudinale Detrusorfasern. Man muß sich doch fragen — und merkwürdigerweise tat dies als einziger erst in allerjüngster Zeit YOUNG — wieso sich nicht der zum Sphincter gewordene Anteil eines longitudinalen Muskelbündels gleichzeitig mit seinem noch dem Detrusor angehörenden Anteil kontrahiert? Wann und wodurch sich der doch unleugbare Antagonismus der beiden Abschnitte entwickelt hat, und woher die verschiedene Innervation und toxikologische Reaktion stammt!

Wir sehen uns hier einem Grundproblem der Muskelphysiologie gegenüber: der Frage nach der Beziehung von Funktion, Innervation und biochemischer

Reaktion [vgl. Elliot, l. c. und Langley[1])]. Eine ganz gleiche Anordnung findet sich übrigens zwischen Sphincter und Dilatator der Pupille.

Ein Faktum muß endlich zugunsten der Morphologie gebucht werden: Ich glaube, daß die alte Frage nach der funktionellen Dignität resp. Prävalenz des glatten und quergestreiften Sphincteranteiles schon durch die anatomische Situation dahin beantwortet werden muß, daß es sich hier um eine funktionelle Einheit handelt, was auch den modernsten Anschauungen der Muskelphysiologie entsprechen würde. Darauf kommen wir noch zu sprechen.

2. Allgemeine Muskelphysiologie.

Die für den Muskel charakteristischen Zustandsänderungen sind die von Länge und Spannung. Da sich letztere wieder aus zwei Komponenten zusammensetzt, dem Tonus und der Elastizität, so können wir die Muskelaktion als Resultante dreier Faktoren betrachten: der *Elastizität*, des *Tonus* und der *Contractilität*.

Diese Dreigliederung hat noch eine tiefere Bedeutung: Die Elastizität ist eine Eigenschaft, die der Muskel als physisches Gebilde mit anderen anorganischen Dingen gemein hat. Der Tonus als Ausdruck der Anpassungsfähigkeit oder, wie Pal sagt, als regulative Funktion, charakterisiert den Muskel als lebend, und die Kontraktion ist die ihm eigenartige Form der Betätigung.

Elastizität. Da diese drei Faktoren bei jeder natürlichen Muskelaktion gleichzeitig und innig verflochten sich betätigen, ist das Studium des Anteiles jedes einzelnen natürlich nur durch künstliche Abstraktion und Isolierung möglich. Ganz besonders gilt das für die Elastizität, deren Einfluß in der Norm von Tonus und Contractilität überdeckt kaum zur Geltung kommt. Erst unter *pathologischen Verhältnissen*, wenn der Tonus erlahmt, die Contractilität erloschen ist, ist der Rest der Blasenfunktion nur noch auf die Elastizität gestellt.

Unter Elastizität versteht man die Eigenschaft der Körper, vermöge deren die Teilchen in ihre Gleichgewichtslage zurückkehren, wenn ihre durch eine äußere Kraft veranlaßte Verschiebung bestimmte Grenzen nicht überschritten hat.

Die Zugelastizität der Blasenwand kann auf zweierlei Weise geprüft werden, am isolierten Streifen und an der intakten Blase. Erstere Methode gestattet zwar das Verhältnis von Dehnung und Belastung exakt zu bestimmen, hat aber den Nachteil, an einem aus verschieden gerichteten Fasern zusammengesetzten Material zu arbeiten. Weniger einsichtig, dafür aber physikalisch und physiologisch einheitlicher ist das Arbeiten an der ganzen Blase, das der Beantwortung der Frage gilt, welche Mengen von Flüssigkeit die Blase ohne Kontraktion der Muskulatur nur durch Elastizität ihrer Wand auszudrücken imstande ist.

Eine ausgezeichnete Bearbeitung dieser Frage danken wir Stubenrauch. Füllt man die einem eben getöteten Tier entnommene Blase mit Flüssigkeit, so sieht man, daß das Organ eine nach Beschaffenheit seiner Wand variierende Menge aufzunehmen vermag, ohne daß eine Spannung seiner Wand eintritt. Stubenrauch[2] nennt dieses Quantum „*Residualkapazität*". Ist die Grenze der Residualkapazität überschritten, so setzt elastische Wandspannung ein, und es wird ein bestimmtes ihr entsprechendes Flüssigkeitsquantum entleert; der zurückbleibende Rest heiße „*relative Kapazität*". Es ergibt sich jetzt folgende Beziehung:

$$\frac{Relat.\ Kap.\ -\ Resid.\ Kap.}{Resid.\ Kap.} \times 100 = Prozentualische\ Dehnung.$$

[1]) Langley: Das autonome Nervensystem. Berlin: Julius Springer 1922.
[2]) Stubenrauch: Arch. f. klin. Chirurg. Bd. 51.

Es zeigte sich nun, daß bei wiederholter Belastung der Blasenwand mit dem gleichen Flüssigkeitsgewicht die prozentualische Dehnung immer mehr zunimmt, d. h. daß die Elastizität der Harnblase im frisch postmortalen Zustand eine sehr unvollkommene ist. Im selben Sinne spricht das Faktum der Nachdehnung, d. h. eine die Blase dehnende Flüssigkeitsmenge dehnt so lange weiter, als sie in der Blase verbleibt. Trotzdem man bei der Harnblase von einer eigentlichen Elastizitätsgrenze kaum sprechen kann, scheint es doch einen Überdehnungspunkt zu geben, von dem an die bisher konstante Dehnung unregelmäßig und rapide bis zur Zerreißung wächst.

Genau wie die Leichenblase verhält sich auch das lebende Organ. Wie P. SCHULTZ für den Froschmagen und TRENDELENBURG für den Meerschweinchendünndarm gezeigt haben, scheinen die beiden Phänomene: Nachdehnung bei Belastung und elastische Unvollkommenheit bei Entlastung allen glatten Muskeln eigen zu sein. Für die Blase fanden ähnliches REHFISCH, BOCCI. Es haben diese Tatsachen auch für die Funktion der Organe ihre Bedeutung, da bei den Hohlorganen der Eintritt der Peristaltik resp. Kontraktion eine Funktion der Wanddehnung ist; darauf kommen wir noch ausführlich zu sprechen.

Tonus. Obzwar der Begriff Tonus bereits von JOH. MÜLLER aufgestellt wurde, wurde seine Bedeutung für die Muskelaktion erst in jüngster Zeit richtig gewürdigt. Sein Studium steht heute im Mittelpunkt des Interesses und geht vornehmlich auf die Scheidung resp. richtige Relationierung von Tonus und Kontraktion. Die Schwierigkeiten der Untersuchung sind beträchtliche, da beides ja nur Phasen eines einheitlichen Vorganges sind. Alle die Fragen sind noch im Fluß, vielfach kontrovers, sogar rein begrifflich ist kaum noch eine Einigung erzielt, so daß auch hier eigentlich nur Andeutungen gegeben werden können, welche große Bedeutung die Lösung dieser Fragen für das Verständnis der Blasenfunktion haben wird.

Der Tonus ist im wesentlichen ein *Zustand* mit Tendenz zur Dauer, die Kontraktion ein vorübergehender *Akt*. Der Tonus ist die Voraussetzung, auf der die Kontraktion sich aufbaut, seine Intensität ist die Quelle ihrer Größe. Man könnte, mehr als bildlich, den Tonus der elektrischen Spannung, die Kontraktion der Entladung gleichsetzen.

Das Charakteristicum des tonischen Muskels ist seine Plastizität: Der Muskel nimmt jede Länge an und behält sie bei, ohne Vermehrung seiner inneren Spannung und daher ohne Tendenz in die Ausgangsstellung zurückzukehren; *jede Lage ist für ihn eine Ruhelage.* Dadurch unterscheidet er sich prinzipiell von elastischen Körpern; dadurch wirkt aber auch der Tonus in gewissem Maße der Elastizität des Muskels entgegen. Der tonische Muskel ist aber auch von nicht belebtem, plastischem Material z. B. Wachs, unterschieden durch die Tatsache, daß er eine innere „Spannung" besitzt und behält. Es wird ja auch der Tonus oft als Spannungszustand bezeichnet, was aber nur in sehr oberflächlichem Sinne zutrifft, da ja auch im Begriff der Spannung eine zur Ausgangslage rückläufig gerichtete Tendenz liegt, die der Tonusmuskel nicht besitzt. Spannung und Plastizität, wie wir sie von unbelebten Dingen kennen, bezeichnen im Grunde nur Grenzzustände, die der Tonusmuskel nur in eigenartig modifizierter Art besitzt. Die elastischen Erscheinungen im Tonusmuskel unterscheiden sich in nichts Wesentlichem von denen in Gelatine, seine Plastizität dagegen ist etwas rein Physiologisches [JORDAN[1])]. Das Haben von Tonus ist eben für die lebende Substanz spezifisch und ohne jede Analogie im Anorganischen. Daher die Schwierigkeit jeder Definition. Am besten charakterisiert noch eine Wendung

---

[1]) JORDAN, H.: Über die Physiologie der Muskulatur und des Zentralnervensystems usw. Ergebn. d. Physiol. Bd. 16, 1918.

von Jordan das Wesentliche des Tonusmuskels: *Nachgeben unter konstantem Widerstand, aber ohne Spannungszunahme.*

Diese Eigenheit findet ihren Ausdruck in der Tatsache, daß, im Gegensatz zu elastischen Körpern, *für den Tonusmuskel Spannung und Länge nicht proportional zunehmen resp. daß für einen Hohlmuskel der Spannungszustand seiner Wand unabhängig ist von der Größe der Lichtung.*

Es war begreiflich, daß man in unserer noch größtenteils mechanistisch denkenden Zeit nach Bildern und Erklärungen für dieses merkwürdige Verhalten suchte, und nicht verwunderlich, daß dabei nicht viel herauskam. Was helfen schon Worte wie: innere Viscosität, Sperrfunktion u. dgl. m. Am ansprechendsten war noch das Bild von Grützner, der sich vorstellte, daß sich die Muskelelemente dachziegelartig übereinander verschieben, womit auch die zu beobachtenden Dickenänderungen der Muskeln und ihrer Elemente in Einklang zu bringen waren. Auf eine sehr bemerkenswerte Analogie machte mich übrigens mein Freund R. Allers aufmerksam: die Umwandlung von Eisen in Stahl; auch hierbei wird das Eisen „gehärtet", d. h. sein Widerstand gegen Deformation (Druck) nimmt zu, ohne daß an seinem Volumen etwas geändert wird. Diese Härte ist nach Noyons und v. Uexküll auch das Maß für die Sperrung (= Tonus), während der Weg das Maß für die Verkürzung ist. *Der Muskeltonus ist also eine tastbare Erscheinung* [Pal[1])].

Hiermit gelangen wir zu der wichtigsten Frage nach dem *Einfluß des Tonus resp. seiner Änderungen auf die Funktion des Organs.* Die Schwierigkeiten ihrer Beantwortung sind noch große, die Widersprüche von Theorie und Beobachtung nicht unerhebliche; wir sehen uns daher vorläufig noch darauf beschränkt aufzuzeigen, wieviel von den Tatsachen sich unserem theoretischen Klischee einfügen lassen.

Wird also ein Hohlorgan allmählich gefüllt, so werden zunächst seine Wände „entfaltet", das Organ bekommt eine Lichtung; bei weiterer Zufuhr „erschlaffen" nun seine Wände nicht, sondern umklammern in immer gleicher Intensität den wachsenden Inhalt, sie werden auch nicht „gedehnt", sondern das Organ reagiert, wie gesagt, „unter konstantem Widerstand, aber ohne Spannungszunahme". Der Ausdruck dieses Verhaltens ist der trotz zunehmender Füllung gleichbleibende Innendruck. Damit berühren wir allerdings den heikelsten Punkt des ganzen Problems; heikel deshalb, weil der Innendruck weitgehend unabhängig von der Wandspannung ist, und andererseits seine Kontrolle das einzige Kriterium für alle sich bei der Füllung und Entleerung abspielenden Vorgänge ist, wenn uns anatomische Gründe am Betasten des Organs verhindern; wir kommen auch darauf noch ausführlich zurück.

Für die Blase haben Mosso und Pellacani[2]) als erste auf diese Verhältnisse hingewiesen; am Magen des lebenden Menschen hat Bruns[3]) das gleiche Verhalten nachweisen können, und in einer folgenden Untersuchung zeigte er, daß auch die Vorwölbung der Bauchdecken bei starker Füllung des Magendarmtraktes auf einem Tonusnachlaß der Magenwände beruht. Das alltäglichste Beispiel stellt übrigens das Verhalten der Antagonisten bei Bewegungen unserer Glieder dar, wobei ihre Entspannung die Leichtigkeit und ihr dabei bewahrter Tonus die Abrundung unserer Bewegungen bewirkt. Es stellt also dieser konstante Tonusnachlaß eine der wichtigsten Grundlagen der Akkommodation dar.

---

[1]) Pal, I.: Über das Tonusproblem der glatten Muskeln der Hohlorgane und seine Bedeutung für die Therapie. Dtsch. med. Wochenschr. 1920. Nr. 6.
[2]) Mosso, M. und Pellacani: Sur les Fonctions de la vessie. Arch. ital. de Biol. Vol. 1, p. 97. 1882.
[3]) Bruns, O.: Eine neue Methode zur Feststellung der Tonusfunktion des Magens. Dtsch. Arch. f. klin. Med. Bd. 131. S. 70. 1919.

Was geschieht nun, wenn der Tonus steigt? Reizt man den Hautmuskel einer Holothurie, eines der klassischen Objekte des Tonusstudiums, so tritt keinerlei Verkürzung auf, aber der Widerstand gegen passive Dehnung nimmt zu. Die Tonuselemente werden (durch Nervenreize) so beeinflußt, daß in ihnen bei einer beliebigen Länge Widerstand gegen Dehnung entsteht, ohne daß zugleich an der Länge sich etwas ändert (JORDAN). Da nun bei einem Hohlorgan der Länge der Muskelfasern das Volumen entspricht, so kann man den Satz auch so formumulieren, daß *das Volumen und damit auch der Innendruck von Tonusänderungen der Wand unabhängig ist.* Die Wand wird härter, aber das Volumen und der Innendruck bleiben gleich. Dieses Faktum führte PAL zu der Unterscheidung von *Hypertonie der Wand* und *Hypertension des Inhaltes.* Der sichtbare Ausdruck des Tonus ist also die Straffheit der Wand, die Intensität mit der sie den Inhalt umklammert (Peristole des Magens); der Tonus gehört, das ist wohl seine prägnanteste Charakterisierung, zu den intensiven Größen, im Gegensatz zur Kontraktion, die eine extensive darstellt.

Füllt man aber eine Blase entsprechend langsam, so daß es zu keiner Dehnung kommt, sondern die Wand Zeit hat zur adaptiven Entspannung, so wird oder kann es zunächst trotz der höheren Tonuslage zu keinem Druckanstieg kommen — die Wand gibt nur träger, gleichsam widerwilliger nach — und der vermehrte Tonus wird sich nur darin äußern, daß das physiologische Zeichen zur Beendigung der Füllung resp. zum Beginn der Entleerung also, z. B. der Harndrang, früher als normal gegeben wird. Alle diese Modalitäten konnte ich an der Blase in der von der Theorie geforderten Weise demonstrieren.

Das wichtigste Ergebnis dieser Ausführungen ist daher die Einsicht, *daß Tonusvermehrung der Wandmuskeln allein niemals ein mechanisches Phänomen, Kompression des Inhaltes oder gar Flüssigkeitsbewegung, hervorrufen kann,* entsprechend der These, daß Tonus nur ein Zustand sei. Diese Inaktivität liegt ja auch schon im Wesen des Plastischen.

Theoretisch noch völlig ungeklärt ist aber das Gegenspiel der Entspannung, die tonische Verkürzung. Ja, JORDAN z. B. hält es überhaupt noch für fraglich, ob es so etwas wie einen Restitutionsprozeß der plastischen Dehnung gibt. Auf Grund des experimentellen Materiales kann man heute nur sagen: ebenso wie sich die plastische Dehnungskurve eines unerregten Tonusmuskels vom absteigenden Schenkel der einfachen Kontraktionskurve — also ebenfalls dem Bilde nach eine Art Erschlaffung — unterscheidet, ist die tonische Verkürzung von der Kontraktion auf Grund von Erregung wesensverschieden.

Kontraktion. Die Kontraktion ist ein vom Tonus völlig verschiedener Vorgang: ein kurz ablaufender Akt mit mechanisch-motorischem Effekt. Sehr zum Nachteil für Verständnis und klare Terminologie werden bis in die jüngste Zeit diese beiden Begriffe von den meisten Autoren noch unterschiedslos gebraucht. So sagen MOSSO und PELLACANI, daß wir nach dem heutigen (1882) Stand unserer Kenntnisse keinen Grund haben, echte Kontraktionen von Tonusschwankungen des Blasenmuskels zu unterscheiden; beide seien nur quantitativ unterschieden. ABELIN meint ganz einfach, daß Blasenkontraktionen Tonusschwankungen der Blasenmuskulatur seien, und es daher zweckmäßiger sei, nur von einer Art Blasenkontraktionen zu sprechen. BOCCI [1]) glaubt, daß (rhythmische) Tonusschwankungen nur an der Blase frisch getöteter oder tief narkotisierter Tiere zu sehen sind; alle anderen Kurvenerhebungen hält er für Kontraktionen, und zwar unterscheidet er atypische, die infolge der Versuchs-

---

[1]) BOCCI, B.: Die Harnblase als Expulsionsorgan. Die glatte Muskelfaser. Arch. f. d. d. ges. Physiol. Bd. 159. 1914.

anordnung nicht zur Miktion führen, von typischen, die den physiologischen Effekt hervorbringen[1]).

Daß die Unterscheidung von Tonusänderungen und Kontraktionen theoretisch unabweisbar ist, geht wohl aus dem bisher Gesagten zur Genüge hervor. Es fragt sich nun, wieweit die in der Wirklichkeit zu beobachtenden Erscheinungen uns zu dieser Unterscheidung nötigen — resp. sie erlauben.

Daß wir die wichtigsten Phänomene der Blasenfunktion am Menschen, besonders unter pathologischen Umständen nur auf Grund dieser Trennung verstehen können, glaube ich erwiesen zu haben, indem ich zeigen konnte, daß der Harndrang eine reine Tonusfunktion darstellt; seine Unabhängigkeit von Blasendruck und Füllung gab hierzu eine Handhabe. Viel schwieriger dagegen liegen die Dinge im Tierversuch, wo wir nur auf die Kontrolle von Druck- und Volumschwankungen evtl. in Beziehung zum Miktionsbeginn angewiesen sind.

Da diese drei Daten zugleich die Bausteine der gesamten experimentellen Blasenforschung darstellen, dürfte es sich empfehlen, hier einige Angaben über die Untersuchungsmethodik einzuschalten. Die Funktion der Blasenmuskulatur kann in drei Arten von Anordnung geprüft werden: am Blasenstreifenpräparat, an der überlebenden Blase und am intakten Tier.

Die aus der dem frisch getöteten Tier entnommenen Blase geschnittenen Streifen werden an einem Ende in einem durchlüfteten körperwarmen Bade (Ringer- oder besser noch Tyrodelösung) aufgehängt, das freie Ende wird mit Gewichten entlastet, und die spontanen Bewegungen des Präparates oder seine Reaktion auf die verschiedensten Reize durch Schreibhebel graphisch registriert. Ein solches Präparat stellt sich nun alsbald auf eine bestimmte Länge ein, die entweder für lange Zeit festgehalten wird oder sich ganz langsam in positivem oder negativem Sinne ändert. Die Länge des Präparates betrachtet man nun als Ausdruck seines Tonus, die Änderungen als Tonusab- resp. -zunahme. Auch hiermit stehen wir schon vor der Hauptkalamität: Die Versuche an reinen Tonusmuskeln der Schnecken und Muscheln haben gezeigt, daß auf Reize Konsistenz- aber keine Längenänderungen erfolgen, und hier sehen wir nun Längenänderungen als Tonusänderungen bezeichnet. Daß diese Kurvenschwankungen nach Art des Auftretens und ihres Verlaufes von den durch alle anderen Bewegungsphänomenen hervorgerufenen prinzipiell verschieden sind, lehrt ein Blick auf derartige Kurven. Außer diesen lang hingezogenen sieht man gewöhnlich noch kleine, hastige, regelmäßig oder unregelmäßig auftretende Bewegungen, die sog. automatischen oder Pendelbewegungen. Die letzte Type repräsentieren endlich die Kontraktionen auf Reizung.

Die ausgeschnittene Blase stellt ein ausgezeichnetes Studienobjekt dar. Im warmem Bade behält sie ihre Erregbarkeit 24 Stunden und länger. Ihre Leistung wird registriert durch Übertragung ihres Innendruckes auf Manometer, Schreibhebel und Kymographion. An der lebenden Blase entsprechen nun die Längenänderungen des Streifenpräparates Druckschwankungen und auch hier sehen wir uns genötigt, gewisse Druckänderungen Tonusschwankungen zuzuordnen. Auch hier finden wir Tonusschwankungen, Automatie und Kontraktionen.

Die Versuchsanordnung, deren Ergebnisse der Wirklichkeit am nächsten kommen, ist aber das Experiment am lebenden Tier. Es wurden hierzu alle möglichen Tiere verwendet, vom Frosch bis zum Ziegenbock, das geeignetste ist die Katze. Die Tiere werden aufgebunden, durch die Harnröhre wird ein Katheter eingeführt und die Blase mit einer bestimmten Flüssigkeitsmenge

---

[1]) Anmerk. bei der Korrektur: Dennig meint „wir wissen nichts darüber, ob die Blasenkontraktionen etwas prinzipiell anderes sind" als der Spannungswechsel, den wir als Anpassung des Druckes an den Inhalt beschrieben haben."

gefüllt; als Kontraktionsreiz dient entweder eine Vermehrung der Füllung oder Nervenreizung auf mechanischem, elektrischem oder pharmakologischem Wege. Je nach dem, was man nun messen will, ist die spezielle Versuchsanordnung verschieden.

Will man den Innendruck bestimmen, so wird der Katheter mittels eines Dreiwegehahnes mit dem Zuflußgefäß resp. einem Manometer verbunden, und durch veränderte Hahnstellung einmal die Blase mit dem Zuflußgefäß, das andere Mal mit dem Manometer in Kommunikation gesetzt. Da wir in letzterem Fall einfach kommunizierende Gefäße vor uns haben, so stellt sich das Flüssigkeitsniveau im Manometer bei ruhender Blase auf ein bestimmtes Niveau ein, das dem Druck entspricht, der eben von der Blasenwand getragen werden kann und den Nullpunkt des Versuches darstellt. Kontrahiert sich nun die Blase, so steigt die Flüssigkeit im Manometerrohr und die Niveaudifferenz gegenüber dem Nullpunkt repräsentiert den Druckzuwachs in der Blase. Da schon kleinste Volumänderungen in dem schmalen Manometerrohr deutliche Ausschläge geben, es sich also bei dieser Versuchsanordnung um Spannungsveränderungen bei nahezu konstantem Volumen handelt, nennt man derartige Kontraktionen „isometrische".

Will man dagegen Volumschwankungen registrieren, so wird der Katheter mit einer großen MARIOTTschen Flasche verbunden, die nur zum Teil mit Flüssigkeit gefüllt ist; der über der Flüssigkeit befindliche Luftraum kommuniziert durch eine Schlauchleitung mit einem Rekorder, der die Schwankungen dieses Luftvolumens schreibt. Die während des Versuches gewöhnlich konstant gehaltene Niveaudifferenz zwischen Flasche und Blase bestimmt den auf der Blasenwand lastenden Druck. Durch Kontraktion der Blase wird nun etwas Flüssigkeit in die Flasche gepreßt, und der Schreibhebel verzeichnet die Verkleinerung des Luftvolumens; infolge der großen Oberfläche ist die durch den geringen Flüssigkeitszuwachs bewirkte Hebung des Flüssigkeitsspiegels so gering, daß seine Niveaudifferenz gegenüber der Blase praktisch kaum in Gewicht fällt und der Blasendruck, der sich in dieser Niveaudifferenz ausdrückt, als konstant betrachtet werden kann. Man nennt daher solche Kontraktionen „isotonische"[1]).

Für unsere Betrachtung sind die Druckkurven die weitaus wichtigeren. Ihre zutreffende Interpretation fanden sie zum erstenmal durch BOCCI.

Läßt man in obiger Versuchsanordnung eine ruhende mäßig gefüllte Blase schreiben, so zeichnet sie eine gerade horizontale Linie ab, deren Entfernung von der Abszisse als Maß des Tonus der Blasenwand gilt. Unter Umständen ist die Blase nahezu ganz atonisch; entweder spontan oder durch verschiedene Nachhilfen kann sich der Tonus heben. Ein gewisses Tonusniveau ist die Voraussetzung aller weiteren Phänomene. Mit einer gewissen Tonuslage beginnen die automatischen Bewegungen, sie werden von den meisten Autoren als unphysiologische Artefakte betrachtet, die in vivo nie vorkommen sollen. Wird nun ein Kontraktionsreiz gesetzt, so beginnt zunächst der Tonus sich zu heben — semilatentes Stadium nach BOCCI, vorbereitende Phase nach TRENDELENBURG, ich habe sie mit der Anspannungszeit des Herzens verglichen —; bei Fortdauer des Reizes beginnt nun *mit einem Schlage* das Bewegungsphänomen, die Kontraktion, die sich aus einem rasch ansteigenden und einem ebenso abfallenden Schenkel zusammensetzt; dann folgt wieder eine Phase der Tonusabnahme, an die sich ein Latenzstadium anschließt. Diese Dreiteilung der ganzen Evolution ist allen Hohlorganen, das Herz inbegriffen, gemeinsam.

---

[1]) Die Silbe „tonisch" entspricht hier nicht dem „Tonus" im physiologischen Sinne, sondern „Spannung" = Druck im physikalischen. Vgl. dazu: v. WEIZSÄCKER: Deutsch. med. Wochenschr. 1924, Nr. 49 u. Ergebn. f. inn. Mediz. Bd. 19, 1920, S. 377.

Die Bedeutung dieser präperistaltischen Tonuszunahme hat Trendelenburg [1]) an wunderschönen Versuchen am Meerschweinchendünndarm ins rechte
Licht gesetzt. Es zeigte sich nämlich, daß sie nicht nur eine Voraussetzung
für das Zustandekommen der Kontraktion abgibt, sondern, daß direkte quantitative Beziehungen zwischen den beiden Phänomen herrschen. Die Wirkung
des dehnenden Lastzuwachses ist nämlich c. p. abhängig von der absoluten
Größe des Widerstandes der zu dehnenden Organwand, d. h. von deren Tonus; je
höher dieser schon in der Ausgangssituation ist, desto niedriger der Schwellen-
wert der Peristaltikauslösung. Das Problem der Peristaltik ist daher für
Trendelenburg ein Tonusproblem!

Kehren wir jetzt nochmals zu der eingangs gestellten Frage zurück, ob wir
aus den experimentellen Erfahrungen speziell an der Blase Anhaltspunkte
für die Unterscheidung von Tonus und Kontraktion ableiten können, so ist sie
unbedingt zu bejahen; der phänomenologische Unterschied der beiden geschilderten Arten von Kurvenerhebungen ist in jeder Hinsicht so eklatant,
daß er zweifellos auf eine Wesensverschiedenheit der zugrunde liegenden Vorgänge hinweist.

Im übrigen ist es auch gelungen Contractilität und Tonus durch verschiedene
Eingriffe isoliert zu beeinflussen. So fand Streuli, daß nicht nur die Entstehungsbedingungen der Automatie, sondern auch die Beeinflußbarkeit der
(überlebenden) Blase durch Adrenalin und Pituitrin von der Contractilität
zu trennen sind durch Einbringen der Blase in reine (calciumfreie) Kochsalzlösung. Entsprechend der Beziehung sympathicotroper Stoffe zur Tonusfunktion
fand Elliot, daß nach Hypogastricusdurchschneidung die Blase einen so hohen
Tonus erlangte, daß der Muskel die Fähigkeit verlor, sich in rapid isotonischer
Kontraktion auf Pelvicusreizung zu verkürzen, obwohl Reizung dieses Nervs
einen nahezu normalen Druckanstieg hervorrief. Die Fasern waren also weniger
elastisch geworden. Änderungen der Länge waren viel weniger leicht zu provozieren, als Änderungen der Spannung. Den schlagendsten Beweis liefern aber die
Versuche mit Papaverin, von dem Pal zeigen konnte, daß es elektiv nur die
motorische Komponente der Muskelfunktion beeinflußt und die tonische unberührt läßt. Endlich sei noch erwähnt, daß bereits Guyon [2]) diese Unterschiede kannte: Pelvicusdurchschneidung oder intralumbale Cocaininjektion
hebt die Contractilität der Blase auf, während der Tonus, der die Kapazität
der Blase regelt von diesen Eingriffen unberührt bleibt.

Um die Bedeutung der besprochenen Fragen ins rechte Licht zu setzen,
sei hier nur ganz kurz erwähnt, daß dieses Problem der zweifachen Muskelfunktion auch für die quergestreifte Muskulatur aufgeworfen wurde und· heute fast
das Zentralproblem der Muskelphysiologie darstellt. Seit den ersten Vermutungen
von Grützner (1887), Botazzi u. a. hat sich hauptsächlich unter dem Anstoß
der Arbeiten von Boecke (1909) ein Streit der Ansichten entwickelt, der sich
im wesentlichen um die Frage dreht, ob die Dauerverkürzung quergestreifter
Muskeln immer einen Tetanus darstelle oder eine tonische Verkürzung. Diese
sollte nicht von den motorischen spinalen, sondern von autonomen Nerven
unterhalten sein und als morphologisches Substrat an das Sarkoplasma gebunden sein. Die wichtigsten bisher festgestellten Unterschiede zwischen Tonus
und Tetanus sind: 1. Der Tetanus leistet Veränderungen, der Tonus erhält die
Länge eines Muskels. 2. Der Tetanus ist mit Mehrumsatz, der Tonus mit keinem
Mehrverbrauch verbunden. 3. Bei der tonischen Verkürzung findet eine An-

---

[1]) Trendelenburg, P.: Physiologische und pharmakologische Versuche über die Dünn-
darmperistaltik. Arch. f. exp. Pathol. u. Pharmakol. Bd. 81, S. 55. 1917.

[2]) Guyon, J. F. et Courtade: Sur la contracture du muscle vesical. Cpt. rend. des
séances de la soc. de biol. 1901, p. 828.

häufung von Kreatinin und Glykogen statt, beim Tetanus ein Konsum beider. 4. Der tetanisierte Muskel ermüdet rasch, der tonische schwer. 5. Beim Tetanus lassen sich oscillierende Aktionsströme nachweisen, bei der tonischen Erregung nicht. 6. Endlich lassen sich auch beim quergestreiften Muskel Tonus und tetanische Kontraktion durch Pharmaka isoliert beeinflussen. Alle diese Tatsachen werden aber, zumindest bezüglich ihrer absoluten Gültigkeit vielfach bestritten, und die ganze Frage ist, wie erwähnt, noch in voller Diskussion.

Einige Worte der Besprechung verlangt endlich noch ein klinisch wichtiges Kontraktionsphänomen: der *Krampf*. Bekanntlich sind sich auch über das Wesen des Krampfes die Physiologen keineswegs im klaren. Die modernste und in jeder Hinsicht neuartige Auffassung stammt von PAL[1]). Er meint, daß noch so heftige Kontraktionen, z. B. Peristaltik, niemals durch den bekannten Kolikschmerz uns als Krämpfe zum Bewußtsein kämen; es müsse noch etwas hinzukommen, und zwar eine abnorm hohe tonische Einstellung. In gewissem Sinne stimmt nun damit überein, daß ich das einzige sensible Phänomen der Blasenfunktion, den Harndrang, als reine Tonusfunktion hinstellen konnte. Über Vorkommen und Wesen der Blasenkrämpfe wird im klinischen Teil noch zu sprechen sein.

Zum Schluß sei endlich noch ein Versuch angeführt, der an der Blase als Versuchsobjekt in originellster Weise einen Beitrag zur Lösung wichtiger Fragen der Muskelphysiologie bringt, die übrigens auch für die spezielle Blasenphysiologie ihre Bedeutung haben. Es ist das der Versuch von E. J. CARREY[2]) den glatten Blasenmuskel in einen quergestreiften mit Rhythmik begabten Muskel umzuwandeln. Die Versuchsanordnung ist von bezwingender Einfachheit: Einem vier Wochen alten Hündchen wird eine suprapubische Fistel angelegt, durch die eine gesättigte Borsäurelösung in die Blase geleitet wird. Bei entsprechender Füllung kontrahiert sich die Blase, der Sphincter erschlafft und der Inhalt wird ausgestoßen. 5 Tage p. op. dauerte der Versuch eine halbe Stunde, während der 20 ccm die Blase passierten. Nun wurden Versuchszeit und Infusionsmenge allmählich gesteigert; dementsprechend nahm die Zahl der Kontraktionen zu, und mit unbeirrbarer Regelmäßigkeit folgten Kontraktion und Erschlaffung auf Kontraktion und Erschlaffung, die Blase „schlug" mit der Rhythmik des Herzens; all das geschah ohne die mindeste Belästigung des Tieres, das viele Versuchsstunden hindurch schlief. Nach 44 Tagen gingen 50 Liter Flüssigkeit in 24 Stunden durch die Blase bei einer Rhythmik von 65—75 Schlägen pro Minute! Die Dicke der Blasenwand hatte von 0,5 mm auf 5 mm zugenommen und der Blasenmuskel zeigte im Mikroskop das Bild eines gewöhnlichen quergestreiften Muskels[3]).

Was lehrt nun dieser hochinteressante Versuch für die uns bedeutungsvollen Fragen? Zunächst ganz allgemein, daß die Aufgabe alles ist und die Mittel immer willig sind; nicht auf das Erfolgsorgan kommt es an, sondern auf den Zweck, in dessen Dienst er gestellt wird. Wenn also der Unterschied zwischen quergestreiften und glatten Muskeln wirklich nur eine Adaption an ihre Funktion darstellt und also kein prinzipieller ist, dann erscheint die alte Frage nach der willkürlichen Beeinflußbarkeit der Blase in ganz neuem Lichte: es wäre dann durchaus denkbar, daß die jahrtausende alte Nötigung der Blase sich dem Willen zu fügen, sie auch endlich gefügig gemacht hat.

---

[1]) PAL, J.: Über Krampf in den Hohlorganen. Wien. med. Wochenschr. 1920. Nr. 1.

[2]) CARREY, J. E.: Studies in the dynamics of histogenesis VII. The experim. transformation of the smooth bladder muscle etc. Americ. Journ. of the anat. Vol. 29, p. 341. 1921.

[3]) Anmerkung bei der Korrektur: An gleichem Orte Bd. 32, 1924, S. 475, berichtet der Autor über Nachprüfungen, die dasselbe Resultat ergeben hatten.

II. Die nervöse Versorgung.

1. Die peripheren Nerven.

a) Anatomie.

Die Nervenversorgung der Blase ist wie die aller inneren Organe eine doppelte und zwar sowohl vom anatomischen wie vom physiologischen Gesichtspunkt.

Der *vagale* (parasympathische) Anteil ist ein Abkömmling des sakralautonomen Nervensystems und hat folgende Provenienz und Verästelung. Die Nerven ent-

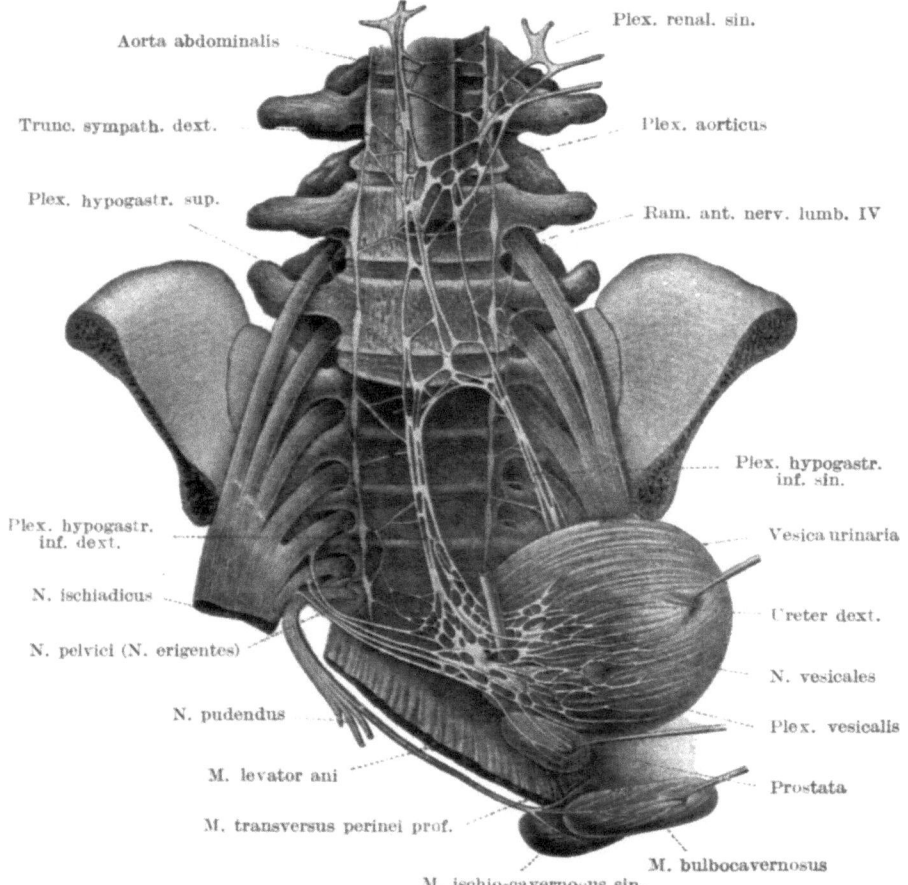

Abb. 3. Makroskopische Darstellung der Innervation der Blase.
(Aus Müller: Lebensnerven. 2. Aufl.)

springen aus dem II. und III., seltener auch vom I. und IV. Sakralsegment des Rückenmarkes und vereinen sich zum *Plexus sacralis*. Aus diesem tritt der paarige *Nervus sacralis* (N. pelvicus, Langley, N. erigens, Eckhardt) aus; nun zieht er zum *Pl. hypogastricus*, in dem ein Teil seiner Fasern vielleicht eine Zellumschaltung erfährt, der weitaus größere Teil jedoch zieht durch diesen Plexus durch direkt zum *Pl. vesicalis*, der also für ihn die erste Relaisstation darstellt. Der N. pelvicus enthält also vornehmlich präganglionäre Fasern.

Der *sympathische* Anteil hat sein spinales Quellgebiet in den II.—V. Lumbalsegmenten, die durch Rami communicantes (spinales) mit den (III.) IV.—VI. Lumbalganglion des Grenzstranges in Verbindung treten. Aus diesen Ganglien treten gewöhnlich 4, seltener 3 oder 5 *Nervi mesenterici* aus (Rami spinales, LANGLEY; Rami efferentes, FRANKL-HOCHWART und FRÖHLICH) und ziehen zum *Ganglion mesentericum inferius*, wo ein Teil der Fasern schon Station macht; der Rest zieht durch zum *Pl. hypogastricus*. Diese Verbindung zwischen dem Ggl. mesent. inf. und dem Pl. hypog., die aus 2—3 Nerven besteht, nennt man *Nn. hypogastrici*. Sie ziehen ebenfalls zum Pl. hypogastricus, wo ein zweiter Teil seine Zellrelais findet, während der Rest direkt in die Nervenzellen des Pl. vesicalis mündet. Die aus dem Pl. hypogastricus austretenden Nervenstämmchen heißen *Nn. vesicales*. Die Nn. mesenterici enthalten also nur präganglionäre Fasern, die Nn. hypogastrici auch schon postganglionäre, und die Nn. vesicales enthalten prä- und postganglionäre Fasern beider Nervengruppen; daneben gibt es, wie erwähnt, sympathische, wie parasympathische direkt von den Ursprungsstellen bis zur Blase ziehende nicht umgeschaltete Fasern. Der Plexus vesicalis stellt das erste noch in der Blasenwand gelegene, der Pl. hypogastricus das erste extravesicale Zentrenorgan dar.

Die physiologische Auswertung hatte ergeben, daß sowohl vagale wie sympathische Fasern zum Detrusor wie Sphincter ziehen. Die in früherer Zeit geäußerte Meinung, daß vielleicht die sympathischen Fasern zu den Ringmuskeln, die parasympathischen zu den Längsmuskeln ziehen (ZEISSL), hat sich für den Blasenkörper nicht halten lassen (BOEMINGHAUS). Dafür wäre es vielleicht möglich, daß im Sphincter der vom M. trigonalis stammende Anteil sympathisch, der von der Blasenmuskulatur beigestellte Anteil parasympathisch versorgt wird.

Die quergestreifte Muskulatur der Harnröhre wird von dem spinalen *N. pudendus* versorgt, der dem Plexus lumbosacralis entspringt, und zwar besonders der III. und IV. Sakralwurzel.

b) Nervenreizung.

Detrusor. *Pelvicus*: Die ersten Untersucher, die sich mit diesem Gegenstande beschäftigten, BUDGE (1858), GIANUZZI (1863) hatten gefunden, daß sich die Blase auf die Reizung sowohl des Pelvicus als des Hypogastricus kontrahiert. Diese Angabe wurde in der Folge für den Pelvicus von all den zahlreichen Nachuntersuchern bestätigt, so daß die Tatsache, daß der *Pelvicus der motorische Nerv der Blase ist,* die sicherste Erkenntnis der ganzen Blasenneurologie darstellt. Bei kurzdauernder Reizung, etwa durch 5 Sekunden, tritt sofort nach Aufhören des Reizes wieder Erschlaffung ein, und man erhält eine spitzwinklige Kurve. Mit zunehmender Reizdauer wird der Gipfel immer plateauförmiger. Bei 20—30 Sekunden langer Reizung entleert die Blase ihren Inhalt vollständig und beharrt sogar noch einige Zeit in ihrem kontrahierten Zustand. Neben der Reizdauer und -stärke ist für den Effekt übrigens auch immer der Widerstand maßgebend, gegen den die Blase zu arbeiten hat.

Die Blasenmuskulatur verschiedener Tiere ist sehr verschieden kräftig und daher der Reizungseffekt ein verschiedener. So bringt die Hundeblase bis zu 80 cm Wasser Druck auf. Das Kaninchen mit seiner ganz besonders zartwandigen Blase nur 25 cm; es hängt das vielleicht mit der ganzen Anlage der ableitenden Harnwege dieser Tiere zusammen: die Harnröhre ist nämlich unverhältnismäßig weit, so daß es nur sehr geringer Drucke zur Harnaustreibung bedarf. Ganz auffallend dickwandig und leistungsfähig dagegen ist die Blase des Frettchens; in unermüdbarer Arbeit produziert es Drucke bis 45 cm und mehr. Auch der Makakus hat eine kräftige Blasenmuskulatur.

Hypogastricus. In vollem Gegensatz hierzu ist der Effekt der Hypogastricus-reizung viel umstritten; oder besser gesagt, er war es, denn die wundervollen Versuche von Elliot[1]) dürften diese Frage endgültig entschieden haben.

Ältere Untersucher, wie Gianuzzi, Sokownin, Nussbaum, Nawrocki und Skabitschewsky usw. sahen nur Kontraktion und Druckanstieg auf Hypo-gastricusreizung. Genauere Beobachtung zeigte jedoch zunächst, daß diese Kontraktion nur auf die Basis der Blase und die Harnröhre beschränkt war. Langley (1890) sah als erster, daß mit dieser partiellen Kontraktion eine mehr weniger bedeutende Erschlaffung der übrigen Blase verbunden war. Stewart (1899) hat dann dieses hochwichtige Phänomen als typischen Reizungseffekt über jeden Zweifel sichergestellt, und zwar durch folgende zwei Versuchsgruppen: a) Wurde die Blasenmuskulatur direkt faradisch gereizt, so erfolgte typische Kontraktion, wird jetzt der Hypogastricus gereizt, so wird die Kontraktion unterbrochen und der Druck sinkt sogar unter sein Ausgangs-niveau. b) Langley hatte ge-funden, daß geringe Nicotin-dosen die Ganglienzellen früher lähmen als die Nervenfasern. Nach Nicotinisierung des Ggl. mesent. inf. ergibt Reizung der präganglionären Nn. mesent. nicht mehr den erwähnten Mischeffekt, sondern nur mehr reine Erschlaffung. In Deutsch-land hatte Zeissl schon einige Jahre früher (1893) dieselbe Gesetzmäßigkeit gefunden. Die endgültige Klärung brachten jedoch, wie erwähnt, die Unter-suchungen von Elliot, in denen er zeigen konnte, daß der Rei-zungseffekt tatsächlich ein verschiedener war, je nach der Tierart, an der die Versuche angestellt wurden.

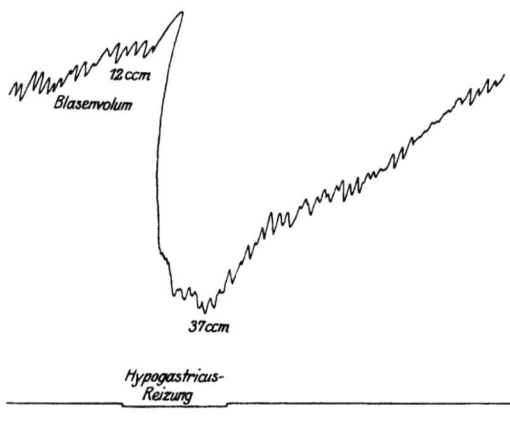

Abb. 4. Hemmung der Katzenblase durch Hypogastricus-reizung. Volumenschreibung. (Nach Elliot.)

Am sichersten und schönsten ist der Hemmungseffekt in der *Katzenblase* auszulösen. Auf einen kurzen und wenig ausgiebigen Druckanstieg folgt eine tiefe und langdauernde Erschlaffung.

Beim *Hund* ist eine Erschlaffung überhaupt nicht auszulösen, der einzige Effekt der Hypogastricasreizung ist ein geringer Druckanstieg. Und auf Versuche am Hund stützen sich auch die meisten der die Hemmungswirkung ableugnenden Autoren (Rehfisch, Flagge, Wlassow u. a.); allerdings auch die Angaben Zeissls, und Elliot bemerkt auch, daß eigentlich keine der von Zeissl publizierten Kurven seine Behauptungen stützt! Es wird beim Hund also nur ein ganz kleines Gebiet vom Hypogastricus versorgt. Beim *Kaninchen* zeigt sich auch nur eine kurze, kräftige Kontraktion des Trigonums, das aber durch die hohe Ureterinsertion sich nahezu über die ganze untere Blasenhälfte er-streckt. Der Rest der Blase zeigt keine Erschlaffung. Besonders interessant liegen die Verhältnisse beim *Frettchen*; hier kontrahiert sich die *ganze* Blase gleich schnell und intensiv wie auf Pelvicusreizung. Ebenso verhält sich die Blase der *Zibetkatze*. Die *Ziege* hat eine starkwandige Blase mit geringer Kapazität und die Hypogastricuswirkung gleicht bei dem weiblichen Tier der

---

[1]) Elliot: The innervation of the bladder. Journ. of physiol. Vol. 35, p. 367. 1906.

beim Wiesel, beim Ziegenbock mehr der beim Hund. Der *Macacus rhesus* reagiert ähnlich dem Typus Katze [1]).

Im allgemeinen kann man sagen, daß der pressorische Typ der Hypogastricuswirkung sich mit kleiner Kapazität vergesellschaftet und die Hemmungswirkung mit weiten Blasen; Hypogastricushemmung zeigen weiters am besten Blasen, deren Rhythmik große Amplitüden aufweisen. Die Katzenblase besitzt, wie noch aus dem folgenden besser hervorgehen wird, die bestausgebildetste Innervation. Beim Hund dagegen steht die fehlende Erschlaffbarkeit des Detrusors in einem auffälligen Gegensatz zu der bekannten Fähigkeit dieses Tieres, die Miktion willkürlich zu beherrschen (Zimmerreinheit:); als Kompensation wird man vielleicht seine besondere Entwicklung des muskulären Sphincterapparates ansehen dürfen.

Sphincter. Da wir hiermit zum erstenmal auf die Funktionsprüfung des Sphincters zu sprechen kommen, wird es sich empfehlen, auch hier einige Angaben über die Methodik vorauszuschicken.

Die Schlußfähigkeit des Sphincters wird am zweckmäßigsten durch den Druck bestimmt, dem er gerade noch das Gleichgewicht hält, d. i. der Öffnungsdruck. Man kann ihn auf verschiedene Weise ermitteln: es wird ein Katheter durch die Urethra in die Blase eingeführt und Flüssigkeit eingespritzt; bei einer bestimmten Füllung wird der Inhalt neben dem Katheter ausgepreßt und verbindet man jetzt durch rasche Hahnumstellung eines eingeschalteten Dreiwegehahnes die Blase mit einem Manometer, so kann man den Blasendruck, bei dem sich der Sphincter geöffnet hat, messen. Oder man verbindet die Blase durch einen Ureter oder eine Blasenfistel mit einer Druckflasche; durch Heben derselben wird Flüssigkeit in die Blase gepreßt und die Höhe der Flasche, bei der Ausfluß durch die Harnröhre eintritt, ist ein Maß für die Sphincterresistenz. Man kann endlich einen Gummiballon durch die Harnröhre bis in den Sphincter einführen und so den Widerstand gegen seine Ausdehnung direkt bestimmen.

Den Einfluß von Nervenreizung kann man veranschaulichen, indem man z. B. die Druckflasche soweit hebt, daß ein kontinuierlicher Flüssigkeitsstrom durch die Urethra tritt, durch Reizung von Nerven kann er beschleunigt oder unterbrochen werden.

Hypogastricus. Wie überall kann auch am Sphincter der pressorische Nerveneinfluß sicherer ausgelöst werden, und zwar durch Reizung des N. hypogastricus. An der Katze zeigte ELLIOT, daß ein Sphincter, der gegen 17 cm Wasserdruck noch suffizient war und bei 20 cm nachzugeben begann, auf Hypogastricusreizung noch gegen 52 cm, nachher wieder nur gegen 17 cm standhielt. Am Hund haben ZEISSL, REHFISCH, WLASSOW, COURTADE und GUYON, FLAGGE u. a. dieselben Befunde erhoben; letzterer z. B. fand Steigerungen von 120 auf 340—460 cm. Der Kaninchensphincter war nur auf 40 cm zu bringen. Über eine ganz merkwürdige Nachwirkung berichtet BARRINGTON [2]): Regelmäßig folgte wenige Sekunden nach Aufhören des Reizes auf die anfängliche Hemmung eine sehr bedeutende Steigerung des Ausströmens, das sogar das ursprüngliche Maß um ein bedeutendes überstieg; eine Täuschung durch Ermüdung konnte ausgeschlossen werden.

Pelvicus. Das umstrittenste Problem der ganzen Blaseninnervation stellt die Wirkung der Pelvicusreizung auf den Sphincter dar.

---

[1]) Dieser pressorische Hypogastricuseffekt hat auch bei der normalen Miktion eine scheinbar nicht geringe Bedeutung, da bei beginnender Abflußbehinderung, z. B. bei Prostatahypertrophie oft das Trigonum als erster Teil der Blase zu hypertrophieren beginnt (O. ZUCKERKANDL). Auch YOUNG wies wiederholt auf die Bedeutung des Trigonums für die Harnentleerung hin.

[2]) BARRINGTON, J. F.: The nervous mechanism of micturition. Quart. journ. of exp. physiol. Vol. 8, p. 33. 1914.

Als ZEISSL[1]) es unternahm, die Geltung des BASCHschen Gesetzes von der gekreuzten Innervation auch für die Blase zu prüfen, inaugurierte er eine ganz neuartige Auffassung der Blasenfunktion, indem er die auch schon vor ihm postulierte Erschlaffung des Sphincters als Leistung eines bestimmten Nerven, und zwar des Pelvicus hinstellte. Die Sicherung dieser Behauptung verdankte er einer ingeniösen Versuchsanordnung. Um jede Druckwirkung des Blaseninhaltes — und damit die Möglichkeit mechanischer Sphincterdilatation — auszuschalten, kappte er den größten Teil des Blasenkörpers ab und band an seiner Stelle ein breites Glasrohr in den Blasenrest ein, das mit einer Druckflasche in Verbindung gesetzt werden konnte. Auf Erigensreizung begann nun Wasser aus der Harnröhre auszufließen. Der Versuch gelang auch in umgekehrter Weise, wenn die Druckflasche mit einem bis in die hintere Harnröhre eingeführten Katheter in Verbindung war, indem jetzt auf Nervenreizung Wasser in die Blase eintrat. Aus diesen und den Versuchen mit Hypogastricusreizung erschloß er die Geltung obigen Gesetzes auch für die Blase, d. h. *der Pelvicus ist der pressorische Nerv für den Detrusor und der hemmende für den Sphincter, während der Hypogastricus sein kompletter Antagonist ist.*

Diese schon durch ihre innere Harmonie bestechenden Behauptungen erregten nun stürmischen Widerspruch von verschiedensten Seiten. So fand z. B. REHFISCH [2]) nur in 5 von 36 Versuchen auf Pelvicusreizung Sphinctererschlaffung, die aber seiner Meinung nach durch Kontraktionen des hier offenbar noch genügend kräftigen Blasenrestes zu erklären sei (ähnlich GUYON, BOEMINGHAUS). Aber auch Bestätigung: So erhielten FRANKL-HOCHWART und FRÖHLICH mit der gleichen Versuchsanordnung in 8 von 21 Versuchen einwandfreie Sphinctererschlaffung; allerdings konnte in den negativen Versuchen durch Abschluß der Blasenkanüle, wodurch ein geschlossenes Blasencavum entstand, regelmäßig Druckanstieg und Harnausfluß erzielt werden, so daß die Wirksamkeit der Nervenreizung auch in den negativen Versuchen bewiesen war. An der Katze bestätigte ELLIOT den Erschlaffungseffekt, er ist zwar gering — Resistenzerniedrigung von 17 auf 14 cm — aber konstant [3]). Er beugte auch dem Einwand vor, daß die Sphincteröffnung durch Auseinanderziehen der Urethra infolge Verkürzung der Längsmuskulatur bewirkt würde. Unter der Reizung wird die Harnröhre zwar weiter, aber auch länger — um ca. $1/20$ ihrer Länge, so daß es sich also um eine echte Hemmungswirkung handeln muß; übrigens bewährt sich auch hier der Hypogastricus als Antagonist, indem er die Harnröhre verlängert. In allerjüngster Zeit hat BARRINGTON an der Katze die Befunde von ZEISSL und ELLIOT bestätigt. Auch bei Hund und Kaninchen gelingt der Nachweis der Hemmung (ELLIOT).

Dieses klare Bild wird nun durch ein wichtiges Faktum wieder etwas getrübt: *Der Pelvicus entfaltet unter Umständen nämlich auch eine Kontraktionswirkung auf den Sphincter.* Welches diese Umstände sind und wann sie in Kraft treten, ist aber völlig unbekannt.

Diese tonisierende Wirkung muß aus einer ganzen Reihe von Versuchsergebnissen erschlossen werden: Nach COURTADE und GUYON, REHFISCH u. a.

---

[1]) ZEISSL, M.: Über die Innervation der Harnblase. Pflügers Arch. f. d. ges. Physiol. Bd. 53, S. 561. 1893. — Weitere Untersuchungen über die Innervation der Blase. Ibid. Bd. 55, S. 569. 1894. Bd. 89, S. 605.

[2]) REHFISCH: Über die Innervation der Harnblase. Virchows Arch. f. pathol. Anat. u. Physiol. Bd. 150, S. 111. 1899 und Bd. 161, S. 528. 1900.

[3]) Gerade die Geringfügigkeit dieses Effektes, verglichen mit der mächtigen pressorischen Wirkung der Pelvicusreizung muß die innere Unwahrheit der Behauptung erhärten, daß die Hauptleistung des Pelvicus die Erschlaffung des Sphincters sei (ADLER); wenn irgendwo gilt hier der Satz: denominatio fit a fortiori. Die klinische Konsequenz dieser Anschauung in Gestalt der Irrlehre von der primären Sphinctererschlaffung wird uns später noch eingehend beschäftigen.

setzt Pelvicusdurchschneidung den Sphinctertonus herab. FRANKL-HOCH-
WART und FRÖHLICH [1]) beobachteten in 2 von ihren 21 Versuchen auf Pelvicusreizung Unterbrechung des Harnstrahles. MOSSO und PELLACANI fanden, daß
auf Pelvicusreizung erst bei sehr hohen Drucken der Sphincter überwunden
werden kann, also durch die Reizung gleichzeitig mit dem Detrusor tonisiert
wurde. Diese Erscheinung einer parallelgehenden Tonisierung der beiden
Blasenmuskel konnte ich auch beim Menschen wiederholt beobachten und sogar
durch Pilocarpin verstärken (vgl. S. 505). Auch die Wirkung verschiedener
Pharmaka auf die Blase kann im Sinne einer derartigen tonisierenden Para-
sympathicuswirkung gedeutet werden. Endlich weisen auch die interessanten
Angaben von LEERSUM (vgl. S. 451) und von COLOMBINO in diese Richtung.
Allerdings gäbe es noch andere Erklärungsmöglichkeiten: So meint REHFISCH,
daß die auf Pelvicusreizung einsetzende Erektion des Caput gallinagilis und
Kongestion der Harnröhren-
schleimhaut eine Erschwe-
rung der Blasenentleerung,
wie sie ja physiologisch während der Erektion zu beobachten ist, genügend erklären
könnte. Das Gewicht dieser
Einwände erscheint mir nicht
bedeutend.

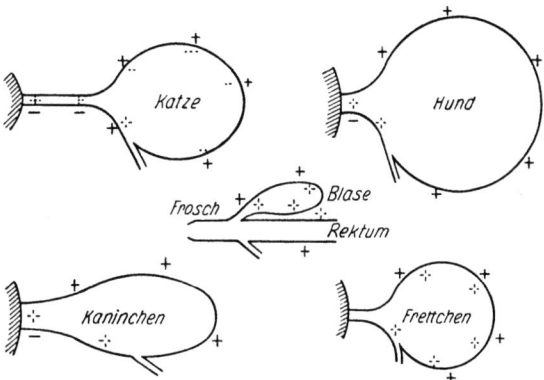

Auf die Wichtigkeit dieser
pressorischen Pelvicusfunk-
tion werden wir noch bei der
Analyse des Miktionsvor-
ganges eingehend zu sprechen
kommen.

Abb. 5. Diagramm verschiedener Innervationstypen von
Blase und Harnröhre. Die Verteilung der sacralen Nerven
ist durch die äußeren, die der sympathischen durch die
inneren Zeichen angedeutet. (Nach ELLIOT.)

Spärlich, aber dafür ein-
deutig, sind die Angaben
über die Reizungseffekte des
dritten Nerven, des *N. pudendus*. Die Angaben ZEISSLS, daß seine Reizung
die Harnröhre verschließt, wurden allseitig bestätigt.

Die bisher besprochenen Versuche, deren Ergebnisse durch die gleich zu
besprechenden Durchschneidungsversuche gestützt und erweitert werden,
haben nun übereinstimmend gezeigt, daß sich der pressorische Effekt (der
Pelvicus- und Hypogastricusreizung) bei allen untersuchten Tierarten findet,
wenn auch bei der einen mehr, bei der anderen weniger ausgesprochen, und daß
ihm gegenüber der hemmende stark zurücktritt — vielleicht der sinnfälligste
Ausdruck der Tatsache, *daß die Blase in erster Linie doch ein Expulsionsorgan ist.*
Sehr schön illustriert dies das folgende Diagramm aus der Arbeit von ELLIOT.

Besonders deutlich geht aus diesen Skizzen hervor, wie inkonstant hinsichtlich Ausdehnung der als Trigonum bezeichnete Teil des Blasenbodens ist, und
wieweit darüber hinaus die Einflußsphäre des Hypogastricus sich erstreckt.
Besonders die Frosch- und Krötenblase ist in dieser Hinsicht lehrreich. Diese
Tiere besitzen nämlich infolge der isolierten Einmündung der Ureteren ins
Rectum gar kein Trigonum, und trotzdem kontrahiert der Hypogastricus die
ganze untere Blase bis nahe an den Scheitel.

Auch aus der Blasenphysiologie wurde versucht, Material herbeizuschaffen
zur Lösung der alten Streitfrage nach der theoretischen Deutung des nervösen
Hemmungsvorgänges. Ob Muskel und Nerv eine „syncytiale Einheit" bilden,

---

[1]) FRANKL-HOCHWART, L. v. und A. FRÖHLICH: Über die corticale Innervation der
Harnblase. Neurolog. Zentralbl. Bd. 23, S. 646. 1904.

es also echte Hemmungsnerven gibt, oder ob in ein Organ im Laufe der Entwicklung die Nerven hineinwachsen, die es zu seiner Funktion braucht? Elliot
entscheidet diesbezüglich die für Blase: Der fundamentale Muskel ist der
Detrusor, zu dem der Pelvicus als rein motorischer Nerv gehört, und zwar
bei allen Tierarten. Vom Sympathicus kann der Muskel sekundäre Hemmungsnerven erhalten. Ausstrahlend nämlich von der Harnröhre in allen Fällen
bis zum Ureterostium und in manchen Fällen sogar über die ganze Blasenoberfläche, findet sich eine oberflächliche Muskelhaut mit sympathischer Innervation
als Motor, vielleicht haben sich von diesem Nerv-Muskelsystem gelegentlich
Hemmungsnerven für den Detrusor entwickelt. Gelegentlich! — Gelegentlich
kann nämlich sogar bei der Katze die gesamte, sympathische Innervation fehlen,
wie Elliot selbst beschreibt.

c) Nervenausschaltung.

Pelvicus. Die Durchschneidung *eines* Pelvicus erschlafft nur die zugehörige
Blasenhälfte. Diese Erschlaffung geht aber sehr rasch zurück und schon
4—5 Tage post operationem war in Versuchen von Elliot keinerlei Asymmetrie
mehr zu beobachten. Hypogastricusreizung macht nach kurzer Kontraktion in
gewohnter Weise Erschlaffung, die aber auf der operierten Seite ausgiebiger ist;
es hat also hier der Tonus doch gelitten. Schon in der zweiten Woche aber nimmt
der Tonus sichtlich zu, und zwar auf beiden Blasenhälften (Ausdruck erhöhter
Aktivität der spinalen Zentren?). Höchstwahrscheinlich beruht dieser ungewöhnlich innige Kontakt beider Blasenhälften auf einem Hineinwachsen von
neugebildeten präganglionären Fasern von der gesunden in die kranke Seite.
Dies würde auch die Beobachtung erklären, daß nach 2—5 Wochen entgegen
der Norm sich auf Reizung des erhaltenen Pelvicus beide Seiten gleichmäßig
kontrahieren.

Die Durchschneidung *beider* Nerven legt die Blase still, die Automatie verschwindet und die Blase erschlafft definitiv. Die Miktion ist zunächst völlig
aufgehoben, es besteht komplette Retention. Eine Expression der Blase ist
sehr schwer, wahrscheinlich durch verstärkten Sphincterverschluß, da der Widerstand durch Hypogastricusdurchschneidung aufgehoben wird (Elliot); Barrington hingegen gelang diese Lösung durch Hypogastricusdurchschneidung
nicht. Der Tonus des Detrusors ist in der ersten Woche stark herabgesetzt,
doch ist er durch Hypogastricusreizung resp. durch Adrenalin noch weiter zu
erniedrigen.

In der dritten Woche post operationem beginnt wieder Harnentleerung spontan
aufzutreten und ist nach etwa sechs Wochen post operationem wieder annähernd
normal. Die Katzen scheinen sogar Harndrang oder wenigstens ein Kontroll-
gefühl zu besitzen, da sie sich einen geeigneten Ort zur Miktion aussuchen und
sich der ihnen eigenen Art hinhocken (Barrington). Wirklich normal ist aber,
die Blasenfunktion nicht. Der Detrusor ist auch hier natürlich hypertonische
trotzdem bleibt immer Residualharn zurück; man hat den Eindruck, daß die
Tiere ihn um jeden Preis los werden wollen, da jede Miktion in eine Gruppe
mehrerer Akte zerfällt, die dann von stundenlangen Pausen getrennt sind.

Hypogastricus. Durchschneidung der — vom Gangl. mesent. inf. aus bezeich-
neten — präganglionären Fasern, der Nervi mesenterici, erhöht den Tonus der
Blase, so daß sie jetzt auf Nervenreizung jeder Art nicht mehr so prompt reagiert
(Elliot).

Die Durchschneidung der Nn. hypogastrici schaltet alle postganglionären
Hemmungsfasern der Blase und motorischen Fasern der Harnröhre aus. Im
akuten Versuch wird dadurch der Tonus der Blase dauernd erhöht (Barrington). Der Sphinctertonus wird nicht herabgesetzt (Elliot); auch Barrington

findet, daß nach einer etwa eine halbe Minute dauernden Beschleunigung des Ausfließens das Ausgangstempo wieder gewonnen wird. Dem stehen aber ältere Angaben, z. B. von REHFISCH, entgegen, daß auf Hypogastricusdurchschneidung immer der ganze Blaseninhalt im akuten Versuch ausfloß.

Vom fünften Tag post operationem an, wenn also die durchschnittenen Nerven als genügend degeneriert zu betrachten sind, nimmt der Tonus der Blase stark zu, so daß sie Ausdehnung starken Widerstand entgegensetzt, auf Adrenalin nicht erschlafft und auf Pelvicusreizung sich kaum stärker kontrahiert. Es scheint jedoch die geringe Tonushemmung, die die Katzenblase für ihre normale Geschmeidigkeit benötigt, noch möglich zu sein; die Katzenblase nähert sich nach der Operation den Blasen jener Tiere, denen ausgiebige Hemmungsvorrichtungen von vornherein fehlen.

Diese Tonuszunahme weicht auch nicht auf Pelvicusdurchschneidung und kann auch noch nach sieben Monaten, wenn also auch wieder ausgiebige Regeneration stattgefunden hat, beobachtet werden.

Alle Untersucher stimmen darin überein, daß im Dauerversuch die Miktion vom ersten Moment an völlig unbeeinflußt bleibt. Die Tiere zeigen nicht die leiseste Inkontinenz, auch zarter Druck auf die Blase führt zu keinem Harnverlust. Nach sehr sorgfältiger Kontrolle der Tiere glaubt BARRINGTON sagen zu können, daß nach Ablauf mehrerer Wochen deutliche Pollakisurie auftritt.

Dezentralisation. Die Durchschneidung aller vier Nerven, das ist also die Isolierung der Blase von allen extramuralen Zentren ergibt das Bild der Pelvicusdurchschneidung. Zuerst Retention, dann normale Funktion. ZEISSL[1]) hat diesen Versuch an sechs Hunden mit dem angegebenen Resultat ausgeführt, ebenso MOSSO und PELLACANI, WLASSOW, ELLIOT und BARRINGTON[2]) an Katzen. Vor kurzem berichtete WIJNEN[3]), daß bei Katzen anfängliche Harnverhaltung, bei Hunden aber sogleich normale Funktion der Operation folgt; die Entnervung von Blase *und* Urethra läßt auch bei Katzen keine Retention aufkommen. In allerjüngster Zeit endlich wurden diese Versuche noch einmal von LEMOINE[4]) aufgenommen. Bei Hunden und Katzen anfänglich Retention, nach 4—5 Wochen normale Miktion, wobei die Tiere auch ein Gefühl für die Blasenfüllung zu haben scheinen, da sie Ort und Zeit für die Verrichtung wählen. Gleichzeitige Entnervung von Blase *und* Harnröhre läßt schon 24 Stunden post operationem wieder normale Verhältnisse eintreten (Pudenduswirkung!).

Nur LEWANDOWSKY und SCHULTZ machten andere Erfahrungen. Immer fanden sie Inkontinenz, die nur bei den weiblichen Hunden nach einiger Zeit einer gewissen Kontinenz von 100—200 ccm Platz machte; die Männchen verloren (bis auf eine Ausnahme) tropfenweise den Harn. Als Ursache der wiedererlangten Kontinenz sehen sie das Eingreifen des N. pudendus an.

DENNIG[5]) fand bei Hunden übervolle Blase mit Überfließen. Einige Tage post operationem stellten sich, wenn auch ungenügende Blasenkontraktionen wieder ein. Die Blasen waren schwer ausdrückbar, die Tiere blieben nahezu kontinent (Funktion des Sphincter externus), und die Willkürmiktion war nach einigen Tagen wieder möglich, wenn auch mit Restharn. Wurde jetzt auch der Pudendus durchschnitten, so trat Inkontinenz bei Bewegungen mit Restharn

[1]) ZEISSL, M.: Die entnervte Blase. Wien. klin. Wochenschr. 1896. S. 395.
[2]) BARRINGTON, P. J. F.: The effect of division of the hypog. nerves on frequency of micturition. Quart. journ. of exp. physiol. Vol. 9, p. 261. 1915.
[3]) WIJNEN, H. P.: Dénervation et dévascularisation de la vessie urinaire chez le chat et le chien. Arch. néerland. de physiol. de l'homme et des anim. Vol. 6, p. 221. 1921.
[4]) LEMOINE: Le comportement de la vessie après énervation. Scalpel. Tome 76, p. 1285. 1923.
[5]) DENNIG, H.: Untersuchungen über die Innervation der Harnblase und des Mastdarms. Zeitschr. f. Biol. Bd. 80, S. 239. 1924.

auf. Alle diese schweren Störungen hält er im wesentlichen für eine Folge der Pelvicusdurchschneidung.

Pudendus. Dieser Nerv fand früher eine im ganzen recht stiefmütterliche Behandlung. Seit den älteren Angaben von Zeissl, daß Reizung der peripheren Pudendusstümpfe das Ausströmen von Flüssigkeit durch die Harnröhre unterbricht, finden sich erst in neuester Zeit genauere Untersuchungen über die Wirkung dieses Nerven bei Barrington. Durchschneidung führt bei Katzen im akuten Durchströmungsversuch zu dauernder Zunahme des Flüssigkeitsstromes. Die Blase einer gesunden Katze ist nicht oder nur schwer ausdrückbar, nach Pudendusdurchschneidung genügt jedoch der leiseste Druck. Auch die komplette Retention nach Pelvicusdurchschneidung ist nach Pudendusausschaltung spielend leicht zu überwinden. Nach Colombino und de Lisi[1]) führt degenerative Durchschneidung des Pudendus immer zu einem gewissen Grad von Inkontinenz, die durch nachfolgende Hypogastricusdurchschneidung nicht mehr vermehrt wird. Durchschneidung des Pelvicus und Pudendus macht kontinuierliches Abtropfen des Blaseninhaltes. Sie betrachten daher die Integrität des Pudendus als wesentlich für den Tonus und Erschlaffbarkeit der Harnröhre.

Dennig durchschnitt männlichen und weiblichen Hunden die Pudendi. Der Blasenverschluß wurde dadurch schlechter. Bei der Kotentleerung und bei Druck auf die Blase ging Urin ab. 1—2 Tage post operationem waren die Tiere kontinent, die Blasenentleerung blieb intakt. Im ganzen bleibt daher durch diese Operation Verschluß- und Austreibemechanismus nur wenig gestört.

Anhangsweise seien noch einige Angaben über die *sensiblen, afferente Reize leitenden Nervenwege* angeführt: Zur Feststellung der sensiblen Natur eines Nerven dient einmal die anatomische Untersuchung, ob er markhaltige Fasern führt, dann die Prüfung, ob seine Reizung Schmerzreaktionen auslöst, resp. die Durchschneidung sie aufhebt; endlich der Nachweis, daß ein Nerv als zentripetaler Schenkel eines Reflexbogens funktionieren kann. Berücksichtigt man die Verschiedenheit der Methoden, mit denen, und die der Reaktionen, auf die geprüft wird, so wird es kaum wundernehmen, daß unsere Kenntnis der afferenten Versorgung der Blase noch eine recht kümmerliche ist.

Nach Langley und Anderson enthält der Pelvicus zu einem Drittel sensible Fasern, dagegen ist ein Zehntel der Fasern des Hypogastricus markhaltig; bei der Katze 350—800 Fasern; beim Hund nach Debaissieux 200—300. Daß afferente Erregungen auch durch den sympathischen Anteil der Blasennerven geleitet werden, wird von vielen Autoren u. a. auch von Frankl-Hochwart und Fröhlich behauptet, eine Ansicht, die ihre stärkste Stütze in der Tatsache findet, daß durch Reizung des zentralen Hypogastricusstumpfes Blasenreflexe in der gleichen Weise ausgelöst werden können, wie von jedem anderen sensiblen Nerven aus.

Demgegenüber behaupten Fröhlich und Meyer[2]), daß die Empfindungen von der Blasenschleimhaut ausschließlich durch den Pelvicus geleitet werden, der sich in dieser Hinsicht ganz analog dem Vagus verhält; nur der Sphincter wird durch den Pudendus sensibel versorgt.

Seine Versuche mit Durchschneidung der hinteren Sakralwurzeln führten Barrington zu der Ansicht, daß *alle* afferenten Blasenfasern durch sie ihren Weg nehmen, größtenteils durch die Pelvici, zum geringeren durch die Pudendi.

---

[1]) de Lisi, L. e S. Colombino: I disturbi della funzione vesicale etc. Torino: Lattes & Co. 1920.

[2]) Fröhlich, A. und H. Meyer: Die sensible Innervation der Harnblase. Wien. klin. Wochenschr. 1912. S. 29.

Nach Dennig vermittelt der die Sensibilität der Harnröhre versorgende Pudendus auch das Gefühl, ob die Blase entleert ist.

Wollte man also hinsichtlich ihrer Bedeutung für den Verschluß- und Austreibemechanismus und der Sensibilität der Blase, soweit wir es heute wissen, eine Rangordnung der drei Nervenpaare aufstellen, so hätte an der Spitze der Pelvicus und nach ihm der Pudendus zu rangieren; die klinische Funktion des Hypogastricus bleibt die große Unbekannte.

2. Die Zentren.

Wenn man unter „Zentrum" Nervenzellanhäufungen versteht, in denen eine Umschaltung einer afferenten Erregung in eine efferente erfolgt, so haben wir am Nervenapparat der Blase vier Typen von solchen Zentren zu unterscheiden: ein intramurales, ein sympathisches, ein spinales und ein cerebrales.

a) Wenn man von gelegentlichen Beobachtungen, wie z. B. Ehrlichs anläßlich seiner Vitalfärbestudien absieht, stammen die ersten systematischen Untersuchungen über die intramuralen Ganglienzellen der Blase von Grünstein[1]). Bei Frosch und Hund sah er in der Blasenwand isolierte und zu Ganglien gehäufte Nervenzellen mit ihren Ausläufern. Die Hauptmenge liegt an der Eintrittsstelle der Ureteren, am Hals und den Seitenteilen der Blase, dagegen niemals am Vertex. Außer diesen verhältnismäßig großen finden sich noch zahlreiche kleinere Ganglien. Die Zellen sind multipolar, ihr Achsenzylinderfortsatz tritt in ein Nervenstämmchen ein. Schon Retzius beschreibt, daß in der Harnblase des Kaninchens Nervenfasern bis in das Epithel eintreten, dann aber wieder umkehren und in der Tiefe verschwinden. L. R. Müller[2]) beschrieb eingehend murale und intramurale Nervenelemente auch in der menschlichen Blase. In jüngster Zeit hat Hryntschak[3]) diese Untersuchungen mit den gleichen Ergebnissen wiederholt; bemerkenswert ist nur, daß er das Trigonum frei von Ganglienzellen fand. Es finden sich kleinere unipolare und größere multipolare Zellen; erstere stellen Jugendformen der letzteren dar.

Diese in und an der Blasenwand liegenden Zellgruppen samt ihren Nervenfasern werden allgemein als Träger der Funktion der „entnervten" Blase hingestellt. Diesbezüglich warnt ein interessanter Versuch von Boeminghaus zur Vorsicht. Es wurde ein 1 cm breiter Streifen von einer weiblichen Hundeblase so aufgehängt, daß die Gegend des Sphincter internus einerseits und die Grenze des mittleren und unteren Drittel des Detrusors anderseits an einem Glasstab angebunden und die freien Enden mit Schreibhebeln verbunden waren. Auf Pilocarpin kontrahierte sich nun der Detrusor ohne Erschlaffung des Sphincters, auf Adrenalin der Sphincter ohne konträre Reaktion des Detrusors. Es rief also die Kontraktion (als solche) eines Blasenanteiles keine Erschlaffung des Antagonisten hervor. Es gibt also anscheinend keine *intravesicalen* Reflexe, die ein der automatischen Miktion entsprechendes Muskelspiel bewirken können. Verf. glaubt also die diese Miktionsform beherrschenden Zentralapparate in Stationen zwischen Blase und Rückenmark suchen zu müssen. Auch die Zerstörung der Ganglien des Pl. vesicalis hat nach Elliot keinen physiologischen Effekt, obzwar dieser degenerierte Muskel Rhythmik und einen Teil seiner elektrischen Erregbarkeit verlor.

---

[1]) Grünstein: Arch. f. mikroskop. Anat. Bd. 55. 1900.
[2]) Müller, L. R.: Die Blaseninnervation. Dtsch. Arch. f. klin. Med. Bd. 128, S. 81. 1918.
[3]) Hryntschak, Ph.: Zur Anatomie und Physiologie des Nervenapparates der Harnblase und des Ureters. I. Mitt. Arb. a. d. neurol. Inst. d. Wiener Univ. Bd. 24, S. 409. 1923.

b) Als solcher käme zunächst der *Plexus hypogastricus* in Betracht, da hier zum erstenmal sympathische und autonome Fasern in nähere Beziehung treten, wenn nicht vielfach die Aussicht bestünde, daß er den vagalen Pelvicusfasern nur als Durchgang diente. Allerdings liegen wieder Angaben von Langley und Anderson vor, daß der Pelvicus mit dem Hypogastricus „anastomisiere" und ein beträchtlicher Teil seiner Fasern in den Hypogastricus „übergehe". Debaissieux fand solche Anastomosen in allen Höhen der Nervenverläufe.

Als zweites Reflexzentrum gilt seit Nussbaum das *Gangl. mesent. inf.* Sokownin konnte zeigen, daß auch nach Durchschneidung des Splanchnicus inf. durch Reizung eines zentralen Hypogastricusstumpfes via den anderen Hypogastricus eine Kontraktion des Trigonum erzeugt werden kann. Dieses als „Sokownin-*Reflex*" bezeichnete Phänomen war lange umstritten, bis Nawrocki und Skabietschewsky, Stewart, Langley seine Existenz sicherten. Allerdings gilt es nicht als „echter" Reflex, sondern nur als sog. „Axonreflex" im Sinne Langleys. Das heißt, die Umsetzung des afferenten in den efferenten Reiz geht nicht durch eine Nervenzelle, sondern springt von einer Nervenfaser in eine andere direkt über. Nicotinisierung des Gangl. hebt den Reflex allerdings auf. Elliot hebt hervor, daß auf diese Weise nur die Kontraktions- und niemals die Erschlaffungswirkung der Hypogastricusreizung erzielt werden kann. Für die Funktionsfähigkeit der dezentralisierten Blase spielt also dieses Ganglion keine Rolle und Debaissieux hält den Sokowninreflex überhaupt nur für ein experimentelles Kunstprodukt.

Hingegen erfüllt der Pl. vesicalis die für ein Blasenreflexzentrum konstitutive Bedingung, daß die Pelvicusfasern in seinen Zellen eine Umschaltung erfahren. Er käme also als extravesicales und extramedulläres Zentrum ernstlich in Betracht; hätte nicht Elliot gefunden, daß auch die sorgfältigste Entfernung dieses Plexus, also Denervation im vollsten Wortsinn, die Blasenfunktion nicht beeinflußt.

c) Seit den Versuchen von Budge ist die Existenz eines vesicalen Zentrums im untersten Rückenmark erwiesen. Dagegen ist seine Funktion und besonders seine Bedeutung für die Blasenfunktion noch sehr kontrovers.

Goltz und Ewald haben in ihren berühmten Versuchen an Hunden mit verkürztem Rückenmark gefunden, daß sich die Blasenfunktion nach anfänglichen Störungen allmählich wieder regelrecht einstellt. Diese Versuche werden vielfach wiederholt und bestätigt. So sah L. R. Müller[1] nach sukzessiver Exstirpation des Sakral- und Lumbalmarkes immer zuerst komplette Retention, dann automatische Miktion eintreten. Da dieses Verhalten der Blasenfunktion völlig dem glich, das einer Querschnittsläsion in beliebigen anderen höheren Segmenten des Rückenmarkes folgte, glaubte er anfangs eine Sonderstellung der untersten Rückenmarksabschnitte leugnen zu müssen, zog aber später diese Ansicht selbst wieder zurück.

Für die Existenz von Rückenmarkszentren, und zwar zweier, eins im Lumbalmark (L II bis L V) und eines im Sakralmark (S II bis S V) sprechen eine ganze Reihe von Tatsachen. Zunächst die Beobachtung von van Guchten (zit. nach Frankl-Hochwart, O. Zuckerkandl), daß bei Medullarkompression mit Blasenstörungen die Degenerationserscheinungen niemals bis in die Wurzeln der Cauda equina herab verfolgt werden konnten, sondern immer im Conus medullaris haltmachen; ein Beweis, daß hier das Corticalneuron endigt und das medullare beginnt, das den Konus mit den sympathischen Ganglien verbindet.

Weiters zeigten in den Versuchen Müllers die Tiere, denen auch das Lumbalmark entfernt war, eine viel bedeutendere Sphincterschwäche als nach

---

[1] Müller, L. R.: Klinische und experimentelle Studien über die Innervation der Blase etc. Dtsch. Zeitschr. f. Nervenheilk. Bd. 21.

Entfernung des Sakralmarkes allein; die Tiere waren nur in der Ruhe kontinent und entleerten den Harn in rhythmischen Stößen; bei Bewegung, Husten, Bellen u. dgl. verloren sie ihn passiv; ein kontinuierliches Harnträufeln beobachtete er allerdings nie, wie etwa ROUSSY [1]) bei seinen operierten Affen.

Das wichtigste Argument für die Existenz von Umschaltungsstellen in diesen Rückenmarksteilen sind aber die Reflexphänomene vom übrigen Körper auf die Blase. Es ist eine altbekannte, klinisch und experimentell erhärtete Tatsache, daß von allen sensiblen Nerven, ja der ganzen Körperoberfläche her, die Blase zu Kontraktionen angeregt werden kann. Eine Ausnahme macht nur der Vagus, dagegen wirkt nach STEWART Reizung des zentralen Hypogastricusstumpfes, wie die eines jeden anderen sensiblen Nerven, drucksteigernd und sphincter-erschlaffend: Zerstörung des Sakralmarkes hebt diese Reflexe auf. Ebenso übrigens die Dekapitation (SOKOWNIN), weshalb man anfänglich glaubte, daß es nur der Schmerz sei, der auf die Blase wirke. Durchtrennung des Rückenmarks in beliebiger Höhe erhöht, offenbar durch Wegfall zentraler Hemmungen die Reflexibilität, so daß schon leiseste Berührung, z. B. Waschen des Penis vor dem Katheterismus zur Harnausstoßung führt. Es gibt anderseits bei Erkrankungen mit erhöhter Reflexbereitschaft auch Reflexe von der Blase auf die Körpermuskulatur; so sah ich wiederholt bei Kranken mit multipler Sklerose bei sukzessiver Füllung der Blase durch eine bestimmte Füllungsmenge Harndrang und tonisch-klonische Krämpfe in den Beinen auftreten. DANIÉLOPULO, RADOVICI und CARNIOL [2]) haben in jüngster Zeit derartige Reflexe genauer studiert. Bei einem Kranken mit spastischer Paraplegie bewirkte schon leiser Druck auf den Bulbus des Auges eine deutliche Blasenkontraktion noch bevor die Herztätigkeit verlangsamt wurde. Die Verff. nehmen drei gekuppelte Reflexe an. Vom Auge über das verlängerte Mark über den Vagus auf Magen, Kolon und Nierenbecken, von da über das Sakralmark über Pelvicus zur Blase, und von hier kann ein dritter Reflex über die Vorderhörner zu den unteren Extremitäten ziehen und die schon beschriebenen Beinbewegungen auslösen. PICHLER [3]) konnte bei zwei Patienten im Coma apoplecticum durch Druck auf die Blase reflektorisches Öffnen der Augen erzielen.

Zu der besonders wichtigen und interessanten Frage nach der Rolle des Sakral- und Lumbalmarkes brachte die Pathologie der Rückenmarkskrankheiten und die Kriegsverletzungen überreichliches Material mit eindeutiger Belehrung. Mag in den Tierversuchen wiederholt Inkontinenz, und zwar komplette sog. paralytische als Folge der Exstirpation des untersten Rückenmarkes aufgetreten sein, beim Menschen findet man als Regel zunächst komplette Retention, dann automatische Miktion; wahre Inkontinenz gehört zu den größten Ausnahmen. Darin stimmen alle Autoren aller Länder überein.

Diese Tatsachen drängen zu dem Schluß, der auch vielfach gezogen wurde, am klarsten u. a. von DE LISI und COLOMBINO, die in ihrem Buche ,,Blasenstörungen nach Rückenmarksverletzungen'' überhaupt mit das Klügste schrieben, was zu diesem Thema zu sagen ist, daß zwar an der besonderen Rolle des Rückenmarksendes für die normale Miktion wohl nicht gut zu zweifeln ist, daß aber die bisherige Zentrenlehre eine allzu enge Schematisierung darstellt.

Das Rückenmark oberhalb des Lumbalmarkes enthält die Leitungsbahnen vom Gehirn zu den besprochenen Zentren. Nach STEWART verlaufen sie in den

---

[1]) ROUSSY et ROSSI: Troubles de la miction et de la défécation consecutifs aux lesions experim. du cône terminale etc. Cpt. rend. des séances de la soc. de biol. Tome 64, p. 608 et 640. 1908 und XVI. Internat. Kongr. f. Med. Budapest 1909.

[2]) DANIÉLOPULO, D., A. RADOVICI et A. CARNIOL: Réflexes oculo-vésical etc. Cpt. rend. des sciences de la soc. de biol. Tome 86, p. 637. 1922.

[3]) PICHLER, J.: Harnblase-Augenreflex. Wien. klin. Wochenschr. 1924. S. 396.

dorsalen Anteilen der Seitenstränge für beide Nerven, Hypogastricus und Pelvicus, der gleichen und gekreuzten Seite. Sie erfahren eine Kreuzung, deren obere Grenze dicht unter der II., deren untere in der Höhe der V. Lumbalwurzel liegt; daneben steigen aber auch noch ungekreuzte Fasern herab. Stewart vermutet noch innerhalb der Pyramidenkreuzung eine Kreuzung der Blasenbahnen und erwähnt sei, daß speziell der Hypogastricus im Gangl. mesent. inf. eine periphere Kreuzung erleidet, die aber die vollständige Kreuzung im Rückenmark nicht zu einer vollständigen macht.

Diese experimentellen Befunde wurden im Kriege am Menschen vielfach nachgeprüft und großenteils bestätigt.

Reizung des Rückenmarkes an einer beliebigen Stelle macht Blasenkontraktion; nach Durchschneidung der Pelvici kommt aber reiner Hypogastricuseffekt zum Vorschein. Durchschneidung des Rückenmarkes in beliebiger Höhe oberhalb des Lumbalmarkes macht immer Retention[1]). Barrington[2]) verfolgte den Durchschneidungseffekt bis in die höchstgelegenen Markpartien und erhielt, als er sich dem Mittelhirn näherte, zuerst noch Lähmung der Blase mit aufgehobenen Undulationen, dann Lähmung mit großen Undulationen, endlich auf einmal Kontraktion der Blase mit tiefer Rhythmik. Durch Einengung fand er, daß dieser kritische Punkt des Umschlages der Wirkung in der *Mitte der Pons* gelegen war. Das besagt, daß die Region, aus der die Blase ihre tonischen Impulse erhält, und deren Abtrennung sie ruhigstellt, bis in die Mitte der Brücke herabreicht.

Wo liegt nun ihre obere Grenze?

d) Rochefontaine[3]) entdeckte vier Punkte in der Gegend des Sulcus cruciatus des Hundegehirnes, von denen Blasenkontraktionen ausgelöst werden können. Francois Frank[3]) erzielte durch Reizung der hinteren Marginalwindung bei Hund und Katze bisweilen, nicht immer, Blasenkontraktionen; später gelang es ihm sogar von der Hirnrinde aus isolierte Detrusorkontraktion, Sphincterkontraktion und Sphinctererschlaffung zu erzielen. Er sagt ausdrücklich, daß es sich in seinen Versuchen um wirkliche Erschlaffung des Sphincters handelte, was er auch durch graphische Registrierung erwies, und er war somit der erste, der die Möglichkeit einer Sphinctererschlaffung ins Auge faßte. Ein Jahr später teilte Bechterew mit Mislawsky mit, daß er von dem inneren Teil des vorderen und hinteren Abschnittes der Sigmoidalwindung Detrusorkontraktionen auslösen konnte; und gemeinsam mit Meyer gelungene Sphincterkontraktion vom äußeren Teil des hinteren Abschnittes derselben Hirnpartie. Frankl-Hochwart und Fröhlich studierten die Frage mit der Zeissl schen Versuchsanordnung, wobei Hypogastrici und Pudendi durchschnitten waren. Sie erhielten immer Detrusorkontraktionen, in 2 von 23 Versuchen Sphincterkontraktion und in 8 der restlichen 21 Versuche eklatante Sphinctererschlaffung. Die wirksamen Stellen liegen symmetrisch rechts und links etwa 1 cm hinter dem Sulcus cruciatus und einige Millimeter von der Mantelkante entfernt. Es gibt nur ein einziges, nur wenige Millimeter großes Feld, von dem gleichzeitig Detrusorkontraktionen, Sphincterkontraktion und -Erschlaffung ausgelöst werden kann.

---

[1]) Welche ganz exorbitante Grade diese Retention erreichen kann, zeigen Versuche von S. Exner (Pflügers Arch. f. d. ges. Physiol. Bd. 55, S. 303. 1894): Auf Durchschneidung des Rückenmarkes in der Höhe des 4.—5. Wirbels schwoll die Blase der Frösche, an denen diese Versuche ausgeführt wurden, so an, daß sie das Gewicht und die Größe des übrigen Tieres oft bedeutend überstieg; dabei war die Blase ausdrückbar. Eines der Tiere lebte in diesem Zustande 14 Monate, während welcher Zeit ihm die Blase in Intervallen von einigen Wochen 23 mal ausgedrückt wurde.

[2]) Barrington, J. F.: The relation of the thinol-Brain to micturition. Brain. Vol. 44, Brain 1921.

[3]) Zit. nach Frankl-Hochwart und Fröhlich: l. c.

Über die Beteiligung des Hirnstammes an der Blaseninnervation belehrten schon die alten Versuche von BUDGE, daß Reizung der Pedunculi cerebri, Corpora vestiformia und des Calamus scriptorius Blasenkontraktionen hervorruft. BECHTEREW erzielte Kontraktionen bei Reizung des vorderen Abschnittes des Sehhügel, wobei der Effekt den Reiz regelmäßig überdauerte, woraus auf eine Art von Zentrumfunktion dieser Teile geschlossen werden kann. Die Verbindung dieses Zentrums mit der Hirnrinde geht vermutlich durch die innere Kapsel, mit den Rückenmarkszentren durch die Haube der Hirnschenkel.

Durch Reizung einer Stelle an der Zwischenhirnbasis erzielten KARPLUS und KREIDL anhaltende Kontraktionen der Blase. Letzterer ließ dann von LICHTENSTERN[1]) genauere Untersuchungen anstellen, wodurch im Hypothalamus ein Blasenzentrum sichergestellt wurde, dessen Reize über die Pelvici die Blase erreichen.

Die klinischen Beobachtungen legen ebenfalls die Annahme von Hirnzentren nahe, die jedenfalls in der motorischen Region zu suchen sind. Die genauere Lokalisation ist noch strittig. Die einen vermuten es mit KLEIST und FÖRSTER in unmittelbarer Nähe des Beinzentrums, die anderen mit PFEIFER zwischen Arm- und Beinzentrum. Das Zentrum muß bilateral angelegt sein, und nur nach Verletzung beider Hälften kommt es zu dauernden Blasenstörungen. Von L. R. MÜLLER wird übrigens die Existenz eines Blasenzentrums in der Hirnrinde aus theoretischen Überlegungen bestritten. CZYHLARZ und MARBURG postulieren ein zweites Zentrum im Corpus striatum und ein drittes im Thalamus. Das corticale Zentrum soll die willkürliche Beherrschung der Blase regeln; seine Läsion führt zu Retention ganz analog einer Störung in der ganzen motorischen Blasenbahn. Das Corpus striatum stellt nach der herrschenden physiologischen Auffassung den Ort für psychisch intendierte, automatisch gewordenen Bewegungen dar: für die Blasenfunktion also Zurückhalten des Urins trotz Harndranges — seine Läsion bewirkt also Automatie. Im thalamischen Zentrum endlich sei der Ort gegeben, in dem Affektreize sich in Blasenbewegungen umsetzen[2]).

3. Zusammenfassung.

Wenn wir nun versuchen wollen, diese vielen referierten Tatsachen zu einem Bilde von der Rolle des Nervensystems und seiner einzelnen Teile im Ablauf der normalen Miktion — genauer gesagt der Blasenentleerung, denn von der Miktion als physiologische Funktion war noch kaum die Rede — zusammenzuschließen, so müssen wir uns zunächst darüber klar sein, daß die verschiedenen Experimentalmethoden Ergebnisse von sehr verschiedener Dignität liefern; so zeigen die Reizversuche nur Möglichkeiten, die Wege, auf denen Reize das Erfolgsorgan erreichen und die Effekte, die sie dort auslösen können. Die Ausschaltungsversuche hingegen lehren wenigstens bis zu einem gewissen Grade, ob diese Wege im Leben auch benutzt werden, ob durch sie ein ständiger Tonus fließt, resp. im gegebenen Moment Aktionsimpulse gesendet werden. Am nächsten an die Wirklichkeit heran reichen noch die Reflexversuche, und demgemäß ist ihre Interpretation die verhältnismäßig undurchsichtige.

Beginnen wir also mit dem *Detrusor*. Durchschneidung des *Pelvicus* legt die Blase still, beraubt sie ihrer Motilität und Sensibilität und verwandelt sie in einen schlaffen Sack. Dasselbe Ergebnis folgt der Durchtrennung des Rückenmarkes in beliebiger Höhe bis hinauf zur Pons, so daß man annehmen kann: *Der*

---

[1]) LICHTENSTERN, R.: Über die zentrale Innervation usw. Wien. klin. Wochenschr. 1912.
[2]) Anmerkung bei der Korrektur: Ausführliche Zusammenstellung der klinischen Kasuistik in der zitierten Monographie von DENNIG.

*Detrusor erhält durch die Pelvici einen ständigen Tonus, der im Mittelhirn als
tiefster Station entsteht.*

Nun berichtet Barrington über folgendes merkwürdige Ergebnis, das
er in *vielen* Fällen an der Katze erzielte: Rückenmarksdurchschneidung mit
gewohnter Erschlaffung; wurden jetzt die Pelvici durchtrennt, so trat Kontraktion
auf. Soll man hieraus auf die Ausschaltung eines Hemmungszentrum im unteren
Rückenmark schließen, das durch die Isolierung freie Aktionsmöglichkeit gewonnen hätte? Keine einzige Tatsache, außer etwa den Langleyschen Curare-
und Nicotinversuchen (vgl. später) ließe sich mit dieser Annahme vereinen;
doch abzuweisen ist sie darum nicht.

Einige Zeit nach der partiellen Dezentralisation der Blase gewinnt der Detrusor
Tonus und Contractilität wieder, so daß man annehmen muß, daß sich tiefer
situierte Tonusquellen eröffnet hätten. Wo diese liegen, ist ganz unbekannt;
daß *unter anderem* auch im untersten Rückenmark sich Zellen als solche „Zentren"
etablieren können, ist möglich, doch bleibt dieses Phänomen der Automatisierung
der Blasenfunktion bisher die wichtigste Legitimation für ihre Annahme. Um
die strikte Behauptung Elliots, der Pelvicus sei ein ausschließlich präganglio-
närer Nerv, wird man schwer herumkommen.

Nach einer Durchtrennung der autonomen Blasenbahn gewinnt nun der
Detrusor nicht nur wieder Tonus, er wird vielmehr, meist sogar in sehr aus-
gesprochenem Maße *hyper*tonisch. Auch hier sind wir bei Erklärungsversuchen
auf reine Vermutungen angewiesen. Entweder haben durch die Isolierung
vom Gehirn die supponierten tieferen Zentren durch Wegfall von Hemmungen
freie Bahn bekommen, oder — was mir heute wahrscheinlicher ist — die Hypertonie ist eine kompensatorische zur Überwindung des in diesen Fällen vermehrten
Sphincterschlusses.

Eine Läsion der *sympathischen* Innervation des Detrusors macht im akuten
Versuch starke Kontraktion. Es besteht also auch hier ein konstanter Tonus,
der eine dreifache Quelle hat. Das Gangl. mesent. inf., das Lumbalmark und das
Mittelhirn. Merkwürdig ist, daß diese Hypertonie auch nicht auf Pelvicusdurchschneidung zurückgeht; man kann sie daher nicht ohne weiteres als Freiwerden
einer normaliter gehemmten Pelvicuserregung hinstellen! Merkwürdig und bedeutungsvoll ist es ferner, daß dieses im Experiment so eindrucksvolle Phänomen
der Blasenschrumpfung klinisch in keiner Weise zum Ausdruck kommt, so daß
man sich des Schlusses nicht erwehren kann, daß die ganze sympathische Innervation des Detrusors für seine Funktion bedeutungslos ist; sie fehlt ja auch bei
vielen Tieren, gelegentlich sogar bei der Katze.

Viel komplizierter noch stellt sich die nervöse Versorgung des *Sphincters* dar.

Daß Reizung des Pelvicus den Sphincter erschlaffen *kann*, ist sichergestellt,
ebenso aber, daß dieser Effekt sehr inkonstant ist und von vielen guten Untersuchern überhaupt nicht zu erzielen war; das muß zu denken geben. Mehr noch,
daß Pelvicusreizung unter Umständen — unter welchen? — den Sphincter
sogar verschließt[1]).

Pelvicusdurchschneidung erhöht den Sphincterschluß bis zur kompletten
Retention, doch scheint es voreilig, hieraus die Existenz einer dauernden Hemmung mit Sicherheit ableiten zu wollen. Der Effekt ließe sich ebenso gut erklären
durch den mit der Pelvicusdurchschneidung gegebenen Wegfall des sensiblen
Schenkels des Reflexbogens, der den Sphincter erschlaffen läßt. Dafür spricht
vielleicht auch die Beobachtung Barringtons, daß nach isolierter Durch-

---

[1]) Anmerkung bei der Korrektur: Diese Verhältnisse, sowie die später noch zu er-
wähnende koordinierte Tonus- und antagonistische Kontraktionsrelation zwischen Sphincter
und Detrusor (vgl. S. 500) läßt mir die von Dennig in seiner Monographie gegebene
Theorie der Sphincterwirkung als zu einfach erscheinen.

schneidung der hinteren Sakralwurzeln ein bedeutend stärkerer Sphincterschluß
resultiert, als nach Pelvicus- oder Rückenmarksdurchtrennung und daß sich diese
Störung (komplette Retention) niemals mehr verliert (in einem Fall 20 Wochen).
In jüngster Zeit hat nun LEERSUM eine Beobachtung gemacht, die mit grotesker
Eindringlichkeit zeigt, auf wie schwankenden Füßen alle derartigen Schlüsse
stehen. Es waren ihm Zweifel aufgestiegen, ob die Sphincterhypertonie nach
Pelvicusdurchschneidung ein echtes Ausfallphänomen sei. Er suchte daher
nach einer möglichst schonenden Zugangsoperation und fand sie in der Resektion
des Os iliacum: jetzt blieb der Sphinctertonus nach der Nervendurchschneidung
normal. Hiermit war der kontrahierende Durchschneidungserfolg als traumatische Reizung entlarvt und bewies das gerade Gegenteil von dem, was sie
beweisen sollte, nämlich daß Pelvicusreizung den Sphincter unter Umständen
kontrahieren kann.

Durchschneidung des Hypogastricus, wie Exstirpation des Gangl. mesent.
inf. setzt im akuten Versuch die Sphincterresistenz nicht herab, und beeinflußt
im Dauerversuch in keiner Weise die Miktion (BARRINGTON). Der Impuls zum
tonischen Verschluß des Sphincters geht also anscheinend nicht durch den
Hypogastricus und es kann daher der Sphincterhypertonus nach Pelvicusdurchschneidung nicht durch Freiwerden sympathischer Dauererregung nach Wegfall
der Hemmung durch den Pelvicus erklärt werden. BARRINGTON konnte auch
tatsächlich die Retention durch Hypogastricusdurchschneidung nicht beheben.
Da diese Verhältnisse reziprok analog denen für den Detrusor geschilderten
liegen, kann man Pelvicus und Hypogastricus wenigstens in dieser Versuchsanordnung nicht als Antagonisten am Detrusor resp. Sphincter bezeichnen.

Allerdings liegen auch hier die Dinge nicht so einfach. ELLIOT z. B. sah den
durch Pelvicusdurchschneidung erhöhten Sphincterschluß nach Hypogastricusdurchschneidung nachgeben; und die Sphincterschwäche nach Zerstörung
des Lumbarmarkes ist ein nicht zu übersehendes Faktum.

Verhältnismäßig einfach liegen die Dinge noch bezüglich des *Pudendus*.
Seine Durchschneidung verstärkt im akuten Versuch den Ausfluß, macht die
Blase leicht ausdrückbar und inkontinent, läßt die Retention nach Pelvicusdurchschneidung leicht überwinden, resp. gar nicht zustande kommen, wenn
beide Nerven gleichzeitig durchschnitten werden. All das spricht mit einer
in der Blasenphysiologie ungewöhnlichen Einhelligkeit dafür, daß der Pudendus
von einem dauernden Tonus zur Erhaltung des Blasenschlusses durchflossen wird.
Als einziger Einwand erscheint nur die Tatsache, daß Zerstörung des Sakralmarkes, also des Wurzelgebietes des Pudendus keine dauernde Inkontinenz,
wenigstens beim Menschen, erzeugt.

Alles in allem kann man also aus der Beobachtung der Blasenfunktion im
Dauerversuch nach experimentellen Läsionen des gesamten Nervenapparates
folgendes über Ort und Art der Tonisierung erschließen. Der *Detrusor* erhält
vom Gehirn über Rückenmark und Pelvicus einen Dauertonus; möglicherweise
wird er auch noch von untergeordneten Zentren tonisiert. Weg und Art der aus
der Analyse der Miktion zu postulierenden Hemmung ist im Tierexperiment
bisher noch nicht festgestellt; daß der Hypogastricus dabei eine Rolle spielt,
erscheint nach den experimentellen Befunden unwahrscheinlich.

Der *Sphincter* erhält durch den Pudendus einen Dauertonus, der unter
zentraler Regulation steht; die Befunde nach Pelvicusdurchschneidung sind
noch undurchsichtig, die Ansichten über die Hypogastricusfunktion sind
widersprechend.

Diese Dürftigkeit des Extraktes aus so überreicher Fülle von Einzelbeobach-
tungen muß zu denken geben. Diese wenigen Sätze umfassen nämlich auch das
einzige, was wir aus den ganzen experimentellen Erfahrungen für eine Analyse

klinischer Fälle heranziehen dürfen. Denn ich glaube, daß wir ein Symptom aus einem Krankheitsbild nur dann als Störung eines Mechanismus hinstellen, d. h. als „erklärt" betrachten dürfen, wenn das Funktionieren dieses Mechanismus im Normalzustand wirklich erwiesen ist; und das ist nur bei diesen ganz wenigen eben angeführten der Fall. Man darf eben experimentelle Möglichkeiten mit funktionellen Notwendigkeiten nicht ohne weiteres identifizieren. Diesen wichtigen Grundsatz fand ich in der gesamten Literatur über die Blaseninnervation nur bezüglich des Sokowninreflexes ausdrücklich hervorgehoben. Wenn wir z. B. die detrusorerschlaffende Wirkung der Hypogastricusreizung an der Blase des Hundes, der wie kein anderes Tier weitgehende Beherrschung seiner Blase erlernen kann, nicht einmal im Experiment nachweisen können, so darf man dieser Detrusorerschlaffung keine Bedeutung, zumindest keine ausschlaggebende beim Zustandekommen der Reservoirfunktion der Blase zuschreiben. Wenn wir weiters auch mit noch so großer Sicherheit durch elektrische Reizung des Hypogastricus Verstärkung des Sphincterschlusses erzielen können, andernseits aber im Dauerversuch Exstirpation der ganzen sympathischen Innervation das Zurückhalten des Harnes und seine willkürliche Entleerung völlig unberührt läßt, so *müssen* wir bei einem Erklärungsversuch irgend einer Miktionsstörung die Hypogastricusfunktion gänzlich aus dem Spiel lassen; man darf unter anderem z. B. die Inkontinenz nach Läsionen im Lumbalmark keineswegs geradlinig auf einen Ausfall der Hypogastricuswirkung auf den Sphincter zurückführen; der organische Defekt muß sich in viel komplizierterer Weise funktionell auswirken.

Hiermit kommen wir zu dem zweiten wichtigen Punkt: Unnötig zu sagen, daß allen oder nahezu allen, experimentell gefundenen Reaktionen irgend eine funktionelle Bedeutung für den ungestörten Ablauf der Miktion zukommt, wir kennen sie nur noch nicht. Und ebenso wenig kennen wir die unahnbaren Möglichkeiten, die im Organismus weit über die bisher gefundenen Tatsachen hinaus zur Verfügung stehen. Die Existenz z. B. einer gekreuzten Innervation können wir als sichergestelltes Gerüst der Blasenfunktion hinnehmen, d. h. es besteht an jedem der beiden Blasenmuskel ein Antagonismus zwischen autonomen und sympathischen Nerven und innerhalb jedes dieser Nervensysteme eine entgegengesetzte Wirkung auf Detrusor und Sphincter. Aber dieser elementare Mechanismus ist von noch unabsehbaren Variations- und Kompensationsmöglichkeiten umrankt und oft verdeckt, wie das ja auch dem Wesen des Organismus entspricht. Hierzu ist uns erst ein einziges Beispiel bekannt, daß nämlich der Pelvicus den Sphincter erschlaffen und kontrahieren kann. Man muß nur ein ganz klein wenig Gefühl für das Lebendige und Verständnis für die Organismusidee haben, um die ganze Lächerlichkeit der Annahme zu empfinden, daß wir bei einer Operation zwecks Durchschneidung, sagen wir des **H**ypogastricus, wirklich nichts anderes angerichtet haben, als diese Nervendurchtrennung.

Damit werden nun aber auch die theoretische Ausbeute klinischer Beobachtungen aus dem Gebiete der Blasenpathologie, die Verständlichkeit von Blasenstörungen und die diagnostische Verwertung experimenteller Befunde auf ein Minimum reduziert [1]). Der Schaden jedoch dieser Selbstbeschränkung

---

[1]) Wie sehr ich selbst mit meinem ersten Schematisierungsversuch der Blasenstörungen Rückenmarksverletzter zum Mitschuldigen geworden bin, belehrten mich die durch Weiterführung meiner Vorschläge entstandenen Vesicophantasmagorien von A. Adler. In seinen beiden Arbeiten (Mitt. a. d. Grenzgeb. d. Med. u. Chirurg. Bd. 30 und Dtsch. Zeitschr. f. Nervenheilk. Bd. 65) sind eigene und fremde Versuche derart tendenziös aus der Behauptung heraus, der Pelvicus sei „der" Sphincternerv, analysiert und zügellos interpretiert, daß sie für eine ernsthafte Diskussion für mich nicht in Frage kommen. Literarischer Gewissenhaftigkeit gehorchend seien diese Arbeiten hiermit einmalig zitiert.

ist in praxi nicht sehr fühlbar. Dort wo Blasenstörungen als Teilsymptome von Erkrankungen des Zentralnervensystems auftreten, kommt ihre Bedeutung für die Lokal- und Spezialdiagnose gegenüber den sonstigen neurologischen Symptomen gar nicht in Betracht. Therapeutische Eingriffe, seien es chirurgische oder pharmakologische, richten sich immer nur gegen die Störungen am Erfolgs-organ, z. B. den Sphincter. Und die Übertragung der am Hals neuerdings so erfolgreich gewordenen Nervenchirurgie auf das Becken steht noch in weitem Felde.

Dagegen gestattet uns eine zusammenfassende Betrachtung der Blaseninner-vation bereits heute eine bestimmte Charakteristik der Blase gegenüber den übrigen Organen des Körpers. Wie sie nämlich auch schon topographisch zu den peripher gelegenen inneren Organen gehört, so nimmt sie auch in verschiedenen Details ihrer morphologisch-physiologischen Eigentümlichkeiten eine Über-gangsstellung zwischen den rein vegetativen und den Willkürorganen ein. Sie besitzt bereits einen quergestreiften Muskel, den Sphincter externus, der selbst wieder, wie sein Verhalten gegen Curare, die fehlende Entartungsreaktion nach Dezentralisation und seine Zuckungsform zeigt, eine Mittelstellung zwischen glatten und quergestreiften Muskeln darstellt. Das autonome System überwiegt bei weitem den Einfluß des sympathischen. Sie besitzt eine Vertretung in der Hirnrinde und kann vom Willen beeinflußt werden in einer Weise, die wieder die Mitte hält zwischen dem mehr unbewußt-reflektorischen Einfluß auf die anderen inneren Organe und unserer Herrschaft über die quergestreifte Musku-latur.

III. Pharmakologie der Blase.

Über die Reaktion der Blase auf verschiedene Pharmaka liegen verhältnis-mäßig viele Beobachtungen vor. Sie danken jedoch nur zum geringeren Teil urologischen Interessen ihre Entstehung, vielmehr dem Umstand, daß die Blase ein in mehreren Belangen sehr geeignetes Testobjekt für pharmakologische Reaktionen an glatten Muskeln, Nerven und Ganglien darstellt. Speziell für die Gruppierung der Pharmaka hinsichtlich ihrer spezifischen Neurotroie war es notwendig, möglichst viele Organe durchzuprüfen, da sich mit größerer Erfahrung doch immer wieder Ausnahmen von den ursprünglich als durchgreifend ange-sehenen einfachen Gesetzmäßigkeiten herausstellten; auch die Blase hat hieran ihren Anteil. In gewissem Sinne stellt also diese Versuchsgruppe einen Teil der Studien über die Innervation der Blase dar, die durch Reizung und Ausschaltung gewonnenen Resultate erweiternd, korrigierend und manchmal auch ver-wirrend.

Als Versuchsobjekte dienten die Blase am intakten Tier, die überlebende Blase und Streifen aus verschiedenen Blasenanteilen; die speziellen Versuchs-anordnungen waren dieselben wie in den bereits geschilderten Versuchen. Eine Einteilung der bisher an der Blase geprüften Mittel läßt sich nach verschie-denen Gesichtspunkten treffen. Im folgenden wurde die praktischen Interessen am besten entgegenkommende gewählt, in tonisierende und lähmende, und in jeder Gruppe wurden parasympathico-, sympathico- und musculotrope Mittel unterschieden.

Pilocarpin. Das Pilocarpin wirkt durch direkte Erregung der parasym-pathischen Endapparate. Es ist daher das typische Tonicum der Blase. An der überlebenden ganz erschlafften Blase hebt es schon in Verdünnungen von 1,6—4 Millionen den Tonus und ermöglicht das Auftreten von Automatie (STREULI). Da die autonome Innervation sich bei allen Tierklassen nahezu variationslos findet, ist auch die Pilocarpinreaktion eine generelle. Am lebenden

Tier und an der überlebenden Blase [Streuli [1]), Abelin [2]) am Kaninchen, L. Adler [3]) am Frosch] bewirkt es Drucksteigerung, am Streifenpräparat [Macht [4]), Edmunds und Roth [5]), Ikoma [6]), Boeminghaus [7])] Verkürzung. Letzterer untersuchte die Topographie dieser Wirkung genauer und fand: Detrusorstreifen, in einer Breite von 2—3 mm, die die vordere Blasenwand (Vorderwand, um nicht Teile des Trigonums mit zu erhalten) in meridionaler Richtung vom Scheitel bis zum Blasenausgang umfassen, werden in ihrer ganzen Länge von Pilocarpin kontrahiert; ebenso Zirkulärstreifen in jeder Höhe. Zirkulär- und Längsstreifen des Sphincters blieben völlig unbeeinflußt, nur in seltenen Fällen ließ sich eine sehr kleine Kontraktion feststellen, niemals konnte eine Sphinctererschlaffung konstatiert werden, auch nicht nach Abkappen des Blasenkörpers an dem schalenförmig zurückbleibenden sonst intakten Blasenboden. Dagegen berichtet Macht, daß er in einigen Fällen das durch Adrenalin kontrahierte Trigonum durch Pilocarpin erschlaffen konnte.

In Versuchen am Menschen konnte ich [8]) zeigen, daß die gesunde Blase auf Pilocarpin, wenn überhaupt, nur sehr schwach anspricht, dagegen produzierte es bei Übererregbarkeit des Detrusors mächtige Tonus- und Drucksteigerung; hypotonische Blasen reagierten ebenfalls gering. Es deckt sich das mit der immer wieder betonten Tatsache, daß bei allen pharmakologischen Experimenten die Höhe des erzielten Ausschlages von der Höhe der Tonuslage vor dem Versuch abhängt.

Bei diesen übererregbaren Blasen sah ich wiederholt auf Pilocarpin Sphincterhypertonie [9]).

Physostigmin. Seine Wirkung gleicht durchaus der des Pilocarpins, nur daß es nicht unmittelbare Erregung, sondern nur eine Erregbarkeitssteigerung hervorruft. So zeigten Loewi und Mansfeld [10])], daß an decerebrierten Hunden und Katzen nach Injektion von 0,1—1,0 mg Physostigmin die elektrische Erregbarkeit des Pelvicus um 3—4 cm R. A. gehoben wird. Am normalen Tier erzeugt Physostigmininjektion regelmäßig Drucksteigerung, nicht aber am decerebrierten Tier, auch nicht nach Sympathicusausschaltung; es ist dies nur durch Wegfall des sonst zentral bewirkten Blasentonus zu erklären, so daß aus diesen Versuchen folgt, daß die Blase, im Gegensatz zu Auge, Tränendrüsen und Darm keinen peripheren autonomen Tonus hat.

Edmunds und Roth sahen am Blasenstreifen Tonuszunahme und deutliche Kontraktion. Curare hebt diese Wirkung zum Teil auf, der restliche Tonus wird erst durch Atropin völlig beseitigt.

---

[1]) Streuli, H.: Die Wechselwirkung von inneren Sekreten usw. Zeitschr. f. Biol. Bd. 66, S. 167. 1915.

[2]) Abelin: Die physiologische Tätigkeit der Harnblase usw. Zeitschr. f. Biol. Bd. 69, S. 373. 1919.

[3]) Adler, L.: Beiträge zur Pharmakologie der Beckenorgane. Schmiedeberg Arch. Bd. 83, S. 248. 1918.

[4]) Macht, O. and H. Young: A contrib. to the pharmak. and physiol. of the trig. etc. Journ. of pharmak. a exp. therap. Vol. 21, p. 193. 1923.

[5]) Edmunds, Ch. H. and G. B. Roth: The point of attack of certain drogs etc. A. Journ. of pharm. a exp. therap. Vol. 15, p. 189. 1920.

[6]) Ikoma, P.: Experimentelle Analyse des durch Resorption erzeugten Sphincterkrampfes. Schmiedeberg Arch. 1924.

[7]) Boeminghaus: Experimentelle Beiträge zur Innervation der Blase. Zeitschr. f. d. ges. exper. Med. Bd. 33. S. 378. 1923.

[8]) Schwarz, O.: Zu Pharmakotherapie der Miktionsstörungen. Arch. f. klin. Chir. Bd. 110, S. 286. 1918.

[9]) Anmerk. bei der Korrektur: Nach Dixon und Ransom (siehe Heffters Handb. d. exp. Pharmakol. Bd. II, 2. Hälfte, 1924) soll auf Pilocarpin der Verschluß schlechter werden (Reizung hemmender Pelvicusfasern?).

[10]) Loewi, O. und Mansfeld: Über den Wirkungsmodus des Physostigmins. Schmiedeberg Arch. Bd. 62, S. 180. 1910.

Muscarin. In Wirkung, Angriffsort und Atropinantagonismus gleicht es völlig dem Pilocarpin. Am lebenden Tier erzeugt es Miktion [0,5 ccm einer 0,5% Lösung, HANC[1])]. Auch hier kann es zur Sphincterhypertonie kommen (nach Injektion von 1 g), so daß auf Ischiadicusreizung die reflektorische Sphincteröffnung ausbleibt. Angeblich beobachtete HANC auch das Gegenteil: spontanes Harnfließen ohne vorherige Drucksteigerung in der Blase.

Nicotin. Das Nicotin nimmt in der analytischen Nervenphysiologie eine Ausnahmestellung ein, seit LANGLEY gefunden hatte, daß es die Ganglienzellen früher lähmt als die Nerven, so daß es zur isolierten Ganglienausschaltung benützt werden kann. Ein Teil seiner Blasenwirkungen geht höchstwahrscheinlich auf diese Eigenschaft zurück.

Schon in minimalen Mengen (weniger als 0,5 mg) macht es eine kurze Reizung, auf die eine ebensolche Refraktärphase folgt, wahrscheinlich durch Blockierung der präganglionären autonomen Fasern. Nach ELLIOT erhöht es den Blasentonus, so daß nach Nicotinapplikation erschlaffende Reaktionen schwer auszulösen sind. Nach L. ADLER wirken schon Verdünnungen von 1:2500 auf die isolierte Froschblase stark erregend. Sehr merkwürdig ist die Veränderung der Pelvicusreizwirkung, die Nicotin erzeugt (LANGLEY). Reizt man nach N-Applikation den Pelvicus faradisch, so werden die Kontraktionen immer kleiner und hören endlich noch vor Reizende auf, es tritt Erschlaffung ein, an die sich eine sekundäre Kontraktion anschließt. In extremen Fällen fehlt die primäre Kontraktion ganz, auf den Reiz erfolgt gleich Erschlaffung und sekundäre Kontraktion, so daß der ursprüngliche Effekt der Pelvicusreizung komplett in sein Gegenteil umgekehrt erscheint. Schon geringe Atropinmengen (0,5 mg) heben diese Inversionswirkung auf (LANGLEY).

Nach STEWART setzt Nicotin den Sphinctertonus elektiv herab; in einem Versuch sank der Sphincterwiderstand von 200 mm auf 40—50 ab. Auch HANC sah am Hund auf Nicotin spontane Miktion, wie er meint durch Begünstigung der Sphinctererschlaffung, da vor und nach dem Versuch die gleiche Flüssigkeitsmengen ausflossen, trotz geringerer Drucksteigerung im zweiten Falle. Wahrscheinlich handelt es sich hier um zentrale Herabsetzung des sympathischen Sphinctertonus.

Curare. Es entspricht hinsichtlich seines Angriffspunktes an den präganglionären Fasern seiner primären und invertierenden Detrusorwirkung völlig dem Nicotin, weshalb es in dieser Gruppe angeführt wird. Bemerkenswerterweise fand BARRINGTON, daß nach Curarisierung ebenso wie die elektrische Reizung auch die Durchschneidung des Pelvicus einen inversen Effekt hat, nämlich Kontraktion der Blase. Nach EDMUNDS und ROTH machen größere Dosen erst Kontraktion dann Erschlaffung des Detrusors.

Viel bedeutungsvoller ist aber seine ganz exzeptionelle Sphincterwirkung. Das Curare ist das spezifische Gift der Nervenendigungen der motorischen Nerven der quergestreiften Muskulatur. Der einzige quergestreifte Muskel des Harntraktes, der vom N. pudendus innervierte äußere Sphincter, nimmt nun dem Curare gegenüber eine Ausnahmestellung ein, indem er sich bezüglich seiner Empfindlichkeit mehr der glatten Muskeln nähert. ZEISSL fand nämlich, daß bei steigenden Curaredosen, die die Skelettmuskeln schon völlig gelähmt hatten, der quergestreifte Sphincter noch funktionierte; zu seiner Ausschaltung ist daher Curarisierung allein ungenügend. ZEISSL glaubte aber, auch Anhaltspunkte zu haben, eine Curarewirkung auf den glatten Sphincter annehmen zu müssen. Nach Injektion von 5—50 g einer 0,5% Lösung nimmt nämlich der

---

[1]) HANC, A.: Experimentelle Studien über die Reflexmechanik der Harnblase. Pflügers Arch. f. d. ges. Physiol. Bd. 73, S. 453. 1898.

Schließungsdruck allmählich ab, von 23,1 mm Hg auf 15,4; durchschneidet man jetzt den Pudendus, so sinkt der Tonus nicht weiter.

Dem Nicotin schließt sich das **Apokodein** an. Nach den Untersuchungen von Dixon[1]) an der Katze ist der gewöhnliche unmittelbare Effekt einer Injektion starke Kontraktion des Detrusors gefolgt von mehr weniger verstärkter Automatie. Der nächste Effekt ist Lähmung der Ganglien. Nach Injektion von 140 g ergibt Reizung der präganglionären Fasern zum Ganglion mesent. inf. keine Kontraktion mehr, wogegen die postganglionären Fasern (= N. hypogastricus) unbeeinflußt bleiben. Dasselbe soll auch für den Pelvicus gelten. Nach Apokodein bleibt Nicotin unwirksam.

Cholinhydrat, das spezifische Hormon der Darmbewegung, wirkt auch auf die Blase stark erregend (Adler am Frosch). Seine Wirkung wird durch Adrenalin aufgehoben. Dasselbe fand Ikoma am Detrusorstreifen von Mensch, Kaninchen, Katze, Hund und Schwein.

Chinin zeigt seine tonisierende Wirkung wie auf Herz und Uterus auch auf die Blase. Nach L. Adler wirken am Frosch $1/5000$—$1/500$ tonuserregend, große Dosen ($1/50$) lähmend.

Kalium. Seine Blasenwirkung wurde erst in allerjüngster Zeit von Ikoma entdeckt. Es kontrahiert Detrusorstreifen, während Sphincter und Trigonum unberührt bleiben. An der intakten Blase macht es Drucksteigerung, die die durch Pilocarpin erzeugte übertrifft und sogar den Morphinkrampf des Sphincters lösen kann.

Yohimbin. Nach A. Loewi und Rosenberg[2]) werden Detrusorstreifen von Yohimbin erregt. Konzentrationen von 0,005 auf 1,00 Tyrode bewirken das Auftreten regelmäßiger Kontraktionen. Im lebenden Tier (Kaninchen) lösen 0,0002—0,001 g intravenös und 0,005—0,01 subcutan appliziert Tonuszunahme und vermehrte Rhythmik aus.

Chlorbarium wirkt wie auf jede glatte Muskulatur auch auf die Blase erregend durch direkte Muskelwirkung.

Strychnin. Lange vor jeder experimentellen Forschung wurde das Strychnin als Blasentonicum therapeutisch verwendet. Experimentell wurde es am Tier nur von Hanc untersucht. Hunde erhielten 1—2 ccm einer 0,3% Lösung injiziert, worauf die Blasenreaktion auf Ischiadicusreizung beobachtet wurde. Die Wirkung scheint eine sehr komplexe zu sein. Zunächst wird die Reflexerregbarkeit der ganzen Blase (zentral) gesteigert, d. h. der Blasendruck steigt auf die Reizung stärker als vorher, und auch die durch die Detrusorkontraktion entleerte Flüssigkeitsmenge ist größer (verstärkter Sphincterreflex!). Bei einem zweiten Typus der Vergiftung öffnet sich der Sphincter trotz hohem Blasendruck nicht mehr; offenbar handelt es sich hierbei um eine gleichzeitige Beeinflussung beider Muskeln mit relativem Vorwiegen der Sphinctertonisierung über die des Detrusors, wie das ähnlich gelegentlich auch auf Pilocarpin und Muscarin beobachtet werden kann (vgl. diese). Gesteigert ist hier die Erregbarkeit jenes Reflexes, der, entsprechend der Reservoirfunktion der Blase, den Sphinctertonus *parallel* dem des Detrusors steigen läßt (vgl. S. 500). Drittens endlich, kann schon bei geringer Druckerhöhung sich der Sphincter weit öffnen. Steigerung des Miktionsreflexes, d. h. jenes Reflexes, der den Sphincter auf Detrusorkontraktion *antagonistisch* erschlaffen läßt (vgl. S. 498); es handelt sich hier offenbar nur um eine quantitative Steigerung der als erste beschriebenen Wirkung.

---

[1]) Dixon, W. E.: The paralysis of Nerv cells a Nerv andings with special referenz to the alkaloid Apocodein. Journ. of physiol. Vol. 30, p. 97. 1897.
[2]) Loewi, A. und S. Rosenberg: Zur Pharmakologie des Yohimbins. Spiegel: Schmiedebergs Arch. Bd. 78, S. 108. 1915.

Adrenalin. Das Adrenalin greift an den myoneuralen Funktionen des Sympathicus an. Seine Wirkung auf die Blase ist erregend oder lähmend je nach der angewandten Dosis einerseits, Wirkungsort und Ausdehnung der sympathischen Innervation anderseits, die, wie erwähnt, bei verschiedenen Tieren eine verschiedene ist.

Die Wirkung des Adrenalins auf die Blase wurde von LEWANDOWSKY entdeckt und von ELLIOT am intakten Tier am eingehendsten untersucht. Er fand, daß es an der Katzenblase ausschließlich Erschlaffung macht, in die merkwürdigerweise auch das Trigonum einbezogen ist. In einer früheren Arbeit erklärte ELLIOT dieses merkwürdige Faktum mit der Annahme, daß Adrenalin gleichzeitig Kontraktion und Erschlaffung mache, und daß nur die letztere die erstere Wirkung überdecke. In der eben zitierten Arbeit widerruft er diese Erklärung auf Grund folgender Beobachtung: An einer extrem erschlafften Blase, an der Hypogastricusreizung das Trigonum typisch kontrahierte, konnte Adrenalin nicht die leiseste Kontraktion hervorbringen. Auch am isolierten Blasenboden sah ELLIOT immer nur Erschlaffung nach Adrenalin. Die Harnröhre dagegen wird regelmäßig fest kontrahiert[1]). Bei allen anderen untersuchten Tierarten deckt sich die Adrenalinwirkung völlig mit der der Hypogastricusreizung. Seine Resultate werden nicht allgemein bestätigt. So fand ABELIN an der lebenden Kaninchenblase Dosen von 1 : 50 000 noch wirkungslos und erst Dosen von 0,3—0,5 ccm der $1^0/_{00}$ Stammlösung wirken, und zwar *hemmend*, wo doch durch direkte Nervenreizung keine Erschlaffung zu erzielen ist; manchmal machte Adrenalin wieder eine beträchtliche Tonuszunahme.

Die überlebende Kaninchenblase ist nach STREULI viel empfindlicher, indem schon Verdünnungen von 1:40 Millionen Hemmung von Tonus und Automatie hervorrufen. Geht man mit der Verdünnung immer weiter herunter, so kommt man zu einer „indifferenten Umkehrdosis" und endlich (z. B. bei 0,000000002 g) zu einer kontrahierenden Wirkung. Ganz Ähnliches sah L. ADLER an der isolierten Froschblase[2]).

An exzidierten Streifen aus Blasen der verschiedensten Tiere (Hund, Katze, Ratte, Meerschweinchen, Kaninchen, Rind, Pferd, Schaf und Mensch) fand MACHT *unterschiedslos* starke Kontraktion des Trigonums und Erschlaffung der übrigen Blase. EDMUNDS und ROTH fanden an Fundusstreifen der Katzenblase immer Erschlaffung, bei Trigonumstreifen zuerst Erschlaffung und bei entsprechender Verdünnung der Lösung Kontraktion. Die schönsten Beobachtungen an Streifenpräparaten danken wir aber BOEMINGHAUS. Von den vorhin beschriebenen Meridionalstreifen kontrahieren sich auf Adrenalin nur das unterste Viertel (Hund, Meerschweinchen, Mensch), und zwar um so kräftiger, je näher dem Blasenausgang; eine Hemmung der oberen drei Viertel war nicht zu erreichen, nur sehr große Dosen hemmten die Pendelbewegung, und zweimal war ein spurenweises Zurückgehen des Tonus zu beobachten. Die Katzenblase jedoch erschlaffte. Sphincterstreifen und das Trigonum wurden kräftig kontrahiert.

Ich konnte am lebenden Menschen immer nur Drucksteigerung erzielen, niemals irgend eine Sphincterwirkung.

Pituitrin. Es bewirkt Erregung der hemmenden sympathischen und fördernden autonomen Fasern, wobei bei mittleren Dosen letztere überwiegt. Injektion von Pituitrin bewirkt starke und anhaltende Tonuszunahme der Blase, und zwar genügen hierzu schon ganz geringe Mengen, in Versuchen

---

[1]) Über eine sehr merkwürdige Adrenalinwirkung vgl. Anmerkung S. 524.

[2]) Anmerkung bei der Korrektur: Nach DUMONT und LA HAYE (Cpt. rend. des séances de la soc. de Biol. Tom. 92, p. 198, 1925) verursacht Adrenalin an der überlebenden Blase zunächst totalen Tonusverlust, dann sehr erhebliche Verstärkung der Bewegungen.

von Abelin am lebenden Kaninchen z. B. 0,01 ccm Pituglandol = 0,02 g frischer Drüse.

Dale[1]) nimmt an, daß es sich hierbei um eine Wirkung direkt auf die Blasenmuskulatur handle, während Frankl-Hochwart und Fröhlich zeigten, daß es bei Katze und Hund unter gleichzeitiger Erregung der Blasenmuskulatur die Erregbarkeit der autonomen Nerven gegenüber dem faradischen Strom erhöht; der Hypogastricus bleibt unbeeinflußt. Merkwürdigerweise bleibt die Pituitrinwirkung nach Atropinisierung erhalten [Streuli, Frankl-Hochwart und Fröhlich[2])]. An der isolierten Kaninchenblase fand Streuli das Pituitrin ebenfalls stark wirksam, aber nur wenn die Blase in Tyrodelösung einen guten Tonus hatte; Übertragung in Kochsalzlösung hob mit dem Tonus auch die Pituitrinansprechbarkeit auf.

Auch am Menschen hat sich das Pituitrin nach der Empfehlung von Hofstetter [3]) als Blasentonicum glänzend bewährt. Die Druckerhöhung im akuten Versuch und die konstante Tonuszunahme bei Dauerbehandlung konnte ich mit dem Manometer verfolgen.

Atropin. Das Atropin ist der Proteus unter den Pharmacis und die vielen Untersuchungen, die ihm gewidmet wurden, haben seine mannigfachen und oft bizarren Effekte noch nicht restlos zu klären vermocht.

Nach Frölich und Loewi [4]) lähmt das Atropin alle autonomen Förderer mit Ausnahme von Blase und Rectum; die Autoren versuchen dies mit der Annahme zu erklären, daß diese Organe dauernd so übererregt sind, daß die Atropinwirkung nicht zur Geltung kommen kann.

Die Wirkung des Atropin, auf den Pelvicus hängt anscheinend wesentlich mit der Art seiner Erregung zusammen. Den spontanen Tonus der Blase wie den motorischen Effekt der Pelvici schwächt das Atropin nur in sehr geringem Maße ab, schon 10 mg zeigen diese schwache Wirkung, aber auch 50 mg lähmen die Blase nicht. Die elektrische Erregbarkeit des Pelvicus wird fast gar nicht beeinflußt [Langley und Anderson [5]), Fröhlich und Loewi], dagegen wird Pilocarpinexzitation durch Atropin komplett paralysiert; schon 1 mg Atropin neutralisiert etwa 10 mg Pilocarpin [Cushny[6])]. Vor kurzem wurden diese Angaben von Henderson [7]) bestätigt. 0,1 mg Atropin pro Kilogramm Katze erniedrigt den normalen Blasentonus; 1 mg paralysiert den Effekt von 5—10 mg Pilocarpin, jedoch auch 100 mg bleiben gegenüber dem Effekt der elektrischen Reizung der Sakralwurzeln wirkungslos. Die reflektorische Pelvicuserregung vom Ischiadicus aus kann nach Hanc beim Hund durch Atropin sogar bis zum völligen Verschwinden herabgesetzt werden.

An der überlebenden Blase fand Streuli nach kurzer Erregung starke Hemmung (Kaninchen, 2—3 ccm 1⁰/₀₀ Lösung) und L. Adler dasselbe am Frosch (1 : 250—1 : 5000).

Wie zu erwarten paralysiert Atropin die Pilocarpinwirkung auch am Fundusstreifen. Dagegen fällt wieder eine Beobachtung von Boeminghaus aus allem

---

[1]) Dale: Biochem. Journ. Bd. 4. 1909.
[2]) Frankl-Hochwart, L. und Fröhlich, A.: Zur Kenntnis der Wirkung des Hypophysins usw. Schmiedebergs Arch. Bd. 63, S. 347. 1910.
[3]) Hofstetter, R.: Pituitrin als Blasentonicum. Wien. klin. Wochenschr. 1911. Nr. 49.
[4]) Fröhlich, A. und O. Loewi: Untersuchungen zur Physiologie und Pharmakologie des autonomen Nervensystems. Schmiedebergs Arch. Bd. 59, S. 34. 1908.
[5]) Langley, J. N.: The Effect of various prisons etc. in relation to the bladder. Journ. of physiol. Vol. 43, p. 125. 1911.
[6]) Cushny, A. R.: The action of atropine, pilocarpine a. physostigmin. Journ. of physiol. Vol. 41, p. 232. 1910.
[7]) Henderson, V. E.: On the action of atropine on the inbertine a urinary bladder. Arch. internat. de pharmakodyn. et de therap. Vol. 27, p. 205. 1922.

bisher Feststehenden heraus. Er sah den Tonus des durch Adrenalin kontrahierten Sphincterstreifen auf Atropin regelmäßig heruntergehen. IKOMA konnte in jüngster Zeit übrigens diese Angabe bestätigen.

Am Menschen konnte ich mit therapeutisch zulässigen Dosen weder den normalen noch den pathologisch erhöhten Tonus herabsetzen, aber auch niemals die Pilocarpinwirkung irgendwie beeinflussen. Dagegen sei erwähnt, daß MÜLLER[1]) angeblich schon mit 1—2 mg Atropin den häufigen Harndrang bei Pollakisurikern herabsetzen konnte; und NOVAK hatte mit Atropinsuppositorien bei Pollakisurien und Krampfzuständen des Sphincters ausgezeichnete Erfolge.

Nitrite haben nach FRÖHLICH und LOEWI eine ganz analoge Wirkung, nämlich Lähmung aller postganglionären autonom hemmenden Fasern. Hypogastricusreizung (= symp. Förderung) kontrahiert trotz 100 mg Natrium nitrosum den Blasenhals und erschlafft bei der Katze trotz 20 mg Natr. nitr. den Blasenfundus (= symp. Hemmung); Pelvicuswirkung auf den Detrusor (= autonome Förderung) bleibt unbeeinflußt; hingegen wird in der ZEISSLschen Versuchsanordnung die ausflußverstärkende Wirkung der Pelvicusreizung (= autonome Hemmung) durch 50 mg Natr. nitr. aufgehoben.

Ergotoxin. Nach den Untersuchungen von ELLIOT, DALE[2]) u. a. paralysiert das Ergotoxin ganz allgemein die Förderung sympathischer Nerven, wodurch auch immer sie erregt wurden, und läßt die hemmende Wirkung unberührt. Es ist daher ein partieller Antagonist des Adrenalins. Bei der Katze z. B. hebt es die Kontraktion der Harnröhre durch Adrenalin auf, erlaubt aber die völlige Erschlaffung der Blase. Beim Hund dreht es die Adrenalinwirkung komplett um; beim Wiesel erschlafft es abrupt die durch Adrenalin kontrahierte Blase.

Die Pelvicuswirkung bleibt unbeeinflußt.

Blasenstreifen reagieren nach MACHT umgekehrt der Adrenalinwirkung entsprechend; dagegen berichtet IKOMA über das höchst bedeutungsvolle Faktum, daß durch Adrenalin kontrahierte Sphincter- und Trigonumstreifen wohl durch Atropin, nicht aber durch Ergotoxin erschlafft werden können.

Calcium. Die Neurotropie und der Neuromechanismus der Calciumwirkung wurde durch die Untersuchungen von CHIARI und FRÖHLICH[3]) an der Katzenblase klargestellt. Es gelang nämlich durch Oxalsäurevergiftung, die einer Calciumausfällung gleichkommt, die Empfindlichkeit der Katzenblase wesentlich zu erhöhen; umgekehrt setzt Injektion von Calciumchlorid die Empfindlichkeit herab. Da nun das gleiche auch gegenüber Pilocarpin gilt, kann man das Calcium als Detonicum für das gesamte vegetative Nervensystem betrachten.

Bei Versuchen am Menschen konnte ich ganz analoge Erfahrungen machen. Sowohl Hypertonien des Detrusors als solche des Sphincters ließen sich durch Calciumapplikation prompt lösen. In einzelnen Fällen sah ich auch eine erregende Wirkung insbesondere auf den Detrusor, was vielleicht auf eine relativ zu kleine Dosis zurückzuführen sein dürfte.

Nach IKOMA erschlafft Calcium durch Adrenalin erregte Sphincterstreifen nicht. Nach LOEWI (unveröffentliche Versuche) hebt es die Physostigminwirkung auf.

Dem Calcium ganz analog wirkt das *Magnesium*.

---

[1]) MÜLLER, L. R.: Münch. med. Wochenschr. 1918. Nr. 28.
[2]) DALE, H. H.: On some physiol. actions of Ergotoxine. Journ. of physiol. Vol. 34, p. 163. 1906.
[3]) CHIARI, R. und A. FRÖHLICH: Erregbarkeitsänderungen des vegetativen Nervensystems durch Kalkentziehung. Schmiedebergs Arch. Bd. 64, S. 215. 1911.

Papaverin. Die pharmakologische Bedeutung des Papaverins gründet sich auf die Angabe Pals, daß es nur die kinetische, nicht aber die tonische Phase der Muskelaktion hemmt. Er demonstrierte dieses Gesetz übrigens gerade an der Blase. Die durch den Katheter entleerte Blase eines Versuchstieres fühlt sich weich an, die durch spontane Kontraktion auf natürliche Weise entleerte, härter, und die gekrampfte Blase am härtesten; eine intravenöse Papaverininjektion erschlafft die einfach kontrahierte Blase zu einem weichen Gebilde, die gekrampfte Blase wird zwar auch weicher, ist aber von der normalen hinsichtlich Konsistenz noch deutlich zu unterscheiden.

Gewisse Analogien hierzu lassen sich auch an der menschlichen Blase nachweisen; eine deutliche Druckverminderung hypertonischer Blasen konnte ich nach intravenöser Injektion von 0,01—0,05 g Papaverin nicht feststellen; dagegen war die entspannende Wirkung an gekrampften Blasen manchmal eine ganz eklatante. Anderseits sah Bachrach [1]) bei Kältepollakisurie von 0,05 g subcutan beste Erfolge.

Macht stellte im *Benzylbenzoat* eine dem Papaverin entsprechende Substanz her, die ebenfalls direkt auf die glatte Muskulatur wirkt. Nach Stater [2]) hat sie sogar eine spezifische Wirkung auf den Blasensphincter. Wenn bei Kaninchen der Tonus des Schließmuskels verstärkt wird, so gelingt es regelmäßig, ihn durch Benzylbenzoat wieder herabzusetzen; präventiv gegeben verhindert Benzylbenzoat die Morphinwirkung für 1—2 Stunden. Morphin hob z. B. einmal den Tonus von 5,5 cm Wasserdruck auf 26,5 cm und Benzylbenzoat setzte ihn wieder auf 9,5 cm herab. — Bei postoperativen und postportalen Retentionen konnte derselbe Autor mit 2—4 ccm einer 20% alkoholischen Benzylbenzoatlösung per os prompte Miktion erzielen.

Ikoma fand, daß auch Streifenpräparate aus Detrusor und Sphincter durch Papaverin und Akineton detonisiert werden.

Chloralhydrat. Es narkotisiert die Blasenzentren im Rückenmark. Nach Versuchen von Hanc erlischt zuerst der Reflex der Sphincteröffnung, dann auch die vom Ischiadicus ausgelöste reflektorische Blasendrucksteigerung.

Auch am Menschen hat es sich mir therapeutisch bewährt.

Morphin. Die ersten experimentellen Untersuchungen über die Morphinwirkung auf die Blase stammen von Hanc. Curarisierte Hunde erhielten 2 g einer 2% Morphinlösung und es wurde die Veränderung der Wirkung der Ischiadicusreizung auf Blasendruck und Ausflußmenge kontrolliert. Im Verlaufe von etwa 15 Minuten nahm die Intensität der Detrusorkontraktion ab (von 46 auf 10), der Blutdruck ging nur von 56 auf 40 herunter und die Ausflußmenge sank.

Die Besonderheit der Morphinwirkung ging dann aus den Angaben von Tappeiner [3]) hervor, daß Meerschweinchen auf 0,3 g Morphin subcutan eine komplette Retention durch Sphincterkrampf bekommen, die sogar zur Ruptur der Blase führen kann. Stater sah unter Morphin den Sphinctertonus beim Kaninchen ansteigen, doch ist die Wirkung gerade bei dieser Tierart relativ geringfügig. Nach van Leersum [4]) steigt bei der Katze der Sphincterwiderstand schon auf geringe Morphingaben (2 mg auf 1 kg Tier) von 20 auf 40 cm und mehr.

---

[1]) Bachrach, R.: Zur Behandlung der refrigerat. Pollak. Wien. med. Wochenschr. 1921. Nr. 39.

[2]) Stater, W. J.: The action of Benzylbenzoat a. Morphin on the vesical sphincter. Journ. of Urology. Vol. 8, p. 239. 1922. — Stater, W. J. and W. Vickers: Benzyl benzoat in cases of Bladder discussion. Northwest Medizine. Jänner 1922.

[3]) Tappeiner: Sitzungsber. d. Ges. f. Morphol. u. Physiol. München 1899.

[4]) van Leersum, E. C.: Essai d'explication de la réaction de Herman-Straub. Réaction biolog. de la morphine. Arch. neederl. de Phys. Vol. 2, p. 689. 1918.

Es war nun zu entscheiden, ob diese Sphincterwirkung durch direkte Erregung oder Aufheben von Hemmungen zustande kommt. In letzterem Falle würde die Blasenwirkung des Morphin in Analogie treten mit seiner Wirkung auf Pupille, Lidspalte und Herz. Alle diese Effekte ließen sich unter einen gemeinsamen Gesichtspunkt bringen, indem sie auf der Schwächung gewisser zentraler, den Tonus der parasympathischen Zentren dämpfender Hemmung beruhen könnten (GOTTLIEB). Das Sakralzentrum würde also in der Norm einen Tonus im Sinne der Erschlaffung dem Sphincter verleihen, der konstant zentral gehemmt würde; und diese Dämpfung würde durch Morphin geschwächt, so daß der Sphincter jetzt abnorm fest schließt. Die von HANC beobachtete Abnahme der Detrusorcontractilität könnte im Sinne einer Kompensation aufgefaßt werden.

Gegen diese Deutung sprechen aber neuere Versuche von LEERSUM. Er fand zunächst, daß Atropin die Morphinwirkung aufhebt, ebenso Pelvicusdurchschneidung, während der Hypogastricus ganz unbeteiligt ist. Pikrotoxin, ein typisches Vagotonicum, sowie Cyankali vermehren den Sphincterwiderstand bedeutend; da eine Kombination dieser Gifte mit Morphin keine erhöhte Wirkung gibt, dürfte es sich bei der Morphinwirkung nicht um den Wegfall von Hemmungen, sondern um echte Erregung der vagalen Zentren handeln. Damit fiele die Sphincterwirkung des Morphins aus dem sonstigen beruhigenden Typus der Morphinwirkung heraus; unter besonderen Versuchsbedingungen kann sie aber wieder zum Vorschein kommen. Dekapitation steigert den Sphinctertonus enorm; Morphin hat jetzt eine paralysierende Wirkung, während das peripher angreifende Pilocarpin noch fördernd wirkt. Beispiel: Dekapitation, Sphinctertonus = 54 cm, $1\frac{1}{2}$ Stunde später auf Morphin 18,5 cm, nach einer weiteren Stunde auf Morphin 18 cm, $\frac{1}{4}$ Stunde später Pilocarpin 36 cm. Der Angriffspunkt des Morphins liegt also im verlängerten Mark.

In Übereinstimmung damit stehen die Angaben von EDMUNDS und ROTH, daß Morphin Detrusorkontraktion macht und sogar die mit Adrenalin erschlaffte Blase wieder tonisiert. Streifen aus allen Teilen der Blase zeigten immer Tonuszunahme und Vergrößerung der Amplitude der Kontraktionen.

Im Gegensatz zu diesen Autoren schließt sich IKOMA der älteren Hemmungstheorie an. Er fand, daß der durch Morphin am Meerschweinchen und Kaninchen erzeugte Krampf weder durch Äther, Chloroform, Chloral, Magnesium, noch durch Leitungs-, Lumbal- oder Oberflächenanästhesie beseitigt werden kann (LEERSUM konnte ihn an der Katze durch Chloroformnarkose aufheben und verhindern); auch Papaverin und Benzylbenzoat versagte. Nur Kalium und in geringerem Grade Pilocarpin konnten den Verschluß sprengen durch erhöhte Detrusorwirkung. IKOMA meint, daß der Angriffspunkt des Morphins im Sakralmark liege, woselbst es entweder ein Hemmungszentrum des Detrusors erregt oder das vagale Blasenzentrum schwächt.

Die Erfahrungen über die Morphinwirkung auf die menschliche Blase sind viel älter als die zitierten experimentellen, und stimmen in allen Details mit ihnen überein. Schon BINZ erwähnt, daß Morphin Harndrang macht, und ältere Angaben sagen, daß Prostatiker Morphin besonders schlecht vertragen. Vor einigen Jahren wandten CZAPEK und WASSERMANN[1]) eigentlich als erste dieser Frage besondere Beachtung zu, als sie an mehreren Patienten schon auf therapeutische Dosen komplette Retention eintreten sahen, die künstliche Entleerung verlangte. Mit vollem Recht weisen sie darauf hin, daß wahrscheinlich die Mehrzahl der postoperativen Miktionsstörungen auf Morphinapplikation zurück-

---

[1]) CZAPEK, A. und S. WASSERMANN: Die akute Harnverhaltung, eine wenig beachtete Wirkung des Morphins. Dtsch. med. Wochenschr. 1914. S. 1567.

zuführen sein dürften (über eine gelegentlich gerade umgekehrte Wirkung vgl. S. 496).

Anhangsweise sei noch erwähnt, daß das Sekret der Schilddrüse nach Streuli den Detrusor in geringen Grade erregt und daß nach Serralach[1]) Hodensekret den Detrusor erschlafft und den Sphincter kontrahiert. In jüngster Zeit wurde auch in dem altverwendeten Urotropin ein Blasentonicum entdeckt, intravenöse Injektion der $40^0/_0$igen Lösung soll schon in Dosen von 7—10 ccm (Vogt) postoperative und puerperale Retention lösen [2]).

Zusammenfassung.

Wenn wir nun auch hier versuchen wollen, die Tatsachen übersichtlicher zu gruppieren, so kann das wohl am zweckmäßigsten unter dem Gesichtspunkt geschehen, was wir aus der Pharmakologie für die Theorie der Blasenfunktion und die Therapie der Blasenerkrankungen erfahren.

Zu diesem Zwecke wird es sich empfehlen, das Tatsachenmaterial nochmals kurz zusammenzustellen. Es wirken den

Detrusor erregend:	Pilocarpin, Physostigmin, Nicotin, Curare, Apokodein, Cholin, Chinin, Kalium, Barium, Strychnin, Adrenalin, Pituitrin, Thyreoglandol, Yohimbin.
Detrusor erschlaffend:	Adrenalin, Atropin, Ergotoxin, Calcium, Magnesium, Papaverin, Chloralhydrat, Hodensekret.
Sphincter erregend:	Pilocarpin (?), Muscarin, Pikrotoxin, Cyankali, Strychnin, Adrenalin, Nitrite, Morphium, Hodensekret.
Sphincter erschlaffend:	Muscarin, Nicotin, Curare, Apokodein, Strychnin, Atropin, Ergotoxin, Calcium, Magnesium, Benzylbenzoat, Chloralhydrat.

Der Weg nun, über den die pharmakologische Analyse zur Erforschung einer Organfunktion führt, geht über das Problem der Innervation, denn die Aufdeckung einer spezifischen Neurotropie vieler Arzneimittel stellt eine der bedeutsamsten Errungenschaften der neueren experimentellen Pharmakologie dar. Allerdings hat tieferes Eindringen, wie ja nicht anders zu erwarten war, gezeigt, daß die strenge Trennung in vagotrope und sympathicotrope Pharmaka nur ein Schema darstellt, über das die Wirklichkeit an allen Ecken und Enden hinausragt. Doch bedeutet es vielleicht einen ebenso wichtigen Fortschritt, daß es allmählich gelingt, immer mehr und mehr der Ausnahmen in eine erweiterte Gesetzmäßigkeit einzufangen. Der Schlüssel hierzu war die Einsicht, daß es sich bei diesen Versuchen nicht um „chemische" Reaktionen, nicht um Operieren mit starren Größen handelt, sondern daß der jeweilige Ausgangszustand des Organismus für die Art der Wirkung eines Mittels von ausschlaggebender Bedeutung ist.

Auch dieser Weg wurde natürlich in Etappen zurückgelegt und da die Blasenpharmakologie hierfür einige sehr instruktive Beispiele lieferte, soll an deren Hand diese Entwicklung etwas näher dargelegt werden.

So zeigt ein Mittel auf verschiedene Organe eine verschiedene Wirkung, die nicht immer mit der Verschiedenartigkeit der Innervation erklärt werden kann. Das Pilocarpin erregt die sympathisch innervierten Speicheldrüsen. Calcium

---

[1]) Serralach: Cpt. rend. des séances de la soc. de biol. 1908. Nr. 90.
[2]) Sachs, O.: Wien. klin. Wochenschr. 1919. Nr. 24. — Vogt, E.: Die Bekämpfung der postoperativen Urinverhaltung durch intrav. Urotropininjekt. Zentralbl. f. Gynäkol. 1921. S. 1781. — Anmerkung bei der Korrektur: Inzwischen ist diese Wirkung durch zahllose Beobachtungen sichergestellt worden.

wirkt an der Blase auf sympathische und autonome Fasern hemmend, am Herzen auf sympathische erregend und auf vagale hemmend und dergleichen mehr. Daß die Resistenz und Reaktionsart verschiedener Tierarten auf ein und dasselbe Mittel eine ganz verschiedene sein kann, ist bekannt und wird gerade durch die Blasenwirkung des Adrenalins gut illustriert oder durch die Beobachtung MACHTS, daß die Kaninchenblase mehr auf Pituitrin als auf Histamin reagiert, die Blasen aller anderen Tiere aber umgekehrt.

Von Bedeutung ist weiters die *Konzentration*, in der ein Mittel angewandt wird. Die Wirkung der verschiedensten Stoffe auf die Blase wird beim Übergang von kleinen zu hohen Dosen in ihr Gegenteil verkehrt.

Von größter Wichtigkeit ist weiters der *Tonuszustand* des *Erfolgorganes*. So wird nach meinen Erfahrungen die normale menschliche Blase, wenn überhaupt, so nur gering erregt, ebenso die hypotonische, in hohem Maße dagegen die hypertonische. Ebenso wird der hypertonische Sphincter unter Umständen von Pilocarpin noch mehr erregt. Die Pilocarpinwirkung auf die den Sphincter erschlaffenden Pelvicusfasern kommt am normalen Sphincter nie zum Ausdruck, doch kann der durch Adrenalin kontrahierte Sphincter durch Pilocarpin erschlafft werden. Die Erfolglosigkeit der Atropinisierung von Blase und Rectum wird von FRÖHLICH und LOEWI auf einen supponierten dauernden Hypertonus dieser Organe zurückgeführt. Dekapitation, d. h. Wegfall zentraler Hemmungen kehrt die gewöhnliche tonisierende Morphiumwirkung in ihr Gegenteil um.

Der klassische Beleg für diese Verhältnisse ist aber das ganz verschiedene Verhalten des normalen und schwangeren Uterus. Während in der Norm der Hypogastricus den Katzenuterus erschlafft, wird der schwangere Uterus kontrahiert und dementsprechend sind auch die pharmakologischen Reaktionen in diesen beiden Zuständen verschiedene.

Eine Rolle scheint drittens die *Art der Erregung* zu spielen, die durch Pharmaka beseitigt werden soll. So bleibt die elektrische und die Pituitrinerregung des Detrusors von Atropin unberührt; der normale Tonus wird gar nicht oder in recht bescheidenem Maße herabgesetzt; die Pilocarpinerregung dagegen wird komplett vernichtet. Adrenalin erschlafft auch Blasen, an denen keine Wirkung einer elektrischen Hypogastricusreizung nachweisbar ist (Hund, Kaninchen), besonders wenn diese Blasen durch das neurotrope Cholin erregt waren. Veratrin vermehrt den Tonus stark und schwächt die elektrische Erregbarkeit ab.

Alle diese Verhaltungsweisen aber scheinen nur Spezialfälle einer Gesetzmäßigkeit zu sein, die erst in allerjüngster Zeit durch die Untersuchungen von E. P. PICK [1]) ihre experimentelle Aufklärung fand. Die scharfe Trennung in selektiv vagotrope und sympathicotrope Pharmaka gilt nämlich nur unter den physiologischen Tonusbedingungen beider autonomer Systeme. Wird jedoch durch irgendwelche Eingriffe dieser physiologische Gleichgewichtszustand gestört, so stellt sich ein neuer Innervationszustand ein, der für die Arzneiwirkung nunmehr eine *ganz neue* Grundlage schafft. Werden z. B. die sympathischen Endapparate ausgeschaltet, so kann die Adrenalinwirkung auf das vagale Geleise abgelenkt werden und jetzt eine Vaguswirkung des Adrenalins zutage treten, die normalerweise durch die stärkere Sympathicuswirkung verdeckt war. Oder es kann durch vagotrope Mittel der Erregungszustand und damit die Anspruchsfähigkeit der vagalen Aufnahmeapparate so gesteigert sein, daß die Sympathicus-

---

[1]) KOLM, R. und E. P. PICK: Über Änderung der Adrenalinwirkung nach Erregung der vagalen Erdapparate. Pflügers Arch. f. d. ges. Physiol. Bd. 184, S. 79. 1920. — Über die Bedeutung des Calciums für die Erregbarkeit sympathischer Herznervenendigungen. Ibid. 189, S. 137. 1921. — Über inverse Herzwirkungen parasympathischer Gifte. Ibid. Bd. 190, S. 108. 1921.

wirkung des Adrenalins unmöglich wird und eine vagale Adrenalinwirkung sich jetzt geltend machen kann.

Eine ganze Reihe paradoxer Reaktionen an der Blase finden auf diese Weise ihre ungezwungene Erklärung. Der durch Adrenalin kontrahierte Sphincter kann durch Atropin erschlaffen, d. h. das vagotrope Atropin kann an den hocherregten Sympathicusendigungen angreifen. Ergotoxin blockiert die fördernden sympathischen Fasern; vielleicht beruht die Adrenalinkontraktion der Hundeblase nach Ergotoxin auf einer durch diese Blockierung auf den Pelvicus abgeleiteten Adrenalinwirkung. Möglicherweise beruht auf einer derartigen Tonusverschiebung die von Elliot im Gegensatz zur Theorie und zu den von den anderen Untersuchern erhobenen Befunden konstatierte Erschlaffung des Trigonums an der Katze und die von Abelin manchmal gesehene Kontraktion der Kaninchenblase durch Adrenalin [1]).

Besonders schön läßt sich aber, wie schon angedeutet, diese Inversion am Uterus demonstrieren; am schwangeren, also sensibilisierten Katzenuterus wirken Pilocarpin, Nicotin und Adrenalin wie die Hypogastricusreizung erregend; die Pilocarpinwirkung wird nach Cushny durch das sympathicotrope Ergotoxin abgeschwächt, und da die Darm- und Herzwirkung des Pilocarpins von Ergotoxin unberührt bleibt, spricht der Uteruseffekt dafür, daß die Pilocarpinwirkung hier über den hocherregten Sympathicus läuft; der trotzdem bewahrte vagale Charakter des Pilocarpins ist aber aus dem Umstande zu erkennen, daß auch die Uteruswirkung gleich allen anderen Pilocarpineffekten durch Atropin aufgehoben wird. Nach Gohara wirkt Atropin an Tube, Uterus und Samenstrang des Kaninchens der Adrenalinerregung entgegen. Perutz fand, daß die Urethraldrüsen von Pilocarpin und Adrenalin erregt werden, daß aber nur erstere Wirkung von Atropin aufgehoben wird.

Mit wieviel komplizierten Verhältnissen man aber unter Umständen zu rechnen hat, und wie sehr sich gelegentlich die pharmakologische Analyse als einziger Wegweiser bewähren kann, zeigt folgender von Elliot mitgeteilte Fall: Einer Katze waren beide Pelvici durchschnitten worden; 46 Tage post operationem zeigte der Hypogastricus eine ganz auffallende Erregbarkeit und sein Reizungseffekt war eine reine Kontraktion der ganzen Blase (von 70 auf 120 cm Wasserdruck). Adrenalin machte nicht nur keine Kontraktion, es setzte vielmehr die kontrahierende Hypogastricuswirkung stark herab; Ergotoxin hemmte auch in großen Dosen nicht; Nicotin dagegen hemmte zunächst stark und brachte in größeren Dosen wieder den typischen zweiphasigen Hypogastricuseffekt zum Vorschein. Dadurch war nun bewiesen, daß es sich überhaupt nicht um eine Funktion sympathischer Fasern gehandelt hatte, sondern daß wahrscheinlich sympathische Fasern in die Pelvicusganglien des Plexus vesicalis hineingewachsen waren und hier die natürlich nicht degenerierten postganglionären Pelvicusfasern erregt hatten; als nach Lähmung dieser Ganglien durch Nicotin die autochthone Hypogastricuswirkung zutage trat, war in Übereinstimmung mit der Adrenalin- und Ergotoxinwirkung der pseudosympathische Charakter der Reaktion demaskiert worden.

Wenn wir nun derart vorbereitet und gewarnt die Ergebnisse der Blasenpharmakologie sichten, so lassen sich mit aller gebotenen Vorsicht etwa folgende Rückschlüsse auf die Innervationsverhältnisse ziehen:

Es spricht für die Existenz von

autonom fördernden   Fasern am Detrusor   — seine   Kontraktion   auf
                                                        Pilocarpin;

---

[1]) Ob übrigens nicht auch die fördernde Pelvicuswirkung auf eine solche abnorme Tonusverschiebung zurückzuführen ist, wäre zu bedenken.

sympathisch hemmenden Fasern am Detrusor — seine Erschlaffung durch Adrenalin;

autonom   „   „   „ Sphincter — seine Erschlaffung durch Pilocarpin und Nitrite, sowie die Miktion ohne Drucksteigerung auf Muscarin;

autonom fördernden   „   „   „ — seine Kontraktion auf Pilocarpin, Muscarin, Pituitrin und Pikrotoxin;

sympathisch   „   „   „   „ — seine Kontraktion auf Adrenalin.

Die Tatsache, daß Nicotin (durch Lähmung des Gangl. mesent. inf.) den Sphinctertonus herabsetzt, könnte für die Annahme eines *dauernden* sympathischen Sphinctertonus verwertet werden. Sehr schwer verständlich ist die Beobachtung Ikomas, daß durch Adrenalin kontrahierte Sphincterstreifen durch Atropin, nicht aber durch Ergotoxin erschlafft werden können. Man müßte entweder annehmen, daß die Adrenalinkontraktion doch auch über den Pelvicus läuft, also eine vagale Erregung darstellt; oder daß der Sphincter neben dem zentralen sympathischen noch einen peripheren überragenden autonomen Tonus besitzt, in dem die Ergotoxinwirkung untergeht und daß erst nach seiner Aufhebung durch Atropin eine Erschlaffung bemerkbar wird.

Die verschiedene Physostigminwirkung am intakten und dekapitierten Tier könnte man endlich mit Loewi als Beweis für das Fehlen eines *peripheren* autonomen Detrusortonus verwerten.

In diesem Zusammenhange sei auf das Resümee am Schlusse des vorigen Kapitels verwiesen. Das pharmakologische Experiment stellt zum Teil nur eine besondere Art der Nervenreizung dar, wobei noch die Schwierigkeit hinzukommt, daß es mitunter in Schwebe bleiben muß, welcher Nerv eigentlich gereizt wurde. Es wird daher nicht wundernehmen, daß sich manche Ergebnisse der pharmakologischen Untersuchung mit denen der Nervenphysiologie nicht decken. So steht, um nur ein Beispiel anzuführen, die Nicotinwirkung auf den Sphincterschluß gegen die Ergebnisse der blutigen Ausschaltung des Blasensympathicus.

Glücklicherweise steht auch hier die oft noch unsichere theoretische Fundierung der praktischen Verwertung vieler Ergebnisse nicht hindernd im Wege, es ist vielmehr die Pharmakotherapie erst in jüngster Zeit zu einem aussichtsreichen Bestandteil der urologischen Therapie geworden.

Von den vielen untersuchten Mitteln scheidet allerdings eine beträchtliche Zahl durch ihre Giftigkeit zumindest in den für eine Wirkung nötigen Dosen für eine praktische Verwendung am Menschen aus. Es bleiben daher für therapeutische Zwecke folgende noch übrig:

Um den Detrusor zu kontrahieren: Pilocarpin, Physostigmin, Chinin, Kalium und Pituitrin;

„   „   „   „ erschlaffen: Calcium, Papaverin und Chloralhydrat;

„   „ Sphincter zu kontrahieren: Morphium;

„   „   „   „ erschlaffen: Calcium, Benzylbenzoat und Chloralhydrat.

B. Die Blasenfunktion.

I. Der Blasenverschluß.

Die Qualitäten des Blasenverschlusses bestimmen die Reservoirfunktion der Blase, d. h. ihre Fähigkeit den Harn zu sammeln bis Ort und Zeit der Entleerung gekommen ist. Obzwar dieses Grundproblem der Blasenphysiologie seit alters her diskutiert wurde, scheint es noch immer nicht als befriedigend gelöst empfunden zu werden, da die früheren Ansichten und Befunde bis in die letzten Tage immer wieder mit neuen und neuesten Methoden überprüft, korrigiert und erweitert werden. Allerdings ergeben sich auch immer wieder neue Fragestellungen, die manches als feststehend Geltende wieder erschüttern.

Das Problem zerfällt in drei Teilprobleme: die Frage nach den *Mitteln,* dem *Ort* und der *Art* des Blasenverschlusses.

1. Die Mittel des Blasenverschlusses.

Hierüber können wir uns kurz fassen, da das Wesentliche schon im Kapitel über die Anatomie des Sphincters gesagt wurde. Die ältesten Ansichten von HALLER (1778), denen sich in gewissem Sinne auch KOHLRAUSCH und BUDGE anschlossen, daß mechanische Verhältnisse als Folge von Lageveränderungen der Blase im Laufe der Füllung zum Blasenverschluß beitragen, hat kaum mehr historisches Interesse. Die von BARKOW verteidigte Lehre eines elastischen Blasenverschlusses wurde durch HENLES Entdeckung der muskulären Natur des Sphincters abgelöst und erledigt.

Mit einigen Worten sei hier noch eine Ansicht erwähnt, die in allerdings etwas geänderter Gestalt auch heute noch in der Pathologie eine gewisse Rolle spielt. BARKOW beschrieb als erster 5 Wülste um das Blasenostium, die beim Blasenverschluß eine Rolle spielen sollen, nach MERCIER sogar eine prinzipielle. Besonders der hinten gelegene und am stärksten entwickelte, die Valvula Mercier (Uvula vesicae, Luette Lieutaudi, Luette vesicale); sie könne unter Umständen ventilartig den Blasenausgang verschließen und zu Retention führen — ganz wie noch heute vielfach bei prostatischen Retentionen von Ventilwirkungen geredet wird! Auch LENDORF schreibt der Uvula eine physiologische Bedeutung (bremsschuhartig) beim Blasenverschluß zu, ebenso HEISS, YOUNG u. a., während WALDEYER darauf hinweist, daß sie, zumal bei Frauen, häufig fehle[1]).

Gerade die erweiterten Einsichten in die Struktur des Blasenausganges, speziell die Entdeckung, daß glatte und quergestreifte Muskeln sich scheinbar in die Aufgabe teilen, die Blase zu verschließen, bescherte uns zunächst eine neue Frage nach dem

2. Ort des Blasenverschlusses.

Bekanntlich ist der Blasenausgang und der zentrale Teil der Harnröhre bis zum Ende der Prostata von einem System vorwiegend glatter Muskeln umgeben, die man als inneren Sphincter zusammenfaßt, während die quergestreifte Hülle der Urethra membranacea als äußerer Sphincter bezeichnet wird. Es

---

[1]) Anmerkung bei der Korrektur: In gewisser Analogie hiezu steht die Ansicht von VOELCKER (Zeitschr. f. urolog. Chirurg. Bd. 17, S. 103, 1925), daß die Harnverhaltung bei Sphinctersklerose u. a. dadurch zustande kommen kann, daß beim Versuch zu urinieren sich die Schleimhaut des Blasenhalses in den starren Sphincterring einschiebt und ihn abschließt.

wird nun gefragt, welcher dieser Abschnitte den Hauptanteil des Blasen-verschlusses leistet, welcher unersetzlich ist und dergleichen mehr. Die Beant-wortung dieser Frage wurde mit einer ganzen Reihe verschiedenster Methoden in Angriff genommen.

Ausgüsse der Leichenblase.

LANGER (1862) goß, nachdem er die Blase einer frischen Leiche maximal gefüllt und wieder entleert hatte, die Gegend des Orificiums mit Harz aus: kein Tropfen ging in die Harnröhre und das Orificium markierte sich nur als kleines Wärzchen. BORN[1]) nahm später diese Versuche in erweitertem Maße auf, indem er durch die Ureteren Leichenblasen mit Wachs, Paraffin, einer Mischung von Paraffin und Vaselin, endlich mit Gipsbrei anfüllte. Der Verschluß fand immer hoch oben in der Prostata statt. Bei stärkeren Drucken floß natürlich die Injektionsmasse durch den inneren Sphincter in die Harnröhre bis zur Pars membranacea; man sieht dann deutlich an der Unterseite den Abdruck des Colliculus. Manchmal war die Sprengung des Sphincter int. keine definitive; er zog sich wieder zusammen, so daß er am Abguß als Unterbrechung markiert war. WALDEYER endlich fand bei Füllung und Härtung der Blase mit Formol ein punktförmig geschlossenes Orificium. Stärkere Füllung brachte es zum Klaffen; es hatte eine kartenherzartige Gestalt und ließ sogar den Colliculus im Gesichtsfeld erscheinen.

Neue Impulse erhielt diese Methodik durch Heranziehen der

Röntgenuntersuchung.

Auch hier war wieder ZEISSL[2]) führend; er füllte Leichenblasen mit regu-linischem Quecksilber und erweiterte die Blasenhöhle noch mit einer für Röntgen-strahlen schlecht durchgängigen Flüssigkeit auf 300—700 ccm nach Penisligatur. Niemals war auf den Bildern ein Blasenhals sichtbar, d. h. der Blasenverschluß erfolgte im Niveau des Blasenausganges.

OPPENHEIM und LOEW[3]) untersuchten die Blase lebender Affen nach Füllung mit $10^0/_0$ Bismuthumsubnitricum-Aufschwemmung. Bei geringer Füllung sahen sie scharfe Abgrenzung, bei zunehmender unscharfen Übergang bis zu förmlicher Trichterbildung. LEEDHAM-GREEN[4]) führt diese Resultate auf technische Mängel zurück, da er selbst am lebenden Menschen niemals auch nur eine Andeutung eines Blasenhalses finden konnte.

Zu denselben Ergebnissen kamen VOELCKER und LICHTENBERG[5]); und LICH-TENBERG, DIETLEN und RUNGE[6]) fanden bei ihren Studien über die Darstellung der Miktion im Röntgenbild, daß erst in den letzten Sekunden der Miktion eine deutliche Erweiterung des Ostium internum und der prostatischen Harn-röhre zu konstatieren ist.

Ich selbst habe bei Patienten mit übererregbaren Blasen durch Pilocarpin besonders starken Harndrang hervorgerufen und bei Beobachtung am Röntgen-schirm immer einen ganz scharfen Kontur des Blasenbodens gesehen; bei Beginn der Miktion trat ein dünner fadenförmiger Schatten auf, der sich scharf recht-winklig gegen die Blasen absetzte.

---

[1]) BORN, F.: Zur Kritik über den gegenwärtigen Stand der Frage der Blasenfunktion. Zentralbl. f. Chirurg. Bd. 25, S. 118. 1886.

[2]) v. ZEISSL, M. und HOLZKNECHT: Wien. med. Blätter 1902. Nr. 10.

[3]) OPPENHEIM und LOEW: Mechanismus des Blasenverschlusses. Zentralbl. f. Erkrank. der Harnorgane. Bd. 17, S. 67. 1906.

[4]) LEEDHAM-GREEN: Ibidem. Bd. 17, S. 232. 1906.

[5]) VOELCKER, F. und A. v. LICHTENBERG: Cystographie und Pyelographie. Beitr. z. klin. Chirurg. Bd. 52, S. 1. 1907.

[6]) v. LICHTENBERG, A., L. DIETLEN und RUNGE: Biocystographie. Münch. med. Wochen-schrift 1909. S. 1467.

In letzter Zeit publizierte Barrington diesbezügliche Versuche an der Katze. Bei diesen Tieren beträgt die Distanz zwischen Prostata und Orificium internum, welcher Partie der innere Schließer beim Menschen entspricht, 2—2,5 cm. Wurde nun die Blase mit etwa 70 ccm einer 20% kolloidalen Silberlösung gefüllt, so daß die Blase unter einer Spannung knapp vor Auslösung des Miktionsreflexes stand, so sah man einen konischen Schatten am inneren Orificium, der innerhalb der ersten 2 cm endigte. Druck auf die volle Blase, Hypogastricus- sowie Pudendusdurchschneidung änderten an dem Bilde nichts; wohl aber wurde der Schatten vergrößert durch Vergrößerung der Füllung oder Spannung, Durchschneidung der hinteren Wurzeln oder Pelvicusdegeneration. Barrington schließt aus diesen Versuchen, daß bei der Katze wie beim Menschen der innere Sphincter die Blase abschließt. Wird dieser Verschluß durch Eingriffe, die den Miktionsreflex auslösen und die intravesicale Spannung erhöhen (mechanisch) überwunden, so tritt der Compressor urethrae vikariierend ein.

Dennig fand bei zwei von vier Hunden, denen alle vier autonomen Nerven durchschnitten waren, einen deutlichen trichterförmigen Ansatz, bei einem einen angedeuteten und bei dem letzten einen runden Abschluß.

Die Fortschritte der

Endoskopie

erlaubten das Verhalten des Orificium internum und der hinteren Harnröhre direkt in vivo zu kontrollieren.

Zeissl[1]) hatte wiederholt Leichenblasen durch ein Loch im Scheitel der Blase endoskopiert, wobei die Blasen vom Ureter aus bis zu 450 ccm Fassung dilatiert waren; das Orificium blieb geschlossen, niemals wurde die prostatische Harnröhre sichtbar.

Die Einführung der Irrigationsurethroskopie durch Goldschmid[2]) brachte neue Untersuchungsmöglichkeiten. Nach Goldschmid geht die obere Wand der Harnröhre kontinuierlich in die Blase über, während an der Unterseite eine steile Falte die Grenze markiert. Bei Aufforderung zu urinieren, bewegt sich dieser Saum plötzlich und energisch nach abwärts — Goldschmid sieht das als endgültigen Beweis für die willkürliche Innervation des glatten Sphincters an —, während die obere Zirkumferenz unbeeinflußt bleibt; es entsteht also eine kartenherzähnliche Figur. Häufig sieht man das Orificium offenstehen mit unregelmäßigen Rändern, als Folge infiltrierender Prozesse am Annulus urethrale. Auch die Möglichkeit einer Sphinctererschlaffung bei spinalen Prozessen wird erwogen. Das Instrument füllt das Orificium int. nicht vollständig aus. Auch wenn die Irrigation abgestellt ist, bleibt die Urethra prostat. weit gebläht; ihr Niveau fällt vom Sphincterrand ebenso steil ab, wie auf der anderen Seite der Blasenboden. Goldschmid hält den Blasentonus für die Ursache dieser Ausdehnung, da eine Injektion der prostatischen Harnröhre von der Blase her stattfinden soll, und sieht hiermit auch die Existenz eines Blasenhalses als erwiesen an.

Lendorf[3]) führte die feuchte Urethroskopie mit geradem Tubus aus, was den Vorteil hat, daß man die Harnröhre in ihrer ganzen Zirkumferenz überblicken kann. Auch er sah immer nur die untere Wand beweglich, stellte aber fest, daß sich die Urethra prostat. in ihrer ganzen Länge sehr aktiv beweglich zeigte. Das innere Ostium erschien ihm als gleichseitiges Dreieck, dessen Basis

---

[1]) v. Zeissl, M.: Wien. med. Presse 1896. Nr. 21, 22.
[2]) Goldschmid: Die Irrigationsurethroskopie. Fol. urolog. Bd. 1, S. 97 u. 196. 1907.
[3]) Lendorf, A.: Über die Bedeutung der Prostata beim Harnlassen. Arch. f. Chirurg. Bd. 87, S. 973. 1912.

die Uvula vesicae einstülpte. Der innere Sphincter scheint ihm daher für den Blasenschluß entbehrlich.

Fordert man einen Patienten mit eingeführtem Cystoskop auf, zu pressen, als wolle er urinieren, so kann man nach Young [1]) das Cystoskop in die Urethra prostat. zurückziehen, wie bei tabetischen Blasen. Das Orificium ist während der Miktion nicht rund, sondern birnförmig, was durch die Kontraktion des Trigonum und gleichzeitiger Erschlaffung der seitlichen Schenkel der das Orificium umgebenden Muskelschlingen zustande kommt. Bei cystoskopischer Untersuchung durch eine suprapubische Fistel erhielt er dieselben Bilder. Seine urethroskopischen Befunde decken sich mit denen der anderen Autoren.

In einer Übersichtsarbeit über die Pathologie des Blasenhalses aus dem Jahre 1915 erwähnt Randall [2]) eine, wie aus der Darstellung hervorgeht, den Amerikanern anscheinend ganz geläufige im Cystoskop sichtbare Anomalie des Blasenverschlusses, deren Deutung sehr schwierig und theoretisch bedeutungsvoll zu sein scheint. Man kann in gewissen Fällen bei abwärts gedrehtem Cystoskopschnabel das Instrument durch den inneren Blasenmund in die hintere Harnröhre zurückziehen und deren Details, insbesondere den Colliculus, mit überraschender Klarheit beleuchten. 1920 haben Schramm [3]) und ich [4]) gleichzeitig und ohne Kenntnis der amerikanischen Arbeiten dasselbe Phänomen beobachtet[5]). Die Amerikaner und Schramm sahen es nur bei Rückenmarkskranken und hielten den Befund als Ausdruck einer mit der spinalen Erkrankung zusammenhängenden Sphincterlähmung.

Aus *meinen* [6]) Erfahrungen ergeben sich aber, wie ich glaube, gewichtige Einwände gegen diese zunächst gewiß naheliegende Deutung: 1. findet sich derselbe Befund sogar nicht einmal so selten bei ganz gesunden Männern; 2. entsteht er manchmal erst während der Cystoskopie oder kann durch gewisse Kunstgriffe provoziert werden; 3. kann er bei Spinalkranken vermißt werden, und 4. sprechen alle Umstände für einen normalen, sogar eher erhöhten als für einen erschlafften Sphincterschluß: Es besteht bei den Spinalkranken Restharn und alle Zeichen einer erschwerten Miktion; bei der operativen Autopsie wurde bei derartigen Fällen wiederholt das Orificium int. punktförmig und straff geschlossen gesehen; im Röntgenbild sah ich in einigen Fällen den Blasenschluß im Niveau der Blase; das Sperma wird nach außen ejaculiert.

All dies führte mich zu der Annahme, daß der Sphincter nicht dauernd offensteht, sondern erst während der Cystoskopie sich öffnet. Die logische Beweiskraft der Schlüsse kann man gewiß verschieden bewerten, aber der direkte Augenschein, wenn man sieht, wie sich während *einer* Untersuchung der Sphincter oft mehrmals öffnet und schließt, ist unwiderstehlich.

Diese Öffnung des Sphincters ist nun keineswegs ein mechanisches Aufziehen, vielmehr erfolgt sie reflektorisch durch den Reiz des eingeführten Instrumentes, sie ist eine aktive Erschlaffung, wie aus dem allmählichen Auftreten des Effektes „augenscheinlich" hervorgeht. Möglicherweise handelt es sich hier um den 4. Barrington schen Reflex. Die Intensität des Phänomens wäre danach

---

[1]) Young H., and D. Macht: A contribution to the physiol. and pharmac. of the Trigon. vesicae. Journ. of pharmac. a. exp. therap. Vol. 22, p. 329. 1923.

[2]) Randall: Prostatisme sans prostate. New York medic. Journ. 1915. p. 1182,

[3]) Schramm: Theoret. u. prakt. Erwägungen zur Spiegeluntersuchung der paretischen Blase. Zeitschr. f. Urologie. 1920. S. 329.

[4]) Demonstration in der Wiener urolog. Gesellschaft. Okt. 1920.

[5]) Auch sonst findet man in der angelsächsischen Literatur Erwähnung dieses Phänomens als etwas ganz Selbstverständlichem. So z. B. erwähnt Bradburn (New Orleans med. a. surg. journ. Vol. 74. p. 633, 1922), daß er bei einem Fall kompletter Inkontinenz mit einem Ureterencystoskop beide Ductus ejacul. sondiert habe. Vgl. auch die zitierte Arbeit von Young.

[6]) Schwarz: Unters. über d. Phys. u. Pathol. d. Blf. IX. Zeitschr. f. urol. Chirurg. Bd. 10, S. 176. 1922.

eine Funktion der Reizbarkeit des Sphincters. Hieraus läßt sich begreifen, daß man es unter Umständen bei klinisch Blasengesunden ganz besonders schön sehen kann, und daß es bei Spinalkranken besonders häufig zu konstatieren ist. Die Übererregbarkeit des Sphincters in diesen Fällen erzeugt sowohl die erschwerte Miktion (Reflex vom Detrusor auf den Sphincter im Sinne der Schließung), als auch das Klaffen auf den Reiz des eingeführten Instrumentes[1]).

Für uns ist an dieser Stelle interessant, daß in diesen Fällen ein Blasenhals künstlich erzeugt wurde durch reflektorisches Erschlaffen des glatten Sphincters bei noch erhaltenem Schluß des quergestreiften. Es spielt sich hier, wenn auch durch verkehrte Reizrichtung dasselbe ab, wie es Young bei der Einleitung der Miktion beschrieben hatte.

Entscheidende Aufklärungen endlich verdanken wir der Auswertung der Ergebnisse der

Pathologie.

Die Diskussion dieser ganzen Frage nahm im übrigen von der Gonorrhöepathologie ihren Ausgang, als es sich darum handelte, auf die verschiedenen Umstände des Ausflusses und der Urintrübung eine topische Diagnostik aufzubauen.

Die Lehre Guyons, daß das Sekret der hinteren Harnröhre nicht nach vorne, sondern immer in die Blase abfließe, wurde von Ultzmann und besonders von Finger aufgegriffen und besonders von letzterem dahin erweitert, daß bei stärkerer Blasenfüllung der schwache Sphincter internus bald nachgibt, und die ganze Last jetzt auf dem äußeren Schließer ruht, dadurch wird ein Teil der Harnröhre als „Blasenhals", in das Cavum der Blase einbezogen. Diese Theorie wurde von Frisch, Posner u. a. akzeptiert, von den Anatomen Langer, Braune, Kalischer und den Klinikern Zeissl, Dittel, Fürbringer, Jadassohn, Rehfisch u. a. heftig bekämpft; Hyrtl konnte zwar an Leichenblasen nichts einem Blasenhals Ähnliches finden, stellt aber seine Existenz in vivo nicht unbedingt in Abrede.

Als wichtigste Stütze seiner Ansicht führt Finger[2]) seinen berühmten Katheterversuch an. Führt man bei mäßig gefüllter Blase einen Katheter bis zum Abfließen des ersten Tropfens ein, so beträgt die Länge des in der Harnröhre liegenden Katheterstücks 18—21 cm; bei starkem Harndrang genügen aber schon 16—19 cm; die „Harnröhre" ist also um 2—3 cm kürzer geworden, die eben in das Blasencavum einbezogen wurden.

Diese Tatsache ist unbestreitbar, wenn auch Rehfisch einwendet, daß die Verkürzung nie mehr als 1—1½ cm beträgt, die hintere Harnröhre aber 4 cm. Bei einem jüngst von mir mit Sphincterspaltung operierten Kranken betrug die Verkürzung tatsächlich 3½ cm.

Es lag natürlich nahe, der Frage auch auf operativem Wege nahezutreten.

Dittel durchschnitt Hunden die Harnröhre im hinteren Drittel der Prostata, zwei Linien vor dem Sphincter und erzielte keine Inkontinenz.

Rehfisch versuchte Hunden die Prostata suprapubisch zu entfernen, ohne die Harnröhre zu verletzen. Von 8 Hunden überlebten 2 die Operation 4 Wochen resp. 3 Monate; trotzdem reichlich 2 Drittel der Prostata entfernt waren, blieben die Tiere kontinent. Allerdings befindet sich Rehfisch in dem Irrtum, den Sphincter ext. entfernt zu haben und glaubt die Kontinenz der ungestörten

---

[1]) Vielleicht wird diese Annahme durch den Hinweis auf eine Analogie plausibler. Wilms (Dtsch. Zeitschr. f. Chirurg. Bd. 144, S. 67. 1918) erwähnt, daß man trotz Kardiospasmus mit dem Ösophagoskop manchmal in den Magen hineinsehen kann. Es besteht also trotz Spasmus eine Öffnungsmöglichkeit der Kardia, *allerdings nicht für den normalen Reflex*. Auch der Brechreflex kann bei jedem Fall von Kardiospasmus ausgelöst werden.

[2]) Finger: Die Blennorrhöe der Sexualorgane.

alleinigen Wirkung des inneren Sphincters zuschreiben zu dürfen; tatsächlich hat er schlimmsten Falles nur den inneren mehr weniger geschädigt, den äußeren aber wahrscheinlich gar nicht berührt.

Vielleicht wäre in diesem Zusammenhang auch zu erwähnen, daß GRIFFITHS[1]) zeigte, daß bei gesunden Katzen vom inneren Sphincter der Blasenschluß gehalten wird, dagegen nach Rückenmarks-, hintere Wurzel- oder Pelvicusdurchtrennung vom äußeren.

Ein einwandfreies Studienmaterial liefern dagegen die Prostatektomien am Menschen; durch die suprapubische Operation wird ein großer Teil des inneren Sphincters entfernt, nachdem seine Funktion schon durch die Entwicklung des Adenoms großenteils ausgeschaltet war. Cystoskopie und Cystographie nach der Operation zeigen die Harnröhre in breiter Kommunikation mit der Blase, so daß die als Regel zu betrachtende postoperative Kontinenz dem quergestreiften Sphincter zu danken ist. Umgekehrt fällt die nach perinealen Operationen doch nicht so seltene Inkontinenz einer Verletzung des quergestreiften Sphincters zur Last. Sehr schön zeigen das die Beobachtungen CECILS[2]) an Fällen, die nach YOUNGs Methode perineal operiert wurden. Dabei wird ein kleines Loch gerade am Übergang vom glatten in den quergestreiften Sphincter in die Urethra membranacea gemacht. Nun sieht man oft schon wenige Tage post operationem den inneren Sphincter sich erholen; dann bleiben die Patienten trocken und können willkürlich durch die perineale Wunde urinieren. Ein Gegenstück in gewissem Sinne zu diesem typischen Verlauf dagegen bildet folgender Fall: Prostatektomie, trotzdem Retention, Incision einer Blasenhalscontractur mittels Punchoperation durch die perineale Wunde, dreiwöchentliche komplette Inkontinenz und nach Schluß der perinealen Fistel völlig normale Kontinenz und Miktion; es bestand also nur eine Inkontinenz des inneren Sphincters, die klinisch behoben war, als der äußere Sphincter die Möglichkeit hatte sich am Blasenverschluß wieder zu beteiligen.

Auf die gleiche Weise erklärt es sich auch, daß die Sphincterspaltung bei Sphincterhypertonie nie von Inkontinenz gefolgt ist; allerdings gilt das zunächst nur für den Mann, denn bei einer so operierten Frau erlebten wir eine dauernde komplette Inkontinenz. Endlich wäre hier noch an das Phänomen des klaffenden Sphincters zu erinnern. In diesen Fällen besteht eine breite Kommunikation zwischen Blase und hinterer Harnröhre bis hinter den Colliculus; es erhält also nur mehr der äußere Sphincter den Abschluß dieses mächtigen Blasenhalses.

Weiters lehrt die Erfahrung, daß, wie schon DITTEL ausdrücklich hervorhebt, isolierte Verletzung des quergestreiften Sphincters von keinerlei Störungen der Kontinenz begleitet ist. Dagegen führen tiefergreifende eitrige Erkrankungen der Prostata regelmäßig zu Inkontinenz; offenbar führt hier die diffuse Erkrankung zu Läsionen des ganzen Sphincterapparates (BOEMINGHAUS).

Auch DE LISI und COLOMBINO heben hervor, daß Zerstörung des inneren Sphincters die Kontinenz nicht beeinträchtigt, Zerstörung — allerdings nicht einfache Incision — des äußeren immer von Inkontinenz gefolgt sei; der äußere Sphincter sei der Wächter der Blase, der innere verschließe nur die ruhende.

3. Art des Sphincterschlusses.

Nahezu alle Autoren, von HALLER angefangen, waren darüber einig, daß ein verstärkter oder verstärkbarer Blasenschluß auf einen tonischen Erregungszustand des Schließmuskels zurückzuführen sei — HEIDENHAIN spricht von

---

[1]) GRIFFITHS: Observ. on the Urinary Bladder a. Urethra III. Journ. of med. a. physiol. Vol. 29, 262. 1895.

[2]) CECIL, A. B.: The mechanism of Urination. Journ. of the Americ. med. assoc. Vol. 45. p. 1436. 1915.

einer „unwillkürlichen, kontinuierlichen vom Nervensystem unabhängigen Zusammenziehung" — und Meinungsverschiedenheiten bestanden nur über den Zeitpunkt resp. Füllungsgrad, bei dem die Elastizität des Schließmuskels durch die Muskelaktion unterstützt werden müsse.

Heute wissen wir, daß der geschlossene Zustand die Ruhelage des Sphincters darstellt; ihre Intensität wird ziemlich reflektorisch durch die Detrusorspannung reguliert und ein vom Zentralnervensystem ausgehender Tonus gibt das Material sozusagen dieser Variationen ab.

Im Laufe der Zeit haben sich verschiedene Methoden ergeben, die Festigkeit des Blasenschlusses am Menschen zu prüfen; die wichtigsten seien kurz erwähnt. Ein in die Blase eingeführter Katheter wird mit einem Manometer verbunden und der Blasendruck abgelesen, bei dem die ersten Tropfen neben dem Katheter austreten. Meine Studien über die Blasenfunktion hatten ergeben, daß der Blasendruck in jedem Augenblick von der Sphincterspannung mitbestimmt wird, so daß die Blasendruckkurve zugleich eine Sphincterspannungskurve darstellt. Weiters konnte ich aus dem Studium der Propulsionskurve wichtige Schlüsse auf verschiedene Qualitäten der Sphincterfunktion ziehen. Diesen indirekten Methoden steht eine direkte zur Seite: Ein mit einem Druckgefäß verbundener Katheter wird in die Harnröhre eingeführt und der Druck bestimmt, bei dem durch Überwindung des Sphincters Flüssigkeit in die Blase einzufließen beginnt; durch verschieden tiefes Vorschieben des Katheters kann man die Resistenz verschiedener Abschnitte des Schließapparates prüfen[1]).

Wie zu erwarten erhält man bei verschiedenen Tierarten verschiedene Werte. Die höchsten z. B. liefert der Hnnd, nach Heidenhain 680—1160 mm Wasser. Es löst diese Tatsache in gewissem Sinne das Elliotsche Paradoxon auf, daß der Hund trotz Fehlen jedes Erschlaffungsapparates des Detrusors seine Blasenfunktion so gut beherrscht; er besitzt nämlich auf eine etwa 2—3 cm lange Strecke einen dicken quergestreiften Ringmuskel um die Harnröhre, den sog. Wilsonschen Muskel. Nach Courtade und Guyon widersteht beim Hund der innere Sphincter 150—200 mm, der äußere 800—1400. Bei der männlichen Katze beträgt die Resistenz 170—700 mm und kann durch Hypogastricusreizung auf 500 mm erhöht werden, bei weiblichen höchsten auf 350. Besonders schwach ist der Sphincterschluß beim Kaninchen, um 50 mm herum (die relativ hohen Werte von Kupressow erklärt Elliot durch Mitaktion der quergestreiften Muskeln). Beim Menschen beträgt er zwischen 600 und 700 mm. Ganz allgemein ist der Sphincterschluß bei männlichen Tieren viel fester als bei den Weibchen, was mit dem bei der Ejaculation nötigen sicheren Blasenabschluß in Zusammenhang stehen dürfte.

Diese Zahlen geben den sog. „Öffnungsdruck" an, d. h. den Druck, bei dem sich der Sphincter öffnet. Rosenpläntner[2]) bezeichnet ihn als einen unverläßlichen Index der Sphincterresistenz, da er beobachtete, daß in knapp hintereinander wiederholten Messungen der Öffnungsdruck erheblich schwankte; so erhielt er in drei Versuchen zunächst 700, 500 und 400 mm und zwei Minuten später 1430 resp. 1030 resp. 1240 mm. Viel konstanter hingegen sei der „Schließungsdruck", d. h. jener Druck, bei dem sich der Sphincter wieder schließt, wenn eine bestimmte Menge abgeflossen ist.

Rehfisch bestätigt diese Angaben, Born und in allerjüngster Zeit Leersum lehnen sie ab. Weitere Angaben über diese höchst merkwürdigen Fakta sind in der Literatur nicht zu finden.

---

[1]) Eine eigene Methode soll sich finden bei Lhermitte: La section totale de la moelle dorsale, Bourges, Tardy-Pigelet 1919. Das Original war mir nicht zugänglich.

[2]) Rosenpläntner: Beitrag zur Frage des Sphinctertonus. Petersburger med. Zeitschr. 1867. Zit. nach Rehfisch, Original nicht zugänglich.

Die bedeutungsvollste Determination des Sphinctertonus, nämlich seine wechselseitige Beziehung zum Detrusortonus kann erst an späterer Stelle besprochen werden.

Zusammenfassung.

Wenn von einem Problem des Blasenverschlusses gesprochen wird, so kann es sich nur um den Dauerverschluß handeln, denn daß die willkürliche Unterbrechung des Harnstrahles vom quergestreiften Anteil des Sphincters unterstützt, von der Beckenbodenmuskulatur bewirkt wird, steht wohl außer Frage. Und das was an diesem Dauerverschluß so lebhaft diskutiert wurde und wird: ob er von glatten oder quergestreiften Muskeln ausgeführt wird, muß uns heutzutage als ein absolut falsch gestelltes Problem erscheinen. Denn wem kann es noch zweifelhaft sein, daß die ganze Harnröhrenmuskulatur als eine funktionelle Einheit zu gelten hat, und daß ihre morphologisch differenzierte Struktur nur eine Anpassung an ihre verschiedenartigen Aufgaben darstellt!

Diese Einheitlichkeit geht übrigens schon aus der Anatomie der Harnröhrenmuskulatur hervor, die in ihrer ganzen Länge glatte und quergestreifte Elemente aufweist, wenn auch in typisch verschiedener Dichtigkeit. Wie bereits kurz angedeutet kann man diese Anordnung direkt als besonders durchsichtige Illustration einer in der modernsten allgemeinen Muskelphysiologie diskutierten geistreichen Vermutung auffassen. Seit BOECKE und DE BOER stellt man sich vor, daß die tonische Funktion des Skelettmuskels von einem eigenen Tonussubstrat (Sarkoplasma) mit vegetativer Innervation geleistet wird und E. FRANK[1] drückt dies sehr glücklich in der Formel aus: „in jedem quergestreiften Muskel sei ein glatter verborgen". Im Harnröhrenmuskel sind diese beiden Elemente auch makroskopisch sichtbar vereint: das glatte Tonussubstrat mit sympathischer und die quergestreifte Motilitätskomponente mit spinaler Innervation.

Sehr lehrreich faßt z. B. BORN die Motive zusammen, aus denen der Widerstand gegen die Annahme einer Beteiligung des quergestreiften Anteiles am Dauerverschluß entsprang: „Es widerstrebt einem, einen quergestreiften Muskel, dessen Kontraktion beim Anhalten des Urins mit einer sehr deutlichen, ja fast unangenehmen Anstrengung verbunden ist, zu beinahe konstanter Tätigkeit zu verdammen, während uns gewöhnlich das Schließen der Blase bei Abwesenheit von Drang keine Mühe kostet." Wen Analogien beeindrucken, für den erledigt sich wohl die Beweiskraft dieses Satzes durch den Hinweis auf die Dauerfunktion der mit der Erhaltung der Statik unseres Körpers betrauten quergestreiften Muskulatur. Zu alledem lehrt ja die Physiologie, daß der äußere Sphincter in wesentlichen Belangen sich den vegetativen Muskeln nähert und daß die Pudendusdurchschneidung von verhängnisvollen Folgen für die Kontinenz begleitet ist.

Eine unmißverständliche Sprache spricht aber die Pathologie; sie lehrt, daß die Kontinenz unbeschadet bleibt, solange nur irgend ein Teil der gesamten Verschlußmuskulatur an welcher Stelle auch immer voll funktionsfähig zurückbleibt.

Eine Art funktioneller Topik wird vielleicht — soweit sich diese gewiß nicht einfachen und heute noch recht undurchsichtigen Dinge übersehen lassen — doch zu unterscheiden sein: vielleicht lokalisiert sich der *Krampf* mehr im distalen und die *Hypertonie* mehr im zentralen Anteil der Urethra. Wir kommen darauf noch ausführlich zu sprechen.

---

[1] FRANK, E.: Über die Beziehungen des autonomen Nervensystems zur quergestreiften Muskulatur. Berl. klin. Wochenschr. 1919. S. 1056 u. 1090.

II. Der Blasendruck.

Der Blasendruck dankt das ihm stets entgegengebrachte Interesse vorwiegend dem Umstand, daß er die einzige meßbare Komponente der Blasenfunktion darstellt. Dabei wurde allenthalben übersehen, daß er nur Akzidenz und nicht Konstituens, nicht Ausdruck, sondern nur Zeichen für die bei der Blasenentleerung sich abspielenden Prozesse ist; wäre es, z. B. wie beim Herzen, möglich, die Muskelaktion auch an der Blase elektrographisch zu messen, würden alle Messungen des Blasendruckes ihre Aktualität verlieren. Er ist nicht direktes Movens, sondern nur mechanisches Abfallprodukt der eigentlich wirksamen Faktoren.

Physikalisch repräsentiert der Blasendruck jenes Gewicht, dem die Blasenwände unter gegebenen Umständen das Gleichgewicht zu halten vermögen, resp. nach der üblichen Art ihn zu messen, entspricht er der Höhe jener Flüssigkeitssäule, die die Blasenwand noch tragen kann. *Physiologisch* ist er zum Teil der Ausdruck dafür, daß die Blasenwand über ihre Ruhelage hinaus gedehnt, resp. gehindert ist, in diese zurückzukehren und seine Größe ist daher eine Funktion dieser Restitutions- oder Entspannungstendenz; zum weitaus größeren Teil ist er das Produkt der Reaktion auf diesen Dehnungsreiz: der Kontraktion. *Diagnostisch* endlich gewährt er einen guten Einblick in die ganze Mechanik der Reservoir- und Entleerungsfunktion der Blase, da sein jeweiliger Stand ein Ausdruck der Korrelation der Detrusor- und Sphincterfunktion darstellt.

Zur Geschichte der Manometrie der menschlichen Blase wäre zu sagen: Als erster hat SCHATZ[1] sie verwendet, jedoch nur, um mit ihrer Hilfe den intraabdominellen Druck zu bestimmen. Die erste grundlegende Arbeit stammt von DUBOIS[2] (1876); Mosso und PELLACANI (1882) untersuchten den Einfluß verschiedenster Körperreize auf den Blasendruck; 1894 veröffentlichte GENOUVILLE[3] eine ausführliche Untersuchung; REHFISCH (1897) bestimmte den Öffnungsdruck beim Menschen; 1898 erschien die Monographie von FRANKL-HOCHWART und ZUCKERKANDL[4]); zu Beginn des Krieges studierte ICH[5] die übererregbare Blase an Pollakisurikern und Rückenmarksverletzten; im Anschluß daran erschienen einige Arbeiten, von denen aber nur die von STAVIANICEK, ROTHFELD und SUMEGI[6]) wesentlich Neues, nämlich die Entleerungskurve brachten. In den letzten Jahren endlich habe ICH[7] in einer Reihe von Arbeiten den Druckverlauf während der Miktion untersucht.

1. Methodik.

Der Blasendruck wird gemessen, indem man den Blaseninhalt mittels eines Schlauchstückes durch einen Ureter, eine suprapubische Fistel oder die Harn-

---

[1] SCHATZ: Beiträge zur phys. Geburtskunde. Arch. f. Gynäkol. Bd. 4, S. 193.

[2] DUBOIS, P.: Über den Druck in der Harnblase. Dtsch. Arch. f. klin. Med. Bd. 17, S. 148. 1876.

[3] GENOUVILLE: Du role de la Contractilité vésicale dans la Miction normale. Arch. de physiol. normal et pathol. 1894. p. 322. — La contractilité du muscle vésicale. These de Paris 1894 (vergriffen).

[4] FRANKL-HOCHWART, L. und O. ZUCKERKANDL: Die nervösen Erkrankungen der Harnblase. Wien: A. Hölder 1898.

[5] SCHWARZ, O.: Versuch einer Analyse der Miktionsanomalien nach Erkältungen. Wien. klin. Wochenschr. 1915. Nr. 38. — Über Störungen der Blasenfunktion nach Schußverletzung des Rückenmarks. Mitt. a. d. Grenzgeb. d. Med. u. Chirurg. Bd. 29, S. 174. 1916.

[6] STAVIANICEK, ROTHFELD und SUMEGI: Über das Verhalten des intravaskulären Druckes bei Harnblasenstörungen nach Erkältung. Wien. klin. Wochenschr. 1918. Nr. 24.

[7] SCHWARZ, O.: Die übererregbare Blase. Zeitschr. f. Urol. Bd. 14, S. 103. 1920. — Die Mechanik der Blase. Wien. Arch. f. inn. Med. Bd. 1, S. 455. 1920.

röhre mit einem Manometer in Verbindung bringt; den Stand der Flüssigkeitssäule kann man entweder direkt an einer Skala ablesen, oder durch einen Schwimmer resp. eine andere Übertragungsvorrichtung auf einer Kymographiontrommel
registrieren. Mit Rücksicht auf die oft nur geringfügigen Schwankungen empfiehlt
es sich an Stelle von Quecksilber- lieber Wassermanometer zu verwenden;
man kann auch irgend ein Federmanometer benützen, die zur Blutdruckmessung
üblichen Tonometer, wenn man nur Sorge trägt, daß das Schlauchstück, das
das Manometer mit dem übrigen System verbindet, genügend lang ist, um
Einströmen von Flüssigkeit zu verhindern. Die gesamte Versuchsanordnung
gestaltet sich nämlich folgendermaßen: Der Katheter ist mittels eines Dreiwegehahnes einmal mit einem Flüssigkeitsreservoir, zum anderen mit dem Manometer verbunden; das ganze System ist mit Flüssigkeit gefüllt, und nur bei
Verwendung eines Federmanometers der zu diesem führende Schlauch mit Luft.
Man bringt zunächst durch entsprechende Hahnstellung die·Blase in Verbindung
mit dem Flüssigkeitsreservoir (man kann an seiner Statt natürlich auch eine
gutgehende Spritze verwenden) und läßt je nach der Erregbarkeit der Blase
25, 50 oder 100 ccm einfließen; durch Umstellung des Hahnes wird das Reservoir
ausgeschaltet, dagegen jetzt das Manometer mit der Blase verbunden und der
Druck bestimmt.

Der normale Detrusor stellt in dieser Versuchsanordnung ein relativ torpides
Organ dar: Wenn auch das Tempo der Füllung für die erhaltenen Druckwerte
von Bedeutung ist, so wird sein Einfluß vielfach überschätzt. Auch die Temperatur der Flüssigkeit spielt in vernünftigen Grenzen kaum eine Rolle, wie folgende
Versuchsreihe von Mosso und Pellacani zeigt.

Temp. des Wassers, das in die Blase einfloß	Druck in cm Wasser	Zeit	ccm Wasser, die in die die Blase einflossen
37^0	16	10 Min.	620
$16-18^0$	18	9 ,,	480
22^0	18	10 ,,	516
6^0	18	8 ,,	470
6,5	18	13 ,,	418

Ich habe im Laufe jahrelanger Beschäftigung mit derartigen Untersuchungen
immer mehr Kautelen abgebaut und zuletzt eine auch im Massenbetrieb ebenso
expeditive als verläßliche Methode zurückbehalten[1].

Über den Realitätswert der abgelesenen Zahlen herrschen noch gewisse
Meinungsverschiedenheiten, die in gewissen Modifikationen der Technik zum
Ausdruck kommen. Die entsprechend geeichte Kymographionkurve und die
Tonometer geben absolute Druckwerte; was liest man aber am offenen Wasser-
manometer ab?

Blase, Schlauchleitung und Manometer stellen ein kommunizierendes System
dar, auf das folgende Kräfte einwirken: Der Atmosphärendruck fällt weg,
da er auf beiden Seiten lastet. Der Druck in der Blase setzt sich zusammen
aus der uns eben interessierenden Funktion der Blasenwand und dem hydrostatischen Druck des Blaseninhaltes.

Zwischen Druck und Wandspannung besteht nach Elliot folgende Beziehung

$$\text{Druck (P)} = \frac{\text{Wandsp. (T)} \times \text{doppelte Wanddicke}}{\text{Radiusquadrat}}$$

[1] Anmerkung bei der Korrektur: Nach Dennig hat auch die Zusammensetzung
des Harns innerhalb physiologischer Grenzen keinen Einfluß auf den Blasentonus. Dagegen beobachtete Unterberg einen solchen Einfluß von Unterschieden des spezifischen
Gewichtes.

Mit steigender Dehnung der Wand variiert ihre Dicke verkehrt mit dem Quadrat des Radius; es ist demnach die Spannung i = f (Pr³)α; oder wenn $V = \dfrac{4}{3}\,r^3\,\pi$, variiert die Spannung als Produkt von Volumen und Druck (TαVP). Zunahme des Volumens vermehrt also die Spannung. Eine gegebene Zunahme der Muskelspannung wird also einen größeren Wechsel des Druckes hervorrufen bei mäßig als bei extrem gefüllter Blase. Da ferner der Krümmungsradius der Blasenbasis ein kleinerer ist als der übrigen Blase, wird Kontraktion der Basis eine unverhältnismäßig größere Wirkung auf den Druck haben (vgl. die Wirkung der Hypogastricusreizung z. B. bei der Katze).

Die Bedeutung des hydrostatischen Druckes wird von vielen Autoren — m. M. mit Unrecht — relativ hoch eingeschätzt. So beschreibt z. B. Weitz[1]) die Druckzunahme von 15 auf 22 cm bei einer Volumvergrößerung von 100 auf 500 ccm zum Teil als reine Vermehrung des hydrostatischen Druckes durch Steigen des Blasenscheitels, zum Teil durch Steigerung des allgemeinen Bauchdruckes durch Vergrößerung der Blase; wieviel dann noch auf Rechnung der Spannungszunahme der Blasenmuskulatur komme, sei schwer zu sagen, viel werde es bei der ausgezeichneten Dehnbarkeit der Blase nicht sein. Die Größe des hydrostatischen Druckes als Funktion der Höhe des Blasenscheitels hat für die Blasenmanometrie noch folgende Bedeutung: am offenen Wassermanometer messen wir nicht absolute Druckwerte, sondern nur die Höhendifferenz zwischen den beiden Flüssigkeitsspiegeln; wie bestimmt man also das Flüssigkeitsniveau in der Blase = den Nullpunkt unserer Skala? Der einzig mögliche Anhaltspunkt am Lebenden ist der obere Rand der Symphyse, doch stellt er nur sozusagen einen Mittelwert dar, da ja der Blasenscheitel je nach der Füllung unter oder über der Symphyse steht. Es müßten daher an den abgelesenen Werten Korrekturen angebracht werden. Dubois gibt dafür folgende Vorschrift:

Bei 100 ccm Füllung ist wahrer Druck	=	abgelesener Druck		− 4 cm
„ 200 „	„	„	„	„	„	=	„	„	− 2 „
„ 400 „	„	„	„	„	„	=	„	„	
„ 500 „	„	„	„	„	„	=	„	„	+ 1 „
„ 700 „	„	„	„	„	„	=	„	„	+ 2 „
„ 900 „	„	„	„	„	„	=	„	„	+ 3 „

Nach Adler lauten die Korrekturen:

Bei einer Füllung von 1200 ccm:	abgelesener Druck		− 6	=	wahrer Druck
„ „ „ „ 1100 „	„		− 5	=	„ „
„ „ „ „ 1000 „	„		− 4	=	„ „
„ „ „ „ 900 „	„		− 3	=	„ „
„ „ „ „ 800 „	„		− 2	=	„ „
„ „ „ „ 700 „	„		− 1	=	„ „
„ „ „ „ 600 „	„			=	„ „
„ „ „ „ 500 „	„		+ 2	=	„ „
„ „ „ „ 400 „	„		+ 3	=	„ „
„ „ „ „ 300 „	„		+ 5	=	„ „
„ „ „ „ 200 „	„		+ 6	=	„ „
„ „ „ „ 100 „	„		+ 8	=	„ „

Eine Blasendruckbestimmung würde sich also folgendermaßen abspielen. Die Blase wird durch Katheter entleert, und dieser mit dem vorher völlig luftfrei mit Wasser gefüllten Manometer-Schlauchsystem in Verbindung gesetzt. Da die völlig entleerte Blase kein Lumen hat, empfiehlt es sich jetzt etwa 10 ccm einzufüllen, um einen Druckwert am Manometer zu erhalten. Jetzt wird das Manometer in Symphysenhöhe gebracht — bei Verwendung eines einfachen

---

[1]) Weitz, W. und Goetz: Über die Pathologie der Enuresis. Med. Klinik 1918. S. 729.

⌐-Rohres als Manometerröhre kann dieses direkt auf die Symphyse aufgesetzt werden —, durch Hahnstellung Blase und Manometer in Kommunikation gesetzt, und das Flüssigkeitsniveau abgelesen; der entsprechende Skalenstrich gilt jetzt als Nullpunkt; hat man eine bewegliche Skala, so stellt man ihren Nullpunkt in die Höhe des Wasserspiegels ein, wenn nicht, so ist diese Zahl natürlich von den weiteren Messungswerten abzuziehen. Hiermit erhält man den Druck in der (nahezu) leeren Blase.

Eines Versuchsdetails sei noch ausdrücklich Erwähnung getan: bei allen derartigen Versuchen ist die Körperlage der Versuchsperson zu berücksichtigen, denn schon Dubois hat gefunden, daß der Druck im Sitzen und Stehen höher ist als im Liegen.

Physiologisch interessierend ist der Druck in der ruhenden Blase, sei sie leer oder gefüllt, bei der Füllung der Blase, bei der künstlichen Entleerung und endlich während der Miktion.

2. Die Füllungskurve.

Die Blase beendet ihre Entleerung bis zum Verschwinden jedes Lumens in vollem Kontraktionszustand; dieser wird mehr weniger plötzlich gelöst, die Blase ist „erschlafft". Beginnt jetzt eine neuerliche Füllung, so wird die

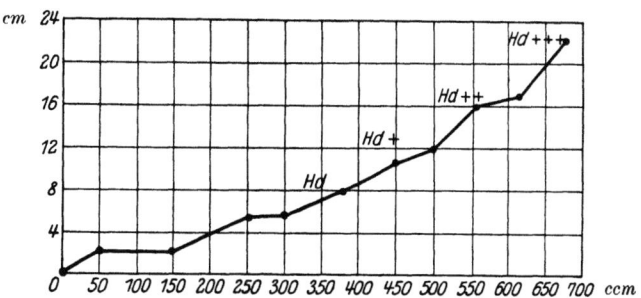

Abb. 6. Druckanstieg in der normalen Blase.

Blase zunächst „entfaltet", d. h. sie gibt aktiv nach, ohne ihre Wandspannung zu ändern. Daher muß auch der Druck in der Blase = Null bleiben. Das ist auch gelegentlich bis zu mittleren Füllungsmengen der Fall; öfter aber steigt der Druck ganz langsam allmählich an, so daß die Druckkurve eine sich von der Abszisse sanft erhebende Linie darstellt, wie folgende zwei Beispiele von blasengesunden Individuen und die Kurve (Abb. 6) zeigen.

Fall 1[1]).

Füllung	Druck		Füllung	Druck	
0	0		250 ccm	7 cm	
50 ccm	2 cm		300 ,,	7,5 ,, (12,5)	
100 ,,	3 ,, (11)		350 ,,	8,5 ,,	
150 ,,	6 ,,		400 ,,	10 ,, (13) starker Harndrang.
200 ,,	7 ,, (13)				

Wie ist nun dieser Druckanstieg zu verstehen? Zum Teil ist er vielleicht nur ein scheinbarer; ich habe bei meinen Messungen die vorhin erwähnten Korrekturen nicht angebracht, und schon Dubois erwähnt, daß man durch entsprechende Korrektion der Beobachtungswerte eine völlige Druckkonstanz erhalten kann, wie die eingeklammerten Ziffern auch zeigen.

---

[1]) Sämtliche angeführte Beispiele sind, wo nichts anderes bemerkt, meinen zitierten Arbeiten oder eigenen späteren Beobachtungen entnommen.

Damit ist aber das Phänomen keineswegs in seiner Gänze erklärt oder gar aus der Welt geschafft. Führt man nämlich den Versuch an einer etwas irritableren Blase aus, so sieht man nach jedem Füllungszuwachs den Druck um mehrere Zentimeter plötzlich aufschnellen und sogleich wieder fallen, um sich nach einigen ganz kleinen Oszillationen auf ein Niveau einzustellen, das das Ausgangsniveau um ein geringes übersteigt. Es stellt also jede Flüssigkeitszufuhr einen Reiz für den Detrusor dar, auf den er mit einer echten Kontraktion reagiert und als deren Residuum ein Spannungszuwachs zurückbleibt; bei dieser Druckzunahme während der Füllung handelt es sich also um ein kinetisches Phänomen. Einen Beweis dafür kann man auch darin erblicken, daß Steilheit wie absolute Höhe der Druckzunahme von der Reizbarkeit des Detrusors wie vom Tempo der Füllung abhängen. Verringert man das Reizmoment auf ein Minimum, so bleibt auch der Druck annähernd konstant.

Ich versuchte diese Anforderung dadurch zu erfüllen, daß ich den Druckverlauf während der normalen, allerdings etwas forcierten, Füllung der Blase durch Harn verfolgte. Bei den Versuchspersonen wurde durch Wassertrinken eine verstärkte Diurese erzeugt, die genügend viel Flüssigkeit lieferte, um in verhältnismäßig kurzer Zeit die Blase hinreichend zu füllen. Das folgende Protokoll stammt von demselben Patienten, wie das erst angeführte.

Fall 1a. Patient trinkt von 3 Uhr 15 Min. bis 3 Uhr 45 Min. $1^{1}/_{2}$ l Preblauer Wasser. 4^{20} Uhr werden 500 ccm Harn ohne wesentlichen Drang entleert. Katheter in die leere Blase, Verbindung mit Manometer.

Zeit	Blasendruck	
4^{20} Uhr	3	cm
4^{25} ,,	3	,,
4^{30} ,,	3,5	,,
4^{35} ,,	2,5	,,
4^{40} ,,	3	,,
4^{45} ,,	2	,,
4^{50} ,,	3,5	,,
4^{55} ,,	4	,, Erstes Auftreten von Harndrang. Die Blase enthielt 600 ccm.

Aber auch diese natürliche Blasenfüllung ist nicht immer völlig reizlos, denn ich habe eine große Anzahl von Fällen untersucht, in denen, bei Füllung durch den Irrigator wie durch Harn, völlig konforme Druckanstiege zu verzeichnen waren.

Aus dieser Tatsache ergibt sich nun auch eine klare Bewertung dieser Art des klassischen Manometerversuches. Er stellt eine Funktionsprüfung des Detrusors dar, und zwar eine durchaus physiologische, da die Dehnung mit Flüssigkeit den für diesen Muskel adäquaten Reiz abgibt. Die abgelesenen Drucke kommen hier nur als Maß für diese Reaktion des Detrusors in Betracht. Genau genommen handelt es sich auch gar nicht um eine Reaktion des Detrusors allein, sondern um die eines ganzen Systems von sensiblem Aufnahmeorgan, Reflexbogen und Erfolgsorgan. Wo im Falle einer abnormen Reaktion der Sitz der Störung zu suchen ist, ist manchmal sehr leicht, oft aber gar nicht zu entscheiden; es empfiehlt sich daher auch im klinischen Kalkul das ganze System als funktionelle Einheit zu behandeln. Zieht man noch in Betracht, daß sogar bei übererregbaren Blasen die nach beiden Füllungsarten erhaltenen Druckkurven einen durchaus identischen Verlauf, ja oft genug zahlenmäßige Übereinstimmung zeigen, so scheint die semiotische Wertigkeit der Blasenmanometrie mit Irrigatorfüllung hinreichend legitimiert. Wir erhalten mit ihrer Hilfe ein der Wirklichkeit völlig entsprechendes Bild der Reagibilität des Detrusors, die sich in dem Winkel ausdrückt, den die Druckkurve mit der Abszisse einschließt.

Über die Maximalwerte, die eine normale Blase erzielen kann, gehen die Meinungen weit auseinander. WEITZ sah 150—200 cm nicht selten, 300 cm gelegentlich; ich habe niemals mehr als 90 cm finden können.

Wie zu erwarten ändert sich das ganze Bild in wesentlichen Zügen, wenn man es nicht mehr mit normalen, sondern mit *übererregbaren* Blasen zu tun hat.

Aus der begreiflichen Fülle von Variationen lassen sich immerhin einige Typen erfassen.

Ganz allgemein gilt, daß die Oszillationen nach jeden Füllungszuwachs viel höhere sind als normal und in viel größerer Zahl der definitiven Einstellung vorausgehen; ja manchmal kommt es überhaupt zu keiner fixen Einstellung mehr und die Verbindungslinie der Minima ergibt eine ganz unregelmäßige Kurve. STAVIANICEK und seine Mitarbeiter haben gefunden, daß beim Normalen

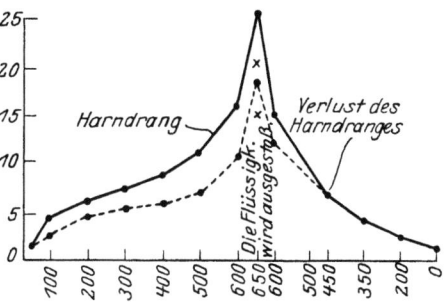

Abb. 7. Das normale Verhalten des intravesicalen Druckes. (Nach STAVIANICEK, ROTHFELD u. SUMEGI.)

Maxima und Minima parallel steigen, während bei übererregbaren Blasen der Zuwachs der Maxima den der Minima überholt.

Dieselben atypischen Kurven erhält man auch im Diureseversuch, wie folgendes Beispiel zeigt:

Fall 2. *I. V. 45 J. Apoplexie nach Lues cerebri. Tabes?* Diureseversuch, Blase entleert.

Zeit	Druck in cm
4^{10}	**5**, 17, 9, 24, 16, 29, 41, 30, 49, 41, **50**, 16;
4^{15}	25, **13**, 30, 15, 31, 17, 27, 15, 33, 54, 45, **59**, 18;
4^{20}	**15**, 34, 30, 42, 63, 50, 55, 19, 15, 16, **78**, 23;
4^{25}	21, 19, 22, 37, 48, 43, 58, 22, 26, **18**, 49, **65**, 22;
4^{30}	**18**, 48, 40, **64**, 23, 21, 49, 19, 26, 46, 53, 24;
4^{35}	31, 27, 40, 36, **54**, 45, 54, 30, 22, **19**, 48, 35;
4^{40}	50, **52**, 25, **21**, 44, 39, 42, 38, 20, 34, 40, 51, 46, 26, 44;
4^{45}	31, 40, 36, 40, 34, 32, 26, 33, 28, 42, 49, 35, **21**, 54;
4^{50}	**26**, 35, 26, 36, 41, **47**, 22, 32. (Die Blase enthielt 270 ccm.)

Dieselbe Blase aus dem Irrigator gefüllt produzierte folgende Werte:

Fall 2 a.

Füllung in ccm	Druck in cm
0	5
50	54, 58, 44, 15;
100	67, Druckanstieg über das Manometerrohr.

Das zweite Charakteristicum besteht dain, daß die Verbindungslinie der Minima eine wesentlich steiler als normal ansteigende Kurve ergibt. Man kann da, wahrscheinlich als Ausdruck verschiedener Grade von Übererregbarkeit, verschiedene Grade der Druckvermehrung und verschiedene Formen des Druckanstieges beobachten. Der Druck kann ganz allmählich, wie beim Normalen ansteigen, erreicht aber mehr weniger höhere Werte; oder der Druck wächst zunächst ganz allmählich, um plötzlich zu bedeutender Höhe emporzuschnellen (Abb. 8); wieder in anderen Fällen steigt er gleich von Anfang steil an auf im Vergleich zur Füllung außerordentliche Werte (Abb. 9).

Ich habe vorgeschlagen diese ganze Gruppe als *Hypertensionsblasen* zu bezeichnen.

Der hohe Innendruck in diesen Blasen ist der Ausdruck für die Tendenz der Blasenwand, möglichst in ihre Ruhelage zurückzukehren und das erreichen sie, indem sie sich des überschüssigen Teiles ihres Inhaltes entledigen (hier durch das Manometerrohr — durch den Pfeil ausgedrückt — nach dem geringsten Widerstand). Den niedrigeren Druck, auf den sie sich dann einstellen, könnte man in gewissem Sinne als Analogon des Schließungsdruckes betrachten. Folgendes Protokoll gibt hierfür ein selten instruktives Beispiel:

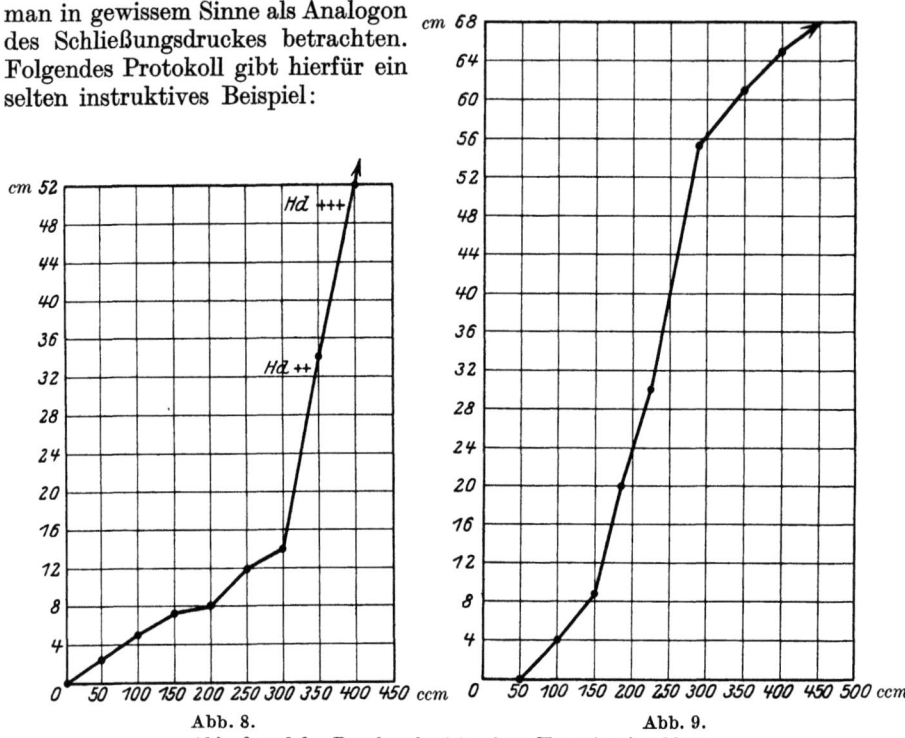

Abb. 8.   Abb. 9.

Abb. 8 und 9. Druckverlauf in einer Hypertensionsblase.

Fall 3. *F. St. 17 J. Pollakisurie und Enuresis noct.*

a) *Diureseversuch.*

Zeit	Druck
4²⁰	0
4²⁵	3, 78, 29, 26;
4³⁰	21, 38, 24, 78, 53, 29, 78 (Katheter wird ausgepreßt und neu eingeführt);
4³⁵	15, 13, 78 (übersteigt das Manometerrohr), 53;
4⁴⁰	78 (übersteigt das Manometerrohr), 23, 16, 14, 16;
4⁴⁵	78 (übersteigt das Manometerrohr) 21, 16 (aus der Blase werden jetzt 170 ccm entleert), 9;

Versuch beginnt wieder 4⁵⁰   10, 11, 12;

4⁵⁵   12, 16, 47, 78 (übersteigt das Rohr) 15 (in der Blase sind wieder 170 ccm).

b) *Irrigatorversuch.*

	Füllung	Druck
(unmittelbar angeschlossen)	0	6 cm
	25 ccm	7 ,,
	50 ,,	14 ,,
	75 ,,	13 ,,
	100 ,,	14 ,,
		78 ,, (übersteigt das Rohr, aus der Blase werden 150 ccm entleert).

Es handelt sich hier also um eine stark übererregbare Blase, die sich, man kann wohl sagen auf jede mögliche Weise, ihres überschüssigen Inhaltes entledigt, worauf sie sich auf einen konstanten Druck einstellt: diese tolerierte

oder physiologische Kapazität beträgt etwa 170 ccm unter 16 cm Druck. Diurese-
und Irrigatorversuch zeigen eine höchst bemerkenswerte Übereinstimmung.

Bei Betrachtung dieser Kurven muß sich eigentlich die Frage aufdrängen,
warum sich bei diesen hohen Innendrucken der Sphincter nicht öffnet und normale Miktion eintritt? Es geschieht dies deshalb nicht, weil, wie noch genauer
auszuführen sein wird, konform der Hypertonie des Detrusors der Sphinctertonus wächst, resp. seine Erschlaffung gehemmt wird. Ist dies nicht der Fall,
so erhält man ein Bild, wie es Abb. 10 darstellt als Repräsentant eines weiteren,
übrigens relativ seltenen Typus; bei einem bestimmten Druck öffnet sich der
Sphincter; stellt man den Zufluß nicht ab, so
bleibt der Druck auf gleicher Höhe und die Blase
wird einfach durchgespült.

Ein letzter theoretisch sehr bedeutungsvoller
Typus wird endlich durch Blasen repräsentiert,
bei denen es nur zu ganz normalen Drucken
kommt, die aber bei relativ geringen Füllungen
und diesen niedrigen Drucken durch starken und
stärksten Harndrang einen weiteren Zufluß nicht
mehr zulassen. Ich habe vorgeschlagen sie *hypertonische* zu nennen (Beispiele, S. 478). Die Untersuchung dieser Blasen ist etwas unheimlich, da
sie einen, ich möchte direkt sagen, hilflosen Eindruck machen. Sie stehen nämlich in gewissem
Sinne zwischen den normalen und den Hyper-
tentionsblasen; erstere können große Flüssigkeitsmengen in sich aufnehmen ohne mit Druck und
Harndrang alarmierende Zeichen von sich zu
geben; letztere werden zwar zu höheren Drucken
gereizt, können sich aber gerade dadurch von
der Überfüllung befreien; den hypertonischen

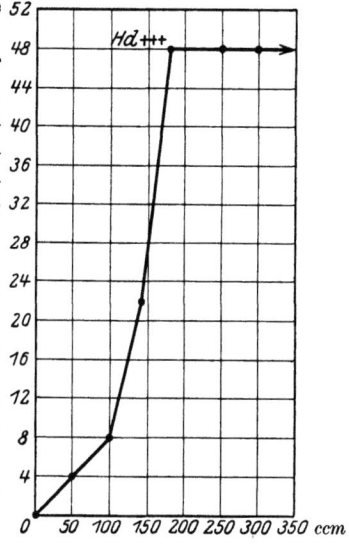

Abb. 10. Druckverlauf in einer
Hypertensionsblase.

steht bei ihrer geringen Kapazität nur der Alarm-
ruf des starken Dranges zur Verfügung ohne
Möglichkeit der Selbsthilfe.

Es darf natürlich nicht übersehen werden, daß diese Verschiedenheiten
des motorischen Verhaltens zunächst nur durch die Versuchsanordnung gegeben
sind, und damit nichts über das Verhalten dieser verschiedenen Blasentypen
bei freier Miktionsmöglichkeit ausgesagt ist. Die Unterschiede im Verhalten
des Druckes sind aber konstitutiv: die normalen und die hypertonischen *können*
keine hohen Drucke aufbringen; füllt man eine normale Blase trotz mahnenden
Harndranges immer weiter, so zeigt auch sie zuletzt das Bild der hypertonischen,
d. h. starken Drang bei relativ niederem Druck, z. B. 20—30 cm bei 6—700 ccm
Inhalt. Die von WEITZ und GOETZ gemeldete Beobachtung, daß auch normale
Blasen während des Dranges Drucke von 150—200 cm produzierten, konnte ich
trotz großer Erfahrung, übrigens in Übereinstimmung mit anderen Untersuchern, in keinem einzigen Fall konstatieren.

3. Die Entleerungskurve.

Das Gegenstück der künstlichen Füllung ist, wenigstens in methodischer
Hinsicht, die künstliche Entleerung der Blase. Es wird hiebei durch einen ein-
gelegten Katheter der Blaseninhalt schubweise abgelassen und jedesmal der
Druck bestimmt, unter dem die restliche Füllung noch steht (DUBOIS, GENOU-
VILLE).

Da sich bei normalen Blasen während der Füllung der Druck nur ganz wenig hebt, so ist zu erwarten, daß er sich bei der Entleerung dementsprechend auch nur wenig oder gar nicht senken wird, was der Versuch auch bestätigt.

Ganz anders verhalten sich aber die übererregbaren Blasen. Auch hier lassen sich zwei Verhaltungsweisen als ungefähr typisch herausgreifen: Bei einem Teil auch dieser Fälle ist die Entleerungskurve ein vollendetes Spiegelbild der Füllung. Bei Blasen z. B., bei denen sich während der Füllung der Druck zunächst langsam, dann aber steil gehoben hat, fällt während der Entleerung dieses steile Kurvenstück ebenso plötzlich wieder ab, wobei der kritische Punkt bei Füllung und Entleerung an derselben Stelle der Druck- und Volumkurve liegt. Daß das alles so sein muß, entspricht der einfachsten Logik der Tatsachen[1]).

Viel interessanter dagegen ist das zweite Verhalten, das STAVIANICEK, ROTHFELD und SUMEGI entdeckt haben. Hat man die Blase stark gefüllt und läßt jetzt etwa 100 ccm ab, so steigt der Druck noch höher; bei jeder weiteren Entleerung treten wieder mehr weniger starke Oszillationen auf, bis der Patient im Laufe der Entleerung den Harndrang verloren hat; von da ab sinkt der Druck allmählich ab. Die Verff. betrachten es als Zeichen geringerer Übererregbarkeit, wenn die Füllungskurve normal bleibt, und erst bei der Entleerung die abnormen Phänomene, Drucksteigerung und Oszillationen, sich zeigen.

Ich konnte alle diese Angaben vollinhaltlich bestätigen, kann mich aber dem Eindruck nicht verschließen, daß hier noch eine ganze Reihe unerkannter Faktoren im Spiele sind. So begegnet man neben der eben erwähnten von STAVIANICEK gefundenen Kombination auch der umgekehrten sogar recht häufig, nämlich übererregbare Füllungs- und normale Entleerungskurve; weiters drückt sich auch hier der Unterschied von Hypertonie und Hypertension aus, da in anderen Fällen während der Entleerung der Druck zwar normal bleibt, jedoch äußerst heftiger Harndrang auftritt. Für all das einige Beispiele:

Fall 4. *K. F. 23 J. Abheilende Pollakisurie.* Im Diureseversuch trat bei etwa 600 ccm Füllung bei 4 cm Druck eben Harndrang auf. Der unmittelbar angeschlossene Entleerungsversuch gab folgendes Bild.

Abgelassen	Druck in cm
50 ccm	55;
50 ,,	65, 55, 45, 39, 52;
50 ,,	50, 48, 43, 34, 38, 44, 22;
50 ,,	33, 38, 27, 22, 31, 18, 12;
50 ,,	22, 14, 18, 23, 12, 19, 9.

Bei demselben Patienten endete der Irrigatorversuch bei 400 ccm und 10 cm Druck; die sogleich angeschlossene Entleerung ging ganz normal vor sich: nach je 50 ccm wasen die entsprechenden Drucke 9 resp. 8, resp. 6,5, 5, 4, 2,5, 2.

Fall 5. *A. R. 29 J. Erkältungspollakisurie.*
Füllung endete mit 850 ccm bei 53 cm Maximaldruck.
Entleerungsversuch:

Abgelassen	Druck in cm
50 ccm	44 (*sehr starke Zunahme des Harndranges*, so daß *neben* dem Katheter Harn austritt);
50 ,,	37, 42, **25**, 37, 30, 50, 32;
50 ,,	42, 41, 33, **24**, 42;

---

[1]) Der Kuriosität halber sei erwähnt, daß A. ADLER dieses Verhalten als Ausdruck einer Atonie des Detrusor hinstellt, da dieser den Druck nicht hoch halten „könne". Abgesehen davon, daß er in seinen zitierten Arbeiten keinen einzigen Fall mitteilt, in dem das gelungen wäre, es also nur atonische Blasen geben würde, richtet sich diese Auffassung wohl von selbst.

Abgelassen	Druck in cm
50 ccm	37, 40, 30, 45, **27**, 39;
50 ,,	32, 46, **23**, 50, 30, 47;
50 ,,	34, 46, **30**, 47;
50 ,,	31, **27**, 40, 32, 42;
100 ,,	35, 45, **25**, 36;
100 ,,	26, 37, 44, 27, **17**;
100 ,,	8, 7, **6**, 8;
100 ,,	**4**, 5, 6, 6;
100 ,,	9, **7** (Blase leer).

Welche Bedeutung kommt nun diesen Entleerungsversuchen zu? Die Beobachtung von STAVIANICEK, wie sie durch die beiden angeführten Protokolle hinsichtlich der Spannungs- resp. Tonusvermehrung illustriert und bestätigt wurde, zeigt, daß nicht nur die Füllung, sondern auch die Entleerung unter Umständen als Reiz auf den Detrusor wirkt, wir also auch in der Entleerungskurve eine Reizkurve vor uns haben.

Dadurch wird übrigens die Manometrie in eine interessante Parallele zu der klassischen Methode der Muskelphysiologie gebracht: denn auch bei der elektrischen Reizung wirkt Öffnung wie Schließung eines Stromkreises erregend. Die Druck- resp. Spannungszunahme in der Blase bei Reduktion ihres Inhaltes ist also als echte Öffnungsalteration zu betrachten.

In der Hauptsache ist allerdings der Füllungsversuch vom Entleerungsversuch grundlegend verschieden; während nämlich die Füllungskurve wie ausführlich dargetan wurde, ein getreues Abbild der Vorgänge bei der natürlichen Füllung gibt, ist die Entleerungskurve ein reines Kunstprodukt; die künstliche hat mit der natürlichen Entleerung der Blase nichts gemein — als den Endeffekt.

Über die Druckverhältnisse in der ruhenden Blase endlich ist kaum viel zu sagen. Der Druck in der leeren oder nahezu leeren Blase ist gewöhnlich = Null, oder beträgt 1—3 cm. Allerdings gibt es auch hier Ausnahmen; so fand REHFISCH zweimal bei Hunden recht beträchtliche Werte, und auch ich konnte bei übererregbaren Blasen Drucke bis 10 cm und noch mehr gelegentlich finden; bemerkt sei, daß sich diese höhere Einstellung bei der folgenden Füllung nicht immer entsprechend auswirken muß.

III. Der Harndrang.

Der Harndrang nimmt neben dem Stuhldrang in physiologisch-psychologischer Hinsicht eine ganz einzigartige Stellung ein. Teleologische Betrachtung könnte ihn der sensiblen Auslösung gewisser Abwehrreflexe an die Seite zu stellen versuchen, wie Husten-, Nies- oder Brechreiz; oder ihn dem eigentümlichen genitalen Spannungsgefühl bei sexueller Erregung oder dem Dranggefühl gebärender Frauen vergleichen. Sind doch alle diese Empfindungen auf die Entfernung eines Stoffes aus dem Körper gerichtet und ihre motorische Umsetzung ist mit einer Lustprämie bedacht — doch liegt das Äußerliche aller dieser Vergleiche zu sehr auf der Hand.

Über die Phänomenologie des Harndranges, d. h. die Beschreibung seiner Erlebnisqualität ist blutwenig bekannt. Selbstbeobachtung lehrt, daß die erste Mahnung zum Urinieren in einem eigentümlichen Gefühl in der Harnröhre, hauptsächlich in ihrem vordersten Anteil besteht, so als wenn der Urin schon bis zur Spitze der Glans vorgedrungen wäre. Es genügt zu seiner Auslösung schon der Gedanke ans Urinieren, und ich z. B. kann dieses Gefühl auch unmittelbar nach völliger Entleerung der Blase mit trügerischer Eindringlichkeit psychogen erzeugen. So hört man ja von Patienten, die in der Sprechstunde urinieren sollen und nicht können, jetzt und jetzt müsse es kommen, und in Wirklichkeit kommt es noch lange nicht.

Sorgfältiges Befragen intelligenter Patienten hat mit großer Übereinstimmung ergeben, daß auch der krankhaft vermehrte Harndrang bei nicht entzündeter Blase nicht schmerzhaft ist, sondern nur als quantitative Steigerung des gewöhnlichen Harndranggefühles erscheint. Die Unterscheidung von „Harndrang" und „Harnzwang", besoin und envie d'uriner [Mallesz[1])] geht also nur auf die Dringlichkeit der Befriedigung — Born sagt „die Bitte wird zum Befehl" — und bezeichnet keine Differenz der Gefühlsqualität. Die ganze Frage ist übrigens nur ein Teil des allgemeineren Problems, ob Schmerzen eine besondere Qualität darstellen oder nur Extreme normaler Empfindungen. Wirklich schmerzhaft wird der Harndrang bei Entzündungen der Blase oder Abflußbehinderung. Vom Harndrang völlig verschieden ist das „Gefühl der vollen Blase". Wird z. B. einem starken Harndrang nicht nachgegeben, so verschwindet er bekanntlich nahezu völlig, und das Gefühl der vollen Blase bleibt als solches deutlich kenntlich zurück; es wird über der Symphyse lokalisiert. Beim Darm ist diese Unterscheidung zwischen Völle und Stuhldrang anscheinend leichter und daher geläufiger. Rein phänomenologisch hätten wir also drei Qualitäten zu unterscheiden: Das Gefühl der vollen Blase, Harndrang und Miktionsschmerz.

Über *Wesen bzw. Entstehung des Harndranges* wurde begreiflicherweise im Laufe der Jahre viel diskutiert. Die geäußerten Ansichten lassen sich jedoch im großen ganzen in zwei Gruppen zusammenfassen, von denen die eine die Entstehung des Harndranges außerhalb der Blase, und zwar in die hintere Harnröhre, die andere in Zustandsänderungen des Blasenmuskels verlegt. Jede dieser Theorien erscheint wieder in doppelter Gestaltung:

a) Entschieden eine der ältesten ist die sog. *prostatische* Theorie (Küss 1872, Landois, Goltz, Finger, Posner). Sie nimmt an, daß durch leichte Blasenkontraktionen einige Tropfen Harn in die prostatische Harnröhre gepreßt werden und dadurch an dieser bekanntlich besonders empfindlichen Stelle Harndrang ausgelöst wird.

Richtig ist, daß die prostatische Harnröhre sehr empfindlich sein kann — aber sie ist es nicht immer. Frankl-Hochwart und Zuckerkandl konstruierten einen Katheter, der an seinem gekrümmten Ende einen Gummiballon trug; dieser konnte bis zu 3 cm Breite aufgeblasen werden, so daß die hintere Harnröhre sowohl gereizt als gegen die Blase zu abgeschlossen wurde. Von den Versuchspersonen bekam nur ein Teil Harndrang, andere hatten nur ein mehr weniges lästiges Fremdkörpergefühl und der nicht unbeträchtliche Rest hatte auch nach minutenlangem Liegen des Instrumentes überhaupt keine Sensationen. Sehr interessant ist der Hinweis von Goldschmid, daß bei der feuchten Urethroskopie die Berieselung der hinteren Harnröhre mit kühlem Wasser und ihre starke Dehnung keinen Harndrang macht, der erst auftritt, wenn die *Blase* bis zu einem gewissen Maße vollgelaufen ist. Nicht zu übersehen ist endlich die Bemerkung von Genouville, daß die Frauen ja gar keine „hintere" Harnröhre besitzen.

Ich möchte weiters bezweifeln, daß Reizung der hinteren Harnröhre Harndrang macht; nach eigener Erfahrung entsteht nur ein höchst intrigantes, ja schmerzhaftes Gefühl, das wie ein Fremdkörper im Larynx oder Pharynx die Lunge resp. den Magen, hier die Blase zu energischen Expulsionsbewegungen veranlaßt. Ich konnte das an einem Selbstversuch sehr schön demonstrieren: Bei den meisten Versuchen an mir selbst spürte ich den Katheter in der Harnröhre gar nicht, und die Manometerkurve zeigte das für Gesunde völlig typische

---

[1]) Mallesz: Besoin et envie. Gaz. des hôp. civ. et milit. 1884. p. 1075.

Bild; an indisponierten Tagen jedoch, wenn mich der Katheter stark genierte, zeichnete die Blase ganz unregelmäßige abwechselnd schwache und überstarke Kontraktionen. Und ebensowenig als die Möglichkeit durch Kitzeln des Schlundkopfes Erbrechen zu erzeugen, diesen als den Entstehungsort des Brechaktes anzusehen erlaubt, erweisen die von der hinteren Harnröhre auslösbaren Sensationen und Blasenkontraktionen diese Stelle als die Quelle des normalen Harndranges. Im übrigen wird diese Theorie heute kaum mehr ernsthaft diskutiert.

b) Ihre Wiedergeburt feiert sie in gewissem Sinne in der Behauptung, daß der Harndrang *Kontraktionsgefühl des Sphincters* sei, der gegen eine immer wachsende vis a tergo anzukämpfen habe. Diese Ansicht wurde zuerst von LE GROSS CLARK (1883) ausgesprochen, und in großen Etappen immer wieder neu entdeckt (KOHLRAUSCH, A. ADLER, PLESCHNER u. a.). Sie wurde von keinem ihrer Anhänger durch Tatsachen zu stützen versucht — was wohl auch nicht leicht wäre —, wodurch es sich erübrigt, auf sie näher einzugehen.

c) Betrachten wir nun die Theorien, die den Harndrang mit Prozessen im Blasenkörper in Zusammenhang bringen, so wäre zunächst kurz zu erwähnen, daß schon die naive Beobachtung zeigte, daß der Harndrang nichts mit der Größe der Blasenfüllung zu tun hat. Es wendete sich daher die gelehrte Forschung der Frage nach der *Beziehung von Harndrang und Blasendruck* zu, und da letzterer ein Produkt von Blasenkontraktionen ist, wird diese Theorie mit Recht als *Kontraktionstheorie* bezeichnet.

Nach MOSSO und PELLACANI wird die Art, wie die Blase auf Ausdehnung reagiert, charakterisiert durch Bestimmung der Relation zwischen der Zeit (T), in der ein Volumen (V) unter dem Druck (P) in die Blase einfließt. Daraus ergeben sich folgende 3 Versuchsserien: 1. V(PT) = man bestimmt das Volumen, das die Blase aufnimmt, wenn der Druck in arithmetischer Progression wächst bei konstanten Zeitintervallen. 2. P(VT) = man bestimmt die notwendigen Drucke, damit in gleichen Zeiten die Blase in bestimmter Relation wachsende Volumina aufnehmen kann. 3. T (PV) = man bestimmt die notwendigen Zeiten, damit die Blase bei arithmetisch wachsenden Drucken ebenso wachsende Volumina aufnimmt. Die Ergebnisse waren: 1. Die Blase besitzt eine nahezu vollständige Elastizität. 2. Bei dem gleichen Druck kann die Blase sehr verschiedene Volumina enthalten. 3. Der Harndrang tritt immer bei dem gleichen Druck auf. Bei einem Hund z. B. immer bei 20 cm, obzwar einmal nur 60 ccm, ein andermal 120 ccm, ein drittesmal sogar 190 ccm eingelaufen waren; bei einem jungen Mädchen betrug der kritische Druck immer 18 cm. *Die Erregung zum Urinieren steht also mit dem Druck in Beziehung und nicht mit der Größe des Inhaltes.*

So lautet die prägnante Formel dieser Theorie. Doch finden sich — es sei das nur des historischen Zusammenhanges wegen schon hier erwähnt — schon bei MOSSO und PELLACANI Beobachtungen, die deutliche Hinweise auf die Weiterentwicklung, allerdings in letzter Linie Umbildung ihrer Theorie beinhalten; so fanden sie, daß alles, was ihre Versuchstiere erregte, auch den Blasentonus vermehrte, wodurch der Harndrang schon bei viel kleineren Füllungen auftrat, und umgekehrt; und auch am Menschen fanden sie, daß *der Harndrang mit dem Tonus zunahm*!

BORN meint, daß die überwiegend häufigste Ursache des Dranges die Distension sei, allerdings nicht die passive Ausdehnung der Blase, sondern der Druck des beinahe inkompressibeln Inhaltes auf die in Kontraktion begriffenen Blasenwände. Je nach der Tonuslage steht derselbe Inhalt unter verschiedenen Drucken. Es ist also nicht die Größe der Ausdehnung der Blase, sondern der Widerstand, den der sich kontrahierende Detrusor erfährt, und die dadurch bedingte Dehnung und Übermüdung, die den Harndrang bedingt. Nach den Erfahrungen von BORN beginnt der Harndrang bei 18—20 cm, und bei 25—38 cm tritt Miktionsbedürfnis ein. Die bloße Erhöhung des intravesicalen Druckes macht aber keinen Harndrang; durch Pressen mit dem Bauch, kann man selbst bei mäßig gefüllter Blase den Druck bis 150 cm treiben, ohne daß Harndrang gefühlt wird; es fehlt hier eben die „aktive Kontraktion des Detrusors"; daß es aber auch nicht die Kontraktion an sich ist, beweist das Faktum, daß mit dem Beginn der Miktion der Drang sofort verschwindet, trotzdem die Kontraktion bis zum Ende der Miktion anhält.

Hier ist also bereits mit anerkennenswerter Klarheit alles Nötige gesagt. Nicht der Druck an sich, nicht die Kontraktion an sich, nicht die passive Dehnung, sondern der Widerstand gegen diese Dehnung — wie wir heute sagen: der *Tonus* — ist das Wesentliche!

Genouville fand bei natürlicher Füllung den Harndrang bei 250 ccm auftreten, im Experiment, auch bei zartestem Arbeiten, schon bei 150 ccm. Immer wenn der leiseste Drang sich meldet, hebt sich der Druck. Durchschnittlich bei 15 cm (10—20 cm) tritt der Harndrang auf; injiziert man weiter, so heben sich Druck und Drang parallel. Kontrolliert man bei spontan auftretendem Drang, so findet man auch 15 cm, so daß diese Zahl eine wirkliche Konstante darstellt. Wenn nach einiger Zeit der Drang verschwindet, senkt sich auch der Druck; umgekehrt sieht man bei sehr starkem Drang den Druck bis 150 cm ansteigen. Man sieht jetzt tiefe Schwankungen, da der Druck nicht auf gleicher Höhe gehalten werden kann; die Blase muß sich scheinbar immer wieder ausruhen, um neue Kräfte für neue Anstrengungen zu sammeln. Diese hohen Drucke sind durch Kontraktionen und nicht durch Tonusschwankungen hervorgerufen.

Rehfisch erklärt den Harndrang als Folge verstärkter Detrusorkontraktionen.

Um jetzt noch einige Angaben über die Beziehung von Drang und Druck zu geben, seien die Beobachtungen von Frankl-Hochwart und Zuckerkandl zitiert. Bei 13 Personen trat leichter Drang bei 100—500 g Füllung und 10—30 cm Druck auf; als extreme Werte wurden je einmal 40 und 50 cm abgelesen. Ein Mann, der seinen Urin beliebig lange zurückhalten konnte, bekam erst bei 700 g und 0,5 cm Druck Harndrang. Starken Drang sahen sie bei 400—700 ccm (einmal schon bei 200) und bei 13—53 cm Druck. Stavianicek erhielt an 20 Fällen folgende Werte: Maximale Kapazität 350—750 ccm, Harndrang trat auf bei 200—600 ccm und 6—28 cm Druck.

Ich selbst fand als Durchschnitt den Harndrang bei Normalen bei 12—25 cm auftreten.

d) Es hat sich also mit guter Übereinstimmung ergeben, daß bei Gesunden der Harndrang durchschnittlich bei 15—20 cm Druck sich meldet und man kann hier wirklich von einer Art physiologischer Konstante sprechen. Unberechtigt aber ist es, diesen beobachteten Parallelismus in ein Abhängigkeitsverhältnis umzudeuten. Es wäre ja auch möglich, daß irgend eine andere Ursache des Harndrangs unter normalen Bedingungen konstant ist, oder beide, Druck und Drang, koordinierte Folgen eines dritten Faktors wären.

Darüber waren Aufklärungen aus Beobachtungen an Kranken zu erwarten. Meine diesbezüglichen Untersuchungen an Blasenkranken verschiedenster Art — Pollakisurien mannigfachster Genese, Rückenmarkskranken, Prostatikern usw. — haben nun ergeben: 1. Harndrang kann bei verschiedensten Drucken auftreten, und zwar leiser Drang bei 6—75 cm, starker bei 20—73 cm. 2. Zwischen Intensität des Dranges und der Höhe des Druckes besteht oft ein überraschendes *Miß*verhältnis. 3. Man kann durch verschiedene Eingriffe die Intensität des Dranges beeinflussen, ohne daß sich gleichzeitig der Druck ändert.

Füllt man die Blase eines gesunden Individuums ganz langsam, so tritt bei einer bestimmten Menge ein ganz leises Mahnen auf, das gleich wieder verschwindet, später bleibt es bestehen, wird stärker und zwingt endlich, den Versuch abzubrechen. Füllt man mit entsprechender Vorsicht und hält man sich mit dem Ausmaß der Füllung in den Grenzen, die die Rücksicht auf das menschliche Versuchsobjekt zieht, so sieht man bei Gesunden *niemals* bei Auftreten des Harndranges eine brüske Drucksteigerung und auch weiterhin nur ein kontinuierliches, manchmal etwas intensiveres Ansteigen der Kurve (vgl. Abb. 7).

Diese anscheinend so simple Tatsache des Druckanstieges ist in Wahrheit ein recht kompliziertes Phänomen. In letzter Linie handelt es sich um eine Tonuszunahme, die, wie die Versuche mit physiologischer Blasenfüllung zeigten, bei jeder Blasenfüllung vor sich geht.

Diese Tonuszunahme widerspricht nun eigentlich der theoretischen Forderung von der Erweiterung der Hohlorgane unter konstantem Tonus. Trotzdem müssen wir sie postulieren — vielleicht nimmt die Blase hierin eine Ausnahmestellung ein? — nicht nur aus dem Auftreten des Harndranges, sondern auch als Vorbedingung des Entleerungsreflexes. Es muß nämlich für sein Zustandekommen die Wandspannung durch den wechselnden Inhalt eine gewisse kritische Höhe erlangen, um sich kinetisch zu „entladen". Hat nämlich diese „vorbereitende Phase der Tonuszunahme" ein bestimmtes Maß erreicht, so setzt sie sich in Kinese, d. h. Kontraktionen um, und diese drücken sich in brüsken Drucksteigerungen aus (vgl. z. B. Abb. 8 und 9)[1]. Diese Drucksteigerungen sind bei normalen Blasen immer der Ausdruck von Miktionsversuchen, die nur durch die Versuchsanordnung an ihrer Auswirkung gehindert sind; bei den Hypertensionsblasen scheinen die großen Druckschwankungen noch in die vorbereitende Phase zu fallen, die ohne scharfe Grenze in die ausführende überzugehen scheint.

Der Harndrang ist nun, wie wir gleich noch näher auszuführen sein wird, das sensible Korrelat der Wandspannung, des Tonus; er muß daher mit ihr wachsen und bei ihren gewaltsamen Erhöhungen, den großen Kontraktionen, sich besonders verstärken. Da durch diese der Druck — nebenbei, wie gesagt — auch erhöht wird, ergibt sich ein — im Grunde aber unwesentlicher — Parallelismus zwischen Druck und Drang. Aus der von BORN mit Recht als bedeutungsvoll hervorgehobenen Tatsache, daß mit dem Beginn der Miktion sofort der Drang schwindet, müssen wir endlich schließen, daß in diesem Moment eine von der Kontraktion verschiedene Art der Wandspannung gelöst wird und wir haben ja, wie erwähnt, Anhaltspunkte für die Vorstellung, daß die Kontraktion eine kritische „Entladung" der Tonusanhäufung darstellt; durch die Entleerung wird die Ursache der Wandspannung definitiv beseitigt (vgl. dazu das über die Entleerungskurve Gesagte).

Die Unstimmigkeit zwischen Druck und Drang beginnt schon aufzufallen, wenn man sieht, wie im Laufe der Füllung schon relativ kleine Druckzunahmen von rapidem Ansteigen der Drangintensität gefolgt sind So hatte z. B. ein Prostatiker bei 200 ccm und 25 cm Druck beginnenden Harndrang und bei 300 ccm und 31 cm Druck war er schon „furchtbar stark"; ein Patient mit Lues cerebri und kompletter Retention hatte bei 200 ccm und 13 cm Druck erste Mahnung und schon bei 350 ccm und 15 cm sehr starken Drang; ein Pollakisuriker hatte bei 150 ccm und 10 cm erstes leises Dranggefühl und bei 280 ccm und 15 cm „gewaltigen" Drang.

---

[1] Diese Zerlegung des prämiktionellen Verhaltens der Blase in zwei Phasen ist schon bei Mosso und PELLACANI angedeutet. „Diese Druckerhebung vor dem Auftreten von Harndrang ist eine allmähliche und eine Funktion der Wandelastizität ..... Funktion einer eigenen Eigenschaft der Muskelfaser, die noch keine Kontraktion ist, sondern Tonus."

FRANKL-HOCHWART und ZUCKERKANDL machten an der bloßgelegten Blase eines Versuchstieres folgende mit dem hier Dargelegten sehr schön übereinstimmende Beobachtung: Bei Füllung der Blase sieht man zunächst eine Volumzunahme, wobei der Druck allmählich, allerdings in geringem Grade steigt, ohne daß von Kontraktionen die Rede ist; später, synchron mit dem rapiden Druckanstieg tritt eine Verkleinerung des Blasenkörpers ein.

Derartige Fälle sind gleichzeitig Beispiele für die wichtigen Tatsachen, daß sehr starker Drang bei durchaus normalen Drucken auftreten kann, und daß damit im Zusammenhang von einer brüsken Drucksteigerung bei Auftreten von Harndrang wenigstens als regelmäßigem oder gar essentiellem Phänomen gar keine Rede sein kann.

Derartige Blasen, die sich von normalen nur durch die Intensität des Dranges unterscheiden, der bei normalen Drucken und relativ niedrigen Füllungen auftritt, möchte ich, wie gesagt, als „*hypertonische*" bezeichnen und glaube in dem eben über die Beziehung von Tonus und Drang Gesagten die Berechtigung für diese Namengebung erbracht zu haben[1]).

Ihr Verhalten sei noch durch zwei Beispiele näher illustriert:

Fall 6. *O. T. 26 J. Hochgradige Pollakisurie.*

Irrigatorversuch.	Füllung	Druck in cm
	0	3
	50 ccm	5, 7;
	100 ,,	8, 9;
	150 ,,	10, 12, 8,5, 10;
	200 ,,	13, 14, 10, 11; Harndrang +;
	250 ,,	19, 21, 14, 11, 10. 15, 10, 17, 9;
	300 ,,	19 (Harndrang ++), 17, 19, 12,5;
	350 ,,	23 (Harndrang +++), 19, 15, 14, 12, 17; Versuch muß abgebrochen werden, da der Harndrang die größte Intensität erreichte, die Patient auch sonst empfand.

Fall 7. *I. I. 35 J. Schwere Pollakisurie.*

Irrigatorversuch.	Füllung	Druck in cm
	0	5;
	50 cm	7;
	100 ,,	8;
	150 ,,	10; Harndrang ++;
	200 ,,	17; Harndrang +++ 10 cm;
	250 ,,	Füllung muß wegen unerträglichen Harndrang während des Einlaufens abgeborchen werden.

Es ist nun interessant, daß das Pilocarpin die Fähigkeit hat, beide Arten von Übererregbarkeit, Hypertension wie Hypertonie hervorzurufen oder zu verstärken. So kann ein Individuum schon bei sehr geringen Füllungen und normalen Drucken auf Pilocarpin starken Drang bekommen. Ein Prostatiker hatte vor der Injektion eben Drang bei 300 ccm und 23 cm Druck, nachher schon bei 50 ccm und 25 cm Druck; ein anderer hatte vorher bei 350 ccm und 28 cm Druck starken Drang, nachher bei 130 ccm und nur 17 cm Druck. Bei den Hypertensionen steigt auf Pilocarpin der Druck enorm. Ein Pollakisuriker bekam bei 280 ccm und 15 cm Druck „gewaltigen" Drang, auf Pilocarpin bei 200 ccm

---

[1]) Anmerkung bei der Korrektur: Meine Ausführungen über die Rolle des Tonus beim Zustandekommen von Harndrang und Blasenkontraktion haben in der Literatur nur spärlichen Widerhall und reservierte Aufnahme gefunden: Dennig meint in seiner zit. Monographie (S. 73), daß ihm die Annahme einer Hyperästhesie leichter als die einer Hypertonie zu den zu erklärenden Erscheinungen stimme, zumal mein Begriff von Hypertonie nicht ganz klar sei. Ich hoffe, daß die im Kapitel „Muskelphysiologie" gegebenen Andeutungen eine Verständigung ermöglichen werden.

J. Steiner schließt sich in einer jüngst erschienenen Arbeit der Dehnungstheorie an (Zeitschr. f. urolog. Chirurg. Bd. 18, S. 63, 1926), möchte aber an Stelle der Bezeichnung „hypertonisch" lieber „hypercontractil" setzen. Soweit damit die Hypertensionsblasen gemeint sind, wäre nichts Grundsätzliches einzuwenden. Die eigentlichen hypertonischen Blasen scheint der Verf. aber gar nicht gesehen zu haben, da er wiederholt schreibt „wo Harndrang ist, dort zeigen sich immer Kontraktionen". Auch hier wird sich also sicherlich ein Ausgleich finden lassen.

und 75 cm Druck „ekelhaften". Natürlich gibt es auch Mischfälle, die gegen die Norm erhöhten Druck aber dazu relativ unverhältnismäßig starken Drang bekommen. Ein Prostatiker hatte bei 300 ccm und 19 cm Druck starken Drang, auf Pilocarpin setzte er 200 ccm unter 40 cm Druck, der Drang wurde aber dabei schon „überwältigend".

Die Kenntnis dieser Hypertonie ist nicht nur praktisch wichtig, da die Manometrie in diesen Fällen auf den ersten Blick mehr verwirrend als klärend erscheint; findet man doch trotz aller Zeichen hochgradiger Übererregbarkeit normale Druckwerte — sondern ihr Studium ist auch hoch bedeutungsvoll für die Theorie; zeigen doch diese Fälle mit aller nur wünschenswerter Eindringlichkeit, *daß der Harndrang mit dem intravesicalen Druck nichts zu tun hat.*

Womit denn? Die Antwort ergibt sich nach allem geradezu selbst; nachdem weder die Größe des Blaseninhaltes noch die Höhe des Druckes, unter dem er steht, in nachweisbarer Beziehung zu Auftreten und Stärke des Harndranges stehen, bleibt nur noch die letzte Variable übrig, als deren Funktion der Harndrang zu begreifen ist: der Tonus der Blasenmuskulatur. *Wie der intravesicale Druck eine Wirkung der Kontraktion der Blasenwand ist, so ist der Harndrang eine Funktion ihres Tonus*[1]). Aus den selbstverständlich nahen Beziehungen von Tonus und Kontraktion erklärt sich auch der gelegentliche, unter normalen Verhältnissen sogar konstante Parallelismus von Druck und Drang.

So stellt die hier vertretene Theorie der Genese des Harndranges im Grunde nichts anderes dar als die alte sog. *Dehnungstheorie* in modernem Gewande.

Anhang.

Die Sensibilität der Blase.

Guyon war wohl der erste, der die Unterscheidung von Sensibilität und Contractilität, wenn wahrscheinlich nicht gefunden, so doch immer nachdrücklich betont hat. Unter Contractilität ist von ihm Empfindlichkeit gegen Dehnung gemeint; sie ist eine Eigenschaft der Muskelhülle — Magnus konnte zeigen, daß der seiner Schleimhaut beraubte Darm genau die gleichen motorischen Reaktionen zeigt, wie der normale —, während die Sensibilität im engeren Sinne in der Schleimhaut lokalisiert ist. Während die Dehnungsempfindlichkeit für die Funktion eines Hohlorganes wesentlich ist — mit Recht wird ihre Belastung als „adäquater" Reiz bezeichnet —, wird über die Existenz der Schleimhautsensibilität gestritten, schon weil sie für im Körperinnern wohlgeschützte Organe überflüssig sei.

Besonders gilt dies für die *Temperaturempfindlichkeit.* Daß die Blase gegen Temperaturunterschiede empfindlich ist, lehrt allerdings die tägliche Erfahrung von dem beruhigenden Einfluß der Wärme und dem erregenden der Kälte (vgl. die zitierten Versuche von Mosso); das sind aber Muskelreaktionen, während es hier um die Wärmeempfindung geht. Waltz hat, um nur jüngste, sorgfältig angelegte Versuche zu nennen, bei Frauen unter Verwendung doppelwandiger Glaskatheter, um die Empfindlichkeit der Harnröhre auszuschalten, gefunden, daß Temperaturunterschiede von 20⁰ nicht wahrgenommen werden.

Nur bei längerem Verweilen größerer Mengen kalter Flüssigkeit entsteht ein Kältegefühl, wie der Autor annimmt durch Fortleitung auf die Bauchhaut. Auch Einführung einer Mentholösung, die bekanntlich die Kältenerven spezifisch erregt, blieb wirkungslos.

---

[1]) Eine interessante Analogie hierzu ist die Annahme von Bergmann, daß Magenschmerzen auf einer Tonusänderung der Magenmuskulatur beruhen. (Berl. klin. Wochenschr. 1918. Nr. 22 u. 23.)

Nach meinen eigenen Erfahrungen an einem ausgesucht intelligenten Patientenmaterial werden Temperaturunterschiede der Spülflüssigkeit gar nicht so selten mit bemerkenswerter Exaktheit unterschieden. So sagte, um nur ein Beispiel anzuführen, eine Patientin, der ich wegen Harndranges die Blase mit warmer Flüssigkeit dehnte, daß sie laue Spülungen angenehm, wie einen warmen Umschlag fühle, trotzdem die heißeren auf den Drang besser wirkten.

Die *Berührungsempfindlichkeit* der Blase ist im allgemeinen gering, aber sicher vorhanden; am deutlichsten ist sie, darin stimme ich mit Waltz überein, in der Nähe der Ostien ausgeprägt; Berührung mit dem Ureterenkatheter wird als Stich empfunden und seitenrichtig lokalisiert. Es handelt sich hierbei nicht etwa um Kontraktionsempfindungen der Muskulatur, wie Waltz dadurch bewies, daß Physostigmin keine Änderung der Sensibilität hervorrief. Bei Rückenmarkskranken fällt im allgemeinen Anästhesie für taktile und thermische Reize zusammen, doch habe ich auch Fälle mit dissoziierten Störungen gesehen.

Am sorgfältigsten untersucht ist das Verhalten der Blase gegen *elektrische Reize.* Born prüfte die Galvanisationseffekte. Wurde ein Pol in die Blase eingeführt, so blieb die Reizung mit 10—15 Milliampere erfolglos, solange die Anode in der Blase lag; wurde der Strom gewendet, so trat ein unerträglicher Schmerz und Drucksteigerung auf 15 cm ein, allerdings wurden gleichzeitig die Bauchdecken heftig kontrahiert. Dubois sah auch bei direkter Faradisation niemals Blasenkontraktionen. Frankl-Hochwart und Zuckerkandl erzielten bei direkter Faradisation in der Blase bei 75—95 mm Rollenabstand immer ein Gefühl von Brennen, in der Pars prostatica bei 70—102 mm; kei Wiederholung der Prüfung an demselben Individuum waren die Resultate immer die gleichen. Auch Waltz fand die normale Blase für elektrische Reize immer empfindlich, sah aber trotz positiver Schmerzempfindung nie Druckschwankungen.

IV. Die automatische Miktion.

Unter Miktion verstehen wir eine *aktive* Entleerung von Harn aus der Blase, gleichgültig auf welchen Reiz, in welcher Art und in welchem Ausmaß sie erfolgt. Unter automatischer Miktion versteht man seit L. R. Müller eine Miktion, die unter Vermittlung untergeordneter Zentren, insbesondere unter Ausschaltung von Willensimpulsen vorsichgeht. Sie ist also gleichsam das Skelett jeder natürlichen Harnentleerung, das Instrument, dessen sich die Psyche gegebenenfalls bedient, und nur sie ist einer physiologischen Untersuchung im strengen Wortsinn zugänglich. Von ihr allein soll in diesem Kapitel gehandelt werden.

1. Die Problemstellung und ihre Entwicklung.

Das Hauptproblem ist die seit alters her diskutierte Frage, *wie* sich der Sphincter öffnet, was anscheinend für manche auch heute noch nicht feststeht. Rehfisch fügte die Frage hinzu, *wann* diese Sphincteröffnung erfolgt. Und ich selbst versuchte unter anderen Details der Sphincterfunktion besonders das Verhalten des Sphincters *während* der Miktion klarzustellen.

Überblicken wir die Entwicklung unserer Anschauungen über das Zustandekommen einer Harnentleerung, so begegnen wir auf diesem kleinen Gebiete denselben Erscheinungen, die die Entwickelung der Wissenschaft im großen beherrschen. Alte Forscher haben in ihrer, man wäre fast versucht zu sagen: von keinen Detailkenntnissen beschwerter Naivität der Beobachtung erstaunlich zutreffende Ansichten geäußert, die mit dem Einsetzen der sog. exakten Forschung verloren gingen und nach jahrzehntelanger Arbeit wieder entdeckt werden mußten. So war die Existenz einer Sphinctererschlaffung und ihre Rolle bei der Blasenentleerung schon längst bekannt (vgl. den historischen Abriß bei Mosso und Pellacani) und wurde von Francois Frank (1887) zum erstenmal experimentell in Kombination gezogen.

Die zeitgenössische Wissenschaft war aber von anderen Gedankengängen beherrscht: der mechanistischen Weltanschauung im allgemeinen und der morphologischen Einstellung im besonderen. Hieraus resultierte die Theorie, daß *der Sphincter durch eine vis a tergo gewaltsam geöffnet werde*. Die primitivere Vorstellung war, daß Kontraktion der Bauchdecken die Miktion einleite — das Wenige, was darüber noch zu sagen ist, soll später angeführt werden —, die anatomisch in gewissem Sinne besser fundierte Lehre ging dahin, daß die den Sphincter durchsetzenden Detrusorfasern den Schließmuskel auseinanderziehen „wie die Finger einer eindringenden Hand das Schnürloch eines Tabakbeutels" (Hyrtl). Anhänger dieser Theorie waren Barkow, Henle, Hyrtl, Kohlrausch, Born u. a. Auf Grund anatomischer Nachweise wurde ihr nachdrücklichst von O. Zuckerkandl widersprochen. Merkwürdigerweise wurde sie neuerdings wieder belebt, so von Lendorf und in etwas modifizierter Gestalt von Young, der auf Grund endoskopischer Beobachtungen die Ansicht vertritt, daß Kontraktionen des Trigonums das Orificium internum aufreißen.

Durch die experimentellen Arbeiten von M. Zeissl wurden ganz neue Anschauungen beigebracht, die unmittelbar darauf von Rehfisch zu einer neuen Theorie der Miktion zusammengefaßt und ausgebaut wurden. Seither, das ist also seit rund 30 Jahren, liegt dieses Forschungsgebiet brach.

Die Lehre von Rehfisch lautet im wesentlichen, *daß die Miktion durch eine aktive* **primäre** *Sphinctererschlaffung eingeleitet und unterhalten wird.*

Die klare Durchleuchtung der ganzen Problemlage bereitet deshalb anscheinend solche Schwierigkeiten, weil mehrere ganz disparate Gedankenzüge zur Deckung gebracht werden sollen. 1. In den Vordergrund rückte immer mehr die Frage, wie die willensmäßige Beeinflussung der Blasenentleerung zu denken sei. Ausgehend von der Vorstellung, daß nur quergestreifte Muskeln direkten Willensimpulsen unterworfen seien, sah man sich genötigt, auf den einzigen quergestreiften Muskel des Systems zu rekurrieren und gelangte so zu der Annahme, daß eine Erschlaffung des Sphincter externus das Primum movens der Miktion sei. 2. Schoß man im Kampfe gegen die mechanistische Theorie übers Ziel, indem man beweisen zu müssen glaubte, daß der Detrusor den Sphincter gar nicht „überwinden" *könne*, was ja eigentlich gar keines Beweises bedarf, und schüttete das Kind mit dem Bade aus, indem man beweisen wollte, daß Detrusorkontraktion und Sphinctererschlaffung gar nichts miteinander zu tun haben. 3. Endlich basieren alle diese Überlegungen auf einer mißverständlichen Interpretation der Zeisslschen Versuchsergebnisse.

Was hatte Zeissl, um mit diesem letzten Punkte zu beginnen, eigentlich gefunden? Zunächst zeigte er (Gesetz der gekreuzten Innervation), daß auf Grund der Nervenversorgung die Möglichkeit besteht, daß Detrusorkontraktionen den Sphincter erschlaffen können. Dann fand er, daß direkte Nervenreizung diese Sphinctererschlaffung hervorrufen könne; im Grunde ergibt sich dies als selbstverständliche Folge des ersten Satzes, da die Detrusorkontraktion nur als spezielle Art von Nervenreizung erscheint. Dieser Nachweis einer vom Detrusor unabhängigen Sphinctererschlaffung — er war in viel prägnanterer Form schon von Fr. Frank erbracht worden (vgl. S. 438) — war nun nichts anderes als eine experimentelle Möglichkeit; sie wurde jedoch von Zeissl selbst und seinen Nachfolgern zu einer physiologisch-funktionellen Notwendigkeit umgedeutet und so entstand aus der möglicherweise selbständigen eine obligate „primäre" Sphinctererschlaffung.

Diese ungerechtfertigte Erweiterung der Zeisslschen Entdeckungen wurde nun von Hanc experimentell zu stützen versucht. Er arbeitete mit der Zeissl-schen Versuchsanordnung, nur daß er an Stelle der direkten Blasennervenreizung die Ischiadicusreizung setzte. Schon durch diese Versuchsanlage werden die Resultate für die Aufklärung der Detrusor-Sphincterbeziehung ganz unbrauchbar. Vergegenwärtigen wir uns einmal, was da geschieht. Der Reiz geht vom Ischiadicus ins Rückenmark und springt auf das Blasenzentrum über; von hier aus kann er nun Detrusorkontraktion und diese sekundär Sphinctererschlaffung erzeugen oder er bewirkt ganz unabhängig sowohl Detrusorkontraktion als Sphinctererschlaffung; was im einzelnen Fall wirklich geschieht, läßt sich nicht entscheiden.

Hanc vergleicht zunächst Blasendruck mit Ausflußmenge und findet so gut wie keine bestimmte Relation, d. h. gleichen Drucken entsprechen die verschiedensten Ausflußmengen. Ein Vergleich der Latenzzeiten zeigt, daß die Detrusorlatenz durchschnittlich 1—4 Sekunden beträgt, daß die Sphincterlatenz immer eine längere ist, und daß das Verhältnis beider zwischen 1,03 und 5 schwankt.

In einer zweiten Versuchsreihe studierte Hanc den modifizierenden Einfluß verschiedener Gifte. Die Resultate lassen sich dahin zusammenfassen, daß die verschiedenen Reflexe, aus denen sich die Blasenentleerung zusammensetzt, durch ein und dasselbe Gift, um so mehr natürlich von verschiedenen Giften *elektiv* beeinflußt werden. Durch Strychnin z. B. wird der Detrusorreflex ausgeschaltet, und die Ischiadicusreizung bewirkt nunmehr eine direkte Sphinctererschlaffung; bei einzelnen Muscarinversuchen erfolgte eine solche isolierte Sphinctererschlaffung schon durch die Giftwirkung als solche.

Wenn also Hanc aus seinen — speziell den toxikologischen — Versuchen folgert, daß „Blasenkontraktion und Sphincteröffnung zwei von einander unabhängige Funktionen darstellen", so ist das wieder dahin einzuschränken, daß sie das im isolierenden Experiment sein *können*; nicht bewiesen aber ist, daß sie es im natürlichen Ablauf auch wirklich sind. Die scheinbaren Unstimmigkeiten seiner ersten Versuchsserie wiederum lösen sich befriedigend auf, wenn man berücksichtigt, daß die Latenzzeiten, der Öffnungsdruck und die Ausflußmenge Funktionen des Sphinctertonus sind; da dieser nun kein konstanter ist, müssen auch diese Größen absolut und in ihren gegenseitigen Beziehungen variieren.

Dieses wichtige Faktum ist auch Rehfisch entgangen. Seine Arbeiten bedeuten aber insoferne einen prinzipiellen Fortschritt, als er seine Schlüsse auf eine Analyse des natürlichen Miktionsvorganges gründet und die große theoretische Bedeutung des Öffnungsdruckes zum erstenmal hervorhebt.

Rehfisch experimentierte am Menschen. Durch einen Katheter wurde die Blase gefüllt und der Druck registriert. Wenn die Versuchsperson nun neben dem Katheter zu urinieren begann, fielen die ersten Tropfen in eine nur teilweise mit Flüssigkeit gefüllte Druckflasche, und die Verkleinerung des über der Flüssigkeit stehenden Luftvolumens wurde auf der Druckkurve markiert. Ich halte diese Versuchsanordnung nicht für ganz einwandfrei, denn die Volumverminderung durch die ersten Tropfen kann nur eine so geringfügige sein, daß die Markierung nicht unwesentlich hinter dem wahren Beginn der Miktion zurückbleiben mußte. Damit erkläre ich mir auch das Zustandekommen des von Rehfisch besonders hoch gewerteten Ergebnisses, daß in 5 von 9 Versuchen die Marke der Sphincteröffnung erst auf den absteigenden Schenkel der Druckkurve fiel. Ähnliches behauptet auch Zeissl gesehen zu haben, obzwar auf allen seinen publizierten Kurven die Sphincteröffnung auf den aufsteigenden Schenkel fällt, und Frankl-Hochwart und Fröhlich in ihren früher (S. 431) erwähnten

Versuchen. Aus diesen Ergebnissen folgert REHFISCH, *daß die Detrusorkontraktion nichts mit der Sphincteröffnung zu tun habe.*

Weiters meint REHFISCH, daß auch *während* der Miktion der Detrusor nur die Aufgabe habe, „den Urin aus der entstandenen Öffnung auszutreiben", da nach seinen Versuchen der Druck während der Miktion kontinuierlich abfällt, was nicht möglich wäre, wenn die Sphincteröffnung eine Funktion des Blasendruckes wäre.

Hierbei übersieht er aber zweierlei: erstens einmal das von ihm anerkannte Faktum des Schließungsdruckes, d. h. daß sich der Sphincter wieder schließt, wenn im Laufe der Entleerung der Blaseninnendruck um ein bestimmtes Maß gefallen ist. Zweitens setzt seine Argumentation voraus, daß die Intensität des Sphincterschlusses eine konstante sei. Das ist nun wieder nicht der Fall. Obzwar wir noch ausführlich auf dieses Moment zurückkommen werden, sei schon hier betont, daß hinsichtlich der Tonuslage zwischen Detrusor und Sphincter ein weitgehender Parallelismus besteht, d. h. also für unseren Fall, daß die Schlußkraft des Sphincters vom Grad der Detrusorspannung bestimmt wird. Schon MOSSO und PELLACANI haben das experimentell gezeigt; so betrug der Sphincterwiderstand bei einem gesunden Individuum

im Normalzustand . . . . 35 cm Wasserdruck,
nach mechanischer Reizung des Detrusors . . . . . . 50 „ „
nach elektrischer Reizung des Detrusors. . . . . . . 46 „ „
nach einigen Minuten Pause . . . . 35 „ „

Nimmt daher im Laufe der Miktion die Detrusorspannung ab, so sinkt auch die des Sphincters und könnte daher von einem niedrigeren Blasendruck „überwunden" werden.

Dieses Wort „überwinden" hat nämlich die ganze Verwirrung angerichtet. REHFISCH formuliert (Virchows Arch. f. pathol. Anat. u. Physiol. Bd. 150, S. 134) die ganze Problemlage sehr klar: „ob der Nachweis beim Menschen zu erbringen ist, daß der Sphincter willkürlich oder reflektorisch erschlafft, ohne durch den Detrusor überwunden zu werden". An die mechanische Überwindung glaubt heute kein Mensch mehr, an die willkürliche (primäre) Erschlaffung anscheinend so manche, an die reflektorische sollte man glauben — auch REHFISCH tut es übrigens, zumindest in den Schlußsätzen seiner Arbeit, die der Widerlegung dieser Annahme gewidmet war!

Um hier also endlich Klarheit zu schaffen, war es nötig nochmals die Lage des Öffnungsdruckes auf der Blasendruckkurve festzustellen und den Druckverlauf während der normalen und pathologischen Miktion zu verfolgen. Dieser Aufgabe unterzog ich mich in einer Reihe von Arbeiten, deren Ergebnisse jetzt dargelegt werden sollen.

2. Die Miktionskurve[1]).

a) Allgemeine Charakteristik.

Erteilt man einer Versuchsperson in der üblichen Anordnung des Manometerversuches den Auftrag zu urinieren und den Beginn der Miktion zu melden, so wird sie einige Zeit nach der Auftragserteilung das Signal geben: die Miktion beginnt. Es ist dies zwar zunächst nur das erwähnte trügerische Gefühl in der Harnröhre, wohl aber beginnt der Druck zu steigen, erst langsam, dann steil, und irgendwann während des Druckanstieges beginnt der Harn

---

[1]) Vgl. meine Arbeit im Wien. Archiv. Bd. 1. 1920.

neben dem Katheter zu fließen, ohne daß sich aber dieser Moment auf der Druckkurve markiert[1]).

Diese initiale prämiktionelle Drucksteigerung ist die Conditio sine qua non der Miktion. Ich habe sie in 107 Versuchen an 34 Patienten nie vermißt; fehlt sie (41 Versuche) oder fällt sie ungenügend aus (24 Versuche), so bleibt auch die Miktion aus.

Woher gewinnt sie nun diese ihre tragende Bedeutung?

Die *Miktionskurve*, das ist die Kurve des Druckverlaufes während des ganzen Miktionsaktes, wird durch die Marken der Sphincteröffnung resp. -schließung in drei Abschnitte zerlegt. Diese Dreiteilung entspricht nun nicht nur verschiedenen Phasen der Harnentleerung, sondern auch ganz bestimmten Vorgängen im Muskel selbst.

Die Kontraktion eines Muskels spielt sich gewöhnlich in zwei Phasen ab: Einer *Erhöhung der Spannung* und der *eigentlichen Verkürzung*. Wählt man die Versuchsanordnung derart, daß das eine Mal nur die Spannung bei gleichbleibender Länge, das andere Mal nur die Länge bei gleichbleibender Spannung geändert werden kann, so erhält man eine *isometrische* resp. *isotonische* Zuckung.] Während die Spannungs- und Längenveränderung bei der unbeeinflußten Kontraktion nahezu gleichzeitig ablaufen, gibt es eine Kontraktionsform, die sog. *Überlastungszuckung,* bei der es durch die eigentümliche Versuchsanordnung gelingt, diese beiden Phasen hintereinander ablaufen zu lassen. Belastet man nämlich einen Längsmuskel mit einem Gewicht, so wird er so lange gedehnt, bis seine Spannung dem Zuge des Gewichtes das Gleichgewicht hält; unterstützt man aber das Gewicht, noch bevor dieser Gleichgewichtszustand erreicht ist, und reizt jetzt den Muskel zur Kontraktion, so wird er zunächst das Spannungs-quantum, das man ihm durch die vorzeitige Unterstützung ersparte, nachholen und seine Spannung so weit erhöhen müssen, bis das Gewicht sozusagen schwerlos auf der Unterlage liegt; dann erst wird er das Gewicht durch seine Verkürzung heben können. Der erste Teil dieser Aktion verläuft also nahezu isometrisch, der zweite annähernd isotonisch.

Die Miktion stellt eine derartige Überlastungszuckung dar. In der ersten Phase — bis zur Sphincteröffnung — muß der sich zur Kontraktion anschickende Detrusor seine Spannung zunächst auf die Höhe der Sphincterspannung bringen = *Anspannungsperiode* mit isometrischer Kontraktion; dann folgt die Verkürzung = *Austreibungsperiode,* bis zum Sphincterschluß mit isotonischer Kontraktion; in der dritten, der *Erschlaffungsperiode* — vom Sphincterschluß bis zum Absinken des Druckes zum Ausgangswert — vollzieht sich der Spannungsausgleich bei konstantem Volumen, also wieder isometrisch.

b) Die Anspannungsperiode.

Nach den Erfahrungen der Muskelphysiologie, speziell am Herzen[2]), werden die Charaktere der Anspannungsperiode — bei der Blase also Höhe und Verlauf

---

[1]) Interessanterweise gelang es Dennig Hunde so abzurichten, daß die gleichen Versuche an ihnen ausgeführt werden konnten. Die Ergebnisse waren die gleichen, wie die am Menschen gewonnenen.

Es sei weiters betont, daß diese prämiktionelle Drucksteigerung sich natürlich auch auf allen publizierten Kurven findet, sei es, daß die Blasenentleerung durch zu starke Füllung (Bocci) oder Nervenreizung (Zeissl, besonders schön auch bei Fagge [Journ. of physiol. Vol. 28, p. 310]) erzeugt wurde. Ihre Bedeutung ist aber nirgends gebührend theoretisch verwertet. Nur Genouville sagt, daß eine Blase, die 20 cm Druck nicht aufbringt, sich nicht entleeren kann.

[2]) Die Analogien mit einer Herzevolution sind nicht nur äußerliche: den Marken der Sphincteröffnung und -schließung entsprechen Öffnung und Schließung der Aortenklappen; die Überlastung, gegen die sich der Ventrikel kontrahiert, sind die Widerstände im großen

des Druckanstieges — bestimmt durch die *Belastung,* den *Tonus des Muskels* und die *Überlastung.* An der Blase entspricht der Belastung die Füllung, der Überlastung der Sphincterschluß. Belastung und Tonus zusammen bestimmen die *Anfangsspannung,* den Start sozusagen, von dem der ganze Prozeß seinen Ausgang nimmt.

a) *Anfangsspannung.*

Den typischen Verlauf eines Miktionsversuches zeigt das folgende Beispiel:

Fall 8. *F. W. Gesundes Mädchen.*

Füllung	Druck in cm	
50 ccm	13;	
100 ,,	16	Aufforderung zu urinieren: Druck unverändert, keine Miktion;
150 ,,	18	,, ,, ,, ,, ,, ,, ,,
200 ,,	20	,, ,, ,, ,, 26 cm ,, ,,
300 ,,	22	,, ,, ,, ,, 30 ,, ,, ,,
400 ,,	23	,, ,, ,, ,, 33 ,, Beginnende Miktion unter

Druckzunahme bis 69 cm, dann hält sich der Druck 55, 58, 54, 65, 55, 54, 55; bei Schluß der Miktion beträgt er 56, fällt dann rasch auf 20, langsamer auf 15 cm.

Es muß also zunächst ein gewisser Druck in der Blase oder besser Spannung im Detrusor vorhanden sein, damit die Absicht zu urinieren überhaupt einen Effekt auslösen kann; hat diese Anfangsspannung — in unserem Beispiel 23 cm ausgelöst von 400 ccm Füllung — ein gewisses Maß erreicht, so wird auch der Effekt des Miktionsimpulses genügend groß, um eine Entleerung herbeizuführen. Die Miktion setzt beim *Öffnungsdruck* — hier 33 cm — ein, worauf sich der Druck bis zum *Maximaldruck* — hier 69 cm — weiter hebt.

Die Bedeutung des Tonus versteht sich wohl von selbst, sie wird aber noch durch das folgende Beispiel besonders schön illustriert:

Fall 9. *K. W. Geheilte Myelitis.*

Füllung	Druck in cm	
100 ccm	25;	
200 ,,	35	Harndrang, Aufforderung zur Miktion: keine Druckänderung;
300 ,,	50	sehr starker Harndrang; ,, ,, ,, ,, ,,
350 ,,	70	,, ,, ,, ,, ,, ,, ,,
		Injektion von 0,01 g Pilocarpin.
0 ccm	23;	
50 ,,	31	starker Harndrang;
100 ,,	35	sehr starker Harndrang, einige Sekunden später beginnt der Druck

spontan rapide auf 92 cm zu steigen, worauf sich der Harn im Strahl entleert.

Der Fall ist als Beispiel schon deshalb sehr günstig, weil es sich hier infolge der spinalen Erkrankung um eine dem Willen nahezu völlig entzogene automatische Miktion handelt, also das Spiel der Reflexe und der sie bedingenden intravesicalen Zustandsänderungen rein zum Ausdruck kommen. Im Vorversuch drückt sich Hypertonie und Hypertension deutlich im raschen

Kreislauf (vgl. z. B. DE HEER: Pflügers Arch. f. d. ges. Physiol. Bd. 148, S. 1. 1912). Auch alle Beziehungen zwischen Tonus, Belastung, Überlastung sind beim Herzen, der Blase und wahrscheinlich allen Organen mit einem Sphincter die gleichen.

Diese Analogie beschränkt sich aber nur auf die Dynamik. Schon die Mechanik ist eine gänzlich verschiedene, da das Herz die Klappen mechanisch, die Blase den Sphincter reflektorisch öffnet. Die Blasenkontraktion ist eine einphasige peristaltische Welle, die Herzkontraktion ein ganz eigenartiger, durchaus singulärer Vorgang, den man eben deshalb mit einem eigenen Namen: „Systole" belegte.

Es spricht darum nicht nur für eine völlige Verkennung grundlegender physiologischer Tatsachen, wenn BLUM und HRYNTSCHAK immer von einer „Systole der Blase" reden; ein derartiges Spielen mit Worten muß auch verwirrend wirken durch leichtfertige Verwischung von Gegensätzen, die eindringliche Arbeit mühevoll aufgerichtet hatte.

und intensiven Auftreten von Harndrang und der relativ bedeutenden Drucksteigerung aus; trotzdem erlangt die Anfangsspannung nicht die genügende
Höhe, um sich in eine wirkungsvolle Kontraktion umzusetzen. Das Pilocarpin
erhöht den Tonus nun so sehr, daß schon bei 100 ccm Füllung sehr starker
Drang auftritt und automatisch die Kontraktion, ausgedrückt in der Drucksteigerung auf 92 cm, einsetzt. Das Beispiel zeigt wiederum mit seltener
Klarheit, daß es gar nicht auf die Druckwerte ankommt, denn was im Vorversuch einem Druck von 70 cm nicht gelingt, gelingt nach der Tonisierung
schon bei 35 cm.

Es gibt übrigens ein ganz alltägliches Mittel die Ausgangsspannung wirkungsvoll zu erhöhen: Lageveränderung.

Fall 10. *A. F. Normalfall.*

Im Liegen . . . . 500 ccm Füllung, mäßiger Harndrang, Druck 19 cm, Aufforderung
zur Miktion: 22 cm, 16, 23, **25**, 20, 19, kein Effekt;

Im Sitzen . . . . 600 ccm Füllung, Druck 40 cm, Aufforderung zur Miktion: 45 cm,
48, 43, **53**, 46, 53, ohne Effekt;

Im Stehen . . . . .600 ccm Füllung, Druck 60 cm, Aufforderung zur Miktion: **98**,
Miktion die die Blase komplett entleert.

Es hat also erst die Erhöhung der Ausgangsspannung auf 60 cm die miktionelle
Drucksteigerung ermöglicht.

Ganz allgemein läßt sich sagen, *daß eine gewisse Anfangsspannung die
Voraussetzung der prämiktionellen Drucksteigerung ist, und daß weiterhin letztere
umso intensiver ausfällt, je höher erstere war* [1]).

Der wichtigste Punkt der Anspannungsperiode ist der Öffnungsdruck. Er lag
in mehr als 100 Versuchen immer auf dem aufsteigenden Schenkel der Druckkurve und ich glaube, daß durch die Wucht dieses Beweismateriales der Wert
der spärlichen gegenteiligen Angaben aus Tierexperimenten und von Rehfisch
endgültig beseitigt ist. Scheinbare Ausnahmen bilden nur drei Fälle meines
Materiales; in allen Fällen handelte es sich um übererregbare Blasen, in denen
durch die lebhaften Druckschwankungen die Registrierung eine schwierige war [2]).

β) *Überlastung.*

Die Lage des Öffnungsdruckes ergibt sich eindeutig aus seiner Aufgabe:
da er den Punkt markiert, in dem die wachsende Detrusorspannung die des
Sphincters eben erreicht resp. um ein geringes überschritten hat, *muß die Größe
des Öffnungsdruckes mit dem Sphincterwiderstand steigen*; das ist auch tatsächlich der Fall. *Daher ist der Öffnungsdruck ein direktes Maß des Widerstandes
am Orificium internum gegen das Abfließen des Harnes.*

Besonders schön läßt sich das an Fällen mit unzweifelhafter Abflußbehinderung, nämlich bei Prostatahypertrophie erweisen. Aber auch bei vielen Fällen
von Übererregbarkeit (Pollakisurie, Hypertonie), so daß wir zu dem Schluß
gedrängt werden, daß sich in diesen Fällen auch der Sphincter an der Übererregbarkeit beteiligt.

Die Überwindung der erhöhten Widerstände und Erreichung eines höheren
Öffnungsdruckes erzielt die Blase durch Vermehrung der Anfangsspannung,
und zwar, wie aus dem im vorigen Abschnitt Gesagten hervorgeht, durch Vergrößerung der Blasenfüllung und Tonussteigerung. Die Übererregbarkeit des

---

[1]) Vgl. hierzu die vollständig analogen Befunde Trendelenburgs am Meerschweinchen-
darm und de Heers Versuche am Herzen.

[2]) Protokolle der drei Fälle vgl. Zeitschr. f. Urol. Bd. 14, S. 121, Abb. 3 und Wien. Arch.
Bd. 1, S. 467.

Detrusors, die wir in diesen Fällen in verschiedenen Hinsichten nachweisen können, ist also eine sekundäre, kompensatorische.

Die Bedeutung dieser Tatsachen [1]) liegt nun darin, daß sie einen *absoluten Beweis für die Richtigkeit der Vorstellung abgeben, daß die Vorgänge im Detrusor (Spannungszunahme, Kontraktionsgröße) in kausaler Beziehung zur Sphincteröffnung stehen.*

c) Die Austreibungsperiode.

Sie beginnt mit der Öffnung des Sphincters und endet mit dem Sphincterschluß.

Würde die Entleerung, nachdem der Sphincter einmal „geöffnet" ist, ohne weitere Widerstände vor sich gehen, so würde diese Phase rein isotonisch verlaufen, d. h. die Druckkurve würde eine horizontale Linie darstellen. Das ist nun weder bei der Blase noch beim Herzen der Fall, der Maximaldruck übersteigt vielmehr oft beträchtlich den Öffnungsdruck.

Man könnte nun diese Drucküberhöhung, wie dies PIPER für die Herzkammerdruckkurve annimmt, als einfache Schleuderwirkung auffassen. Man könnte weiters zur Erklärung eine Beobachtung BARRINGTONS heranziehen: Wenn er bei Katzen durch starke Füllung Blasenentleerung erzwang, sah er sehr oft das Druckmaximum erst nach Beginn der Miktion auftreten; er erklärt dies durch einen Kontraktionsreflex auf den Detrusor, der von der Harnröhre aus durch den durchfließenden Harn ausgelöst wird (sog. zweiter Reflex vgl. S. 494). Viel wahrscheinlicher scheint es mir aber, auch diesem Druckabschnitt eine funktionelle Bedeutung zuzuschreiben, die ich in folgendem suchen möchte. Im Moment des Miktionsbeginnes springt der Sphincter nicht gleich zu voller Weite auf — etwa wie eine aufgestoßene Türe —, sondern er weicht nur allmählich dem ständig wachsenden Erschlaffungsreiz, so daß seine Erweiterung zu voller Weite noch einer über den Öffnungsdruck hinausgehenden Detrusorkontraktion bedarf. Die bei Besprechung der Propulsionskurve noch genauer zu besprechenden Tatsachen stützen diese Annahme vollauf.

Nach Überschreiten des Maximums fällt der Druck entweder allmählich ab, oder er hält sich während des größten Teiles der Austreibung auf annähernd gleicher Höhe und senkt sich gegen Ende der Entleerung dann steil.

Der Sphincter schließt sich, wenn die Spannung im Detrusor keinen genügenden Erschlaffungsreiz mehr für ihn abgibt. Dieser Moment — durch den Schließungsdruck symbolisiert — fällt in der Norm mit der völligen Entleerung der Blase zusammen, muß es aber in pathologischen Fällen nicht tun, wodurch dann ein Residuum in der Blase zurückbleibt. Dieses absteigende Kurvenstück entspricht auch in seinen inneren Bedingungen dem ansteigenden; der Spannungszustand des Detrusors setzt sich auch hier aus dem Reiz des Blaseninhaltes und dem des Sphincterwiderstandes zusammen; da beide mit fortschreitender Entleerung abnehmen — ersterer in stärkerem Maße — muß der Druck abnehmen und der Sphincter sich schließen.

Die Detrusorspannung eilt also während der Anspannungsperiode dem Sphinctertonus nach; wenn sie ihn gerade erreicht, beginnt die Miktion; während der Miktion balanciert sie ihn aus; und fällt in der absteigenden Phase durch raschere Abnahme wieder unter die des Sphincters.

Der Detrusor hält also in jedem Augenblick der Miktion dem Sphincter das Gleichgewicht und die Druckkurve während der Miktion erscheint als treues Spiegelbild des jeweiligen Spannungszustandes des Sphincters.

---

[1]) Die protokollarischen Belege vgl. Wien. Arch. Bd. 1, S. 462 ff.

d) Die Erschlaffungsperiode.

Nach Schluß der Miktion folgt wieder eine isometrische Phase, in der die Erschlaffung der bisher fest kontrahierten Blase stattfindet. In der Mehrzahl der Fälle fällt der Druck mehr weniger rasch und kontinuierlich ab. In einigen Fällen aber blieb der Druck noch auffallend lange hoch, um dann plötzlich steil zum Ausgangsniveau abzufallen. Diesem Verhalten liegt eine erhöhte Reizbarkeit der Blase zugrunde: es kam nämlich nur bei übererregbaren Blasen spontan zur Beobachtung, konnte aber durch Pilocarpin provoziert werden.

3. Die Propulsionskurve[1]).

So aufklärend und befriedigend die Resultate der bisher berichteten Versuche waren, so waren sie doch mit einer in grundlegendem Belange künstlichen Versuchsanordnung gewonnen, denn der eingelegte Katheter mußte doch irgendwie die Beweglichkeit und Reaktionsart des Sphincters beeinträchtigen. Es lag daher der Versuch nahe, aus dem Produkt der freien Miktion, dem Harnstrahl, durch nähere Analyse Aufschlüsse über sein Zustandekommen zu gewinnen.

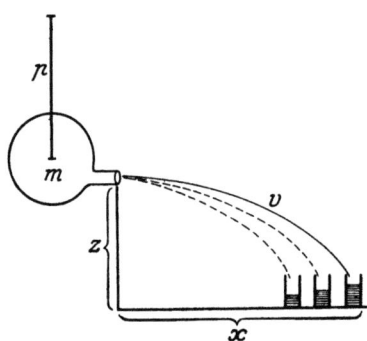

Abb. 11. Miktionsversuch.
p Druck in der Blase; z Entfernung des Orificium externum vom Boden; x Entfernung des Endpunktes der Parabel vom Fußpunkt des Lotes; v Geschwindigkeit; m Harnmenge.

Der Harnstrahl ist bestimmt durch seine *Dicke* und *Sprungweite* (Propulsion), wobei man erstere durch die *Anzahl* kleinster Flüssigkeitspartikelchen *im Querschnitt,* letztere durch deren *Geschwindigkeit* repräsentiert denken kann.

Die Versuchsanordnung für die folgenden Versuche war folgende: Der Patient wurde aufgefordert sein Glied exakt horizontal zu halten und in eine Reihe vor ihm hintereinander aufgestellte Gläser zu urinieren. Bei einem solchen Versuch sieht man nun, daß die Miktion mit dem Hervortreten einiger Tropfen beginnt, die sich im nächsten Augenblick zu einem Strahl verdichten; dieser erreicht mehr weniger rasch seine größte Spannweite; hält dieses Maximum eine Zeitlang fest und fällt dann etappenweise in sich zusammen, bis die letzten Tropfen wieder kraftlos senkrecht herunterfallen.

Wenn man nun die Harnmengen in den einzelnen Gläsern mißt und mit einer Zeitabszisse in eine Kurve einträgt, so erhält man die *„Propulsionskurve"*, die neben die Füllungs-, Entleerungs- und Miktionskurve als vierte, die Blasenfunktion charakterisierende Kurve tritt[2]).

a) Ausflußgeschwindigkeit.

Beispiel eines solchen Versuches:

Fall 11. *J. S. Gesundes Individuum.*

a) *Manometerversuch.* Bei einer Füllung mit 450 ccm und 15 cm Druck stärkster Harndrang. Aufforderung zu urinieren: Druckanstieg, bei 60 cm Beginn der Miktion,

---

[1]) Die experimentellen Belege finden sich in meiner Arbeit Zeitschr. f. urol. Chirurg. Bd. 8, S. 32. 1921.

[2]) Anmerkung bei der Korrektur: H. Grönvall (Svenska läkartidningen 1925, S. 577, Ref. Zeitschr. f. urolog. Chirurg. Bd. 19, S. 173, 1926) läßt seine Versuchspersonen in ein Gefäß urinieren und überträgt mittels eines Schwimmers den Stand des Flüssigkeitsspiegels auf ein Kymographion. Dadurch erhält er eine Miktionskurve, die beim normalen Mann die Form eines geneigten S zeigt. Es wird übrigens eine ausführliche Mitteilung erst angekündigt.

Maximaldruck 78 cm, der durch 55 Sekunden konstant bleibt, dann plötzlicher Druckabfall auf 65, 70, 68, 60, 50 cm; Schluß der Miktion, weiterer Druckabfall auf 16 cm. Gesamtdauer 75 Sekunden.

b) *Propulsionsversuch.* Blase mit 500 ccm gefüllt, Katheter entfernt, Patient wird vor die Gläserreihe gestellt und aufgefordert zu urinieren. Der Harnstrahl sprang sofort auf 90 cm, in dieses Glas werden 300 ccm entleert in 12 Sekunden, dann ging er auf 80 cm zurück (75 ccm), dann auf 70 cm (30 ccm), 60 cm (25 ccm), 50 cm (25). Die Entfernung des Orificium externum vom Fußboden betrug 88 cm; die Gesamtdauer der Miktion 20 Sekunden.

Die Geschwindigkeit des Harnstrahles auf der Höhe der Miktion läßt sich nun folgendermaßen berechnen (vgl. Abb. 11)

$$(1) \qquad x = 2\sqrt{pz}$$

$$x = vt \text{ und } z = \frac{g}{z}t^2, \text{ woraus } t = \sqrt{\frac{2z}{g}} \text{ und}$$

$$(2) \qquad v = x\cdot\sqrt{\frac{g}{2z}}$$

Vergleicht man den experimentell ermittelten Wert von v mit dem aus der — allerdings nur für ideale Fälle geltenden — BERNOULLIschen Grundgleichung für die Ausflußgeschwindigkeit aus Gefäßen

$$v = \sqrt{2\,gh}\,,$$

wobei das h unserem Blasendruck p entspricht; also

$$\sqrt{2\,gp} \text{ soll gleich sein } x\cdot\sqrt{\frac{g}{2z}},$$

so würden wir für obiges Beispiel erhalten

$$16 = 5\cdot 12 \text{ cm/Sek.}$$

Die Miktion geht also mit einem Geschwindigkeitsverlust einher gegenüber den zu erwartenden Werten.

Vergleichen wir ganz roh — Eingehen in Details verbieten die erwähnten Unterschiede der Versuchsanordnung, die beim klinischen Versuch nicht behebbar sind — den Manometerversuch mit der freien Miktion, so ergibt sich: der Anfangsteil der Miktionskurve bis zur Sphincteröffnung fällt vor den Beginn der Propulsionskurve; der Teil vom Öffnungs- bis zum Maximaldruck entspricht wohl dem Anstieg der Propulsionskurve bis zum Scheitel; und das Hauptstück der Miktionskurve, die Austreibungsphase, muß mit dem Abschnitt der Propulsionskurve vom Moment, wo sie den Scheitel erreicht hat, bis zu ihrem Ende zusammenfallen.

Ein Vergleich von 21 an demselben Individuum ausgeführten Versuchen ergab folgende Relationen: Die Steilheit des Anstieges der Propulsionskurve geht der Intensität des Harndranges parallel. Die Weite, in der die größte Harnmenge entleert wird, entsprach manchmal dem Kurvengipfel, manchmal lag sie jenseits, nur einmal vor ihm. Zwischen Strahlweite und Größe der ursprünglichen Blasenfüllung besteht keinerlei feststellbare Beziehung: z. B. fanden sich die höchsten Werte von 100 cm bei Füllungen von 255, 455 und 480 ccm, und die kürzesten Strahllängen 67 resp. 68 cm bei den höchsten Füllungen von 525 resp. 750 ccm.

Die Geschwindigkeit wird nun nicht nur vom Blasendruck bestimmt, sondern auch von der Weite der Ausflußöffnung, des Orificium internum,

$$(3) \qquad v = \sqrt{2\,gh}\cdot\frac{F}{F-f},$$

worin F den Querschnitt des Ausflußgefäßes (Radius der Blase) und f den der

Ausflußöffnung (Orificium internum) bezeichnet. Je kleiner also die Ausflußöffnung, desto größer wird im allgemeinen die Geschwindigkeit; allerdings nur
bis zu einer gewissen Grenze, von der ab die Geschwindigkeit bei allzu kleiner
Öffnung wieder abnimmt. So ist am Beginn und Ende der Miktion die Lichtung
des Orificiums noch resp. wieder zu enge, als daß es zu einer Strahlbildung
kommen könnte, so daß der Harn nur tropfenweise durchsickern kann.

*Hierdurch wird in ausgezeichneter Weise die vorhin gegebene Erklärung be-
stätigt, warum der Blasendruck bei Beginn der Miktion den Öffnungsdruck noch
übersteigen muß.* Es erklärt sich weiters die Beobachtung, daß bei pathologisch
gesteigerten Öffnungsdrucken auch die Maximaldrucke wachsen. Beides ist
gleichwertiger Ausdruck einer gesteigerten Sphincterresistenz.

b) Sekundenvolumen.

Versucht man die Menge zu bestimmen, die in der Zeiteinheit ausuriniert
wird, so zeigt sich, daß sie zu Beginn der Miktion wächst, sehr bald aber nahezu
konstant bleibt. Da diese Versuche schwerer auszuführen sind, als man meinen
würde, versuchte ich einen indirekten Weg einzuschlagen, indem ich bei demselben
Individuum die Zeiten notierte, die es zur Entleerung der verschiedensten
Harnmengen benötigte. Dividiert man nun bei mittleren Füllungen die Harnmengen durch die Zeiten, die zur Entleerung gebraucht wurden, so zeigt sich,
daß der Quotient in mehreren Versuchen der gleiche war, nämlich 20. In der
folgenden Tabelle sind in der 4. Spalte die tatsächlich gefundenen Zeiten, und
in der 5. die nach obigem Schlüssel errechneten angeführt. Wir sehen, daß in den
ersten 10 Versuchen mit Füllungen unter 200 ccm die gefundenen Zahlen durchwegs größer als die berechneten sind, daß aber die Differenz mit Näherung
an diesen empirischen Grenzwert immer kleiner wird; von da aufwärts ist die
Übereinstimmung eine ganz auffallende, grobe Abweichungen finden wir eigentlich nur zweimal.

Bei zwei weiteren Versuchspersonen beträgt das ebenfalls konstante Sekundenvolumen 17 resp. 19 ccm. Das würde also besagen, *daß ein jeder Mensch ganz
unabhängig von allen äußeren Umständen immer dieselbe Menge in der Zeiteinheit
ausuriniert, so daß das Sekundenvolumen seiner Miktion eine wahre individuelle
Konstante darstellt.*

Diese Konstanz ist nur möglich, wenn der Detrusor, als Schöpfer des Druckes
und hiermit der Ausflußgeschwindigkeit, *und der Sphincter*, als bestimmendes
Moment der Öffnungsweite, *ständig gegeneinander ausbalanciert sind, und zwar*
nicht nur, wie wir aus der Interpretation der Miktionskurve bisher erschlossen
haben, während des einzelnen Miktionsaktes, sondern *dauernd, prinzipiell,
für das einzelne Individuum gleichsam konstitutionell.*

Das Sekundenvolumen ist nämlich abhängig nicht nur, wie selbstverständlich, von der Weite der Ausflußöffnung, sondern auch von der Ausflußgeschwindigkeit und hiermit vom Blasendruck.

Es besteht die Beziehung

$$(4) \qquad q = v \cdot f = \text{konstant,}$$

wenn q = Sekundenvolumen, v = Ausflußgeschwindigkeit und f = Querschnitt
der Ausflußöffnung. Hieraus ergibt sich für die Weite der Ausflußöffnung

$$(5) \qquad f = \frac{q}{v}$$

Die Beziehung des Sekundenvolumens zum Blasendruck erhält man, wenn
man in der Gleichung (4) für v den entsprechenden Wert p aus Gleichung (1)
und (2) einsetzt.

Tabelle 1.

Versuch-Nr.	Intensität des Dranges	Menge in ccm	Zeit gef.	Zeit ber.	Abweichungen in Prozenten des berechneten Wertes
1	plötzlich sehr stark	25	4	1	
2	ohne Drang	25	5	1	
3	,, ,,	40	6	2	
4	,, ,,	75	6,5	3,7	
5	,, ,,	125	10	6,3	
6	,, ,,	125	9	6,3	
7	,, ,,	125	8	6,3	
8	leise Mahnung	130	8	6,5	
9	ohne Drang	150	10	7,5	
10	ziemlich stark	175	10	8,7	
11	leise Mahnung	200	10	10	0
12	ohne Drang	200	10	10	0
13	mäßig	210	11	10,5	+ 4,7
14	ohne Drang	215	11	10,7	+ 2,8
15	ziemlich	220	11	11	0
16	gering	230	11	11,5	− 4,4
17	ziemlich	300	15	15	0
18	mäßig	300	13	15	−13,4
19	ziemlich	300	15	15	0
20	deutlich	235	15	16	− 5,2
21	ziemlich	350	15	17,5	−14,3
22	sehr stark	350	15	17,5	−14,3
23	mäßig	360	14	18	**−20,5**
24	ohne Drang	360	20	18	+11,9
25	ziemlich	400	19	20	+ 5
26	stark	475	17	23,7	**−28,3**
27	mittelstark	500	25	25	0
28	sehr heftig	500	25	25	0
29	stark ohne Drang	550	25	27	− 7
30	äußerst heftig	700	35	35	0
31	sehr stark	750	35	37,5	+ 6,7
32	unerträglich	1000	55	50	+10

Aus $v = x \sqrt{\dfrac{g}{2z}}$ und $x = 2 \sqrt{pz}$ ergibt sich $v = 2 \sqrt{\dfrac{pg}{z}}$ daher $q = 2f \sqrt{\dfrac{pg}{2}}$ und daraus

$$(6) \qquad p = \frac{q^2}{2 f^2 g}.$$

Mit diesen beiden Formeln (5) und (6) sind wir nun in der Lage, die wechselseitige Beziehung der beiden Determinanten der Harnentleerung: Blasendruck und Sphincterweite, die ja während der Miktion beim Menschen nicht direkt bestimmt werden können, aus ihren der Messung leicht zugänglichen Effekten: Ausflußgeschwindigkeit und Sekundenvolumen, in jedem Fall zu erschließen.

Es bleibt jetzt noch übrig, über zwei der hier verwendeten Begriffe einige ergänzende Bemerkungen anzufügen.

Zunächst einmal wurde Abflußwiderstand mit der Weite der Sphincteröffnung identifiziert, was doch nicht ohne weiteres statthaft sein kann, da ein großer Teil des erwähnten Geschwindigkeitsverlustes durch Reibungswiderstände in der Harnröhre bedingt sein muß. Die Harnröhre ist ein gewundenes Rohr von wechselndem Kaliber, und Krümmungen wie Lumenänderungen bedingen schon an sich große Geschwindigkeitsverluste.

Tabelle 2.

Vers.-Nr.	Menge (m) in cm	Weite x in cm	Zeit (t) in Sek.	Sek.-Vol. (q) in ccm	Geschwindig. (v) in cm/Sek.	Öffnungsweite (f) in qcm	Blasendruck (p) in cm	Intensität des Harndrangs
1	210	85	11	20	200	0,10	20	stark
2	255	100	13	20	235	0,09	22	leise
3	290	90	15	19,3	212	0,09	23	sehr gering
4	285	85	13	21,9	200	0,11	20	gar nicht
5	305	70	15	20	165	0,12	14	mittelstark
6	315	77	15	20	159	0,13	11	eben bemerkbar
7	350	80	18	20	188	0,11	17	sehr stark
8	380	90	18	21	195	0,11	18	gar nicht
9	430	70	21	20	165	0,12	14	ziemlich stark
10	455	100	27	16,8	235	0,07	28	ziemlich stark

Alle diese Einflüsse sind nun bei ein und demselben Individuum weitgehend konstante, während das eigentlich Imponierende die im Laufe *eines* Miktionsaktes wechselnden Strahlenkaliber und Geschwindigkeiten sind. Diese — und was das Wichtigste ist — als gesetzmäßig bedingt zu erkennenden Schwankungen führen nun mit Notwendigkeit zu dem Schluß, den Ort dieser wechselnden Energieverluste in den bezüglich seines Lumens variationsfähigen Teil der Strombahn, das ist das Orificium internum, zu verlegen und seine Kaliberänderungen als ausschlaggebende Quelle der erwähnten Strömungsphänomene zu betrachten.

Hieraus ergibt sich auch die richtige Deutung der in den Tabellen als ,,Orificiumweite'' angeführten Zahlen: sie sind nämlich sozusagen nicht wirklich zu nehmen, sondern stellen nur Äquivalenzwerte dar. Wenn z. B. in einem konkreten Falle die Orificiumweite mit 0,12 qcm errechnet wurde, so soll das heißen, daß in dem ganzen System Blase plus Harnröhre, die Strömungsverhältnisse so liegen, *als ob* die Flüssigkeit aus einer quadratischen Öffnung von 0,12 qcm Fläche frei ausfließen würde.

Die zweite Frage geht nach dem, was hier unter ,,Blasendruck'' verstanden wird? Die in den Tabellen angeführten Druckwerte sind aus dem Verhältnis von Öffnungsweite und Sekundenvolumen *errechnet*. Sie entsprechen also keineswegs den wirklichen Drucken, sondern sind kleiner. Die errechneten hier angeführten Zahlen besagen also nur, wie groß der Druck im konkreten Fall *zumindest* sein mußte, um die beobachteten Effekte: Geschwindigkeit und Sekundenvolumen, unter den gegebenen Umständen, das ist in erster Linie der gegebenen Sphincterweite, hervorbringen zu können. Wenn also z. B. ein Druck von 41 cm errechnet wird, so heißt das: der effektive Druck mag so hoch sein als er will, seine potentielle hydrodynamische Wirkung ist so weit gedrosselt, daß seine effektive Wirkung höchstens einem Druck von 41 cm entspricht.

e) Die Dynamik der Blase.

Der Detrusor verrichtet eine zweifache Arbeit, indem er einmal den Sphincter öffnet, resp. offenhält und anderseits den Harn entleert. Diese beiden Arten von Arbeit sind voneinander grundverschieden.

Die Harnaustreibung ist eine rein physikalische Arbeit, denn es wird eine Masse längs eines Weges fortbewegt. Die Sphinctererweiterung dagegen ist eine

biologischen Vorgängen eigentümliche Art von Arbeit, sie besteht in Spannungsänderungen, und wird als „statische" bezeichnet. „Der Muskel", sagt HILL,
„entwickelt auf Kosten der nach Reizung freigewordenen chemischen Energie
und entsprechend derselben nicht Arbeit, sondern Spannungsenergie."

Die Größe dieser Arbeit, d. h. also das Ausmaß der Detrusorkontraktion,
wird von der Größe des Widerstandes, das ist also dem Sphinctertonus bestimmt.

Die auf diese Weise determinierte Kontraktion muß nun auf die vom Detrusor
umschlossene Flüssigkeit als Druckerhöhung wirken. Diese Druckerhöhung
ist aber offensichtlich nicht der biologische Zweck — bei der Analyse pathologischer Fälle wird sich zeigen, daß sie unter Umständen sogar zweckwidrig
ist (vgl. S. 505) —, sondern nur ein physikalisches Akzidenz der Kontraktion.
Einmal entstanden muß sich der Blasendruck aber rein physikalisch auswirken,
womit der biologische in den physikalischen Kausalnexus übergegangen ist.

In diesem Sinne — allerdings nur in diesem — können wir *den während
der Miktion in der Blase herrschenden Druck als eine Funktion der Sphincterspannung betrachten und im großen ganzen auch als ihr Maß.*

Seine physikalische Auswirkung wird aber durch die Weite des Orificium
internum in Form der des erwähnten Geschwindigkeitsverlustes bestimmt,
so daß *die aus der Öffnungsweite berechnete Druckquote als Ausdruck und Maß
der Sphincterweite verwendet werden kann.*

Wir sehen also, daß wir *in diesen beiden Druckwerten, die beiden den
Ablauf der Miktion bestimmenden Qualitäten der Sphincterfunktion — Öffnungswiderstand und Öffnungsausmaß zahlenmäßig auszudrücken in der Lage sind.*

Die Bedeutung dieser Unterscheidung der beiden Arbeitsarten für das Verständnis eines konkreten Falles wird am besten aus folgendem Beispiel hervorgehen: Wenn der Detrusor das eine mal zur Überwindung eines stark hypertonischen Sphincters eines großen Energieaufwandes bedarf und ihm dadurch die
Erweiterung des Blasenausganges zu normaler Weite gelingt, so wird auch gleichzeitig der intravesicale Druck — im Nebenamte — erhöht und damit die
lebendige Kraft des Harnstrahles vermehrt. Gelingt jedoch in einem zweiten
Falle einer noch stärkeren Detrusoranstrengung die Erweiterung nur unvollständig, so wird auch der mechanische Effekt nur ein geringer sein.

Es ist jetzt auch verständlich, warum die Größe des Harndranges in keiner
Relation zur Weite der Strahlung steht. Der *Harndrang ist als Tonusfunktion
ein Ausdruck jenes biologischen Energiekonsums,* und dieser steht in keiner gerad-
linigen Beziehung zum mechanischen Effekt.

Endlich geben uns die hier besprochenen Einzelleistungen der Blase die Möglichkeit, uns durch verschiedentliche Kombination ein erschöpfendes Bild
der Blasenleistung als Ganzes zu machen. Diese wird durch folgende drei Begriffe
charakterisiert: 1. **die absolute Leistung,** die sich in der in der Zeiteinheit aus-
gestoßenen Flüssigkeitsmenge (Sekundenvolumen) mal der ihr erteilten Geschwindigkeit ausdrückt; 2. **die relative Leistung,** d. h. *die Ökonomie,* mit der die Blase
arbeitet. Sie wird ausgedrückt durch den Geschwindigkeitsverlust, oder, da die
Geschwindigkeit eine Funktion des Druckes ist, durch das Verhältnis des beobachteten zum errechneten Druck: je kleiner das Verhältnis, um so ungünstiger; 3. **die
Äquilibrierung,** d. h. das Verhältnis von Sekundenvolumen zur Geschwindigkeit.

Belege für die praktische Brauchbarkeit dieser Betrachtungsweise werden
sich bei Besprechung pathologischer Fälle ergeben.

V. Das Urinieren.

Im vorhergehenden Kapitel betrachteten wir den elementaren Blasenreflex,
wie er abläuft, wann immer ein genügend starker Reiz von innen oder außen

die Blase trifft. Wir finden diese automatische Entleerung verwirklicht beim nicht domestizierten Tier, beim Kleinkind und gewissen Kranken, wobei aber gewöhnlich übersehen wird, daß besonders beim Tier und Kind Harnentleerungen häufig schon viel kompliziertere Abläufe darstellen. Unter „Urinieren" soll nun hier die Gesamtheit alles dessen verstanden werden, das sich abspielt, wenn ein gesunder erwachsener Mensch freiwillig seine Blase entleert.

Im Augenblick nämlich, wenn dieser Reflexapparat in einen Organismus eingebaut ist, unterliegt er sogleich einer ganzen Reihe von Beeinflussungen, von denen wir einige noch ganz kurz behandeln müssen.

Zunächst sei an die Tatsache erinnert, daß die Blase durch *Reflexe* von den verschiedensten Organen her beeinflußt werden kann; darüber wurde schon einiges gesagt.

Besonders erwähnt müssen aber noch einige Intraorganreflexe werden, die Barrington entdeckte; er unterscheidet deren fünf, von denen drei den Blasendruck erhöhen, und zwei die Harnröhre erschlaffen. Der erste ist die bekannte Reflexkontraktion der Blase durch ihre eigene Ausdehnung. Der zweite bewirkt eine mächtige Blasenkontraktion, wenn Flüssigkeit durch die Harnröhre rinnt. Der dritte gleicht dem vorherigen mit dem Unterschied, daß er im Gegensatz zu ihm durch die Nn. hygogastrici läuft. Der vierte bewirkt Erschlaffung der Harnröhre, wenn sie mit Flüssigkeit durchspült wird. Und der fünfte endlich stellt wieder den bekannten Reflex dar, daß durch Füllung der Blase die Harnröhre erschlafft wird. Auf die Funktion dieser Reflexe kommen wir bald noch zu sprechen.

Von den Abläufen im Körper, deren Einfluß auf die Blasenfunktion studiert wurde, sei weiters der *Blutdruck* erwähnt. Ganz allgemein kann man nach den ausführlichen Untersuchungen von Mosso und Pellacani sagen, daß alles, was die Blutgefäße kontrahiert, auch auf die Blase wirkt. Dies ist jedoch nicht etwa als kausale Beziehung, sondern nur als analoge Reizempfänglichkeit zu deuten. So kann sich die Blase auch ohne jede Zirkulationsänderung kontrahieren und bei Vagusreizung sogar bei sinkendem Blutdruck. Beim künstlich geatmeten Tier kann man Blasenondulationen parallel spontanen Respirations- und Blutdruckschwankungen sehen. Bei psychischen Insulten eilt die Blasenkontraktion der Blutdrucksteigerung voraus. Die Blasenkontraktion bei Herzstillstand beruht auf lokaler Asphyxie.

Auch nach den Untersuchungen von Hanc ist die reflektorische Reaktion von Blase und Gefäßen auf Ischiadicusreizung eine sehr gleichmäßige.

Die klinische Erfahrung hat gelehrt, daß bei Prostatikern mit hohem Blutdruck ein beträchtlicher Teil ihrer Miktionsbeschwerden durch Herabdrücken des Blutdruckes (durch einfache Bettruhe z. B.) gebessert wird. Full machte darauf aufmerksam, daß umgekehrt der Blutdruck mit der Blasenfüllung steigt. Ich konnte diese Angaben bestätigen und mich überzeugen, daß von einer einfachen Schmerzreaktion gar keine Rede sein kann; mit dem leisesten Anstieg des Blasendruckes im Manometerversuch und eben beginnendem Harndrang beginnt auch das Steigen des Blutdruckes und es ist ein seltsamer Eindruck, wenn man mit der Blasenspritze gleichsam den Blutdruck beeinflußt.

Atmung. Schon Nawrocki hatte festgestellt, daß die Blasenmuskulatur auf jede Änderung des Gasgehaltes des Blutes analog der glatten Muskulatur von Darm, Uterus usw. reagiert. Mosso und Pellacani fanden, daß 10 Sekunden nach Anhalten der Atmung eine ziemlich starke Blasenkontraktion einsetzte. Tiefe Inspiration macht, unabhängig von psychischen Einflüssen (Hinhören auf die Aufforderung, Aufmerksamkeitskonzentration) und jeder mechanischen Wirkung, Tonusänderungen der Blase; ebenso wirkt Apnoe.

Von größerer Bedeutung — allerdings mehr für die Theorie der Blasenfunktion als für diese selbst — ist die Rolle des *Abdominaldruckes* resp. der
Bauchdeckenaktion.

Mosso und Pellacani glaubten noch beweisen zu müssen, daß die Druckerhöhung in der Blase ohne Beteiligung der Bauchdecken vor sich gehe: Hinweis, daß curarisierte Hunde tadellos urinieren können; daß auch bei offenen
Bauchdecken der Blasendruck bis 200 cm steigen könne usw. Durch einen auf
den Bauch aufgesetzten Pneumograph ließ sich feststellen, daß der Beginn
der Miktion in jede Phase der Respiration fallen kann. Starke Erhöhung des
Abdominaldruckes bei Anstrengung macht keinen Harndrang. Mißt man endlich den Bauchdruck im Rectum, so zeigt sich, daß er so gering ist, daß er nicht
einmal zur Überwindung des Sphincterschlusses in der Ruhe genügen würde
(vgl. auch Schatz, Dubois u. a.).

Anderseits ist es nicht zu leugnen, daß die willkürliche Miktion oft durch
eine Kontraktion der Bauchdecken eingeleitet wird. Schon Dubois berichtet
über eine diesbezüglich wichtige Beobachtung: Wenn er im Manometerversuch
durch Pressen den Blasendruck künstlich erhöhte, so stieg auch nach Sistieren
der Bauchdeckenwirkung der Druck weiter, z. B. bis 30 cm, blieb eine Weile
stehen und sank dann langsam ab. Ähnlich sah Born den Druck durch Pressen
nur wenig steigen, erst nach einer Latenz hob er sich weiter. Ich selbst konnte
alle diese Angaben bestätigen, nach Absinken des Druckes bleibt er auf einem
höheren Niveau stehen als vorher. Ich möchte mich auch der Ansicht der zitierten
Autoren anschließen, daß durch die Bauchdeckenkontraktion eine Tonusvermehrung des Detrusors bis zur aktiven Kontraktion der Blase ausgelöst wird,
allerdings nicht mechanisch, sondern reflektorisch. Auf dieselbe Weise würde
sich auch die Erhöhung des Blasendruckes durch Aufrichten der Versuchsperson
erklären; die Tonusvermehrung, die damit verbunden ist, geht aus dem Fall 10
deutlich hervor. Ich möchte vermuten, daß es sich hier um einen analogen,
wenn auch in umgekehrter Richtung ablaufenden Vorgang handelt, wie ihn
Bruns[1] für die Beziehung der Bauchdecken zum Magen festgestellt hat. Die
Entfaltung des Magens ist nur möglich bei gleichzeitiger reflektorischer Tonusabnahme der Bauchmuskulatur. Diese Entspannung nimmt ihren Ursprung in
der Magenwand, deren Dehnung sie auslöst. Eine passive Vorwölbung der
Bauchdecken durch den sich füllenden Magen ist ganz ausgeschlossen, da der
Bauchdruck konstant bleibt. Eine analoge Koppelung könnte man sich nun
auch zwischen Bauchwand und Blase vorstellen[2]).

Einen weiteren Gesichtspunkt für die Rolle der Bauchwandkontraktion
bei der Einleitung der Miktion könnte man endlich ebenfalls per analogiam
aus einer von Walthard angeführten Tatsache ableiten. Manchmal gelingt
es Anfälle von Vaginismus zu lösen, wenn man die Frau die Bauchdecken stark
kontrahieren läßt; nach dem Gesetz der reziproken Innervation der quergestreiften
Muskulatur wird während der ganzen Dauer der Kontraktion eine Erschlaffung
der Beckenausgangsmuskulatur erzeugt. Ebenso könnte man sich nun vorstellen, daß in diese Erschlaffung die quergestreiften Harnröhrenconstrictoren
inkl. Sphincter ext. einbezogen werden.

---

[1] Bruns, O.: Reflektorische Bauchmuskelerschlaffung bei Füllung des Magendarm-
kanals. Münch. med. Wochenschr. 1920. S. 654.

[2] Als weiteres Beispiel derartiger Tonuskorrelationen sei die Beobachtung von
L. v. Friedrich angeführt, daß schon Entleerung kleinster Harnmengen (150 ccm) einen
nachweisbaren Tonusnachlaß des Magens bewirken. (Zeitschr. f. exp. Med. Bd. 25, S. 52.
1921.) Bergmann sah bei einem Fall Magenschmerzen, die er als durch Hypertonie bedingt
auffaßt, nach dem Urinieren schwinden.

Im übrigen darf nicht übersehen werden, daß unter Umständen die Kontraktion der Bauchmuskeln zu einem direkten Hindernis der Miktion wird. Diese Beobachtung hat schon Le Gross Clark gemacht, und sie wird von Rückenmarkskranken, insbesondere Tabetikern immer wieder gemeldet. Vielleicht beruht es auch auf der Schmerzlinderung und Muskelentspannung auf Morphin, daß Patienten nach Bauchoperationen oder mit Entzündungen im Abdomen nur nach Morphininjektionen urinieren können, während das Morphin an sich, wie erinnerlich, die Miktion geradezu erschwert.

Alle diese bisher besprochenen Faktoren treten aber weit zurück gegenüber der überragenden Bedeutung der *Psyche*, denn es ist ja gerade diese willkürliche Emanzipation von allen somatischen Bedingungen, die die Harnentleerung des Erwachsenen von der zwangsläufigen Miktion anderer Geschöpfe unterscheidet.

Die willkürliche Betätigung eines inneren Organes stellt die Physiologie vor eine ganz einzigartige Aufgabe; kein Wunder daher die Meinungsverschiedenheiten bei ihren Lösungsversuchen, deren jeder einzelne ein treues Abbild physiologischer Grundeinstellungen darstellt. Dabei sehen wir wieder, wie naive Beobachtungsgabe zu Schlüssen führte, die wir zwar heute anerkennen, die aber von der zeitgenössischen Wissenschaft verworfen werden mußten. Wenn z. B. Born schon 1887 schrieb, daß es vollständig feststehe, daß die Blase willkürlich zusammengezogen wird, so konnte er gar nicht ahnen, wieviele Probleme er damit schon als gelöst vorwegnahm.

Begreiflicherweise rekurrierte man zunächst auf die geläufige Vorstellung, daß nur quergestreifte Muskeln dem Willen direkt unterliegen, und so entstand die Theorie, daß durch die Bauchdeckenkontraktion einige Tropfen Harn in die hintere Harnröhre gepreßt werden und dadurch die Blasentätigkeit ausgelöst wird (Dubols). Diese Ansicht ist natürlich nicht mehr diskutabel; sie erlebte übrigens in allerjüngster Zeit eine Art Auferstehung, da Diesel [1]) wiederum meinte, daß die Bauchpresse den Harnentleerungsreflex auslöse.

Der einzige quergestreifte Muskel des Harntraktes selbst ist der Sphincter externus. Auf seiner willkürlichen Beeinflußbarkeit über den cerebrospinalen N. pudendus baut L. R. Müller [2]) seine Miktionstheorie auf, indem die Entspannung dieses Muskels durch einen Reflex über das Rückenmark und die autonomen Blasennerven die Blase in Aktion setzen soll.

In einer jüngst erschienenen, ausgezeichneten Arbeit nahm nun Dennig zu dieser Theorie kritische Stellung. Zunächst zeigte er in Versuchen an Hunden, daß der adäquate Reiz für den zweiten der oben angeführten Barringtonschen Reflexe nicht das bloße Durchlaufen von Flüssigkeit durch die Harnröhre darstellt, sondern die Forcierung des äußeren Sphincters. Dann fand er, daß Hunde nach Durchschneidung aller vier autonomen Blasennerven mit alleiniger Hilfe des Sphincter externus Harn zurückhalten und, allerdings mühselig und unvollkommen Harn entleeren konnten; es besteht also immerhin die *Möglichkeit,* daß — unter diesen ganz außergewöhnlichen Umständen — der Sphincter externus allein noch die Blasenfunktion aufrecht erhält.

Dann aber bewies Dennig experimentell, daß beim Menschen die Erschlaffung des Sphincters externus eine sekundäre ist.

Einer männlichen Versuchsperson wurde ein Katheter in die Blase eingeführt, der an das horizontale Glasrohr obigen Apparates (Abb. 12) anschloß und dadurch die Blase mit einem Manometer verband; die Harnröhre wurde durch den

---

[1]) Diesel: Erkrankungen des vegetativen Nervensystems. Kraus-Brugsch: Spezielle Pathologie und Therapie innerer Erkrankungen. 1922.
[2]) Müller, L. R.: Die Lebensnerven. Berlin: Julius Springer 1924. S. 311.

konischen Ansatz des Glasmantels gegen außen abgeschlossen und mit einem zweiten Manometer verbunden. Bei der Aufforderung zu urinieren erfolgte nun niemals ein primärer Druckabfall im Harnröhrenmanometer; es stieg vielmehr der Blasendruck rapid an, bei etwa 50 cm öffnete sich der Sphincter, wodurch der Druck in der Harnröhre ebenfalls anstieg.

Hiermit ist die Lehre von der primären Sphinctererschlaffung wohl definitiv widerlegt.

Es hat daher nur mehr historischen Wert, noch die Ansicht von REHFISCH anzuführen, daß die Miktion durch eine willkürliche Erschlaffung des glatten Sphincters eingeleitet wird. Auch daß man im Urethroskop bei Aufforderung zu urinieren die Bewegungen des Sphincters sieht, besagt natürlich nichts über die Mechanismen, die zu diesen Bewegungen führen.

Ich möchte hier noch ein paar Worte über die Bedeutung peripherer Aktionen zur Einleitung der Miktion einschalten. Manche Menschen vollführen, wenn sie urinieren sollen und nicht gleich können, stoßartige Kontraktion der Perinealmuskeln, bei anderen hilft wieder das Bemühen, alle Muskeln zu entspannen. Ich halte all dies nur für Bemühungen, günstigere, in ihrer näheren Auswirkung uns noch ganz unbekannte Bedingungen für das Einsetzen der Detrusorkontraktion zu schaffen. Man könnte unter Umständen sehr treffend diese Versuche der Onanie vergleichen, die ja auch versucht durch periphere Manipulationen einen Reflex zu provozieren, der unter normalen Umständen auf ganz anderem Wege ausgelöst oder zumindest vorbereitet wird.

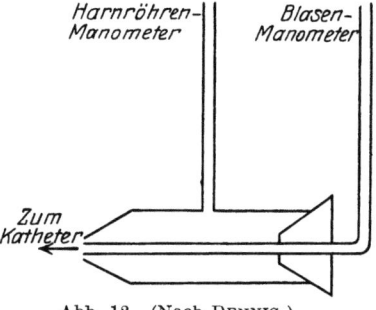

Abb. 12. (Nach DENNIG.)

Somit spitzt sich also das Problem zu der Frage: *wie wirkt der Wille auf den Detrusor?*

Da ist zunächst weiter zu fragen: ist die Miktion wirklich eine Willkürhandlung, wie das Heben eines Armes oder dergleichen. Schon einfache Beobachtung zeigt prinzipielle Unterschiede. So hat z. B. die Anwesenheit eines Zweiten noch nie jemanden verhindert, den Arm zu heben, während die Miktionsbehinderung in dieser Situation geläufig ist. Allerdings handelt es sich auch hierbei nur um quantitative Unterschiede, da besonders starke Affekte die Betätigung der Willkürmuskeln hemmen: wenn wir vor Schreck die „Sprache verlieren" oder wie „versteinert dastehen". Es ist also zunächst die Blasenfunktion gegen hemmende Einflüsse empfindlicher.

Das Wesen jeder Handlung — und das ist ja schließlich auch das Urinieren — ist die Intention auf das Ziel, das Sich-handelnd-richten, der „Bewegungsantrieb". Zu Beginn einer jeden Bewegung treten eine Reihe von Vorstellungen auf, betreffend das Glied, mit dem die Bewegung ausgeführt werden soll, das Ziel usw. All das zusammen nennt man den „Bewegungsentwurf". Dagegen ist es schon unbekannt, ob auch der Weg vorstellungsmäßig repräsentiert ist. Jedenfalls setzt schon der Entschluß zu einer Handlung motorische Bereitschaften, sie erfolgen aber ohne ausdrückliches Zutun des Handelnden, sie sind zwar sicherlich psychisch gegeben, aber auf tieferen Bewußtseinsstufen.

Alles das dürfte auch für das Urinieren zutreffen; was aber muß noch hinzukommen? Wir haben gesehen, daß die Voraussetzung jeder Miktion ein gewisser Tonus des Detrusors ist; ist er zu gering, hilft alles Bemühen nichts, wogegen sofort Miktion einsetzt, wenn er auf irgendeine Weise gehoben wird (vgl. z. B. Fall 9, S. 485). Bedenkt man weiter, daß wir für gewöhnlich auch bei einer

Blasenfüllung, die an sich eine zur Auslösung einer automatischen Miktion genügende Anfangsspannung hervorrufen könnte, weder Harndrang noch Miktionsbedürfnis empfinden, so kann das, wie übrigens auch Manometerversuche zeigen, nur dadurch erklärt werden, daß wir psychogen den Detrusortonus herabsetzen. Wir können dagegen im selben Augenblick urinieren, wenn wir diese Hemmung wieder aufheben.

Der Unterschied zwischen einer echten Willkürhandlung und dem Urinieren besteht also darin, daß wir in die quergestreifte Muskulatur positive Innervationsimpulse senden, während wir uns bei der Blase darauf beschränken müssen, eine Reflexdisposition abzuwarten oder ihre Hemmungen zu beseitigen.

Über die Natur dieser Hemmungen erlaubte nun wieder das Experiment einige Vermutungen zu äußern. Wie gezeigt, zerfällt die automatische Miktion in drei Reflexe, die einander kausal zugeordnet sind. Die Blasenfüllung erzeugt reflektorisch den Spannungszustand des Detrusors; dieser löst, wenn er eine kritische Höhe erreicht hat, die prämiktionelle Drucksteigerung aus, und diese wiederum öffnet bei einer gewissen Intensität reflektorisch den Sphincter. Jeder dieser drei Reflexe kann psychogen gehemmt werden. Ein Beispiel für die Hemmung des ersten ist die akkommodative Detrusorentspannung, wenn

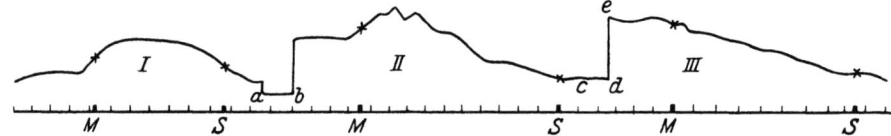

Abb. 13. Pollakisurie, Injektion von 0,01 g Pilocarpin. Bei I enthält die Blase 50 ccm, bei II 100 ccm, bei III 150 ccm.

M Miktionsbeginn, S Schluß; sehr langsamer Kymographiongang. (¹/₂ nat. Größe.)

Bei a beginnt die Füllung der 100 ccm: bei b wurde die Verbindung der Blase mit dem Manometer hergestellt, worauf der Druck steil anstieg: als er Konstanz zeigte, wurde der Auftrag zum Urinieren gegeben und gleich darauf erfolgte bei M die Miktion. Bei c wurde wieder mit der Füllung begonnen und bei d der Manometer eingeschaltet. Nach Druckkonstanz Auftrag zum Urinieren. Die Miktion bei M erfolgte diesmal ohne Druckerhöhung, wobei aber zu beachten ist, daß das gleich nach der Füllung erreichte Druckmaximum e schon höher als der Öffnungsdruck im vorigen Versuch liegt. — Die Distanzen a b und c d entsprechen bei weitem nicht der Wirklichkeit, da das Kymographion aus Ersparungsgründen während der Injektion abgestellt war.

mahnendem Harndrang nicht nachgegeben wird, wodurch der Drang wieder verschwindet. Wenn ein gesunder Mensch bei genügender Blasenfüllung aus irgend einem Grunde nicht urinieren kann, so kommt das daher, daß die Auslösung der prämiktionellen Drucksteigerung nicht zustande kommt. Daß endlich trotz gegebener intravesicaler Vorbedingungen auch noch die reflektorische Sphinctererschlaffung freigegeben werden muß, zeigen Fälle, wie der in Abb. 13 wiedergegebene. Hier erreichen die spontanen Druckschwankungen — es handelt sich um eine übererregbare Blase nach Pilocarpininjektion — viel höhere Werte, als der Öffnungsdruck betrug, als endlich die Erlaubnis zu urinieren gegeben war.

Hiermit erklären sich vielleicht auch Beobachtungen bei sehr übererregbaren Blasen, daß die Miktion scheinbar ohne die prämiktionelle Drucksteigerung erfolgt. Es war hier nämlich der Druck an und für sich so groß, daß er zur Auslösung des Sphincterreflexes genügt hätte, wäre dieser nicht (zentral) blockiert gewesen; mit Aufhebung dieser Hemmung konnte dann der Reflex wieder ablaufen. Vielleicht erklären sich weiters mit diesem Spiel zentraler Hemmung und deren Aufhebung einzelne Fälle, in denen der Öffnungsdruck am absteigenden Schenkel der Druckkurve liegt.

Daß bei dieser Hemmung die willkürliche Kontraktion des Sphincter externus eine Rolle spielt, ist sicher, doch scheint es mir wahrscheinlich, daß *hierdurch* auch die reflektorische Erschlaffung des Sphincter internus gehindert wird (vgl. dazu LEMOINE, dagegen BARRINGTON). Diese Hemmung des glatten Sphincters durch den quergestreiften wäre also das Gegenstück zu dem Verhalten der beiden Muskeln bei der normalen Miktion, bei der der Erschlaffungsreiz auf ersteren den letzteren gleichsam mitnimmt. Es entspräche das der früher entwickelten Vorstellung von der einheitlichen Funktion beider Muskeln in der Norm und dem vikariierenden Einspringen jedes von ihnen entsprechend ihren besonderen Qualitäten in pathologischen Situationen.

Diese Beseitigung von Hemmungen zwecks Einleitung des Miktionsreflexes gelingt beim Normalen ganz leicht: das „ich will urinieren" heißt in Wirklichkeit „es spricht nichts dagegen, daß ich uriniere". Bei sensibeln Menschen stößt dieser Entschluß oft auf große Schwierigkeiten, und der Rat „zu entspannen" bezieht sich mehr, als man glaubt, auf die Psyche. Nach den Erfahrungen von MOSSO und PELLACANI an Mensch und Tier wird der Blasentonus schon durch leiseste psychische Momente beeinflußt, so daß sie bekanntlich die Blase als ein empfindlicheres Ästhesiometer bezeichnen, als es der Blutdruck ist.

Der Einfluß der Domestikation im großen ganzen auf die Blasenfunktion wurde schon mehrfach betont, von niemandem schärfer als von JANET [1]). Die Kontraktion der Blase geschieht nach seiner Annahme durch die Idee der Miktion, sei es bewußt oder unbewußt. Wir geben der Empfindung des Harndranges nach, ohne zu berücksichtigen, daß wir selbst sie entstehen lassen. Die Kapazität der Blase ist eine Funktion unserer Miktionsgewohnheiten und man kann sie daher als „psychologische Kapazität" bezeichnen. Die Sphinctererschlaffung ist eine psychogene Hemmung. Alle Miktionsstörungen sind nur psychologischer Natur.

Einen interessanten Gesichtspunkt macht HAMBURGER [2]) geltend. Auch die quergestreiften Muskeln, meint er, *lernen* wir dadurch benutzen, daß wir den Effekt ihrer Tätigkeit sichtbar kontrollieren. Ebenso können wir jene glatten Muskeln willkürlich in Aktion setzen, bei denen diese Bedingung zutrifft. Als Prototyp dafür nennt er die Miktion.

WALTZ führt sogar die Füllungsempfindungen von Magen, Dickdarm und Blase unter anderem darauf zurück, daß wir bei diesen Organen diese Empfindungen *erfahrungsgemäß* mit willkürlichen Vorgängen in Zusammenhang bringen und so eine richtige Beurteilung *erlernen*.

Endlich sei in diesem Zusammenhang die Bemerkung von LE GROSS CLARK erwähnt, wie unberechtigt es sei, auf Grund des anatomischen Unterschiedes der Querstreifung einen physiologischen in bezug auf willkürliche Kontraktibilität zu statuieren, und nochmals an die fast wunderbare Bestätigung aus dem zitierten Versuch von CARREY (vgl. S. 425) erinnert.

VI. Zusammenfassung: Theorie der Blasenfunktion.

Blasenverschluß. Die Blase wird von einem aus glatten und quergestreiften Muskeln zusammengesetzten Sphincterenapparat verschlossen, der eine funktionelle Einheit darstellt. Der Abschluß erfolgt bei anatomischer Intaktheit des ganzen Apparates im Niveau des Blasenausganges. Daß Ausschaltung des inneren Sphincters auf die Kontinenz ohne Einfluß ist, erscheint sichergestellt, dagegen hat es den Anschein, als ob Schädigung des äußeren die Kontinenz beeinträchtigt. Die diesbezüglichen klinischen Beobachtungen sind nicht immer

---

[1]) JANET: Les troubles psychopathiques de la miction. Thèse de Paris 1894 (vergriffen). Zit. nach DE LISI und COLOMBINO.

[2]) HAMBURGER, FR.: Münch. med. Wochenschr. 1922. S. 145.

durchsichtig genug, und die Resultate experimenteller Nervendurchschneidung speziell des Pudendus nicht genügend einheitlich, um ein abschließendes Urteil schon zu gestatten.

Die Ruhelage des Sphincters ist die geschlossene, in der er durch ständige Impulse vom resp. über das Rückenmark erhalten wird (die Bedeutung des Pudendus hierbei ist sichergestellt, die des Hypogastricus sehr umstritten). Zweitens wird sein Tonus durch den des Detrusors reguliert, und zwar ändern sich beide gleichsinnig. Der Reflex geht wahrscheinlich über den Pelvicus zum glatten Sphincter und dieser nimmt den quergestreiften mit. Wann diese Tonuszunahme in Kontraktion übergeht, ist hier schwerer zu entscheiden als beim Detrusor; unter pathologischen Verhältnissen erlaubt die Differenzierung von Hypertonie und Krampf diese Entscheidung. Hemmung dieser Tonusimpulse bringt den Sphincter nicht zum Klaffen, sondern setzt nur seinen Öffnungswiderstand herab. Die Kontraktion des Detrusors dagegen öffnet den Sphincter; das ist ein kinetischer Vorgang, eine aktive Erschlaffung, das Negativ sozusagen einer Kontraktion. *Es besteht also hinsichtlich der Tonusänderungen Synergismus, hinsichtlich der Kinese Antagonismus der beiden Muskeln.*

Der quergestreifte Sphincter erhält durch den Pudendus Impulse, die im untersten Rückenmark entstehen, wodurch er eine gewisse Selbständigkeit erlangt und außerhalb dieses Spiels der Reflexe gestellt erscheint. Dafür spricht in erster Linie die Tatsache, daß er es ist, der nach Rückenmarksläsion den Blasenverschluß — und sogar in bedeutend verstärktem Maße — aufrecht erhält. Beim willkürlichen Verschluß der Blase ist er wiederum der primär aktive Teil, der den glatten Sphincter miteinbeflußt.

Wie der Tonus des Sphincters vom Detrusor, so wird umgekehrt der des Detrusors unter Umständen vom Sphincter diktiert. Wenn er einem mahnenden Harndrang nicht weicht, kann er den Detrusor akkommodativ entspannen, während bei dauernd verstärktem Sphincterschluß der Tonus des Detrusors kompensatorisch erhöht wird, sogar bis zur Entwicklung einer muskulären Hypertrophie.

Blasenfüllung. Als glattmuskeliges Hohlorgan gibt die Blase steigender Füllung unter konstant bleibendem Tonus nach und bleibt bei jedem Füllungsgrad in Ruhelage. Wird der Tonus der Blasenwand aus irgend einem Grunde erhöht, so äußert sich das nur in einem Härterwerden der Wand, nicht aber in einer Verkleinerung des Volumens, denn der Tonus ist eine tastbare Erscheinung und ohne Beziehung zur Muskellänge. Daher soll auch der Druck, unter dem der Blaseninhalt steht, von der Größe der Füllung und der Höhe des Wandtonus unberührt bleiben.

Tatsächlich aber steigt bei zunehmender Füllung, mag sie auch noch so schonend vor sich gehen, der Innendruck, wenn auch meist in geringem Grade, so doch konstant an. Die Ursache dieser Drucksteigerung ist noch nicht klar: zum Teil, und zwar meiner Meinung nach zum größten, geht sie darauf zurück, daß sich der Detrusor unter dem Reiz der Füllung kontrahiert und nach jedem Füllungszuwachs ein Kontraktionsresiduum zurückbleibt; zum Teil scheint doch eine Spannungszunahme stattzufinden, wie sich aus dem Auftreten von Harndrang in einem bestimmten Moment der Füllung ergibt. Auch die Entleerung kann als Kontraktionsreiz wirken.

Der Harndrang ist nämlich eine reine Tonusfunktion und steht zu keinem der in mechanischen Massen ausdrückbaren Charaktere der Blasenfunktion — Volumen, Innendruck, Propulsion usw. — in direkter Beziehung; nur die Steilheit des prämiktionellen Druckanstieges wächst mit der Intensität des Harndranges. Sein Auftreten bedeutet einen kritischen Punkt in der Spannungskurve der Wand, der sich in der Druckkurve des Blaseninhaltes gewöhnlich nicht markiert.

Die gesunde ruhende Blase ist überhaupt nicht imstande, nennenswerte Drucke zu erzeugen; brüsk auftretende höhere Druckanstiege sprechen immer für frustrane Miktionsversuche. Bei Übererregbarkeit des Detrusors kommt es entweder zu Hypertonie, die sich im Auftreten starken Dranges bei relativ niedrigen Drucken und Füllungen äußert, oder zu Hypertension, d. h. steilem und hohem Druckanstieg.

Blasenentleerung. Wenn die Blase genügend gefüllt und dadurch eine genügende Wandspannung erreicht ist (Anfangsspannung), so beginnt der Druck zu steigen und öffnet, wenn er eine gewisse Höhe erlangt hat (Öffnungsdruck), den Sphincter; er steigt dann noch etwas weiter (Maximaldruck), um den Sphincter auf seine volle Weite zu bringen. Während der Austreibungsphase bleibt der Druck oft zunächst annähernd konstant, um sich dann allmählich zu senken; nach einer gewissen Druckabnahme schließt sich der Sphincter (Schließungsdruck), worauf der Druck steil zum Ausgangsniveau absinkt.

Die Steilheit des primären Druckanstieges sowie die Höhe des Öffnungs- und Maximaldruckes werden von der Größe der Anfangsspannung und der des Sphincterwiderstandes bestimmt; erstere setzt sich wieder aus der Eigenerregbarkeit des Detrusors und der durch die Füllung hervorgerufenen Spannung zusammen. Während des ganzen Miktionsverlaufes balanciert der Detrusor den Sphincter aus, so daß *die Miktionskurve ein Spiegelbild der Spannungsänderungen im Sphincter darstellt.* Dieses Spiel zwischen Detrusor und Sphincter charakterisiert die Blasenentleerung als einphasige peristaltische Welle.

Die Propulsion des Harnstrahles und sein Sekundenvolumen werden durch die Größe des Blasendruckes bestimmt. Seine Auswirkung wird durch die wechselnde Weite des Orificium internum verschiedentlich gedrosselt. Die aus der Geschwindigkeit und dem Sekundenvolumen des Harnstrahles *errechenbare effektiv wirksame Druckquote ist daher ein Maß der Sphincterweite,* während *der in der Blase gemessene Blasendruck,* wie eben ausgeführt, *ein Maß des Sphincterwiderstandes darstellt.* Wir sind daher in der Lage, die beiden die Miktion konstituierenden Qualitäten der Sphincterfunktion — Öffnungswiderstand und Öffnungsausmaß — aus leicht meßbaren Größen — Blasendruck, Propulsion und Sekundenvolumen — zu bestimmen.

Die Blasenleistung als Ganzes wird durch die drei Begriffe: *absolute Leistung, Ökonomie* und *Äquilibrierung* charakterisiert.

Die freiwillige Miktion ist keineswegs in dem Sinne willkürlich, wie etwa eine Extremitätenbewegung. Das Zustandekommen einer Harnentleerung bedarf vielmehr immer einer (reflektorischen) Funktionsbereitschaft der Blase. *Der Einfluß der Psyche* und damit der Anschein der Willkürlichkeit beruht darauf, *daß Hemmungen dieses Reflexablaufes beseitigt werden,* wobei diese Hemmungen teils mit der Tatsache der Domestikation überhaupt, teils durch die individuelle Situation gegeben sind. Die konstante Wirkung dieser Hemmungen drückt sich in einer dauernden Tonusdämpfung des Detrusors aus, so daß auch die eben erwähnte Reflexbereitschaft resp. Empfänglichkeit der Blase in weitem Maße psychisch mitbedingt ist. Daher können verschiedene Menschen so auffallend verschieden große, besser gesagt: kleine, Harnmengen entleeren, da — wie JANET so prägnant sagt — *die Kapazität der Blase eine psychogene* ist.

C. Pathologie der Blasenfunktion.

Die Störungen der Blasenfunktion lassen sich natürlich als Exzesse oder Defekte ihrer normalen Leistungen darstellen: so erscheint die Inkontinenz als eine defekte Reservoirfunktion, die Pollakisurie als Exzeß und die Retention als Defekt der Entleerungsfunktion. Hierzu kommen noch die Störungen der Sensibilität insbesondere des Harndranges.

I. Die Pollakisurie.

Die Krankheit hat ihren Namen von der Häufigkeit der Entleerungen. Diese kann das normale Maß von 4—5 Miktionen in 24 Stunden nur ganz wenig überschreiten und in extremen Fällen bis zu unglaublicher Höhe steigen. Sie kann sich nur auf die Tages- oder Nachtzeit beschränken oder in beiden Perioden, wenn auch in verschiedener Intensität auftreten; jede dieser Typen hat ihre pathognostische Bedeutung.

Neben der Häufigkeit kann aber auch die Intensität des Begehrens erhöht sein. Derartige Kranke urinieren manchmal nicht wesentlich häufiger als Gesunde, der Harndrang erreicht aber rasch und plötzlich ungewöhnliche Dringlichkeit, die keinen Aufschub der Befriedigung duldet und sie sich gelegentlich auch gegen den Willen des Patienten erzwingt, wenn sie nicht sofort freiwillig gewährt wird. Man begegnet diesen beiden Formen gar nicht selten in reinster Ausprägung, gewöhnlich aber zu Mischfällen vereint.

Ich möchte nicht anstehen, *den pathologischen Harndrang als das Wesentliche des Krankheitsbildes* anzusehen, denn gelegentlich gestattet nur er eine Pollakisurie als gestörte Blasenfunktion zu erkennen. Das geht unter anderem deutlich aus einer Betrachtung der möglichen Beziehungen zwischen Pollakisurie und Polyurie hervor. Trinkt jemand abnorm viel, so wird er auch abnorm häufig urinieren müssen; die Entleerungen werden sich aber oft beliebig lange hinausschieben lassen und der Drang wird so gut wie nie abnormale Charaktere aufweisen. So beschreibt z. B. H. Strauss [1]) vier Fälle von Diabetes insipidus, bei denen er bis zum Nabel reichende dilatierte Blasen sah; es paßt sich eben die Blase weitgehend ihrer Funktion und unseren Gewohnheiten an. Die Beachtung der mit jeder Miktion entleerten Harnmengen gibt keinerlei Aufschlüsse über die Natur des Vorganges. Denn während hier die Polyurie das Primäre und die Pollakisurie das Sekundäre darstellen, können beide auch koordinierte Erscheinungen eines Dritten sein, z. B. einer vasomotorischen Übererregbarkeit. Diese Kranken entleeren im Anfall enorme Mengen diluierten Harnes in häufigen Entleerungen, deren Anzahl jedoch die Erfordernisse der zu entleerenden Harnmengen noch übersteigt und durch den imperiösen Harndrang als von der Blase diktiert klar erkenntlich ist. In einer dritten Gruppe endlich ist die Polyurie von der primären Pollakisurie erzeugt, sog. Urina spastica, als Reflex von der Blase auf die Nieren.

Die Grundlage jeder Pollakisurie ist eine Übererregbarkeit des Detrusors. Diese kann eine primäre oder sekundäre sein. Da die spezielle Ätiologie der Miktionsstörungen an einer anderen Stelle dieses Werkes besprochen wird, können wir uns hier mit einigen Andeutungen begnügen.

Primäre Pollakisurie findet sich bei Erkrankungen der hinteren Harnröhre, Entzündungen, Polypen, beginnendem Adenom der periurethralen Drüsen, bei Erkrankungen der Blase oder ihrer Umgebung, reflektorisch ausgelöst von höheren Teilen des Harntraktes; besonders bekannt ist die initiale Pollakisurie bei beginnender Nierentuberkulose, wobei es dahingestellt sei, ob es sich hier wirklich um einen Systemreflex oder um die Wirkung des (vagotropen)

---

[1]) Strauss, H.: Über vier Fälle von Blasenerweiterung bei Diabetes insipid. Foliaverlag. Bd. 5, S. 452. 1911.

Tuberkulotoxins handelt. Erkrankung der Blasennerven, z. B. bei Polyneuritis, kann zu furchtbaren Blasenkrämpfen führen. Möglicherweise beruht die Kältepollakisurie auf ähnlicher Grundlage. ZUELZER [1]) glaubt an eine Pudendusneuralgie, da er deutliche Hyperästhesie in dem von ihm versorgten Hautgebiet nachweisen konnte. Pollakisurie kann rein psychogen auftreten, angefangen von der allbekannten Schreckpollakisurie bis zu den schwersten neurotischen Bildungen. Wie Amerikaner gefunden haben, können untractable Pollakisurien der Ausdruck einer Allergie für bestimmte Nahrungsmittel sein, nach deren Entfernung auch die Blasensymptome spurlos verschwinden. Bedeutungsvoll ist die vasomotorische Pollakisurie. Nach dem zitierten Wort von MOSSO und PELLACANI, daß alles was die Blutgefäße erregt, auch die Blase errege, zeigen vasolabile Menschen hochgradige Blasentenesmen. Nach O. ZUCKERKANDL sollen solche Blasen eine primäre, nicht entzündliche Hyperämie der Schleimhaut zeigen. Anschließend an jene Typen wären die Fälle mit Störungen der inneren Sekretion zu erwähnen. Als Beispiel für den so häufigen Zusammenhang zwischen Sexualbetätigung und Blasenfunktion diene folgender Fall:

Der 25jährige Patient hatte durch sechs Jahre schwere viele Monate anhaltende Anfälle von Pollakisurie, in denen er alle Augenblicke urinieren mußte. Vom Moment an als er heiratete und regelmäßig geschlechtlich verkehrte, war er nahezu gesund und blieb es 3 Jahre; Mai 1920 ließ er sich scheiden und schon im Juni begann sein Leiden in alter Schwere wieder.

Ich verfüge über eine große Anzahl von Beobachtungen an Frauen, die eine Pollakisurieattacke immer zur Zeit des Tiefstandes ihrer ovariellen Funktionskurve bekamen und sie mit Ovarialtabletten erfolgreich bekämpften; das vermittelnde Moment dürfte auch hier ein vasomotorisches sein. Bekannt ist die Pollakisurie als Teil der klimakterischen Beschwerden oder bei Thyreotoxikosen. Endlich gibt es noch Pollakisurien, die die Patienten von Jugend an begleiten, keine Eingliederung in obiges Schema gestatten und speziell im Hinblick auf ihr familiäres Auftreten als Ausdruck einer konstitutionellen Organminderwertigkeit im Sinne einer reizbaren Schwäche aufgefaßt werden müssen.

Als *sekundär* bezeichne ich eine Übererregbarkeit, wenn sie als Kompensationserscheinung bei Abflußbehinderung sich darstellt. Daher gehört das sog. Reizstadium bei beginnender Prostatahypertrophie, die oft höchstgradige Übererregbarkeit des Detrusors bei Fällen von primärer Sphincterhypertonie. Sehr schwierig ist die Deutung der Übererregbarkeit bei Rückenmarksaffektionen, da hier zweifellos eine Sphincterhypertonie eine bedeutende Rolle spielt, anderseits auch die Möglichkeit einer primären Übererregbarkeit des Detrusors nicht von der Hand zu weisen ist; wir kommen darauf noch weiter unten zu sprechen.

Es liegt nahe, und ist auch, wie die genauere Untersuchung zeigt, berechtigt, die beiden klinischen Formen der Pollakisurie auf die beiden Formen der Übererregbarkeit, Hypertonie und Hypertension, zurückzuführen; im großen ganzen deckt sich die echte Pollakisurie mit der Hypertension, während sich die Hypertonie in den Formen mit starker Drangintensität darstellt.

So klar und befriedigend diese Zuordnung von Pollakisurie und Übererregbarkeit ist, so kann man doch nicht übersehen, daß sie keine durchgreifende ist, indem es Fälle gibt, in denen die Übererregbarkeit überhaupt nicht nachweisbar ist oder doch in keinem Verhältnis zu der Schwere der klinischen Symptome steht. Man begegnet aber auch dem umgekehrten Verhalten, besonders nach Ablauf der Erkrankung, indem derartige Menschen ihre abnormen Druckkurven noch lange behalten können, nachdem schon alle klinischen Zeichen der Erkrankung geschwunden sind.

---

[1]) ZUELZER, G.: Reizung des Nervus pudendus. Berl. klin. Wochenschr. 1915. S. 1261.

Die Übererregbarkeit hat auch einen morphologischen Ausdruck: die *Trabekelblase.*

Das Auftreten von Trabekeln ist zunächst ein durchaus physiologischer Vorgang. Es ereignet sich gar nicht so selten, daß man während einer Cystoskopie plötzlich auf der ganzen Blasenoberfläche Trabekel aufschießen sieht, und der Patient gleichzeitig Harndrang meldet. Auch während der Pilocarpinwirkung habe ich wiederholt das Auftreten von Trabekelblasen gesehen.

Knorr [1]) sah während der Entleerung zwei Typen der Veränderungen der Muskulatur: einmal Kontraktionen der Muskelbündel des Detrusors in Gestalt von parallellaufenden Wülsten, besonders an der oberen Wand der Blase, weniger ausgesprochen an den übrigen Teilen, und Bilder wie bei Balkenblasen. Manchmal sah er beide Bilder nebeneinander, wobei sich die zwei verschiedenen Formen doch schärfstens unterschieden. Die Trabekel waren konstant und starr, die kontrahierten Bündel rundlich, weich und flüchtig. Mirabeau [2]) bestätigte im wesentlichen die Existenz beider Formen, hält aber die „Kontraktionen" für passive Effekte der Entleerung. Gerade in der weiblichen Blase gehört Trabekelbildung zur Norm, besonders in den seitlichen Blasennischen; die ungünstigen Entleerungsbedingungen dieser Partien, wie der descendierten Blasen überhaupt, scheinen diese kompensatorischen Bildungen zu erfordern. Aber auch die Einsichtigkeit des Zusammenhanges zwischen Trabekelblase und Übererregbarkeit wird gelegentlich gestört, da man erstere auch in Fällen hochgradiger klinisch manifestierter Übererregbarkeit vermissen kann. Vielleicht spielt unter den Zwischengliedern die Zeit eine größere Rolle, als man vermuten würde. In einem Teil der Fälle mit Trabekelung wird diese nämlich als „echte" Arbeitshypertrophie bezeichnet, und zwar bei jeder Art von Abflußbehinderung. In dem restlichen als morphologischer Ausdruck der primären Übererregbarkeit des Detrusors. Nun läßt sich bei der Blase besonders schön zeigen, daß auch in der ersten Gruppe die erste Reaktion des Blasenmuskels auf die erhöhte Beanspruchung immer Übererregung ist, so daß sich hieraus eine einheitliche Auffassung der Genese der Trabekelbildung ergibt. Sie ist immer Ausdruck einer Hypertonie und es ist hier wirklich nur eine Frage der Zeit, *ob die Hypertonie in Hypertrophie übergeht.*

So spitzen sich also alle Probleme der Hypertonie auf die Frage nach der Beziehung von Detrusor und Sphincter zu.

Nicht wenige Pollakisuriker berichten die ihnen auffallende und unbegreifliche Erscheinung, daß sie trotz starken Dranges gewisse Schwierigkeiten mit der Entleerung haben, sie müssen, wenn sie scheinbar gerade noch zur Not ein Klosett erreicht haben, einige Sekunden auf den Beginn der Miktion warten, haben das deutliche Gefühl der Behinderung und manche wissen schon aus Erfahrung, daß sie das Maximum des Dranges überstehen müssen, um überhaupt urinieren zu können; in einigen Fällen bei Frauen sah ich sogar mehrstündige Retentionen mit allen bekannten Begleitsymptomen der akuten Retention.

Schon die unvoreingenommene Beobachtung muß zu dem Schluß führen, daß hier die Übererregung des Detrusors eine erhöhte Schlußkraft des Sphincters induziert. Es ist das ja nach dem, was wir über den Synergismus der Tonusänderungen der beiden Muskeln ausführten, nicht weiter verwunderlich; das Pathologische besteht nur darin, daß die Hypertonie des Sphincters ihn hindert, auf den Erschlaffungsreflex durch die Detrusor*kontraktionen* auch wirklich zu

---

[1]) Knorr, R.: Funktionelle Diagnostik der Blase mittels des Cystoskops. Zeitschr. f. gynäkol. Urol. Bd. 1, S. 314. 1909.

[2]) Mirabeau, S.: Kritische Bemerkungen zur funktionellen Blasendiagnose nach Knorr: Zeitschr. f. gynäkol. Urol. Bd. 2, S. 15.

erschlaffen; es handelt sich also im wesentlichen um eine Koordinationsstörung der kinetischen Aktion beider Muskeln auf Grund eines erhöhten Tonus.

Diese gleichgerichtete Tonuszunahme beider Muskeln haben, wie erinnerlich, Mosso und Pellacani als erste im Experiment gezeigt, und *mir* gelang es, dasselbe Phänomen bei diesen übererregbaren Blasen direkt nachzuweisen.

Tabelle 3.

Nr.	Name		m	x	q	v	f	p	abs. Leistung in gr/cm/Sec.
1	Appel (Pollakisurie)	Vorversuch	300	130	20	319	0,06	56	6380
		nach Pilocarpin	200	175	20	428	0,04	135	8560
2	Gab. (Enuresis)	Vorversuch	200	115	10	305	0,03	56	3050
		nach Pilocarpin	200	150	6	397	0,02	41	2382
3	Dop. Pollakisurie	Vorversuch	240	80	10	184	0,05	17	1840
		nach Pilocarpin	245	60	6	138	0,04	10	824

In obiger Tabelle sind drei Versuche an übererregbaren Blasen und deren Reaktion auf Pilocarpin zusammengestellt; die Buchstaben in den Kolumnenköpfen bedeuten dasselbe wie in Tabelle 2. Die Interpretation dieser Versuche gestaltet sich nun folgendermaßen:

In Versuch 1 sehen wir unser gewohntes Sekundenvolumen und eine die bei Normalen gesehene weit übertreffende Geschwindigkeit; ein sehr enges Orificium und ein sehr hoher Druck sind hierzu die nötigen Bedingungen. Auf die Pilocarpininjektion steigt der Druck an, wie das ja die Regel ist, aber es verengt sich auch das Orificium; der Druckanstieg war offenbar der Zunahme der Verengerung entsprechend, denn das Sekundenvolumen bleibt gleich, infolgedessen mußte die Geschwindigkeit zunehmen. Die Blase blieb also bei zunehmender Leistung äquilibriert.

Anders in Versuch 2. Wir sehen hier zunächst annähernd die gleiche Geschwindigkeit wie im vorigen Versuch, dagegen nur ein halb so großes Sekundenvolumen, woraus wir auf eine ebenfalls nur halb so große Sphincterweite schließen müssen. Auf Pilocarpin nahm die Geschwindigkeit beträchtlich zu, das Sekundenvolumen war aber auf fast die Hälfte gesunken, so daß sich auch das Orificium verengt haben muß. Hier sehen wir nun bereits die innere Äquilibrierung der Blase durch Erhöhung ihrer Erregbarkeit gestört. Der Innendruck muß auf Pilocarpin zugenommen haben und trotzdem nimmt die Leistung der Blase ab — kleineres Sekundenvolumen! — offenbar nur deshalb, weil der Effekt der Druckzunahme durch eine relativ zu ihm noch größere (durch gleichzeitige Sphincterhypertonie bedingte) Verengerung des Orificiums auf ein sogar die Norm unterschreitendes Maß gedrosselt wurde.

Noch viel ausgesprochener sehen wir das in Versuch 3. Schon im Vorversuch drückt sich in jeder Qualität ein minderer Effekt, als in den vorhergehenden Versuchen aus, was sich in der ganz unwahrscheinlich niedrigen wirksamen Druckquote von 17 cm symbolisiert. Es handelt sich hier also um eine recht beträchtliche Sphincterhypertonie. Auf Pilocarpin nimmt die Leistung noch weiter ab, da mit der Tonisierung des Detrusors auch der Sphincterwiderstand, und zwar in höherem Grade, zugenommen hat.

Diese Fälle zeigen wohl ganz klar, daß durch Erregungssteigerung im Detrusor auch der Sphincter miterregt wird, und daß die mechanische Leistung der Blase nur von dem Verhältnis der beiden Erregbarkeitssteigerungen abhängt.

Der nächste Fall soll zeigen, wie man auch ohne die pharmakologische Prüfung, nur aus der Betrachtung der beiden Druckwerte die Sphincterhypertonie erschließen kann.

Fall 12. *W. P. 40j. Mann.* Klagt über mäßig gesteigerten Harndrang, der sich jedoch jeden Augenblick meldet. Die Miktion entleert nur wenige Kubikzentimeter, Patient muß auf ihren Eintritt jedesmal lange warten, der Strahl ist nur dünn und Patient bemerkt, daß „je mehr er nachhilft, um so schlechter geht es". Die Cystoskopie zeigt eine normale Blase, mäßige Trabekelbildung, keine Spur von Mittellappen noch Prostatitis.

Im Miktionsversuch erzeugen 35 ccm 38 cm Druck und starken Drang; bei Aufforderung zu urinieren, steigt der Druck sofort auf 70 cm und bleibt während der ganzen Beobachtungszeit konstant, obzwar nur Tropfen auf Tropfen heraussickert. Im Propulsionsversuch erreicht der auffallend dünne Strahl knapp 60 cm, Miktionszeit für 126 ccm 36 Sekunden.

Resümee. Es steigt also im Manometerversuch der Druck auf den Miktionsimpuls auf die für die Auslösung der Sphinctererschlaffung unter normalen Umständen weit ausreichende Höhe von 70 cm; in diesem Fall genügt sie aber nur, um den anscheinend besonders starken Sphincterverschluß so wenig zu lüften, daß nur tropfenweise Urin austreten kann. — Das Problem dieses Falles liegt nur darin, warum der Druck nicht noch weiter bis zu ausgiebigerer Wirkung gestiegen ist. Daß er es nicht konnte, ist unwahrscheinlich; es macht direkt den Eindruck, daß diese Blase mit ihren Kräften sparte und kompensatorisch das einzige einsetzte, was ihr in unbegrenztem Maße zur Verfügung stand — die Zeit.

Ein eigenartiges, theoretisch bedeutungsvolles, und nicht gar so selten zu beobachtendes Phänomen zeigt der folgende Fall:

Fall 13. *R. C. 28j. Mann.* Seit zwei Jahren hat er starke Beschwerden beim Urinieren; er muß jedesmal lange warten bis der Harn kommt, hat *sehr* starken Drang und nie das Gefühl mit dem Urinieren fertig zu sein, der Drang überdauert vielmehr noch die Entleerung. Er uriniert tagsüber dreimal, nachts trotz völliger Schlaflosigkeit nie. — Cystoskopie zeigt völlig normale Verhältnisse.

Miktionsversuch: 350 ccm erzeugen starkes Verlangen zu urinieren und 18 cm Druck. Nach gegebener Erlaubnis steigt der Druck sofort auf 44 cm, bei 49 cm beginnt Harn zu tropfen, der Druck hält sich konstant um 45 cm herum; mehrmals kommt für Sekunden ein starker kontinuierlicher Strahl *ohne Drucksteigerung*; nachdem im ganzen 60 ccm entleert sind, fällt der Druck auf 22 cm.

Die Blase wird auf 350 ccm wieder aufgefüllt und der Propulsionsversuch begonnen: langsamer Anstieg der Strahlweite auf 70 cm, nach einigen Sekunden steigt sie weiter auf 80 cm (20 ccm entleert), dann wieder für einige Zeit zurück auf 70 cm (105 ccm), dann 60 cm (60 ccm), 50 cm (20 ccm), der Rest tropft ab. Im ganzen entleert 225 ccm in 32 Sekunden.

Resümee. Dem prägnanten klinischen Bild entspricht manometrisch (mäßige!) Hypertonie. Durch die Kontraktionen der Blase wird 49 cm Druck erzeugt (also relativ wenig!), worauf sich der Sphincter nur so weit öffnet, um Harntropfen durchzulassen. Wenn es nun plötzlich ohne Drucksteigerung zeitweilig zu Strahlbildung kommt, so ist das nur so zu verstehen, daß der hypertonische Sphincter dem für die Öffnung eines normotonischen Sphincters genügend intensiven ständigen Andrängen des Detrusors zeitweilig nachgibt und dann wieder auf seine frühere Lichtung zurückgeht. Was wir im Manometerversuch an der wechselnden Stärke des Strahls erkennen, drückt sich nun im Propulsionsversuch in der Schwankung der Strahlweite aus. Dieser bemerkenswerte Parallelismus zwischen beiden Versuchen kam übrigens bei einer Wiederholung nach mehreren Tagen in gleicher Weise zur Beobachtung.

Um eine vollständige Charakteristik der Blasenfunktion, wie sie sich auf Grund der hier vorgetragenen Theorien ergibt, vorzuführen und ihre Verwendbarkeit für die Unterscheidung gesunder und kranker Blasen zu erweisen, sind in der folgenden Tabelle alle Bestimmungsstücke, die die Theorie erfordert, aus den zwei zuletzt besprochenen Fällen und zum Vergleich die eines Normalfalles zusammengestellt:

Tabelle 4.

Name	Miktionsversuch			Propulsionsversuch							Funktionscharakter		
	Blasenfüllung in ccm	Blasendruck bei Harndrang	Maximaldruck bei Miktion in cm	Füllung in ccm	ausurinierte Menge	x	q	v	f	p	absol. Leistung $v \times q$	Ökonomie P:p	Äquilibrierung v:q
Normalfall	350	—	60	350	350	80	20	207	0,12	22	4140	2,7	10,3
R. C.	350	18 +++	49	250	225	80	7	184	0,04	16	1288	3,1	26,3
W. P.	350	38 ++++	70	300	120	60	4	138	0,03	7	552	10,0	34,6

Das Bild, das diese Zusammenstellung bietet, ist ein so anschauliches, daß es wohl keiner detaillierten Erklärung bedarf; auf einige Punkte sei nur kurz verwiesen. Die Übererregbarkeit des Sphincters kommt unter anderem schon darin zum Ausdruck, daß in den letzten 2 Fällen in steigendem Maße die Entleerung eine unvollständige ist, da die Restharnmengen offenbar dem Detrusor nicht mehr die zum Offenhalten des Sphincters nötige Spannung verleihen [1]. Geschwindigkeit und Sekundenvolumen nehmen progredient ab und mit ihnen die absolute Leistung der Blasen. Die zunehmende Drosselung durch den Sphincter äußert sich weiters in dem Anwachsen des Verhältnisses der wirklichen und wirksamen Drucke; die Blasen arbeiten unökonomischer und die Ausbalancierung beider Muskeln wird immer ungünstiger.

Alle diese Versuche zeigen übereinstimmend, daß man aus der bloßen Betrachtung des Harnstrahles als des komplexen Produktes der Blasentätigkeit nichts auf die intermediären Vorgänge schließen kann, denn wir haben hier nur die algebraische Summe antagonistischer Kräftewirkungen vor uns. Die tiefere Analyse zeigt vielmehr, daß häufig mit steigender Erregung und Anstrengung der Blase ihre Leistung immer schlechter wird. Die Verkennung dieser Tatsachen verleitete z. B. Blum zur Konzeption des unglücklichen Begriffes eines „atonischen Harndranges".

Es liegt nun ohne weiteres in der Entwicklung dieser Verhältnisse, daß die Überlegenheit des Sphincters auch einmal eine derart ekklatante werden kann, daß seine Überwindung überhaupt nicht mehr gelingt, und es zu kompletter Retention kommt, und zwar nicht nur, wie man das nicht gar so selten sieht, zu vorübergehender, sondern zu dauernder. Auf den ersten Blick legen solche Fälle die Vermutung nahe, daß es sich bei Ausschluß jeder anderen Ätiologie um eine sog. primäre oder idiopathische Sphincterhypertonie handelt; aus der Anamnese erfährt man jedoch, wie sich dieser fatale Endzustand jahrzehntelang vorbereitet hat. Er entwickelt sich immer auf der Basis einer Pollakisurie. So kenne ich zwei Herren, die schon auf die ersten orientierenden Fragen erzählten, daß sie schon als kleine Buben von ihren Kameraden mit Spottnamen („Pischhansel" u. dgl.) belegt worden waren, weil sie so oft urinieren mußten. Mitte der dreißiger Jahre begannen die ersten leichten dysurischen Mahnungen, die sich zu immer größeren Beschwerden verdichteten, bis dann eines Tages die Retention da war.

---

[1] Auch bei der Kriegspollakisurie fand *ich*, Juliusberg und Steettr (Berl. klin. Wochenschr. 1917. S. 257) u. a. Residualharn, durchschnittlich in der Hälfte der Fälle.

Ich möchte es als ein durchgreifendes Grundgesetz der Blasenpathologie bezeichnen, *daß jede Retention über eine Phase der Übererregung des Detrusors geht.* Bei der Prostatahypertrophie ist es nun klar, daß die Abflußbehinderung das Primäre und die Hypertonie eine Kompensationsmaßnahme ist, die endlich vor ihren wachsenden Aufgaben versagt; bei den eben besprochenen Fällen hätte ich wohl den Eindruck, daß die Detrusorhypertonie das Primäre ist, doch ist es natürlich nicht auszuschließen, daß die Übererregbarkeit beider Muskeln sozusagen gleichzeitig angelegt ist und ihre Auswirkung am Sphincter nur später manifest wird. Bei den Rückenmarkskrankheiten liegen die Verhältnisse besonders kompliziert, und es ist wirklich kaum mehr als eine Vermutung, daß speziell bei der multiplen Sklerose nur die letztere Möglichkeit verwirklicht erscheint.

Diese Erkrankung scheint mir überhaupt eine weitere Etappe der pathogenetischen Entwicklung von den Erregungsschwankungen beim Gesunden über das eben skizzierte Krankheitsbild der Pollakisurie darzustellen. Wir begegnen bei der multiplen Sklerose zwei Formen von Miktionsstörungen: der pollakisurischen Dysurie meist höheren Grades und der fakultativen Retention. Eine dauernde Retention habe ich trotz großer Erfahrung als Konsiliarius einer Station für Nervenkranke bei multipler Sklerose nie gesehen; theoretisch wäre sie nach dem Gesagten natürlich möglich, doch scheint sie sich in Wirklichkeit, wenn überhaupt, nur ganz ausnahmsweise einzustellen.

Die letzterwähnte der beiden typischen Miktionsstörungen führt übrigens ein neues Moment ein. Diese Kranken suchen, von starkem Harndrang getrieben, jeden Augenblick das Klosett auf, um nach oft langem Warten oder vergeblichen Anstrengungen enttäuscht wieder abzuziehen; schon am Weg in ihr Zimmer aber beginnt manchmal der Harn zu tröpfeln oder sie werden, kaum im Bett, von einer kräftigen Entleerung überrascht. Was hier vorgeht, ist unschwer zu verstehen. Bei den bisher betrachteten Formen der Pollakisurie liegt die Störung im Gebiet des Tonus und des Automatismus, d. h. der hypertonische Sphincter gibt dem Erschlaffungsimpuls nicht in gewohnter Promptheit nach. *Hier aber liegt die Störung im Intentionalen.* Auf das psychische Arrangement zur willkürlichen Herbeiführung der Miktion antwortet der Sphincter nicht mit Erschlaffung, sondern mit Kontraktion; im Moment, wo durch „Ablenkung der Aufmerksamkeit" die Intention wegfällt, wird der Weg für die Automatismen frei und die Entleerung kann vor sich gehen. Es handelt sich also hier *um eine Koordinationsstörung im Sinne einer spastischen Ataxie,* etwa vergleichbar dem für die Sklerose charakteristischen *Intentionstremor* an den Extremitäten.

Die letzte pathologische Gestaltung endlich, die das Verhältnis von Sphincter und Detrusor annehmen kann, ist der *Blasenkrampf.* Wird der Widerstand des Sphincters für den Detrusor unüberwindlich, so gibt letzterer den Kampf gänzlich oder bis auf mehr weniger schwächliche Versuche auf, und es kommt zu dem bekannten Bild der Retention. Setzt aber der Detrusor seine Bemühungen um jeden Preis fort, so entsteht der Krampf; ganz analog den Vorgängen an anderen Organen, wenn durch gleichzeitige Kontraktion der Längs- und Quermuskulatur der Ablauf einer Kontraktionswelle aufgehalten wird und die Wand den Inhalt des Organs umklammert, statt ihn fortzubewegen.

Eine leise Ahnung von dem, was ein Blasenkrampf bedeutet, kann auch der Gesunde unter gewissen Umständen bekommen. Wenn man durch äußere Umstände gezwungen sehr lange Zeit den Harn zurückhält, so schwindet bekanntlich das Dranggefühl restlos; im Augenblick aber, wo man sich einem Klosett nähert und die Möglichkeit der Entleerung in greifbare Nähe rückt, überfällt einen plötzlich der Harndrang mit schmerzhafter Stärke, als wollte sich die ganze zurückgestaute Gefühlsintensität mit einem Schlage entladen. Und dazu kommt jetzt noch ein Phänomen, das ich bei mir wiederholt in diesen Situationen beobachten konnte. Ich mußte sekundenlang auf den Beginn der Entleerung warten, dann kam der Harnstrahl zögernd matt und dünn heraus, bis er unter dem Gefühl endlicher Befreiung fast übernormale Stärke und Weite gewann.

Ganz nach dem Schema dieser Retention en miniature, nur in allen Dimensionen gewaltig gesteigert, verläuft die akute komplette Retention der Prostatiker mit ihren an die Qual von Geburtswehen gemahnenden Krampfschmerzen.

Ähnlichen Anfällen begegnet man gelegentlich bei Rückenmarkskranken, Crises vesicales der Tabiker. Einen besonders eindrucksvollen Fall sah ich im Kriege.

Ein Rückenmarksverletzter bekam von Zeit zu Zeit ohne feststellbaren Anlaß derartige Blasenkrämpfe. Einmal wurde er von einem solchen Anfall während einer Blasenspülung überrascht; der Katheter wurde mit großer Gewalt herausgepreßt und konnte mit aller Kunst und Sorgfalt nicht mehr eingeführt werden; erst als sich die Blase beruhigt hatte, gelang der Katheterismus spielend leicht, wie immer.

So merkwürdig es vielleicht im ersten Moment klingt, man wird manchmal unsicher, ob das Krampfgefühl wirklich immer durch die Detrusorkontraktionen ausgelöst wird, oder ob nicht wenigstens das eine oder andere Mal die Sphincterkontraktionen die Ursache sind. Folgender Fall z. B. würde auf diese Weise seine Aufklärung finden.

Fall 14. *A. B.* 62*j. Mann.* Der Patient hatte seit Jahrzehnten eine „empfindliche" Blase, die auf alle möglichen psychischen Insulte, Kälte, Feuchtigkeit, Biergenuß, leichteste Stuhlverhaltung usw. mit Pollakisurie aller Grade reagierte. Eines Tages begann mäßige Dysurie, die sich schon in 8 Tagen zu kompletter Retention steigerte. Der Katheterismus war nahezu unmöglich, da er trotz zartester Behandlung ohne daß die geringste technische Schwierigkeit vorlag, unsinnige Schmerzen bei dem besonnenen und, wie sich in der Folge noch reichlich zeigte, tapferen Manne auslöste. Es wurde daher durch eine Cystotomie ein Dauerkatheter eingelegt; die unmittelbare Folge war eine zehntägige bedrohlich aussehende komplette Darmparalyse — und die Blasenkrämpfe, die zwei Tage vor der Operation begonnen hatten, blieben trotz tadelloser Drainage der Blase mit unverminderter Heftigkeit bestehen; wurde der suprapubische Katheter, was nicht gar so selten vorkam, dabei herausgepreßt, so war seine Einführung ganz außergewöhnlich schwierig, da sich die Blasenöffnung sofort fest verschloß. Es wurde daher nach vielen vergeblichen Versuchen konservativer Therapie und begreiflichem Zögern drei Wochen später zum Versuch einer „Prostatektomie" geschritten, trotzdem weder rectale Palpation noch die Cystoskopie (in Narkose) irgend einen Anhaltspunkt für die Diagnose „Hypertrophie" geboten hatte. Bei der Operation sah man nur ein punktförmiges rigides Orificium internum; es wurde zirkulär umschnitten und entfernt, was eben mitging, darunter zwei höchstens kleinerbsengroße Adenömchen. Die Blasenkrämpfe ließen sofort nach, und der Patient erlangte seine volle Miktionsfähigkeit wieder. Der in der späteren Nachbehandlung noch eine Zeitlang nötige Katheterismus blieb aber für Arzt und Patient eine Tortur.

Wir haben hier also einen Fall von besonderer Überempfindlichkeit der Blase und ganz besonders der hinteren Harnröhre; sicher ist wohl, daß die Blasenstörung, möglich, daß auch die Krampfempfindung von der hinteren Harnröhre ausgelöst wurde; wieweit daran die beiden kleinen Adenome beteiligt waren, ist wohl kaum zu erörtern.

Während der Krampf des Detrusors ein verhältnismäßig einfaches Phänomen darstellt, wären über den *Sphincterspasmus* noch einige Worte zu sagen. Es sind hier nämlich zwei Dinge auseinander zu halten, „Hypertonie" und „Krampf".

Es ist eine bekannte Sache, daß bei kompletten Retentionen — halten wir uns der Einfachheit halber zunächst nur an die neurogenen — der Katheterismus spielend leicht gelingt. Hier besteht eben nur eine Hypertonie, die den Öffnungswiderstand gegen den Detrusorreflex abnorm vermehrt. In anderen Fällen stößt dagegen der Katheter auf einen unüberwindlichen Widerstand vor dem äußeren Sphincter; hier handelt es sich um einen Krampf, der den Muskel so fest geschlossen hält, daß seine Lichtung auch mechanisch nicht entriert werden kann[1]).

Ob diesen zwei Arten des Widerstandes auch eine verschiedene Lokalisation zukommt, ist heute noch nicht zu sagen; möglicherweise spielt sich der Krampf vorwiegend im äußeren Sphincter ab; daß aber die Hypertonie vom Pelvicus unterhalten wird, beweisen die Versuche von Rost (vgl. S. 522). Während die Hypertonie ein Dauerzustand ist, stellt der Krampf ein flüchtiges Phänomen dar. Gewöhnlich tritt er nur unter dem Reiz eines Katheterversuches auf; unter Umständen kann er aber auch — wie ich an einem Fall von traumatischer Fissur des Sphincters sah — durch lange Zeit bestehen bleiben und eine wochenlange Retention bewirken; das sind aber Ausnahmen. —

Das tiefere Eindringen in die Pathophysiologie ermöglichte, wenigstens in ersten Andeutungen, eine *rationelle Therapie* der Pollakisurie.

Die Behandlungsmethoden der Übererregbarkeit im allgemeinen gliedern sich nach Goldscheider in gewisse Gruppen, von denen die wichtigsten auch für die Behandlung der Pollakisurie in Betracht kommen. Zunächst die *Reizausschaltung*; sie kommt in Gestalt der Cystotomie oder des Verweilkatheters gelegentlich in Anwendung.

Weiters die *Reizanpassung*. Hieher könnte man vielleicht die schon von Janet empfohlene Methode der sukzessiven Dehnung der Blase mittels eingespritzter warmer Flüssigkeit rechnen, da Dehnung eines der besten Mittel zur Herabsetzung des Tonus ist. Die Methode leistet bekanntlich Vorzügliches. Allerdings ist zu bedenken, daß gewöhnlich, wenn überhaupt, gleich die erste oder zweite Dehnung hilft, so daß man den Eindruck gewinnt, daß es sich nicht so sehr um eine methodisch sich einschleichende, sondern mehr um eine mehr weniger brüske Dehnung handelt, vergleichbar etwa der Recamierschen Operation am Mastdarmsphincter. Ebensogut wie am Detrusor wirkt die Dehnung durch Sonden oder echte Dilatatoren gegen die Sphincterhypertonie; ja es ist eine nach dem Gesagten durchaus begreifliche Tatsache, daß in geeigneten Fällen eine Dehnung des Sphincters auch die Übererregbarkeit des Detrusors beseitigt.

Endlich die *direkte Herabsetzung* der Übererregbarkeit *durch Pharmaka*. Wie sich schon aus unseren Ausführungen im Kapitel über die Pharmakologie der Blase ergibt, sind wir in der Auswahl geeigneter Mittel noch recht beengt. Das souveräne Detonicum des Vagus, das *Atropin* ist für den Beckenabschnitt dieses Nerven nahezu wirkungslos, und alle Bemühungen, seine Wirksamkeit durch Kombinationen, z. B. mit Cholin, zu steigern, waren bisher erfolglos. Auch eine *lokale Anästhesierung* der Blase kommt nicht in Frage. So ist es eine bekannte Erfahrung der Chirurgie, daß bei entzündlichen Blasenerkrankungen, trotzdem die Schmerzempfindung schon längst durch Anästhesierung aufgehoben sein kann, die Übererregbarkeit weiterbesteht. Ja in *Allgemeinnarkose* verschwindet der Blasenreflex erst nach dem Pupillenreflex, so daß zur Herbeiführung einer Blasenerschlaffung tiefste Narkose erforderlich ist. Am besten reagiert die Blase auf Blockierungsanästhesie; es gelang mir[2]) schon durch *epidurale* Injektion von 20—30 ccm 0,5%iger Novocainlösung Hypertonien zu beruhigen; in einem Fall von Pollakisurie erzeugten z. B. vor der Injektion 350 ccm 78 cm Druck, nachher 500 ccm nur 16,5 cm; allerdings ist die Wirkung nur eine ganz kurz dauernde und daher ohne therapeutische Bedeutung.

---

[1]) Schon im Jahre 1834 nahm Guthrie zur Erklärung der nichtprostatischen Retentionen an, daß die „Elastizität" des Blasenhalses geschädigt sei, und der Sphincter nicht entsprechend dem Dilatationsimpuls gehorche. Der Ausdruck „Spasmus" sei zu vermeiden. — Wieder ein Beispiel dafür, wieviel man schon wußte und wieder vergessen hatte.

[2]) Zeitschrift für Urologie. Bd. 14. 1920.

Die therapeutisch besten Erfolge erzielte ich durch Anwendung von *Kalk* [1]). Wirksam ist nur die intravenöse Injektion, für die ich gewöhnlich 10 ccm einer 10% Lösung von Calcium chloratum verwendete. Die Wirkung erstreckt sich zunächst und am intensivsten auf den Harndrang; er wurde entweder völlig beseitigt oder zumindest so weit abgestumpft und seines impetuösen Charakters beraubt, daß die Entleerungen hinausgeschoben und Harndurchbruch vermieden werden konnte. Weniger sicher wird die Miktionsfrequenz beeinflußt; auch sie kann auf ein ganz normales Maß gebracht oder zumindest eingeschränkt werden, oft aber in viel geringerem Maße als nach der Milderung des Harndranges zu erwarten gewesen wäre. Daß es auch refraktäre Fälle gibt, ist wohl nicht überraschend, da es ja bei allen derartigen Versuchen darauf ankommt, das richtige Verhältnis zwischen Reiz und Therapeuticum zu treffen. Damit hängt es wahrscheinlich auch zusammen, daß gelegentlich die Calciuminjektion sogar erregend wirkte, wie wir das von zu kleinen Calciumdosen kennen.

Analog dem Calcium wirkt das *Magnesium* und *Strontium,* von denen wohl nur das letztere therapeutisch anwendbar sein dürfte; Erfahrungen liegen noch nicht vor.

Auch das *Papaverin* ist in manchen Fällen ein sehr wertvolles Beruhigungsmittel, wenn auch keineswegs so verläßlich wie am Ureter oder der Gallenblase. Am sichersten wirkt es bei Fällen von echten neurogenen Blasenkrämpfen, wenn man nicht zu kleine Dosen, etwa 5—8 cg 2—3mal am Tag, subcutan gibt. Nach BACHRACH beruhigt es schon in kleineren Mengen, 2—5 cg jeden oder jeden 2. Tag subcutan injiziert, die gewöhnliche Pollakisurie.

Endlich wäre noch der Einfluß der Röntgenstrahlen zu erwähnen. Sie sollen in manchen Fällen eine sehr günstige Wirkung auf Pollakisurien aller Art, sogar bei Prostatahypertrophie im Reizstadium entfalten. Daß sie unter Umständen auch den gegenteiligen Effekt haben können, lehrt folgende eigene Beobachtung: Bei einer Frau wurde wegen eines Uteruscarcinoms die WERT-HEIMsche Radikaloperation ausgeführt; vor und nach der Operation war die Miktion ganz normal. Einige Wochen später wurde eine Röntgenbestrahlung ausgeführt; sofort setzte eine heftige Pollakisurie ein und im Cystoskop sah man eine so exzessive Trabekelbildung, daß die Blasenwand ein wabenartiges Aussehen hatte.

II. Die Retention.

1. Die akute Retention.

Auch dieses unheilvolle Ereignis findet sein schematisches Vorbild in der Sphäre des noch Normalen, wie wir bereits ausgeführt haben. In einem Teil der Fälle kommt sie auch unter den gleichen Umständen zustande, und viele Prostatiker wissen, wie sehr sie sich hüten müssen, mahnendem Harnbedürfnis nicht nachzugeben. Oft genug ist ein solches Versäumnis der Anlaß zu völliger Harnsperre; ob diese nur durch die Sphincterhypertonie zustande kommt oder noch eine Hyperämie der vergrößerten Prostata hinzukommt, steht dahin. In einem anderen Teil der prostatischen Retentionen ist die Rolle der Hyperämie unverkennbar, wenn sich das Ereignis an langes Sitzen auf weichen Polstern, Obstipation, sexuelle Erregung und dergleichen mehr anschließt.

Bei diesen akuten Retentionen mit erwiesen rein peripherer Genese, intaktem Nervenapparat und vorher normaler Blasenfunktion ist das Verhalten des Detrusors aus dem klinischen Bilde klar ersichtlich; er bemüht sich zunächst

---

[1]) Wien. klin. Wochenschr. 1920. Nr. 10.

mit allen Kräften, der Abflußbehinderung Herr zu werden. Gewöhnlich allerdings ohne Erfolg, denn wenn sich solche Retentionen gelegentlich bald wieder
spontan lösen, ist das weniger den Anstrengungen des Detrusors als dem Verschwinden der peripheren Hemmung zu danken. Daß die stürmischen klinischen
Erscheinungen auf Kontraktionen des Detrusors zurückgehen, zeigte e contrario
sehr schön folgende Beobachtung: Bei einem Prostatiker mit nahezu kompletter,
chronischer Retention war die Blase durch die atrophischen stark deshiszenten
Bauchmuskeln als großer *harter* Tumor zu tasten, und trotzdem hatte der Patient
von seiner Retention keine Ahnung; daß der hohe Tonus auch keinen Harndrang
auslöste, ist wohl auf die langsame und lange Gewöhnung zurückzuführen.

Ebenso klar ist das Verhalten der Blase bei den akuten kompletten Retentionen, die sich an fieberhafte Infektionskrankheiten anschließen. Die Blase
ist schlaff und die Patienten empfinden keinerlei Beschwerden; es handelt sich
hier offenbar um eine toxische Lähmung des Detrusors, resp. seines Nervenapparates. Dafür spricht auch die seltene Beobachtung, daß eine solche radikale
Fiebertherapie bestehende Übererregbarkeit günstig beeinflussen kann. Ich
behandelte einen 10jährigen Knaben, der schon seit Jahren an einer so gut
wie unbeeinflußbaren Pollakisurie litt; er bekam eine Grippe und war von Stund
an von seinem Blasenleiden befreit.

Daß aber auch hier das Sphincterproblem sein Recht auf Aktualität zu wahren
weiß, zeigt folgender Fall.

Fall 15. *O. T. 32j. Mann.* Am 22. 2. 1922 erkrankte der Patient an Grippe; am
4. 2. komplette Harnretention mit mäßigem Drang; am 5. 2. entleerte er im warmen Bade
und außerdem zweimal beim Stuhllassen etwas Harn, inzwischen hatte er wohl an 30mal
erfolglos zu urinieren versucht. 6. 2. früh wurde er katheterisiert und suchte am 7. 2.
das Spital auf.

Die Blase enthielt ein Residuum von 700 ccm klaren Harn. Im Manometerversuch
stieg der Druck bis zu 450 ccm Füllung von 0 auf 25 cm; von 200 ccm an war die Nachfüllung
immer von deutlicher Zunahme des Harndranges begleitet, bei 400 ccm war der Drang
sehr stark, bei 450 ccm kaum mehr erträglich. Cystoskopie zeigte völlig normale Blase,
Sphincter weit offenstehend, so daß der Colliculus deutlich ins Gesichtsfeld trat.

Seit dem 7. 2. morgens ging der Patient einen eigentümlich unsicher wackelnden Gang.
Der neurologische Status war völlig normal; eine genauere Diagnose konnte von erfahrener
Seite nicht gestellt werden.

Am 8. und 9. 2. wurde der Patient 1mal täglich katheterisiert, am 10. 2. urinierte er
$^1/_2$ Liter spontan und entleerte am 11. 2. seine Blase bereits komplett. Auch die Ataxie
ging zurück. Die nächsten 14 Tage urinierte der Patient 6—8mal am Tag und 3—4 mal
nachts. Er urinierte mit vorgebeugtem Körper unter sorgfältiger *Entspannung* der gesamten
Körpermuskulatur, sowie er mitpreßte war die Miktion unmöglich; beim Stuhllassen ging
etwas Harn ab „mit ungeheuren Schwierigkeiten, so daß ihm die Drüsen im Gesicht
schwellen".

Am 4. 3. hatte Patient ganz kurze Zeit vor der Untersuchung uriniert; über Aufforderung
entleerte er nach minutenlangem Warten 80 ccm in ganz auffallend dünnem Strahl und ohne
jede Propulsion. Er gibt an, daß nur ganz selten die Miktion in *einem* Zuge vor sich geht,
gewöhnlich wird der Strahl mehrere Male unterbrochen.

Daß hier eine gewisse *Hypo*funktion des Detrusors an der Retention mitbeteiligt war, geht aus dem auffallend geringen Harndrang hervor, wogegen aber
die Werte im Manometerversuch ganz normale waren. Dagegen sind der dünne
Harnstrahl, die schlechte Propulsion bei normalem Blasendruck, die sakkardierte
Miktion, der hemmende Einfluß des Mitpressens, die günstige Wirkung der
warmen Bäder und der späteren Sondierung nur durch die Annahme einer
Hypertonie des Sphincters zu erklären.

Viel komplizierter dagegen liegen die Dinge für die akuten Retentionen
nach Verletzungen des Rückenmarkes. Wir haben bei der Besprechung der
Nervenversorgung der Blase gesehen, daß so gut wie jede Verletzung des Nervenapparates — Gehirn, Rückenmark und autonome Nerven — zu einer momentan
einsetzenden kompletten Retention führt; auch in der menschlichen Pathologie

gilt dies, wenn auch nicht, wie L. R. MÜLLER behauptet, ausnahmslos, so doch für die große Mehrzahl der Fälle. Die experimentelle Pathologie hat nun eindeutig gezeigt, daß unter diesen Umständen der Sphincter abnorm fest schließt; beim Menschen finden wir dazu noch große schlaffe Blasen; es ist als offenbar der Reflexapparat der Blase durchschlagen, so daß sich beide Muskeln in Ruhelage befinden: für den Sphincter ist das die geschlossene, für den Detrusor die an das Volumen des Inhaltes adaptierte. Der Detrusor wird nicht mehr zur reaktiven Kontraktion gezwungen und der Sphincter des vom Detrusor ausgehenden Öffnungsreizes ledig, schnappt zu. Wir werden also als zunächst zu der Vorstellung geführt, daß Störungen der Detrusor- und Sphincterfunktion koordinierte sind.

Bei näherem Eingehen in Details zeigt sich aber, daß diese Annahme nur ganz im groben der Wirklichkeit gerecht wird. Eine ganze Reihe von Beobachtungen spricht nämlich dafür, daß der Detrusor seine Erregbarkeit in nicht unbeträchtlichem Maße behalten hat. So untersuchte ich zum Beispiel einen Kriegsverletzten mit kompletter Retention, dessen Blaseninhalt von 600 ccm unter einem Drucke von 18 cm stand; bei sukzessiver Füllung der vorher entleerten Blase erzeugten 400 ccm 22 cm und 600 ccm 47 cm Druck; das sind nun ganz normale Werte und wir müßten schon zu der viel differenzierteren Annahme greifen, daß der propriozeptive Reflex für den Detrusortonus erhalten und nur die Reflexverbindung vom Detrusor auf den Sphincter gelitten hat. Welchen praktischen Wert aber haben schon solche Konstruktionen?

Damit würde eine primäre Störung der Sphincterfunktion in den Vordergrund rücken; gelegentlich kann man diese Vermutung sogar verifizieren. Es gehört bekanntlich nicht zu den großen Seltenheiten, daß sich an Operationen am Rückenmark komplette Harnverhaltung anschließt. Dies war auch bei einem Soldaten der Fall, bei dem in der Höhe des 12. Brustwirbels eine Arachnoidealcyste eröffnet wurde; das Auffallende war aber, daß hier nach der Operation ein nur mit vielen Kunstgriffen zu überwindender Sphincterspasmus auftrat, der am 8. Tag post operationem schwand, und mit ihm die Retention.

2. Die inkomplette Retention.

Sie tritt auf entweder als Vorläufer oder als Residuum einer kompletten Retention und besteht darin, daß sich die Blase nicht vollständig entleert, sondern einen mehr weniger großen *Residualharn* zurück behält.

a) Die Ursache dieser Erscheinung läßt sich aus unserer Theorie der Miktion sehr einfach ableiten. Der Sphincter schließt sich nämlich, wenn die Spannung des Detrusors der seinigen nicht mehr das Gleichgewicht hält, gleichgültig ob die Blase leer ist oder nicht. Da in der Norm auch noch die kleinsten Harnmengen dem Detrusor genügende Spannung verleihen, die pathologischen Restharnmengen dies aber anscheinend nicht mehr tun, so müssen wir als *Ursache für das Auftreten von Residualharn ein relatives Spannungsdefizit des Detrusors annehmen.* Relativ im Verhältnis zur Spannung des Sphincters; das Defizit kann also zustandekommen durch Tonuszunahme des Sphincters oder Tonusabnahme des Detrusors, so daß wir auch hier vor denselben Erklärungsschwierigkeiten stehen, wie bei der akuten kompletten Retention.

Für die eben geäußerte Annahme ergeben sich nun eine ganze Reihe tatsächlicher Belege.

Für den dynamischen Charakter des Residualharnes, d. h. für das Faktum, daß seine Größe die jeweilige Resultante zweier antagonistischer Kräfte ist, spricht die Beobachtung, daß besonders bei spinaler Retention die Restharnmengen eines und desselben Patienten von Tag zu Tag oft außerordentlich schwanken. Ich beobachtete solche Schwankungen von 10 auf 250 ccm, 250 auf 100, 200 auf 850, 20 auf 300 und dergleichen mehr.

Als Beleg, daß die Restharnmengen eben der tolerierten Kapazität entsprechen, kann die folgende Zusammenstellung von Restharn und eben Drang auslösender Harnmenge dienen. Die Untersuchungen werden alle an Rückenmarksverletzten mit automatischer Miktion angestellt.

Tabelle 5.

Name	Residuum am Versuchstag	Kleinste Füllung, die Gefühl von voller Blase auslöste	Flüssigkeitsmenge, die sehr starken Drang erzeugte
Bresch	150 ccm	100—120 ccm	—
Breu	230 ,,	150 ,,	
	120 ,,	150 ,,	—
Kofl	300 ,,	200 ,,	—
	100 ,,	200 ,,	
Milet	50 ,,	100 ,,	—
	170 ,,	160 ,,	
	230 ,,	300 ,, (54 cm Druck)	
Küppl	300 ,,	300 ,,	—
	150 ,,	200 ,,	
	150 ,,	200 ,, (38 ,, ,,)	
Küh	250 ,,	250 ,, (40 ,, ,,)	—
Knut	200 ,,	200 ,, (75 ,, ,,)	—
Zach	450 ,,	350 ,, (14 ,, ,,)	500 ccm (20 cm Druck)
Jan	200 ,,	300 ,, (9 ,, ,,)	550 ,, (51 ,, ,,)
Krip	350 ,,	250 ,, (61 ,, ,,)	350 ,, (35 ,, ,,)
Ren	0	250 ,, (6 ,, ,,)	500 ,, (43 ,, ,,)
Swiet	600 ,,	650 ,, (32 ,, ,,)	800 ,, (72 ,, ,,)

Die Übereinstimmung ist wohl eine sehr gute. Die großen Differenzen in den Druckwerten sind nach dem über die Beziehung von Harnvolumen, Harndrang und Blasendruck bereits Gesagten nicht weiter verwunderlich.

Gleiches beweisen die folgenden Versuche, in denen eine den Residualharn übersteigende Flüssigkeitsmenge infundiert wurde, und eine annähernd der Differenz entsprechende Flüssigkeitsmenge nach Entfernung des Katheters automatisch wieder entleert wurde.

Tabelle 6.

Name	Residuum	Füllung	Spontan entleert
Breu	230 ccm	300 ccm	100 ccm
Kofl	200 ,,	300 ,,	70 ,,
	150 ,,	230 ,,	55 ,,
Milet	150 ,,	200 ,,	50 ,,

Das Experimentum crucis aber liefert die Beobachtung des Miktionsverlaufes bei Kranken mit Retention. Fordert man nämlich einen derartigen Kranken, nachdem seine Blase bis auf sein habituelles Residuum entleert wurde, zur Miktion auf, so bleibt der Blasendruck konstant oder hebt sich nur ganz minimal und von einer Miktion ist natürlich keine Rede; auf eine

Pilocarpininjektion, die ja den Tonus des Detrusors hebt, wird ein Teil des Residuums entleert. *Das Residuum ist also eine Tonusfunktion.* Für dieses wichtige Verhalten ein Beispiel.

Fall 16. *A. Sch., 62 jähriger Mann, Prostatahypertrophie.*
Residuum am Versuchstag 375 ccm. Füllung der Blase mit 500 ccm, Druck 37 cm; Aufforderung zur Miktion. Druck geht auf 99 cm und 200 ccm werden entleert. Die restlichen 300 ccm stehen unter einem Druck von 23 cm; Aufforderung zur Miktion: Druck 27. 25, 24, 25, 22 cm ohne Effekt.

Injektion von 0,01 g Pilocarpin, Druck steigt auf 39 cm; Aufforderung zur Miktion: Druck steigt über 100 cm und 150 ccm werden entleert; das Residuum ist also auf 150 ccm zurückgegangen.

Eine weitere wichtige Gesetzmäßigkeit geht aus den folgenden Fällen hervor.

Tabelle 7.

	Blasenfüllung, die eben Harndrang auslöst	Spontan ausuriniert	Residuum
J. H. Prostatiker	450 ccm	150 ccm = 33,3%/₀	300 ccm
Residuum 350 ccm	500 ,,	150 ,, = 30,0 ,,	350 ,,
	500 ,,	150 ,, = 30,0 ,,	350 ,,
Pilocarpininjektion	150 ,,	50 ,, = 33,3 ,,	100 ,,
	200 ,,	75 ,, = 37,5 ,,	125 ,,
Fr. F. Prostatiker	430 ccm	80 ccm = 18,6%	350 ccm
Residuum 300 ccm	350 ,,	60 ,, = 17,1 ,,	290 ,,
	340 ,,	50 ,, = 14,7 ,,	290 ,,
Pilocarpininjektion	150 ,,	25 ,, = 16,6 ,,	125 ,,
	150 ,,	15 ,, = 10,0 ,,	135 ,,
	160 ,,	20 ,, = 12,5 ,,	140 ,,
H. Sch. Prostatiker	300 ccm	125 ccm = 41,7%	175 ccm
Residuum 150 ccm	200 ,,	115 ,, = 57,5 ,,	85 ,,
Pilocarpininjektion	130 ,,	60 ,, = 46,7 ,,	70 ,,
M. N. Pollakisurie	400 ccm	200 ccm = 50,0%	200 ccm
Pilocarpininjektion	400 ,,	230 ,, = 57,5 ,,	170 ,,
	300 ,,	170 ,, = 56,6 ,,	130 ,,

Das besagt also, daß bei Retentionsblasen *zwischen der Harnmenge, die eben Harndrang auslöst, und der entleerten Harnmenge — und damit auch deren Reziprocum, dem Restharn — ein bestimmtes Verhältnis besteht, das konstant und für das Individuum charakteristisch ist.* Wir können also hierin, genau wie in dem ebenfalls individuell konstanten Sekundenvolumen, einen Ausdruck für die innere Äquilibrierung der Blase, diesmal auch unter pathologischen Bedingungen sehen. Und sogar unter Pilocarpinwirkung wird diese Konstanz festgehalten, trotz Änderung der absoluten Werte. Das Pilocarpin hat also an dem ganzen System nichts geändert, als daß es die Reflexempfindlichkeit erhöht hat.

Es sei nun gleich gesagt, daß das nicht immer so sein muß; aber die Fälle, in denen diese Gesetzmäßigkeit nachgewiesen werden konnte, beweisen, daß wenigstens die Tendenz zu ihr im Prinzip vorhanden ist; daß diese nicht immer zur Auswirkung kommen muß oder kann, versteht sich wohl von selbst.

b) Einen Schritt weiter führt nun ein genaueres Studium des Verhaltens des Detrusors und Sphincters bei verschiedenen klinischen Formen der inkompletten Retention.

Bei der *Prostatikerblase* liegen die Dinge wieder verhältnismäßig einfach. Der Detrusor kämpft zunächst gegen die zunehmende Abflußbehinderung an, indem er zunächst hypertonisch, dann hypertrophisch wird. Diese Hypertonie ist, wenn man nur im richtigen Stadium der Erkrankung untersucht, immer nachzuweisen. Klinisch zeigt sie sich in Pollakisurie und verstärktem Drang, manometrisch finden wir die üblichen Kurven, die Pilocarpinreaktion ist positiv, und das Residuum kann — wenn es auch nicht die Regel ist — unter erhöhtem Druck stehen. Im Laufe der Zeit aber gibt der Detrusor den immer aussichtsloser werdenden Kampf auf, er wird akkommodativ entspannt und spart seine Kräfte für bessere Zeiten.

Vielleicht ist es erlaubt, um diesen wichtigen Gedankengang im Zusammenhang darzustellen, der systematischen Darstellung vorzugreifen und das Verhalten des Detrusors in diesen Endstadien zu besprechen. Da muß nun gesgt werden, *daß die „überdehnte" oder „gelähmte" Blase in das Bereich der Fabel gehört.* Das gilt uneingeschränkt für die Prostatikerblase und für zahlreiche Fälle spinaler Retentionen, wenn auch aus gleich noch zu erörternden Gründen hier Ausnahmen zugegeben werden müssen. Obige Behauptung stützt sich auf eine ganze Reihe von allbekannten Erfahrungen. Auch nach jahrelanger Retention gewinnt der Detrusor nach einer Prostatatektomie seine volle Funktionsfähigkeit wieder. Man erlebt es oft genug, daß eine prostatische oder tabetische Retention nach einem einzigen Katheterismus völlig oder wenigstens nahezu völlig verschwindet. Nicht selten kann man nach einer solchen Entleerung nur noch einen Bruchteil des ursprünglichen Residuums wieder einspritzen [1]). Wie aktiv diese „inerten" Blasen wieder werden können, sei durch die folgende Zusammenstellung illustriert.

Tabelle 8.

Name	Füllung	Druck	Bemerkung
J. Kr. Prostatiker Residuum 800 ccm Pilocarpin	500 ccm 600 ,, 700 ,, 400 ,, 600 ,, 700 ,,	17 cm 40 ,, 50 ,, 22 ,, 45 ,, 68 ,,	Das Residuum steht unter einem Druck von 49 cm, der auf Pilocarpin auf 62 steigt.
F. S. Myelitis Residuum 1350 ccm	100 ccm 300 ,,	35 ccm Hdg. +++ 47 ,,	Residuum steht unter 10 cm. Druck, der auf Pilocarpin auf 60 cm steigt.
K. Pr. Tabes Residuum 1000 ccm Pilocarpin	400 ccm 450 ,, 600 ,, 0 ,, 50 ,, 150 ,,	18 ccm 35 ,, Hdg. +++ 59 ,, 24 ,, 44 ,, 78 ,, Gefühl der übervollen Blase	
J. E. Lues cerebri Komplette Retention Pilocarpin	100 ccm 200 ,, 300 ,, 400 ,, 100 ,, 200 ,, 300 ,, 350 ,,	12 ccm 13 ,, 15 ,, Hdg. ++ 34 ,, 20 ,, 22 ,, Hdg. ++ 28 ,, Hdg. +++ 42 ,,	

[1]) Cealie (Guyons Annalen. Bd. 2, S. 1345. 1911) meint, daß in solchen Fällen die Irritabilität solcher Blasen ihre Contractilität übersteigt; der Quotient dieser beiden Werte gibt mit seiner Tendenz zu steigen oder kleiner zu werden einen Anhaltspunkt für die Prognose.

Die Kenntnis dieses Faktums, wie groß die akkommodative Entspannung des Detrusors trotz erhaltener Reagibilität sein kann, erlangt für die moderne operative Therapie der spinalen Retentionen erhöhte Bedeutung.

Viel schwieriger sind die Bilder zu deuten, die man bei Rückenmarkserkrankungen zu sehen bekommt.

Verhältnismäßig durchsichtig sind noch die *tabetischen Blasenstörungen*. Sie folgen in ihrer Entwicklung dem allgemeinen Grundgesetz: Reizstadium, inkomplette Retention, komplette Retention. Bedeutungsvoll für ihr Verständnis ist der Befund BARRINGTONS, daß Zerstörung der hinteren Wurzeln die hartnäckigsten Retentionen bewirkt; damit würde in der menschlichen Pathologie die tabetische Retention zum Prototyp aller spinalen Retentionen werden; es würde der sensible Schenkel aller (?) Blasenreflexe wegfallen.

Gerade bei Tabes spricht zunächst vieles dafür, daß eine Sphincterhypertonie eine große Rolle beim Zustandekommen der Retention spielt; die bereits erwähnten Tatsachen, daß ein Katheterismus die Retention für längere Zeit beseitigen kann; daß bei der Funktionsprüfung der Detrusor gut erregbar gefunden wird; daß ein warmes Bad die Harnentleerung erleichtert, eine Calciuminjektion (vgl. weiter unten) sie ermöglicht, endlich daß die operative Spaltung des Sphincters unter Umständen radikale Heilung bringt. Somit könnte man die initiale Übererregbarkeit und die spätere Inertie des Detrusors als akkommodative betrachten. Und doch — beim Anblick dieser großen, schlaffen Blasen fällt es schwer eine primäre Lähmung des Blasenmuskels abzulehnen; vielleicht ist sie erst ein Späteffekt der Krankheit.

Bei den *Verletzungen des Rückenmarkes* begegnen wir der inkompletten Retention bei automatischer Entleerung. Über letztere einige Worte: Das Wiederauftreten von Blasenentleerungen einige Zeit nach einer Läsion des Nervenapparates der Blase, insbesondere nach ihrer Dezentralisation wurde allgemein durch ein vikariierendes Eingreifen niederer Zentren erklärt, wobei man sich vorstellte, daß der innere Mechanismus dieser Entleerungen in demselben Spiel der Reflexe bestünde, wie in der Norm. Diese Ansicht lehnt nun BARRINGTON rundweg ab. Nach Rückenmarksdurchtrennung an Katzen konnte er auch Wochen post operationem niemals eine reflektorische Drucksteigerung durch Füllung erzielen; dagegen blieben der 3., 4. und 5. seiner Reflexe erhalten; er meint nun, daß die automatische Miktion nur mehr durch diese Erschlaffungsreflexe (vgl. S. 494) erhalten wird. — Das mag nun bei so kompletter Querschnittsdurchtrennung wie sie im Experiment durchführbar ist, der Fall sein, beim Menschen habe ich eine ganze Reihe solcher automatischer Blasen im Manometerversuch das typische Spiel aller normalen Reflexe produzieren gesehen.

Ich habe nun bei der Mehrzahl dieser Kranken eine oft imposante Übererregbarkeit des Detrusors nachweisen können, was von allen Nachuntersuchern bestätigt wurde und mit der von LEWANDOWSKY gefundenen Übererregbarkeit aller dezentralisierten Organe mit glatten Muskeln übereinstimmt. Ein glücklicher Zufall ermöglichte es drei dieser Patienten in Intervallen bis zu drei Jahren nachzukontrollieren, wobei sich zeigte, daß die Blasen ihren Reaktionstypus genau beibehalten hatten. Wiederum ist es nicht zu sagen, ob diese Hypertonie eine sekundäre ist, oder eine primäre etwa durch Wegfall jener cerebralen Hemmungen, die wir für den Ablauf der normalen Blasenfunktion postulieren mußten.

Überhaupt verliert man bald die Lust zu derartigen vesicomantischen Versuchen, wenn man sieht, welch scheinbar harmlose Eingriffe von schweren Blasenstörungen gefolgt sein können. Ich habe in der Kriegspraxis wiederholt gesehen, daß einfache Lösung meningealer Adhäsionen oder Eröffnung arachnoidaler Cysten gesunde Blasen gelähmt oder inkontinent gemacht haben oder eine bestehende Blasenstörung direkt in ihr Gegenteil verkehrt haben. Es bedarf

also gar nicht der groben Verletzungen, wie wir sie im Tierexperiment setzen,
sondern ganz undefinierbare Insulte können ein uns ganz unbekanntes Spiel
minutiös abgestimmter Korrelationen zerstören.

Nur das eine kann man sagen, daß auch unter den ungünstigen Umständen
die Grundmelodie des Sphincter-Detrusorantagonismus solange wie möglich
festgehalten wird. Hierfür zwei Beispiele.

Fall 17. *A. S. Schußverletzung des Rückenmarkes.* Vier Wochen nach der Verletzung bot
der Patient folgendes Bild. Die Blase war als längsovaler Tumor prall gespannt rechts neben
der Mittellinie zu tasten, enthielt 250 ccm Restharn und bereitete dem Patienten durch
fortwährende Krämpfe arge Pein; sie war ausdrückbar und verlor mittendurch tropfenweise
Harn. Zwei Monate später änderte sich das Bild völlig. Das Träufeln hörte auf, die Harnentleerung erfolgte im Strahl in regelmäßigen Pausen und die Krämpfe verschwanden,
dafür wuchs das Residuum auf 900 ccm.

Also zuerst Detrusorhypertonie mit schwachem Sphincter, dann Erschlaffung des
Detrusor mit zunehmender Schlußfähigkeit des Schließmuskels.

Fall 18. *E. K. 11jähriger Knabe,* dem wenige Wochen nach der Geburt eine große Myelo-
cele erfolgreich operiert wurde. Als ich ihn sah, entleerte er in gutem Strahl etwa jede 10—15
Minuten einige Kubikzentimeter Harn bei einem Residuum von 500 ccm. Ich legte ihm eine
suprapubische Dauerfistel an, worauf die Kapazität der Blase minimal und der Sphincterschluß so schlaff wurde, daß alles, was man durch die Fistel einspritzte, zur Urethra herauskam. Mit der Zeit beruhigte sich die Blase derart, daß sie eine Kapazität von 200 ccm
bekam und der Sphincter dauernd schloß.

Hier bestand also zunächst eine Retentionsblase, dann eine hypertonische, bis sich endlich normales Gleichgewicht einstellte.

c) Aus unseren theoretischen Anschauungen über den Mechanismus der
Miktion und der Phänomenologie der Retention, die doch in hohem Maße von
Funktionsanomalien des Sphincters beherrscht zu sein scheint, ergibt sich nun
auch die Möglichkeit einer *Theorie des Residualharnes.*

Mit wachsender Abflußbehinderung wird der Detrusor immer erregbarer;
der kompensatorische Charakter der Hypertonie und späteren Hypertrophie
ist unverkennbar. Wenn aber der Detrusor trotz allem endlich immer mehr
hinter seiner Aufgabe zurückbleibt, so tritt Restharn auf; er erscheint also als
Zeichen der Detrusorinsuffizienz. Doch möchte ich meinen, daß hiermit die
Erscheinung noch keineswegs restlos begriffen ist.

Sehen wir einmal, was bei solchen Blasen ohne den Residualharn geschieht:
entleert man eine Retentionsblase vollkommen, so muß erst ihre Residualkapazität wieder vollaufen, bevor die Möglichkeit einer Entleerung gegeben
ist; bis dahin besteht komplette Retention. *Der Restharn erscheint also
unter dieser Betrachtung nicht mehr als toter Ballast, sondern geradezu als Voraussetzung der Blasenfunktion; er hat eine ganz bestimmte Rolle unter den
Mechanismen der Miktion.*

Diese Rolle ist auch ganz klar zu umschreiben, wenn man bedenkt, daß unter
den Entstehungsbedingungen der prämiktionellen Drucksteigerung neben dem
Tonus des Blasenmuskels auch die Spannung steht, die er durch die Füllung
erhält. Der erhöhte Öffnungsdruck, wie ihn das Abflußhindernis erfordert,
kann also sowohl durch primäre Tonusvermehrung als auch durch Spannungs-
vermehrung infolge größerer Anfangsfüllung erzielt werden. *Hypertonie und
Restharn sind also koordinierte, unter Umständen einander substituierende Hilfs-
mechanismen zur Erzielung höherer Leistungen der Blase.*

Natürlich sind sie Insuffizienzerscheinungen aber nur in dem Sinne wie jeder
Hilfsmechanismus es ist, da er anzeigt, daß irgend jemandem geholfen werden
muß. Bekanntlich hat Pflüger es als ein Gesetz bezeichnet, daß alle Bedürfnisse des Organismus zugleich die Mittel zu ihrer Befriedigung schaffen.
Vielleicht kann man einer Variante dieses Gesetzes auch weitgehende Geltung
zuschreiben: daß jedes Insuffizienzprodukt — und das ist ja der Restharn
zweifellos — zugleich eine Kompensationsmaßnahme darstellt.

Ganz analoge Überlegungen haben übrigens in der Herzpathologie Geltung gewonnen. Auch hier betrachtet man die Herzdilatation nicht mehr als Ursache der Schwäche oder überhaupt als etwas Schädliches, sondern als kompensatorische Maßnahme unter Hinweis auf die Bedeutung der Größe der Anfangsfüllung. Die Mechanik dieses Vorganges hat WEITZ [1]) auf Grund einfacher mathematischer Überlegung dargelegt, deren Ergebnis ist: Die Muskelfasern eines Hohlorganes müssen sich um so weniger verkürzen, um das gleiche Flüssigkeitsvolumen auszuwerfen, je größer der Inhalt des Hohlorganes ist; auch die Kraft der Kontraktion wächst — allerdings bis zu einer bestimmten Grenze — mit zunehmender Anfangsfüllung.

Die gleichen Überlegungen können wir natürlich auf die Blasenfunktion übertragen.

Berechnen wir mit l die Länge einer zirkulären Muskelfaser eines kugeligen Hohlorganes vom Inhalt I, so ergibt sich die Beziehung

$$ l = 2\,\pi\,\sqrt[3]{\frac{3\,I}{4\,\pi}}, $$

und die Verkürzung V einer solchen Faser ist z. B. $l_{I\,=\,200} - l_{I\,=\,100}$. Sollen nun z. B. 100 ccm entleert werden das eine Mal von einer Füllung von I = 1100 ccm, das andere Mal von I = 200 ccm, dann ist für

I = 1100 ccm, l = 40,23 cm
I = 1000 ccm, l = 39,07 cm und
V = 1,16 cm.

Im zweiten Falle I = 200 ccm, l = 22,79 cm
I = 100 ccm, l = 18,09 cm und
V = 4,7 cm.

Das heißt also, im ersten Falle muß sich eine Zirkulärfaser nur um 1,16 cm, im zweiten aber um 4,7 cm zur Erreichung des gleichen Effektes zusammenziehen. Eine Blase, die einen Restharn von 1000 ccm ständig hält, erreicht die gleiche Leistung, also z. B. die Entleerung der Tagesharnmenge mit einer viermal geringeren Kontraktion. Hieraus geht wohl der kompensatorische Charakter des Residualharnes klar hervor.

Die hier vorgetragene Theorie unterscheidet sich prinzipiell von allen anderen bisher über das Zustandekommen des Restharnes ersonnen dadurch, daß sie die Rolle des Restharns im Mechanismus der Miktion zu erklären versucht, was für ein biologisches Phänomen die einzige adäquate Betrachtungsweise vorstellt. Die anderen Theorien fragen all nach der Ursache der Detrusorinsuffizienz. GUYON und seine Schüler sahen sie z. B. in der auf arteriosklerotischer Degeneration der Gefäße beruhenden Muskelentartung, CASPER [2]) in nichtarteriosklerotischen Muskelveränderungen der Blasen alter Leute, FUCHS und GROSS [3]) in einer Starrheit der Blasenwände infolge der Hypertrophie, A. ADLER in der Isolierung der Blase vom Subcortex, BLUM [4]) in einer Dehnung des muskelärmeren Blasenscheitels; PLESCHNER [5]) glaubt an eine ungenügende Funktion der Längsmuskulatur der Harnröhre, PRAETORIUS [6]) sieht speziell bei der Divertikelblase die Ursache im Spiel des Divertikelsphincters

---

[1]) WEITZ, W.: *Über Herzdilatation.* Dtsch. Arch. f. klin. Med. Bd. 131, S. 47. 1919.
[2]) CASPER, L.: Über Altersblasen. Zeitschr. f. Urol. Bd. 6, S. 435. 1912.
[3]) FUCHS, A. und S. GROSS: Incontinentia vesicae und Enuresis noct. Wien. klin. Wochenschr. 1916. Nr. 217.
[4]) BLUM, V.: Zur Theorie des Residualharnes. Wien. klin. Wochenschr. 1917. Nr. 39.
[5]) PLESCHNER, G.: Zur Physiologie und Pathologie der Miktion. Zeitschr. f. urol. Chirurg. Bd. 5, S. 148. 1920.
[6]) PRAETORIUS, G.: Über die Ursachen der Retention bei der Divertikelblase. Zeitschr. f. urol. Chirurg. Bd. 14, S. 46. 1924.

usw. Über alle diese Dinge wird man verschiedener Meinung sein können, wohl ohne ihnen besonders Unrecht zu tun.

d) Die Krönung pathophysiologischer Erkenntnisse und zugleich eine ergiebige Quelle für ihre Förderung stellt aber die rationelle *Therapie* dar. Gegen die Retention kann sie tonisierend auf den Detrusor und entspannend auf den Sphincter wirken.

Das was die Digitalis für den Herzmuskel, ist das *Pilocarpin* für die Blase: es erhöht den Tonus, vermehrt die Ventrikelenergie und beschleunigt und verstärkt die prämiktionelle Spannungszunahme. Beispiele für die Art seiner Wirkung auf Retentionsblasen wurden schon angeführt. Seine therapeutische Verwendung wird aber durch seine zwar durchaus harmlosen, aber oft lästigen Nebenwirkungen stark beeinträchtigt.

Dagegen findet der *Hypophysenextrakt* überall dort, wo es sich um transitorische, nicht mechanisch bedingte Retentionen handelt, erfolgreiche Anwendung; also bei puerperalen, postoperativen Retentionen und bei Pollakisurien begleitenden Dysurien.

Auf dasselbe Anwendungsgebiet dürfte, soweit ich bis jetzt sehe, die *Kalium*medikation beschränkt sein; man gibt am besten 2—3 Eßlöffel Liquor Kali acetici pro Tag[1]).

An die miktionsfördernde Wirkung des Urotropins sei nochmals erinnert.

Bei den Versuchen die Retention durch Beseitigung des Abflußhindernisses, also rationell, zu beheben, waren wir bis vor kurzem auf operative Maßnahmen beschränkt, und sind es für das Gros der Fälle auch heute noch.

An erster Stelle steht hier der *Katheterismus*. Er ist nicht nur ein Symptomaticum, sondern bringt manchmal auch dauernde Abhilfe. Es wurde schon erwähnt, daß gelegentlich schon der erste Katheterismus Retentionen verschiedenster Ätiologie definitiv beseitigt. Zweifellos wirkt hier die Dehnung des Sphincters, der, wenn sein Widerstand einmal gebrochen ist, wieder dem Erschlaffungsreflex gehorcht; es empfiehlt sich daher, den ersten Erfolg durch systematische Dehnung mit Sonden oder Dilatatoren zu festigen.

Über die *Prostatektomie* zu sprechen ist hier nicht der Ort. Dafür sei mit einigen Worten der *operativen Spaltung des hypertonischen Sphincters* gedacht. Ihr Anwendungsgebiet sind die spinalen, chronisch-entzündlichen oder idiopathischen Fälle von dauernden Retentionen und Dysurien, die man gewöhnlich unter der Sammeldiagnose „Contracture of the neck of the bladder" zusammenfaßt. Die operative Behandlung dieser Fälle ist von alters her geübt und wird heutzutage in Amerika auf elektrokaustischem Wege durch die Urethra, in Europa meist transvesical durch blutige Excision eines Keils aus dem Orificium internum ausgeführt (Young, Caulk, Freudenberg, Marion, Rubritius). Dadurch wird der innere Sphincter ausgeschaltet und der äußere bleibt intakt.

Der Erfolg der Operation grenzt manchmal ans Wunderbare, alle Beschwerden sind mit einem Schlage beseitigt, wie man das sonst nur nach Prostatektomien zu sehen bekommt. Als Beispiel diene folgende Beobachtung.

Fall 19. *J. W. 24jähriger Mann.* Der Patient erhielt 1915 im Felde eine intraspinale Tetanusinjektion. Tags darauf setzte eine komplette Retention ein, die 2 Monate andauerte. Hierauf hatte er durch ein Jahr kontinuierliches Harnträufeln; allmählich besserte sich der Zustand so weit, daß er am Tage zwei Stunden den Harn halten konnte, dann aber begann der Harn zu tropfen. Jetzt ist sein Zustand folgender: Willkürlich kann er nicht urinieren, bei starkem Drang (bei etwa 200—300 ccm) kann er die Blase entleeren, tut er das nicht freiwillig, so entleert sich die Blase automatisch, ohne daß er es hindern kann. Über den

---

[1]) Anmerkung bei der Korrektur: Mehrere seither über die Kaliumwirkung erschienenen Arbeiten berichten über großenteils günstige Erfahrungen bei den erwähnten Indikationen.

Füllungszustand seiner Blase ist er immer genau orientiert; am Tage bleibt er jetzt trocken, nachts häufig Inkontinenz.

Urin ist klar, Residuum schwankt zwischen 80—100 ccm; im Cystoskop sieht man eine exzessive Trabekelblase mit zahlreichen Divertikeln. Die neurologische Untersuchung ergab bis auf Hyperästhesie der Haut um Anus und Scrotum normalen Befund.

Manometerversuch:	Füllung	Druck in cm
	50 ccm	10;
	100 ,,	26, Harndrang +, 20, 19, 18, 17;
	150 ,,	52, Harndrang ++, 40, 39, 37;
	200 ,,	45, Harn beginnt zu tropfen;
	250 ,,	51, 59, 55, Harn tropft; plötzliche Entleerung im Strahl, Druck steigt über 75 cm und fällt allmählich auf 16 cm. Ausuriniert 130 ccm, Rest 100 ccm.

Auf Pilocarpin Harndurchbruch bei 200 ccm.

Am 30. 6. 1920 excidierte ich nach suprapubischer Eröffnung der Blase aus der hinteren Zirkumferenz des eng geschlossenen Orificium internum einen etwa $^1/_4$ cm dicken 1 cm langen Keil. — Die ersten 10 Tage post operationem bestand eine freie Kommunikation zwischen Blase und Harnröhre, so daß die ganze am Orificium externum ohne jeden Druck eingespritzte Flüssigkeit zur Gänze aus der suprapubischen Fistel wieder herauskam. Als ich jedoch noch der üblichen Nachbehandlung diese Fistel geschlossen hatte, *konnte der Patient willkürlich in vollkommen normalen Pausen urinieren; die Nacht schlief er ungestört durch.*

12. 8. Patient kann den Harnstrahl auf Kommando unterbrechen; er wird nie mehr naß, uriniert unter Tags 3—4mal, nachts gelegentlich einmal. Während einer Straßenbahnfahrt gingen ein einzigesmal' auf außerordentlich heftigen Harndrang einige Tropfen ab, nach dem Aussteigen konnte Patient, wenn auch etwas schwerer, ganz gut urinieren.

Januar 1921. Patient betrachtet sich als vollkommen gesund. Er berichtet folgende zwei interessante Zwischenfälle: Nach Biergenuß, den er sonst streng meidet, überfiel ihn einmal eine 20stündige komplette Retention (das Experiment gelang noch zweimal). Bei schwerer körperlicher Arbeit — er ist Monteur — kann er viel schlechter urinieren, als sonst.

Januar 1922. Patient sucht unsere Ambulanz auf, da sich seit etwa 14 Tagen stärkere Dysurie eingestellt hatte. Patient wurde mit Sonden starken Kalibers einige Male behandelt und mit befriedigendem Erfolg entlassen.

Juni 1924. Der Zustand des Patienten ist völlig unverändert.

Eine Analyse dieser komplizierten, in ihrer Gänze aber keineswegs ungewöhnlichen, Miktionsstörung würde sich ungefähr folgendermaßen darstellen. Die Verletzung der Cauda bewirkte zunächst Hypertonie des Sphincters, die von ebenso vollständiger Atonie abgelöst wurde; allmählich kehrte der Tonus bis zur Erlangung leidlicher Kontinenz und endlich automatischer Miktion wieder, ja er stieg sogar über das normale Maß an, wie der etwas erhöhte Öffnungsdruck und der relativ noch stärker erhöhte Maximaldruck zeigt. Der ursprünglich gelähmte Detrusor gewann allmählich seinen Tonus wieder und erhöhte ihn sehr bedeutend; wirkungsvolle Anfangsspannung schon bei 200 ccm Füllung, Trabekelblase, starker Drang schon bei 150 ccm im Manometerversuch, positive Pilocarpinreaktion; trotzdem scheint er den Sphincterwiderstand nicht voll kompensieren zu können, wie das Residuum beweist. Der quergestreifte Sphincter teilt in jeder Hinsicht das Schicksal des glatten. Der Willkür ist die Blase völlig entzogen, auch hinsichtlich der Funktion des Pudendus. Die Kurve der Tonusschwankungen des Sphincters geht also von einem Maximum durch ein Minimum zu mittlerer übernormaler Höhe; die des Detrusors von einem Maximum geradlinig steigend ebenfalls zu mittlerer übernormaler Intensität.

Obzwar nun all das keineswegs eine Erklärung, sondern höchstens nur eine Übersetzung klinischer Beobachtungen in pathophysiologische Terminologie bedeutet, legte doch der Eindruck der prävalierenden Sphincterhypertonie die Operation nahe. Und tatsächlich bewirkte der kleine Eingriff das Wunder, daß mit einem Schlage alle Störungen verschwunden waren und was wohl das

Unbegreiflichste ist, die Miktion wieder der Herrschaft des Patienten unterstellt wurde. Die kleinen Erlebnisse in der Folgezeit — Einfluß langen Zurückhaltens, Biertrinkens und erhöhter Innervation der Körpermuskulatur — zeigen aber, daß der Sphincter seine Neigung zur Hypertonie behalten hatte.

Mindestens ebenso lehrreich wie die Erfolge sind aber auch die Mißerfolge derartiger Eingriffe. Sie bleiben nämlich bei zunehmender Erfahrung nicht aus, ohne daß wir sie bisher näher ergründen konnten. In manchen Fällen nämlich, die in den Resultaten der funktionellen Prüfung dem oben mitgeteilten völlig gleichen, bei denen man sich der erhaltenen Erregbarkeit des Detrusors versichert und die Hypertonie des Sphincters resp. ihre Bedeutung für das Zustandekommen der Funktionsstörung, z. B. durch den gleich zu besprechenden Calciumversuch nachgewiesen hatte, änderte die Operation fast gar nichts, weder an der Miktionsform noch an der Größe des Residuums.

Die Prognosenstellung scheitert hier, fast wäre man versucht zu sagen wesensmäßig, an dem noch in keiner Weise zu durchschauenden und noch weniger abzuschätzenden Unterschied zwischen noch so vollkommener Reagibilität auf künstliche Reize und der natürlichen Funktion.

Begreiflich daher, daß unsere Bemühungen einer sinnvollen pharmakologischen Therapie der Retention bisher nur von bescheidenen Erfolgen belohnt wurden. Auch hier sind es meist nur vom Zufall begünstigte Konstellationen, die über den Erfolg auch der scharfsinnigst begründeten Therapie entscheiden oder wieder zu unerwarteten Erfolgen führen.

Die Grundtatsache, auf der alle diese Versuche basieren, ist die, daß unter Umständen ein einmaliger pharmakologischer Eingriff, analog dem einmaligen Katheterismus, zu mehr weniger anhaltender Besserung führt.

Fall 20. Ich sah im Juni 1923 eine 64jährige Frau, die im Vorjahre durch einige Tage leichte Dysurie hatte und jetzt seit 3 Wochen nur mit großer Mühe und Anstrengung unter Schmerzen bei jedem Versuch nur einige Tropfen Harn auspressen konnte. Im Katheterismus der Blase war ganz unmöglich: einige Zentimeter hinter der Harnröhrenmündung stieß man auf einen unüberwindlichen Widerstand, als ob man in weichem Gewebe herumbohrte; das ganze Bild, das Alter der Patientin, die starke Blutung bei jedem Katheterversuch legte die Annahme eines Tumors der Harnröhren-Blasenmündung nahe, und trotz negativem vaginalem Palpationsbefund entschloß ich mich zur Operation. Nach suprapubischer Eröffnung der Blase, die über Wunsch der ängstlichen Frau in Äthernarkose vorgenommen werden mußte, sah man ein vollkommen normal aussehendes Ostium internum, durch das ein dicker Katheter widerstandslos eingeführt werden konnte. Nach Heilung der Blasenwunde konnte die Frau wieder ganz normal urinieren und blieb bis Sommer 1924 gesund.

Zweifellos handelte es sich hier um einen Sphincterkrampf, der durch die Narkose gelöst wurde und gelöst blieb.

Versuche einer Blockierung des Reflexbogens durch epidurale und lumbale Anästhesie blieben bisher erfolglos; Splanchnicusanästhesie wurde noch nicht versucht.

Rost [1]) gelangen hingegen schöne Erfolge bei ätiologisch ungeklärten Fällen von Retention bei Kindern durch Lokalanästhesie der Blasennerven; besonders wichtig war hierbei, daß eine Ausschaltung des Pudendus, trotzdem sie technisch gelang, wie die Erschlaffung des Rectalsphincters bewies, die Retentionen nicht behob; erst als er durch Umspritzung des inneren Ostiums die vegetativen Nerven lähmte, erfolgte Heilung.

---

[1]) Rost, Fr.: Über Harnverhaltung bei Kindern ohne mechanisches Hindernis. Münch. med. Wochenschr. 1918. S. 14.

Anmerkung bei der Korrektur: In einer kürzlich erschienenen Arbeit (Zeitschr. f. urol. Chirurg. Bd. 19, S. 148. 1926) teilt Rost mit, daß alle drei Kinder ihre normale Blasenfunktion behalten haben. Daselbst auch einige neuere Literaturangaben.

Endlich fand ich im Calcium ein sehr wirksames Mittel auch gegen Hypertonien des Sphincters. Natürlich begegnen wir auch hier verschiedenen Graden der Wirkung; allen Fällen ist gemeinsam, daß sie erst nach einer 2—4stündigen Latenz einen Erfolg verspüren. Der geringste Effekt besteht darin, daß die Patienten bei den ersten Miktionen nach der Injektion ein gewisses Gefühl der Erleichterung verspüren, an der Miktion selbst wird aber sichtbar nicht viel geändert. Auffälliger schon ist es, wenn Patienten mit oft lange anhaltender Retention auf die Injektion zum erstenmal wieder leicht und in vollem Strahl ihre Blase entleeren — nicht selten aber auch zum letztenmal. Ebenso auffällig nämlich wie der gelegentliche Dauererfolg einer einzigen Injektion ist es, wenn die erste Injektion vollen Erfolg hat, alle weiteren aber komplett versagen. Dann gibt es Fälle, bei denen der Erfolg Wochen und Monate anhält, aber bei dem meist progredienten, zumindest aber ungünstigen Charakter der Grundkrankheit kein dauernder sein kann. Endlich kann die einmalige Lösung der Retention zugleich ihre definitive Beseitigung bedeuten. Aus der Art der zur Retention führenden Krankheit ist keine Prognose des therapeutischen Erfolges abzuleiten; meine schönsten Erfolge erzielte ich bei je einem Fall von Retention auf Grund einer Tetanie bei einem 4jährigen Knaben[1]), einer traumatischen Sphincterfissur und einer chronischen Lues spinalis. Dieser letzte Fall sei als Beispiel einer solchen Calciumtherapie ausführlicher wiedergegeben.

Fall 21. *A. K. 46jähriger Mann. Lues spinalis.* Seit fünf Jahren zunehmende Dysurie, seit etwa einem Jahr entleerte er ständig kleine Mengen Harn. Die Blase enthält bei 10tägiger Kontrolle Restharn zwischen 850 und 1100 ccm.

20. 11. Letzter Katheterismus gestern 4 Uhr p. m.; seither hat Patient nicht mehr uriniert. 1 Uhr p. m. intravenöse Injektion von 10 ccm 10% Calciumchloridlösung. Von 5 Uhr bis 6³⁰ Uhr entleert Patient in 5 Portionen 1200 ccm. Der sehr intelligente Mann erzählte, er habe unglaublich leicht uriniert und förmlich gespürt, wie sich die Blase „öffne"; von der plötzlichen Miktionsmöglichkeit überrascht, hatte er liegend uriniert, was ihm seit Jahren nicht mehr möglich war. Um 6³⁰ Uhr 300 ccm Residuum.

In den folgenden vier Wochen urinierte der Patient ohne jede Beschwerden „wie in seinen besten Zeiten", 3—4mal im Tag, 1—2mal nachts; das Residuum hielt sich zwischen 25—100 ccm. Allmählich, zunächst sporadisch, bald aber regelmäßig, machte sich wieder Behinderung beim Urinieren bemerkbar, und das Residuum stieg auf 3—400 ccm. Der Patient verließ Wien und ich habe nichts mehr von ihm gehört.

Der letzte Fall endlich soll zeigen, wie das Calcium eine irritable und irritierte Blase als ganze beruhigt, die Koordinationsstörung beseitigt und dadurch eine normale Funktion wieder ermöglicht:

Fall 22. *O. L. 45jähriger schwerer Neuropath.* Im August 1922 bekam er seine ersten Miktionsbeschwerden. Er mußte öfter urinieren und hatte dabei das Gefühl, daß im Moment, wenn er sich zum Urinieren anschickte, „der Blasenausgang sich zusammenkrampfe"; jeder Versuch durch Pressen nachzuhelfen, verschlechterte nur die Situation. Die Behinderung wurde bald zu Miktionsunmöglichkeit, so daß der Patient jetzt nur mit großer Mühe einige Tropfen entleeren kann.

30. 10. 10³⁰ Uhr Injektion von 10 ccm 10% Calciumchloridlösung. Um 11 Uhr bekam der Patient heftige Blasenkrämpfe, die in Intervallen bis 5 Uhr anhielten; in dieser Zeit wurden 300 ccm in 5 Entleerungen herausgebracht; dann ließen die Krämpfe völlig nach, und der Patient urinierte bis 6 Uhr früh leicht und in gutem Strahl weitere 500 ccm.

Es handelt sich hier also um eine übererregbare Blase, bei der auch die (sekundäre?) Übererregbarkeit des Sphincters so ausgesprochen ist, daß sie dem Patienten sogar zum Bewußtsein kommt. Anspannen der Bauchdecken erhöht den Tonus des Detrusors und dadurch noch mehr den Sphincterschluß, der vielleicht noch durch Mitbewegung des quergestreiften Sphincters verstärkt wird. Während zunächst nur der Erschlaffungs*impuls* eine verkehrte Wirkung

---

[1]) SCHWARZ, O. und R. WAGNER: Über Tetanie der Blase und ihre Behandlung. Wien. klin. Wochenschr. 1920. S. 604.

auslöst, nimmt im weiteren Verlauf der Sphinctertonus schon spontan zu so, daß es zu fast kompletter Retention kommt. Das Calcium erregt zuerst den Detrusor, der Miktionen neu erzwingt, beruhigt dann aber die Hypertonie beider Muskeln und stellt damit auch ihre normale Koordination wieder her.

Die Erfolge der Amerikaner mit *Benzylbenzoat* bei, allem Anschein nach nicht sehr schweren Retentionen wurde schon erwähnt. Nachprüfungen sind meines Wissens noch nicht mitgeteilt[1].

III. Die Inkontinenz.

Sie ist die seltenste Art der Miktionsstörungen und hinsichtlich der Details ihres Zustandekommens noch am wenigsten geklärt.

Die *absolute* Inkontinenz, d. h. kontinuierliches Abtropfen des Harnes aus leerer Blase, kommt wohl nur ganz selten zur Beobachtung, bei schweren entzündlichen oder traumatischen Zerstörungen des Schließapparates selbst, oder in vorgerückten Stadien spinaler Erkrankungen. Sie bietet dem Verständnis wohl kaum Schwierigkeiten.

Als *relative Inkontinenz* möchte ich einen Zustand bezeichnen, bei dem der Patient zwar auch tropfenweise Harn verliert; es erfolgt jedoch dieser Abgang in Intervallen und führt niemals zu völliger Entleerung der Blase, die vielmehr immer ein oft sehr beträchtliches Residuum behält.

Das Wesentliche dieser Störung besteht also darin, daß die Entleerung dem Willenseinfluß des Patienten entzogen ist und unvollständig bleibt. Es muß nun sofort auffallen, daß dies zugleich die Charakteristica der automatischen Miktion sind, so daß man der relativen Inkontinenz vielleicht am besten gerecht wird, wenn man sie als *eine Art automatischer Miktion auffaßt.* Dadurch wird die Vorstellung von der Inkontinenz als eines durchaus passiven Harnverlierens dahin korrigiert, daß es sich auch hier um eine Art Miktion handelt, wenn auch um eine überaus kümmerliche.

Ob es zur Ausbildung einer miktionellen Drucksteigerung kommt, ist natürlich nicht festzustellen; jedenfalls läßt die kurze Dauer und das geringe, nur tropfenweises Aussickern gestattende Ausmaß der Sphincteröffnung auf eine nur geringe Vis a tergo schließen, die anscheinend überhaupt nur einen Überschuß über die Residualkapazität zur Entleerung bringt. Es muß daher bei diesen Störungen immer eine Insuffizienz des Detrusors im Spiele sein, und die Insuffizienz des Sphincters ist eigentlich nur daraus zu schließen, daß er einem so geringfügigen Anstoß schon nachgibt. Es stellt also in letzter Linie *jede Inkontinenz ein Überfließen der Blase dar.*

Diese theoretische Ableitung wird durch die klinische Betrachtung der entsprechenden Fälle nur bestätigt und für die geläufigsten Formen der Inkon-

---

[1] Der Liebenswürdigkeit von Dr. Jul. Flesch danke ich die Kenntnis und Publikationserlaubnis folgenden hochinteressanten Falles: Ein dreimonatliches Kind hatte seit drei Tagen komplette Harn- und Stuhlretention und erbrach die ganze Nahrung unmittelbar nach der Aufnahme. Ein Arzt diagnostizierte Ileus und riet zur Operation. Dr. Flesch wurde durch eine ganz auffallende Bradykardie zur Annahme einer vagalen Krise geführt. Er injizierte 0,5 ccm einer Adrenalinlösung: sofort erfolgte eruptiv eine Entleerung von 600 ccm Harn, und beim nächsten Anlegen trank das Kind gierig und behielt die Milch. — Seither sind $2^1/_2$ Jahre verflossen, das Kind gedieh ganz normal ohne jemals wieder ähnliche Symptome zu zeigen.

Theoretisch ist dieser bedeutungsvolle therapeutische Erfolg kaum zu verstehen, da das Adrenalin ja den Hypogastricus, den Verschlußnerv des Sphincters reizen sollte; vielleicht handelte es sich nach den am Schluß des pharmakologischen Kapitels entwickelten Gesichtspunkten um eine vagale Wirkung.

tinenz, dem Nässen der Prostatiker und Tabetiker allgemein akzeptiert. Aus übervoller Blase gehen hier in mehr weniger regelmäßigen Perioden meist kleinere aber auch größere Harnmengen ab, ohne daß sich diese abortiven Miktionen vorher durch Harndrang angemeldet hätten. Gerade diese Fälle von sog. Ischuria paradoxa zeigen, daß es sich doch sicherlich um keine simple Sphincterschwäche handelt, da der Sphincter Residua bis zu einem Liter und mehr zurückhält; auch ist bei den Prostatikern der quergestreifte Sphincter intakt, der ja zur Erhaltung der Kontinenz allein genügen würde.

Bei Rückenmarkskranken, speziell bei Tabetikern und Kranken mit verletztem Rückenmark, deren typische Miktionsform die automatische Miktion ist, sieht man das Abtropfen schon bei kleineren Residuen. Für die nahe Verwandtschaft, oder wie ich glaube Identität bei der Miktionsformen spricht nun der Umstand, daß man sie sehr oft bei ein und demselben Kranken nebeneinan der sieht, d. h. jetzt erfolgt eine Entleerung in gutem Strahl, nach einer Pause beginnt es zu tropfen, dann wieder Entleerung größerer Harnmengen usw. Genau dasselbe beobachtete auch DENNIG an seinen operierten Hunden, und er dürfte wohl recht haben, daß abweichende Angaben anderer Autoren auf ungenaue Kontrolle zurückzuführen seien. Ort und Art der Verletzung können bisher noch in keinen einsichtigen Zusammenhang mit dem Auftreten der Inkontinenz gebracht werden.

Auch bei anscheinend sonst gesunden Menschen hört man bisweilen über eine Art Inkontinenz klagen. So sah ich erst vor kurzem ein 14jähriges vollentwickeltes Mädchen, das von klein auf bis vor einem Jahr Enuretikerin war und zeitweilig am Tag an Pollakisurie litt. Alles das ist jetzt so gut wie vorüber, dafür passiert es ihr jeden Tag, daß sie ohne jeden mahnenden Harndrang plötzlich naß wird; sie geht dann aufs Klosett und uriniert ganz normal zu Ende. — Es erscheint also diese fakultative Inkontinenz als letztes Zeichen einer minderwertigen, spät disziplinierten Blase.

Eine sehr eigenartige Form der Inkontinenz stellt endlich die *Ausdrückbarkeit* der Blase dar [HEDDAEUS[1]), WAGNER[2]), ERKES[3]) u. a.]. Durch Druck auf die Blase durch die Bauchdecken kann man einen Teil des Blaseninhaltes, niemals den ganzen, entleeren. Dabei dürfte es sich nun nicht um eine reflektorische Sphincteröffnung, sondern um ein mechanisches Aufdrücken des Sphincters handeln, da ja der Sphincterreflex, wie ausgeführt, nie durch einfache Druckerhöhung im Blaseninneren auszulösen ist. Das Symptom findet sich nur bei Rückenmarkskranken mit größeren Retentionen. Bei der Mehrzahl der von mir beobachteten Fälle fand sich kein spontanes Harnträufeln, dafür in einigen eine manometrisch nachweisbare Detrusorhypertonie!

Eine Art ausdrückbarer Blasen sind auch die „schwachen" Blasen von Frauen mit Läsionen des Beckenbodens. Bei stärkerer Bauchdeckenaktion, wie Lachen, Husten und dergleichen werden diese Frauen naß und unter Umständen kann eine solche Lageanomalie der Blase, darauf gehen nämlich alle diese Erscheinungen zurück, zu kompletter Inkontinenz führen. Die reichhaltige Literatur darüber ist nicht besonders ergebnisreich bezüglich der intimeren Details der Erkrankung.

Endlich sei noch erwähnt, daß bei manchen Tieren, z. B. Kaninchen, Meerschweinchen, Ratte, auch die normale Blase ausdrückbar ist.

Die *Therapie* der Inkontinenz ist eine rein chirurgische.

---

[1]) HEDDAEUS: Die manuelle Entleerung der Harnblase. Berl. klin. Wochenschr. 1888. Nr. 43; 1893. Nr. 34 u. 35.
[2]) WAGNER: Die ausdrückbare Blase. Wien. klin. Wochenschr. 1892. S. 67.
[3]) ERKES: Manuelle Experimente. Münch. med. Wochenschr. 1916.

IV. Störungen der afferenten und efferenten Beziehungen.

1. Änderungen des *Harndranges* sind pathophysiologisch und auch klinisch bedeutungsvoll eigentlich nur im Sinne der Plusvariation. Über die theoretische Interpretation und symptomatische Stellung des vermehrten Harndranges wurde schon eingehend gesprochen.

Um so weniger ist über die Herabsetzung resp. den Verlust des Harndranges zu sagen. Man sollte annehmen, daß jede Art von Leitungsunterbrechung zum Gehirn mit dem Verlust der sensiblen Orientierung einhergeht, daß also die motorischen Funktionen der Blase ziemlich gleichmäßig mit den sensiblen gestört sind. Tatsächlich ist das nun lange nicht so durchgreifend der Fall, und man ist oft überrascht, daß Kranke mit völlig gelähmten Blasen doch noch eine gewisse Orientierung über deren Füllungszustand haben. Es dürfte das darin seinen Grund haben, daß alle drei Blasennerven, wenn auch in sehr verschiedenem Grade, sensible Erregungen zu leiten imstande sind; so kann, wie ja Tierversuche zeigten, nach Ausschaltung der vegetativen Nerven und damit auch der Motilität, noch durch den Pudendus eine gewisse Orientierung über die Blasenfüllung geleitet werden. Schwer vorstellbar ist in manchen dieser Fälle mit anscheinend völliger Unterbrechung der spinalen Blasenbahnen die Weiterleitung der Empfindungen zum Gehirn; man steht da oft unabwendbar vor der Nötigung, an eine Leitung in extraspinalen sympathischen Bahnen zu glauben.

2. Auch bei der Besprechung der *abnormen psychischen Beeinflussung* der Blasenfunktion können wir uns nur auf Andeutungen beschränken, da der überwiegende Großteil dieser Störungen einer pathophysiologischen Fundierung wesensgemäß entbehrt.

Dem „Willen" kann die Blase in ihren beiden Funktionen entzogen sein. Bei der Pollakisurie entgleitet sie ihm sozusagen; ihre innere Automatik arbeitet so zwingend und dringlich, daß die zentralen hemmenden Regulationen durchschlagen werden. Bei der Inkontinenz trotz intakter Leitungsbahnen — bei der stark gefüllten Prostatikerblase oder beim verspielten Kind — geht die schlechte Beherrschung der Entleerung auf mangelhafte Orientierung über den Füllungszustand der Blase zurück; im ersten Beispiel produziert der so stark hypotonische Detrusor keinen Harndrang, im zweiten wird seine Apperzeption gehemmt.

Wenn umgekehrt ein Kranker urinieren will und nicht kann, so kann das zunächst in Störungen des Erfolgsorganes seine Ursache haben: Prostatahypertrophie, spinale Erkrankungen usw. Es kann die Störung aber auch in „funktionellen" Zustandsänderungen der Blase begründet sein, z. B. wenn im Liegen die nötige Anfangsspannung nicht erreicht werden kann. Nun haben wir schon darauf hingewiesen, daß der Tonus des Detrusors und wahrscheinlich auch der des Sphincters psychogen beeinflußbar ist und ständig beeinflußt wird. Hierin und etwa noch in der Vasomotorik der Blase sind nun die Endapparate zu suchen, in dem die Psyche überhaupt auf die Blase wirkt, sich ihrer als Ausdrucksmittel bedient. Auf diesem Wege entstehen die psychogenen Blasenstörungen.

V. Zusammenfassung.

Die Untersuchung der Physiologie der Blasenfunktion schloß mit der Erkenntnis, daß die Dominante, auf der sich eine Fülle feinster Regulationen zu jener komplexen Einheit der willkürlichen Blasenbeherrschung aufbaut, die wechselseitige Detrusor-Sphincterbeziehung in Gestalt der automatischen Miktion darstellt, und daß diese Beziehung durch die *zwei Gesetze der gleichsinnigen Tonuskorrelation* und der *antagonistischen Kontraktionskoordination* beherrscht wird.

Von den Gesetzmäßigkeiten der Obertöne, um im Bilde zu bleiben, sind bis jetzt nur die des Harndranges und des Willenseinflusses einigermaßen begreiflich geworden, indem erster selbst wieder als Tonusfunktion erscheint, und letztere nur durch Beeinflussung der Tonuslage zur Geltung kommt.

Es ergab sich daher die Aufgabe von selbst, auch die Pathologie als Variation dieser Elementargesetzmäßigkeit darzustellen, was auch in ziemlichem Maße geglückt erscheint; das heißt streng genommen müßte man sagen: wir können bisher nur dort von Verständnis eines Krankheitsbildes sprechen, wo diese Zurückführung sich als möglich erwies.

Wenn wir von brutalen Zerstörungen der Blase und ihrer Regulationsmechanismen absehen, so scheint es das *Grundstreben der kranken Blase zu sein, ein Zusammenarbeiten der beiden Muskeln so lange und so gut als möglich aufrecht zu erhalten,* indem krankhafte Tonusänderungen eines Muskels kompensatorische Tonusänderungen des anderen herbeiführen. Hieraus resultiert aber auch für das Verständnis des pathologischen Geschehens die genügend erörterte Schwierigkeit, im konkreten Fall den primären Sitz der Erkrankung festzustellen. Theoretisch lassen sich nun folgende drei Möglichkeiten aufstellen, deren Verwirklichung in praxi auch aufzuzeigen gelingt:

1. Der Detrusortonus nimmt zu und mit ihm kompensatorisch der Sphinctertonus; hierdurch wird die Reservoirfunktion der Blase gewahrt, wie wir das bei den verschiedenen Pollakisurieformen sahen.

2. Der Sphinctertonus nimmt zu und mit ihm kompensatorisch der Detrusortonus; hiedurch wird die Entleerungsmöglichkeit für einige Zeit gewahrt, wie wir das bei den verschiedenen Dysurieformen sahen.

3. Der Sphinctertonus nimmt zu und kompensatorisch der Detrusortonus ab; dadurch wird bis zu einem gewissen Maße die Integrität der Blase gewahrt, wie wir das in späteren Stadien der Dysurien sahen und übrigens auch in normalen Verhältnissen beim Versuch den Harndrang zurückzuhalten.

Nun liegt es scheinbar im Wesen des Krankhaften, daß diese Kompensation nicht immer oder nicht dauernd gelingt, oder sogar übers Ziel schießt. Da weiters Intensität und Wirkungswert der Kontraktion in quantitativer Beziehung zur Tonushöhe steht, *muß eine Störung der tonischen Korrelation zu einer Störung der kinetischen Koordination und damit der Blasenfunktion führen.* So muß es bei resp. trotz Übererregbarkeit des Detrusors zu Dysurie, unter Umständen sogar Retention kommen, wenn die kompensatorische Tonuszunahme des Sphincters zu stark ausfällt, so daß sie von der Detrusorkontraktion schwer oder nicht mehr überwunden werden kann; dagegen zu Pollakisurie bis Inkontinenz, wenn sie zu gering bleibt. Umgekehrt resultiert Retention, wenn in der zweiten Gruppe die kompensatorische Detrusorhypertonie zu schwach ist oder es mit der Zeit wird. Ein kompensatorisch entspannter Detrusor endlich bringt eine Kontraktion überhaupt nicht mehr auf.

Endlich gibt es noch Koordinationsstörungen, die sich scheinbar ausschließlich oder vorwiegend in der Sphäre der Kontraktion, wenn auch immer auf der Basis einer Hypertonie, abspielen. Auf Kontraktion des Detrusors erfolgt nicht Erschlaffung, sondern Kontraktion des Sphincters — hemmende Wirkung des „Mitpressens", Intentionsstörungen bei der multiplen Sklerose —, oder auf Kontraktion des Sphincters folgt keine Entspannung, sondern Kontraktion des Detrusors — manche Formen des Blasenkrampfes.

Alle diese verschieden veranlaßten, verschieden gerichteten und verschieden wirkungsvollen Korrelationsverschiebungen haben *eine* Aufgabe: die Balance der Blase zu erhalten. Als Beispiel, wie zähe diese Bemühungen auch unter immer ungünstiger werdenden Bedingungen noch aufrecht erhalten werden, sei hier auf einen inneren Zusammenhang zweier anscheinend ganz heteronomer Tatsachen verwiesen. Wie erinnerlich stellt das Sekundenvolumen eine individuelle Konstante dar, deren Konstanz nur als Ausdruck einer dauernden Abstimmung von Detrusor und Sphincter aufgefaßt werden kann. Wir sind aber auch in der Pathologie einer Konstanten begegnet, nämlich der Beziehung von tolerierter Kapazität und Residualharn; da nun die tolerierte Kapazität eine Funktion des Detrusortonus ist, die Größe des Restharns aber als Mittel zur Tonuserhöhung des Detrusors zwecks Kompensation eines vermehrten Sphincterwiderstandes von der Größe dieses Widerstandes mitbestimmt wird, so erscheint auch diese Konstante der erst erwähnten ganz entsprechend ebenfalls als Funktion einer tunlichst konstant erhaltenen Detrusor-Sphincterbeziehung.

Kommt es endlich durch Scheitern dieser Bemühungen zu Funktionsstörungen, so scheint das Zustandekommen von Retention wie übermäßiger Entleerung, durch welche Substraterkrankung auch immer sie verursacht sein mögen, einem einheitlichen Schema zu folgen. Bei Abflußbehinderung lautet es: Detrusorhypertonie, Detrusorhypertrophie, Einsetzen von Restharn, akkommodative Entspannung evtl. komplette Retention. Bei der Tabes und der Prostatahypertrophie braucht diese Entwicklung gewöhnlich einige Jahre; bei der „Sphincterhypertonie", sei sie primär oder einziges Residuum einer gutartigen Spinalerkrankung, sehen wir sie oft über das ganze Leben des Patienten erstreckt; bei Pollakisurie oder multipler Sklerose, Tetanie und dergleichen finden wir den ganzen Turnus auf Stunden, höchstens Tage und bei der willkürlichen Harnverhaltung Gesunder gelegentlich auf Minuten zusammengedrängt.

Auch die unerwünscht häufigen Entleerungen, wie auch immer sie sich klinisch präsentieren mögen, zeigen einen einheitlichen Mechanismus: der Detrusortonus überwiegt über den Sphincterwiderstand; sei es, daß wie bei der Pollakisurie ein hypertonischer Sphincter, sei es wie bei der Inkontinenz ein hypotonischer dem Detrusor relativ unterlegen ist. Die beliebte Unterscheidung zwischen echter und falscher Inkontinenz trifft also nicht das Wesentliche, denn die beiden Zustände sind nur quantitativ voneinander unterschieden, ebenso wie es nur eine Frage der Intensität der Störung im Einzelfall bei beiden Erkrankungen ist, ob Restharn zurückbleibt oder nicht.

Betrachtet man es endlich als die Hauptaufgabe jeder Organfunktion, sich den Intentionen des ganzen Individuums ein- und unterzuordnen, so treten die beiden Grundtypen der Blasenfunktionsstörungen zu einer noch höheren Einheit zusammen, *der Emanzipation von der Willensbeeinflussung*: einmal will das Individuum urinieren und kann es nicht, das andere Mal erfolgt die Entleerung gegen seinen Willen, automatisch.

Hiermit aber haben wir uns einer Grenze von tiefbegründeter Scheidekraft genähert, denn hier endet die Pathophysiologie und beginnt die Klinik.

Bemerkungen zu den Literaturangaben.

Alle in dieser Arbeit mitgeteilten Tatsachen sind auch literarisch belegt. Da Angaben eines und desselben Autors natürlich an verschiedenen Stellen angeführt werden mußten, ist die Literaturangabe nur der wichtigsten Stelle beigegeben; die nichtssagende Bemerkung „l. c." wurde durchwegs weggelassen, so daß für die übrigen Stellen die Fußnoten durchgesehen werden müssen. Namentlich angeführt sind nur neuere Arbeiten, während die älteren sich aus den zitierten durchwegs auffinden lassen. Hierzu seien noch folgende Hinweise gegeben.

Die älteren Arbeiten über die Anatomie der Blase finden sich in den zitierten Arbeiten angeführt, besonders in der Monographie von O. Kalischer.

Über den Stand der Tonusfrage orientieren am besten die Arbeit von Jordan, dann Ken Kuré: Die doppelte tonische und trophische Innervation usw. Zeitschr. f. d. ges.

exp. Med. Bd. 28, S. 244. 1922. E. Spiegel: Physiologie und Pathologie des Skelettmuskel-
tonus. Berlin: Julius Springer 1923. F. H. Lewy: Die Lehre vom Tonus und der Bewegung.
Berlin: Julius Springer 1923.

Ein erschöpfendes Literaturverzeichnis über die Arbeiten zur Nervenphysiologie der
Blase bis 1906 findet sich in dem von Metzner bearbeiteten Kapitel in Nagels Handbuch
der Physiologie. Die neueren Arbeiten habe ich tunlichst vollständig zitiert. Eine angeblich
größere Arbeit von Fearnsides: The innervation of the Bladder and Urethra, Brain. Vol. 40,
Parts II and III. 1918, war mir nicht erreichbar. Arbeiten über Rückenmarks- und Hirn-
erkrankungen wurden nur ganz kursorisch berührt, da auf diese Fragen an anderer Stelle
dieses Werkes eingegangen wird. Eine überaus reichhaltige Zusammenstellung findet sich
übrigens in dem Buche von de Lisi und Colombino.

Die Literaturangaben über die Pharmakologie der Blase dürften als vollständig zu
betrachten sein.

Zusammenfassende Darstellungen der normalen und pathologischen Blasenfunktion
und ihrer Komponenten finden sich bei Frankl-Hochwart und Zuckerkandl, Starling
(Textb. of Physiol.), de Lisi und Colombino; die Monographie von Lemoine war mir,
wie erwähnt, nicht zugänglich[1]. Die neuere Literatur habe ich ziemlich vollständig verwertet; klinische Arbeiten, z. B. über Röntgenologie der Blase, Retentionen usw., nur soweit,
als ihre Ergebnisse für die Pathophysiologie bedeutungsvoll waren, da ihre klinische Auswertung an anderer Stelle des Handbuches erfolgen wird.

---

[1] Anmerkung bei der Korrektur: Hierzu kommt noch die jüngst erschienene Monographie von Dennig.

Pathologische Physiologie der männlichen Geschlechtsorgane.

Von

CARL POSNER - Berlin.

Einleitung. Als Geschlechtsdrüsen des Mannes betrachtet der sozusagen naive Sprachgebrauch in erster Linie oder sogar ausschließlich die *Hoden*. Von ihrem Vorhandensein pflegt man die Geschlechtsbestimmung, von ihrem regelmäßigen Funktionieren die Ausbildung der körperlichen und seelischen Geschlechtsmerkmale abhängig zu denken. Diese Auffassung ist aber zu eng begrenzt. Wie alle übrigen Organe des Körpers stehen auch die Hoden in physiologischem Zusammenhang mit anderen Drüsen wie mit dem Nervensystem; ihre Tätigkeit kann nicht isoliert betrachtet werden — wie sie den Gesamtorganismus beeinflußt, wird sie auch von ihm beherrscht und geregelt. Es kommen dabei nicht bloß die unmittelbar angrenzenden Anhangsorgane — Nebenhoden, Samenblasen, Prostata —, sondern auch weit entlegene Gebilde — Hypophysis, Zirbel, Thymus, Thyreoidea, Nebennieren — in Betracht und der Einfluß der nervösen Zentralorgane, des Sympathicus und Parasympathicus darf nicht außer acht gelassen werden. Vieles auf diesem Gebiete ist noch ungeklärt; ein allgemeiner Überblick aber wird sich schon jetzt ermöglichen lassen.

I. Die Hoden.

Betrachtet man als wesentlichste Aufgabe der Hoden die *Samenbereitung*, so erscheinen sie zunächst einfach als echte Drüsen; ihnen ähneln sie im gröberen Bau wie in der feineren Anordnung. Zeigen sie sich doch zusammengesetzt aus lauter einzelnen Gängen oder Kanälen, mit Epithelzellen ausgekleidet und schließlich zu einem gemeinschaftlichen Ausführungsgang vereinigt. Aber physiologisch darf man diese Analogie nicht zu weit treiben. Alle anderen Drüsen haben eine für den eigenen Organismus wesentliche Aufgabe zu erfüllen: Entweder sondern sie, wie die Speichel- und Darmdrüsen, Produkte ab, welche verändernd auf die eingeführten Nahrungsmittel wirken, sie erst für den Stoffwechsel nutzbar machen; oder sie dienen umgekehrt dazu, unnütze, ja schädliche Stoffe aus dem Körper zu entfernen, wie dies namentlich die Niere bewirkt; oder endlich es handelt sich um Absonderung von Flüssigkeiten oder Kolloiden, zur Anfeuchtung von Schleimhautflächen oder zum Schutze dienend (Tränen, Schleim, Talg). Es lassen sich freilich nicht alle drüsigen Gebilde in ein solches Schema einordnen; bei manchen, wie bei der Leber, ist die Abgrenzung schwer und die Wirkung der Galle nicht mit einem Schlagwort zu definieren — sie ist zwar sicher ein Exkret, hat aber außerdem bestimmte Funktionen bei der Verdauung zu erfüllen. Ganz allgemein aber eignet allen diesen Drüsenabsonderungen die flüssige oder halbflüssige Beschaffenheit; sie enthalten normalerweise keine oder nur ultramikroskopisch nachweisbare körperliche Bestandteile oder durch „Mauserung" abgestoßene Epithelzellen; bei den Talgdrüsen ist das Sekret wesentlich aus solchen zusammengesetzt. Im Gegensatz hierzu besteht das Produkt der Hoden ganz charakteristisch aus den Spermien und diese sind nichts anderes als Abkömmlinge der Hodenzellen selbst. Das Hodenprodukt stellt also kein Exkret dar, weil es keine schädlichen Stoffe aus dem Körper ausführt; kein Sekret, weil es keine unmittelbare Einwirkung auf den eigenen Organismus ausübt, sondern dazu bestimmt ist, bei etwaigem Zusammentreffen mit analogen Erzeugnissen des weiblichen Körpers, den Eiern, sich mit diesen zu vereinigen. Allerdings ist, wie später erörtert werden wird, auch eine Bedeutung für den eigenen Körper nicht ganz von der Hand zu weisen.

Schon diese Betrachtungen führen uns dahin, den Hoden eine *Sonderstellung* zuzuweisen, und die Entwicklungsgeschichte macht es in hohem Grade wahrscheinlich, daß sie allerdings — ebenso wie die Ovarien — als Organe sui generis aufzufassen sind. Schon in einem sehr frühen Stadium des embryonalen Lebens trennen sich die Furchungszellen, aus welchen sie hervorgehen, von allen übrigen: die ersteren, die *Gonaden*, bilden die Generationsorgane, die letzteren, die *Somazellen*, die eigentlichen Organe und Gewebe des Körpers. Soweit also die spezifischen Teile des Hodens, die Samenkanälchen, in Betracht kommen, bilden sie gleichsam einen eigenen Organismus, nur die gleichzeitig in ihm enthaltenen Binde-, Stütz- und Ernährungsgewebe gehören zu den Somazellen und sind mesenchymatischen Ursprungs.

Im Einklang mit dieser Sonderstellung steht denn auch das *physiologische Verhalten*. Vom teleologischen Standpunkt aus, der uns hier das Verständnis erleichtern mag, ist es begreiflich, daß die spezifische Tätigkeit der Hoden erst zu einer Zeit einsetzt, in der eine Fortpflanzung erwünscht scheint. Alle übrigen Organe des Körpers arbeiten, teils schon im intrauterinen, sicher aber im extrauterinen Leben qualitativ ihrer eigentlichen Aufgabe entsprechend — Niere, Leber, Verdauungsdrüsen sind vom Beginn bis zum Abschluß des Lebens in Tätigkeit. Nur die Keimdrüsen führen während einer bestimmten Periode zunächst eine „latente Existenz" und stellen auch vor dem natürlichen Lebensende ihre Tätigkeit ein. Diese Abschnitte sind beim Weibe ganz scharf durch Einsetzen und Aufhören der Menstruation gekennzeichnet, wodurch zum Ausdruck kommt, daß die Mutterschaft in zu jugendlichem oder zu vorgerücktem Alter von Übel ist — geschlechtliche Frühreife, Pubertas praecox, ist eine pathologische Erscheinung. Beim Mann sind die Grenzen nicht so deutlich gezogen; die Spermiogenese setzt in unseren Breiten mit dem 14.—16. Lebensjahre ein, ein bestimmter Schlußtermin läßt sich nicht angeben. Man findet oft noch in den 70er Jahren, ja noch darüber hinaus, wenigstens einzelne wohlerhaltene Samenkanälchen und lebende Spermien. Dementsprechend vollzieht sich auch die Gewichtszunahme des Hodens derart, daß er vom 15. Jahre an sein Mittelgewicht, 35—45 g, d. h. das 5fache des kindlichen Zustandes erreicht, während nach dem 60. Jahre wieder eine Abnahme um etwa $^{1}/_{5}$ seines Gewichtes eintritt (BERBLINGER).

Da das langsame Einsetzen der spermatogenen Tätigkeit zeitlich mit der Entwicklung der sog. *sekundären Geschlechtsmerkmale* zusammenfällt, so war man wohl geneigt, hier einen ursächlichen Zusammenhang anzunehmen und gerade in der Samenbildung den geheimnisvollen, auslösenden Reiz zu erblicken, unter dessen Einfluß nicht bloß die körperlichen Veränderungen, wie etwa der Stimmwechsel, das Aufsprießen der Bart-, Achsel- und Schamhaare, sondern auch die seelischen Umstimmungen, insbesondere das Erwachen des Geschlechtstriebes vor sich gehen; man stellte sich vor, daß die Anfüllung der Samenkanälchen (und Samenblasen) die reflektorische Anregung gibt und daß die Resorption zerfallender Samenfäden (Spermiophagie) einen hormonalen Reiz ausübt. Diese Annahme hat sich jedoch als unhaltbar erwiesen — mindestens kann in den erwähnten Vorgängen keine Conditio sine qua non erblickt werden. Den schlagendsten Beweis dafür, daß die Bildung von Spermien nichts direktes hiermit zu tun hat, geben die Fälle von „angeborener" oder „essentieller" Azoospermie. Es kommt, wenn auch nicht eben häufig, vor, daß Männer mit allen körperlichen und seelischen Eigenschaften voll ausgebildeter Virilität anscheinend ganz normale Hoden besitzen, in denen es niemals zur Produktion von Samenfäden kommt. Fehlen auch vorläufig Sektionsbefunde, so ist doch klinisch dieser Beweis leicht zu erbringen: Nicht bloß findet man den ejakulierten Samen völlig frei von Spermien, auch die Hodenpunktion ergibt ein unzweideutig negatives Resultat. In gleichem Sinne spricht auch der Umstand, daß man mitunter bei Kryptorchen eine volle Ausbildung der Geschlechtsmerkmale, aber Fehlen der Samenerzeugung beobachten kann. Endlich ist, zur weiteren Stütze dieser Anschauung, auch daran zu erinnern, daß doch ein geschlechtliches Triebleben auch schon beim Kinde nicht ganz fehlt, obwohl hier die Funktion der Hoden noch nicht eingesetzt hat. Beim unreifen Knaben sind die Hoden noch funktionslos und doch zeigen sich vielerlei sexuelle Regungen. Ohne in Übertreibungen zu verfallen, darf man annehmen, daß schon bei kleinen Kindern teils Lustgefühle erotischen Charakters durch Spielen an den Genitalien hervorgerufen, teils sexuelle Schaulust und Neugier eine Rolle spielen. Sind diese Regungen zunächst auch unbewußt oder halbbewußt und betreffen lediglich die nächste Umgebung (Einstellung auf Eltern und Geschwister), so leiten sie doch während der Pubertätsentwicklung in allmählichem Übergang zu ausgesprochener, der Regel nach auf das andere Geschlecht fixierter Triebneigung über. Auch hierbei bleiben, wie man sieht, die Spermien selbst außer Betracht.

Derlei Erwägungen und Erfahrungen haben schon lange dazu geführt, die Quelle der *sexual-hormonalen Reize* anderswo zu suchen. Man nahm dafür zunächst die Hodensubstanz im ganzen in Anspruch. Es ist dabei an Brown-Séquards grundlegende Versuche über Organtherapie zu erinnern. Wenn er tierische Hoden extrahierte und durch Injektion der so gewonnenen Flüssigkeit eine Zunahme, ja, eine Wiederkehr der Geschlechtstätigkeit zu erzielen glaubte, so ging er wohl auch von der Ausnahme aus, daß der darin enthaltene Samen selbst das wirksame Agens darstellt. Später aber zeigten histologische Untersuchungen, daß auch spermienfreie Hoden den gleichen Effekt hervorbrachten; bei der modernen Operation der Hodenimplantation werden sogar meist solche verwandt — die hierzu gebrauchten Keimdrüsen Kryptorcher entbehren, wie betont, fast stets der Spermiogenese. Es soll hier die Frage nicht erörtert werden, inwieweit die Organextrakte oder Transplantate in der Tat spezifisch wirksam sind, oder ob es sich etwa lediglich um Reizkörperwirkung, mitunter sogar bloß um Suggestion handelt, namentlich aber, ob solche Wirkungen von Dauer sind. Die mikroskopische Untersuchung lenkte alsbald die Aufmerksamkeit auf andere zellige Gebilde, die möglicherweise als Hormonproduzenten in Anspruch zu nehmen seien — die von Franz Leydig entdeckten, von ihm so benannten „*interstitiellen Zellen*". Es sind dies verhältnismäßig große, bläschenförmige, granulierte Zellen mit einem Kern, teils isoliert, teils gruppenförmig im Zwischenbindegewebe angeordnet. Ihre physiologische Funktion war zunächst unklar — sie wurden bald als trophische, bald als resorptive Organe angesprochen. Erst als man in anderen Drüsen die Bedeutung der inneren Sekretion erkannt hatte, lag es nahe, in ihnen deren Träger zu erblicken — man könnte sie, um ein modernes Beispiel zu gebrauchen, den Langerhansschen Inseln im Pankreas vergleichen, deren Bedeutung für den Zuckerhaushalt des Körpers durch die Reindarstellung des Insulins erwiesen ist. Ähnlich stellten sich zuerst Ancel und Bouin vor, daß die Sexualerregung (im weitesten Sinne) von diesen Zellen ausginge, die sie in ihrer Gesamtheit als „*interstitielle Drüse*" bezeichneten. STEINACH hat dann diese Lehre weiter ausgebaut; seine berühmten Versuche zur Umstimmung der Geschlechtsmerkmale sowie zur Verjüngung schienen darzutun, daß in der Tat diese Zwischenzellen, unabhängig von der Spermiogenese, Stoffe — die Sexualhormone — an den Körper abgeben, welche die Ausbildung der Sexualität beherrschen; der von ihm gewählte Name „*Pubertätsdrüse*" trifft nicht völlig das Wesen der Sache.

Trotz zahlloser Arbeiten ist aber die physiologische Bedeutung dieser Zwischenzellen bis heute noch nicht völlig aufgeklärt. Zutreffend ist, daß sie reichlich vorhanden sind, wenn die Samenzellen zugrunde gehen (z. B. unter dem Einfluß von Röntgenstrahlen); auch in transplantierten Hoden überwiegen sie alsbald; ebenso sind sie bei Kryptorchen reichlich vorhanden. Wie es in den Fällen echter, essentieller Azoospermie bei sonst vollentwickelter Sexualität sich verhält, ist noch nicht bekannt — im Hodenpunktat vom Lebenden ist es bisher noch nicht gelungen, sie bestimmt zu identifizieren. Noch unsicherer ist ihre Rolle bei den sog. geschlechtlichen Zwischenstufen. STEINACH glaubte, zwei Arten von Zwischenzellen unterscheiden zu können, von denen die eine die männlichen, die andere die weiblichen Hormone hervorbringen (M-Zellen, masculin; F-Zellen, feminin). Normalerweise würden beim Manne die M-Zellen überwiegen oder sogar ausschließlich vorhanden sein; reichliche F-Zellen würden einen weiblichen Einschlag bedingen, ihr vorwiegendes Vorkommen Homosexualität zur Folge haben. Schon theoretisch war dies nicht sehr wahrscheinlich, da ja bei sehr vielen Homosexuellen die sekundären körperlichen Geschlechtsmerkmale gut entwickelt sind und die Abweichungen von der Norm mehr auf psychischem Gebiete liegen (womit gewisse Anomalien der Konstitution nicht bestritten werden sollen). Ein so genauer Kenner dieser Dinge wie MAGNUS HIRSCHFELD verhält sich denn auch der STEINACHschen Lehre, so verlockend sie in ihrer Einfachheit auch ist, gegenüber skeptisch; vor allem aber haben genaue Untersuchungen, z. B. von BENDA einwandfrei erwiesen, daß die ganze Unterscheidung nicht durchführbar ist, daß vielmehr in Größe und Gestalt der Zwischenzellen erhebliche Schwankungen vorkommen, die eine Einordnung in bestimmte Kategorien unmöglich machen. Trotz aller darauf verwandten Arbeit kann man vorläufig noch nicht zugestehen, daß in den interstitiellen Zellen die wirklichen, oder sagen wir vorsichtiger, die einzigen Hormonproduzenten aufgefunden sind. Dagegen sprechen z. B. die Befunde v. HANSEMANNS, der sie gerade bei winterschlafenden Tieren besonders reichlich sah; die Beobachtungen STIEVES, wonach sie bei Vögeln (Dohlen) während der Brunstperiode gegenüber dem stark wachsenden spermiogenem Gewebe an Masse eher zurückbleiben; das von BERBLINGER bei einem Späteunuchoiden festgestellte Verhalten: schlechte Entwicklung der sekundären Geschlechtsmerkmale bei großer Menge von Zwischenzellen u. a. m. Tierversuche, wie diejenigen von STEINACH und KNUD SAND, bei denen nach Unterbindung des Samenleiters Atrophie der Hodenzellen, Hypertrophie der interstitiellen Zellen mit Zunahme von Libido und Potenz eintraten, dürfen für die Vorgänge beim Menschen nicht ohne weiteres verwertet werden. Sie bilden freilich die Grundlage der sog. Verjüngungsoperation; aber es muß demgegenüber die klinisch wie anatomisch festbegründete Tatsache hervorgehoben werden, daß bei Verlegung der Samenausführungsgänge, wie wir sie als Folge der gonorrhoischen Epididymitis so oft beobachten, weder eine Potenzsteigerung noch auch ein Erlöschen der Spermiogenese eintritt: Noch nach 30 Jahren und mehr kann man durch die Hodenpunktion das Vorhandensein wohlausgebildeter Samenfäden nachweisen. Der Streit über die Bedeutung der LEYDIGschen Zellen ist auch heut noch nicht endgültig entschieden. THOREK[1]) hat sich neuerdings wieder lebhaft für ihre inkretorische Tätigkeit eingesetzt, während R. SCHWEIZER[2]) ihnen weder eine solche noch auch eine trophische Funktion zuspricht; seiner Meinung nach wirkten sie lediglich regulatorisch auf den Blutstrom ein, der Hode habe überhaupt keine inkretorischen Aufgaben zu erfüllen, vielmehr seien die sexuellen Funktionen ausschließlich vom Zentralnervensystem beeinflußt.

Wir müssen jedenfalls mit der Möglichkeit rechnen, daß die Sexualhormone von den *spermatogenen Zellen in ihrer Gesamtheit* gebildet werden, auch wenn es nicht zur völligen Reifung von Spermien kommt. Aber es ist auch denkbar, daß sie ganz wesentlich von Zellen erzeugt werden, die an sich mit der Spermiogenese direkt nichts zu tun haben, den im Epithel der Hodenkanälchen enthaltenen *Fuß*- oder *Sertolischen* Zellen, die anscheinend mit der Ernährung der Spermatogonien in Zusammenhang stehen. Diese Annahme wäre mit den bisher bekannten autoptischen Befunden wohl zu vereinigen. So sind die Sertolizellen bei Kryptorchen vorhanden; auch z. B. bei den STEINACHschen Versuchen der Einpflanzung präpuberaler Hoden auf kastrierte Meerschweinchenweibchen, bei denen hierdurch die Umstimmung der Sexualmerkmale erzielt wird, bleibt die Spermiogenese aus, die Sertolizellen aber sind nachweisbar.

Welche Funktion also den Zwischenzellen, wenn man sie nicht als die inkretorischen auffaßt, eigentlich zugeschrieben werden muß, ist wie gesagt, vorläufig noch unklar. Vielleicht sind hier mikrochemische Untersuchungen von Bedeutung, welche aus dem pathologischen Institut in Frankfurt a. M. hervorgegangen sind. Schon lange ist man darauf aufmerksam geworden, daß in ihnen fettähnliche Körnchen enthalten sind[3]). Diese sind sogar so charakteristisch, daß man im kindlichen Hoden nur auf diesen Befund hin eine Unterscheidung von anderen, ebenfalls dem Mesenchym entstammenden Zellen zu treffen vermag[4]). Bei menschlichen Keimdrüsen hat sich nun durch die von KAWAMURA angegebenen Färbemethoden zeigen lassen, daß diese *Lipoide* aus Cholesterinestern und Cholesteringemischen bestehen. Auch die Epithelzellen der Hodenkanälchen sind lipoidhaltig — aber hier sind Phosphatide und Cerebroside überwiegend oder sogar ausschließlich vorhanden. Hieraus dürfte zunächst hervorgehen, daß die Leydigzellen weder trophisch noch resorptiv wirken — wäre dies der Fall, so müßte man eine Identität der Lipoide erwarten. Aber auch auf die endokrinen Funktionen fällt einiges Licht: Wie LOTZ und JAFFÉ[5]) gezeigt haben, findet man z. B. bei Diabetikern, bei denen Spermiogenese und Potenz gelitten haben, in den intratubulären Zellen einen Schwund der Lipoide, während das Cholesterin der Zwischenzellen erhalten ist. Damit wird — in Übereinstimmung mit den früher erwähnten Befunden — wahrscheinlich gemacht, daß wenigstens die Zwischenzellenlipoide nichts mit der Potenz zu tun haben — sonst müßten sie in diesen Fällen geschwunden sein; vielmehr stützen diese Ergebnisse die Annahme, daß die Hormone in den Samenkanälchen produziert werden — die Phosphatide und Cerebroside dürften hier in Anspruch zu nehmen sein. Die cholesterinhaltigen Lipoide der Leydigzellen stimmen mit jenen anderer endokriner Organe, insbesondere der Nebennieren, überein, sie dienen vermutlich ebenso wie jene der Speicherung und können als Zeugen der (später noch zu erörternden) Korrelationen angesehen werden. Diese Untersuchungen bedürfen gewiß noch der Erweiterung; und es ist z. B. nicht außer acht zu lassen, daß bei Tieren die Dinge nicht genau so zu liegen

---

[1]) THOREK: Endocrinology. Vol. VIII. 1924.
[2]) SCHWEIZER, R.: Schweiz. med. Wochenschr. Bd. 25. 1925.
[3]) Vgl. z. B. ALF. KUNTZE: Arch. f. mikr. Anat. Bd. 96. S. 387.
[4]) OPPERMANN, E. und R. JAFFÉ: Zeitschr. f. Konstitutionslehre, XII. 1924.
[5]) LOTZ, A. und R. JAFFÉ: Ebenda.

brauchen. So fand SORG [1]) bei jungen Kälbern freilich auch Lipoide in den Zwischenzellen, aber, im Gegensatz zum Menschen, handelt es sich hier um Phosphatide und Cerebroside, gerade wie in der Tubulis — ein Unterschied war nicht wahrnehmbar; also auch hier eine Warnung, nicht vom Tier auf den Menschen oder umgekehrt zu schließen. Jedenfalls scheint hier ein Weg vorgezeichnet, auf dem endokrinologische Fragen mit Erfolg bearbeitet werden können [2]). Es sind übrigens auch sonst gegen die Allgemeingültigkeit der KAWAMURAschen Befunde Bedenken erhoben worden (z. B. von LUBARSCH). Neuerdings hat KUTSCHERA-AICHBERGEN [3]) gezeigt, daß nur die primär acetonlöslichen Lipoide (und auch diese nicht vollständig) in diesem Sinne histologisch darstellbar sind — alle acetonunlöslichen, nur in Äther und Alkohol löslichen Lipoide — also z. B. Lecithin, könnten innerhalb der Gewebe durch keine Lipoidfärbung sichtbar gemacht werden. Inwieweit die spezifischen Färbungen uns auch einen Einblick in die Beschaffenheit der aus den Keimdrüsen hergestellten Präparate gewähren, habe ich (nach Untersuchungen in Gemeinschaft mit Herrn HECKER) zu ermitteln versucht [4]).

Steht demnach das Urteil im einzelnen noch aus, so scheint an der *inkretorischen Funktion* der Hoden an sich kein Zweifel berechtigt. Am deutlichsten in diesem Sinn spricht die *präpuberale* oder *Frühkastration*. Wo sie vorgenommen wird, bilden sich die sekundären Geschlechtsmerkmale mangelhaft oder überhaupt nicht aus. Der Penis bleibt klein, Prostata und Samenblasen entwickeln sich kaum, es tritt keine Behaarung an der Scham, Achselhöhle, im Gesicht auf, die Stimme behält zeitlebens den infantilen Soprancharakter und das Triebleben schlägt zwar nicht, wie vielfach geglaubt wurde, in das Weibliche um, wird vielmehr asexuell. Aber selbst bei späterer Entfernung der Testes kann eine körperliche und seelische Umstimmung noch eintreten. Verlust der Hoden durch Verletzung (wie sie im Kriege recht oft beobachtet wurde), seltener Überwuchern durch Geschwülste, bringt unter Umständen das Bild des Eunuchoidismus, wenn auch minder ausgeprägt, hervor; namentlich wird vielfach der Zusammenhang mit der Prostata betont — die bekannte Behandlungsmethode der Prostatahypertrophie durch Kastration war ja auf diese Beobachtung basiert.

Die Sexualhormone teilen jedoch mit anderen ähnlichen Stoffen die Eigenschaft, daß es nur außerordentlich geringer Mengen bedarf, damit ihre Aufgaben erfüllt werden. Zahlreiche Tierversuche — von LIPSCHÜTZ, KNUD SAND u. a. — haben dargetan, daß man den weitaus größten Teil des Hodens fortnehmen kann, ohne daß Ausfallserscheinungen eintreten. Und im Einklang hiermit steht auch die klinische Erfahrung — das erwähnte Eintreten von Späteunuchoidismus bei Geschwülsten oder Tuberkulose ist doch nur eine Seltenheit — in der Regel ist bei solchen Patienten keine Abnahme der Sexualfunktionen zu erkennen.

Sicher aber werden diese von *Allgemeinzuständen* des Körpers stark beeinflußt.

So weit das *Triebleben* in Betracht kommt, haben wir vor allem *psychische* Zusammenhänge zu berücksichtigen. Es ist bekannt, daß der Geschlechtstrieb in hohem Maße von Gemütsstimmungen abhängig ist — inwieweit dabei eine Einwirkung auf die Produktion der Sexualhormone stattfindet, vermögen wir nicht zu sagen. Jedenfalls lassen starke Ablenkungen durch geistige (auch körperliche) Arbeit die Hormonwirkungen zurücktreten; die psychophysischen Bindungen sind so stark, daß sehr intensive und andauernde Beschäftigung

---

[1]) SORG: Ebenda.
[2]) Zu vgl. auch W. LAHM: Arch. f. Frauenkunde u. Eugenetik. Bd. 10, S. 1. 1924.
[3]) KUTSCHERA-AICHBERGEN: Klin. Wochenschr. Bd. 4. 14. 1925.
[4]) POSNER, C.: Archiv f. Frauenkunde u. Konstitutionsforschung 1924.

mit geistigen (speziell mit religiösen) Problemen den Geschlechtstrieb schließlich zu vollkommenem Erlöschen bringen kann (Askese). Umgekehrt kann die fortdauernde Hormonproduktion bei geschlechtlicher Abstinenz von verschiedenen Folgezuständen begleitet sein. Wir verstehen dabei, mit M. MARCUSE, unter Abstinenz die bewußte Enthaltung von jeder geschlechtlichen Betätigung bei erhaltenem Triebe, mag dieser normal (heterosexuell) oder abnorm (homosexuell) oder lediglich auf Masturbation eingestellt sein. Die Folgen der Abstinenz für Körper und Seele hängen teils von der Intensität des Triebes, teils von der Gesamtkonstitution ab. Vielfach — ja wohl in der Regel — treten sie wenigstens im jugendlichen Alter gar nicht in Erscheinung. Die Annahme, daß die Pollutionen bereits ein „Sicherheitsventil" abgeben, kann in dieser Ausschließlichkeit nicht aufrecht erhalten werden, da wir ja gesehen haben, daß die Spermaproduktion und Spermastauung nicht das allein ausschlaggebende Moment bilden, sondern daß die Hormone unabhängig hiervon erzeugt werden; immerhin wirkt die durch die Pollution herbeigeführte Entspannung günstig. Erregbare Naturen, namentlich wenn sie dauernd unter dem Einfluß sinnlicher Reize stehen, leiden allmählich unter der Hormonisierung — Kopfschmerz, Unruhe, Schlaflosigkeit usw. sind die Folgen. Dies gilt namentlich für Männer, welche an eine geschlechtliche Betätigung gewöhnt waren, aber durch äußere Umstände (Witwertum, Reisen usw.) daran verhindert werden. Doch kann auch dann sich allmählich durch Gewöhnung ein Ausbleiben der sexuellen Erregbarkeit einstellen, wie dies z. B. im Kriege vielfach beobachtet wurde.

Die *Spermiogenese* kann ebenfalls durch verschiedene körperliche (vielleicht auch psychische) Bedingungen beeinflußt werden.

Es ist hier nochmals — als extremste Formen — an die Fälle essentieller Azoospermie zu erinnern, bei denen anscheinend vollkommen normal gebildete Hoden keine Samenfäden hervorbringen, während die Sexualhormone vorhanden sind. Es muß sich hierbei um eigenartige konstitutionelle Zustände handeln, die, wie es scheint, auch mit der Rasse etwas zu tun haben; denn, wie schon HIRTZ, FÜRBRINGER, FINGER erkannten, trifft man diesen Zustand vorwiegend bei Juden aus Rußland oder den jetzt sog. Randstaaten; meine eigenen Erfahrungen lauten ebenso. Bei keinem dieser Fälle war irgend eine Geschlechtskrankheit voraufgegangen, auch Erbsyphilis, an die man denken könnte, lag nicht vor. (Ich muß dabei einschalten, daß sehr ähnliche Fälle vorkommen, in denen die Samenuntersuchung stets negativ, die Hodenpunktion aber positiv ausfällt — hier muß angenommen werden, daß an irgend einer, nicht zu ermittelnden Stelle ein angeborenes, obliterierendes Hindernis besteht.)

Genauer sind wir unterrichtet über die Vorgänge bei *temporärer Azoospermie*. Zum Teil gehören hierher schon jene Entwicklungshemmungen, bei denen der Hode infolge ausbleibenden oder ungenügenden Descensus in der Leistenbeuge oder in der Bauchhöhle gelagert ist. Wenn diese nicht durch operative Eingriffe beeinflußt werden, so pflegt die Bildung der Samenfäden auszubleiben; die Samenkanälchen sind aber richtig angelegt und es kommt vor, daß, nach geglückter Operation, noch eine ausreichende Spermiogenese eintritt.

Diesen Formen *angeborener* Atrophie oder besser gesagt Hypoplasie stehen die im geschlechtsreifen Leben erworbenen Zustände gegenüber.

Es wäre hier zuerst die Frage zu erörtern, ob denn die Spermienproduktion beim Menschen *kontinuierlich* vor sich geht, oder ob sie etwa, analog der Ovulation beim Weibe, einem *periodischen* Wechsel unterworfen ist. In der Tat zeigen Tiere, bei denen Brunstperioden bestehen, einen solchen Wechsel zwischen Tätigkeit und Ruhe (Saisondimorphismus nach TANDLER); bei winterschlafenden Tieren sistiert die Samenbildung während der ganzen Dauer dieses Zustandes. Beim Menschen aber ist normalerweise die Spermiogenese dauernd im Gang,

allerdings nicht an allen Stellen der Hodenkanälchen gleichzeitig oder gleichmäßig, vielmehr arbeiten sie der Länge nach wechselnd, so daß auf Abschnitte
mit Samenfädenentstehung ruhende folgen —, also eine Art Wellenbewegung.
Auf demselben Querschnitt trifft man fast regelmäßig die gleichen Entwicklungsstadien an. Immerhin gibt die physiologische Tatsache, daß ein solcher
Wechsel innerhalb der Hodenkanälchen sich vollzieht, einen Anhaltspunkt, für
das Verständnis gewisser pathologischer Vorgänge — wenn man will, kann man
das gelegentlich ohne erkennbare Veranlassung beobachtete völlige Sistieren
der Samenbildung als atavistische Erscheinung auffassen. Tatsächlich kommt
es vor, daß bei sonst ganz gesunden Männern zeitweilig eine Azoospermie eintritt, die nach einiger Zeit wieder einem ganz normalen Verhalten Platz macht
— daher die Regel, ein Urteil erst nach mehrmals wiederholter Untersuchung
abzugeben. Ab und zu — nach der Ansicht maßgebender Autoren und eigenen
Erfahrungen allerdings sehr selten — liegt eine örtliche Erschöpfung als Folge
zu häufig wiederholten Geschlechtsverkehrs vor, der den „Vorrat" an Spermien
völlig aufgezehrt hat; dieser Zustand geht aber dann rasch vorüber. Andere Male
sind aber bestimmte Ursachen zu ermitteln und es zeigt sich dabei, daß die
gesamte Körperkonstitution nicht ohne Einfluß ist. Schon die nervösen Beziehungen sind nicht zu unterschätzen, so wenig wir auch hierüber positiv unterrichtet sind; die (später noch zu erwähnenden) Fälle von Hypophysentumor
mit „Atrophie" der Hoden und mindestens sehr erheblicher Einschränkung
der Spermiogenese sind (wie GOETTE betont) nicht völlig eindeutig. Psychische
Momente scheinen eine gewisse Rolle zu spielen. — hierfür sprechen Erfahrungen bei Feldzugsteilnehmern und bei Männern, welche infolge von Revo-
lution und Umsturz vertrieben und in Not geraten sind — auch bei ihnen ist
gelegentlich nicht bloß Erlöschen der Libido und Potenz, sondern auch Stocken
der Samenbildung beobachtet worden.

Zweifellos ist die Einwirkung verschiedener *Erkrankungen* und *Vergiftungen*
des Körpers, die neuerdings namentlich GOETTE sowie SCHINZ und SLOTO-
POLSKY eingehend studiert und je nach dem Grade der Schädigungen des
Samenepithels gruppiert haben.

Zum Verständnis dieser Vorgänge ist es notwendig, sich einiger Einzelheiten
aus dem morphologischen Verhalten der Kanalepithelien zu erinnern, die sowohl
für die Krankheitsvorgänge wie für die Fragen der Reparation selbst von entscheidender Bedeutung sind.

Die Tubuli des fötalen oder infantilen Hodens sind von einer Zellschicht
ausgekleidet, in welcher man zwei Arten unterscheiden kann: Kleine, syncytial
verschmolzene Zellen mit kleinem dunklem Kern, weniger zahlreich dazwischen
gestreute größere zellige Gebilde, erstere die „petites cellules", letztere die
„ovules mâles" französischer Autoren. Die Bedeutung ist noch strittig; nach der
meist verbreiteten Ansicht von BENDA sind die erstgenannten identisch mit den
Sertolizellen, sie bilden die von ihm sog. „vegetative Zone", nehmen an der
Spermiogenese keinen Anteil, bleiben während des ganzen Lebens unverändert
und erfüllen wesentlich trophische Funktionen (nur ausnahmsweise können
sie als Ersatzzellen auch samenbildend eintreten). Die „ovules mâles" gelten
im allgemeinen als Stammeltern der Spermien — sie sind BENDAS „germinative
Zone". PRENANT und in Übereinstimmung mit ihm SCHINTZ und SLOTOPOLSKY
sind entgegengesetzter Ansicht: Sie nennen die großen Zellen „abortive Spermatogonien", womit ausgedrückt wird, daß sie zugrunde gehen, degenerieren, während
die petites cellules teils als Sertolizellen verharren, teils sich durch Proliferation
zu Spermatogonien umbilden. Aus diesen aktiven Spermatogonien gehen dann
die Spermatocyten, aus diesen die Präspermiden, die Spermiden und endlich
die Spermien selbst hervor — Prozesse, die hier in ihren Einzelheiten nicht

verfolgt werden können; die jetzt fast allgemein angenommene Nomenklatur rührt von WALDEYER her.

Betreffs der atrophischen Vorgänge weiß man nun schon lange, daß sie mit einem Zerfall der Samenepithelien, mit Schrumpfung der Samenkanälchen einhergehen, während die Zwischenzellen intakt bleiben, ja sogar — tatsächlich oder nur scheinbar — sich vermehren. Die Untersuchungen der genannten Autoren haben nun darüber Klarheit geschaffen, daß diese atrophischen Erscheinungen an den Epithelzellen nicht stets gleichmäßig alle Schichten betreffen, daß vielmehr graduelle Unterschiede vorhanden sind. GOETTE unterschied ein Stadium von „beginnender Schädigung" und vier Stadien echter Atrophie. — SCHINTZ und SLOTOPOLSKY ziehen vor, von fünf Stadien zu sprechen, von denen das erste GOETTES „beginnender Schädigung" gleichwertig ist — ein nur geringfügiger Unterschied in der Auffassung. — Hiernach bedeutete Stadium I eine Degeneration der Spermiden bei sonst intaktem Wandbelag, II deren Zerfall, III Schwund der Spermiocyten, IV Schwund der Spermiogonien, V endlich Zerfall auch der Sertolizellen. Die Spermiden gehen nach kurzer, die Spermiocyten nach längerer, die Spermiogonien nach sehr langer Krankheit zugrunde — die Sertolizellen bleiben am längsten erhalten. Diese Tatsachen sind von Wichtigkeit für das Verständnis der Reparations- oder Restitutionsvorgänge. Solange überhaupt noch Spermatogonien vorhanden sind, kann die Spermiogenese wieder in Gang kommen; besteht der Zellbelag nur mehr aus Sertolizellen, so ist dies sehr zweifelhaft — fehlen auch sie, so ist eine Wiederaufnahme der Samenbildung ausgeschlossen. Natürlich ist dabei zu beachten, ob diese atrophischen Vorgänge den gesamten Hoden oder nur Teile betreffen (totale bzw. partielle Atrophie). Von der Atrophie zu unterscheiden ist die Nekrose, die besonders durch Infarkte hervorgerufen wird; auch bei ihr zerfallen die Elemente in der angegebenen Folge, die Sertolizellen sind am widerstandsfähigsten.

Das Samenepithel ist, wie GOETTE und KYRLE gezeigt haben, das empfindlichste Gewebe des ganzen Körpers. Die „hypobiotischen" Schädigungen, von denen es betroffen wird, kann man (mit SCHINTZ und SLOTOPOLSKY) nach verschiedenartigen Gesichtspunkten einteilen. Vorübergehend schädigen z. B. Röntgenbestrahlung und Vasektomie; Prototyp dauernder Schädigungen ist die Ektopie. Akut wirken Trauma und Strahlen, chronisch die Vasektomie. Am durchgreifendsten ist eine Einteilung nach ätiologischen Gesichtspunkten, die jedenfalls klinisch den größten Wert besitzt. Danach sind zunächst *genotypische* Wirkungen ins Auge zu fassen, wie sie sich im (angeborenen) Eunuchoidismus, im Status thymico-lymphaticus, Hermaphroditismus, Kretinismus usw. zeigen. Ihnen gegenüber stehen die *individuell erworbenen* Schädigungen. Diese greifen an auf rein mechanische Weise durch Druck, Zug, Erschütterung, Kontusion; physikochemisch durch Austrocknung oder Milieuwechsel bei der Explantation; thermisch durch Erfrierung, ferner durch Strahlenwirkung (Röntgen, Radium, Elektrizität), durch Zirkulationsstörungen (z. B. bei Hernien, Varicocele). Besonderes Interesse verdienen die chemischen Einwirkungen. Als solche sind zu nennen die Intoxikationen, unter denen die Alkoholvergiftung, zuerst durch BERTHOLET beobachtet, später durch WEICHSELBAUM und KYRLE bestätigt, die bekannteste ist; auch die Bakteriengifte, die bei Infektionskrankheiten produziert werden, gehören hierher, ebenso die Hormone, welche bei innersekretorischen Störungen, z. B. Nebennierentumoren, Thymusexstirpation und anderen (noch zu besprechenden) korrelativen Vorgängen sich bilden. Endlich sind auch Innervationsstörungen in Betracht zu ziehen — wenn auch gerade dies Gebiet noch sehr wenig geklärt ist. Nach GOETTE können psychische Störungen die Spermiogenese ungünstig beeinflussen, nach TAKAHASHI Grenzstrangexstirpation nach Art der Sympathektomie — doch sind gerade diese

Resultate durch SCHINTZ und SLOTOPOLSKY in Zweifel gezogen; nach ihren Versuchen wäre nicht die Exairese des Bauchsympathicus, sondern die der Laparotomie folgenden Verwachsungen und Adhäsionen, welche die Einbettung der spermatischen Gefäße im Gefolge haben, als Ursache der Schädigung anzusehen. Eine zweite, von den genannten Autoren aufgestellte Gruppe von „indirekt", d. h. auf dem Umwege über den Allgemeinstoffwechsel den Hoden angreifenden Schädigungen, welche Störungen der Nahrungszufuhr, klimatische Einflüsse, Störungen der Bewegungsfreiheit (Gefangenschaft), psychische Einflüsse, Krankheiten betrifft, dürfte meines Erachtens nicht scharf von den oben aufgezählten Faktoren zu trennen sein, vielmehr großenteils mit den direkten Schädigungen zusammenfallen. Daß oft verschiedene Momente miteinander kombiniert sein mögen, bedarf wohl kaum besonderer Betonung.

Von einer allgemeinen Schädigung der Spermiogenese möchte ich dann solche Zustände abtrennen, in denen durch irgend eine *örtliche Erkrankung* (Geschwülste, Tuberkulose, Narbenbildung) längere Strecken der Samenkanälchen ausgeschaltet sind — sie können klinisch das Symptom der Oligozoospermie hervorrufen. Physiologisch findet man diese weiter in den der Pubertät voraufgehenden Jahren sowie im Greisenalter. Das entleerte Sperma erscheint makroskopisch so gut wie normal, das Mikroskop lehrt, daß die Spermien darin nur sehr spärlich enthalten sind — es besteht wesentlich aus den Produkten der akzessorischen Drüsen. Auch erschöpfende Krankheiten scheinen oft mit Oligozoospermie einherzugehen. Ob die Samenfäden dabei beweglich sind, dürfte wesentlich von der Beschaffenheit der Drüsensekrete abhängen (s. unten).

Wir nehmen im allgemeinen an, daß in der *Beweglichkeit* der Spermien das Kriterium für die Zeugungsfähigkeit gegeben ist — ein Ejakulat, in welchem sie still liegen, gilt uns als untauglich, vorausgesetzt natürlich, daß es sich in völlig frischem Zustand befindet. Die Lebensdauer hängt von dem Medium ab, in welchem sie sich befinden — am besten vertragen sie (wie schon VIRCHOW zeigte) schwach alkalische Flüssigkeiten, welche sogar die bereits verschwundene Bewegung wieder auslösen können, ebenso wirkt die isotonische Kochsalzlösung [STRAUSS[1])] und noch mehr nach METTENLEITER die 5% Traubenzuckerlösung[2)]. Saure Flüssigkeiten sind ungünstig — gegen die Wirkung des so reagierenden Vaginalsekretes werden sie, wie es scheint, durch die Samenblasenflüssigkeit (als Schutzkolloide) geschützt. Sehr geeignet für die Erhaltung der Lebensfähigkeit ist der Aufenthalt in Uterus und Tuben, sind die Spermien erst einmal dorthin gelangt, so bleiben sie 8, ja 14 Tage vollbeweglich. Eiter in großen Mengen tötet sie (Nekrospermie), kleine Mengen Leukocyten sind unschädlich.

Störungen im Verlauf der Spermiohistogenese können endlich auch zu *Mißbildungen* der Samenfäden führen. Sehr häufig findet man in sonst normalem Ejakulat irreguläre Formen, und zwar entweder doppelköpfige mit einem Schwanz oder umgekehrt zwei-, sogar dreischwänzige Gebilde, ferner sog. Riesenspermien oder auch verkümmerte, in bezug auf die Gestalt des Kopfes vollständig mißgestaltete Exemplare. Namentlich die Dunkelfeldbeleuchtung erleichtert deren Auffinden. Ob diese Abnormitäten irgend eine praktische Bedeutung haben, steht dahin; man könnte namentlich bei den zweiköpfigen wohl daran denken, daß die Zwillingsbildung damit zusammenhinge, da sie ja den doppelten Gehalt an Chromosomen bei der Befruchtung mitbringen — doch ist Sicheres hierüber nicht bekannt. Nähere Angaben und Abbildungen findet man bei J. BROMAN[3)].

[1)] STRAUSS: Journ. of urol. Bd. 12. 1924.
[2)] METTENLEITER: Münch. med. Wochenschr. 1925. Arch. f. Gyn. Bd. 126, 1925.
[3)] BROMAN, J.: Normale und abnorme Entwicklung des Menschen. Wiesbaden 1911.

II. Nebenhoden.

Am Nebenhoden sind, anatomisch sowie physiologisch, zwei Hauptteile zu unterscheiden: Seine eigentliche, aus den Coni vasculosi bestehende Substanz, welche die drüsenartigen Kanäle enthält und der Nebenhodengang des Ductus epididymidis, welcher allmählich in den Ductus deferens übergeht. Das Epithel, welches die Drüsengänge auskleidet, verrät schon durch seine Beschaffenheit seine zweifache Aufgabe: Es enthält teils sezernierende, teils Flimmerzellen, — keine besonderen Drüsen. Ob die Sekretionszellen und die Flimmerzellen prinzipiell verschiedenartiger Natur sind, oder ob es sich bloß um wechselnde Phasen handelt, ist noch strittig — wie es scheint (SPANGARO) finden sich bis zur Pubertät nur Flimmerzellen, erst nach Eintritt der Geschlechtsreife geht die Bewimperung zum Teil verloren und die Sekretzellen überwiegen; bei Tieren mit periodischer Brunst soll sich diese Umstellung mit jeder Periode wiederholen. Sicher ist, daß den Flimmerzellen die Aufgabe zufällt, die Samenfäden in den Nebenhodengang zu befördern — den Sekretzellen aber die Absonderung einer kolloidalen Masse, welche den Inhalt der Canaliculi verdünnt, vielleicht auch auf die Beweglichkeit der Spermien günstig wirkt. REDENZ[1]) nimmt an, daß die Spermien bei der Passage durch den Nebenhoden mit einem Sekretmantel umschlossen werden, der als Schutzkolloid wirkt, auch für ihre Beweglichkeit das Optimum der H-Ionenkonzentration bietet. Durch WEGELIN[2]) ist aber noch eine andere Funktion erschlossen worden, die man früher nur vermuten konnte, nämlich die Spermiophagie, die Resorption der ja in überschüssiger Menge gebildeten Samenfäden; er fand im Inhalt der Kanälchen Zellen, welche augenscheinlich mit Fragmenten von Spermatozoen erfüllt sind — aus welchem Grunde er auch annimmt, daß die Verjüngungsoperation nach SETINACH wesentlich auf Rückbeförderung des spermienhaltigen Sekrets in den Kreislauf beruht, eine Ansicht, die auch ROMEIS ausgesprochen hat. Welcher Art diese Spermiophagen sind, ist noch nicht ausgemacht; die naheliegende Annahme, daß es sich um Wanderzellen handelt, wird von LEHNER[3]) bestritten — er hält sie vielmehr für Zellen, die mit den Spermien aus den Hoden mitgeschwemmt sind, und zwar für Sertolizellen. Auch MORGENSTERN[4]) ist ähnlicher Ansicht, ebenso AKIYOSHI[5]). Dies muß noch Gegenstand weiterer Forschung bilden, — die Tatsache, daß der Nebenhoden sowohl sezerniert wie resorbiert, dürfte wohl als gesichert erscheinen.

Die den Canalis epididymis auskleidenden Zellenschichten — eine oberflächliche zylindrische, eine rundliche basale — scheinen nur der Sekretion zu dienen; die Zylinderzellen tragen „Haarbüschel“, in denen sich das Sekret, je nach dem Füllungszustand mehr oder weniger deutlich nachweisen läßt. Eine Bewegung dieser Büschel ist nicht beobachtet, zur Beförderung der Spermien scheinen sie also nicht zu dienen.

Auf die *physiologische Pathologie* der Nebenhoden werfen die klinischen Beobachtungen nur wenig Licht. Selbst bei hochgradiger Erkrankung sieht man keinerlei Ausfallserscheinungen. Bei den später zu besprechenden korrelativen Beziehungen ist auf den Nebenhoden wohl nicht immer hinreichend geachtet worden, derselbe vielmehr mit dem Hoden zusammen als einheitliches Organ betrachtet. Es wäre von Wert, diese Lücke unserer Kenntnisse auszufüllen! Zu erwähnen sind in dieser Hinsicht neue Untersuchungen von KORNITZER und LIEBEN; sie haben erwiesen, daß zwar die sonst nach Kastration

---

[1]) REDENZ: Arch. f. Entwicklungsmech. d. Organismen. S. 102, 1922.
[2]) WEGELIN: Beitr. z. pathol. Anat. u. z. allg. Pathol. Bd. 69, S. 192.
[3]) LEHNER, F.: Zeitschr. f. mikroskop.-anat. Forsch. 1924.
[4]) MORGENSTERN: Virchows Arch. f. pathol. Anat. u. Physiol. Bd. 250. 1924.
[5]) AKIYOSHI: Virchows. Arch. f. pathol. Anat. u. Physiol. Bd. 250. 1924.

eintretende Atrophie der Prostata und der Samenblasen durch Verfütterung
getrockneter Hodensubstanz verhindert werden kann, daß aber die Substanz
der Nebenhoden wirkungslos ist. Dieser Befund scheint dafür zu sprechen,
daß der Epididymis spezifische endokrine Funktionen nicht eignen.

III. Anhangsorgane (akzessorische Drüsen).

Als *Anhangs*organe weist der Urogenitalschlauch des Mannes eine große
Anzahl drüsiger Gebilde auf, über deren physiologische Bedeutung noch vielfach
Unklarheit herrscht. Beginnen wir mit dem aus dem Hauptkanal des Nebenhodens sich ohne scharfe Grenze entwickelnden *Ductus deferens*, so treffen
wir schon hier auf Drüsen, die dann weiter aufwärts in der Ampulle, einer sack-
artigen Erweiterung des Samenganges, ihre stärkste Ausbildung erreichen;
es folgt dann eine Ausstülpung, die nicht nur erhebliche Dimensionen annehmen
kann, sondern auch oft eine vielfache Verzweigung von einzelnen Schläuchen
aufweist — die *Samenblase*, nur durch ein schmales Halsstück mit dem Ductus
deferens in Verbindung; und weiter, im Bereich der hinteren Harnröhre, ein aus
vielen Einzeldrüsen zusammengesetztes, muskel- und bindegewebsreiches Organ,
die *Prostata*, in welche wiederum median der Überrest des MÜLLERschen Ganges,
der *Sacculus prostaticus* (Vagina muscularis) eingelagert ist. Und endlich ist
die vordere Harnröhre von *bulbo-urethralen Drüsen* (Gl. Cowperi) und zahlreichen,
im Bereich der Pars cavernosa belegenen lacunären Ausstülpungen (Lacunen
und LITTREschen Drüsen) begleitet. Es leuchtet zunächst ein, daß diese verschiedenartigen Gebilde entwicklungsgeschichtlich nicht gleichwertig sind. Der
Ductus deferens nebst Ampulle und Vesicula seminalis ist ein Rest des WOLFF-
schen Ganges; die Urethra, auch ihre Pars prostatica ist vom Sinus urogenitalis
abzuleiten und ihr entstammen die prostatischen, bulbären und kavernösen
Drüsen. Hiernach wäre also vor allem zwischen Samenblasen und Prostata
scharf zu unterscheiden; aber zunächst möchte ich betonen, daß im Tierreich
diese Unterscheidung keineswegs immer anatomisch mit Sicherheit durchzuführen ist: z. B. beim Maulwurf sind die Autoren in der Deutung der zu beiden
Seiten der Harnblase belegenen Blindschläuche nicht einig — JOH. MÜLLER
erklärte sie für eine Prostata, MERKEL für Samenblasen; bei Carnivoren fehlt
die Samenblase, es ist nur eine Vorsteherdrüse vorhanden; bei Wiederkäuern
hat lange Zeit Zweifel über die Klassifizierung der betreffenden Organe geherrscht.
Feststeht jedenfalls, daß Prostata und Samenblasen in einem gewissen Kor-
relationsverhältnis stehen — wenn sie sich auch nicht geradezu vertreten können,
so gilt doch der Satz, daß bei großen Prostaten die Samenblasen klein zu sein
pflegen und umgekehrt. Hieraus ist eine wichtige physiologische Folgerung
abzuleiten — die Funktion der beiden Organe muß annähernd dieselbe Bedeutung haben. Damit stehen Experimente von STEINACH in Einklang, der z. B.
nach Exstirpation der Samenblasen die Prostata vergrößert fand. Die COWPER-
schen Drüsen sind — nach der plausiblen Annahme von DISSELHORST — als
die phylogenetisch ältesten Drüsen der Art anzusehen; denn bei Marsupialiern
und Monotremen sind sie allein vorhanden und mächtig entwickelt; bei den
höheren Säugetieren und beim Menschen dagegen treten sie durchaus zurück.

Es ist notwendig, diese Bemerkungen vorauszuschicken, weil sich hieraus
eine gewisse funktionelle Gleichwertigkeit der genannten Drüsen ergibt. Allerdings sind ihre Sekrete morphologisch und chemisch verschieden; nur im End-
zweck stimmen sie überein, und als solchen betrachten wir in erster Linie einen
Einfluß auf die *Vitalität* der *Spermien* sowie auf die Fließlichkeit des Samens.
Im einzelnen freilich bestehen erhebliche Unterschiede. Während wir über das
Produkt der Samenleiterdrüsen nur wenig wissen, können wir über jenes der

Glandulae vesiculares aussagen, daß es eine gallertige, an Globulinen, wohl auch an fibrinogener Substanz reiche Masse bildet, die bei längerem Stehen zunächst erstarrt, dann aber sich erweicht und auflöst. Bei Nagetieren ist seine Bestimmung dahin erkannt, daß es nach der Kopulation einen „Vaginalpfropf" (Bouchon vaginal) bildet, der das Zurückfließen des Samens verhindert und so die Befruchtungsmöglichkeit sichert. Beim Menschen schreibt man auch ihm die Eigenschaft zu, die Samenfäden als „Schutzkolloide" zu umgeben und sie so vor der schädlichen Einwirkung des sauren Vaginalsekrets zu bewahren. Einen unmittelbaren Einfluß auf die Beweglichkeit der Samenfäden scheinen diese Globuline nicht zu besitzen: Gelingt es, durch Expression der Samenblasen deren Sekret gesondert zu erhalten, so sieht man vielmehr unter dem Mikroskop etwa darin eingeschlossene Spermien starr liegen und erst nach einiger Zeit, wenn eine Verflüssigung eingetreten ist, wieder sich bewegen.

Durchaus verschieden hiervon ist das Sekret der *Prostata*. Ganz allgemein kann man sagen, daß bei allen untersuchten Tierspezies das Samenblasensekret transparent, gelatinös erscheint, während jenes der Prostata eine gelbliche oder weißliche Färbung, eine an Milch erinnernde Beschaffenheit aufweist. Die mikroskopische Untersuchung erweist das Vorhandensein zahlloser Körnchen, von minimalster — nur im Dunkelfeld eben erkennbarer — Größe bis zu derjenigen eines roten Blutkörperchens und darüber. Diese Körnchen sind auch unter sich nicht identisch; ein Teil ist sicher albuminöser, ein anderer fettartiger Natur; mit den entsprechenden Färbungsmethoden (Anilinfarbstoff, Scharlach oder Sudan) ist dies zunächst erkennbar, die Anwendung des Polarisationsmikroskops zeigt dann weiter, daß die fettartigen Körner zum Teil doppelbrechend, also als Lipoide (wahrscheinlich Cholesterinester oder Cholesteringemische) anzusprechen sind. Über die Entstehung dieser Körnchen wissen wir noch nichts Abschließendes. Meiner Ansicht nach wären sie als die spezifischen Produkte der Prostatazellen aufzufassen; auch neuere Forscher — z. B. KINOSHITO[1]) — vertreten den Standpunkt, daß sie jedenfalls einen physiologischen Bestandteil der Epithelzellen bilden und mit der Tätigkeit der Zelle in Zusammenhang stehen — doch ist dem entgegenzuhalten, daß neuere Untersuchungen wahrscheinlich gemacht haben, daß eine fettige oder lipoide Degeneration des Plasmas überhaupt nicht existiert, sondern daß es sich unter allen Umständen um Speicherungen handelt[2]). Die von mir (gemeinsam mit RAPOPORT) zuerst vertretene Ansicht, daß die im Prostatasaft so häufig nachweisbaren „Körnchenkugeln" nicht etwa als Epithelzellen anzusprechen, sondern, genau wie die Colostrumkörperchen, Leukocyten sind, welche Lipoidkügelchen gefressen haben, dürfte jetzt wohl allgemein anerkannt sein; es ist anzunehmen, daß bei irgend noch so geringer Sekretstauung ein chemotaktischer Reiz auf die weißen Zellen ausgeübt wird, so daß wir es hier — was von allgemein pathologischem Interesse ist — mit Anfangsstadien einer Entzündung („Retentionsentzündung") zu tun haben. Welche Bedeutung im übrigen die Prostatakörnchen und insbesondere die Lipoide besitzen, ist noch nicht aufgeklärt. Die auf Beobachtungen FÜRBRINGERS zurückgehende Annahme, daß der Prostatasaft in seiner Totalität ein den Spermatozoen besonders adäquates Medium bildet, welches nicht bloß deren „schlummerndes Leben" auslöst, sondern ihre Vitalität lange Zeit erhält, hat allgemeinen Anklang gefunden; man darf nur nicht glauben, daß seine Anwesenheit eine Conditio sine qua non darstellt — hiergegen spricht beredt der Umstand, daß man z. B. auch in der Hydrocelenflüssigkeit lebhaft bewegliche Spermatozoen findet. Da auch diese bekanntlich reich an Lipoiden (Chole-

---

[1]) KINOSHITO: Zeitschr. f. Urol. 1924.
[2]) HUBERMANN: Klin. Wochenschr. 1925, H. 14.

sterin) ist, darf man vielleicht vermuten, daß eben diese Lipoide die Aktivatoren enthalten. Auch in den Bau der sog. *Corpora amyloidea*, die einen als recht charakteristisch angesehenen Bestandteil des Prostatasaftes bilden, gehen, wie ich gezeigt habe, Lipoide ein; nicht bloß findet man in ihnen mitunter — wie auch frei im Drüsensekret — wohl ausgebildete Krystalle, sondern es zeigen diese Körperchen auch im ganzen oder in einzelnen Schichten eine sehr schön ausgesprochene Doppelbrechung. Bei der so auffallenden Amyloidreaktion sind sie wahrscheinlich beteiligt, während die Schichtung sicherlich als kolloidchemischer Vorgang, nach Art etwa der LIESEGANGschen Ringe anzusprechen ist; die etwaige Imprägnierung mit Kalksalzen und die daraus resultierende Steinbildung ist erst ein sekundärer Vorgang. Die Färbung von Amyloidkörpern nach der Methode von CIACCIO hat H. POSNER ebenfalls die gleichen Ergebnisse — Rotfärbung des Kerns oder einzelner Schichten — ergeben.

Das Vorkommen der Lipoide im Prostatasekret ist noch aus einem anderen Grunde bemerkenswert: Wie bei der Besprechung der Hodenfunktion hervorgehoben wurde, erblicken wir darin ein Anzeichen für irgend eine innersekretorische Tätigkeit — der Lipoidstoffwechsel wird durch die endokrinen Drüsen beeinflußt, die von manchen Seiten vertretene Annahme, daß die Hormone selbst mit den Lipoiden identisch seien, ist freilich unerwiesen, ja sogar unwahrscheinlich. Immerhin liegt es nahe, in ihrer Anwesenheit einen Hinweis darauf zu erblicken, daß der Prostata eine inkretorische Tätigkeit zukommt. Dies ist auch lange Zeit hindurch angenommen worden. Es waren vorzüglich die Versuche von SERRALACH und PARES, die in diesem Sinn zu sprechen schienen: Wenn sie ihren Versuchstieren die Prostata exstirpierten, so sistierte die Spermiogenese und die sekundären Geschlechtsmerkmale blieben aus. Dies deutete darauf hin, daß seitens der Prostata ein Inkret erzeugt werde, welches auf die Samenbildung und die Sexualität einwirkt; aus eben dem Grunde wurde auch die Behandlung mit Prostatatabletten vielfach geübt, sie sollten die sexuellen Funktionen günstig beeinflussen. Diese Versuche sind aber, bei späterer Wiederholung durch LICHTENSTERN sowie durch A. STRAUSS[1]), negativ ausgefallen. Ebenso ist die Einwirkung von Organextrakten vielfach studiert worden; es hat sich dabei ergeben, einmal daß solche aus der Prostata gewonnene Auszüge blutdrucksenkend wirken, dann aber, daß man mit ihnen gegen Extrakte aus den Keimdrüsen beider Geschlechter sensibilisieren kann — es treten bei deren Einspritzung anaphylaktische Erscheinungen auf. Diese Versuche sind aber anderer Deutung fähig — es handelt sich hierbei um parenterale Zufuhr von Eiweißkörpern und es ist das sehr wahrscheinlich, daß man es hier einfach mit deren (unspezifischer) Reizwirkung zu tun hat. MACHT[2]) spricht sich für eine interne Sekretion aus, weil er bei Verfütterung von Prostata an Kaulquappen beschleunigtes Wachstum und beschleunigte Metamorphose gesehen hat; auch BOGUSTAWSKY und KORANTSCHEWSKY[3]) neigen zu dieser Annahme, ebenso neuerdings MENDOLA[4]). Immerhin — so vieles für endokrine Beziehungen der Prostata spricht, so sicher auch sie selbst unter dem Einfluß von Sexualhormonen steht, so wenig können wir heute schon über ihre eigene Funktion in diesem Sinne aussagen. Insbesondere ist den therapeutischen Effekten gegenüber Vorsicht geboten. Ich betone hier nochmals, daß im Tierreich die Unterscheidung von Vorsteherdrüse und Samenblase keineswegs immer leicht ist; bei farbenanalytischen Studien, über die ich vor einer Reihe von Jahren berichtet habe, zeigte sich, daß zweifelsfreie Prostatapräparate bei der Anwendung des Triacidgemisches

---

[1]) STRAUSS: Journ. of Urol. Bd. 12. 1924.
[2]) MACHT: Zentralbl. f. d. ges. inn. Med. 1920 (Referat).
[3]) BOGUSTAWSKY und KORANTSCHEWSKY: Ebenda.
[4]) MENDOLA, G.: La funzione endocrina della prostata e dei testicoli. Roma 1924.

immer denselben rötlichen Farbenton der Albuminate annahmen, während fast alle anderen organotherapeutisch verwendeten Tabletten bei gleicher Behandlung sich vorwiegend blaugrün färbten, was sich auf Anwesenheit von Nucleinen beziehen läßt; es war auf diese Weise wahrscheinlich zu machen, daß manche im Handel vorkommenden „Prostatatabletten" gar nicht den angegebenen Ursprung hatten, sondern aus anderen Organen, vermutlich den Samenblasen stammten; daß aber auch diese als endokrine Drüsen anzusehen sind, entbehrt bisher jeden Beweises!

Dem Prostatasaft haftet noch eine Eigentümlichkeit an, die wenigstens kurz erwähnt werden darf: er ist der Träger des spezifischen *Samengeruches*. Seit wir die Beziehungen der Riechstoffe zur Sexualität näher kennen gelernt haben, liegt es nahe, neben den anderen „duftproduzierenden" Körperstellen (Schweißdrüsen, Talgdrüsen, Praeputium, Haaren usw.) auch hierin noch eine funktionelle Eigenschaft der Vorsteherdrüse zu suchen. Wir kennen analoge Beispiele aus dem Tierreich, — nicht bloß die eigentlichen Analdrüsen, sondern, wie dies namentlich beim Igel genauer studiert ist, bestimmte Abschnitte der Prostata (die sog. I. Prostata) erzeugen die Sekrete, welche den während der Brunstzeit stärker hervortretenden Bisamgeruch haben. Es scheint mir nicht unmöglich, daß der Samengeruch noch einen (atavistischen) Überrest dieser Funktion darstellt.

Eine noch nicht ganz gelöste Frage ist die, ob die Prostatasekretion kontinuierlich vor sich geht oder nur während der Begattung stattfindet. Zweifellos steht die Prostata unter starkem Nerveneinfluß; in den Nn. hypogastrici sind motorische wie sekretorische Fasern vorhanden, die Nn. erigentes bewirken die Kontraktion und Austreibung des Prostatasaftes. Histologische Untersuchungen bei Tieren, welche Brunstperioden aufweisen, haben auch gezeigt, daß nach der Begattung die Drüsenzellen kleiner, breiter, scharf begrenzt erscheinen — sie haben die in der Ruhe angehäuften Stoffe abgegeben. Ob sich dies beim Menschen ebenso verhält, möchte ich bezweifeln. Ich habe in sehr zahlreichen Untersuchungen, namentlich mittelst der Kochmethode, nachweisen können, daß die Drüsengänge der Prostata stets mit einem mehr oder weniger reichlichen Inhalt erfüllt sind; dies spricht doch wohl für eine kontinuierliche Tätigkeit, mag dieselbe auch in Zeiten stärkerer geschlechtlicher Erregung gesteigert sein. Umgekehrt ist aber zuzugeben, daß bei Ausfall der Keimdrüsen die Prostata ihre Sekretion einstellt. Man ist, wie früher schon ausgeführt, wohl geneigt, dies auf den Mangel homornaler Einflüsse zu beziehen; aber auch eine mehr teleologische Auffassung wird (durch WEHNER) vertreten: Wenn kein Samen produziert wird, ist die Absonderung von Prostatasaft überflüssig, die Drüse verfällt einer Inaktivitätsatrophie, wie sie auch in höherem Alter einsetzt. Es ist z. B. von MANKIEWICZ und GOLDBERG mit Recht betont worden, daß die „hypertrophischen" Prostaten der Greise verhältnismäßig wenig Sekret absondern.

Als beachtenswert sei hier noch hervorgehoben, daß die Prostata nicht als ein völlig einheitliches Organ zu betrachten ist. Schon die Entwicklungsgeschichte später auch die genaue Untersuchung der Drüse namentlich im Zustande der sog. Hypertrophie hat gelehrt, daß die Harnröhre zunächst nur von einem Ring drüsiger, selbständiger Gebilde umgeben ist; wesentlich gestützt auf die bekannten Untersuchungen von TANDLER und ZUCKERKANDL nimmt man ja auch vielfach an, daß gerade diese Drüsen den Ausgang der adenomatösen Neubildungen darstellen, während die Prostata selbst dabei unbeteiligt ist und vielmehr komprimiert die chirurgische „Kapsel" darstellt. Ohne auf diese noch umstrittene Frage hier einzugehen, möchte ich nur noch bemerken, daß uns Näheres über die Sekretion dieser Drüsen nicht bekannt ist, daß vielmehr deren Absonderungsprodukte von jenen der Prostata selbst beim Menschen nicht getrennt werden können. —

Die *bulbourethralen* und *urethralen* Drüsen sondern ein Sekret ab, welches sich von dem der Prostata und der Samenblasen sehr wesentlich unterscheidet: es stellt eine durchsichtige, glashelle, fadenziehende Flüssigkeit dar, in der man mikroskopisch außer Plattenepithelien und einigen Leukocyten keinerlei Formelemente antrifft. Seine Bedeutung kann wohl nur in einem Schlüpfrigmachen der Harnröhrenwände, höchstens noch in einer Verdünnung der Samenflüssigkeit gesucht werden. Es wird angegeben, daß bei kastrierten Tieren diese Drüsen — ebenso wie die übrigen Anhangsorgane — in der Entwicklung zurückbleiben, womit wenigstens ihre Zugehörigkeit zum eigentlichen Geschlechtsapparat erwiesen wäre; von innersekretorischen Funktionen ist uns nichts bekannt.

Was die Abweichungen vom normalen Typus der Sekretion betrifft, so sind wir nur über die Prostata einigermaßen unterrichtet. Es ist hierbei an das klinische Bild der Hypersekretion zu erinnern, die sich dadurch geltend macht, daß bereits bei sehr geringem Druck (Defäkation, manuelle Expression) größere Mengen des Saftes austreten; man spricht dann wohl von einer „Atonie" der Prostata. Ob es sich dabei vielleicht um eine vermehrte Absonderung oder lediglich um eine Erschlaffung der Schließmuskulatur handelt, ist nicht immer zu entscheiden. Das eine Mal sind wohl nervöse Einflüsse im Spiel — man findet die Erscheinung bei Sexualneurasthenikern; andere Male handelt es sich um eine konstitutionelle Schwäche oder Minderwertigkeit. Natürlich ist zur Feststellung dieses Zustandes Grundbedingung, daß das Sekret keine abnormen Beimengungen enthält, welche auf krankhafte Zustände (namentlich Folge von Gonorrhöe) schließen lassen.

Ein Ausbleiben der Sekretion, der Prostata sowohl wie der Samenblasen, kann, wie bereits mehrfach betont, Folge eines Mangels an Sexualhormonen sein (Kastraten, Eunuchoide). Doch gibt es auch Fälle angeborener Hypoplasie, die sich auf die genannten Organe beschränkt. Mitunter tritt, im höheren Lebensalter, eine Schrumpfung der Prostata ein, welche dieselben Erscheinungen wie eine Hypertrophie hervorzurufen vermag. Überhaupt ist das Sistieren der Sekretion eine Alterserscheinung, ohne daß man — gerade wie bei der Produktion der Samenfäden — bestimmte Grenzen zu ziehen vermag; hier bestehen große individuelle Verschiedenheiten.

Neben den se- und inkretorischen Verhältnissen sind aber auch die *mechanisch-motorischen* Leistungen der in Rede stehenden Organe zu bedenken.

Es fragt sich zunächst: Wie gelangen die Samenfäden aus den Nebenhoden in den Ductus deferens und welches ist ihr weiterer Weg? Ihre Eigenbewegung innerhalb der Epididymis ist bekanntlich gering; aber sie fehlt doch nicht gänzlich und jedenfalls genügt die Vis a tergo, sowie die Flimmerung der Epithelzellen, um sie weiter zu befördern. Einmal im Samenkanal angelangt, befinden sie sich in einem mit reichlicher Muskulatur ausgestatteten System und es liegt nun der Gedanke nahe, daß der weitere Transport durch peristaltische Bewegungen bewirkt wird. Die unmittelbare Beobachtung lehrt aber, daß dies nicht der Fall ist: Beim Tiere sieht man am bloßgelegten Samenleiter nichts dergleichen, und ich selbst habe mich bei zahlreichen Operationen am Menschen davon überzeugt, daß der Kanal in vollständiger Ruhe sich befindet. Ebenso ist festgestellt, daß auch schwache elektrische Ströme nur leise schlängelnde Bewegungen auslösen, erst starke Ströme erzeugen echte Peristaltik. Natürlich beweist dies nicht, daß nicht unter bestimmten Umständen — insbesondere bei der Ejaculation — stärkere nervöse Reize eine solche auslösen können, vielmehr ist dies wohl sehr wahrscheinlich. Ähnliche Beobachtungen verdanken wir BOEMINGHAUS[1]; auch er konnte bei Operationen am Samenleiter in situ

---

[1] BOEMINGHAUS, H.: Arch. f. klin. Chirurg. Bd. 123. 1926.

selbst mit Hilfe der Lupe keine Peristaltik erkennen. Am überlebenden Vas deferens des Menschen (in Ringerlösung bei 39°) traten rhythmische Bewegungen ein, die aber doch nicht den Eindruck echter Peristaltik machen. Er nimmt ebenfalls die Eigenbewegung der Spermien als wesentlichste Ursache ihrer Wanderung in Anspruch. Reizungen des Sympathicus (N. hypogastricus) sowie des Parasympathicus (N. pelvicus) üben jedoch eine erregende Wirkung auf den Samenleiter aus. Über antiperistaltische Bewegungen wird später noch zu handeln sein.

Eine weitere sehr wichtige Frage ist dann, ob die Samenfäden nun erst in die *Samenblasen* gelangen oder unter Umgehung derselben ihren Weg direkt in die Ausspritzungsgänge nehmen. Bei Säugetieren dient jedenfalls vielfach die Ampulle als „Receptaculum seminis" — so beim Rind, Schaf, Pferd —, beim Menschen ist sie verhältnismäßig schwach entwickelt und physiologisch wohl ohne Bedeutung. In engem entwicklungsgeschichtlichem Zusammenhange aber stehen mit ihr die Samenblasen und nach vielem Hin und Her der Meinungen geht doch jetzt die Ansicht der meisten Autoren dahin, daß auch sie als Samenbehälter dienen. Hierfür sprechen nicht so direkt die unmittelbaren Untersuchungsbefunde an Leichenorganen; denn diese haben viele Unterschiede ergeben — manche Untersucher fanden in nur etwa 40%, andere in 80% der Fälle Spermien im Samenblaseninhalt vor; auch die durch rectale Expression gewonnenen Sekrete weisen kein ganz gleichmäßiges Verhalten auf, wenn ich auch REHFISCH darin zustimmen muß, daß man fast immer in den charakteristischen Sagokörnern (oder Sympexien) einzelne Spermatozoen findet. Hiergegen sind aber Einwände möglich; das Eindringen von Spermien in die Samenblasen könnte eine agonale oder sogar postmortale Erscheinung sein, und ebenfalls wäre möglich, daß bei der Expression Samenfäden etwa aus der Ampulle mitgerissen werden könnten. Eine bestimmte Antwort ist nur durch Injektionsversuche zu erwarten und diese ergeben freilich, daß eine vom Ductus blasenwärts gerichtete Einspritzung zunächst die Samenblasen füllt. Dies haben namentlich Versuche von BRACK [1]) dargetan. Danach muß man annehmen, daß die Samenblase nicht wie etwa die Gallenblase ein Anhängsel bildet, in welches der Inhalt des Kanals nur unter ganz bestimmten pathologischen Verhältnissen eindringt, sondern daß sie wirklich, etwa wie die Harnblase, zwischengeschaltet ist und als Reservoir dient — unbeschadet natürlich der vorher besprochenen spezifischen Drüsenbildungen. Zu erklären bleibt freilich, warum man doch nur in einem bestimmten Prozentsatz Samenfäden im Inhalt der Glandula vesicalis findet — auch BRACK gibt diese Ziffer nur auf 50% an. Die Annahme, daß in allen anderen Fällen Azoospermie bestanden hätte, scheint mir wenig plausibel —, bei künftigen Untersuchungen müßte jedenfalls hierauf (durch Untersuchung der Hoden) noch besonders geachtet werden. Vielleicht kann man sich vorstellen, daß bei reichlicher Sekretion und dem entsprechender Füllung der Samenblasen der Widerstand zu groß ist, als daß die nur träge beweglichen Spermien diesen überwinden könnten. Auch eine Spermiophagie, wie wir sie vom Nebenhoden her kennen, käme vielleicht in Frage — manche Befunde von BRACK sprechen in diesem Sinne.

Vom klinischen Standpunkt aus ist noch sehr wichtig die Möglichkeit, daß der Ductus deferens auch einmal — wie wir dies z. B. vom Ureter wissen — *antiperistaltische* Bewegungen machen kann. Man ist auf diese Vermutung gekommen, weil so oft im Verlauf von Urethritiden eine ganz plötzliche Entzündung des Nebenhodens einsetzt ohne daß eine Kontinuität, d. h. eine Beteiligung des Samenleiters selbst, festzustellen wäre; auch die namentlich durch PICKERS

---

[1]) BRACK: Zeitschr. f. urol. Chirurg. Bd. 12, S. 403.

Untersuchungen erkannte Häufigkeit der gonorrhoischen Spermatocystitis spricht in diesem Sinne. Experimentell ist gezeigt worden, daß man bei den gewöhnlichen elektrischen Reizungen des Samenstranges nie Bewegungen in der antiperistaltischen Richtung sieht. PERUTZ und MENDLER[1]) haben aber bewiesen, daß Einschaltung von Hindernissen in den Ductus bei Hypogastricusreizung doch eine Antiperistaltik auslöst: brachten sie z. B. eine Eisenchloridlösung in den Samenleiter und reizten dann, so konnten sie Eisen im Nebenhoden nachweisen. Danach kann man sich wohl vorstellen, daß, wenn im Verlauf eines gonorrhoischen Prozesses eine selbst geringe Infiltration im Ductus eintritt, dann doch eine antiperistaltische Bewegung einsetzt, welche infektiöses Material in die Epididymis schleudert.

IV. Korrelative Geschlechtsdrüsen.

Wie bereits in den einleitenden Worten hervorgehoben wurde, ist ein Verständnis der Physiologie und Pathologie der Keimdrüsen nur möglich, wenn man ihre Beziehungen zu dem gesamten inkretorischen System des Organismus berücksichtigt. Sie stehen zu diesem in einem Doppelverhältnis — teils wird durch ihr Zusammenwirken der reguläre Ablauf der Sexualfunktionen gewährleistet, teils aber beeinflussen sie sich im entgegengesetzten Sinne; wir sprechen danach von *Synergismus* und *Antagonismus*. Solange wir noch außerstande sind, ein vollkommen klar gegliedertes Bild dieser Wechselwirkungen zu entwerfen, müssen wir uns begnügen, für jedes einzelne der hier in Betracht kommenden Organe das bisher vorliegende Tatsachenmaterial kurz zusammenzustellen, wie dies neuerdings PULVERMACHER getan hat, dem ich hier im wesentlichen folge [2]).

Am besten studiert sind die Beziehungen zwischen Hoden und *Hypophysis*, wobei allerdings zu beachten ist, daß die Hypophysis selbst kein einheitliches Organ darstellt — sie besteht aus einem Vorderlappen, der dem Plattenepithel der Mundhöhle entstammt, dem Hinterlappen, aus embryonalem Gliagewebe abgeleitet, und einer dazwischen belegenen Pars intermedia; nur der erstere scheint für die Genitalentwicklung belangreich. Die Keimdrüsenwirkung auf die Hypophyse wird dadurch illustriert, daß nach Kastration eine Volumenszunahme des Vorderlappens stattfindet, wobei die histologischen Veränderungen verschiedenartig sein können. Primäre Hyperplasie des Vorderlappens andererseits hat mehrfache Folgen, unter ihnen Akromegalie, auch Riesenwuchs — hierbei sind die Keimdrüsen oft degeneriert. Handelt es sich nicht um echte Hyperplasie, sondern um anscheinende Vergrößerung, die auf adenomatöser Wucherung beruht und in deren Folge dann Dysfunktion eintritt, so können die Hoden schwer geschädigt sein (genitale Dystrophie BERBLINGERS) — besonders aber kann es dann zum Bilde der Dystrophia adiposo-genitalis kommen; hierbei ist auch die Pars intermedia, wahrscheinlich auch das Zwischenhirn beteiligt; die Genitalien sind hypoplastisch, Libido und Potenz erloschen. Bei dem auf Dysfunktion der Hypophyse beruhenden Zwergwuchs ist genitaler Infantilismus, auch psychisch völlige Asexualität die Regel. Die Zwischenzellen des Hodens können bei Hypophysentumoren vermehrt sein, bei hypophysären Zwergen sind sie vermindert und auch die Spermiogenese stockt. Inwieweit auch die anderen endokrinen Drüsen an den hier angedeuteten Vorgängen teilnehmen, soll zunächst außer Betracht bleiben.

Die *Thymusdrüse* hat bekanntlich beim Menschen den Entwicklungsgang, daß sie sich bis zur Pubertät vergrößert, von da an langsam zurückbildet (ohne

---

[1]) PERUTZ und MENDLER: Derm. Wochenschr. Bd. 79. 1924.
[2]) PULVERMACHER, L.: Zeitschr. f. Urol. XVIII. 10, 11. 1924.

jedoch völlig zu schwinden). Sie gilt im allgemeinen als Antagonist der Keimdrüsen — letztere hemmen ihre Tätigkeit, bei kastrierten Tieren, ebenso bei
Eunuchen und Eunuchoiden wächst oder persistiert ist; Thymektomie soll
nach einigen Autoren rapides Wachstum der Geschlechtsdrüsen zur Folge
haben — andere sahen im Gegenteil Atrophie der Hoden und Sistieren der Spermiogenese. Status thymicolymphaticus geht meist mit Hypoplasie der Keimdrüse, bei Vermehrung der Zwischenzellen einher. Doch harren gerade hier noch
viele Fragen der endgültigen Klärung.

Im engem Zusammenhang mit der Thymusdrüse steht *die Thyreoidea*.
Auch hier wird nach Kastration Hyperplasie, aber Dysfunktion beobachtet,
ebenso wie ihre Entfernung (totale Strumektomie) Kachexie mit Stehenbleiben
der Keimdrüse auf infantilem Stadium bewirkt; beim Morbus Basedow, ebenso
beim endemischen Kretinismus, der eine Dysfunktion der Schilddrüse bedingt,
erlöschen Libido und Potenz; dasselbe gilt für das Myxödem. Ob man danach
die Thyreoidea als Antagonisten der Keimdrüse betrachten darf, steht noch dahin.

Die *Zirbeldrüse* oder *Epiphysis* ist für unser Gebiet wichtig geworden durch
die Beobachtung, daß Tumoren derselben — namentlich Teratome — die Erscheinungen der Pubertas praecox hervorrufen; ob nur bei präpuberaler Erkrankung eine solche Wirkung auf die Genitalien besteht, oder ob auch nach ein-
getretener Geschlechtsreife noch ein Einfluß auf Spermiogenese und Zwischen-
zellenwucherung anzunehmen ist, ist ebenso zweifelhaft, wie die Entscheidung
der Frage, inwieweit hier nervöse Einflüsse durch Vermittlung des Zwischenhirns im Spiel sind; ja es wird auch als möglich erachtet, daß hier gar keine
spezifische Wirkung, sondern eine solche der Geschwulstelemente an sich vorhanden ist.

Auch die *Nebennieren* gehören in diese Kategorie; ihre Ausschaltung bedingt
(nach LEUPOLD) Schädigungen der generativen Zellen, nicht der SERTOLIschen
und Zwischenzellen. Tumoren der Nebenniere wirken verschieden, je nach dem
Alter — embryonal bedingen sie Pseudohermaphroditismus, bei Kindern Pubertas
praecox, im höheren Alter bei Weibern Virilismus —, seltener kommt das Umgekehrte, Umschlag der maskulinen Merkmale in weibliche vor. Bei ADDISON-
scher Krankheit sind Potenzstörungen beobachtet. LEUPOLD weist auf nahe
Beziehungen zwischen Nebennieren und Hoden hin, die namentlich in der
Gleichartigkeit und Gleichmäßigkeit der in beiden Organen vorkommenden
Lipoide sich äußern. Natürlich darf man bei Beurteilung der Nebennieren-
funktion die Adrenalinwirkung (Sympathicotonie) nicht außer acht lassen.

Über eine Korrelation zwischen *Epithelkörperchen* (Parathyreoidea) und
Keimdrüsen ist nichts Positives bekannt.

Bei allen diesen Beziehungen ist aber besonders zu beachten, daß es sich
in der Regel nicht um isolierte Vorgänge handelt, die zwischen den Keimdrüsen
und der einen oder anderen endokrinen Drüse bestehen, sondern daß das gesamte
endokrine System dabei beteiligt ist (pluriglanduläre Insuffizienz). Soweit
es sich bisher übersehen läßt und für unsere spezielle Betrachtung von Wert
ist, kann man (mit PULVERMACHER) die Stellung der Keimdrüsen zu den endokrinen Drüsen etwa folgendermaßen schematisieren:

„In der Kindheit werden die Keimdrüsen unterdrückt, und zwar besonders
durch die Zirbel — deren Wegfall läßt eine präpuberale Entwicklung auftreten.
Umgekehrt wird das Verhältnis in der Pubertätsperiode: Jetzt unterdrücken
die reifen Keimdrüsen Zirbel und Thymus, hemmen Hypophyse, Nebenniere,
Thyreoidea. Reife Keimdrüsen „bilden in der Ausbalancierung des hormonalen
Gleichgewichts ein Gegengewicht gegen andere inkretorische Drüsen".

Bei allen diesen komplizierten Verhältnissen ist aber zu berücksichtigen,
daß nicht bloß die gegenseitige Beeinflussung der endokrinen Drüsen eine Rolle

spielt, sondern daß die gesamte Konstitution, insbesondere aber der verschieden-artige Elektrolytgehalt im „Erfolgsorgan" wesentlich modifizierend einwirken kann. Nur so erklären sich, wie dies HERMANN ZONDEK mit Recht betont, die wechselnden klinischen Bilder, die z. B. einmal erhöhten, andere Male ver-ringerten Fettgehalt erkennen lassen. Vorzüglich ist auch die Wirkung des zentralen und vegetativen Nervensystems zu beachten. So wenig wir über bestimmte Sexualzentren im Gehirn noch unterrichtet sind, so wahrscheinlich ist doch, daß z. B. die hypophysären Erkrankungen auch Teile des Gehirns, insbesondere des Hypothalamus in Mitleidenschaft ziehen.

Literatur.

BERBERICH und JAFFÉ: Die Hoden bei Allgemeinerkrankungen mit besonderer Berück-sichtigung des Zwischengewebes. Frankfurt. Zeitschr. f. Pathol. Bd. 27, S. 395. — BERB-LINGER: Über die Zwischenzellen des Hodens. Zentralbl. f. allg. Pathol. u. pathol. Anat. 1921. — DISSELHORST, R.: Die akzessorischen Geschlechtsdrüsen der Wirbeltiere. Wies-baden 1897. — EBERTH, C.: Die männlichen Geschlechtsorgane. Jena 1904. — FÜRBRINGER, P.: Die Störungen der Geschlechtsfunktion des Mannes. 2. Aufl. Wien 1901. — GOETTE: Beiträge zur Atrophie des menschlichen Hodens. Jena 1921. — HIRSCHFELD, M.: Ge-schlechtskunde. Stuttgart 1924. — LEUPOLD: Beziehungen zwischen Nebenniere und männlichen Keimdrüsen. Jena 1920 — MARCUSE, M.: Handwörterbuch d. Sexualwissen-schaft. II. Aufl. Bonn 1926. — NÜRNBERGER, L.: In HALBAN-SEITZ, Biologie und Patho-logie des Weibes. Bd. 3. Berlin und Wien 1924. — ROHLEDER, A.: Monographien zur Zeugung beim Menschen. 6 Bände. Leipzig 1918. — ROMEIS: Geschlechtszellen oder Zwischenzellen? Klin. Wochenschr. 1922. Nr. 19. — SCHINTZ, HANS und B. SLOTOPOLSKY: Beiträge zur experimentellen Atrophie des Hodens. Denkschr. d. Schweiz. naturforsch. Ges. Bd. 61, Abh. 2. 1924. — STEINACH, E.: Verjüngung durch experimentelle Neu-belebung der alternden Pubertätsdrüse. Berlin 1920. — STIEVE: Ergebn. d. Anat. u. Ent-wicklungsgesch. Bd. 23. 1921. — WEIL, A.: Innere Sekretion. 2. Aufl. Berlin 1922. Ferner die im Text angegebenen Nachweise.

Harnuntersuchung.

Bakteriologische Untersuchungsmethoden.

Von

Theodor Messerschmidt-Hannover.

Mit 10 Abbildungen.

Bakteriologisches Arbeiten ist Sache eines in Bakteriologie ausgebildeten Arztes, nicht etwa der Tummelplatz eines ärztlichen oder nicht ärztlichen Dilettanten. Wohin selbständige Untersuchungen von Anfängern, Laboranten und technischen Assistentinnen führen, haben die Kriegsjahre zur Genüge gezeigt.

Nach dieser grundsätzlichen Forderung fasse ich die folgende Darstellung so auf, daß in ihr das Gebiet der Bakteriologie der Harnwege in großen Zügen besprochen wird, und zwar unter spezieller Berücksichtigung der Technik. Nicht das große, bis in alle Einzelheiten vollkommen eingerichtete Laboratorium, sondern die Sorgfalt des Untersuchers und sein zielbewußtes Arbeiten bürgen für den praktischen und wissenschaftlich wertvollen Befund.

Zu rein *diagnostischen* Arbeiten darf im Laboratorium jedwedes Material vom Kranken oder vom Kadaver verarbeitet werden. Zu *wissenschaftlichen* Arbeiten dagegen ist bei bestimmten Krankheitserregern die Erlaubnis der Landes-Zentralbehörde nötig. Es gilt dies für die Erreger der Cholera, der Pest und des Rotzes, soweit es sich um menschliche Krankheiten handelt.

In *Privat*laboratorien muß zum Arbeiten mit allen Krankheitserregern die Erlaubnis der Ortspolizeibehörde eingeholt werden, für Krankenhäuser ist sie nicht nötig. Näheres, das der Beachtung dringend zu empfehlen ist, findet sich im Reichsgesetzblatt, Jahrg. 1917, Nr. 208, S. 1069. (Bekanntmachung des Reichskanzlers vom 21. XI. 1917, betr. Vorschriften über Krankheitserreger vom 17. 12. 1921.) An sonstigen amtlichen Bestimmungen sei noch hingewiesen auf die *Ratschläge für Ärzte bei Typhus und Ruhr* (kaiserl. Gesundheitsamt 1917), in denen auch eine eingehende Darstellung der bakteriologischen und serologischen Untersuchungsmethoden gegeben wird. Dringend zu beachten ist auch die *Anleitung für die Ausführung der* Wassermannschen *Reaktion* (Sonderbeilage zu Veröffentl. des Reichsgesundheitsamtes 1920, Nr. 46, S. 843).

Die **Allgemeinen Regeln** für das bakteriologische Arbeiten ergeben sich eigentlich von selbst; jedoch sei auf das Wichtigste noch besonders hingewiesen. Der Hauptwert ist auf größte Ordnung im Laboratorium und bei allen Arbeiten einschließlich der Protokolle zu legen. Das Bezeichnen der Gläser mit Nummern oder Namen und Datum muß unbedingt Gewähr dafür leisten, daß Verwechslungen ausgeschlossen sind. Besser als Etiketten ist Beschriftung der Gläser mit Fettstift oder dickflüssiger Wasserfarbe mittels Haarpinsel.

Infizierte Instrumente, Platinnadeln u. dergl. dürfen nie herumliegen, sondern sind stets sofort zu desinfizieren und an ihren Platz zurückzulegen.

Besondere Vorsicht ist beim Arbeiten mit Pipetten nötig. Es sollen grundsätzlich nur solche verwandt werden, die zuvor in der Hitze sterilisiert sind. Beim Aufsaugen infektiöser Flüssigkeiten mit dem Munde besteht leicht Infektionsgefahr. Viele Saugapparate, die mit der Hand bedient werden können, sind wohl angegeben, haben sich aber in der Praxis kaum bewährt.

Für größere Laboratorien ist eine von NEISSER und BRAUN beschriebene Vorrichtung sehr empfehlenswert. (Erhältlich bei Lautenschläger.)

Im übrigen kann man die Infektionsgefahr wesentlich dadurch mindern, daß man vor dem Sterilisieren in die Pipette, etwa 2 cm vom oberen Rande entfernt, einen festen Wattepfropf einführt. In diesen gesaugte infektiöse und sonstige Flüssigkeit bewirkt für die nachsteigende ein so starkes Hindernis, daß das Saugen unterbrochen wird.

Hat eine Infektion des Mundes trotzdem stattgefunden, so spüle man den Mund mit 0,5—1%iger Salzsäure und nehme dann 10—15 Tropfen verdünnter Salzsäure ein. Erfahrungsgemäß sind ja die darmpathogenen Keime gegen Salzsäure sehr empfindlich.

Nährböden können im Sonnenlicht Wasserstoffsuperoxyd abspalten, Kulturen sterben im Sonnenlicht leicht ab, ebenso werden Bakterien in Eiter, Urin u. dgl. im Sonnenlicht stark geschädigt oder abgetötet. Auch Sera leiden dadurch. Alles das muß im Dunkeln gehalten werden, zum mindesten aber im Schatten.

Schimmelpilze und sporentragende Bakterien sind insofern für die Laboratorien eine Gefahr, als sie oftmals schwer zu beseitigen sind und letztere insbesondere sehr hitzebeständig sein können.

Bei ersteren ist das Verstäuben der Sporen durch ruhiges Arbeiten und schnelles Wiederverschließen zu verhüten. Kulturen von Heu- usw.-Bacillen sind scharf zu sterilisieren (unter Druck oder langfristiges Auskochen).

Kulturgefäße sollen nicht mit chemischen Desinfektionsmitteln, sondern nur im Dampf oder sonst physikalisch sterilisiert werden.

Das **Laboratorium** selbst kann in jedem hellen Raume untergebracht werden, möglichst soll er kein direktes Sonnenlicht bekommen. Das Mobiliar sei einfach und so, daß es leicht desinfiziert werden kann. Insbesondere gilt das für die Platte des Arbeitstisches, die am besten mit Linoleum bedeckt wird. Einige Schränke, Regale und Nebentische vervollständigen die Einrichtung.

Zur Beleuchtung des Arbeitsplatzes bewährt sich uns sehr gut die elektrische Halalampe. Der Fuß und auch der Blendschirm ist nach allen Seiten leicht drehbar. Natürlich kommt man auch mit anderen Lichtquellen, Gas, Petroleum usw. aus.

Zu den wichtigsten Einrichtungen gehört das Mikroskop. Vorzüglich sollte bei der Beschaffung auf Okulare und Objektive nur von den besten Firmen Wert gelegt werden. Ohne Dunkelfeldeinrichtung bleibt es jedoch stets ein unvollkommenes Werkzeug. Die Grenze der noch sichtbaren linearen Vergrößerung liegt bei 1 : 2000 bei zentraler Beleuchtung, sie geht bei maximal schräger Belichtung weiter, jedoch sind Teilchen unter 0,43 μ nicht erkennbar. Es sei denn, daß die Mikrophotographie bei ultraviolettem Licht angewandt wird (HOFFMANN).

Einige Übung erfordert die Anwendung des Dunkelfeldmikroskops. Man vergesse vor allem nicht die Trichterblende, die in das Objektiv eingehängt werden muß. Die Lichtquelle muß intensiv sein, die gesammelten Lichtstrahlen sollen *gleichmäßig* den *Plan*spiegel des Mikroskops treffen, sonst werden die Gebilde im Gesichtsfelde ungleichmäßig beleuchtet: Eine Spirochäte kann dann als Kette von Kokken erscheinen. Besonders zu achten ist auf die Dicke der Objektträger, manches Dunkelfeldbild erscheint nicht, da letztere zu dick oder zu dünn sind.

Im übrigen eignet sich die Dunkelfelduntersuchung ausgezeichnet für Harn-sedimente: Der Leukocytenkern erscheint einfach schwarz; um den Kern der Epithelien herum sieht man eine hell leuchtende Linie.

Cedernöl muß auf das Deckglas und unter den Objektträger gebracht werden. *Objektträger* sind sämtlich in einer Dicke zu wählen, die dem Dunkelfeld-apparat entsprechen; man wird dann am wenigsten Ärger haben. Deckgläser sollen 0,15 bis 0,17 mm dick sein. Vor dem Gebrauch müssen sie entfettet und gesäubert sein. Zur Geißelfärbung und zu sonstigen speziellen Färbungs-methoden gelten hierfür noch besondere Vorschriften.

Gebrauchte Objektträger und Deckgläser, die wieder verwendet werden sollen, sind sofort vom Cedernöl zu befreien: Reinigung mit Benzin. Späterhin werden sie in starker Chromschwefelsäure gekocht, dann gewaschen, getrocknet und geputzt. Ein absolut sicheres Entfernen aller Bakterien kann indessen nicht gewährleistet werden.

Platinnadeln, Deckglaspinzetten, CORNETsche Zangen, Färbegestelle u. dgl. sind zur Genüge bekannt, und bedürfen wohl keiner Beschreibung.

Für den Bunsenbrenner sei als wertvolle Bereicherung des Laboratoriums eines Aufsatzes gedacht, der als Schwalbenschwanz oder Flachbrenner bekannt ist, er drückt die für gewöhnlich kreisrunde Brennfläche seitlich zusammen, so daß die eigentliche Spitze der Flamme zu einer schmalen Ellipse wird. Zum Biegen von Glasröhren, Ausglühen von Ampullen u. dgl. wird dadurch die Arbeit erleichtert. Im übrigen wähle man nur Bunsenbrenner mit Sparflamme. Ab-gesehen davon, daß sie wirtschaftlicher sind, läßt sich das störende Rauschen der Flamme leicht abstellen. Diese Geräusche sind auch der Nachteil bei den mannigfachen Modellen von Spiritus-, Benzin- oder Petroleumbrennern, bei denen zur Erzeugung hoher Temperaturen der Brennstoff unter Druck vergast wird. So wertvoll diese Apparate in der Spül- und Nährbodenküche sind, so gut kommt man am Arbeitstisch mit einer einfachen Spirituslampe aus Glas aus.

Zur Bezeichnung der Objektträger verwendet man Fettstifte, die allerdings meist nur auf fettfreien Gläsern gut schreiben; nach Erwärmen der Schreib-fläche gelingt das leichter. Indessen haftet die Farbe bei manchen Färbemethoden schlecht (GIEMSA, ZIEHL-NELSON usw.). Hierfür ist der Schreibdiamant uner-läßlich.

Zur schnellen Beseitigung infektiöser Abfälle steht unter dem Arbeitstisch ein Topf mit 2%iger Kresolseifenlösung. Man hüte sich, die billigeren Kriegs- oder sonstigen Ersatzprodukte anzuwenden. Sie verschmieren die Gläser und machen die Reinigung unnötig schwer.

Das spezielle Werkzeug des Bakteriologen ist die Platinnadel. So kost-spielig sie ist, so unentbehrlich ist sie; man verwende nur gutes Platin, kein Ersatz-material, wenn man Ärger vermeiden will. Einige Nadeln und Ösen von ver-schiedener Stärke genügen. Letztere müssen vollkommen geschlossen sein, da sie sonst den Tropfen nicht halten.

Eine Öse von 2 mm Durchmesser faßt etwa 2 mg Bakterienrasen. Sollen flüssige Kulturen quantitativ entnommen werden, so müssen geeichte Platin-ösen bzw. Spiralen verwendet werden. Die Eichung erfolgt in der Weise, daß auf der chemischen Wage ein Wägegläschen mit einigen Kubikzentimetern Wasser genau gewogen wird und dann 30 bis 50 der zu eichenden Ösen bzw. Spiralen entnommen werden. Jeweiliges gutes Abtrocknen auf Fließpapier ist nötig. Nun wird der Gewichtsverlust im Wägegläschen genau bestimmt und hieraus das durchschnittliche Fassungsvermögen einer Öse bzw. Spirale errechnet. So geeichte Instrumente werden jede für sich in einer Glasöhre aufbewahrt und gegen Verbiegungen sorgfältigst geschützt.

Die Platinnadeln und Ösen werden in einen Nadelhalter eingeschraubt; das Einschmelzen in Glasstäbe ist weniger empfehlenswert, da sie leicht herausbrechen.

Vor und nach jedem Gebrauch müssen die Platininstrumente ausgeglüht werden. Dabei ist zu beachten, daß die infizierte Spitze zunächst schnell in den inneren kalten Teil der Flamme gebracht wird und aus diesem langsam in die Hitze gezogen wird. Dadurch verhütet man das Abspritzen infektiösen Materials auf den Arbeitstisch. Die Nadel wird nahezu senkrecht von oben nach unten in die Flamme gehalten.

Nach dem Ausglühen stellt man die Platinnadel sofort in den dafür bestimmten Behälter. Nicht auf dem Tisch herumliegen lassen!

Sonstige Instrumente, Messer, Scheren, Pinzetten u. dgl. sollten aus rostfreiem Kruppstahl sein; erfahrungsgemäß leiden sie im Laboratorium mehr als

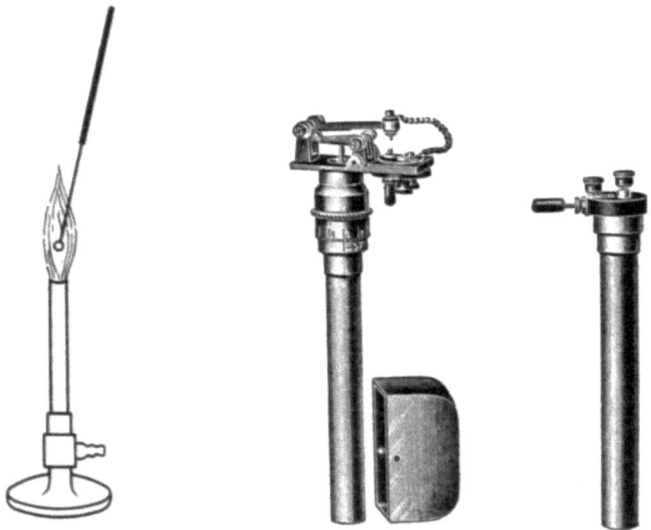

Abb. 1. Ausglühen der Platinnadel.   Abb. 2. Elektrischer Thermoregulator.

sonstwo. Sie werden einige Zeit vor dem Gebrauch in Spiritus gelegt und dann schnell durch die Flamme gezogen. Zur Injektion kommen nur noch Rekordspritzen in Frage, die ebenso wie die Hohlnadeln nach sorgfältiger mechanischer Reinigung dauernd in Alkohol liegen. Vor dem Gebrauch spritzt man sie einige Male mit steriler physiologischer Kochsalzlösung durch.

Glaskölbchen, Petrischalen, Reagensgläschen, Mensuren usw. nehme man nur aus bestem Glas; minderwertiges gibt leicht Alkali ab, und zwar so viel, daß die Reaktion der Nährböden weitgehendst geändert werden kann bis zur Unbrauchbarkeit.

Die übrigen kleineren Gebrauchsgegenstände, Wagen, Flaschen, Schalen, Schläuche, Thermometer, Büretten, Quetschhähne, Trichter, Stative, Korkbohrer, Dreifüße, Kochtöpfe usw. bedürfen keiner Besprechung.

Wichtig ist die Auswahl einer guten Zentrifuge mit Wasser- oder elektrischem Antrieb. Handzentrifugen bleiben stets ein Notbehelf. Man achte darauf, daß in sie ein Leerlauf eingebaut ist, der nach dem Abstellen der treibenden Kraft einsetzt. Dadurch wird dem Aufwirbeln des Bodensatzes am besten vorgebeugt.

Neben der Zentrifuge muß eine Tarierwage stehen, damit beide Stiefel genau gleiches Gewicht haben. Nichts schadet den Zentrifugen mehr als ungleichmäßige Belastung. Sauberes Halten, gutes Ölen ist selbstverständlich.

Eine große Erleichterung für manche Arbeiten bringt eine Wasserstrahlpumpe für Saug- und Druckluft.

Ein zuverlässig arbeitender *Brutofen* ist zur Züchtung empfindlicher Keime dringend nötig. Die größte Gefahr für alle Bakterienkulturen besteht in der Überhitzung. Durch zu niedrige Temperaturen des Ofens leiden nur wenige Arten wie Gono- bzw. Meningokokken usw. Die dadurch bedingten Fehldiagnosen können allerdings verhängnisvoll sein.

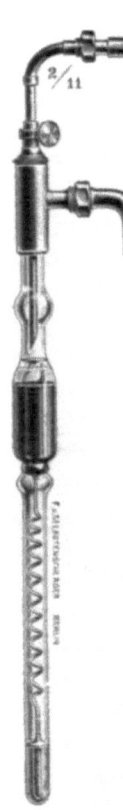

Im allgemeinen achte man darauf, daß der eigentliche Brutraum durch gutschließende Doppeltüren und starke Wände gut isoliert ist. Es ist zweckmäßig, die üblichen Apparate des Handels mit Asbest und Holzwänden noch zu verkleiden. Vor allem sollten die Brutöfen in besonderen, gleichmäßig temperierten Zimmern oder geschützten Ecken stehen. Unnötiges Öffnen oder längeres Offenhalten der Türen ist unbedingt zu vermeiden.

Zur Wärmeregulierung sind eine große Reihe von Apparaten angegeben. Die Konstruktion richtet sich nach der Heizkraft. Aus verschiedenen Gründen ziehe ich die elektrische Heizung vor. Sie ist sparsam, sauber und geruchlos. Als Regulator hat sich uns das folgende Modell (Küster Söhne, Berlin) gut bewährt. Bei Beschaffung muß neben Stromstärke usw. die Größe des Brutofens angegeben werden.

Im einzelnen besagt die Gebrauchsanweisung folgendes:

Der Apparat besteht im wesentlichen aus einem mit einer wärmeübertragenden Flüssigkeit gefüllten Tauchrohr und dem eigentlichen Schaltmechanismus. In diesem Tauchrohr wird durch eine eigenartig wirkende Membrananordnung ein Druckstift bewegt, der den Schaltmechanismus betätigt. Dieser Mechanismus ist derartig konstruiert, daß praktisch fast kein Abreißfunke entsteht. Hierdurch wird neben einer vollkommenen Schonung der Platinkontakte ein absolut sicheres Schalten auch bei verhältnismäßig hohen Stromstärken gewährleistet, bei denen die bisherigen Konstruktionen erhebliche Nachteile aufwiesen. Die bekannteren Ausführungen (Kontakt-Thermometer, Quecksilber-Relais und ähnliche) litten alle darunter, daß das Quecksilber nach verhältnismäßig kurzer Zeit Niederschläge abschied, die die einwandfreie Funktion ganz wesentlich beeinträchtigten, oder aber, wie es bei anderen Hebelwerkkonstruktionen der Fall ist, oxydieren, bzw. verschmoren die Kontaktstellen sehr bald, wodurch sich ebenfalls große Ungenauigkeiten in der Konstanthaltung der Temperatur einstellen. Viele Regulatoren haben außerdem noch den Nachteil, daß sie entweder nur für Gleichstrom oder nur für Wechselstrom verwendbar sind. Alle diese Mängel haben wir bei unserer Konstruktion vollständig ausgeschaltet und damit ein Modell geschaffen, das in jeder Beziehung den Anforderungen entspricht, die an einen wirklich einwandfrei arbeitenden elektrischen Temperaturregulator gestellt werden müssen.

Abb. 3.
Thermoregulator
für Gas.

Die Regulatoren mit Kontaktthermometern haben sich wenig bewährt. Die bei Schluß und Öffnung des elektrischen Stromes überspringenden Funken verbrennen Quecksilber und verkleinern damit die Quecksilbersäule.

Bei Gasheizung bevorzugt man die Quecksilberregulatoren. Der untere Teil wird bei den entsprechend gewünschten Temperaturen mit folgenden Flüssigkeiten beschickt:

$$20-24^0 \text{ C Äthylchlorid,}$$
$$30-40^0 \text{ ,, Äther,}$$
$$40-60^0 \text{ ,, Äther-Alkohol-Mischung,}$$
$$60-75^0 \text{ ,, Alkohol,}$$
$$75-90^0 \text{ ,, Alkohol-Wasser-Mischung,}$$
$$90-100^0 \text{ ,, Wasser,}$$
$$120-150^0 \text{ ,, Anilin.}$$

Bei einigermaßen gleichmäßigem Gasdruck arbeiten sie gut. Große Druckschwankungen, wie sie z. B. bei Fernzündungen der Straßenbeleuchtungen oder zeitweißem Abstellen des Gasstromes vorkommen, führen zu unliebsamen Betriebsstörungen. Insbesondere achte man darauf, daß die Bohrung in dem Gashahn und in den Rohren sehr groß ist; einigermaßen wird dadurch ein Ausgleich geschaffen.

Alle Verbindungen vom Gashahn zum Regulator und zur Heizflamme müssen aus Bleirohr und verlötet bzw. fest verschraubt sein. Gummischläuche werden spröde und undicht.

Regulatoren für Petroleumheizung arbeiten meist nicht sonderlich genau. Sie bestehen aus einer Metallkapsel, die sich je nach Wärme oder Kälte mehr oder minder ausdehnt. Diese Bewegung wird auf ein Hebelwerk übertragen und bewirkt, daß die Heizgase entweder den Schrank mehr erwärmen oder bei Überheizung seitlich abgeführt werden. Grundbedingung für das Fuuktionieren ist größte Sauberkeit und peinlichste Pflege der Petroleumlampe.

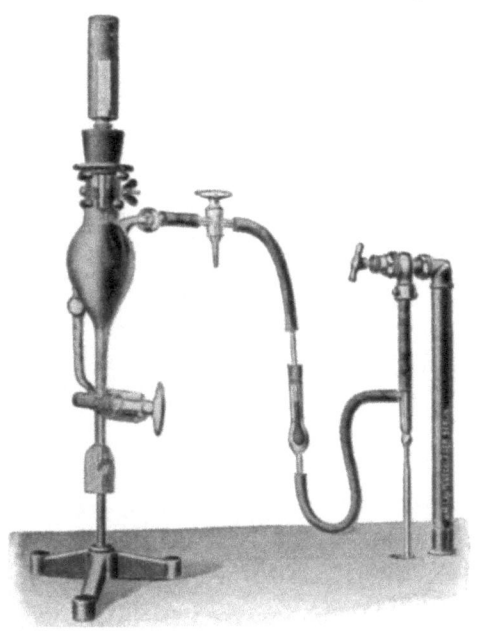

Gelatinekulturen kann man bei Zimmertemperatur stehen lassen, wenn diese den Schmelzpunkt der Gelatine (vgl. S. 562) nicht überschreitet. Besondere Brutöfen sind meist überflüssig. Für besondere Zwecke gibt es Einrichtungen derart, daß durch elektrische Regulierung bei Überschreiten der Temperatur von 23° C oben in den Wassermantel des Ofens kaltes (Leitungs-)Wasser einfließt, das überwärmte unten abläuft.

Zur Sterilisierung sind nötig Sterilisatoren für heiße Luft und für Dampf. Der Trockenschrank besteht aus einem doppelwandigen, eisernen Kasten. Die Heizgase gehen durch Doppelwand und Boden und

Abb. 4. Filtrierapparat nach UHLENHUTH.

erhitzen damit langsam das im Sterilisationsraum befindliche Desinfektionsgut. Praktisch kommt man damit aus, die Innentemperatur auf 180° C zu treiben und dann die Heizung abzustellen. Nach Erkalten ist der Inhalt steril. Man kann auch eine Stunde die Innentemperatur auf 170° C erhitzen, um das gleiche Ziel zu erreichen. Watte bräunt sich bei 180° C, sie wird dabei bald fuselig. So veränderte Stopfen steriler Gefäße weisen manche Nachteile auf.

Die Dampftöpfe lassen sich gut improvisieren, besser sind natürlich käuflich erworbene. Der Desinfektionsraum ist an seinem unteren Ende offen bzw. durch ein Abdampfrohr mit der Außenwelt verbunden. Der Dampf wird durch Kochen von Wasser in einem Doppelmantel erzeugt und strömt von *oben* in den Apparat ein.

Die Sterilisationszeit beginnt, wenn die Temperatur des unten entströmenden Dampfes 100° C beträgt. Autoklaven sind ähnlich eingerichtet. Hier ist darauf zu achten, daß Temperatur und Dampfdruck einander entsprechen, und zwar nach folgender Tabelle.

Gesättigter Dampf von 1   Atm. entspricht einer Temp. von 100° C,

„	„	„	1,1	„	„	„	„	„	102,7° „
„	„	„	1,2	„	„	„	„	„	105,2° „
„	„	„	1,3	„	„	„	„	„	107,5° „
„	„	„	1,4	„	„	„	„	„	109,7° „
„	„	„	1,5	„	„	„	„	„	111,7° „

Es sei eigens darauf hingewiesen, daß überhitzter Dampf, der in der Technik sehr leistungsfähig ist, sich zur Sterilisation nicht eignet!

Sonstige Hilfsapparate: Instrumentenkocher, Drahtkörbe für Reagensgläser, Büchsen für Petrischalen, Pipetten u. dgl. bedürfen wohl keiner Beschreibung. Das gleiche gilt für Fleischhackmaschine, Fleischsaftpresse, Küchenmesser und all das kleine Zubehör der Nährboden- bzw. Sterilisierküche.

Der Eisschrank mit einer Durchschnittstemperatur von + 7° C und mit

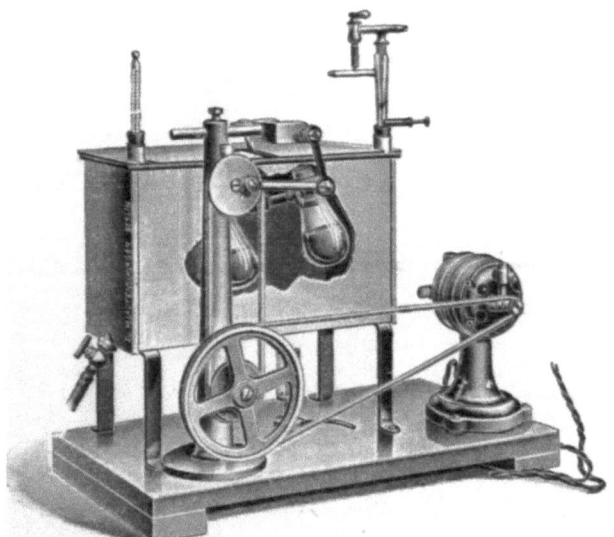

Abb. 5. Kinotherm nach UHLENHUTH.

Wasserdampf gesättigten Atmosphäre ist meist überflüssig, ein guter Kellerraum leistet mehr.

Zur keimfreien Sterilisation eignen sich am besten der Filtrier- und Abfüllapparat nach UHLENHUTH und die DE HAENschen Membranfilter. Letztere werden mit genauer Angabe der Porengröße abgegeben und sind dadurch, zumal für sorgfältige Untersuchungen sehr brauchbar. Mit einer einfachen Vorrichtung läßt sich das Membranfilter an Stelle der *Berkefeldkerze* auf den UHLENHUTHschen Apparat aufsetzen. Die übrigen Filter nach PUKALL, REICHEL usw. sind meines Erachtens weniger handlich.

Einige Worte noch zur Reinigung der Filter. Sie erfolgt mit physiologischer Kochsalzlösung und dann mit Wasser, und zwar rückläufig.

Sorgfältigstes Spülen mit destilliertem Wasser vor Sterilisation mit Hitze oder sonstigen eiweißgerinnenden Methoden ist dringend nötig, da sonst die Poren verstopft oder verkleinert werden. Die Kerzen werden in destilliertem Wasser gekocht. Häufiges Prüfen auf Dichtigkeit und weiter auf Risse und Sprünge ist nötig. Für viele Filterversuche ist es zweckmäßig, der zu filtrierenden Flüssigkeit eine bekannte leicht nachweisbare Bakterienart zuzusetzen, um die Sterilität des Filtrats leichter erweisen zu können.

Vor der großen Zahl der Schüttelapparate hat der Kinotherm nach UHLENHUTH den Vorteil, das Schütteln bei konstanter Temperatur zu gestatten.

Für größere Laboratorien ist der Schnell-Eindampfapparat nach FAUST-

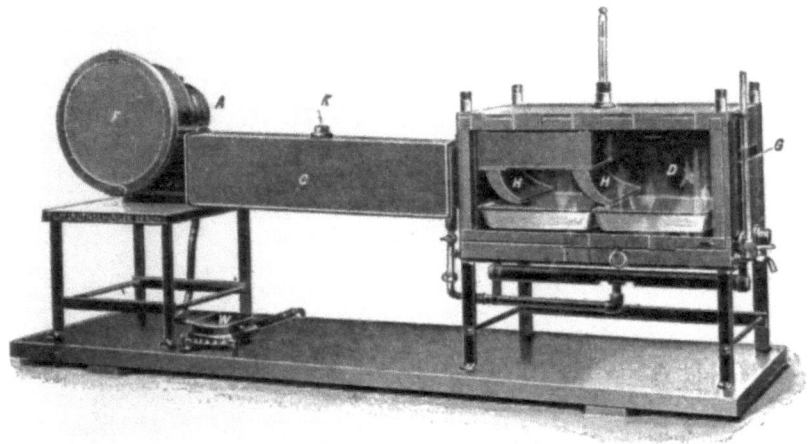

Abb. 6. Serum-Eindampfapparat.

HEIM sehr zu empfehlen. Insbesondere ist er zum aseptischen, schnellen Eintrocknen von Seris u. dgl. unersetzlich. Für allgemeine Arbeiten kommt man allerdings ohne ihn aus.

Die Apparate für Tierversuche sind recht mannigfach, viele sind entbehrlich.

Vor allem halte man gesunde und infizierte Tiere in verschiedenen Stallungen und sorge für gute Unterbringung und Pflege in geräumigen Stallungen. Sehr nötig ist es auch, sich mit den häufiger vorkommenden Krankheiten der Ver-

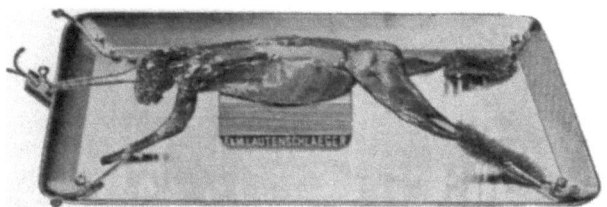

Abb. 7. Sektionsbrett.

suchstiere etwas *näher* zu beschäftigen, um Täuschungen zu entgehen. Im übrigen sind bei Tierversuchen besondere gesetzliche Vorschriften zu beachten: § 6 Reichsgesetzblatt, Jahrg. 1917, Nr. 208, S. 1069 ff.

Mäuse hält man während der Versuche in Gläsern mit Drahtdeckel, Meerschweinchen in Steintöpfen, Kaninchen in Drahtkäfigen. In den Katalogen der bekannten Firmen sind Form und Größe angegeben. Auch die Käfige für Vögel und Kaltblüter sind dort zu sehen.

Nach Beseitigung der Versuchstiere müssen die Futterreste usw. verbrannt und die Käfige sterilisiert werden.

Die orale Infektion aller Versuchstiere gelingt mit dem Futter leicht, jedoch ist bei menschenpathogenen Keimen Vorsicht geboten, daß keine unbeabsichtigten Infektionen vorkommen.

Infektionen unter die Haut durch Schnitt oder Spritze gelingen nur zuverlässig nach Fixation der Tiere. Kleinere können vom Diener gehalten werden, einfacher sind Fixierbretter. Für alle Tiere genügt das Sektionsbrett in entsprechender Größe.

Daneben bedeutet der Meerschweinchenhalter nach Voges für die meisten Versuche eine große Erleichterung. Auch der Kaninchenhalter nach Miquel ist zur Blutentnahme und Injektion an den Ohrvenen sehr bequem. Nach leichter Massage des Ohres und mechanischem Abdrücken der Randvene staut diese schnell auf, so daß das Einführen der Hohlnadel leicht gelingt. Abreiben mit Xylol befördert die Hyperämie stark, führt aber meist zu Ekzemen und sonstigen Ausschlägen beim Versuchstier. Auch wird die Blutstillung erschwert.

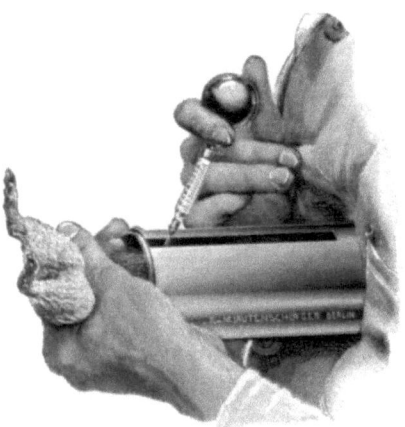 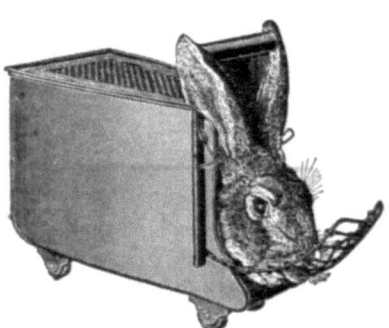

Abb. 8. Meerschweinchenhalter nach Voges.   Abb. 9. Kaninchenhalter nach Miquel.

Im übrigen sei bezüglich der Apparate für Tierversuche auf meine eingehende Darstellung im Handbuch der mikrobiologischen Technik verwiesen.

I. Die Nährböden.

Die Herstellung brauchbarer Nährböden erfordert viel Übung und Geduld. Wenn der Anfängerbakteriologe sich meist auf einen geübten Diener verlassen muß, so soll er doch danach trachten, alle die kleinen Kunstgriffe selbst zu erlernen, wenn er später nicht schwere Täuschungen und viel Ärger erleben will.

Sehr beachtenswert ist in dieser Beziehung der Vorschlag von Dörr, die Nährbodenfabrikation zu zentralisieren und von diesen Zentralstellen aus einheitliche Nährböden für alle Untersuchungsstellen abzugeben. Für kulturelle Wasseruntersuchungen und Bestimmungen des Keimgehalts wird bereits seit langem Nährgelatine vom Institut für Wasserhygiene verschickt; es erwies sich das als nötig, weil die Zahlenbefunde auf Gelatinen verschiedener Herkunft weitgehend voneinander abwichen. Wenn das bei anderen Nährböden auch nicht der Fall sein darf, so ist dem nach meinen Erfahrungen trotzdem so. Bedingt ist das durch die verwendeten Chemikalien, insbesondere der Farbstoffe verschiedener Herkunft, durch nicht sorgfältiges Einstellen der Reaktion, durch verschieden langes bzw. zu hohes Erhitzen usw. Eine große Rolle kann auch das Metall oder die Glasart des Kochgefäßes spielen: oligodynamische

Wirkung der Metalle, Einkochen von Wasser aus dem Dampftopf in die Nährböden, Alkali abgebendes Glas. Am besten geeignet ist das „Geräteglas" der
Firma Schott u. Co. in Jena.

Es gilt also die Nährbodenvorschriften bis in alle Einzelheiten auf das sorgfältigste zu befolgen. Fertige Nährböden des Handels sind die Trockennähr-
böden nach Dörr, die Ragitnährböden Merck und die Büchsennährböden
nach Uhlenhuth und Messerschmidt. Wenn man früher die Reaktion gegen
Lackmuspapier als für Nährböden charakteristisch bezeichnete, so ist es jetzt an
der Zeit, die Angabe zu verlassen und die Bestimmung der Wasserstoffionenkonzentration nach Michaelis vorzunehmen.

Für bakteriologische Nährböden benutzt man als Indicator den Farbstoff
m-Nitrophenol (Kahlbaum), von dem eine Reihe von Verdünnungen in $^1/_{10}$
normaler Sodalösung hergestellt werden. Man geht von einer 0,3%igen m-
Nitrophenollösung in destilliertem Wasser aus und füllt nach folgendem Schema
in völlig gleichweite Reagensgläser die angegebene Menge ein, um dann auf
7 ccm aufzufüllen. In der Tabelle ist zugleich der p_H-Gehalt angegeben.

Reagensglas Nr. . . .	1	2	3	4	5	6	7	8	9
m-Nitrophenol-Lösung 0,3% in dest. Wasser .	0,27	0,43	0,66	1,0	1,5	2,3	3,0	4,2	5,2
$^1/_{10}$ norm. Sodalösung .	6,73	6,57	6,34	6,0	5,5	4,7	4,0	2,8	1,8
p_H	6,8	7,0	7,2	7,4	7,6	7,8	8,0	8,2	8,4

Wichtig ist, daß alle Reagensgläser gleiches Lumen haben. Man eicht sich
eine Auswahl in der Weise, daß man in alle jeweils genau 10 ccm Wasser einfüllt
und dann diejenigen verwendet, in denen der Flüssigkeitsspiegel gleich hoch-
steht. Zweckmäßig hält man derartige Gläser allein für die Bestimmungen bereit.

Obige neun Reagensgläser mit dem Indicator etikettiert man mit der Zahl
der Wasserstoffionenkonzentration. Sie werden mit Stopfen und Paraffin sorgfältig verschlossen und im Dunklen aufbewahrt. Die Haltbarkeit ist dann
recht lange.

Die Bestimmung der Wasserstoffionenkonzentration eines Nährbodens erfolgt
in der Weise, daß eine Probe desselben mit obiger 0,3%iger m-Nitrophenol-
Sodalösung versetzt und dann die entstandene Färbung mit den beschriebenen
fertigen Indicatorröhrchen verglichen wird.

Hierbei ist zu erwähnen, daß p_H sich nicht ändert, wenn der Nährboden
mit 0,85%iger Kochsalzlösung verdünnt wird. Das ist deshalb wichtig, weil
die Nährbodenfarbe an und für sich mehr oder minder gelb ist und durch Verdünnung naturgemäß schwächer gefärbt werden kann. Trotzdem bleibt eine
zarte, aber störende Gelbfärbung. Diese Störung der p_H-Bestimmung wird
durch ein von Walpole beschriebenes Prinzip überwunden.

Um die Farbintensität des Nährbodens bequem mit den Indicatorröhrchen
vergleichen zu können, verwendet man das von Michaelis angegebene Modell
eines Komparators (Abb. 10).

Es besteht aus einem etwa würfelförmigen Holzklotz, in den senkrecht sechs Löcher
gebohrt sind, von denen je zwei direkt hintereinander verlaufen. Diese je zwei Löcher
führen ganz durch den Klotz und werden am unteren Ende mit Stopfen verschlossen.
Sie werden einige Zentimeter über der unteren Mündung von horizontal verlaufenden
Löchern getroffen. Der Kanal 7 des Bildes trifft also Kanal 1 und 4 bzw. ermöglicht, durch
das etwa untere Drittel horizontal hindurchzusehen. Kanal 8 führt durch 2 und 5, 9 durch
3 und 6.

Die Kanäle werden innen gut geglättet und geschwärzt und sind so weit, daß die Reagensgläser gleichen Inhalts darin stehen können. Die Wasserstoffionenbestimmung einer Bouillon
geht in folgender Weise vor sich:

In die Löcher 2, 3, 5 stellt man geeichte Reagensgläser.

1. In 2 füllt man 2 ccm der zu prüfenden Bouillon,
   4 „ 0,85%iger NaCl-Lösung,
   1 „ 0,3%iger m-Nitrophenol-Sodalösung.
2. In 3 füllt man 2 „ der zu prüfenden Bouillon,
   5 „ 0,85%iger NaCl-Lösung.
3. In 5 füllt man 5—10 ccm Wasser.
4. In Loch 6 stellt man der Reihe nach die Indicatorröhrchen und probiert aus, bei
welchem Farbgleichheit besteht, wenn man zugleich durch die Kanäle 8 und 9 sieht. Dazu
faßt man den Komparator mit der linken Hand und legt den Daumen auf Loch 7. Die
Blickrichtung ist am besten gegen diffuses Himmelslicht oder gegen
gleichmäßig beleuchtetes weißes Papier. Leichter ist die Ablesung,
wenn hinter den Kanälen 8 und 9 eine Matt- oder Blauscheibe
angebracht ist.

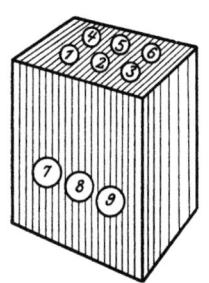

Bei Farbgleichheit der Löcher 8 und 9 zeigt das etikettierte
Röhrchen in 6 pH der zu prüfenden Bouillon direkt an. Zusatz
von Lauge vermehrt, von Salzsäure vermindert pH. Ein Einstellen
auf den geforderten Gehalt ist also denkbar einfach.

Genau wie für Bouillon erfolgt die Bestimmung des
Nähragars oder der Nährgelatine, die natürlich verflüssigt
sein müssen.

Im übrigen sieht diese Prüfung komplizierter aus, als
sie in Wirklichkeit ist.

Abb. 10. Kompensator
zum Vergleichen der
Farbenintensität des
Nährbodens mit dem
Indicatorröhrchen.

Bei der meist noch üblichen Alkalisierung mit Sodalösung kann eine Ungenauigkeit dadurch entstehen, daß
durch die Ionisierung des Natriumcarbonats freie Kohlensäure vorhanden ist und als Säureion wirkt. MICHAELIS empfiehlt deshalb
das Kochsalz des Nährbodens zum Teil durch sekundäres Natriumphosphat
zu ersetzen und zwar fordert er, an Stelle der 5 g Kochsalz pro Liter Nährboden 3 g NaCl und 2 g Na_2HPO_4. Zur Korrektion der Reaktion des Nährbodens soll die offizinelle Natronlauge bzw. Salzsäure genommen werden.

E. BRESSLAU hat einen Apparat konstruiert, der auch für kleine Flüssigkeitsmengen (einige Tropfen) zur Wasserstoffionenkonzentration-Bestimmung geeignet ist. Dieser wird als Hydrionometer von Lautenschläger (Berlin) in
den Handel gebracht. Er ermöglicht die Bestimmung von pH 2,6 bis 8,8 mit
je 0,2 Differenz. Die Vergleichsfarbenröhrchen sind haltbar, können auch
nach folgender Originalvorschrift angefertigt werdem.

Beim Ansatz der Dauerreihen ist von folgenden *Stammlösungen* der
MICHAELISschen Indicatoren auszugehen:

α-Dinitrophenol . . . . . . 0,1 g auf 200 ccm destilliertes Wasser ⎫ unter leichtem
γ-Dinitrophenol . . . . . . 0,1 „ „ 400 „ „ „ ⎬ Erwärmen zu
m-Nitrophenol . . . . . . 0,3 „ „ 100 „ „ „ ⎭ lösen
p-Nitrophenol . . . . . . 0,1 „ „ 100 „ „ „

Zur Herstellung der Dauerröhrchen selbst bereitet man sich von jeder dieser
Stammlösungen eine *genau* zehnfache alkalische Verdünnung (z. B. 5 ccm +
45 ccm 0,1 n Sodalösung) und benutzt dann diese verdünnten Indicatorlösungen,
um damit die folgenden, immer mit 0,1 n Sodalösung auf genau 11 ccm aufzu-
füllenden, je einem bestimmten pH entsprechenden Gemische anzufertigen. Als
Gefäße können hierbei Reagensgläser von beliebiger Größe benutzt werden, sofern sie nur vorher sorgfältig gereinigt und gewässert worden sind.

Sind diese Lösungen angefertigt, so füllt man je 1,5 ccm von ihnen in eines
der vorher sorgfältig gereinigten und längere Zeit gewässerten 5 mm-Röhrchen.
Da ein genügendes Quantum der einzelnen Lösungen zur Verfügung steht,

empfiehlt es sich, die Röhrchen unmittelbar vor der definitiven Füllung ein paarmal mit der für sie in Frage kommenden Lösung auszuwaschen. Gleich nach der Füllung werden die Röhrchen zugeschmolzen und mit der für sie zutreffenden p_H-Bezeichnung versehen. Die so hergestellten Dauerröhrchen sind vorzüglich haltbar.

Die Farbenunterschiede sind durch Hinterhalten einer Mattscheibe besser zu erkennen. Im übrigen sei auf die Originalarbeit verwiesen.

Herstellung der Dauerröhrchen

mit α-Dinitrophenol

p_H	verdünnter Indicator + 0,1 n Soda
2,6	0,33 ccm + 10,67 ccm
2,8	0,53 „ + 10,47 „
3,0	0,8 „ + 10,2 „
3,2	1,2 „ + 9,8 „
3,4	1,8 „ + 9,2 „
3,6	2,55 „ + 8,45 „
3,8	3,5 „ + 7,5 „
4,0	4,6 „ + 6,4 „
4,2	5,8 „ + 5,2 „
4,4	6,8 „ + 4,2 „
4,6	7,75 „ + 3,25 „

mit γ-Dinitrophenol

p_H	verdünnter Indicator + 0,1 n Soda
4,8	3,1 ccm + 7,9 ccm
5,0	4,15 „ + 6,85 „
5,2	5,3 „ + 5,7 „

mit meta-Nitrophenol

p_H	verdünnter Indicator + 0,1 n Soda
7,2	0,69 ccm + 10,31 ccm
7,4	1,03 „ + 9,97 „
7,6	1,55 „ + 9,45 „
7,8	2,3 „ + 8,7 „
8,0	3,2 „ + 7,8 „
8,2	4,2 „ + 6,8 „
8,4	5,4 „ + 5,6 „
8,6	6,5 „ + 4,5 „
8,8	7,5 „ + 3,5 „

mit para-Nitrophenol

p_H	verdünnter Indicator + 0,1 n Soda
6,8	2,9 ccm + 8,1 ccm
7,0	4,0 „ + 7,0 „

Das Sterilisieren und Klären der Nährböden dürfte im allgemeinen hinreichend bekannt sein aus den speziellen Lehrbüchern. Aus Sparsamkeitsgründen wurde zum Klären an Stelle von Eiweiß von GERTRUD DIETEL Tierkohle 10 g auf ein Liter, von HOPFFE Bolus alba 5 g auf ein Liter empfohlen. Beide Verfahren stehen aber hinter dem üblichen Hühnereiweiß oder Blutserum zurück. Bei Verwendung dieser letzteren sei aber darauf hingewiesen, daß das Eiweiß erst zu dem auf 50° C abgekühlten Nährboden gebracht werden darf und dann kräftig und lange mit ihm geschüttelt werden muß, ehe das erneute Aufkochen erfolgt.

Das Abfüllen und Aufbewahren der Nährböden bedarf wohl keiner Besprechung mehr. Nur ein kurzer Hinweis zu letzterem. In kleineren Laboratorien trocknen die Nährböden leicht ein und werden dadurch unbrauchbar. Ich bewahre sie im Privatlaboratorium in Weckgläsern in der für Gemüse usw. üblichen Weise sterilisiert auf. Auch für selten gebrauchte Nährböden, Peptonwasser, stark alkalisches (Cholera) Agar ist das sehr praktisch.

Auf alle Nährböden kann hier im einzelnen naturgemäß nicht eingegangen werden. Es sei dazu auf die Darstellungen in den speziellen Handbüchern verwiesen. Insbesondere hat E. GILDEMEISTER im Handbuch der mikrobiologischen Technik (KRAUS-UHLENHUTH) neuerdings dieses Thema wieder eingehend bearbeitet.

Immerhin ist dringend im Laboratorium darauf zu achten, daß ein Bakterienwachstum nur dann gut zu erwarten ist, wenn die Grundnährböden Bouillon und Nähragar tadellos sind. Die einwandfreie Bereitung dieser beiden ist daher für alle Spezialnährböden von größter Bedeutung.

Entsprechend den Forderungen von MICHAELIS wäre dazu überzugehen, daß in allen Nährböden an Stelle von 5 g Kochsalz pro Liter 3 g Kochsalz und 2 g sekundäres Natriumphosphat des Handels verwendet wird. Eine Störung des Bakterienwachstums habe ich dabei bislang nicht beobachtet.

Die Auswahl des Fleisches ist nicht gleichgültig. Rindfleisch, sehnen- und fettfrei genügt fast stets, nur für besondere, Zwecke ist Kalbfleisch besser. Alte und neue Untersuchungen, zuletzt von HEILINGER, zeigen, daß Nährböden aus Pferdefleisch weniger gut sind.

Die Verwendung von destilliertem oder Leitungswasser ist gleichgültig.

Die nach den üblichen Methoden hergestellte Bouillon oder der Nähragar soll zart gelb, krystallklar sein. Bräunliche oder dunkle Nährböden haben durch zu hohes Erhitzen oder durch sonstige Ungehörigkeiten Schaden gelitten und sind unbedingt zu beanstanden.

An Stelle des üblichen Fleischwassers kann auch mit gutem Erfolge die Verdauungsbrühe nach HOTTINGER verwendet werden, deren Bereitung sich besonders für Laboratorien mit großem Nährbodenverbrauch empfiehlt, da mit dieser Vorschrift eine bessere Ausnutzung des Fleisches erfolgt. HOTTINGER läßt das Fleisch durch Pankreatin unter Zusatz von Natriumcarbonat verdauen und benutzt dann die dabei entstandenen Eiweißabbauprodukte als Nährlösung, der er noch einige Salze hinzusetzt.

Das Fleisch wird vielfach auch ersetzt durch Verwendung einer 1—2%igen Lösung von LIEBIGS Fleischextrakt. Verschiedene mehr oder minder voneinander abweichende Vorschriften von SZÁSZ, LICHTENSTEIN, LANGER wollen das Fleisch durch Blutkuchen ersetzen. Das Wachstum auf diesen Nährböden ist gut. Auch Maggi-Bouillon und Maggiwürfel sind empfohlen, so von HART, PIORKOWSKI u. a., ferner wurden von GUTH Extrakte aus Bohnen und Sojabohnen, von GAEHTGENS aus Kartoffeln, von BURCHARDT, GALLI VALERIO aus Tierkörpermehl, von WAGNER, GUGGENHEIMER, GASSNER, KAMMANN aus Hefe empfohlen.

Zweifellos sind diese Nährböden gut brauchbar, man wird aber nur in Zeiten der Not auf sie zurückgreifen, oder dann, wenn wirtschaftliche Nöte zu größter Sparsamkeit zwingen. Das gleiche gilt auch für die Selbstbereitung des allerdings kostspieligen Peptons nach FRIEBER, BRAMIGK u. a.

Der Gelatinenährboden erfordert viel Übung und Sorgfalt besonders deshalb, weil die Gelatine durch zu langes oder zu häufiges Kochen in ihrer Erstarrungsfähigkeit leidet. VAN DER HEIDE gibt an, daß sie durch Erhitzen auf 100° C pro Stunde um 2° C den Schmelzpunkt erniedrigt. Über 100° C darf sie nach GAEHTGENS überhaupt nicht erhitzt werden. Sollte die Nährgelatine nach den üblichen Vorschriften, die beste ist von FORSTER angegeben, nicht steril sein, so liegt das oft daran, daß die käuflichen Tafeln stark resistente Sporen enthalten. Es bleibt nichts anderes zur Abhilfe übrig, als geeigneteres Ausgangsmaterial zu kaufen.

Über die Agarnährböden ist im allgemeinen wenig zu sagen. Agarpulver hat sich mir weniger als Stangen- oder Fadenagar bewährt. Im großen und ganzen kommt man mit einem Zusatz von 2—3% des Gels zur Nährlösung aus. Ich bevorzuge 3%, doch ist das meines Erachtens Geschmackssache. Besseres Wachstum habe ich mit 2% nicht gesehen, zumal bei Zusatz von Ascites u. dgl. zum 3%igen Agar der Prozentgehalt ja doch erniedrigt wird.

Das Optimum des Wachstums liegt bei folgenden Wasserstoffionenkonzentrationen.

$p_H + 5{,}1$ B. butyricus immobilis,
$= 5{,}5-5{,}9$ B. bifidus,
$= 6{,}3$ B. butyricus mobilis,
$= 6{,}8-8{,}2$ B. coli,
$= 6{,}8-8{,}0$ B. paratyphosus A,
$= 6{,}8-8{,}0$ B. paratyphosus abortus equi,
$= 6{,}8-8{,}2$ Staphyloc. pyogenes aureus,
$= 7{,}0-7{,}5$ B. pyosepticus viscosus,
$= 7{,}0-8{,}0$ Streptoccocus equi,
$= 7{,}0-8{,}0$ B. tetani
$= 7{,}0-8{,}0$ B. paratyphosus B,
$= 7{,}0-8{,}2$ B. enteritidis GÄRTNER,
$= 7{,}0-7{,}9$ B. alcaligenes,

$p_H = 7{,}2-7{,}7$ B. abortus BANG,
$= 7{,}2-8{,}0$ Bac. Dysenteriae et Pseudodysenteriae,
$= 7{,}2-7{,}5$ Bac. vitulisepticus,
$= 7{,}2-7{,}9$ B. typhi,
$= 7{,}2-7{,}9$ B. suisepticus,
$= 7{,}2-7{,}7$ B. rhusio pathiae suis,
$= 7{,}3-7{,}7$ B. avisepticus,
$= 7{,}5-7{,}7$ Streptococcus pyogenes,
$= 7{,}7-8{,}0$ Bac. anthracis,
$= 7{,}7-7{,}8$ Erreger der Lungenseuche,
$= 7{,}2$ Gonokokkus,
$= 7{,}2$ Pneumokokkus.

Mit anderen Worten, abgesehen von speziellen Untersuchungen kommt man in der Praxis zunächst mit Nährböden von $p_H = 7{,}2$ aus. Erst wenn diese versagen, kann es von Vorteil sein, dem Nährboden Spuren von Alkali oder Säure zuzusetzen.

Den Grundnährböden Nährbouillon und Nähragar werden verschiedene Stoffe zugesetzt, teils weil einige Bakterienarten besondere Ansprüche stellen, teils zu differentialdiagnostischen Zwecken zur Prüfung der biochemischen Eigenschaften.

So begünstigt Glycerin, und zwar 2—3%ig, das Wachstum der Tuberkelbacillen. Der Nährboden kann nach dem Zusatz im Dampf sterilisiert werden. Nicht möglich ist das, wenn die Bakterien natives Eiweiß, Blut, Serum, Ascites zur Vermehrung verlangen.

Blut vom Menschen oder Tieren wird meist ohne Schwierigkeit durch Venae punctio unter strengsten aseptischen Maßnahmen gewonnen. Etwa 10—15 ccm läßt man in eine sterile Schüttelflasche mit Glasperlen laufen und defibriniert. Zur Bouillon bzw. zum verflüssigten und auf 45°C abgekühlten Agar setzt man jeweils bestimmte Blutmengen hinzu (bis 20%) und mischt unter vorsichtigem Schütteln. Die Bildung von Luftblasen muß unbedingt verhütet werden. SCHOTTELIUS stellte einzelne Blutnährböden folgendermaßen her: Zur Blutentnahme dient die Dorsalseite eines Fingers, am besten des Daumens, etwa $^1/_4$ cm vor dem Nagelfalz. Der Finger wird mit Alkohol gewaschen, durch Hin- und Herschlenkern der Hand getrocknet und dann in der Gegend der Einstichstelle mit Collodium bestrichen. Kräftiges Armkreisen bewirkt Blutstauung, die durch Staubinde usw. vermehrt werden kann. Man sticht durch das Collodiumhäutchen mit einer scharfen Nadel mehrfach in die Haut und drückt gewissermaßen melkend das Blut aus, um es sofort in den flüssigen oder auf den festen Nährboden laufen zu lassen.

Bei Blutentnahmen vom Tier bedeckt man diese mit einem in Sublimatlösung angefeuchteten Tuch, das an der Entnahmestelle klein gefenstert ist.

Sterilitätsprüfungen der Blutnährböden sind dringend nötig, eventuell in unbeimpften Kontrollröhrchen gleicher Herstellungsart.

Besondere Vorsicht ist auch nötig bei Verwendung von Ascites oder Hydrocelenflüssigkeit, und zwar natürlich schon vom Augenblick der Ascitesgewinnung an. Ich verwende dazu Flaschen nach folgender Vorschrift.

Starkwandige Fünfliterflaschen werden mit Watte gestopft, durch den Wattestopfen führt ein gebogenes Glasrohr, das mit einem Schlauch verbunden ist. Am freien Ende des Schlauches sitzt über ihm ein Reagensglas, das durch Wattestopfen am Schlauch gehalten wird.

Nach Sterilisation im Dampf und Erkalten spritzt man mittels Rekordspritze 10—20 ccm Chloroform in die Flasche und hält sie vorrätig. Vor der

36*

Ascitesentnahme wird die Watte im Reagensglas äußerlich abgebrannt und dann mit Chloroform getränkt. Wenn nach dem Einstechen der Punktionsnadel der erste Ascites abgelaufen ist, verbindet man die Nadel mit dem soeben herausgezogenen Schlauch.

Guter Ascites enthält etwa 20% Eiweiß (Esbachmessung).

Er wird in sterilen Gläsern mit Chloroform eingeschmolzen und ist dann unbegrenzt haltbar. Vor der Mischung werden die zuvor verflüssigten Nährböden auf 45° C gebracht und mit dem ebenfalls so hoch erwärmten Ascites gemischt. Ipsen verwendet auch einen getrockneten Ascites nach Lösung in Wasser.

Eine gewisse Sonderstellung nimmt der hämoglobinhaltige Influenzanähragar nach Levinthal insofern ein, als er nach Mischung mit 5% Blut gekocht und dann filtriert wird. Es bleiben Reste von Hämoglobin trotz des Kochens darin, die den Pfeifferschen Influenzabacillen das Wachstum ermöglichen.

Zu diagnostischen Zwecken werden Nährböden mit Kohlehydraten versetzt. Es ist darauf zu achten, daß die Präparate wirklich chemisch rein sind und daß sie durch ungeeignete Maßnahmen nicht zersetzt werden. Dahin gehört vor allem das zu lange oder zu hohe Erhitzen. Die Kohlehydrate werden in wenig Wasser gelöst und für sich fraktioniert sterilisiert (drei Tage je 5—10 Minuten bei 100° C) und dem fertigen Nährboden zugesetzt.

Lockemann empfiehlt mit Recht die Zuckerarten vor der Verwendung durch Bestimmung des Schmelzpunktes auf Reinheit zu prüfen.

Anwendung finden folgende Stoffe:
  Pentosen: Arabinose, Rhamnose, Xylose.
  Hexosen: Glucose, Fructose, Galaktose, Mannose.
Dihexosen: Saccharose, Lactose, Maltose.
Trihexosen: Raffinose.
Polyhexosen: Amylum solubile, Dextrin, Glykogen, Inulin.
  Dreiwertiger Alkohol: Glycerin.
  Vierwertiger Alkohol: Erythrit.
  Fünfwertiger Alkohol: Adonit.
  Sechswertige Alkohole: Mannit, Dulcit, Sorbit.

Meist genügt der Zusatz von 0,5%, für den Th. Smith eintritt, er wird jedoch bis 2% bei Glycerin noch weiter bis 5% getrieben. Bei Zusatz von Zucker ist zu bedenken, daß eventuell zuviel Säure durch die eingeimpften Bakterien entsteht, die die Keime abtöten kann. Für exakte Untersuchungen sei übrigens darauf hingewiesen, daß in Extrakten aus *frischem* Fleisch Traubenzucker, in solchen aus Pferdefleisch Glykogen sein kann.

Bei Verwendung von Serum zu Nährböden gilt das vom Ascites bereits Gesagte. Hier sei auf die Arbeiten von Ungermann verwiesen, der in ihm ein gutes Nährmedium für Spirochäten fand und zugleich feststellte, daß im Serum sich die pathogenen Keime am längsten lebensfähig halten. Es gilt das auch für die empfindlichen Gono- und Meningokokken.

Die eiweißfreien Nährböden stellen Salzlösungen dar. Soweit sie für pathogene Mikroorganismen eine Rolle spielen, kommen folgende in Frage, und zwar werden zu 1000 ccm Flüssigkeit folgende Chemikalien mit destilliertem Wasser aufgefüllt:

1. Uschinsky-Nährboden

Dikaliumphosphat (K$_2$HPO$_4$) . .	2,0—2,5 g
Magnesiumsulfat krystallis. . .	0,2—0,4 g
Natrium chlorat.	5,0—7,0 g
Ammon. lacticum	6,0—7,0 g
Calcium chlorat. sicc.	0,1 g
Asparaginsaures Natrium . .	3,5 g
Glycerin	30—40 g

2. F. Cohn-Nährboden

Dikaliumphosphat (K$_2$HPO$_4$) . .	5,0
Magnesiumsulfat krystallis. . .	5,0
Calciumphosphat	0,5
Weinsaures Ammoniak	10,0

3. Fränkel-Nährboden

Dikaliumphosphat	2,0
Natrium chlorat.	5,0
Ammonium lacticum	6,0
Asparagin	4,0
Natronlauge bis zur deutlich alkal. Reaktion.	

4. Maassen-Nährboden

Magnesiumsulfat krystallis. . . .	0,4
Asparagin	10,0
Calcium chlorat. sicc.	0,01
Dinatriumphophat (Na₂HPO₄) . .	2,0
Natrium carbonat. cryst.	2,5
Traubenzucker	5,0—10,0
Apfelsäure	7,0

5. Proskauer und Beck-Nährboden

Monokaliumphosphat (KH₂PO₄) .	1,3
Magnesiumsulfat krystallis. . . .	2,5
Ammon. carbonic.	3,5
Glycerin	15,0

Im übrigen sollen die speziellen Nährböden bei den zugehörigen Krankheitserregern besprochen werden.

II. Färbung.

Das allgemeine Vorgehen beim Färben der Schnitte und Objektträgerpräparate dürfte hinlänglich bekannt sein, so daß wir hier nur Besonderheiten zu besprechen haben. Wenn nicht anders in den Vorschriften angegeben, verwende man stark verdünnte Farblösungen und lasse diese länger einwirken. Das Bild wird dadurch besser. Neben diesen Verfahren ist die Darstellung mit Tusche für alle Mikroorganismen nach Burri sehr empfehlenswert. Sie zeigen sich farblos im gleichmäßig schwarzen Untergrund. Grampositive Bakterien, oftmals auch Gono- und Meningokokken sowie Microc. catarrhalis, haben die Neigung, das Kohlekorn stark zu absorbieren. Sie sind dann scharf schwarz konturiert in hellerem Untergrund. Die Schärfe des Bildes leidet bei richtiger Technik nicht. Man geht so vor, daß man ein Tröpfchen Pelikantusche Nr. 541 (Günther Wagner) (nur diese!) auf den Objektträger und daneben ein Tröpfchen Wasser bringt. In letzterem verteilt man das Bakterienmaterial bzw. den Organsaft usw. und mischt dann beides mit der Platinnadel. Dann verteilt man mit der Deckglaskante die Mischung auf dem Objektträger, indem man sie langsam darüber streift.

Der gesamte Tropfen soll darauf Platz finden, tut er es nicht, dann waren die ersten Tröpfchen zu groß. Im übrigen wird der Ausstrich um so dünner, je mehr das verteilende Deckglas zum Objektträger geneigt ist. Mit einiger Übung weiß man bald, wie groß die Tropfen sein dürfen und wie man das Deckglas zu halten hat. Nach dem Trocknen kann das Präparat direkt mit oder ohne Ölimmersion betrachtet werden.

Die *Vitalfärbung* der Bakterien gelingt am besten mit Methylenblau (B B Höchst). Man übergießt saubere Objektträger mit warm gesättigter Methylenblaulösung, läßt unter Schrägstellen den Farbstoff ablaufen und den Rest antrocknen. Die Rückseite wird abgewischt. Auf die bläuliche, trockene Seite bringt man ein Tröpfchen Wasser, in dem die Bakterien verteilt werden. Unter dem Deckglas beginnt alsbald die Betrachtung, bei der man sieht, wie die Strukturen der Bakterien den Farbstoff nacheinander aufsaugen.

Protozoen nehmen die Vitalfärbung bei Farbstoffverdünnungen von 1:100 000 gut an, bei Verwendung von Neutralrot, Vesuvin, Nilblau, Methylenblau, Brillant-Kresylblau u. a. Da sie oft viele Stunden dauert, muß im hängenden Tropfen untersucht werden.

Fixierung in bestimmten Färbestadien gelingt am besten mit einer Sublimatlösung (HgCl₂ 37,5, NaCl 2,25, H₂O ad 300, warm filtriert!) Bei nachträglicher Kernfärbung mit Hämatoxylin oder Alauncarmin muß das Sublimat in destilliertem Wasser gut ausgewaschen werden. Zur Entwässerung vor dem Einbetten ist Origanumöl zu verwenden. Vgl. Vonwiller.

Einige Übung erfordert die Färbung nach Giemsa. Insbesondere ist darauf zu achten, daß das destillierte Wasser völlig säurefrei ist. Spuren Alkali schaden weniger, werden gelegentlich auch absichtlich zugesetzt; der beste Prüfstein sind die eosinophilen Leukocyten, deren Granula möglichst ungefärbt im blauen

Protoplasmaleib sichtbar sein sollen. Eine Beschleunigung der Färbung gelingt durch die Schnellfärbung nach Giemsa. Das lufttrockene Präparat, nicht fixiert, liegt in einer Petrischale und wird mit etwa 10—15 Tropfen Methylalkohol-Giemsa-Lösung āā etwa eine Minute gefärbt. Dann gießt man 10—15 ccm destilliertes Wasser darauf, mischt durch und läßt 5—10 Minuten einwirken. Abspülen, Trocknen usw.

Weniger bekannt ist, daß einige Bakterienarten sich nur nach Härtung in Müllerscher Flüssigkeit färben, so z. B. der Nekrosebacillus.

Für manche Zwecke ist die Kadmium-Methylenblaufärbung nach Quensel wertvoll, so speziell für Urinsedimente. Posner bringt in wenig Sediment sehr reichlich Farbe.

Bei der Gramfärbung ist die Streitfrage, ob Anilinwasser- oder Karbolwasser-Gentianaviolett verwendet werden soll, noch nicht entschieden. In der Praxis ist letzteres leichter herzustellen, haltbar und von gleicher Wirkung wie das erste. Betont zu werden verdient immer wieder, daß *vor* dem Verwenden von Jod-Jodkaliumlösung nicht gespült werden darf.

Bei der Kapsel- und Sporenfärbung kommt man mit den alten bekannten Methoden vollkommen aus. Die Geißelfärbung nach Zettnow dürfte allen Ansprüchen genügen. Sie erfordert einige Übung, liefert dann aber die besten Bilder.

Erforderlich sind als Reagenzien:

1. Silbersulfat 3 g, dest. Wasser 200 g, zur gesättigten Lösung.
2. Tartarus stibiatus 2 g, Aqua dest. 40 g, Tannin 10 g, Aqua dest. ad 200 g. Die Tanninlösung wird auf 50—60⁰ C erwärmt, nach Zusatz von 36—37 ccm Brechweinsteinlösung wird erhitzt, bis der Niederschlag sich völlig gelöst hat. Nach Erkalten soll die Beize trübe, nicht jedoch milchweiß sein. Ist das der Fall, so wird noch Tanninpulver hinzugefügt; bleibt sie klar, so fügt man Brechweinsteinlösung hinzu. Monatelang haltbar, Zusatz von Thymol.
3. Äthylamin, käufliche (= 33⁰/₀ige Lösung).
4. Aluminiumsulfatlösung 1 : 500.
5. Wässerige Sublimatlösung 1 : 20.
6. Alkohol 95⁰/₀ig.
7. 1⁰/₀ige Ammoniaklösung.
8. Pyrogallol 1 g, Citronensäure 3 g, Alkohol 90⁰/₀ig 20 ccm (Vorratslösung).
9. Argentum nitricum 0,25, Citronensäure 0,3, dest. Wasser 50,0.

Technik: Auf ein frisch ausgeglühtes Deckglas ein kleines Tröpfchen Leitungswasser bringen, eine Nadelspitze Kultur darin verteilen, 15 Sekunden warten. 3 ccm von Nr. 4 und 1 ccm von Nr. 5 mischen, davon drei Tropfen zusetzen. Deckglas senkrecht stellen, Flüssigkeit ablaufen lassen, auf feuchte Stelle fünf Tropfen von Nr. 6 geben, ablaufen lassen, das zweimal wiederholen.

Nach Lufttrocknung in der Flamme fixieren.

Beizen mit Nr. 2. Deckglas mit Schichtseite nach unten in Uhrschälchen legen. Erhitzte Beize darauf gießen, Schälchen fest zudecken und auf 100⁰ C 5—7 Minuten halten, abkühlen, Deckglas herausnehmen, wenn Beize sich eben trübt. Gut abspülen mit Wasser.

Nr. 1 mit destilliertem Wasser āā verdünnen, zu beliebiger Menge von Nr. 3 tropfenweise zusetzen bis gelbbrauner Niederschlag sich eben löst. Auf Deckglas hiervon vier Tropfen und erhitzen, bis Flüssigkeit raucht und Ränder schwarz werden. Nr. 7 auftropfen 3—4 Sekunden. Abspülen, Trocknen. Geißeln schwarz auf weißem Grunde.

Blasse Geißeln können verstärkt werden:

Nr. 8 1 : 50 mit destilliertem Wasser verdünnen, davon auf Deckglas vier Tropfen und sofort zwei Tropfen von Nr. 9, beides mischen, nach einer halben bis einer Minute abspülen, trocknen. (Zeitschr. f. Hyg., Bd. XXX, Klin. Jahrb. 1907, Zentralbl. f. Bakt. I. Orig., Bd. 77, S. 209).

Bei der Protozoenfärbung dient als neues Fixierungsmittel nach den Angaben von Szécsi das Lucidol (Benzoylsuperoxyd). Es soll geeignet sein, trotz Fixation mit Osmiumsäure oder Flemmingscher Lösung die Romanowsky-Färbung noch zu verwenden. Angewandt wird eine Lösung von 5 g Lucidol in 50 ccm Aceton oder von 3 g Lucidol in 25 ccm Pyridin.

Im übrigen sei darauf hingewiesen, daß der Nachweis von Protozoen in Blut, Gewebssäften und Sekreten tadellos gleichmäßige Objektträgerausstriche voraussetzt. Und zwar erfolgen diese mit einem kräftigen Deckglase, das etwa 45⁰ zum Objektträger geneigt ist. Die Flüssigkeit muß sich *hinter*, nicht vor dem Deckglas befinden. Langsam arbeiten!

Sekrete und Gewebssäfte werden zuvor in isotonischen Medien (Serum) vorsichtig verteilt.

Dicke Tropfen werden nicht fixiert, müssen daher vorsichtig gefärbt und gespült werden.

Von den neueren Färbungsmitteln für Spirochäten ist die Versilberung nach Fontana ausgezeichnet. Das Sekret wird mit einem Tröpfchen dest. Wasser auf dem Objektträger verdünnt und ausgebreitet. Lufttrocknen, Fixation in der Flamme; Aufgießen einiger Tropfen Lösung A (Gerbsäure 5 g, Aqua dest. 100 g), eine halbe Minute zur Dampfentwicklung erwärmen, eine halbe Minute abspülen. Lösung B (Silbernitrat 5 g, dest. Wasser 100 g, dazu Ammoniak, tropfenweise 9 g), einige Tropfen eine halbe Minute erwärmen, Abspülen, Trocknen.

Spirochäten gelb bis braun.

Im übrigen siehe: Handbuch der pathogenen Protozoen. Leipzig 1912, 1920, 1924. Hartmann-Schilling, Die pathogenen Protozoen. Berlin 1917 u. a.

Über das filtrierbare Virus siehe die Abhandlung von Lipschütz im Handbuch der mikrobiologischen Technik, Bd. I.

Von besonderen Untersuchungsmethoden muß noch die als Leuchtbildmethode bezeichnete Dunkelfelduntersuchungsmethode von Hoffmann besprochen werden, die ausgezeichnete Resultate gibt. Als Apparatur dient die übliche Dunkelfeldeinrichtung, nur muß zwischen Lichtquelle und Mikroskop eine Mattscheibe aufgestellt werden.

Die Präparate werden in der üblichen Weise gefärbt und genau wie jedes andere Dunkelfeldpräparat untersucht. Setzt man Farbfilter von der Farbe der Gegenfärbung vor, so erscheinen die Mikroorganismen auf farblosem Grunde. Tuberkelbacillen z. B. bei der üblichen Ziehl-Neelson-Färbung mit Blaufilter ohne sonstige störende Elemente. Sie leuchten in der Komplementärfarbe also grün auf. Bei Spirochätenpräparaten sind angefärbte oder abgeblaßte Präparate noch gut sichtbar; das gilt auch für Geißelfärbungen. Geeignet zur Untersuchung sind nach Hoffmann Färbungen nach Giemsa, auch mit Osmium behandelte nach Shmamine (10 Tropfen 1⁰/₀ige Kalilauge, in die 10 Tropfen wässerige Fuchsinlösung — 1 ccm konz. alkoholische Fuchsinlösung + 20 Tropfen dest. Wasser — gebracht werden, Einwirkungszeit vier Minuten, Abspülen), besonders für Spiroch. pallida empfohlen. Nach Ziehl-Neelson übliche Carbolfuchsin-Methylenblaufärbung.

Alle speziellen Untersuchungen setzten voraus, daß das Untersuchungsmaterial von einem *bakteriologisch geschulten Arzte* entnommen wird, wenn Wert auf zuverlässige Ergebnisse gelegt wird. Geschieht das durch eine Schwester oder einen Diener oder günstigenfalls durch den Praktikanten, so darf man sich über Fehlresultate nicht wundern. Es ist ja eigentlich klar, daß diese, genau wie alle Ungeübten Fehler machen müssen, wenn sie die Biologie der Bakterien und die Verunreinigungsmöglichkeiten nicht kennen oder nicht bedenken. Ich halte es deshalb für eine grundlegende Forderung bei allen bakteriologischen Arbeiten, daß der Bakteriologe selbst das Material entnimmt oder dabei ist, wenn etwas Besonderes vorliegt. Für die üblichen Materialproben kann selbstverständlich jemand anderes angelernt werden.

Die Materialentnahme erfordert in einigen Teilen eine kurze Besprechung.

Daß nur mit den üblichen Vorsichtsmaßnahmen gewonnener Katheterurin sich eignet, bedarf wohl kaum der Erwähnung.

Urethraeiter wird direkt auf die Nährböden verimpft, und zwar nach äußerlicher Waschung mit Sublimatlösung. Prostatasekret ist trotz vorherigen Urinierens oder Spülens der Urethra mit Keimen derselben verunreinigt, immerhin sind diese Maßnahmen ebenso wie die Waschung der Glans nicht zu vernachlässigen. Ich nehme dazu $1^0/_{00}$ Sublimatlösung, die längere Zeit die Haut keimarm hält. Nach Waschung und Spülung lasse ich ein bis zwei Minuten warten, um Eintrocknung des Sublimats und weitgehendste Keimarmut zu erzielen. Dann wird auf die Glans ein *steriles* Glasgefäß gesetzt, dessen Durchmesser etwas geringer als der der Glans. Dadurch ist festes Anpressen möglich. Der zu Untersuchende hält in einer Hand Penis und Gläschen, ohne die Harnröhre abzudrücken. Tritt das Sekret nach Massage aus, so kommt es in das Glas, ohne durch Luftkeime verunreinigt zu werden. Alsbaldiger steriler Watteverschluß des Gläschens schützt gegen spätere Verunreinigungen.

Analog verfährt man beim Ausdrücken der Samenblasen.

Eiter jeder Art wird am besten in einer sterilen Rekordspritze aspiriert und diese mit aufgesetzter Nadel in das Laboratorium gebracht. Ausspritzen in sterile Gefäße ist zulässig, jedoch muß die Nadel zuvor abgenommen werden. Röhrchen und Wattestopfen müssen wie bei jedem bakteriologischen Arbeiten horizontal gehalten werden. Organe und Organstücke, die im Innern untersucht werden sollen, können am Operations- oder Sektionstisch in absoluten Alkohol gelegt werden. Natürlich ohne sie zuvor zu zerschneiden. In walnußgroße Stücke dringt der Alkohol erst nach etwa einer halben Stunde ein. Werden sie schnell bakteriologisch verarbeitet, so findet im Innern keine Keimschädigung statt. Größere Organe, wie Nieren usw., können stundenlang im Alkohol liegen, ohne daß Bakterien im Innern dadurch leiden. Kleinste Organstückchen können natürlich nicht so behandelt werden.

Im Laboratorium hebt man das Organ mittels Pinzette aus dem Alkohol und brennt den anhaftenden Rest ab, dadurch wird zugleich die Oberfläche des Organs steril zur sofortigen bakteriologischen Sektion.

Bei Untersuchung von Leichenmaterial ist nach Löw u. a. natürlich entsprechende Kritik am Platze, immerhin sind kritische Befunde wertvoll.

Blut wird durch Venae punctio gewonnen; alle anderen Methoden (vgl. S. 563) bleiben ein Notbehelf, der unsichere Resultate gibt, einmal wegen der Verunreinigung, dann aber auch wegen zu geringer Blutmengen.

Ausreichend sind 20—40 ccm; sie werden mittelst steriler Spritze gewonnen, und zwar schlägt SCHOTTMÜLLER vor, die ganz aus Glas bestehende LUERsche Spritze von 40 ccm Inhalt zu nehmen, die in *trockener* Hitze sterilisiert wird (eine Stunde bei 160° C). Er zieht trockene Hitze vor, da Auskochen leichter zu Verunreinigungen führt.

Das Blut wird direkt in die Nährböden gebracht; ist das aus äußeren Gründen nicht möglich, so wird es defibriniert: Ausspritzen in sterile Flasche mit Glasperlen von 100 ccm Inhalt und mindestens 15 Minuten langes, kräftiges Schütteln. Eventuelle Bactericidie des Blutes kann durch Zusatz von 50 ccm Bouillon vermieden werden. Aseptisch arbeiten!

Von der Leiche wird das Blut aus dem Herzen (rechten Ventrikel) ebenso aspiriert, die Einstichstelle muß mit einem glühenden Messer abgebrannt werden. Sehr brauchbar ist auch die *Venüle* der *Behring*werke.

Zur kulturellen Verarbeitung nimmt man je 2 ccm Blut zu 5 ccm Nährboden; beschickt werden 5—8 Röhrchen. Verflüssigte Nährböden sind zuvor auf 45⁰ C abzukühlen; gut mischen, keine Schaumbildung, rasch arbeiten, da Erstarrung droht, Ausgießen in Petrischalen, bei 37⁰ C bebrüten.

Sehr zweckmäßig ist auch die kulturelle Blutuntersuchung im SCHOTT-MÜLLERschen Zylinder. Dieser ist nach Art eines Reagensglases geformt, ist 30 cm lang und mißt 5 cm Durchmesser. Er wird mit 75—100 ccm Traubenzuckeragar — in dem Pepton fehlen kann — gefüllt und steril vorrätig gehalten. Vor Verwendung ist der Inhalt verflüssigt und auf 45⁰ C abgekühlt. Hineingebracht werden etwa 20 ccm Blut, das im Agar gut verteilt erstarrt.

Nach ein- bis zweitägiger Bebrütung stößt man einen sterilen Glasstab zwischen Glaswand und Agarsäule bis auf den Grund durch und schüttelt die Nährbodensäule in eine große sterile Schale. Sie kann durch ein Messer in beliebig viele Scheiben zerlegt werden, die der Untersuchung gut zugängig sind.

Die Artdiagnose der anaeroben Bakterien ist durch die Arbeiten von ZEISSLER in zuverlässige Bahnen geleitet worden. Sind auch in der älteren Literatur viele wertvolle Angaben niedergelegt, so sind noch unendlich viel mehr wertlose darin. Es erscheint daher angebracht, nur den ZEISSLERschen Vorschriften zu folgen, in denen auch die Kritik der früheren Publikationen nachzusehen ist.

Zur Kultur nötig ist ein Anaerobenkulturapparat, der als Exsiccator aus Glas Verwendung findet. Er besteht aus einem Glaszylinder, dessen oberer Rand verbreitert und plangeschliffen ist. In ihn hinein werden die Platten gesetzt, und zwar entgegen dem sonst üblichen Brauch mit der Nährbodenschicht in der unteren Hälfte. Die Reagenzgläser werden auf den Boden gestellt. In den Exsiccator kommt stets eine Schale mit Wasser, um das Austrocknen zu vermeiden. Auf diesen Zylinder paßt ein Helmaufsatz, an dem sich ein eingeschliffener Glashahn befindet. Die Glasschliffe werden mit Fett abgedichtet.

In diesem Exsiccator, der im ganzen in den Brutschrank zu stellen ist, bewirken das Auspumpen der Luft (Wasserstrahlpumpe) und nachträglich die Absorption des restlichen Sauerstoffs durch Pyrogallolkalilauge die anaeroben Bedingungen. Vor der Beschickung mit den Nährböden bringt man auf den Boden 6 g Pyrogallolpulver und schiebt es durch einen Wattebausch zur Seite, so daß es etwa ein Viertel der Bodenfläche einnimmt. Die entfettete Watte bleibt liegen. Nun können die Nährböden auf entsprechenden Gestellen eingebracht werden und der Deckel eingefettet werden. Der Zylinder wird dann schräg gestellt, und zwar so, daß das Pyrogallol im höheren Teil liegt, gehalten durch die Watte. In die untere Schräge füllt man 100 ccm 50%ige Kalilauge, setzt den Deckel auf den noch schräg gehaltenen Zylinder fest auf und evakuiert an der Wasserstrahlpumpe auf minus 10—20 mm Hg.

Erst jetzt nach Verschluß des Glashahns am Deckel wird der Exsiccator gerade gestellt, damit durch Mischung von Pyrogallol und Kalilauge der im luftverdünnten Raum noch befindliche Sauerstoff absorbiert wird.

An sonstigen Einrichtungen ist nötig, das Dunkelfeld, ein binokulares Plattenkulturmikroskop der Firma *Carl Zeiß*-Jena nach ZEISSLER, sowie die übliche Laboratoriumseinrichtung.

Die *Gram*färbung wird nach der Originalmethode ausgeführt:

Anilinwassergentianaviolett drei Min. (1 ccm Anilinöl + 10 ccm Wasser kräftig einige Minuten schütteln, bis milchige Emulsion entsteht. 5 Minuten stehen lassen, filtrieren durch feuchtes Filter, zum Filtrat 1,1 ccm konzentrierte alkoholische Gentianaviolettlösung und 1,1 ccm Alkohol. Nicht haltbar, stets frisch bereiten!).

LuGOLsche Lösung zwei Min.

Alcohol absolut., bis keine Farbwolken mehr entstehen.

Wasserspülung.

Verdünnte Fuchsinlösung zur Gegenfärbung.

Die Geißelfärbung erfolgt nach ZETTNOW (S. 566) an eintägigen Trauben-zuckeragarkulturen, und zwar auf Deckgläsern, die gut mit Äther und Alkohol gereinigt und in der Flamme abgebrannt sind.

An Nährböden sind zur Kultur und Differenzierung nötig:

1. *Blutbouillon*: 9 ccm schwach lackmusalkalische Bouillon + 3 ccm frisches, steriles Vollblut. 4 Tage bei 37⁰ auf Sterilität prüfen.

2. *Leberbouillon* (KITT, TAROZZI). 1—3 g schwere Stücke von Meerschweinchen- (!) Leber mit dreifacher Menge Nährbouillon im Dampftopf eine halbe Stunde kochen, filtrieren, Leberstücke im Sieb mit Wasser kräftig abspülen. 7—8 ccm dieser filtrierten Bouillon und einige dieser Leberstückchen in Reagensgläsern unter Wattestopfen 30 Minuten bei 110⁰ C im Autoklaven sterilisieren.

3. *Nährgelatine*, 15—20⁰/₀ gelatinehaltig. 20 Minuten bei 110⁰ C sterilisiert.

4. *Vollmilch*, fettreiche, 30 Minuten bei 110⁰ C sterilisiert.

5. *Hirnbrei* (v. HIBLER). Frisches, normales Gehirn von Pia befreien, durch Fleisch-hackmaschine treiben. Zwei Gewichtsteile dieses Breies + 1 Teil nicht saures Wasser verrühren, durch Haarsieb treiben, 2 Stunden im Dampftopf (100⁰ C) kochen, abfüllen in Reagensgläsern (10 ccm) und Kolben, wenigstens 2 Stunden bei 110⁰ C im Autoklaven sterilisieren.

6. *Nähragar*, schwach lackmusalkalisch, 2—3⁰/₀ Agar, 30 Minuten bei 110⁰ C im Auto-klaven sterilisiert.

7. *Verdaute Bouillon* (WÜRCKER). 250 g Leber mit 750 ccm Nährbouillon überschichten, im Autoklaven sterilisieren, mit *Bacillus putrificus* BIENSTOCK beimpfen, 14 Tage bei 37⁰ bebrüten, sterilisieren im Autoklaven, durch HEIMsches Asbestfilter treiben, zu gleichen Teilen mit frischer Bouillon mischen, sterilisieren in Kolben und Reagensgläsern.

8. *Traubenzuckerblutagarplatte* (ZEISSLER). Schwach lackmusalkalischer Nähragar *aus Fleisch* (!) 2—3⁰/₀ agarhaltig, mit 2⁰/₀ Traubenzucker, 30 Minuten bei 110⁰ C sterilisieren. Vor Gebrauch verflüssigen, auf 45⁰ C abkühlen, 16—20⁰/₀ frisches Vollblut zusetzen, vor-sichtig mischen (keine Luftblasen!) zur Platte ausgießen. ZEISSLER nimmt 60 ccm Trauben-zuckeragar + 12—15 ccm Blut in besonderen, großen Reagensgläsern von 25 cm Höhe und 2,5 cm lichter Weite, für 3—4 Petrischalen. Vor Beimpfung bleiben Traubenzucker-blutagarplatten zwei Tage bei Zimmertemperatur.

Blutentnahme mit trockener, sterilisierter Luerspritze vgl. S. 568.

Abgesehen von Blutbouillon und Traubenzuckerblutagar werden alle Nähr-böden also bei 110⁰ C im Autoklaven sterilisiert und vor der Beimpfung zehn Minuten im Dampftopf gekocht, um den im Nährboden befindlichen Sauer-stoff auszutreiben.

Die Beimpfung der festen Nährböden erfolgt mit Platinnadel oder Spatel, die der flüssigen mittelst steriler Glascapillaren auf dem Boden des Gefäßes. Ebenso wird Untersuchungsmaterial entnommen. (Gummihütchen auf zur Capillare ausgezogenem Glasrohr.) Aus Kulturen in hoher Agarschicht können einzelne Kolonien mit dem ,,Agarbohrer'' (nach Art des Korkbohrers) heraus-geholt werden.

Die Anaerobendiagnose umfaßt folgende Abschnitte:

1. Verarbeitung des Untersuchungsmaterials,

2. Isolierung der Kolonien und deren Reinigung,

3. Artbestimmung.

Die *Verarbeitung* des Untersuchungsmaterials richtet sich nach seiner Herkunft:

Blut vom Kranken oder von der Leiche wird wie früher beschrieben ent-nommen: Aus diesen etwa 20 ccm legt man einige Blutbouillonröhrchen an, 10 ccm Bouillon + 3 ccm Blut sowie 3—4 ZEISSLERsche Platten, 60 ccm Trauben-zuckeragar + 12—15 ccm dieses Untersuchungsblutes. — Es wird also kein besonderes Blut vom Gesunden verwandt, sondern nur das zu untersuchende!

Sonstiges Material kann entweder direkt verarbeitet werden oder ist vorher zu trocknen. Letzteres kommt in Frage bei Versand zur Verhütung von Fäul-nis usw. Es wird — Splitter, Geschosse, Erde, Fleisch usw. — in Leberbouillon und Hirnbrei zwecks Anreicherung anaerob bebrüht, und zwar bis zu drei Tagen unter täglicher Kontrolle. Erde, Material aus Kloaken usw. wird außerdem noch in ,,Verdaute Bouillon'' gebracht.

Bei scheinbarer Sterilität muß bis zu vier Wochen zwecks Anreicherung bebrütet werden, erst dann kann primär mit der scheinbar sterilen Kultur ein Tierversuch gemacht werden. In allen anderen Fällen verwirft ZEISSLER ihn.

Getrocknetes Material muß, bevor es in diese Nährböden kommt, gut zerkleinert und im Mörser verrieben werden.

Ein Erhitzen des Ausgangsmaterial darf *nur zur Parallele* mit direkter Bebrütung erfolgen. Es wird dann verarbeitet:

1. Das Untersuchungsmaterial als solches,
2. das Material in obigen Nährböden, die nach Beimpfung serienweise
   a) 15 Minuten bei 80⁰ C im Wasserbad,
   b) 5   ,,   ,, 100⁰ ,, ,, Dampftopf,
   c) 15   ,,   ,, 100⁰ ,, ,,   ,,   waren.

Die *Isolierung der Keime* aus diesen Anreicherungen geschieht in der Hauptsache mit der Traubenzuckerblutagarplatte.

Hinzukommen kann a) der Tierversuch zur Trennung von pathogenen und apathogenen Stämmen, b) die Erhitzung in Leberbouillon, Hirnbrei oder verdauter Bouillon nach obigem Schema, um die verschiedene Hitzeresistenz der einzelnen Arten auszunützen, c) höchst selten die Agarmischplatte.

Aus den Anreicherungskulturen wird an den ersten Tagen täglich Material mittelst Capillare entnommen und im Dunkelfeld untersucht: Unbewegliche Bacillen ohne Sporen sind für FRÄNKELsche Gasbacillen verdächtig, es wird direkt mittelst Spatels auf Traubenzuckeragarplatte verimpft.

Finden sich Sporen, so wird mittelst Capillare in Leberbouillon vom Boden her verimpft.

Diese beimpften Nährböden werden sofort nach obigem Schema auf 80 bzw. 100⁰ C erhitzt und anaerob bebrütet, um dann auf Traubenzuckeragarplatten ausgesät und bebrütet zu werden.

Diese Platten kommen zur Untersuchung im binokularen Mikroskop. Von isolierten Kolonien wird abgestochen zur mikroskopischen und kulturellen Untersuchung. Auch isolierte Kolonien können aus Bakteriengemischen bestehen, es ist deshalb die Reinigung bzw. Trennung der Mischung unbedingt nötig. Liegt es mit der Züchtung von wirklichen Reinkulturen in vielen Laboratorien schon im argen, so gilt das in hohem Maße für die Anaeroben. Mit Recht weist ZEISSLER hierauf ausdrücklich hin. Er verlangt mehrfachen Wechsel von Platte zu Leberbouillon und umgekehrt. Insbesondere warnt er vor Verunreinigung mit Bac. putrificus tenuis und Bac. putrificus verrucosus. Einige Kolonien aus Mischung vom Pararauschbrandbacillus und aus Bac. putrificus BIENSTOCK mit dem Bac. putrificus verrucosus, die selbst diesen erfahrenen Forscher lange genarrt haben, bildet er im Handbuch der mikrobiologischen Technik, Bd. 2 ausdrücklich ab. Er warnt dort mit Recht vor ,,atypischen" Anaeroben.

Die *Artbestimmung* soll nur mit absoluten Reinkulturen erfolgen. Diese erfolgt durch 1. Gramfärbung, 2. Geißelfärbung, 3. Prüfung auf Hitzeresistenz der Sporen bei 100⁰ C im Dampftopf. Dazu verwendet man in *engen* Röhrchen in Hirnbrei gut gewachsene Reinkulturen, die genau 40 Minuten gekocht werden. 4. Den Meerschweinchentierversuch, 5. kulturelle Untersuchung auf Traubenzuckerblutagarplatte, Milch, Gelatine, Hirnbrei.

Reinkulturen werden in Blutbouillon ohne anaeroben Verschluß unter Wattestopfen aufbewahrt, und zwar sobald sie gut gewachsen sind außerhalb des Brutschrankes.

ZEISSLER gibt in folgender Tabelle eine Übersicht über nähere 16 Anaerobenstämme; zur Erläuterung hat er darin folgende Zeichenerklärung.

Art Nr.	Name	Begeiße-lung	Gram-färbung	Wuchs-form auf Trauben-zuckerblut-agarplatte	Milch	Gelatine	Hirnbrei	Resistenz der Sporen gegen 100°	Tierversuch
	I. Pathogene anaerobe Sporenbildner.								
	A. Gasödembacillen.								
	a) Erreger von Tierseuchen.								
1	Bacillus sarcophysematos.	+++	++	IV	+	×	□	÷	II
2	Bac. parasarcophysemat.	+++	++	III (IIa)	+	×	□	+	II
	b) Bacillen des malignen Ödems.								
3	Novyscher Bacillus des malignen Ödems . . .	+++	++	IIa (III)	+	×	□	+++	III
4	Bac. spor. METSCHNIKOFF	+++	++	IIb	×	×	◪	+++	II
5	KLEINscher Enteritisbac.	+++	++	IIc u. V	+++	×	□	+	II
6	v. HIBLERS Art VI . . .	+++	++	IIc u. V	○	○	□	+	II
7	Bacillus der Walfischsep-ticämie	○	++	IIa	+	×	□	+	II
	c) Bacillen des klassischen Gasbrands.								
8	FRAENKELscher Gasbacill.	○	+++	I	+++	×	◻		I
	B. Giftbildner, welche das Gewebe lokal nicht verändern.								
9	Tetanusbacillus.	+++	++	III (IIa)	×	×	■	+++	IV
10	Botulinusbacillus	+++	++	IIa	×	×	■	+++	V
	II. Apathogene anaerobe Sporenbildner.								
	A. Apathogene Putrificusbacillen.								
11	Bac. putrif. BIENSTOCK.	+++	++	V	×	×	■	+++	○
12	Bac. putrificus tenuis . .	+++	++	IIa (III)	×	×	■	+++	○
13	Bac. putrif. verrucosus .	+++	++	VI	×	×	■	+++	○
	B. Apathogene nicht putrifizierende Bacillen.								
14	Bacillus amylobacter VAN TIEGHEM	+++	++	IIc u. V	+++	○	□	+	○
15	v. HIBLERS Art IX . . .	+++	++	IIc u. V	○	○	□	+	○
16	Bac. macrono-filiformis .	+++	++	VII	+	○	□	+	○

Die unter anderen Namen bekannten Anaerobier sind nach ZEISSLERS Untersuchungen teilweise identisch, und zwar

    1. Bacillus sacrophysematos. mit Rauschbrandbacillus,

                                  Bacillus Chauveanei,

                                  FOTHscher Rauschbrandbacillus.

Begeißelung: ○ unbegeißelt, +++ peritrische Begeißelung.

Gramfärbung: ++ positiv bis labil, +++ streng positiv.

Milch: ○ unverändert, + langsame, +++ stürmische Gerinnung, × Peptonisierung.

Gelatine: ○ keine Verflüssigung, × Verflüssigung.

Hirnbrei: □ keine Schwärzung, ▨ 1—2 cm unter der Oberfläche leichte Schwärzung, ■ intensive Schwärzung der ganzen Masse.

Resistenz der Sporen im Hirnbrei gegen Siedehitze: + weniger als 40 Minuten aushaltend, +++ über 40 Minuten aushaltend.

Tierversuch: I Klassischer Gasbrand,
           II blutig-seröses oder blutiges Ödem,
          III sulzig-glasiges Ödem,
          IV Tetanus (Mäuseversuch),
          V. Botulinus (Katzenversuch),
          ○ Apathogen.

Traubenzuckeragarplatte: Neun Wachstumsformen im binocularen Mikroskop 1 : 20.

Wuchsform I. Im großen, undurchsichtigen, schmutzig braunen Hof knopfförmig erhabene Kolonien von anfänglichem fraise über lehmbraun und grau in Oliv- bis Resedagrün. Grünfärbung unter Umständen erst nach Luftzutritt.

Wuchsform IIa. Zartgraue bis farblose Kolonien in meist stark hämolytischem Hof von runder, auch wurzelförmiger Gestalt (Asbestflocken).

Wuchsform IIb. Zartblaugraue Kolonien ohne oder mit schwacher Hämolyse, von stechendem Geruch. Form wie IIa.

Wuchsform IIc wie IIb, jedoch ohne Geruch.

Wuchsform III. Farblose, sehr zarte, mit geringer Hämolyse versehene, schleierförmige Kolonien, deren Rand mikroskopisch gefranst ist und oft arabeske Ausläufer zeigt.

Wuchsform IV. Zarte, blauviolett schillernde Kolonien in kreisförmig hämolytischem Hof. Nährboden kugelförmig geschwollen, in dessen Zentrum die Kolonie perlmutterknopfartig, auch weinblattförmig liegt.

Wuchsform V. Keine Hämolyse, Nährboden im Alter oder dichtem Wachstum dunkelmißfarben. Kolonie rund bis faserig von dunkelbläulicher bis grau, auch schmutzig-gelbbrauner Farbe.

Wuchsform VI. Weiße bis gelbe, undurchsichtige, zähe oder harte, warzenähnliche Kolonie mit mikroskopisch feinem Haarkranz. Enger, intensiv hämolytischer, kreisförmiger Hof.

Wuchsform VII. Nicht hämolytische, dunkelgraugrüne, makronenartige Kolonie.

  2. Bac. parasarcophysematos. mit Para-Rauschbrandbacillus,
                Vibrion septique PASTEUR,
                Bac. des malignen Ödems KOCH und GAFFKY,
                KITTscher Rauschbrandbacillus,
                Bradsotbacillus JENSEN,
                GHON-SACHSscher Bacillus,
                Bacillus des malignen Ödems v. HIBLER,
                Bacillus der malignen Ödems FICKER.

  4. Bac. sporogenes METSCHNIKOFF mit v. HILBERS Art XI,
                II. Art des malignen Ödems EUG. FRAENKEL und ZEISSLER.

  5. KLEINscher Enteritisbacillus mit v. HIBLERS Art VI.

  8. FRAENKELscher Gasbrandbacillus mit Bac. phlegmones emphysematosae EUG. FRAENKEL,
                Bac. aerogenes capsulatus WELCH,
                Bac. perfringeus VEILLON et ZUBER,
                Bac. saccharobutyricus immobilis SCHATTENFROH und GRASSBERGER.

11. Bac. putrificus BIENSTOCK mit Bac. cadaveris sporogenes KLEIN.

13. Bac. putrificus verrucosus mit Paraplectrum foetidum WEIGMANN.

14. Bac. amylobacter v. TIEGHEM mit Clostridium butyricum PRAZMOWSKI,
                Bac. saccarobutyricus mobilis non liquefaciens SCHATTENFROH und GRASSBERGER.
             v. HIBLERS Art IX.

Eine Reihe sonstiger sporenbildender Anaerobier konnte in dieses Schema noch nicht eingefügt werden. Immerhin gebührt ZEISSLER das große Verdienst, endlich Klarheit in dieses Gebiet gebracht zu haben.

Die Reinzüchtung der *Spirochätenarten* stößt noch auf große technische Schwierigkeiten trotz aller genauen Angaben der Autoren. Es gilt das insbesondere für die Vorschriften von Noguchi, der eine ganze Reihe von Arten züchtete. Die Nachprüfer—unter diesen besonders Mühlens u. a. — hatten wenig oder keine Erfolge damit, zumal mit der Spir. pallida. Als beste Nährböden für diese Art gelten zunächst das Mischkulturverfahren nach Schereschewsky im halberstarrten Pferdeserum. Steriles Pferdeserum in sterilen Reagensgläsern wird längere Zeit auf 60° C im Wasserbade erhitzt, bis es von gallertartiger Konsistenz ist und bleibt dann drei Tage im Brutschrank stehen. In dieses bringt man Stückchen von syphilitischen Kondylomen, Papeln usw. Mit Reizsaft gelangen die Kulturen nicht. Überimpft wird auf weitere Röhrchen von der Ausgangskultur mit Capillaren.

Mühlens verwendet diesen Schereschewsky-Nährboden als Ausgangskultur für etwa fünf Passagen, um davon seine „Schüttelkulturen" in Pferdeserumagar anzulegen. Letzterer wird folgendermaßen bereitet:

a) Neutraler $2^1/_2$—$3^0/_0$iger Agar wird aufgekocht, um den Sauerstoff darin zu vertreiben und auf 45° C schnell abgekühlt.

b) Pferdeserum (steriles) wird eine halbe Stunde bei 58° C inaktiviert und ebenfalls auf 45° abgekühlt.

c) Mischung von einem Teil Serum mit zwei Teilen Agar; Luftblasen vermeiden! Abkühlung auf 40 bis 42° C. Darin das Spirochätenmaterial mittelst Platinöse bringen, die man im Nährboden „ausschüttelt", um das Material zu verdünnen.

Die Spir. pallida reinigt sich von Kokken usw. im Lauf der Kulturen, sie wächst als zarter Hauch.

Das Wachstum wird vom 3. bis 7. Tage ab deutlich und bleibt im unteren Teil der Röhrchen, also bei anaeroben Bedingungen. Überimpfungen sind alle 7—10 Tage nötig, und zwar auf Pferdeserumagar 1 : 2, auch 2 : 1.

Sonstige Spirochäten der Genitalregion wurden ebenfalls gezüchtet, so die Spir. refringens im Schereschewskyschen Pferdeserum.

Die Spirochaete balanitidis wurde wie die Spir. pallida im Pferdeserum anschließend Pferdeserumagar kultiviert, und zwar von Mühlens. Noguchi züchtete die Spir. refringens in „Serumwasser" (1 Teil Pferdeserum + 3 Teile dest. Wasser, drei Tage je 15 Minuten bei 100° C sterilisiert, ein Stückchen sterilen Kaninchenhodens hinzufügen. Paraffinölverschluß, anaerob ähnlich wie bei Zeissler im Vakuum mit Pyrogallol-Kalilauge bei 37° bebrüten). Ebenso züchtete er Spir. pallida, Spir. phagedaenis, Treponema calligyrum, Treponema minutum usw.

Blutspirochäten, Spir. icterogenes, Spir. gallinarum, Spir. Obermeieri züchtete Ungermann in inaktiviertem Kaninchenserum. Uhlenhuth verwandte für die von ihm und Fromme entdeckte Spir. icterogenes in 1 : 30 mit Leitungswasser verdünntem Serum *auf* dem Brutschrank, und zwar auch ohne Paraffinabschluß.

Die Gruppe der gramnegativen Kokken bietet in ihrer Differenzierung einige Schwierigkeiten, die in Anbetracht der oft sehr bedeutungsvollen Untersuchung auf Gonokokken große Sorgfalt erheischt.

Die Verimpfung des Eiters, Prostatasaftes usw. (vgl. S. 568) erfolgt auf Ascitesagar, dessen Oberfläche insbesondere bei Gono- und Meningokokken *recht feucht sein* soll. Man mischt 2 Teile verflüssigten, auf 45° C abgekühlten Nähragar von $p_H = 7,2$ mit 1—$^1/_2$ Teilen Ascites und gießt in Platten aus, die *noch warm* beimpft werden. Jötten verwendet Nähragar mit $7^0/_0$igem Kaninchenvollblut. Beide Methoden geben gutes Wachstum, wenn der Brutschrank gut einsteht. Der Nähragar soll $1^1/_2$—$2^0/_0$ Agar-Agar enthalten. Meningokokken im Lumbalpunktat lassen sich gut *vor* der Verimpfung auf Platten anreichern, wenn man zu 5 ccm Lumbalpunktat (nach v. Tabora-Obé) 0,5 bis 1,0 ccm einer 10%igen Traubenzuckerbouillon aseptisch hinzufügt und 10—12 Stunden bei 35—37° C bebrüten läßt.

Leider versagt diese Methode bei der Gonokokkenkultur, gerade dort wäre eine solche vor der Ascitesplatte sehr erwünscht.

Die gramnegativen Kokken können kulturell auf Ascitesagar, dem Lackmuslösung mit 10% Zucker zugefügt wurde, nach folgendem Schema differenziert werden. Diese Nährböden werden folgendermaßen bereitet (v. LINGELSHEIM, ROTHE): Die Lackmuslösung (KAHLBAUM) + 10% der Zuckerart werden zwei Minuten gekocht, nach Abkühlen auf je 10 ccm 0,5 ccm Normalsodalösung. Hiervon 1,5 ccm auf 12,5 ccm Ascitesagar, der aus einem Teil Ascites und drei Teilen 3%igem Nähragar besteht (Vorsicht vor Verwechslung der Zuckerarten!).

	Rohr-zucker	Milch-zucker	Trauben-zucker	Frucht-zucker	Malz-zucker
Meningokokken	blau	blau	rot	blau	rot [1])
Gonokokken	,,	,,	rot	,,	blau
Microc. catarrhal.	,,	,,	blau	,,	,,
Diploc. crassus	rot	rot	rot	rot	rot
,, flavus pigmentarm . . .	blau	blau	,,	,,	,,
,, flavus	blau	blau	,,	,,	,,
,, ,, pigmentarm . . .	,,	,,	,,	blau	,,
Microc. phyryng. sicc.	,,	,,	rot	rot	,,
,, cinereus	,,	,,	blau	blau	blau

Während bei exaktem und sorgfältigem Untersuchen die Trennung der Gonokokken von den übrigen keine großen Schwierigkeiten macht, ist die Differentialdiagnose gegenüber den Meningokokken oft schwierig. Das ist aber deshalb sehr wichtig, weil auch in den Genitalien bzw. ihren Sekreten Meningokokken vorkommen (SCHOTTMÜLLER, REUTTER, PICK).

Auf Ascitesagar wachsen die Meningokokken üppiger, die isolierten Kolonien haben nach 24 Stunden bereits einen Durchmesser von 2—3 mm, die der Gonokokken sind nur halb so groß. Die Meningokokkenkolonien gleichen einer flachen, homogenen Scheibe mit glattem, gelegentlich gewelltem Rande. Nie ist er gezackt wie bei den Gonokokken regelmäßig, nie zeigt sich wie bei letzteren ein deutlich erhabenes Zentrum. Bei mikroskopischer Betrachtung der Gonokokkenkolonie sieht man den Rand der Kolonie wellig-zackig, das Zentrum ist lichtgrau bis braun erhaben, buckelförmig. Im ganzen zeigen sie eine Art strahliges, am Rande konzentrisches, scholliges Gefüge, in dem oftmals blasenartige Gebilde imponieren.

Nach 48 Stunden sieht man krystallinische Auflagerungen, die aber auch bei anderen Diplokokken vorkommen.

Benachbarte Kolonien fließen nicht zusammen, die Berührungsstellen sind abgeflacht, so daß bei dichtem Wachstum die Nährbodenoberfläche chagriniertem Leder ähnelt.

Unter 30° C und über 39° C wachsen die Gonokokken nicht. Das Temperaturoptimum liegt bei 36—37° C.

---

[1]) Meistens.

Beim Abimpfen vom Nährboden kleben die Gonokokkenkolonien fest, die der Meningokokken nicht. Erstere sind oft nur schwer auf die Nadel zu bringen, in destilliertem Wasser kaum gleichmäßig zu verreiben, deshalb findet man in mikroskopischen Präparaten nur höchst selten die sonst so charakteristische Kaffeebohnenform. Besser gelingt das in Deckglasklatschpräparaten von 18—20stündigen Kulturen; derartige Präparate von älteren Kulturen zeigen im Zentrum viele degenerierte Kokken — ein für Gonokokken recht charakteristisches Bild.

Nach häufigen Überimpfungen gedeiht der Meningokokkus auch auf Nähragar, der Gonokokkus dagegen nie.

Als Färbung für den Gonokokkus im Eiter eignet sich am besten verdünntes Methylenblau. Es genügt nach Brönnum 1 : 10 000 bei 10 Sekunden Einwirkungszeit. Gewöhnlich gießt man Löfflers Methylenblau auf und sofort ab, um mit Wasser zu spülen. Die Gonokokken sind dann dunkler als die anderen Bakterien und die Kerne gefärbt. Deutlicher werden die Bilder, wenn man den Eiter nicht direkt, sondern in einem Tröpfchen Wasser auf dem Objektträger verreibt.

Sehr schöne Bilder werden nach Pappenheim erzielt durch Methylgrün-Pyronin (Methylgrün 00 eryt. gelbl. 0,15, Pyronin 0,25, Alkohol 2,5, Glycerin 20, $1/2\%$iges Carbolwasser 100,0 [lange haltbar.] Färbungsdauer 2—5 Min.). Kerne blaugrün, Kokken dunkelrot.

Die Gramfärbung ist bei nicht eindeutigen Befunden unerläßlich, sie fällt negativ aus. (Carbolgentianaviolett bzw. Lugol je eine Minute. Entfärbung nur in absolutem Alkohol.)

Über den diagnostischen Wert des Nachweises durch Kultur oder mikroskopisches Präparat sind die Ansichten noch nicht ganz einig. Meines Erachtens gilt nach Neisser, Ipsen u. a. folgendes: Bei klinisch sicherem Verdacht genügen die Färbungen. Je weniger dieser begründet ist, um so mehr tritt die Kultur in ihre Rechte, und zwar eventuell unter *gleichzeitiger* Züchtung von echten Gonokokken aus frischem, typischen Eiter zur Nährbodenkontrolle.

Gelingt der Nachweis durch Kultur nicht, so muß sie *öfters* wiederholt werden. *Ein* negativer Befund sagt nichts.

Versagen häufige Kulturen bei positiven Kontrollen, so müssen die eventuell verdächtigen Kokken des direkten Präparats in der Kultur identifiziert werden. Bumm hat sich dieser Mühe unterzogen und dabei eine Reihe von gramnegativen Kokken gezüchtet, die den Gonokokken morphologisch sehr ähnlich sein können. Kulturell sind diese leicht von ihnen zu trennen: Micrococcus albicans amplus, Diplococcus magnus, D. albicans tardissimus, ferner auch eine Sarcina pseudogonorrhoeae, die von Nagano beschrieben wurde.

Auf diesem Gebiete ist noch viel systematische Arbeit nötig. Möglicherweise kommt man durch serologische Prüfung der Reinkulturen nach Jötten weiter.

Letzterer vertritt bekanntlich den Standpunkt, daß es mehrere morphologisch gleiche, jedoch serologisch und toxisch verschiedene Gonokokkentypen gibt. Die Trennung erfolgt durch für jeden Typ spezifische Sera durch Agglutination und Komplementbindung. In der bisherigen Literatur herrscht bislang keine völlige Einigkeit.

Die grampositiven Kokken machen in ihrer Differenzierung meist keine großen Schwierigkeiten, soweit es sich um virulente oder frisch gezüchtete Stämme handelt. Am wenigsten Ansprüche an den Nährboden stellen die Staphylokokken, die mehr oder minder auf allen Kulturen wachsen und sogar bei völliger Isotonie auskeimen. Auch gegen Temperaturen sind sie wenig empfindlich, sie wachsen noch zwischen 9 und 42^0 C, am besten um 37^0 C herum.

Gegen Hitze und Desinfektionsmittel sind sie sehr resistent: 2—3 Stunden bei 52—53°, 10 Minuten bei 62°, 5 Minuten bei 70°, ferner 10 Minuten in $^1/_2\%$ iger Sublimatlösung bei 20° C, 35 Minuten in 1%iger Carbolsäure sind zur Abtötung nötig. Nur gegen gewisse Farbstoffe sind sie äußerst empfindlich: Methylviolett (Pyoktaninum caeruleum) tötet 1 : 10 000 in 5 bis 15 Minuten. Recht sicher wirkt z. B. zur Vaccineherstellung das Baktolon (Dr. BODE, Hamburg), ein Chlormetakresol. Ich verwende eine $^1/_3\%$ige Lösung in physiologischer Kochsalzlösung und fand nach einer Stunde völlige Sterilität in dieser für Menschen ungiftigen Verdünnung.

Die charakteristischen Eigenschaften: Grampositive Traubenkokken mit orange (aureus), weißem (albus), citronengelbem (citreus) Pigment, Säurebildung in Lackmusmolke, Hämolyse, tryptischem Ferment sind hinreichend bekannt. Zu beachten ist die große Ähnlichkeit zwischen Staph. albus und Micrococcus ureae liquefaciens.

Gelegentlich findet man die drei oder auch zwei Arten im Eiter gemischt. Bei Herstellung von Autovaccine ist hierauf besonders zu achten, da die Immunisierung von der einen gegen die andere Art nicht gelingt.

Hierdurch erklären sich teilweise die Mißerfolge bei Autovaccinebehandlung. Solche Versager fordern nach meinen Erfahrungen erneute bakteriologische Untersuchung und Vaccineherstellung.

Reizvoll ist das Studium der löslichen Stoffwechselprodukte und Gifte, des Leukocidins, Hämolysins und Agglomerins, doch muß derentwegen auf die speziellen Handbücher verwiesen werden (NEISSER im Handbuch der pathog. Mikroorganismen).

Die Staphylokokken können in allen Eiterungen vorkommen, ihren Lieblingssitz haben sie in den Prozessen der Haut und der Knochen. Eine große Rolle spielen sie auch beim subphrenischen Absceß. In den Harnwegen kommen sie zwar seltener vor, jedoch haben KROGIUS, SCHMIDT und ASCHOFF und Verfasser bei Cystitis gelegentlich Reinkulturen von Staphylokokken gefunden. Beim Tier gelingt die Staphylokokkencystitis experimentell selten, die der Uretheren leichter. Auch von letzteren ausgehende Pyelonephritis mit anschließender Sepsis ist bekannt. RENDU berichtet über eine derartige Infektion durch Katheter.

Außer obigen drei Arten kommen noch andere farbstoffbildende Traubenkokken vor, wenn auch seltener. So der Micrococcus roseus (BUMM), M. chromidrogenus ruber (TROMMSDORFF), M. rubicus (HEFFERAU). Auch solche mit grünem und blauem Pigment sind bekannt.

Daß bei *Strepto- und Pneumokokken* Übergänge vorkommen, die eine strenge Differenzierung unmöglich machen, kann nicht mehr geleugnet werden. Besonders gilt das von alten, lange fortgezüchteten Kulturen oder solchen, die überhaupt geschädigt sind. Schon die sonst ausgezeichnete Differenzierung durch Galle bzw. taurocholsaures Natrium versagt dann zur Unterscheidung von Pneumokokken und Streptokokken. In frisch gezüchteten lebenden Kulturen lösen sich indessen alle Pneumokokken in einer 10%igen Lösung des Natrium taurocholicum (MERCK) in physiologischer Kochsalzlösung alsbald auf.

Wenn somit SCHOTTMÜLLERS Versuche zur Einteilung der Streptokokken nach ihrem Verhalten zu Blutagar eine gewisse Einschränkung sich gefallen lassen müssen, so ist sie doch brauchbar. Er züchtet auf Menschenblutagar, dem auf 5 ccm Nähragar 2 ccm defibriniertes Blut zugesetzt werden. Dabei ergeben sich folgende Arten:

1. Streptococcus longus s. erysipelator: Kolonien weißlich-grau in hellem, blutfreien, durchsichtigen Hof.

2. Streptococcus mitor s. viridans: Kolonien grau bis schwarzgrün. Umgebung nicht aufgehellt.

3. Streptococcus mucosus: Kolonien schleimig erhaben, zusammenhängend, grüngrau. Aufhellung fehlt oder kommt erst nach einigen Tagen.

4. Streptococcus lanceolatus: Zusammenhängender, üppiger, saftiger, dunkelgrüner Belag. Keine Aufhellung. Mikroskopisch Lanzettform mit Kapsel.

Die nicht pathogenen Streptoc. acidi lactici GROTENFELD, Streptoc. gracilis ESCHERICH, Streptoc. mesenterioides MIGULA fehlen in dieser Tabelle als nicht pathogen.

Sind in einem Untersuchungsmaterial nur wenig Streptokokken zu erwarten, so kann man nach v. LINGELSHEIM mit Traubenzuckerbouillon anreichern. Zum Weiterzüchten eignet sich dieser Nährboden nicht, da die Kokken durch die gebildete Säure Schaden leiden. Hierzu bewährt sich Blutbouillon, die auch eine Virulenzverminderung weitgehendst verhütet. Pneumokokken halten sich am besten im aseptisch entnommenen und aufbewahrten Herzen eines an künstlicher Sepsis getöteten Kaninchens.

Klinisch von Bedeutung kann die Virulenzprüfung der gezüchteten Arten sein. Hierfür sind mannigfache Vorschläge gemacht, die mehr oder minder umstritten sind.

SCHOTTMÜLLER gibt folgende Vorschrift, die von der Voraussetzung ausgeht, daß der Streptococcus longus bzw. pyogenes nicht vom Blut des *gesunden* Menschen, wohl aber die anderen Arten abgetötet werden.

SCHOTTMÜLLER verimpft in 6—10 ccm frisches, defibriniertes, steriles Menschenblut pro Kubikzentimeter eine Öse Bouillonkultur des zu prüfenden Stammes. In dieser Öse sollen nicht mehr als 50—100 Kokken sein, das muß zuvor festgestellt werden, und zwar durch Auszählung und eventuelle Verdünnung (z. B. pro 6 ccm 300—600 Kokken).

Sofort nach Beimpfung und nach weiteren 6—8 Stunden werden im Verlauf der nächsten beiden Tage nach jeweils vorherigem Umschütteln je 20 Tropfen des Röhrchens zur Blutagarplatte verarbeitet. Zwischendurch wird das Blutröhrchen häufiger umgeschüttelt.

Streptoc. viridans zeigt auf den Blutagarplatten eine von Platte zu Platte geringer werdende oder doch stark behinderte Keimzahl; Streptoc. pyogenes vermehrt sich rapide.

Die Methode zeigt die Wachstumsenergie der Kokken, vernachlässigt aber die Widerstandskraft des menschlichen Organismus; klinisch sind indessen beide Faktoren von Bedeutung.

So häufig das Ulcus molle vorkommt, so schwer gelingt der Nachweis seines Erregers, des Streptobacillus DUCREY bzw. des *Bacterium ulceris cancrosi*. Er zeigt keine Eigenbewegung und keine Färbung nach GRAM. Die Kultur erfordert gewisse Vorbereitungen beim Kranken, die dazu dienen, die stets vorhandenen Begleitbakterien des Geschwürs zu vermindern. Es wird antiseptisch gewaschen, gut gereinigt und dann mit Collodium bestrichen. Am nächsten Tage entnimmt man vom Sekret, das unter dem Collodiumhäutchen sich gesammelt hat und streicht auf Blutagarplatten aus. Anschließend anästhesiert man den nochmals gesäuberten Geschwürsgrund durch Auflegen eines Novocaintupfers um dann mit einem scharfen Löffel die Granulationen abzutragen und diese auf weitere Blutagarplatten zu verimpfen.

Die Kolonien gehen erst nach 2—3 Tagen auf, sie sind ziemlich hoch gewölbt, von grauer Farbe und lassen sich, was charakteristisch ist, nur in toto abheben.

Die Isolierung ist nach meinen Erfahrungen schwierig und mühsam. Einigermaßen Erfolg hatte ich, wenn ich von den ersten Platten die verdächtigen,

d. h. nur in toto abhebbaren Kolonien auf eine gewöhnliche Agarplatte brachte, sie hier mit einem scharfen Platinspatel teilte und dann die eine Hälfte auf der Agarplatte ließ, die andere auf eine Blutagarplatte verteilte. Weiter verfolgt wurden nur die Bakterien, welche lediglich — nach 48 Stunden — auf der Blutagarplatte auskeimten.

Mit dieser Methode ließ sich viel unnötiges Färben und Weiterzüchten anderer Bakterienarten vermeiden. Indessen läßt sich nicht leugnen, daß das Kultivieren bzw. Züchten der DUCREYschen Bacillen viel vergebliche Mühe bedeutet.

Tierpathogen ist der Bacillus DUCREY nur für Affen, wie TOMASZEWSKI nachwies.

Versuche mit Autovaccinebehandlung wurden von STÜMPKE und mir unternommen. Der Erfolg war nicht immer deutlich.

Welche Bedeutung der Streptobacillus urethrae hat, den H. PFEIFFER aus der gesunden Urethra züchtete, ist nicht geklärt worden.

Ebenfalls nur auf besonderen Nährböden züchtbar sind zwei Bakterienarten, die speziell in den Harnwegen eine Bedeutung zu haben scheinen: Der *Bacillus acidophilus* FINKELSTEIN und der *Bacillus bifidus*. Sie sind grampositiv und unbeweglich, ebenso wie die zu dieser Gruppe gehörenden *Bac. Bulgaricus* und *Bac. acidophilus aerogenes*. Kulturell ähnlich verhält sich übrigens der Streptococcus acidi lactici. Ihre Isolierung gelingt nach CIPOLLINA auf gewöhnlichem Nähragar nicht, es ist eine Vorkultur nötig in Bouillon, der man $1^0/_0$ Traubenzucker und $1^0/_0$ Eisessig zusetzt. In dieser reichern sich die acidophilen, besser acidotoleranten Keime an, während die Coligruppe zurückgehalten wird.

Nach der Wasserstoffionenkonzentration soll für diese Kulturen p_H unter 5 liegen, falls fermentierbare Kohlenhydrate im Nährboden sind. In neuester Zeit befaßte sich RAHE mit dem Bac. acidophilus, dann TORREY und RAHE, die ihn vom Bac. acidophilus aerogenes abtrennen. Ersteren trennen sie in vier fermentativ verschiedene Gruppen A—D auf Grund ihres Vermögens, Maltose, Glykose, Lactose, Sucrose, Raffinose zu spalten. Sie geben folgende Tabelle.

Bac. acidophilus Typ	Spaltet				
	Maltose	Glykose	Lactose	Sucrose	Raffinose
A	+	+	+	+	+
B	+	+	+	+	—
C	+	+	—	+	—
D	+	+	—	—	—

Der Bacillus acidophilus aerogenes wird durch sein Verhalten gegen die gleichen Nährlösungen in acht Typen A—H eingeteilt.

Ich erwähne diese Befunde, um die Vielheit der Arten zu charakterisieren, die heute noch unter obigen Namen gehen. Daß sie pathogen sein können, zeigen TORREY und RAHE, sowie für den sehr ähnlichen Bacillus bifidus, früher CAHN, neuerdings CIRILLO, der ihn als Erreger einer Cystitis haemorrhagica zweier kleiner Mädchen isolierte.

Daß dieser Gruppe der acidophilen Bakterien wenig Beachtung geschenkt wurde, liegt wohl in erster Linie daran, daß die bakteriologische Untersuchung des Urins vielfach auf die Färbung nach GRAM im Sediment und die Kultur auf sauren Nährböden verzichtet.

37*

Die gramnegativen Bakterien möchte ich in drei Gruppen besprechen:
1. Die FRIEDLÄNDERgruppe,
2. die Dysenteriegruppe,
3. die Typhuscoligruppe.
Die ersten beiden sind *un*beweglich, die letztere beweglich.

1. Die FRIEDLÄNDERgruppe trägt ihren Namen nach dem zuerst bekannt gewordenen Vertreter, dem Bacillus pneumoniae FRIEDLÄNDER. Lediglich als Anpassungsformen an den Ansiedlungsort mit geringen, nicht konstanten, kulturellen Eigentümlichkeiten haben zu gelten: 1. Bacterium acidi lactici, das identisch ist mit Bacterium lactis aerogenes (Lit. bei LAFAR). 2. Bacterium ozaenae bzw. Bacillus mucosus ozaenae ABEL. 3. Bacterium rhinoscleromatis (Lit. bei BABÉS).

Es handelt sich um kurze Stäbchen von 0,6—3,2 μ Länge und 0,5—0,8 μ Breite, deren Enden abgerundet sind. Sie sind unbeweglich, bilden im Tierkörper und auch in Milch eine dicke Gallertkapsel, die auf anderen Nährböden meist fehlt. Die Kolonien sind saftig, weiß, schleimig glänzend. Milch wird nicht koaguliert, die meisten Zuckerarten werden gespalten, wobei sich Kohlensäure und Wasserstoff bildet.

Beim kranken Menschen werden sie bei Pneumonie, auch im Blute, selten bei Cystitis (MOUTT-SAAVEDRO) gefunden. Im übrigen vgl. Literatur im Handbuch KOLLE-WASSERMANN unter obigen Bakteriennamen.

3. Die *Dysenteriegruppe* umfaßt eine Reihe von gramnegativen, unbeweglichen Stäbchen. Die Nomenklatur ist in dieser Gruppe noch nicht einheitlich. Im allgemeinen stehen sich die Bezeichnungen nach KRUSE und nach LENTZ noch einander gegenüber.

Identisch sind: Bacillus dysenteriae KRUSE mit Typus SHIGA-KRUSE. Das Wachstum auf Lackmus-Mannit-Agar ist blau: Mannit wird nicht gespalten. In flüssigen Kulturen wird echtes Toxin gebildet, das im Tierkörper die Bildung von spezifischem Antitoxin veranlaßt.

Die auf Lackmusmannitagar rot wachsenden Ruhrerreger nennt KRUSE Pseudodysenteriebacillen, LENTZ die Typen Y, FLEXNER, STRONG. Wenngleich auch diese „giftarmen" schwere Dysenterie mit hoher Mortalität gelegentlich hervorrufen können, so bilden sie keine echten Toxine und sind meist die Erreger der klinisch leichteren Ruhrformen. KRUSE teilt die Pseudodysenteriebacillen in die Rassen A, B, C, D usw., und zwar durch ihr agglutinatorisches Verhalten gegen Immunsera (die von KRUSE zu bekommen sind). LENTZ bestimmt die „Typen" durch ihr Verhalten gegen Maltose und Saccharose Lackmusagar. Wenn das bei frischen Kulturen gelingt, so gehen diese Charakteristica später in alten Kulturen oft verloren (MESSERSCHMIDT). UHLENHUTH nannte daher die Pseudodysenteriebacillen einfach Y-FLEXNERbacillen.

Als besondere Art gilt weiter der Bacillus SCHMITZ, der auf Mannitplatten auch blau wächst, aber Indol bildet und von für ihn spezifischen Seris agglutiniert wird.

Wenn auch die Ruhrbacillen meist nur im Stuhl vorkommen, so sind sie doch gelegentlich im Urin gefunden. Als Krankheitserreger des Urogenitalapparats sind sie nicht bekannt.

Die Isolierung gelingt leicht, wenn *frische* Fäkalien verwandt werden. Insbesondere gilt das für schleimig-blutige Stühle. Je früher die Schleimflocken in physiologischer Kochsalzlösung gewaschen und sofort auf Endoagar ausgestrichen werden, je sicherer gelingt die Kultur. In älteren, blutig-schleimigen Fäkalien tritt schnelle Säurebildung ein, die die Ruhrbacillen abtötet. Hieraus erklären sich die häufigen Mißerfolge beim Nachweis der Ruhrbacillen.

Im übrigen verhalten sich die Ruhrerreger kulturell ebenso wie Typhus-bacillen.

3. Die *Typhus-Coligruppe* umfaßt eine größere Zahl von morphologisch gleichen Bakterien, die sämtlich beweglich und gramnegativ sind.

Bacterium coli ist fermentativ die am meisten aktive Art: Milch gerinnt, Traubenzucker, Milchzucker wird unter Gasentwicklung vergoren, Lackmus-molke getrübt und gerötet.

Bacterium enteritidis GÄRTNER und Bacterium paratyphi B greifen nur Traubenzucker unter Vergärung an, säuern anfangs Lackmusmolke, um sie nach einigen Tagen blau zu färben, wachsen ausgezeichnet unter Entfärbung auf Malachitgrünagar. Sie unterscheiden sich nur durch Agglutination. Neuere Untersuchungen von AOKI und seinen Schülern zeigen die agglutinatorische Verschiedenheit der menschlichen und tierischen Bakterien sowie ein weit-verzweigtes Rassennetz.

Bacterium paratyphi A bildet aus Traubenzucker *wenig* Gas, ist sonst dem folgenden ähnlicher.

Bacterium typhi greift beide Zuckerarten nicht an, säuert noch schwach Lackmusmolke und wächst zarter auf festen Nährböden als die vorher erwähnten.

Bacterium alcaligenes greift keinen Zucker an und bildet nur Alkali. Er ist monotrich, die obigen sind peritich begeißelt.

Soweit die scharfe schematische Abgrenzung dieser Gramnegativen. Über-gänge sind mannigfach beschrieben, so daß man fast sagen kann, vom FRIED-LÄNDER bis zum Typhus und Alcaligenes bacterium ist ein fließender Zusammen-hang. Vorstehende Arten sind jedoch scharf charakterisiert und an diesem Schema muß festgehalten werden, wenn nicht unnötige Verwirrung geschaffen werden soll. Diese wird bei Berücksichtigung der serologischen Prüfungen, ins-besondere der Agglutination noch komplizierter.

Die Bedeutung der Typhus-Koligruppe in der Urologie ist bekannt. Vom Bacterium alcaligenes sind bislang keine pathogenen Fähigkeiten beschrieben, die übrigen Vertreter können sich in allen Teilen des Urogenitalapparats ansiedeln und als Eitererreger vorkommen. Auch Übergangsformen, Bacterium coli immobile und manche unter verschiedenen Namen beschriebenen Coliarten können pathogen werden; die Bedingungen hierfür sind nicht bekannt.

Beim typischen Bacterium coli spielen zwei Varietäten in der Urologie eine Rolle, das Bacterium coli haemolyticum und anhaemolyticum. Ersteres findet sich seltener, ist aber zur Vaccinebehandlung besser geeignet.

Nicht selten mit den Coliinfektionen vergesellschaftet ist das *Bacterium vulgare*, dessen Synonyme sind: Proteus vulgaris HAUSER, Bacillus albus cada-veris STRECKER und STRASSMANN, Urobacillus liquefaciens septicus KROGIUS, Bacillus foetidus ozaenae HAJEK, Bacillus proteus vulgaris KRUSE.

Es ist ein schlankes, dünnes Stäbchen von 1,6—4 μ Länge und 0,4—0,5 μ Breite, hat die Neigung, Fäden und scheinbare Spiralen zu bilden. Die Be-weglichkeit ist sehr lebhaft, die Färbbarkeit nach GRAM negativ. Er gedeiht auf allen Nährböden sehr üppig und überwuchert gern alle anderen Arten unter Entwicklung übelriechender Gase.

Wenn der Proteus mit anderen Bakterienarten im Untersuchungsmaterial gemischt vorkommt, gelingt deren Isolierung deshalb meistens nicht. Die Züchtung dieser gelingt dann auf Nährböden mit Zusatz von Carbolsäure: 2 ccm einer 5%igen Carbolsäure und 98 ccm Nähragar (BREMER).

Neuerdings spielt der Proteus X 19 eine große Rolle in der Fleckfieber-diagnose. Nach WEIL und FELIX wird der von ihnen gezüchtete Stamm X 19 vom Serum der Fleckfieberkranken hoch agglutiniert. 1 : 200 ist beweisend. Die Technik entspricht der üblichen Agglutinationsmethode.

Nahe verwandte Arten sind weiterhin der Erreger des blauen bzw. grünen Eiters, das Bacterium pyocyaneum synonym mit Pseudomonas pyocyanea MIGULA und das Bacterium fluorescens liquefaciens. Eine scharfe Trennung beider ist nicht möglich, auch die Abgrenzung gegen das Bacterium putidum seu, Bacillus fluorescens putidus bzw. Bacillus fluorescens non liquefaciens ist etwas gesucht.

Sie sind 1,4—5 μ lang und etwa 0,4—0,6 μ breit. Die GRAMfärbung versagt, die Beweglichkeit ist lebhaft, Wachstum auf allen Nährböden auch bei Zimmertemperatur unter Bildung grünlichen Farbstoffs. Die Kulturen haben ebenso wie der Eiter den charakteristischen üblen Geruch. Die Kultur gelingt nur unter aeroben Bedingungen.

Eine spezielle Bedeutung gerade für die Urologie hat das Bacterium pyocyaneum nicht. Es siedelt sich leicht in Wunden unter den bekannten Erscheinungen an.

Die *Diphtheriebacillen*. das Corynebacterium diphtheriae ist grampositiv, unbeweglich. Es findet sich zumeist in Involutionsformen im diphtherischen Belag und ist ohne Züchtung von der Gruppe der Pseudodiphtheriebacillen kaum zu unterscheiden.

Die Kultur erfolgt auf LÖFFLER-Serum, wo sich emailleartige weiße Knöpfe bilden. Weniger üppig ist das Wachstum auf Acsites- oder Blutagar, ganz schlecht auf Nähragar. Von zwölfstündigen LÖFFLER-Kulturen findet man schlanke, gekreuzte oder im Winkel liegende Stäbchen, oft in Stakettanordnung. Charakteristisch ist die Polkörperfärbung nach NEISSER: Blauschwarze Körnchen im braunen Leib. Fehlen diese oder treten sie erst nach mehr als 24 Stunden auf, so lassen sich meist Pseudodiphtheriebacillen nicht davon unterscheiden, zumal beide gemischt vorkommen können. Es ist dann durch fraktionierte Aussaat das Anlegen von Reinkulturen nötig. BRONSTEIN und GRÜNBLATT, THIEL, ROTHE benutzen die Eigenschaft der Diphtheriebacillen, Säure zu bilden, um sie von den Pseudodiphtherie- und Xerosebacillen zu differenzieren. Absolut zuverlässig sind diese Methoden nicht. Oftmals werden übrigens die echten Diphtheriebacillen durch lange Alkoholeinwirkung gramnegativ.

Zur sicheren Diagnose z. B. bei Wundinfektionen, die diphtherieverdächtig sind, ist der Tierversuch nötig. Meerschweinchen werden mit Bouillonreinkulturen subcutan geimpft.

Diphtheriebacillen töten meist in zwei Tagen: Infiltrat an der Impfstelle, Nebennieren groß, blutreich, dunkel. Organe steril. Pseudodiphtheriebacillen töten nicht.

MANDELBAUM beschrieb farbstoffbildende Diphtheriebacillen. Im Urin diphtheriekranker Menschen wurden gelegentlich Diphtheriebacillen nachgewiesen.

Die Tuberkelbacillen sind schlanke, unbewegliche, grampositive, säurealkoholfeste Stäbchen von 0,5—4 μ Länge und 0,4 μ Breite. Meist sind sie leicht gebogen und gekörnt und liegen gekreuzt oder in Häufchen. Verzweigungen, auch Kolbenformen kommen vor. Charakteristisch ist die Eigenschaft, Farbstoffe schwer aufzunehmen und trotz Anwendung von Säuren und Alkohol sie nicht wieder abzugeben. Jedoch teilen sie dies Charakteristicum mit den Lepra- und Paratuberkulosebacillen sowie mit den ,,säurefesten" Saprophyten, von denen hier besonders der Smegmabacillus interessiert. Alle diese sind auch gegen Antiformin resistent im Gegensatz zu den vegetativen Formen aller anderen Bakterien.

Zur Vermeidung von Irrtümern sollte nur Katheterurin zur Untersuchung auf Tuberkelbacillen verwandt werden, der in sterilen Gefäßen aufgefangen und verarbeitet wird. Die Färbung darf nur auf *un*gebrauchten Objektträgern ausgeführt werden. Besondere Vorsicht ist auch bei Stuhluntersuchungen nötig, um die sonstigen säurefesten Bakterien mit Sicherheit auszuschalten.

Färbung mit Carbolfuchsin unter Anwendung von Hitze, Blasen beim Kochen vermeiden! Nach Wasserspülung Entfärben mit Salzsäure-Alkohol oder mit 10%iger Natriumsulfitlösung nach KONRICH. Gegenfärbung mit Methylenblau oder Malachitgrün. Untersuchung mit Ölimmersion oder im Dunkelfeld nach Leuchtbild der Methode HOFFMANNS (siehe dort).

Die Kultur der menschenpathogenen Arten gelingt auf erstarrtem Rinderserum, auf Nähragar mit 4% Glycerinzusatz usw. am besten bei 37° C in einigen Wochen. Mischinfiziertes Material muß mit 10%iger Antiforminlösung vorbehandelt werden, die die Begleitbakterien auflöst. Die Tuberkelbacillen durch scharfes Zentrifugieren ausschleudern und in steriler physiologischer Kochsalzlösung vor dem Verimpfen waschen. Besser gelingt die Kultur aus dem experimentell infizierten Meerschweinchen nach bakteriologischer Sektion.

Gelingt der miskroskopische Nachweis im Untersuchungsmaterial nicht, so ist bei klinischem Verdacht der Impfversuch beim Meerschweinchen nötig. Diese sollen *nie* unter vier, besser sechs Wochen beobachtet werden, ehe sie seziert werden. Aus dem Meerschweinchen darf die Diagnose trotz typischen pathologisch-anatomischen Befundes nur gestellt werden, wenn in den käsigen Massen der Milz echte Tuberkelbacillen mikroskopisch nachgewiesen werden, und wenn bei 24stündiger Bebrütung der angelegten Kulturen sich diese steril erweisen!

Zufällige Infektionen mit Pseudotuberkulosebacillen (Bacillus pseudotuberculosis rodentium PFEIFFER, Paratyphusbacillen) können ein in allen Einzelheiten typisches Bild der Impftuberkulose vortäuschen (MESSERSCHMIDT und KELLER). Diese Erreger sind gramnegativ und wachsen leicht auf Nähragar.

Die Differenzierung vom Typus humanus und bovinus erfolgt durch Kulturen aus dem experimentell infizierten Meerschweinchen, und zwar auf Glycerinagar bzw. auf Glycerinbouillon (2%ige).

Der Typus bovinus wächst zierlicher, bildet ein dünneres, netzartiges Häutchen, färbt sich ungleichmäßiger, oftmals in Körnchen und ist plumper als der Typus humanus. Nach intravenöser Injektion geringer Mengen gehen Kaninchen am Typus bovinus nach etwa 3—5 Wochen an allgemeiner Tuberkulose zugrunde; der Typus humanus bewirkt erst nach Monaten eine chronische Tuberkulose.

Der Typus gallinaceus wächst noch bei 45—50° C und bildet bereits nach acht Tagen einen schmierigen, dicken, weißen Belag auf den Nährböden. Mikroskopisch sind diese säurefesten Stäbchen pleomorph. Meerschweinchen erkranken nach Verimpfung nur lokal, bei Kaninchen und Mäusen kann allgemeine Tuberkulose entstehen.

Das Bacterium (Mycobacterium) leprae findet sich als säurefestes Stäbchen im Nasenschleim, dem Geschwürssekret und im Sekret der Hautknoten. Die Stäbchen sind meist nach Art von Zigarrenbündeln gelagert. Die Carbolfuchsinfärbung wird durch längere Säure-Alkoholeinwirkung leichter beseitigt. Keine Tierpathogenität. Auf Kulturen wachsen gelegentlich diphtheroide Stäbchen, deren Identität mit den Leprabacillen noch nicht erwiesen ist.

Smegmabacillen sind selten bei der Carbolfuchsinfärbung gekörnt. Die Farbe ist säurefest, wird aber durch längere Alkoholeinwirkung ausgezogen Ob die Kultur gelingt, ist noch zweifelhaft. Für Tiere sind sie nicht pathogen.

Sonstige sogenannte säurefeste Bakterien sind ubiquitär. Sie wurden aus Milch, Gras, Butter, Kot von der Haut usw. gezüchtet. Ihnen ähnlich sind die aus Fröschen, Schlangen, Fischen usw. gezüchteten Erreger (?) der Kaltblütertuberkulose.

Die Kulturen gelingen bereits bei Zimmertemperatur in wenigen Tagen. Es bilden sich dicke, weiße, schleimige oder runzelige Beläge, die auch Farbstoffe aufweisen können.

Sie alle geben tuberkelbacillenähnliche Färbepräparate nach Ziehl-Neelson. Der Farbstoff ist gegen Säure fest, weniger gegen Alkohol.

Die angeblich gelungene Umzüchtung zu echten Tuberkelbacillen muß mit größter Vorsicht bewertet werden. Die Erreger der *Aktinomykose* sind nicht einheitlich. Im Eiter ist auf die charakteristischen Drusen zu achten. Ihre Isolierung gelingt meist leicht durch Vermischen gleicher Teile Eiter und 20%iger Antiforminlösung. Bei der Homogenisierung fallen die Drusen auf den Boden des Gefäßes als weißgelbe oder gelbbraune Körnchen. Bei mittlerer Vergrößerung erkennt man bereits im feuchten, ungefärbten Präparat die charakteristischen Kolben und Fäden des pilzähnlichen Gebildes. Deutlicher wird das Bild durch Aufhellen in 2%iger Essigsäure oder dünner Kalilauge.

Zur Färbung eignet sich am besten die Darstellung nach Gram mit roter Gegenfärbung. Das Mycel ist meist gramnegativ oder unbeständig, teilweise aber auch positiv, wie denn überhaupt das mikroskopische Bild sehr wechselnd ist.

Die Kultur der *nicht* mit Antiformin isolierten, sondern herausgefischten und in Bouillon gewaschenen Drusen gelingt nicht immer. Stets müssen viele aerobe und anaerobe Kulturen angelegt werden, die teils im Brutschrank, teils bei Zimmertemperatur zu halten sind.

Besondere Sorgfalt gilt den ersten Kulturen, spätere Generationen wachsen leichter.

Den Nachweis von *Amöben* versucht man zunächst im ungefärbten Präparat, möglichst auf geheiztem Objekttisch, um die Eigenbewegung zu kontrollieren. Vor Untersuchungen von Stuhl sind Abführmittel, insbesondere Ricinusöl unbedingt zu vermeiden. Noc rät zu Klistieren vor der Stuhlentnahme, und zwar zunächst zu einer Waschung mit einem halben Liter Wasser, dem eine zweite mit Thymolzusatz folgt. Dieses zweite Klysma soll eine halbe Stunde gehalten werden und zur Untersuchung kommen. Aus der Flüssigkeit sollen besonders die Schleimflocken geprüft werden.

In blutig-schleimig-eitrigen Stühlen finden sich meist wenig Amöben, im Kot sind die Cysten leicht zu finden.

Methylenblau (1%ige wässerige Lösung) färbt Amöben nicht. Differentialdiagnostisch ist Tingieren mit Neutralrot 1 : 10 000 in physiologischer Kochsalzlösung in frischen, noch feuchten Präparaten wichtig: Man läßt zwischen Deckglas und Objektträger einige Tropfen hindurch ziehen und findet bei Amoeba coli Entoplasma und Kern sowie Ektoplasma ungefärbt, Entamoeba histolytica nimmt nur im Kern und Entoplasma den roten Farbstoff an.

Eosinlösungen färben nur tote Amöben und den Untergrund. Lebende Amöben liegen farblos im roten Untergrund.

Leichter ist der Nachweis der Cysten. Das noch feuchte Präparat versetzt man mit einigen Tröpfchen einer in 75%igem Alkohol gesättigten Lösung von Jod oder mit Lugolscher Lösung (2 Jod, 4 Jodkali in 300 ccm Kochsalzlösung): Cysten goldgelb, Kerne etwas dunkler.

Die Anreicherung der Cysten im Kot gelingt gut nach dem Thelemannschen Verfahren. Verschiedene erbsengroße Kotteilchen werden in einer Mischung von Äther und Salzsäure (āā) im Reagensglas durch Schütteln homogenisiert. Nach Filtration durch feines Haarsieb wird eine Minute zentrifugiert. Cysten (auch Parasiteneier) sind im Bodensatz.

Näheres über Färbung, Züchtung usw. siehe bei Hartmann.

Der Nachweis des *Pockenvirus* geschieht nach Paul. In der Technik folgen wir den Vorschriften von Ungermann und Zuelzer. Der verdächtige Pustelinhalt wird auf Objektträgern ohne Anwendung von Hitze eingetrocknet oder in Capillaren aufgesogen. Erstere müssen vor Verimpfung in wenig Glycerin aufgeweicht und ebenfalls in Capillaren gebracht werden.

Zur Impfung dient die Kaninchencornea. Das Tier wird festgebunden, das Auge cocainisiert. Dann fixiert man das Auge mit einer Conjunctivapinzette und ritzt die Cornea mit einer Impfnadel, indem man vorsichtig etwa 1—2 mm voneinander entfernte parallele Impfschnitte anlegt. In diese Scarificationen verreibt man das verdächtige Material.

Nach 48 Stunden, oft schon früher, zeigen sich durch die Lupe auf den Schnitten glänzende Buckel, die sich nicht verschieben lassen. Perlschnurartige Buckel sind für Pocken besonders verdächtig.

Das Auge wird in toto enucleiert; nachdem der Stiel des Bulbus fest umschnürt ist, durchtrennt man erst, um das Auge möglichst prall herauszubekommen. Es wird im fließenden Wasser sodann gespült und in Sublimatalkohol (konzentrierte wässerige Sublimatlösung 30, 70%iger Alkohol ad 100,0) 1 bis 2 Minuten vorfixiert, hierbei müssen die gesunden Teile der Cornea durchsichtig bleiben. Weitere Härtung in 70%igem Alkohol. Eventuell Cornea einbetten in Paraffin usw. Färbung mit konzentrierter wässeriger Gentianaviolettlösung, rasche Differenzierung in Alkohol, Nachfärbung mit verdünnter Fuchsinlösung. Auf charakteristisches Bild der GUARNIERIschen Körperchen achten.

Das in 70%igem Alkohol gehärtete Auge zeigt eine milchig trübe Hornhaut, auf der die Pockenknötchen als flach erhabene Flecke von 1—3 mm Durchmesser deutlich hervortreten. Sie sind nie gelb oder gefärbt wie bei Abscessen, sondern milchweiß oder kreideweiß (GINS). Mehr als 48 Stunden alte Knötchen haben oft eine kraterförmige Vertiefung.

Anhangsweise sei noch die Bereitung von Autovaccinen besprochen, wie ich sie im Laufe der Jahre ausgebildet habe. Sie ist technisch sehr einfach und zuverlässig, zumal ich auf Erhitzung ganz verzichte.

Von dem Eiter bzw. dem zur Verarbeitung geeigneten Material werden Kulturen auf geeigneten festen Nährböden angelegt. Sind diese nach 24 Stunden gut gewachsen, so hebt man die als Krankheitserreger in Frage kommenden Kolonien mit der Platinöse oder Nadel ab und verreibt sie in einer $1/2$%igen Baktolanlösung, der 0,5% Kochsalz zugefügt ist.

In zwei Stunden sind hierin alle vegetativen Formen abgetötet; die Vaccine ist nach Auszählung zum Verimpfen fertig, also bereits am Tage nach Anlegen der Kultur. Sterilitätsprüfungen können ausgeführt werden, sind aber unnötig, wenn man folgendes beachtet:

1. Die Baktolanlösung (Dr. BODE, Hamburg, Konzentr. Baktolan) darf nicht älter als 14 Tage sein.

2. In etwa 8 ccm davon werden 3—4 Ösen Kultur sorgfältigst gleichmäßig verrieben: In steriles Reagensglas ca. 8 ccm einfüllen, Glas sehr schräg halten, so daß Flüssigkeitsspiegel langer Elipse gleicht. Infizierte Platinöse so einführen, daß sie die Glaswand nur an der Oberwand dicht vor dem Flüssigkeitsspiegel berührt. Hier an der Wand verreiben und nur wenig Flüssigkeit gelegentlich mit der Öse zubringen. Also Öse *nicht* direkt in Grotanlösung bringen. Öse vorsichtig herausführen, ohne Glaswand zu berühren.

3. Sterilen Gummistopfen auf das Reagensglas setzen, dann kräftig schütteln. Möglichst in den Brutschrank, *nie* in den Eisschrank setzen. Häufiger in der ersten Stunde umschütteln.

4. Nach Auszählen nötige Verdünnungen werden mit obiger Baktolanlösung gemacht.

Das Auszählen braucht nur einen ungefähren Aufschluß über den Keimgehalt zu geben. Es kommt zur Behandlung nicht darauf an, ob man einige zehntausend Keime mehr oder weniger gibt. Schwache Dosen wirken mindestens ebenso gut, wenn nicht besser. Zu beachten ist vielmehr das Verhalten des Kranken.

Das Auszählen ist am einfachsten nach folgenden Methoden:

1. Nach Wright. Man zieht ein Glasrohr zur mäßig dicken Capillarpipette aus, indem man es in der Flamme zur Rotglut erhitzt und dann *außerhalb* der Flamme langsam streckt. Etwa $1^1/_2$ cm vom spitzen Ende bringt man mittels Fettstift eine Markierung an und setzt auf die Glasrohrseite ein Gummisaughütchen.

Nach Hautdesinfektion auf dem Dorsum des linken Daumens sticht man $^1/_2$ cm vor dem Nagelfalz ein und läßt durch Druck ein Tröpfchen Blut austreten. Hiervon saugt man bis zur Marke in die Capillare, läßt etwas Luft eintreten und saugt von der Bakterienemulsion ebenfalls bis zur Marke auf. Nun folgt wieder ein Luftbläschen und anschließend eine beliebige Menge, etwa 5—8 Markierungen, einer $2^0/_0$igen Lösung von Natriumcitrat in physiologischer Kochsalzlösung, die teils zur Verdünnung, teils zur Verhinderung der Blutgerinnung dient, wenn man anschließend durch häufiges Ausblasen und Aufsaugen den Inhalt der Capillare mischt.

Schließlich wird die Mischung auf einen Objektträger ausgeblasen und nach Art von Malaria bzw. Blutpräparaten ausgestrichen, in Alkohol fixiert und nach Giemsa oder sonstigen geeigneten Methoden gefärbt.

Zum Auszählen legt man in das Okular einige Haare, um das Gesichtsfeld unterzuteilen. Man bestimmt in einer größeren Reihe von Gesichtsfeldern die Zahl der Erythrocyten und der Bakterien.

Im Kubikzentimeter der Vaccine sind dann

$$x = \frac{\text{gezählte Bakterien}}{5 \text{ Milliarden} \times \text{gezählte Blutkörperchen}}.$$

2. Nach geeigneter Verdünnung zählt man im Thoma-Zeissschen Apparat direkt aus, eventuell unter Zusatz von etwas Farbstoff.

Entsprechend dem Keimgehalt der so bereiteten Stammvaccine muß mit obiger Baktolanlösung so verdünnt werden, daß man eine bestimmte Zahl von Bakterien injizieren kann.

Die Angaben über die erste Dosis variieren beträchtlich. Nähreres darüber sowie über die gesamte Vaccinetherapie findet sich in der ausgezeichneten Darstellung von Wolfsohn.

Ich beginne stets mit geringen Dosen, d. h. mit etwa 1 Million Keimen, die in einem Teilstrich der üblichen Tuberkulinspritze sind. Von fünf zu fünf Tagen injiziert man das doppelte der früheren Dosis, falls keine stärkeren Lokal- oder Allgemeinreaktionen sich zeigen. Kommen solche, so wird diese Menge wiederholt und erst das nächste Mal gesteigert. Im ganzen kommt man mit höchstens zehn Injektionen aus.

Mißerfolge zeigen sich meist dann, wenn man in der Vaccine nicht alle im Krankheitsprozeß vorhandenen Bakterienarten hat. Es ist daher stets bei Versagern die nachträgliche bakteriologische Kontrolle nötig.

Zur Vaccinetherapie eignen sich selbständige und chronische Infektionskrankheiten.

Unter selbständigen verstehe ich solche, die nicht durch Fremdkörper, andere primäre Erkrankungen u. dgl. ihren Anlaß zur Entstehung, d. h. das Einwuchern der Bakterien begünstigen. Es scheiden daher z. B. für Vaccinebehandlung aus: Furunculose bei Acne oder Comedonen, Cystitis bei Blasenstein oder nach Katheterismus u. dgl. Hierbei kann die Vaccine höchstens als Reizkörpertherapie die sonstige Behandlung unterstützen.

Gute Erfolge ergaben sich bei chronischer Coli-, Staphylokokken-, Paratyphus-Cystitis, Pyelitis, Furunculose, Gonorrhöe, insbesondere auch Orchitis gonorrhoica, Schweißdrüsenentzündung.

Bei ganz akuten Infektionen, insbesondere auch bei Sepsis, sind die Erfolge schlecht. Trotz einiger Heilungen von Sepsis wage ich das post aut propter hoc nicht zugunsten des propter zu entscheiden.

Ich verzichte auf eine genaue Darstellung unter Verweis auf WOLFSOHNS Arbeit, die auch die gesamte Literatur dieses Kapitels enthält.

An Stelle des Baktolans kann auch Grotan techn. der Lysolfabrik verwandt werden.

Literatur.

ABEL: Handbuch KOLLE-WASSERMANN. — AOKI: Tohoku Journal of exper. Medizin. Sendai 1920—25. — BABES: Handbuch KOLLE-WASSERMANN. — BRAMIGK: Zentralbl. f. Bakteriol., Parasitenk. u. Infektionskrankh., Abt. I, Orig. Bd. 86. 1921. — BREMER: Vet.-med. Inaug.-Diss. Berlin 1921. — BRESSLAU: Dtsch. med. Wochenschrift. 1924. Nr. 6. — BROUGTIN u. GRÜNBLATT: Zentralbl. f. Bakteriol., Parasitenk. u. Infektionskrankh., Abt. I, Orig. Bd. 32. 1902. — BUMM: Zit. nach LEHMANN-NEUMANN: LEHMANNS Atlanten. — BURCKARDT: Inaug.-Diss. Bern 1910. — BURRI: Das Tuscheverfahren. G. Fischer, Jena. 1909. — CAHN: Zentralbl. f. Bakteriol., Parasitenk. u. Infektionskrankh., Abt. I, Orig. Bd. 30, S. 721. — CIPOLLINA: Zentralbl. f. Bakteriol., Parasitenk. u. Infektionskrankh., Abt. I, Orig. Bd. 32, S. 576. — CIRILLO: Journ. d'urol. Tom. 17. — COHN: Beitr. z. Biol. d. Pflanzen. 1872. — DIETEL, GERTRUD: Zentralbl. f. Bakteriol., Parasitenk. u. Infektionskrankh., Abt. I, Orig. Bd. 79. 1917. — DÖRR: Wien. med. Wochenschr. 1909. Nr. 18. — Handb. d. mikrobiol. Technik. Bd. 1, S. 721. — FONTANA: Dermatol. Wochenschr. 1912. S. 1003. — FORSTER: Zentralbl. f. Bakteriol., Parasitenk. u. Infektionskrankh., Abt. I, Orig. Bd. 22. — FRÄNKEL: Hyg. Rundschau 1894. — FRIEBER: Zentralbl. f. Bakteriol., Parasitenk. u. Infektionskrankh., Abt. I, Orig. Bd. 86, 1921. — GAETHGENS: Zentralbl. f. Bakteriol., Parasitenk. u. Infektionskrankh., Abt. I, Orig. Bd. 78. — Arch. f. Hyg. Bd. 52. — Zentralbl. f. Bakteriol., Parasitenk. u. Infektionskrankh., Abt. I, Orig. Bd. 39. — GALLI VALERIO: Zentralbl. f. Bakteriol., Parasitenk. u. Infektionskrankh., Abt. I, Orig. Bd. 76. — GASSNER: Zentralbl. f. Bakteriol., Parasitenk. u. Infektionskrankh., Abt. I, Orig. Bd. 79. — GIEMSA: Dtsch. med. Wochenschr. 1909. Nr. 40; 1910. Nr. 12. — GILDEMEISTER: Handb. d. mikrobiol. Technik (KRAUS-UHLENHUTH). — GINS: Zeitschr. f. Hyg. u. Infektionskrankh. 1916. Bd. 82. — GUGGENHEIMER: Zentralbl. f. Bakteriol., Parasitenk. u. Infektionskrankh., Abt. I, Orig. Bd. 77. — GUTH: Dtsch. med. Wochenschr. 1915. S. 1544. — HART: Zentralbl. f. Bakteriol., Parasitenk. u. Infektionskrankh., Abt. II. Bd. 50. — HARTMANN: Handb. d. pathog. Protozoen. — DE HAENSCHE Membranfilter: Chemische Fabrik Seelze b. Hannover. — v. D. HEIDE: Arch. f. Hyg. Bd. 31. — HOFFMANN: Handb. d. mikrobiol. Technik (KRAUS-UHLENHUTH). — HOPFFE: Münch. med. Wochenschr. 1917 .— HOTTINGER: Zentralbl. f. Bakteriol., Parasitenk. u. Infektionskrankh., Abt. I, Orig. Bd. 67. — IPSEN: Dermatol. Wochenschr. 1924. Nr. 26. — JÖTTEN: Arb. a. d. Reichsgesundheitsamte. Bd. 52. — KAMMANN: Patentschr. Nr. 307831, Kl. 30 M, Gr. 14. — KONRICH: Dtsch. med. Wochenschr. 1920. — KROGIUS: Zit. nach LEHMANN-NEUMANN: LEHMANNS Atlanten. Bakteriol. — LAFAR: Handb. d. Mykologie. — LANGER: Dtsch. med. Wochenschr. 1916, 1917. — LEVINTHAL: Zeitschr. f. Hyg. u. Infektionskrankh. Bd. 86. 1918. — LICHTENSTEIN: Zentralbl. f. Bakteriol., Parasitenk. u. Infektionskrankh., Abt. I, Orig. Bd. 77. — v. LINGELSHEIM: Handb. d. mikrobiol. Technik. Urban u. Schwarzenberg 1923. — Klin. Jahrb. Bd. 15. — Handb. KOLLE-WASSERMANN. — LOCKEMANN: Zentralbl. f. Bakteriol., Parasitenk. u. Infektionskrankh., Abt. I, Ref. Bd. 57. — LÖW: Zeitschr. f. Heilk. Bd. 10, 21. — MANDELBAUM: Verhandl. d. mikrobiol. Ges. Würzburg. 1922. — MASSEN: Arb. a. d. Kais. Gesundheitsamte 1894. — MESSERSCHMIDT: Handb. d. mikrobiol. Technik. — Zeitschr. f. Hyg. u. Infektionskrankh. 1919. — MESSERSCHMIDT u. KELLER: Zeitschr. f. Hyg. u. Infektionskrankh. 1913. — MICHAELIS: Dtsch. med. Wochenschr. 1920. — Zeitschr. f. Immunitätsforsch. u. exp. Therapie. Bd. 31. — MOUTT-SAAVEDRO: Zentralbl. f. Bakteriol., Parasitenk. u. Infektionskrankh., Abt. I, Orig. Bd. 20. — MÜHLENS: Dtsch. med. Wochenschr. 1906; 1909. — Handb. d. mikrobiol. Technik. Urban u. Schwarzenberg 1923. Bd. 2. — NEISSER: Zweiter internat. Dermatol. Kongreß. Wien 1892. — NEISSER und BRAUN: Zu beziehen von F. u. M. Lautenschläger. Berlin N 39. — NOC: Jahresber. f. d. ges. Med. 1916. S. 272. — NOGUCUI: Journ. of the Americ. med. assoc. 1911. — Münch. med. Wochenschr. 1911. — Berlin. klin. Wochenschr. 1912. — Journ. of exp. med. 1918. Vol. 27. — OBÉ: Münch.

med. Wochenschr. 1915. — PAUL: Zentralbl. f. Bakteriol., Parasitenk. u. Infektionskrankh., Abt. I, Orig. Bd. 75. — PFEIFFER, H.: Zentralbl. f. Bakteriol., Parasitenk. u. Infektionskrankh., Abt. I, Ref. Bd. 36. — PIORKOWSKI: Münch. med. Wochenschr. 1900. — POSNER: Arch. f. Dermatol. u. Syphilis. 1921. — Berlin. klin. Wochenschr. 1918. — PROSKAUER und BUCK: Zeitschr. f. Hyg. u. Infektionskrankh. 1894. — QUENSEL: Nord. med. Arkiv. Vol. 50, Abt. III. — Ragitnährböden MERCK. MARX u. EICHHOLZ: Münch. med. Wochenschrift 1920. — RAHE: Journ. of inf. dis. 1914. — SCHERESCHEWSKY: Dtsch. med. Wochenschrift 1912. — SCHMITZ: Zentralbl. f. Bakteriol., Parasitenk. u. Infektionskrankh., Abt. I, Orig. Bd. 67. — SCHOTTELIUS: Münch. med. Wochenschr. 1908. — SCHOTTMÜLLER: Handb. d. mikrobiol. Technik. Bd. 2. — Klinisch-bakteriol. Kulturmethoden. Urban und Schwarzenberg 1922. — SHMAMINE: Zentralbl. f. Bakteriol., Parasitenk. u. Infektionskrankh., Abt. I, Orig. Bd. 61. — SMITH: Journ. of exp. med. Vol. 3. — STUMPKE: Dtsch. med. Wochenschr. 1922. — SZASZ: Zentralbl. f. Bakteriol., Parasitenk. u. Infektionskrankh. Abt. I, Orig. Bd. 75. — SZECSI: Dtsch. med. Wochenschr. 1913. — v. TABORA-OBÉ: Münch. med. Wochenschr. 1915. S. 610. — TELEMANN: Dtsch. med. Wochenschr. 1908. S. 1510. — THIEL: Zentralbl. f. Bakteriol., Parasitenk. u. Infektionskrankh. 1910. — TOMASZEWSKI: Dtsch. med. Wochenschr. 1903. Nr. 26. — TORREY u. RAHE: Journ. of infect. dis. 1915. p. 437. — TROMMSDORFF: Mikroc. rubicus. Zentralbl. f. Bakteriol., Parasitenk. u. Infektionskrankh., Abt. II. Bd. 11. Literaturübersicht. — UHLENHUTH: Dtsch. med. Wochenschr. 1917. — UHLENHUTH u. FROMME: Handb. d. Kriegsmed. Leipzig: J. A. Barth. 1922. — UHLENHUTH u. MESSERSCHMIDT: Dtsch. med. Wochenschr. 1915. — UNGERMANN: Arb. a. d. Kais. Gesundheitsamte. Bd. 51. — UNGERMANN z. ZUELZER: Arb. a. d. Kais. Gesundheitsamte. Bd. 52, S. 41. — USCHINSKY: Zentralbl. f. Bakteriol., Parasitenk. u. Infektionskrankh., Abt. I, Orig. Bd. 14. — VONWILLER: Arch. f. Protistenkunde 1918. Bd. 38. — WAGNER: Münch. med. Wochenschr. 1915. — WOLFSOHN: Neue dtsch. Chirurg. Bd. 31. 1924. — ZETTNOW: Zeitschr. f. Hyg. u. Infektionskrankh. Bd. 30. — ZEISSLER: Dtsch. med. Wochenschr. 1917. — Zeitschr. f. Hyg. u. Infektionskrankh. Bd. 86. — Zentralbl. f. Bakteriol., Parasitenk. u. Infektionskrankh., Abt. I. Orig. Bd. 89.

Die Urinsedimente.

Von

RICHARD SEYDERHELM-Göttingen.

Mit 18 Abbildungen.

Wenn im Rahmen dieses Handbuches auch die Untersuchung der Urin-sedimente eine gesonderte Darstellung findet — im Gegensatz zu den Hand-büchern der inneren Medizin—, so kennzeichnet dies die prominente *diagnostische* Bedeutung, die gerade der *Untersuchung der Urinsedimente in der Urologie* zukommt. Die Mannigfaltigkeit des Stoffes gestattet selbstverständlich nicht, alle Einzelbeziehungen der morphologischen Urinbefunde zum klinischen Bild aufzuführen. Dennoch ist hier der Versuch unternommen, die deskriptive Dar-stellung des Stoffes durch den jeweiligen Hinweis auf die Wechselbeziehungen zum Ganzen, d. h. zur Physiologie und Pathologie des Gesamtorganismus zu ergänzen.

An und für sich irrelevante Störungen im Wasserhaushalt, bewußte und unbewußte einseitige Ernährung, einhergehend mit Reaktionsverschiebungen im Urin, starker Schweißverlust, Diarrhöen und viele andere Momente — oft noch im Rahmen des Physiologischen liegend — führen unter Umständen zu mehr oder minder starker *Trübung des Urins,* sei es schon in der Blase, sei es kurze Zeit nach der Ausscheidung. Eine solche Trübung im frisch gelassenen Urin führt häufig bei Neurasthenikern zur Angstvorstellung: ,,Eiweiß auszu-scheiden'', oder aber sich irgendwie infiziert zu haben. Diese *Furcht vor dem Bodensatz,* der häufig für Eiweiß oder Eiter gehalten wird, führt oft die gesün-desten Menschen zum Arzt. Demgegenüber bedeutet unter Umständen das Auftreten eines Bodensatzes im Urin das erste Anzeichen für das Bestehen einer *organischen* Erkrankung und zugleich oft auch das *einzigste,* insofern weder lokale Schmerzen noch sonstige Verschlechterung des Allgemeinbefindens gleichzeitig aufzutreten *brauchen.* In erster Linie gilt dies relativ häufig vom Auftreten einer *Blutung* in den Harnwegen, die sowohl eine Nierentuberkulose wie ein Blasencarcinom oder eine andere Erkrankung der Harnwege als erste Warnungszeichen ankünden kann. *Blutiger* Urin kann zweierlei bedeuten: Erythrocytenhaltigen Urin einerseits und hämoglobinhaltigen Urin ander-seits. Nicht die *chemische* Reaktion, z. B. die Guajak-Probe, entscheidet hier, sondern lediglich die *mikroskopische* Untersuchung des Sedimentes läßt er-kennen, ob eine Hämaturie oder eine Hämoglobinurie vorliegt.

Die Angaben der Kranken über frühere Veränderungen des Urins — in der Anamnese vom Patienten häufig mit größter Wichtigkeit betont — sind meistens nur mit vorsichtiger Kritik zu verwerten, so z. B. Schilderungen, daß nach einem Unfall oder im Anschluß an einen Nierenstein-Kolikanfall ein *blutiger* Bodensatz im Urin aufgetreten sei. In Wirklichkeit hat es sich dabei evtl. nur um ein Sedimentum lateritium gehandelt. Auch betreffs des Abgangs von Konkrementen werden oft der Phantasie entstammende, irreführende Aus-sagen gemacht. Andrerseits sind die Angaben eines gebildeten, sich selbst zuverlässig beobachtenden Kranken über frühere Veränderungen, insbesondere Trübungen des Urins, unter Umständen von diagnostischer Bedeutung, so z. B. die präzise Aussage, daß der *frisch* gelassene Urin stark getrübt war, daß sich *sofort* ein Bodensatz absetzte, der weißlich, rötlich, oder ausgesprochen blutig gefärbt war.

Der *normale* Harn wird in der Regel völlig klar aus der Blase entleert. Ob die im Urin jeweils enthaltenen Salze gelöst sind oder ausfallen, hängt weitgehend von der *Reaktion* des betreffenden Harnes ab. Die *normale*, gegen *Lackmus saure* Reaktion des Urins ist bedingt durch das Vorhandensein von sauren Phosphaten (Mononatriumphosphat: NaH_2PO_4), welche in Wasser gut löslich sind.

Ist aber — z. B. durch einseitige alkalische Ernährung — die Reaktion des Blutes nach der *alkalischen* Seite hin verschoben, so wird dementsprechend auch ein *alkalischer* Urin ausgeschieden, d. h. die Phosphorsäure, die in ihren verschiedenen Salzverbindungen, teils basisch, teils sauer, die Reaktion des Urins bestimmt, wird als *alkalisches* Salz ausgeschieden. Diese gegen Lackmus alkalisch reagierenden Phosphate sind das Dinatriumphosphat: Na_2HPO_4 und das Trinatriumphosphat: Na_3PO_4; beide sind in Wasser löslich. Die stets gleichzeitig vorhandenen sekundären resp. tertiären Verbindungen der Phosphorsäure mit *alkalischen Erden* (Ca, Mg), z. B. das sekundäre Calciumphosphat $CaHPO_4$ oder das tertiäre Calciumphosphat $Ca_3(PO_4)_2$ sind in Wasser unlöslich. Letztere werden durch die oben genannten Alkaliphosphate in Lösung gehalten. Beim Erhitzen des Urins fallen sie aus.

Der Urin des sich vorwiegend *mit Pflanzenkost* ernährenden Organismus enthält besonders viel sekundäre und tertiäre Phosphate, insbesondere als Calciumverbindungen. Er wird daher mehr oder minder trüb ausgeschieden. Die ausschließlichen Pflanzenfresser unter den Tieren, z. B. Pferd, Rind, Kaninchen, scheiden dauernd einen derartigen trüben Urin aus.

Die *stark alkalische* Reaktion eines trüb gelassenen Urins zeigt also das Vorhandensein von vielen alkalischen Alkaliphosphaten, daneben vor allem von Erdalkaliphosphaten an — erstere gelöst, letztere ausgefallen. Die *abnorm saure* Reaktion eines frisch gelassenen Urins hingegen weist auf die Anwesenheit von besonders viel sauren Phosphaten hin und kann eventuell hierdurch das Ausfallen von Uraten resp. Krystallen von freier Harnsäure zur Folge haben. Um einen solch abnorm starken Grad der Säuerung, d. h. den besonderen Reichtum an freien H-Ionen zu erkennen, setzt man dem Urin wenige Tropfen einer Cochenilletinktur zu [Erich Meyer (1)], d. h. eines Indicators, der erst bei viel stärkerer Säuerung von alkalisch zu sauer, d. h. von rotviolett zu gelb umschlägt. In analoger Weise läßt sich auch Lackmoidtinktur verwenden (Neubauer), s. Näheres S. 594.

Aus obigem folgt, daß die Untersuchung der *Urinsedimente* Hand in Hand mit der Prüfung der *Urinreaktion* einherzugehen hat. Die Urinsedimente dürfen nicht für sich losgelöst, wie eine Sammlung mikroskopischer Einzelbilder betrachtet werden, sondern sie müssen vielmehr als im allerengsten Zusammenhang mit dem Stoffwechsel des Gesamtorganismus stehend — gewissermassen als ein sichtbar werdender Anteil der Ausscheidungsbilanz — betrachtet werden.

In ganz analoger Weise wird auch die kritische Untersuchung des organisierten pathologischen Sedimentes sich stets der engen Wechselbeziehungen zu den Einzelheiten des klinischen Befunds bewußt sein müssen: Anamnese, Herzbefund, Blutdruck erschließen uns für die Stellung der Diagnose oft gleichwertig wichtige Symptome, wie das Resultat der Urinsedimentuntersuchung. So entscheidet z. B. das Vorhandensein von *Erythrocyten* neben vorhandenen granulierten Zylindern, daß der betreffende Fall nicht in die Gruppe der

tubulären Nierenerkrankungen (Nephrosen), sondern in die Gruppe der Glo-
merulo-Nephritiden resp. Nephrosklerosen gehört. Wenn so ein solch relativ
geringfügiger Sedimentbefund für die Diagnose von eminenter Bedeutung sein
kann, so stellt er doch lediglich ein Einzelsymptom dar, das nur im Rahmen
aller sonstigen klinischen Daten den diagnostischen Wert erhält.

Die wichtigsten *organisierten Sedimente*, die der Kranke meist selbst beobachtet und durch die er oft in Schrecken versetzt wird, sind *Blut* und *Eiter*.
Schon allein die *makroskopische* Betrachtung zeigt das Vorhandensein von
Erythrocyten resp. Leukocyten an. Die *mikroskopische* Untersuchung des
Sedimentes ist hierdurch selbstverständlich nicht überflüssig. Im Gegenteil:
sie ist meist gerade in derartigen Fällen besonders *wichtig und schwierig*, da es
häufig darauf ankommt, neben der Unmenge von Erythrocyten resp. Leukocyten nach anderen organisierten Formelementen zu fahnden, wie z. B. nach
Zylindern, Nierenbecken-Epithelien usw.

Die äußerst wichtige Frage, *aus welchem Teile des Urogenitalsystems* der gefundene Eiter, die Leukocyten stammen, ob lediglich aus der vorderen oder
auch aus der hinteren Harnröhre resp. aus der Blase, oder ob schließlich aus
dem Nierenbecken, macht die Anstellung der Zwei-Gläserprobe oder einer
Cystoskopie evtl. einer Ureteren-Cystoskopie nötig. Gerade die *mikroskopische*
Untersuchung der einzelnen hierbei gewonnenen Sedimente läßt meist rasch
erkennen, in welchen Teilen des Urogenitalsystems die krankhafte Veränderung
lokalisiert ist. Daß unter Umständen dem Vorhandensein von Leukocyten
keinerlei Bedeutung beigelegt zu werden braucht, dafür sind treffende Beispiele einerseits das weibliche *Fluorsediment*, anderseits die den alten „*Tripper-
fäden*" anhaftenden Leukocyten, welch letztere noch jahrelang nach der Ausheilung des Entzündungsprozesses bei der mikroskopischen Untersuchung
angetroffen werden können.

Neuerdings ist durch die Einführung der Sedimentuntersuchung mittels
eines Gemisches von *kolloidalen Farbstoffen* durch SEYDERHELM die Frage,
ob jeweils im Sediment angetroffene Leukocyten lebend sind, d. h. aus frischer
Entzündung stammen oder nicht, jederzeit leicht zu entscheiden (vgl. S. 606).

Von großer Wichtigkeit ist der *Zeitpunkt der Urinuntersuchung*. Man muß
F. SCHLAGINTWEIT (2) recht geben, wenn er einen Greuel empfindet vor dem
in die Sprechstunde mitgebrachten Uringlas und ebenso vor dem Urinsammel-
glas in den Krankenhäusern. Die Veränderungen, die besonders in der warmen
Jahreszeit mit solchen Urinen im Verlaufe von oft wenigen Stunden vorgehen,
die Fäulnisprozesse, die sich naturgemäß destruierend auf ein eventuell vorhandenes organisiertes Sediment erstrecken und sich gleich beim ersten Blick
ins Mikroskop durch die sog. Sargdeckelkrystalle erkennen lassen, schließen
selbstverständlich eine exakte Sedimentanalyse aus.

Aber es ist nicht nur die Möglichkeit einer Fäulnis, die jede Sedimentuntersuchung vereiteln kann, es ist oft auch nur der nach stundenlangem Stehen
sich bildende anorganische Bodensatz — aus Phosphaten oder Uraten bestehend
—, der die Auffindung eventuell nur vereinzelt vorhandener organisierter Elemente (Leukocyten, Zylinder, Erythrocyten usw.) entweder erschwert oder
gar unmöglich macht.

Für die Untersuchung des Urinsedimentes ergibt sich aus dem Gesagten
für die Praxis vor allem die Vorschrift, wenn möglich frisch gelassenen Urin
zur Untersuchung zu benutzen. Erscheint der frisch gelassene Urin trüb, so
kann entweder diese Trübung durch nicht organisierte Elemente, d. h. durch
krystallinisch oder amorph ausgefallene Salze oder aber durch organisierte
Elemente, d. h. irgendwelche Zellen — Epithelien, Leukocyten, Erythrocyten,
Zylinder — bedingt sein. Löst sich eine derartige Trübung auf Zusatz von

wenigen Tropfen Säure, so handelt es sich in der Regel um die obengenannten
Erdalkaliphosphate. Kommt die Trübung jedoch auf Zusatz von etwas Natron-
oder Kalilauge zum Verschwinden, so handelt es sich meistens um harnsaure
Salze resp. freie Harnsäure. Letztere lösen sich weiterhin auch bei Erhitzen
des Urins auf. Demgegenüber bleibt die durch organisierte Elemente bedingte
Trübung des Harns bei Zusatz von Alkali resp. Säure unverändert bestehen;
erst die mikroskopische Untersuchung des durch Zentrifugieren gewonnenen
Sedimentes resp. des im Spitzglas abgesetzten Bodensatzes gibt Aufschluß
darüber, welcher Art die Trübung ist.

Ganz besondere Wichtigkeit gewinnt die Untersuchung des *frisch* gelassenen
Urins in jenen Fällen, in denen der *Verdacht auf Blasen- resp. Nierensteine*
besteht. Beobachtet man z. B., daß am Boden eines Glases mit *frisch* gelassenem,
trübem Urin rötlichbraune Konkremente beim Bewegen des Glases hin- und her-
rollen, so weist dies darauf hin, daß hier *vielleicht* Krystalle von freier Harnsäure *bereits in den Harnwegen* aus dem Urin ausgefallen sind. Meistens wird
in solchem Falle der Zusatz von Cochenilletinktur (vgl. S. 594) das Bestehen
einer *abnorm sauren Reaktion* des Urins erkennen lassen. Besteht Verdacht
auf Nierensteine, so läßt man zweckmäßig den frisch gelassenen Urin, auch wenn
er im Augenblick keine Trübung aufweist, unter möglichst „sterilen" Kautelen
mehrere Stunden — am besten im Eisschrank — stehen, um eine spontane
Bildung von Konkrementen, wie sie sich vielleicht analog in den Harnwegen
abspielt, zu ermöglichen und mikroskopisch zu analysieren. Welche Rolle
hierbei eine abnorme Urinreaktion spielt, sei sie abnorm alkalisch oder abnorm
sauer, wurde bereits oben angedeutet; selbstverständlich ist, daß die jeweilige
Reaktion bei der weiteren Beobachtung des betreffenden Urins erhalten bleiben
muß. Auf die Bedeutung des Schutzkolloidgehaltes der Urine für die abnorm
hohe Löslichkeit der Harnsäure usw. wird später ausführlich noch eingegangen
(s. S. 597).

Als *Konservierungsmittel* verwendet man entweder drei Tropfen Formaldehyd
solut. 40 % auf 100 ccm Urin (F. Schlagintweit) oder man überschichtet
den betreffenden Urin mit Toluol resp. Äther, wobei das Verdunsten dieser
Konservierungsflüssigkeiten durch sorgfältigen Verschluß vermieden werden
muß. Für das Aufheben des Urins im Spitzglase (das man schlecht verschließen
kann) eignet sich am besten der erwähnte Zusatz von *Formaldehyd*. (Über
Konservierung von Urinen s. S. 606.)]

Es soll hier noch kurz darauf hingewiesen werden, daß manche Urologen das
Zentrifugieren des Urins zur Gewinnung des Urinsedimentes nur unter ganz
bestimmten Bedingungen für indiziert halten, nämlich nur dann, wenn es gilt,
im Anschluß an den chemischen Nachweis von Eiweiß noch vereinzelte Zylinder
oder Erythrocyten zu finden, oder allenfalls, wenn es gilt Erythrocyten
bei Verdacht auf Nierensteine im Anschluß an provozierendes Springen
usw. zu entdecken. Einen *trüben* Urin jedoch dürfe man nur zentrifugieren,
wenn es gelte, *Mikroorganismen*, wie Tuberkelbacillen usw. nachzuweisen.
Sonst „ist das Zentrifugieren und Sedimentieren *trüben* Urins absolut verpönt, da es ebenfalls zu den größten Irrtümern Anlaß gibt. Es müssen nämlich
selbstverständlich im Zentrifugat immer massenhaft Eiterzellen vorhanden
sein, während sie in Wirklichkeit im nichtzentrifugierten Originalurin vielleicht
sehr spärlich waren und nur von einer alten unbedeutenden Urethritis oder
Prostatitis stammen. Wir Urologen rühren im Gegenteil einen trüben Urin
auf, damit wir die mikroskopischen Teilchen gleichmäßig in ihrer wahren Verteilung erhalten und in dünner Schicht auf dem Objektträger ohne Deckglas
pro Gesichtsfeld auszählen können" (F. Schlagintweit).

Es muß zugegeben werden, daß die makroskopische Betrachtung der z. B. im Zwei-Gläserversuch in den beiden Spitzgläsern sich spontan absetzenden Sedimente oft mehr aussagt, als allein die mikroskopische Untersuchung der beiden *durch Zentrifugieren* gewonnenen Sedimente. Es darf dabei jedoch nicht an der Zeit und Geduld des Arztes mangeln, die sich doch relativ langsam zu Boden senkenden Sedimente genauestens zu beobachten und quantitativ zu vergleichen. Andererseits wird meines Erachtens auch beim Zentrifugieren der beiden Proben gerade auch schon makroskopisch die verschiedene Höhe des gewonnenen Sedimentes *viel rascher* analoge Rückschlüsse gestatten und die *obendrein* ausgeführte mikroskopische Betrachtung des Bodensatzes nunmehr nicht ganz so verpönt erscheinen lassen, als manche Urologen es annehmen möchten.

Zur Technik der Herstellung der Sedimente.

Die übliche Inspektion des Urins, die sich auf Farbe, Geruch und etwaige Trübung zu erstrecken hat, wird im weiteren Verlauf der Untersuchung zunächst von der Prüfung der Harnreaktion gegen Lackmuspapier resp. Cochenilletinktur und dann von den üblichen chemischen Untersuchungen auf Eiweiß, Zucker usw. abgelöst.

In der Regel veranlaßt vor allem der Nachweis von Eiweiß einerseits oder aber eine schon makroskopisch wahrnehmbare Trübung des Urins anderseits die *mikroskopische Untersuchung des Urinsedimentes.* Auch im klar gelassenen, normalen Urin setzt sich bei längerem Stehen am Boden ein kleines Wölkchen ab (Nubecula), das aus einigen Schleimfäden, Epithelzellen, eventuell vereinzelten weißen Blutkörperchen und Bakterien besteht. Ist der Urin von vornherein stärker getrübt, genügt es oft zunächst einen Tropfen unter dem Mikroskop zu betrachten. Ist die *Trübung nur gering* oder ist infolge positiven Ausfalls der Eiweißprobe die Untersuchung auf etwaige organisierte Formelemente unerläßlich, so stellt man durch *Zentrifugieren* ein Sediment her. Der Arzt, der im ganzen ein größeres Urin- resp. Blutmaterial zentrifugieren muß, verfügt am zweckmäßigsten über eine kleine *elektrische* Zentrifuge, wie sie z. B. von der Firma Lautenschläger neuerdings in den Handel gebracht wird. Gleichen Dienst verrichtet natürlich auch die an die Wasserleitung angeschlossene Zentrifuge und schließlich auch — wenngleich mühsamer — eine der in mehreren sehr handlichen Modellen im Handel befindlichen kleinen Handzentrifugen.

Nach beendigtem Zentrifugieren wird der darüberstehende Urin zweckmäßig in der Weise vom eigentlichen Sediment vollständig getrennt, *daß man das Zentrifugierglas genau senkrecht mit seiner Öffnung nach unten hält.* Dabei bleibt stets noch ein kleines Quantum Flüssigkeit im untersten Winkel des Sedimentierröhrchens, eben gerade genügend, um darin das Sediment aufzuwirbeln und unter Klopfen auf einen Objektträger hinauszubefördern. Diese Technik wird leider oft nicht angewandt, d. h. aus Furcht, daß alles inklusive Sediment abfließt, zuviel Flüssigkeit zurückbelassen, so daß die oft nur wenigen Formelemente, z. B. ganz vereinzelte Zylinder, infolge des Flüssigkeitsüberschusses aus dem Bereich des Deckgläschens „wegschwimmen".

Besondere Schwierigkeiten bietet es öfters, in einem Urin, der durch den Ausfall von Uraten oder Phosphaten *stark getrübt* ist, *spärliche organisierte Formelemente* nachzuweisen. Schon oben wurde darauf hingewiesen, daß bei der Untersuchung des frisch gelassenen Urins diese Erschwerung der Sedimentuntersuchung sich relativ selten einstellt. Dennoch kann man sich auch nachträglich diese Aufgabe erleichtern, indem man die jeweils anorganischen Sedimente zur Auflösung bringt, ohne dabei freilich die organisierten Sedimentbestandteile zu zerstören. Zu einem Urin mit dicht ausgefallenem *Uratsediment* setzt man zu diesem Zweck etwas Sodalösung hinzu; noch besser eignet sich nach Sahli (3) eine konzentrierte Boraxlösung, die (1 : 17), in etwa $^1/_5$ bis $^1/_3$ des betreffenden Harnvolumens auch von *vornherein* dem frisch gelassenen Urin zugesetzt, eine Ausflockung von Uraten oder freier Harnsäure *verhindert* und gleichzeitig den Harn keimfrei erhält, ohne dabei Eiweiß zu koagulieren!

In analoger Weise kann man störende *Phosphat- und Carbonat*-Sedimente durch Ansäuern des Urins mit etwas Salzsäure ohne weiteres in Lösung bringen, um daraufhin durch Zentrifugieren ein Sediment von etwa vorhandenen organisierten Elementen zu gewinnen.

Über die *Färbung organisierter Urinsedimente* s. u. S. 606.

Die Untersuchung der Urinsedimente unter dem *Mikroskop* erfolgt zweckmäßig zunächst unter Anwendung einer schwachen, 100—200-fachen, daraufhin mit einer stärkeren, 300—500-fachen Vergrößerung. In neuester Zeit ist durch die Arbeiten von C. Posner (4) der besondere Vorteil, den die Untersuchung hinsichtlich der Urinsedimente im *Dunkelfeld* bietet, sowie vor allem der besondere Wert der Untersuchung mittels *Polarisationsmikroskopes* bekannt geworden. Beide Untersuchungsmethoden haben sich mit Recht im Laboratorium vieler Urologen eingebürgert.

Auf diesbezügliche Einzelheiten wird bei der Erörterung der einzelnen Sedimentarten hingewiesen werden.

I. Die nicht organisierten Sedimente.

Die *Urinreaktion* bestimmt als solche weitgehend den Charakter des ausgefallenen nicht organisierten Sedimentes. Die *Reaktion* wird, wie oben erwähnt, im wesentlichen durch das im Urin vorhandene in Lösung befindliche Phosphat-Salzgemisch bestimmt. Die „wahre", d. h. wirksame, „aktuelle" Acidität des Harns ist bedingt durch die Menge der in ihm in Lösung befindlichen dissoziierten H-Ionen. Diese wird bekanntlich *nicht* durch Titration (Titrationsacidität), sondern durch Indicatoren bestimmt. Für die Praxis genügt im allgemeinen die Verwendung von Lackmus in Form von rotem und blauem Lackmuspapier.

In besonderen Fällen kommt weiterhin der Nachweis einer abnorm stark sauren Urinreaktion in Frage, so z. B. bei der Untersuchung eines Urins auf „harnsaure Diathese". In solchen Fällen ist die Reaktion des Harns nicht nur sauer gegenüber Lackmus, sondern auch gegenüber einigen Indicatoren, die eine noch viel stärker saure „aktuelle" Reaktion durch Farbenumschlag anzeigen. Für die Praxis haben sich hier die Indicatoren Lackmoid- und Cochenilletinktur bewährt, besonders die letztere, die Erich Meyer eingeführt hat.

In der Praxis der Urinuntersuchung bedeutet das Umschlagen der *Rosa*-farbe der Cochenille in *gelb* eine pathologische Säuerung des Harns. Es entspricht dem ungefähr das Umschlagen der Lackmoid-Tinktur vom *Violettblau* zu *Rosa*.

Der Säuregrad ergibt sich aus folgender Gegenüberstellung:

	2 nH bis nH 1 · 10^{-4}	10^{-5}	10^{-6}	10^{-7}	10^{-8}
Lackmoid .	rosa	violett	violett-blau	blau-violett	blau
Cochenille .	gelb	bräunlich-rosa	lila	—	—

Der *normal* saure, d. h. blaues Lackmus rotfärbende Urin, wird auf Zusatz von Cochenille lila gefärbt. Ein Farbenumschlag in Gelb bedeutet, daß die Acidität, d. h. der Gehalt an freien H-Ionen abnorm erhöht ist. Auf die Bedeutung dieser abnormen Säuerung des Harns für die Entstehung von Harnsäuresedimenten wird später des Näheren eingegangen (s. S. 597).

Im folgenden sollen zunächst die im sauren, dann die im neutralen und alkalischen Harn vorwiegend zur Abscheidung kommenden nicht organisierten Urinsedimente des näheren beschrieben werden.

1. Nicht organisierte Sedimente im sauren Harn.

a) Urate. Bei der Bildung der Uratsedimente spielen 5 Momente eine begünstigende Rolle:

1. Die Konzentrationserhöhung,
2. die Temperatur,
3. die abnorm starke Säuerung,
4. eine absolute Vermehrung der Harnsäuremenge,
5. das Fehlen von Schutzkolloid.

Eine Konzentrationserhöhung des Urins kann nach stärkerer Transpiration oder sonstigem Wasserverlust eintreten, ferner durch Fieber oder eine kardial bedingte Stauung hervorgerufen werden. Die Farbe eines solch hochgestellten Harns ist meist dunkel. Unter der Bedingung, daß er seine saure Reaktion behält und sich auf Zimmertemperatur abgekühlt hat, fällt oft schon nach wenigen Stunden ein krümeliger, rötlicher Bodensatz aus, welcher aus saurem harnsaurem Natrium besteht und als Ziegelmehlsediment (Sedimentum lateritium) bezeichnet wird. Dieses Sediment ist makroskopisch eigenartig ziegelrot gefärbt, was dadurch bedingt ist, daß ihm ein chemisch noch wenig bekannter Harnfarbstoff, das Uroerythrin anhaftet. Mikroskopisch besteht es aus amorphen, dicht zusammengelagerten, feinen Körnchen, die nicht gefärbt erscheinen.

Eine abnorm starke Säuerung des Urins läßt des öfteren — unter Umständen auch im normal konzentrierten Urin — ein Uratsediment ausfallen (Harnsäurediathese). Die stark saure Reaktion ist bedingt durch den erhöhten Gehalt an saurem, phosphorsaurem Natron (NaH_2PO_4).

Eine absolute Vermehrung der im Urin zur Ausscheidung gelangenden Harnsäuremenge tritt z. B. bei der Leukämie, bei sich lösender Pneumonie usw. — durch den starken Kernzerfall verursacht — auf und kann zur Bildung eines besonders reichlichen Uratsedimentes führen.

Betreffs der Bedeutung der Kolloide für das Ausfallen der Urate und auch der Harnsäure s. Abschnitt „Harnsäure", S. 597.

Chemisch geben die Uratsedimente eine positive Murexidprobe. Ihre Zusammensetzung besteht aus Natriumsalzen der Harnsäure, vorwiegend aus Mononatriumurat. Beim Erwärmen und auf Zusatz von verdünnter Kalilauge lösen sich diese Alkaliurate leicht auf. Durch Hinzufügen einer stärkeren Säure, z. B. durch Essigsäure oder Salzsäure wird der Harnsäureanteil aus seiner Verbindung mit dem Natrium verdrängt und scheidet sich als freie Harnsäure allmählich in ca. 10—20 Minuten in Form der charakteristischen Harnsäurekrystalle ab (s. u.).

In welcher Weise es in einem Harn mit Uratsediment infolge nachträglicher bakterieller Zersetzung zur Bildung von harnsaurem Ammoniak kommt, s. Abschnitt „Phosphaturie", S. 600.

b) Harnsäure. Die außerordentlich charakteristischen rotgelben bis rotbraunen, sandkörnerartig über den Boden des Uringlases beim Neigen desselben hinrollenden

38*

Krystalle von freier Harnsäure finden sich meistens mit dem oben beschriebenen Ziegelmehlsediment (S. 595) im sauren Harn vergesellschaftet. Ihre sowohl makroskopisch als auch besonders mikroskopisch stark bräunlichrote, ockergelbe

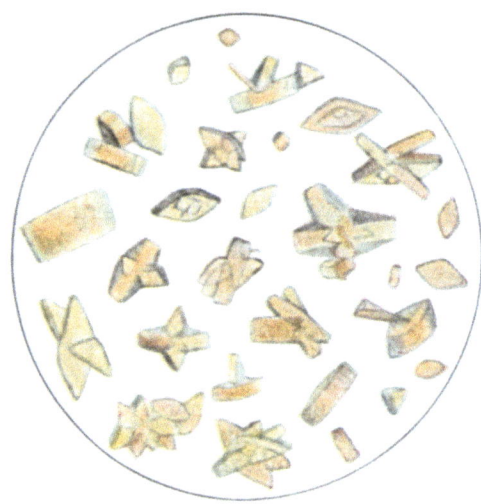

Färbung ist durch anhaftenden Urinfarbstoff (Urochrom, Uro-erythrin) bedingt. Nach Einnahme von Salicylsäure, Salol und Phenolderivaten erscheinen unter Umständen diese Krystalle mehr grauviolett, eventuell ausgesprochen schwärzlich verfärbt [Spaeth] (5). Bei der *mikroskopischen* Untersuchung fallen die Harnsäurekrystalle außer durch ihre intensive Färbung besonders durch die Vielgestaltigkeit ihrer Krystallisationsformen aus dem Rahmen aller übrigen Sedimente heraus; sie erscheinen teils als Wetzsteinformen, Drusen-Kammformen (vgl. Abb. 1), teils als Tafelformen, teils als Hantelformen, sog. Dumbbellsformen (vgl. Abb. 2).

Abb. 1. Harnsäurekrystalle.

Die Harnsäurekrystalle lösen sich beim Erwärmen und auf Zusatz von Säuren *nicht* auf. Läßt man vom Rande des Deckglases her einen Tropfen Kalilauge oder Piperacin hinzufließen, so lösen sich die Krystalle auf, um bei

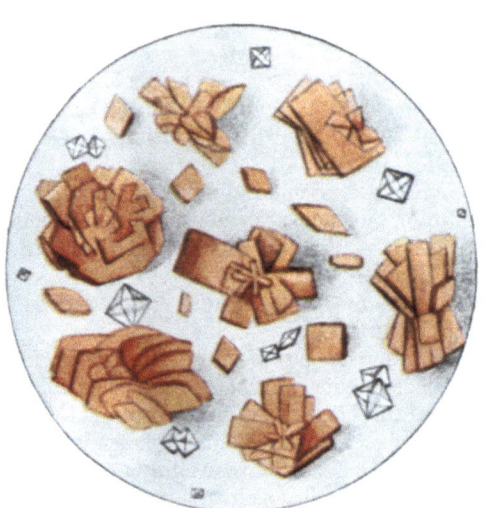

Zusatz von etwas Salzsäure in Wetzsteinform wieder auszukrystallisieren. Die Murexidprobe ist wie bei den Uraten auch bei den Harnsäurekrystallen positiv und ist unter Umständen zu ihrer exakten Identifizierung von Wichtigkeit:

Man erhitzt einige Krystalle in einem Porzellanschälchen mit etwas verdünnter Salpetersäure. Dabei lösen sich die Harnsäurekrystalle unter Aufbrausen. Beim vorsichtigen Eindampfen hinterbleibt ein orangeroter Beschlag, der auf Zusatz von verdünntem Ammoniak sich purpurrot färbt (purpursaures Ammoniak-Murexid) und auf weiteren Zusatz von etwas Kalilauge in violett übergeht.

Für das Ausfallen der Harnsäurekrystalle als Harnsediment sind zum Teil die gleichen Bedingungen maßgebend wie bei der Bildung des Uratsedimentes. Im

Abb. 2. Harnsäurekrystalle und oxalsaurer Kalk (Briefkuvertform).

hochgestellten Urin (starke Transpiration, Fieber usw.) fallen lediglich als Folge der Konzentrationserhöhung nach längerem Stehen und Abkühlung des Urins neben dem Ziegelmehlsediment unter Umständen auch Harnsäurekrystalle aus. Von entscheidender Bedeutung für die *klinische* Bewertung des

Auftretens dieser Krystalle ist das *zeitliche* Moment: je rascher nach dem Verlassen der Blase die Krystallisation erfolgt, um so mehr kann man im allgemeinen auf *abnorme* Verhältnisse schließen. In der Regel findet sich dabei eine *abnorm saure Reaktion* des Urins (Prüfung mit Cochenilletinktur, s. o. S. 594). Zuweilen bilden sich schon in der ersten Stunde, zumal bei *rascher* Abkühlung des Harns die charakteristischen, braunrötlichen Krystalle, mit oder ohne gleichzeitige Abscheidung von Uratsediment. Von ganz besonderer klinischer Bedeutung ist das Vorkommen der Harnsäurekrystalle im *frisch* gelassenen Urin, d. h. die Feststellung, daß bereits innerhalb der Harnwege eine Krystallisation von freier Harnsäure erfolgt ist. Sehr häufig läßt sich diese Beobachtung bei Kranken erheben, in deren Anamnese Schmerzen in der Nierengegend — mehr oder minder kontinuierlich oder ausgesprochen anfallsweise — eine Rolle spielen. Nach neueren Untersuchungen muß für derartige Fälle als Ursache des Ausfallens der Harnsäure in den Harnwegen der Fortfall eines wichtigen, physiologischen Momentes, nämlich der sogenannten Schutzkolloidwirkung angenommen werden. An und für sich ist die Harnsäure in Wasser ganz außerordentlich schwer löslich [1 : 39 400 bei 18⁰ nach Untersuchungen von HIS und PAUL (6)]. Nach Untersuchungen von LICHTWITZ (7) u. a. wird diese Schwerlöslichkeit im Harn auf ein Vielfaches erhöht durch Substanzen von kolloidalem Charakter (Schutzkolloide), welche in jedem Harn vorhanden sind. Treten Ausfällungen ein, so darf man unter Umständen auf eine Verminderung oder Aufhebung der Schutzwirkung dieser sogenannten Schutzkolloide schließen.

Die Stabilität der Harnsäurelöslichkeit kann, abgesehen von derartigen Schwankungen in der Wirksamkeit der Schutzkolloide des Harns, auch durch eine abnorme Zunahme der *freien Wasserstoffionen*, d. h. durch eine abnorm starke Säuerung des Harns, erschüttert werden. Diese abnorm starke Säuerung des Urins ist durch primäre Reaktionsverschiebung im Blut und in den Geweben verursacht und ist heute als Krankheitsbild sui generis erkannt und mit dem nicht gerade glücklich gewählten Namen der *„harnsauren Diathese"* belegt. Zu den wohl verbreitetsten irrtümlichen Auffassungen in Ärzte-, Apotheker- und Laienkreisen gehört die Annahme, daß das Auftreten von Harnsäurekonkrementen im Urin als Ausdruck einer *gichtischen Veranlagung* resp. einer Gicht anzusehen sei. Die in ihrem Wesen soeben skizzierte *„harnsaure Diathese" hat pathogenetisch mit der Gicht nichts gemein.* Die Gicht ist eine *Stoffwechsel*erkrankung, deren Wesen wohl auf der Insuffizienz der Niere, die Harnsäure zu eliminieren, beruht. Die Harnsäure erscheint dabei zu Anfallszeiten in *verminderter* Menge im Urin. Die abnormen Ausfällungen von Harnsäurekrystallen spielen sich hier nicht im Bereich der Niere, sondern vielmehr im Bereich der Gelenke ab. Etwas ganz anderes bedeutet demgegenüber das Auftreten von Harnsäurekrystallen resp. Uratsedimenten im frisch gelassenen Urin bei der harnsauren Diathese, wo infolge tiefgehender *physikalisch*-chemischer Veränderungen des Harns — abnorm *saure* Reaktion, Verminderung des Gehaltes an Schutzkolloiden — *nicht* etwa mit einer *Vermehrung* der Harnsäureausscheidung einhergehend — die genannten Harnsäuresedimente zum Ausfall gelangen.

Wieder etwas anderes, von letztgenannter Störung wohl zu unterscheiden, stellt die Bildung des Uratsedimentes — meist erst viele Stunden nach der Entleerung des Harns — bei jenen Kranken dar, bei denen infolge eines pathologisch gesteigerten Kernzerfalls *das absolute Tagesquantum der ausgeschiedenen Harnsäure* eine *abnorme Höhe* erreicht, z. B. bei Leukämie, bei einer sich lösenden Pneumonie usw. Dem Auftreten der Harnsäuresedimente kommt in diesen Fällen eine ebenso untergeordnete Bedeutung zu, wie dem Ausfallen der Urat- resp. Harnsäurekrystalle im hochgestellten Urin bei gesunden Menschen nach starkem Wasserverlust resp. im Urin des fiebernden oder herzkranken Menschen. Die hier am Beispiel der Harnsäure- resp. Uratsedimente durchgeführte ausführlichere Schilderung der engen Beziehungen zwischen Urinsediment und klinischem Krankheitsbild ergeben für die allgemeine Praxis der Urinsedimentuntersuchung zwei wichtige Leitsätze:

1. Der Harn eines Kranken muß stets *frisch*, d. h. unmittelbar nach der Entleerung, makroskopisch und mikroskopisch bezüglich seines etwaigen Sedimentgehaltes untersucht werden.

2. Bei der Feststellung der *Reaktion* des Urins darf man sich nicht, wie bisher meist üblich, auf die Prüfung gegenüber Lackmuspapier beschränken, sondern muß im gegebenen Fall auch die Möglichkeit einer *abnorm sauren Reaktion* (Prüfung mittels Cochenilletinktur) berücksichtigen.

Die Bedeutung, die dem gleichzeitigen mikroskopischen Nachweis von Erythrocyten und anderen organisierten Elementen speziell für die Diagnose einer Nephrolithiasis zukommt, wird später besprochen.

2. Nicht organisierte Sedimente im schwach sauren und alkalischen Harn.

a) Phosphate und Carbonate. Während bei der normal sauren Reaktion des Harns die Erdalkaliphosphate in Lösung gehalten werden, fallen diese aus, wenn sich die Reaktion nach der alkalischen Seite hin verschiebt. Auf Zusatz von Kalilauge zum normal sauren Urin tritt in der Regel nach mehr oder minder kurzer Zeit eine Trübung, eventuell ein grobkörniger Niederschlag auf, der im wesentlichen aus *basischem Calcium*-, resp. *Magnesiumphosphat* besteht. Es ist dies das gleiche Sediment, das beim Erwärmen vieler normaler Urine ausfällt (Eiweißprobe) und sich beim Zusatz von einigen Tropfen Essigsäure wieder löst. Scheidet sich spontan beim Stehen des Urins ein weißlicher, mehliger Bodensatz ab, im Gegensatz zum rötlichen Ziegelmehlsediment, so deutet dies meistens darauf hin, daß die Reaktion des Urins allenfalls nur *schwach* sauer, meistens neutral oder alkalisch ist. Unter Umständen wird der Urin bereits in trübem Zustand entleert; eine solche Ausscheidung von bereits makroskopisch sichtbar ausgefallenem, mikroskopisch *amorph* erscheinendem basischem Phosphat bezeichnet man als ,,*Phosphaturie*''. Nicht die *Menge* der im Urin enthaltenen basischen Phosphate — weder Steigerung der ausgeschiedenen absoluten Tagesmenge, noch in der Regel eine Konzentrationserhöhung durch Eindickung, sondern lediglich die *Reaktion* des Harns ist in diesen Fällen von entscheidender Bedeutung für die Bildung des Sedimentes.

Dabei soll hier gleich darauf hingewiesen werden, daß man bei Beurteilung der neutralen resp. alkalischen Harnreaktion stets berücksichtigen muß, ob etwa eine *ammoniakalische* Zersetzung vorliegt, d. h. ob das infolge irgendwelcher bakterieller Zersetzung aus Harnstoff frei gewordene Ammoniak die alkalische Reaktion des Harns herbeigeführt hat (Näheres s. S. 601).

Wie bereits oben erwähnt, fallen die aus basischen Phosphaten der Erdalkalien bestehenden Sedimente zumeist in *amorphem* Zustand aus. Außer diesen amorphen Phosphaten gelangen, wenn auch nur relativ selten, zwei Salze der Phosphorsäure in Krystallform zur Ausscheidung, nämlich die phosphorsaure Magnesia ($Mg_3(PO_4)_2$ im alkalischen Harn und der neutrale phosphorsaure Kalk, das Dicalciumphosphat ($CaHPO_4$), im *schwach* sauren resp. alkalischen Harn.

Neben diesen *krystallisierten* Formen von *Phosphorsäureverbindungen* finden sich im Urin — meist neben den erwähnten amorphen Phosphaten — feine Krystalle von basischem Calcium- und Magnesium-*Carbonat*. Der Reichtum eines Harns an *Kohlensäure*-Verbindungen zeigt sich in der Regel schon beim Anstellen der Eiweißprobe an, wenn nämlich der beim Kochen entstandene Niederschlag (zum größten Teil wie gesagt aus basischen Phosphaten bestehend) unter Zusatz von wenigen Tropfen Essigsäure sich auflösend zur Entwicklung *intensiv aufschäumender Kohlensäurebläschen* führt.

Im mikroskopischen Bild erinnern die *amorphen*, oft häufchenartig angeord-
neten Körnchen von *basisch phosphorsaurem Kalk* und *basisch phosphorsaurer Magnesia* durchaus an das Uratsediment. Der Zusatz eines Tropfens verdünnter Essig-
säure vom Rand des Deckgläschens her löst jedoch die
Phosphate im Gegensatz zu den Uraten momentan auf.

Der *kohlensaure Kalk* findet sich im Sediment des
alkalischen Harns in Form von farblosen, meist amorphen, oft auch krystallisierten Körnchen von verschiedener Größe (s. Abb. 3).

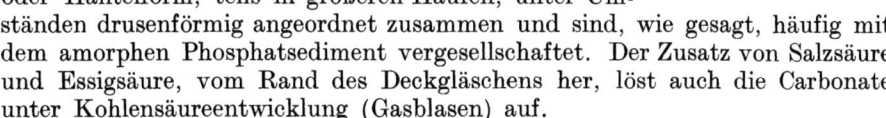

Die kleinen Kugeln liegen teils paarweise in Biskuit-
oder Hantelform, teils in größeren Haufen, unter Um-

Abb. 3. Kohlensaurer Kalk.

ständen drusenförmig angeordnet zusammen und sind, wie gesagt, häufig mit dem amorphen Phosphatsediment vergesellschaftet. Der Zusatz von Salzsäure und Essigsäure, vom Rand des Deckgläschens her, löst auch die Carbonate unter Kohlensäureentwicklung (Gasblasen) auf.

Unter den oben erwähnten, in *Krystallform* anzutreffenden Phosphaten interessiert besonders der *neutrale phosphorsaure Kalk*, $CaHPO_4$ (Dicalciumphosphat). Diese relativ sel-
tenen Krystalle finden sich im
schwach sauren, im ampho-
teren und im deutlich alkalischen Urin. Sie bestehen aus
keilförmig zugespitzten Prismen, die teils einzeln, teils
drusenartig mit ihren Spitzen
zusammengelagert erscheinen.
Manche dieser Gruppierungen
erinnern an Fächer, Garben
usw. Diese krystallinischen
Phosphate sind in Essigsäure
besonders leicht löslich.

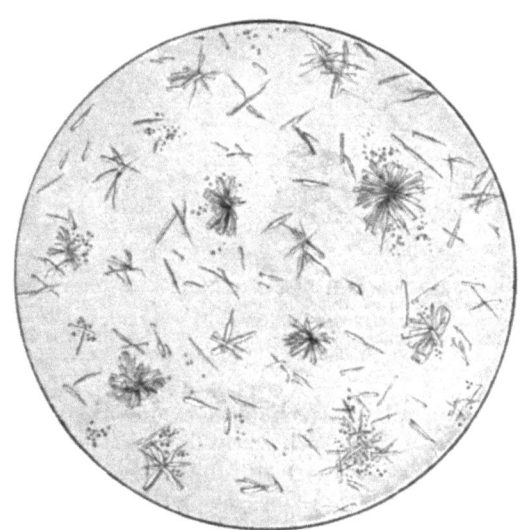

Die phosphorsaure Magne-
sia, $Mg_3(PO_4)_2$ bildet Krystalle,
die aus ziemlich großen, unregelmäßig rhombischen Tafeln
bestehen. Sie bilden jene bekannten, auf der Oberfläche
alkalischer Harne oft bunt
schillernden, *irisierenden Häut-*

Abb. 4. Neutraler phosphorsaurer Kalk aus schwach saurem Harn. (Nach ERICH MEYER.)

chen. Die mittels Deckgläschens vorsichtig von der Oberfläche eines solchen Harns abgehobenen Krystalle erscheinen wie neben- und übereinander ge-
lagerte Schollen von frisch geborstenem Eis. Diese Krystalle sind ebenfalls in Essigsäure leicht löslich (im Gegensatz zu den unter Umständen auch in Form von Tafeln auftretenden, an anderer Stelle besprochenen Calciumsulfat-
krystallen). Vgl. Abb. 5.

Es sei nochmals darauf aufmerksam gemacht, daß diese hier besprochenen Krystalle *ausschließlich* in dem durch das Vorwiegen alkalischer Phosphate *alkalischen* Urin sich finden, *nicht* jedoch in jenen Urinen, deren alkalische Reaktion durch eine *ammoniakalische Zersetzung* entstanden ist.

Das Ausfallen amorpher und krystallinischer Phosphate im frischgelassenen neutralen resp. alkalischen Urin hat man auch mit dem Namen

Phosphaturie

bezeichnet. Wie schon erwähnt, ist in der Regel *nicht* eine abnorme *Vermehrung der Phosphate*, sondern vielmehr eine abnorme Verschiebung der *Harnreaktion* nach der *alkalischen* Seite hin die Ursache dieser Phosphatabscheidung. Eine solche Reaktionsverschiebung kann durch eine einseitige *vegetabilische* Ernährung bedingt sein, wie ja bekanntlich alle Pflanzenfresser einen von ausgefallenen Phosphaten getrübten, alkalischen Harn ausscheiden. Im gleichen Sinne wirkt auch übermäßige Zufuhr *alkalischer Wässer*, die medikamentöse Zufuhr großer Mengen von Natrium bicarbonicum, Natrium citricum usw. Unter Umständen führt auch die Sekretion besonders *großer Mengen freier Magensalzsäure* — noch im Rahmen des Normalen — bei besonderer Beanspruchung (reichlicher Fleischnahrung), dann auch pathologischerweise bei Hyperacidität (Ulcus), eventuell bei Säureverlusten durch Erbrechen zu einer, wenn auch vorübergehenden *Verminderung der Acidität* des Blutes und somit zur Bildung eines *alkalischen* Urins. Die hierdurch bedingte ,,Phosphaturie" bedeutet somit das Sichtbarwerden einer Verschiebung der Blutreaktion in alkalischer Richtung. Warum unter Umständen gerade

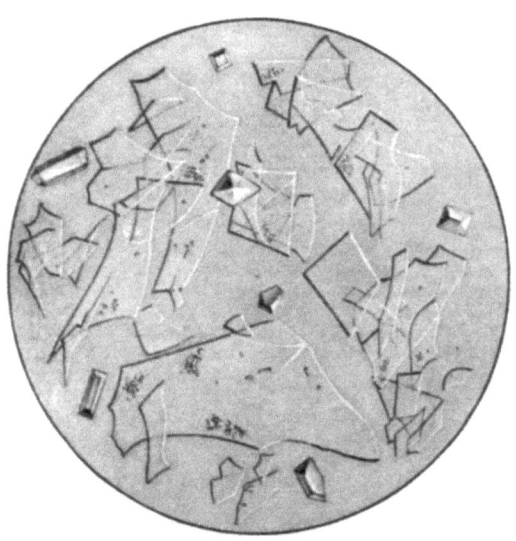

Abb. 5. Irisierendes Häutchen von der Oberfläche eines alkalischen Harnes mit Platten von phosphorsaurer Magnesia. Dazwischen einzelne Krystalle von phosphorsaurer Ammoniakmagnesia, die erst nachträglich bei Stehen des Harnes ausgefallen sind. (Nach Erich Meyer.)

Neurastheniker, Psychopathen eine Phosphaturie aufweisen, ist letzten Endes nicht ergründet. Wahrscheinlich spielen auch hier pervers einseitige Ernährung, chronische Magendarmstörungen usw. eine bedeutsame Rolle für die Entstehung einer Alkalose des Urins. Die Urinanalyse ergab übrigens in vielen Fällen eine Vermehrung der Calciumausscheidung, ,,so daß man eigentlich nicht von Phosphaturie, sondern von Calcarinurie sprechen sollte" (Posner, l. cit.).

Streng zu trennen von den eben geschilderten Formen der Phosphaturie ist die Bildung eines *alkalischen* Harns *durch bakterielle Zersetzung*, wobei wiederum infolge der alkalischen Reaktionsverschiebung die Phosphate ausfallen, also ebenfalls eine ,,Phosphaturie" zustande kommt. Im Vordergrund steht jedoch hier die Bildung von freiem Ammoniak (aus Harnstoff), wie gesagt als Produkt einer durch Mikroben bedingten Zersetzung, Fäulnis. Dies kann z. B. bei entzündlichen eventuell eitrigen Prozessen in den Harnwegen der Fall sein, anderseits aber auch au bakterielle Zersetzung zurückzuführen sein, die sich erst nachträglich beim Stehen des Urins an der Luft ausbildet. Stets finden sich neben den amorphen Phosphaten Krystalle von Tripelphosphat und meist auch von harnsaurem Ammoniak.

Die Krystalle des *Tripelphosphats*, d. h. der phosphorsauren Ammoniak-Magnesia — NH_4MgPO_4 — treten meist in 3—6seitigen Prismen mit abgeschrägten Kanten auf, die als „*Sargdeckelkrystalle*" bezeichnet werden. Daneben kommen, wenn auch selten, Krystalle in Form von Federfahnen, Farnkrautwedeln usw. vor. Eine etwaige Verwechslung mit den Krystallen von oxalsaurem Kalk wird leicht durch die rasche Löslichkeit der Sargdeckelkrystalle in Essigsäure ausgeschlossen.

Das krystallisierte, *harnsaure Ammoniak*. übrigens die einzige Uratverbindung, die im Sediment *alkalischer* Harne angetroffen werden kann, die, wie gesagt, sehr häufig gleichzeitig mit dem Tripelphosphat im ammoniakalisch zersetzten Harn vorkommt, bildet in der Regel braungefärbte Kugeln, die in kleinen Häufchen zusammenliegen und mit ihren vielfachen spitzigen Fortsätzen das Bild der *Stechapfelform* darbieten.
Eine etwaige Verwechslung mit den ihnen etwas ähnelnden Leucinkugeln läßt sich durch die Löslichkeit der Stechapfelkugeln in Essigsäure oder Salzsäure verhüten. Behandelt man die Kugeln des Ammoniumurats unter dem Mikroskop mit etwas Salzsäure, so verschwinden sie unter gleichzeitiger Neubildung von kleinen rhombischen Harnsäurekrystallen.
Sowohl Tripelphosphat als auch Ammoniumuratkrystalle finden sich, wie gesagt, besonders im Sommer an heißen Tagen auch in Urinen, die längere Zeit an der Luft gestanden haben. Ihre Anwesenheit besagt dann eben nur, daß unter dem Einfluß einer *nachträglichen* bakteriellen Verunreinigung eine *ammoniakalische Gärung* stattgefunden hat. Dem-

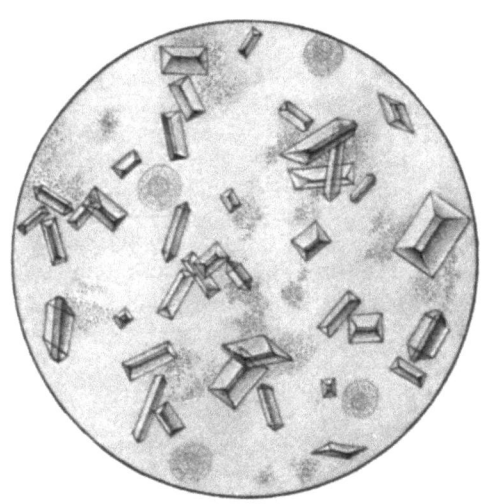

Abb. 6. Zersetzter, ammoniakalisch reagierender Harn mit Krystallen von phosphorsaurer Ammoniakmagnesia (Sargdeckelkrystalle). (Nach ERICH MEYER.)

gegenüber ist der Nachweis dieser Krystalle in *ganz frisch entleerten alkalischen* Urinen ein *wichtiges Anzeichen* dafür, daß eine *Infektion* mit harnstoffspaltenden Bakterien im Bereich der Harnwege selbst vorliegt. In solchen Fällen findet man neben den genannten Ammoniakkrystallen die üblichen Anzeichen der Entzündung in Form von Leukocyten, sowie die betreffenden Mikroorganismen selbst, die im steril entnommenen Urin leicht nachgewiesen werden können.

b) Oxalate. *Calciumoxalat* wird im normalen Harn ganz analog wie die Salze der Harnsäure, die Urate, durch die gleichzeitige Anwesenheit von *saurem* phosphorsaurem Natron in Lösung gehalten. Seine Krystalle treten sowohl im sauren als auch im neutralen und alkalischen Urin auf. Die Löslichkeit des *Calciumoxalats* ist in der Regel im Urin eine um das Vielfache größere als in destilliertem Wasser, eine Erscheinung, die ebenso auch für die Harnsäure und ihre Salze zutrifft. Derartige Löslichkeitserhöhungen sind nur durch die Anwesenheit gewisser kolloidaler Substanzen im Harn, die als „Schutzkolloide" bezeichnet werden, möglich. Die Oxalatkrystalle weisen die charakteristische

„Briefumschlagform" auf, bald in der Art spitzer Oktaeder, bald mehr in kubischer Form (s. Abb. 2 S. 596). Daneben kommen auch kleine Prismen mit Pyramidenecken, ferner auch rundliche und ovale kleine Krystalle von Sanduhr-, Hantel- und Biskuitform vor. Die stets *stark lichtbrechenden* Calciumoxalatkrystalle sind unter Umständen so winzig klein, daß sie erst bei stärkerer mikroskopischer Vergrößerung als solche erkannt werden. Die Krystalle sind in Essigsäure unlöslich, dagegen in Salzsäure löslich. Durch Zusatz von Schwefelsäure bilden sich Gipskrystalle ($CaSO_4$) aus.

Das *Vorkommen* von Calciumoxalatkrystallen im Harnsediment gestattet wohl in den allermeisten Fällen keinerlei Rückschluß auf das Bestehen irgend einer *krankhaften* Veränderung. Meistens wird das Ausfallen der Krystalle dadurch bedingt, daß das saure phosphorsaure Natrium, dessen Anwesenheit — wie oben erwähnt — für die Löslichkeit des Calciumoxalats von Bedeutung ist, zum Teil in neutrales phosphorsaures Salz übergeht, wobei die *saure Reaktion des Harns abnimmt.* In diesen Fällen ist die Krystallisation des Calciumoxalats wiederum nicht die Folge einer abnormen Vermehrung des oxalsauren Calciums, sei es prozentual, sei es betreffs seiner Tagesmenge.

Die Oxalsäure entstammt im Gegensatz zur Harn- und Phosphorsäure wohl fast *ausschließlich den Nahrungsmitteln.* In der Tat findet man nach besonders *reichlichem Genuß* von *oxalsäurehaltigen Nahrungsmitteln* verhältnismäßig oft ein Auskrystallisieren der Calciumoxalatkrystalle, jedoch normalerweise erst im Urin, der mehrere Stunden lang gestanden hat. Auch hier ist daher wiederum ganz besonderer Wert darauf zu legen, ob sich die Krystalle im *frisch* gelassenen Harn, *kurze* Zeit nach dem Verlassen der Blase oder aber erst viele Stunden später nachweisen lassen, ganz besonders dann, wenn ein Verdacht auf Nierensteine gegeben ist. Berücksichtigt man dieses zeitliche Moment, so kommt man davon ab, die Anwesenheit von Calciumoxalatkrystallen im Urinsediment *auf alle Fälle* als einen völlig irrelevanten Nebenbefund zu betrachten. Man findet, wie vor allem auch C. Posner hervorhebt, namentlich bei *Neurasthenikern so häufig Oxalatniederschläge,* daß man die Möglichkeit eines kausalen Zusammenhangs sehr wohl ins Auge fassen muß; „auch Verbindungen hereditärer Art, die von hier zur Gicht, zum Diabetes, zur Fettleibigkeit hinüberführen, lassen sich trotz aller Skepsis nicht ganz wegleugnen" (Posner). Besonders auffällig ist, daß gerade bei derartigen Individuen der sorgfältige Ausschluß von Oxalaten aus der Nahrung keineswegs zu ihrem Verschwinden aus dem Harn führt. Die Nahrungsmittel, die besonders viel Oxalsäure enthalten, sind unter den *Früchten* vor allem: Tomaten, Weintrauben, Äpfel, Apfelsinen, Preiselbeeren und unter den *Gemüsen* in erster Linie: Sauerampfer, Spinat, grüne Bohnen, rote Rüben, Artischocken, Spargel, Rhabarber (auch als Rheum!). Daß in der Tat rein *endogene* Faktoren, unter pathologischen Bedingungen entstehend, für das Auskrystallisieren der Oxalatkrystalle im Harn als verantwortlich mit herangezogen werden müssen, dafür spricht der Umstand, daß diese Krystalle sehr häufig bei *gewissen Krankheiten relativ häufig* im *frisch gelassenen Urin* angetroffen werden, so bei Diabetes mellitus, Gicht, Typhus, Icterus catarrhalis u. a.

Posner beschreibt ferner auf Grund eigener Beobachtungen eine Form von „*Cystitis acutissima*" bei Patienten, die nie gonorrhoisch infiziert waren, nie an einer Entzündung im Bereich der Harnwege gelitten haben und plötzlich meist nach einem Diätfehler an heftigen Schmerzen bei der Urinentleerung, und häufigem Harndrang, erkranken — oft nach dem Genuß jungen, unausgegorenen Bieres —. In einem solchen trüben, flockenreichen Harn finden sich in derartigen Fällen neben *vereinzelten* roten Blutkörperchen zahllose, oft besonders große Oxalatkrystalle. Posner glaubt auch hier, weil nur gewisse, hereditär vielleicht besonders belastete Individuen zu einer derartigen Erkrankung neigen, daß irgend eine Stoffwechselanomalie mit im Spiele ist.

Endlich soll in diesem Zusammenhang erwähnt werden, daß C. Posner beim eingehenden Studium der Oxalatkrystalle *im polarisierten Licht* und *im Dunkelfeld* feststellen konnte, daß im Gegensatz zu den am häufigsten vorkommenden „Briefkuvertformen" die übrigen oben bezeichneten selteneren Krystallisationsformen, wie Eier-, Kugel-, Hantelformen usw. betreffs ihrer Struktur eine Sonderstellung einnehmen: Die Auflösung mittels Salzsäure ist hier keine vollständige, sondern es bleiben zarte, organische Massen zurück, die Posner für identisch mit dem von Ebstein nachgewiesenen Stützgerüst der Harnsteine hält. Dieses Kolloid, glaubt er, beeinflußt den Krystallisationstypus und führt zur Bildung atypischer Formen: — Tendenz zur Steinbildung — „Mikrolithen" (Posner). Wenn dann als weiteres Moment die Stagnation hinzukomme, seien u. U. die Bedingungen zur Entwicklung einer Nephrolithiasis gegeben.

3. Seltener vorkommende, nicht organisierte Sedimente.

a) Calciumsulfat, Gips $(CaSO_4)$ kommt hin und wieder in stark sauren Harnen vor. Es tritt in dünnen, langen, meist rosettenartig angeordneten *Prismen* auf. Die Krystalle sind unlöslich in Essigsäure, Säuren, Ammoniak und Alkohol, schwer löslich in viel Wasser und in Salzsäure. Das Vorkommen des Calciumsulfats gestattet — wenigstens auf Grund unserer heutigen Kenntnisse — keinerlei eindeutige Rückschlüsse auf etwaige Störungen im Schwefelsäure- oder im Kalkstoffwechsel.

b) Cystin. Ebenso charakteristisch wie das Aussehen dieser regulär sechsseitigen Cystintafeln, ebenso selten ist auch ihr Vorkommen. Trotz zahlreicher, in der Literatur vorliegender Arbeiten über die Cystinurie bleibt heute noch die eigentliche Ursache dieser meist ganz isoliert auftretenden, den Schwefelstoffwechsel betreffenden Störung ungeklärt. Die Krystalle sind völlig

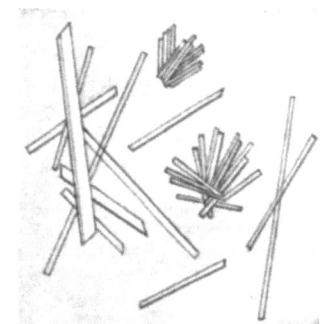

Abb. 7. Schwefelsaurer Kalk.

farblos, was zum Unterschied von den Harnsäurekrystallen, an die sie allenfalls erinnern könnten, wichtig ist. Außerdem unterscheidet sich das Cystin von den Krystallen der freien Harnsäure durch die ausgesprochen leichte Löslichkeit in ein paar Tropfen Ammoniak, die man unter das Deckgläschen bringt. Nimmt man das Deckgläschen wieder ab und läßt das Ammoniak an der Luft verdunsten, so erscheinen nach kurzer Zeit wiederum die charakteristischen sechsseitigen Tafeln.

Nicht ganz selten führt das Vorkommen von Cystinharn zur Bildung von Cystinkonkrementen im Bereich der Harnwege, zu Nieren- resp. Blasensteinen. Man findet in solchen Fällen oft sofort nach dem Verlassen des Harns aus der Blase oder bald hinterher die Cystinkrystalle. Auffallend ist, daß die Untersuchung des Harns der nächsten Verwandten des betreffenden Kranken oft ebenfalls derartige Cystinkrystalle auffinden läßt. Die Ursache eines solchen *familiären Auftretens* ist völlig in Dunkel gehüllt. Ebensowenig hat sich bis jetzt ein Weg zum therapeutischen Handeln gezeigt. Die Ansicht, daß abnorme Zersetzungsvorgänge im Darm zur Cystinurie führen, hat sich durch alle möglichen Versuche, den Darm zu desinfizieren resp. seine Flora „umzustimmen", nicht näher begründen lassen.

c) Xanthin. Diese in den meisten normalen Urinen in *gelöstem* Zustand vorkommende Purinbase krystallisiert nur außerordentlich selten aus, und zwar dann in farblosen, zu Drusen angeordneten Wetzsteinformen, die in der Regel aus glänzenden, rhombischen Blättchen bestehen. Diese Krystalle können unter Umständen ebenfalls mit Harnsäurekrystallen verwechselt werden, unterscheiden sich jedoch von diesen durch die leichte Löslichkeit in verdünntem Ammoniak, sowie weiterhin durch die gelbrote resp. violettrote Färbung, die auftritt, wenn man mit diesen Xanthinkrystallen die Murexidprobe (vgl. S. 596) anstellt. Auch die Löslichkeit in der Wärme ist für die Xanthinkrystalle gegenüber den Harnsäurekrystallen differentialdiagnostisch von Bedeutung.

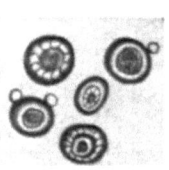

Abb. 8. Leucin.

Steinbildung in den Harnwegen durch Xanthinkrystalle wurde bislang nicht beobachtet.

d) Leucin und Tyrosin. Diese beiden *seltenen*, im Urin nur bei tiefgehender *Leberdestruktion* auftretenden Aminosäuren zeigen stets an, daß körpereigenes Eiweiß unter dem Einfluß unbekannter Noxen zerstört und in Form von groben, unvollkommen gespaltenen Eiweißmolekülteilen ausgeschieden wird. Das Tyrosin ist dabei meist reichlicher vorhanden als das Leucin. Das Tyrosin scheidet sich auch, da es besonders schwer löslich in Wasser ist, nach stundenlangem Stehen des Urins relativ leichter und häufiger aus als das Leucin. In der Regel gelingt der Nachweis dieser beiden Substanzen jedoch erst durch besondere chemische Verarbeitung des Urins (Ausfällen des Harns mit Bleiessig = Liq. plumbi subacet., Behandeln des Filtrats mit Schwefelwasserstoff, Einengen des neuen Filtrats), wodurch ein leichtes Auskrystallisieren mit ammoniakalischem Alkohol erzielt wird. (Betreffs der Darstellung vgl. z. B. Sahli (l. c.), Bd. 2, S. 77, E. Spaeth (l. c.), S. 158 bis 163 usw.)

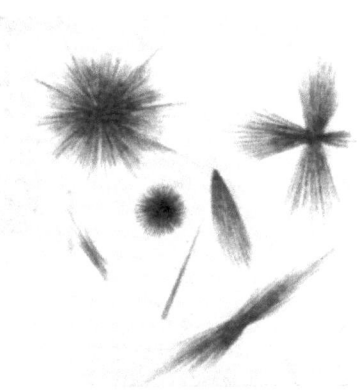

Abb. 9. Tyrosin.

Das *Leucin* erscheint in Form verschieden großer, gelblich gefärbter *Kugeln*, die sowohl eine radiäre als auch eine konzentrische Streifung erkennen lassen. Vor einer Verwechslung mit den oben beschriebenen Krystallen des harnsauren Ammoniaks (Stechapfelform) schützt einerseits die strohgelbe Färbung der Leucinkugeln, anderseits die Tatsache, daß die Stechapfelkrystalle nach Salzsäurezusatz freie Harnsäure bilden.

Das *Tyrosin* kommt in Büscheln äußerst feiner Nadeln vor, die entweder wie glänzende Sterne oder wie in der Mitte aufeinander gebundene Getreidegarben aussehen. Tyrosin ist wie Leucin in Äther nicht löslich, löslich hingegen in Salzsäure und Ammoniak. Tyrosin gibt mit Millons Reagens (d. h. salpetersaures Quecksilberoxyd + salpetrigsaures Quecksilber) beim Kochen eine intensive Rotfärbung. Bei Anwesenheit sehr reichlicher Tyrosinmengen scheiden sich eventuell zahlreiche rote Flocken aus.

Leucin und Tyrosin finden sich im Harn fast ausschließlich bei der Phosphorvergiftung, bei akuter gelber Leberatrophie, seltener auch bei Leberabscessen (E. Meyer).

e) Cholesterin. Cholesterin findet man — äußerst selten — als Bestandteil der feinen Häutchen, die sich auf der Oberfläche des Urins bei degenerativen

Erkrankungen der Niere finden. Es sind durchsichtig scheinende, hellglänzende, rhombische Tafeln. Die Identifizierung geschieht relativ leicht mittels der zahlreichen außerordentlich bunte Färbungen gebenden mikrochemischen Proben, z. B. von E. SALKOWSKI, J. MOLESCHOTT, C. LIEBERMANN, C. NEUBERG, A. WINDAUS u. a. (vgl. E. SPAETH, l. c. S. 516). Die genannten Krystalle finden sich namentlich zuweilen bei fettiger Degeneration der Niere, bei Lipurie, auch bei chronischer Pyelitis. Wahrscheinlich entstammt das Cholesterin den bei der fettigen Degeneration zugrunde gehenden Epithelien der Nieren- resp. der Harnwege.

f) Hippursäure. Hippursäure findet sich im normalen Harn nur ganz selten, nach SPAETH häufiger im Anschluß an den Genuß von Salicylsäure, sowie benzoesäurehaltigen Medikamenten resp. Genußmitteln (Heidelbeeren, Preiselbeeren), und zwar sowohl in Form von Nadeln als von rhombischen Prismen. Die Krystalle sind — was sie vor allem auch von den ihnen entfernt ähnelnden Tripelphosphatkrystallen unterscheidet — in Essigsäure unlöslich.

g) Fett. Das Vorkommen größerer Mengen von Fett im Urin, oft dem Harn ein milchig-weißes Aussehen gebend, bezeichnet man als „Lipurie". In den Tropen kommt die mit Lipurie einhergehende „Chylurie" vor, die durch eine sich bis zur Niere erstreckende Stauung im Ductus thoracicus durch Filaria-embryonen bedingt ist. Ungemein selten kann eine derartige Chylurie auch gelegentlich durch Druck eines tuberkulösen Drüsenpakets auf den Ductus thoracicus zustandekommen [PORF (8), zit. nach SAHLI]. Geringgradige Beimengung von Fett resp. Fettsäurenadeln, die sich stets durch eine, wenn auch oft nur spärliche Trübung des Harns anzeigt, findet man bei gewissen Erkrankungen der Niere (Nephrose), bei Nierentuberkulose und nach Vergiftungen (z. B. mit Phosphor). Bei den Nephrosen ist das Fett meist hauptsächlich in morphologischen Sedimentbestandteilen eingeschlossen.

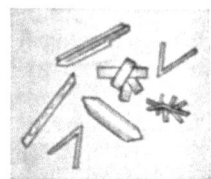

Abb. 10. Hippursäure.

Die Fetttröpfchen im Urin sind in der Regel ganz außerordentlich *klein*, winziger als z. B. in der Milch. Daneben finden sich meist feine Fettsäurenadeln, in Büschel- resp. Sternformen angeordnet. Selbstverständlich muß man sich davor hüten, irgendwelche Fettverunreinigungen durch Katheterfett usw. als „Lipurie" zu bezeichnen (SAHLI). Fett wird durch die Schwarzfärbung mittels $1/2$—1%iger Osmiumsäurelösung resp. durch die intensive Rotfärbung mittels konzentrierter alkoholischer Lösung von Sudan III identifiziert.

Die ebenfalls äußerst selten vorkommenden, sich fast immer in Gesellschaft *organisierter* Sedimentformen befindlichen Krystalle von *Bilirubin, Hämatoidin, Hämoglobin, Melanin* u. a. werden im folgenden Abschnitt abgehandelt.

II. Die organisierten Sedimente des Urins.

Im Gegensatz zu den Trübungen, die durch *nicht organisierte* Sedimente hervorgerufen werden, welche — seien es Phosphate, Urate oder sonstige Salze — relativ *rasch* zu Boden sinken, bleiben *organisierte* Harnsedimente, vor allem wenn sie aus Epithelzellen, Eiterzellen oder Erythrocyten bestehen, viel längere Zeit suspendiert, da die corpusculären Elemente infolge ihrer relativen Leichtigkeit viel langsamer zu Boden sinken. Ein weiterer Unterschied ist, worauf SAHLI besonders hinweist, das indifferente Verhalten der organisierten Trübungen gegenüber dem Zusatz von Lauge und Säure resp. gegenüber dem Erhitzen.

Durch keine der letztgenannten Maßnahmen wird, wenn die Trübung durch *organisierte* Sedimente bedingt ist, eine Lösung und somit Klärung bewirkt.

Im allgemeinen wird es besonders zweckmäßig sein, auch die Untersuchung *organisierter* Harnsedimente *in möglichst frisch gelassenem Urin* durchzuführen. Einige wenige Erythrocyten können sonst unter Umständen zur Auflösung kommen, ganz vereinzelte Zylinder können, zumal wenn bei längerem Stehen eine bakterielle Zersetzung hinzukommt, durch Autolyse zerfallen. Immerhin besteht des öfteren nicht die Möglichkeit einer sofortigen mikroskopischen Untersuchung des Sedimentes, so daß in solchem Falle die Frage der *Konservierung des Urinsedimentes* von Bedeutung werden kann.

1. Methoden der Sedimentkonservierung.

Bereits oben (s. S. 594) wurde der Zusatz einer konzentrierten Boraxlösung zum Harn (im Verhältnis 1 : 5) nach Sahli, oder der Zusatz von einigen Körnchen Borax in die Flasche mit dem Urin besonders deswegen gerühmt, weil Borax etwaiges im Urin vorhandenes Eiweiß nicht ausfällt. Allerdings wird die Reaktion des Urins dadurch alkalisch! Zur Konservierung eignet sich ferner besonders Thymol, von dem ein stecknadelkopfgroßes Stückchen zu etwa 100 ccm Urin zugesetzt wird. (Man beachte jedoch, daß Thymol unter Umständen beim Anstellen der Hellerschen Eiweißprobe einen positiven Ausfall vortäuscht.) Formaldehyd ist zu vermeiden, da verschiedene Urinreaktionen, z. B. auf Eiweiß, Indican, Acetessigsäure usw. gestört werden können (Jaffé). Sehr geeignet sind Chloroform und Toluol. Hat man die Möglichkeit, die betreffenden Sedimente mit physiologischer Kochsalzlösung durch Zentrifugieren auszuwaschen resp. das im Spitzglas abgesetzte Sediment durch wiederholtes Dekantieren mit physiologischer Kochsalzlösung von der Urinflüssigkeit zu befreien, empfiehlt sich zur Konservierung des Sedimentes ein Zusatz von $1^0/_0$-iger Osmiumsäurelösung oder von wässeriger Sublimatlösung (1 : 20).

2. Methoden der Sedimentfärbung.

Um die mikroskopische Untersuchung der organisierten Sedimente dem Auge zu erleichtern, sind eine große Reihe von *Färbungsmethoden* angegeben. Einerseits wird hierdurch bezweckt, ganz *vereinzelte* hyaline Zylinder, die sonst leicht übersehen werden könnten, leichter auffindbar zu machen, anderseits werden bestimmte chemische Bestandteile, wie *Fett* usw., durch spezifische Färbung erkennbar gemacht.

Die Färbungsverfahren erstrecken sich entweder auf das frisch gewonnene, feuchte Sediment oder auf den getrockneten fixierten Sedimentausstrich. Zur Färbung der organischen Bestandteile eines frischen feuchten Sedimentes kann man Lösungen von Methylviolett, Gentianaviolett, Methylenblau usw. zusetzen. Am empfehlenswertesten ist es nach Sahli die Sedimente im feuchten Zustand nach der von T. Liebmann (9) angegebenen Methode zu färben.

Das im Zentrifugierröhrchen durch Zentrifugieren und Abgießen gewonnene Sediment wird mit wenigen Tropfen einer Methylenblaulösung in 10 $^0/_0$iger Formalinlösung (2 : 100) versetzt, gut durcheinandergerührt, dann nach 5 Minuten mit Wasser aufgefüllt und aufgerührt, sodann erneut zentrifugiert und auf einem Objektträger unter dem Deckgläschen mikroskopisch untersucht. Die Leukocyten erscheinen dann dunkelblau, Erythrocyten und hyaline Zylinder in hellerem Blau, wachsartige Zylinder dunkelblau.

Neuerdings hat R. Seyderhelm (10) eine Färbungsmethode mittels *hochkolloidaler Farbstofflösung* [1]) (Trypanblau und Kongorot) angegeben, die den

---

[1]) Erhältlich bei der Chem. Fabrik Passek u. Wolf, Hamburg 26. Der Lösung liegt eine ausführliche Beschreibung mit charakteristischen Sedimentbildern bei, auf die an dieser Stelle hingewiesen sei.

Vorteil besonderer Klarheit durch abgestuft gefärbte Zellen- und Zylinder-
bilder bietet und außerdem die *sofortige* Entscheidung gestattet, ob die betreffenden im Sediment vorhandenen Zellen, insbesondere die *Leukocyten
lebend* oder *abgestorben sind*. Die *lebende Zelle* mit intakter Zellmembran ist
für die aus *großen* Farbstoffteilchen bestehende hochkolloidale Farbstofflösung
undurchgängig, im Gegensatz zur *toten, abgestorbenen* Zelle, deren Membran
durchgängig ist und *sofort* gefärbt wird (,,Degenerationsfärbung''). *Je frischer*
z. B. eine Entzündung in den Harnwegen ist, *um so weniger* Leukocyten
werden beim Zusatz der SEYDERHELMschen Lösung *gefärbt;* klingt die Entzündung *ab, nimmt* die Zahl der sich färbenden Leukocyten *zu*.

Von den zahlreichen Färbungsmethoden etwaiger *Fett*bestandteile sei die
von COHN (11) angegebene Sudanhämatoxylinfärbung angeführt:

Das Sediment wird auf einem Objektträger ausgestrichen, nach dem Lufttrockenwerden
10 Minuten lang in 10 %iger Formalinlösung fixiert, nach Abspülen mit Wasser 10 Minuten
lang in einer konzentrierten Lösung von Sudan-Farbstoff in 70%igem Alkohol (bei GRÜBLER-
Leipzig erhältlich) gefärbt, danach während einer Minute in 70%igem Alkohol abgespült.
Hierauf färbt man mit Hämatoxylin nach und schließt in Glycerin ein. In derartigen
Präparaten erscheint das *Fett intensiv rot*, die *Kerne* der verschiedenen Zellen *violett* gefärbt.

Auf weitere, ähnliche Prinzipien verfolgende Färbungsmethoden sei an dieser
Stelle nur kurz hingewiesen. Die näheren Einzelheiten können in den zitierten
Originalarbeiten eingesehen werden:

K. STÖVESANDT (12): Modifiziertes Tuscheverfahren nach BURRI;
WEDERHAKE (13): Mit Neutralrot in saurem und neutralem Harn; mit
  Croceinscharlach 7 b in alkalischem Harn;
A. SCHOTT (14): Mit Anilinblau und eosinen Glycerinen;
E. BIE (15): Mit Krystallviolett GRÜBLER;
A. EDELMANN und L. KARPEL (16): Mit EHRLICHS Triacid und ROMANOWSKY;
CHRISTENSEN (18): Mit Krystallviolett und Sudan III;
POSNER (1. c.): Mit Osmiumsäure;
QUENSEL (19): Mit Cadmium-Methylenblau-Sudan;
Färbung von Trockenpräparaten mit MAY-GRÜNWALD-Lösung.

3. Die organisierten Sedimente.

a) Epithelzellen. Als einen fast regelmäßig vorkommenden organisierten Harnbestandteil findet man, besonders in dem durch Zentrifugieren gewonnenen Harnsediment, Epithelzellen. Entsprechend der dauernden Regeneration der Schleim-
haut-Epithelzellen werden im allgemeinen fortwährend alte, absterbende oder
abgestorbene Epithelzellen in den verschiedenen Abschnitten des harnführenden
Systems abgeschilfert und mit dem Urin ausgeschieden. In Anlehnung an
gewisse, meist ältere Zellbilderschemata wird es oft als eine leichte Aufgabe
angesehen, die Provenienz der einzelnen Epithelzellen mit Sicherheit zu bestimmen. Während die Zellbilder, die man erhält, wenn man an der Leiche
aus den verschiedenen Abschnitten des Harnapparates kurz nach dem Exitus
Teile der Schleimhaut abkratzt und in physiologischer Kochsalzlösung suspendiert, relativ charakteristisch sind, ist es in der Praxis demgegenüber keinesfalls leicht, für jede einzelne Epithelzelle des Urinsedimentes den Ursprungsort zu bestimmen.

Keine Schwierigkeiten für die Erkennung bereiten die — im nicht katheterisierten weiblichen Urin anzutreffenden — großen vaginalen Epithelzellen; es
sind außerordentlich große polygonale Pflasterepithelien, die sehr oft in größeren
Verbänden zusammenhängen. Etwaige diagnostische Zweifel werden durch
eine Kontrolluntersuchung mittels Katheterurins schnell beseitigt.

Als besonders leicht zu erkennen werden in der Regel die dem Nierenbecken entstammenden Epithelzellen hingestellt, in typischer Weise gekennzeichnet durch ihren länglichen, schwanzförmigen Fortsatz. Dabei wird oft nicht berücksichtigt, daß derartige geschwänzte Zellen auch in anderen Abschnitten der Harnwege angetroffen werden. Vor allem muß hervorgehoben werden, daß bezüglich der Gestalt der Epithelzellen der einzelnen Abschnitte der Harnwege weitgehende individuelle Schwankungen bestehen können. HAUSER und C. POSNER haben, der erstere für die Harnblase, der letztere für die Urethra, auf die weitgehende Abhängigkeit der Gestaltung der Wandzellen von den jeweils vorwiegenden mechanischen Momenten der Dehnung und Spannung aufmerksam gemacht. So entstehen in vivo die verschiedensten Übergangsformen von Zylinder- zu Plattenepithel und die Mannigfaltigkeit der Bilder, welche die toten, erstarrten Zellen unter dem Mikroskop bieten, läßt oft den Versuch einer Lokalisationsbestimmung scheitern.

Noch ein anderer wichtiger Umstand erschwert unter *pathologischen* Bedingungen jegliche Bemühung einer Lokalisation: nämlich die Metaplasie, die unter dem Einfluß entzündlicher Prozesse weitgehend das Profil der Epithelien der Harnwege verändert. POSNER (l. c.) rückt die Bedeutung einer solchen Veränderung ins rechte Licht, wenn er schreibt: ,,Es gibt wenige Organe im menschlichen Körper, bei welchen die ,,*Metaplasie*'' *eine so große Rolle spielt, wie im Harntractus.* Das Urethralepithel zeigt, wie es auch sonst im einzelnen beschaffen sein mag, jedenfalls in der Norm eine höchstens vier- bis fünffache Schichtung sehr zarter Zellen. Sobald aber eine chronische Entzündung sich etabliert, tritt nicht nur eine erhebliche Zellproliferation ein, sondern der Gesamtcharakter wird derart verändert, daß eine vollkommene Epidermisierung mit gut erkennbaren Retezellen, einem Stratum granulosum und corneum sich ausbildet, um so deutlicher, je mehr der Prozeß das Wesen der eigentlichen Narbenstriktur annimmt. Ja, man darf wohl sogar mit NEELSEN (20) festhalten, daß eine Urethra, die überhaupt einmal von einer Entzündung befallen war, nie wieder den ursprünglichen Bau ihrer Epithelschichten zeigt, sondern daß dauernd eine derbere Schleimhaut mit reichlicherem und mehr zu oberflächlicher Abstoßung geneigtem Epithelbelag zurückbleibt; es ist daher selten, daß man überhaupt absolut normale Harnröhren zu sehen bekommt, und die Widersprüche der Autoren mögen sich zum Teil hieraus erklären. Für unsere diagnostischen Zwecke muß jedenfalls betont werden, daß aus solchen hyper- und metaplastischen Epithellagern Zellen mit allen möglichen Formen in den Urin übergehen können, in welchem sie sich dann teils frei, teils zu ,,Fäden'' vereinigt finden, ohne daß man über ihren Ursprungsort Bestimmtes auszusagen vermöchte.''

Ähnliches gilt auch von den Epithelzellen der Blase. Zu beachten ist, daß auch hier die Zellen aus den verschiedenen Schichten ein ganz verschiedenes Aussehen darbieten. Während die Zellen aus der obersten Schicht mehr den Typus von Plattenepithelien aufweisen, sind die aus der mittleren Schicht mehr spindelförmig und ähneln den sog. Nierenbeckenepithelien. Die Zellen aus der Tiefenschicht sind viel kleiner, teils rundlich, teils oval. Nicht ganz selten liegen mehrere Zellen, deren Fortsätze öfters zackenförmig ineinandergreifen, im engen Verband aneinander gelagert. Es muß davor gewarnt werden, derartige Zellkomplexe auf ein bestehendes Carcinom zurückzuführen. Die Carcinomzelle ist als solche niemals zu identifizieren. Es muß C. POSNER rechtgegeben werden, wenn er empfiehlt, auf die Anwesenheit einer Geschwulst nur dann zu schließen, ,,wenn man wirklich Gewebselemente, also zwischen den Epithelzellen und sie vereinigend Bindegewebe mit seinen charakteristischen Kernen findet. Am sichersten ist natürlich der Schluß auf einen Tumor, wenn man eine echte Zotte mit dem kritischen, zentralen Blutgefäß und dem intakten Epithelbelag nachweisen kann, aber das sind sehr seltene Ausnahmefälle."

Ebenso schwer wie unter Umständen die Unterscheidung der großen Blasen-Plattenepithelien von den aus der Vagina stammenden Plattenepithelien ist, ebensolche Schwierigkeiten bereitet eventuell die Unterscheidung der Nierenepithelien von jenen, soeben beschriebenen Zellen aus der Tiefenschicht der Blasenwand. Und ein gleiches Aussehen können unter Umständen auch die Epithelien des Nierenbeckens darbieten, die nicht immer an ihrem einen Ende längere schwanzförmige Fortsätze aufweisen, sondern kleinere runde resp. ovale, großkernige Zellen darstellen können. Diese hier angedeuteten differential-diagnostischen Schwierigkeiten lassen erkennen, daß im allgemeinen der Diagnostik der Epithelien im Harnsediment oft eine zu große Bedeutung beigemessen wird. Nicht, wie in manchen Büchern zu lesen ist, lassen die im Sediment vorhandenen Nierenepithelien auf eine Erkrankung der Niere schließen, sondern im Gegenteil: nur wenn die etwa vorhandenen Zylinder das Bestehen einer Nierenerkrankung beweisen, so sind jene, oft gleichzeitig anzutreffenden kleineren, scharf begrenzten Epithelien mit dem runden, glänzenden Kern als Nierenepithelien anzusprechen. Besonders leicht wird es im Einzelfalle, die Nierenepithelien zu erkennen, wenn im gleichen Sediment sog. Epithelzylinder vorhanden sind. Es ist dann unter Umständen bezüglich der Beurteilung des betreffenden Falles nicht belanglos, wenn sich in einem Nephritissediment besonders zahlreich derartige Nierenepithelien vorfinden. Von Interesse ist dann auch die etwaige Feststellung, daß das Protoplasma dieser Zellen nicht zarte, feine Granula, sondern grobe, meistens scharf lichtbrechende Körnelung aufweist. Unter Umständen färben sich diese Granula mit Sudan III, woraus auf ihren Lipoidcharakter geschlossen werden kann. Eine derartige fettige Degeneration findet sich vor allem bei den verschiedenen Formen von Nephrose, d. h. jener Form von chronischer Nierenerkrankung, bei der die Degenerations-prozesse im Bereich des tubulären Apparates der Niere im Vordergrunde stehen.

Bei hochgradigen, kardial bedingten Stauungszuständen der Niere kommt es, wenn auch selten, im Sediment solcher Harne zum Auftreten von „Herz-fehlerzellen des Harns", zuerst von BITTORF (21) beschrieben. Diese Zellen zeichnen sich durch ihre gelblich-rötlichen, körnigen, vom Hämoglobin stammenden Pigmenteinschlüsse aus. Diese besondere Art von Nieren-epithelien ist ein Analogon zu den im Sputum bei kardialer Stauung auf-tretenden Herzfehlerzellen.

Im Gegensatz zu der in den meisten Lehrbüchern durchgeführten, sich auf die feinsten Einzelheiten erstreckenden Differenzierung der Epithelzellen aus den verschiedenen Abschnitten des harnbildenden und harnleitenden Systems soll hier vor einer Überwertung solcher Unterscheidungsmerkmale dringend gewarnt werden.

b) Leukocyten. Polymorphkernige Leukocyten werden — zumal im scharf zentri-fugierten Urin — bisweilen in einigen wenigen Exemplaren im Urin klinisch völlig gesunder Individuen angetroffen, so z. B. gar nicht selten in dem nicht durch Kathe-terisieren gewonnenen Urin von Frauen. Der Vergleich mit dem Katheterurin läßt in solchen Fällen meist rasch erkennen, daß die Leukocyten aus dem vagi-nalen Fluor stammen und dem Urin beigemengt wurden. Die unter Umständen im Urin männlicher Individuen anzutreffenden, ganz vereinzelten Leukocyten stammen in der Mehrzahl der Fälle aus der Urethra und sind meistens Residuen eines oft Jahrzehnte zurückliegenden Infektes. Stets entscheidet dabei mit Leichtigkeit die nach der Vorschrift von THOMPSON angestellte Zwei-Gläser-probe, bei der urethrale Formelemente in der zuerst gelassenen Urinprobe er-scheinen, die Provenienz dieser Leukocyten. Selbstverständlich bedeutet dabei das Auffinden solcher *vereinzelter* Eiterkörperchen nichts. Besonders eklatant wird in Fällen, in denen die Leukocyten unter Umständen doch in größerer Menge vorhanden sind, die Frage, ob noch eine relativ frische Entzündung vorliegt durch das Hinzufügen eines Tropfens der Seyderhelmschen Lösung (cf. S. 606) entschieden: Leukocyten, die sich sofort färben, sind als abgestorben anzusprechen, während Leukocyten, die auf Zusatz der genannten Farbstofflösung *ungefärbt* bleiben, als *lebend*, d. h. einem *frisch entzündlichen* Herde entstammend anzusehen sind. So werden fast sämtliche Leukocyten eines Fluorsedimentes ebenso wie die als letzte Nachzügler einer seit langem ausgeheilten Gonorrhöe anzutreffenden urethralen Leukocyten auf Zusatz eines Tropfens der Seyderhelmschen Lösung momentan gefärbt. Eine solche Untersuchung läßt sich selbstverständlich auch auf die etwa im zweiten Glase der Thompsonschen Zwei-Gläserprobe anzutreffenden Leukocyten ausdehnen, d. h. gleichgültig, ob es sich um eine eitrige Entzündung im Bereich der Blase oder im Bereich eines oder beider Nierenbecken handelt, stets wird das Verhältnis der Zahl der sich färbenden Leukocyten zu der Zahl der ungefärbt bleibenden Leukocyten einen gewissen Rückschluß auf die Frische, auf die Vehemenz der betreffenden Entzündung gestatten. Der fast ausschließlich aus Eiterzellen bestehende Bodensatz einer frischen, eitrigen Blasen- resp. Nierenbeckenentzündung unterscheidet sich in dieser Hinsicht prinzipiell von jenem eitrigen Bodensatz, der sich noch im Endstadium einer durch therapeutische Maßnahmen günstig beeinflußten Cystitis resp. Pyelitis deutlich absetzt. Die Leukocyten des ersteren Falles bleiben auf Zusatz der Seyderhelmschen kolloidalen Farbstofflösung fast sämtlich

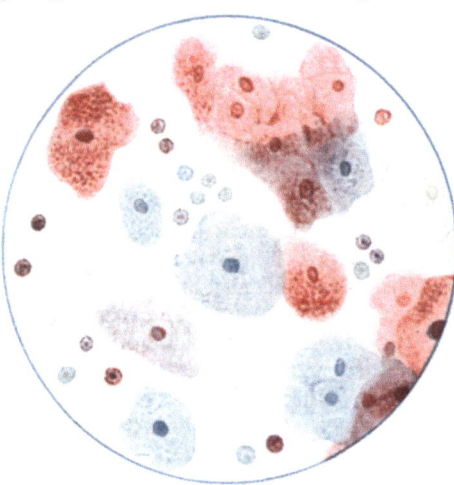

Abb. 11. Fluor-Sediment nach Zusatz von Seyderhelmscher Lösung. Die Leukocyten und Epithelien sind alt, abgestorben, daher gefärbt. Nur ganz vereinzelte Leukocyten ungefärbt.

ungefärbt, während die Leukocyten des letzteren Falles, wenn nicht alle, so je nach dem Grad der Ausheilung — z. B. 80—90 % — sofort gefärbt werden.

Von manchen Urologen (C. Posner, Schlagintweit u. a.) ist immer wieder darauf hingewiesen worden, daß man den durch Leukocyten getrübten Harn nicht zentrifugieren, sondern im Gegenteil den etwa entstandenen Bodensatz durch Aufrühren im Harn gleichmäßig verteilen und dann einen Tropfen dieses Harns mikroskopisch betrachten soll. Bei einem solchen Vorgehen gewinne man in anschaulicher Weise bei der wiederholten Untersuchung des Urins eines Kranken am besten ein Urteil darüber, ob die Menge der Leukocyten sich weiter vermehrt oder abnimmt.

Ferner hat man darauf hingewiesen, daß die Leukocyten häufig durch sehr starkes Zentrifugieren in ihrer Form nicht unbedeutend verändert werden können. Auch die verschiedene Harnreaktion kann einen verändernden Einfluß auf das Bild der Leukocyten haben. Bei saurer Reaktion des Harns sind die Leukocyten als runde, farblose Zellen mit polymorphen, lichtbrechenden Kernen erkennbar. Bei alkalischer Urinreaktion büßen die Leukocyten in der Regel das granulierte Aussehen ein, der Zellrand wird unscharf und oft sind die Zellen zu schleimartigen Massen zusammengeschmolzen. Dies zeigt sich

oft auch schon makroskopisch beim Betrachten des Harns daran, daß bei saurer Reaktion (Colipyelitis resp. Cystitis, Tuberkulose) das Eitersediment krümelig erscheint, während bei ammoniakalischer Zersetzung, d. h. bei
alkalischer Reaktion, das Sediment
in eine schleimige, fadenziehende
Masse umgewandelt wird. Unter
Umständen erkennt man die Leukocyten im mikroskopischen Bilde
garnicht wieder.

ERICH MEYER hebt hervor, daß
man in solchen Fällen das Sediment durch seine Reaktion gegenüber *Guaja*ctinktur als eitrig erkennen kann. Versetzt man das
Sediment mit etwas destilliertem
Wasser und fügt etwas Guajactinktur (*ohne* Zusatz von Terpentinöl oder Wasserstoffsuperoxyd) hinzu, so zeigt eine rasch
auftretende Blaufärbung die Anwesenheit von Eiter an. Diese
Eiterprobe wurde zuerst von VITALI
angegeben.

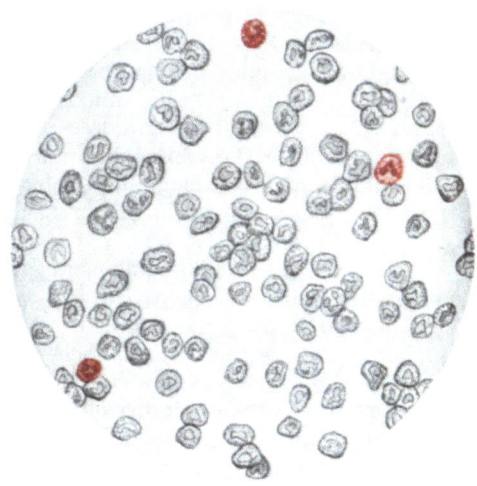

Abb. 12. Harnsediment von akuter Cystitis. Die meisten Leukocyten sind nicht gefärbt, was auf frisch entzündlichen Prozeß hindeutet.

Die im Harn auftretenden Leukocyten sind fast ausschließlich polymorph-
kernige Leukocyten. Nach SENATOR ist jedoch die Mehrzahl der Leukocyten, die aus der Niere stammen, rundkernig, mononucleär, nach STRAUSS besonders
bei der akuten und subakuten,
weniger bei der chronischen Cystitis. Interessante, anschauliche Bilder gewährt auch speziell der leuko-
cytenhaltige Urin bei der Untersuchung im Dunkelfeld (C. POSNER).
Vor allem deutlich lassen sich die
oben erwähnten Zellformveränd-
rungen der Leukocyten beim Übergang von saurer zu alkalischer Reaktion des Mediums beobachten.
Außerdem lassen sich bei dieser
Art der Betrachtung manche, mit
sehr stark leuchtenden Körnern
angefüllte Zellen als eosinophile
Leukocyten ansprechen. Letztere
sind als solche auch in getrockneten Ausstrichpräparaten, nach
MAY-GRÜNWALD gefärbt, zu identifizieren. In diagnostischer Beziehung ist mit ihrem Vorkommen

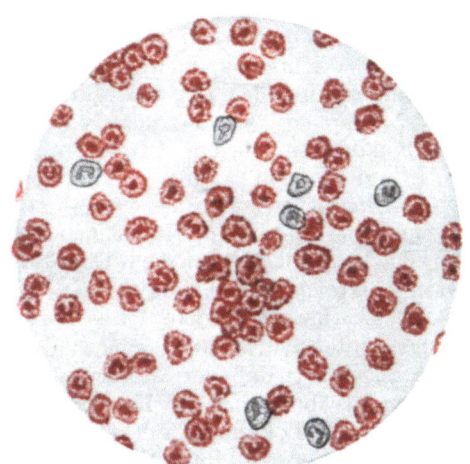

Abb. 13. Harnsediment des gleichen Patienten nach kurzer Zeit der Behandlung. Die meisten Leukocyten lassen sich jetzt mit der Seyderhelmschen Lösung färben („alte" Zellen).

wenig anzufangen. — Nach POSNER findet man sie besonders gehäuft im Sediment der Pyelitis, ferner besonders zahlreich im Eiter der gonorrhoischen Urethritis in der dritten bis fünften Woche.

Zum Schluß sei noch darauf hingewiesen, daß POSNER in Gemeinschaft mit HOTTINGER und GOLDBERG Leukocytenzählungen im Urin vorgenommen und dabei die Leukocytenzahlen in Beziehung zu der Quantität des Albumens im Urin gebracht hat.

Betreffs des Vorkommens von Leukocyten auf Harnzylindern s. S. 613 u. 616.

c) **Erythrocyten.** Die blutige Färbung eines Urins läßt an und für sich bei der makroskopischen Betrachtung oft nicht ohne weiteres erkennen, ob es sich um eine Beimengung von Blut, d. h. von roten Blutkörperchen, oder um eine Ausscheidung von Hämoglobin handelt. Ist letzteres der Fall, d. h. liegt eine Hämoglobinurie vor, z. B. paroxysmale Hämoglubinurie oder Hämoglobinurie nach Einnahme von Blutgiften, so handelt es sich stets um die Ausscheidung eines Gemisches von Hämoglobin und Methämoglobin, welch letzteres durch die charakteristischen Streifen im Spektroskop erkennbar ist: links zwischen C und D, rechts zwischen E und F. Besteht im Gegensatz hierzu eine Hämaturie, so ist selbstverständlich auch ein Teil des Hämoglobins aus den Erythrocyten entwichen, besonders wenn es sich dabei um einen Urin mit wenig Salzen, d. h. um einen diluierten, für die Erythrocyten hypotonischen Urin handelt. In solchem Falle erscheinen bei mikroskopischer Betrachtung nicht die üblichen mattgelben, grünlich-gelben, kreisrunden Erythrocytenscheiben, sondern statt dessen zarte, farblose resp. blaßgelbe, kaum noch erkennbare Ringe, sog. Blutschatten. In hypertonischen, d. h. besonders konzentrierten Urinen können die Erythrocyten unter Umständen schrumpfen und die Form von Stechäpfeln annehmen. Die bei der Betrachtung eines nativen Bluttropfens regelmäßig anzutreffende Geldrollenbildung wird im Urin nicht beobachtet. Allerdings haften die Erythrocyten — im Beispiel der hämorrhagischen Nierenentzündung — den Harnzylindern an und bilden so die sog. Erythrocytenzylinder, wobei oft die eigentliche Zylindersubstanz unsichtbar bleiben kann.

Der mikroskopische Nachweis von Erythrocyten im Urinsediment ist in jedem Einzelfalle als ein pathologisches Symptom anzusehen; im Urin des Weibes allerdings nur unter der Bedingung, daß katheterisierter Urin zur Untersuchung benutzt wurde (eventuell genitale Blutungen). In der Literatur finden sich verschiedene Hinweise, die angeblich aus Form und Ansehen der Erythrocyten Rückschlüsse auf den Ort der Blutung gestatten sollen. So hat man speziell das Vorkommen von besonders viel Erythrocytenschatten resp. von Mikround Poikilocyten als ein Anzeichen einer renalen Blutung angesprochen. — Sicher mit Unrecht! Einzig und allein das gleichzeitige Auftreten von Harnzylindern spricht mit großer Sicherheit dafür, daß die Erythrocyten aus einer kranken Niere stammen. In solchen Fällen wird man auch meist die Beobachtung machen, daß der Urin mehr Eiweiß enthält als der Anwesenheit der Erythrocyten entspricht. Dabei muß man jedoch berücksichtigen, daß schon ganz wenige Erythrocyten, dem Urin beigemengt, bei der Kochprobe eine überraschend intensive Trübung geben. Um dies zu veranschaulichen, sei beispielsweise angeführt, daß der Zusatz von 2 Tropfen Blutes zu 300 ccm Urin eine deutliche Trübung bei der Kochprobe bedingt.

Die exakte Lokalisation der Blutung wird in den meisten Fällen nur durch die Cystoskopie resp. durch die Ureterencystoskopie möglich sein. Dabei wird man wiederum gerade bei der Anwendung derartiger, relativ gewaltsamer Manipulationen sich erinnern müssen, daß unter Umständen auch schon die Einführung eines kleinen Katheters eine geringfügige Blutung veranlassen kann.

Eine besondere pathognomonische Bedeutung kommt den Erythrocyten im Urinsediment bei der Nephrolithiasis zu. Besonders die konstante Anwesenheit von mikroskopisch nachweisbaren Erythrocyten bei gleichzeitigem Fehlen sonstiger morphologischer Elemente muß stets den Verdacht auf eine Steinkrankheit erwecken. Man wird in allen derartigen Fällen mit besonderer Sorgfalt im frisch gelassenen Harn die Reaktion gegenüber Cochenilletinktur prüfen und wird diesen Urin 24 Stunden im Eisschrank stehen lassen, dabei durch Zufügen von einigen Kubikzentimetern Toluol eine bakterielle Zersetzung un möglich machen. Sehr häufig lassen sich durch mikroskopische Betrachtung eines auf diese Weise gewonnenen, nicht organisierten Urinsedimentes Rückschlüsse auf die Natur des in gleicher Weise auch in den Harnwegen, speziell im Nierenbecken ausfallenden Steinkonkrementes ziehen.

Oben wurde bereits auf die Wichtigkeit des gleichzeitigen Nachweises von Zylindern neben den Erythrocyten hingewiesen. Vielfach ist jedoch bei der Betrachtung des Sedimentes die Menge der Erythrocyten so groß, daß eventuell vorhandene, nur wenige Zylinder nicht aufgefunden werden. In solchen Fällen empfiehlt E. SPAETH, den betreffenden Urin um die Hälfte seines Volumens mit 96%igem Alkohol aufzufüllen, zu vermengen und dann zu zentrifugieren.

Es kommt nicht selten vor, daß besonders in Urinen, die längere Zeit gestanden haben resp. von Kranken per Post geschickt wurden, Hefezellen gewachsen sind. Diese werden häufig, wovon ich mich immer wieder überzeugt habe, besonders vom Anfänger mit Erythrocyten verwechselt. In der Tat gleichen sie oft den oben beschriebenen Erythrocytenschatten. Stets findet man jedoch bei der weiteren Durchmusterung des betreffenden Präparates weitere Hefezellen im charakteristischen perlschnurartigen Zellverband, oft eine einzelne Hefezelle mit einer charakteristischen, ihr anhängenden viel kleineren Sproßzelle. Wenn dennoch in besonderem Falle Zweifel bestehen, so bringt man unter das Deckgläschen des betreffenden Präparates einen Tropfen Essigsäure, wodurch ausschließlich die Erythrocyten, nicht jedoch die Hefezellen gelöst werden.

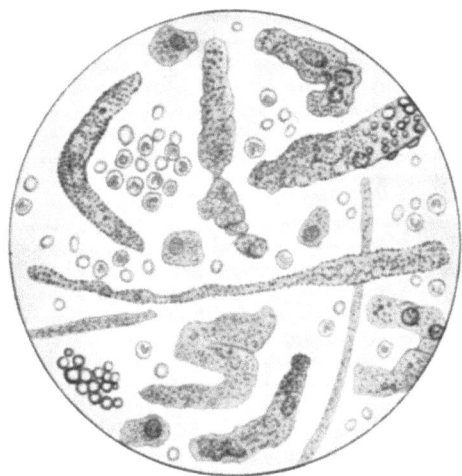

Abb. 14. Harnsediment bei chronischer Nephritis. (Mischform von Glomerulonephritis und Nephrose.)

d) Harnzylinder. Die Harnzylinder entstehen bekanntlich in den Nierenkanälchen. Ihrem Charakter als Ausfüllungsmassen entsprechend können sie die verschiedensten Gebilde von walzenförmigem Typus darstellen, d. h. kurze und lange, gerade und mehrfach gewundene Formen, teils gleichmäßig walzenförmig, teils ungleichmäßig bogenförmig, d. h. nach einem Ende zu sich verjüngend. Wieder andere Stücke zeigen taillenförmige regelmäßige oder unregelmäßige Einschnürungen. Trotz dieser Vielgestaltigkeit unterscheidet man die einzelnen Zylinder nicht nach ihrer Form, sondern nach den verschiedenen Elementen, welche die Oberfläche der Zylinder bedecken können, im wesentlichen Granula, eventuell Fetttröpfchen, Epithelien, Leukocyten, Erythrocyten und unter Umständen mehrererlei dieser Zellarten auf einem Zylinder. Die einfachste Form ohne Belag sind die sog. *hyalinen Zylinder.*

Bezüglich der Entstehung der Zylinder, die übrigens schon im Jahre 1844 durch HENLE zuerst beobachtet wurden, nahm man lange Zeit lediglich Gerinnung des durch die Glomeruli abnormerweise hindurchgelassenen Bluteiweißes in den Nierenkanälchen an. Es unterliegt keinem Zweifel mehr, daß die aus Eiweiß bestehende Grundmasse der hyalinen Zylinder aus degenerierten Epithelien der

Tubuliepithelien entsteht resp. als abnormes Sekretionserzeugnis der Nierenzellen angesehen werden kann. Wahrscheinlich entsprechen beide rein theoretisch
vorstellbare Möglichkeiten dem wirklichen Geschehen. So sind ganz gewiß
die hyalinen Zylinder, die sich z. B. bei einer Hämoglobinurie oder einer orthostatischen Albuminurie im Sediment auffinden lassen, durch Gerinnung des
durch die Glomeruli abnorm diffundierten Plasmaeiweißes entstandene Ausgüsse der Tubulikanälchen, während ganz entgegengesetzt hierzu die Zylinder
einer Nephrose durch Absonderung von kolloiden Substanzen, die sofort in den
Gel-Zustand übertreten resp. durch sog. Versinterung von Nierenepithelien
entstehen können. Anderseits muß es für viele Einzelbeispiele noch offen
bleiben, in welcher Weise die Zylinderbildung zustande kommt, so z. B. sei
in diesem Zusammenhang daran erinnert, daß bei der Ausscheidung von großen
Mengen Gallenfarbstoffs, Gallenfarbstoffzylinder (s. Abb. 15) und ganz besonders charakteristisch bei der Ausscheidung von massenhaften Acetonkörpern
im Coma diabeticum Komazylin-
der im Urin ausgeschieden werden. Dabei ist hier wie da die
Eiweißmenge im Urin meistens
minimal! Eiweißmenge und Zy-
linderzahl brauchen demnach
keinesfalls parallel zu gehen. Im
Beispiel der orthostatischen Albuminurie, wo oft mehrere pro mille
Albumen während der lordoti-
schen Körperhaltung erscheinen,
findet man im Sediment oft nur
ganz vereinzelte hyaline Zylinder. Bei manchen Fällen von
Schrumpfniere ist zeitweise die
Eiweißprobe negativ, während
man im scharf zentrifugierten
Sediment nicht ganz wenig hyaline und granulierte Zylinder

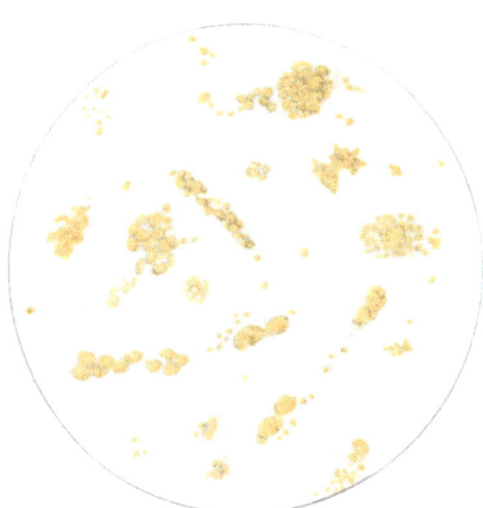

Abb. 15. Harnsediment bei Ikterus (mit Gallenfarb-
stoff beladene Zylinder).

auffindet. Letzteres Beispiel sei
hier besonders hervorgehoben, da
für viele Urologen, wie oben schon
erwähnt (vgl. S. 592), Zentrifugieren des Harns verpönt ist und lediglich der
im Spitzglas sich absetzende Bodensatz zur mikroskopischen Untersuchung
benutzt wird.

Die hyalinen Zylinder sind, wenn sie im Urinsediment für sich allein auftreten, nicht immer als diagnostisch verwertbares Merkmal anzusehen. „Man
kann sagen, daß *ein* granulierter Zylinder für die Diagnose mehr bedeutet als
noch soviele hyaline" (Erich Meyer). Allerdings ist dabei der Begriff „hyalin"
nicht allzu genau zu nehmen; denn Posner weist mit Recht darauf hin, daß
man bei der Betrachtung der Sedimente im Dunkelfeld auch in den meisten
sog. hyalinen Zylindern feinste kleine Körnchen, Granula, sieht. Und dabei
zeigen sich alle möglichen Übergänge in der Größe und Zahl dieser Granula
bis zu den sog. „granulierten" Zylindern. Die gleiche Beobachtung kann man
auch bei Benutzung der von Seyderhelm angegebenen Farbstofflösung machen.
Aber trotz der oft zahlreichen staubförmigen Granula, die sich auch auf hyalinen
Zylindern mittels dieser beiden Verfahren nachweisen lassen, und trotz der
genannten Übergänge ist im allgemeinen der Unterschied zwischen hyalinen
und granulierten Zylindern eindeutig.

Die *granulierten Zylinder* werden heute noch von einigen Autoren für die primäre Form der Zylinder gehalten, aus denen sich durch weitere Verfeinerung und Zusammenschmelzung der gröberen Granula schließlich die hyalinen Zylinder bilden sollen. Es ist jedoch viel wahrscheinlicher, daß keine der beiden Formen ineinander übergeht. Man nimmt wohl mit Recht an, daß die größeren oder feineren Körnchen der granulierten Zylinder als Zelldetritus der Tubuliepithelien anzusehen sind. Die granulierten Zylinder finden sich häufig in kleineren Bruchstücken. Sehr oft besteht ein Teil der Granula aus Fetttröpfchen. Zuweilen finden sich Zylinder, die in ganzer Ausdehnung mit solchen Fettkörnchen bedeckt sind; diese leuchten dann wegen ihres besonderen Lichtbrechungsvermögens auf. Die Betrachtung im Polarisationsmikroskop läßt die doppeltbrechende Natur dieser Lipoidsubstanz erkennen; auch die Färbung mit Sudan charakterisiert sie. Gerade die sog. Fettkörnchenzylinder sind ein sicheres Anzeichen schwerer destruktiver Prozesse in den Epithelzellen der Tubuli. Man findet sie demgemäß besonders häufig bei der „großen weißen Niere", bei der Nephrose.

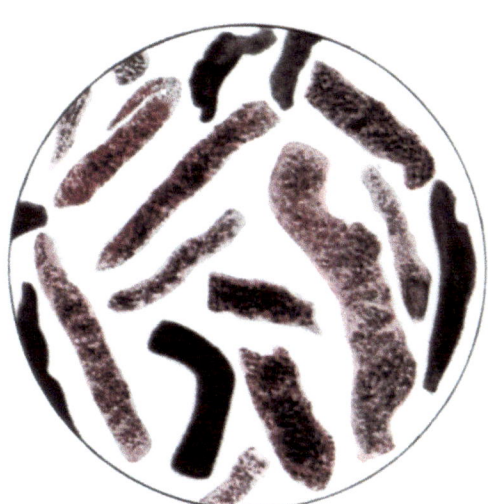

Abb. 16. Zylinder bei Amyloidose der Niere, mit Seyderhelmscher Lösung gefärbt.

Die wachsartigen Zylinder, die sog. Wachszylinder, springen vor allem durch ihre besonders scharfen Umrisse, zuweilen auch durch ihren leicht gelblichen Farbton ins Auge. Sie sind oft sehr lang, zuweilen auch breiter als die übrigen Zylinderformen. Häufig sind sie durch scharfe Einkerbungen, die sich wie Risse und Sprünge quer durch die opake, mattglänzende Substanz fortsetzen, gekennzeichnet; häufig sind sie auch wellenförmig geschlängelt. Im Gegensatz zu den hyalinen Zylindern sind die Wachszylinder durch Säure nicht auflösbar. Dem Umstand entsprechend, daß sie besonders oft im Harn der sog. Amyloidniere gefunden werden, färben sie sich bisweilen im Sinne der sog. Amyloidreaktion, d. h. eine Lösung von Jod und Jodkali = LUGOLsche Lösung färbt sie bisweilen rotbraun, nachfolgender Schwefelsäurezusatz schmutzig-violett. Besonders charakteristisch ist die Färbung der Wachszylinder bei Anwendung der genannten SEYDERHELMschen Farblösung, sie erscheinen dabei *intensiv schwarz,* teils ganz opak, teils in scholliger Anordnung gefärbt (s. Abb. 16).

Die Wachszylinder sind stets ein besonders übles Omen, ein Anzeichen für tiefgehende parenchymatöse Degeneration des tubulären Apparates.

Nicht eigentlich eine besondere Art von Zylindern sind jene, denen irgendwelches zelliges Material, wie Epithelien, Leukocyten oder Erythrocyten aufgelagert ist. Man spricht dementsprechend von *Epithelzylindern, Leukocytenzylindern, Erythrocytenzylindern.* Zuweilen beobachtet man Epithelzylinder, die ein aus fast intakt scheinenden Nierenepithelien zusammengesetztes Band darstellen, in anderen Fällen sind auf hyaline Zylinder einzelne voneinander getrennte Epithelzellen förmlich daraufgeklebt oder die den Zylindern anhaftenden Epithelzellen sind mehr oder minder zerfallen, eventuell von Fetttröpfchen durchsetzt. Besonders anschaulich erscheinen solche Gebilde bei der Färbung mit der SEYDERHELMschen Lösung (s. Abb. 17).

In gleicher Weise können, wie gesagt, auch Erythrocyten und Leukocyten auf hyalinen oder granulierten Zylindern haften. Selbstverständlich deuten zahlreiche noch gelblich gefärbte Erythrozytencylinder auf den hämorrhagischen Charakter der Nephritis, auf die akute Glomerulonephritis hin. Die *Leukocytenzylinder* bieten ebenso wie die übrigen mit Zellen bedeckten Zylinder das mannigfaltigste Aussehen, je nachdem, ob die Leukocyten nur vereinzelt, ob kontinuierlich, ob auf hyalinen oder auf granulierten Zylindern befindlich.

Schleimzylinder, Cylindroide. Als *Nubecula* bezeichnet man jenen wolkigen, transparenten Niederschlag, der sich in jedem Harn nach längerem Stehen am Boden des betreffenden Gefäßes absetzt. Bei der mikroskopischen Betrachtung sieht man — besonders wenn man das vom Mikroskopspiegel durchscheinende Licht möglichst stark abblendet — zylinderartige Schleimgerinnsel, zuweilen bandartig angeordnet, zuweilen lockeren Fadenknäueln gleichend. Besonders charakteristisch ist die Art und Weise, wie sich diese sog. Schleimzylinder (Pseudozylinder) oft an ihren Enden büschelartig aufsplittern. Im Gegensatz zu den hyalinen Zylindern sind diese Gebilde weniger scharf begrenzt, im ganzen viel unregelmäßiger und meist von einer Länge, die sich girlandenhaft durch das ganze Gesichtsfeld hindurchschlängelt. Sie bestehen aus Mucin und stammen nicht aus den Nieren. Sie sind sehr häufig von scharf lichtbrechenden kleinen Körnchen — meistens Uraten — gewissermaßen inkrustiert. Im Gegensatz zu den echten Zylindern lösen sich die Schleimzylinder nicht in Essig-

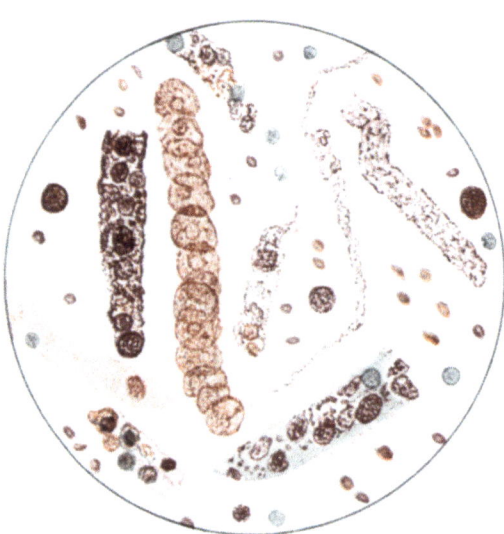

Abb. 17. Harnsediment von chronischer Nephritis-gefärbt mit SEYDERHELMscher Lösung.

säure, auch von dem Harn mit alkalischer Reaktion werden sie nicht aufgelöst. Die Beobachtung im Dunkelfeld (POSNER) läßt die Schleimfäden mit besonderer Deutlichkeit hervortreten. Das gleiche gilt von der Betrachtung des Sedimentes mit QUENSELscher resp. SEYDERHELMscher Lösung. Besonders bei Benutzung der letzteren wird sehr oft das ganze Gesichtsfeld von einem dichten, knäuelartig ineinander verstrickten Netzwerk ausgefüllt, das bei der Beobachtung im Hellfeld oft überhaupt nicht zu sehen ist. Die genannte Färbung läßt außerdem sehr oft diese Schleimzylinder in ihrer Struktur als zopfartig verstrickte Gebilde erkennen, die sich an ihren Enden büschelförmig in ihre einzelnen Haare aufteilen (s. Abb. 18).

Das eingehende Studium dieser eigenartigen Pseudozylinder mittels der Beobachtung im Dunkelfelde, speziell aber durch die Verwendung der obengenannten, die strukturellen Eigenschaften dieser Gebilde optisch aufschließenden Farblösungen hat im Laufe der letzten Jahre immer mehr erkennen lassen, daß diese Gebilde diagnostisch nicht, wie bis dahin immer angenommen wurde, völlig belanglos und nebensächlicher Natur sind. Man glaubte früher, daß es sich dabei stets um Ausgüsse von Drüsengängen handele, die vom Lumen der Harnröhre aus sich in das Gewebe erstrecken (COWPERSCHE und LITTRÉSCHE Drüsen, Prostata, Samenblasen usw.). Man findet derartige Gebilde besonders häufig bei der chronischen Urethritis und gerade in diesen Fällen erscheinen diese Schleimzylinder oft mit Leukocyten, sowie Epithelien der Harnwege, eventuell auch mit Spermatozoen und Gonokokken bedeckt. Derartige Urethralfäden kann man besonders im Morgenharn beobachten, und zwar beim Anstellen der Zwei-Gläserprobe meist ausschließlich in der ersten Portion. Man kann ihre Menge dadurch vermehren, daß man vor dem Urinieren des betreffenden Kranken die Prostata kräftig massiert.

Es finden sich jedoch, wohl zu unterscheiden von derartigen aus Nebengängen der Urethra stammenden „Urethralfäden", Schleimzylinder auch im katheterisierten Urin — in der Regel nur in der Dunkelfeldbeleuchtung resp. mittels der QUENSELSCHEN und SEYDERHELMSCHEN Lösung optisch sichtbar gemacht. Wie gesagt, geht die Meinung mancher Autoren, vor allem von POSNER, QUENSEL u. a. meines Erachtens sicher mit Recht dahin, daß diese „Pseudozylinder" physikalisch-chemisch in enge Beziehung zu den echten Zylindern zu setzen sind. POSNER hat darum sicher nicht mit Unrecht für diese Gebilde den Namen „Präzylinder" geprägt. Er hebt hervor, daß sie besonders reichlich in den Anfangs- und Endstadien der Nephrosen anzutreffen sind. Von ihnen aus sind alle Übergänge zu echten Zylindern zweifellos nachgewiesen, wie dies auch in der Abb. 18 zum Ausdruck kommt.

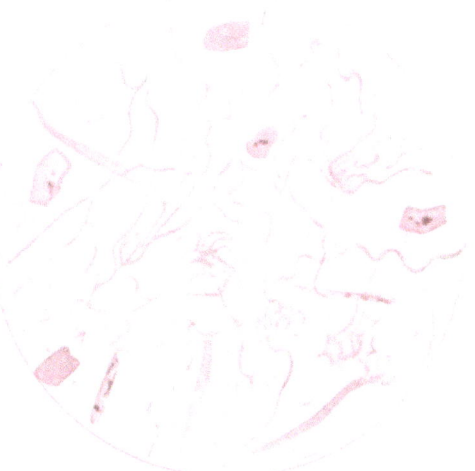

Abb. 18. Harnsediment, bestehend aus sog. Schleimzylindern, gefärbt mit SEYDERHELMscher Lösung.

Endlich sei noch erwähnt, daß unter Umständen amorphe Uratkörner so aneinander aggregiert sein können, daß sie das Bild von mehr oder minder regelmäßigen Zylindern vortäuschen. Erfahrungsgemäß werden solche Gebilde häufig vom Anfänger als granulierte Zylinder bezeichnet. Demgegenüber können selbstverständlich gelegentlich echte hyaline Zylinder in einem an amorphen Uraten reichen Sediment mit derartigen Uratkörnern bedeckt sein. Bei Benutzung der SEYDERHELMSCHEN Lösung können Verwechslungen nicht vorkommen: die Urate als solche bleiben ungefärbt, im Gegensatz zum sich deutlich färbenden hyalinen Zylinder, der nur mit Uraten bedeckt ist.

In einem an Bakterien reichen Urin, besonders im Harn mit allgemeiner bakterieller Zersetzung sind oft die Bakterien, meist tote Bakterienleiber, zu größeren Klumpen verklebt, die zufälligerweise auch Zylinderform darbieten können: Bakterienpseudozylinder. Meist jedoch ist die Begrenzung derartiger Scheinzylinder sehr unregelmäßig. Die Färbung des Sedimentes mittels SEYDERHELMscher Lösung läßt die Zusammensetzung aus Bakterien ohne weiteres erkennen, wobei auch wiederum Haufen von *toten* Bakterien gefärbt erscheinen, während die lebenden Bakterien den kolloidalen Farbstoff nicht aufnehmen.

e) Pigmente. Zuweilen findet sich, vom Blutfarbstoff herrührend, ein amorphes, fein- und grobkörniges Pigment, frei oder in Zellen eingeschlossen.

Sehr selten sind die nadelförmigen Hämatoidinkrystalle; sie sind in ganz
seltenen Fällen auf Zotten resp. Gewebsfäserchen, die von einem Zottenkrebs
der Blase stammen, anzutreffen. Bei der Hämoglobinurie werden meist zahlreiche Zylinder, die mit einem braunen, körnigen hämoglobinhaltigen Sediment
besetzt sind, ausgeschieden.

Bilirubin findet sich meist als körneliges Pigment auf den im ikterischen
Urin anzutreffenden Zylindern (s. Abb. 15). Bilirubin färbt außerdem alle
Zellen und auch manche Krystalle intensiv gelb. Charakteristisch für das Bili-
rubin ist seine Löslichkeit in Kalilauge im Gegensatz zum Hämoglobin.

Indigo wird — sehr selten — in Form bläulicher Nadeln, die meist stern-
förmig gruppiert sind, im Sediment angetroffen. Die Krystalle sind in Chloroform mit blauer Farbe löslich und krystallisieren beim langsamen Verdunsten
des Chloroforms in schönen rhombischen Krystallen.

Melanin kommt im Urin von Kranken mit melanotischen Tumoren in Form
von schwarzen oder dunkelbraunen Pigmentkörnern, teils frei, teils in Leukocyten eingeschlossen, vor.

Literatur.

1. Meyer, Erich-Lenhartz: Mikroskopie und Chemie am Krankenbett. Berlin. —
2. Schlagintweit: Urologie des praktischen Arztes. München 1921. — 3. Sahli: Lehrb.
d. klin. Untersuchungsmethoden. Leipzig: Deuticke 1918. — 4. Posner, C.: Diagnose
und prognostische Bedeutung der Harnsedimente nach neuerer Anschauung. Halle 1925.
— 5. Spaeth, E.: Die chemische und mikroskopische Untersuchung des Harns. Leipzig
1924. — 6. His und Paul: Zeitschr. f. phys. Chemie. Bd. 31, H. 1, S. 64. 1925. — 7. Lichtwitz: Dtsch. med. Wochenschr. Jg. 36, S. 704. 1910. — Über die Bildung der Harn- und
Gallensteine. Berlin 1914; Klin. Chemie. Berlin-Leipzig 1918. — 8. Port: Zeitschr. f. klin.
Med. Bd. 59, S. 455. 1906. — 9. Liebmann: Münch. med. Wochenschr. Bd. 69, S. 1768.
1904. — 10. Seyderhelm: Dtsch. med. Wochenschr. Jg. 51, S. 180. 1925; vgl. auch
v. Loesecke: Bruns Beitr. z. klin. Chirurg. Bd. 135, H. 4, S. 587; ferner vgl. auch Buschke:
Med. Klinik 1926. — 11. Cohn: Zeitschr. f. klin. Med. Bd. 38, S. 26. 1899 (Abbildung).
— 12. Stöversandt, K.: Dtsch. med. Wochenschr. Bd. 35, S. 2311. 1909. — 13. Wede-
hake: Münch. med. Wochenschr. Bd. 52, S. 1780. 1905. — 14. Schott, A.: Münch. med.
Wochenschr. Bd. 59, S. 182. 1912. — 15. Bie, E.: Münch. med. Wochenschr. Bd. 60, S. 2586.
1912. — 16. Edelmann, A. und Karpel, A.: Dtsch. med. Wochenschr. Bd. 58, S. 1271.
1912. — 17. Christensen: Zitiert nach Sahli. — 18. Quensel: Zitiert nach Posner. —
19. Neelsen: Desgleichen. — 20. Bittorf: Münch. med. Wochenschr. 1909. H. 35, S. 1775.

Chemie des Harns.

Von

R. FREISE-Berlin.

Mit 26 Abbildungen.

Physikalische und physikalisch-chemische Eigenschaften des Harns und ihre Untersuchung.

Menge. Die 24 stündige Harnmenge beträgt beim gesunden Manne 1200 bis 2000 ccm, bei Frauen ist sie meist etwas geringer, nämlich 1000—1500 ccm. Jedoch ist dieselbe sehr variabel; durch reichliches Wassertrinken, sowie durch wasserreiche Speisen kann sie erhöht werden, bei Durst, sowie nach körperlichen Anstrengungen, bei denen der Körper größere Wasserverluste durch Schweiß hat, kann sie verringert sein, ohne daß dies ins Pathologische fiele.

Vermehrt ist die Harnmenge (Polyurie) in pathologischen Fällen vor allem beim Diabetes mellitus und beim Diabetes insipidus. Hier sind Mengen von 10—20 Liter beobachtet worden bei einer Wasserzufuhr, die weit über das Bedürfnis hinausging. Ferner findet sich die Harnausscheidung vermehrt beim Verschwinden von Ödem, bei interstitieller Nephritis, zeitweise bei Schrumpfniere und bei gewissen Läsionen des Gehirns. Stark wechselnd ist die Harnmenge bei intermittierender Hydronephrose. Ebenfalls bewirken eine große Anzahl von Medikamenten, die den Blutdruck erhöhen, wie Digitalis, Coffein, Diuretin usw., ebenso die sog. Gewebsdiuretica (Thyreoidin, Novasurol, Calciumchlorid u. a.) eine erhöhte Harnausscheidung.

Vermindert ist die Harnmenge (Oligurie) bei manchen pathologischen Zuständen, so im Fieber, nach Durchfällen, bei akuten Formen der Nephritis, bei Bildung von Ödem sowie Ergüssen, ferner bei manchen Herzkrankheiten. Ganz ausbleiben kann die Harnsekretion bei schweren Formen von Nephritis (Urämie) und beim Verschluß der Harnwege durch Tumoren, Steine usw. (Anurie).

Die Bestimmung der Harnmenge geschieht am einfachsten durch Messung der 24stündigen Menge im Meßzylinder, wobei sich die Schaumbildung durch Zusatz einiger Tropfen Amylalkohol verhindern läßt. Ebenso ist es natürlich möglich, durch Wägung die Urinmenge zu bestimmen, hierbei muß aber das spezifische Gewicht des Harnes berücksichtigt werden.

Aussehen, Konsistenz des Harns. Der frisch gelassene Harn des Menschen ist normalerweise klar und vollkommen durchsichtig, er ist dünnflüssig, gibt beim Schütteln einen weißen, schnell vergänglichen Schaum. Manchmal zeigt der normale Harn eine schwache Fluorescenz. Nach einiger Zeit setzt sich auch im normalen Harn meist ein leichtes Wölkchen ab (Nubecula), welches aus Blasenschleim besteht und in dem sich bei der mikroskopischen Betrachtung Epithelzellen und Calciumoxalat angehäuft vorfinden. Bei längerem Stehen, vor allem in der Kälte, setzt sich aus dem normalen Harn, wenn er nicht zu sehr verdünnt ist, ein Sediment von gelblicher bis ziegelroter Farbe ab (Ziegel-mehlsediment, Sedimentum lateritium). Dieses besteht zum größten Teil aus Harnsäure, harnsauren Salzen und oxalsauren Salzen, welche etwas Harnfarbstoff einschließen, der dem Harn die rote Färbung verleiht. Dieser Niederschlag löst sich bei leichtem Erwärmen wieder auf. Nach reichlicher Zufuhr vegeta-bilischer Nahrung kommt es vor, daß der Harn bereits trübe entleert wird. Die Trübung rührt dann in der Mehrzahl der Fälle von den bei alkalischer Reaktion ausgeschiedenen Carbonaten und Phosphaten der alkalischen Erden her. Bei Pflanzenfressern ist dies fast immer der Fall. Auf Zusatz von geringen Mengen verdünnter Salzsäure bis zur eben sauren Reaktion verschwindet dieser Niederschlag, dagegen nicht beim Erwärmen. Im Gegensatz zum Sedimentum lateritium.

Dickflüssig kann der Harn durch Eitermengen werden, gallertig wird er bei hohem Eiweiß- oder Fettgehalt.

Geschmack. Der Geschmack des Harns ist bitter, salzig, und zwar rührt dies von dem Chlornatrium- und Harnstoffgehalt her. Ein Harn, der mehrere Prozente Zucker enthält, schmeckt süß.

Geruch. Der Geruch des normalen Harns ist eigentümlich aromatisch. Die Substanz, welche diesen Geruch bewirkt, ist bislang noch nicht ermittelt worden.

Erfährt der Harn innerhalb oder außerhalb der Blase bakterielle Zersetzungen, so kann er einen typischen Geruch annehmen. So riecht ein Harn bei ammoniaka-lischer Gärung nach Ammoniak. Ein an den Geruch von Schwefelwasserstoff erinnernder Harngeruch findet sich bei Cystitis, wenn die Blase mit Bacterium coli infiziert wurde. Auch Nahrungs-, Genuß- und Arzneimittel können einen charakteristischen Geruch des Harns bewirken. So tritt nach dem Genuß von Spargel ein merkaptanähnlicher Geruch auf. Einen an Veilchenduft erin-nernden Geruch findet man nach der Einnahme von Terpentinöl, Myrtol u. a. Ein Pfefferminzgeruch soll nach dem Genuß von Menthol auftreten. Bisweilen verrät der obstartige Geruch des Harns eine bestehende Ketonurie, die nicht selten auf einem Diabetes mellitus beruht.

Farbe. Der normale menschliche Harn hat eine mehr oder weniger gesättigte gelbe Farbe. Abhängig ist die Farbe von den normalen Harnfarbstoffen, in erster Linie dem Urochrom, ferner von Urorosein, Urobilin u. a. Auch wird die Farbe von der Reaktion des Harns beeinflußt. Saure Harne sind in der Regel dunkler gefärbt als alkalische. Beim Stehen dunkelt der Harn oft nach, was wahrscheinlich auf der Bildung neuer Farbstoffe durch Oxydation von den im Harn vorhandenen Chromogenen beruht.

Nach Anwendung von harntreibenden Mitteln, bei Diabetes mellitus, wie insipidus, ist der Harn meist hellgelb bis fast farblos. Bei fieberhaften Erkran-kungen ist er in der Mehrzahl der Fälle dunkler gefärbt, so daß die Farbe dunkel-gelb bis braunrot erscheint. Ebenfalls ist der Harn dunkler gefärbt, wenn ein großer Teil des aufgenommenen Wassers durch die Haut als Schweiß den Körper verlassen hat und die Sekretion der Niere gering ist.

Abnorm gefärbt sind Harne bei pathologischen Zuständen. Eine *blasse* Farbe findet sich, wie oben erwähnt, bei Diabetes mellitus, Diabetes insipidus, chronischer Nephritis, Schrumpfniere, Anämie, Chlorose usw.

Milchig getrübt kann der Harn sein bei Chylurie, beim Vorhandensein von Eiter, bei Pyurie sowie Cystitis.

Gelbrot, braunrot, burgunderrot ist der Harn bei Digestionsstörungen, bei fieberhaften Erkrankungen, bei Herzkranken (Stauungsharn) und Hämato-porphyrinurie.

Rötlich (blutrot oder fleischwasserfarben) ist der Harn, wenn er Blut oder gelöstes Hämoglobin enthält.

Gelbgrüne bis *bierbraune* Färbung tritt auf bei Gelbsucht durch Gallenfarbstoffe, ebenso durch Blut, ferner durch Methämoglobin (Arsenwasserstoffvergiftung).

Dunkelbraun kann der Harn gefärbt sein durch Beimengung von Pigmenten, von Blutfarbstoffen, Methämoglobin, Melanin (bei Melanomen), ferner ist Dunkelbraunfärbung beim Skorbut beobachtet worden.

Blaufärbung tritt auf bei Indicanurie, Cholera und Typhus.

Grün bis *blaugrün* kann der Harn sein durch Indican und durch Vorhandensein von Bacillus pyocyaneus aureus in der Blase. Ferner sind Arzneistoffe imstande, die Farbe des Harns charakteristisch zu beeinflussen. Nach der Einnahme von *Rheum, Senna, Frangula, Cascara, Santonin* ist der Harn *goldgelb* und färbt sich auf Zusatz von Alkalien *rot*. Ferner tritt nach Antifebrin, Analgen, Sulfonal, Trional, Tetronal, Purgatin, Isticin eine *gelbrote* bis *blutrote* Färbung auf. Phenolphthaleinpräparate verleihen dem Harne nach Zusatz von Alkalien eine *dunkelrote* Färbung. — Eine *hellrote* Färbung des Harns kann man nach Einnehmen von Pyramidon beobachten. Ebenso findet man oft nach dem Genuß gewisser Pilze den Harn rot gefärbt.

Fluorescierender, rotgefärbter Harn ist nach dem Genuß von mit Eosin gefärbten Nahrungsmitteln beobachtet worden.

Grüngelb bis *grünschwarz* ist der Harn nach dem Gebrauch von Cephalantin, Extractum filicis maris. Nach dem Genuß von Methylenblau, Cytisin, Radix Perezia ist der Harn *blau* bis *blaugrün*. Nach Azobenzol, Phenocoll, Guajacol ist der Harn *rotbraun* bis *schwarz*. *Braun* färbt sich der Harn ebenfalls nach Chinin.

Dunkelgrüne bis *schwarzgrüne* Färbung des Harns sieht man nach Einnahme von Bromoform, Salol, Pyrogallol, Arbutin.

Naphtholderivate können den Harn *olivengrün* färben. Ferner sollen auch natürliche Pflanzenfarbstoffe, wie von Rüben (Carotin) usw. in den Harn übergehen können und diesem eine charakteristische Färbung verleihen.

Zur besseren Beurteilung der Harnfarbe füllt man in ein Reagensglas den zu prüfenden Harn und in ein anderes einen Harn von normaler Beschaffenheit und vergleicht dieselben.

Die Reaktion des Harns. Die Reaktion des frisch gelassenen Harns eines Gesunden gegen Lackmus ist sauer; abhängig ist die saure Reaktion von der Art und der Zusammensetzung der Nahrung: Fleischfresser produzieren normalerweise einen stark sauern Harn, da bei der Verbrennung der Eiweißstoffe der organischen Nahrungsmittel Säuren, wie Schwefel-, Phosphor-, Oxal-, Hippur-, Harnsäuren usf. frei werden. Setzt man einen Fleischfresser auf Pflanzenkost, so wird seine Harnreaktion schwach sauer oder neutral, entsprechend dem Herbivorenharn, der eine neutrale oder alkalische Reaktion gegen Lackmus aufweist, infolge der in solchen Harnen enthaltenen kohlensauren und phosphorsauren Erden, zu denen die sauren Alkalisalze der Vegetabilien im Organismus verbrannt werden. Läßt man dagegen einen Pflanzenfresser hungern, so sezerniert er einen sauer reagierenden Carnivorenharn, indem er gleichsam von seinem eigenen Eiweiß zehrt.

Gegen Phenolphthalein reagiert der normale, unzersetzte Harn stets neutral (auch der des Pflanzenfressers) oder spurweise sauer, niemals jedoch alkalisch, selbst dann nicht, wenn er rotes Lackmuspapier bläut[1].

Stärker sauer wird die Reaktion des menschlichen Harns:

Bei Zufuhr von Säuren (Salzsäure, Phosphorsäure, Milchsäure).

---

[1] Auerbach und Friedenthal: A. P. 1903. S. 397.

Bei Milchdiät.

Nach erhöhter Muskeltätigkeit.

Weniger sauer oder alkalisch wird die Harnreaktion:

1. Nach Genuß von kaustischen oder pflanzensauren Alkalien.

2. Durch Ableiten des sauren Magensaftes durch eine Fistel nach außen; analog auch auf der Höhe der Verdauung, also etwa 3 Stunden nach einer üppigen Mahlzeit, infolge der vermehrten Salzsäurebildung im Magen.

3. Bei starker Schweißsekretion.

4. Durch pathologischen Zellgehalt des Urins (rote und weiße Blutkörperchen, Epithelien).

Auch im modern physikalisch-chemischen Sinn ist der normale Harn sauer; *die Ionenacidität*, welche die Konzentration der Wasserstoffionen im Harn angibt (sie gibt sich durch die „saure Reaktion" des Harns zu erkennen), schwankt zwischen p_h 5—7 [1—4].

Die Acidität im chemischen Sinne *(Titrationsacidität)* ist dagegen bedingt durch die Menge der im Harn vorhandenen und durch Metall vertretbaren Wasserstoffatome; zwischen diesen beiden Größen bestehen in der Regel keine einfachen Beziehungen (s. Höber, l. c.).

Beim Stehen des Harns an der Luft (besonders in der Wärme) kommt es allmählich zu einer ammoniakalischen Gärung infolge Einwirkung von Mikroorganismen, die den Harnstoff unter Wasseraufnahme in Kohlensäure und Ammoniak zerlegen.

$$CO\,(NH_2)_2 + H_2O = CO_2 + 2\,NH_3.$$

Das dabei entstehende Ammoniak fällt dann die im Harn enthaltenen Phosphate aus, der Harn erscheint getrübt durch das aus phosphorsaurem Kalk, phosphorsaurem Ammonium-Magnesium und saurem harnsauren Ammonium bestehende Sediment.

Bei Cystitiden und Stauungen in den harnableitenden Wegen kann die beschriebene „ammoniakalische Gärung" bereits in der Blase erfolgen.

Bestimmung der Titrationsacidität des Harns.

Vorbemerkung. Normallösungen enthalten in 1 Liter das Äquivalentgewicht einer Säure, Base oder eines Salzes in Gramm gelöst. Das Äquivalentgewicht ist das Molekulargewicht der Substanz, dividiert durch die Wertigkeit. Z. B. sind in 1 Liter Normalsalzsäure gelöst 36,45 g reine gasförmige Salzsäure, oder in 1 Liter $n/_{10}$ Natronlauge sind 4 g Natriumhydroxyd in reinem Zustande gelöst. Zur Herstellung von Normallösungen bedient man sich am besten der festen Substanz. Man wägt z. B. das Äquivalentgewicht in Gramm von Oxalsäure aus und löst es in 1 Liter. Zur Herstellung einer Normalnatronlauge empfiehlt sich die Benutzung der Kosselschen Natriumpresse, die bei bestimmter Umdrehungszahl ein gewisses Quantum metallisches Natrium abgrenzen läßt. Als Indicatoren benutzt man, wenn es sich um starke Alkalien handelt, Phenolphthalein, bei schwachen Alkalien, z. B. beim Ammoniak, ist Methylorange zu empfehlen.

Zur Bestimmung der Titrationsacidität des Harns

geht man folgendermaßen vor:

10 oder 20 ccm des Tagesharns werden in einem Becherglas oder Erlenmeyerkolben von 150—200 ccm mit Wasser bis zur hellen, weingelben Farbe verdünnt. Nun

---

[1] v. Rohrer: P. A. Bd 86. 1901.
[2] Höber, R.: H. B. Bd. 3. 1903.
[3] v. Scramlik: Zeitschr. f. physikal. Chem. Bd. 71. 1911.
[4] Hasselbach: Biochem. Zeitschr. Bd. 46. 1912.

fügt man auf je 10 ccm des angewandten Harns je 1 ccm einer 1%igen alkoholischen Phenol-phthaleinlösung hinzu, läßt jetzt unter Umrühren aus einer Bürette mit $1/_{10}$ ccm Einteilung $n/_{10}$ Natronlauge hineinfließen, bis sich eine rote Färbung zeigt, die beim Umschütteln ca. $1/_2$ Minute bestehen bleiben muß. Um diese Endreaktion genau zu bestimmen, wird die Bestimmung wiederholt. Die verbrauchte $n/_{10}$ Natronlauge gibt die Acidität des Harns an, die man auf eine äquivalente Menge Salzsäure umzurechnen pflegt. 1 ccm einer $n/_{10}$ Natronlauge entspricht 0,00365 Salzsäure.

Berechnung: Wurden 10 ccm Harn angewendet, bei einer Tagesmenge von 1500 ccm und wurden 2,5 ccm n/10 Natronlauge zur Neutralisation verbraucht, so beträgt die Acidität der Tagesmenge Harn 150 · 2,5 · 0,00365 Salzsäure.

Elektrische Leitfähigkeit des Harns. Die Leitfähigkeit des Harns ist ab-hängig von der Zahl der in ihm enthaltenen freien Ionen, ferner von der Tempera-tur und der Gegenwart von Nichtelektrolyten und Kolloiden. Gemessen wird die Leitfähigkeit zweckmäßig durch Ermittlung des Widerstandes, welchen die Lösung dem elektrischen Strome bietet. Dies geschieht mit Hilfe der WHEAT-STONEschen Brücke. Bei der Bestimmung des Widerstandes einer Flüssigkeit wie des Harns verwendet man, um die Polarisation der eintauchenden Elek-troden zu vermeiden statt Gleichstrom Wechselstrom und statt eines Galvano-meters ein Telephon. Die Temperatur ist bei der Messung konstant zu halten. In bezug auf eine ausführliche Beschreibung der Apparaturen und der Bestim-mungsverfahren muß auf einschlägige Handbücher hingewiesen werden.

H-Ionen-Konzentration. Unter der H-Ionenkonzentration verstehen wir den H-Ionengehalt einer Lösung verglichen mit dem einer anderen, die 1,008 g H in Ionenform im Liter Wasser enthält. Der H-Ionengehalt reinen Wassers ist ausge-drückt durch H $= 0,8 \cdot 10^{-7}$. Nach SÖRENSEN[1]) ist es üblich, den Zehnerlogarithmus dieses Ausdrucks zu benutzen und ihn mit p_H zu bezeichnen, wobei man das negative Vorzeichen fortläßt. Absolut neutrales Wasser hat also bei 18^0 C eine H-Ionenkonzentration von $10^{-7} \cdot /0,8$ und eine gleiche OH-Ionenkonzentration. Das Produkt aus diesem bleibt stets das gleiche, auch bei Zusatz von sauren oder alkalischen Substanzen zum Wasser, da eine entsprechende Vereinigung von H- und OH-Ionen zu H_2O-Molekülen erfolgt. Die Bestimmung der H-Ionen-konzentration gibt Auskunft über die vorhandene Alkalität bzw. Acidität. Ist die H-Ionenkonzentration größer als $0,8 \cdot /10^{-7}$, so ist die untersuchte Lösung sauer. Ist sie kleiner, so ist die Flüssigkeit alkalisch. Die H-Ionen-konzentration des normalen Harns beträgt nach HÖBER[2]) zwischen 4 und $100 \cdot /10^{-7}$. Nach HENDERSON[3]) zwischen 0,4 und $40 \cdot /10^{-7}$. Bei Nephritis fand HÖBER die H-Ionenkonzentration erhöht, die titrierbare Acidität dagegen erniedrigt. Ferner konnte eine Erhöhung der H-Ionenkonzentration fest-gestellt werden bei Herz- und Nierenkrankheiten. Bei Fleischkost ist dieselbe größer als bei Pflanzenkost. Wichtige Untersuchungen über die Ionengleich-gewichte im Harn haben LAWRENZE und SPIRO[4]) geliefert. Ferner scheint die Harnacidität in weitgehender Weise mit der Säureausscheidung im Magen im Zusammenhang zu stehen. Bekanntlich sinkt mit der Salzsäuresekretion des Magens die Acidität des Harns. UMBER[5]) konnte durch Gaben von Atropin ein Höherbleiben der Harnacidität erreichen. Die Niere ist es, die eine kon-stante H-Ionenkonzentration des Blutes aufrecht erhält. Die Messung der H-Ionenkonzentration kann einmal erfolgen nach der Methode mittels Gaskette. Diese Methode erfordert aber eine größere Apparatur und ist in den seltensten Fällen bei der Harnuntersuchung notwendig. Die zweite Methode beruht auf der Anwendung von Indicatoren. Das sind Farbstoffe, die bei verschiedenen

---

[1]) SÖRENSEN: Biochem. Zeitschr. Bd. 21, S. 133 u. 138.
[2]) HÖBER: Beitr. z. chem. Physiol. u. Pathol. Bd. 3, S. 540.
[3]) HENDERSON: Biochem. Zeitschr. Bd. 24, S. 40.
[4]) SPIRO: Biochem. Zeitschr. Bd. 15, S. 105; Bd. 24, S. 40.
[5]) UMBER: Therap. d. Gegenw. Bd. 53, S. 97.

H-Ionenkonzentrationen der Flüssigkeit, in der sie gelöst sind, verschiedene Färbung annehmen. Ist einmal die H-Ionenkonzentration für die verschiedenen Farbenintensitäten bekannt, so ist die Konzentration einer unbekannten Lösung durch Vergleich unschwer zu ermitteln. Als Indicator für den sauren Harn wendet man im allgemeinen das Paranitrophenol an; für alkalischen Harn das Neutralrot. Es werden durch bestimmte Mischungsverhältnisse Lösungen hergestellt, die aus saurem Kaliumphosphat und Kaliumhydroxyd zusammengesetzt sind. Dies sind die Standardlösungen, deren H-Ionenkonzentration bekannt ist. Zu den Standardlösungen und zu dem zu untersuchenden Harn gibt man den Indicator (Paranitrophenol) und sieht zu, welche Standardlösung in ihrer Färbung der des Harns entspricht. Dabei ist es zweckmäßig, um Fehler, die durch die Eigenfarbe des Harns gegeben werden können, zu vermeiden, den Standardlösungsindicator durch eine Harnschicht und den Harnindicator durch eine entsprechend hohe Wasserschicht zu betrachten, was am besten mit Hilfe des WALYPOLEschen Komparators geschieht. Einzelheiten siehe bei MICHAELIS[1]).

Spezifisches Gewicht des Harns. Das spezifische Gewicht des Harns hängt ab von der Qualität und Quantität der in ihm gelösten festen Stoffe. Es gibt also die Gesamtkonzentration des Harns an. Infolgedessen schwankt das spezifische Gewicht normalerweise schon sehr. Dort, wo ein großer Teil des Wassers den Körper durch insensible Perspiration verläßt, und die Harnmenge nur gering ist, ist das spezifische Gewicht hoch, während bei dem Genuß großer Mengen von Wasser oder isotonischer Flüssigkeit das spezifische Gewicht relativ tief ist. Bei pathologischen Verhältnissen, so im Durchfall, ist das spezifische Gewicht hoch. Starke Eiweißzufuhr erhöht das spezifische Gewicht durch Harnstoff, der in entsprechend größerer Menge ausgeschieden wird. Im Durchschnitt dürfte sich das spezifische Gewicht unter normalen Verhältnissen bei 15—20° C zwischen 1017—1020 halten. Das spezifische Gewicht des normalen Harns wird mehr als etwa zur Hälfte durch Harnstoff und Kochsalz bedingt. Unter pathologischen Verhältnissen kann sich dieses Verhältnis jedoch weitgehend verschieben. Dabei kann bis zu $^2/_3$ des Anteiles an dem spezifischen Gewicht auf die anderen Substanzen entfallen [JACOB[2])].

Bestimmung des spezifischen Gewichtes.

Messung mit dem Pyknometer. Unter dem Pyknometer versteht man ein Glasfläschchen, welches genau auf ein bestimmtes Volumen geeicht ist. Die einfachste Form stellt ein Fläschchen dar mit einem engen Hals, an dem eine Marke angebracht ist, die den Inhalt des Fläschchens bei einer bestimmten Temperatur angibt. Das Ende des Halses ist zum Füllen und zum Entleeren nicht recht geeignet, deshalb verwendet man besser ein Fläschchen nach Abb. 1, welches mit einem gut eingeschliffenen Glasstöpsel versehen ist. Dieser Stöpsel läuft in eine Capillare aus. Zum Gebrauch füllt man das Fläschchen ohne Stopfen, setzt dann den Glasstöpsel auf das Fläschchen und saugt mit Filtrierpapier die Flüssigkeit in demselben bis zur Marke ab. Bei der Verwendung dieses Pyknometers ist es nötig, die Temperatur des Harns zu berücksichtigen oder man läßt das Fläschchen einige Zeit stehen, ehe man es bis zur Marke auffüllt, so daß es Zimmertemperatur angenommen hat. Um die Temperatur leichter bestimmen zu können, sind Pyknometer konstruiert worden, die gleichzeitig ein Thermometer enthalten (siehe Abb. 2). Ein einfaches, doch recht vollkommenes ist das von SPRENGEL angegebene, welches von OSTWALD modifiziert wurde (Abb. 3). Es besteht

---

[1]) MICHAELIS: Die Wasserstoffionenkonzentration. Berlin: Julius Springer.
[2]) JACOB: Dtsch. Arch. f. klin. Med. Bd. 110, S. 1.

aus einem ausgebauchten, U-förmig gebogenen Rohr, das an dem oberen Ende eine Marke besitzt und mit 2 Stöpseln versehen werden kann. Ein solches Pyknometer kann ebenfalls noch mit einem Thermometer versehen werden, wie es in Abb. 4 in vollkommenster Form abgebildet ist. Die Handhabung des Pyknometers ist recht einfach und geschieht folgendermaßen: Nach gründlicher Reinigung des Pyknometers mit Wasser und Säure und nach Austrocknen mit Alkohol und Äther wird dasselbe im Wägekasten eine halbe Stunde stehen gelassen, damit es die Zimmertemperatur annimmt, sodann gewogen und das Gewicht (g_0) bestimmt. Nun wird das Pyknometer mit destilliertem Wasser bis zur Marke gefüllt, bei Zimmertemperatur stehen gelassen (am besten bei 15⁰) und kontrolliert, ob der Inhalt bis zum Meniscus reicht. Eventuell wird der Flüssigkeitsspiegel durch Hinzufügen von Wasser oder Fortnahme von

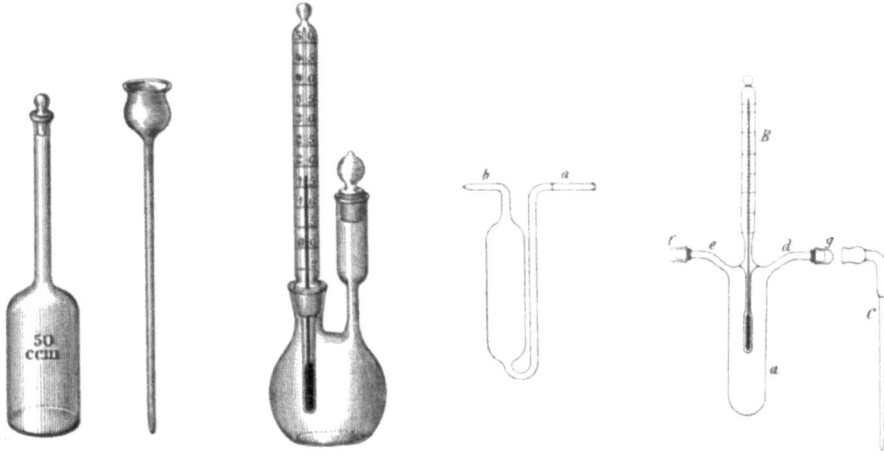

Abb. 1. Kölbchen-Pyknometer.   Abb. 2. Pyknometer mit Thermometer.   Abb. 3. Pyknometer nach SPRENGEL-OSTWALD.   Abb. 4. Pyknometer und Thermometer.

(Aus NEUBERG: Der Harn.)

Wasser auf die geforderte Höhe gebracht. Ist dies geschehen, trocknet man das Pyknometer äußerlich ab, bringt es wieder in den Wägeraum und läßt es dort 30 Minuten lang stehen, um sicher zu sein, daß es nun die Temperatur des Wägeraums angenommen hat. Jetzt wird gewogen (g_1) und damit das Volumengewicht des im Pyknometer enthaltenen Wassers bestimmt. $g_1 - g_0$ ist nun das Wasservolumen des Pyknometers bei t^0 (Temperatur des Wägezimmers). Diese Bestimmung wird nun allen folgenden zugrunde gelegt. Es ist jedoch ratsam, nach längerer Zeit wieder eine neue Volumenbestimmung zu machen. Zwecks Bestimmung des spezifischen Gewichts des Harns wird nun genau so mit filtriertem Harn verfahren, nachdem vorher natürlich das Pyknometer getrocknet war. Man erhält auf diese Weise das Gewicht des Harns für ein bestimmtes Volumen.

Das spezifische Gewicht = D ergibt sich nun aus folgender Formel, wenn man das Gewicht des mit Harn gefüllten Pyknometers = g_2 setzt.

$$D = \frac{g_2 - g_0}{g_1 - g_0}.$$

Handelt es sich um genaueste Bestimmung, so muß folgendes Berücksichtigung finden. Die Bestimmung wurde bei t^0, in unserem Falle also bei 15—20⁰ Zimmertemperatur gemacht. Die größte Wasserdichte, nämlich s = 1 ist aber bei 4° C, ferner wurde der Auftrieb der Luft beim Wägen nicht berücksichtigt. Nimmt man für das spezifische Gewicht der Luft als Durchschnitt 0,0012 an und berücksichtigt die Dichte des Wassers (s) bei der herrschenden Temperatur, so muß man nach folgender Formel verfahren: $D = \dfrac{g_2 - g_0}{g_1 - g_0} \cdot (s - 0{,}0012) + 0{,}0012$.

Nach Kohlrausch ist die Dichte des Wassers bei verschiedenen Temperaturen folgende:

$$
\begin{array}{lll}
\text{Bei } 10^0 & \ldots & 0{,}99973. \\
\text{,, } 11^0 & \ldots & 0{,}99963. \\
\text{., } 12^0 & \ldots & 0{,}99953. \\
\text{,, } 13^0 & \ldots & 0{,}99940. \\
\text{,, } 14^0 & \ldots & 0{,}99927. \\
\text{,, } 15^0 & \ldots & 0{,}99913. \\
\text{,, } 16^0 & \ldots & 0{,}99897. \\
\text{,, } 17^0 & \ldots & 0{,}99880. \\
\text{,, } 18^0 & \ldots & 0{,}99862. \\
\text{,, } 19^0 & \ldots & 0{,}99843. \\
\text{,, } 20^0 & \ldots & 0{,}99823. \\
\end{array}
$$

Bestimmung mit der Mohr-Westphalschen Wage. Steht genügend Harn zur Verfügung, so ist es einfacher, zwecks Bestimmung des spezifischen Gewichtes die hydrostatische Wage anzuwenden (Abb. 5a und b). Diese Wage besteht aus einem Stativ, auf dem ein Wagebalken aufgesetzt ist. Dieser ist auf der einen Seite mit 10 Kerben versehen, um die Gewichte einzuhaken. Auf der anderen Seite befindet sich ein Balancierstück mit Zeiger, mit dem der 0-Punkt bestimmt

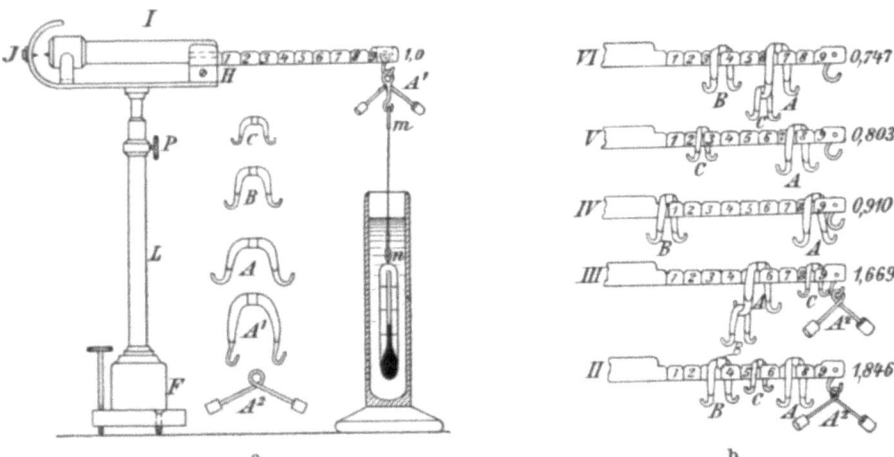

Abb. 5a und b. Mohr-Westphalsche Wage. (Aus Neuberg: Der Harn.)

wird. An dem einen Arm der Wage hängt am Ende desselben ein Senkkörper in der Form eines kleinen Thermometers. Zum Aufhängen wird ein feiner Draht benutzt. Es ist jedoch darauf acht zu geben, daß dieser bei jeder Bestimmung gleich weit in die Flüssigkeit eintaucht. Die Gewichte der Reiter sind so gewählt, daß die Gewichte A, A_1, A_2 gleich dem durch das Thermometer verdrängten Wassers bei 15° sind. Reiter B hat den 10. Teil des Gewichtes der Reiter A, A_1 und A_2, C den 10. Teil des Gewichtes von B (Abb. 6). Zum Gebrauch wird die Wage zunächst auf einer festen, horizontalen Unterlage eingestellt, was mittels Stellschraube am Stativ ermöglicht wird. Nun füllt man einen Zylinder mit destilliertem Wasser und hängt das Gewicht A_2 an den Balken, wartet, bis sich die Wage auf den Nullpunkt eingestellt hat, was der Fall sein wird, wenn das Wasser die Temperatur von 15⁰ C hat. Verwendet man nun statt des Wassers Harn, der ein höheres spezifisches Gewicht als Wasser hat, so wird der Schwimmer einen Auftrieb erleiden, den man durch die kleineren Reiter so regulieren kann, daß die Wage wieder auf dem Nullpunkt steht. Das spezifische Gewicht ist nun von der auf dem Balken angebrachten Skala bis zur dritten Stelle hinter dem Komma direkt abzulesen.

Eine nach demselben Prinzip konstruierte, aber einfachere Wage ist die von REIMANN (Abb. 6). Der Schwimmkörper ist hier so bemessen, daß derselbe mit dem Draht gerade 1,5 oder 10 ccm Wasser von 15⁰ C verdrängt. Man kann bei dieser Wage die Gewichtsstücke jeder guten analytischen Wage benutzen. Die Bestimmung erfolgt folgendermaßen:

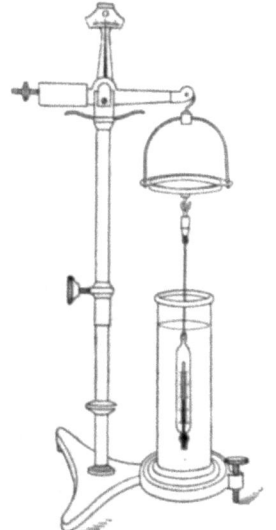 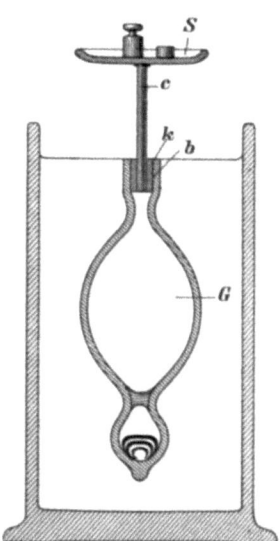

Abb. 6. WESTPHAL-REIMANNsche Wage.   Abb. 7. LOHNSTEINscher Gewichtsurometer.
(Aus NEUBERG: Der Harn.)   (Aus NEUBERG: Der Harn.)

Man bestimmt den Nullpunkt mit destilliertem Wasser, füllt dann in den Zylinder den Harn, von dem das spezifische Gewicht gemessen werden soll, und stellt nun von neuem durch Auflegen von Gewichten den Nullpunkt her. Die Anzahl der Gewichte dividiert durch das Volumen des Schwimmkörpers, gibt das spezifische Gewicht des Harns an.

Eine dritte Senkwage, die sich zur Bestimmung des spezifischen Gewichtes des Harns sehr gut eignet, ist die von LOHNSTEIN angegebene (siehe Abb. 7) Der Schwimmer ist so eingerichtet, daß er bei 15⁰ C in destilliertem Wasser genau auf die auf ihm angegebene Marke einspielt. Bei der Anwendung von Harn wird derselbe durch Auflegen von Gewichten eines analytischen Gewichtssatzes auf den Nullpunkt eingestellt. Es läßt sich mit dieser Wage eine Genauigkeit bis zur vierten Dezimale erreichen. Will man bei der letztgenannten Methode auch die Temperatur berücksichtigen, so wendet man folgende Formel an:

$$D = g \cdot 1 - 0{,}000023 \cdot t - t_1,$$

wobei g das ermittelte Gewicht, t die bei der Bestimmung herrschende Temperatur und t_1 (15⁰) die Temperatur, bei der das LOHNSTEINsche Instrument geeicht ist.

40*

Die einfachste Art der Messung des spezifischen Gewichtes ist die mittels Aerometers oder, wie man sie zur speziellen Bestimmung des spezifischen Gewichtes des Harns genannt hat, *Urometers* (s. Abb. 8). Hierbei wird nicht das spezifische Gewicht gravimetrisch bestimmt, sondern mittels Eintauchtiefe eines mit einer geeichten Skala versehenen Schwimmers in der Form eines hohlen Glaszylinders, der zwecks Beschwerung im unteren Teil mit Quecksilber oder Metallkugeln gefüllt ist. Die Einteilung ist geeicht, und zwar, je nach dem Urometer, für 15, 17$^1/_2$, 20° C usw. Bei Verwendung solcher Apparate ist es deshalb nötig, daß man den Harn auf die auf dem Urometer angegebene Temperatur bringt. Je größer die Einteilung der Skala, desto besser läßt sich das spezifische Gewicht ablesen, so daß es gut ist, zur genauen Bestimmung mehrere Urometer zur Verfügung zu haben, z. B. ein Urometer von 1000—1020,

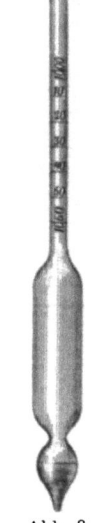

ein anderes von 1020—1040. Will man den Harn nicht auf die auf dem Urometer bezeichnete Temperatur bringen, so kommt man annähernd zu einer richtigen Zahl, wenn man bei höherer Temperatur für jeden Grad ein Drittel Skalenteil abzieht, bei tieferer Temperatur für jeden Grad ein Drittel Skalenteil zuzählt.

Man sollte nicht versäumen, die Urometer von Zeit zu Zeit auf ihren Nullpunkt hin neu zu prüfen. Zu diesem Zwecke läßt sich leicht eine Flüssigkeit vom spezifischen Gewicht = 1000 herstellen, indem man nämlich 1,2 g Natriumchlorid in einem Liter Wasser auflöst. Bei 15° C hat diese Lösung das spezifische Gewicht = 1000. Stehen nur sehr kleine Mengen Harn zur Verfügung, wie z. B. beim Ureterharn, so kann man einmal die Bestimmung im Pyknometer vornehmen, anderseits kann man ein von Schlagintweit[1]) angegebenes Verfahren anwenden, bei dem eine Harnmenge von 3,5—6 ccm ausreicht.

Ein anderes *Urometer,* bei dem man mit 20—25 ccm Harn auskommen kann, wird von Jolles [2]) angegeben.

Der osmotische Druck des Harns. Unter dem osmotischen Druck einer Lösung versteht man denjenigen Druck, welchen eine Lösung gegen das reine Lösungsmittel ausüben würde, wenn beide durch eine Membran getrennt wäre, die wohl für das Lösungsmittel, aber nicht für die gelöste Substanz durchlässig ist.

Der osmotische Druck einer Lösung ist abhängig von der in ihr gelösten Anzahl Moleküle, wenn es sich um eine nicht dissoziierte Substanz handelt. Handelt es sich dagegen um eine teilweise dissoziierte Substanz, wie es beim Harn der Fall ist, so bedingen die Ionen genau so wie die Moleküle einen osmotischen Druck. Der osmotische Druck ist deshalb in diesem Falle abhängig von der Molionenkonzentration. Ebenso bewirken auch Kolloide, aber in weit geringerem Maße, eine osmotische Druckerhöhung, jedoch kommt diese für den Harn kaum in Betracht, weil sie verschwindend klein ist.

Der osmotische Druck des Blutes ist im normalen Zustande konstant, und zwar ist er weit geringer als der des Harns. Es fällt also der Niere die Aufgabe zu, den osmotischen Druck der Gewebsflüssigkeit des Körpers zu regeln und aus der niederen osmotischen Konzentration des Blutes die höhere des Harns zu bereiten. Die Funktionsprüfung der Niere in dieser Hinsicht ist also von der allergrößten Bedeutung.

Zur Messung der osmotischen Konzentration des Harns verwendet man am besten die Bestimmung der Gefrierpunksterniedrigung. Diese ist ebenfalls

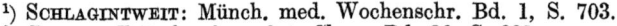

[1]) Schlagintweit: Münch. med. Wochenschr. Bd. 1, S. 703.
[2]) Jolles: Zeitschr. f. analyt. Chem. Bd. 36, S. 221.

abhängig von der Molionenkonzentration und geht somit parallel dem
osmotischen Druck, und zwar wird
zur Bestimmung der Gefrierpunktserniedrigung in der Praxis die von
BECKMANN angegebene Apparatur
benutzt. Andere Methoden sind
zwar mehrfach angegeben, doch
bieten sie keine wesentlichen Vorteile vor dem alten klassischen Verfahren, so daß wir uns hier darauf
beschränken können, lediglich auf
das von BECKMANN angegebene Verfahren näher einzugehen.

Prinzip. Die Gefrierpunktserniedrigung verläuft proportional der
molekularen Konzentration, vorausgesetzt, daß die Moleküle nicht
dissoziiert sind und beträgt für ein
Grammolekül, das in 100 ccm Wasser
gelöst ist, 18,5⁰. Vergleicht man nun

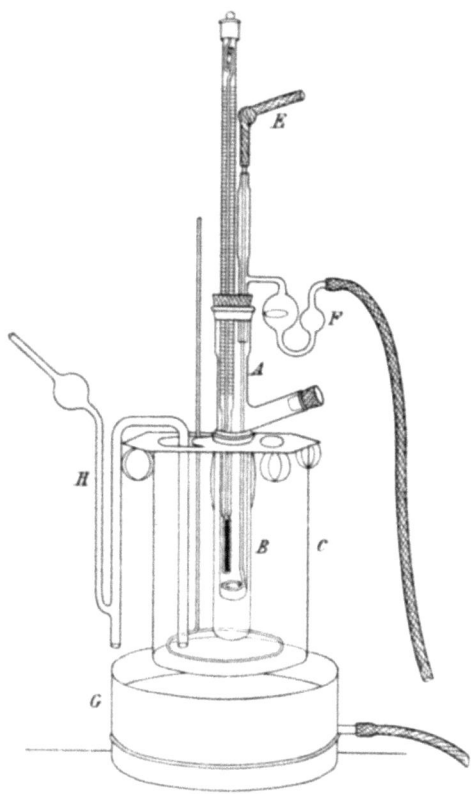

mit Hilfe eines Thermometers und
einer Kältemischung den Gefrierpunkt des reinen Lösungsmittels
(Wasser) mit dem des Harns, so läßt
sich unschwer aus der Gefrierpunktserniedrigung des Harns seine Mole-
kularkonzentration berechnen und
aus letzterer wiederum der osmotische Druck des zu untersuchenden
Harns.

Abb. 9a. BECKMANNscher Apparat zur Bestimmung
der Gefrierpunktserniedrigung.

Ausführung. Die BECKMANNsche
Apparatur (s. Abb. 9 a und b) besteht aus einem großen Becherglase, das bestimmt
ist, die Kältemischung aufzunehmen. Letztere wird so eingerichtet, daß ihre
Temperatur 2—3⁰ unterhalb der zu erwartenden Gefriertemperatur
des zu untersuchenden Harns liegt. Eine brauchbare Kältemischung erhält man durch Mischen von 1 kg zerstoßenem Eis
mit 1 Liter 10⁰/₀iger Kochsalzlösung. Zweckmäßig wird das
Becherglas in eine Schale gesetzt, die etwa überfließende Kältemischung auffangen kann, das Ganze steht auf einem Stück
Filz zwecks Vermeidung größerer Wärmeverluste. Das Becherglas wird durch einen abnehmbaren Deckel verschlossen, der
mit mehreren Öffnungen versehen ist zur Aufnahme von

1. Einem Thermometer mit $^1/_{10}$⁰-Einteilung, mit dessen Hilfe
die Temperatur der Kältemischung besimmt wird.

2. Einem Rührer.

3. Einem Reagensglas mit einem Impfstift, bestehend aus
einem Glasrohr, das in eine capilläre Spitze ausläuft, die einen
Wattebausch trägt und mit einem Tropfen destillierten Wassers
angefeuchtet ist.

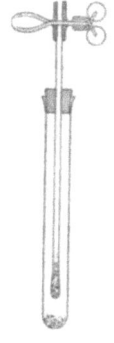

Abb. 9 b.

4. Einem weiten, in der Mitte des Deckels durchgeführten Reagensglas,
in das seinerseits wiederum axial ein kleines Reagensglas (das eigentliche
Gefrierglas) angebracht ist.

Das Gefrierglas ist auf diese Weise von einem Luftmantel umgeben, der zum Temperaturausgleich dient. In das mit destilliertem Wasser gefüllte Gefrierglas wird eingeführt:

1. Ein Rührer aus dünnem Platindraht, der zweckmäßig mechanisch durch Elektromagneten in Tätigkeit gesetzt wird.

2. Das eigentliche BECKMANN-Thermometer.

Das BECKMANN-Thermometer, der hauptsächlichste Bestandteil des Apparates, ist ein in $^1/_{100}$ Grade eingeteiltes Thermometer, auf dem man mit Hilfe einer Lupe bis zu $^2/_{1000}$ Grade schätzen kann. Um die Skala eines solchen Thermometers nicht allzu groß werden zu lassen, ist folgende Vorrichtung getroffen: Die Skala umfaßt nur den Umfang von 5—6°, deshalb muß das Thermometer zunächst annähernd auf die zu erwartende Temperatur eingestellt werden. Dies geschieht so: Das BECKMANN-Thermometer läuft nicht wie ein gewöhnliches Thermometer blind aus, sondern besitzt am oberen Ende eine U-förmig gebogene Erweiterung, welche Quecksilber aufnehmen kann. Man kippt nun das Thermometer so oft um, daß das Quecksilberniveau bei der zu erwartenden Temperatur im Bereiche der Skala steht. Das Thermometer wird in die Kältemischung eingestellt; ragt bei dieser Temperatur die Quecksilbersäule nicht bis zum obersten Skalenteile, so ist zu wenig Quecksilber in der Säule. Man nimmt deshalb das Thermometer aus dem Wasser heraus und erwärmt die Kugel in der Hand so weit, bis die Säule über den ersten Bogen des U-förmig gebogenen oberen Teils des Thermometers hinweggeht und sich dort mit einem kleinen Tropfen Quecksilber vereinigt. Jetzt dreht man das Thermometer schnell um und läßt durch leichtes Klopfen von dem U-förmig gebogenen Schenkel Quecksilber in den unteren Teil fallen. Auf diese Weise bekommt man mehr Quecksilber in die Säule.

Hat man das BECKMANNsche Thermometer so eingestellt, daß in einer Kältemischung von Eis und Wasser die Quecksilbersäule sich in den oberen Skalenteilen befindet, so beginnt man mit der Bestimmung selbst.

Zunächst füllt man das Gefrierröhrchen mit destilliertem Wasser und bestimmt genau den Temperaturgrad, bei dem dies gefriert. Hat man diesen Punkt ermittelt, so geschieht das gleiche mit dem zu prüfenden Harn. Die Differenz, die sich zwischen Wasser und Harn im Gefrierpunkt ergibt, nennt man die spezifische Gefrierpunktserniedrigung des Harns.

Zur Kyrosopie geringer Harnmengen (Ureterenkatheter, Urine 1—1$^1/_2$ ccm) sind Apparate von GUYE und BOGDAN[1]) angegeben mit Thermometer nach BURIAN und DRUCKER[2]).

Oberflächenspannung. Die Oberflächenspannung einer Flüssigkeit wird definiert als die Spannung, die tätig ist, um die Größe der Oberfläche möglichst klein zu machen. Alle gelösten Substanzen einer Lösung haben Einfluß auf die Größe dieser Spannung. So wirken beim Harn die meisten anorganischen Salze, besonders das Natriumchlorid, erhöhend auf die Oberflächenspannung, während Fettsäuren, Gallensäuren und Eiweißstoffe stark herabsetzend wirken. Zahlenmäßig wird die Oberflächenspannung im cm/g-System gemessen; die Einheit ist dyn/-cm oder mg/mm. Einige Methoden legen als Einheit die Tropfenzahl im Verhältnis zu Wasser ihren Berechnungen zugrunde. Nach FRENKEL und CLOUZET[3]) beträgt die Oberflächenspannung eines normalen Harns vom spezifischen Gewicht 1023—1004 von 58,311—70,446 dyn/cm. DONNAN[4]) gibt an, daß die Oberflächenspannung von normalem Harn mit dem spezifischen Gewicht

---

[1]) GUYE et BOGDAN: Journ. de chym. phys. Tome 1, p. 379.
[2]) BURIAN und DRUCKER: Zentralbl. f. Physiol. Bd. 22, S. 772.
[3]) FRENKEL et CLOUZET: Journ de physiol. et de pathol. gen. Tome 3, p. 151.
[4]) DONNAN: Brit. med. journ. Nr. 23, 42, S. 2347 u. 1636.

von 1016—1033, bei 16°C gemessen, 87,7—94,6 %/o des reinen Wassers beträgt. Bei Diabetes insipidus ist die Oberflächenspannung des Harns der Oberflächenspannung des Wassers am nächsten. Bei Anwesenheit von Gallensäure im Harn ist sie am niedrigsten.

Die am meisten gebrauchten Methoden zur Bestimmung der Oberflächenspannung beruhen auf der Messung der Tropfenzahl, die sich unter gegebenen Bedingungen aus einem bestimmten Volumen der Flüssigkeit bildet. Man vergleicht diese mit der Tropfenzahl der gleichen Menge Wassers, die unter denselben Bedingungen ermittelt wird. Andere, aber weniger gebräuchliche, weil umständlichere Methoden beruhen auf der Messung der Steighöhe der zu messenden Flüssigkeit in einem Capillarrohr. Stalagmometer wurden angegeben von TRAUBE, SCHEMINSKY, sowie von RONA und MICHAELIS [1]). Auf die Beschreibung und detaillierte Handhabung dieser Apparate kann verzichtet werden, da dieselben bei der Lieferung der Apparatur mitgegeben werden.

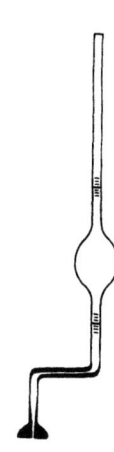

Abb. 10.
Stalagmometer
nach TRAUBE.

Hier sei kurz nur das Stalagmometer von TRAUBE (s. Abb. 10) beschrieben. Im wesentlichen besteht dasselbe aus einer Kugel, die sich in einer geraden oder knieförmig ausgezogenen Capillare fortsetzt. Am Halse der Kugel ist die Kugel durch eine Marke abgegrenzt. Diese Röhre endet in einer sorgfältig abgeschliffenen Abtropffläche. Ober- und unterhalb der Kugel ist eine Skala angebracht, die es ermöglicht, noch $1/_{10}$ Tropfen abzulesen. Vor jeder Bestimmung ist es nötig, die Abtropffläche sorgfältig mit einem Gemisch von Kaliumchromat und konzentrierter Schwefelsäure zu reinigen. Nun wird Harn in die Kugel eingesaugt, das Stalagmometer in ein Stativ eingeklemmt und die Tropfenzahl mit Hilfe eines mechanischen Tropfenzählers bestimmt. Die Skalen dienen dazu, die Bruchteile eines Tropfens festzustellen. Dies ist wichtig, da Beginn und Anfang der Tropfenbildung nicht mit den Marken übereinstimmen dürfen. Es sollen etwa 20 Tropfen in der Minute fallen. Am besten bestimmt man die Tropfenzahl von reinem Wasser vorher und dann die des zu untersuchenden Harns bei der gleichen Temperatur. Bezieht man die Tropfenzahl auf die Einheit Wasser und hat man mit dem Stalagmometer bei 15°C 100 Tropfen entstehen sehen, so ist die Normaltropfenzahl des Harns

$$Zn = Z \cdot 100 : Zw,$$

wobei Z die ermittelte Tropfenzahl des Harns, Zw die unter gleichen Verhältnissen gewonnene Zahl bei reinem Wasser bedeutet.

Eine sehr schnelle, allerdings nur annähernd genaue Methode zur Messung der Oberflächenspannung kann mit Hilfe der HAY-KRAFTschen Reaktion bestimmt werden. Streut man auf normalen Harn etwas Schwefelblumen, so schwimmen diese oben auf der Oberfläche, während bei herabgesetzter Spannung dieselben zu Boden sinken.

Viscosität. Man nennt die Viscosität oder die innere Reibung einer Flüssigkeit diejenige Kraft, die einer Verschiebung der Flüssigkeitsteilchen gegeneinander entgegenwirkt. Diese Viscosität wird erhöht durch alle Zusätze, die man zu einer Flüssigkeit gibt, doch ist der Einfluß der krystalloiden Substanzen nicht so groß wie der der Kolloide. Besonders wirken Eiweißkörper erhöhend auf den viscosimetrischen Wert ein. Beim Harn handelt es sich jedoch um eine sehr komplizierte Lösung, so daß die Viscosimetrie nicht gestattet, sichere Schlüsse hinsichtlich der Konzentration bestimmter Substanzen zu machen. Wohl aber

[1]) RONA und MICHAELIS: Biochem. Zeitschr. Bd. 31, S. 345.

ist es möglich, da die Viscosität durch Kolloide besonders stark erhöht wird, gewisse Rückschlüsse von dem Wert der Viscosität des Harns auf den Gehalt an kolloiden Substanzen zu ziehen.

Bestimmung der Viscosität des Harns.

Das Viscosimeter nach Ostwald mißt die Zeit, die ein bekanntes Volumen Flüssigkeit braucht, um durch eine Capillare zu fließen. Der Apparat besteht aus einer U-förmig gebogenen Röhre (s. Abb. 11), deren einer Schenkel eine Erweiterung hat, deren anderer in eine Capillare ausgezogen ist, die in eine von 2 Marken begrenzte Kugel übergeht. Man gießt nun die zu untersuchende Flüssigkeit in den Schenkel, der zu einer Capillare ausgezogen ist, ein und saugt sie nach dem anderen Schenkel soweit hinüber, bis sie die Marke oberhalb der Kugel erreicht hat. Man mißt nun die Zeit, die vom Passieren der oberen Marke bis zum Erreichen der unteren vergeht. Die Berechnung erfolgt folgendermaßen:

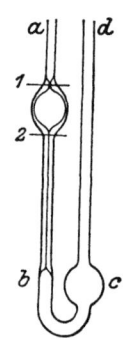

Abb. 11.
Viscosimeter
nach Ostwald.

Ist T_h die Ausflußzeit des Harnes, T_w die des Wassers, die beide bei der Temperatur t bestimmt wurden, so berechnet sich die Viscosität V_t nach folgender Formel:

$$V_t = \frac{T_h}{T_w}$$

Spezifische Wärme. Unter der spezifischen Wärme des Harns versteht man diejenige Wärme, die erforderlich ist, um 1 g des Harns um 1^0 C in seiner Temperatur zu erhöhen. Beim Harn ist diese spezifische Wärme geringer als beim Wasser. Sie schwankt normalerweise zwischen 0,93 und 0,99 und ist umgekehrt proportional der Konzentration.

Das Prinzip der Messungen der spezifischen Wärme beruht darauf, daß zwei gleiche Mengen Flüssigkeit verschiedener Konzentration beim Hinzufügen der gleichen Wärmemenge nicht um den gleichen Betrag in ihrer Temperatur erhöht werden. Die Bedeutung der spezifischen Wärme des Harns für die Pathologie ist nur eine geringe. Es sei deshalb auf die einschlägigen Lehrbücher hingewiesen.

Polarimetrie. Infolge ihres asymmetrischen Atombaues zeigen bekanntlich eine ganze Anzahl von organischen Verbindungen die Eigenschaft, die Ebene des polarisierten Lichtes nach rechts oder nach links zu drehen. Von diesen Verbindungen kommen einige auch im Harne vor; so drehen die Eiweißarten, Zuckerarten, Gallensäuren, Aminosäuren u. a. die Ebene des polarisierten Lichtes. Es läßt sich nun durch ein Polarimeter feststellen, einmal, ob überhaupt drehende Substanzen, d. h. optisch aktive Substanzen, in der Lösung vorhanden sind, sodann, falls eine von diesen Substanzen allein in der Lösung vorhanden ist, auch in welchen Mengen. Der letzte Fall wird meist vorliegen, wenn es sich um klinische Harnuntersuchung handelt. Wenn eiweißhaltiger Harn vorliegt, so kann er vorher enteiweißt werden, von den übrigen optisch-aktiven Substanzen im Harn treten beim Zuckerharn, wo die Polarimetrie in der Praxis im wesentlichen Anwendung findet, alle anderen so hinter dem Zuckergehalt zurück, daß sie kaum Berücksichtigung zu finden brauchen. Alle Polarisationsapparate sind nun im wesentlichen auf demselben Prinzip aufgebaut; sie besitzen alle einen sog. Polarisator, der ein Lichtbündel polarisiert, d. h. nur die Strahlen, die in *einer* Ebene schwingen, durchläßt. Sodann besitzen sie einen Analysator, der ebenfalls diese polarisierende Eigenschaft hat. Dies polarisierende System besteht aus einem Nicolschen Prisma. Fällt nun durch das eine Nicolsche Prisma polarisiertes Licht hindurch, so geht dies nur dann durch den Analysator vollständig hindurch, wenn dieser in der gleichen Ebene steht. Am wenigsten Licht wird durchgehen, wenn der Analysator zum Polarisator senkrecht steht. Bringt man jetzt zwischen die beiden optischen Systeme eine optisch-aktive Substanz, so wird die Ebene je nach dem Grad der Drehungsfähigkeit und der Länge der Röhre, in dem sich die gelöste Substanz befindet, gedreht werden.

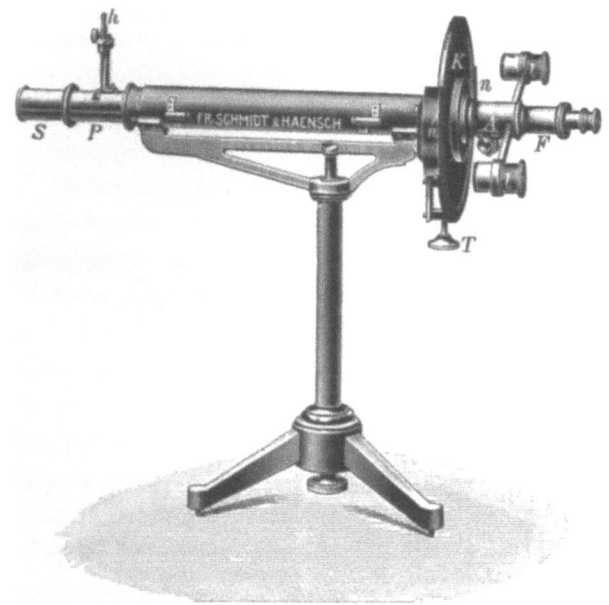

Abb. 12 a. Polarisationsapparat. (Aus NEUBERG: Der Harn.)

Wenn vorher Analysator und Polarisator so eingestellt waren, daß am meisten Licht durchfiel, so wird nach Einschaltung dieser optisch aktiven Substanz dieser Zustand sich verändert haben und man wird den Analysator um gewisse Grade drehen müssen, um die größte Helligkeit wieder zu erreichen.

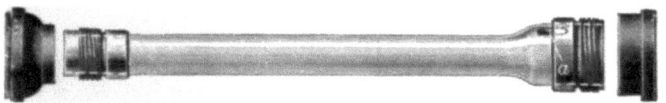

Abb. 12 b. Beobachtungsröhre. (Aus NEUBERG: Der Harn.)

Der Winkel, um den man den Analysator drehen muß, dient nun zur Berechnung der optischen Aktivität der angewandten Substanz.

Es werden nun eine ganze Reihe von Apparaten angegeben. Für medizinische Zwecke ist vor allem der Halbschattenapparat von LIPPICH und das sogenannte Saccharimeter geeignet. Der Halbschattenapparat von LIPPICH (s. Abb. 12 a und b) hat ein zweiteiliges Gesichtsfeld. In der Zeichnung bedeutet P ein großes NICOLsches Prisma, welches in den Apparat eingebaut ist, und mit dem Hebel z gedreht werden kann, p ist ein kleines feststehendes Prisma; L eine Sammellinse, A der Analysator, der drehbar ist, und dessen Drehung auf einer kreisförmigen Skala mittels feststehendem Nonius abgelesen

werden kann. F ist ein reflexfreies Okular. Die verschiedenen Fabrikate dieser
Halbschattenapparate unterscheiden sich im Prinzip nicht, wohl aber in der
Genauigkeit der Einteilung der Skala und der übrigen Präzision. Die *Sacchari-*
meter sind so eingerichtet, daß man an der Kreisbogenstellung den Prozentgehalt
des Zuckers direkt ablesen kann, was durch Wahl einer gewissen Länge der
Röhre erreichbar ist. Als Beleuchtungskörper für den Polarisationsapparat
eignet sich am besten eine Natriumflamme von bekannter Form. Die Polarimeter-
rohre sind Glasrohre mit abgeschliffenen Enden, auf die ein planes Glasstückchen
gelegt und mittels Überwurfschraube befestigt wird. Wesentlich ist naturgemäß
die Länge der Röhre. Will man den Zucker im Harne bestimmen, so benutzt
man statt der gebräuchlichen 1 oder 2 Dezimeterröhre eine 190,5 mm lange

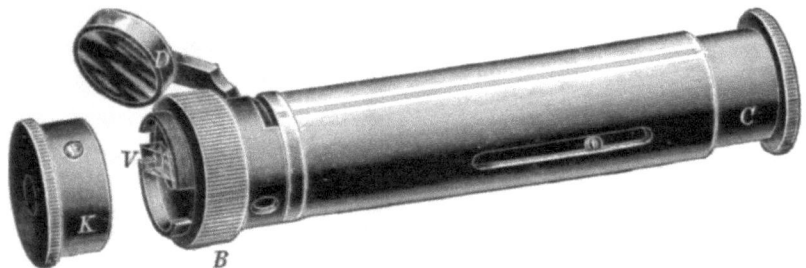

Abb. 13 a. Spektroskop nach VOGEL. (Aus NEUBERG: Der Harn.)

Röhre, womit man, wie oben erwähnt, erreicht, daß 1 Grad Ablenkung $= 1^0/_0$
Zucker im Harn entspricht.

Der Brechungsindex des Harns. Der Brechungsindex des Harns hat für die
klinische Untersuchung desselben keine große Bedeutung, da die Werte, die

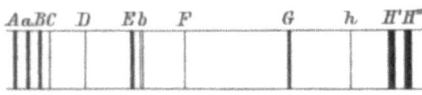

Abb. 13b. FRAUNHOFERsche Linien des
Spektrums. (Aus NEUBERG: Der Harn.)

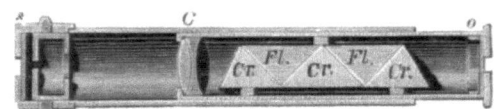

Abb. 13 c. Querschnitt durch das Spektroskop.
(Aus NEUBERG: Der Harn.)

man ermittelt, aus verschiedenen Gründen keine bindenden Rückschlüsse zulassen; einmal enthält der Harn ein Gemisch von den verschiedensten lichtbrechenden Substanzen und dies Mengenverhältnis unterliegt sowohl unter
physiologischen und pathologischen Zuständen zu großen Schwankungen.
Es kann deshalb an dieser Stelle von einer näheren Beschreibung abgesehen
werden. Im übrigen sei hingewiesen auf das Handbuch der biologischen Arbeitsmethoden (ABDERHALDEN) (Abt. IV, Angewandte chemische und physikalische
Methoden, Teil 5, H. 1).

Spektroskopische Untersuchung des Harns. Die Spektroskopie des Harns
hat vor allem Bedeutung für die Analyse des Harns bezüglich der Blutfarbstoffe, Gallenfarbstoffe, ferner für einige Farbreaktionen. Die spektroskopische
Untersuchung des Harns besteht in der Untersuchung des Lichtspektrums,
das durch eine Harnschicht betrachtet wird. Man verwendet neben dem Spektroskop, bei dem das Licht durch ein Prisma gebrochen wird, gern das Gitter-
spektroskop nach SCHUMM. Die Gitterspektren haben nämlich gegenüber
den Refraktionsspektren den Vorzug, daß sie nicht ein so ungleichmäßig
auseinandergezogenes Spektrum bieten wie diese. Zur Untersuchung des Harns

filtriert man ihn und bringt ihn in ein Gefäß mit planparallelen Wänden aus Spiegelglas, welches vor den Spalt des Apparates gestellt wird. Die Schichtdicke des Harns kann modifiziert werden. Für rein praktische Zwecke kann die Anwendung der sog. Handspektroskope (BROWNING, VOGEL) oder das Handspektroskop mit Wellenlängsskala von ZEISS (s. Abb. 13 a—c). In den meisten Fällen wird man bei der spektroskopischen Harnuntersuchung mit einem solchen Taschenspektroskop auskommen.

Anorganische Bestandteile des menschlichen Harns. Unter normalen Verhältnissen enthält der menschliche Harn an anorganischen Bestandteilen: Salzsäure, Schwefelsäure, Phosphorsäure, Kohlensäure; in geringen Mengen können auftreten Flußsäure, Kieselsäure, Salpetersäure, salpetrige Säure, sowie Spuren von Wasserstoffsuperoxyd. Die gewöhnlichen Basen sind Kalium, Natrium, Ammonium, Calcium, Magnesium und Spuren von Eisen.

Die Gesamtmenge der anorganischen Salze schwankt naturgemäß sehr und hängt vor allem von der Zufuhr von Natriumchlorid in den Nahrungsmitteln ab. Im Mittel kann man annehmen, daß von den im Durchschnitt aus dem Tagesharn zu gewinnenden Aschebestandteilen die anorganischen Bestandteile 25 g ausmachen.

Allgemeine Zusammensetzung des Harns und allgemeine chemische Untersuchungsmethoden.

Feste Bestandteile des Harns. Im normalen Harn sind etwa 4—5$^0/_0$ Trockensubstanz vorhanden. Diese kann natürlich sehr wechseln. Geringe Tagesmengen an Harn werden konzentrierter sein, wenn z. B. bei Wasserverlust, durch insensible Perspiration größere Mengen von Wasser auf extrarenalem Wege ausgeschieden werden, während bei reichlicher Wasserzufuhr, wie es beim Diabetes insipidus der Fall ist, der prozentuale Trockenrückstand verhältnismäßig klein sein wird. Die im Harn gelösten festen Bestandteile stehen im gewissen parallelen Verhältnis zum spez. Gewicht desselben. Nach HAESER erhält man einen annähernd richtigen Wert für die Harntrockensubstanz, wenn man die 3 letzten Zahlen des auf 4 Dezimalen bestimmten spez. Gewichtes mit 0,233 multipliziert (HAESERsche Zahl). DONZÉ gibt als Faktor 0,227 an.

Bestimmung des Trockenrückstandes im Harn. Genauere Resultate als durch das soeben genannte Verfahren erhält man durch Trocknung von 10 bis 15 ccm Harn in einem Platintiegel auf dem Wasserbade (3—4 Stunden) und nachträgliches Verdunsten der letzten Spuren Wasser im Wärmeschrank bei 100°.

Hierbei sind aber die Resultate ebenfalls nicht ganz genau, da die sauren Phosphate, die beim Eintrocknen in konzentrierter Form auftreten, einen Teil des Harnstoffs zu Ammoniak abbauen, der flüchtig ist und dadurch eine, wenn auch geringe Gewichtsverringerung bewirkt. Vermeiden läßt sich dieser Verlust nach SALKOWSKI, indem man folgendes Verfahren anwendet:

5 ccm Harn werden in einer Pipette genau abgemessen und in eine Schale überführt. Dieselbe bleibt längere Zeit, mindestens aber 24 Stunden, über Phosphorpentoxyd oder konzentrierter Schwefelsäure im Exsiccator stehen bis Gewichtskonstanz erreicht ist. Will man die Gewichtsprozente an festen Stoffen bestimmen, so muß das spezifische Gewicht des Harns mit berücksichtigt werden, d. h. man muß z. B. für 1 ccm Harn vom spezifischen Gewicht 1020 1,020 g rechnen.

Ein genaueres, aber weit umständlicheres Verfahren, das für klinische Zwecke wohl kaum in Frage kommt, gibt NEUBAUER[1] an.

---

[1] NEUBAUER: Arch. f. wiss. Heilk. Bd. 4, S. 228. 1859.

Asche im Harn. Der Aschengehalt des Harns, also die anorganischen Salze, betragen etwa 1,5—2% des Gesamtharns und sind naturgemäß in qualitativer wie quantitativer Hinsicht sehr abhängig von ihrer Zufuhr in der Nahrung.

Bestimmung der Harnasche. Die Bestimmung der Aschen im Harn geschieht am besten folgendermaßen:

20—30 ccm Harn werden in einem Platintiegel auf dem Wasserbade bis zur Trockne eingedampft, dann über freier Flamme sehr vorsichtig verkohlt. Die zurückbleibende Kohle wird mehrmals durch heißes Wasser ausgezogen und die Lösung durch ein kleines, aschefreies Filter filtriert. Der auf dem Filter zurückbleibende Kohlerückstand wird mit den in Wasser unlöslichen Substanzen mitsamt dem Filter bei 110° im Trockenschrank getrocknet und nach dem Trocknen über dem Bunsenbrenner geglüht. Nach dem Erkalten wird der Ascheauszug in dem Tiegel, in dem sich die Glührückstände befinden, auf dem Wasserbade bis zur Trockne eingedampft und der Rückstand auf freier Flamme von den letzten Spuren Wasser befreit. Dies hat jedoch sehr vorsichtig zu geschehen, um Verluste durch Verdampfen von Natriumchlorid zu vermeiden. Die Differenz des Gewichtes des leeren Tiegels und des mit die Aschebestandteile enthaltenden gibt das Gewicht der vorhandenen Aschen in der angewandten Harnmenge an.

Enteiweißung des Harns. Die Enteiweißung kann durch Koagulation bei schwach essigsaurer Reaktion in der Hitze vorgenommen werden. Eine abgemessene Menge Harn wird tropfenweise mit verdünnter Essigsäure bis zur schwach sauren Reaktion versetzt, wird im Becherglase auf freiem Feuer bis zum Kochen erhitzt. Hierbei scheidet sich grobflockig das Eiweiß ab. Geschieht dies nicht, so setze man während des Kochens noch weiter stark verdünnte Essigsäure hinzu, bis sich das Eiweiß grobflockig abscheidet. Sodann filtriert man; das Filtrat darf mit Essigsäure und Ferrocyankalium keine Trübung mehr geben. Einen nicht grobflockigen, sondern feinen Niederschlag kann man auch erhalten bei Zugabe von zuviel Essigsäure. Diese Methode genügt in den meisten Fällen, da es bei richtiger Ausführung gelingt, das Eiweiß bis auf Spuren zu entfernen. Sicherer ist das Verfahren von HOPPE-SEYLER, HOFMEISTER. 500 ccm Harn werden mit 10 ccm konzentrierter Natriumacetatlösung versetzt und Eisenchloridlösung tropfenweise hinzugegeben bis sich der Harn blutrot färbt. Die nun stark saure Lösung wird mit Natronlauge neutralisiert und aufgekocht. Nach dem Sieden fügt man noch etwas Lauge hinzu, so daß die Flüssigkeit ganz schwach sauer reagiert, erhitzt noch einmal und filtriert nach dem Erkalten. Diese Methode kann bei zuckerhaltigem Harn nicht angewendet werden. Weitere Vorschriften geben HOFMEISTER [1]), HOPPE-SEYLER [2]), DEVOTO [3]) an.

Die anorganischen Stoffe

des normalen Harns sind:

A. Säuren: Salzsäure, Schwefelsäure, Phosphorsäure, Salpetersäure, salpetrige Säure

B. Basen: Kalium, Natrium, Calcium, Magnesium, Ammoniak, Eisen.

C. Gase: Kohlensäure, Sauerstoff, Stickstoff.

A. Säuren.

Chlorwasserstoffsäure.

Vorkommen. Die Menge des im Harn vorhandenen Chlor ist im wesentlichen abhängig von der Kochsalzzufuhr. Im allgemeinen dürfte sie 6—9 g/% betragen. Der Wert von 15 g dürfte kaum überschritten werden. Herabgesetzt ist die

---

[1]) HOFMEISTER: Zeitschr. f. physiol. Chem. Bd. 2, S. 288.
[2]) HOPPE-SEYLER: Daselbst Bd. 4, S. 263.
[3]) DEVOTO: Daselbst Bd. 15, S. 465.

Menge bei Kochsalzabstinenz, bei Bildung von Ödem, bei Nephritis, bei Bildung von Exsudaten, bei Skorbut, bei Pneumonie, sowie bei anderen fieberhaften Erkrankungen. Umgekehrt ist die Ausfuhr vermehrt bei schneller Resorption von Exsudaten und Verschwinden von Ödemen. Nach Verabreichung von Schilddrüsenpräparaten, sowie von Kalisalzen oder Bromsalzen, ferner nach Chloroformnarkosen ist eine gesteigerte Chlorausscheidung im Harne beobachtet worden. Ebenso sind nach großem Wassergenuß, ferner nach Digitalis, Pyrogallolvergiftung größere Mengen von Chlorwasserstoffsäure im Harne gefunden.

Eigenschaften. Die Chlorwasserstoffsäure kommt im Harn fast ausschließlich als Natriumsalz vor. Natriumchlorid krystallisiert in mehr oder weniger schön ausgebildeten Würfeln oder Oktaedern. Solche Krystalle bilden sich beim Eindampfen des Harns auf dem Wasserbade aus. Ferner kommt neben dem Chlornatrium die Chlorwasserstoffsäure an Kalium gebunden vor. Chlorkalium gleicht in der Krystallform dem Chlornatrium. In geringem Maße findet man im Harn ferner die Chlorwasserstoffsäure an Ammonium, Calcium und Magnesium gebunden vor.

Nachweis. Ein im Reagensglas mit Salpetersäure stark angesäuerter Harn gibt nach Zugabe einer 10%igen Silbernitratlösung einen grobflockigen, weißen Niederschlag, der sich in überschüssigem Ammoniak wieder löst. Bei geringem Chlorgehalt des Harns beobachtet man nur eine Trübung. Jod, Brom, Cyanwasserstoffsäure geben die gleiche Reaktion. Eiweißhaltiger Harn muß für diese Probe sowie für die folgenden quantitativen Bestimmungen vorher enteiweißt werden. (Methodik s. S. 636.)

Quantitative Bestimmung. 1. *Verfahren nach* VOLHARD. Prinzip: Das Chlor des Harns wird mit einem Überschuß von Silbernitratlösung gefällt und die Menge des nicht an das Chlor gebundenen Silbernitrats zurücktitriert.

Erforderliche Lösungen. 1. $^1/_{10}$ n-Silberlösung (hergestellt wird dieselbe folgendermaßen: 16,99 g Silbernitrat werden in einem 1 Liter-Meßkolben, der zur Hälfte mit Wasser gefüllt ist, aufgelöst, nach Lösung der Substanz wird bis zur Marke mit destilliertem Wasser aufgefüllt.)

2. Chlorfreie und salpetrigsäurefreie 30%ige Salpetersäure.

3. Eine kaltgesättigte Ferriammoniumsulfatlösung.

4. Eine $^1/_{10}$ n-Rhodanammoniumlösung.

Ausführung. 10 ccm Harn (eiweißhaltiger Harn muß vorher enteiweißt werden, Harn, der salpetrige Säure enthält, wird vorher nach Zusatz von Salpetersäure gekocht) werden in einer Pipette genau abgemessen und in ein 100 ccm fassendes Meßkölbchen überführt, sodann mit 4—5 ccm einer 30%igen Salpetersäure versetzt. Nun läßt man aus einer Bürette mit $^1/_{10}$ ccm-Einteilung eine $^1/_{10}$ n-Silberlösung in das Kölbchen fließen, und zwar im Überschuß, so daß noch freies Silbernitrat vorhanden bleibt. Im allgemeinen werden 30 ccm genügen. Jetzt füllt man das Kölbchen bis zur Marke 100 mit destilliertem Wasser auf, schüttelt kräftig um und filtriert durch ein kleines Filter. Vom Filtrat nimmt man mittels Pipette 50 ccm ab, führt es in ein etwa 100 ccm fassendes Erlenmeyerkölbchen und gibt 3—5 ccm Eisenalaunlösung hinzu und titriert nun mit $^1/_{10}$ n-Rhodanammoniumlösung die überschüssige Silbernitratlösung zurück. Der Endpunkt der Titration ist erreicht, wenn die Lösung eine bleibende rötliche Farbe annimmt.

Berechnung. Die verbrauchten Kubikzentimeter von Rhodanammoniumlösung werden mit 2 multipliziert und von der angewendeten Menge Silbernitratlösung abgezogen. Aus der Differenz wird der Chlornatrium- resp. der Chlorgehalt berechnet.

1 ccm $^1/_{10}$ Normallösung (Silbernitrat) entspricht

  0,003545 g Chlor
oder 0,00585 g Natriumchlorid
oder 0,00365 g Chlorwasserstoffsäure.

Beispiel. Die Tagesmenge Harn betrug 940 ccm, zur Analyse wurden angewandt 10 ccm, zur Fällung wurden benutzt 30 ccm einer $^1/_{10}$ n-Silberlösung. Bei der Titration von 50 ccm des Filtrats wurden bis zur bleibenden Rotfärbung 9,3 ccm einer $^1/_{10}$ n-Rhodanammoniumlösung verbraucht.

$$9,3 \cdot 2 = 18,6 \; / \; 30 - 18,6 = 11,4.$$

Es wurden also 11,4 ccm Silberlösung durch das Chlor in 10 ccm Harn gebunden. Da 1 ccm 0,003545 g Chlor entspricht, waren also in 10 ccm Harn $11,4 \cdot 0,003545$ Cl enthalten. In der Tagesmenge von 940 ccm waren also Gramm Chlor vorhanden: $11,4 \cdot 0,003545 \cdot 940$.

Abgeändert wurde diese Methode von Salkowski[1]), ferner von Dehn[2]). Eine Aproximativmethode gibt Ekehorn an[3]), ohne daß hier jedoch eine wesentliche Verbesserung oder Vereinfachung mit den genannten Methoden verbunden wäre.

Eine genauere aber etwas umständlichere Methode ist die von Mohr.

Prinzip der Methode. In einer neutralen chlorhaltigen Lösung wird erst alles Chlor durch Silbernitratlösung ausgefällt. Ist dies der Fall, so bildet sich aus zugesetzter Kaliumchromatlösung Chromsilber, was an seiner roten Farbe zu erkennen ist.

Ausführung der Bestimmung. 10 ccm Harn werden nach Zugabe von 1—2 g chlorfreiem Natriumcarbonat und 1—2 g Natriumsulfat in einer Platinschale eingedampft und vorsichtig verascht. Nach dem Abkühlen löst man den Rückstand in Wasser, säuert die Lösung mit Salpetersäure schwach an und neutralisiert wieder mit Calciumcarbonat oder Natriumcarbonat, setzt sodann einige Tropfen einer 10%igen Kaliumchromatlösung hinzu und titriert mit einer $^1/_{10}$ n-Silbernitratlösung, bis eine rötliche Färbung auftritt.

Die Berechnung des Chlorgehalts geschieht in diesem Falle so, daß man die Anzahl der verbrauchten Silbernitratlösung mit den oben genannten Zahlen für Chlornatrium- oder Chlorwasserstoffsäure multipliziert. Auf diese Weise erhält man den Chlorgehalt in 10 ccm Harn, aus dem die Menge des gesamten Tagesurins sich leicht errechnen läßt. Auch kann man die mit Salpetersäure angesäuerte Lösung nach der eben beschriebenen Methode nach Volhard weiter behandeln, was die Genauigkeit der Werte erhöht.

Ferner kann das Chlor im Harn auch gewichtsanalytisch bestimmt werden. Dies geschieht so, daß man die mit Salpetersäure angesäuerte Schmelze (siehe vorige Methode) im Überschuß mit 4%iger Silbernitratlösung versetzt, gelinde erwärmt, wobei sich das Chlorsilber zusammenballt. Dies läßt man kurze Zeit stehen, filtriert durch einen Goochtiegel, den man bei 110° bis zur Gewichtskonstanz trocknet. Oder aber man filtriert den Niederschlag durch ein aschefreies Filter ab, wäscht mit salpetersäurehaltigem Wasser gründlich nach, trocknet bei 100°, bringt sodann den Niederschlag in einen Porzellantiegel, verascht ferner das Filter, gibt die beiden Rückstände zusammen und dampft nach Zugabe einiger Tropfen Salpetersäure und einiger Tropfen Salzsäure, erhitzt den Rückstand bis zum Schmelzen über freier Flamme und wägt das Chlorsilber auf einer analytischen Wage. Aus den Daten läßt sich dann leicht das Gesamtchlor des Tagesurins genau berechnen.

Über die Bestimmung von Brom und Jod, die nur auftreten, wenn solche in Form von Medikamenten gegeben werden, s. S. 719.

Fluorwasserstoff.

Die im menschlichen Harn vorhandene Fluorwasserstoffsäure ist nur in Spuren gefunden worden. Für die menschliche Physiologie und Pathologie hat dieselbe nur geringe Bedeutung.

Schwefel.

Vorkommen. Im Harn ist der Schwefel in drei Verbindungsarten vorhanden. Einmal als sog. oxydierter Schwefel, nämlich als schwefelsaure Salze, sodann esterartig gebunden als sog. Ätherschwefelsäuren und schließlich als Neutralschwefel.

Der saure Schwefel, der als Schwefelsäure im Harn vorhanden ist, kommt vor allem als Natriumsulfat vor. Er bedingt den größten Teil des Gesamtschwefels im Harn und beträgt etwa $^4/_5$ davon. $^1/_{10}$ des Gesamtschwefels enthält die Ätherschwefelsäure.

Die Hauptquelle des Schwefels im Harn ist die Nahrung. Ferner stammt der Schwefel aus dem Körpereiweiß; deshalb besteht ein konstantes Verhältnis des ausgeschiedenen Schwefels zum Harnstickstoff, nämlich unter normalen Verhältnissen $H_2SO_4 : N = 1 : 5$. Bei überwiegender Fleischnahrung nimmt der Schwefelgehalt des Harns zu. Bei ausschließlicher vegetabilischer Nahrung

[1]) Salkowski: Zeitschr. f. physiol. Chem. Bd. 5, S. 290. 1881.
[2]) Dehn: Zeitschr. f. physiol. Chem. Bd. 44, S. 11. 1905.
[3]) Ekehorn: Arch. f. klin. Chirurg. Bd. 79, H. 1. 1906.

kann die Gesamtschwefelmenge im Harn bis zu 0,3 g sinken, während sie im Durchschnitt bei gemischter Kost etwa 0,8 g beträgt.

Erhöhte Ausscheidung von Schwefelsäure in Esterform tritt bei stärkerer Darmfäulnis, bei akuten Darmkatarrhen, weniger bei chronischen, auf. Ebenfalls erhöht sich die Menge nach dem Genuß reichlicher Mengen aromatischer Körper, die den Phenolring enthalten. Größere Mengen sind z. B. nach Phenolvergiftungen beobachtet worden. Einseitige Kohlehydratnahrung drückt die Ausscheidung der Ätherschwefelsäuren herab.

Der Neutralschwefel kommt im Harn einmal als Rhodanwasserstoffsäure vor, ferner als Gallenschwefel (Taurincystin), als Chondroitinschwefelsäure, Oxyproteinsäure usw. Die Menge des Neutralschwefels beträgt nach WEISS[1] 16,5%. Nach demselben Autor werden bei Zuständen, die mit einem erhöhten Eiweißzerfall einhergehen (z. B. beim Carcinom im Zerfallsstadium) erhöhte Werte an Neutralschwefel im Harne gefunden. Andere Autoren fanden ebenfalls erhöhte Ausfuhr bei fortgeschrittener Lungentuberkulose. Der Neutralschwefel kann als Maß für die Ausscheidung von Proteinsäuren im Harne gelten.

Eigenschaften und Nachweis. Mit Salzsäure angesäuerter Harn gibt nach Zusatz einer Chlorbariumlösung eine weiße Fällung von Bariumsulfat. Durch diese Reaktion wird aber nur die Sulfatschwefelsäure gefällt. Ebenfalls erhält man einen weißen Niederschlag mit essigsaurem Bleioxyd (schwefelsaures Bleioxyd).

Zum Nachweis der Schwefelsäure in Esterform wird der Harn vorher mit Salzsäure in der Hitze digeriert, wobei sich die Ester spalten und Schwefelsäure und die entsprechenden Alkohole frei werden; sodann kann durch Chlorbarium die Schwefelsäure nachgewiesen werden.

Die Bestimmung des gesamten Schwefels im Harn erfolgt folgendermaßen: 50—100 ccm Harn, bei schwefelreichem Harn weniger, werden mit etwa 15—20 g einer Sodasalpetermischung (Natriumnitrat und Soda im Verhältnis 3 : 1) in einer Platinschale eingedampft und vollständig verascht. Die Asche wird sodann mit Salzsäure wiederholt eingedampft bis zur Trockne, um alle Salpetersäuren zu entfernen. Sodann löst man den Rückstand in Wasser, filtriert ihn durch ein kleines Filter, um die ungelöst gebliebene Kieselsäure zu entfernen, in ein Becherglas und wäscht ihn gut aus, bis das Wasser chlorfrei abläuft. Nun fällt man den Schwefel durch heiße Barium-Chloridlösung in der Hitze, läßt einige Stunden an einem warmen Ort und über Nacht in der Kälte stehen. Sodann wird der Niederschlag abfiltriert, gut gewaschen, das Filter getrocknet, geglüht und gewogen.

Will man die Sulfatschwefelsäure, Ätherschwefelsäure und den Neutralschwefel besonders bestimmen, so geht man am besten nach der von SALKOWSKY angegebenen Methode vor.

Zu diesem Zwecke werden 100—150 ccm Harn mit etwa der gleichen Menge einer Mischung von gesättigter Bariumhydratlösung und gesättigter Chlorbariumlösung (2 : 1) versetzt. Man schüttelt, läßt einige Zeit stehen und filtriert den entstandenen Niederschlag ab. In dem Filtrat befinden sich nun noch die ätherschwefelsauren Salze. Wird nun ein Teil des Filtrats in aliquoter Menge entnommen, mit Salzsäure schwach angesäuert und etwa 15—20 Minuten gekocht, so fällt das an Äther gebundene Sulfat als schwefelsaures Baryt aus, welches nun ebenfalls abfiltriert und nach dem letztgenannten Verfahren weiter verarbeitet werden kann. Der gefundene Schwefel im ersten Filtrat entspricht der Sulfatschwefelsäure, der bei der zweiten Filtration gewonnene Niederschlag dem Schwefel, der esterartig gebunden war; durch Subtraktion dieser beiden Schwefelmengen vom Gesamtschwefel erhält man die Menge des Neutralschwefels.

Schwefelwasserstoff.

Bisweilen findet man im Harn Schwefelwasserstoff. Meistens stammt dieser aus dem Eiweiß und ist durch Gärung oder Fäulnis entstanden.

Nachweis des Schwefelwasserstoffs im Harn. 1. Schwefelwasserstoffhaltiger Harn ist meist durch den charakteristischen Geruch (frisch) zu erkennen. 2. Ein qualitatives Verfahren, um den Schwefelwasserstoff im Harne nachzuweisen, ist folgendes: 10—20 ccm

---

[1] WEISS: Biochem. Zeitschr. Bd. 27. S. 203. 1910.

Harn werden in ein Erlenmeyerkölbchen gebracht und zwischen Kork und Flaschenhals ein Filtrierpapierstreifen geklemmt, der vorher getränkt war mit einer mit Ammoniak gesättigten Bleiacetatlösung. Beim Erwärmen des Harns bräunt, bei größeren Mengen Schwefelwasserstoffs schwärzt sich das Bleiacetatpapier.

Phophorsäure.

Die Phosphorsäure findet sich normalerweise im menschlichen Harn zum Teil an Alkalien (K, Na), zum Teil an Erdalkalien gebunden. Die Menge der im 24stündigen Urin ausgeschiedenen Phosphorsäure wird auf 3,5 g im Mittel angegeben. Sie ist abhängig:

1. Von der Zufuhr der phosphorsauren Salze in der Nahrung;

2. Von der Mauserung des Körpergewebes, dementsprechend eine Erhöhung im Fieber, bei konsumptiven Prozessen, die mit starkem Zellzerfall einhergehen, so bei Leukämie.

Qualitativer Nachweis. Zusatz von Essigsäure und Uranylacetat zum Harn gibt einen amorphen, flockigen, gelblich-weißen bis grünlich-weißen Niederschlag von Uranylphosphat.

Quantitativer Nachweis. Geschieht durch Titration einer Lösung von Uranylacetat von bekanntem Wirkungswert:

$$1 \text{ ccm} = 0,005 \text{ g } P_2O_5.$$

Als Indicator benutzt man Kaliumeisencyanürlösung; nach Ausfällung aller Phosphorsäure entsteht ein braunroter Niederschlag von Uranylferrocyanid. Ein weiterer Indicator ist die Cochenilletinktur, die beim ersten Überschuß der zugesetzten Uranlösung eine grünliche Färbung ergibt.

Will man die zweifach und die einfach sauren Phosphate getrennt bestimmen, so benutzt man das verschiedene Verhalten derselben gegen Bariumchlorid: Die einfach sauren Phosphate fallen durch $BaCl_2$ als

$$BaH PO_4$$

aus, während die zweifach sauren phosphorsauren Salze als

$$Ba (H_2PO_4)$$

in Lösung bleiben. Die Bestimmung zerfällt dann in die folgenden Teilbestimmungen:

1. Bestimmung der Gesamtphosphorsäure.

2. In einer zweiten Harnportion wird nach Ausfällung durch Bariumchlorid die Phosphorsäure der zweifach sauren Phosphate durch Titration mit Uranylacetat bestimmt.

Die Differenz der beiden ermittelten Werte ergibt die Menge der einfach sauren Phosphorsäure.

Da bei der Ausfällung mit $BaCl_2$ auch in geringer Menge (3%) tertiäres Phosphat $[Ba_3(PO_4)_2]$ sich dem einfach sauren Phosphat hinzugesellt, so ist bei der Berechnung dieser Fehler entsprechend zu berücksichtigen. Näheres s. v. Lieblein: Zeitschr. f. physiol. Chem. Bd. 20. 1894.

Es sei ausdrücklich darauf hingewiesen: Ausschließliche Phosphorbestimmungen im Harn allein berechtigen nicht zu irgendwelchen Schlußfolgerungen in bezug auf den P-Stoffwechsel, da ein nicht unerheblicher Teil der Phosphorsäure mit den Faeces ausgeschieden wird. Die Mengenverhältnisse in denen sich die Phosphorausscheidung auf Harn und Faeces verteilt, ist abhängig von der Menge des vorhandenen Kalks, da das Calciumphosphat in der Hauptsache durch den Darm ausgeschieden wird.

N_2O_5 (Anhydrid der Salpetersäure).

Die salpetersauren Salze (Nitrate), welche aus der Nahrung stammen, kommen in jedem normalen Harne vor. Bei der Fäulnis infolge längeren Stehens schwinden sie mehr und mehr. Zum großen Teil wird die Salpetersäure zu salpetriger Säure reduziert.

Zum *Nachweis* der Salpetersäure kann man die Probe mit *Diphenylaminlösung*[1] verwenden, die jedoch nicht charakteristisch ist, da sie auch bei Anwesenheit von salpetriger Säure und einigen Oxydationsmitteln positiv ausfällt.

---

[1] Goldschmidt: Zeitschr. f. physiol. Chem. Bd. 67, S. 194. 1910.

Bei der *Brucinprobe* werden 5 ccm Harn mit 15 ccm konzentrierter Schwefelsäure gemischt und dann mit 1 ccm Brucinlösung (0,2 g Brucin in 100 ccm konzentrierter Schwefelsäure) versetzt. Bei Anwesenheit von Salpetersäure entsteht ein roter Farbton, der bald in gelb übergeht.

Salpetrige Säure.

Die salpetrige Säure ist als solche normalerweise im Harne nicht vorhanden. Sie entsteht entweder bei Stauungen in den ableitenden Harnwegen, oder aber beim längeren Stehen des Harnes, wobei die Nitrate zu Nitriten reduziert werden.

Eine gute Probe für den Nachweis der Nitrite ist die mit Jodkalium und Stärkekleister:

Man versetzt hierbei den Harn mit etwa 5 ccm Jodkalium, säuert mit Schwefelsäure gut an und gibt ein paar Tropfen Stärkekleister hinzu. Bei Gegenwart von salpetriger Säure tritt starke Blaufärbung ein, indem sich Jodstärke bildet. Der gebildete Jodwasserstoff HJ aus $KJ + H_2SO_4$ ist durch salpetrige Säure zu elementarem J oxydiert worden, das mit Stärke die bekannte Blaufärbung gibt.

Die Probe von SCHÄFFER-JOLLES wird so gemacht, daß man etwa 5 ccm Harn mit Tierkohle entfärbt, hinzugibt 3—4 ccm 10%ige Essigsäure und 3 Tropfen 5%ige Ferrocyankaliumlösung. Bei Gegenwart von Nitriten Gelbfärbung durch Bildung von Ferricyankalium.

SiO_2 (Anhydrid der Kieselsäure).

Die im Harne vorkommende Kieselsäure stammt in der Hauptsache aus kieselsäurereichem Wasser und aus einigen Nahrungsmitteln. Ihre Bestimmung kann erforderlich sein, da neuerdings kieselsäurehaltige Präparate in der Therapie Verwendung finden.

Nachweis und Bestimmung der Kieselsäure im Harn: 15—20 ccm Harn werden im Platintiegel auf dem Wasserbade eingedampft und mit Soda-Salpetermischung (1 : 2) über freier Flamme verascht. Man löst den Rückstand, dampft ein, versetzt mit konzentrierter Salzsäure, dampft wieder ein, löst in Wasser die löslichen Salze, während die Kieselsäure als unlöslicher Rückstand zurückbleibt. Letzterer wird auf ein kleines aschefreies Filter abfiltriert, Filter samt Rückstand über freier Flamme geglüht, im Exsiccator erkalten gelassen und gewogen. Die Differenz zwischen leerem Tiegel und dem Tiegel mit dem geglühten Rückstand ergibt die Menge der Kieselsäure.

Kohlensäure.

Im normalen Harne findet sich die Kohlensäure nur in geringer Menge, und zwar hängt die Menge wesentlich ab von der Acidität des Harns. Außerdem sind größere Mengen im Harne zu finden nach Pflanzennahrung und Zufuhr von Obst. Bei gemischter Nahrung sowie Fleischnahrung ist die Ausscheidung sehr gering.

Ihre Bestimmung geschieht so, daß man einen Luftstrom durch den Harn leitet und dann in ein Gefäß mit $1/10$ normalem Barytwasser. Durch Titrieren mit $1/10$ normaler Schwefelsäure kann die Menge der freien CO_2 leicht gefunden werden.

B. Basen.

Kalium und Natrium.

K und Na finden sich als Urate, Phosphate, Sulfate und Chloride im menschlichen Harn vor; die Mengen schwanken je nach der Nahrungszufuhr, bei gemischter Kost sollen beim Erwachsenen in der 24stündigen Urinportion

$$4—7 \text{ g } Na_2O \text{ und } 2—4 \text{ g } K_2O$$

ausgeschieden werden. Im Fieber wird nach SALKOWSKI mehr K als Na ausgeschieden, während in der Rekonvaleszenz sich das Verhältnis wieder umkehrt. Im Hunger sinkt gemäß der verminderten Zufuhr die Gesamtausscheidung, gleichzeitig tritt jedoch wieder die Umkehrung in den Mengenverhältnissen ein, wie sie für die Fieberzustände beschrieben sind; der Hungernde lebt von den K-reichen Geweben, wie sie Muskeln und rote Blutkörperchen in der Hauptsache darstellen (Munk).

Der qualitative Nachweis von Natrium erfolgt nach Abdampfen des Harns derart, daß ein Pröbchen der auskrystallisierten Salze der bekannten Flammenreaktion unterworfen werden: Natrium macht eine strahlend gelbe Flammenfärbung.

Der Nachweis von Kalium kann nach Autenrieth[1] mit Hilfe von Kobaltnatriumnitrit erfolgen, das einen charakteristischen gelben, krystallinischen Niederschlag von Kobaltgelb ergibt.

$$K_3CO(NO_2)_6.$$

Die Methodik des quantitativen Nachweises siehe weiter unten.

Calcium und Magnesium.

Die Erdalkalien Ca und Mg finden sich im sauren, normalen Harn in Lösung als saure Phosphate und Chloride; bei neutraler Reaktion des Harns fallen sie als neutraler, phosphorsaurer Kalk und Magnesiumphosphat aus, bei alkalischer Reaktion als Calciumcarbonat oder neutraler phosphorsaurer Kalk, das Magnesium in Form des Tripelphosphats

$$Mg(NH_4)PO_4 . 6 H_2O.$$

Die Mengenverhältnisse, in denen Mg und Ca im 24stündigen Harn ausgeschieden werden, belaufen sich bei mittlerer Kost auf

0,3 g CaO und 0,16 g MgO.

Der ausgeschiedene Kalk stammt aus der Nahrung; nur ein kleiner Teil wird im Harn, die Hauptmenge mit den Faeces ausgeschieden. Bei reiner Fleischkost findet Bunge im 24stündigen Urin

0,33 g Kalk,

0,29 g Magnesia,

während er bei ausschließlicher Ernährung mit Weizenbrot folgende Mengen angibt:

0,24 g Kalk,

0,14 g Magnesia.

Beim Diabetiker ist eine vermehrte Kalkausscheidung beobachtet worden.

Die quantitative Bestimmung von K, Na, Ca, und *Mg* nach dem Verfahren von Tisdall und Kramer[2]):

Es werden dazu nur kleine Mengen von Harn benötigt, die Bestimmungen erfordern einen verhältnismäßig kurzen Aufwand von Zeit und die Fehler der Methode betragen: etwa 3% für Ca und Mg, 3—4% für Na, 2% für K.

Prinzip. Der veraschte Harn wird mit HCl extrahiert, in einer Teilmenge nach Beseitigung des Ca und Mg das *Na* durch Kaliumpyroantimoniatreagens als pyroantimonsaures Na ausgefällt.

In einer 2. Teilmenge des Ascheauszugs wird das *K* als Kaliumkobaltnitrit ausgefällt und durch Titration mit Permanganat bestimmt.

Das *Mg* wird als Ammoniummagnesiumphosphat ausgefällt und mit Natronlauge und Cochenilletinktur als Indicator titriert, während das *Ca* als Calciumoxalat gefällt und ebenfalls mit Kaliumpermanganat titriert wird.

Ausführung: Man verascht in der Platinschale 50—100 ccm des zu untersuchenden Harns, behandelt die Asche mit 10 ccm 0,5 n-HCl auf dem Wasserbad, pipettiert die heiße Flüssigkeit auf ein aschefreies Filter, das vorher mit ca. 30 ccm 0,5 n-HCl gewaschen wurde und filtriert in ein 50 bzw. 100 ccm-Meßkölbchen; die Filtration wird so oft vorgenommen bis man das ursprüngliche Volumen des Harns, von dem man ausgegangen war, erlangt hat.

Kalium. Die benötigten Lösungen:

1. *Natriumkobaltinitritreagens*

Lösung a). Man löst 25 g Kobaltinitrat in 50 ccm Wasser und fügt 12,5 ccm Eisessig hinzu.

Lösung b). 120 g Natriumnitrit (K-frei Merck) in 180 ccm Wasser gelöst.

---

[1]) Autenrieth: Zeitschr. f. physiol. Chem. Bd. 37. 1902.
[2]) Kramer: Journ. of biol. chem. Vol. 48. 1921.

Zur gesamten Lösung a) werden 210 ccm der Lösung b) hinzugefügt und solange Luft durchgeblasen bis die gesamten Stickoxyde entfernt sind. (Vor Gebrauch filtrieren.)

2. $4n\text{-}H_2SO_4$.

3. 0,02 n-*Kaliumpermanganatlösung*, gewonnen von einer 0,1 n-Lösung und gegen 0,01 n-Lösung Natriumoxalat gegentitriert.

4. *Natriumnitritlösung*: 15 g K-freies Natriumnitrit in 30 ccm Wasser.

Ausführung: Zu 0,2 ccm der veraschten und vorbehandelten Ausgangslösung werden 0,5 ccm Natriumnitritlösung und 0,5 ccm Aq. dest. in einem graduierten Zentrifugenglas hinzugetan und gut durchgemischt; nach 5 Minuten mit Wasser auf 4 ccm aufgefüllt und nochmals gut durchmischt. Darauf wird das Natriumkobaltinitritreagens hinzugetropft, nach Verlauf einer halben Stunde 10 Minuten zentrifugiert, die überstehende Flüssigkeit sorgfältig ohne Aufwirbeln des Niederschlages entfernt, 3 mal mit je 5 ccm Wasser nachgewaschen, nachdem jedesmal von neuem zentrifugiert war. Nach Entfernung des letzten Waschwassers wird zur Titration 0,02 n-Permanganat (etwa 2 ccm) und 1 ccm 4 n-H_2SO_4 hinzugesetzt, gut durchmischt und im kochenden Wasserbad 1 Minute erwärmt. Die so gewonnene Lösung muß klar und rosa gefärbt sein; um sie vollständig zu entfärben mißt man 2 ccm 0,01 n-Natriumoxalat hinzu. Durch Titration mit 0,02 n-Kaliumpermanganat wird der Überschuß an Oxalat gefunden.

Berechnung. 1 ccm 0,01 n-$KMnO_4$ oxydiert eine Menge Kaliumkobaltinitrit entsprechend 0,071 mg K. Wenn nun z. B. 2 ccm 0,02 n-$KMnO_4$ ursprünglich zugesetzt wurden, 0,43 ccm der gleichen Lösung bei der Endtitration benutzt wurden und 2 ccm 0,01 n-Na-Oxalat notwendig waren, um die Lösung das erste Mal zu entfärben, so ergibt sich die Menge K folgendermaßen:

2,43−0,03 (die Menge um die gleiche Menge Wasser zu färben) × 2 (0,02 in 0,01 n verwandelt) − 2,00 (ccm 0,01 n-Na-Oxalat, die zugefügt wurden, um die Probe zu entfärben) × 0,071 = 0,199 mg K in der Probe.

Natrium. 10 ccm der vorbehandelten Ausgangslösung werden erneut verascht, die Asche in einem graduierten Zentrifugengläschen mit 2,5 ccm 0,5 n-HCl und 3 ccm gesättigter Ammoniumoxalatlösung versetzt. Nach 10 Minuten ist das gesamte Calcium ausgefällt; nachdem durch Zugabe von 7 ccm konzentrierter Ammoniaklösung in 45 Minuten das Mg ausgefällt ist, wird 5 Minuten zentrifugiert, 5 ccm der überstehenden Flüssigkeit im Platintiegel eingedampft, der Rückstand einige Minuten lang im Trockenschrank nachgetrocknet und 15—30 Minuten nach STOLTE[1]) verascht. Die so gewonnene Asche löst man in 2 ccm 0,1 n-HCl, gibt 1 Tropfen Phenolphthalein und 2—3 Tropfen 10%iger Kalilauge hinzu. Jetzt setzt man 10 ccm Kaliumpyroantimoniatreagens und tropfenweise 3 ccm 95%igen Alkohol hinzu. Nach einer halben Stunde wird das ausgefällte pyroantimonsaure Na in einen Goochtiegel von bekanntem Gewicht getan und mit 10 ccm 30%igen Alkohols gewaschen, bei 110° 1 Stunde lang getrocknet und nach dem Erkalten gewogen. Das dabei ermittelte Gewicht, dividiert durch 11,08, ist die gesuchte Menge Na in mg.

Calcium. 2 ccm der Aschenausgangslösung werden im graduierten Zentrifugenglas mit 3 ccm Aq. dest., 1 Tropfen Phenolphthalein versetzt, mit 10%igen Ammoniak alkalisch gemacht und durch n-Schwefelsäure wieder angesäuert, wobei die ausgefallenen Phosphate wieder gelöst werden. Jetzt wird 1 cmm n-Oxalsäure und dann tropfenweise 1 ccm der gesättigten Na-Acetatlösung hinzugesetzt, nach $^3/_4$ Stunden wird 10 Minuten zentrifugiert. Die überstehende Flüssigkeit wird sorgfältig ohne Aufwirbeln des ausgefällten Calciumoxalats entfernt, bis zu 4 ccm mit 2%igem Ammoniak aufgefüllt und gewaschen und von neuem zentrifugiert; dies wird analog wie bei der K-Bestimmung 3mal wiederholt. Nach Abgießen des 3. Waschwassers werden 2 ccm n-H_2SO_4 hinzugefügt, gut durchgeschüttelt, im siedenden Wasserbade erwärmt und mit 0,01 n-$KMnO_4$ titriert bis zur definitiven Rosafärbung.

Berechnung. Die Kubikzentimeter verbrauchten $KMnO_4$ minus Vol. der gleichen Permanganatlösung, die man braucht um die gleiche Menge Wasser mit derselben Intensität zu färben, × 0,2 gibt die gesuchte Menge Ca in mg.

Magnesium. 25 ccm der Ausgangslösung des Aschenextrakts werden mit 10% Ammoniakwasser gegen Phenolphthalein alkalisch gemacht und durch etwa 4 n-H_2SO_4 eben wieder sauer, wobei die ausgefällten Phosphate wieder in Lösung kommen. Durch Zufügen von 5 ccm gesättigten Ammoniumoxalats wird in $^1/_4$ Stunde das Ca ausgefällt. Um sicher die Phosphate im Überschuß zu haben, fügt man 1 ccm 10%iges Ammoniumphosphat und 5 ccm konzentrierten Ammoniak hinzu und mischt gut durch; nach 1 Stunde wird der Niederschlag unter Benutzung von 10%igem Ammoniak und 30%igem Alkohol auf einem Filter gewaschen bis alles Ammoniak entfernt ist. Filter und Niederschlag werden mit 30 ccm warmen Wassers versetzt, dazu 3 Tropfen Cochenilletinktur und etwa 5 ccm 0,1 n-HCl. Nach 5 Minuten wird mit 0,1 n-NaOH titriert bis das Gelb der Lösung in Purpur umschlägt.

---

[1]) STOLTE: Biochem. Zeitschr. Bd. 35. 1911.

Berechnung: Die ccm 0,1 n-HCl minus ccm 0,1 n-NaOH $\times$ 1,21 = mg der gesuchten Menge Mg.

Eisen.

Unter normalen Verhältnissen werden vom gesunden Menschen in der 24stündigen Harnmenge nur Spuren von Eisen ausgeschieden. Die Daten der verschiedenen Forscher über diese ausgeschiedene Eisenmenge weichen stark voneinander ab. Unter pathologischen Verhältnissen hat man die Eisenausscheidung erhöht gefunden bei hohem Fieber, Leukämie, Leber- und Nierenerkrankungen. Besonders hoch soll die Eisenausscheidung sein beim Diabetes mellitus. Hier sind bis zu 22 mg Eisen gefunden worden. Die Darreichung von Eisen als Medikament übt keinen entscheidenden Einfluß auf die Eisenausscheidung im Harne aus, da das meiste Eisen durch den Darm ausgeschieden wird. Um eine Übersicht über die Eisenbilanz zu bekommen, müßten gleichzeitige Analysen des Kotes vorgenommen werden. Die quantitative Bestimmung des Eisens geschieht am besten nach A. NEUMANN [1]).

Wasserstoffsuperoxyd.

Bezüglich des H_2O_2 läßt sich sagen, daß es zwar von einigen Forschern im Harn gefunden ist, daß aber seine Bestimmung nur mit großen Schwierigkeiten anzustellen ist. Es muß deshalb auf die betreffenden Handbücher verwiesen werden.

Die organischen Stoffe des Harns.

a) S t i c k s t o f f f r e i e   B e s t a n d t e i l e [2]):

Fettsäuren.	Traubenzucker	p-Oxyphenylpropionsäure.
Oxalsäure.	Milchzucker.	Phenolschwefelsäure.
Glycerinphosphorsäure.	Benzoesäure, in Spuren.	p-Kresolschwefelsäure.
Aceton.	p-Oxyphenylessigsäure.	Inosit.

b) S t i c k s t o f f h a l t i g e   B e s t a n d t e i l e:

Ammoniumsalze von organischen Säuren.	Histidin (?).	Urobilin.
	Harnsäure.	Urochrom.
Carbaminsäure.	Purinbasen.	Chondroitinschwefelsäure.
Harnstoff.	Glykokoll.	Harnmucoid.
Kreatin.	Hippursäure.	Oxyproteinsäure.
Kreatinin.	Harnindikan.	Antoxyprotein.
Rhodanwasserstoffsäure.	Indolessigsäure.	Alloxyproteinsäure.
Cystin (?).	Harnfarbstoffe.	Uroferrinsäure (?).

Neben diesen normalen Harnbestandteilen kommen unter pathologischen Verhältnissen noch die folgenden Substanzen im Harne vor:

a) S t i c k s t o f f f r e i e   B e s t a n d t e i l e:

Milchsäure.	Cholesterin.
Aceton (in größerer Menge).	Traubenzucker (größere Mengen).
Acetessigsäure.	Pentosen (Arabinose).
β-Oxybuttersäure.	Linksdrehender Zucker.
Fett.	Homogentisinsäure (Alkapton).

b) S t i c k s t o f f h a l t i g e   B e s t a n d t e i l e:

Cadaverin.	Eiweißstoffe.	Hämatoporphyrin.
Putrescin.	Nucleoalbumin.	Gallenfarbstoffe.
Lecithin.	Hämoglobin.	Glykocholsäure.
Cystin (größere Mengen).	Oxyhämoglobin.	Taurocholsäure.
Leucin.	Methämoglobin.	
Tyrosin.	Hämatin.	

---

[1]) NEUMANN, A.: Zeitschr. f. physiol. Chem. Bd. 37, S. 115—148.
[2]) AUTENRIETH: Chemie des Harns. 1911.

Aldehyde.

Aldehyde sind, abgesehen von den Aldehydezuckern, als solche im menschlichen Harne noch nicht gefunden worden. Bei Zufuhr von Aldehyden in Form von Derivaten, z. B. Trichloraldehyd (Chloralhydrat) wurden die Aldehyde mit Glucuronsäure gepaart ausgeschieden.

Substanzen der aliphatischen Reihe.

Fettsäuren.

Spuren von Fettsäuren pflegt der normale Harn zu enthalten, und zwar handelt es sich beim menschlichen Harn in erster Linie um Essigsäure, sodann um Ameisensäure und Buttersäure. Die durchschnittliche Tagesmenge schätzt MAGNUS-LEVY auf 0,06 g, JAKSCH fand geringere Werte. Bei der sogenannten *Lipacidurie* ist eine Vermehrung der Fettsäuren gefunden worden, ebenso in seltenen Fällen bei Diabetes mellitus, Pneumonie, sowie bei der Leukämie.

Eigenschaften und Reaktionen.

Ameisensäure H · COOH.

Eine wässerige Löung von Ameisensäure mit Quecksilber-Chloridlösung versetzt, gibt eine weiße Trübung. Silbernitratlösung wird durch Ameisensäure reduziert. Zwecks Isolierung und quantitativer Bestimmung wird auf Handbücher der Harnuntersuchungen hingewiesen.

Valeriansäure $C_5H_{10}O_2$.

Valeriansäuren wurden im Harne bei akuter gelber Leberatrophie und bei Typhus gefunden. Über die Mengenverhältnisse und die Art der Konstitution der beobachteten Säuren liegen keine sicheren Angaben vor.

Methylmercaptan $CH_3 . SH = CH_4S$.

Methylmercaptan wurde im Harn des Menschen nach dem Genuß von Spargel, aber auch anderer Gemüse gefunden. Nach KARPLIS[1] können auch Bakterien die Ursache der Bildung sein.

Fett.

Das Fett kommt wohl nur unter pathologischen Bedingungen im Harne des Menschen vor, zwar fand Kòzò SAHAGUCHI in der 24stündigen Harnmenge von gesunden Menschen im Mittel 0,0085 g Fett vor. In erhöhtem Maße ist die Fettausscheidung durch den Harn bei der Chylurie gefunden worden, bei der eine Durchlässigkeit der Niere für Fett offenbar vorhanden ist, und zwar erscheint bei diesem Zustand das Fett einmal in Zellen eingeschlossen, sowie auch frei. Der Harn sieht in solchen Fällen milchig-trübe aus. Es wurden Mengen von 0,27—16% bei einem gleichzeitigen Stickstoffgehalt von 7,5% gefunden. Über den Fettgehalt des Harns berichtet PECKER[2]. Weiter ist Fett im Harne beobachtet worden nach reichlichem Genuß von fetten Speisen. Zum Unterschiede von Zuständen, bei denen die Niere fettig degeneriert ist, enthält der Harn in diesen Fällen kein Blut und kein Eiweiß. Ferner beobachtet man im Harne Fettauftreten nach ausgedehnten Knochenbrüchen, bei Phthisis.

---

[1] KARPLIS: Virchows Arch. f. pathol. Anat. u. Physiol. Bd. 131, S. 221.
[2] PECKER: Chem. Zentralbl. Bd. 88, II., S. 639.

Bei fettiger Degeneration der Niere tritt das Fett in Tropfen (Fettaugen) auf und sammelt sich an der Oberfläche des Harns, während bei der Chylurie das Fett in schwer erstarrbarer Form in Emulsion im Harne auftritt.

Eigenschaften. Fett ist in Wasser unlöslich, schwer löslich in Alkohol, leichter in heißem Alkohol, gut löslich in Äther, Petroläther und Benzol. Auf diesen Eigenschaften beruhen auch die Bestimmungsmethoden des Fettes. In den meisten Fällen wird die Menge des Harnfettes so gering sein, daß man gezwungen ist, mikroskopisch das Fett nachzuweisen, welches im auffallenden Licht unter dem Mikroskop in runden, weißsilberglänzenden Tropfen auftritt und sich auf Zusatz von 1 Tropfen Äther auf dem Objektträger löst. Ein ähnliches Bild kann das *Leucin* bei mikroskopischer Betrachtung bieten. Dieses löst sich jedoch auf Zusatz von Äther nicht auf.

Stehen größere Mengen Fett zur Verfügung, so kann man den Nachweis durch die sog. *Acrolein*probe erbringen. Beim Erhitzen des Fettes im Reagensglas entwickelt sich ein unangenehm stechender Geruch (Acrolein). Schüttelt man milchig getrübten Harn im Reagensglas mit Äther und wird dieser klar, so spricht diese Probe für die Anwesenheit von Fett.

Quantitativ gewinnt man das Fett am besten auf folgende Weise:

100—200 ccm Harn werden mit Sand oder mit gebranntem Gips verrieben und getrocknet. Der Rückstand im Soxhletschen Apparat mit Äther extrahiert. Die Gewichtsdifferenz zwischen dem leeren Kolben und dem Kolben nach der Extraktion, nachdem man den Äther auf dem Wasserbade verdampft hat, gibt das Gewicht des Fettes an. Wohl ist hierbei zu bemerken, daß Lecithin und Cholesterin, die ebenfalls stets im Harne vorhanden sind, durch Äther mit extrahiert werden.

Cholesterin ($C_{27}H_{45}OH$).

Cholesterin findet sich im Harn bei Chylurie, Lipurie, amyloider und fettiger Degeneration der Niere. Einmal erscheint es auf der Oberfläche des Harns, ein andermal ist es im Sediment zu finden.

Eigenschaften. Cholesterin ist unlöslich in Wasser und kaltem Alkohol, leicht löslich in Äther, Petroläther und Chloroform. Das Cholesterin schmilzt in wasserfreiem Zustande bei 145—146°, es ist optisch aktiv und dreht die Ebene des polarisierten Lichtes. Es krystallisiert aus heißem Alkohol in rhombischen Tafeln.

Nachweis. Der Nachweis des Cholesterins im Harn kann unter dem Mikroskop erfolgen. Behandelt man Cholesterinkrystalle mit konzentrierter Schwefelsäure auf dem Objektträger, so sieht man carminrote Streifen auftreten. Mit Lugolscher Lösung bilden sich grüne, violette, blaue Farben.

Etwas Cholesterin wird unter gelindem Erwärmen in 20—30 Tropfen Essigsäureanhydrid gelöst und nach dem Erkalten mit konzentrierter Schwefelsäure tropfenweise versetzt. Es entsteht anfangs eine rosarote, dann später grüne Färbung [Borchardt[1]]. Diese Proben werden auch von den Gallensäuren gegeben, deshalb ist die von Windhaus[2] angegebene Methode vorzuziehen. Danach werden einige Cholesterinkrystalle im Reagensglas in möglichst wenig Äther gelöst und Bromeisessig in 5%iger Lösung bis zur Braunfärbung hinzugefügt. Es krystallisieren nach einiger Zeit lange Nadeln von Cholesterindibromid aus, die den Schmelzpunkt von 124—125° besitzen. Auf diesem Prinzip beruht auch das von Windhaus angegebene Verfahren zur quantitativen Bestimmung des Cholesterins[3].

---

[1] Borchardt: Jahresber. d. Fortschritte d. Tierchemie. Bd. 18, S. 85.
[2] Windhaus: Chemiker-Zeitg. Bd. 30, S. 1011 und Berichte d. dtsch. chem. Ges. Bd. 42, S. 238.
[3] Windhaus: Arch. f. exp. Pathol u. Pharmakol. Bd. 246, S. 122.

Lecithin ($C_{42}, H_{86} NPO_9$)

kommt unter denselben Verhältnissen im Harne vor wie das Cholesterin. Das Lecithin ist eine esterartige Verbindung des Cholins mit der Glycerinphosphorsäure, die mit Palmitin- und Stearinsäure ein Glycerid bildet.

$$C_3H_5 \begin{cases} O - C_{18}H_{35}O \\ O - C_{16}H_{31}O \\ O\,PO \cdot (OH) \cdot O\,CH_2 \cdot CH_2\,CH_2 - N - OH \end{cases} \quad \begin{matrix} CH_3\ CH_3\ CH_2 \\ \diagdown\ |\ \diagup \end{matrix}$$

Lecithin ist in reinem Zustande eine Substanz von wachsförmiger Konsistenz, es ist in Äther und Alkohol gut, in Wasser schlecht löslich. Beim Kochen mit starken Säuren oder Basen zerfällt das Lecithin in seine soeben genannten Komponenten.

Im Anschluß an das Lecithin seien noch einige Substanzen besprochen, die sich ebenfalls chemisch vom Cholin ableiten.

Oxysäuren.

d-Milchsäure ($CH_3 - CH \cdot OH - COOH$).

Spuren von Milchsäuren sollen nach Angaben von JERUSALEM[1]) normalerweise im Harne vorhanden sein. Erkrankungen der Leber, sowie Zustände, die mit einer mangelhaften Sauerstoffversorgung der Gewebe einhergehen, haben die Ausscheidung von Milchsäure im Harne zur Folge. Ferner wurde nach Vergiftungen mit Curare, Kohlenoxyd, sowie nach verschiedenen Alkaloiden und Blausäure eine erhöhte Milchsäureausscheidung gefunden. UNDERHILL[2]) berichtet über das Vorkommen von Milchsäure im Harn bei einer Schwangeren, nach Erbrechen. Ferner wurde sie bei Osteomalacie und Epilepsie [ARAKI[3])] gefunden. Nach Verfütterung von milchsaurem Natrium sahen NENCKI und SIEBER[4]) keine Milchsäure im Harne auftreten, wohl aber konnten HOPPE-SEYLER und ARAKI[5]) bei gleichzeitiger Vergiftung durch Kohlenoxyd solche auftreten sehen.

Der Nachweis von Milchsäure geschieht mit der Isonitrilprobe von VOURNASOS[6]) oder nach HOPKINS und FLETSCHER[7]).

Ausführung. Einige Kubikzentimeter konzentrierter Schwefelsäure werden mit einer gesättigten Kupfersulfatlösung (1—2 Tropfen) versetzt und wenige Tropfen des zu prüfenden Harns hinzugegeben. Jetzt schüttelt man, läßt das Reagensglas einige Minuten im siedenden Wasser stehen, worauf man abkühlt und 2—3 Tropfen einer alkoholischen Thiophenlösung (1 : 200) hinzufügt. Ist Milchsäure im Harne vorhanden, so beobachtet man nach dem schnellen Abkühlen des Gemisches eine kirschrote Färbung.

β-Oxybuttersäure s. S. 652.

Dicarbonsäuren.

Oxalsäure $\begin{matrix} COOH \\ | \\ COOH \end{matrix}$.

Die *Oxalsäure* ist ein konstanter Bestandteil des normalen menschlichen Harns [FÜRBRINGER[8])]. Die im 24stündigen Harn vorhandene Menge beträgt im Mittel 10—20 mg.

---

[1]) JERUSALEM: Biochem. Zeitschr. Bd. 12, S. 379.
[2]) UNDERHILL: Journ. of biol. chem. Vol. 2, p. 485.
[3]) ARAKI: Zeitschr. f. physiol. Chem. Bd. 15, S. 335; Bd. 16, S. 453.
[4]) SIEBER: Journ. of pract. chem. Vol. 26, p. 35.
[5]) HOPPE-SEYLER und ARAKI: Zeitschr. f. physiol. Chem. Bd. 20, S. 374.
[6]) VOURNASOS: Zeitschr. f. angew. Chem. Bd. 15, S. 172.
[7]) HOPKINS and FLETSCHER: Journ. of physiol. Vol. 35, p. 247.
[8]) FÜRBRINGER: Dtsch. Arch. f. klin. Med. Bd. 18.

Ein Teil der mit dem Harn ausgeschiedenen Oxalsäure stammt sicher aus dem intermediären Stoffwechsel. Nach Mills und Lütge schieden Hunde bei reiner Fleisch- und Fettkost Oxalsäure aus. Oxalsäurereiche Nahrung, wie es das Gemüse ist (Spargel, Spinat, Kohl u. a.) bedingen eine erhöhte Oxalsäureausscheidung. Ebenfalls tritt bei erhöhtem Eiweißzerfall eine erhöhte Ausscheidung auf. Eingeführte Oxalsäure wird nur zum Teil unverändert ausgeschieden. Nach Luczato [1]) soll das Allantoin auch ein Oxalsäurebildner sein. Der quantitative Nachweis geschieht nach Autenrieth und Barth [2]) folgendermaßen:

Man versetzt die Tagesmenge Harn mit Chlorcalciumlösung im Überschuß, dann mit Ammoniak bis zur stark alkalischen Reaktion, schüttelt gut durch und läßt über Nacht, d. h. 18—20 Stunden lang, stehen; die über dem Niederschlage stehende Flüssigkeit gießt man durch das Doppelfilter einer nicht zu kleinen Nutsche, bringt schließlich den Niederschlag darauf und spült mit wenig kaltem Wasser nach. Wendet man ein gutes Filtrierpapier an, so beansprucht das Absaugen der ganzen Flüssigkeit höchstens $1/_2$ Stunde, selbst wenn 2 Liter Harnflüssigkeit vorgelegen haben und man das Filtrat wiederholt zurückgießen muß, bis es vollkommen klar abfließt. Den gut abgesaugten Niederschlag bringt man in ein Becherglas und löst ihn in möglichst heißer Salzsäure auf. In den meisten Fällen genügen 30 ccm einer etwa 15%igen Salzsäure, um den Niederschlag von der Tagesmenge Harn in Lösung zu bringen. Die erhaltene Lösung schüttelt man in einer geräumigen, mit Glasstopfen verschließbaren Flasche mit 4—5 Portionen von je 150—200 ccm Äther, der 3% absoluten Alkohol enthält, tüchtig aus. Nimmt man hierbei eine starkwandige Flasche, so kann man durch längeres Hin- und Herwälzen derselben, ohne jede Anstrengung, eine gründliche Extraktion der wässerigen Flüssigkeit durch Äther bewerkstelligen. Die sämtlichen Ätherauszüge bringt man zunächst in einen trockenen Glaskolben und läßt sie etwa 1 Stunde lang ruhig stehen. Hierbei scheiden sich am Boden und an der Gefäßwand des Kolbens meist noch einige Tropfen wässeriger Flüssigkeit aus, von der man die Ätherlösung trennt und diese noch durch ein trockenes Filter gießt. Zum Filtrate bringt man ca. 5 ccm Wasser, um beim Erhitzen die Bildung des Oxalsäurediäthylesters zu verhindern, destilliert hierauf den Äther und den größten Teil des Alkohols ab, schüttelt, falls es nötig ist [3]), die rückständige wässerige Flüssigkeit mit wenig Blutkohle durch und filtriert wiederum ab. Das so erhaltene, meist vollkommen klare und auf dem Wasserbade auf 3—4 ccm eingeengte Filtrat versetzt man erst mit Calciumchloridlösung, hierauf mit Ammoniak bis zur stark alkalischen Reaktion, läßt einige Zeit absitzen und säuert schließlich mit verdünnter Essigsäure ganz schwach an. Nachdem die Flüssigkeit über Nacht gestanden hat, sammelt man das Calciumoxalat auf einem aschefreien Filter. wäscht mit kaltem Wasser aus und führt es durch starkes Glühen in einem Platintiegel in Calciumoxyd über, das gewogen wird, oder man löst das Calciumoxalat in verdünnter Schwefelsäure auf und bestimmt in dieser Lösung durch Titration mit einer eingestellten Kaliumpermanganatlösung die Oxalsäure.

Bernsteinsäure $C_4H_6O_4$ $\begin{array}{l} CH_2{-}COOH. \\ | \\ CH_2{-}COOH \end{array}$

Die Bernsteinsäure soll zu den regelmäßigen Bestandteilen des normalen Harns gehören. Nach Spargelgenuß soll die Ausscheidung vermehrt sein. Per os zugeführte Bernsteinsäure wird unverändert ausgeschieden.

Die Bernsteinsäure bildet farblose, monokline Prismen vom Schmelzpunkt 185⁰, sie ist wenig löslich in *Äther*, besser in heißem Alkohol und Wasser. Die Bernsteinsäure oder das Natriumsalz der Bernsteinsäure sublimieren, wenn sie im Reagensglas erhitzt werden. Eisenoxydchloridlösung bewirkt mit Bernsteinsäure einen weißen Niederschlag.

Glycerinphosphorsäure.

Über das Vorhandensein von Glycerinphosphorsäure im Harne sind die Ansichten sehr geteilt, und es erscheint durchaus nicht sicher, daß es sich bei

---

[1]) Luczato: Zeitschr. f. phys. Chem. Bd. 37, S. 225.
[2]) Autenrieth und Barth: Zeitschr. f. phys. Chem. Bd. 35, S. 327. Chemie des Harns. Tübingen 1911.
[3]) Wenn nämlich fettige, harzige und färbende Stoffe zugegen sind; Oxalsäure selbst wird von Blutkohle nicht zurückgehalten.

den als Glycerinphosphorsäure isolierten Substanzen aus dem Harne tatsächlich um Glycerinphosphorsäure und nicht um andere phosphorhaltige Substanzen handelt.

Acetonkörper.

Die im Harn vorkommenden Acetonkörper sind:

1. *Aceton.*
2. *Acetessigsäure.*
3. *β-Oxybuttersäure.*

Das Vorkommen von *Aceton* auch im normalen Harn wurde von KOTON und JAKSCH nachgewiesen. Nach PITTARELLI[1]) kommt jedoch Aceton nicht frei im Harn des gesunden Menschen vor, sondern bildet sich erst bei der Destillation. Im Hunger ist das Aceton im Harn stark vermehrt (FRIEDRICH V. MÜLLER). Ebenso steigt im Hunger die Acetessigsäureausscheidung. Besonders stark ist die Neigung zur Acetonurie bei Kindern. Beträchtlich vermehrt ist die Acetonkörperausscheidung beim Diabetes mellitus, besonders im Zustand des *Coma.* Ferner aber auch bei Krankheiten, die mit erhöhtem Körpereiweißzerfall einhergehen, so bei akuten fieberhaften chronischen Verdauungsstörungen der Kinder (acetonämisches Erbrechen), ferner bei Kachektischen, Anämischen, sowie bei gewissen Formen von Tumoren. Weiter hat man eine erhöhte Acetonausscheidung im Harn nach gewissen Vergiftungen gefunden, z. B. nach Phosphor-, Kohlenoxyd-, Atropin-, Antipyrin-, Bleivergiftungen, sowie nach der Narkose.

Über die Bildung der Acetonkörper im intermediären Stoffwechsel hat man seit langem den vermehrten Eiweißabbau verantwortlich gemacht. Viele Gründe sprechen dafür, nämlich das Ansteigen der Acetonausscheidung im Hunger, bei Fieber, bei kachektischen Zuständen usw. Die experimentellen Untersuchungen von EMDEN, SALOMON, SCHMIDT, BAER, BLUM, BORCHARDT, SCHMITZ, SACHS, GROSS, NEUBAUER beweisen dies noch deutlicher. Die Leberdurchblutungsversuche haben ebenfalls gezeigt, daß eine Anzahl von Eiweißspaltprodukten, wie Tyrosin, Phenylalanin, Homogentisinsäure, Aminovaleriansäure, Leucin in Aceton umgewandelt werden können, so daß die Bildung des Aceton aus Eiweiß als bewiesen gelten kann. Jedoch ist das Eiweiß sicher nicht die einzige Quelle für das Aceton, denn die ausgeschiedenen Acetonkörpermengen gehen nicht der ausgeschiedenen Stickstoffmenge parallel. Erhöhte Eiweißzufuhr erhöht zwar die Acetonausscheidung, größere Eiweißmengen können jedoch auch die Acetonausscheidung herabsetzen [ROSENFELD[2]) und VOIT[3])].

Die Kohlehydrate können für die Acetonbildung nicht in Frage kommen, denn eine Erhöhung der Kohlehydrate in der Kost hemmt beim Menschen mehr oder weniger die Ketonurie, während man durch Entzug die Acetonkörperausscheidung erhöhen kann. Die Kohlehydrate wirken also antiketoplastisch. Eine ähnliche Wirkung haben Glycerin, Milchsäure, Glutarsäure, Alanin, Asparagin u. a., die aber gleichzeitig beim Diabetes eine erhöhte Zuckerausscheidung bewirken.

Anders verhält es sich mit den Fetten. Daß eine Vermehrung der Acetonkörperausscheidung auf reichliche Fettzufuhr mit der Nahrung eine Vermehrung der Acetonkörperausscheidung bewirken kann, haben viele Forscher bewiesen [GELMUYDEN, WALDVOGEL[4])]. FORSSNER konnte sogar eine gewisse Parallelität

---

[1]) PITTARELLI: Chem. Zentralbl. Bd. 92, S. 111. 1921.
[2]) ROSENFELD: Zentralbl. f. inn. Med. Bd. 16.
[3]) VOIT: Dtsch. Arch. f. klin. Med. Bd. 66.
[4]) WALDVOGEL: Die Acetonkörper. Stuttgart: Ferd. Enke. 1903.

zwischen Fettzufuhr und Acetonkörperausscheidung beobachten. Nach Embden und Marx [1]) kommen nur Fettsäuren in Betracht, die eine gerade Anzahl von Kohlenstoffatomen haben. Es ist also wahrscheinlich gemacht, daß das Fett wohl die wichtigste Quelle der Acetonkörper bildet.

In schweren Fällen von Diabetes, bei denen die Stoffwechselstörung hohe Grade erreicht hat, wird vor allem β-Oxybuttersäure und Acetessigsäure gebildet, die den Zustand einer Acidosis, wie beim Coma diabeticum, bewirken. In solchen Fällen wird ein großer Teil der Blutalkalien zur Neutralisation der im Stoffwechsel gebildeten unverbrennlichen Säuren verwandt. Ferner wird ein Teil des aus Eiweiß gebildeten Ammoniaks durch die gebildeten Säuren gebunden und entgeht auf diese Weise der Harnstoffbildung. Unter diesen Umständen findet man im Harn außer Zucker, Aceton, Acetessigsäure, β-Oxybuttersäure, eine mehr oder weniger erhöhte Ammoniakausscheidung, sowie Spuren von Eiweiß und manchmal auch Zylinder (Komazylinder).

$$\text{Aceton (Dimethylketon)} \quad \begin{array}{c} CH_3 \\ | \\ CO. \\ | \\ CH_3 \end{array}$$

Aceton ist eine dünnflüssige, wasserklare, nach Obst riechende Flüssigkeit vom Siedepunkt $56{,}5^0$. Aceton mischt sich mit Wasser, Alkohol, sowie Äther in jedem Verhältnis.

Nachweis des Acetons im Harn. Jodoformprobe nach Liebig.

Für diese Probe werden zunächst 100 ccm Harn mit 2—3 ccm $50^0/_0$iger Essigsäure versetzt und bei guter Kühlung 20—25 ccm überdestilliert. Einige Kubikzentimeter des Destillats werden mit wenigen Kubikzentimeter Jodjodkalilösung (Lugolsche Lösung) und einigen Tropfen starker Natronlauge versetzt. Es entsteht dabei ein gelber Niederschlag von Jodoform, das schon in den geringsten Spuren durch seinen charakteristischen Geruch zu erkennen ist. Bei dieser Probe ist zu berücksichtigen, daß Alkohole diese Probe auch geben. Deshalb wendet Gunning statt Jodjodkalilösung und Alkalihydrat alkoholische Jodlösung und Ammoniak an. Beim Versetzen mit dieser Lösung entsteht zunächst ein Jodniederschlag, der aber verschwindet und sodann wird das Jodoform sichtbar. Legalsche Probe: 5 ccm Harn oder besser Harndestillat werden mit einigen Tropfen einer frisch bereiteten, kaltgesättigten Nitroprussidnatriumlösung versetzt und mit Natronlauge alkalisch gemacht. Die Flüssigkeit färbt sich hierbei rubinrot (hat man hierbei nicht das Destillat, sondern den Harn angewandt, so ist zu berücksichtigen, daß auch Kreatinin eine solche Farbe bewirken kann). Jetzt fügt man vorsichtig Essigsäure bis zur stark sauren Reaktion hinzu. Entsteht nun eine gelbe Farbe, so war der erste Farbumschlag in rot durch Kreatinin bewirkt, entsteht aber eine intensiv carmin-purpurrote Färbung, die nach einiger Zeit in grünblau übergeht, so ist dies für die Anwesenheit von Aceton beweisend. Eine ähnliche Reaktion gibt Alkohol, ferner soll nach dem Gebrauch von Istizin, Phenolphthalein bei der Probe eine violette Färbung entstehen können. Acetessigsäure und Aldehyde geben diese Probe ebenfalls. Einige Modifikationen wurden angegeben von O. Meyer [2]) und F. Lange [3]).

---

[1]) Marx: Beitr. z. physiol. Pathol. Bd. 11, S. 318.
[2]) Meyer, O.: Zeitschr. f. phys. Chem. Bd. 104, S. 220.
[3]) Lange, F.: Münch. med. Wochenschr. Bd. 53, S. 1764.

Probe nach PENTZOLD [1]) (Indigoprobe):

Einige Krystalle von Orthonitrobenzaldehyd werden in heißem Wasser gelöst, einige Tropfen von der erkalteten Lösung werden zu dem zu prüfenden Harn gegeben. Bei Gegenwart von Aceton färbt sich der Harn erst gelb, dann grün, später blau. Schüttelt man die Lösung mit Choroform, so löst sich das gebildete Indigo mit tiefblauer Farbe auf. Acetessigsäure und Aldehyde geben diese Probe ebenfalls.

Salicylaldehydprobe [FROMMER und EMILEWICZ [2])]: 10 ccm Harn oder besser Harndestillat werden mit 1 g Ätzkali und 10 Tropfen Salicylaldehyd versetzt und auf ca. 70° im Wasserbade erwärmt. Bei Vorhandensein von Aceton bildet sich ein roter, sich später schwarz färbender Ring (sehr empfindliche Probe).

Quantitative Bestimmung. Verfahren nach MESSINGER (jodometrische Methode). Bei diesem Verfahren wird das präformierte, wie das aus Acetessigsäure entstehende Aceton zusammen bestimmt.

20—30 ccm Harn werden in einem Kolben mit 200—300 ccm Wasser verdünnt, mit 2—3 g Weinsäure versetzt und 20—30 Minuten überdestilliert, wobei man die Vorlage mit 100 ccm kaltem Wasser beschickt und sie selbst in ein Kältegemisch gestellt hat. Nach beendeter Destillation nimmt man von dem Destillat einen aliquoten Teil und macht diesen mit 25°/₀iger, nitritfreier Natronlauge alkalisch, versetzt dann die Lösung mit überschüssiger 1/10 n-Jodlösung, schüttelt gut um, wobei sich Jodoform bildet. Man läßt nun eine halbe Stunde unter wiederholtem Umschütteln stehen und säuert dann mit Salzsäure an. Hierbei tritt eine Braunfärbung ein — bleibt diese aus, so war nicht genügend Jodlösung hinzugegeben und die Bestimmung ist zu wiederholen —. Jetzt setzt man einige Tropfen einer 1°/₀igen Stärkelösung zu dem Gemisch und titriert mit n/₁₀-Natronthiosulfatlösung das gebundene Jod zurück, was geschehen ist, wenn die Blaufärbung soeben verschwunden ist. Kommt es auf sehr genaue Werte an, so ist es nötig, den Harn mehrfach zu destillieren.

Auch auf andere Verfahren, wie die von ECKENSTEIN und BLANKSMA [3]), MOLLER [4]), DENIGÈS [5]) sei aufmerksam gemacht.

A c e t e s s i g s ä u r e (Acetylessigsäure, Diacetessigsäure)

$$CH^2 — CO — CH^3 — COOH.$$

Die Acetessigsäure ist eine mit Wasser, Alkohol und Äther in jedem Verhältnis mischbare, wasserhelle, sauer reagierende Flüssigkeit, die beim Erhitzen in Kohlensäure und Aceton zerfällt. Sie findet sich im Harn nur unter pathologischen Verhältnissen, so bei schwerem Diabetes mellitus, bei Carcinom des Magens und des Darms, bei septischen Zuständen sowie bei Diphtherie, bösartigem Scharlach und Masern.

Zum Nachweis der Acetessigsäure bedient man sich der Probe von GERHARD: 10—15 ccm Harn werden mit einigen Tropfen einer 5—10°/₀igen Eisenchloridlösung versetzt, solange noch ein Niederschlag von Eisenphosphaten entsteht; nun filtriert man ab, fügt noch einige Tropfen Eisenchlorid hinzu. Bei Anwesenheit von Acetessigsäure wird die Farbe bordeauxrot. Die Farbe verschwindet bei Zimmertemperatur allmählich, schneller beim Kochen. Diese letzte Eigenschaft zeigt Harn, der durch Salicyl-, Phenol- usw. -Medikation rotgefärbt war, nicht. Um störende Einflüsse, wie die oben genannten Medikamente, die im Harn diese Probe vortäuschen können, auszuschalten, stellt man die Probe erst an, nachdem der Harn im Reagensglas etwa 10 Minuten im kochenden Wasserbade gestanden hat, wobei sämtliche Acetessigsäure

[1]) PENTZOLD: Arch. f. klin. Med. Bd. 34, S. 131.
[2]) FROMMER und EMILEWICZ: Berl. klin. Wochenschr. Bd. 42, S. 1008.
[3]) ECKENSTEIN und BLANKSMA: Zentralbl. f. inn. Med. Bd. 64, S. 207.
[4]) MOLLER: Dtsch. med. Zeitschr. Nr. 21.
[5]) DENIGÈS: Compt. rend. Tome 127. p. 963.

verdampft ist. Fällt in dem erhitzten Harn die Probe ebenfalls positiv aus, so wurde sie nicht durch Acetessigsäure bedingt.

Arnoldsche Probe [1]), modifiziert nach Lipliawsky [2]). Zu dieser Probe benötigt man eine 1%ige Lösung von Paraamidoacetophenon, der man 2 ccm einer konzentrierten Salzsäure zwecks besserer Lösung der Substanz hinzugesetzt hat, ferner eine 1%ige Kaliumnitritlösung. Einige Kubikzentimeter der Paraamidoacetophenonlösung werden mit der Hälfte der Kaliumnitritlösung kurz vor dem Gebrauch vermischt und mit etwa der doppelten Menge Harn zusammengebracht. Man fügt nun einige Tropfen einer konzentrierten Lösung Ammoniak hinzu und schüttelt kräftig um. Es entsteht eine braunrote Färbung. Einige Kubikzentimeter dieser Mischung versetzt man nun mit 20 ccm einer konzentrierten Salzsäure, 30 ccm Chloroform und 2—3 Tropfen Eisenchloridlösung. Beim vorsichtigen Umschwenken des Reagensglases nimmt das Chloroform eine violette bis blaue Färbung an, wenn Acetessigsäure vorhanden ist, eine gelbe oder schwachrote Färbung spricht nicht für die Gegenwart von Acetessigsäure.

Weitere Acetonproben wurden angegeben von Mörner [3]), Riegler [4]), Lindemann [5]), Bondi und Schwarz [6]).

Zur quantitativen Bestimmung des Acetons und der Acetessigsäure sind eine ganze Reihe von Methoden ausgearbeitet worden. Kurz ausgeführt sei die von Embden und Schliep angegebene [7]).

Das Gesamtaceton wird nach dem Verfahren von Messinger ermittelt. Die gleiche Menge Harn bringt man in einen 1—2 Liter fassenden Rundkolben, gibt 150 ccm Wasser hinzu und destilliert im Vakuum bei einer Temperatur, die nicht über 35° betragen soll, 30—35 Minuten über. Bei dieser Destillation wird ein langer, Liebigscher Kühler angewendet, der eine mit Eis gekühlte Vorlage hat. Die Acetessigsäure bleibt bei dieser vorsichtigen Destillation im Kolben zurück. Diese wird nun nach dem Verfahren von Messinger weiterbehandelt. Die Differenz zwischen Gesamtaceton und dem Aceton, welches nach dem Abdestillieren der Acetessigsäure gewonnen wurde, ergibt den Wert für die Acetessigsäure.

Folin [8]) gibt ebenfalls eine einfache Vorschrift an.

20—30 ccm Harn werden mit 0,2—0,3 g Oxalsäure versetzt und mit wenigen Tropfen 10%iger Phosphorsäure angesäuert. Sodann gibt man 8—10 g Kochsalz hinzu und, um das Schäumen zu vermeiden, 1 Tropfen Paraffinum liquidum. Jetzt beschickt man die Vorlage mit einer Mischung von 10 ccm einer 40%igen Kalilauge und einem Überschuß von $n/_{10}$-Jodlösung und destilliert über, indem man einen kräftigen Luftstrom durch den Apparat hindurchsaugt. Das Destillat wird mit 10 ccm konzentrierter Salzsäure angesäuert und der Überschuß von Jod mit Thiosulfatlösung zurücktitriert. Man erhält hiermit die Menge des präformierten Acetons. Das Gesamtaceton wird nach dem obengenannten Verfahren von Messinger ermittelt.

β-Oxybuttersäure $C_4H_8O_3 = CH_3 — CH — (OH) — CH_2 — COOH.$

Die β-Oxybuttersäure ist eine Flüssigkeit von sirupöser Konsistenz. Sie ist leicht löslich in Wasser, Alkohol und Äther und dreht die Ebene des polarisierten Lichts nach links (kann also bei der Glukosebestimmung störend wirken). Sie vergärt nicht. Beim Kochen mit Wasser, noch schneller mit Mineralsäuren zersetzt sie sich und bildet dabei α-Crotonsäure. Bei der Oxydation mit Chromsäure wird aus ihr Aceton gebildet.

[1]) Arnold: Wien. klin. Wochenschr. Bd. 12, S. 541.
[2]) Lipliawsky: Dtsch. med. Wochenschr. Bd. 27, S. 151.
[3]) Mörner: Skandinav. Arch. f. Physiol. Bd. 5, S. 276.
[4]) Riegler: Münch. med. Wochenschr. Bd. 53, S. 448.
[5]) Lindemann: Münch. med. Wochenschr. Bd. 52, S. 1387; Bd. 53, S. 1019.
[6]) Bondi und Schwarz: Wien. klin. Wochenschr. Bd. 19. S. 37, Bd. 20, S. 37.
[7]) Embden und Schliep: Zentralbl. f. d. ges. Physiol. u. Pathol. des Stoffwechsels. Bd. 2, S. 250, 287.
[8]) Folin: Journ. of biol. chem. Vol. 3, p. 177; Vol. 4, p. 473.

Wie schon erwähnt, tritt die β-Oxybuttersäure bei schwerem Diabetes, fast immer im Koma, neben Zucker und Spuren von Eiweiß und Zylindern im Harne auf. Ferner wurde sie aber auch gefunden bei Scharlach, Masern, sowie krebskranken Personen. Mit dem Auftreten von β-Oxybuttersäure ist meist eine Vermehrung der Ammoniakausscheidung verbunden.

Nachweis. In einem Harn, in dem man bereits Acetessigsäure nachgewiesen hat, kann man mit der Gegenwart von β-Oxybuttersäure rechnen. Dreht ein Harn, nachdem er mit Hefe vergoren ist, noch die Ebene des polarisierten Lichts, so ist das Vorhandensein von β-Oxybuttersäure schon sehr wahrscheinlich geworden.

Quantitative Bestimmung. Eine quantitative Bestimmungsmethode gibt MAGNUS-LEVY[1] an. Bei dieser Methode wird die Oxybuttersäure isoliert und die Menge durch Drehung im Polarimeter bestimmt. BERGELL[2] verfährt folgendermaßen:

Er vergärt 100—300 ccm Harn mit Hefe und dampft den Harn bei schwach alkalischer Reaktion bis zur Sirupkonsistenz ein. Der Rückstand wird nach dem Erkalten mit konzentrierter Phosphorsäure, 20—30 g wasserfreiem Kupfersulfat und 20—30 g Sand versetzt, getrocknet und im SOXLETHschen Apparat mit wasserfreiem Äther extrahiert. Nach der Extraktion wird der Äther verdampft, der Rückstand mit 20 ccm Wasser aufgenommen, mit Tierkohle entfärbt und die β-Oxybuttersäure polarimetrisch bestimmt. Die spezifische Drehung der Oxybuttersäure ist: $(a)\,D = -24,1^{0}$).

Weitere Methoden werden angegeben von STADELMANN[3], KÜLZ[4], BLACK[5], EMBDEN und SCHMITZ[6], SHAFFER[7]).

Reduzierende Substanzen des Harns.

Die Tatsache, daß spurenweise im Harne auch normalerweise Zucker vorkommen kann, wurde durch BRÜCKE u. a. bereits wahrscheinlich gemacht und durch spätere Untersuchungen, vor allem von BAUMANN, WEDENSKI und BAISCH endgültig bewiesen Außer der Dextrose enthält der Harn nach BAISCH[8] noch eine andere Kohlehydratart, welche LEMAIRE[9] für Isomaltosen hält. Ferner wurde noch ein dextrinartiges Kohlehydrat (tierisches Gummi) von LANDWEHR und BAISCH im Harne gefunden. Außer den Spuren von Zucker und anderen reduzierenden Substanzen, wie Harnsäure, Kreatinin, enthält der normale Harn noch weitere Substanzen, die Metalloxyde zu reduzieren vermögen und den Zuckern mehr oder weniger verwandt sind, so z. B. die Glucuronsäure. Nach LAVESON[10] sollen von der Gesamtreduktion des normalen Harnes etwa 17% auf den Zucker entfallen, während 26% vom Kreatinin, 7,8% von der Harnsäure, die Restreduktion von fast 50% von der Glucuronsäure und noch einigen unbekannten Stoffeu bewirkt werden.

Glucuronsäure.

Die *Glucuronsäure* ($C_6H_{10}O_7$) kommt im Harn größtenteils an Phenol gebunden, aber auch in kleinen Mengen mit Indoxyl, Skatoxyl, Phenol und Kresol verbunden vor. Die Gesamtmenge im täglichen Harn wurde von TOLLENS und

---

[1] MAGNUS-LEVY: Ergebn. f. inn. Med. Bd. 1, S. 416.
[2] BERGELL: Zeitschr. f. phys. Chem. Bd. 33, S. 310.
[3] STADELMANN: Zeitschr. f. Biol. Bd. 23, S. 457.
[4] KÜLZ: Zeitschr. f. Biol. Bd. 23, S. 329.
[5] BLACK: Journ. of biol. chem. Vol. 5, p. 207.
[6] EMBDEN und SCHMITZ: ABDERHALDENS Handb. d. biol. Arbeitsmethoden. 4. Abteil., H. 2, Liefg. 119.
[7] SHAFFER: Zeitschr. f. analyt. Chem. Bd. 48, S. 590. Journ. of biol. chem. Vol. 5, p. 210.
[8] BAISCH: Zeitschr. f. phys. Chem. Bd. 18, 19, 20.
[9] LEMAIRE: Zeitschr. f. phys. Chem. Bd. 21.
[10] LAVESON: Berl. klin. Wochenschr. 1905.

Stern [1]) auf 0,37 g geschätzt, während Meyer und Neuberg [2]) weit geringere
Mengen fanden. Es ist nun sicher, daß im normalen Harn nur sehr geringe
Mengen gepaarter Glucuronsäure vorkommen. Nach Verabreichung von einigen
Arzneimitteln wie Chloralhydrat, Campher, Naphthol, Morphin, Terpenderivaten
und anderen Substanzen, sowie bei schweren Respirationsstörungen, beim
Diabetes mellitus und bei Zufuhr größerer Zuckermengen wurde sie oft bedeutend
vermehrt gefunden.

Über die Abstammung der Glucuronsäure kann nach den Arbeiten von
O. Loewy [3]), P. Meyer [4]), Hildebrandt [5]) darüber kein Zweifel mehr bestehen,
daß die Glykose die Muttersubstanz der Glucuronsäure ist. Nach den Unter-
suchungen von Fischer, Sundwik und Piloty [6]) scheint es, daß die gepaarte
Glucuronsäure nach dem Typ der Glykoside gebaut ist. Es kommen aber auch
Estertypen vor [Jaffé [7])]. Die gepaarte Glucuronsäure kann durch Kochen
mit Säuren unter Aufnahme von Wasser in ihre Komponenten gespalten werden.
Die meisten Glucuronsäuren in Esterform reduzieren erst nach ihrer Spaltung.

Die Glucuronsäure selbst, wie die gepaarten Glucuronsäuren, sind optisch
aktiv. Sie dreht die Ebene des polarisierten Lichtes nach rechts, ebenso die
in Esterform gebaute gepaarte Glykuronsäure. Nach links dreht jedoch der
Glykosidtyp der Glucuronsäuren.

Eigenschaften des Zuckerharns.

Die Farbe des diabetischen Harns ist blaß. Das spez. Gewicht schwankt
je nach dem Zuckergehalt. Ebenso wechselnd ist die Harnmenge, sie kann
1—8 Liter am Tage betragen, es sind aber auch weit größere Mengen beobachtet
worden. Der Harnstoff, das Ammoniak, Kreatinin, Indican, Schwefelsäure,
Phosphorsäure sind in der Regel beim Diabetes mellitus mehr oder weniger
vermehrt. Die Harnsäure wird oft vermindert gefunden. Die Reaktion ist meist
sauer, der Geschmack süßlich. Der Geruch des Zuckerharns ist beim Vorhandensein von Acetonkörpern obstähnlich. Beim schweren Diabetes enthält der Harn
stets Aceton, Acetessigsäure und β-Oxybuttersäure. Nicht selten findet man beim
Diabetes auch eine leichte Albuminurie.

Eigenschaften des Harnzuckers. Der Harnzucker krystallisiert aus Wasser
in körnig-krystallinischen Massen. Er ist in Wasser leicht, in Alkohol schwer
löslich. Aus seinen Lösungen wird der Harnzucker durch basisches Bleiacetat
und Ammoniak gefällt. Hierbei bildet sich ein komplexes basisches Bleisalz.
Ferner geben auch Natriumchlorid, Kalk und Baryt mit Zucker komplexe
Verbindungen. Traubenzuckerlösungen reduzieren in alkalischer Lösung in
der Wärme Kupfer, Silber und Quecksilberoxyde. Auf dieser Eigenschaft
basieren die für die Klinik wichtigsten Zuckerreaktionen. Traubenzuckerlösungen drehen die Ebene des polarisierten Lichtes nach rechts. Mit Phenylhydrazon bildet Traubenzucker ein bei 204⁰ schmelzendes Osazon. Durch Hefe
wird Traubenzucker vergoren.

Qualitativer Nachweis des Zuckers im Harn. Ist Eiweiß zugleich im Harn,
so kocht man diesen mit einigen Tropfen Essigsäure und filtriert den Harn
vom gefällten Eiweiß ab. Bei Gegenwart von Schwefelwasserstoff schüttelt

---

[1]) Tollens und Stern: Zeitschr. f. phys. Chem. Bd. 67, S. 138.
[2]) Meyer und Neuberg: Zeitschr. f. phys. Chem. Bd. 29, S. 256. Bd. 44, S. 97, 114, 127.
[3]) Loewy, O.: Arch. f. exp. Pharmakol. u. Pathol. Bd. 47.
[4]) Meyer, P.: Zeitschr. f. klin. Med. Bd. 47 (Meyer). Zeitschr. f. physiol. Chem. Bd. 32,
S. 29.
[5]) Hildebrandt: Malys Jahresberichte. Bd. 34.
[6]) Fischer, Sundwik und Piloty: Berichte der chem. Ges. Bd. 24.
[7]) Jaffé: Zeitschr. f. phys. Chem. Bd. 43; ferner s. auch Magnus-Levy: Biochem.
Zeitschr. Bd. 6 und Neuberberg: Ber. d. d. chem. Ges. Bd. 32, 40 u. 44.

man den Harn mit wenig Bleicarbonat und filtriert vom Niederschlag ab. Die Entfärbung und Entfernung anderer reduzierender Stoffe erreicht man durch Behandlung mit Bleiacetat. Zu diesem Zwecke schüttelt man 50 ccm Harn mit 3—4 g neutralem gepulvertem Bleiacetat einige Minuten lang, oder man verwendet statt des Bleiacetats auch Tierkohle. 20 ccm Harn werden mit einer Messerspitze Tierkohle versetzt, geschüttelt und dann von der Kohle abfiltriert. Der Adsorption von Zucker an die Kohle begegnet man am besten durch Zusatz von Salzsäure oder Alkohol (18 Teile Harn, 2 Teile 95%igen Alkohol). Bei quantitativer Bestimmung muß naturgemäß dieser Zusatz berücksichtigt werden. Eine systematische Vorbereitung des Harns für die Zuckerbestimmung gibt PORCHER [1] an.

Nachweis des Traubenzuckers im Harn. 1. TROMMERsche Probe. Prinzip: Glykose bildet in alkalischer Lösung mit Kupferoxydlösung ein tiefblau gefärbtes, komplexes Salz, das beim Erwärmen gelbes Kupferoxydulhydrat und rotes Kupferoxydul abscheidet.

Ausführung. 5 ccm Harn, bei Eiweißgehalt nach Enteiweißung desselben, werden mit 3 ccm einer 10%igen Natronlauge versetzt und umgeschüttelt. Sodann wird von einer 5%igen Kupfersulfatlösung so viel hinzugegeben, daß das sich bildende Kupferhydroxyd noch in Lösung bleibt. Die Löslichkeit des Kupferhydroxyds beruht auf der Bildung eines komplexen Salzes, welches ebenfalls gebildet wird bei Gegenwart von Glycerin, Weinsäure und anderen Substanzen. Nun erwärmt man die Lösung über freier Flamme, ohne sie jedoch zum Sieden zu bringen. Ist Zucker vorhanden, so verschwindet die blaue Farbe und es bildet sich zunächst an einigen Stellen eine gelbe oder orangerot gefärbte Trübung, die sich bald über den ganzen Inhalt des Reagensglases ausdehnt. Diese älteste Zuckerprobe (1841) hat mehrere Nachteile. Ist der Harn zu zuckerreich und ist zu wenig Kupferlösung hinzugegeben, so bildet der überschüssige Zucker mit dem Alkali eine dunkelbraune Farbe, die störend wirken kann, indem sie die charakteristische Färbung des Kupferoxyduls oft nicht recht erkennen läßt. Anderseits ist der Harn sehr zuckerarm und ist zu wenig Kupferlösung hinzugegeben, so bildet sich schwarzes Kupferoxyd, welches ebenfalls die rote Färbung des Kupferoxyduls zu verdecken imstande ist. Deshalb sind eine Reihe von Modifikationen vorgeschlagen worden, von denen die von HAINES [2] zunächst Erwähnung finden soll. HAINES verfährt folgendermaßen:

5 g Kupfersulfat werden in 250 ccm Glycerin und derselben Menge Wasser gelöst. Getrennt davon werden 20 g Kaliumhydroxyd in 200 g Wasser gelöst. Zum Gebrauch werden die Lösungen vereinigt und auf 1 Liter aufgefüllt. Zur Reaktion werden 5 ccm dieser Lösung gekocht und mit 20—30 Tropfen Harn versetzt, der durch Zusatz von 15—20 Tropfen einer 5%igen Natronlauge phosphatfrei gemacht und nachdem filtriert wurde. An der Berührungsstelle von Harn und dem Reagens bildet sich ein gelber Ring. Die Probe soll noch einen Zuckergehalt von 0,03% anzeigen.

Eine für den Arzt zu empfehlende Methode ist die von FEHLING, die später von WORM und MÜLLER [3] modifiziert wurde.

Das Prinzip beruht auf dem TROMMERschen Verfahren, nur werden die Nachteile, die durch einen Überschuß an Kupferlösung entstehen können, durch *Seignettesalz* verhindert, welches das Kupfer in Lösung hält. Erforderlich für die Probe sind 2 Lösungen, welche haltbar sind:

1. 2,5%ige Kupfersulfatlösung,
2. 10%ige Seignettesalzlösung (Kaliumnatriumtartrat) mit dem Gehalt von 4% von Natriumhydroxyd.

2—3 ccm der Kupferlösung werden kurz vor dem Gebrauch mit etwa der gleichen Menge Seignettesalzlösung vermischt und auf offener Flamme auf die Temperatur von 70—80⁰ (nicht bis zum Sieden) erhitzt. 5 ccm Harn, der evtl. filtriert werden muß, wird ebenfalls auf die gleiche Temperatur gebracht und zu der FEHLINGschen Lösung gegossen. Ist Zucker im Harn vorhanden, so verschwindet die blaue Farbe und gelbes Kupferoxydul scheidet sich aus. Bei geringer Zuckermenge im Harn muß die Kupferlösung um 3—4 ccm vermehrt werden, bis die Reaktion eintritt oder bei fehlendem Zucker die Lösung die grünliche Färbung behält.

[1] PORCHER: Bulletin de la Société de Chem.
[2] HAINES: Chem. Zentralbl. Bd. 91. IV, 240.
[3] WORM und MÜLLER: Arch. f. Physiol. Bd. 27, S. 107.

Wismutprobe. Diese Probe beruht, wie die Böttgersche und Nylandersche Probe, auf der Eigenschaft, basisches Wismutnitrat in alkalischer Lösung zu schwarzem Wismutoxydul zu reduzieren.

Reagens von Nylander. 2 g basisches Wismutnitrat, 4 g Seignettesalz, 10 g Natriumhydroxyd werden in 100 ccm Wasser gelöst und in dunklem Glase aufbewahrt. Dies Reagens wird vor dem Gebrauch geprüft, indem es mit 10 Teilen Wasser verdünnt und gekocht wird. Hierbei darf es keine Schwarzfärbung geben.

Ausführung. Zu 10 ccm Harn wird 1 ccm des Reagens getan und 2—5 Minuten lang, bei geringem Zuckergehalt jedoch länger, gekocht. Es entsteht ein schwarzer Niederschlag, der die Gegenwart einer reduzierenden Substanz anzeigt. Diese Probe gibt den Zuckergehalt in einer Lösung bis zu 0,05% an. Erhöhte Kreatininmengen im Harn, sowie Indican, Indoxyl usw. können durch Bildung von Schwefelwismut die Probe stören, ebenso können gewisse Medikamente, die durch den Harn ausgeschieden werden, z. B. Rheum, Santonin, Phenolphthalein, Salol, Antipyrin, Sulfonal, Trional, Arbutin u. a. durch Schwarzfärbung des Harns einen Zuckergehalt vortäuschen. Auch Glykuronsäure reduziert basisches Wismutnitrat und kann deshalb zu Täuschungen Anlaß geben.

Phenylhydracinprobe. 10 ccm Harn werden mit 0,5 g Phenylhydracin und 1 g Natriumacetat versetzt und eine Stunde im kochenden Wasserbade stehen gelassen. Nach dem Abkühlen werden die gebildeten Krystalle unter dem Mikroskop betrachtet. Büschelförmig angeordnete Nadeln sprechen für Phenylglykosazon. Diese Probe geben sämtliche Zucker. Der Schmelzpunkt des Phenylglykosazons liegt bei 205⁰. Erscheint bei der mikroskopischen Betrachtung ein geringer Niederschlag von Kügelchen oder Plättchen, so ist das nicht für Glykose beweisend.

Gärungsprobe s. quantitative Bestimmung.

Polarimetrische Methode s. quantitative Bestimmung.

Quantitative Bestimmungsmethoden.

Titrationsmethode [nach Bertrand[1])]. Prinzip: Der zuckerhaltige Harn wird mit überschüssiger Fehlingscher Lösung versetzt, das sich hierbei bildende Kupferoxyd in einer Lösung von Ferrisulfat in Schwefelsäure gelöst und das nun sich bildende Ferrosulfat titrimetrisch mit Kaliumpermanganatlösung bestimmt. Erforderliche Lösungen:

1. 4%ige Kupfersulfatlösung.
2. 20%ige Seignettesalzlösung, die 100 g Natriumhydroxyd im Liter enthält.
3. 5%ige Ferrisulfatlösung, die 200 ccm konzentrierte Schwefelsäure im Liter enthält.
4. Kaliumpermanganatlösung, von der 1 ccm 10,08 mg Kupfer entspricht. (Diese Lösung wird auf Ammoniumoxalat eingestellt. 0,25 g Ammoniumoxalat werden in 100 ccm Wasser gelöst, 2 ccm konzentrierter Schwefelsäure hinzugesetzt und erwärmt. Jetzt titriert man mit der Permanganatlösung, bis sich eine schwache Rotfärbung, welche bestehen bleiben muß, auftritt. Hierzu sollen 22 ccm der Kaliumpermanganatlösung erforderlich sein. 1 ccm von dieser Lösung entspricht sodann 10,08 mg Kupfer.)

Ausführung. 20 ccm Harn (wenn dieser mehr als 100 mg Zucker enthält, so ist er zu verdünnen) werden in einem Erlenmeyerkölbchen von ca. 150 ccm Inhalt mit 20 ccm Kupferlösung und 20 ccm Seignettesalzlösung versetzt, auf freier Flamme bis zum Sieden erhitzt und 3 Minuten bei nicht zu starkem Sieden gelassen. Nach dem Erkalten dekantiert man die Flüssigkeit durch ein Filter, wobei man versucht, den Niederschlag möglichst im Kolben zu lassen. Den Niederschlag wäscht man einige Male mit lauwarmem Wasser aus. Nun wird der Niederschlag unter Erwärmen mit 20 ccm der Ferrisulfatlösung gelöst und durch ein Asbestfilter gegossen, um die darauf enthaltenen Reste von Kupferoxyd wieder zu gewinnen. Jetzt wird die Lösung gegen die Permanganatlösung titriert. 1 ccm entspricht 10,08 mg Kupfer. Die entsprechenden Zuckermengen im Harn sind nach folgenden Tabellen zu ersehen.

Bei der Ausführung der Methode ist darauf zu achten, daß man schnell arbeitet, weil das Ferrosalz sich an der Luft schnell oxydiert. Ebenso ist ein zu starkes Kochen zu vermeiden, da man sonst zu hohe Werte erhält.

---

[1]) Bertrand: Bull. de la soc. chim. Tome 3, p. 35. 1906.

Tabelle.

Cu in mg	d-Glucose in mg	Cu in mg	d-Glucose in mg	Cu in mg	d-Glucose in mg	Cu in mg	d-Glucose in mg	Cu in mg	d-Glucose in mg
20,4	10	57,2	29	90,0	47	121,3	65	150,9	83
22,4	11	59,1	30	91,8	48	123,0	66	152,5	84
24,3	12	60,9	31	93,6	49	124,7	67	154,0	85
26,3	13	62,8	32	95,4	50	126,4	68	155,6	86
28,3	14	64,6	33	97,1	51	128,1	69	157,2	87
30,2	15	66,5	34	98,9	52	129,8	70	158,8	88
32,2	16	68,3	35	100,6	53	131,4	71	160,4	89
34,2	17	70,1	36	102,3	54	133,1	72	162,0	90
36,2	18	72,0	37	104,1	55	134,7	73	163,6	91
38,1	19	73,8	38	105,8	56	136,3	74	165,2	92
40,1	20	75,7	39	107,6	57	137,9	75	166,7	93
42,0	21	77,5	40	109,3	58	139,6	76	168,3	94
43,9	22	79,3	41	111,1	59	141,2	77	169,9	95
45,8	23	81,1	42	112,8	60	142,8	78	171,5	96
47,7	24	82,9	43	114,5	61	144,5	79	173,1	97
49,6	25	84,7	44	116,2	62	146,1	80	174,6	98
51,5	26	86,4	45	117,9	63	147,7	81	176,2	99
53,4	27	88,2	46	119,6	64	149,3	82	177,8	100
55,3	28								

Qualitative Bestimmung des Zuckers durch Gärung.

Eine der einfachsten Methoden zum Nachweis des Zuckers im Harn ist die mittels Gärungsröhrchens.

Man verrührt ein kleines Stückchen Preßhefe mit einigen Kubikzentimeter Wasser und füllt mit dieser Aufschwemmung 3 Gärungsröhrchen (Abb. 14). Das eine von den Röhrchen füllt man mit dem zu untersuchenden Harn, das zweite mit reinem Wasser, das dritte mit einer Traubenzuckerlösung. Nachem man die Röhrchen dementsprechend gekennzeichnet hat, läßt man sie 4—5 Stunden bei 35—38° stehen. Nach dieser Zeit wird man in dem mit Zuckerlösung beschickten Röhrchen eine Gasentwicklung beobachten können, wenn die Hefe gärfähig war. In dem mit dem Harn gefüllten Röhrchen wird nur dann eine Kohlensäurebildung stattgefunden haben, wenn Zucker in ihm enthalten war. Das dritte Röhrchen endlich, welches mit Wasser gefüllt war, wird nur ein winziges Bläschen zeigen. Dasselbe wird man bei dem mit Harn gefüllten Röhrchen sehen, wenn derselbe keinen Zucker enthielt. Man kann sich ferner überzeugen, daß das gebildete Gas Kohlensäure ist, indem man einige Kubikzentimeter Natronlauge in das Gärröhrchen gibt und umschüttelt, so daß das Gas mit der Natronlauge in Verbindung treten und sich mit ihm vereinigen kann. Die gasförmige Kohlensäure wird sich in diesem Falle zu festem Natriumcarbonat verbinden, wobei der Gasraum verschwindet.

Quantitative Bestimmung des Harnzuckers durch Gärung.

Außer der recht einfach auszuführenden, unten zu besprechenden Methode der Zuckerbestimmung im Harn durch Polarisation ist noch die quantitative Gärungsprobe zu empfehlen. Während die einfachen Gärungsmethoden nach EINHORN nur annähernde Resultate ergeben, ist es möglich, mit dem von LOHNSTEIN (s. Abb. 14) konstruierten Apparat in den meisten Fällen genügend genaue Resultate zu erhalten.

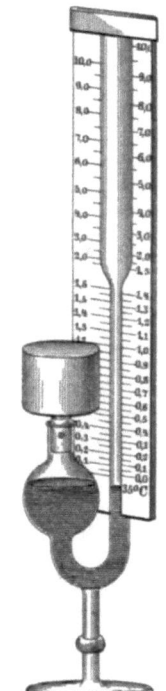

Abb. 14. Präzisionsgärungssaccharimeter von LOHNSTEIN. (AUS NEUBERG: Der Harn.)

Ausführung der Methode. In die kugelige Erweiterung des LOHNSTEINschen Apparates gibt man eine gewisse Menge Hefeaufschwemmung (1 Teil Hefe und 2—15 Teile Wasser und gießt eine genau abgemessene Menge Harn hinzu. Sodann wird der Stopfen eingesetzt, so daß die Löcher, die im Kugelhals und Stopfen sich befinden, genau übereinanderliegen. Durch Neigen des Apparates stellt man jetzt die Quecksilbersäule auf den Nullpunkt ein und verschließt den Kugelhals durch Drehen des Stopfens luftdicht ab und beschwert den letzteren mit dem beigegebenen Gewicht. Nun läßt man den ganzen Apparat 5 Stunden im Brutschrank bei 37° stehen. Die Beendigung der Gärung wird daran erkannt, daß die Quecksilbersäule nicht mehr steigt. Die modernen Apparate dieser Art gestatten nun eine direkte Ablesung des Zuckergehalts im Harn. Den Apparaten wird eine genaue Beschreibung beigegeben, so daß auf Einzelheiten verzichtet werden kann.

Die Bestimmung des Zuckergehaltes im Harn mittels Polarisationsapparates.

Vermöge der Eigenschaft des Traubenzuckers, in wässeriger Lösung die Ebene des polarisierten Lichtes nach rechts zu drehen, ist es möglich, den Zuckergehalt des Harnes im Polarimeter zu bestimmen. Die spezifische Drehung des Traubenzuckers beträgt 52,5°. Bei den Konzentrationen an Traubenzucker, die im Harne vorkommen, bleibt diese Drehung konstant, so daß man den Drehungswinkel auf den Zuckergehalt umrechnen kann. Eine Rechtsdrehung von 1° wird bewirkt durch 100 : 52,5%ige Zuckerlösung bei einem Polarisationsrohr von 1 dm Länge. Nun sind die Rohre, die für die spezielle Zuckerbestimmung hergestellt werden, in der Länge so berechnet, daß 1° Rechtsdrehung 1% Zucker entspricht.

Ausführung der Bestimmung. Zwecks Polarisation des Harnes ist es notwendig, den Harn völlig klar und farblos zu haben, da jede Trübung und Farbe die Durchlässigkeit des Lichtes beeinflußt. Die Klärung des Harns geschieht am einfachsten durch Zusatz von gepulvertem Bleizucker, den man in Mengen von einigen Messerspitzen dem Harne zugibt, schüttelt und filtriert. Am meisten Verwendung findet heute der Halbschattenapparat von Schmidt und Haensch (Berlin). Bei diesem kann eine gewöhnliche Gasflamme benutzt werden. Zunächst stellt man den Apparat so ein, daß man ein deutliches kreisförmiges Bild hat. Dies geschieht einmal durch Stellung der Lampe, sodann durch Einstellung des Fernrohrs. Erst wenn die Trennungslinie vollkommen scharf erscheint, nimmt man die Ablesung an der Skala vor. Die Null-Lage des Apparates ist erreicht, wenn beide Hälften des Gesichtsfeldes vollständig gleich hell sind. Nun füllt man die Polarisationsröhre mit dem vorbehandelten, zuckerhaltigen Harn und beschickt den Apparat mit der Röhre. Oft wird jetzt eine neue Einstellung des Fernrohrs notwendig sein, um ein klares Bild zu erreichen. Ist dies geschehen, so dreht man die kreisförmige Skala so weit, bis beide Gesichtshälften wieder völlig gleich erscheinen. Sodann liest man auf der Skala, unter Zuhilfenahme des Nonius, den Prozentgehalt des Zuckerharns direkt ab. 1° entspricht 1% Zucker. Enthält der Harn β-Oxybuttersäure, so gibt die Bestimmung keine genauen Resultate, da die Oxybuttersäure links dreht und dadurch die Rechtsdrehung des Zuckers verringert. In solchen Fällen geht man so vor, daß man den Harn in der soeben genannten Weise der polarimetrischen Untersuchung unterwirft, sodann eine andere Menge des Harns mit Hefe vergärt, filtriert und, nachdem man sich überzeugt hat, daß das Filtrat nun zuckerfrei ist, eine aliquote Menge von neuem polarisiert. Bei Anwesenheit von Oxybuttersäure wird man nun eine Linksdrehung feststellen können, deren Wert man zu dem anfangs gefundenen Zuckerwert addieren muß.

Die im Harn vorkommenden Zucker sind folgende:

I. Pentosen.

II. Hexosen (Glykose, Fructose).

III. Disaccharide (Rohrzucker, Milchzucker, Maltose, Isomaltose).

IV. Polysaccharide (tierisches Gummi).

Allgemeine chemische Eigenschaften der Kohlenhydrate.

Die Kohlenhydrate zeigen vermöge ihrer Aldehydgruppe in alkalischer Reaktion reduzierende Eigenschaften. Sie bilden mit Benzoylchlorid Ester, mit Mineralsäuren erwärmt bilden die Pentosen Furfurol, die Hexosen Lävulinsäure, die mit Naphthol, Thymol und anderen Substanzen charakteristische

Färbungen geben. Alle Zucker bilden mit Phenylhydrazon Osazone. Die einfachen Zucker können Glykosamine bilden. Die Lösungen der Zucker sind zum Teil optisch aktiv. Einige drehen die Ebene des polarisierten Lichtes nach rechts (Dextrose, Milchzucker, Maltose), andere nach links (Lävulose, Isomaltose). Lävulose und Dextrose werden durch Hefe vergärt.

Pentosen $C_5H_{10}O_5$.

Die Pentose wurde von SALKOWSKI und JASTROWITZ [1]) im Harne eines Morphinisten zuerst gefunden. Einige Forscher sahen Pentose im Harn von Diabetikern auftreten (KÜLZ, VOGEL). Pentosen treten bei gesunden Individuen oft nach dem Genuß von pentosehaltigen Früchten (Kirschen, Pflaumen, Heidelbeeren usw.) im Harne auf (alimentäre Pentosurie). Pentosen wie Pentosane werden also, wenn sie in größerer Menge dem Körper zugeführt werden, nur unvollständig abgebaut und erscheinen im Harne wieder. Ebenso ist das Auftreten von Pentosen im Harn nach Einnahme gewisser Arzneimittel (Chloralhydrat, Campher u. a.) beobachtet worden. Bei der von v. JAKSCH beschriebenen Pentosurie handelte es sich um Arabinose [NEUBERG [2])]. Über die Bildung und Herkunft der Arabinose ist nichts Näheres bekannt. Aufmerksam sei darauf gemacht, daß die Pentosurie mit dem wahren Diabetes mellitus in keinem ursächlichen Zusammenhange steht, so daß die Pentosurie im Gegensatz zur Glykosurie beim Diabetes mellitus als prognostisch durchaus günstig betrachtet werden kann.

Nachweis der Pentosen. Harne, welche Pentosen enthalten, geben die meisten Reaktionen positiv wie der glucosehaltige Harn, s. S. 654/655. Sie geben die FEHLINGsche und TROMMERsche Probe. Meist tritt die Reaktion bei den Pentosen erst etwas später auf als bei der Glucose (nach TROMMER).

Die Wismutprobe fällt mit Pentose ebenfalls positiv aus. Die Gärungsprobe verläuft negativ, wenn der Harn frei von Traubenzucker ist. Die Phenylhydrazinprobe fällt positiv aus. Die bei alimentärer Pentosurie vorkommende Arabinose dreht die Ebene des polarisierten Lichtes schwach nach rechts.

Eine weitere Probe auf Pentosen ist die von TOLLENS und SALKOWSKI [3]) angegebene.

5 ccm rauchende Salzsäure (spezifisches Gewicht 1,19) werden mit einer Messerspitze Phloroglucin versetzt, so daß etwas von der letztgenannten Substanz ungelöst bleibt. Dieses Reagens gießt man zu gleichen Teilen in 2 Reagensgläser ein. Das eine Reagensglas versetzt man mit $^1/_2$ ccm des zu prüfenden Harns, das andere mit ebensoviel von normalem Harn. Beim Kochen über freier Flamme oder Erhitzen im Wasserbad zeigt der pentosehaltige Harn im Gegensatz zum normalen einen intensiv roten Saum. Beim Erkalten bildet sich ein dunkler Niederschlag, den man abfiltriert, mit wenig Wasser wäscht und in Alkohol löst. Die Alkohollösung zeigt bei Gegenwart von Pentose eine kirschrote bis rotviolette Färbung, die, im Spektroskop betrachtet, einen Absorptionsstreifen in grün zwischen den Linien D und E zeigt.

Glucuronsäurehaltige Harne geben eine ähnliche Reaktion. Die Farbe bei derselben ist aber mehr braunschwarz.

Orcin-Reaktion [TOLLENSsche Reaktion, modifiziert von SALKOWSKI und BLUMENTHAL [4])].

3 ccm Harn werden mit 5 ccm Salzsäure (spez. Gew. 1,19) und 0,5 g *Orcin* versetzt und erhitzt. Die Lösung färbt sich erst rot oder violett, dann grün. Oft entsteht ein grünblauer Niederschlag, der für Pentosen charakteristisch ist. Im Amylalkohol löst sich dieser Niederschlag mit smaragdgrüner Farbe auf. Es ist bei dieser Probe darauf zu achten,

[1]) SALKOWSKI und JASTROWITZ: Zeitschr. f. physikal. Chem. Bd. 27, S. 507.
[2]) NEUBERG: Ber. d. Dtsch. Chem. Ges. Bd. 35, S. 1467; Bd. 33, S. 2243.
[3]) TOLLENS und SALKOWSKI: Ber. d. Dtsch. Chem. Ges. Bd. 29, S. 1204. Zeitschr. f. physikal. Chem. Bd. 27, S. 507.
[4]) SALKOWSKI und BLUMENTHAL: Zeitschr. f. physikal. Chem. Bd. 27, S. 514; Bd. 37, S. 420.

daß nicht zu lange gekocht wird, damit die gepaarten Glykuronsäuren nicht gesprengt werden. Diese können nämlich die Reaktion der Pentosen vortäuschen.

BIALsche *Probe* [1]).

3—5 ccm Harn werden mit 6—10 ccm BIALS-Reagens versetzt. Es entsteht eine blaugrüne bis smaragdgrüne Färbung. (BIALS-Reagens wird so hergestellt, daß 1 g Orcin in 500 ccm 30%iger Salzsäure gelöst wird und mit 20—30 Tropfen 10%iger Eisenchloridlösung versetzt wird.) Diese Probe kann einmal wegen der schnellen Ausführbarkeit, sodann, weil die Gefahr der Spaltung der gepaarten Glykuronsäure nicht befürchtet zu werden braucht, besonders für klinische Zwecke empfohlen werden.

Von weiteren Proben seien die von JOLLES [2]) sowie von ALFTHAN [3]) angegebenen erwähnt.

Quantitative Bestimmungsmethoden der Arabinose geben NEUBERG, WOHLGEMUTH [4]) und JOLLES [5]) an.

Glucose.

Wie oben erwähnt, tritt Glucose im Harn gesunder Menschen nur in minimalen Mengen auf. Werden größere Mengen im Harne beobachtet, so kann dies beim Menschen sehr verschiedene Ursache haben. Einmal können Läsionen des Gehirns, besonders des verlängerten Marks, die Ursache sein, ferner kann Zucker im Harn auftreten bei Zirkulationsstörungen im Unterleib, bei Lungenerkrankungen, Lebererkrankungen, bei Cholera, nach Dyspnoe [6]), sowie bei Vergiftungen. Auch nach Gabe von Medikamenten, wie Curare, Äther, Chloroform, Strychnin ist das Auftreten von Zucker im Harn beobachtet worden. Ferner sei erwähnt die Angstglykosurie, der Phlorrhizin-Diabetes usw., ferner der renale Diabetes, bei dem die Niere Zucker durchläßt, ohne daß gleichzeitig der Blutzucker wie beim echten Diabetes mellitus erhöht ist. Am auffallendsten und prägnantesten ist jedoch das Auftreten von Zucker bei der Zuckerharnruhr, dem sog. Diabetes mellitus, bei dem im Gegensatz zum renalen Diabetes eine Hyperglykämie besteht. Es sind Fälle von Diabetes mellitus beschrieben, bei denen an einem Tage bis zu 1 kg Glykose mit dem Harn ausgeschieden wurde. Während im Beginn der Krankheit oft der Zucker im Harn das einzige wahrnehmbare Symptom sein kann, wird in typischen Fällen jedoch auch die Harnmenge bedeutend vermehrt. So ist die Ausscheidung von 5—10 Litern keine Seltenheit. Das spezifische Gewicht dieses Harns ist im allgemeinen, trotz der Blässe des Harns, sehr hoch, was auf den hohen Zuckergehalt zu beziehen ist.

Über die Zuckerbildung im Organismus, sowie die Theorie des Diabetes muß auf die Arbeiten von PARNAS, BAER [7]), BALDES [8]), BARRENSCHEEN [9]), LÜTHGE [10]), BAUMANN [11]), BLENDERMANN [12]), MEYER [13]), NEUBERG [14]), EMBDEN und SALOMON [15]),

[1]) BIAL: Dtsch. med. Wochenschr. Bd. 28, S. 253; Bd. 29, S. 477.
[2]) JOLLES: Biochem. Zeitschr. Bd. 2, S. 244. Zeitschr. f. inn. Med. Bd. 28, S. 415; Bd. 33, S. 1. Zeitschr. f. analyt. Chem. Bd. 52, S. 105.
[3]) ALFTHAN: Arch. f. exp. Pathol. u. Therap. Bd. 47, S. 417.
[4]) WOHLGEMUTH: Zeitschr. f. physikal. Chem. Bd. 35, S. 40.
[5]) JOLLES: Zeitschr. f. analyt. Chem. Bd. 46, S. 764.
[6]) UNDERHILL: Journ. of biol. chem. Vol. 1. — PENTZOLDT und FLEISCHER: Virchows Arch. f. pathol. Anat. u. Physiol. Bd. 87. — LAUER: Pflügers Arch. f. d. ges. Physiol. Bd. 49 u. 87. — MAC LEOD: Biochem. Journ. Bd. 1 u. 5. Americ. journ. of physiol. Vol. 28.
[7]) BAER: Biochem. Zeitschr. Bd. 41.
[8]) BALDES: Biochem. Zeitschr. Bd. 100.
[9]) BARRENSCHEEN: Biochem. Zeitschr. Bd. 58.
[10]) LÜTHGE: Arch. f. klin. Med. Bd. 79. Pflügers Arch. f. d. ges. Physiol. Bd. 106 u. 108.
[11]) BAUMANN: Zeitschr. f. phys. Chem. Bd. 4.
[12]) BLENDERMANN: Zeitschr. f. phys. Chem. Bd. 6.
[13]) MEYER: Zeitschr. f. phys. Chem. Bd. 40.
[14]) NEUBERG: Pflügers Arch. f. d. ges. Physiol. 1903.
[15]) EMBDEN und SALOMON: Hofmeisters Beitr. Bd. 5, 6 u. 7.

LUSK[1]), RINGE und LUSK[2]), DAKIN[3]), FALTA[4]), GIGON[5]), KAUFMANN[6]),
v. NOORDEN[7]), LUSK[8]), MAGNUS-LEVY[9]), MOHR[10]), HARBOGH und SCHUMM[11]),
sowie auf die Lehr- und Handbücher hingewiesen werden.

Lävulose, d-Fructose, Fruchtzucker $C_6H_{12}O_6$.

Außer den Pentosen und den Dextrosen sind aber noch andere Zucker im
Harne unter pathologischen Verhältnissen nachgewiesen worden. So steht heute
einwandfrei fest, daß auch eine Lävulosurie bestehen kann, bei der Fructose
(Lävulose) ausgeschieden wird. Ebenfalls kann Lävulose beim Diabetes mellitus
neben Dextrose im Harne vorkommen. Über die Häufigkeit der gleichzeitigen
Ausscheidung von Lävulose und Dextrose, sowie die Beziehungen zur Schwere
des Diabetes zur Lävulosurie ist nichts Sicheres bekannt. Neben einer chronischen reinen Lävulosurie kann auch eine alimentäre vorübergehende Ausscheidung von Lävulose vorhanden sein, die sich auch experimentell erzeugen
läßt [STRAUSS[12])]. Die Ausscheidungsmengen von Fruchtzucker betrugen selten
mehr als 2 %.

Fructosehaltiger Harn, der keine Dextrose enthält, zeigt im Polarimeter
eine Linksdrehung. β-Oxybuttersäure sowie Glykoronsäure können allerdings
ebenfalls eine solche Drehung verursachen. In diesem Falle wird eine Gär-
probe entscheiden müssen, die, wenn sie positiv ausfällt, für die Anwesenheit
eines linksdrehenden Zuckers spricht. Zum qualitativen Nachweis der Fructose
bedient man sich folgender Proben:

1. SELIWANOFFsche Probe.

10 ccm Harn werden mit einer Spur Resorcin und etwa 5 ccm 25 %iger Salzsäure versetzt und schnell erwärmt. Bei Anwesenheit von Fructose tritt Rotfärbung auf. Nun
kühlt man schnell ab, macht mit Soda alkalisch und schüttelt mit Alkohol oder Essigäther
aus, der sich prächtig rot färbt. Die Lösung zeigt im Spektrum einen Streifen, der zwischen
den Linien E und B liegt.

2. Ferner kann noch die von TOLLENS angegebene Probe empfohlen werden.

Gibt man zu einer Lösung von 0,5 g Resorcin in 30 ccm Wasser, dem die gleiche Menge
konzentrierte Salzsäure zugegeben ist, Harn, der vorher stark mit rauchender Salzsäure
angesäuert war und erhitzt sehr vorsichtig über dem Bunsenbrenner, so färbt sich die
Mischung bei Gegenwart von Lävulose rot.

3. Von JOLLES wird ein Verfahren zum Nachweis von Fructose neben
Glykose angegeben.

Dies beruht darauf, daß man Lävulose mit konzentrierter alkoholischer Diphenylaminlösung, die mit Salzsäure angesäuert ist, versetzt. Die Flüssigkeit färbt sich gelbgrün,
später dunkelblau. Quantitativ kann der Fruchzucker, wenn nicht gleichzeitig Dextrose
im Harn vorhanden ist, durch Polarisation, durch Gärung oder mit Hilfe der titrime-
trischen Methoden bestimmt werden. Bei Gegenwart von Dextrose im Harn ist die exakte
Bestimmung der Lävulose kaum möglich.

Eigenschaften der Lävulose. Die Lävulose krystallisiert in reinem Zustand
in Nadeln, deren Schmelzpunkt zwischen 95 und 105° liegt. Lävulose ist in
Wasser und Alkohol leicht löslich. Sie dreht die Ebene des polarisierten Lichtes

[1]) LUSK: Ergebn. d. Physiol. 1912.
[2]) RINGE und LUSK: Zeitschr. f. physikal. Chem. Bd. 66. Journ. of biol. chem. Vol. 14.
[3]) DAKIN: Ebenda. Vol. 14.
[4]) FALTA: Zeitschr. f. klin. Med. Bd. 65/66.
[5]) GIGON: Dtsch. Arch. f. klin. Med. Bd. 97.
[6]) KAUFMANN: Arch. f. Physiol. Bd. 8.
[7]) v. NOORDEN: Die Zuckerkrankheit. Berlin 1901.
[8]) LUSK: Zeitschr. f. Biol. Bd. 42.
[9]) MAGNUS-LEVY: Zeitschr. f. klin. Med. Bd. 56.
[10]) MOHR: Zeitschr. f. exp. Pathol. u. Therap. Bd. 4.
[11]) HARBOGH und SCHUMM: Arch. f. exp. Pathol. u. Pharmakol. Bd. 45 u. 47.
[12]) STRAUSS: Dtsch. med. Wochenschr. Bd. 27, Nr. 44 u. 45.

nach links. Durch Hefe wird sie vergoren. Mit Calciumoxyd wird die Fructose gefällt. Ebenso ist die Lävulose im Harn durch Bleiessig fällbar.

Milchzucker. Lactose $C_{12} \cdot H_{22} \cdot O_{11}$.

Das Auftreten von Milchzucker ist zuerst bei Wöchnerinnen durch die Untersuchung von Sinéty und Hofmeister [1] sichergestellt. Ferner konnten Langstein und Steinitz [2] Milchzucker, sowie Galaktose im Harn von magendarmkranken Säuglingen beobachten. Eine Darstellungsmethode des Milchzuckers im Harn gibt Hofmeister [3] an.

Eigenschaften des Milchzuckers. Der Milchzucker krystallisiert in vierseitigen Prismen, löst sich gut in Wasser, ist unlöslich in Äther. Er hat reduzierende Eigenschaften in alkalischer Lösung, dreht die Ebene des polarisierten Lichtes nach rechts. Durch Hefe soll er nicht vergoren werden, wenn reine Alkoholhefe angewandt wird.

Zum Nachweis des Milchzuckers sind einige Verfahren beschrieben worden:

Rubner [4] gibt an, daß der Harn, reichlich mit Bleiacetat in Substanz versetzt, nach Zusatz von Ammoniak bei Gegenwart von Milchzucker eine ziegelrote Färbung zeigt, nachdem er 3—4 Minuten in dauerndem Kochen erhalten ist.

Buchner [5] versetzt 10 ccm Harn mit 3 Tropfen Ammoniaklösung, setzt 4—5 Tropfen Bleiacetatlösung hinzu und bringt die Lösung ins Wasserbad. Ist Glykose vorhanden, so färbt sich der anfänglich weiße Niederschlag hellgelb bis ockergelb. Bei Lactose bleibt der Niederschlag rein weiß.

Tollens-Salkowskische Probe: Einigen Kubikzentimeter rauchender Salpetersäure wird Phloroglucin im Überschuß, so daß etwas ungelöst bleibt, zugesetzt, dann kocht man die Lösung und setzt einige Kubikzentimeter des zu untersuchenden Harns hinzu. Entsteht eine kirschrote Färbung, so spricht dies für die Anwesenheit von Lactose.

Eine einfache colorimetrische Bestimmung des Milchzuckers geben Autenrieth und Funk [6] an. Ferner kann durch Titration mit Fehlingscher Lösung nach früher genannten Verfahren Lactose bestimmt werden. 10 ccm der Fehlingschen Lösung entsprechen 0,0676 g Milchzucker.

Galaktose.

Galaktose wird beim gesunden Menschen nach dem Genuß im Harn wieder ausgeschieden. Bei Diabetikern soll die Ausscheidung nicht erfolgen, aber die Ausscheidung von Traubenzucker erhöhen.

Über das Vorkommen von *Maltose* und *Isomaltose* im Harne herrscht noch keine Einigkeit.

Schließlich sei noch darauf hingewiesen, daß durch Untersuchungen von Landwehr [7] als erstem, später von Vedenski [8] und von Baisch [9] das Vorkommen eines dextrinartigen Körpers im Harne nachgewiesen werden konnte.

Inosit. Hexahydrohexaoxybenzol.

Inosit ist ein, allerdings in sehr kleinen Mengen, regelmäßig vorkommender Harnbestandteil beim Menschen (Hoppe-Seyler, Starkenstein). Bei Patienten

[1] Sinéty und Hofmeister: Zeitschr. f. physiol. Chem. Bd. 1, S. 104.
[2] Langstein und Steinitz: Hofmeisters Beitr. Bd. 7.
[3] Hofmeister: Zeitschr. f. physiol. Chem. Bd. 1, S. 104.
[4] Rubner: Zeitschr. f. Biol. Bd. 20, S. 405.
[5] Buchner: Münch. med. Wochenschr. Bd. 45, S. 749, 788.
[6] Autenrieth und Funk: Münch. med. Wochenschr. Bd. 58, S. 1717.
[7] Landwehr: Zeitschr. f. physiol. Chem. Bd. 5, S. 371; Bd. 6, S. 74; Bd. 8, S. 122; Bd. 40, S. 35.
[8] Vedenski: Zeitschr. f. physiol. Chem. Bd. 13, S. 122.
[9] Baisch: Zeitschr. f. physiol. Chem. Bd. 19, S. 339.

mit Diabetes ist er in reichlicheren Mengen im Harne gefunden worden. STARKENSTEIN [1]) gibt ein Verfahren der Darstellung an.

Zum Nachweis des Inosits kann die Probe von SALKOWSKI dienen. SALKOWSKI gibt zu einer konzentrierten Lösung von Inosit in einer Prozellanschale einen Tropfen Quecksilbernitratlösung. Es entsteht hierbei ein gelblicher Niederschlag, der beim vorsichtigen Erwärmen rot wird und beim Erkalten wieder verschwindet.

Der Inosit bildet rhomboedrische Krystalle, löst sich in Wasser, ist unlöslich in Alkohol und Äther. Alkalische Kupferlösung wird nicht reduziert. Aus wässeriger Lösung kann er durch basisches Bleiacetat gefällt werden. Der Schmelzpunkt des Inosits liegt bei 225⁰.

Kurz sei noch erwähnt, daß man im Harn von Diabetikern Erythrodextrin gefunden hat [2]) (KOTAKE). Ebenso wurde von LANDWEHR [3]) ein dextrinartiges Kohlenhydrat aus normalem Harne isoliert.

Aromatische Verbindungen.

Phenol C_6H_5OH. Kresol C_7H_8O.

Phenol, sowie o- und p-Kresol kommen im normalen menschlichen Harn an Schwefelsäure gebunden vor. Die *Phenole* entstehen aus Eiweißkörpern und *Tyrosin* bei Fäulnis, ferner tritt Phenol im Pflanzenfresserharn, wie alle anderen gepaarten Säuren, in größerer Menge auf als beim Fleischfresser. Die

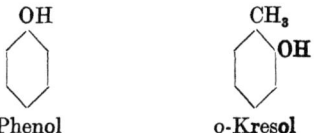

Phenol o-Kresol

Phenole werden auch an Glykuronsäure esterartig gebunden und als solche im Harn ausgeschieden. Bei größerer Ausscheidung von Phenolen hat man die Ursache in einer erhöhten Zufuhr aromatischer Substanzen oder auch in einer erhöhten Darmfäulnis zu suchen. Die aromatischen Substanzen werden vor allem in der Leber durch die Paarung mit Schwefelsäure oder Glykuronsäure entgiftet. Phenol selbst kommt im normalen Harn als solches nicht vor. Unter pathologischen Verhältnissen wurde eine erhöhte Phenolausscheidung bei Krankheiten gefunden, die mit einer abnormen Darmfäulnis einhergingen, so bei Ileus, bei der Darmtuberkulose, ferner bei Eiterungen usw.

Eigenschaften. Reines Phenol krystallisiert in Nadeln; es ist in heißem Wasser, Akohol und Äther löslich, schwer dagegen in kaltem Wasser. Es schmilzt bei 43⁰, verbindet sich mit Alkalien unter Salzbildung.

Nachweis. Phenollösungen geben mit neutraler Eisenchloridlösung eine blauviolette Farbe. Die MILLONsche Reaktion fällt mit Phenollösungen positiv aus. 10—20 Tropfen MILLONS Reagens werden mit ebenso viel Kubikzentimeter Phenollösung gekocht und tropfenweise Salpetersäure hinzugegeben, bis der Niederschlag sich gelöst hat. Die Lösung färbt sich dabei rot. Eine intensiv rote Farbe gibt eine Phenollösung mit einer Lösung von salpetersaurem Quecksilberoxydul, das eine Spur salpetriger Säure enthält.

Die *quantitative Bestimmung* des Phenols im Harn geschieht nach KOSSLER und E. PENNY [4]).

---

[1]) STARKENSTEIN: Zeitschr. f. physiol. Chem. Bd. 58, S. 162. Biochem. Zeitschr. Bd. 30, S. 46.

[2]) KOTAKE: Zeitschr. f. physiol. Chem. Bd. 65, S. 414.

[3]) LANDWEHR: Zeitschr. f. physiol. Chem. Bd. 5, S. 371; Bd. 6, S. 74; Bd. 8, S. 122; Bd. 9, S. 361.

[4]) KOSSLER und PENNY, E.: Zeitschr. f. physiol. Chem. Bd. 17, S. 115.

Benzole.

Von den Dioxybenzolen kommt häufiger nur das Brenzkatechin im Harne vor. Das Hydrochinon ist nach Zufuhr von Hydrochinon sowie von Phenol im Harne beobachtet worden [Baumann und Preusse [1]), Nenki und Giacosa [2])].

Benzoesäure, $C_6H_5 \cdot COOH$.

Benzoesäure ist als solche nur selten im Harn gefunden worden, sie tritt jedoch mit Glykokoll gepaart als Hippursäure auf.

Aromatische Oxysäuren.

Aromatische Oxysäuren fehlen im Harne auch des normalen Menschen nie. Sie sind zum großen Teil in freier Form, zum kleineren Teil mit Schwefelsäure gepaart im Harne vorhanden. Sie entstammen dem Thyrosin, das unter dem Einflusse von Fäulnisbakterien im Darme gebildet wird. Baumann [3]) fand in 1000 ccm menschlichen Harns 0,010—0,02 g vor.

Lewin [4]) fand gesteigerte Mengen von aromatischen Oxysäuren im Harn von Krebskranken.

Von Oxysäuren, die in normalem Harne regelmäßig vorkommen, seien folgende genannt:

Paraoxyphenylessigsäure $HO \cdot C_6H_4 — CH_2 \cdot COOH$.

Die Paraoxyphenylessigsäure ist isomer der Phenylglykolsäure. Die Eigenschaften derselben wurden von H. und G. Salkowski [5]), sowie von Baumann [6]) studiert. Die Paraoxyphenylessigsäure ist leicht löslich in Wasser, Alkohol und Äther, schwer löslich in Benzol.. Beim Kochen mit salpetersaurem Quecksilberoxyd und salpetersaurem Kali entsteht eine intensiv rote Farbe (Millons Reaktion). Ferner gibt eine wässerige Lösung der Säure mit Eisenchlorid sofort eine grauviolette Färbung. Eine Methode der Darstellung der Oxysäuren im Harn wurde von Baumann ausgearbeitet.

Paraoxyphenylpropionsäure $HO \cdot C_6H_4 — CH_2 \cdot CH_2 \cdot COOH$.

Die Paraoxyphenylpropionsäure ist ebenfalls eine im Harne regelmäßig vorkommende Substanz; sie besitzt aber weniger physiologisches und pathologisches Interesse.

Oxymandelsäure $HO \cdot C_6H_4 — CH(OH) \cdot COOH$.

Die Oxymandelsäure wurde in mehreren Fällen von akuter Leberatrophie sowie bei Phosphorvergiftungen im Harne gefunden [Baumann [7])]. Die Oxymandelsäure gibt die Millonsche Reaktion.

---

[1]) Baumann und Preusse: Zeitschr. f. physiol. Chem. Bd. 3, S. 156.
[2]) Nenki und Giacosa: Zeitschr. f. physiol. Chem. Bd. 4, S. 325.
[3]) Baumann: Zeitschr. f. physiol. Chem. Bd. 4, S. 304; Bd. 6, S. 191; Bd. 10, S. 125.
[4]) Lewin: Festschr. f. E. Salkowski, 1904, S. 225.
[5]) Salkowski: Ber. d. klin. Ges. Bd. 12, S. 14, 138, 650. 1879.
[6]) Baumann: Zeitschr. f. physiol. Chem. Bd. 6, S. 191.
[7]) Baumann: Zeitschr. f. physiol. Chem. Bd. 6, S. 192.

Gallussäure $(OH)_3 . C_6H_2 . COOH$.

Die Gallussäure ist von BAUMANN im Harn der Pferde gefunden worden. Zweifelsohne stammt dieselbe aus der Nahrung; für die menschliche Physiologie und Pathologie hat sie kein besonderes Interesse.

Alkaptonsäuren. Homogentisinsäure. Uroleucinsäure.

Zu den Alkaptonsäuren, die man aus dem Harne isoliert hat, gehört an erster Stelle die Homogentisinsäure, sodann die Uroleucinsäure.

Die Alkaptonsäuren sind bei der sog. Alkaptonurie sowohl bei Kindern wie bei Erwachsenen in größerer Menge gefunden worden. Die im Harn vorhandene Menge wird auf durchschnittlich 3—6 g geschätzt. Bei ausschließlicher Fleischnahrung ist dieselbe größer als bei gemischter Kost. Gärungswidrige Substanzen sind ohne Einfluß auf die Mengen. Zufuhr von Thyrosin soll sie steigern (BAUMANN, EMBDEN). Die Alkaptonsäuren sind in reinem Zustande durchsichtige Prismen oder Nadeln. In Wasser, Alkohol oder Äther lösen sie sich leicht. Ihre Lösungen sind optisch nicht aktiv.

Wird eine Lösung mit Eisenchlorid versetzt, so wird die Homogentisinsäurelösung vorübergehend blau, die Uroleucinsäurelösung grün. Mit Bleiacetat lassen sich die Alkaptonsäuren aus ihren Lösungen fällen. (Näheres über die Homogentisinsäure und Uroleucinsäure muß in den Handbüchern nachgelesen werden.)

Gallensäuren.

Im normalen Harn finden sich die Gallensäuren nur sehr selten vor. Unter pathologischen Verhältnissen ist beim hämatogenen Ikterus Gallensäureausscheidung beobachtet worden, und zwar sind die Gallensäuren in amidartiger Verbindung mit dem Glykokoll oder dem Taurin im Harne vorhanden. Die Gallensäuren, die im Harne gefunden wurden, sind: Die Cholsäure, Fellinsäure und die Taurocholsäure.

Die Gallensäuren krystallisieren, sind schwer löslich in Wasser, besser in Alkohol und Äther. Sie sind optisch aktiv. Der Nachweis geschieht nach HOPPE-SEYLER folgendermaßen:

Einige 100 ccm Harn werden, nachdem der Harn enteiweißt ist, mit Bleiessig und Ammoniak behandelt. Der entstandene Niederschlag wird abfiltriert und mit heißem Alkohol ausgezogen und filtriert. Diese heiße alkoholische Lösung des gallensauren Bleis verdampft man bei schwach alkalischer Reaktion auf dem Wasserbade bis zur Trockne, nimmt den Rückstand mit absoluten Alkohol auf und verdunstet denselben zum größten Teil. Den noch flüssigen Rückstand behandelt man nun mit viel Äther. Hierbei fallen die gallensauren Salze als amorpher Niederschlag aus, der sich später in Krystalle umzuwandeln pflegt. Mit diesem Rückstand führt man nun die Proben für Gallensäuren aus.

Eine geringe Menge löst man in Wasser, macht mit Soda alkalisch und versetzt mit einigen Tropfen einer 10%igen Rohrzuckerlösung; gibt dann vorsichtig konzentrierte Schwefelsäure hinzu, indem man darauf achtet, daß die Temperatur nicht über 70° steigt. Bei Gegenwart von Gallensäure färbt sich die Lösung erst rot und dann schön violett.

Stickstoffhaltige Substanzen.

Bestimmung des Gesamtstickstoffs im Harn.

Die Bestimmung des Gesamtharnstickstoffs geschieht heute allgemein nach dem Verfahren von KJELDAHL [1]).

Prinzip der Methode. Die organische Substanz des Harns wird in konzentrierter Schwefelsäure durch Oxydation zerstört. Der dabei entstehende Ammoniak wird an die Schwefelsäure gebunden. Durch Zugabe von überschüssiger

---

[1]) KJELDAHL: Zeitschr. f. analyt. Chem. Bd. 22, S. 366. 1883.

Natronlauge wird das flüchtige Ammoniak in Freiheit gesetzt und durch Über-destillation in einer Säure bekannter Konzentration aufgefangen und der Über-schuß derselben mit Natronlauge zurücktitriert.

Ausführung der Bestimmung. 5 ccm Harn werden in einem Jenaer Glaskolben, der etwa 6—700 ccm faßt, mit 20 ccm konzentrierter Schwefelsäure und einigen Körnchen Kupfer-sulfat, sowie einer Messerspitze voll Natriumsulfat in Substanz vorsichtig versetzt. Dann wird der Kolben in schräger Stellung unter dem Abzug über freier Flamme bis zur völligen Entfärbung, was ca. $^{1}/_{2}$ Stunde dauert, erhitzt. Nach dem Erkalten gießt man ungefähr 200 ccm destilliertes Wasser vorsichtig hinzu, indem man es an der Glaswand des Kolbens herunterfließen läßt. Unter Schräghalten des Kolbens wird der Inhalt nun mit 100 ccm einer 33%igen Natronlauge behutsam unterschichtet. Der Kolben wird dann sofort an dem vorbereiteten Destillationsapparat befestigt. Dieser Apparat (Abb. 15) besteht aus dem Vorstoß (1), Kühler (2) und Vorlage (3). Die Vorlage war vorher mit 50 oder 100 ccm, je nach dem zu erwartenden Stickstoffgehalt, einer $n/_{10}$-Schwefelsäure, Salzsäure oder Oxalsäure beschickt. Nun destilliert man über freier Flamme schwach siedend so lange über, bis etwa die Hälfte des Kolbeninhalts übergegangen ist, prüft durch Abnehmen der Vorlage mit rotem Lackmuspapier, ob noch Ammoniak überdestilliert, was sich durch Bläuung des Papiers kenntlich macht. Ist dies nicht mehr der Fall, so titriert man den Inhalt der Vorlage mit einer $n/_{10}$-Natronlauge zurück unter Be-nutzung eines Indicators, am besten Methylrot.

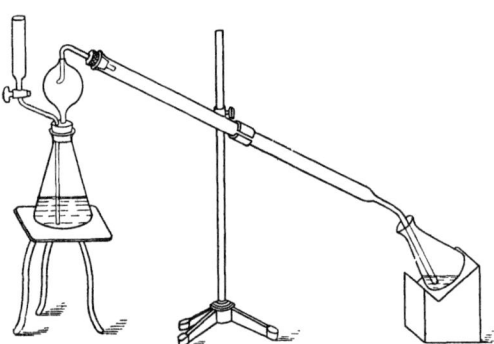

Abb. 15. Destillationsapparat nach Kjeldahl.

Berechnung. Die angewandte Menge $n/_{10}$-Schwefelsäure sei a ccm. Zum Zurücktitrieren seien b ccm Natronlauge gebraucht worden. Es sind deshalb an Ammoniak gebunden worden a—b ccm Schwefelsäure. Da 1 ccm einer $n/_{10}$-Säure 0,0014 g N entspricht, so enthält die angewen-dete Harnmenge (a—b) × 0,0014 g Stickstoff.

Die Stickstoffbestimmung läßt sich vereinfachen und vor allem ver-billigen durch Anwendung einer Mi-kromethode. Dies wird aber nur in den seltensten Fällen nötig sein. Im allgemeinen beruhen die Mikroverfahren auf demselben Prinzip, nur daß kleinere Mengen von Harn und Reagenzien angewendet werden und die Apparatur in kleinerem Maßstabe gebraucht wird.

Ammoniak.

Ammoniak NH_3 in wässeriger Lösung $NH_4(OH)$.

Ammoniak findet sich regelmäßig im Harn des Menschen auch unter normalen Verhältnissen. Die tägliche Ausscheidungsmenge schwankt jedoch stark, nämlich zwischen 0,3 und 1,4 g bei gemischter Kost und ist sehr abhängig von derselben schon unter normalen Verhältnissen. Nach fleischreicher Nahrung steigt die Menge, während sie bei reichlicher Pflanzenkost nur sehr gering ist.

Vom Gesamtstickstoff im Harn beträgt der Ammoniakstickstoff ungefähr 2—6%. Die Herkunft des Ammoniaks ist so zu erklären, daß er der Harnstoff-bildung entgangen ist und sich an die bei der Verbrennung im intermediären Stoffwechsel gebildeten Säuren geknüpft hat. Für diese Anschauung spricht vor allem die Beobachtung, die man beim Menschen nach Zufuhr von Säuren, sowohl von anorganischen Säuren wie von organischen, die im Körper nicht verbrannt werden, gemacht hat. Unter pathologischen Verhältnissen ist die Ammoniakausscheidung im Harn vermehrt, wenn eine Hyperacidität des Magens besteht [Schittenhelm[1]]. Bei der Neutralisation der Säuren durch Ammoniak werden naturgemäß die fixen Alkalien des Blutes geschont. Ferner findet

[1] Schittenhelm: Dtsch. Arch. f. klin. Med. Bd. 77.

man unter pathologischen Verhältnissen eine erhöhte Ammoniakausscheidung beim erhöhten Verbrauch von Körpereiweiß. So ist beobachtet worden, daß im Fieber bei Sauerstoffmangel, bei Pneumonie, Typhus, Cholera und anderen Infektionskrankheiten die Ammoniakausscheidung erhöht ist. Dasselbe ist der Fall bei Säureintoxikationen, so beim Diabetes mellitus. Bei der letztgenannten Krankheit kommt aber noch ein weiterer Umstand in Frage, nämlich, daß beim Diabetes mellitus organische Säuren im intermediären Stoffwechsel selbst gebildet werden. So werden die β-Oxybuttersäure, Acetessigsäure, die oft in großen Mengen gebildet werden, an Ammoniak gebunden, der auf diese Weise der Harnstoffsynthese entgeht. Schließlich ist noch bei gewissen Lebererkrankungen, bei denen es sich um eine Störung in der Harnstoffbildung handelt, Erhöhung der Ammoniakausscheidung beobachtet worden. Um dieselbe Ursache handelt es sich wahrscheinlich bei der Phosphorvergiftung, wenn hierbei auch in Betracht gezogen werden muß, daß eine erhöhte Ammoniakausscheidung auch durch den Zerfall an Körpereiweiß entstehen kann.

Die Beziehungen, die zwischen der Säurebildung und Ammoniakausscheidung bestehen, haben SCHNEEMANN und JANNY [1]) studiert. Diese Autoren sind so vorgegangen, daß sie reichliche Alkalimengen zuführten. SCHNEEMANN gelang es hierbei nicht, den Ammoniak im Harn zum Verschwinden zu bringen, während JANNY es gelang, mit großen Gaben von Natriumcitrat die Ammoniakausscheidung fast bis zum Schwinden zu bringen.

Eigenschaften und Nachweis des Ammoniaks im Harn.

Ammoniak ist ein Gas von der Formel NH_3, löst sich in Wasser zu NH_4OH, hat einen scharfen stechenden Geruch, reagiert alkalisch in wässeriger Lösung. Der qualitative Nachweis geschieht entweder durch NESSLERS Reagens (alkalische Quecksilber-Jodidjodkaliumlösung) oder man geht so vor, daß man den Harn im Reagensglas mit Kalkmilch versetzt und den entstehenden Ammoniak durch einen Streifen Curcumapapier nachweist. Im Falle daß Ammoniak in der Lösung vorhanden ist, färbt sich dieses Reagenspapier braun.

Methoden zur quantitativen Bestimmung des Ammoniaks im Harn.

Zur quantitativen Bestimmung des Harns sind eine große Anzahl von Verfahren angegeben. An sieser Stelle sollen nur zwei Methoden ausgeführt werden, die in allen Fällen sichere Resultate ergeben. Auf die übrigen soll nur kurz verwiesen werden.

Verfahren nach KRÜGER und REICH [2]), modifiziert von SCHITTENHELM [3]).

Ausführung des Verfahrens. 25—30 ccm Harn werden in einem Destillierkolben mit 10 g Natriumchlorid, 1 g Natriumcarbonat und einigen Tropfen Amylalkohol versetzt. Der Kolben wird mit einem doppelt durchbohrten Gummipfropfen versehen. Durch die eine Öffnung wird ein gut passendes Glasrohr gesetzt, das fast bis auf den Boden des Kolbens reichen muß. Am äußeren Ende befindet sich ein Stück Schlauch, das mit einem Quetschhahn geschlossen werden kann. Durch die zweite Bohrung wird ein U-förmig gebogenes Stück Glasrohr gesteckt, das oberhalb des Kolbens am besten zu einer Kugel aufgeblasen ist, um ein Überspritzen zu vermeiden. Das andere Ende ragt in ein sogenanntes PELIGOsches Röhrchen, das mit 20—30 ccm einer n/10-Salz- oder Schwefelsäure vorher beschickt wurde. Dasselbe wird in eisgekühltes Wasser getaucht. Der andere Schenkel der PELIGOschen Röhre wird mit einer Wasserstrahlpumpe verbunden. Sodann setzt man den Destillierkolben in ein Wasserbad, das keine höhere Temperatur als 45° haben soll. Ist der Apparat zusammengestellt, so beginnt man zu evakuieren. Der Druck soll nicht tiefer als 30, nicht höher als 40 mm Quecksilber betragen. Von 10 zu 10 Minuten werden 10—20 ccm Alkohol hinzugegeben, eventuell auch etwas Wasser, wenn die Flüssigkeit zu schnell eindampfen sollte. Nach beendeter Destillation wird der Inhalt der PELIGOschen Röhre mit n/10-Lauge (Methylorange) bis zum Umschlag des Indicators zurücktitriert und aus

[1]) SCHNEEMANN und JANNY: Zeitschr. f. physiol. Chem. Bd. 39, S. 76.
[2]) KRÜGER und REICH: Zeitschr. f. physiol. Chem. Bd. 39, S. 163.
[3]) SCHITTENHELM: Zeitschr. f. physiol. Chem. Bd. 39, S. 73.

der verbrauchten n/$_{10}$ Salz- oder Schwefelsäure der Ammoniakgehalt berechnet. 1 ccm n/$_{10}$-Normalsäure entsprechen 0,001703 g Ammoniak.

Hier sei noch auf die von Henriques und Sörensen angegebenen Verfahren hingewiesen [1]).

Verfahren nach Folin [2]). 25 ccm Harn werden in einem Meßzylinder von etwa 40 cm Höhe und 3^{1}/$_{2}$–5 cm Durchmesser mit 10 g Natriumchlorid, 5 ccm Petroleum oder einigen Tropfen Caprylalkohol und 1 g Natriumcarbonat (wasserfrei) versetzt. Der Zylinder wird im Wasserbade bei einer Temperatur von 20—25° gehalten. Verschlossen wird der Zylinder durch einen doppelt durchbohrten Stopfen, durch dessen eine Öffnung ein Glasrohr gesteckt wird, welches bis auf den Boden des Zylinders reicht. Durch die andere Öffnung führt ein U-förmig gebogenes Rohr, das oberhalb des Zylinders zu einer Kugel aufgeblasen sein soll. Der andere Schenkel des Rohrs führt durch die Öffnung eines doppelt durchbohrten Stopfens in einen gleich großen Zylinder. Durch die zweite Öffnung wird ebenfalls ein Glasrohr gesteckt, das mit der Wasserstrahlpumpe verbunden wird. Der zweite Zylinder wird mit 20—40 ccm einer n/$_{10}$-Schwefel- oder Salzsäure beschickt. Nun wird 1—1^{1}/$_{2}$ Stunde Luft durch den Apparat gesaugt und nach beendeter Destillation der Inhalt der Vorlage mit n/$_{10}$-Normallauge unter Anwendung von 2 Tropfen 1%iger Alizarinlösung zurücktitriert. Die Berechnung erfolgt wie bei der oben angegebenen Methode von Schittenhelm.

Weitere Verfahren sind in Handbüchern der Harnchemie nachzuschlagen. Kurz erwähnt mögen noch sein die Verfahren von Wurster [3]), Malfatti [4]), Ronchèse [5]), Bjön-Andersen und Lauritzen [6]), die sich recht gut bewährt haben.

Amine.

Methylamin.

Methylamin wurde von Folin [7]) bei einigen Krankheiten, besonders bei Typhus im menschlichen Harn gefunden.

Trimethylamin.

Nach Filippi [8]) tritt das Methylamin im normalen Harne auf, und zwar wird die tägliche Menge bei gemischter Kost auf 18—26 mg geschätzt. Vermehrt wird die Ausscheidung nach dem Genusse von Eiern und Alkohol, ferner bei Muskelarbeit und bei Erkrankungen des Nervensystems. Taketa [9]) bezweifelt das Vorkommen von präformiertem Trimethylamin. Der Nachweis des Trimethylamins und quantitative Bestimmung geschieht nach Filippi [8]).

Diamine.

Zu den Diaminen, die im Harne vorkommen, ist zu nennen das Putrescin und das Cadaverin. Beide Substanzen wurden im Harne eines an Cystinurie leidenden Patienten gefunden.

Die Diamine sind keine regelmäßigen Bestandteile des Harnes bei Cystinurie. Von den beiden Diaminen ist Cadaverin häufiger im Harne gefunden, während das Putrescin mehr in den Faeces beobachtet werden konnte. Ferner sind noch nachweisbare Mengen von Diaminen in großen Harnmengen von Patienten mit perniziöser Anämie gefunden worden. Bezüglich der Herkunft der Diamine

---

[1]) Henriques und Sörensen: Zeitschr. f. physiol. Chem. Bd. 64, S. 120.

[2]) Folin: Zeitschr. . physiol. Chem. Bd. 37, S. 161.

[3]) Wurster: Zentralbl. f. Physiol 1887, S. 485.

[4]) Malfatti: Zeitschr. f. analyt. Chem. Bd. 47, S. 274.

[5]) Ronchèse: Chem. Zentralbl. Bd. 78, Tl. 2, S. 1115, 1710. Zeitschr. f. analyt. Chem. Bd. 47, S. 757.

[6]) Bjön-Andersen und Lauritzen: Zeitschr. f. physiol. Chem. Bd 64, S. 21.

[7]) Folin: Journ. of biol. chem. Vol. 3, S. 83.

[8]) Filippi: Zeitschr. f. physiol. Chem. B. 49, S. 433. 1906.

[9]) Taketa: Pflügers Arch. f. d. ges. Physiol. Bd. 129, S. 82.

nimmt man an, daß das Ornithin und das Lysin (ELLINGER, ACKERMANN) die Muttersubstanzen der Diamine sind. LOEWY und NEUBERG [1]) konnten im Harn eines Cystinurikers nach Einnahme von Arginin, Putrescin, nach Gaben von Lysin, Cadaverin in beträchtlichen Mengen auftreten sehen. Ferner scheint nach den Versuchen von THIELE [2]) die Menge der ausgeschiedenen Diamine von der Eiweißzufuhr abhängig zu sein.

$$\text{Putrescin.} \quad \text{Tetramethylendiamin.} \quad \begin{matrix} & H_2 \\ CH_2 - C - NH_2 \\ | \\ CH_2 - C - NH_2 \\ & H_2 \end{matrix}$$

Eigenschaften. Das Putrescin ist eine farblose, dünne Flüssigkeit von eigentümlichem Geruch. Bei niederer Temperatur erstarrt dieselbe und schmilzt bei 23—24°, löst sich leicht in Wasser, ist optisch inaktiv. Von den Salzen sind zu nennen das Chlorhydrat, ferner das Pikrolonat. Die freie Base wird durch Phosphorwolframsäure, die nicht im Überschuß zugeführt wird, gefällt. Mit Phosphormolybdänsäure gibt sie einen gelben Niederschlag.

$$\text{Cadaverin.} \quad \text{Pentamethylendiamin.} \quad CH_2 \Big\langle \begin{matrix} & H_2 \\ CH_2 - C - NH_2 \\ \\ CH_2 - C - NH_2 \\ & H_2 \end{matrix}$$

Das Pentamethylendiamin ist eine farblose dickflüssige Substanz. Sie ist optisch inaktiv, löst sich leicht in Wasser, schwer in Alkohol und Äther. Dank ihrer basischen Eigenschaften bildet sie mit Säuren Salze. Die freie Base gibt die Alkaloidreaktionen mit Phosphorwolframsäure, Phosphormolybdänsäure usw. Über das physiologische Verhalten im Tierkörper, sowohl des Putrescins wie des Cadaverins, haben v. UDRANZSKY und BAUMANN [3]), ferner POHL [4]) Studien an Hunden gemacht. Die Dosis von 3 g des salzsauren Salzes des Putrescins war ungiftig, es wurden nach der Verfütterung 0,056 g der Benzoylverbindung im Harne wiedergefunden. Nach 10 g Cadaverinacetat trat Erbrechen und Durchfall ein. Von der Ursprungssubstanz wurden nur Spuren im Harne wiedergefunden. Die Darstellung des Cadaverins geschieht nach einer von BAUMANN [5]) oder nach LOEWY und NEUBERG [6]) angegebenen Methode.

Methylguanidin.

Vorkommen. Als erster stellte ACHELIS [7]) aus 30 Litern menschlichen Harns das Pikrolonat des Methylguanidins dar.

Über die Herkunft des Methylguanidins ist man sich noch nicht klar. Nach ACHELLIS wird es als Vorstufe des beim Eiweißabbau entstehenden Kreatins aufgefaßt.

Eigenschaften. Das freie Methylguanidin stellt eine leicht zerfließende, stark alkalisch reagierende Base dar, welche mit Salzsäure, Salpetersäure, Pikrinsäure charakteristische Salze liefert.

Erwärmt man Methylguanidinnitrat in etwa der 10fachen Menge Wasser und 8 ccm gesättigter Natronlauge sowie 4 ccm Benzolsulfochlorid, so scheiden sich beim Abkühlen Krystalle von Benzolsulfomethylguanidin ab, die den Schmelzpunkt von 184° haben.

---

[1]) LOEWY und NEUBERG: Zeitschr. f. physiol. Chem. Bd. 43, S. 338.
[2]) THIELE: Journ. of physiol. Vol. 36, p. 68.
[3]) v. UDRANZSKY und BAUMANN: Zeitschr. f. allg. Physiol. Bd. 15, S. 77 u. 80.
[4]) POHL: Arch. f. exp. Pathol. u. Pharmakol.
[5]) BAUMANN: Zeitschr. f. physiol. Chem. Bd. 13, S. 562.
[6]) LOEWY und NEUBERG: Zeitschr. f. physiol. Chem. Bd. 43, S. 355.
[7]) ACHELIS: Zeitschr. f. physiol. Chem. Bd. 50, S. 10.

Das Methylguanidin hat giftige Eigenschaften [Gergens und Baumann [1])]. Dargestellt und nachgewiesen wird es nach Achelis [2]). Ferner gibt Enge-land [3]) eine Methode zur Isolierung an.

Dimethylguanidin.

Das Dimethylguanidin wurde von Engeland [4]) aus normalem Menschenharn isoliert. Es bildet als Base Salze, von denen das Pikrat und Pikrolonat am meisten charakteristisch sind. Engeland gibt eine Methode zur Herstellung aus dem Harne an.

Basen von unbekannter Konstitution, die im normalen Harne vorkommen.

An dieser Stelle sei nur kurz auf einige Substanzen im Harne hingewiesen, deren Konstitution noch nicht ermittelt werden konnte.

So konnte Baumstark [5]) in 40 Litern Harn eine Verbindung gewinnen, die dem Allantoin sehr ähnlich war. Ferner fand Meissner [6]) im Harn von Hunden, welche mit Brot gefüttert wurden, neben Allantoin noch einen Körper von unbekannter Konstitution.

Aminosäuren.

Die *Aminosäuren* sind Abbauprodukte des Eiweißes. Ob sie außer Glykokoll (Embden, Reese, Marx, v. Reuss) im normalen Harn vorkommen, ist noch zweifelhaft. Einige Forscher behaupten dies jedoch, und zwar sollen sie in einer Menge, die 0,5—0,2 % des gesamten Harnstickstoffs beträgt, gefunden sein. Der weitaus größte Teil jedoch dürfte im intermediären Stoffwechsel weiter abgebaut und über die Bildung von Ammoniak als Harnstoff ausgeschieden werden. Größere Mengen treten bei pathologischen Zuständen auf, so *Leucin* und *Tyrosin* bei gelber Leberatrophie, *Cystin* bei Cystinurie, ferner sind bei Pneumonie zur Zeit der Krise, bei Diabetes, Typhus, Leukämie größere Ausscheidungen im Harn beobachtet worden.

Allgemeine Eigenschaften der Aminosäuren. Die Aminosäuren enthalten neben der Carboxylgruppe COOH noch eine basische NH_2-Gruppe, so daß sie als amphoter zu bezeichnen sind. Sie bilden sowohl mit starken Säuren wie mit starken Basen Salze. Außer dem Glykokoll enthalten die Aminosäuren ein asymmetrisches C-Atom und sind daher optisch aktiv. Je nach der Anzahl der NH_2-Gruppen teilt man die Aminosäuren ein in Mono-, Di-, Poly-Amino-säuren.

Bezüglich der allgemeinen Darstellung der Aminosäuren sei auf das von E. Fischer und P. Bergell [7]) angegebene, von Ignatowski [8]) den klinischen Bedürfnissen angepaßte Verfahren hingewiesen. Ignatowski verfährt folgendermaßen:

1. *Vorbehandlung des Harns.* Der zu untersuchende Harn (500 g) wird mit Bleizucker gefällt. Aus dem Filtrat wird der Überschuß an neutralem Bleisalz mittels Schwefelwasserstoff durch leichtes Erwärmen entfernt. Sehr zweckmäßig ist es, wenn man den Harn zuvor annähernd bis auf die Hälfte eindampft, wobei man starke Erwärmung vermeidet.

---

[1]) Gergens und Baumann: Pflügers Arch. f. d. ges. Physiol. Bd. 12, S. 205.
[2]) Achelis: Zeitschr. f. physiol. Chem. Bd. 50, S. 10.
[3]) Engeland: Zeitschr. f. physiol. Chem. Bd. 55, S. 52.
[4]) Engeland: Zeitschr. f. physiol. Chem. Bd. 57, S. 56.
[5]) Baumstark: Ber. d. Dtsch. Chem. Ges. Bd. 6, S. 883 u. 1378. Ann. d. Chem. Bd. 173, S 342.
[6]) Meissner: Zeitschr. f. rat. Med. Bd. 31, S. 317.
[7]) Fischer, E. und Bergell, P.: Ber. d. Dtsch. Chem. Ges. Bd. 35, S. 3779. 1902.
[8]) Ignatowski: Zeitschr. f. phys. Chem. Bd. 42, S. 371. 1904.

Zu diesem Zweck unterwirft man ihn der Destillation unter vermindertem Druck bei einer Temperatur von maximal 45⁰, hernach wird der angesäuerte Harn 3 Stunden lang mit Äther (2 : 1) mit Hilfe einer Schüttelmaschine geschüttelt und der Äther abgegossen.

2. *Die Wechselwirkung zwischen Chlorid und Aminosäure vollzieht sich am besten bei folgendem Verfahren:* Zu dem auf die soeben angegebene Weise vorbehandelten Harn gibt man β-Naphthalinsulfochlorid, und zwar auf je 500 ccm nichtkonzentrierten Harns 2 g in 10⁰/₀iger ätherischer Lösung. Diese Mischung wird mit Kalilauge leicht alkalisch gemacht und 9 Stunden geschüttelt. Im Laufe dieser Zeit setzt man in Abständen von 3 Stunden zweimal je 1 g des Reagens in Ätherlösung zu, wobei man einen zu großen Überschuß von Äther vermeidet und darauf achtet, daß die alkalische Reaktion der Mischung erhalten bleibt. Nach 9 Stunden wird der Äther abgegossen und die darunterstehende Flüssigkeit durch Filtrieren geklärt und mit Salzsäure übersättigt. Falls in der Mischung Aminosäuren enthalten sind, erhält man durch HCl-Zusatz eine reichliche Trübung. Die Flüssigkeit nimmt eine weißliche Färbung an und wird in seltenen Fällen milchfarben. Eine schwache Trübung zeigt auch jener Harn, der keine Aminosäuren enthält. Deshalb ist es notwendig, aus der Flüssigkeit die Krystallverbindungen der Naphthalinsulfoaminosäuren zu isolieren.

3. *Isolierung der Naphthalinsulfoaminosäure.* In seltenen Fällen scheiden sich die Krystalle von selbst ab, wenn der Harn der Kälte ausgesetzt ist. Am häufigsten geschieht das bei Glykokoll, doch gewöhnlich geht die Krystallisation sehr unvollständig vor sich, so daß eine weitere Behandlung erforderlich wird: Zu der Flüssigkeit setzt man eine gleiche Menge Äther zu und schüttelt die Mischung 3 Stunden lang oder mehr. Der ganze Niederschlag geht bei saurer Reaktion in den Äther über, der Harn wird wieder klar. Dabei gehen in den Äther nur die Naphthalinsulfoaminosäuren über und zum Teil die Spaltungsprodukte des Naphthalinsulfochlorids, da die anderen im Äther löslichen Harnbestandteile beim vorhergehenden Schütteln mit Äther ausgeschieden wurden. Man gießt die Ätherlösung in einen Kolben und verdampft den Äther, indem man ihn leicht erwärmt. Der Rückstand wird in kleinen Portionen mit 15—20⁰/₀igem Alkohol sorgfältig aufgenommen. Die trübe Flüssigkeit wird erwärmt, bis sie klar wird und in heißem Zustand filtriert. Aus dem Filtrat scheiden sich in der Kälte die Krystalle ab.

Zur Identifizierung dienen die Schmelzpunkte der einzelnen Naphthalinsulfoverbindungen.

Einige solcher Schmelzpunkte sind:

Naphthalinsulfoglykokoll	156⁰,		dessen Äthylester	79⁰,
,,	alanin	151⁰,		,,	,,	78⁰,
,,	d-l-leucin	145—146⁰,		,,	,,	77⁰,
,,	tyrosin	128—130⁰.			

Das Gemenge von verschiedenen Aminosäuren wird nach ABDERHALDEN und BERGELL [1]) weiter getrennt.

Die Methode von C. PAAL [2]) beruht auf der Herstellung von Phenylisocyanatverbindungen der Aminosäuren und dient zur weiteren Trennung der Gemenge.

Besprechung einzelner wichtiger Aminosäuren.

I. Glykokoll. Aminoessigsäure

$$C_2H_5NO_2 = CH_2NH_2$$
$$|$$
$$COOH$$

Das Glykokoll ist von einigen Forschern im normalen Harn gefunden worden (EMBDEN, REESE u. a.). Die angegebenen Mengen schwanken sehr. Nach (GNATOWSKI wurde es im Harn von Gichtkranken [3]) nachgewiesen. Im Harn von Säuglingen fand es A. v. REUSS [4]). Nach subkutaner Zufuhr von Glykokoll konnte IGNATOWSKI keine Aminosäuren im Harn nachweisen. Zum Nachweis des Glykokolls dienen folgende Proben.

---

[1]) BERGELL: Zeitschr. f. physiol. Chem. Bd. 39, S. 464. 1903.
[2]) PAAL, C.: Berichte Bd. 27, S. 974.
[3]) GNATOWSKI: Zeitschr. f. physiol. Chem. Bd. 42, S. 371.
[4]) v. REUSS, A.: Wien. klin. Wochenschr. Bd. 22, S. 158. 1909. Zeitschr. f. Kinderheilk. Bd. 3, S. 286. 1911.

a) Leitet man in Glykokoll, das in absolutem Alkohol gelöst ist, gasförmige Salzsäure, so entsteht salzsaurer Glykokolläthylester. Dieser krystallisiert sehr schön und schmilzt bei 144⁰ C.

b) Schüttelt man Glykokoll mit Benzolsulfochlorid und Natronlauge, so bildet sich beim Ansäuern Benzolsulfoglykokoll, federähnliche Krystalle, die in Wasser schwer löslich sind.

c) Durch Benzoylchlorid und Natronlauge wird es in Hippursäure verwandelt, die leicht nachgewiesen werden kann. Das Glykokoll schmeckt, wie sein Name besagt, süß, bildet rhombische Krystalle und schmilzt bei 232—236⁰. Sein Stickstoffgehalt, der 18,66% beträgt, wird häufig zur Indentifizierung bestimmt. In Wasser ist Glykokoll leicht, in heißem Alkohol schwer und in Äther gar nicht löslich. Mit Cuprihydroxyd bildet es das in blauen Nadeln krystallisierende Glykokollkupfer.

II. Cystin, das Disulfid des Cysteins oder der α-Diamino-β-thiodiacetylsäure, $C_6 \cdot H_{12}S_2N_2O_4$, kommt in geringen Spuren wahrscheinlich in jedem normalen Harn vor. Findet es sich, wie es bei der Cystinurie der Fall ist, in größeren Mengen, so gibt es wegen seiner Schwerlöslichkeit oft den Anlaß zur Bildung

$$CH_2 - S - S - CH_2$$
$$CH \cdot (NH_2) \qquad CH(NH_2)$$
$$COOH \qquad\quad COOH$$

Cystin

von Blasen- oder Nierensteinen. Cystinurie scheint eine besondere Stoffwechselstörung zu sein, die, wie verschiedentlich festgestellt wurde, in einigen Familien erblich ist. Das Cystin wird bei dieser Störung nicht weit genug abgebaut. Woran das liegt, ist gänzlich unbekannt. Häufig findet man bei Cystinuriekranken auch Tyrosin und Leucin im Harn. Die Menge des in 24 Stunden ausgeschiedenen Cystins beträgt zwischen 0,2 und 0,6 g, wobei eine Abhängigkeit dieser Menge von der aufgenommenen Quantität Eiweißnahrung festzustellen ist. Das Wesen der Cystinurie ist ausführlich in verschiedener Hinsicht besprochen von G. Rosenfeld [1]).

Zum Nachweise des Cystins dienen folgende Angaben:

1. Die Lösungen des aus Harn oder Konkrementen isolierten Cystins drehen die Ebene des polarisierten Lichtes nach links.

2. Die Methode von E. Baumann und Goldmann [2]) gibt eine Darstellung des Cystins aus Harn, wobei nach Schütteln mit Natronlauge und Benzoylchlorid das Natriumsalz des Dibenzolcystins sich bildet, daß in Äther löslich ist. Das Benzoylcystin wird durch Erwärmen mit Natronlauge und Schwefelalkali zersetzt, das man mit Hilfe von Bleiacetat als Schwefelblei nachweisen kann.

3. Eine Lösung von Cystin in Kalilauge gibt auf Zusatz von Nitroprussidnatrium violette Färbung (Müller).

Der Nachweis des Cystins in Konkrementen geschieht so, daß man diese mit Hilfe von Soda in Lösung bringt, die Lösung mit Essigsäure ausfällt, die Fällung wieder in Ammoniumhydroxyd löst und diese Flüssigkeit verdunsten läßt. Haben wir es mit Cystin zu tun, so zeigen die Krystalle folgendes Verhalten:

1. Beim Kochen mit Kalilauge und Bleiacetat tritt schwarzbraune Verfärbung auf (Schwefelblei).

2. Gibt man die in Kalilauge gekochten Krystalle auf ein Silberblech, so tritt Schwarzfärbung auf (Schwefelsilber).

Zur *quantitativen Bestimmung des Cystins* dient

1. die Methode von J. F. Gaskell [3]). Diese beruht darauf, daß das Cystin in Aceton schwer löslich ist.

Etwa 200 ccm filtrierten Harns werden mit Chlorcalcium gefällt, das Filtrat mit dem gleichen Volumen Aceton versetzt und mit Essigsäure sauer gemacht. Nach 3 tägigem Stehen filtriert man den Niederschlag ab, wäscht aus mit Wasser und löst ihn in $2^1/_2$%igem Ammoniak. Die Lösung wird wieder mit dem gleichen Volumen Aceton versetzt und angesäuert. Nach 24 stündigem Stehen sammelt man den Niederschlag, trocknet und wägt ihn.

[1]) Rosenfeld, G.: Ergebn. d. Physiol. Bd. 18, S. 118. 1920. Berichte d. ges. Physiol. Bd. 6, S. 228.

[2]) Baumann, E. und Goldmann: Zeitschr. f. physiol. Chem. Bd. 12, S. 254. 1888.

[3]) Gaskell, J. F.: Journ. of physiol. Vol. 36, p. 142. 1907. Chem. Zentralbl. Bd. 79, Tl. 1, S. 681. 1908.

2. Eine andere Methode beruht darauf, daß man zunächst das Benzoylcystin (wie beschrieben) herstellt, dieses mit Soda und Salpeter verbrennt und dann eine Schwefelsäurebestimmung vornimmt.

3. Eine colorimetrische Bestimmung ist von J. M. LOVNEY [1] angegeben.

III. Tyrosin. Paraoxyophenyl-α-aminopropionsäure, Oxyphenylalanin $C_9H_{11}NO_3 =$

$$C_6H_4 \diagdown \begin{array}{c} OH \\ CH_2- \end{array} \begin{array}{c} \\ CH(NH_2) \\ | \\ COOH \end{array}$$
Tyrosin

IV. Leucin, α-Aminoisobutylessigsäure, $C_6H_{13}NO_2 =$ α-Aminocapronsäure

$$\begin{array}{c} CH_3 \diagdown \\ CH_3 \diagup \end{array} CH-CH_2-CH(NH_2) \\ \qquad\qquad\qquad | \\ \qquad\qquad\qquad COOH$$
Leucin

kommen beide unter pathologischen Umständen gemeinsam im Harne vor. Die Ursache für ihr Vorkommen ist zu suchen in starkem Zerfall von Körpergewebe, z. B. bei akuter gelber Leberatrophie, bei perniziöser Anämie und Leukämie. Wir haben es hier ebenso wie bei der Cystinurie mit einer Stoffwechselstörung im Eiweißhaushalt zu tun, wobei diese Aminosäuren nicht abgebaut werden. Zum sicheren Nachweis kann man sie von den anderen im Harn vorhandenen Stoffen, die eine Täuschung bedingen können, isolieren. Das geschieht nach FRERICHS, STAEDELRE und SCHOTTEN [2].

Etwa 500 ccm eiweißfreien Harnes werden mit Bleiessig ausgefällt. Das Filtrat wird durch Schwefelwasserstoff vom Blei befreit, der Schwefelwasserstoff durch einen hindurchgeleiteten Luftstrom entfernt. Das Filtrat vom Schwefelbleiniederschlag wird zur Entfernung des Harnstoffs mit absol. Alkohol ausgezogen. Der Rückstand wird mit ammoniakalischem Alkohol aufgezogen, eingedampft und der Krystallisation

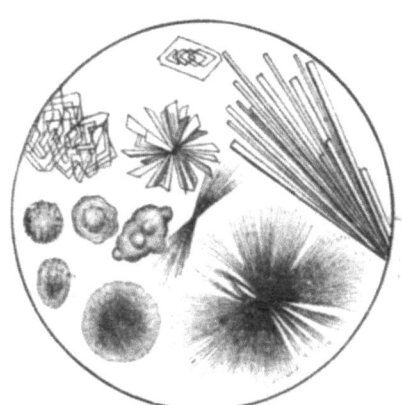
Abb. 16. Leucosin und Tyrosin.
(Nach HUPPERT.)

überlassen (Abb. 16). Die abgeschiedenen Krystalle werden auf Leucin und Tyrosin untersucht. Die Trennung beider kann man so vornehmen, daß man nach J. HABERMANN und R. EHRENFELD [3] das Gemenge der beiden Aminosäuren am Rückflußkühler in einem Gemisch von Alkohol und Essigsäure kocht. *Leucin* löst sich leicht, während Tyrosin als pulvriger Masse am Boden des Gefäßes zurückbleibt.

Zum Nachweis dient folgende Methode:

1. Erhitzt man Leucin im Reagensglase, so sublimiert es in weißen Flocken, die sich an der Glaswand niederschlagen.

2. Eine Probe der Krystalle löst man in Wasser und versetzt mit Natronlauge, dann mit 1—2 Tropfen Kupfersulfat. Zuerst bildet sich Kupferhydroxyd, das sich dann zu Leucinkupfer umsetzt und so eine klare blaue Flüssigkeit bildet, die nicht reduziert (SALKOWSKI).

Leucin löst sich schwer in Wasser und Alkohol, leicht in Säuren und Laugen. Es krystallisiert in zarten glänzenden Blättchen.

Das *Tyrosin* wird leicht nachgewiesen mit Hilfe:

1. des MILLONschen Reagens, das allerdings auch die schöne ziegelrote Färbung gibt beim Kochen mit tyrosinhaltigen Eiweißverbindungen. Die Probe besteht darin, daß 1 Teil Quecksilber, in 1 Teil rauchender Salpetersäure gelöst, mit 1—2 Teilen Wasser verdünnt zusammen mit dem Tyrosin erhitzt wird. Es scheiden sich dann ziegelrote Flocken ab.

---

[1] LOVNEY, J. M.: Journ. of biol. chem. Vol. 54, p. 171. 1922.
[2] FRERICHS, STAEDELER u. SCHOTTEN: Zeitschr. f. physiol. Chem. Bd. 7, S. 33. 1883.
[3] HABERMANN, J. u. EHRENFELD, R.: Zeitschr. f. physiol. Chem. Bd. 37, S. 18. 1902.

2. **Probe nach Denigès** [1]). Es werden etwa 0,03 g Tyrosin mit 4 ccm Eisessig und 4 Tropfen Formalin zum Sieden gebracht und dann 3 ccm Schwefelsäure zugegeben. Nach Umschütteln entsteht eine rote Farbe.

3. **Probe von C. Th. v. Mörner** [2]). Tyrsoin wird erhitzt mit einer Mischung von 1 Volum 40 %igem Formalin, 45 Volumen Wasser und 55 Volumen konz. Schwefelsäure. Nach einiger Zeit bildet sich eine schöne Grünfärbung.

Das Tyrosin ist in kaltem Wasser und Alkohol schwer, in Äther gar nicht löslich. Leicht löslich ist es in ammoniakhaltigem Wasser oder Alkohol, ferner in verdünnten Mineralsäuren. Es krystallisiert in Form von glänzenden kleinen Nadeln, die sich zu Besen zusammenlegen. Tyrosin wird leicht gewonnen aus Casein, das mit Trypsin in alkalischer Reaktion verdaut ist.

$$V. \; Alanin, \quad \alpha\text{-Aminopropionsäure} \; C_3H_7NO_2 = \begin{array}{c} CH_3 \\ | \\ CH - NH_2 \\ | \\ COOH \end{array} \quad \text{wurde im Harn}$$

bei Phosphorvergiftung von Wohlgemuth [3]) nachgewiesen.

Neben den Methoden, die zur Kenntlichmachung der einzelnen Aminosäuren dienen seien hier noch Verfahren angegeben, die die Gesamtmenge der Aminosäuren zu ermitteln suchen. Als erstes sei das von Sörensen [4]) angegebene Verfahren beschrieben, das auf folgendem Prinzip beruht: Wird eine Aminosäurelösung mit Formalin versetzt, so vereinigt sich die Aminogruppe (NH_2) mit dem Formalin unter Wasserabspaltung nach folgender Gleichung:

$$NH_2 - CH_2 - COOH + H_2CO = CH_2 : N - CH_2 - COOH + H_2O.$$

Es bildet sich eine Methylenverbindung und die sonst fast neutrale Aminosäure wird zu einer Säure, die leicht durch Titration mit $n/10$- oder $n/5$-Lauge bestimmt werden kann. Nach Sörensen stellt man zunächst eine Vergleichslösung her, indem man ebensoviel ausgekochtes Wasser nimmt als Flüssigkeit zur Untersuchung. Dazu gibt man vorher neutralisiertes Formalin in derselben Menge wie zur Vergleichsflüssigkeit. Das Formalin wird zu dem Zweck mit Phenolphthalein und solange mit Natronlauge versetzt, bis ein schwach roter Farbenton zu sehen ist. Man verwendet das Formalin in 30—40 %iger Lösung und gibt zu 50 ccm Untersuchungsflüssigkeit etwa 20 ccm Formalin. Jetzt läßt man aus der Bürette $n/5$-Natronlauge zufließen, bis ein schwach roter Farbenton entsteht (1. Stadium). Nach Zugabe eines weiteren Tropfens wird die Flüssigkeit rot (2. Stadium) und nach 2 weiteren Tropfen dunkelrot (3. Stadium). Bis zu dieser Farbenstärke werden auch die Methylenaminosäurelösungen titriert. Zum Zurücktitrieren nimmt man $n/5$-Salzsäure. Sind z. B. bei der Titration der Vergleichslösung 0,5 ccm Natronlauge verbraucht und bei der Aminosäurelösung 8,5 ccm, so sind in Wirklichkeit 8,5 − 0,5 ccm = 8 ccm $n/5$-Natronlauge zur Erreichung des Stadium 3 nötig gewesen. Da 1 ccm $n/5$-Lauge 2,8 mg Stickstoff entspricht, so sind in der zu bestimmenden Flüssigkeit 8·2,8 mg = 22,4 mg N enthalten. Wenn die Flüssigkeit außer den Aminosäuren noch andere Stoffe von saurer oder basischer Natur enthält, so muß sie vorher neutralisiert werden unter Verwendung von Lackmus als Indicator. Um Fehler zu vermeiden, entfernt man am besten mit Hilfe von Bariumchlorid und Barytwasser die Phosphate und Carbonate. In ammoniakreichen Harnen wird dieses vorher im Vakuum abdestilliert.

Bestimmung des Aminostickstoffes nach van Slyke [5]).

Prinzip des Verfahrens. Die aliphatischen Aminogruppen gehen mit der salpetrigen Säure folgende Reaktionen ein:

$$R \cdot NH_2 + HNO_2 = R \cdot OH + H_2O + N_2.$$

Der Stickstoff entweicht hierbei gasförmig. Die Reaktion verläuft quantitativ nach rechts. Die Konstruktion des Apparates für die Bestimmung ist

---

[1]) Denigès: Bull. de la soc. de chim.-biol. Tome 4, 3, p. 786. 1908. Chem. Zentralbl. Bd. 79. Tl. 2, S. 832. 1908.
[2]) Mörner, v., C. Th.: Zeitschr. f. physiol. Chem. Bd. 37, S. 86. 1902/03.
[3]) Wohlgemuth: Zeitschr. f. physiol. Chem. Bd. 44, S. 74. 1905.
[4]) Sörensen: Zeitschr. f. physiol. Chem. Bd. 64, S. 120.
[5]) Slyke, van: Ber. d. Dtsch. Chem. Ges. 43. Jahrg. Bd. 3.

nun so getroffen, daß er außer Stickstoffoxyd kein anderes Gas enthält. Das Stickstoffoxyd wird mit dem entstandenen Stickstoff in eine alkalische Kalium-Permanganatlösung eingeleitet, in der das Stickstoffoxyd absorbiert wird. Der übrigbleibende gasförmige Stickstoff wird volumetrisch gemessen. Bei der Berechnung muß Luftdruck und Temperatur Berücksichtigung finden (Abb. 17).

Arginin, δ-Guanidin-α-aminovaleriansäure

$$C_6H_{14}N_4O_2 = (HN)C \Big\langle \begin{matrix} NH_2 \\ NH-(CH_2)_3-CH(NH_2)-COOH \end{matrix}$$

wurde von WOHLGEMUTH [1] im Harn nach einer Phosphorvergiftung gefunden.

Eigenschaften des Arginin. Das durch Hydrolyse der Proteine gewonnene Arginin dreht die Ebene des polarisierten Lichtes nach rechts. Arginin krystallisiert in rosettenartigen Drusen. Arginin reagiert amphoter und bildet infolgedessen Salze, sowohl mit Säuren, wie mit Basen. Charakteristisch ist das Argininpikrat und das Argininpikrolonat. In Wasser ist das Arginin leicht löslich, in Alkohol fast unlöslich.

Histidin (β-Imidazolyl-α-aminopropionsäure

$$C_6H_9N_3O_2 = \begin{matrix} CH-NH \\ \| \quad \rangle CH \\ C-N \\ | \\ CH_2 \\ | \\ CH \cdot NH_2 \\ | \\ COOH \end{matrix}$$

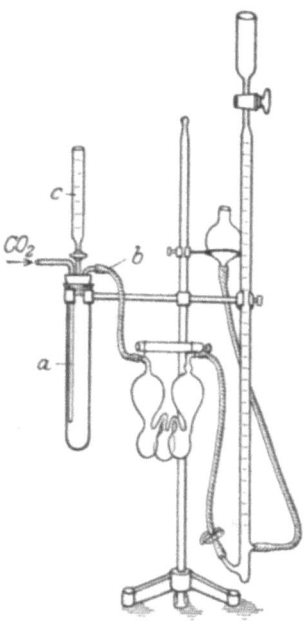

Abb. 17. Apparatur zur Bestimmung des Aminostickstoffs nach VAN SLYKE.

Histidin ist, wenn auch in sehr geringen Mengen, ein normaler Bestandteil des menschlichen Harns. Die Konstitution des Histidins wurde von WINDHAUS [2] und KNOOP [3] endgültig ermittelt. Histidin krystallisiert in Plättchen, Tafeln oder Nadeln, der Schmelzpunkt liegt bei 253⁰. In Wasser ist Histidin leicht löslich, wenig löslich ist es in Alkohol, unlöslich in Äther. Histidinlösungen reagieren stark alkalisch. Charakteristisch für Histidin ist das *Pikrolonat.*

Nachweis des Histidins.

1. Eine wässerige Histidinlösung mit Kalilauge und einigen Tropfen einer stark verdünnten Kupfersulfatlösung versetzt und sodann erwärmt, färbt sich violett, sodann rot.

2. Macht man eine Histidinlösung mit Soda alkalisch und versetzt die Lösung mit einigen Zentigramm Diazobenzolsulfosäure, so färbt sich die Flüssigkeit dunkelkirschrot.

Die MILLONsche Probe gibt das Histidin nicht. Ferner gibt KNOOP noch ein Verfahren an, um das Histidin nachzuweisen: Er versetzt eine verdünnte

---

[1] WOHLGEMUTH: Zeitschr. f. physiol. Chem. Bd. 44, S. 74.
[2] WINDHAUS: Hofmeisters Beitr. Bd. 7, S. 144.
[3] KNOOP: Hofmeisters Beitr. Bd. 10, S. 111.

Lösung von Histidin mit Bromwasser und erwärmt dieselbe. Die Lösung färbt sich dann rot bis dunkelrot.

$$\text{Kreatinin.} \quad
\begin{array}{l}
\text{HN} - \text{C} = \text{O} \\
\quad\quad | \\
\text{HN} = \text{C} \quad | \\
\quad\quad | \\
\text{N} - \text{CH}_2 \\
\quad | \\
\text{CH}_3
\end{array}
\qquad
\text{Kreatin.} \quad
\begin{array}{l}
\quad\quad \text{NH}_2 \\
\quad\quad | \\
\text{NH} = \text{C} \\
\quad\quad | \\
\text{CH}_3 - \text{N CH}_2 \cdot \text{COOH}
\end{array}$$

Das Kreatinin ist ein regelmäßiger Bestandteil des menschlichen Harns, während das Kreatin nur unter besonderen Verhältnissen im Harn des Menschen angetroffen wird.

Die ausgeschiedene tägliche Menge von Kreatinin ist, was dieselbe Person anbetrifft, ziemlich konstant, wechselt jedoch individuell stark. Als Durchschnitt kann man die täglich ausgeschiedene Menge beim Mann auf etwa 1,5 bis 2 g annehmen, bei Frauen auf etwa 0,8—1,5 g. Bei Kindern ist die ausgeschiedene Kreatininmenge entschieden geringer.

Das Verhältnis des Gesamtstickstoffs zum Kreatininstickstoff ist 100:2 bis 100:7.

Über den Ursprung des Kreatinins ist man sich bis heute noch nicht im klaren und wenn auf einem Gebiete der Harnchemie ohne Erfolg gearbeitet ist, so ist dies die Forschung nach dem Ursprung des Kreatinins.

Eingeführtes Kreatinin wurde nach Versuchen von FOLIN [1]) zu 80 % durch den Harn ausgeschieden, während verfüttertes Kreatin zum Teil im Körper zurückgehalten, zum Teil als solches ausgeschieden wurde. Andere Forscher [2]) haben mit Tierversuchen das Gegenteil gefunden.

Ebenso widersprechend sind heute noch die Angaben über das Verhalten der Kreatininausscheidung nach Muskelarbeit. Ähnlich verhält es sich bei den Angaben, die über die Kreatininausscheidung bei Krankheiten gemacht wurden. Die Mehrzahl der Autoren gibt an, daß bei gesteigertem Stoffwechsel die Kreatininmenge im Harn vermehrt ist. Bei Anämie, Kachexie, sowie bei gewissen Erkrankunegn der Leber soll die Kreatininausscheidung vermindert sein.

Im Harn des Säuglings und Kleinkindes wurde auch Kreatin gefunden [3]), ebenso im Harn von schwangeren Frauen [4]), ferner wurde Kreatin beobachtet bei Diabetes, bei Hunger, bei Lebererkrankungen, sowie bei anderen Erkrankungen, die mit einem erhöhten Eiweißzerfall des Körpers einhergehen. Die Ausscheidung von Kreatin geht aber in solchen Fällen keineswegs der Kreatininausscheidung parallel [LEVENE und KRISTELLER [5]), BENEDIKT und MYERS [6])]. Nicht vollständig aufgeklärt, aber sichergestellt ist das erhöhte Auftreten von Kreatin bei gestörtem Kohlenhydratstoffwechsel und bei der Acidosis [UNDERHILL [7]) und Mitarbeiter, ROSE und Mitarbeiter [8]), OESTERBERG und WOLFF [9]), WOLFF [10]), STEENBOCK und GROSS [11]), MAC ADAM [12])].

---

[1]) FOLIN: Americ. journ. of physiol. Bd. 13; auch von KLERCKER: Hofmeisters Beitr. Bd. 8.
[2]) PEKELHARING und Mitarbeiter: Zeitschr. f. physiol. Chem. Bd. 49 u. 75. — MYERS and FINE: Journ. of biol. chem. Vol. 14, 16 a. 21. — FOWLES: Journ. of biol. chem. Vol. 10. — LYMAN: Journ. of biol. chem. Vol. 29. — TRIMBY: Journ. of biol. Chem. Vol. 29. — ROSE: Journ. of biol. chem. Vol. 26.
[3]) ROSE: Journ. of biol. chem. Vol. 10. — FOLIN and DENIS: Journ. of biol. chem. Vol. 11.
[4]) KRAUSE and CRAMER: Journ. of physiol. Vol. 40.
[5]) LEVENE and KRISTELLER: Journ. of physiol. Vol. 40.
[6]) BENEDIKT and MYERS: Americ. journ. of physiol. Vol. 18.
[7]) UNDERHILL: Journ. of biol. chem. Vol. 27.
[8]) ROSE: Journ. of biol. chem. Vol. 10 a. 16.
[9]) OESTERBERG und WOLFF: Biochem. Zeitschr. Vol. 35.
[10]) WOLFF: Journ. of biol. chem. Vol. 10.
[11]) STEENBOCK and GROSS: Journ. of biol. chem. Vol. 36.
[12]) MAC ADAM: Biochemisches Journ. Bd. 9.

Der Einfluß der Nahrung auf die Kreatininausscheidung ist auffallend gering. Sie scheint ziemlich unabhängig von der Kost zu sein. Bei reichlicher Fleischnahrung hat man sie vermehrt gesehen. Etwas mehr abhängig scheint die Kreatininausscheidung von der Intensität des Zellstoffwechsels zu sein.

Eigenschaften und Reaktionen des Kreatins und Kreatinins.

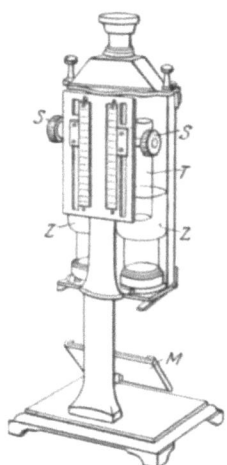

Kreatinin krystallisiert in rhombischen Prismen. Im Alkohol und Wasser ist es löslich, in Äther dagegen fast unlöslich. Es reagiert basisch, bildet, dank dieser Eigenschaften, mit Säuren Salze, die zum größten Teil sehr gut krystallisieren. Das pikrinsaure Salz, ferner das phosphormolybdänsaure und phosphorwolframsaure Salz ist schwer löslich. Wichtig von diesen Salzen, die das Kreatinin bildet, ist das Kreatininchlorzink, das wegen seiner Schwerlöslichkeit zur quantitativen Bestimmung des Kreatinins benutzt wurde. Beim Kochen in alkalischer Lösung geht das Kreatin in Kreatinin über. Dasselbe geschieht beim langen Stehen.

Nachweis des Kreatinins. JAFFÉsche Probe [1]). Einige Kubikzentimeter Harn werden mit wenigen Kubikzentimetern gesättigter Pikrinsäurelösung und einigen Tropfen Natronlauge versetzt. Das Gemisch färbt sich durch das im Harn befindliche Kreatinin orange bis dunkelrot.

Abb. 18.
DUBOSQ Colorimeter.

Die Farbe verstärkt sich noch in den nächsten Minuten und verschwindet später wieder. Stören kann bei dieser Probe die Anwesenheit von Zucker, Aceton, Acetessigsäure, Schwefelwasserstoff, da diese Substanzen ähnliche Färbungen mit Pikrinsäure veranlassen können.

WEYLsche Probe [2]). Einige Kubikzentimeter Harn werden mit einer stark verdünnten, frisch bereiteten Nitroprussidnatriumlösung versetzt, dann wird tropfenweise Natronlauge hinzugegeben. Der Harn färbt sich zunächst rubinrot, dann geht die Farbe in gelb über. Nach Zusatz von Essigsäure färbt sich der Harn erst grün, dann blau.

Die wohl heute fast ausnahmslos angewendete Methode zur quantitativen Bestimmung ist die von FOLIN [3]) angegebene.

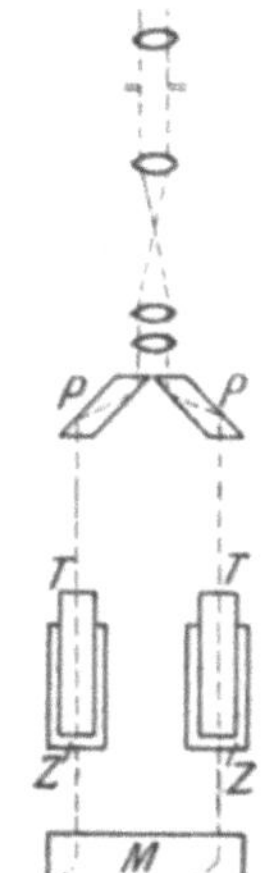

Ausführung des Verfahrens. Erforderlich für die Bestimmung sind:

1. 1 DUBOSQsches Colorimeter (Abb. 18 u. 19) mit 2 Röhren, das gestattet, die Höhe der Flüssigkeitssäule bis auf $1/_{10}$ mm abzulesen,
2. $1/_2$ n-Kaliumbichromatlösung (24,54 g im Liter Wasser enthalten),
3. eine 1,2%ige Pikrinsäurelösung,
4. eine 10%ige Natronlauge.

In das eine Rohr des Colorimeters wird n/$_2$-Kaliumbichromatlösung gegossen und genau bis auf 8 mm eingestellt. Um mit möglichst großer Sicherheit zu arbeiten, empfiehlt es sich, etwas n/$_2$-Bichromatlösung auch in das zweite Rohr des Colorimeters einzugießen und mit dieser Lösung den colorimetrischen Gleichpunkt aufzusuchen. Das Mittel von 3 oder 4 Beobachtungen darf nicht mehr als 0,1 mm vom richtigen Wert (8 mm) abweichen und die Differenz zwischen je zwei Beobachtungen soll 0,3 mm nicht überschreiten.

Abb. 19.
Optik am
DUBOSQ'schen
Colorimeter.

10 ccm Harn werden jetzt in einen 500 ccm-Meßkolben abgemessen und 15 ccm Pikrinsäurelösung und 5 ccm Natronlauge denselben zugesetzt. Die entstehende Flüssigkeit

[1]) JAFFÉ: Zeitschr. f. phys. Chem. Bd. 10, S. 399.
[2]) WEYL: Ber. d. Dtsch. Chem. Ges. Bd. 11, S. 2175.
[3]) FOLIN: Zeitschr. f. phys. Chem. Bd. 41, S. 228.

wird ein paarmal geschüttelt und 5 Minuten lang ruhig stehen gelassen. Am Ende dieser Zeit wird der Meßkolben bis zum 500 ccm-Strich mit Wasser aufgefüllt und die entstehende Lösung gut gemischt. Das zweite Rohr des Colorimeters wird nun sogleich mit dieser Lösung ausgespült und der colorimetrische Wert der Lösung wird ganz wie vorher mittels der in dem anderen Rohr des Colorimeters vorhandenen 8 mm Kaliumbichromatlösung bestimmt.

Die dem colorimetrischen Werte entsprechenden Mengen Kreatinin sind auf Grund des Faktors 8,1 folgendermaßen zu berechnen. Nehmen wir an, daß drei Beobachtungen die colorimetrischen Werte 7,3 mm, 7,1 mm und 7,2 mm ergeben haben, im Mittel also 7,2 mm, so ist der Kreatiningehalt in 10 ccm Harn $\frac{8,1}{7,2} \cdot 10 = 11,25$ mg.

Geben die colorimetrischen Beobachtungen Werte unter 5 mm, dann macht man eine zweite Bestimmung unter Anwendung von nur 5 ccm Harn. Oder 25 ccm Harn werden zuerst mit 25 ccm Wasser verdünnt und die Bestimmung wird mit 10 ccm verdünnten Harns wiederholt. Oder die Bestimmung wird mit 10 ccm nicht verdünnten Harns unter Anwendung von einem 1000 ccm-Meßkolben wiederholt.

Gibt die erste colorimetrische Untersuchung anderseits Werte, die über 13 mm liegen, dann wird die Bestimmung mit 20 ccm Harn wiederholt. Mit anderen Worten: Die zur Anwendung kommenden Mengen Harn sollen 7—15 mg Kreatinin pro 500 ccm Flüssigkeit enthalten. Statt der n/₂-Kaliumbichromatlösung läßt sich ebenfalls eine Standardlösung von Kreatinin, die dann ebenso behandelt wird wie der Harn, verwenden.

Um auch das Kreatin zu bestimmen, muß dieses zunächst in Kreatinin umgewandelt werden. Dies geschieht am besten so, daß man 10—20 ccm Harn mit 10 ccm normaler Salzsäure versetzt und auf dem Wasserbade 3 Stunden erwärmt, nach dem Erkalten in einem Meßkölbchen von 25 ccm mit Wasser auffüllt und in eine maliquoten Teile der Lösung die Bestimmung nach Folin vornimmt. Aus der bestimmten Menge des präformierten und gebildeten Kreatinins und des primär im Harn vorhandenen Kreatinins läßt sich der Wert für das Kreatin berechnen.

Bei Anwesenheit von Aceton, Acetessigsäure und Schwefelwasserstoff im Harn müssen diese Substanzen vorher entfernt werden.

Die colorimetrische Bestimmung läßt sich ebenfalls mit dem billigeren Authenriethschen Colorimeter mit geeignetem Keil vornehmen. Eine Beschreibung der Ausführung liegt den gelieferten Apparaten bei, so daß auf eine weitere Beschreibung hier verzichtet werden kann.

Über das Vorkommen des im Hundeharn gefundenen *Xanthokreatins* ist beim Menschen nichts Sicheres bekannt [Stadthagen [1])].

Methylguanidin.

Methylguanidin soll nach Achelis [2]), Kutscher [3]), Lohmann [4]) ein regelmäßiger, allerdings in sehr kleinen Mengen auftretender Bestandteil des normalen menschlichen Harnes sein. Er besitzt jedoch für die Physiologie und Pathologie des Menschen keine Bedeutung, so daß auf eine eingehende Besprechung verzichtet werden kann und auf die erwähnte Literatur hingewiesen werden mag.

Amide.

Carbaminsäure.

Vorkommen. Nach Abel und Muirhead tritt die Carbaminsäure beim Menschen im Harn nach kalkreicher Nahrung, ferner bei hochgradiger Störung der Leberfunktion [Hahn und Nencki [5])] auf.

Eigenschaften. Die Säure an sich ist sehr unbeständig. Sie zerfällt leicht in Kohlensäure, Anhydrid und Ammoniak. Schwer lösliche Metallsalze wurden

---

[1]) Stadthagen: Zeitschr. f. klin. Med. Bd. 15.
[2]) Achelis: Zentralbl. f. Physiol. Bd. 20, S. 455. Zeitschr. f. physiol. Chem. Bd. 50.
[3]) Kutscher: Zeitschr. f. physiol. Chem. Bd. 49.
[4]) Lohmann: Zeitschr. f. physiol. Chem. Bd. 57.
[5]) Hahn et Nencki: Arch. des sec. biol. Tome 1, p. 567. 1892. Arch. f. exp. Pathol. u. Pharmakol. Bd. 32, S. 185—210. 1893.

nicht dargestellt. Weitere Literatur: NEUBAUER-HUPPERT: Analyse des Harns. Berlin: Julius Springer.

$$\text{Harnstoff } \overset{+}{\text{U}}, \text{ Carbamid. } CO \Big\langle \begin{matrix} NH_2 \\ NH_2 \end{matrix}$$

Der Harnstoff ist der hauptsächlichste stickstoffhaltige Körper des Harns. Er stellt das Hauptendprodukt des Stoffwechsels des Menschen, sowie der meisten Säugetiere dar. Im Harn der Vögel, sowie Reptilien dagegen findet er sich nur in sehr geringen Mengen. Auch im Schweiß, im Blut, in den Organen des menschlichen und tierischen Körpers ist er vorhanden.

Der Menge, die von erwachsenen Männern bei gemischter, eiweißreicher Kost am Tage abgesondert wird, beträgt ungefähr im Mittel 30 g und ist bei Frauen etwsa geringer. Kinder sondern weniger Harnstoff ab, aber im Verhältnis zu ihrem Gewicht sollen sie jedoch mehr ausscheiden. Wesentlich abhängig ist die Menge des ausgeschiedenen Harnstoffes von der Größe des Eiweißumsatzes, und zwar in erster Linie von der mit der Nahrung aufgenommenen und resorbierten Eiweißmenge. Beim Menschen beträgt der Harnstoff bei gemischter eiweißreicher Kost ungefähr 85 %, bei eiweißarmer Nahrung 66—70 % von der Gesamtmenge des ausgeschiedenen Stickstoffs, während der übrige Teil der gesamten Stickstoffmenge im Harn, in Prozenten ausgedrückt, ungefähr folgender ist:

Es entfallen auf die Harnsäure 1—2 %,
das Kreatinin 2,5—7 %,
Ammoniak 2,5—5,8 %

und der Rest von 3—8 % kommt auf den sog. Reststickstoff des Harns. Auffallend ist es, daß bei Kindern das Verhältnis des Harnstoffstickstoffs zum übrigen Stickstoff im Harn sich anders verhält als beim Erwachsenen. Beim Erwachsenen ist das Verhältnis etwa 84—90 % : 16—10 %, bei Kindern dagegen 73 bis 86 % : 27—24 %.

Eine erhöhte Harnstoffbildung findet sich bei Krankheiten, die mit einem erhöhten Eiweißzerfall des Körpereiweißes einhergehen, so bei allen akuten fieberhaften Erkrankungen. Eine bedeutend vermehrte Harnstoffausscheidung soll beim Diabetes mellitus beobachtet worden sein. *Coffein, Natriumsalicylat, Glaubersalz, Borax* sollen die Harnstoffausscheidung steigern können.

Eine Verminderung der Harnstoffausscheidung tritt ein bei akuter gelber Leberatrophie, sowie nach anderen degenerativen Lebererkrankungen, sowie bei der Phosphorvergiftung, ferner bei Nierenleiden, die zu urämischen Erscheinungen führen können. Bei solchen Krankheiten kann der Harnstoff zum Teil durch Schweiß, Sputum und Erbrechen entleert werden. In diesen Fällen findet man Leucin und Tyrosin, die man auch aus diesem Grunde die Vorstufen des Harnstoffs genannt hat, im Harn in vermehrter Menge vor.

Über die Entstehung des Harnstoffs im Körper sind die Akten noch nicht geschlossen. Die alte Anschauung BÉCAMPS, daß Harnstoff direkt bei der Hydrolyse des Eiweißes entstehen kann, ist viel bestritten worden, jedoch muß angenommen werden, daß wenigstens ein Teil über das Arginin zu Harnstoff abgebaut werden kann. Die Möglichkeit wurde durch die Arbeiten KOSSELS und DAKINS [1]), die die Anwesenheit einer Arginase im Körper nachweisen konnten, gestützt. Durch THOMSENS Versuche [2]), welcher Hunden per os Arginin verfütterte und eine erhöhte Harnstoffausscheidung danach feststellen konnte, wird ebenfalls die Möglichkeit, daß das Arginin eine Vorstufe des Harnstoffs

---

[1]) KOSSEL und DAKIN: Zeitschr. f. phys. Chem. Bd. 41.
[2]) THOMSEN: Journ. of physiol. Vol. 32 a. 33.

ist, nähergerückt. Daß die Aminosäuren die Muttersubstanzen des Harnstoffs sind, steht nach den Arbeiten von Abderhalden und Mitarbeitern [1]) fest, und zwar wird heute angenommen, daß die Aminosäuren zu Ammoniak desamidiert werden und dieser mit der im Körper stets zur Verfügung stehenden Kohlensäure Ammoniumcarbonat bildet, welches im Tierkörper zu Harnstoff synthetisiert wird. Untersuchungen von Schröder [2]), die sich damit beschäftigten, überlebende Hundeleber mit Ammoniumcarbonat zu durchspülen, haben ebenfalls die Fähigkeit der Leber, aus Ammoniumcarbonat Harnstoff zu bilden, ergeben.

Über die Art der Harnstoffbildung sind die Ansichten ebenfalls noch recht geteilt. Hofmeister [3]) kommt auf Grund seiner Beobachtungen zu dem Schluß, daß es sich um eine Oxydationssynthese handelt; er stellt sich die Synthese so vor, daß ein ammoniumhaltiger Rest $CONH_2$ mit Ammonium, dem Rest von NH_3 im Augenblick seiner Oxydation zusammentreten kann und Harnstoff bildet. Auch Fosses [4]) ausgedehnte Versuche sprechen durchaus für die Möglichkeit einer Oxydationssynthese. Bei der Oxydation von Eiweiß und Aminosäuren fand er kleine Mengen von Harnstoff entstehen. Ebenso sieht man im Reagensprodukt von Glykose und Glycerin bei Gegenwart von Ammoniak Harnstoff auftreten. Weitere Untersuchungen wurden gemacht von Wolff [5]), Macleod [6]) und Haskins, Schulzen und Nencki [7]), ferner von Drechsel [8]). Die meisten Untersuchungen haben ergeben, daß das Carbamat als Zwischenstufe bei der Ammoniakbildung auftritt.

Eine Bildungsstätte des Harnstoffs ist die Leber und wahrscheinlich die hauptsächlichste, jedoch nicht die einzigste; denn nach experimenteller Verödung der Leber hat man zwar starke Abnahmen der Harnstoffausscheidung gesehen, anderseits wurde aber auch in anderen Experimenten eine reichliche Harnstoffbildung trotz Leberverödung beobachtet. Nach Ausschaltung der Leber und Nieren fand Kaufmann [9]) eine nicht unerhebliche Vermehrung des Harnstoffs im Blut. Zu ähnlichen Erfahrungen führten Versuche, die bei Lebercirrhose, akuter gelber Leberatrophie und Phosphorvergiftung beobachtet wurden. Die ausgeschiedene Harnstoffmenge wird verringert, und zwar im Verhältnis zu dem jetzt mehr ausgeschiedenen Ammoniak. Diese Verschiebung ging jedoch nur so weit, daß nur etwa 50—60 % des ausgeschiedenen Stickstoffs Harnstoff waren. Münzer erklärt die erhöhte Ammoniakbildung mit der Annahme, daß sie darauf beruhe, daß die bei der Phosphorvergiftung auftretenden Säuren den Ammoniak vor seiner Synthese zu Harnstoff an sich reißen. — Kurz, die Fragen über den Umfang der Harnstoffbildung und die Beteiligung der verschiedenen Organe an derselben sind noch nicht vollständig geklärt.

Eigenschaften des Harnstoffes.

Der Harnstoff krystallisiert in wasserfreien rhombischen Prismen. Er ist leicht löslich in Wasser und Alkohol, unlöslich in reinem Äther und Chloroform. Er besitzt einen bitteren, kühlenden Geschmack. Der Schmelzpunkt des Harnstoffs liegt bei 132°. Vermöge seiner NH_2-Gruppen hat der Harnstoff basische Eigenschaften und bildet mit vielen Säuren Salze. Wegen dieser

---

[1]) Abderhalden und Mitarbeiter: Zeitschr. f. phys. Chem. Bd. 47 u. 51.
[2]) Schröder: Arch. f. exp. Pathol. u. Pharmakol. Bd. 15.
[3]) Hofmeister: Arch. f. exp. Pathol. u. Pharmakol. Bd. 37.
[4]) Fosse: Cpt. rend. des séances de la soc. de biol. Tome 154 et 156.
[5]) Wolff: Zeitschr. f. phys. Chem. Bd. 23.
[6]) Macleod: Journ. of biol. chem. Vol. 23.
[7]) Haskins, Schulzen und Nencki: Zeitschr. f. Biol. Bd. 8.
[8]) Drechsel: Journ. of pathol. chem. Vol. 12, 16 a. 22.
[9]) Kaufmann: Cpt. rend. des séances de la soc. de biol. Tome 46. Arch. de physiol. Tome 6.

Eigenschaft sind die Salze der Salpetersäure und Oxalsäure, da dieselben schwer löslich sind, zur Isolierung des Harnstoffs sehr wichtig. Ferner gibt der Harnstoff mit verschiedenen Salzen komplexe Verbindungen, z. B. mit dem salpetersauren Quecksilberoxyd. Durch Lösung von unterchlorigsauren und unterbromigsauren Salzen wird der Harnstoff in Kohlensäure, Stickstoff und Wasser zerlegt. Hierauf beruht auch das Bestimmungsverfahren des Harnstoffs durch das Urometer nach HÜFNER.

In wässeriger Lösung zerfällt der Harnstoff beim Erwärmen in Kohlensäure und Ammoniak. Durch Alkalien und Säuren wird dieser Zerfall beschleunigt, ebenso durch höhere Temperaturen im Autoklaven. Ferner wird der Harnstoff durch gewisse Bakterienfermente und Pflanzenfermente hydrolytisch gespalten (Micrococcus ureae Pasteuri). Bekannt und viel gebraucht zu qualitativen Bestimmungen des Harnstoffs ist die in Sojabohnen vorkommende Urease.

Nachweis des Harnstoffs.

Einige Tropfen einer harnstoffhaltigen Lösung oder Harn werden auf einen Objektträger gebracht und mit einem Tropfen Salpetersäure versetzt und gelinde über der Flamme erwärmt. Unter dem Mikroskop betrachtet, sieht man nach einiger Zeit rhombische Krystalle, die sich zum Unterschied von Harnsäure und Cystin in Wasser lösen.

Bei konzentriertem Harn geht man ähnlich vor, indem man den Harn mit gesättigter Oxalsäurelösung zusammenbringt. Es scheidet sich dann eine komplexe Verbindung von oxalsaurem Harnstoff ab, der unter dem Mikroskop betrachtet, meist sich in prismatischer Form zu erkennen gibt. Die meist gebräuchliche Reaktion für Harnstoff ist die Biuretreaktion, die folgendermaßen ausgeführt wird:

Einige Körnchen Harnstoff werden trocken in ein Reagensglas gebracht und über freier Flamme geschmolzen. Unter Austritt von 1 Mol. NH_3 bildet sich durch Zusammentritt von den beiden Resten des Harnstoffs Biuret (NH_2—CO—N—CO—NH_2), welches, in Wasser gelöst und mit einer Spur Natronlauge, sowie 1—2 Tropfen stark verdünnter Kupfersulfatlösung versetzt, anfangs eine rosa, nach mehr Zusatz von Kupferlösung eine violette Färbung zeigt.

Furfurolreaktion. Ein paar Körnchen Harnstoff werden im Porzellanschälchen mit frisch bereiteter, fast gesättigter Furfurollösung mit 1 Tropfen 20 %iger Salzsäure versetzt. Es tritt eine gelbe, dann grünblaue, schließlich eine violette Verfärbung auf. Weitere Reaktionen geben FENTON [1]), GOLDSCHMIDT [2]) und LUDY [3]) an.

Quantitative Bestimmungsmethoden des Harnstoffs.

Das einfachste Verfahren der quantitativen Bestimmung des Harnstoffs im Harn beruht auf folgendem Prinzip: Nach Fällung der außer dem Harnstoff im Harn vorhandenen stickstoffhaltigen Körper mit Phosphorwolframsäure oder Baryt wird der Harnstoff gespalten und der dabei entstehende Ammoniak bestimmt. Die meist angewandte Methode ist die von MÖRNER-SJÖQVIST [4]), die auf dem eben genannten Prinzip beruht.

5 ccm eiweißfreier Harn werden in einem Kölbchen mit 5 ccm einer 5 %igen Chlorbariumlösung, die 5 % Bariumhydrat enthält, und ferner mit 100 ccm einer Alkoläthermischung (2 : 1) versetzt und bis zum anderen Tage verschlossen aufbewahrt. Sodann

[1]) FENTON: Zeitschr. f. angew. Chem. Jg. 103, S. 991.
[2]) GOLDSCHMIDT: Ber. d. Dtsch. Chem. Ges. Bd. 29, S. 2438.
[3]) LUDY: Monatsschr. f. Chem. Bd. 10, S. 303 u. 310.
[4]) MÖRNER-SJÖQVIST: Skandinav. Arch. f. Physiol. Bd. 2, S. 470.

wird von dem sich gebildeten Niederschlage abfiltriert, das Filter mit Alkoholäthermischung ausgewaschen. Das Filtrat wird, zwecks Vertreibung des vorhandenen Ammoniaks mit einer kleinen Menge Magnesia usta versetzt, sodann die Alkoholäthermischung bei 55⁰ verdampft. Der Rückstand wird der Stickstoffbestimmung nach KJELDAHL unterworfen. Die erhaltene Stickstoffmenge mit dem Faktor 2,143 multipliziert, ergibt die Harnstoffmenge in der angewandten Harnmenge. Eine von diesem Verfahren abgeänderte Vorschrift gibt BOEDTKER [1]).

Eine Methode, die in sehr kleinen Mengen den Harnstoff zu bestimmen zuläßt, beschreibt FOLIN und FARMER [2]). Ferner sei noch auf folgende Methoden hingewiesen:

Das Verfahren von HENRIQUE und GAMMELOFT. Bei dieser Methode werden im Harn durch Phosphorwolframsäure die übrigen N-haltigen Substanzen vom Harnstoff getrennt. Der in Lösung bleibende Harnstoff wird mit einer Säure behandelt und der aus Harnstoff entstandene Ammoniak in einer aliquoten Menge bestimmt. Nach MARSCHALLS Vorschrift wird der Harnstoff im Harn durch Urease zerlegt und der entstehende Ammoniak bestimmt. Die letzte Methode erscheint mir für klinische, wie für wissenschaftliche Zwecke genügend genau und einfach. Sie sei deshalb näher ausgeführt:

Die Bestimmung des Harnstoffs mit Urease

beruht auf der Fähigkeit der in der *Sojabohne* enthaltenen Urease, den Harnstoff unter Wasseraufnahme in Ammoniumcarbonat zu verwandeln. Das Ureasepräparat ist käuflich zu erhalten, es kann hier deshalb auf die Beschreibung der Herstellung verzichtet werden.

Zur *Ausführung* benutzt man die Apparatur, die zur Ammoniakbestimmung nach KRÜGER und Reich auf S. 667 beschrieben wurde. Der Destillierkolben wird mit 5 ccm Harn, der vorher mit verdünnter Sodalösung gegen Phenolphthalein neutralisiert wurde, beschickt und mit 2 g Sojabohnenmehl oder 0,1 g Urease versetzt. Man versenkt den Kolben in ein Wasserbad von 40⁰. Die Vorlage hat man vorher mit n/10 Säure beschickt. Jetzt saugt man mit der Wasserstrahlpumpe einen mäßigen Luftstrom durch die Apparatur. Nach einer halben Stunde öffnet man den Kolben, gibt trockene Soda bis zur deutlichen alkalischen Reaktion und einige Tropfen Oktylalkohol hinzu und destilliert mindestens eine halbe Stunde lang. Dann wird die Säure in der Vorlage mit n/-10Lauge zurücktitriert. In der gleichen Menge Harn muß man das vorgebildete Ammoniak bestimmen. Die Differenz gibt den aus Harnstoff gebildeten Stickstoff in 5 ccm Harn an. Durch Multiplikation der verbrauchten Kubikzentimeter n/10-Lauge mit dem Faktor 0,001 401 erhält man den Stickstoff in Gramm in der angewandten Harnmenge.

FOLIN und DENIS haben diese Methode zu einer colorimetrischen Bestimmung ausgearbeitet.

Zum Schluß sei noch auf das KROP-HÜBNERsche Verfahren hingewiesen, das auf der Eigenschaft des Harnstoffs beruht, sich unter Einwirkung von Bromlauge in Kohlensäure und Stickstoff zu spalten. Die entstehende Kohlensäure wird durch die Lauge absorbiert, während der entstehende Stickstoff volumetrisch gemessen wird. Diese Methode wird für viele Zwecke genügen, ist aber weniger genau als die vorher genannten. Wenn es sich deshalb nur um aproximative Werte handelt, sei dies Verfahren empfohlen. Ebenso das von DOSSE angegebene sog. *Xanthydrol*-Verfahren, bei dem der Harnstoff gravimetrisch bestimmt wird.

---

[1]) BOEDTKER: Zeitschr. f. phys. Chem. Bd. 17, S. 146.
[2]) FOLIN and FARMER: Journ. of biol. chem. Vol. 11.

Harnstoffbestimmung mit dem Ureometer nach KOWARKSY [1]).

Das Ureometer von KOWARSKY (Abb. 20) beruht auf der Zersetzung des Harnstoffes in alkalischer Lösung durch unterbromigsaure Salze in Kohlensäure, Stickstoff und Wasser. Dabei wird die Kohlensäure von dem im Überschuß vorhandenen Ätzkali gebunden, der frei gewordene Stickstoff gemessen und daraus der Harnstoff berechnet. Die dazu benötigte Apparatur ist von ERNST LEITZ, Berlin, hergestellt; eine genaue Gebrauchsanweisung liegt dem Ureometer bei.

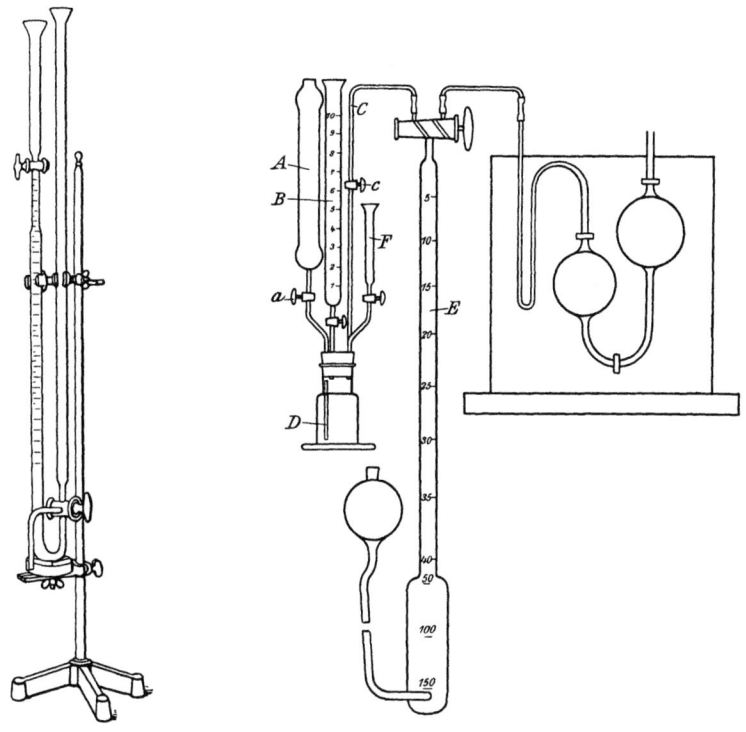

Abb. 20. Ureometer nach KOWARKSY.

Abb. 21. Ureometer nach FUNCKE.

Quantitative Bestimmung des Harnstoffs nach FUNCKE [2]).

Ein sehr einfaches gasometrisches Verfahren der Harnstoffbestimmung im Harn gibt FUNCKE an. Wie aus der Abb. 21 hervorgeht, besteht die einfache Apparatur aus einem Gasentwicklungsrohr, das mit einem dreifach durchbohrten Kautschukstöpsel zugeschlossen ist, in welchem teils zwei Glasrohre (a und b), teils ein in 2 ccm gradiertes, mit Hahn versehenes zylindrisches Meßrohr (c) eingepaßt sind. Statt des Kautschukstöpsels eignet sich noch besser ein eingeschliffener Glasstöpsel, in welchem die Glasrohre und das Meßrohr eingeschmolzen sind. Durch das Rohr a steht das Gasentwicklungsrohr mit einem Kohlensäureentwickler in Verbindung und durch das Rohr b über den Gasabsorptionsapparat hinweg ebenfalls mit dem in $1/20$ ccm gradierten Nitrometer.

Das untere Seitenrohr des Nitrometers, das mit Quecksilber gesperrt ist, steht mit dem Gasabsorptionsapparat in Verbindung und kann von diesem

[1]) KLOPSTOCK und KOWARSKY: Prakt. der klinischen Untersuchungsmethoden. Urban u. Schwarzenberg.
[2]) FUNCKE: Zeitschr. f. phys. Chem. Bd. 114, S. 72.

durch einen Quetschhahn abgesperrt werden. Das obere Seitenrohr steht mit der Birne in Verbindung.

Die für die Bestimmung erforderlichen *Reagenzien* sind:

Millonsches Reagens,

Kalilauge, 50 %,

Kupferchloridlösung, 50 %, mit 5 % HCl vom spez. Gew. 1,12.

Ausführung der Bestimmung. Der Gasabsorptionsapparat wird mit Kupferchloridlösung beschickt. Der obere Hahn des Nitrometers wird geöffnet und die Birne mit Kalilauge angefüllt, während der Quetschhahn geschlossen bleibt. Die Birne wird so weit erniedrigt, daß die Oberfläche der Flüssigkeit im Nitrometer sich 2—3 cm oberhalb des oberen Seitenrohres befindet.

Von der Harnstofflösung (bzw. dem Harne) wird *genau* (am besten mittelst einer Pipette, die in $^1/_{100}$ ccm geteilt ist) 1 ccm gemessen und, um Herumspritzen zu verhindern, vorsichtig in das Gasentwicklungsrohr hineingebracht. Der Stöpsel wird sodann hineingeschoben und der Hahn des Trichters geschlossen. Um die Luft zu entfernen, wird danach ein lebhafter Kohlendioxydstrom durch den Apparat während einiger Minuten geleitet, wonach der Quetschhahn geschlossen und der Hahn am Trichter einige Augenblicke geöffnet wird, um die im Trichterrohre befindliche Luft zu entfernen. Der Quetschhahn wird nun wiederum geöffnet und das Meßrohr des Trichters mit dem Millonschen Reagens beschickt.

Nach 10—15 Minuten wird der Kohlendioxydstrom unterbrochen, der Quetschhahn geschlossen und das Nitrometer mit Kalilauge derart gefüllt, daß die Birne bis oberhalb des Hahnes gehoben wird, wonach der Hahn geschlossen wird. Die Birne wird sodann erniedrigt und ein Kohlendioxydstrom von etwa 100 Blasen pro Minute darf durch die Kalilauge passieren. Man beobachtet, ob das Gas von der Lauge vollständig absorbiert wird. Wenn dies nicht der Fall ist, so wird der Nitrometerhahn von neuem geöffnet und ein lebhafter Kohlendioxydstrom durch den Apparat nochmals hindurchgeleitet.

Wenn schließlich alle Luft ausgetrieben worden ist, und das Nitrometer wiederum mit Lauge gefüllt ist, so werden alle Hähne geschlossen und 2 ccm des Reagenzes in das Gasentwicklungsrohr dadurch gebracht, daß man über die Mündung des Trichterrohres einen Kautschukschlauch zieht und nach vorsichtigem Öffnen des Hahnes durch Blasen das Reagens durch das Gasentwicklungsrohr hineinpreßt. Der Quetschhahn wird sodann vorsichtig geöffnet und das Gemisch in dem Gasentwicklungsrohre über einer kleinen Flamme *bis zum beginnenden Sieden* erhitzt, wonach ein Kohlendioxydstrom von etwa 100 Blasen pro Minute durch den Apparat geleitet wird, bis das Volumen im Nitrometer konstant bleibt. Der Kohlendioxydentwickler wird schließlich ausgeschaltet und der Quetschhahn geschlossen, wonach das Stickstoffvolumen abgelesen wird, indem die Flüssigkeitsoberflächen in der Birne und in dem Nitrometer in gleicher Höhe gehalten werden.

Der Prozentsatz an Harnstoff wird direkt aus der von Ekecrantz und Söderman (l. c.) angeführten Formel berechnet:

$$p = 0,2141 \times v \times g.$$

p = Prozentgehalt an Harnstoff.

v = abgelesenes Volumen des Stickstoffes,

g = das Gewicht des in 1 ccm feuchten Stickstoffs enthaltenen trockenen Stickstoffs bei dem Druck und der Temperatur, bei welchen die Bestimmung ausgeführt worden ist.

Die Formel wird aus den folgenden Gleichungen erhalten:

$$60,10 \, [CO(NH_2)3] : 28,8 \, [N_2] = X : (v \times g).$$
$$1000 : X = 100 : p,$$

wo X die Harnstoffmenge in Milligrammen bedeutet, welche dem Stickstoffvolumen v entspricht. Man erhält somit:

$$X = \frac{60,10 \times v \times g}{28,8} \text{ und weil } p = \frac{100 \, X}{1000}, \text{ so bekommt man}$$

$$p = \frac{60,10 \times v \times g}{10 \times 28,08} = 0,2141 \times v \times g.$$

$$\text{Oxalursäure } C_3H_4N_2O_4 = \begin{matrix} CO-NH \cdot CO \cdot NH_2. \\ | \\ COOH \end{matrix}$$

Oxalursäure ist bisweilen im Harne spurenweise gefunden worden. Ein klinisches Interesse besitzt dieselbe nicht.

Tabelle über das Gewicht von 1 ccm trockenem Stickstoff, in Milligrammen ausgedrückt, bei verschiedenem Druck und verschiedener Temperatur. Die Angaben sind der Tabelle von GATTERMANN entnommen.

t	748	750	752	754	756	758	760	762	764	766	768	770	772	774
14⁰	1,152	1,155	1,158	1,161	1,165	1,168	1,171	1,174	1,177	1,180	1,183	1,187	1,190	1,193
15⁰	1,147	1,150	1,153	1,156	1,159	1,162	1,166	1,169	1,172	1,175	1,178	1,181	1,184	1,1ʊ7
16⁰	1,142	1,145	1,148	1,151	1,154	1,157	1,160	1,163	1,166	1,170	1,173	1,176	1,179	1,182
17⁰	1,136	1,139	1,142	1,146	1,149	1,152	1,155	1,158	1,161	1,164	1,167	1,170	1,173	1,177
18⁰	1,131	1,134	1,137	1,140	1,143	1,146	1,149	1,153	1,156	1,159	1,162	1,165	1,168	1,171
19⁰	1,126	1,129	1,132	1,135	1,138	1,141	1,144	1,147	1,150	1,153	1,156	1,159	1,162	1,166
20⁰	1,120	1,123	1,126	1,129	1,132	1,135	1,138	1,141	1,145	1,148	1,151	1,154	1,157	1,160
21⁰	1,115	1,118	1,121	1,124	1,127	1,130	1,133	1,136	1,139	1,142	1,145	1,148	1,151	1,154
22⁰	1,109	1,112	1,115	1,118	1,121	1,124	1,127	1,130	1,133	1,136	1,139	1,143	1,146	1,149
23⁰	1,103	1,106	1,109	1,112	1,115	1,119	1,122	1,125	1,128	1,131	1,134	1,137	1,140	1,143
24⁰	1,098	1,101	1,104	1,107	1,110	1,113	1,116	1,119	1,122	1,125	1,128	1,131	1,134	1,137

Allantoin (Glyoxyldiureid) $C_4H_6N_4O_3 =$

$$\begin{array}{c} NH_2 \\ | \qquad\qquad O \\ OC \qquad C-NH \\ | \qquad\qquad | \qquad\qquad\rangle CO \\ NH-C-NH \\ H \end{array}$$

Das Allantoin besitzt für die menschliche Pathologie mehr theoretisches als praktisches Interesse. Im menschlichen Harn kommt es normalerweise nur in Spuren vor. Im Säuglingsharn ist es von WIECHOWSKI[1] vermißt worden. In bedeutender Menge tritt es im Harn einiger Säugetiere, vor allem des Hundes und der Katze auf. Hier scheint es das Endprodukt des Nucleinstoffwechsels zu sein. Bei Verfütterung von Thymus, Milz und anderen kernreichen Organen konnte beim Tier eine erhöhte Allantoinausscheidung beobachtet werden. Beim Menschen wurde eingeführtes Allantoin nur zum Teil als solches wieder im Harn ausgeschieden.

Eigenschaften des Allantoins. Das Allantoin krystallisiert in farblosen, oft zu Drusen vereinigten Prismen. In kaltem Wasser ist es schwer, in heißem leichter löslich, ebenso ist es in heißem Alkohol löslich, kaum löslich dagegen in Äther.

Mit Silbernitrat und Ammoniak gibt Allantoin einen weißen Niederschlag, der sich im Überschuß von Ammoniak löst. Mercurinitrat fällt Allantoin aus seinen Lösungen. Allantoin gibt die SCHIFFsche Furfurolreaktion, die Murexidprobe fällt negativ aus. Die quantitative Bestimmung erfolgt nach dem LÖWYschen[2] Verfahren oder nach dem von WIECHOWSKI[3] angegebenen.

Rhodanwasserstoffsäure.

POLLACCI wies als erster die Anwesenheit von Rhodanwasserstoffsäure im Harne nach. Im Liter Harn sind nach MUNK 0,035—0,11 g enthalten. Nach einer Angabe von SAXL soll neben einer vermehrten Ausscheidung von Ammoniak, Neutralschwefel und Oxyproteinsäuren auch die Rhodanausfuhr bei Krebskranken vermehrt sein. Der *Nachweis* des Rhodans im Harn geschieht nach MUNK folgendermaßen:

---

[1] WIECHOWSKI: Hofmeisters Beitr. Bd. 11. Arch. f. exp. Pathol. u. Pharmakol. Bd. 60. Biochem. Zeitschr. Bd. 19, S. 25.

[2] LÖWY: Arch. f. exp. Pathol. u. Pharmakol. Bd. 44, S. 19.

[3] WIECHOWSKI: Beitr. z. chem. Physiol. u. Pathol. Bd. 11, S. 109. Biochem. Zeitschrift Bd. 19, S. 368.

200 ccm Harn werden mit Salpetersäure angesäuert und das Chlor mitsamt dem Rhodan mit Silbernitrat vollständig ausgefällt. Vom Niederschlag wird abfiltriert und gut gewaschen. Die Aufschwemmung des Niederschlages wird mit Schwefelwasserstoff behandelt und das entstehende Schwefelsilber ebenfalls abfiltriert. Das Filtrat wird destilliert und im Destillat wird mittelst Berliner Blau-Reaktion die gebildete Blausäure nachgewiesen. Zu diesem Zwecke macht man das Destillat mit Kalilauge alkalisch, fügt einige Tropfen Ferrosulfat, dann Ferrisulfat hinzu, säuert dann mit Salzsäure an. Bei Gegenwart von Blausäure scheidet sich Berliner Blau aus. Sind nur Spuren von Blausäure vorhanden, so färbt sich die Lösung blaugrün.

Eine *quantitative Bestimmungsmethode* des Rhodanwasserstoffs geben Rupp und Schiedt an, die später von Ettinger und Clemens [1]) modifiziert wurde.

Tyrosin s. S. 673.

Harnsäure.

Die Harnsäure ist das 2, 6, 8-Trioxypurin und hat die Formel:

$$\begin{array}{c}
\mathrm{HN-C=O}\\
\mathrm{|\qquad |}\\
\mathrm{O=C\quad C-NH}\\
\mathrm{|\qquad ||\qquad}\rangle\mathrm{C=O}\\
\mathrm{HN-C-NH}
\end{array}$$

Die Harnsäure ist ein beständiger Bestandteil im Harn des Menschen und fast aller Säugetiere. Allerdings tritt sie bei den Tieren in sehr verschiedenen Mengen auf. Zuerst wurde sie isoliert von Scheele. Im Harn der Vögel und Reptilien vertritt sie gewissermaßen die Stelle des Harnstoffs bei Säugetieren und ist bei diesen die hauptsächlichste stickstoffhaltige Substanz im Harn.

Die Menge der Harnsäure im menschlichen Harn ist sehr verschieden und hängt im wesentlichen von dem Gehalt der Nahrung an Purinkörpern ab. Deshalb sind auch die Angaben, die die verschiedenen Autoren über die Mengen von Harnsäure im Tagesharn angeben, sehr different. Es wird angegeben, daß in der 24-stdg. Menge die Harnsäure 0,2—1,4 g betragen kann. Im Durchschnitt dürften sich die Mengen zwischen 0,3 und 0,7 bewegen [2]).

Höhere Werte werden durch Zufuhr reichlicher Fleischmengen besonders nach purinreicher Fleischnahrung, wie Milz, Leber, Thymus usw. gefunden. Relativ gering sind dagegen die Mengen, die nach Pflanzenkost ausgeschieden werden. Vermindert soll die Harnsäureausscheidung sein nach verschiedenen Medikamenten, so nach Chinin, Antipyrin, Eisen, Blei, Atropin u. a., sowie nach purinarmer Eiweißnahrung, wie Milch und Eiern. Die ausgeschiedenen Harnsäuremengen stehen unter normalen Verhältnissen fast immer in einem konstanten Verhältnis zur ausgeschiedenen Harnstoffmenge. Dieses Verhältnis ist im Mittel etwa 1 : 45 und soll nach Salkowski nicht unter 1 : 40 heruntergehen. Auffallend groß, absolut und im Verhältnis zur Harnstoffausscheidung, ist die Harnsäuremenge beim neugeborenen Kinde, die 7—8% des gesamten N im Harn beträgt. Bei Niereninfarkt fällt diese auf 3% [Sjögvist [3])]. Unter pathologischen Verhältnissen ist die Harnsäure vermehrt bei allen Zuständen, die mit einem erhöhten Zellzerfall einhergehen, so besonders bei Leukämie und Pneumonie im Lösungsstadium. In solchen Fällen kommen Harnsäuremengen bis zu 5 g zur Ausscheidung [Horbaczewski [4])]. Ebenso wurden bei Lebercarcinom und Lebercirrhose die Mengen an Harnsäure stark vermehrt gefunden [Horbaczewski [5])].

---

[1]) Ettinger und Clemens: Zeitschr. f. klin. Med. Bd. 59, S. 218.
[2]) Dapper: Berlin. klin. Wochenschr. 1893. S. 622.
[3]) Sjögvist: Jahresber. f. Tierchem. Jg. 1893, S. 245. — Flensburg: Jahresber. f. Tierchem. Jg. 1893, S. 581. — Baginsky und Sommerfeld: Zeitschr. f. phys. Chem. Bd. 21, S. 414.
[4]) Horbaczewski: Monatsschr. f. Chem. Bd. 12, S. 332.
[5]) Horbaczewski: Monatsschr. f. Chem. Bd. 12, S. 334.

Das Verhältnis der ausgeschiedenen Harnsäuremenge und der sauren Phosphate im Harn ist normalerweise ebenfalls ein konstantes, nämlich 0,2 : 0,35. Die Harnsäuremengen im Harn bei Gicht sind vermindert, geben aber keinen Aufschluß über den Zustand der Krankheit.

Was die Bildung der Harnsäure im menschlichen oder Tierkörper anbetrifft, so soll nach BURIAN [1]) die Harnsäure aus dem Hypoxanthin, das beständig im Muskel gebildet wird, entstehen. BURIAN und SCHUR unterscheiden exogene Harnsäure, die aus den mit der Nahrung zugeführten Purinstoffen gebildet wird und die endogene Harnsäure, die ihre Quelle in dem eigenen Körpereiweiß hat. Nach neueren Forschungen muß jedoch als sicher hingestellt werden, daß der größte Teil der Harnsäure aus den zugeführten Purinkörpern durch Abbau der Nucleinbasen gebildet wird (ABDERHALDEN), wobei mehrere Fermente, nämlich Desamidasen, Adenasen, Guanasen, Oxydasen und andere mitwirken müssen.

Über die Frage, wie weit die Purinkörper bereits im Darm zur Harnsäure abgebaut werden, oder wie weit sie erst im intermediären Stoffwechsel zur Harnsäure oxydiert werden, sind die Akten noch nicht geschlossen, ebenso ist man sich noch nicht über die Frage klar, ob der menschliche Körper imstande ist, aus nicht vorgebildeten, den Purinkernen enthaltenden Eiweißstoffen Harnsäure zu bilden. Hierfür spricht allerdings, daß das Kind besonders beim Harnsäureinfarkt enorm hohe Werte von Harnsäure ausscheidet, obgleich es mit einer fast purinfreien Milch ernährt wird.

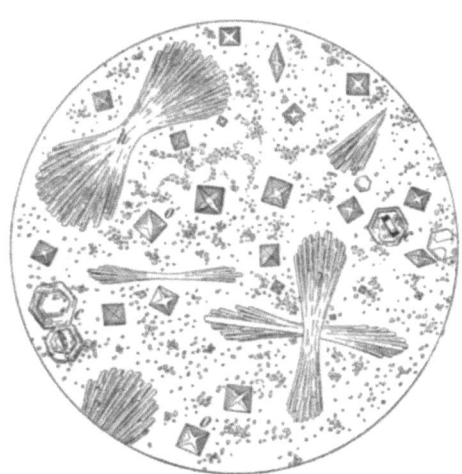

Abb. 22. Harnsaures Natron und Krystalle von Harnsäure h, oxalsaurem Kalk o und Cystin c. (Vergr. 350.) (Aus LENHARTZ-MEYER, Mikroskopie.)

Eigenschaften der Harnsäure. Die reine Harnsäure (im Harn tritt sie größtenteils als primäres Urat auf) ist ein weißes geruchloses Pulver. Sie krystallisiert in dünnen, vierseitigen, rhombischen Tafeln, die durch Abrundung der Ecken oft spindelförmig aussehen können. Beim langsamen Auskrystallisieren setzen sich größere, etwas gefärbte Krystalle ab. Die gewöhnliche Krystallform ist in diesen Fällen wetzsteinförmig. Oft liegen die Krystalle kreuzförmig übereinander. Ferner kommen aber auch Rosettenformen und prismatische Krystalle, auch Krystallnadeln vor. (Siehe Abb. 22).

Die Harnsäure ist schwer löslich in Wasser, in kaltem Wasser von 18° löst sie sich im Verhältnis wie 1 : 39,480 [HIS u. PAUL [2])], bei 37° löst sie sich nach GUDZENT besser, nämlich im Verhältnis 1 : 15,506. Durch Zurückdrängung der Dissoziation durch eine starke Säure wird die Harnsäure noch unlöslicher. Bei Gegenwart von Natriumdiphosphat, wie es im Harn der Fall ist, löst sich die Harnsäure unter Bildung von Mononatriumphosphat und anderen Uraten. Unlöslich ist die Harnsäure in Äther und Alkohol, löslich in Alkalien, ferner in Alkalicarbonaten. Von kalter konzentrierter Schwefelsäure wird sie ohne Zersetzung gelöst. Die Harnsäure bildet auf Grund ihrer Eigenschaft als zweibasige Säure zwei Reihen von Salzen, nämlich saure und neutrale. Die sauren Alkalisalze

[1]) BURIAN: Zeitschr. f. physiol. Chem. Bd. 43, S. 532.
[2]) HIS u. PAUL: Zeitschr. f. physiol. Chem. Bd. 31, S. 1 u. 64.

sind schwer löslich und fallen deshalb besonders im stark konzentrierten Harn
beim Abkühlen desselben aus diesem aus (Sedimentum lateritium). Die Farbe
rührt von Harnfarbstoffen her, die bei der Krystallisation eingeschlossen werden.
Die Salze der Erdalkalien sind ebenfalls schwer löslich. Nach GUDZENT sollen
zwei Reihen von Salze existieren. Durch Pikrinsäure in alkoholischer Lösung
wird die Harnsäure quantitativ ausgefällt, ebenso durch salzsaure Phosphorwolframsäure.

Der einfachste Nachweis geschieht durch die bekannte Murexidprobe: Einige
Körnchen Harnsäure oder Harnsediment werden auf ein Porzellanschälchen
gebracht, mit einem Tropfen konzentrierter Salpetersäure oder auch Bromwasser zwecks Oxydation befeuchtet, sodann läßt man am besten auf dem
Wasserbade oder auch in der Hand haltend über schwacher Flamme die überschüssige Säure verdampfen. Nach dem völligen Eintrocknen träufelt man
eine Spur von Ammoniak auf den Rückstand, der eine purpurrote Farbe annimmt (purpursaures Ammonium). Setzt man nun ferner einen Tropfen Natron-
oder Kalilauge hinzu, so schlägt die Farbe in gelb um (purpursaures Kalium
oder Natrium). Ferner ist ein sehr empfindliches Reagens auf Harnsäure von
FOLIN und DENIS [1]) angegeben, das später auch zu einer quantitativen Methode
ausgearbeitet wurde (s. u.).

Harnsäurelösungen scheiden mit FEHLINGscher Lösung harnsaures Kupferoxydul, bei einem Überschuß von FEHLINGscher Lösung aber rotes Kupferoxydul aus, wobei die Harnsäure weiter oxydiert wird. Sehr einfach ist der
Nachweis der Harnsäure unter dem Mikroskop, s. Abb. 22.

Bestimmung der Harnsäure. Von der großen Reihe der Bestimmungsmethoden der Harnsäure und der noch größeren der Modifikationen, die angegeben wurden, sollen nur zwei ausgeführt werden. Die erste Methode wird,
wenn es sich um wissenschaftliche Zwecke handelt, stets genügend genaue
Resultate ergeben, während die zweite, allerdings weniger genau, sich für klinische
Zwecke als genügend erwiesen hat. Von anderen Methoden, die ebenfalls ihre
Brauchbarkeit bewiesen haben, soll nur auf die Literatur verwiesen werden.

Methode von HOPKINS.

100 ccm Harn, der, falls er sauer ist, zunächst mit Natronlauge bis zur annähernden
Neutralisation versetzt werden muß, werden mit 30 g gepulvertem Ammoniumchlorid
versetzt und durch Rühren in Lösung gebracht. Dies Gemisch läßt man eine Nacht über
an einem kühlen Orte stehen. Sodann wird die klare Lösung durch ein Filter gegossen,
ohne daß man dabei den gebildeten Niederschlag aufwirbelt. Der Niederschlag wird
sodann durch eine kaltgesättigte Chlorammoniumlösung gewaschen. Den gewaschenen
Niederschlag bringt man in ein Porzellanschälchen und spritzt ebenfalls den auf dem Filter
noch haftenden Anteil des Niederschlages in dasselbe. Nun dampft man nach Zusatz
von 2 ccm einer 25 %igen Salzsäure ein, den Rückstand bringt man in einen Goochtiegel,
wäscht mit einer kleinen Menge kalten Wassers, sodann mit 20—40 ccm Alkohol und Äther
nach, trocknet den Tiegel bis zur Gewichtskonstanz und wägt denselben. Die Differenz
zwischen Tiegelgewicht im leeren Zustande und mit der abfiltrierten Harnsäure gibt dann
die Harnsäuremenge an. Modifiziert kann der letzte Teil der Bestimmung so werden,
daß man statt der Wägung des Rückstandes eine Bestimmung des Stickstoffgehaltes
mittelst KJELDAHLschen Verfahrens vornimmt und aus den gefundenen Stickstoffwerten
die Harnsäuremenge berechnet.

FOLIN, SCHAFFER empfehlen diese letztere Bestimmungsweise. Wohl zu bemerken
ist, daß das harnsaure Ammonium wie die Harnsäure in den Waschflüssigkeiten nicht völlig
unlöslich sind. Es wird deshalb empfohlen, für je 15 ccm Waschflüssigkeit je 1 mg Harnsäure als Verlust zu buchen (SIEGFRIED).

SALKOWSKI [2]) und SIEGFRIED [3]) benutzen das Zinksalz, um die Harnsäure
zu isolieren, ohne daß dieses Verfahren jedoch einen besonderen Vorzug böte.

[1]) FOLIN and DENIS: Journ. of biol. chem. Vol. 12, p. 239. 1912.
[2]) SALKOWSKI: Zeitschr. f. physiol. Chem. Bd. 85, S. 346.
[3]) SIEGFRIED: Zeitschr. f. physiol. Chem. Bd. 24, S. 399.

Es sei nun noch auf die von Salkowski[1]) und Ludwig[2]) angegebene Methode, die ebenfalls recht zufriedenstellende Resultate liefert, die dann später von Folin und Shaffer[3]) noch modifiziert wurde, hingewiesen.

Ferner zu empfehlen als relativ einfache Methode ist die titrimetrische Bestimmung nach Hopkins, die von Folin und Shaffer[4]) modifiziert wurde. Sie beruht auf dem Prinzip, daß sie die als Ammoniumurat abgeschiedene Harnsäure nach Zusatz von Schwefelsäure mit einer $1/10$ n-Permanganatlösung bestimmt. Weitere Modifikationen werden angegeben von Aufrecht[5]) und Tunicliffe[6]). Letzterer titriert die nach dem Hopkinschen Verfahren ausgeschiedene Harnsäure mit $n/10$-Piperidinlösung.

Kowarsky[7]) gibt ein titrimetrisches Verfahren für klinische Zwecke an, das ebenfalls schon mehrfach modifiziert wurde, ohne jedoch dabei gewonnen zu haben.

Wörner gibt folgende Anleitung: Der nach dem Hopkinschen Verfahren gewonnene Niederschlag von Ammoniumurat wird mit 10%iger Ammoniumsulfatlösung gewaschen bis er chlorfrei ist und dann mit $1-2\%$iger chlorfreier Natronlauge auf dem Filter gelöst, das mit heißem Wasser nachgewaschen wird. Das Filtrat wird auf dem Wasserbade so lange erwärmt bis alles Ammoniak entfernt ist. In der Lösung bestimmt man sodann nach dem Kjeldahlschen Verfahren den Stickstoffgehalt.

1 ccm $1/10$ n Schwefelsäure entspricht 0,0042 Harnsäure.

Für klinische Zwecke recht gut geeignet und leicht ausführbar sind die colorimetrischen Bestimmungsmethoden, die von Folin[8]), Maccallum, Denis angegeben werden. Ferner beschreibt Autenrieth und Funk[9]), Benedikt[10]) und Folin und Wu[11]) recht brauchbare Methoden.

Bestimmung der Harnsäure nach Folin und Wu.

Erforderliche Lösungen:

1. Silberlactatlösung:

100 g Silberlactat auf 700 ccm warmes Wasser, 100 ccm 85%iger Milchsäure, teilweise neutralisiert durch 100 ccm 10%iger Natronlauge. Nach Vereinigung beider Lösungen wird auf 1 Liter aufgefüllt und gewartet, bis der auftretende Niederschlag sich abgesetzt hat.

2. Natriumchloridlösung:

10 g in 100 ccm $n/10$-Natronlauge.

3. Natriumcyanidlösung:

200 g Natriumcyanid, zu dem pro 1 g 6,7 ccm $n/10$-Natronlauge hinzugefügt werden.

4. Lithiumsulfatlösung:

20 g auf 100 ccm Wasser.

5. Harnsäurereagens nach Folin und Denis:

100 g wolframsaures Natrium werden mit 80 ccm 85%iger Phosphorsäure (spez. Gew. 1,71) und 700 ccm Wasser längere Zeit gekocht auf dem Rückflußkühler und nach dem Erkalten auf 1 Liter aufgefüllt.

6. Harnsäurelösung:

a) Stammlösung: 1 g Harnsäure werden in einen 300 ccm Kolben getan; 0,5 g Lithiumcarbonat in 150 ccm Wasser von 60^0 C gelöst und darin die Harnsäure im Kolben durch Schütteln rasch gelöst. Wenn eine klare Lösung erhalten ist, wird unter fließendem Wasser

[1]) Salkowski: Pflügers Arch. f. d. ges. Physiol. Bd. 5, S. 210; Bd. 69, S. 268.

[2]) Ludwig: Zeitschr. f. analyt. Chem. Bd. 24, S. 637.

[3]) Folin und Schaffer: Zeitschr. f. phys. Chem. Bd. 32, S. 552.

[4]) Folin und Schaffer: Zeitschr. f. phys. Chem. Bd. 32, S. 552.

[5]) Aufrechts: Berlin. klin. Wochenschr. Bd. 47, S. 627: Bd. 48, S. 879.

[6]) Tunicliffe: Zentralbl. f. Physiol. Bd. 111, S. .434.

[7]) Klopstock-Kowarsky: Praktikum der klinischen Untersuchungsmethoden. Berlin-Wien 1920.

[8]) Folin: Journ. of biol. Chem. Vol. 13, p. 363; Vol. 14, p. 95.

[9]) Autenrieth u. Funk: Münch. med. Wochenschr. Bd. 59, S. 767; Bd. 61, S. 457.

[10]) Benedikt: Journ. of biol. chem. Vol. 20, p. 619.

[11]) Folin und Wu: Journ. of biol. chem. Vol. 38, p. 459.

gekühlt, in einen 1 Litermeßkolben überführt, mit den Spülresten auf 500 ccm verdünnt, mit 25 ccm 40%iger Formaldehydlösung gemischt unter Zusatz von 3 ccm Eisessig. Nun wird so lange geschüttelt, bis alle Kohlensäure entwichen ist, aufgefüllt und sorgfältig durchgemischt. Die Lösung hält sich monatelang, wenn sie in fest verschlossenen Glasflaschen im Dunkeln aufbewahrt wird.

b) Verdünnte Stammlösung. Zum Gebrauch wird 1 ccm in einen zur Hälfte mit Wasser gefüllten 25 ccm fassenden Meßkolben gebracht, mit 10 ccm $^2/_3$ n-Schwefelsäure und 1 ccm 40%igen Formalins versetzt und aufgefüllt. Nach 45 Minuten ist die Lösung brauchbar. 1 ccm entspricht 0,04 mg Harnsäure.

Prinzip. Die aus dem Harn durch milchsaures Silber ausgefällte Harnsäure wird durch eine salzsaure Kochsalzlösung wieder herausgelöst und ihre Menge colorimetrisch an der Intensität der Blaufärbung bestimmt, die sie mit alkalischer Phosphorwolframsäurelösung gibt. Eine Harnsäurelösung von bekanntem Gehalt dient zum Vergleich.

Ausführung. Man bringt, je nach der Konzentration, 1—3 ccm Harn in ein graduiertes Zentrifugengläschen und füllt auf 6 ccm mit destilliertem Wasser auf und tut unter Umrühren 5 ccm der Silberlactatlösung hinzu und zentrifugiert 3 Minuten lang. Die überstehende klare Flüssigkeit wird durch einen Tropfen Silberlösung überprüft, ob die Fällung vollständig war. Nach Abgießen der überstehenden Flüssigkeit wird der Niederschlag aus einer Bürette mit 4 ccm der 5%igen Natriumcyanidlösung wieder zur Lösung gebracht, sodann in einen 100 ccm-Kolben überführt. Nachdem dreimal mit je 5 ccm Wasser nachgewaschen worden ist, setzt man 5 ccm Natriumsulfidlösung hinzu und füllt bis auf 40 ccm auf. In einem zweiten Vergleichskolben von 100 ccm werden 5 ccm der Vergleichsharnsäuresulfidmischung mit 4 ccm Cyanidlösung und 35 ccm Wasser versetzt. Nun werden in jeden der Kolben 20 ccm der 20%igen Sodalösung verbracht und außerdem noch 2 ccm des Harnsäurereagens. Es erfolgt Blaufärbung. Nach 5 Minuten wird bis zur Marke aufgefüllt und gut durchgemischt.

Jetzt wird die Standardlösung mit sich selbst, dann mit der zu untersuchenden Flüssigkeit verglichen.

Berechnung.

$$\frac{1}{2} \cdot \frac{\text{Standardlösung}}{\text{Harnablesung}} = \text{mg Harnsäure in der untersuchten Menge Harn.}$$

Purinbasen.

Untersuchungen der neueren Zeit, besonders von Emil Fischer [1]), haben Licht in die Chemie der Purinkörper gebracht. So ist heute auch sichergestellt, daß die Harnsäure ebenfalls ein Purinderivat ist und die Vorstufen derselben wahrscheinlich die sogenannten Purinbasen sind. Die Purinbasen und Nucleinsäuren sind die Hauptbestandteile des Zellkerneiweißes, welches bei der Hydrolyse zerfällt in Eiweiß und Nucleinsäure, diese wiederum zerfallen weiter in Phosphorsäure, Kohlehydrat und einige Purinbasen.

Das *Purin* selbst kommt im Harn nicht vor, wohl aber wurden folgende Basen von Krüger und Schmidt [2]) aus dem Harne isoliert. Diese Autoren konnten aus 10000 Liter Harn folgende Basen in der angegebenen Menge bestimmen:

Xanthin . . . . 10,11 g,
Methylxanthin . . . . 31,285 g,
Heteroxanthin . . . . 22,345 g,
Paraxanthin . . . . . 15,31 g,
Hypoxanthin . . . . . 8,50 g,
Adenin . . . . 3,54 g,
Epiguanin . . . . . . 3,40 g.

Ferner wurde mit großer Wahrscheinlichkeit das Vorhandensein von Guanin im Harne sichergestellt. Xanthin, Adenin, Guanin und Hypoxanthin müssen

---

[1]) Fischer, Emil: Ber. d. Dtsch. Chem. Ges. Bd. 17, S. 329; Bd. 31, S. 2550; Bd. 30, S. 556, 549, 2249.
[2]) Krüger und Schmidt: Zeitschr. f. physiol. Chem. Bd. 26, S. 367.

als Stoffwechselprodukte des Zellstoffwechsels aufgefaßt werden, die dem Abbau bis zur Harnsäure entgangen sind, während die methylierten Purinbasen aus den Genußmitteln (Coffein, Theobromin, Theophylin) stammen müssen. Das Mengenverhältnis der Harnsäure zum Purinstickstoff verhält sich etwa wie 8,0—12 : 1.

Eine Vermehrung der Purinbasen im Harn tritt ein einmal physiologischerweise bei starker Muskelarbeit, andererseits in pathologischen Fällen bei Krankheiten, die mit einem erhöhten Zellkernverfall einhergehen, so im Harn von Nephritikern, bei Leukämie, bei Leberatrophie usw.

$$
\begin{array}{ccc}
\mathrm{NH} - \mathrm{CO} & & \\
| & | & \\
\mathrm{CO} & \mathrm{C} - \mathrm{NH} & \\
| & \| & >\mathrm{CH} \\
\mathrm{NH} - \mathrm{C} - \mathrm{N} &
\end{array}
$$

Xanthin, 2,6-Dioxypurin.

Xanthin kommt im menschlichen Harn normalerweise nur in Spuren vor, auch in den Faeces wurde es nachgewiesen; ferner ist es aus Organen, wie Muskel, Leber, Milz, Pankreas isoliert worden. Synthetisch hergestellt wurde es zuerst von EMIL FISCHER[1]).

Chemische Eigenschaften des Xanthins. Xanthin ist ein farbloses, krystallinisches Pulver. In Wasser sehr wenig, in Alkohol und Äther ist es unlöslich. In Alkalien und Ammoniak ist das Xanthin dagegen leicht löslich. Durch Bleiessig, sowie Quecksilberchlorid wird das Xanthin in Gegenwart von Ammoniak quantitativ, wie die meisten anderen Purinkörper, gefällt.

Nachweis des Xanthins. Eine Spur Xanthin auf einer Porzellanschale mit einem Tropfen Salpetersäure versetzt und auf dem Wasserbade eingedampft, hinterläßt einen gelben Rückstand, der auf Zusatz von Ammoniak beim Erwärmen eine purpurrote Farbe zeigt.

WEIDELsche *Probe modifiziert nach* FISCHER[2]). In einem Reagensglas werden einige Körnchen Xanthin mit starkem Chlorwasser oder Salzsäure und einer Spur Kaliumchlorat am besten in einer Porzellanschale verdampft. Setzt man den Trockenrückstand unter einer Glasglocke Ammoniakdämpfen aus, so färbt er sich alsbald rot.

BURIANsche *Probe*[3]). Eine Lösung von Xanthin in Natronlauge färbt sich nach Zusatz von Diazobenzolsulfosäure tiefrot unter Bildung von Diazobenzolsulfosäurexanthin.

$$
\begin{array}{ccc}
\mathrm{N} - \mathrm{CO} & & \\
| & | & \\
\mathrm{H_2NC} & \mathrm{C} - \mathrm{NH} & \\
| & \| & >\mathrm{CH} \\
\mathrm{HN} - \mathrm{C} - \mathrm{N} &
\end{array}
$$

Guanin. 2-Amino-6-Oxypurin.

Guanin ist im menschlichen Harn noch nicht mit voller Sicherheit nachgewiesen, kommt dagegen in fast allen Organen des menschlichen Körpers vor. So findet man es besonders im Blut von Leukämikern.

Guanin ist ein amorphes weißes Pulver, das unlöslich in Wasser und Äther ist, sich dagegen leicht in Alkalien und verdünnten Mineralsäuren löst.

HORBACZEWSKY erhielt das Guanin auch im krystallisierten Zustand.

Eigenschaften. Metaphosphorsäure fällt das Guanin aus seinen Lösungen quantitativ aus. Durch Salpetersäure wird das Guanin in Xanthin übergeführt.

---

[1]) FISCHER, EMIL: Ber. d. Dtsch. Chem. Ges. Bd. 30, S. 2232.
[2]) FISCHER: Ber. d. Dtsch. Chem. Ges. Bd. 30, S. 2236.
[3]) BURIAN: Ber. d. Dtsch. Chem. Ges. Bd. 37, S. 696.

Dasselbe geschieht durch Fäulnis und auch im Körper durch eine Desamidase.
Guanin gibt die Salpetersäureprobe wie das Xanthin, ebenso die Diazoreaktion
nach Burian. Konzentrierte Ferricyankaliumlösung bildet selbst mit verdünnten Lösungen von Guanin gelbbraune, in warmem Wasser leicht lösliche
Krystalle. Diese Eigenschaft haben das Xanthin und das Hypoxanthin nicht.
Eine warme Lösung von salzsaurem Guanin gibt mit gesättigter Pikrinsäurelösung einen aus glänzenden Nadeln bestehenden Niederschlag (Guaninpikrat).

Hypoxanthin oder Sarkin, 6-Oxypurin.

$$\begin{array}{c} HN - CO \\ | \quad\quad | \\ HC \quad\ C - NH \\ \|\quad\quad \|\quad\quad\ \rangle CH \\ N - C - N \end{array}$$

Hypoxanthin findet sich im normalen Harn nur in Spuren vor, ist aber bei
Leukämie im Harn, sowie im Blut in bedeutenden Mengen gefunden worden.
Synthetisch wurde es zuerst hergestellt von Emil Fischer.

Eigenschaften des Hypoxanthins. Hypoxanthin bildet in reinem Zustande
kleine farblose Krystalle in Nadelform. Es ist in kaltem Wasser schwer, in
heißem etwas besser löslich, in Alkohol und Äther fast unlöslich. Wie alle
Purinbasen geht Hypoxanthin vermöge seiner amphoteren Eigenschaften
Salze sowohl mit Säuren wie mit starken Basen ein. Diese Salze sind zum
größten Teil löslich. Pikrinsäure fällt Hypoxanthin aus seinen Lösungen in
gelben glänzenden Täfelchen als Hypoxanthinpikrat aus. Aus einer solchen
heißen Lösung von Hypoxanthinpikrat wird durch schwach saure Silbernitratlösung das Hypoxanthin als Hypoxanthinsilberpikrat quantitativ gefällt.
Metaphosphorsäure fällt Hypoxanthin im Gegensatz zu Guanin nicht. Hypoxanthin gibt die Weidelsche Probe, ebenfalls die Salpetersäureprobe nicht,
wohl aber bildet sich eine Rotfärbung beim Zusammenbringen mit Diazobenzolsulfosäure. Die Adeninprobe fällt mit Hypoxanthinlösungen positiv aus.

Adenin, 6-Aminopurin.

$$\begin{array}{c} N - C - NH_2 \\ | \quad\quad | \quad\quad\ H \\ HC \quad\ C - N\langle \\ \|\quad\quad \|\quad\quad\ \rangle CH \\ N - C - N \end{array}$$

Adenin wurde zuerst von Kossel aus dem Pankreas isoliert. Es ist weit-
verbreitet in den Geweben des menschlichen und tierischen Körpers. Aus dem
Harn wurde es von Krüger und Salomon[1]) gewonnen. Es ist ständig im
normalen Harn vorhanden, bei Leukämie wurde es vermehrt gefunden. Synthetisch wurde es zuerst von E. Fischer hergestellt.

Eigenschaften und Nachweis des Adenins. Adenin bildet lange, farblose
Krystallnadeln, die drei Moleküle Wasser enthalten; es löst sich schlecht in
kaltem, besser in heißem Alkohol. In Alkalien und Ammoniak löst es sich leicht
unter Salzbildung. Pikrinsäure fällt das Adenin als Adeninpikrat aus. — Das
Pikrat ist schwer löslich, eignet sich deshalb zur quantitativen Darstellung.
Durch salpetrige Säure wird das Adenin in Hypoxanthin übergeführt. Ebenso
vermögen Fäulnisbakterien (Bact. coli) Adenin in Hypoxanthin umzuwandeln.
Adenin gibt die Weidelsche Probe sowie die Salpetersäureprobe nicht, wohl
aber fällt die Buriansche Diazoreaktion mit Diazobenzolsulfosäure positiv
aus. Charakteristisch für das Adenin ist das von Kossel angegebene Verhalten
der Adeninkrystalle in warmem Wasser von 53° C in einer Menge, die nicht
alle Krystalle zu lösen vermag. Die Krystalle zeigen nämlich hierbei beim

---

[1]) Krüger und Salomon: Zeitschr. f. physiol. Chem. Bd. 24, S. 364.

Einwerfen ganz plötzlich eine Trübung. Weiter gibt KOSSEL noch eine Probe, die für das Adenin charakteristisch ist, an. Adenin wird eine halbe Stunde auf dem Wasserbade mit Zink und Salzsäure zusammen erwärmt. Während dieser Zeit tritt eine schöne Purpurfärbung auf. Das Filtrat gibt, nachdem es stark alkalisch gemacht ist, anfangs eine rubinrote, später braunrote Färbung ab. Hypoxanthin gibt dieselben Proben, Guanin dagegen nicht.

Heteroxanthin, 7-Methylxanthin.

$$\begin{array}{c} HN - C = O \\ | \quad\quad | \quad\quad\quad CH_3 \\ O = C \quad C - N \diagdown \\ | \quad\quad || \quad\quad\quad CH \\ N - C - N \diagup \\ H \diagup \end{array}$$

Mit Genußmitteln oder Arzneien zugeführtes Theobromin erscheint beim Menschen als Heteroxanthin im Harne wieder. Heteroxanthin wird vom Tierkörper nicht gebildet, ist also als reine exogene Purinbase zu betrachten. Synthetisch hergestellt wurde es von E. FISCHER.

Eigenschaften und Nachweis des 7-Methylxanthins. Reines Methylxanthin krystallisiert in Nadeln, die schwer in kaltem, leichter in heißem Wasser löslich sind. In Alkohol und Äther sind dieselben unlöslich, während sie mit Alkalien und Ammoniak leichtlösliche Verbindungen eingehen. Heteroxanthin gibt die WEIDELsche Probe, dagegen zeigt es die Xanthinreaktion nicht.

Paraxanthin, 1,7-Dimethylxanthin.

$$\begin{array}{c} CN_3N - C = O \\ | \quad\quad | \quad\quad\quad CH_3 \\ O = C \quad C - N \diagdown \\ | \quad\quad || \quad\quad\quad CH \\ HN - C - N \diagup \end{array}$$

Eingeführtes Coffein erscheint im Harn des Menschen als Paraxanthin wieder. Gebildet wird es im Tierkörper nicht.

Eigenschaften und Nachweis des Paraxanthins. Paraxanthin bildet farblose wasserfreie Krystalle vom Schmelzpunkt 295—296⁰. Es ist leichter löslich in Wasser als Xanthin, aber ebenfalls unlöslich in Alkohol und Äther. Löslich ist es in Ammoniak, Salzsäure und Salpetersäure. Aus konzentrierten Lösungen fällt Natronlauge das Paraxanthin in langen, prismatischen Krystallen und Tafeln aus. Paraxanthin gibt die WEIDELsche Probe, nicht aber die Xanthinprobe mit Salpetersäure und Natronlauge.

Epiguanin, 7-Methylguanin.

$$\begin{array}{c} HN - C = O \\ | \quad\quad | \quad\quad\quad CH_3 \\ N_2H - C \quad C - N \diagdown \\ | \quad\quad || \quad\quad\quad CH \\ HN - C - N \diagup \end{array}$$

Epiguanin ist ein regelmäßiger Bestandteil des normalen Harns. Es wurde von KRÜGER aus demselben zum ersten Male dargestellt.

Eigenschaften. Schwer löslich in Wasser und Ammoniak, leicht löslich in verdünnter Salzsäure, Schwefelsäure oder Salpetersäure. Das Pikrat ist schwer löslich in Wasser. Charakteristisch für das Epiguanin ist das Natriumsalz und das Pikrat desselben. Epiguanin gibt die WEIDELsche Probe und die Xanthinprobe.

Als zuverlässige und relativ einfache Methode zur Bestimmung der Purinbasen sei hier aufgeführt das Verfahren von KRÜGER und SCHMIDT[1]).

---

[1]) KRÜGER und SCHMIDT: Zeitschr. f. phys. Chem. Bd. 45, S. 1. 1905.

Die Bestimmung der Harnsäure und Purinbasen

im Harne geschieht nach Krüger und Schmidt [1]).

Prinzip der Methode. Die Harnsäure wird gemeinsam mit den Purinbasen als Kupferoxydulverbindungen gefällt. Diese wird mit Schwefelnatrium zerlegt und aus der wässerigen Lösung fällt man die Harnsäure mit Salzsäure aus. Im Filtrat werden wiederum die Purinbasen als Kupferoxydul- oder Silberverbindungen gefällt und in den Niederschlägen die Harnsäure und das Purinbasengemenge durch Ermittelung des Stickstoffgehaltes bestimmt.

Erforderliche Lösungen.

1. 10%ige Natriumbisulfitlösung (Kahlbaum).
2. 10%ige Kupfersulfatlösung.
3. Natriumsulfidlösung. (Diese wird hergestellt, indem man reine 1%ige Natronlauge mit Schwefelwasserstoff sättigt und mit der gleichen Menge unbehandelter Natronlauge vereinigt.)
4. Aufschwemmnng von Braunstein in Wasser. (Herstellung derselben: Eine heiße 0,5%ige Kaliumpermanganatlösung wird mit Alkohol bis zum Verschwinden der roten Färbung versetzt.)
5. 10%ige Salzsäure.
6. 10%ige Essigsäure.
7. Ammoniakalische Silberlösung. (Diese stellt man her, indem man 26 g Silbernitrat in überschüssigem Ammoniak löst und die Lösung mit Wasser zu 1 Liter auffüllt.)
8. Magnesiamischung. (100 g krystallisiertes Magnesiumchlorid und 200 g Ammoniumchlorid werden in Wasser gelöst und mit Ammoniak bis zum starken Geruch versetzt, sodann auf 1 Liter mit Wasser aufgefüllt.)
9. 6%ige Dinatriumphosphatlösung.

Ausführung der Bestimmung. 400 ccm Harn (als aliquoter Teil der Tagesmenge) werden in einem Liter-Rundkolben mit 24 g Natriumacetat und 40 ccm Natriumbisulfitlösung versetzt und zum Kochen erhitzt. Sodann werden 40—80 ccm Kupfersulfatlösung (je nach dem Purinkörpergehalt des Harns) hinzugesetzt und mindestens 3 Minuten im Sieden erhalten. Der entstehende flockige Niederschlag wird filtriert und mit heißem Wasser so lange ausgewaschen, bis das Filtrat farblos abläuft, sodann mit heißem Wasser in den Kolben, in dem die Fällung vorgenommen war, zurückgespritzt. Man fügt nun so viel Wasser hinzu, daß die Flüssigkeitsmenge 200 ccm beträgt, erhitzt wieder zum Sieden, fügt 30 ccm Natriumsulfidlösung hinzu, wodurch der Kupferoxydulniederschlag zersetzt wird. Von der Vollständigkeit der Fällung überzeugt man sich, indem man einen Tropfen der Flüssigkeit auf ein mit einem Tropfen Bleiacetat befeuchtetes Filtrierpapierstückchen bringt. Färbt sich dieses braun, so ist ein Überschuß an Natriumsulfid vorhanden. Nach völliger Zersetzung säuert man mit Essigsäure an, erhält noch die Flüssigkeit im Sieden, bis der ausgeschiedene Schwefel sich zusammengeballt hat, saugt sodann heiß mit Hilfe der Wasserstrahlpumpe unter Benutzung einer Nutsche ab, wäscht mit heißem Wasser aus, fügt 10 ccm 10%iger Salzsäure zu dem Filtrat und dampft dies in einer Porzellanschale bis auf etwa 10 ccm ein. Während des Einengens und bei dem späteren Erkalten scheidet sich die Harnsäure ab, während die Purinbasen in Lösung bleiben.

Die abgeschiedene Harnsäure wird abfiltriert und mit schwefelsäurehaltigem Wasser gewaschen bis Filtrat und Waschflüssigkeit zusammen 75 ccm betragen. Das Filter mit der auf ihm enthaltenen Harnsäure wird nach Kjeldahl behandelt. Der gefundene Stickstoffwert gibt nach Multiplikation mit 3 die Harnsäuremenge an, zu der noch 3,5 mg addiert werden müssen, die als Verlust im Filtrat geblieben sind.

Im Filtrat der Harnsäure kann man nun die Purinbasen sowohl durch Kupferfällung wie durch Silberfällung gewinnen. Hier sei nur die Methode der Kupfer-

---

[1]) Hoppe-Seyler-Thierfelder: Physiologisch- und pathologisch-chemische Analyse. Springer 1924.

fällung kurz beschrieben. Die Flüssigkeit wird mit Natronlauge alkalisch gemacht, darauf wieder mit Essigsäure schwach angesäuert und auf 70⁰ erwärmt,
sodann mit $1/_2$—1 ccm 10% iger Essigsäure und 10 ccm der Braunstein-Auf-
schwemmung versetzt und 1 Minute geschüttelt. Nun fügt man 10 ccm der
Natriumbisulfitlösung und 5—10 ccm 10% ige Kupfersulfatlösung hinzu, erhält
die Flüssigkeit 3 Minuten im Sieden und filtriert den Niederschlag durch ein
Faltenfilter ab, wäscht mit heißem Wasser aus und bestimmt den Stickstoff
des Rückstandes nach Kjeldahl.

Eine Umrechnung auf die Basenmenge kann hier nicht erfolgen, da ein
Gemisch der Basen vorliegt.

Steudel und Sung-Sheng-Chou [1]) schlagen vor, den Niederschlag in essigsaurer Lösung mit Schwefelwasserstoff zu versetzen und zu filtrieren, aus dem
Filtrat durch Kochen mit überschüssigem Magnesiumoxyd das Ammoniak zu
entfernen und dann erst die Kjeldahl-Bestimmung vorzunehmen, da durch
die Fällungsmethode stets etwas Ammoniak mitgefällt wird.

Weiter sei noch hingewiesen auf die Methode von Salkowski [2]), die von
Huppert [3]) verbessert wurde. Ferner ist zu erwähnen eine Arbeit Hofmeisters [4]), die sich mit der Bestimmung der Purinbasen beschäftigt. Ferner
Arbeiten von J. B. Haycraft [5]) und Hermann [6]). Schließlich gibt Nieme-
lowicz [7]) zwei Verfahren der Purinbasenbestimmung im Harne an.

Von den Bestimmungen mittelst Purinometer nach Walker Hall [8]), sowie
den sogenannten Uricometer wird, wenn man nicht auf Zuverlässigkeit verzichten will, abgeraten.

Indolderivate.

Freies Indol findet sich nicht im Harn, wohl aber Derivate desselben.

Das bei Darmfäulnis aus dem Tryptophan gebildete Indol wird zu Indoxyl
im Körper verwandelt und, an Schwefelsäure oder Glucuronsäure gebunden,
teilweise im Harne ausgeschieden. Nach Tollens paart sich das Indoxyl
zum größten Teil an Schwefelsäure, zum geringeren an Glucuronsäure.

Skatol.

Skatol findet sich im Harne nicht.

Indoxyl.

Indoxyl findet sich, an Schwefelsäure gebunden, zum geringen Teil auch
mit Glucuronsäure gepaart, im Harne vor. (Weiteres s. S. 653.)

Indoxylschwefelsäure (Harnindican) s. S. 707.

Chinolinderivate.

Von den Chinolinderivaten ist die wichtigste Verbindung die Kynurensäure.

Kynurensäure, $C_{10}H_7NO_3 + H_2O$, γ-Oxy-β-chinolincarbonsäure.

---

[1]) Steudel und Sung-Sheng-Chou: Zeitschr. f. phys. Chem. Bd. 116, S. 223.
[2]) Salkowski: Arch. f. Physiol. Bd. 69, S. 230. 1898.
[3]) Neubauer-Huppert: Analyse des Harns. Wiesbaden: Kreidels Verlag.
[4]) Hofmeister: Zeitschr. f. phys. Chem. Bd. 5, S. 67.
[5]) Haycraft, J. B.: Zeitschr. f. phys. Chem. Bd. 25, S. 165.
[6]) Hermann: Zeitschr. f. phys. Chem. Bd. 12, S. 496.
[7]) Niemelowcz: Zeitschr. f. phys. Chem. Bd. 35, S. 264.
[8]) Walker Hall: Wien. klin. Wochenschr. Bd. 16, S. 411.

Die Kynurensäure ist ein Derivat des Chinolins von folgender Konstitution

Die Kynurensäure ist krystallisierbar. In Wasser ist sie unlöslich, löslich in heißem Alkohol sowie in Alkalien. Sie ist ein regelmäßiger Bestandteil des Hundeharns, während sie im Menschenharn vollständig zu fehlen scheint. Die Ausscheidung ist stark abhängig von der Art der Nahrung. So erhöht Fleischnahrung die Kynurensäureausscheidung. Bezüglich des Nachweises wird auf größere Handbücher hingewiesen, da sie für die menschliche Pathologie nur von geringer Bedeutung ist.

Gepaarte Aminokörper.

Hippursäure (Benzoylaminoessigsäure)

$$C_9H_9NO_3 = (C_6H_5—CO)NH \cdot CH_2 \cdot COOH.$$

Die Hippursäure ist ein ständiger Bestandteil des menschlichen Harns. Die durchschnittliche Menge im 24-stündigen Harne beträgt etwa 0,7—1,0 g und ist weitgehend abhängig von der Nahrung. Obst-, sowie gemüsereiche Nahrung erhöhen die Ausscheidung von Hippursäure, ebenso die Zufuhr von Benzoesäure, Salicylsäure, Zimtsäure, Chinasäure und anderen Substanzen. Ferner soll bei Darmfäulnis, bei intensiver Darmgärung sowie im Fieber die Hippursäureausscheidung vermehrt sein. Diese Beobachtung sowie die Tatsache, daß hungernde Hunde sowie Tiere, denen nur Fleisch zu fressen gegeben wurde, ebenfalls Hippursäure ausscheiden, spricht dafür, daß Hippursäure auch aus Eiweiß entstehen kann [Salkowski[1]), sowie Meissner[2]) und Shepheard, Baumann[3]), Schotten[4]) Baas[5])]. In einem direkten Zusammenhange mit dem Eiweißstoffwechsel steht jedoch die Hippursäurebildung offenbar nicht [Wiechowski[6]), Magnus-Levy[7])]. Deutlich hingegen erscheinen die Beziehungen, die zwischen dem Glykokoll und der Benzoesäure bestehen [Brugsch und Hirsch[8]), Brugsch[9]), Lewinski[10]), Abderhalden und Mitarbeiter[11]), Magnus-Levy[12]), Epstein[13])].

Über die Hippursäureausscheidung bei Krankheiten liegen bis heute kaum wissenswerte Ergebnisse vor. Untersuchungen von Schmiedeberg und Bunge[14]) haben ergeben, daß beim Hunde wahrscheinlich die Bildung von Hippursäure in der Niere stattfindet, jedoch keineswegs scheint dies das einzige Organ zu

---

[1]) Salkowski: Ber. d. Dtsch. Chem. Ges. Bd. 11, S. 12.
[2]) Meissner: Untersuchungen über die Entstehung der Hippursäure im Organismus. Hannover 1866.
[3]) Baumann: Zeitschr. f. phys. Chem. Bd. 7.
[4]) Schotten: Zeitschr. f. phys. Chem. Bd. 8.
[5]) Baas: Zeitschr. f. phys. Chem. Bd. 10 u. 11.
[6]) Wiechowski: Hofmeisters Beitr. Bd. 7.
[7]) Magnus-Levy: Münch. med. Wochenschr. 1905.
[8]) Brugsch und Hirsch: Zeitschr. f. exp. Pathol. u. Therap. Bd. 3.
[9]) Brugsch: Malys Jahresberichte. Bd. 37, S. 621.
[10]) Lewinski: Arch. f. exp. Pathol. u. Pharmakol. Bd. 58 u. 61.
[11]) Abderhalden und Mitarbeiter: Zeitschr. f. phys. Chem. Bd. 51 u. 78.
[12]) Magnks-Levy: Biochem. Zeitschr. Bd. 6.
[13]) Epstein: Journ. of biol. chem. Vol. 13.
[14]) Schmiedeberg und Bunge: Arch. f. exp. Pathol. u. Pharmakol. Bd. 6.

sein, sondern offenbar sind auch die Muskeln zu dieser Synthese fähig [LACHNER, LEVINSOHN, MOSSE [1])].

Eigenschaften der Hippursäure. Die Hippursäure krystallisiert in milchig-getrübten Krystallen, die meist die Form von vierseitigen rhombischen Prismen haben, oder auch in Nadeln. Die Hippursäure ist schwer löslich in kaltem Wasser, Alkohol und Äther, besser löslich in heißem Wasser, sehr gut in Essig-äther. Der Schmelzpunkt liegt bei 187,5⁰. Bei längerem Kochen oder Erhitzen bis 180—190⁰ zerfällt die Hippursäure in Glykokoll und Benzoesäure. Ebenso durch alkoholische Gärung.

Nachweis der Hippursäure. Hippursäure, mit konzentrierter Salpetersäure gekocht und eingedampft, entwickelt ein nach Nitrobenzol riechendes Öl (Bitter-mandelöl).

DEHN nimmt einige Kubikzentimeter Harn, gibt so viel Natriumhypobromid hinzu, daß aller Harnstoff zersetzt wird und erhitzt dann die Flüssigkeit zum Sieden. Es bildet sich jetzt ein orange bis brauner Niederschlag (bei Spuren nur eine Rotfärbung).

Bestimmungsmethoden für die Hippursäure sind angegeben von HENRIQUES und SÖRENSEN [2]), ferner von DAKIN [3]). Kurz ausgeführt soll eine neuere Methode von FOLIN und FLANDERS [4]) werden.

Diese Verfasser nehmen 100 ccm Harn, versetzen ihn mit 10 ccm 5⁰/₀iger Natronlauge und dampfen ihn bis zur Trockne auf dem Wasserbade ein. Den Rückstand kochen sie mit 25 ccm Wasser und dem gleichen Volumen konzentrierter Salpetersäure 4—5 Stunden am Rückflußkühler und fügen 0,2 g Kupfernitrat hinzu. Dann füllen sie auf 100 ccm auf, bringen den Niederschlag in einen Scheidetrichter, der mit 55 g Ammoniumsulfat beschickt ist, schütteln mit Chloroform mehrmals aus, waschen die Auszüge mit kon-zentrierter Kochsalzlösung, die 0,5 g Salzsäure im Liter enthält, aus und titrieren die ge-bildete Benzoesäure mit ¹/₁₀ n-Natriumalkoholatlösung unter Anwendung von Phenol-phthalein als Indicator. Die Natriumalkoholatlösung wird hergestellt durch Lösung von 2,3 g metallischem Natrium in 1 Liter absolutem Alkohol und eingestellt gegen eine bestimmte Menge Benzoesäure, die in Chloroform gelöst ist.

Gallensäuren s. S. 665.

Die Eiweißstoffe.

Alle Eiweißstoffe, tierischen und pflanzlichen Ursprungs, enthalten Kohlen-stoff, Wasserstoff, Sauerstoff und Stickstoff. Viele enthalten Schwefel und einige zusammengesetzte auch Eisen oder Phosphor. Die chemische Konsti-tution ist noch nicht völlig geklärt, doch werden immer wieder neue Beiträge über ihre Zusammensetzung geliefert, die von großer Wichtigkeit sind. So viel steht fest, daß die Eiweißstoffe hochmolekulare Verbindungen darstellen, die derart gebaut sind, daß die Aminosäuren sich so zusammensetzen, daß die Aminogruppe eines Moleküls sich mit der Carboxylgruppe eines anderen Moleküls unter Wasseraustritt verbindet. Solche Verbindungen von Aminosäuren werden nach EMIL FISCHER Peptide genannt und mehrere derartige Peptide setzen sich dann wiederum zusammen zu einem Eiweißmolekül.

Der Mangel an genauerem Wissen über den chemischen Bau der Eiweiß-moleküle hat so dazu geführt, die verschiedenen Eiweißarten nach äußeren Eigenschaften, z. B. ihrem Verhalten gegen Fällung und Lösungsmittel, ein-zuteilen.

Sie werden gewöhnlich amorph gewonnen. Ihre Lösungen zeigen durch-weg Linksdrehung. Die Eiweißstoffe reagieren wie die Aminosäuren, indem sie

---

[1]) MOSSE: Biochem. Journ. Bd. 12.
[2]) HENRIQUES und SÖRENSEN: Zeitschr. f. physiol. Chem. Bd. 64.
[3]) DAKIN: Journ. of biol. Chemistry Vol. 7, p. 103.
[4]) FOLIN and FLANDERS: Journ. of biol. Chemistry Vol. 11, p. 257.

sich sowohl in Säuren als Basen lösen unter Bildung von lockeren salzähnlichen Verbindungen. Durch absoluten Alkohol werden die Eiweißstoffe aus ihren Lösungen ohne Änderung ihrer Eigenschaften ausgeschieden, ebenso vermögen verschiedene Salze, besonders Ammoniumsulfat und Kochsalz sie „auszusalzen", d. h. aus der Lösung zu verdrängen, ohne ihre Eigenschaften zu ändern.

Die Einteilung der Eiweißkörper. Bei der Einteilung der Eiweißkörper halten wir uns an die Schemata, wie sie aus den älteren Lehrbüchern übermittelt werden, ohne die neueren Ergebnisse zu berücksichtigen.

Wir unterscheiden also, indem wir hauptsächlich Rücksicht nehmen auf die im Harn vorkommenden Eiweißarten, folgende Kategorien:

I. Proteine (einfache, echte Eiweißkörper):
    a) Albumine,
    b) Globuline,
    c) Fibrine.

II. Umwandlungsprodukte:
    a) Koagulierte Eiweißsubstanzen (z. B. durch Kochen),
    b) Alkalialbuminate, Acidalbuminate (durch Laugen oder Säuren),
    c) Proteosen, Albumosen, Peptone, Peptide, Aminosäuren (durch Verdauung).

III. Proteide (zusammengesetzte Eiweißkörper):
    a) Phosphorproteide (Nucleoalbumine enthalten Phosphorsäure),
    b) Nucleoproteide, Verbindung mit Nucleinsäure (Nucleohiston),
    c) Glykoproteide, Verbindungen mit Substanzen der Kohlenhydratgruppen (Mucine, Schleimstoffe),
    d) Chondroproteide mit kohlenhydrathaltiger Ätherschwefelsäure, Chondroitin-Schwefelsäure.
    e) Hämoglobin, Verbindung mit eisenhaltigem Eiweißstoff.

IV. Farbstoffe: Gallen- und Harnfarbstoffe.

Eiweißstoffe des Harnes.

Im normalen Harne, auch in solchen, die nicht die gewöhnlichen Eiweißproben geben, sind immer Spuren von Eiweiß enthalten. Vorwiegend handelt es sich hierbei um Serumglobulin, aber auch nach neueren Forschungen können Serumalbumine vorkommen. Nach älteren Autoren, Moerner[1]), wurden die geringen Trübungen und Niederschläge, die er im normalen Harn durch Essigsäurefällung erhielt, bereits für Eiweißkörper gehalten. Diese Substanz, die als Harnmucoid bezeichnet wurde, scheidet sich jedoch auch schon beim Stehen ohne Essigsäurezusatz ab. Infolgedessen muß man die als sog. Nubecula ausfallenden Körper als Verbindungen von Eiweiß und eiweißfällenden Substanzen, die im Harne vorhanden sind, ansehen. Nach Moerner enthält der Harn außer Eiweiß nämlich noch eiweißfällende Substanzen (Chondroitinschwefelsäure, Taurocholsäure, Nucleinsäure usw.), die an Eiweiß gebunden ausfallen. Nach Moerner wird die im normalen Harn ausgeschiedene Eiweißmenge auf 22—78 mg täglich geschätzt. Unter pathologischen Verhältnissen können im Harne auftreten: Serumalbumin, Serumglobulin, Albumosen, Peptone, Hämoglobin, Methämoglobin und Fibrin.

Allgemeine Eigenschaften der Eiweißkörper.

Das *Albumin, Hämoglobin, Methämoglobin,* die *Protalbumose* und das *Pepton* sind in Wasser löslich, das *Globulin,* sowie die *Heteroalbumose* lösen sich in sauren

---

[1]) Moerner: Skandinav. Arch. f. Physiol. Bd 6, 333 u. 408.

sowie in alkalisch-reagierenden Salzlösungen auf. Dasselbe tun ebenfalls die *mucin*-ähnlichen Substanzen.

In Alkohol, Äther, Chloroform sind die Eiweißkörper unlöslich und werden durch dieselben gefällt.

Die Eiweißkörper diffundieren mit Ausnahme der Albumosen durch tierische Membranen nicht. Durch Neutralsalzlösungen werden die Eiweißkörper großenteils gefällt. Die verschiedenen Arten verhalten sich hier jedoch verschieden zu gewissen Salzen.

Diese Eigenschaft hat man benutzt, die Eiweißgemische zu trennen.

Eiweiß und Albumosen (*nicht* Peptone) werden durch Ammonsulfat, wenn man ihre Lösungen damit übersättigt, gefällt. Serumglobulin wird allein durch Magnesiumsulfat gefällt. *Fibrinogen* wird im Gegensatz zu *Serumglobulin* durch Kochsalz aus seinen Lösungen niedergeschlagen.

Die Schwermetallsalze fällen fast alle Eiweißstoffe, teilweise werden sie jedoch von denselben im Überschuß wieder gelöst, ebenso werden fast alle Eiweißkörper durch Alkohol gefällt. Beim Erhitzen fällt Albumin in schwach saurer Lösung bereits aus, *Hämoglobin* und *Globulin* in Neutralsalzlösung, *Heteroalbumose, Protalbumose* bei Gegenwart von Kochsalz. Die Temperaturen, die nötig sind, um die einzelnen Eiweißarten zu fällen, sind verschieden, auch hängen diese von dem Salzgehalt, sowie der Acidität der Lösung ab.

Die durch Erhitzen gebildeten Eiweißkoagula sind irreversibel, d. h. sie lösen sich nicht wieder in Wasser auf, wohl aber sind dieselben löslich in Säuren und Alkalien unter Bildung von Salzen (Acidalbuminate, Alkalialbuminate). Ferner werden die Eiweißkörper durch Reagenzien gefällt, die die sog. Alkaloide ebenfalls fällen (daher der Name Alkaloidreaktion). So werden Eiweißlösungen gefällt in saurer Lösung durch Phosphorwolframsäure, Phosphormolybdänsäure, Tannin, Jodquecksilberkalium, Jodwismutkalium, Quecksilberchlorid, Pikrinsäure (pikrinsaures Pepton und die pikrinsauren Albuminate lösen sich dagegen in der Wärme auf).

Ferner wurden als eiweißfällende Substanzen angewandt: Nitroprussidnatrium, Rhodankalium, Metaphosphorsäure, Trichloressigsäure, Sulfosalicylsäure u. a.

Auch die *Nucleinsäuren*, sowie die Chondroitinschwefelsäure, Taurocholsäure, das Lecithin usw. haben eiweißfällende Eigenschaften.

Die Farbreaktionen sollen später bei der Beschreibung der gebräuchlichen Eiweißproben Berücksichtigung finden.

Albumin.

Das im Harn auftretende Albumin ist Serumalbumin. Es findet sich einmal in Spuren im normalen Harn, in größeren Mengen im Harn bei Nephritis und Nephrose. Die in diesen Fällen mit dem Harn ausgeschiedenen Mengen können außerordentlich verschieden sein. Meist liegen sie *unter* 0,5% und Ausscheidungen im Harn über 1% gehören zu den Seltenheiten. Es sind Tagesmengen von 30 g im Harne gefunden worden. Das im Harn unter diesen pathologischen Verhältnissen vorkommende Albumin ist nicht einheitlich, sondern besteht aus verschiedenen Albuminen (und Globulinen). Das Gemisch von Albuminen, welches im Harn vorkommt, löst sich in Wasser auf. In Alkohol ist es vollständig unlöslich und läßt sich aus dem Harn deshalb mit Alkohol fällen. Albumin diffundiert sehr schwer durch tierische Membran. Die spezifische Drehung des im Harne vorkommenden Albumins ist $(\alpha)D = -62,6-64,59$.

Albumin wird aus seinen Lösungen durch Säure in der Wärme (ca. 70°) ausgefällt. Bei größerem Zusatz von Essigsäure bildet das Albumin ein lösliches Salz.

Globulin.

Globulin findet sich meist vereint mit Albumin im Harn, und zwar ist es in weit geringerer Menge vorhanden als das letztgenannte. Auch das im Harn vorkommende Globulin ist chemisch nicht einheitlich. In 5—10 %iger Kochsalzlösung lösen sich die Globuline leicht auf, während sie in verdünnteren sowie konzentrierteren Lösungen von Natriumchlorid schwerer löslich sind; in Alkohol sind die Globuline unlöslich. Das Globulin dreht die Ebene des polarisierten Lichtes nach links [a]D = —47,8—78,2, diffundiert durch Pergament oder tierische Membran so gut wie gar nicht. Wie das *Albumin* bildet das *Globulin* ebenfalls mit Säuren *Acidglobuline*, mit Alkalien Alkaliglobuline.

Fibrin.

Fibrin kommt im Harne hauptsächlich bei Blutungen sowie bei Chylurie vor. Ebenso ist es bei entzündlichen Prozessen des Harnapparates beobachtet worden. Es gerinnt bereits in der Blase und wird als Gerinnsel ausgeschieden. Im Gegensatz zum Albumin und Globulin löst sich das Fibrin in Salzlösung, verdünnten Säuren und Alkalien nicht. In der Hitze wird es allerdings unter Umwandlung gelöst.

Nucleoproteide sind aus den eigentlichen Eiweißstoffen und Nucleinsäuren zusammengesetzt. Die Nucleoproteide lösen sich in Wasser und Salzlösung, leichter noch in Alkalien, werden aber durch Säuren gefällt; durch Mineralsäuren im Überschuß lösen sie sich wieder auf.

Hämoglobin findet sich im Harn einmal in Erythrocyten eingeschlossen, sodann findet sich gelöstes Hämoglobin im Harne vor nach schweren Infektionen, bei der paroxysmalen Hämoglobinurie, nach schweren Vergiftungen, nach Verbrennungen, nach Transfusion artfremden Blutes usw. Ferner bei Zuständen, bei denen die Nieren durch pathologische Veränderungen für Blutkörperchen durchlässig werden.

Die Hämoglobine gehören zu der Gruppe der Chromoproteide. Die Eiweißkomponente des Hämoglobins ist charakteristisch durch ihren hohen Gehalt an Basen, ist deshalb zu den Histonen zu rechnen. Das Hämoglobin wird durch Neutralsalze schwer ausgesalzen, vollständig gefällt wird es durch Sättigung seiner Lösung mit Ammonsulfat. Durch Säuren wird es leicht in Globin und seinen Farbstoffkomplex gespalten. Metallsalze, so das Bleiacetat, Quecksilberchlorid, Silbernitrat fällen das Hämoglobin nicht, durch Chlorzink und Kupfersulfat wird es gefällt. Die Koagulationstemperatur beträgt 64°. Die Hämoglobine drehen die Ebene des polarisierten Lichtes [a]D = + 10—10,8 (näheres s. unter Blutfarbstoff).

Der Eiweißkörper von Bence-Jones.

Bence-Jones beobachtete als erster diesen eigentümlichen Eiweißkörper, der früher als Albumose aufgefaßt wurde, der jedoch zu den genuinen Eiweißkörpern zu rechnen ist. Das Vorhandensein dieses Eiweißkörpers im Harne kann man dadurch nachweisen, daß man den Harn auf 40—60° erwärmt, wobei derselbe ausfällt, um sich bei höherer Temperatur wieder zu lösen. Bei dieser Probe ist darauf zu achten, daß der Harn deutlich sauer reagiert und nicht zu salzarm sein darf. Eine Methode zur Darstellung desselben gibt Magnus-Levy [1] an. Weitere Untersuchungen wurden gemacht von Grutterink und Graaff [2]), sowie von Abderhalden und Rostoski [3]), neuere Untersuchungen

---

[1]) Magnus-Levy: Zeitschr. f. phys. Chem. Bd. 30, S. 200.
[2]) Grutterink und Graaff: Zeitschr. f. phys. Chem. Bd. 34, S. 393; Bd. 46, S. 472.
[3]) Abderhalden und Rostoski: Zeitschr. f. phys. Chem. Bd. 46, S. 125.

veröffentlichten Hopkins und Sawory [1]). Der Bence-Jonessche Eiweißkörper gibt sämtliche Farbreaktionen der Eiweißkörper. Nach Abderhaldens
und Rostoskis Untersuchungen soll der Bence-Jonessche Eiweißkörper qualitativ dieselbe Zusammensetzung haben wie die übrigen Eiweißarten. Es wurden
aus ihm isoliert Glykokoll, Alanin, Leucin, α-Pyrrolidincarbonsäure, Glutamin-
säure, Asparaginsäure, Phenylalanin, ferner Lysin, Arginin und Histidin.

Außer der beschriebenen Weise des Nachweises des Bence-Jonesschen
Eiweißkörpers im Harn muß auf die angegebene Literatur sowie auf größere
Handbücher hingewiesen werden. In diagnostischer Beziehung hat der Bence-
Jonessche Eiweißkörper insofern Interesse, daß er vorkommt bei Knochen-
erkrankungen wie Osteosarkomen, Myelomen, Osteomalacie. Die Mengen können
schwanken zwischen $^1/_4$—$^1/_2\,^0/_{00}$ und $6,7\,^0/_0$ (Bence-Jones). Nach Abderhalden und Rostoski handelt es sich beim Bence-Jonesschen Eiweißkörper um
körpereigenes Eiweiß, die Ausscheidung kann durch zugeführtes Eiweiß nicht
beeinflußt werden. Des Castello [2]) hält eine Nierenschädigung für notwendig,
damit es zur Ausscheidung des Bence-Jonesschen Eiweißkörpers kommt.

Nachweis von Eiweiß im Harn.

Das Vorhandensein von Eiweiß im Harn braucht noch nicht als pathologisch
angesehen zu werden, da Spuren von Eiweiß im normalen Harn vorzukommen
pflegen [3]). Mengen von 0,2 g im Liter müssen dagegen schon als pathologisch
angesehen werden. Als Proben zur Bestimmung von Eiweiß im Harn seien
angeführt:

1. *Die Kochprobe.*

Man erhitzt 5—10 ccm Harn, der mit Lackmuspapier auf seine saure Reaktion
geprüft ist in einem Reagensglase bis zum Kochen, nachdem man zuvor ein
paar Kubikzentimeter konzentrierter Kochsalzlösung hinzugegeben hat. Das
letztere ist wichtig, da mitunter in kochsalzarmen Harnen das Eiweiß nicht ausfällt. Tritt also nach Erhitzen und Hinzufügen von ein paar Tropfen $20\,^0/_0$iger
Salpetersäure eine flockige Trübung auf, so ist Eiweiß vorhanden. Man vergleicht am besten den gekochten Harn mit der gleichen Menge ungekochten
filtrierten Harnes und kann so leicht Eiweiß in Spuren nachweisen. Das gekochte und koagulierte Eiweiß bildet einen irreversiblen Zustand. Entsteht
beim Kochen ein Niederschlag, der sich bei Zugabe von Salpetersäure wieder
auflöst, so bestand derselbe aus Phosphaten. Entsteht bei der Kochprobe der
Niederschlag erst allmählich, so beruht er auf der Gegenwart von Albumosen.

Ein Harn, der reich ist an Uraten, kann eine Trübung zeigen, die beim Erwärmen verschwindet. Mikroskopische Untersuchung des Bodensatzes gibt
Sicherheit über die Art der Trübung.

2. *Die Hellersche Probe.*

Man füllt in ein Reagensglas ungefähr 5 ccm reine konzentrierte Salpetersäure und schichtet vorsichtig mit einer Pipette die gleiche Menge klaren Harnes
darüber. Hierbei muß man sich davor hüten, daß die Flüssigkeiten sich nicht
mischen. Entsteht an der Berührungsstelle ein weißer Ring, der sich nach
oben und unten abgrenzen läßt, so haben wir es mit Eiweiß zu tun, das in Form
von Acidalbumin vorliegt.

Diese Probe ist ebenso wie die Kochprobe sehr zuverlässig und zeigt Eiweiß
in einer Mindestkonzentration von $0,02\,^0/_{00}$ noch deutlich an. Ist der Harn
uratreich, so kann sich beim Schichten eine trübe Zone bilden, die beim Erhitzen verschwindet.

---

[1]) Hopkins and Sawory: Journ. of physiol. Vol. 42, p. 189.
[2]) Castello: Zeitschr. f. klin. Med. Bd. 67, S. 319.
[3]) Mörner: Skandinav. Arch. f. Physiol. Bd. 6, S. 417. 1895.

3. Die Probe mit Ferrocyankalien und Essigsäuren.

Zu etwa 10 ccm Harn gibt man etwa 5 Tropfen 30 %ige Essigsäure. Entsteht hierbei schon eine Trübung, so filtriert man ab und gibt dann 1—3 Tropfen 5 %iger Ferrocyankaliumlösung hinzu. Bildet sich jetzt ein gelblichweißer Niederschlag oder Trübung, so haben wir Eiweiß im Harn, das mit der Ferrocyanwasserstoffsäure eine unlösliche Verbindung eingegangen ist. Man kann auch so verfahren, daß man zu einigen Kubikzentimetern Essigsäure ein paar Tropfen Ferrocyankaliumlösung gibt und damit den Harn überschichtet. Dann bildet sich bei Gegenwart von Eiweiß eine ringförmige Trübung.

Diese Probe ist ebenfalls sehr empfindlich. Bei 0,01 % Eiweiß im Harn ist sie noch deutlich. Man muß hierbei besonders darauf achten, daß der Harn sauer ist, da im alkalischen Harn keine Fällung auftritt.

4. Auf dem schon erwähnten Aussalzen beruht die von Heynsius[1]) angegebene Probe, wobei man 10 ccm Harn mit Essigsäure stark sauer macht und mit 3 ccm konzentrierter Kochsalzlösung versetzt. Hierbei tritt häufig schon in der Kälte Ausfällung von Eiweiß auf; beim Kochen scheidet es sich in Flocken ab.

5. Die Sulfosalicylprobe.

Hierzu gebraucht man am besten eine 20 %ige Lösung, von der man ein paar Tropfen zum sauren Harn gibt. Bei Gegenwart von Eiweiß tritt allmählich Alkalescenz bzw. Trübung auf, je nach der Menge Eiweiß, die sich im Harn befindet.

Diese Probe ist sehr empfindlich und leicht anzustellen.

6. *Die Probe von* E. Spiegler[2]), in der Abänderung von A. Jolle[3]), ist für klinische Untersuchungen zu empfindlich, da sie schon das im normalen Harn vorhandene Eiweiß anzeigt.

Wenn man das bei allen diesen Proben erhaltene Eiweiß abfiltriert, auswäscht und trocknet, so kann man mit dem nun vorliegenden weißen oder farbigen amorphen Pulver noch andere Reaktionen anstellen, die beweisen, daß wir es wirklich mit Eiweiß zu tun haben. Diese Reaktionen beruhen auf der Gegenwart von bestimmten Komplexen in dem Eiweißmolekül, die mit gewissen Reagenzien deutliche Farbenerscheinungen hervorrufen. Wir sprechen deshalb von den Farbenreaktionen.

Farbenreaktionen.

1. *Die Biuretprobe.* Biuret ist ein Kondensationsprodukt von 2 Molekülen Harnstoff unter Austritt von NH_3.

$$2 \begin{array}{l} NH_2 \\ | \\ CO \\ | \\ NH_2 \end{array} \quad \begin{array}{l} CO-NH_2 \\ \\ \\ CO-NH_2 \end{array} \longrightarrow \hspace{-0.5em}> NH + NH_3$$

Gibt man zu einer Lösung, die Eiweiß enthält, zuerst Natronlauge im Überschuß und dann ein paar Tropfen sehr verdünnten Kupfersulfats (1—2 %ig), so tritt eine schöne Violett- und Rotfärbung auf.

Man kann mit Hilfe dieser Reaktion auch annähernd ermitteln, wieviel Eiweiß in einer Lösung enthalten ist, indem man sich zuerst mehrere Eiweißlösungen von bekannter Konzentration herstellt, ihnen Natronlauge und Kupfersulfat hinzugibt und dann mit der zu untersuchenden Lösung vergleicht,

[1]) Heynsius: Arch. f. Physiol. Bd. 10, S. 239. 1875.
[2]) Spiegler, E.: Wien. klin. Wochenschr. Bd. 5, S. 29. 1892. Berlin. Berichte Bd. 25, S. 375. 1892.
[3]) Jolle, A.: Zeitschr. f. physiol. Chem. Bd. 21, S. 306. 1895.

indem man zu dieser die gleiche Menge des Biuretreagens gibt. Die Farbenintensität der einzelnen Lösungen ist dabei maßgebend.

2. *Die* MILLON*sche Probe* beruht auf dem Vorhandensein der Tyrosingruppe
und Eiweißmolekül und wird so angestellt, daß man etwas Eiweiß zusammen mit
dem MILLONschen Reagens erwärmt. (Das Reagens stellt man her, indem man
einen Teil Quecksilber in einem Teil rauchender Salpetersäure auflöst. Ein
Volum der Lösung wird mit 2 Volumen Wasser verdünnt.) Die Farbe, die sich
dabei bildet, ist eine schöne, ziegelsteinrote. Sie kann auch mit Phenol erzeugt
werden.

. 3. *Die Xanthoproteinreaktion.* Gibt man zu einer Eiweißlösung konzentrierte
Salpetersäure, so nimmt sie mitunter schon in der Kälte eine dunkelgelbe Farbe
an, die beim Übersättigen mit Ammoniak orangerot wird. Beim Erwärmen
tritt eine Verstärkung der Reaktion ein. Die Xanthoproteinreaktion kann auch
beobachtet werden, wenn man sich die Finger mit konzentrierter Salpetersäure
benetzt. Es tritt dann nämlich eine deutliche Gelbfärbung der Haut ein. Die
Farbe rührt wahrscheinlich von der Bildung aromatischer Nitroverbindungen her.

4. *Die Reaktion von* ADAMKIEWICZ[1]). Eiweißkörper in Lösung, die mit
Glyoxylsäurelösung versetzt sind und dann mit konzentrierter Schwefelsäure
geschichtet werden, geben an der Berührungszone eine schön violette Farbe.

5. *Die Schwefelbleiprobe.* Diese beruht auf der Gegenwart von Schwefel
im Eiweißmolekül. Kocht man eine Eiweißlösung mit Natronlauge und Bleiacetat, so bildet sich Schwarzbraunfärbung, indem der Schwefel des Eiweißes
sich mit dem Blei zu Bleisulfid verbindet. Wahrscheinlich ist es das Cystin
des Eiweißes, welches Schwefel abspaltet.

6. MOLISCHS[2]) *Reaktion.* Eine wässerige Eiweißlösung, die mit ein paar
Tropfen alkoholischer α-Naphthollösung versehen ist und dann mit konzentrierter
Schwefelsäure unterschichtet wird, zeigt an der Berührungsstelle eine violette
Farbe, die rot ist, wenn statt des Naphthols Thymol genommen wird. Die
Reaktion ist auch für Kohlenhydrate charakteristisch, da die Kohlenhydrate
unter Einwirkung von konzentrierter Schwefelsäure Furfurol bilden, das auch
beim Eiweiß für die Violettfärbung verantwortlich zu machen ist. Der Ausfall der Reaktion beim Eiweiß weist also darauf hin, daß im Eiweißmolekül
eine Pentose- oder Hexosegruppe vorhanden ist.

Der getrennte Nachweis von Albumin und Globulin wird so vorgenommen,
daß man 100—200 ccm Harn mit Ammoniak neutralisiert und das gleiche
Volumen gesättigter Ammoniumsulfatlösung hinzugibt. Enthält der Harn
Globulin, so fällt dieses als weißer Niederschlag aus; das Albumin bleibt gelöst
und wird, nachdem das Globulin abfiltriert ist, durch Kochen zur Koagulation
gebracht.

Die quantitative Bestimmung von Eiweiß im Harn.

1. *Die gewichtsanalytische Methode* besteht darin, daß man das Eiweiß unter
Zusatz von Essigsäure durch Erhitzen ausfällt, den Niederschlag auf einem
gewogenen Filter sammelt und bis zur Gewichtskonstanz trocknet. Das Filtrat
vom Niederschlag darf mit einer der schon angeführten Eiweißproben keine
Fällung mehr geben. Man muß also durch Vorversuche ermitteln, wieviel
Essigsäure zugegeben werden muß, damit das Eiweiß beim Kochen restlos
koaguliert. Das Koagulum auf dem Filter wird nacheinander mit Wasser,

---

[1]) ADAMKIEWICZ: Pflügers Arch. f. d. ges. Physiol. Bd. 9, S. 156. 1874. Ber. d.
Dtsch. Chem. Ges. 1875. S. 861.

[2]) MOLISCH: Monatshefte f. Chem. Bd. 7, S. 198. 1886. — F. MYLIUS: Zeitschr. f.
phys. Chem. Bd. 11, S. 492. 1887.

Alkohol und Äther gewaschen und dann getrocknet, bis zwei aufeinanderfolgende Wägungen keine Differenz mehr geben. Um den Fehler auszuschließen, der durch ausgefällte Mineralstoffe bedingt sein kann, verascht man das möglichst aschefreie Filter und zieht das Gewicht der gefundenen Asche von dem Gewicht des ausgefällten Koagulums ab. Auf diese Weise kann man ziemlich genau feststellen, wieviel Eiweiß in einer bestimmten Menge Harns enthalten ist.

2. *Die Methode von* Esbach. Sie ist zwar nicht annähernd so exakt wie die gewichtsanalytische und gibt oft ganz unbrauchbare Werte, trotzdem wird sie vom Kliniker gern angewendet (Abb. 23). Das Albuminometer von Esbach besteht aus einem graduierten Reagensglas, das mit einem Stopfen verschlossen wird. Es enthält eine Marke mit der Bezeichnung „U", eine mit der Bezeichnung „R" und Teilstriche mit Ziffern. Man füllt Harn bis zur Marke „U" ein, gibt das Esbachsche Reagens bis zur Marke „R" hinzu (auf 100 ccm Wasser 1 g Pikrinsäure und 2 g Citronensäure) und läßt dann 24 Stunden bei 15° C ruhig stehen. Nach Ablauf dieser Zeit kann man an den Teilstrichen ablesen, wieviel Gramm Eiweiß auf 1 Liter Harn kommt.

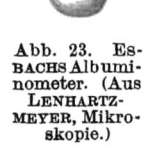

3. *Die Methode von* Aufrecht hat den Vorteil, daß mit ihrer Hilfe die Eiweißbestimmung schneller vor sich geht. Erforderlich ist

1. das Reagens (1,2 g Pikrinsäure, 3 g Citronensäure ad 100 H_2O),
2. das Albuminometer nach Aufrecht (ähnlich wie das von Esbach) verdünnt sich nach unten,
3. eine Zentrifuge.

Das Albuminometer wird bis zur Marke „U" mit Harn, bis zur Marke „R" mit dem Reagens gefüllt, mit einem Gummistopfen verschlossen, geschüttelt und dann zentrifugiert. Beim Zentrifugen mit 3000 Umdrehungen in der Minute genügt ein Zentrifugieren von 2—3 Minuten. Man kann mit Hilfe dieser

Abb. 23. Esbachs Albuminometer. (Aus Lenhartz-Meyer, Mikroskopie.)

Methode mithin nach etwa 5 Minuten das Resultat ablesen. Der Harn muß bei der Probe nach Aufrecht ebenso wie bei der Esbachschen vorher angesäuert werden. Bei der Esbachschen Probe muß man außerdem, wenn der Harn, mehr als 5 °/₀₀ Eiweiß enthält, vorher verdünnen, was bei der zweiten Methode nicht erforderlich ist. Nach alledem ist jedenfalls der Probe von Aufrecht noch der Vorzug zu geben.

Nachweis von echtem Mucin im Harn.

Echte Mucine sind ausgesprochene Säuren, die aus ihren alkalischen Lösungen durch stärkere Säure ausgefällt werden. In ihren Lösungen sind sie von fadenziehender Beschaffenheit; im Harn bilden sie die sog. „Nubecula". Sie gehören zu den Glucoproteinen, d. h. sie enthalten einen Kohlenhydratkomplex, der auch, wenn er durch geeignete Methoden in Freiheit gesetzt ist, zu reduzieren vermag.

Hierauf beruht der Nachweis von Mucin im Harn, der so geführt wird, daß man eine Tagesmenge Harn mit verdünnter Essigsäure versetzt, einige Zeit stehen läßt, den gebildeten Niederschlag abfiltriert und mit warmem Alkohol auswäscht. Darauf löst man den alkoholischen Niederschlag in schwach alkalischem Wasser, setzt im Überschuß 5 °/₀ige Salzsäure hinzu und erwärmt die Lösung ein paar Stunden lang auf dem Wasserbade, um die Bindung zwischen Eiweiß und Kohlenhydrat zu lösen. Darauf stellt man mit einem Teil der Lösung die FEHLINGsche Probe an; fällt diese positiv aus, so ist damit noch nicht der sichere Nachweis erbracht, daß echtes Mucin vorliegt, da die im Harn vorkommende Verbindung von Eiweiß mit Chondroitinschwefelsäure (Nucleoalbumine) auch zu reduzieren vermag. Erst wenn wir durch Prüfung des zweiten Teiles der salzsauren Lösung mit Bariumchlorid festgestellt haben, daß kein Bariumsalz ausfällt, können wir mit Sicherheit auf echtes Mucin schließen.

Das wahre Nucleoalbumin wird nach F. KRAUS folgendermaßen bestimmt: Der im Tagesharn mit Hilfe von Essigsäure erhaltene Niederschlag wird mit warmem Wasser und Alkohol gewaschen und in verdünnter Natronlauge gelöst. Zu dieser Lösung, die 30^0 C warm sein soll, wird Magnesiumsulfat gegeben, worauf sich ein Niederschlag bildet. Dieser wird in Wasser gelöst, mit Essigsäure wieder ausgefällt und dann mit heißem Alkohol ausgewaschen. Sodann wird der Filterrückstand zusammen mit Soda und Salpeter im Platintiegel geschmolzen, die Schmelze mit Salpetersäure sauer gemacht und auf Phosphorsäure geprüft. Ist Phosphorsäure vorhanden, so spricht das mit großer Wahrscheinlichkeit für die Anwesenheit von Nucleoalbuminen.

Die Nucleohistone. Verbindung von Histonen mit Nucleinsäuren werden aus neutralen Lösungen durch Essigsäure ausgefällt. Der Niederschlag unterscheidet sich von dem der Nucleoalbumine dadurch, daß er nach dem Lösen in Sodalösungen durch Zusatz von Magnesiumsulfat nicht wieder ausgefällt wird. Auch Salpetersäure fällt die Histone, jedoch verschwindet beim Erwärmen der Niederschlag wieder. Histone geben die Biuretprobe, jedoch nur schwach die MILLONsche.

Entsteht also in einem klaren filtrierten Harn, der mit einigen Tropfen Essigsäure versetzt ist, nach einiger Zeit einige Trübung, so kann diese sowohl auf Mucin als auf Nucleoalbumin, als auch auf Nucleohiston beruhen.

Proteinsäuren.

Zu den Proteinsäuren im Harn rechnet man die *Oxyproteinsäure, Alloxyproteinsäure* und *Antoxyproteinsäure.* Die Menge der im normalen Harne vorkommenden Proteinsäure wird beim Menschen bei gemischter Kost auf $3—6\%$ des gesamten Stickstoffes geschätzt. Bei *Typhus,* Lebererkrankungen, sowie nach Phosphorvergiftungen ist eine erhöhte Ausscheidung beobachtet worden. Die Oxyproteinsäuren besitzen kein weiteres pathologisches Interesse, sie sind deshalb nur der Vollständigkeit halber aufgeführt worden.

Normale Harnfarbstoffe.

Der normale Harn enthält, wie VIERODT auf spektrometrischem Wege nachgewiesen hat, mehrere Farbstoffe. Als die hauptsächlichsten bisher isolierten Harnfarbstoffe sind zu nennen in erster Linie das *Urochrom,* dem der Harn seine gelbe Farbe verdankt. Meist findet sich ferner im Harn *Uroerythrin* (Sedimentum lateritium), sowie kleine Mengen von *Hämatoporphyrin.* Ferner enthält der Harn noch sogenannte *Chromogene,* z. B. das *Urobilinogen,* welches durch Oxydation an der Luft in *Urobilin* übergeht. Schließlich sind es noch eine ganze Anzahl von Farbstoffen, die ihren Ursprung in eingenommenen Medikamenten haben.

Das *Urochrom,* mit diesem Namen hat THUDICHUM[1]) einen Farbstoff bezeichnet, der von ihm zuerst aus dem Harn isoliert wurde. Er soll dem Harn die normale Farbe verleihen. Nach Ansicht von DOMBROWSKI und PANETH[2])

---

[1]) THUDICHUM: Chem. news. Vol. 68, p. 275. 1893.
[2]) DOMBROWSKI und PANETH: Zeitschr. f. phys. Chem. Bd. 46, S. 110. 1905.

gehört das *Urochrom* zu den *Alloxyproteinsäuren*, die sich dadurch von anderen Proteinsäuren unterscheiden, daß sie durch Kupferacetat fällbar sind. Darauf beruht ein Verfahren, das zur Gewinnung des Urochroms von Dombrowski [1]) angegeben wurde. Die täglich ausgeschiedene Menge wird auf 0,4—0,7 g geschätzt und soll bei Injektionskrankheiten gesteigert sein.

Eigenschaften. Nach Dombrowski hat das Urochrom den Charakter einer Säure und bildet mit Natrium, Barium und Silber Salze. Es stellt ein braunes bis dunkelgelbes amorphes Pulver dar, das in Wasser leicht löslich ist, in Äther und Chloroform sich dagegen schwer löst. Es enthält nach Dombrowski etwa 5 % Schwefel, der durch Natrium- bzw. Kalilauge leicht abgespalten wird. Das Urochrom wirkt reduzierend. Von Hohlweg [2]) wurde es so gewonnen, daß er den Harn mit Kalkmilch ausfällte und das Filtrat mit Tierkohle schüttelte. Aus der Tierkohle, die das Urochrom absorbiert hatte, konnte er es mit Methylalkohol extrahieren.

Urobilin ist ein zuerst von Jaffé aus dem Harn dargestellter Farbstoff, der im Gegensatz zum *Urochrom*, ein charakteristisches Absorptionsspektrum hat und eine starke Fluorescenz zeigt. Im frischen Harn befindet es sich in seiner Vorstufe.

Urobilinogen. Das Urobilin kann bei verschiedenen pathologischen Zuständen, die zu einer vermehrten Zerstörung von roten Blutkörperchen führen, im Harn stark vermehrt sein, ebenso bei Infektionskrankheiten und Vergiftungen. Im normalen Harn sind nur ganz geringe Mengen von Urobilin vorhanden, größere Mengen dagegen von Urobilinogen. Vermehrt ist das Urobilin in der Regel dann, wenn durch irgendwelche pathologischen Veränderungen der Ductus choledochus verschlossen ist und der Zufluß der Galle in den Darm nicht mehr besteht. Vermehrtes Auftreten von Urobilin oder Urobilinogen läßt auf eine pathologische Veränderung der Leber schließen, und zwar ist bereits ein erhöhtes Auftreten von diesen Substanzen im Harne zu finden. ehe sich sonst klinische Zeichen, wie Ikterus, bemerkbar machen.

Von diagnostischer Wichtigkeit ist die Urobilin- und Urobilinogenausscheidung, besonders bei Scharlach und Pneumonie, wo dieselbe erhöht ist.

Die Darstellung des Urobilins aus dem Harn beruht auf seiner Fällbarkeit mit Ammoniumsulfat, nachdem zuvor Harnsäure und Hämatoporphyrin mit Hilfe von Chlorbarium und Barytwasser entfernt sind.

Eigenschaften. Das Urobilin ist ein amorphes, rotbraunes bis rotgelbes Pulver, das in Alkohol und Chloroform leicht, in Äther und Wasser schwer löslich ist. Der Nachweis des *Urobilins* im Harn beruht auf der Fluorescenz und dem spektroskopischen Verhalten. Man filtriert urobilinreichen Harn nach Zusatz von Ammoniak und gibt zum Filtrat Chlorzink. Es zeigt sich ein Absorptionsstreifen in der Mitte zwischen E und F des Spektrums.

Chemischer Nachweis des Urobilins. Zum chemischen Nachweis des Urobilins dient das Schlesingersche Reagens. Dies besteht aus 10 g Zinkacetat, das in 100 ccm Alkohol gelöst ist. Der zu prüfende Harn wird mit der gleichen Menge dieses Reagens versetzt. Bei Gegenwart von Urobilin bildet sich sodann eine deutliche grüne Fluorescenz. Bei dem Vorhandensein von größeren Mengen Urobilin genügen einige Tropfen Chlorzink und Ammoniak, die man dem Harne zusetzt, um die Fluorescenz hervorzurufen. Man kann auch durch Amylalkohol oder Chloroform den Harn ausschütteln. In diesem löst sich das Urobilin und ist in dieser Lösung leicht nachzuweisen.

---

[1]) Dombrowski: Zeitschr. f. phys. Chem. Bd. 54, S. 188. 1907/08.
[2]) Hohlweg: Biochem. Zeitschr. Bd. 13, S. 199. 1908.

Zum Nachweis des *Urobilinogens* verwendet man die von NEUBAUER angegebene Methode mit EHRLICHS Reagens, welches aus einer salzsauren Lösung
von Dimethylparaamidobenzaldehyd besteht (2%ige Lösung dieser Substanz
in 5%iger Salzsäure). Beim Versetzen des Harns mit diesem Reagens tritt
beim Erwärmen eine mehr oder weniger intensive Rotfärbung ein. Ein Ausbleiben dieser Farbe spricht dafür, daß das Urobilinogen vollkommen fehlt.
Tritt die Reaktion bereits vor dem Erwärmen auf, so spricht dies für abnorm
vermehrte Urobilinogenmengen.

Urobilinogenreiche Harne werden beim Stehen an der Luft dunkler, indem
das Urobilinogen sich in Urobilin verwandelt.

Uroerythrin (Purpurin).

Wie der Name sagt, hat dieser Farbstoff einen roten Ton; er bedingt meistens
die rote Färbung des Ziegelmehlsediments. Das Uroerythrin kann im normalen
Harn vorkommen; vermehrt ist es bei Anstrengungen, Herz- und Lungen-
leiden und solchen Erkrankungen, die mit Störungen des Leberkreislaufes
einhergehen [1]).

Darstellung. Nach A. E. GARROD [2]) verwendet man am besten das Sediment, welches wenig Hämatoporphyrin enthält. Dieses sammelt man auf
einem Filter, löst es in Wasser und fällt durch Chlorammonium aus. Der Niederschlag wird durch Chlorammoniumlösung mehrmals gewaschen und nach Dige-
rieren in warmem Alkohol schließlich in Chloroform aufgenommen. Man kann
auch einfach den Harn mit Amylalkohol schütteln; dann geht der Farbstoff
in diesen über, was man an der Rotfärbung erkennt.

Der *Nachweis* geschieht am besten durch das spektroskopische Verhalten
des Farbstoffes. Eine verdünnte alkoholische Lösung zeigt nämlich ein charakteristisches Spektrum, ein Doppelband, das zwischen D und E bis F reicht.
Von Urobilin unterscheidet sich diese Lösung dadurch, daß sie nicht fluoresciert.

Das Uroerythrin ist ein amorphes, rosig gefärbtes Pulver, das sich leicht in
Alkohol, Amylalkohol und Essigäther löst, schwer dagegen in Wasser. Mit
Alkalilaugen wird es grün, durch konzentrierte Schwefelsäure carminrot gefärbt.

Harnindican.

Unter Harnindican versteht man das indoxylschwefelsaure Kalium $C_8H_6NSO_3K$
das zustande kommt, indem das aus der Fäulnis im Darm entstandene Indol
sich zu Indoxyl oxydiert und mit Schwefelsäure sich zu einer Ätherschwefelsäure verbindet, deren Kaliumsalz im Harn ausgeschieden wird. Anderseits kann sich auch Indoxylglucuronsäure bilden. Diese Körper kommen,
wenn auch nur in geringen Mengen im menschlichen Harn vor. Bei Pflanzenfressern, z. B. den Pferden, finden wir eine reichliche Ausscheidung von Indican.
Das Indol entsteht wahrscheinlich beim Eiweißabbau aus dem Tryptophan,
der Indolaminopropionsäure. Bei aerober Fäulnis ist auch das Entstehen von
Indol und Skatol aus Tryptophan nachgewiesen worden.

---

[1]) THIERFELDER: Physiologisch- und pathologisch-chemische Analyse. 8. Aufl.
[2]) GARROD, A. E.: Journ. of Physiol. Vol. 17, p. 439. 1895.

Eigenschaften: Harnindican krystallisiert aus Alkohol in glänzenden Blätt-chen, die leicht in Wasser, in kaltem Alkohol schwer löslich sind. Von Salz-säure wird es zu Indoxyl und saurem Kaliumsulfat zerlegt. Führt man diese Hydrolyse durch in Gegenwart von Eisenchlorid oder Chlorkalk, so wird das Indoxyl zu Indigo oxydiert.

Der Nachweis des Indicans beruht auf dieser Reaktion und wird nach OBER-MEYER so vorgenommen, daß man 30 ccm sauer reagierenden Harns (eventuell mit Essigsäure anzusäuern) mit 3 ccm Bleiessig versetzt, umschüttelt und ab-filtriert. 20 ccm des klaren Filtrats gibt man in einen Schüttelzylinder, fügt 3—4 ccm Chloroform und 20 ccm OBERMEYERS Reagens (3—4 g Eisenchlorid in 1000 ccm konzentrierter Salzsäure vom spezifischen Gewicht 1,19) hinzu und schüttelt kräftig. Das Chloroform färbt sich je nach dem Indicangehalt mehr oder minder blau.

Indicannachweis nach JAFFÉ: 10—20 ccm Harn werden durch Schütteln mit pulverisiertem Bleizucker von störenden Substanzen befreit und das Filtrat mit 10—20 ccm reiner Salzsäure und tropfenweise mit einer frisch bereiteten 5 %igen Chlorkalklösung versetzt. Ist Indican im Harne vorhanden, so ent-steht ein blaugrüner Farbton, der später noch deutlichere Blaufärbung gibt. Schüttelt man diese Probe mit einigen Kubikzentimeter Chloroform, so nimmt dieses das gebildete Indigo auf und färbt sich tiefblau, während normaler Harn nur eine schwach rosa oder violette Färbung erkennen läßt.

Die quantitative Bestimmung des Indicans beruht darauf, daß man dieses in Indigoblau oder -rot überführt und dann entweder colorimetrisch vergleicht oder mit Hilfe einer Kaliumpermanganatlösung titriert [1] [2].

Im pathologischen Harn vorkommende Farbstoffe.

1. *Blutfarbstoffe.* Das Blut besteht aus einer klaren Flüssigkeit (Plasma) und den darin suspendierten roten und weißen Blutkörperchen. Die ersteren sind es, die dem Blute die rote Farbe geben; sie enthalten einen eisenhaltigen roten Farbstoff (Oxyhämoglobin), das unter Sauerstoffverlust in Hämoglobin übergeht.

Das *Hämoglobin* ist eine Verbindung von Globin (Eiweißkörper) mit dem eigentlichen Farbstoff *Hämatin.* Es kann nun vorkommen, daß der Harn un-versehrte Blutkörperchen enthält, oder daß nur Hämoglobin vorgefunden wird. In ersterem Falle spricht man von Hämaturie, im anderen von Hämoglobinurie. Die *Hämaturie* kann vorkommen bei akuter Nierenentzündung (Nephritis), bei Blutungen aus dem Nierenbecken, den Harnleitern, der Blase und der Harn-röhre. Die *Hämoglobinurie* findet sich bei Erkrankungen, bei denen so reich-lich rote Blutkörperchen zerstört werden, daß Leber und Milz den freiwerdenden Blutfarbstoff nicht aufnehmen können, z. B. bei Vergiftungen mit Carbol, Arsen, Schwefelwasserstoff, Antifebrin, Phenacetin usw. Ferner bei schweren Infektionskrankheiten (Syphilis, Typhus, Scharlach), wo hämolytisch wirkende Stoffe (Hämolysine) auftreten.

Nachweis des Blutes. Mit Hilfe des Mikroskopes kann man leicht feststellen, ob man es mit einer Hämaturie zu tun hat, da in dem Fall die roten Blutkörper-chen zu sehen sind. Aber wir wissen dann noch nicht, ob eine Hämoglobinurie auszuschließen ist, wenn keine Blutkörperchen zu sehen sind. Es muß also die chemische Untersuchung hinzukommen.

---

[1] ELLINGER: Zeitschr. f. phys. Chem. Bd. 38, S. 178. 1903.
[2] IMABUCHI, T.: Zeitschr. f. phys. Chem. Bd. 60, S. 502. 1909.

1. Erhitzt man bluthaltigen Harn zum Kochen und gibt etwas Salpetersäure hinzu, so sieht man ein rotbraunes Koagulum. Die Probe ist jedoch nicht scharf genug.

2. Erhitzt man den Harn, nachdem zuvor Natronlauge hinzugegeben ist, so wird das sich bildende Hämatin sofort zu Hämochromogen, das mit den abgeschiedenen Erdphosphaten auf den Boden des Reagensglases sinkt und hier als schöner roter Niederschlag lagert. Betrachtet man diesen Niederschlag mit einem Spektroskop, so sieht man die Streifen des Hämochromogen.

3. Die ALMÉNsche *Guajacprobe*[1]). Diese beruht darauf, daß ozonisiertes Terpentinöl das Ozon leicht an Hämoglobin (bzw. Hämatin, Hämochromogen) abgibt, die es auf die Guajaconsäure der Guajactinktur überträgt. So wird aus der Guajaconsäure blaues Guajaconsäureozonid.

Man nimmt nach SCHUMM[2]) 5 ccm gekochten und abgekühlten Harn, der neutral oder schwach sauer sein soll, gibt 3—10 Tropfen Terpentinöl hinzu und schüttelt einige Minuten. Bei Gegenwart von Blut: Blaufärbung.

Die *Benzidinprobe* nach O. und R. ADLER[3]) in der Ausführung von SCHUMM und WESTPHAL[4]). Man gibt zu 10 ccm Harn im Reagensglas 1 ccm Eisessig und schüttet um. Dann gibt man $1/3$ des Volums Äther hinzu und schüttelt wieder. Zur Abtrennung des Äthers gibt man ein paar Tropfen Alkohol zu, hebt mit einer Pipette den Äther ab und läßt ihn in ein Reagensglas fließen, in dem das Benzidinreagens (1 Messerspitze Benzidin Merck in 2 ccm Eisessig gelöst, dazu 2 ccm 3%ige Wasserstoffsuperoxydlösung) sich befindet. Selbst bei nur geringen Blutmengen tritt in kurzer Zeit eine schöne grüne bzw. blaue Färbung ein.

Diese Probe ist ebenso wie die Guajacprobe sehr empfindlich und genügt für den Kliniker im allgemeinen.

Die TEICHMANNsche *Häminprobe*[5]) beruht auf dem mikroskopisch-chemischen Nachweis von Hämoglobin durch die Häminkrystalle.

Häminprobe nach TEICHMANN[5]).

Auf einem Objektträger erwärmt man etwas bluthaltigen Harn mit Eisessig und einer Spur Kochsalz 1 Minute lang. Der verdampfende Eisessig wird tropfenweise neu hinzugefügt. War Blut im Harn, so färbt sich die Flüssigkeit infolge von Hämatin allmählich rot. Läßt man jetzt erkalten, ohne daß man weiter Eisessig hinzutut und betrachtet den Rückstand unter dem Mikroskope, so wird man Häminkrystalle erkennen können. Sie bilden rhombische Täfelchen, die oft über Kreuz liegen und hell- bis dunkelbraun gefärbt sind. Besser gelingt es, Hämatinkrystalle zu erzeugen, wenn man statt des Harnes Harnsediment nimmt, in dem das Hämoglobin angereichert ist.

Eine ähnliche Probe gibt KOBERT und NIPPE[6]) an.

Nach NIPPE versetzt man das Sediment mit dem Reagens (Bromkalium, Jodkalium, Chlorkalium 0,1 ccm auf 100 g Eisessig) auf einem Objektträger und verdampft den Eisessig. Die Krystalle sind leicht zu sehen.

Die *spektroskopische Prüfung* (Abb. S. 634). Das Hämoglobin und seine Derivate sind dadurch ausgezeichnet, daß sie bestimmte Lichtstrahlen zu

---

[1]) EBSTEIN, E.: Zur Entwicklung der klinischen Harndiagnostik. Leipzig: G. Thieme 1915.
[2]) SCHUMM: Zeitschr. f. phys. Chem. Bd. 48, S. 69. 1906; Bd. 50, S. 375. 1907.
[3]) ADLER, O. und R.: Zeitschr. f. rationell. Med. Bd. 3, S. 375. 1853; Bd. 8, S. 141. 1857.
[4]) WESTPHAL: Münch. med. Wochenschr. Bd. 59, S. 2693. 1912.
[5]) TEICHMANN: Zeitschr. f. rationelle Med. Bd. 3, S. 375; Bd. 8, S. 141.
[6]) KOBERT und NIPPE: Münch. med. Wochenschr. Bd. 59, S. 2693.

absorbieren vermögen und so im Spektrum an diesen Stellen dunkle Streifen zeigen (Absorptionsstreifen). Diese liegen für die verschiedenen Abkömmlinge des Blutes an besonderen Stellen und gestatten so eine genaue Diagnostik des Blutfarbstoffes.

Zur Vornahme der spektroskopischen Prüfung sind verschiedene Spektroskope im Handel, von denen besonders die für den Kliniker leicht zu bedienenden Handspektroskope (von Browning und Vogel angegeben) empfehlenswert sind. Spektroskope, die sich gerade für die Harnuntersuchung gut eignen, sind von O. Schumm angegeben und zu beziehen von Carl Zeiss, Jena, bzw. vom optischen Institut A. Krüss, Hamburg. Der Harn muß filtriert und unter Umständen auch verdünnt werden, ehe man ihn in einem Reagensglas, z. B. an dem Apparat befestigt. Statt des direkten Sonnenlichtes nimmt man besser eine Gaslampe.

Normales unverändertes Blut zeigt das Spektrum vom Oxyhämoglobin, d. h. zwei Absorptionsstreifen in Grün und Gelb zwischen den Fraunhoferschen Linien D und E. Verwandelt man das Oxyhämoglobin in gasfreies Hämoglobin dadurch, daß man ein reduzierendes Mittel hinzugibt, z. B. Schwefelammonium oder Stokessche Lösung (ammoniakalische Eisenvitriollösung, die Weinsäure enthält), so sieht man statt der zwei einen breiten Streifen. Das gasfreie Hämoglobin kann leicht durch Schütteln an der Luft wieder in Oxyhämoglobin verwandelt werden, das die zwei Streifen zeigt wie vordem.

Das Methämoglobin findet sich mitunter bei Hämoglobinurie, auch bei Hämaturie. Es ist chemisch zusammengesetzt wie das Oxyhämoglobin, nur befindet sich der Sauerstoff in festerer Bindung. In saurer und alkalischer Lösung zeigt das Methämoglobin einen Absorptionsstreifen im Rot rechts neben C. Schwächere Linien liegen im Gelb, Grün und Blau.

Den filtrierten Harn untersucht man auf Hämatin, indem man ihn sauer macht mit Essigsäure und dann spektroskopisch prüft. Das Säurehämatin hat fast denselben Absorptionsstreifen wie Methämoglobin, kann aber von diesem leicht unterschieden werden, da das Hämatin zu Hämochromogen reduziert werden kann. Das Spektrum des Hämochromogens zeigt einen scharf begrenzten Hauptstreifen mitten zwischen D und E, der zur Erkennung genügt.

Wieviel Blut ein zu untersuchender Harn enthält, kann man nur annähernd schätzen, da die colorimetrische und andere Methoden noch keine zuverlässigen Werte geben.

Im Harn von Personen, die chlorophyllreiches Gemüse oder blutreiches Fleisch gegessen haben, findet sich häufig Hämatoporphyrin (eisenfreies Hämatin). Auch bei Patienten, die an Leberkrebs, Addisonscher Krankheit oder Bleivergiftungen leiden, wird dieser Abkömmling des Hämoglobins mitunter angetroffen. Der Harn dieser Patienten zeigt meistens eine dunkelrote bzw. weinrote Farbe und in der Wäsche bilden sich braune Flecken mit violetten Rändern.

Der *Nachweis des Hämatoporphyrins* geschieht so, daß man den Harn (etwa 200 ccm) mit Bleiacetat ausfällt, den Niederschlag abfiltriert und mit Alkohol auszieht, dem ein paar Tropfen Salzsäure zugesetzt sind. Diese saure Lösung wird jetzt im Reagensglase vor dem Spektralapparat geprüft. Bei Gegenwart von Hämatoporphyrin zeigt sich ein Streifen vor D und ein zweiter breiter Streifen zwischen D und E. Macht man die Lösung alkalisch, so nimmt sie einen gelben Farbenton an und zeigt im Spektrum vier Streifen vom roten bis zum violetten Ende des Spektrums. Die Menge des im Harn befindlichen Hämatoporphyrins kann man durch colorimetrischen Vergleich mit einer alkalischen Hämatoporphyrinlösung von bekannter Konzentration ungefähr ermitteln.

Das Hämatoporphyrin bildet amorphe Flocken, die sich schwer in Wasser, Äther, Benzol und Chloroform lösen, leicht dagegen in Alkohol, Alkalien und verdünnten Säuren. Vom Hämoglobin unterscheidet es sich dadurch, daß es nicht die Guajacprobe gibt. Die HELLERsche Probe fällt zwar positiv aus mit hämatoporphyrinhaltigem Harn, es zeigt aber dieser Harn nicht wie ein hämoglobinhaltiger die Eiweißproben.

Die Gallenfarbstoffe.

Im normalen Harne kommen Gallenfarbstoffe nicht vor. Die Galle, die lediglich in der Leber entstehen kann, fließt in den Darm und dient hier zur Erleichterung der Resorption von Fetten. Bestehen aber in den abführenden Gallenwegen zu Stauungen führende Veränderungen (Entzündung, Krebs, Steine), so kann der hierdurch bedingte erhöhte Druck die Resorption von Gallenbestandteilen in das Blut und die Gewebe veranlassen. Im Gewebe zeigt sich infolgedessen Gelbfärbung, Ikterus, z. B. der Skleren des Augapfels, sowie der Haut. Die ins Blut gelangten Gallenbestandteile werden bald durch den Harn ausgeschieden und hier leicht nachgewiesen. Auf die Theorie der anhepatisch gebildeten Gallenfarbstoffe kann hier nicht weiter eingegangen werden.

Gebildet werden die Gallenfarbstoffe aus dem Blutfarbstoff, indem das Hämoglobin in der Leber in Eiweiß und Hämatin zerfällt, welches nach NENCKI und SIEBER unter Austritt von Eisen und Aufnahme von Wasser in Bilirubin verwandelt wird.

Ein Harn, der Gallenfarbstoffe enthält, zeigt rötlichbraune, braune, auch ins Grün schimmernde Farbe. Beim Schütteln schäumt er stark und der Schaum zeigt gelbe bis braune Färbung (hieran erkennt man häufig schon die Gegenwart von Gallenfarbstoffen. Meistens werden im ikterischen Harn, der stets sauer ist, neben goldgelbem Bilirubin grünes Biliverdin gefunden.

Nachweis der Gallenfarbstoffe. Ein Harn, der Blut enthält, wird mit Blei-acetat ausgefällt, der Niederschlag abfiltriert und nach dem Waschen mit Soda zersetzt. Zum Nachweis benutzt am besten den hieraus gewonnenen Chloroform-auszug.

1. Die Probe von GMELIN. In ein Reagensglas gibt man etwa 5 ccm konzentrierter Salpetersäure und läßt auf diese mit der Pipette vorsichtig die gleiche Menge Harnes fließen. An der Berührungsstelle bildet sich bei Gegenwart von Gallenfarbstoffen der charakteristische grüne Ring, der nach unten zu blau, violett und gelb wird.

Man kann die Probe nach O. ROSENBACH [1]) auch so modifizieren, daß man den Harn durch ein reines, weißes Filtierpapier fließen läßt und das noch feuchte Filtrierpapier mit konzentrierter Salpetersäure betupft. An dieser Stelle sieht man dann die Farbenerscheinungen. Bezeichnend ist der *grüne* Ring, da blaue und rote Färbung auch andere Farbstoffe geben.

2. Probe nach O. HAMMARSTEN [2]). Für die Ausführung dieser Probe hat man eine Lösung nötig, die folgendermaßen hergestellt wird: Man gibt zu 19 ccm 25 %iger Salzsäure 1 ccm 25 %ige Salpetersäure und läßt stehen, bis die Lösung gelb geworden ist. Man verdünnt 1 ccm dieser Lösung mit 4 ccm 95 %-igem Alkohol und gibt hierzu 2—3 ccm des zu untersuchenden Harns. Bei Gegenwart von Gallenfarbstoffen tritt Grün- oder Blaugrünfärbung auf. Wir haben es hier mit einer sehr empfindlichen Probe zu tun, bei der auch die Gegenwart von Blutfarbstoffen nicht stört. Sind nur Spuren von Farbstoff

---

[1]) ROSENBACH, O.: Zentralbl. med. Wiss. Bd. 5. 1876.
[2]) HAMMARSTEN, O.: Skandinav. Arch. f. Physiol. Bd. 9, S. 313.

vorhanden, so macht man ein Säuregemisch von 99 Teilen Salzsäure und 1 Teil Salpetersäure.

3. Probe nach Trousseau und Dumontpellier[1]). Man überschichtet in einem Reagensglase vorsichtig den Harn mit etwa 2—3 ccm 1 %iger Jodtinktur. An der Berührungsstelle der beiden Flüssigkeiten entsteht in gallenfarbstoffhaltigem Harne ein grasgrüner Ring. Alkalischer Harn ist mit Essigsäure anzusäuern.

Eine klinische Methode zur quantitativen Bestimmung der Gallenfarbstoffe ist angegeben von J. Bouma[2]).

Das Prinzip dieser Methode beruht auf der Oxydation von Bilirubin zu Biliverdin nach Entfernung von Urobilin und auf der colorimetrischen Bestimmung des Biliverdins mit Hilfe von Standardlösungen, die bestimmte Mengen Biliverdin enthalten.

Neben den Gallenfarbstoffen können im ikterischen Harn auch Gallensäuren vorkommen, jedoch werden sie nur selten angetroffen, da sie beim Übertritt ins Blut leicht zerstört werden. Die Gallensäuren sind amidartige Bindungen der Fellin- und Cholalsäuren mit Glykokoll oder Taurin, deren Bindung in den Leberzellen vor sich geht.

4. *Melanin* (Phymatorrhusin). Das Melanin kommt nur unter krankhaften Verhältnissen im Harn vor. Wir sprechen von Melanurie, die sich bei solchen Patienten findet, die an melanotischen Tumoren leiden. Ein solcher Harn wird beim Stehen dunkelbraun bis schwarz. Im Harne ist gewöhnlich Melanogen, das durch Oxydation in Melanin verwandelt wird. Nach O. v. Fürth[3]) ist die Melaninbildung so zu erklären, daß sich aus dem Eiweißmolekül cyclische Verbindungen abspalten, die durch Fermente oxydiert werden.

Die Darstellung des Melanins geschieht so, daß man den Harn mit Bleiacetat ausfällt, den Niederschlag mit Schwefelwasserstoff zersetzt und das Filtrat eindampft. Es hinterbleibt ein schwarzbrauner Rückstand, der durch wiederholtes Auflösen in Natronlauge und Wiederausfällen mit Essigsäure gereinigt werden kann.

Nachweis. Säuert man den zu untersuchenden Harn mit Schwefelsäure an und gibt Eisenchlorid hinzu, so entsteht bei Gegenwart von Melanin Schwarzfärbung. Durch geeignete Reduktionsmittel (z. B. nascierendem Wasserstoff) wird die Farbe zum Verschwinden gebracht.

Anhang.

Diazoreaktion nach Ehrlich.

Einige im pathologischen Harn vorkommende Stoffe geben mit dem sog. Diazoreagens I (0,5 g Sulfanilsäure, 5 g 25 %ige Salzsäure, 100 ccm Wasser, $^1/_2$ %ige Natriumnitritlösung) eine rosa- bis scharlachrote Färbung. Wahrscheinlich handelt es sich um Abbauprodukte des Tryptophans, die für das Zustandekommen der Reaktion verantwortlich zu machen sind. Nach Hermanns und P. Sachs[4]) ist der Farbstoff, der sich bei dieser Reaktion bildet, die Azoverbindung einer Oxyindolessigsäure.

Die Reaktion wird so angestellt, daß man zu 10 ccm frischen Harnes 10 ccm Diazoreagens und 2 Tropfen Natriumnitrit gibt und gut schüttelt. Darauf gibt man rasch 2 ccm 10 %ige Ammoniaklösung auf einmal zu. Wenn die Reaktion positiv ist, so entsteht dann die erwähnte Färbung. Bei einigen

[1]) Throusseau et Dumontpellier: L'Union méd. Tome 39. 1863.
[2]) Bouma, J.: Dtsch. med. Wochenschr. Bd. 30, S. 881. 1904.
[3]) v. Fürth, O.: Zentralbl. f. allg. Pathol u pathol. Anatomie. Bd. 15, S. 617. 1904.
[4]) Hermanns und Sachs, P.: Zeitschr. f. phys. Chem. Bd. 114, S. 79, 81. 1921; Bd. 132, S. 98. 1922.

Infektionskrankheiten, z. B. Typhus abdominalis und exanthematicus soll die Reaktion stets positiv ausfallen.

Schließlich sei noch auf die von POUCHET [1]) aus normalem menschlichem Harn hergestellte krystallinische Substanz hingewiesen. Ebenso auf die Base von der Zusammensetzung $C_7H_{15}NO_2$, die DAMBROWSKY, KUTSCHER und LOHMANN [2]) fanden.

Fermente im Harn.

Welche Aufgaben die Fermente im Harn zu lösen haben, ist noch unbekannt, vielleicht haben sie für diesen keine weitere Bedeutung, sondern verlassen nur als Ausscheidungsprodukte auf diesem Wege den Körper.

Das *Pepsin* wird im Harn in geringer Menge fast stets vorgefunden. Nach FELD und HIRAYAMA [3]) wird es als Zymogen ausgeschieden, das durch Säureeinwirkung in die aktive Fermentform übergeht. Das Pepsin wird im Morgenurin in stärkerem Maße ausgeschieden als im Tagesurin. Die Art der Nahrung hat keinen Einfluß auf die Ausscheidung.

Nachweis des Pepsins. 1. Durch Fibrin. Man gibt zu etwa 30 ccm frischen Harns eine gekochte Fibrinflocke und stellt das Ganze nach Zugabe von etwas Toluol für einige Stunden in den Eisschrank. Nachdem sich hier die Flocke mit dem Ferment angereichert hat, wäscht man sie aus und legt sie in etwa 30 ccm einer 0,3 %igen Salzsäurelösung, die für 24 Stunden in einen Brutschrank von 27° C gestellt wird. Nach dieser Zeit ist die Flocke größtenteils verdaut, es hinterbleibt eine trübe Flüssigkeit, die die Biuretreaktion gibt. Stellt man denselben Versuch an mit zuvor gekochtem Harn, so tritt eine Auflösung der Fibrinflocke nicht ein.

2. Das *Caseinverfahren* nach O. GROSS [4]) und BRODZKI [5]). 1 g Casein wird mit 25 ccm saurem Harn, 2 ccm normaler Salzsäure, einigen Tropfen Toluol und 20 ccm Wasser in einem Kölbchen für 24 Stunden in den Brutschrank gestellt. Dasselbe macht man gleichzeitig mit vorher gekochtem Harn. Nach dieser Zeit werden die beiden Proben mit 5 g Kochsalz versetzt, mit Natronlauge alkalisch gemacht und auf 70° erwärmt. Das unverdaute Casein wird mit Eisessig, der unter Schütteln zugesetzt wird, ausgefällt. Dann werden die Flüssigkeiten durch ein Faltenfilter filtriert und in jeder Probe eine Stickstoffbestimmung gemacht. Die Differenz im Stickstoffgehalt der beiden Proben gibt einen Anhalt für die Stärke des Fermentes.

3. Das Ricinverfahren von JACOBY-SOLMS hat WILENKO [6]) für Urinuntersuchungen angewandt, das Ricin wird in eine Kochsalzlösung gebracht, aufgeschwemmt und filtriert. Zu der so hergestellten Ricinlösung wird Harn in verschiedenen Mengen und $n/_{10}$-Salzsäure in dementsprechenden Mengen hinzugegeben. Die Lösungen kommen in den Brutschrank. Eine Probe, die gerade völlige Aufhellung der Ricinlösung bewirkt, nimmt man als Einheit und bemißt hiernach die Stärke der Fermentwirkung.

Diastatisches Ferment.

Die Menge der Diastase im Harn ist abhängig von den Mahlzeiten; nach der Hauptmahlzeit ist die Menge am größten. Der Mann soll mehr Diastase im Harn ausscheiden als die Frau.

---

[1]) POUCHET: Zeitschr. f. physiol. Chem. Bd. 48, S. 1.
[2]) DAMBROWSKY, KUTSCHER und LOHMANN: Zeitschr. f. physiol. Chem. Bd. 51, S. 458.
[3]) FELD und HIRAYAMA: Berlin. klin. Wochenschr. 1910. Nr. 47, S. 1062—1064.
[4]) GROSS, O.: Berlin. klin. Wochenschr. 1908. Nr. 45, S. 643.
[5]) BRODZKI: Zeitschr. f. klin. Med. Bd. 63, S. 537. 1907.
[6]) WILENKO: Berlin. klin. Wochenschr. 1908. Nr. 45, S. 1060.

Der *Nachweis* ist möglich durch die Eigenschaft des Fermentes, Stärke abzubauen. Diese Umwandlung wird erkannt mit Hilfe der bekannten Jodstärkereaktion. Ein Harn enthält um so mehr Fermente, je mehr Jodstärke durch ihn entfärbt wird [Wohlgemuth[1])].

Die Anwesenheit von *Trypsin* soll in pathologischen Harnen beobachtet worden sein. Der Nachweis hätte analog dem beim Pepsin beschriebenen zu gehen, wobei allerdings die Lösung alkalisch sein müßte.

Der *Nachweis* von *Labferment* geschieht nach F. Helwes[2]) so, daß man zu 5 ccm frischer Milch 1 ccm 0,6 % Salzsäure gibt und 5 ccm Harn. Wenn Labferment vorhanden, gerinnt die Milch bei Körpertemperatur in kurzer Zeit. Zur Kontrolle dient gekochter Harn.

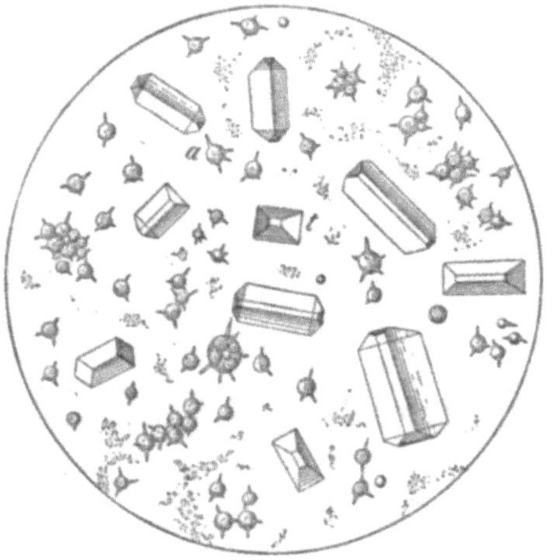

Zum *Nachweis* der Lipase gibt man zu 2 ccm Milch, die mit Soda alkalisch gemacht und mit Lackmus blau gefärbt ist, 1 ccm Harn. Lipase soll Fettsäuren frei machen, die die Milch röten, indem die Farbe des Indicators umschlägt.

Harnsedimente und Harn-konkremente.

Die mikroskopische Untersuchung des Bodensatzes von Harn, der sich besonders nach längerem Stehen bilden kann, ist für die Diagnosestellung häufig von ausschlaggebender Bedeutung. Selbst Harne, die nachweislich frei sind von Eiweiß, müssen darauf untersucht werden, ob in ihrem Bodensatz sich irgendwelche

Abb. 24. Krystalle von Tripelphosphat t und harnsaurem Ammoniak a, Vergr. 350.
(Aus Lenhartz-Meyer, Mikroskopie.)

Formelemente, wie Zylinder- oder Blutkörperchen finden, besonders dann, wenn eine Nierenkrankheit vermutet wird. Abgesehen von diesen an anderer Stelle noch näher zu besprechenden organischen Bestandteilen des Harnsediments soll hier hauptsächlich das Vorkommen von nicht organisierten Bestandteilen, die im Harn gelöst waren und aus irgend einem Grunde ausgefallen sind besprochen werden.

Magnesiumammoniumphosphat.

Magnesiumphosphat (Trippelphosphat) $Mg(NH_4)PO_4$ findet sich im alkalischen Harn und ist für ammoniakalische Gärung charakteristisch. Es scheidet sich aus in großen glänzenden rhombischen Krystallen, den sog. Sargdeckeln (s. Abb. 24). Charakteristisch für das Magnesiumphosphat ist es, daß es sich im Gegensatz zu anderen krystallinischen Bestandteilen des Sedimentes in Essigsäure löst. Die ammoniakalische Gärung des Harnes kommt besonders vor bei Blasenleiden und Erkrankungen der ableitenden Harnwege, die mit Stockungen im Harnabfluß verbunden sind, wobei harnstoffspaltende Bakterien sich ansammeln und betätigen können.

Das tertiäre oder neutrale Calciumphosphat $Ca_3(PO_4)_2$ scheidet sich gleichfalls im alkalischen Harn aus, und zwar amorph. Das feine weiße Pulver, als welches

---

[1]) Wohlgemuth: Berlin. klin. Wochenschr. 1910. Nr. 47, S. 31.
[2]) Helwes, F.: Berlin. klin. Wochenschr. 1910. Nr. 47, S. 31. Zeitschr. f. Biol. Bd. 21, S. 432. 1909.

es im Sediment erscheint, löst sich gleichfalls in Essigsäure auf und unterscheidet sich vom Ziegelmehlsediment durch die Farblosigkeit.

Das einfach saure *Calciumphosphat* ($CaH \cdot PO_4$) kommt besonders in sauren Harnen vor, aber auch in neutralen und krystallisiert in Form von Drusen oder Rosetten. Von der Harnsäure, mit der es verwechselt werden könnte, unterscheidet es sich durch die Löslichkeit in verdünnten Säuren.

Selten kommt im alkalischen Harn vor das *Calciumcarbonat* $CaCO_3$, das aus Kügelchen besteht, die sich in Säure unter Kohlensäureentwicklung auflösen (Abb. 25).

Die freie *Harnsäure* (Abb. 22) kommt nur im sauer reagierenden Harne vor, und zwar in verschiedenen Krystallformen, die fast immer braun gefärbt sind. Häufig hat man Wetzsteinformen, Prismen und Keile, die in Bündeln oder Rosetten vereinigt sind. Die Harnsäure unterscheidet sich von anderen Krystallen dadurch, daß sie weder in Salzsäure noch in Ammoniak löslich ist, und daß sie stets die Murexidprobe gibt.

Saure Kalium- oder Natriumurate sind die Hauptbestandteile des „Ziegelmehlsedimentes". Es tritt nur in neutralen oder sauren Harnen auf, und zwar besonders beim Fieber und nach starken Anstrengungen. Beim Erwärmen löst sich dieses Sediment auf. Mikrochemisch kann man das Uratsediment nachweisen, indem man unter dem Mikroskop einen Tropfen Salzsäure zufließen läßt, die nach $^1/_2$ Stunde Abscheidung von freier Harnsäure bewirkt.

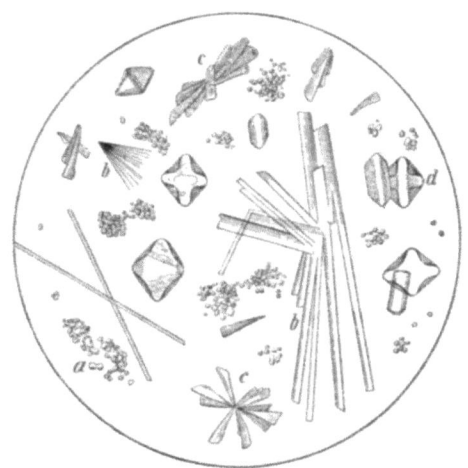

Abb. 25. a Kohlensaurer, b schwefelsaurer Kalk, c neutraler phosphorsaurer Kalk, d basisch phosphorsaure Magnesia (nach v. JAKSCH). (Aus LENHARTZ-MEYER, Mikroskopie.)

Das saure *Ammoniumurat* findet sich im Harn bei ammoniakalischer Gärung und bildet ein rötlich braun gefärbtes Sediment, das aus kugelförmigen Gebilden mit Stacheln, den sog. Stechapfelformen, besteht. Es gibt die Murexidprobe und mit Salzsäure Harnsäurekrystalle.

Der *oxalsaure Kalk* ist in seinem Vorkommen nicht an saure oder alkalische Reaktion des Harns gebunden. Die Krystalle sind Quadratoktaeder von der Gestalt eines „Briefkuverts". Der oxalsaure Kalk ist in Salzsäure löslich, unlöslich aber in Ammoniak und Essigsäure. Die Bildung von Oxalaten wird begünstigt durch reichliche Ernährung mit frischem Gemüse und Obst.

Cystin kann im Sediment mitunter gefunden werden, und zwar in Form von sechsseitigen Tafeln, die löslich sind in Mineralsäuren, Laugen und in Ammoniak. Erkennen kann man das *Cystin* daran, daß es durch Kochen mit Kalilauge und Bleiacetat eine durch Bildung von Schwefelblei bedingte Schwarzfärbung gibt.

Harnsteine.

Alle im Harne ausfallenden chemischen Substanzen, die ein Sediment bilden, können auch an der Entstehung von Harnsteinen beteiligt sein. Nach EPSTEIN ist jedoch zur Steinbildung ein organisches Gerüst vorhanden. Eine primäre

Steinbildung findet statt wenn ein Konkrement sich im unzersetzten Harn bildet. Gibt jedoch die Ausfällung von Ammoniumurat, Tripelphosphat und Erdphosphat im Harn, der in alkalische Gärung übergegangen ist, Veranlassung zur Steinbildung, wie es z. B. bei Katarrhen der Blase der Fall ist, so nennt man diese Entstehung sekundäre Steinbildung. Bei den Steinen unterscheidet man einen oder mehrere Kerne und die diese umgebenden Schichten. In den von Ultzmann gemachten Untersuchungen bestand der Kern in über 80 % der untersuchten Fälle aus Harnsäure und Uraten, in 5,6 % aus Calciumoxalat, in 8,6 % aus Erdphosphaten, in 2,4 % aus Cystin. Bei der Bildung eines Harnsteins kommt es oft vor, daß sich um die ursprüngliche Substanz eine neue Schicht anderer Zusammensetzung ablagert. Um diese Schicht kann sich wiederum eine neue Schicht der früheren oder einer anderen Substanz ablagern. Auf diese Weise entstehen die sogenannten metamorphosierten Steine.

Wie oben erwähnt, sind Harnsäuresteine sehr häufig. Ihre Größe kann sehr schwankend sein und bis zu der Größe eines Apfels betragen. Die Farbe dieser Uratsteine ist graugelb, gelbbraun oder blaß-rotbraun. Die Oberfläche kann glatt oder auch rauh sein. Die Harnsäuresteine sind hart, im Durchschnitt zeigen sie konzentrische Schichtzeichnung. Diese Schichten brauchen nicht immer aus Uraten zu bestehen, es kommen Steine vor, bei denen Calciumoxalatschichten und Uratschichten abwechseln.

Ammoniumuratsteine kommen bei Erwachsenen meist als sekundäre Ablagerungen vor, sind aber bei Säuglingen als primäre Steine beobachtet worden. Ammoniumuratsteine sind weicher als die Oxalat- und Harnsäuresteine. Im feuchten Zustande fühlen sie sich teigig an.

Calciumoxalatkonkremente sind ebenfalls sehr häufig, ihre Größe kann weitgehend schwanken und Dimensionen bis zur Hühnereigröße annehmen. Die Oberfläche ist meist rauh und höckerig. Die Konsistenz ist hart. (Über das Verhalten der Oxalatsteine gegenüber Mineralien siehe weiter unten.)

Die Phosphatsteine sind meist sekundär und halten, außer Tripelphosphat, meist noch Ammoniumurat und Calciumoxalat. Die Farbe ist sehr verschieden. Sie können weiß, gelb oder auch violett aussehen. Die Oberfläche ist rauh.

Steine aus reinem Calciumphosphat sind selten.

Cystinsteine sind sehr selten, können ebenfalls die Größe eines Hühnereis erreichen. Sie sind weicher an Konsistenz und haben eine glatte oder höckerige Oberfläche.

Ebenso sind die *Xanthinsteine* eine Seltenheit. Ihre Farbe kann mattweiß bis zimtbraun sein. Die Konsistenz ist mäßig hart. Außerdem sind *Urostealithe* in seltenen Fällen beobachtet worden. Diese Steine enthielten 2,5 % Wasser, 0,8 % anorganische Stoffe, 1,17 % in Äther unlösliche, 85 % in Äther lösliche organische Stoffe, die zum größten Teil aus Fettsäuren, Fett und Cholesterin bestanden. Ferner beschreibt Horbaczewski[1] einen Blasenstein, welcher zu 95,8 % aus Cholesterin bestand.

Zuweilen findet man Fibrinkonkremente, die sich, auf dem Platinblech verbrannt, durch ihren charakteristischen Geruch nach verbranntem Horn zu erkennen geben.

Untersuchung der Harnsteine.

In Betracht kommen von diesen hauptsächlich:

1. Harnsäuresteine,
2. Calciumoxalatsteine,
3. Phosphorsteine,

---

[1] Horbaczewski: Zeitschr. f. phys. Chem. Bd. 18.

4. Cystinsteine,
5. Xanthinsteine,
6. Cholesterin und Fettkonkremente.

Um den chemischen Nachweis der einzelnen Steinbestandteile zu führen — makroskopisch erkennt man die Steine vielfach schon an der charakteristischen Form und Farbe — verfährt man so, daß man die fein geriebenen Steine oder Konkremente mit Wasser auskocht, heiß filtriert und den etwaigen Filterrückstand mit heißem Wasser auswäscht. Das Filtrat (F) kann enthalten:

1. Schwefelsaures Calcium,
2. saure Urate,
3. Ammoniummagnesiumphosphat.

Der Rückstand (R) enthält die übrigen Bestandteile der Steine.

Das Filtrat (F) wird auf dem Wasserbade auf einige Kubikzentimeter eingedampft, mit Salzsäure versetzt und einige Stunden stehen gelassen. Ein sich bildender Niederschlag wird abfiltriert und mikroskopisch und chemisch (mit der Murexidprobe) auf Harnsäure untersucht. Das Filtrat wird in zwei Teile geteilt. Den einen Teil versetzt man in einem Uhrschälchen im Überfluß mit Natronlauge und bedeckt es mit einem zweiten Uhrschälchen, in dem man durch einen Tropfen Wasser einen Streifen rotes Lackmuspapier befestigt hat. Bei Gegenwart von Ammoniumverbindung färbt das dann frei werdende Ammoniak das Lackmuspapier blau.

Der zweite Teil des Filtrates (F) wird zur Trockne eingedampft, in Ammoniakwasser gelöst und filtriert. Das so erhaltene Filtrat wird verdampft, der Rückstand geglüht und mit Kaliumpyroantimoniat auf Natrium und mit saurem Natriumtartrat auf Kalium geprüft. Der in Ammoniakwasser unlösliche Teil wird in Salpetersäure gelöst und mit Bariumchlorid auf Schwefelsäure, mit Ammoniummolybdat auf Phosphorsäure geprüft.

Der Rückstand (R) wird mit Salzsäure versetzt. Tritt hierbei Schäumen auf, so war ein Carbonat vorhanden ($CaCO_3$). Nach häufigem Schütteln wird filtriert, der Rückstand ausgewaschen und die Lösung a und der Rückstand b geprüft.

Ein Teil von a wird auf dem Wasserbade eingeengt und wie schon oben beschrieben auf Ammoniak geprüft. Letzteres kann herrühren 1. von Ammoniumurat und 2. von Magnesiumammoniumphosphat.

Ein zweiter Teil der salzsauren Lösung a wird mit Ammoniak in Überfluß versetzt, der etwa entstehende Niederschlag abfiltriert und mit Ammoniakwasser gewaschen. Das so erhaltene ammoniakalische Filtrat wird mit Ammoniumoxalat auf Calcium und mit Natriumphosphat auf Magnesium geprüft. Magnesium und Calcium waren als Carbonate im Konkrement. Den Rest des ammoniakalischen Filtrates prüft man mikroskopisch auf Cystinkrystalle.

Der mit Ammoniak in der salzsauren Lösung a erhaltene Niederschlag wird mit Essigsäure gelinde erwärmt, Calciumoxalat bleibt ungelöst. Nach Filtration wird mit Ammoniumoxalat versetzt. Dadurch wird das Calcium gefällt, das im Stein als Phosphat vorhanden war. Nach Filtration durch ein Doppelfilter wird das Filtrat mit Ammoniak neutralisiert und geschüttelt. Nach einiger Zeit entsteht ein Niederschlag, falls im Konkrement ($Mg_3(PO_4)_2$ oder $Mg \cdot (NH_4) \cdot PO_4$ vorhanden war.

Der in Salzsäure unlösliche Teil des Rückstandes (R) kann Harnsäure, Xanthin und andere organische Stoffe enthalten. Um Harnsäure und Xanthin zu trennen, schüttelt man den Rückstand mit Ammoniak. Harnsäure bleibt als saures Ammoniumurat ungelöst, Xanthin geht in Lösung Die Lösung wird verdunstet, der Rückstand auf Xanthin geprüft

Cholesterinsteine lösen sich in Äther. Der Nachweis des Cholesterins s. S. 646.

Stoffe, die infolge des Gebrauchs von Arzneimitteln oder Giften im Harne gefunden werden.

A. Anorganische Verbindungen.

1. *Arsen.* Im normalen Harn kommt dieses Metall nicht vor, sondern nur nach Gebrauch von arsenhaltigen Mitteln. Die Ausscheidung durch den Harn erfolgt sehr schnell.

Der qualitative Nachweis geschieht sehr bequem mit Hilfe des MARSHschen Apparates (s. Abb. 26). In die abgebildete Flasche bringt man etwas reines, arsenfreies Zink und in den Tropftrichter 25%ige Schwefelsäure. Der beim Ausfließen der Schwefelsäure gebildete Wasserstoff entweicht aus dem horizontal liegenden Rohre und kann an dessen spitz zulaufendem Ende

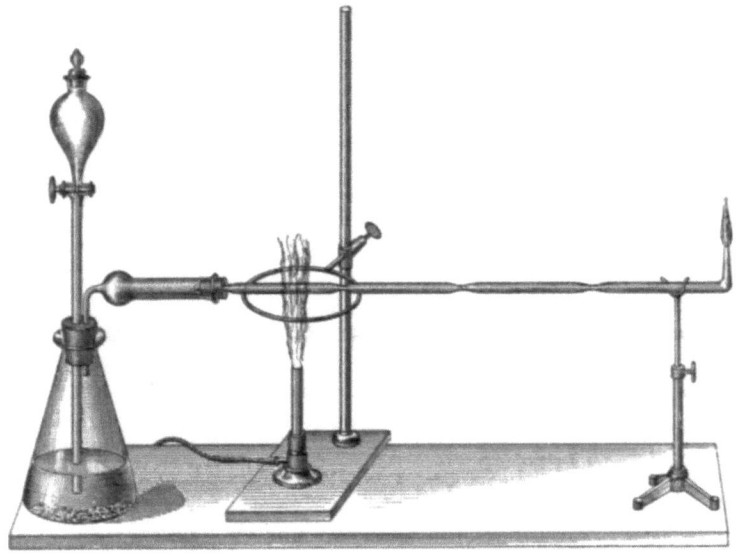

Abb. 26. MARSHscher Apparat zum Arsennachweis.

angezündet werden. Nachdem eine Weile Wasserstoff hindurchgeströmt ist, läßt man die zu untersuchende Flüssigkeit durch den Tropftrichter in den Kolben fließen. Zündet man jetzt unter dem Rohre eine Flamme an, so schlägt sich an dieser Stelle, wo die Hitzeeinwirkung stattfindet, das metallische Arsen nieder, falls Arsen in der Flüssigkeit vorhanden war. Die Flamme brennt bei Gegenwart von Arsen bläulich weiß, fahl und eine darüber gehaltene Porzellanschale beschlägt schwarz (metallisches Arsen). Der Arsenspiegel unterscheidet sich von einem etwa in Betracht kommenden Antimonspiegel dadurch, daß sich der Arsenspiegel in Natriumhypochlorit auflöst, der vom Antimon dagegen nicht. Ferner tritt beim Erhitzen des Arsenspiegels Knoblauchgeruch auf, beim Antimonspiegel aber nicht. Einen biologischen Arsennachweis hat GOSIO[1] angegeben, der empfiehlt, auf den zu prüfenden Substanzen Penicillium brevicaule wachsen zu lassen, wobei sich ein eigentümlich nach Knoblauch riechendes Gas entwickelt.

Methoden der quantitativen Bestimmung des Arsens haben C. T. MÖRNER[2] und C. E. CARLSON[3] angegeben.

[1] GOSIO: Pharmazeut. Zentralbl. Bd. 39, S. 232.
[2] MÖRNER, C. T.: Zeitschr. f. analyt. Chem. Bd. 41, S. 397.
[3] CARLSON, C. E.: Zeitschr. f. physiol. Chem. Bd. 68, S. 243. 1910.

2. *Quecksilber.* Die Methoden des Quecksilbernachweises im Harn beruhen auf der Darstellung eines Quecksilberamalgams und Darstellung des Quecksilbers aus dem Amalgam. Methoden sind angegeben von E. Ludwig und Zillner [1]), Winternitz [2]), Merget [3]). Bei der Methode von Almén [4]) werden 300 ccm Harn mit Natronlauge und Traubenzucker versetzt und erhitzt. Das reduzierte metallische Quecksilber wird niedergerissen, der Niederschlag in Salzsäure gelöst. Man legt nun einen feinen Kupferdraht in die Lösung, gibt 10 %ige Salzsäure hinzu und erhitzt 1—2 Stunden. Der Draht wird dann herausgehoben, in alkalischem Wasser gekocht und auf Fließpapier getrocknet. Jetzt bringt man den Draht in ein Glasrohr, schwitzt dieses zu und erhitzt vorsichtig. Das Quecksilber sublimiert aus dem Amalgam und schlägt sich am Rohre nieder. Mit der Lupe kann man leicht die Quecksilberkugeln erkennen.

Eine quantitative Methode, die auf gravimetrischem Verfahren beruht, ist von Schuhmacher und W. Jung [5]) angegeben.

3. *Blei.* Die Methode zum Nachweise von Blei, die von Zanordi [6]) angegeben, arbeitet so, daß 500 ccm Harn zum Sirup eingedampft werden. Hierzu gibt man mehrmals 30 ccm konzentrierter Salpetersäure und läßt diese verdampfen. Das wiederholt man 3—4 Male bis man einen weißen Niederschlag erhalten hat. Den Niederschlag versetzt man mit alkalischem weinsaurem Ammonium, erwärmt, läßt abkühlen und filtriert. Das Filtrat wird eingeengt, mit Salzsäure angesäuert und durch Schwefelwasserstoff ausgefällt. Dieser Niederschlag ist bei Gegenwart von Blei schwarz und zeigt folgende Reaktionen: Mit Schwefelsäure gibt es einen weißen Niederschlag von Bleisulfat, mit Kaliumchromat einen gelben von Bleichromat.

4. Der Nachweis von *Chrom* im Harn ist von Güntz, Pharmazeut. Monatshefte 1890, angegeben.

6. Eine gute Methode der *Borsäurebestimmung* ist von G. Sonntag, Arbeiten a. d. Kaiserl. Gesundheitsamt Bd. 19, S. 10. 1903, angegeben worden.

Brom. Über die Ausscheidungsverhältnisse von Brom im Harn besteht keine Einigkeit unter den Autoren, nur darin scheinen alle Untersucher übereinzustimmen, daß noch lange Zeit nach abgeschlossener Bromtherapie nachweisbare Mengen im Harn vorgefunden werden können.

Der qualitative Nachweis.

Man verascht 50 ccm Harn unter Zusatz von Kalihydrat und zieht die Schmelze mit Wasser aus. Das Filtrat muß völlig farblos sein. Nach Zusatz einiger weniger Tropfen frischen Chlorwassers wird mit Chloroform ausgeschüttelt, das sich in Anwesenheit von Brom gelbbraun färbt.

Quantitativ kann das Brom gravimetrisch so bestimmt werden, daß man die beiden Halogene Brom und Chlor in den vorhandenen Mengen ihrer Silbersalze bestimmt, dann wird das Brom wieder unter Erhitzen über Chlorgas geleitet und dabei in Chlorsilber überführt. Die Differenz beider Werte multipliziert mit 4,22 ergibt die gesuchte Menge Brom.

Jod. Genau wie beim Brom erfolgt die Jodausscheidung nach Jodzufuhr nur sehr langsam. Lifschitz [7]) konnte noch bis 8 Wochen nach Sistieren der Jod-

[1]) Ludwig, E. und Zillner; Zeitschr. f. analyt. Chem. Bd. 30, S. 258.
[2]) Winternitz: Arch. f. exp. Pathol. u. Pharmakol. Bd. 25, S. 229.
[3]) Merget: Journ. de pharmacie et de chim. Tome 5, p. 19, 444.
[4]) Almén: Malys Jahresber. d. Tierchemie 1886. S. 221.
[5]) Jung, W.: Arch. f. exp. Pathol. u. Pharmakol. Bd. 42, S. 147. 1899.
[6]) Zanordi: Bull. des sciences pharmacol. May/June 1896; s. Benjamin: Charito-Annal. S. 312. 1898.
[7]) Lifschitz: Arch. f. Dermatol. u. Syphilis. Bd. 75. 1905.

therapie Jod im Harne nachweisen. Daneben kommt auch Jod in den übrigen Sekreten und Exkreten zur Ausscheidung.

Qualitativer Nachweis. Eine Harnprobe wird mit einer Stärkelösung versetzt und dann vorsichtig mit 5 ccm verdünnter Schwefelsäure, der 10 Tropfen 1 %igen Natriumnitrits zugesetzt waren, überschichtet. An den Berührungsschichten erscheint ein blauer Ring von Jodstärke.

Quantitativer Nachweis. Nach der Titrationsmethode von Fresenius [1]). Man verascht 50 ccm des zu untersuchenden Harns mit 5 g jodfreien Kalihydrats. Die erhaltene Asche wird mit 2,5 g Salpeter, der in wenig Wasser gelöst ist, versetzt, bei schwacher Flamme getrocknet und dann bei hoher Temperatur zur Schmelze gebracht, in Wasser gelöst und filtriert und mit Schwefelsäure angesäuert. Nun wird mit reinem Schwefelkohlenstoff das Jod so lange ausgeschüttelt, als dieses sich noch rot färbt. Letzteres wird dann mit 30 ccm gesättigter Natriumbicarbonicumlösung geschüttelt und das gelöste Jod mit $1/2$ n-Natriumthiosulfatlösung bis zur Entfernung des Schwefelkohlenstoffes titriert.

Lithium. Li.

Lithium läßt sich nach Genuß von lithiumhaltigen Mineralwässern im Harn leicht spektroskopisch nachweisen durch die charakteristische rote Linie.

Wismut. Bi.

Die moderne Wismut-Therapie der Lues hat das Wismut zu weit verbreiteter Anwendung gebracht. Zum Nachweis im Harn wird das Bi als Sulfid mit Schwefelwasserstoff gefällt, der Niederschlag in konzentrierter HCl gelöst unter Bildung von Bi-Chlorid ($BiCl_3$), das beim Verdünnen mit Wasser einen weißen Niederschlag von BiOCl Wismutoxychlorid gibt. Will man das Wismut quantitativ nachweisen, so fällt man es ebenfalls aus saurer Lösung als Wismutsulfid aus, wäscht das Filtrat mit Schwefelwasserstoffwasser, dann mit Alkohol und schließlich zur Beseitigung des beigemengten Schwefels mit reinem Schwefelkohlenstoff. Schließlich wäscht man mit Äther den Schwefelkohlenstoff aus und trocknet bis zur Gewichtskonstanz. Zur Berechnung des metallischen Wismuts ist die gefundene Menge von Wismutsulfid mit dem Faktor 0,81 zu multiplizieren.

B. Organische Stoffe.

Zum Nachweis der organischen Stoffe, die infolge von Medikation oder Vergiftung im Harn erscheinen, sind an erster Stelle die *Alkaloide* zu nennen. Sie erscheinen bald nach der Aufnahme im Harn und können dort durch ihre charakteristischen Reaktionen nachgewiesen werden.

Das Ausschüttelungsverfahren von Stas-Otto, dessen man sich zweckmäßig bedient, gibt folgende Vorschrift an:

Eine größere Menge Harn 1000—2000 ccm wird auf dem Wasserbad zum Sirup eingedampft und dann mit warmem absol. Alkohol nach Zusatz von etwas Weinsäure extrahiert. Die ausgeschiedenen Salze werden abfiltriert und der Alkohol verdampft. Der Rückstand wird in Wasser aufgenommen und bei saurer Reaktion mit Äther 2—3mal ausgeschüttelt. Nach Verdunsten des Äthers erhält man Rückstand I, der Colchicin und Pikrotoxin enthalten kann. Aus der wäßrigen sauren Flüssigkeit vertreibt man durch Erwärmen den Äther und versetzt mit Natronlauge bis zur alkalischen Reaktion. Diese alkalische Flüssigkeit wird nun mehrmals mit Äther ausgeschüttelt. In diesem ätherischen Auszug sind die meisten Alkaloide, mit Ausnahme von Morphin, das in der überschüssigen Natronlauge gelöst ist, enthalten. Es können in dem Auszug enthalten sein: Aconitin, Atropin, Chinin, Kokain, Codein, Nicotin.

Die ätherfreie wässerige, alkalische Flüssigkeit wird mit Chlorammonium versetzt und dann mit warmem Amylalkohol geschüttelt. Nach dessen

---

[1]) Fresenius: Quantitative Analyse. Bd. 1. 6. Aufl.

Verdunsten erhält man Rückstand III, der Morphin, Coffein und Theobromin enthält.

Besprechung der einzelnen Alkaloide.

Aconitin.

Es wird durch den Harn schnell ausgeschieden. Der Nachweis erfolgt so, daß man den Rückstand II mit ein paar Tropfen essigsäurehaltigen Wassers löst, ein Korn Jodkalium hineingibt und verdunsten läßt. Unter dem Mikroskop sieht man dann rhombische, an den Ecken abgestumpfte Krystalle, die mitunter kreuzförmig durchwachsen sind.

Atropin $C_{17}H_{23}NO_3$

wird im Harn unverändert ausgeschieden; ein Teil wird im Organismus oxydiert. Im alkalischen Ätherauszug ist es enthalten. Der Nachweis kann geführt werden durch Einträufeln von einigen Tropfen Harn ins Katzenauge. Bei Anwesenheit von Atropin tritt bald Erweiterung ein.

Chinin $C_{20}H_{26}O_3N_2$

wird zum großen Teil durch den Harn ausgeschieden. Der Harn ist nach dem Einnehmen von Chinin meist dunkel gefärbt. Zum Nachweis versetzt man die wäßrige Lösung des isolierten Chinins mit Bromwasser und darauf mit Ammoniak; es entsteht eine smaragdgrüne Färbung (BRANDES Reaktion). Nach dem Neutralisieren der Lösung mit Säure geht die Farbe in blau über.

Cocain $C_{17}H_{21}NO_4$ Methyl-Benzoyl-Ecgonin.

Im Harn soll es nach Genuß nachweisbar sein. Der Nachweis wird so geführt, daß man eine wäßrige Cocainlösung mit 2 ccm Chlorwasser erhitzt und mit 2 Tropfen 5%iger Palladiumchlorürlösung versetzt. Eine schöne Rotfärbung des entstehenden Niederschlags zeigt Cocain an.

· Coffein $C_5H(CH_3)_3N_4O_2$.

Dieser Stoff wird im Harn gewöhnlich, im Körper in Xanthin verwandelt und als solches ausgeschieden. Zum Nachweis wird der Amylalkoholauszug mit Chlorwasser zur Trockne verdampft. Es entsteht ein rotgelber Rückstand, der mit Ammoniak versetzt purpurrot wird (Bildung von Tetramethylalloxanthin).

Codein, Methylmorphin $C_{17}H_{17}NO{<}^{O—CH_3}_{OH}$

der Methylester des Morphins erscheint zum großen Teil im Harne wieder. Zum Nachweis erwärmt man codeinhaltige Lösung, die mit konzentrierter Schwefelsäure und einigen Tropfen Eisenchlorid versetzt ist, so erhält man eine tiefblaue Flüssigkeit. Codein in konzentrierter Schwefelsäure gelöst gibt auf Zusatz von 2 Tropfen Zuckerlösung beim Erwärmen eine purpurrote Farbe.

Morphin $C_{17}H_{17}NO(OH)_2$

ist bei akuter Vergiftung fast stets im Harn nachweisbar. Das im Rückstand III bei dem Ausschüttelverfahren enthaltene Morphin wird so erkannt:

1. 2 Tropfen 40%igen Formalins und 3 ccm Schwefelsäure ergeben mit Morphin versetzt Violettfärbung (MARQUIS).

2. Morphin und Rohrzucker mit konzentrierter Schwefelsäure versetzt ergibt Rotfärbung.

Strychnin $C_{21}H_{22}N_2O_2$.

Zum Nachweis des Strychnins im Harn muß letzterer aus dem Harn dargestellt werden [Ipsen [1])]. Danach kann es sowohl biologisch am Frosch oder chemisch als solches identifiziert werden.

Salicylsäure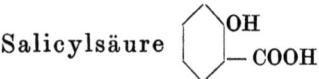

Die Salicylsäure und deren Salze, die zum Teil als Salicylsäure und Ätherschwefelsäure in den Harn übergehen, werden auch unverändert ausgeschieden. Der Nachweis wird geführt durch Zusatz von wenig Eisenchloridlösung, wodurch Violettfärbung entsteht. Um hierbei sicher zu gehen, isoliert man die Salicylsäure, indem man den Harn mit einer Mischung von 2 Teilen Chloroform und 3 Teilen Petroläther ausschüttelt. Diese Chloroform-Petrolätherlösung versetzt man mit etwas Wasser und 1 Tropfen Eisenchlorid und schüttelt dann. Bei Anwesenheit von Salicylsäure entsteht Violettfärbung.

Antifebrin (Acetylamidobenzol)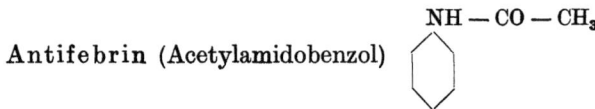

Antifebrinmedikation verleiht dem Harn eine rotgelbe Farbe.
Nachweis: Durch die Indophenolreaktion (s. o.).

Phenacetin (p-Acetphenetidin)

Nach großen Dosen von Phenacetin gibt der Harn mit Eisenchlorid Rotfärbung, die sich im Überschuß von Eisenchlorid in schwarzgrün verwandelt.

Lactophenin (p-Lactylphenetidin)

gibt gleichfalls die Indophenolreaktion.

Antipyrin (Phenyldimethylpyrazolon) = $C_{11}H_{12}ON_2$.

Antipyrinharn zeigt eine rötliche Farbe und wird nach Zusatz von Eisenchlorid rotbraun.

Pyramidon (4-Dimethylaminophenyldimethylpyrazolon) $C_{13}H_{17}ON_3$.

Pyramidon wird nicht als solches ausgeschieden. Von den Umwandlungsprodukten sind bisher bekannt: 1. Die Rubazonsäure, die sich aus dem angesäuerten Harn darstellen läßt. Dies geschieht durch Ausschütteln mit Essigäther. Läßt man diesen verdunsten und tropft wenige Tropfen Wasser hinzu, so krystallisiert die Rubazonsäure in feinen Nadeln aus, die sich in Ammoniak purpurfarben lösen. Ein zweites Umwandlungsprodukt ist der Antipyrilharnstoff, der mit Eisenchlorid eine violette Färbung gibt.

---

[1]) Ipsen: Vierteljahrsschr. f. gerichtl. Med. Bd. 4. 1892.

$$\text{Cacodylsäure (Dimethylarsinsäure)} \quad \begin{matrix} CH_3 \\ \\ CH_3 \end{matrix} \!\!\! > AsO - OH.$$

Die in verschiedenen Modifikationen zu therapeutischer Anwendung kommenden organischen Arsenpräparate sind großenteils Cacodylverbindungen, die unverändert im Harn zur Ausscheidung gelangen und noch nach Wochen nachweisbar sind.

Nachweis: Tut man zu einer Urinprobe einige Krystalle phosphoriger Säure (H_3PO_3), so entwickelt sich augenblicklich ein starker, knoblauchartiger Geruch von Cacodyloxyd.

Salvarsan (Dioxydiaminoarsenobenzol) $C_{12}H_{12}N_2O_2As_2$
wird bald nach der Injektion im Harne ausgeschieden. Der Nachweis wird nach ABELIN so geführt, daß 7—8 ccm Harn nach dem Ansäuern mit 4 bis 6 Tropfen Salzsäure und dann mit 2—4 Tropfen $1/2\%$iger Natriumnitritlösung versetzt werden. Diese Lösung schichtet man vorsichtig auf eine 10%ige alkalische Resorcinlösung, die farblos sein muß. Bei Gegenwart von Salvarsan tritt ein roter Ring auf.

Atoxyl (p-aminophenylarsinsaures Natrium)

$$\begin{matrix} NH_2 \\ \bigcirc \\ AsO \\ \diagup \diagdown \\ OH \quad ONa \end{matrix}$$

kann nur als *Arsen* im Harn nachgewiesen werden (siehe dort).

Äthylalkohol C_2H_5OH.

Nach Genuß größerer Mengen von Alkohol sind ganz geringe Mengen davon im Harn durch folgende Reaktion nachweisbar: Man destilliert den zu untersuchenden Harn, macht alkalisch und destilliert von neuem. Nun säuert man mit verdünnter Schwefelsäure an und färbt mit einer verdünnten Lösung von Kaliumbichromat das Destillat schwach gelb. Erwärmt man jetzt, so tritt bei Anwesenheit von Alkohol ein Farbumschlag in grün infolge Bildung von Chromoxydsulfat ein.

Chloralhydrat.

Das Chloral wird im Harn als Urochloralsäure ausgeschieden. Durch Bleiessig wird die Urochloralsäure gefällt und so isoliert [R. KÜLZ[1])].

Chloroform (Trichlormethan) $H \cdot CCl_3$.

Unverändert wird dieses Narkoticum im Harn kaum gefunden. Eine Vermehrung der Harnchloride ist nach jeder längeren Narkose nachweisbar.

Jodoform (Trijodmethan — CHJ_3)

geht bei äußerer Verwendung als Streupulver als Jodkali bzw. Jodsäure in den Harn über. Die Jodsalze werden im Harn am besten mit Hilfe der bekannten Jodstärkereaktion nachgewiesen.

Urotropin (Hexamethylentetramin) $(CH_2)_6N_4$

wird schon $1/4$ Stunde nach dem Einnehmen zum Teil wieder im Harn ausgeschieden. Im Organismus wird aus dem Urotropin Formaldehyd frei, das sich mit Uraten in Salze der Formaldehydharnsäure verwandelt (KOBERT). Ein von P. BERGELL empfohlener Nachweis beruht auf der Isolierung des Urotropins aus dem Harn und der Verwandlung in salzsaures Hexamethylentetramin.

Sulfonal. Diäthylsulfondimethylmethan

$$CH_3 > C < \begin{matrix} SO_2 . C_2H_5 \\ SO_2 . C_2H_5 \end{matrix}$$

Sulfonal kann durch wiederholte Ätherextraktionen aus dem Harn gewonnen werden und gibt dann beim Erhitzen mit reduzierender Holzkohle den charakteristischen widerlichen Geruch nach *Mercaptan*. Die gleichen Reaktionen geben die ähnlich konstituierten Schlafmittel *Trional* und *Tetronal*.

Veronal (Diäthylbarbitursäure)

$$\begin{matrix} C_2H_5 \\ \\ C_2H_5 \end{matrix} > C < \begin{matrix} CO-NH \\ | \\ CO \\ | \\ CO-NH \end{matrix}$$

Veronal läßt sich im Harn als solches folgendermaßen darstellen: Man behandelt den Tagesharn mit Bleiacetat, filtriert den Niederschlag ab und fällt das Blei mit Schwefelwasserstoff aus, filtriert den Niederschlag wieder ab, wäscht gut nach, dampft nach Entfernung des Schwefelwasserstoffs das Filtrat mit Tierkohle kurz ein, filtriert und sättigt mit Kochsalz, schüttelt wiederholt mit Äther aus; nach Entfernung des Äthers durch Destillation verbleibt das Veronal als schwach bitter schmeckende, in heißem Wasser lösliche Krystalle von einem Schmelzpunkt von 191°.

Die Anthrachinonderivate.

Die pflanzlichen Abführmittel *Aloe, Rhicoma Rhei, Folia Sennae, Cortex rhamni, Purshanae (Cascara sagrada), Cortex frangulae* enthalten Anthrachinonderivate und geben dem Harn, meist an Glykuronsäure gebunden ausgeschieden, eine gelbe-grüngelbe Farbe, die bei alkalischer Reaktion mehr ins Rötliche spielt.

Nachweis: Rotfärbung bei Zusatz von Alkali. Erhitzt man bis zum Aufkochen den mit Natronlauge versetzten Anthrachinonharn, so färben sich die ausfallenden Erdphosphate gleichfalls rot. Die Rotfärbung verschwindet bei Säurezusatz im Gegensatz zu der vom Hämoglobin hervorgerufenen Rotfärbung.

Auch die synthetisch hergestellten Abführpräparate *Purgen* (Phenolphthalein) und *Purgatin* (Diacetat des Purpurin) machen bei Alkalizusatz eine Rotfärbung des Urins.

Phenolphthalein (Purgen) $C_{20}H_{14}O_4$.

Harn von Personen, die Purgen als Abführmittel genommen haben, ergeben nach GRÜBLER mit Natronlauge Rotfärbung. Dies wird als Beweis dafür angesehen, daß Phenolphthalein unzersetzt ausgeschieden wird.

Naphthalin

An der Luft tritt eine Dunkelfärbung des Naphthalins ein.

Nachweis: Zusatz von 1 ccm konzentrierter H_2SO_4 zum NH macht nach PENTZOLD eine dunkelgrüne Färbung an der Grenze beider Flüssigkeiten.

Phenol (Carbolsäure).

Der Carbolharn zeigt ein charakteristisches Ausehen, nämlich eine dunkle, braun-grau bis braun-grünliche Farbe, die entweder der frisch gelassene Urin zeigt oder die erst beim Stehen an der Luft entsteht. Das Phenol wird nicht als solches im Harn ausgeschieden, sondern gebunden an Glucuronsäuren oder Schwefelsäure.

Zum *Nachweis* des Phenols kocht man nach SALKOWSKI[1]) einige Kubikzentimeter mit der gleichen Menge Salpetersäure, zu der einen Hälfte der Mischung setzt man Bromwasser hinzu, es tritt eine Trübung von Tribromnitrophenol ein. Versetzt man die andere Hälfte mit Lauge, so entsteht eine Gelbfärbung durch Bildung des Alkalisalzes des Nitrophenols.

Ähnlich wie die Phenole verhalten sich die *Kresole* (Lysol).

Tannin (Gallusgerbsäure) $C_{14}H_{10}O_9$.

Urine mit starkem Gallussäuregehalt haben Ähnlichkeit mit alkaptonurischen Harnen, geben jedoch nicht die Alkaptochromreaktion.

Santonin $C_{15}H_{18}O_3$.

Santoninharn gibt auf Zusatz von Kalilauge eine Rotfärbung. Zur Unterscheidung von dem Anthrachinonharn, der die gleiche Eigenschaft zeigt, dienen folgende Merkmale: Nach Zusatz von Barytwasser entsteht im Santoninharn ein farbloser Niederschlag, während die darüberstehende Flüssigkeit rotgefärbt erscheint. Die Anthrachinonharne geben einen rötlichen Niederschlag und ein nahezu farbloses Filtrat.

Nitrobenzol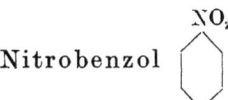

Nitrobenzolhaltiger Harn riecht charakteristisch, ähnlich wie Bittermandelöl, dreht links und gibt nach Eisenchloridzusatz eine braunrote Farbe.

Anilin (Aminobenzol)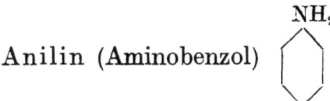

Der Anilinharn ist rotbraun und linksdrehend. Zum *Nachweis* des Anilins macht man alkalisch, schüttelt mit Äther aus, der Rückstand wird im Wasser gelöst und gibt mit Natriumhypochlorid eine purpurviolette, mit Bromwasser eine fleichrote Färbung.

Indophenolreaktion.

Man kocht 10 ccm Harn mit 2 ccm konzentrierter Salzsäure, gibt 3 Tropfen gesättigte wässerige Carbollösung und die gleiche Anzahl Tropfen frischer Chlorkalklösung hinzu. Es entsteht Rotfärbung. Versetzt man jetzt mit Ammoniak im Überschuß und schüttelt, so entsteht eine schöne Färbung von Indigoblau, während bei Anwesenheit von nur Paraaminophenol eine Grünfärbung sich zeigt.

Guajacol (Brenzcatechinmonomethyläther) $C_6H_4\diagdown{O-CH_3 \atop OH}$

ist schon $^1/_4$ Stunde nach dem Einnehmen im Harne nachweisbar. Eine quantitative Bestimmung hierzu ist von TH. KNAPP und F. SUTER[2]) angegeben.

Adrenalin (Methylaminoäthanolpyrocatechin).

Adrenalin mit Clhoral und Kalilauge erhitzt gibt Isonitril-Geruch, da Methylamin entsteht. FREUND[3]) hat folgende Reaktion angegeben: Adrenalin gibt mit Eisenchlorid in neutraler Lösung eine rasch verschwindende Grünfärbung.

---

[1]) SALKOWSKI: Praktikum der physiologischen und pathologischen Chemie 1906.
[2]) KNAPP, TH. und F. SUTER: Arch. f. exp. Pathol. u. Pharmakol. Bd. 50, S. 332. 1906.
[3]) FREUND: Pharm. Zeitung. Bd. 61. S. 592. 1916.

Atophan (2-Phenylchinolin-4-carbonsäure).

Es tritt im Harn wahrscheinlich als Abbauprodukt auf. Nach Atophan-medikation gibt der Harn mit Ehrlichschem Reagens eine charakteristische Diazoreaktion und mit Millonschem Reagens und Eisenchloridlösung die Phenolreaktion.

Chemie der Niere.

Mit den Eiweißkörpern der Niere beschäftigen sich Arbeiten von Halli-burton[1]), Liebermann[2]), Lönnberg[3]). Nach dem erstgenannten Autor soll Albumin in der Niere nicht vorhanden sein, sondern ein Globulin und ein Nucleo-protein von 0,37 % Phosphor. Liebermann erhielt bei seinen Analysen ein *Lecithalbumin*. Nach Mörner[4]) kommt Chondroidinschwefelsäure in der Niere in Spuren vor. Mandel und Neuberg[5]) haben Glycothionsäure in der Niere nachweisen können. Glykogen findet sich in der Niere wie in anderen Organen. Fett enthält die normale Niere sehr wenig. Über die Art der in der Niere vor-handenen Phosphatide herrschen noch große Meinungsverschiedenheiten [Frän-kel[6]), Dun Kan[7]), Mac Lean[8]), Levene[9])]. Ferner hat man von Extraktiv-stoffen aus der Niere isolieren können: Purinbasen, Harnstoff, Betain, Harn-säure, Leucin, Taurin und Cystin.

Einige Daten über den Gehalt an anorganischen Bestandteilen gibt Magnus-Levy[10]).

---

[1]) Halliburton: Journ. of physiol. Vol. 13. Suppl. 18.
[2]) Liebermann: Pflügers Arch. f. d. ges. Physiol. Bd. 50 u. 54.
[3]) Lönnberg: Malys Jahresberichte. Bd. 20.
[4]) Mörner: Skandinav. Arch. f. Physiol. Bd. 6.
[5]) Mandel und Neuberg: Biochem. Zeitschr. Bd. 13.
[6]) Fränkel: Biochem. Zeitschr. Bd. 16.
[7]) Dun Kan: Zeitschr. f. phys. Chem. Bd. 64.
[8]) Mac Lean: Biochem. Journ. Bd. 6.
[9]) Levene: Journ. of biol. chem. Vol. 15, 18 a. 24.
[10]) Magnus-Levy: Biochem. Zeitschr. Bd. 24.

Namenverzeichnis.

Die *kursiv* gedruckten Zahlen beziehen sich auf die Literaturverzeichnisse.

Sachverzeichnis.

Druck der Universitätsdruckerei H. Stürtz A. G., Würzburg.

Handbuch der Urologie

---

[1]) Jeder Band enthält ein Namen- und Sachverzeichnis. Generalsachverzeichnis im Schlußband.

Verlag von Julius Springer in Berlin W 9.

Handbuch der Urologie

Vierter Band.
Spezielle Urologie. Zweiter Teil.

Fünfter Band.
Spezielle Urologie. Dritter Teil.

Die einzelnen Bände erscheinen nicht der Reihe nach; vielmehr werden diejenigen Bände zuerst gedruckt, von denen alle Beiträge eingelaufen sind. Im Satz (November 1926) befinden sich Band II (Allgemeine Urologie II) und Band IV (Spezielle Urologie II).

Verlag von Julius Springer in Berlin W 9.

Lehrbuch der Urologie und der chirurgischen Krankheiten der männlichen Geschlechtsorgane. Von Professor Dr. **Hans Wildbolz**, Chirurgischer Chefarzt am Inselspital in Bern. Mit 183 zum großen Teil farbigen Textabbildungen. (Aus: „Enzyklopädie der klinischen Medizin", Spezieller Teil.) VIII, 546 Seiten. 1924.   RM 36.—; gebunden RM 38.40

Diagnostik der chirurgischen Nierenerkrankungen. Praktisches Handbuch zum Gebrauch für Chirurgen und Urologen, Ärzte und Studierende. Von Professor Dr. **Wilhelm Baetzner**, Privatdozent, Assistent der Chirurgischen Universitätsklinik Berlin. Mit 263 größtenteils farbigen Textabbildungen. VIII, 340 Seiten. 1921.   RM 31.50; gebunden RM 34.—

Die chirurgischen Erkrankungen der Nieren und Harnleiter. Ein kurzes Lehrbuch von Professor Dr. **Max Zondek**. Mit 80 Abbildungen. VI, 254 Seiten. 1924.   RM 12.—; gebunden RM 13.20

Kystoskopische Technik. Ein Lehrbuch der Kystoskopie, des Ureteren-Katheterismus, der funktionellen Nierendiagnostik, Pyelographie, intravesikalen Operationen. Von Dr. **Eugen Joseph**, a. o. Professor an der Universität Berlin, Leiter der Urologischen Abteilung der Chirurgischen Universitätsklinik. Mit 262 größtenteils farbigen Abbildungen. V, 221 Seiten. 1923.   RM 16.—; gebunden RM 18.—

Die Praxis der Nierenkrankheiten. Von Professor Dr. **L. Lichtwitz**, Ärztlicher Direktor am Städtischen Krankenhaus Altona. Zweite, neubearbeitete Auflage. Mit 4 Textabbildungen und 35 Kurven. („Fachbücher für Ärzte", herausgegeben von der Schriftleitung der „Klinischen Wochenschrift", Band VIII.) VIII, 315 Seiten. 1925.   Gebunden RM 15.—
Die Bezieher der „Klinischen Wochenschrift" erhalten die „Fachbücher" mit einem Nachlaß von 10%.

Die Nierenfunktionsprüfungen im Dienst der Chirurgie. Von Dr. **Ernst Roedelius**, Privatdozent an der Chirurgischen Universitätsklinik zu Hamburg-Eppendorf. Mit 9 Abbildungen. VIII, 171 Seiten. 1923.   RM 6.—

(w) **Urologie und ihre Grenzgebiete.** Dargestellt für praktische Ärzte von **V. Blum, A. Glingar** und **Th. Hryntschak**, Wien. Mit 59 zum Teil farbigen Abbildungen. VI, 318 Seiten. 1926.   Gebunden RM 16.50

(w) **Praktikum der Urologie.** Für Studierende und Ärzte. Von Dr. **Hans Gallus Pleschner**, Privatdozent der Urologie an der Universität Wien. Mit 6 Textabbildungen. VII, 61 Seiten. 1924.   RM 1.70

Lehrbuch der Kystoskopie einschließlich der nach M. Nitzes Tod erzielten Fortschritte. Von Dr. **Otto Ringleb**, a. o. Professor der Urologie an der Universität Berlin. Mit 187 zum großen Teil farbigen Abbildungen. VIII, 334 Seiten. 1926.   RM 66.—; gebunden RM 69.—

Die mit (w) bezeichneten Werke sind im Verlag von Julius Springer in Wien erschienen.

Pathologische Anatomie und Histologie der Harnorgane und männlichen Geschlechtsorgane. Bearbeitet von Th. Fahr, Georg B. Gruber, Max Koch, O. Lubarsch, O. Stoerk. Erster Teil: Niere. Mit 354 zum Teil farbigen Abbildungen. („Handbuch der speziellen pathologischen Anatomie und Histologie", herausgegeben von F. Henke-Breslau und O. Lubarsch-Berlin, Band VI.) VIII, 792 Seiten. 1926.
RM 84.—; gebunden RM 86.40

Studien zur Anatomie und Klinik der Prostatahypertrophie. Von Dr. Julius Tandler, o. ö. Professor, Vorstand des Anatomischen Instituts an der Universität Wien, und Otto Zuckerkandl †, a. o. Professor der Chirurgie an der Universität Wien. Mit 121 zum Teil farbigen Abbildungen. VI, 130 Seiten. 1922.
RM 12.—

ⓦ Die Endoskopie der männlichen Harnröhre. Von Dr. Alois Glingar. (Aus der Urologischen Abteilung des Sophienspitals Wien. Vorstand: Professor Dr. V. Blum.) Mit einer Einführung von V. Blum. Mit 30 mehrfarbigen Abbildungen auf 4 Tafeln und 12 Abbildungen im Text. 72 Seiten. 1924.
RM 7.20; gebunden RM. 7.80

Die Innervation der Harnblase. Physiologie und Klinik. Von Dr. med. Helmut Dennig, Assistent der Medizinischen Klinik Heidelberg, Privatdozent für Innere Medizin. Mit 13 Abbildungen. (Monographien aus dem Gesamtgebiete der Neurologie und Psychiatrie, Bd. 45.) VI, 93 Seiten. 1926. RM 6.90
Die Bezieher der „Zeitschrift für die gesamte Neurologie und Psychiatrie" und des „Zentralblattes für die gesamte Neurologie und Psychiatrie" erhalten die Monographien mit einem Nachlaß von 10%.

Die Drei-Drüsentheorie der Harnbereitung. Von Dr. August Pütter, o. Professor, Direktor des Physiologischen Instituts der Universität Heidelberg. Mit 6 Abbildungen. V, 173 Seiten. 1926.
RM 9.60

Der Harn sowie die übrigen Ausscheidungen und Körperflüssigkeiten von Mensch und Tier. Ihre Untersuchung und Zusammensetzung in normalem und pathologischem Zustande. Ein Handbuch für Ärzte, Chemiker und Pharmazeuten sowie zum Gebrauche an landwirtschaftlichen Versuchsstationen. Unter Mitarbeit zahlreicher Fachgelehrter. Von Dr. Carl Neuberg, Universitätsprofessor und Abteilungsvorsteher am Tierphysiologischen Institut der Landwirtschaftlichen Hochschule Berlin. Zwei Teile. Mit zahlreichen Textfiguren und Tabellen. XXXIX, 1823 Seiten. 1911.
RM 58.—

ⓦ Die klinische Bedeutung der Hämaturie. Von Professor Dr. Hans Rubritius, Vorstand der Urologischen Abteilung der Allgemeinen Poliklinik in Wien. („Abhandlungen aus dem Gesamtgebiet der Medizin".) 34 Seiten. 1923. RM 1.05
Für Abonnenten der „Wiener klinischen Wochenschrift" ermäßigt sich der Bezugspreis um 10%.

ⓦ Die Überpflanzung der männlichen Keimdrüse. Von Primarius Dr. Robert Lichtenstern, Wien. Mit 16 Textabbildungen. 113 Seiten. 1924.
RM 4.40

Die mit ⓦ bezeichneten Werke sind im Verlag von Julius Springer in Wien erschienen.

·

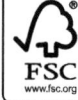

MIX
Papier aus verantwortungsvollen Quellen
Paper from responsible sources
FSC® C105338

FSC
www.fsc.org

If you have any concerns about our products,
you can contact us on
ProductSafety@springernature.com

In case Publisher is established outside the EU,
the EU authorized representative is:
Springer Nature Customer Service Center GmbH
Europaplatz 3, 69115 Heidelberg, Germany

Printed by Libri Plureos GmbH
in Hamburg, Germany